Samuel Hahnemann

Gesamte Arzneimittellehre

**Alle Arzneien Hahnemanns:
Reine Arzneimittellehre, Die chronischen
Krankheiten und weitere Veröffentlichungen in
einem Werk**

Herausgegeben und bearbeitet von
Christian Lucae und Matthias Wischner

Band 2: D – N

2., unveränderte Auflage

Karl F. Haug Verlag · Stuttgart

**Bibliografische Information
der Deutschen Nationalbibliothek**

Die Deutsche Nationalbibliothek verzeichnet
diese Publikation in der Deutschen Nationalbibliografie;
detaillierte bibliografische Daten sind im Internet über
http://dnb.d-nb.de abrufbar.

Anschrift der Herausgeber

Dr. med. Christian Lucae
Franz-Joseph-Str. 5
80801 München

Dr. med. Matthias Wischner
Am Mühlenteich 35 A
21680 Stade

1. Auflage 2007

© 2013 Karl F. Haug Verlag in
MVS Medizinverlage Stuttgart GmbH & Co. KG
Oswald-Hesse-Str. 50, 70469 Stuttgart

Unsere Homepage: www.haug-verlag.de

Printed in Germany

Umschlaggestaltung: Thieme Verlagsgruppe
Umschlagfoto: www.istockphoto.com
Satz: Mitterweger & Partner, Plankstadt
Satzsystem: Typoscript
Druck: Grafisches Centrum Cuno, Calbe

ISBN 978-3-8304-7669-6   1 2 3 4 5 6

Inhalt

Band 2

Digitalis purpurea

Digitalis purpurea. Purpur-Fingerhut [CK III (1837), S. 230–257]

Diese auf freien Berg-Ebenen wild wachsende Pflanze ist eine der heftigsten Arznei-Substanzen des Pflanzenreichs, welche von den Aerzten alter Schule, die sich ein Ansehn durch starke Einwirkungen auf die Kranken, gleich viel, welche? zu geben suchten, vielfältig gemissbraucht ward, aus Mangel der gehörigen Kenntniss, sie auf den geeigneten Krankheits-Fall anzuwenden. Unzählige Morde sind so mit ihr herbeigeführt worden, weil sie ihre reinen Wirkungen nicht kannten. Aeusserst selten nur, wo sie sie, ihnen unbewusst, in Fällen brauchten, deren Krankheits-Zeichen mit denen des Purpur-Fingerhutes, treffende Aehnlichkeit hatten, bewirkten sie Wunder damit durch schnelle Heilung. Der wahre Homöopath wird nie Schaden damit stiften und sie immer zum Heile der Kranken anwenden; er wird sie nie, wie die alte Schule gewöhnlich that, z. B. bei schnellem Pulse für indizirt halten; weil sie in ihrer Erstwirkung den Puls ungemein verlangsamert, und daher in der Nachwirkung desto grössere Schnelligkeit desselben, in der Gegenwirkung der Lebenskraft, herbeiführt.

Man bereitet die homöopathische Arznei von ihr durch Dynamisirung eines Tropfens des frischausgepressten Saftes mit 99 Tropfen Weingeist gemischt mittels zehnmaligen starken Schüttelns und sofort durch noch andre 29 Gläser, wie zu Ende des ersten Theils der chronischen Krankheiten, zweiter Ausgabe ist gelehrt worden. Doch kann man auch zwei Gran des frischen Krautes mit 100 Gran Milchzucker reiben und sie sofort zur dreisigsten Potenz in ihren Arzneikräften entwickeln, wie mit trocknen Arzneisubstanzen verfahren wird.

Sie bedarf nur der kleinsten Gabe in ihrer homöopathischen Anwendung, und wenn selbst eine solche noch allzu heftige Wirkungen hervorbrächte, so dient öfteres Riechen an Kampher-Auflösung zur Milderung derselben. Andre wollen Krähenaugen, Andre Mohnsaft als Antidote des Fingerhutes befunden haben. Ein behutsamer Arzt hat aber fast nie der Antidote nöthig. Durch ätherischen Salpetergeist werden die Wirkungen des Fingerhuts ungemein verstärkt. Der Fingerhut ist von langer Wirkungs-Dauer.

Die Namens-Verkürzungen meiner Mit-Beobachter sind: *Bchr. – Becher; Fr. – Dr. Franz; Gr. – Dr.* *Gross; Hbg. – Hornburg; Jr. – Jahr; Lgh. – Dr. Langhammer; J. Lh. – J. Lehmann; Mr. – Meyer; Pp. – Piepers; Rkt. – Dr. Rückert; Stf. – Medicinalrath Dr. Stapf; Tth. – Teuthorn; Trs. – Dr. Trinks.*

Fingerhut [RAL IV (1825), S. 67–97]

(Der frisch gepreßte Saft der Blätter der **Digitalis purpurea**, mit gleichen Theilen Weingeist vermischt.)

Man wird aus folgenden, obschon noch nicht in vollständiger Zahl erforschten, Symptomen doch unläugbar wahrnehmen, daß die Aerzte die bisher zuweilen von ihnen mit Fingerhut geheilten Krankheitszustände chronischer Art, alle ohne Ausnahme, homöopathisch heilten, obgleich ohne ihr Wissen. Die mit diesem höchst kräftigen Gewächse verrichteten, weit häufigern unglücklichern Curen aber sind von solchen Anwendungen des Fingerhuts nicht zu trennen, die, wie bisher, bloß gegen pathologische Krankheitsnamen (nicht auf die Gesammtheit der Symptome) gerichtet waren, und mit einer Arznei (Fingerhut) vollführt wurden, die man bloß nach Vermuthung von ihrer allgemeinen, nach Hypothese abstrahirten Wirkungsart nur so ungefähr schätzte (nicht nach ihrer reinen Wirkung, d. i. nicht nach den Krankheitszuständen kannte, die sie im gesunden Körper erzeugt haben), und so lange man in dieser theoretischen Blindheit fortfährt, wird man auch immer weit mehr Schaden mit dieser großen Gabe Gottes, als Heil, stiften. Bloß der ächt homöopathisch seine Arznei nach ihren reinen, Krankheit erregenden Wirkungen für den sehr ähnlichen Krankheitsfall wählende Arzt wird nie Fingerhut geben, als wo er helfen kann, wird und **muß**, und ihn in einem so geeigneten Falle auch nie zu geben unterlassen – ein unendlicher Vorzug vor dem bedauernswürdigen Verfahren des gemeinen Arztes. Der homöopathische Heilkünstler wird überdieß schon in diesen wenigen Symptomen homöopathische Hülfe für weit mehre Krankheitszustände finden, als bisher damit geheilt wurden.

Einen sehr kleinen Theil eines Tropfens des quintillionmal, besser, decillionfach verdünnten Saftes wird man zur Gabe im homöopathischen Gebrauche oft noch allzu kräftig finden.

Die Wirkung einer so kleinen Gabe dauert mehre Tage, die einer übergroßen mehre Wochen.

Digitalis [CK], *Fingerhut* [RAL]

■ **Gemüt**

Niedergeschlagenheit und Bangigkeit (*Withering*, Abhandl. üb. d. Fingerh. Leipz. 1786.). [CK 1] Niedergeschlagenheit des Geistes und Bangigkeit. [RAL (351)]

Traurigkeit, mit Gefühl, als sei er ganz krank; alle Gegenstände kommen ihm vor, wie bei dem abgeänderten Seh-Gefühl im Fieber. [CK 2] Er ist traurig und hat das Gefühl, als sey er ganz krank; alle Gegenstände kommen ihm vor, wie im Fieber, gleich als hätte er das abgeänderte Sehgefühl, wie im Fieber. [RAL 71]

Grosse Traurigkeit und Niedergeschlagenheit, die ganze Zeit hindurch (*Jr.*). [CK 3]

Weinerliche Betrübniss über Mancherlei, das ihm fehlgeschlagen. [CK 4; RAL 70]

Bangigkeit, wie aus dem Oberbauche (*Jr.*). [CK 5]

Bänglichkeit mit vielen Seufzern, die ganze Zeit hindurch (*Jr.*). [CK 6]

Aengstlichkeit mit grosser Furcht vor der Zukunft, am stärksten jeden Abend um 6 Uhr, mit Traurigkeit und Weinen, welches erleichtert (*Jr.*). [CK 7]

Aengstlichkeit als habe er Böses begangen (*Lhm.*). [CK 8] Ein ängstliches Gefühl, als wenn man was Böses begangen hätte. [RAL 353)]

Innere Angst, wie Gewissens-Angst, als habe er ein Verbrechen begangen, oder Vorwürfe zu erwarten, (über drei Monate lang anhaltend) (*Jr.*). [CK 9]

Grosse Angst (*Krause* in Hufel. Journ. 5 Bd. 3 St. S. 684.). [CK 10]

Befürchtende Ahnungen trauriger Art, mit grosser Niedergeschlagenheit, durch Musik aufs Höchste gesteigert (*Pp.*). [CK 11]

Muthlosigkeit (*Penkiville*, im phys. med. Journ. 1801.). [CK 12; RAL 352)]

Todes-Furcht. [CK 13; RAL 72]

Herzklopfen. [RAL 73]

Grosse Reizbarkeit; Alles, besonders aber Trauriges, greift ihn sehr an, und die geringste Kleinigkeit kann ihn zu trostloser Verzweiflung bringen (über drei Monate anhaltend) (*Jr.*). [CK 14]

Grosser Hang zur Einsamkeit (*Pp.*). [CK 15]

Unaufgelegt zu sprechen (*Hbg.*). [CK 16; RAL (348)]

Düsterheit und Verdriesslichkeit (*Hbg.*). [CK 17; RAL (349)]

Düstre, mürrische Laune, er zankt über Alles (*Rkt.*). [CK 18; RAL (350)]

Gleichgültigkeit und Theilnahmlosigkeit (*Guibert*, in Gazette de Santé 1826. Nr. 24.). [CK 19]

Sehr gleichgültig gegen Alles, einige Tage über (*Pp.*). [CK 20]

Gleichgültiges Gemüth, so für sich hin, als wenn er nicht ordentlich ausgeschlafen hätte, doch ohne Schläfrigkeit (*Tth.*). [CK 21] Gemüth gleichgültig, so ganz für sich hin, als wenn er nicht ordentlich ausgeschlafen hätte, doch ohne Schläfrigkeit. [RAL (354)]

Aufgelegtheit zu Geistes-Arbeit und allen Geschäften (Heilwirkung.) (*Hbg.*). [CK 22] Gemüth aufgelegt zu Geistesarbeiten und zu allen Geschäften[1]. [RAL (347)]

Heftiger Drang zur Arbeit (n. 1½ St.). [CK 23; RAL 68]

Verträgliches, ruhiges Gemüth (Nachwirkung.) (*Fr.*). [CK 24] Das Gemüth ist verträglich und übrigens ruhig, außer daß er sehr lebhafte Phantasien hat[2]. [RAL (355)]

Viele lebhafte Phantasien (*Fr.*). [CK 25] Das Gemüth ist verträglich und übrigens ruhig, außer daß er sehr lebhafte Phantasien hat[2]. [RAL (355)]

Irre-Reden und Unruhe, Nachts (*Kraus*, a. a. O.). [CK 26]

Heimlicher Wahnsinn mit Unfolgsamkeit und Hartnäckigkeit; er sucht zu entfliehen. [CK 27; RAL 69: in Klammern]

■ **Schwindel, Verstand und Gedächtnis**

Gedächtniss-Schwäche (*Lettsom*, Mem. of the med. Soc. of Lond.). [CK 28; RAL (8)]

Das Denken fällt ihm schwer, und er vergass Alles gleich wieder, bei innerer und äusserer Hitze im Kopfe (*Mr.*). [CK 29] Hitze im ganzen Kopfe, äußerlich und innerlich; das Denken fiel ihm schwer, und er vergaß alles gleich wieder (n. 1 St.). [RAL (33)]

Angegriffenheit des Kopfes (*Withering.*). [CK 30] Der Kopf wird angegriffen. [RAL (9)]

Düsterheit des Geistes, mit Gleichgültigkeit, meist Abends (*Pp.*). [CK 31]

Düster im Kopfe, wie hypochondrisch. [CK 32; RAL 2]

Eingenommenheit des Kopfes. [CK 33]

Dusselichkeit im Kopfe mit Unbesinnlichkeit (*Fr.*). [CK 34] Er ist Anfangs ganz unbesinnlich und düselich im Kopfe. [RAL (7)]

---

[1] Heilwirkung.
[2] Größtentheils Nach- und Heilwirkung.

Eingenommenheit des Kopfes, mit sehr beschränkter Denkkraft (*Jörg*, Mater. z. e. künft. Heilm. Lehre). [CK 35]

Eingenommenheit des Kopfes, wie von Rausch, mit erhöhter Gehirnthätigkeit (*Jörg.*). [CK 36]

Schwindel (*Quarin*, Animadvers. pract. – *Maclean*, im phys. med. Journ. Leipz. 1800. – *Jörg.* – *Penkivil.* – *Lettsom.*). [CK 37; RAL (1): ohne Hervorhebung]

Schwindel, öfters, nach Aufstehen vom Sitzen oder Liegen (*Pp.*). [CK 38]

Schwindel, dass sie beim Treppen-Steigen hinfiel (*Penkivil.*). [CK 39; RAL (2)]

Schwindel und Zittern (*Drake*, im phys. med. Journ. Leipz. 1802.). [CK 40; RAL (3)]

■ **Kopf**

Kopfschmerz (*Quarin.* – *Lettsom.*). [CK 41] Kopfweh. [RAL (10)]

Kopfschmerz, mehrere Tage lang (*Schiemann*, diss. de dig. purp. Gött. 1786.). [CK 42] Mehrtägiger Kopfschmerz[3]. [RAL (11)]

Kopfschmerz, mit Eingenommenheit desselben (*Stf.*). [CK 43] Schmerzhafte Eingenommenheit des Kopfs. [RAL (6)]

Kopfschmerz in der Stirn-Gegend (*Jörg.*). [CK 44]

Kopfschmerz beim Bücken, gleich früh, nach dem Aufstehen (*Pp.*). [CK 45]

Kopfschmerz, Drücken und Schwere, wie vom Drange des Blutes nach dem Kopfe. [CK 46; RAL 1]

Drückender Kopfschmerz mit leichter Benommenheit (*Jörg.*). [CK 47]

Drückender Kopfschmerz im Hinterhaupte, oder vom Scheitel aus über den ganzen Kopf, aus anfänglicher Eingenommenheit entstehend (*Jörg.*). [CK 48]

Drücken in der Stirn, der Scheitel-Gegend und im Hinterhaupte (*Jörg*). [CK 49]

Druck im Hinterhaupte von der rechten zur linken Seite hin und dann nach dem Scheitel hin sich verbreitend (*Jörg.*). [CK 50]

Drückende, sehr empfindliche Kopfschmerzen, nach dem Erwachen, früh, den ganzen Vormittag (*Jörg.*). [CK 51]

Die drückenden Kopfschmerzen verschlimmerten sich Nachmittags und vorzüglich Abends so, dass er sich vor der Zeit legen musste; am Tage machten sie das Arbeiten unmöglich (*Jörg.*). [CK 52]

Drücken wie von einer harten Last, mitten oben in der Stirn, bei Anstrengung der Gedanken (*Fr.*). [CK 53] Mitten oben in der Stirne, Drücken, wie von einer harten Last, bei Anstrengung der Gedanken. [RAL (18)]

Ein scharfer Druck-Schmerz in der Stirn, auf einer kleinen Stelle über dem Auge (*Stf.*). [CK 54] Scharf drückender Schmerz in der Stirne, etwas über dem Auge, auf einer kleinen Stelle (n. 1/2 St.). [RAL (19)]

Drücken und Dehnen in den Seiten des Kopfes (bald.) (*Gr.*). [CK 55] Drücken und Dehnen in den Seiten des Kopfs (n. 10 Minuten.). [RAL (15)]

Ein einnehmendes, spannendes Drücken im Kopfe, besonders in der Stirn und linken Schläfe, Abends (n. 3 u. 12 T.) (*Jr.*). [CK 56]

Ein spannendes Drücken vorn in der Stirn (*Hbg.*). [CK 57] Vorn in der Stirne, drückend spannender Schmerz. [RAL (17)]

Ein zusammenziehendes Drücken, vorn in der Stirne und den Schläfen, dass sich beim Nachdenken vermehrt (*Fr.*). [CK 58] Zusammenziehender und drückender Schmerz in der Stirne und in den Schläfen, der sich beim Nachdenken vermehrt. [RAL (16)]

Ein ruckweises Drücken auf der rechten Kopfseite (d. 7. T.) (*Jr.*). [CK 59]

Ein ruckweises Drücken, bald in den Schläfen, bald im ganzen Kopfe (*Rkt.*). [CK 60] Ruckweise erscheinender, drückender Kopfschmerz, bald in den Schläfen, bald im ganzen Kopfe. [RAL (21)]

Spannendes Gefühl im Vorderkopfe, beim seitwärts Drehen der Augen (*Bchr.*). [CK 61] Drehte er die Augen, ohne den Kopf zu bewegen, nach der rechten oder linken Seite, um rechts oder links hin zu sehen, so entstand ein unbehagliches, spannendes Gefühl im Vorderkopfe (n. 30 St.). [RAL (23)]

Ein stichartiges Spannen auf einer kleinen Stelle im Seitentheile des Gehirns, bei jedem Vorbücken; es zog in einen linken Oberzahn, und verschwand nach Aufrichten jedes Mal wieder (*Stf.*). [CK 62] Mehre Stunden lang, jedesmal beim Vorbücken, im Seitentheile des Gehirns, auf einer kleinen Stelle, ein stichartiges Spannen, welches in einen linken Oberzahn zog, aber beim Aufrichten jedesmal wieder verschwand. [RAL (24)]

Ein duselig machendes Ziehen in den Seiten des Kopfes (*Gr.*). [CK 63] Düseliges Ziehen in den Seiten des Kopfes. [RAL (12)]

---

[3] Vom Dunste des Saftes.

Reissen in der linken Kopf-Seite (*Gr.*). [CK 64; RAL
(13)]

Reissen in der rechten Schläfe-Gegend, gleich am
Ohre (*Gr.*). [CK 65] **Reißen in der rechten Schläfegegend**, gleich am Ohre. [RAL (14)]

Stechen, bald in der rechten, bald in der linken
Schläfe-Gegend (*Mr.*). [CK 66] Stechen bald in
der rechten, bald in der linken Schläfegegend,
doch überhingehend. [RAL (20)]

Einzelne stumpfe Stiche in der linken Schläfe, die
durch das ganze Gehirn fuhren, Abends und die
Nacht im Schlafe. [CK 67] Abends und in der
Nacht im Schlafe, einzelne stumpfe Stiche in der
linken Schläfe, die durch das ganze Gehirn fuhren. [RAL 3]

Heftig stechende Kopfschmerzen, besonders im
Hinterhaupte und dem Scheitel (*Jörg.*). [CK 68]

Klopfender Kopfschmerz in der Stirne oder im
Grunde der Augenhöhlen (*Maclean.*). [CK 69;
RAL (22)]

Wallender Kopfschmerz, wie Wellen-Anschlagen
nach beiden Seiten zu, im Innern des Kopfes,
beim Stehen und rückwärts Biegen vermehrt,
beim Liegen und Vorbücken nachlassend (*Tth.*).
[CK 70] Wallender Kopfschmerz, wie Wellen-
schlagen, von innen nach beiden Seiten zu, der
beim Liegen und Vorbücken nachläßt, aber
zunimmt beim Stehen und Rückwärtsbiegen (n.
2 St.). [RAL (5)]

Pulsweises Gefühl, als wenn das Gehirn wie Wasser an beide Seiten des Schädels anschlüge, und
ihn zersprengen wollte mit Eingenommenheit
(*Tth.*). [CK 71] Benommenheit des ganzen Kopfs
und Empfindung, als wenn das Gehirn wie Wasser an beiden Seiten des Schädels anschlüge und
ihn zersprengen wollte, pulsweise. [RAL (4)]

Oefteres Gefühl, beim Vorliegen des Kopfes, als
wenn etwas darin vorfiele (*Rkt.*). [CK 72] Beim
Vorbiegen des Kopfs Gefühl, als wenn etwas
darin vorfiele, öfters wiederkehrend. [RAL (25)]

Ein plötzlicher knackender Krach im Kopfe, während des Mittags-Schlafes, mit schreckhaftem
Zusammenfahren (*Jr.*). [CK 73]

Halbseitiges Kopfweh, wie ein inneres Jücken (*J.
Lh.*). [CK 74] Kopfweh auf der einen Seite, wie
ein inneres Jücken. [RAL (26)]

An der Hervorragung des Hinterhauptbeines ein
drückender Schmerz, wie von einem Stosse oder
Falle (*Hbg.*). [CK 75; RAL (27)]

Drückende Stiche äusserlich an der linken Stirn-
Seite (*Lgh.*). [CK 76; RAL (28): mit Hervorhe-
bung]

Reissende Stiche an der linken Schläfe (*Lgh.*). [CK
77] **Reißende Stiche äußerlich an der linken
Schläfe** (n. 34 St.). [RAL (29)]

Einzelne Stiche an der linken Stirn-Gegend (*Lgh.*).
[CK 78; RAL (31)]

Hitze an und im ganzen Kopfe (*Mr.*). [CK 79] Hitze
im ganzen Kopfe, äußerlich und innerlich; das
Denken fiel ihm schwer, und er vergaß alles
gleich wieder (n. 1 St.). [RAL (33)]

Geschwulst des Kopfes (*Quarin.*). [CK 80] Aufge-
schwollener Kopf. [RAL (32)]

Der Kopf fällt immer nach hinten, im Sitzen und
Gehen, als wenn die vorderen Halsmuskeln, wie
gelähmt, keinen Halt hätten (*Tth.*). [CK 81; RAL
(34)]

■ Augen

Augenschmerz, ein ungeheures Weh im Augapfel,
beim Berühren. [CK 82] Schmerz der Augen,
beim Berühren ungeheurer Schmerz des Augapfels. [RAL 4]

Drückender Schmerz in den Augäpfeln. [CK 83;
RAL 5]

Drücken im rechten Augapfel, schnell kommend
und verschwindend (*Stf.*). [CK 84; RAL (40)]

Drückender Schmerz am rechten Augenbrau-
Bogen, nach dem äussern Augenwinkel zu
(*Lgh.*). [CK 85; RAL (38)]

Schmerzhaftes Kratzen im innern Augenwinkel,
wie von grobem Staube (*Hbg.*). [CK 86] In dem
innern Augenwinkel eine schmerzhaft kratzige
Empfindung, wie von hineingekommenem, grobem Staube. [RAL (63)]

Wundheits-Schmerz der Augenlid-Ränder, beim
Schliessen der Augen, Abends im Bette (*Rkt.*).
[CK 87] Die Ränder der Augenlider schmerzen
wie wund, wenn sie geschlossen werden
(Abends im Bette). [RAL (64)]

Klopfender Schmerz in den Augenhöhlen (*Maclean.*). [CK 88]

Brenn-Schmerz im rechten Augenbrau-Bogen, mit
Trübsichtigkeit, wie durch Flor (*Mr.*). [CK 89]
**Brennender Schmerz im rechten Augenbraubo-
gen, mit Trübsichtigkeit, als wenn ein Flor vor
den Augen wäre** (n. 5 und mehren St.). [RAL (37)]

Ein schründendes Brennen in den äussern Augenwinkeln (*Jr.*). [CK 90]

Geröthete Augen, mit Schmerzhaftigkeit, vorzüglich Abends 5 Tage lang (*Pp.*). [CK 91]

Entzündung der Maibomischen Drüsen an den
Augenlid-Rändern. [CK 92] Entzündung der

Meibom'schen Drüsen an den Augenlid-Rändern. [RAL 7]

Heftige Entzündung der Augen. [CK 93; RAL 9]

Geschwulst des untern Augenlides, die beim Niedersehen beschwert. [CK 94] (Geschwulst des untern Augenlides, die ihn beim Niedersehen beschwert.) [RAL 6]

Thränen der Augen (*Withering.*). [CK 95] Die Augen thränen. [RAL (61)]

Wässern der Augen mehr in der Stube, als im Freien; sie sind trüb, heiss, voll rother Aederchen, mit drückendem Schmerze und Augenbutter in den Augenwinkeln (*Stf.*). [CK 96] In einer mäßig warmen Stube, weniger in freier Luft, laufen die Augen voll Wasser; sie sind trübe, heiß, voll rother Aederchen, mit drückendem Schmerze, und die Augenwinkel sind voll Butter (wie bei heftigem Schnupfen). [RAL (62)]

Zugeklebte Augen, früh, und darauf Schwäche derselben (*Pp.*). [CK 97]

Beissende Thränen. [CK 98] Die aus den Augen dringenden Thränen beißen. [RAL 8]

Schwere der Augenlider, Abends, mit Unvermögen, sie offen zu erhalten (*Pp.*). [CK 99]

Hang beider Augen, sich nach der linken Seite zu drehen, mit Schmerz beim Wenden derselben auf die rechte, auf der er dann Alles doppelt und dreifach sieht; dabei aufgedunsenes Gesicht (*Bchr.*). [CK 100] Hang beider Augen, sich nach der linken Seite zu drehen; wendete er sie mit Anstrengung nach der rechten Seite, so schmerzten sie, und er sah dann auf dieser Seite alle nahen Gegenstände doppelt und dreifach; dabei war das Gesicht aufgedunsen (n. 29 St.). [RAL (39)]

Pupillen stark verengert (n. ½ St.) (*Stf.*). [CK 101] (Stark verengerte Pupillen) (n. ½ St.). [RAL (41)]

Stark erweiterte Pupillen (n. 1 St.) (*Tth.*). [CK 102] Starke Erweiterung der Pupillen (n. 1 St.). [RAL (42)]

Erweiterte, unempfindliche Pupille (Journ. d. Chim. med. 1827 Dec. p. 598.). [CK 103]

Wenig reizbare Pupille (*Troschel*, in Hufel. Journ. 1828. Sept. – *Guibert*.). [CK 104]

Verdunkelung der Augen (*Quarin.*). [CK 105; RAL (43)]

Leichte Verdunkelung des Gesichtes (*Mossmann*, Essay to elucid. the scrophula, Lond. 1800.). [CK 106; RAL (45)]

Er sieht die Gegenstände nur dunkel (*Withering.*). [CK 107; RAL (46)]

Blödes Gesicht, undeutliches Sehen (*Penkiville.*). [CK 108; RAL (44)]

Trübsichtigkeit (*Withering.*). [CK 109; RAL (47)]

Trübe, schwache Sehkraft. 48 Stunden lang (*Trs.*). [CK 110]

Getrübtes, vermindertes Sehvermögen (*Jörg.*). [CK 111]

Unvollkommnes Sehen, als ob eine Wolke oder ein Nebel vor den Augen vorüber ginge (*Maclean.*). [CK 112; RAL (50)]

Blindheit (*Lettsom.*). [CK 113; RAL (48)]

Blindheit, schwarzer Staar, drei Tage lang (*Remer*, Annal. d. kl. Anst. Bd. 1.). [CK 114] Blindheit, schwarzer Staar, drei Tage lang. [RAL (49)] Fallsüchtige Convulsionen – dann Blindheit und schwarzer Staar, drei Tage lang. [RAL (312)]

Doppelt-Sehen (*Jörg.*). [CK 115]

Die äusseren Gegenstände stellen sich ihm in einem falschen Scheine und nicht im rechten Lichte dar (*Jörg.*). [CK 116]

Erscheinungen vor den Augen (*Lettsom.*). [CK 117; RAL (53)]

Allerlei Gestalten schweben den Augen vor (*Penkiville.*). [CK 118] Den Augen schwimmen allerlei Gestalten vor. [RAL (52)]

Dunkle Körper, wie Fliegen, schweben vor seinen Augen, wenn er entfernte Gegenstände betrachten will (*Baker*, in Arzneik. Abhandl. des Kolleg. d. Aerzte in Lond. Th. III.). [CK 119] Wenn er entfernte Gegenstände betrachten will, so schweben vor seinen Augen dunkle Körper, wie Fliegen. [RAL (51)]

Leuchtende Körper scheinen vor seinen Augen zu hüpfen, wenn er dieselben verdeckt (*Baker.*). [CK 120] Wenn er die Augen verdeckt, so scheinen leuchtende Körper vor seinen Augen zu hüpfen. [RAL (54)]

Wie mit Schnee bedeckt scheinen ihm früh, beim Erwachen, alle Gegenstände (*Mossmann*, im phys. med. Journ.). [CK 121] Früh beim Aufwachen scheinen ihm alle Gegenstände wie mit Schnee bedeckt. [RAL (55)]

Das Gesicht der in die Stube tretenden Personen schien ihm leichenblass (*Baker.*). [CK 122; RAL (58)]

Farben-Scheine, vor den Augen, rothe, grüne, gelbe, wie fipperndes Licht; in der Dämmerung (*J. Lh.*). [CK 123] In der Dämmerung sah er schimmernde Farbenscheine, roth, grün und gelb vor seinen Augen, wie fipperndes Licht (n. 8 St.). [RAL (57)]

Die Gegenstände erscheinen grün oder gelb (*Withering.*). [CK 124] Falsches Sehen: **die Gegenstände erscheinen von grüner oder gelber Farbe.** [RAL (59)]

Die Gegenstände erscheinen ihm gelb, selbst Silber (*Penkiville.*). [CK 125] Die Gegenstände sehen ihm gelb aus, selbst Silber. [RAL (60)]

Die Lichtflamme scheint ihm grösser und glänzender (*Baker.*). [CK 126] Die Lichtflamme scheint ihm größer, als natürlich, und glänzender. [RAL (56)]

Flimmern vor den Augen (*Jörg.*). [CK 127]

Blendendes Gefühl in den Augen, wie beim schnellen Uebergang aus Dunkelheit in helles Licht; dann wie Funken vor den Augen, mit Schwindel, eine Viertelstunde lang, nach dem Mittag-Essen (*Jörg.*). [CK 128]

■ Ohren

Ohrenschmerz, als wären dieselben inwendig zusammengeschnürt; er hört den Puls darin (*Fr.*). [CK 129] In den Ohren Empfindung, als wären sie inwendig zusammengeschnürt; er hört den Puls darin (das Gehör blieb gut). [RAL (69)]

Ein spannendes Drücken im linken Ohre (*Stf.*). [CK 130; RAL (70)]

Zucken im äussern und innern Ohre. [CK 131]

Zieh-Schmerz in den Muskeln unter dem Warzenfortsatze (*Fr.*). [CK 132] Ziehender Schmerz in den Muskeln unter dem Warzenfortsatze. [RAL (73)]

Zieh-Schmerz unter dem rechten Warzenfortsatze, der beim darauf Drücken vergeht (*Fr.*). [CK 133] Unter dem rechten Warzenfortsatze, ein Ziehen, welches bei starkem Draufdrücken vergeht. [RAL (74)]

Einzelne Stiche hinter dem Ohre (*Tth.*). [CK 134] Einzelne Stiche hinter dem Ohre, äußerlich. [RAL (72)]

Die Drüsen an und hinter dem Ohre sind schmerzhaft geschwollen (*Pp.*). [CK 135]

Es fällt ihm plötzlich vor das Gehör, mit Klingen im Ohre (*Jr.*). [CK 136]

Zischen vor beiden Ohren, wie siedendes Wasser.[4] (*Tth.*). [CK 137] Zischen vor beiden Ohren, als wenn Wasser siedet. [RAL (71)]

■ Nase

Ueber der Nasenwurzel Schmerz (*Neumann*, in Hufel. Journ. 1822.). [CK 138]

Nasenbluten, aus beiden Nasenlöchern, helles Blut (n. 1 St.) (*Tth.*). [CK 139; RAL (68)]

■ Gesicht

Gesichts-Blässe (*Withering*). [CK 140; RAL (35)]

Klamm unter dem rechten Jochbogen, bei Bewegung des Unterkiefers, der beim Beissen krampfhaft herangezogen wird (*Fr.*). [CK 141] Klamm unter dem rechten Jochbogen bei Bewegung der Unterkinnlade, welche beim Beißen krampfhaft und stärker, als er Willens war, herangezogen wird. [RAL (67)]

Lähmiges Ziehen unterhalb des linken Jochbogens, vor dem Ohre (*Gr.*). [CK 142; RAL (65)]

Klammartiger Zieh-Schmerz am Jochbogen, der beim darauf Drücken vergeht (*Fr.*). [CK 143] Klammartig ziehender Schmerz am Jochbogen, der beim starken Draufdrücken vergeht. [RAL (66)]

Konvulsionen auf der linken Gesichts-Seite (*Mossmann.*). [CK 144] Convulsionen auf der linken Seite des Gesichts. [RAL (36)]

Geschwulst der Backe vom Ohre bis zum Mundwinkel, mit Schmerz bei Berührung und mit Ausschlag darauf (*Pp.*). [CK 145]

Fressen und Jücken am Backen und an dem Kinne, Nachts am schlimmsten. [CK 146; RAL 10]

Jückender Ausschlag auf dem Backen und am Kinne, welcher sich abschorft und rothe Flecke hinterlässt (*Pp.*). [CK 147]

Eine grosse Blüthe beissenden Schmerzes unter dem linken Nasenloche. [CK 148; RAL 11]

Ein rothes Knötchen mit brennend beissendem Schmerze, der durch Befühlen erhöht wird, auf der Mitte der Stirn (*Hbg.*). [CK 149] Auf der Mitte der Stirne, ein rothes Knötchen von brennend beißendem Schmerze, durch Befühlen erhöhet. [RAL (30)]

Schwarze Schweisslöcher in der Gesichtshaut, welche eitern und schwären (*Pp.*). [CK 150]

Lippen-Geschwulst (*Henry*, in med. and chir. Journal, Edinb. 1811.). [CK 151] Geschwulst der Lippen und der Zunge[5]. [RAL (79)]

Geschwulst an der Inseite der Unterlippe, ohne Schmerz. [CK 152]

Ausschlag an der Oberlippe. [CK 153]

Im Unterkiefer, Stiche. [CK 154]

---

[4] Nicht selten, wo Fingerhut übrigens homöopathisch passete, hat er Taubhörigkeit mit Geräusch im Ohre wie von siedendem Wasser geheilt.

[5] Bei einer Frau von einer Unze Decoct, wo dann die Lippen- und Zungengeschwulst in Verbindung mit stinkendem Speichelflusse und Harnunterdrückung erschien.

■ Mund und innerer Hals

Die Zähne der vordern Reihe schmerzen (*Stf.*). [CK 155] (Schmerzhaftigkeit der Vorderzähne). [RAL (93)]

Mund-Gestank. [CK 156; RAL 15]

Geschwulst der Zunge (*Henry.*). [CK 157] Geschwulst der Lippen und der Zunge[6]. [RAL (79)]

Belegte Zunge, mehrere Tage. [CK 158]

Weissbelegte Zunge, früh (*Lgh.*). [CK 159] Früh, weißbelegte Zunge (n. 48 St.). [RAL (80)]

Speichel-Ansammlung im Munde, mit Ausspucken und starker Uebelkeit beim Hinter-Schlingen derselben (*Bchr.*). [CK 160] Ansammlung des Speichels im Munde (n. $1/4$ St.). [RAL (83)] Ansammlung des Speichels im Munde, mit Ausspucken und starker Uebelkeit beim Hinterschlingen des Speichels (n. $1/4$ St.). [RAL (88)]

Speichel-Zusammenfluss, wie nach Essig (*Hbg.*). [CK 161; RAL (85)]

Zusammenfluss wässerigen Speichels im Munde, welcher erst süsslich, später aber sehr salzig schmeckt, in öfteren Anfällen (*Stf.*). [CK 162] Zusammenfluß wässerigen Speichels, im Munde, welcher Anfangs süßlicht, dann aber sehr salzig schmeckt, in öftern Anfällen (n. $1/2$ St.). [RAL (86)]

Zusammenfluss eines sehr süssen Speichels (*Schiemann.*). [CK 163; RAL (87)]

Speichelfluss (*Lentin*, Beobacht. ein. Krankh. 1774. – *Withering.* – *Gremler*, in Rust's Magazin). [CK 164; RAL (84)]

Speichelfluss. [CK 165; RAL 14]

Heftiger Speichelfluss von stinkendem Geruche (*Henry.*). [CK 166; RAL (89)]

Speichelfluss, mit Wundheit im Munde, an der Zunge und im Zahnfleische, drei Tage lang (*Baylies*, pract. Essays on medic. subj. Lond. 1773.). [CK 167] Wundheit inwendig im Munde, an der Zunge und dem Zahnfleische mit Speichelfluß, drei Tage lang. [RAL (81)]

Trockenheit im Halse (*Neumann.*). [CK 168]

So rauh und sanft im Munde, als wenn er mit Sammet überzogen wäre (*Tth.*). [CK 169] Fader, schleimiger Geschmack und so sanft rauh im Munde, als wenn er inwendig mit Sammet überzogen wäre. [RAL (90)]

---

[6] Bei einer Frau von einer Unze Decoct, wo dann die Lippen- und Zungengeschwulst in Verbindung mit stinkendem Speichelflusse und Harnunterdrückung erschien.

Rauhheit des Gaumens, wie nach zu viel Tabakrauchen (*Fr.*). [CK 170] Rauher Gaumen, als habe er zu viel Tabak geraucht, ohne Durst. [RAL (91)]

Kratziges, rauhes Wesen im Gaumen (*Stf.*). [CK 171; RAL (92)]

Kratzen und Brennen im Schlunde und der Speiseröhre, nach dem Mittag-Essen und Abends (*Jörg.*). [CK 172]

Gefühl im Rachen, als wenn die Wände des Schlund-Kopfes geschwollen oder durch geschwollene Mandeln zusammengedrückt wären (*Jörg.*). [CK 173]

Stechendes Halsweh, auch ausser dem Schlingen. [CK 174] Halsweh: Stechen (auch) außer dem Schlingen. [RAL 13]

Stiche im hintern Theile des Gaumens und im Anfange des Schlundes, beim Schlingen nicht bemerkbar (*Rkt.*). [CK 175; RAL (96)]

Wundheits-Schmerz im Halse, beim Schlucken (*Jr.*). [CK 176]

Wundheit des Rachens und der hintern Nasen-Oeffnungen, besonders früh und Abends schmerzhaft, mehrere Tage lang (*Jr.*). [CK 177]

Wundheit des Mundes, des Rachsens und der Speiseröhre (*Boerhave, Hortus*, Lugd. Batav. S. 301.). [CK 178] Wundheit des innern Mundes, des Rachens, der Speiseröhre, des Magens. [RAL (82)]

Fader, schleimiger Geschmack (*Tth.*). [CK 179]

Geschmack wie von süssen Mandeln, nach dem Tabakrauchen (*Fr.*). [CK 180] Nach dem Tabakrauchen, Geschmack im Munde, wie von süßen Mandeln. [RAL (94)]

■ Magen

Appetit gering, er ist gleich satt (*Stf.*). [CK 181] Geringer Appetit, er ist gleich satt. [RAL (97)]

Appetitlosigkeit bei reiner Zunge (*Penkiville.*). [CK 182; RAL (100)]

Appetitlosigkeit, bei grosser Leere im Magen (*Kinglake*, bei Beddoes in med. Facts and obs. Vol. V. Lond. 1797.). [CK 183] Appetitlosigkeit bei unbeschreiblicher Leere im Magen. [RAL (99)]

Verlust der Esslust (*Müller*, in **Nasse's** Zeitschrift für Anthropologie). [CK 184]

Gänzlicher Mangel an Appetit, früh und Abends (*Jörg.*). [CK 185]

Heftiger Hunger, auch Mittags (*Jörg.*). [CK 186]

Durst (*Neumann.*). [CK 187]

Durst nach sauren Getränken (*Tth.*). [CK 188; RAL (103)]

Verlangen auf bittre Speisen (*Bchr.*). [CK 189] Appetit zu bittern Speisen. [RAL (102)]

Das Brod schmeckt bitter, bei gutem Appetite (*Tth.*). [CK 190] Bei gutem Appetite schmeckt das Brod bitter. [RAL (101)]

Nach dem Essen drückt die Speise in der Herzgrube, wenn er sitzt, nicht im Stehen (*Fr.*). [CK 191] Es drückt die Speise in der Herzgrube, nach dem Essen, wenn er sitzt, aber nicht, wenn er steht. [RAL (129)]

Nach dem Mittag-Essen, grosse Schläfrigkeit mit häufigem Gähnen, viele Tage hindurch. [CK 192]

Nach dem Essen ist der Magen und Oberbauch immer voll und aufgetrieben, mit Schwerfälligkeit und Unlust zur Arbeit (*Jr.*). [CK 193]

Saures Aufstossen, nach dem Essen (*Tth.*). [CK 194; RAL (104)]

Aufschwulken säuerlicher Flüssigkeit (*Pp.*). [CK 195]

Aufschwulken scharfer Flüssigkeit und darauf Säure im Munde, wie Essig (*Pp.*). [CK 196]

Aufschwulken geschmackloser Feuchtigkeit (*Pp.*). [CK 197]

Sodbrennen, Nachmittags und gegen Abend (*Jörg.*). [CK 198]

Schärfliches Brennen vom Magen in der Speiseröhre hinan (*Jörg.*). [CK 199]

[Anmerkung der Herausgeber: fehlerhafte Nummerierung im Original]

Schlucksen (*Lentin.*). [CK 300; RAL (123)]

Schlucksen, das nicht ganz bis in den Hals stieg, von 6, 7 Stössen (*Bchr.*). [CK 301] Schlucken, der nicht ganz bis in den Hals stieg, von 6, 7 Stunden (n. 21 St.). [RAL (122)]

Oefteres Schlucksen (*Pp.*). [CK 302]

Ekel (*Neumann.*). [CK 303]

Weichlichkeit, fast an Uebelkeit gränzend (*Jörg.*). [CK 304]

Uebelkeit (*Baylies.*). [CK 305] Uebelkeit. [RAL 16] Uebelkeit (*Baylies*) [RAL (105)]

Uebelkeit in der Magen-Gegend, mit geringem Appetite (*Bchr.*). [CK 306] Sehr wenig Appetit, wegen Uebelkeit. [RAL (98)] Uebelkeit in der Magengegend, ohne Würgen und Erbrechen (n. 11 St.). [RAL (106)]

Uebelkeit nach dem Essen (*J. Lh.*). [CK 307; RAL (107)]

Uebelkeit ohne Aufhören, drei Tage lang (*Maclean.*). [CK 308] Dreitägige Uebelkeit, ohne Aufhören. [RAL (108)]

Uebelkeit zum Sterben (*Warren*, in Samml. br. Abhandl. f. pr. Aerzte. XI. S. 1.). [CK 309; RAL (109)]

Brecherliche Uebelkeit zum Sterben, in wiederkehrenden Anfällen, mit höchster Niedergeschlagenheit des Geistes und Bangigkeiten (*Withering.*). [CK 310] In wiederkehrenden Anfällen, brecherliche Uebelkeit zum Sterben, mit höchster Niedergeschlagenheit des Geistes und Bangigkeiten[7]. [RAL (110)]

Neigung zum Erbrechen (*Guibert. – Troschel.*). [CK 311]

Würgen (*Kraus.*). [CK 312]

Fast konvulsivische Anstrengung zum Erbrechen (*Guibert.*). [CK 313]

Erbrechen (Journ. d. Chim.). [CK 314; RAL 17: ohne Hervorhebung]

Erbrechen, Tag und Nacht hindurch (*Guibert.*). [CK 315]

Früh-Erbrechen (*Mossmann. – Penkiville.*). [CK 316; RAL (117): ohne Hervorhebung]

Nächtliches Erbrechen (*Penkiville.*). [CK 317; RAL (116)]

Langdauerndes Erbrechen (*Withering.*). [CK 318; RAL (119)]

Erbrechen, sechs Tage lang, durch Nichts zu stillen, bis zum Tode (Edinb. med. Comment. B. X). [CK 319] Sechstägiges, durch nichts zu besänftigendes Erbrechen bis zum Tode[8]. [RAL (120)]

Heftiges Erbrechen, vier Stunden lang (*Baylies.*). [CK 320; RAL (115)]

Ungeheures Erbrechen (*Lentin.*). [CK 321; RAL (118)]

Erbrechen mit Uebelkeit (*Neumann.*). [CK 322]

Erbrechen unter heftiger, arger Uebelkeit (*Maclean.*). [CK 323] Uebelkeit der schlimmsten Art und Erbrechen. [RAL (111)]

Uebermässiges Erbrechen mit ungeheurer Brech-Uebelkeit, Kälte der Glieder und kalten Schweissen, zwei Tage lang (*Baker.*). [CK 324] Ungeheure, brecherliche Uebelkeit mit übermäßigem Erbrechen, Kälte der Gliedmaßen und kalten Schweißen, zwei Tage lang. [RAL (112)]

Würgendes Erbrechen, unter heftiger Uebelkeit, mit grosser Bangigkeit in der Herzgrube, bei äusserer Hitze mit untermischten Frostschauern, und nachfolgendem Schweisse mit Frost;

---

[7] Sie dauerten jedesmal mehre, oft vier Stunden lang, und kamen theils vor, theils nach dem Harnflusse.

[8] Bei einer Frau, welche zwei Tage über, auf sechs Mal, 12 Blätter eingenommen hatte; sie starb den siebenten Tag. Im Ileum fand man theils Entzündung, theils ein fast vollkommnes Verwachsen und Zusammenkleben der Wände einiger Stellen dieses Darms.

mehrere Tage nach einander, Nachmittags gegen 5, 6 Uhr (*Pp.*). [CK 325]

Erbrechen der genossenen Speisen, die in weissen, geschmacklosen Schleim eingehüllt waren, unter vermehrter Uebelkeit und mit Nachlass der Leibschmerzen (*Bchr.*). [CK 326] Vermehrte Uebelkeit mit Erbrechen der genossenen Speisen, die in weißen, geschmacklosen Schleim eingehüllt waren, wodurch das gegenwärtige Leibweh nachließ (n. 8½ St.). [RAL (114)]

Erbrechen grüner Flüssigkeit, wie ein Pflanzen-Aufguss, mehrmals, mit Erleichterung der Beschwerden (*Guibert.*). [CK 327]

Erbrechen grüner Galle, unter ungeheurer Uebelkeit (*Baker.*). [CK 328] Mit ungeheurer Uebelkeit, Erbrechen grüner Galle. [RAL (113)]

Gallichtes, mehrtägiges Erbrechen (*Beddoes*, in med. facts and obs. V. Lond. 1794.). [CK 329; RAL (121)]

Magenschmerzen (*Guibert; Kraus; Troschel.*). [CK 330]

Unangenehmes Gefühl in der Magen-Gegend (*Mossmann.*). [CK 331; RAL (124)]

Verdauungs-Schwäche des Magens, lange Zeit hindurch (*Pp.*). [CK 332]

Schwäche des Magens, wie ein Hinsinken desselben, als ob das Leben verlöschen sollte; (bei allen Kranken auf dieselbe Weise.) (*Maclean.*). [CK 333] Eine Schwäche des Magens, gleichsam ein Hinsinken des Magens, als ob das Leben verlöschen sollte[9]. [RAL (125)]

Schwere im Magen (*Penkivill.*). [CK 334; RAL (127)]

Schwere im Magen, mit abwechselnder Mattigkeit (*Mossmann.*). [CK 335; RAL (130)]

Drücken, öfters, im Magen und im Oberbauche (*Jr.*). [CK 336]

Drücken in der Herzgrube, wie von einer harten Last, beim Aufrichten des Körpers (*Fr.*). [CK 337] Drücken, wie von einer harten Last in der Herzgrube, beim Aufrichten des Körpers. [RAL (131)]

Ein schneidendes Drücken in der Herzgrube, mit Uebelkeit daselbst (*Gr.*). [CK 338] Schneidendes Drücken in der Herzgrube, mit Gefühl von Uebelkeit daselbst. [RAL (132)]

Schnüren über die Magen-Gegend, nach der Leber hin (*Hbg.*). [CK 339] Eine schnürende Empfindung über die Magengegend nach der Leber hin. [RAL (128)]

Krampfhafte Schmerzen am Magen (d. 7. T.) (*Jr.*). [CK 340]

Magen-Krampf (*Withering.*). [CK 341] Kardialgie. [RAL (126)]

Schneiden im Magen (*Jörg.*). [CK 342]

Klemmende Stiche in der Herzgrube, durch Athmen unverändert und bei Berührung nur im Stehen vermehrt, nicht im Sitzen (*Gr.*). [CK 343] In der Herzgrube klemmende Stiche, beim Athmen unverändert, bei Berührung nur im Stehen vermehrt, nicht im Sitzen (n. 24 St.). [RAL (133)]

Grosse Hitze im Magen, mit Schmerzhaftigkeit desselben (*Withering.*). [CK 344] Magenschmerz und zugleich Empfindung von großer Hitze im Magen und in den Därmen. [RAL (135)]

Brennen im Magen, bis in die Speiseröhre herauf (*Jörg.*). [CK 345]

Brennen und Drücken in der Magen-Gegend (*Horn*, neues Arch. Y. I. S.504.). [CK 346] Drücken und Brennen in der Magengegend. [RAL (134)]

■ **Abdomen**

In den Hypochondrien ängstliche Spannung und Zusammenschnürung. [CK 347] (Aengstliche Spannung und Zusammenschnürung unter den kurzen Ribben.) [RAL 18]

Drücken im linken Hypochondrium (*Jr.*). [CK 348]

Ein anhaltender Stich im linken Hypochondrium, mit Gefühl von Eingeschlafenheit der Theile umher (*Fr.*). [CK 349] Ein anhaltender Stich in der linken Unterribbengegend, mit einer Empfindung, besonders beim Ausathmen, als wären die umliegenden Theile eingeschlafen. [RAL (139)]

Schmerz, als wäre innerlich Alles zerrissen, auf einer Stelle unter der dritten linken falschen Ribbe (*Fr.*). [CK 350] Unter der dritten linken falschen Ribbe eine Stelle, welche schmerzt, als wäre inwendig alles zerrissen. [RAL (152)]

Bauchschmerzen heftiger Art und anhaltend (Journ. d. Chim.). [CK 351]

Vollsein im Unterleibe, Mittags, bei guter Esslust (*Jörg.*). [CK 352]

Drückendes Leibweh im Oberbauche, ruckweise und wie krampfhaft. (*Jr.*). [CK 353]

Zusammenzieh-Schmerz im Unterleibe, eine Viertelstunde lang (*Jörg.*). [CK 354]

Zusammendrehende Empfindung in den Därmen, und als wenn die Magengegend hinein gezogen würde (*Drake.*). [CK 355] Empfindung in den Därmen, als wenn sie zusammengedreht und die Magengegend hineingezogen würde. [RAL (136)]

---

[9] Alle Kranke klagten darüber in denselben Ausdrücken.

Ein kneipendes Zusammenziehen im Unterleibe, wie von heftiger Verkältung, im Sitzen, nicht im Gehen (n. 3, 4 T.) (*Fr.*). [CK 356] Kneipendes Zusammenziehen im Unterleibe, wie von heftiger Verkältung, im Sitzen, wovon er jedoch im Gehen nichts spürt (n. 3, 4 Tagen.). [RAL (137)]

Kolikartiges Bauchweh mit Knurren und Kollern, eine halbe Stunde lang. [CK 357] Kolikartiges Knurren und Kollern im Unterleibe, eine halbe Stunde lang. [RAL 19]

Kneipen im Bauche (fast sogleich). [CK 358]

Kneipen im Unterbauche, wie von einer Purganz (*Mr.*). [CK 359; RAL (142)]

Kneipen im Bauche, mit einzelnen Stichen und zeitweiser Anwandlung von Brecherlichkeit (*Rkt.*). [CK 360] Einzelne Stiche und Kneipen im Unterleibe, zuweilen mit Anwandlung von Brecherlichkeit (n. 24 St.). [RAL 141]

Schneiden im ganzen Ober- und Unterbauche (*Gr.*). [CK 361; RAL (151)]

Schneiden im Unterleibe, mit Drang zum Stuhle (*Jörg.*). [CK 362]

Schneiden im Unterleibe bis in den untersten Theil des Bauches, in die Gegend des Schamknochen, wo es durch die Beckenhöhle hinab bis zu den Hoden drückt und drängt; das Schneiden entstand auf vorgängige vermehrte Bewegungen im Bauche (*Jörg.*). [CK 363]

Stechender Schmerz in der Nieren-Gegend (*Jörg.*). [CK 364]

Feines Stechen in der linken Nieren-Gegend, im Sitzen (*Hbg.*). [CK 365] In der linken Nierengegend ein feines Stechen, im Sitzen. [RAL (179)]

Stiche, auch einzelne feine, in der linken Bauch-Seite, in Ruhe (und Bewegung) und vorzüglich beim Ausathmen (*Lgh.*). [CK 366] Stiche in der linken Bauchseite beim Ausathmen, während des Sitzens (früh) (n. 75 St.). [RAL (145)] Einzelnes Feinstechen in der linken Bauchseite, in Ruhe und Bewegung, was sich beim Ausathmen vermehrte (n. 88 St.). [RAL (146)]

Feine Stiche in der rechten Bauch-Seite, beim Ausathmen, im Stehen und Gehen (n. 50 St.) (*Lgh.*). [CK 367; RAL (144)]

Flüchtige Stiche, wie von Nadeln, im ganzen Bauche (*Gr.*). [CK 368] Flüchtige Nadelstiche im ganzen Bauche. [RAL (143)]

Scharfe Stiche im Nabel (*Gr.*). [CK 369] Im Nabel scharfe Stiche. [RAL (138)]

Stumpfe, fast klemmende Stiche, rechts über dem Nabel, beim Essen (*Gr.*). [CK 370] (Beim Essen) rechts über dem Nabel stumpfe, gleichsam klemmende Stiche. [RAL (140)]

Reissende Bauchschmerzen um den Nabel, früh. [CK 371; RAL 20]

Mehr Reissen, als Stechen im Bauche, früh im Bette, mit Durchfall darauf und Stuhldrang darnach. [CK 372]

Einzelne stechende Risse in der Nabel-Gegend, beim Gehen (*Fr.*). [CK 373] Beim Gehen stechende Risse in der Nabelgegend. [RAL (149)]

Einzelne schneidende Risse im Unterleibe, Abends, wie von Verkältung, vorzüglich beim Aufrichten vom Sitze, mit drückendem Kopfweh im Scheitel (*Fr.*). [CK 374] Abends, schneidende Risse im Unterleibe, wie von Verkältung, vorzüglich beim Aufrichten vom Sitze, mit drückendem Kopfweh im Scheitel. [RAL (150)]

Wühlen, Drücken und Stechen im Bauche, gleich über der Nabel-Gegend (*Gr.*). [CK 375] Gleich über der Nabelgegend Wühlen, Drücken, Stechen innerlich (n. 10 Minuten.). [RAL (147)]

Bohren und Herabdrängen vorn, in der linken Bauch-Seite (*Fr.*). [CK 376] Herabdrängen und Bohren vorne in der linken Bauchseite. [RAL (161)]

Gefühl in der linken Bauch-Seite, als dränge sich da etwas durch (*Fr.*). [CK 377] In der linken Seite des Unterleibes Empfindung, als drängte sich da etwas durch. [RAL (162)]

Der Unterleib schmerzt bei Bewegung wie geschwürig, doch nicht bei Berührung (*Fr.*). [CK 378] Der Unterleib ist bei Bewegung geschwürig schmerzhaft, doch nicht bei Berührung. [RAL (160)]

Spannen der Haut am Unterleibe, wenn er sich aufrichtet (*Fr.*). [CK 379; RAL (159)]

In der Schooss-Beuge spannt es in der bei Bewegung hervortretenden Flechse des Lenden-Muskels drückend; doch fast nur im Gehen; beim darauf Drücken schmerzt es wie Drücken von einem harten Körper unter der Haut (*Fr.*). [CK 380] Im Schooßbuge (in der bei Bewegung hervortretenden Flechse des Lendenmuskels), fast nur im Gehen, drückendes Spannen; beim Draufdrücken schmerzt es, als läge ein harter Körper zwischen der Haut, der das Drücken vermehrte. [RAL (154)]

Ziehender Klamm vorn in der rechten Schooss-Beuge, der nach Bewegung des Lenden-Muskels sich vermehrt, glucksend wird und dann auch im Sitzen fortdauert (*Fr.*). [CK 381] Ziehender Klamm vorne im rechten Schooßbuge, der nach

Bewegung der Lendenmuskel-Flechse sich vermehrt und gleichsam glucksend wird, und nun auch im Sitzen fortdauert. [RAL (155)]

Zuckendes Reissen vom Schamhügel nach dem linken Schoosse, bei rückwärts gelehntem Körper (*Fr.*). [CK 382] Zuckendes Reißen vom Schamhügel nach dem linken Schoße, bei hinterwärts gelehntem Körper. [RAL (153)]

Stechen im Schooss-Buge, beim Gehen (*Fr.*). [CK 383; RAL (148)]

Wundheits-Schmerz im linken Bauchringe, als wolle ein Bruch heraustreten. [CK 384] Einfacher Schmerz, wie von Wundheit, im linken Bauchringe, als wenn ein Bruch hervortreten wollte (n. 6 St.). [RAL 25]

Von Blähungen viele Beschwerden (*Jr.*). [CK 385]

Die Blähungen gehen hörbar im Unterleibe herum, mit Knurren und Quarren und dem Gefühle, als wenn sich Luft-Blasen in den dicken Därmen hinbewegten (*Jr.*). [CK 386]

Umherfahren, Gluckern und Drücken im Unterbauche (*Gr.*). [CK 387] Drücken, Umherfahren, Gluckern im Unterbauche. [RAL (156)]

Töne im Unterleibe, ohne Blähungs-Gefühl und ohne Winde-Abgang (*Bchr.*). [CK 388] Töne im Unterleibe, ohne Blähungen darin zu fühlen und ohne Blähungsabgang. [RAL (158)]

Viel Poltern in den Gedärmen (*Jörg.*). [CK 389]

Blähungen und Blähungs-Abgang (*Rkt.*). [CK 390; RAL (157)]

■ **Rektum**

Abgang sehr vieler Blähungen, Nachmittags (*Jörg.*). [CK 391]

Hartleibigkeit, fast die ganze Zeit hindurch (*Pp.*). [CK 392]

Drang zum Stuhle (*Hbg.*). [CK 393; RAL (163)]

Einige Stuhlgänge täglich (Journ. d. Chim.). [CK 394]

Zwei- auch dreimaliger Stuhl, mehrere Tage (*Lgh.*). [CK 395] Mehre Tage zwei- oder dreimaliger Stuhlgang. [RAL (172)]

Weicher, flüssiger, häufigerer Stuhl (n. 72 St.) (*Fr.*). [CK 396] Nach 72 Stunden wird der Stuhl ganz weich und flüssig und auch weit häufiger. [RAL (171)]

Dünner Stuhl (*Hbg.*). [CK 397] Dünner Stuhlgang. [RAL (169)]

Dünne Stuhl-Ausleerung (*Jörg.*). [CK 398]

Dünner Stuhl, zwei, dreimal den Tag, und den Morgen darauf Leib-Verstopfung (n. 24 St.) (*Stf.*). [CK 399] Erst zwei, drei Mal dünner Stuhlgang (n. 24 St.), dann Verstopfung, früh; und erst Abends Ausleerung mit vielen Madenwürmern (n. 55 St.). [RAL (170)]

Durchfälle (*Withering.*). [CK 400] Durchfall. [RAL 23] Purgiren. [RAL (168)]

Heftige Durchfälle (*Lentin. – Baylies.*). [CK 401] Heftige Diarrhöe. [RAL (173)]

Durchfall mit nachfolgendem Drange zum Stuhle im Mastdarme. [CK 402] Bauchweh, mehr Reißen, als Stechen, früh im Bette, mit zweimaligem Durchfalle darauf, und noch hinterdrein Drang im Mastdarme zu Stuhle. [RAL 22]

Schmerzhafte Durchfälle, drei, vier Tage lang (*Withering.*). [CK 403] Schmerzhaftes Purgiren drei, vier Tage lang. [RAL (174)]

Durchfälle mit Leibschneiden bei und vor dem Stuhle (*Bchr.*). [CK 404] Diarrhöe mit Leibschneiden. [RAL (175)] Mehre durchfällige Stuhlgänge, mit Leibschneiden vorher (n. 8 St. und ferner). [RAL (176)]

Durchfall von Koth mit Schleim gemischt, nach vorgängigem, bald drückendem, bald schneidendem Leibweh, das beim zu Stuhle Gehen jedes Mal verging (n. 6, 8 St.) (*Bchr.*). [CK 405] **Durchfall mit Schleim gemischten Kothes, vorher Leibweh, bald drückend, bald schneidend** (n. 6–8 St.), welches beim Zustuhlegehen jedesmal verging. [RAL (177)]

Gelber, weisser Stuhl, ohne Beschwerden, nach einer Stuhl-Verhaltung von 48 Stunden (*Fr.*). [CK 406] Nach 48stündiger Stuhlverhaltung folgte ein ganz weicher, gelber Stuhl, ohne Beschwerden. [RAL (164)]

Aschfarbiger Durchlauf, wie bei Gelbsüchtigen (*Schiemann.*). [CK 407; RAL (165)]

Aschfarbiger, breiartiger Durchfall, wie bei einem Gelbsüchtigen, auf vorgängiges viermaliges Erbrechen mit Ohnmacht darauf (*Meyer*, in Richters chir. Bibl. V. S. 532.). [CK 408] Nach viermaligem Erbrechen Ohnmacht, drauf heftiger Durchfall einer aschfarbigen, breiartigen Materie, wie von einem Gelbsüchtigen. [RAL (166)]

Fast unheilbare Ruhren (*Boerhave*, rar. morb. hist. Jen. 1771.). [CK 409; RAL (178)]

Unwillkührlicher Abgang des Stuhles. [CK 410] Er läßt die Stuhlgänge und den Harn unwillkürlich von sich. [RAL 24]

Viel Madenwürmer beim Stuhle, Abends (*Stf.*). [CK 411] Erst zwei, drei Mal dünner Stuhlgang (n. 24 St.), dann Verstopfung, früh; und erst Abends Ausleerung mit vielen Madenwürmern (n. 55 St.). [RAL (170)]

Vor dem Durchfall-Stuhle, früh im Bette, Bauchweh, mehr Reissen als Stechen. [CK 412] Bauchweh, mehr Reißen, als Stechen, früh im Bette, mit zweimaligem Durchfalle darauf, und noch hinterdrein Drang im Mastdarme zu Stuhle. [RAL 22]

Vor dem Stuhlgange, Frost. [CK 413; RAL 21]

Nach dem Stuhle, Drücken zu beiden Seiten des Rückgrats in der Lenden-Gegend (*Jr.*). [CK 414]

■ Harnwege

Harn-Verhaltung (*Henry.*). [CK 415; RAL (181)]

Drängen nach der Blase, mit Gefühl, als sei dieselbe überfüllt, was nach dem Harnen nicht verschwand (*Jörg.*). [CK 416]

Drang zum Harnen (*Hbg.*). [CK 417; RAL (180)]

Steter Drang zum Harnen, auch nach dem Wasser-Lassen noch (*Jörg.*). [CK 418]

Heftiges, fruchtloses Drängen zum Harnen (*Mangold*, in Horn's Archiv. III, 1 S. 141.). [CK 420] Angestrengtes, fruchtloses Drängen zum Urin. [RAL (182)]

Unablässiger Drang zum Harnen, mit geringem Abgange jedes Mal (*Jörg.*). [CK 421]

Ununterbrochenes Drängen zum Harnen und jedes Mal nur ein paar Tropfen, dunkelbraunen, heissen, beim Abgange brennenden Harnes (n. 9 T.) (*Jr.*). [CK 422]

Oefterer Drang zum Harnen mit nur tropfenweise abgehendem röthlichem Harne, unter Brennen in der Harnröhre und Eichel (*Mr.*). [CK 423] Oefterer Drang zum Uriniren: der Harn geht nur tropfenweise ab, mit brennender Empfindung in der Harnröhre und in der Gegend der Eichel, und der Harn sah röthlich aus (n. 3 St.). [RAL (185)]

Oefterer Abgang wasserfarbnen Harnes in geringer Menge (*Jörg.*). [CK 424]

Fortwährender Drang zum Harnen, Nachts, und wenn er dazu aufstand, Duseligkeit und Schwindel (*Mr.*). [CK 425] Die Nacht fortwährender Drang zum Harnen, und wenn er dazu aufstand, bekam er Düseligkeit und Schwindel (n. 12 St. und ferner, bis früh). [RAL (187)]

Sie muss alle Nächte aufstehen, Wasser zu lassen. [CK 426; RAL 27]

Seltenes Harnen nur zweimal den Tag, und nur wenig, doch ohne Beschwerde; nach 48 Stunden aber häufigerer Harn, mit schneidendem Ziehen in der Blase (*Fr.*). [CK 427] Es läßt den ersten Tag nur zweimal Urin und nur wenig, doch ohne Beschwerde; nach 48 Stunden wird der Harn

weit häufiger und mit schneidendem Ziehen in der Blase begleitet. [RAL (184)]

Der Urin fängt an, weniger oft abzugehen, aber in größerer Menge und mit weniger Brennen, früh (n. 20 St.). [RAL (186)]

Drang zum Harnen mit vielem Harn von gesunder Farbe (n. 8, 9, 10 St.) (*Bchr.*). [CK 428] Häufiger Drang zum Harnen, und er ließ viel Urin von gesunder Farbe (n. 8, 9, 10 St.) [RAL (191)]

Drang zum Harnen mit reichlichem Abgange gewöhnlichen Harnes (*Jörg.*). [CK 429]

Ungeheuer vermehrte Harn-Absonderung, Tag und Nacht, 48 Stunden lang, mit grosser Erschöpfung (n. 2 St.) (*Jr.*). [CK 430]

Harnfluss. [CK 431; RAL 26]

Vermehrter Harn-Abgang, mit vermehrtem Triebe dazu und Unvermögen ihn zu halten (*Withering.*). [CK 432] Vermehrter Abgang des Harns, mit vermehrtem Triebe dazu, bei Unfähigkeit, ihn zu halten. [RAL (192)]

Unvermögen den Harn zu halten (*Withering.*). [CK 433; RAL (193)]

Unwillkührlicher Harn-Abgang. [CK 434] Er läßt die Stuhlgänge und den Harn unwillkürlich von sich. [RAL 24]

Oefterer, reichlicher Abgang blassgelben, wässrichten Harnes (*Jörg.*). [CK 435]

Oefteres Lassen wässrichten Harnes (*Stf.*). [CK 436; RAL (190)]

Oefteres und reichliches Lassen dunklen Harnes (*Jörg.*). [CK 437]

Dunkelgefärbter Harn (*Jörg.*). [CK 438]

Dunkler Harn, ohne Harndrang, der sich beim Stehen noch mehr röthete und trübte (n. 14 St.) (*Bchr.*). [CK 439] Ohne Harndrang dunkler Urin, der sich beim Stehen noch mehr röthete und trübte (n. 14 St.). [RAL (188)]

Scharfer Harn (*Withering.*). [CK 440] Der Urin ist scharf. [RAL (196)]

Dünner, bräunlicher Satz im Harne, wenn er mehrere Stunden gestanden (*Jörg.*). [CK 441]

Während des Harnens, Zusammenzieh-Schmerz in der Harnblase mit erschwertem Abgange des Harns (*J. Lh.*). [CK 442] Ein zusammenziehender Schmerz in der Harnblase während des Harnens; der Harn ging dieses Schmerzes wegen schwieriger ab. [RAL (183)]

Beim Harnen, pressendes Brennen in der Mitte der Harnröhre, als wäre dieselbe da zu eng, was aber noch während des Harnens nachlässt. [CK 443] Beim Harnen, in der Mitte der Harnröhre, eine pressende (brennende) Empfindung, als wenn die Harnröhre da zu enge wäre, welches aber noch während des Harnabganges nachläßt. [RAL 28]

Während des Harnflusses und Durchfalles, kleiner, geschwinder Puls, mit kalten Händen und Füssen (*Withering.*). [CK 444] Während des Harnflusses und Durchlaufes kleiner, geschwinder Puls, indeß Hände und Füße eiskalt sind. [RAL (195)]

Nach dem Harnflusse, Harn-Verhaltung, dann **Uebelkeit**, Erbrechen und Durchfall.[10] (*Withering.*). [CK 445] Nach dem Harnflusse Harnverhaltung, dann Uebelkeit, Erbrechen und Durchlauf[11]. [RAL (189)] Nach dem Harnflusse Uebelkeit. [RAL (194)]

Entzündung des Blasen-Halses (*Don. Monro*, in Samml. f. pr. Aerzt. XIII. S. 2.). [CK 446; RAL (197)]

■ Geschlechtsorgane

In der Eichel ein jückender Reiz (*Jörg.*). [CK 447]

Im rechten Hoden ein Schmerz wie von Quetschung. [CK 448; RAL 30]

Erregung des Geschlechtstriebes (*Jörg.*). [CK 449]

Aufgeregte Geschlechtstheile, mit öftern, schmerzhaften, den Nachtschlaf störenden Erektionen (*Jörg.*). [CK 450]

Aufgeregter Geschlechtstrieb, mit öfteren Erektionen, bei Tage (*Jr.*). [CK 451]

Sehr üppig aufgeregte Phantasie, mit wollüstigen Bildern, bei Tag und Nacht, und häufigen Erektionen (*Pp.*). [CK 452]

---

[10] Eine sehr seltene Wechsel-Wirkung des Fingerhutes und bloss bei allzugrosser Gabe. Gewöhnlich ist die Schwierigkeit zu Harnen in der Erstwirkung dieser Arznei, mittels deren sie homöopathisch nicht selten grossen Nutzen in Geschwulst-Krankheiten gebracht hat, welche von ähnlicher, schwieriger Harn-Absonderung und von andern Symptomen begleitet waren, die man in Aehnlichkeit unter den reinen Erstwirkungen des Fingerhutes antrifft. Der dann beim Gebrauche des Fingerhutes entstehende, reichliche oft unwillkürlich erfolgende Harn-Abgang oder Harnfluss ist blos Gegenwirkung des Organism auf gedachte Erstwirkung.

[11] Dieß ist eine sehr seltene Wechselwirkung des Fingerhuts und bloß bei allzu großer Gabe. Weit häufiger und gewöhnlich ist die Schwierigkeit, zu harnen, in der Erstwirkung dieser Arznei s. 28. und (180.) bis (185.), mittels deren sie homöopathisch nicht selten großen Nutzen in Geschwulstkrankheiten gebracht hat, welche von ähnlicher, schwieriger Harnabsonderung und von andern Symptomen begleitet waren, die man in Aehnlichkeit unter den reinen Erstwirkungen des Fingerhuts antrifft. Der dann beim Fingerhutsgebrauche entstehende reichliche, oft unwillkürlich erfolgende Harnabgang, s (186.) (187.) (190.) bis (193.) und Harnfluß 26., ist bloß Nachwirkung und Gegenwirkung des Organismus, auf gedachte Erstwirkung.

Pollutionen, fast alle vier Nächte, stets mit geilen Träumen (*Jr.*). [CK 453]

Pollutionen mit nachfolgendem Schmerze in der Ruthe (*Pp.*). [CK 454]

Oefteres Gefühl in der Nacht, als wollten Pollutionen kommen, ohne Samen-Erguss; früh eine klebrichte Feuchtigkeit an der Harnröhr-Mündung. [CK 455] Mehrmalige Empfindung die Nacht, als wenn Pollutionen kommen wollten, und es kam keine; früh eine klebrige Feuchtigkeit an der Harnröhrmündung. [RAL 29]

■ Atemwege und Brust

Viel Niesen, ohne Schnupfen, die ersten Tage (*Jr.*). [CK 456]

Schnupfen früh, mit Verstopfung der Nase (*Lgh.*). [CK 457] Früh, bei einigem Schnupfen, Verstopfung der Nase (n. 73 St.). [RAL (198)]

Fliess-Schnupfen mit vielem Niesen und darauf Nasen-Verstopfung (*Pp.*). [CK 458]

Stock-Schnupfen, Nachts und Abends, der am Tage fliesst (n. 20 T.) (*Jr.*). [CK 459]

Rauhigkeit in der Luftröhre (*Jörg.*). [CK 460]

Heiserkeit, früh. [CK 461] Früh ist er heisch. [RAL 31]

Grosse Heiserkeit, früh, nach einem Nacht-Schweisse, dass er nicht sprechen konnte. [CK 462] Nach einem Nachtschweiße, früh eine so große Heiserkeit, daß er nicht sprechen konnte. [RAL 32]

Heiserkeit, früh, beim Erwachen (*Pp.*). [CK 463]

Oeftere schmerzlose Heiserkeit (*Jr.*). [CK 464]

Festsitzender Schleim im Halse, der sich durch Husten löst (*Pp.*). [CK 465]

Festsitzender Schleim im Kehlkopfe, durch Kotz-Husten sich lösend (*Jr.*). [CK 466]

Schleim-Auswurf, früh, durch unwillkürliches Kotzen (*Lgh.*). [CK 467] Früh Schleimauswurf durch unwillkürliches Kotzen (n. 73 St.). [RAL (200)]

Schleim in der Kehle, früh, der sich leicht löst, beim Auskotzen aber gewöhnlich in den Schlund kommt, so dass er ihn verschlucken muss (*Gr.*). [CK 468] Früh hängt Schleim in der Kehle, der sich leicht löset, aber, wenn er ihn auskotzen will, gewöhnlich in den Schlund kommt, so daß er ihn verschlucken muß. [RAL (199)]

Husten und Schnupfen, dass er kaum sprechen konnte. [CK 469] Schnupfen und Husten in hohem Grade; er konnte kaum sprechen vor Schnupfen. [RAL 33]

Husten-Reiz bis zur Gaumen-Decke. [CK 470] Der Hustenreiz geht bis zur Gaumendecke. [RAL 34]

Husten von einem jückenden Reize im Kehlkopfe, kurz und trocken (*Jr.*). [CK 471]

Dumpfer Husten, wie von einem Kitzel in der Luftröhre, ohne Auswurf (*Stf.*). [CK 472] Ein trockner, dumpfer Husten, wie von einem Kitzel in der Luftröhre. [RAL (201)]

Nach vielem Sprechen, trockner, krampfhafter Husten. [CK 473]

Nach dem Essen, Husten so arg, dass er die Speisen ausbricht. [CK 474] (Nach dem Essen ist der Husten so arg, daß er die Speisen ausbricht.) [RAL 36]

Nachts, 12 Uhr, Husten mit Schweiss. [CK 475] (Um 12 Uhr Nachts, Husten und Schweiß.) [RAL 37]

Früh, nach dem Aufstehen, trockner Husten mit Engbrüstigkeit (*Hbg.*). [CK 476] Früh, nach dem Aufstehen, Engbrüstigkeit mit trocknem Husten. [RAL (204)]

Trockner Husten, mit spannendem Druck-Schmerz in Arm und Schulter (*Stf.*). [CK 477] Trockner Husten, welcher spannend drückende Schmerzen in Arm und Schulter erregt (n. 36 St.). [RAL (202)]

Der Husten wird durch Brust-Schmerz erschwert (*Brandis*, bei *Schiemann*. S. 61.). [CK 478] Brustschmerz, welcher den Husten beschwerlich macht. [RAL (203)]

Mit Blut gefärbter Brust-Auswurf (*Penkivill.*). [CK 479] **Lungenauswurf mit Blut gefärbt.** [RAL (205)]

Blut-Husten. [CK 480; RAL 35]

Athem schwer und langsam aus der Tiefe geholt (*Rkt.*). [CK 481] Schwerer und langsam aus der Tiefe geholter Athem. [RAL (213)]

Kurzer, mangelnder Athem; er kann ihn nicht lange anhalten und muss schnell wieder neuen schöpfen (*Fr.*). [CK 482] Bei gebücktem Sitzen Drücken auf den untern Theil der Brust; der Athem ist kürzer und dessen nicht genug; er kann ihn nicht lange an sich halten und muß auch schnell wieder Athem schöpfen. [RAL (212)]

Peinliche Engbrüstigkeit, viele Tage lang, er musste oft tief athmen, und doch war es ihm, als fehle ihm die Luft, vorzüglich beim Sitzen (*Stf.*). [CK 483] Viele Tage lang eine peinliche Engbrüstigkeit; er mußte oft tief Athem schöpfen, und dennoch wars ihm, als hätte er noch nicht Luft genug eingeathmet, vorzüglich beim Sitzen. [RAL (215)]

Krampfhafte Zusammenschnürung der Kehle (*Lentin.*). [CK 484] ; RAL (95)]

Erstickende, schmerzhafte Zusammenschnürung der Brust, als wären die innern Theile zusammengewachsen, vorzüglich früh, beim Erwachen; er muss sich schnell aufrecht setzen. [CK 485] Schmerzhafte, erstickende Zusammenschnürung der Brust, als wenn die innern Theile derselben alle zusammengewachsen gewesen wären, vorzüglich früh beim Erwachen – daher er sich jähling aufrecht setzen muß. [RAL 39]

Bei jedem Athemzuge, Gefühl, als würde er elektrisirt (*Sackreuter*, in Annal. d. Heilk. 1811. März). [CK 486] Empfindung bei jedem Athemzuge, als würde er elektrisirt. [RAL (206)]

Brust-Schmerz, ein Drücken auf den untern Theil der Brust, im gebückt Sitzen, mit Athem-Verkürzung (*Fr.*). [CK 487] Bei gebücktem Sitzen Drücken auf den untern Theil der Brust; der Athem ist kürzer und dessen nicht genug; er kann ihn nicht lange an sich halten und muß auch schnell wieder Athem schöpfen. [RAL (212)]

Spannen auf der Brust, und Drücken in der Herzgrube, welches öfters zum tief Athmen nöthigt (*Rkt.*). [CK 488] Spannen auf der Brust und Drücken in der Herzgrube, welches öfters zum tiefen Einathmen nöthigt. [RAL (214)]

Spannen auf der linken Brust, beim Aufrichten des Körpers, als wenn diese Theile zusammengezogen wären (*Fr.*). [CK 489] Beim Aufrichten des Körpers Spannen auf der linken Brust, als wenn diese Theile zusammengezogen wären. [RAL (211)]

Zusammenziehende Schmerzen im Brustbeine, die sich beim Vorbiegen des Kopfes und Oberleibes vermehren (*Bchr.*). [CK 490] Zusammenziehende Schmerzen im Brustbeine selbst; sie vermehren sich bei Vorbiegung des Kopfs und Oberleibes (n. 2½ St.). [RAL (210)]

Ziehender Schmerz in der Mitte des Brustbeines, beim Gehen (*Fr.*). [CK 491; RAL (216)]

Ein drückendes Ziehen auf der Brust, beim Husten (*Fr.*). [CK 492; RAL (217)]

Scharfe Stiche auf der Brust, rechts oberhalb der Herzgrube (*Gr.*). [CK 493] Rechts oberhalb der Herzgrube scharfe Stiche. [RAL (220)]

Feines, fressend jückendes Stechen nach dem Takte des Pulses, in der linken Seite, der Herzgrube gegenüber (*Gr.*). [CK 494] Fressend jückendes Feinstechen nach dem Takte des Pulses in der linken Seite, der Herzgrube neben über. [RAL (221)]

Stumpfe, klemmende Stiche unter den Ribben, unterhalb der rechten Achselhöhle (*Jr.*). [CK 495]

Unterhalb der rechten Achselhöhle, unter den Ribben, stumpfe (klemmende) Stiche. [RAL (222)]

Rohheits-Gefühl in der Brust und Stiche darin. [CK 496] Wie roh in der Brust und Stiche darin. [RAL 38]

Ein stark fühlbares Pochen, wie von einer starken Schlagader, in der rechten Brust-Seite (*Hbg.*). [CK 497] In der rechten Brustseite ein stark fühlbares Pochen, wie von einer starken Pulsader, nach dem Takte des Pulses (n. ½ St.). [RAL (209)]

Stärkere Herzschläge fast hörbar, mit Angst und zusammenziehenden Schmerzen unter dem Brustbeine (*Bchr.*). [CK 498] Fast hörbare, stärkere Herzschläge, mit Angst und zusammenziehenden Schmerzen unter dem Brustbeine. [RAL (207)]

Drückend, pressend zusammenziehende Herzschläge, mit Angst und krampfhaften Schmerzen im Brustbeine und unter den Ribben (*Bchr.*). [CK 499] Drückende (pressend zusammenziehende) Herzschläge, mit Angst und krampfhaften Schmerzen im Brustbeine und unter den Ribben, welche sich bei Vorbiegung des Kopfs und Oberleibes vermehren (n. ½ St.). [RAL (208)]

Kaum fühlbarer Herzschlag (*Troschel, Guibert.*). [CK 500]

Grosse Hitze äusserlich auf der Brust, als stände er entblösst am warmen Ofen; bald darauf Kühle um die Brust (*Hbg.*). [CK 501] Große Hitze auf der Brust, als stände er entblöst am warmen Ofen, bald darauf Kühle um die Brust. [RAL (219)]

Bei heftiger Bewegung des Armes bekommt er gleich ein schneidendes Drücken auf der entgegengesetzten Brust-Seite, äusserlich vorn in der Gegend der dritten Ribbe (*Fr.*). [CK 502] Bei heftiger Bewegung des Arms bekommt er gleich schneidendes Drücken auf der entgegengesetzten Brustseite, vorn in der Gegend der dritten Ribbe, äußerlich. [RAL (218)]

■ Rücken und äußerer Hals

Kreuzschmerz beim Bücken. [CK 503]

Kreuz-Schmerz, wie zerschlagen, beim Anfange der Bewegung nach Liegen. [CK 504] Wenn er gelegen hat, und er bewegt dann die Kniee, so thun beim Anfange der Bewegung die Ober- und Unterschenkel und das Kreuz wie zerschlagen weh. [RAL 47]

Zerschlagenheits-Schmerz im Kreuze, beim Schnauben. [CK 505] Beim Schnauben, Schmerz im Kreuze, wie Zerschlagenheit. [RAL 42]

Reissen und scharfes Stechen im Kreuze, bei Bewegung (*Jr.*). [CK 506]

Rückenschmerz links in der Gegend der Lendenwirbel, ein ziehendes Schneiden, das sich durch Aufdrücken mit der Hand mindert (*Fr.*). [CK 507] In der linken Seite, in der Gegend der Lendenwirbel, ziehend schneidender Schmerz, der sich durch Draufdrücken mit der Hand mindert. [RAL (224)]

Reissen unter dem rechten Schulterblatte (*Gr.*). [CK 508; RAL (229)]

Stumpfe Stiche zwischen den Schulterblättern. [CK 509] Zwischen den Schulterblättern stumpfe Stiche. [RAL 40]

Eine stossartige Empfindung in den ersten Rückenwirbeln (*Hbg.*). [CK 510] In den ersten Rückgratwirbeln eine stoßartige Empfindung (n. 2 St.). [RAL (226)]

Fressendes Jücken in der linken Lenden-Seite, das zum Kratzen reizt (*Gr.*). [CK 511] In der linken Lendenseite fressendes Jücken, das zum Kratzen nöthigt. [RAL (223)]

Blüthen-Ausschlag auf dem Rücken. [CK 512; RAL 41: in Klammern]

Im Nacken ein drückendes Ziehen am Hinterhaupte, in der Gegend wo die Halsmuskeln ansetzen, beim Hinterbiegen des Kopfes (*Fr.*). [CK 513] Drückendes Ziehen am Hinterhaupte, in der Gegend der Befestigung der Halsmuskeln, beim Hinterbiegen des Kopfs. [RAL (75)]

Wundheits-Schmerz im Gelenke des ersten Rücken- und letzten Hals-Wirbels, beim Vorbeugen des Halses, nicht beim Befühlen (*Fr.*). [CK 514] In der Verbindung des ersten Rückenwirbels mit dem letzten Halswirbel schmerzt das Gelenk beim Vorbeugen des Halses wie wund, nur beim Befühlen nicht. [RAL (227)]

Schneidender Schmerz mit Taubheits-Empfindung im Nacken, welcher den Kopf zurück zu ziehen zwingt, was aber, wie durch einen weichen zwischen dem Gelenke eingeklemmten, abgestorbenen Theil verhindert scheint (*Fr.*). [CK 515] Schneidender Schmerz mit Hautbetäubung oben im Nacken, welcher den Kopf hinterwärts zu ziehen zwingt, wobei es ihm jedoch deuchtet, als sey ein weicher, abgestorbener Theil zwischen dem Gelenke eingeklemmt, der den Kopf nicht ganz hinter zu ziehen verstatte. [RAL (228)]

Reissen und scharfes Stechen im Nacken, bei Bewegung (*Jr.*). [CK 516]

Die Hals-Muskeln schmerzen drückend, wie durch eine Binde gepresst. [CK 517]

Steifigkeit hinten und an der Seite des Halses, mit stossartig drückendem Schmerze (*Hbg.*). [CK 518] Steifigkeit der hintern und Seiten-Muskeln des Halses, mit stoßartig drückendem Schmerze (n. 10 St.). [RAL (76)]

Schmerzhafte Steifigkeit und Spannen im Halse und Nacken, vorzüglich bei Bewegung (*Stf.*). [CK 519] Eine schmerzhafte Steifigkeit und Spannung in den Halsmuskeln und dem Nacken, vorzüglich bei Bewegung. [RAL (78)]

Stechen in den Halsmuskeln, bei Bewegung des Halses (*Bchr.*). [CK 520] Stechende Schmerzen, äußerlich in den Halsmuskeln, bei Bewegung des Halses. [RAL (77)]

Ausschlag am Halse. [RAL 12]

■ **Extremitäten**

In der Achselgrube, wohllüstiges Jücken (*Fr.*). [CK 521] Wohllüstiges Jücken in der Achselgrube. [RAL (230)]

Die Arm- und Schulter-Muskeln schmerzen spannend drückend bei Bewegung der Arme (*Stf.*). [CK 522] Bei Bewegung der Arme spannend drückender Schmerz der Muskeln des Arms und der Schulter. [RAL (231)]

Ein wundartiges Brennen am rechten Arme. [CK 523] Am rechten Arme ein wundartiges Brennen. [RAL 43]

Schwere im linken Arme, auch in der Ruhe fühlbar. [CK 524; RAL 44]

Lähmige Schwäche im linken Arme; er konnte ihn kaum aufheben und die Finger nicht zur Faust machen ohne Schmerz (*Hbg.*). [CK 525; RAL (232)]

Am Oberarme, unten, Nadel-Stiche, anhaltend auch bei Bewegung desselben (*Rkt.*). [CK 526] Nadelstiche am untern Theile des linken Oberarms, bei Bewegung desselben anhaltend. [RAL (235)]

Reissende Stiche am rechten Oberarme, beim Gehen (*Lgh.*). [CK 527; RAL (234)]

Ein brennendes Stechen im linken Oberarme (*Hbg.*). [CK 528] Im linken Oberarme eine brennend stechende Empfindung. [RAL (233)]

Ein schmerzhaft juckendes Pochen im Fleische des Oberarms. [CK 529] Ein schmerzhaftes, zuckendes Pochen im Fleische des Oberarms und Oberschenkels. [RAL 50]

Im Ellbogen-Gelenke eine dröhnende Empfindung, als wäre der Nerv gedrückt, oder der Arm wollte einschlafen; auch beim Betasten der Stelle fühlbar (*Rkt.*). [CK 530] Dröhnende Empfindung an der innern Seite des rechten Ellbogengelenks, als wollte der Arm einschlafen und als wenn der Nerve etwas gedrückt wäre (n. ½ St.), und dieselbe Empfindung daselbst beim Befühlen dieser Stelle (n. 18 St.). [RAL (236)]

Am Unterarme ein Lähmungs-Schmerz in der Mitte der Ellbogen-Röhre, beim Ausstrecken und ausgestreckt Liegen des Armes (*Fr.*). [CK 531] In der Mitte der Ellbogenröhre, beim Ausstrecken und ausgestreckt Liegen des Arms, Lähmungsschmerz. [RAL (237)]

Kneipen und scharfes, stechendes Klemmen auf dem Rücken des Ellbogenbeines, über dem Hand-Gelenke (*Gr.*). [CK 532] Ueber dem rechten Handgelenke, auf dem Rücken des Ellbogenbeins, ein Kneipen und klemmendes Scharfstechen. [RAL (239)]

Ein starkes Reissen am rechten Vorderarme, in Ruhe und Bewegung (*Lgh.*). [CK 533] **Starkes Reißen am rechten Vorderarme, mehr äußerlich, bei Ruhe und Bewegung** (n. 32 St.). [RAL (242)]

Starke Stiche in den Muskeln des rechten Vorderarmes (*Lgh.*). [CK 534; RAL (240)]

In den Handwurzel-Knochen, lähmiges Reissen (*Gr.*). [CK 535] Lähmiges Reißen in den rechten Handwurzelknochen. [RAL (241)]

Lähmiges Reissen in den rechten Mittelhand-Knochen (*Gr.*). [CK 536; RAL (243)]

Geschwulst der rechten Hand und der Finger, drei Stunden lang Nachts (*Mr.*). [CK 537] **Die rechte Hand war sammt den Fingern die Nacht stark geschwollen; die Geschwulst dauerte drei Stunden** (n. 20, 22 St.). [RAL (238)]

Jücken auf dem Handrücken, am meisten Nachts. [CK 538; RAL 46]

Friesel-Ausschlag auf dem Handrücken, ohne Empfindung. [CK 539] Auf dem Handrücken, eine Art Friesel ohne Empfindung. [RAL 45]

Die Finger werden oft plötzlich steif (*Jr.*). [CK 540]

Unwillkührliches Zucken und auswärts Ziehen des linken Zeigefingers (*Fr.*). [CK 541] Unwillkürliches Zucken des linken Zeigefingers, welcher davon auswärts gezogen wird. [RAL (247)]

Zuckendes, lähmiges Reissen im rechten Zeigefinger (*Gr.*). [CK 542] Zuckendes, lähmiges Reißen im rechten Zeigefinger, vorne und hinten. [RAL (245)]

Lähmiges Reissen in den Finger-Gelenken, in Ruhe und Bewegung (*Gr.*). [CK 543; RAL (246)]

Krampfhafte Stiche im linken Daumen-Ballen, in Ruhe und Bewegung (*Lgh.*). [CK 544; RAL (244)]

Brennendes Stechen im linken Daumen, gleich über dem Nagel durch darauf Drücken verschlimmert (*Fr.*). [CK 545] Brennendes Stechen am linken Daumen, gleich über dem Nagel, welches beim Draufdrücken sich verschlimmert. [RAL (248)]

Taubheit und Gefühllosigkeit der drei letzten Finger und des halben Ballens der rechten Hand (nach mehren Wochen) (*Jr.*). [CK 546]

Leichtes, öfteres Einschlafen der Finger (*Jr.*). [CK 547]

Die Hinterbacke schläft Abends im Sitzen ein und wird wie todt (*Fr.*). [CK 548] Die Hinterbacke schläft Abends im Sitzen ein und wird wie ganz todt. [RAL (249)]

Langsames Ziehen über den Hinterbacken (*Fr.*). [CK 549; RAL (250)]

Die Beine thun beim Anfange der Bewegung, nach Liegen in den Ober- und Unterschenkeln, wie zerschlagen weh. [CK 550] Wenn er gelegen hat, und er bewegt dann die Kniee, so thun beim Anfange der Bewegung die Ober- und Unterschenkel und das Kreuz wie zerschlagen weh. [RAL 47]

Grosse Steifigkeit in den Gelenken der Unterglieder, nach Sitzen (im Wagen); durch Gehen sich verlierend. [CK 551] Nach Sitzen (im Wagen) große Steifigkeit in den Gelenken der Untergliedmaßen, die sich durch Gehen verlor. [RAL 49]

Schwäche und Mattigkeit der Beine, mit Zittern (*Rkt.*). [CK 552] Schwäche und Mattigkeit der Untergliedmaßen mit einer zitterigen Empfindung. [RAL (278)]

Kraftlosigkeit und lähmige Schwäche der Beine (*Hbg.*). [CK 553] Ermattung, Kraftlosigkeit und lähmige Schwäche der Untergliedmaßen, ohne Schmerz. [RAL (279)]

Im Oberschenkel auf der vordern Seite ein mehr drückender als ziehender Schmerz, der sich allmählig erhöhte und wieder minderte (*Hbg.*). [CK 554] Druck im rechten Oberschenkel auf der vordern Seite, mehr drückend ziehend, der sich allmälig erhöhte und wieder minderte. [RAL (255)]

Ziehen an der Inseite des Oberschenkels, im Sitzen (*Fr.*). [CK 555] Ziehen am innern Oberschenkel, im Sitzen, und an der innern Seite des linken Fußes, wenn er frei hängt und nicht unterstützt ist. [RAL (254)]

Ein drückendes Ziehen in den vordern Muskeln des Oberschenkels (*Fr.*). [CK 556; RAL (253)]

Ein klammartiges Ziehen in den Oberschenkel-Muskeln über der Kniekehle im Sitzen, das nach einigem Gehen verschwindet (*Fr.*). [CK 557] Klammartiges Ziehen in den Muskeln über der Kniekehle im Sitzen, welches nach einigem Gehen verschwindet. [RAL (257)]

Ein Schneiden im Oberschenkel, beim übereinander Legen der Beine, das beim auseinander Legen vergeht (*Fr.*). [CK 558] Beim Uebereinander-Legen der Untergliedmaßen schneidende Empfindung im Oberschenkel, die beim Auseinander-Legen vergeht. [RAL (256)]

Scharfe Stiche am Oberschenkel, etwas über dem linken Knie, nach aussen zu (*Gr.*). [CK 559] Am Oberschenkel, etwas über dem linken Knie nach außen zu, scharfe Stiche (n. ¼ St.). [RAL (252)]

Schmerzhaftes juckendes Pochen im Fleische des Oberschenkels. [CK 560] Ein schmerzhaftes, zuckendes Pochen im Fleische des Oberarms und Oberschenkels. [RAL 50]

Fressendes Jücken am obern und vordern Theile des Oberschenkels (*Gr.*). [CK 561] Am obern und vordern Theile des Oberschenkels ein fressendes Jücken. [RAL (251)]

In den Knieen Gefühl, wie von grosser Ermüdung, beim Treppen-Steigen (*Bchr.*). [CK 562] Beim Treppensteigen ein Gefühl in den Knieen, wie von großer Ermüdung. [RAL (259)]

Schmerzlose Steifheit am äussern Knorren des Knie-Gelenkes, wie von innerer Geschwulst, mit Kälte-Empfindung (*Fr.*). [CK 563; RAL (258)]

Spannen in den Kniekehlen, welches sie nicht gerade machen lässt (*Fr.*). [CK 564] Spannen in den Kniekehlen, welches nicht zuläßt, sie gerade zu machen. [RAL (263)]

Die Unterschenkel sind matt, und er muss sie beständig ausstrecken (*Hbg.*). [CK 565] Beständiges Strecken der Füße, durch die Mattigkeit gezwungen. [RAL (265)]

Schründender Schmerz im linken Unterschenkel, im Stehen, als wäre er zertrümmert (*Fr.*). [CK 566] Im Stehen ist der linke Unterschenkel schründend schmerzhaft und wie zertrümmert. [RAL (266)]

Müdigkeits-Schmerz in den Schienbeinen und Knieen, wie nach einer weiten Fussreise, im Gehen (*Bchr.*). [CK 567] Beim Gehen Müdigkeitsschmerz in den Knieen und Schienbeinen, wie nach einer weiten Fußreise. [RAL (261)]

Schwere im linken Unterschenkel, wie in der Schienbeinröhre, am Gehen hindernd. [CK 568] Im linken Unterschenkel eine Schwere, gleichsam als wäre sie in der Schienbeinröhre, die ihn am Gehen hindert. [RAL 48]

Ziehen auf der linken Schienbeinröhre, als wäre da ein Theil herausgerissen (*Fr.*). [CK 569; RAL (264)]

Zucken der Muskeln unter der linken Kniekehle nach dem Takte des Pulses, bei Berührung vergehend (*Fr.*). [CK 570; RAL (262)]

Scharfe Stiche an der äussern Schienbein-Seite, unter dem Knie, in Ruhe und Bewegung (*Gr.*). [CK 571] Unter dem linken Knie, an der äußern Schienbeinseite, scharfe Stiche, bei Bewegung und Ruhe (n. 1 St.). [RAL 260]

Brennen in der rechten Wade, wenn er sie über den andern Schenkel legt (*Fr.*). [CK 572] Es brennt in der rechten Wade, sobald er sie über den andern Schenkel legt. [RAL (267)]

Fressendes Jücken am Unterschenkel, über dem äussern Fussknöchel (*Gr.*). [CK 573] Fressendes Jücken über dem äußern Knöchel des Unterfußes. [RAL (269)]

Das Fuss-Gelenk schmerzt beim Ausstrecken wie zerdehnt (*Fr.*). [CK 574] Das Gelenk des Unterfußes schmerzt beim Ausstrecken wie zerdehnt. [RAL (268)]

Scharfe Stiche in der rechten Fusssohle, so empfindlich, dass das ganze Bein zuckt, Abends (*Fr.*). [CK 575] Abends empfindliche, scharfe Stiche in der rechten Fußsohle, daß die ganze Untergliedmaße zuckt. [RAL (270)]

Jücken auf dem rechten Fussrücken, am meisten Nachts. [CK 576; RAL 51]

■　Allgemeines und Haut

Rumpf und Glieder, besonders aber die Oberschenkel sind schmerzhaft steif (d. 10. T.) (*Jr.*). [CK 577]

Allgemeine Schmerzhaftigkeit des ganzen Körpers (*Penkiville.*). [CK 578; RAL (271)]

Durchdringender Schmerz in den Gelenken. [CK 579; RAL 52]

Schmerz aller Gelenke, wie gerädert, nach dem Mittags-Schlafe. [CK 580] Nach dem Mittagsschlafe schmerzen alle Gelenke, als wären sie gerädert. [RAL 58]

Abgeschlagenheit in allen Gliedern, besonders den Füßen, in den Gelenken, wie nach einer großen Reise. [RAL 53]

Ziehen im Rücken, den Ober- und Untergliedern und den Fingern, wie nach Verkältung (*Rkt.*). [CK 581] Ziehen im Rückgrat, den Gliedmaßen und Fingern, wie zuweilen nach Erkältungen. [RAL (225)]

Die Beschwerden scheinen sich in der warmen Stube zu erhöhen (*Stf.*). [CK 582] (In der warmen Stube scheinen sich die Beschwerden zu erhöhen). [RAL (272)]

Fressendes Jücken an verschiednen Körperstellen, das nach Kratzen bald wiederkommt (*Gr.*). [CK 583] Fressendes Jücken an verschiedenen Theilen des Körpers, welches ihn zum Kratzen nöthigte, wodurch es zwar nachläßt, aber bald wieder kommt. [RAL (274)]

Das fressende Jücken wird immer ärger, wenn er nicht kratzt, und erhöht sich zuletzt zu unerträglich brennenden Nadel-Stechen, das bald nachlässt, bald stärker zurückkehrt (*Gr.*). [CK 584] **Wenn er bei dem fressenden Jücken an fast allen Theilen des Körpers nicht kratzt, so wird es gemeiniglich immer ärger und zuletzt zu unausstehlich brennendem Nadelstechen, das bald nachläßt, bald stärker zurückkehrt.** [RAL 275]

Reissend brennende und etwas jückende Nadel-Stiche an verschiedenen Stellen. [CK 585] Reißend brennende (und wenig jückende), langsame Stiche an verschiednen Stellen des Körpers. [RAL 54]

Abschälen der Haut des ganzen Körpers (*v. Haller*, bei Vicat. mat. med. I. S. 112.). [CK 586] Die Oberhaut des Körpers schält sich ab. [RAL (273)]

Kitzel an der leidenden Stelle (*Quarin.*). [CK 587; RAL (277)]

Schmerz an der leidenden Stelle. [RAL (276)]

Pralle weisse Geschwulst des ganzen Körpers, mit grosser Schmerzhaftigkeit bei jeder Berührung; nach vielen Wochen unter Weichwerden und Uebergang in Haut-Wassersucht vergehend (*Kurtz*, in Jahns med. Convers. Bl. 1830.). [CK 588]

Pralle, schmerzhafte Geschwulst erst der Unterschenkel, und dann auch der Hände und Vorderarme, erst nach mehreren Monaten langsam vergehend, bei gar nicht verlangsamten Pulse und ohne vermehrten Harnabgang (*Kurtz.*). [CK 589]

Allgemeine Blässe der Haut (*Guibert.*). [CK 590]

Gelbsucht (*Withering.*). [CK 591; RAL (167)]

Konvulsionen heftiger Art (Journ. d. Chin.). [CK 592]

Krämpfe (*Withering.*). [CK 593; RAL (311)]

Fallsucht-Anfälle (*Remer.*). [CK 594] Fallsüchtige Convulsionen – dann Blindheit und schwarzer Staar, drei Tage lang. [RAL (312)]

Nerven-Zufälle aller Art und grosse Schwäche (*Percival*, medic. facts and exper. Vol. I. Lond. 1791.). [CK 595]

Abmagerung des Körpers in dem Masse, als der Geist zunimmt (*Müller.*). [CK 596]

Grosses Leichtigkeits-Gefühl im Körper (*Fr.*). [CK 597] Es kommt ihm vor, als wäre ihm recht leicht im Körper (n. 4 St.). [RAL (297)]

Schwerfälligkeit und Unbeholfenheit der Glieder (*Pps.*). [CK 598]

Schwere und Trägheit der Glieder (*Mossmann.*). [CK 599] Trägheit und Schwere der Glieder. [RAL (280)]

Träge und matt, früh, beim Aufstehen aus dem Bette (*J. Lhm.*). [CK 600] Beim Aufstehen, früh, aus dem Bette, träge und matt. [RAL (281)]

Erschlafftheit aller Muskeln, mit Gefühl, als habe er nicht ausgeschlafen (*Fr.*). [CK 601] Alle Muskeln sind ihm erschlafft; es ist ihm, als hätte er nicht ausgeschlafen. [RAL (283)]

Lassheit, Abspannung und Müdigkeit, in körperlicher und geistiger Hinsicht (*Jörg.*). [CK 602]

Grosse Mattigkeit in Armen und Beinen (*Jr.*). [CK 603]

Oeftere Mattigkeit; sie muss im Bette liegen, weil sie das Aufsitzen ermüdet (*Penkivill.*). [CK 604; RAL (284)]

Ausserordentliche Mattigkeit (*Maclean.*). [CK 605; RAL (285)]

Starker Grad von Mattigkeit mit Schwindel und aussetzendem Pulse (*Drake.*). [CK 606] Starker Grad von Mattigkeit und Schwindel, mit aussetzendem Pulse. [RAL (286)]

Sinken der Lebens-Kräfte. [CK 607; RAL 55]

Schwäche, Sinken der Kräfte (*Withering.*). [CK 608; RAL (282)]

Allgemeine Schwäche (*Troschel; Lettsom.*). [CK 609] Allgemeine Entkräftung. [RAL (288)]

Allgemeine Schwäche, als wären alle Theile des Körpers ermattet (n. 2 St.) (*Hbg.*). [CK 610; RAL (289): mit Hervorhebung]

Grosse Schwäche (*Neumann; Percival.*). [CK 611]

Aeusserste Schwäche (*Guibert.*). [CK 612]

Aeusserste Schwäche und Mattigkeit, die der Kranke, ohne zu sterben, nicht ertragen zu können glaubt (*Drake.*). [CK 613] Mattigkeit und Schwäche, die der Kranke, ohne zu sterben, nicht ertragen zu können glaubt. [RAL (287)]

Schwäche bis zum Sterben (*Maclean.*). [CK 614] Schwäche bis zum Sterben[12]. [RAL (291)]

Jählinges Sinken der Kräfte, mit allgemeinem Schweisse und einige Stunden darauf, Husten. [CK 615; RAL 56]

Jählinge äusserste Schwäche, als wenn er das Bewusstsein verlieren sollte, mit allgemeiner Hitze und Schweiss, ohne Durst, (nach dem Mittag-Essen). [CK 616] Jählinge äußerste Mattigkeit, als wenn er das Bewußtseyn verlieren sollte (nach dem Mittagsessen), mit allgemeiner Hitze und Schweiß, ohne Durst. [RAL 57]

Abspannung der Lebens-Kraft und Neigung zu Ohnmachten (*Drake.*). [CK 617] Neigung zu Ohnmachten und Abspannung der Lebenskraft. [RAL (294)]

Neigung zu Ohnmachten (*Neumann.*). [CK 618]

Heftige Neigung zu Ohnmachten (*Drake.*). [CK 619; RAL (293)]

Anhaltende Neigung zu Ohnmachten (*Maclean.*). [CK 620] Anhaltende Neigung zu **Ohnmachten**. [RAL (292)]

Ohnmachten (*Guibert; Troschel.*). [CK 621]

Ohnmachten, unter der Brecherlichkeit (*Withering.*). [CK 622] Ohnmachten. [RAL (295)] Unter der Brecherlichkeit Ohnmacht. [RAL (296)]

Tödlicher Schlagfluss (*Scherwen*, im phys. med. Journ. 1801.). [CK 623; RAL (290): ohne Klammern]

Tod, nach 22 Stunden (Journ. d. Chim.). [CK 624]

■ **Schlaf, Träume und nächtliche Beschwerden**

Häufiges Gähnen und Dehnen, mit Frostigkeit (*Stf.*). [CK 625] Häufiges Gähnen und Dehnen. [RAL (298)] Oefteres Gähnen und Dehnen mit Frostigkeit. [RAL (328)]

Schläfrigkeits-Müdigkeit, Schlummer. [CK 626; RAL 59]

Häufige Schläfrigkeit (*Drake.*). [CK 627; RAL (300)]

Oeftere grosse Schläfrigkeit (*Maclean.*). [CK 628] Oefters Schläfrigkeit in beträchtlichem Grade. [RAL (299)]

Schlafsucht (*Guibert*; Journ. d. Chim.). [CK 629]

Schlafsucht, durch heftige konvulsivische Anfälle von Erbrechen unterbrochen (*Troschel.*). [CK 630]

Zeitige Abend-Schläfrigkeit, mit Trägheit und Stumpfheit des Geistes, viele Tage über (*Pp.*). [CK 631]

---

[12] Mohnsaft erwieß sich als Gegenmittel.

Ein starker Schlaf (*Maclean.*). [CK 632; RAL (301)]

Tiefer Schlaf, von Mittag bis Mitternacht (Journ. d. Chim.). [CK 633]

Schweres Einschlafen (d. 6, 7. T.) (*Jr.*). [CK 634]

Vor dem Einschlafen öfters grosse Leerheits-Empfindung im Magen (*Jr.*). [CK 635]

Unruhiger Schlaf (*Jörg.*). [CK 636]

Unruhiger, unerquicklicher Schlaf (*Jörg.*). [CK 637]

Nachts bloss Schlummer, statt Schlaf, ein helles Bewusstsein, ohne schlafen zu können. [CK 638] Die Nacht, bloß Schlummer, statt Schlaf, halbes Bewußtseyn, ohne schlafen zu können. [RAL 60]

Unruhiger Schlaf mit Umherwerfen und Erwachen mit halbem Bewusstsein (*Rkt.*). [CK 639] Nachtunruhe und Herumwerfen bei halbem Erwachen und nicht völligem Bewußtseyn. [RAL (306)]

Unruhiger Schlaf, er konnte bloss auf dem Rücken, sonst auf keiner Stelle liegen (*J. Lh.*). [CK 640] Unruhiger Schlaf: er konnte auf keiner Stelle liegen und bloß auf dem Rücken. [RAL (309)]

Nachts heftiger Schmerz im linken Schulter- und Ellbogen-Gelenke; dabei ein halbbewusster Schlaf, mit Lage auf dem Rücken, den linken Arm über dem Kopfe (*Rkt.*). [CK 641] Die Nacht, heftiger Schmerz im linken Schulter- und Ellbogengelenke, in halbem Schlafe, wobei das Bewußtseyn nicht recht klar ward, während er auf dem Rücken, der linke Arm über dem Kopfe lag. [RAL (310)]

Nachts, Umherwerfen mit häufigem Erwachen, dabei immer Lage auf dem Rücken mit Pollutionen (*Pp.*). [CK 642]

Nachts, unruhiger Schlaf wegen steten Harndranges (*Mr.*). [CK 643] Nachts, unruhiger Schlaf wegen beständigen Drängens zum Harnen. [RAL (305)]

Unruhiger Schlaf mit Hin- und Herwerfen im Bette unter lustigem Träumen (*Hbg.*). [CK 644] Unruhiger Schlaf mit Hin- und Herwerfen im Bette die Nacht, unter lustigen Träumen. [RAL (304)]

Viele Träume, nicht unangenehmer Art (*Hbg.*). [CK 645] Schlaf mit vielen, nicht unangenehmen Träumen. [RAL (302)]

Viele verworrene, lebhafte Träume (*Pp.*). [CK 646]

Unangenehme Träume voll fehlgeschlagner Absichten stören den Schlaf (*Lgh.*). [CK 647] **Nachts, durch unangenehme Träume voll fehlgeschlagener Absichten gestörter Schlaf** (n. 23 St.). [RAL 303)]

Aengstliche, verworrene Träume (*Jr.*). [CK 648]

Oefteres Erwachen, wie von Aengstlichkeit, und als sei es schon Zeit, aufzustehen. [CK 649] Er wachte die Nacht öfters auf, wie von Aengstlichkeit und als sey es schon Zeit, aufzustehen. [RAL 61]

Oefteres schreckhaftes Erwachen Nachts, durch einen Traum, als fiele er von einer Höhe herab, oder ins Wasser (*Lgh.*). [CK 650] Nachts, öfteres Erwachen wie durch Schreck (n. 47 St.). [RAL (307)] **Nachts, öfteres, schreckhaftes Aufwachen durch einen Traum, als fiele er von einer Höhe herab, oder in's Wasser** (n. 24, 72 St.). [RAL (308)]

■ **Fieber, Frost, Schweiß und Puls**

Fieberhaftes Wesen (*Quarin.*). [CK 651; RAL (313)]

Kleiner, schneller, harter Puls. [CK 652] Harter, kleiner, schneller Puls. [RAL 63]

Kleiner, weicher Puls (*Jörg.*). [CK 653]

Gereizter Puls (*Kraus.*). [CK 654]

Schneller Puls, von 100 Schlägen vor dem Tode (*Withering.*). [CK 655] Vor dem Tode 100 Pulsschläge in einer Minute. [RAL (327)]

Beschleunigter Puls (n. 1 St.) (*Jörg.*). [CK 656]

Erst schnellerer, dann verlangsamter Puls (*Jörg.*). [CK 657]

Unregelmässiger, kleiner Puls (*Guibert; Troschel.*). [CK 658]

Unregelmässiger Puls; ungleiche Ausdehnung der Arterien (*Jörg; Neumann.*). [CK 659]

Unregelmässiger, schwacher Puls (Journ. d. Chim.). [CK 660]

Unregelmässiger und langsamer Puls (*Neumann.*). [CK 661]

Langsamer Puls von 50 Schlägen, die ganz unregelmässig waren, immer zwischen 3, 4 weichen, ein voller und harter, am ersten Tage, am dritten 75 Schläge (*Fr.*). [CK 662] Der Puls sank von 65 auf 50 Schläge herab, die ganz unregelmäßig waren, immer zwischen 3, 4 weichen ein voller und harter, am ersten Tage; am dritten hatte er 75 Schläge. [RAL (320)]

Der langsame, kleine Puls macht öfters kleinere oder grössere Pausen (*Bchr.*). [CK 663]

Langsam erst, fängt dann der Puls plötzlich an, ein paar Schläge zu thun, oder setzt dann und wann einen ganzen Schlag aus (*Maclean.*). [CK 664] Langsam erst, fängt dann der Puls plötzlich an, ein paar Schläge zu thun, oder der fühlende Finger verliert dann und wann einen ganzen Schlag. [RAL (319)]

Langsamer, ungleicher Puls, von 40 bis 58 Schlägen (*Baker.*). [CK 665] Ungleicher Puls von 40 bis 58 Schlägen. [RAL (325)]

Langsamer Puls (*Lentin.*). [CK 666; RAL (314)]

Aeusserst langsamer Puls, die ersten 48 Stunden; dann aber, um desto schneller und unterdrückt (*Lettsom.*).[13] [CK 667] Der Puls ward 24, ja 48 Stunden über um vieles langsamer, dann aber um desto schneller und unterdrückt[14]. [RAL (315)]

Langsamerer, aber stärkerer Puls (*Hbg.*). [CK 668] Puls langsamer, aber stärker. [RAL (317)]

Verlangsamerung des Pulses von 100 Schlägen bis auf 40 (*Mossmann.*). [CK 669] Verminderung des Pulses von 100 Schlägen bis auf 40. [RAL (321)]

Langsamer Puls von 40 Schlägen (*Withering.*). [CK 670] Puls an 40 Schlägen in der Minute. [RAL (316)]

Verlangsamerung des Pulses von 82 bis auf 39 Schläge, bei Schwäche und Trägheit des Körpers (*Bchr.*). [CK 671] Bei Schwäche und Trägheit des ganzen Körpers Verminderung der Pulsschläge von 82 bis zu 39 Schlägen; in längern und kürzern Zwischenräumen machte er kleine Pausen; die Schläge waren klein. [RAL (318)]

Langsamer, bis auf 50 und dann auf 35 Schläge gesunkener Puls (*Withering.*). [CK 672] Der Puls sinkt zu 50, endlich bis zu 35 Schlägen herab. [RAL (322)]

Verlangsamerung des Pulses bis um die Hälfte, mehrere Tage lang. [CK 673] Um die Hälfte langsamer Puls, mehre Tage lang. [RAL 62]

Verlangsamerung des Pulses bis fast zur Hälfte der Schläge (*Baker.*). [CK 674] Pulzahl fast bis zur Hälfte Schläge vermindert. [RAL (323)]

Der langsamere Puls wird durch die geringste Körper-Bewegung wieder beschleunigt (*Maclean.*). [CK 675] Wenn der Puls langsam geworden ist, wird er durch die geringste körperliche Bewegung beschleunigt. [RAL (324)]

Der Puls verlangsamert sich wenig beim Stehen und Sitzen, am meisten beim Liegen, wo er bis auf 60 Schläge herabsinkt, während er im Stehen 100 zählt (*Baidon*, im Edinb. med. Journ. III. 11. Nr. 4.). [CK 676] Die Menge der Pulsschläge mindert sich fast nicht beim Stehen, wenig beim Sitzen, am meisten beim Liegen, wo die Zahl auf 60 herabsinkt, während sie beim Stehen 100 ist. [RAL (326)]

Frostigkeit (*Stf.*). [CK 677]

Uebermässige Empfindlichkeit gegen Kälte (*Pp.*). [CK 678]

Stete Frostigkeit, meist im Rücken (*Rkt.*). [CK 679] Beständige Frostigkeit, meist im Rücken. [RAL (332)]

Kälte der Gliedmassen (*Guibert. – Troschel.*). [CK 680]

Innere Kälte im ganzen Körper (*Gr.*). [CK 681; RAL (329)]

Kälte, zuerst der Finger, dann der Handteller und Fusssohlen, dann des ganzen Körpers, vorzüglich der Gliedmassen. [CK 682] Kälte erst der Finger, der Hände und Füße, dann der Handteller und Fußsohlen, dann des ganzen Körpers, vorzüglich der Gliedmaßen. [RAL 65]

Kälte, zuerst in den Armen und Händen, dann im ganzen Körper (*Bchr.*). [CK 683] Kälteempfindung und Kälte, zuerst in den Händen und Armen, dann durch den ganzen übrigen Körper bis zu den Füßen (n. ½ St.). [RAL (333)]

Kälte des Körpers mit klebrigem Schweisse (*Withering.*). [CK 684] Kälte des Körpers mit klebrigem Schweiße. [RAL (334)]

Kälte im ganzen Körper, auch äusserlich fühlbar, mit warmem Gesichte (*Bchr.*). [CK 685] Kältegefühl durch den ganzen Körper zugleich; der Körper war kühler anzufühlen, das Gesicht ausgenommen, welches ohne Empfindung von Kälte war und warm blieb (n. ½ St.). [RAL (338)]

Kälte der einen Hand, bei Wärme der andern (*J. Lh.*). [CK 686] Die eine Hand war kalt, die andre warm. [RAL (339)]

Kälte und Frost innerlich und äusserlich im ganzen Körper (*Gr.*). [CK 687; RAL (336)]

Innerer Frost am Tage; beim Gehen im Freien konnte er sich nicht wärmen. [CK 688] Am Tage, innerlicher Frost, ohne Schauder; beim Gehen im Freien fror ihn, daß er sich nicht erwärmen konnte. [RAL 66]

Frösteln im Rücken (*Bchr.*). [CK 689] Leises Frösteln im Rücken (n. 30½ St.). [RAL (331)]

Inneres Frösteln im ganzen Körper, bei äusserlich fühlbarer Wärme, die erhöht ist (*Gr.*). [CK 690] Innerliches Frösteln im ganzen Körper, mit

---

[13] Diese Erscheinung ist vom Fingerhute die gewöhnlichste und gewisseste, dass nach der anfänglichen Langsamkeit (Erstwirkung) nach einigen Tagen von der Lebenskraft das Gegentheil (Gegen- oder Nachwirkung) ein weit schnellerer und kleinerer Puls dauerhaft hervor gebracht wird, zum Zeichen, wie sehr sich die Aerzte alter Schule irren, welche einen dauerhaft langsamern Puls durch Fingerhut erzwingen wollen und so oft damit tötden.

[14] Diese Erscheinung ist vom Fingerhute die gewöhnlichste und gewisseste, daß nach der anfänglichen Langsamkeit des Pulses (Erstwirkung) nach einigen Tagen vom Leben das Gegentheil (Rück- oder Nachwirkung) ein weit schnellerer und kleinerer Puls dauerhaft hervorgebracht wird. Man s. auch (321.). Man sieht hieraus, wie sehr die gewöhnlichen Aerzte sich irren, welche einen dauerhaft langsamen Puls durch Fingerhut zu bewirken suchen.

äußerlich fühlbarer, ungewöhnlicher Wärme (n. 14 St.). [RAL (337)]

Schauder über den Rücken (*Mr.*). [CK 691] Schauder über den ganzen Rücken (n. 1 St.). [RAL (330)]

Schauder, Nachmittags, drei bis viermal; die Nacht drauf Schweiss, selbst am Kopfe und in den Haaren. [CK 692] Nachmittags, drei bis viermaliger Schauder, und in der Nacht, starker Schweiß, selbst am Kopfe und in den Haaren. [RAL 64]

Vermehrte Wärme im Gesichte (*Jörg.*). [CK 693]

Vermehrte Wärme über den ganzen Körper (*Jörg.*). [CK 694]

Plötzliche Wärme über den ganzen Körper, die schnell wieder verschwand, und eine Schwäche aller Theile hinterliess (*Bchr.*). [CK 695] Eine plötzlich entstehende Wärme durch den ganzen Körper, die eben so plötzlich wieder nachließ und eine Schwäche aller Theile hinterließ (n. 25 St.). [RAL (340)]

Oft Wärme über den ganzen Körper, mit kaltem Stirnschweisse; dreizehn, vierzehn Stunden nach der Kälte (*Bchr.*). [CK 696] Oft Wärme über den ganzen Körper, auf der Stirne aber ein kalter Schweiß – dreizehn, vierzehn Stunden nach der Kälte. [RAL (342)]

Fieber, erst Schauder, dann Hitze, dann starke Ausdünstung (*Mossmann.*). [CK 697] Fieber: Aufeinanderfolge von Schauder, Hitze und starker Ausdünstung. [RAL (341)]

Bei gelindem Frösteln im Rücken, Brennen des Kopfes, des Gesichtes und der Ohren, mit Backen-Röthe; dabei das linke Auge um vieles kleiner; (nach dem Essen, im Zimmer.) (*Stf.*). [CK 698] Bei gelindem Frösteln im Rücken Brennen des Kopfs, des Gesichts und der Ohren, mit Backenröthe; dabei erscheint das linke Auge um vieles kleiner (nach dem Essen, in mässig warmer Stube). [RAL (343)]

Frost über den ganzen Körper, bei Hitze und Röthe des Gesichtes (*Tth.*). [CK 699] Röthe und Hitze des ganzen Gesichts, bei Frost über den übrigen Körper (n. 3 St.). [RAL (344)]

Kalte Schweiße. [RAL (335)]

Warmschweissige Handflächen (*Hbg.*). [CK 700] Die innere Fläche der Hände ist warmschweissig. [RAL (345)]

Nacht-Schweiss im Schlafe. [CK 701; RAL 67]

Früh, beim Erwachen, gelinder, allgemeiner Schweiss (*Lgh.*). [CK 702] Früh beim Erwachen fand er sich in gelindem Schweiße (n. 24 St.). [RAL (346)]

Drosera rotundifolia

Sonnenthau **(Drosera rotundifolia) [RAL VI (1827), S. 227–249]**

(Der frisch ausgepreßte und mit gleichen Theilen Weingeist gemischte Saft dieses niedrigen, auf Torfgründen wachsenden Kräutchens [Hb. Rorellae, Roris solis].)

Dieses Kraut, eins der kräftigsten Arznei-Gewächse unseres Erdstrichs, ist von den ältern Aerzten mehr äußerlich – in Haut-Ausschlägen – doch nicht mit dem besten Erfolge, innerlich aber zuweilen, wie es scheint, mit Nutzen gebraucht worden. Die Neuern, welche hergebrachter Maßen keine andern, als ihre großen Gaben kannten, wußten, wenn sie nicht tödten wollten, mit dieser ungemein heroischen Pflanze zu innerlichem Gebrauche nichts anzufangen, und verwarfen sie daher.

Ich habe mich ihrer Anfangs in der drillionfachen Verdünnung ihres Saftes bedient, in neuern Zeiten aber in noch weit höherer Potenzirung und zuletzt in der dreißigsten (decillionfachen) Verdünnung (jedes Verdünnungsglas mit nur zwei Armschlägen geschüttelt) und auch hiervon zur den kleinsten Theil eines Tropfens, nämlich ein, mit dieser Verdünnung befeuchtetes, Mohnsamen großes Streukügelchen (wovon 200, bis 300 vollkommen mit einem Tropfen der Verdünnung benetzt werden können), höchstens zwei zur Gabe, in ähnli-chen Krankheits-Zuständen gebraucht, als die Pflanze selbst eigenthümlich in gesunden Personen erzeugen kann.

So reicht z.B. eine einzige solche Gabe zur homöopathischen, völligen Heilung des epidemischen Keichhustens hin,[1] nach Anleitung der Symptomen 50, 53, 57, 62, vorzüglich aber 58, und des zweiten Theils des Symptoms (87.).

Gegen diese fürchterliche Krankheit, welche nicht wie andre akute Krankheiten von selbst vergeht, ohne in den Tod überzugehen oder zwanzig bis zwei und zwanzig Wochen lang zu martern, konnte begreiflich die Allopathie bisher nichts ausrichten und mußte eine Menge Kinder daran sterben lassen, wo sie nicht gar ihren Tod mit den großen Gaben unpassender Arzneien beförderte.

Wer hier und in ähnlichen Beispielen nicht erkennt, daß die einzig vollkommenste, wahre Heilkunst die homöopathische ist, der bleibe, wie bisher, bei der blinden Anwendung ungekannter Arzneien zum Schaden der kranken Menschheit!

Der Sonnenthau verdient noch fernere Prüfungen seiner reinen Wirkungen auf das Befinden gesunder Menschen.

Kampher ist das Milderungs- und Gegenmittel desselben.

[1] Die Heilung erfolgt sicher binnen 7 oder 9 Tagen, bei unarzneilicher Diät. Man hüte sich, unmittelbar nach der ersten eine zweite Gabe davon zu reichen (und eben so wenig, irgend ein andres Mittel), denn sie würde unfehlbar nicht nur den guten Erfolg hindern, sondern auch beträchtlichen Schaden anrichten, wie ich aus Erfahrung weiß.

Sonnenthau

■ Gemüt

Sehr verdrießlich; eine Kleinigkeit kann ihn verstimmen. [RAL 130]

Beleidigungen nimmt er hoch auf, nicht ohne Aergerniß. [RAL 131]

Hartnäckige Ausführung überdachter Entschlüsse. [RAL 132]

◇ Aengstlichkeit, mit schnell überlaufendem Hitzgefühle über den ganzen Körper, besonders aber über das ganze Gesicht, als wenn er eine unangenehme Nachricht erfahren sollte (n. 3½ St.) und wiederum (n. 27 St.) Frostschauder über den ganzen Körper, ohne Hitze und ohne Durst (*Langhammer,* in einem Aufsatze). [RAL (140)]

Unruhe; beim Lesen konnte er nicht lange über einem Gegenstande aushalten – er mußte immer zu etwas Anderm übergehen (n. 36 St.) (*Sal. Gutmann,* in einem Aufsatze). [RAL (141)]

Den ganzen Tag, Gemüths-Unruhe und Aengstlichkeit, voll Mißtrauen, als wenn er mit lauter falschen Menschen zu thun hätte (n. 38 St.) (*Langhammer,* a.a.O.). [RAL (142)]

Höchst unruhiges, trauriges Gemüth, den ganzen Tag – er glaubte von tückischen, neidischen Menschen hintergangen zu werden (*Ders.* a.a.O.). [RAL (143)]

Still und verschlossen, mit Aengstlichkeit – er befürchtete stets, etwas Unangenehmes zu erfahren (*Ders.* a.a.O.). [RAL (144)]

Aengstlichkeit, als wenn ihm seine Feinde keine Ruhe ließen, ihn beneideten und verfolgten (*Ders.* a.a.O.). [RAL (145)]

Er ist traurig und niedergeschlagen über die Beschwerden des Lebens, die sich die Menschen unter einander und ihm selbst verursachen, worüber er ängstlich und besorgt ist; dabei Mangel an Eßlust (n. 5 St.) (*Gutmann,* a.a.O.). [RAL (146)]

Er ist niedergeschlagen über Anfeindungen von Andern von allen Seiten, und zugleich muthlos und besorgt für die Zukunft (n. 4 Tagen) (*Gutmann,* a.a.O.). [RAL (147)]

Aengstlichkeit, vorzüglich Abends (um 7, 8 Uhr), als wenn es ihn dazu triebe, in's Wasser zu springen, um sich durch Ersäufen das Leben zu nehmen – zu keiner andern Todesart trieb's ihn nicht (*Langhammer,* a.a.O.). [RAL (148)]

Aengstlichkeit in Einsamkeit – er wünschte, beständig jemand um sich zu haben, wollte durchaus nicht ohne Menschen seyn und war

ruhiger, wenn er jemand sprechen konnte; aber wenn sie ihn wieder allein ließen, war er desto ängstlicher, bis zum Einschlafen; erwachte er, so kam die Aengstlichkeit wieder (sechs Abende nach einander) (*Ders.* a.a.O.). [RAL (149)]

Die Aengstlichkeit schien aus der Gegend unter den Ribben in die Höhe zu steigen (*Ders.* a.a.O.). [RAL (150)]

Freudenlos, stumpfsinnig und unaufgelegt zu Arbeiten der Hände und des Geistes (n. 33 St.) (*Gutmann,* a.a.O.). [RAL (151)]

Ein unbedeutender Umstand brachte ihn so auf, daß er außer sich war vor Wuth (n. 4½ Tagen) (*Ders.* a.a.O.). [RAL (152)]

Er fühlt innere Ruhe und Heiterkeit[2] (n. 12 St.) (*Ders.* a.a.O.). [RAL (153)]

Gemüths-Ruhe[2] (*Langhammer,* a.a.O.). [RAL (154)]

Fröhlicher, fester Muth; er befürchtete gar nichts Böses, weil er sich bewußt war, rechtschaffen gehandelt zu haben[3] (*Ders.* a.a.O.). [RAL (155)]

■ Schwindel, Verstand und Gedächtnis

Beim Gehen in freier Luft, Schwindel (n. 4 Tagen). [RAL 1]

Der Kopf ist eingenommen und schwer. [RAL 2]

◇ Beim Gehen im Freien, Anfall von Schwindel; er wollte immer auf die linke Seite fallen (n. 9 St.) (*Chr. Fr. Langhammer,* a.a.O.). [RAL (1)]

Drehend und schwindlicht, mit Unaufgelegtheit zu Arbeiten (n. 33 St.) (*Gutmann,* a.a.O.). [RAL (2)]

■ Kopf

Drückender Kopfschmerz. [RAL 3]

Beim Bücken, Kopfweh über der Augenhöhle, welches beim Gehen verschwindet. [RAL 4]

Nach starker Bewegung und beim Gehen, ein Kopfschmerz in der Stirne, wie diejenige Eingenommenheit des Kopfs, welche von starkem Sprechen entsteht. [RAL 5]

◇ Zur rechten Schläfe herausdrückender Kopfschmerz (*Ders.* a.a.O.). [RAL (3)]

Drückender Schmerz zur Stirne und zu den Jochbeinen heraus (n. 7½ St.) (*Ders.* a.a.O.). [RAL (4)]

Drückender Kopfschmerz über der rechten Schläfe (n. 3½ St.) (*Ders.* a.a.O.). [RAL (5)]

Zur Stirne heraus bohrender Schmerz, bloß beim Bücken im Schreiben (n. 7 St.) (*Ders.* a.a.O.). [RAL (6)]

---

[2] Gegenwirkung der Lebenskraft, Nachwirkung, Heilwirkung.
[3] Gegenwirkung der Lebenskraft, Nachwirkung, Heilwirkung.

Ein dumpf ziehender Schmerz in der linken Gehirnseite nach der Schläfe hin (n. 28 St.) (*Ders.* a.a.O.). [RAL (7)]

In der rechten Gehirn-Hälfte, ziehender Schmerz nach dem Hinterhaupte zu (n. 9 St.) (*Ders.* a.a.O.). [RAL (8)]

Reißend spannender Kopfschmerz in der Stirne, heftiger beim Bücken (n. 11 St.) (*Ders.* a.a.O.). [RAL (9)]

Scharf schneidende Nadel-Stiche in der rechten Stirnseite (n. 33 St.) (*Langhammer,* a.a.O.). [RAL (10)]

Reißender Schmerz im Gehirne, mehr nach der Stirne zu, bei Bewegung der Augen heftiger, aber vom Stützen des Kopfs auf die Hand erleichtert (n. 10 St.) (*Gutmann,* a.a.O.). [RAL (11)]

Schwerheit des Kopfs beim aufrecht Halten, aber nicht im Bücken (n. 37 St.) (*Ders.* a.a.O.). [RAL (12)]

Schmerzhaftigkeit des ganzen Gehirns; er spürt jeden Tritt darin (n. 8 St.) (*Ders.* a.a.O.). [RAL (13)]

Brennender Wundheits-Schmerz rechts auf dem Haarkopfe; bei Berührung verlor er sich jedesmal (n. 6½ St.) (*Ders.* a.a.O.). [RAL (14)]

Beißend brennender Schmerz in der behaarten Kopfhaut am Scheitel (n. 10 St.) (*Ders.* a.a.O.). [RAL (15)]

Wundheits-Schmerz am Haarkopfe, über der rechten Stirnseite (n. 32 St.) (*Gutmann,* a.a.O.). [RAL (16)]

Wundheits-Schmerz am linken Stirnhügel (*Ders.* a.a.O.). [RAL (17)]

Wundheits-Empfindung in der rechten Schläfehaut (*Ders.* a.a.O.). [RAL (18)]

Jückendes Nagen vorne am Haarkopfe, was durch Reiben verging (*W. E. Wislicenus,* in einem Aufsatze). [RAL (19)]

Fressendes Jücken auf dem ganzen Haarkopfe, besonders aber an den Seiten, welches zum Kratzen nöthigte (n. 12 St.) (*Langhammer,* a.a.O.). [RAL (20)]

Drücken, bisweilen mit Nagen verbunden, äußerlich am Oberkopfe (n. 2 St.) (*Wislicenus,* a.a.O.). [RAL (21)]

Stumpf bohrender Schmerz äußerlich am Kopf-Wirbel (n. 10 St.) (*Ders.* a.a.O.). [RAL (22)]

Drückend nagender, äußerer Kopfschmerz über den Augenbrauen, nebst Ziehen von da bis in's kleine Gehirn, früh (n. 28 St.) (*Ders.* a.a.O.). [RAL (23)]

■ **Gesicht und Sinnesorgane**

Starke Stiche zu den Augen heraus, vorzüglich beim Bücken. [RAL 6]

Die Augenlider kleben ihm, wie mit Augenbutter (Eiter) zu. [RAL 7]

Die Augenlider jücken ihm (n. 24 St.). [RAL 8]

Wenn er die Augen zum Sehen anstrengt, bekömmt er einen Schmerz darin, welcher mehr beißend als drückend ist. [RAL 9]

Weitsichtigkeit (Presbyopie) und Augenschwäche; wenn er kleine Dinge zu erkennen sich bemüht, fippert's ihm vor den Augen. [RAL 10]

Vor den Augen ist's ihm wie ein Flor; beim Lesen liefen die Buchstaben in einander. [RAL 11]

Abends (7 Uhr), da er nach einem Spaziergange in freier Luft in die Stube tritt, befällt ihn eine Gesichts-Verdunkelung, ohne Schwindel und es fippert ihm vor den Augen. [RAL 12]

Verengerte Pupillen. [RAL 13]

(Hinter und unter dem linken Ohre, ein bei Berührung schmerzhafter Knoten.) [RAL 14]

Brausen und Sumsen vor den Ohren, oder wie von einer entfernten Trommel, welches bei Bewegung und Ruhe anhält. [RAL 15]

Schweres Hören mit verstärktem Sumsen vor den Ohren. [RAL 16]

Nasenbluten beim Bücken. [RAL 17]

Nasenbluten früh und Abends. [RAL 18]

Die Unterlippe, in der Mitte aufgesprungen. [RAL 19]

◇ Beim Drücken auf die linke Augenbraue und das Augenlid schmerzt es wie unterschworen (n. 3 Tagen) (*Gutmann,* a.a.O.). [RAL (24)]

Ziehend brennender Schmerz am Augenbrau-Bogen, mehr nach der Schläfe zu (n. 25 St.) (*Ders.* a.a.O.). [RAL (25)]

Verengerte Pupillen (n. 1, 2St.) (*Langhammer,* a.a.O.). [RAL (26)]

Erweiterte Pupillen (n. 25 St.) (*Ders.* a.a.O.). [RAL (27)]

Spielendes glänzendes Flimmern vor dem rechten Auge, mehr nach oben und seitwärts; will er den Blick auf das Flimmernde richten, so weicht es immer mehr aus dem Gesichtskreise; es hinderte am Lesen (n. 48 St.) (*Wislicenus,* a.a.O.). [RAL (28)]

Spannendes Brennen querüber im linken Auge und den Augenlidern (n. 13 St.) (*Gutmann,* a.a.O.). [RAL (29)]

Wundheits-Schmerz im rechten untern Augenlide, bei Berührung heftiger (n. 11 St.) (*Gutmann,* a.a.O.). [RAL (30)]

Quer über dem ganzen linken Auge, ein schneidender Schmerz (*Ders.* a.a.O.). [RAL (31)]

Stumpfes Reißen im linken Augapfel querüber (n. 32 St.) (*Ders.* a.a.O.). [RAL (32)]

Ein scharfer Stich im linken Augapfel, in der Ruhe (*Ders.* a.a.O.). [RAL (33)]

Brennschmerz im rechten Augapfel und feine Stiche im linken Ohre (n. 9 St.) (*Ders.* a.a.O.). [RAL (34)]

Breite, langsame Stiche durch das linke Ohr hinein (n. 2 St.) (*Wislicenus*, a.a.O.). [RAL (35)]

Zwängen und Stechen in der linken mittlern Ohrhöhle (n. 30 St.) (*Gutmann*, a.a.O.). [RAL (36)]

Stumpfer Stich im rechten Ohre, nicht ganz äußerlich (n. 3 St.) (*Ders.* a.a.O.). [RAL (37)]

Ein kitzelnder Stich im Innersten des rechten Ohres (*Ders.* a.a.O.). [RAL (38)]

Ein Schmerz im innern, rechten Ohre, als wenn alles zusammengedrückt würde, fast klammartig (n. 7 1/2 St.) (*Ders.* a.a.O.). [RAL (39)]

Ziehender Schmerz im rechten Ohrläppchen und einem Theile des Knorpels (n. 31 St.) (*Ders.* a.a.O.). [RAL (40)]

Scharfes Nagen unter beiden Ohrknorpeln (n. 1/2 St.) (*Wislicenus*, a.a.O.). [RAL (41)]

Reißen und zuckender Schmerz vorne vor der Oeffnung des linken Ohres (n. 35 St.) (*Gutmann*, a.a.O.). [RAL (42)]

Spannendes Stechen im linken Ohre, mehr äußerlich, als innerlich (n. 12 St.) (*Ders.* a.a.O.). [RAL (43)]

Pickender und brennender Schmerz äußerlich im ganzen rechten Ohre; bald darauf ein dumpfes Ziehn von außen hinein (n. 51 St.) (*Ders.* a.a.O.). [RAL (44)]

Brickelnd brennender Schmerz in der Haut der Wange, unterm linken Augenlide (n. 1/2 St.) (*Ders.* a.a.O.). [RAL (45)]

Ziehendes Drücken auf den obern Backenknochen (n. 2 St.) (*Wislicenus*, a.a.O.). [RAL (46)]

Plötzliches, feines Zucken in der linken Wange, worüber er zusammenfährt (n. 8 St.) (*Ders.* a.a.O.). [RAL (47)]

Wühlendes Drücken im rechten Kiefer-Gelenke und den nahen Knochen, in Ruhe und Bewegung anhaltend – jedesmal bei Oeffnung des Mundes heftiger (n. 52 St.) (*Gutmann*, a.a.O.). [RAL (48)]

Stark drückender Schmerz im rechten Kiefer-Gelenke, in Ruhe und Bewegung (n. 26 St.) (*Ders.* a.a.O.). [RAL (49)]

Brickeln an der linken Nasenseite und Kriebeln im linken Ohre (*Ders.* a.a.O.). [RAL (50)]

Er schnaubt, früh, beim Waschen des Gesichts, Blut aus (n. 4 Tagen) (*Ders.* a.a.O.). [RAL (51)]

Größere Empfindlichkeit gegen saure Gerüche (n. 3 Tagen) (*Ders.* a.a.O.). [RAL (52)]

Rothes Blüthchen in der Mitte des Kinns, dicht unter der Unterlippe, obenauf mit einer weißschuppigen Haut bedeckt, ohne Empfindung, selbst beim Berühren (n. 27 St.) (*Langhammer*, a.a.O.). [RAL (53)]

Hie und da im Gesichte kleine Blüthen, bloß beim Berühren von fein stechender Empfindung, in deren Mitte sich ein Eiter-Bläschen bildet, nach einigen Tagen vertrocknend (*Wislicenus*, a.a.O.). [RAL (54)]

Stechendes Reißen am linken Unterkiefer, wie in der Beinhaut (n. 8 St.) (*Ders.* a.a.O.). [RAL (55)]

Brennschmerz in der Haut vor dem rechten Mundwinkel (*Gutmann*, a.a.O.). [RAL (56)]

■ Mund und innerer Hals

Stechendes Zahnweh, früh nach warmen Getränken. [RAL 20]

(Zahn-Wackeln.) [RAL 21]

An der Zungenspitze entsteht ein weißlichtes Geschwür. [RAL 22]

Eine kleine, runde, unschmerzhafte Geschwulst in der Mitte der Zunge (n. 48 St.). [RAL 23]

Häufiger Ausfluß wässerigen Speichels – Würmerbeseigen. [RAL 24]

Immer trockne Lippen und wenig Geschmack. [RAL 25]

Durst. [RAL 26]

Die Speisen haben für ihn allen Geschmack verloren. [RAL 27]

Das Brod schmeckt ihm bitter. [RAL 28]

Es stößt etwas Bittres aus dem Magen auf und kömmt ihm in den Mund. [RAL 29]

Es stößt ihm etwas Bittres und Saures aus dem Magen auf und kömmt ihm in den Mund. [RAL 30]

Früh, bittrer Geschmack im Halse bis zum Mittagsessen. [RAL 31]

◇ Macht Leiden der Zähne (*Haller* bei *Vicat*, Materie med. I., S. 313, 314.). [RAL (57)]

Kälte-Empfindung in der Krone eines Schneidezahns (n. 56 St.) (*Gutmann*, a.a.O.). [RAL (58)]

Feine, pickende Stiche auf dem Rücken der Zunge (n. 25 St.) (*Ders.* a.a.O.). [RAL (59)]

Stechend beißender Schmerz in der rechten Zungenseite und Spitze (*Gutmann*, a.a.O.). [RAL (60)]

Beißender Schmerz im Innern der linken Backe, wie vom Pfeffer (n. 2 St.) (*Ders.* a.a.O.). [RAL (61)]

Am weichen Gaumen und tief im Rachen, eine rauhe, scharrige Trockenheits-Empfindung, welche zum Hüsteln reizt (*Wislicenus*, a.a.O.). [RAL (62)]

Kriebelnde, beißende Empfindung im Rachen, rechts, außer dem Schlingen (n. 35 St.) (*Gutmann*, a.a.O.). [RAL (63)]

■ **Magen**

(Ohne Appetit, öfters des Tags, Heißhunger; wenn er ihn auch glaubte, befriedigt zu haben, stellte er sich doch schon nach anderthalb oder zwei Stunden wieder ein.) [RAL 32]

(Es entsteht schon durch Einbildung Uebelkeit.) [RAL 33]

Nach Essen, brecherliche Uebelkeit. [RAL 34]

Nächtliches Erbrechen. [RAL 35]

Erbrechen vor dem Mittags-Essen. [RAL 36]

Früh, Erbrechen, meistens Galle. [RAL 37]

Blut-Erbrechen. [RAL 38]

Die Gegend unter den Ribben (Hypochondern) schmerzt beim Befühlen und beim Husten, und er muß, wenn er hustet, mit der Hand auf die Stelle drücken, um den Schmerz zu mäßigen. [RAL 39]

Stechen und Klopfen in der Herzgrube. [RAL 40]

◊ **Oefteres Schlucksen** (n. 28 St.) (*Langhammer*, a.a.O.). [RAL (64)]

Uebelkeit mit drückend betäubendem Kopfschmerze, vorzüglich in der Stirne (n. 4 St.) (*Ders.* a.a.O.). [RAL (65)]

Klemmendes Spannen in der Herzgrube, als würde da alles einwärts eingezogen, vorzüglich beim tief Einathmen (n. 10 St.) (*Wislicenus*, a.a.O.). [RAL (66)]

Feines, flüchtiges Zusammenkrallen in der Herzgrube (n. 4 St.) (*Ders.* a.a.O.). [RAL (67)]

→ Durst, Aufstoßen: *Mund und innerer Hals*

■ **Abdomen**

Kneipen und Raffen im Unterleibe mit Durchfall. [RAL 41]

Ein windender Schmerz im Unterleibe. [RAL 42]

Ein Stechen in der rechten Bauchseite, beim Sitzen. [RAL 43]

Schneiden im Unterleibe (n. 3 St.). [RAL 44]

◊ Spannender Schmerz im Oberbauche vor und nach dem Stuhlgange, wenn er den Athem an sich hielt; beim Ein- und Ausathmen fühlte er nichts; im Sitzen und Bücken wird der Schmerz im Oberbauche sehr heftig; der Stuhl ist weicher, als sonst (n. 50 St.) (*Gutmann*, a.a.O.). [RAL (68)]

Von der rechten Bauchseite zog sich querüber, nach der linken Seite hin, ein stumpfer, ziehender Stich, welcher ihm fast den Athem benahm, im Gehen (n. 5 Tagen) (*Ders.* a.a.O.). [RAL (69)]

Zwickend schneidendes Kneipen im Unterleibe, wie von versessenen Winden erzeugt (n. 13 St.) (*Langhammer*, a.a.O.). [RAL (70)]

Schneidende Stöße in den Bauch- und Brustmuskeln, im Sitzen stärker, als bei Bewegung (n. 8 St.) (*Wislicenus*, a.a.O.). [RAL (71)]

Bohrende Stiche in der rechten Seite der Bauchdecken (n. 13 St.) (*Gutmann*, a.a.O.). [RAL (72)]

Stumpfer Stich im rechten Schooße (n. 51 St.) (*Gutmann*, a.a.O.). [RAL (73)]

■ **Rektum**

Mit Leibschneiden, öftere Stuhlgänge. [RAL 45]

Mit den Stuhlgängen kömmt blutiger Schleim – hierauf Bauchschmerzen und Schmerz im Kreuze. [RAL 46]

Die ersten Tage, dünner Stuhl, dann etwas härterer, aber es blieb nach dem Abgange vergeblicher Reiz zur Ausleerung übrig. [RAL 47]

◊ Herauspressender Schmerz im Mastdarme, außer dem Stuhlgange (n. 6 St.) (*Ders.* a.a.O.). [RAL (74)]

Leibschneiden, ohne drauf folgenden Stuhlgang (n. 5 St.) (*Ders.* a.a.O.). [RAL (75)]

Ein immer weicher abgehender Stuhlgang (n. 1 St.) (*Ders.* a.a.O.). [RAL (76)]

Stuhlgang vielen breiartigen Kothes (n. 14 St.) (*Langhammer*, a.a.O.). [RAL (77)]

Stuhlgang wenigen harten Kothes, mit Pressen (n. 38 St.) (*Ders.* a.a.O.). [RAL (78)]

■ **Harnwege**

Wässeriger, geruchloser Urin, bei weißen, schleimigen, stinkenden Stuhlgängen (n. 24 St.). [RAL 48]

◊ **Oefteres Drängen zum Harnen, mit sehr wenigem, oft nur in wenigen Tropfen abgehendem** Urine (n. 2 St.) (*Ders.* a.a.O.). [RAL (79)]

Harnfluß (*Nicolaus*, bei *Vicat*, a.a.O.). [RAL (80)]

Oefterer, reichlicher Harnabgang, den ganzen Tag (n. 48 St.) (*Langhammer*, a.a.O.). [RAL (81)]

■ **Geschlechtsorgane**

◇ Jückender, stumpfer Stich in der Eichel, einige Minuten anhaltend (n. 33 St.) (*Gutmann*, a. a. O.). [RAL (82)]

■ **Atemwege und Brust**

Schmerzhaftes Nießen und ein Husten, wobei er die Brust mit aufgelegter Hand halten muß. [RAL 49]

Beim Husten, Schmerz in den Hypochondern, als wenn diese Gegend mit Gewalt zusammengeschnürt wäre. [RAL 50]

Schmerz quer über den untern Theil der Brust und die Hypochondern. [RAL 51]

Quer über die Brust, auch außer dem Husten, ein heftiger Schmerz, im Sitzen, welcher mehr aus Drücken als aus Stechen zusammengesetzt ist, und bei Bewegung vergeht; die Stelle schmerzt bei Berührung auch drückend. [RAL 52]

Die Gegend unter den kurzen Ribben (Hypochondern) leidet einen zusammenziehenden Schmerz, welcher den Husten hemmt; er kann vor Schmerz nicht husten, wenn er nicht mit der Hand auf die Herzgrube drückt. [RAL 53]

Tiefes Athmen. [RAL 54]

Schwer-Athmen. [RAL 55]

Engbrüstig, besonders bei jedem Sprechen, selbst bei jedem Worte – es zog ihm den Hals zusammen; beim Gehen war er nicht engbrüstig. [RAL 56]

Ganz tief aus der Brust kommender Husten. [RAL 57]

Husten, dessen Stöße so heftig auf einander folgen, daß er kaum zu Athem kommen kann. [RAL 58]

Abends, gleich nach dem Niederlegen, Husten. [RAL 59]

Nacht-Husten. [RAL 60]

Er wacht die Nacht, um 2 Uhr, auf kurze Zeit, zum Husten auf und schläft dann wieder ein. [RAL 61]

Abends, beim Liegen im Bette, wenn er ausathmet, ein jählinges Zusammenziehn des Unterbauchs, welches ihn gleichsam wie zum Brechen heben will und Husten erregt. [RAL 62]

Der Husten griff, wenn der Auswurf nicht gut folgte, den Unterleib an, wie ein Zusammengreifen und Brech-Heben. [RAL 63]

Unter dem Husten will er sich erbrechen. [RAL 64]

Beim Husten bricht er Wasser, Schleim und Speisen aus. [RAL 65]

Beim Husten haucht er einen Odem von bränzlichtem Geruche aus den Lungen. [RAL 66]

Früh-Husten mit Auswurf. [RAL 67]

(Der Geschmack des Ausgehusteten und Ausgerahkseten ist salzig.) [RAL 68]

Was früh ausgehustet wird, schmeckt bitter. [RAL 69]

Früh ist der Geschmack des Ausgehusteten ekelhaft – nicht am Tage. [RAL 70]

Bruststechen beim Husten. [RAL 71]

Von früh an, unerträgliche Stiche beim Husten und Tief-Athmen im obern Theile der Brustseite, nahe bei der Achselgrube, welche nur beim Aufdrücken der Hand auf die schmerzhafte Stelle etwas gemildert wird – mit Eiterauswurf innig mit Blut gemischt und roth gefärbt; die Stelle schmerzt aber bei äußerer Berührung nicht (n. 24 St.). [RAL 72]

Blut-Husten. [RAL 73]

Beim Husten und Athmen, Stiche in den Brust-Muskeln. [RAL 74]

◇ Kriebelnde Empfindung in der rechten Nasenhöhle, zum Nießen reizend (n. 26 St.) (*Ders.* a. a. O.). [RAL (83)]

Oefteres Nießen, mit oder ohne Fließschnupfen (n. 13, 24 St.) (*Langhammer*, a. a. O.). [RAL (84)]

Arger Fließ-Schnupfen, vorzüglich früh (*Ders.* a. a. O.). [RAL (85)]

Kriebeln im Kehlkopfe, was ihn zum Hüsteln reizt, mit Gefühl, als wenn daselbst ein weicher Körper sich befände, mit feinen Stichen darin bis zur rechten Schlundseite (n. 4 Tagen) (*Gutmann*, a. a. O.). [RAL (86)]

Tief im Rachen (und am weichen Gaumen), eine rauhe, scharrige, zum Hüsteln reizende Trockenheits-Empfindung, mit einem gelben Schleim-Auswurfe, bei Heiserkeit der Stimme,[4] so daß er nur mit Anstrengung in einem tiefen Baßtone sprechen kann; dabei fühlt er in der Brust eine Beklemmung, als hielte da etwas beim Husten und Sprechen die Luft zurück,

---

[4] Diesem sehr ähnlich muß der Zustand seyn, wo in einigen Arten der sogenannten Luftröhr-Schwindsucht (vorausgesetzt, daß kein specifisches Siechthum von Lustseuche, Krätze, u. s. w. zum Grunde liegt) der Sonnenthau so einzig hülfreich ist. Auch bei den Schafen soll dieß Kraut einen sehr heftigen Husten erregen; s. *Borrichius* in Act. Hafn. Vol. IV. S. 162.

Schon haben zwar mehre, ältere Aerzte dieses Kraut in einigen bösartigen Husten und in eiterigen Schwindsuchten heilsam gefunden und so ihre (homöopathische) Heilkraft in diesen Uebeln bestätigt; aber die Neuern (z. B. *Murray*, Apparat. med. Tom. III. S. 501.) widerriethen sie nach ihren antipathischen Theorien, wegen ihrer angeblichen Schärfe.

daß der Odem nicht ausgestoßen werden könnte (mehre Tage anhaltend) (*Wislicenus*, a.a.O.). [RAL (87)]

Eine brennende Rauhheits-Empfindung tief im Halse, gleich nach dem Mittagsessen (n. 29 St.) (*Gutmann*, a.a.O.). [RAL (88)]

Spannender Schmerz in den Brustmuskeln, anhaltend mehre Stunden lang beim Ein- und Ausathmen (n. 8 St.) (*Ders.* a.a.O.). [RAL (89)]

Brennende Empfindung in der Mitte der Brust, ohne Durst (n. 4 St.) (*Ders.* a.a.O.). [RAL (90)]

Kriebelndes Gefühl in den linken Ribben-Muskeln, mit einem pressenden Kopfschmerze in beiden Schläfen, vorzüglich der rechten (n. 8½ St.) (*Ders.* a.a.O.). [RAL (91)]

Ein heißer, stumpfer Stich in den Muskeln der rechten, wahren Ribben, anhaltend beim Ein- und Ausathmen (*Ders.* a.a.O.). [RAL (92)]

Stumpfe Stiche in den linken Ribben-Muskeln so heftig, daß sie ihm fast den Odem benahmen, anhaltend beim Ein- und Ausathmen (n. 3 Tagen) (*Gutmann*, a.a.O.). [RAL (93)]

■ **Rücken und äußerer Hals**

Hie und da Schmerz auf dem Rücken, wie zerschlagen. [RAL 75]

Der Rücken schmerzt, als wenn er zerschlagen (gerädert) wäre, früh (n. 12 St.). [RAL 76]

Bei Bewegungen, fühlbarer Rheumatism zwischen den Schulterblättern, welcher sich bis zum Kreuze erstreckt. [RAL 77]

Der Nacken ist steif und bei Bewegung schmerzhaft. [RAL 78]

◇ Jückender Stich im Steißbeine, beim Sitzen (n. 29 St.) (*Ders.* a.a.O.). [RAL (94)]

Beim scharf Gehen, ein zusammenraffendes Kneipen in der linken Lenden-Gegend, was den Athem beengt, durch Aufdrücken mit der Hand erleichtert (n. 1 St.) (*Wislicenus*, a.a.O.). [RAL (95)]

Ziehender Stich von der linken Lende bis in die männliche Ruthe (n. 6 St.) (*Gutmann*, a.a.O.). [RAL (96)]

Stechendes Reißen vom Rückgrate bis an die vordere Spitze des linken Darmbeins, im Sitzen (n. 8 St.) (*Wislicenus*, a.a.O.). [RAL (97)]

Ein stumpfer Stich in den linken Rücken-Muskeln (n. 12 St.) (*Gutmann*, a.a.O.). [RAL (98)]

Ziehender Schmerz im Rücken und in den Achseln, in Ruhe und Bewegung (n. 6 St.) (*Fr. Hahnemann*). [RAL (99)]

■ **Extremitäten**

Im Schulter-Gelenke, Schmerz, wie zerschlagen, wenn er den Arm rückwärts biegt, oder erhebet, oder sich drauf legt, oder auch nur das Gelenk befühlt. [RAL 79]

Schmerz im Schultergelenke, als wenn der Arm einschlafen wollte und matt und schwach wäre – es vergeht durch fortgesetzte Bewegung. [RAL 80]

Der Arm schmerzt bei der Bewegung, als wenn das Fleisch der Muskeln von den Knochen los wäre. [RAL 81]

Es sticht im rechten Arme und es entsteht ein Schmerz von der Achsel bis in den Ellbogen, selbst in der Ruhe, wie unterschworen. [RAL 82]

Schmerz, wie zerquetscht, erst in der Gegend des Ellbogen-Gelenkes, dann des Schulter-Gelenkes. [RAL 83]

Am Hand-Gelenke, wo die beiden Köpfe des Ellbogenbeins und der Speiche einander berühren, Schmerz beim Biegen und Wenden der Hand und beim Befühlen. [RAL 84]

Schmerz, wie zerschlagen und zerquetscht, in den Händen, bis zum Ellbogen-Gelenke. [RAL 85]

Es sticht zu den Fingern hin und zu den Spitzen heraus, auch in der Ruhe. [RAL 86]

Neigung der Finger, sich klammartig zusammen zu ziehen und beim Zugreifen, eine Starrung in den mittlern Fingergelenken, wie wenn die Flechsen nicht nachgeben wollten, bald in der rechten, bald in der linken Hand. [RAL 87]

(Nach dem Essen, reißender Schmerz im Oberschenkel, mit Schwere der Unterschenkel.) [RAL 88]

Die Nacht, drückender Schmerz in den hintern Muskeln des linken Oberschenkels, vermehrt von drauf Drücken und Bücken; er konnte Nachts nicht drauf liegen – nach dem Aufstehn verging's. [RAL 89]

Schmerzhafte Steifheit der Kniekehlen; er konnte die Knie kaum biegen. [RAL 90]

Zittern der Knie beim Gehen, selbst in der Stube, am meisten aber beim Treppensteigen. [RAL 91]

Stiche in der Röhre des Wadenbeins herauf, nach der Wade zu, in der Ruhe; der Schmerz weckte sie in der Nacht aus dem Schlafe auf. [RAL 92]

Schwankender, unsicherer Gang von Schwäche der Füße, beim Anfange des Gehens, welches sich beim fortgesetzten Gehen verliert. [RAL 93]

Er kann den Unterschenkel ohne sehr großen Schmerz nicht ausstrecken und muß hinken. [RAL 94]

Starrung in den Fußgelenken – sie sind sehr steif. [RAL 95]

Reißender Schmerz in der Ferse bei der Bewegung (im Gehen). [RAL 96]

(Stechen und Pochen um das rechte Fußgelenke, am meisten im Liegen, die Nacht.) [RAL 97]

Auf und nieder ziehender Schmerz in den Füßen bis zu den Waden. [RAL 98]

◇ **Fippern auf der rechten Schulter, bloß in der Ruhe** (n. 52 St.) (*Gutmann,* a.a.O.). [RAL (100)]

Beim Gehen oder Stehen, Verrenkungsschmerz in der linken Achselhöhle, welcher sich aber beim Befühlen minderte (n. 11 St.) (*Langhammer,* a.a.O.). [RAL (101)]

Scharfes Drücken in der Achselgrube, von innen heraus, in der Ruhe (n. 7 St.) (*Wislicenus,* a.a.O.). [RAL (102)]

Klemmendes Spannen in der Ellbogen-Beuge beim Zusammenbiegen des Arms, nur wenig beim Ausstrecken bemerkbar (n. 24 St.) (*Ders.* a.a.O.). [RAL (103)]

Starke, sehr empfindlich schmerzende Stiche durch die Mitte des linken Vorderarms (n. 12 St.) (*Ders.* a.a.O.). [RAL (104)]

Plötzliches Schneiden hinter dem Handgelenke, zwischen beiden Knochenröhren, zugleich mit Lähmungs-Schwäche des Arms (n. 48 St.) (*Wislicenus,* a.a.O.). [RAL (105)]

Am Hand-Rücken und hinter dem Handgelenke, zwei rothe, erhabne, Linsen große Flecke, anfänglich schmerzhaft, nachgehends in dem einen, jückende Stiche, welche durch Reiben heftiger werden (*Ders.* a.a.O.). [RAL (106)]

Krampfhaftes Zusammenziehn der Beuge-Flechsen der Finger, so daß er sie nur mit Mühe ausstrecken konnte, als er etwas in der Hand hielt (n. 8 St.) (*Ders.* a.a.O.). [RAL (107)]

Ein tief eingefressenes Geschwürchen auf dem rechten Handrücken, von jückender Empfindung, welche nach dem Reiben in Brennen ausartet, worauf eine blutig wässerige Feuchtigkeit heraus kömmt (n. 24 St.) (*Langhammer,* a.a.O.). [RAL (108)]

Er fühlt Pulsiren in einer Ader des linken Handrückens, nebst einem zur Stirne heraus drückenden Kopfschmerze (n. 7 St.) (*Gutmann,* a.a.O.). [RAL (109)]

Im Ballen des linken Daumens, ein reißender Schmerz einige Minuten anhaltend bei Ruhe und Bewegung (n. 28 St.) (*Ders.* a.a.O.). [RAL (110)]

Ein heftiger, scharfer Stich im Sitzknochen, beim Aufstehn vom Sitze (n. 55 St.) (*Ders.* a.a.O.). [RAL (111)]

Lähmender Schmerz im rechten Hüftgelenke und Oberschenkel und im Fußgelenke, doch in letzterm, mehr wie ausgerenkt, im Gehen, wo er vor Schmerz hinken mußte (n. 11 St.) (*Ders.* a.a.O.). [RAL (112)]

Empfindlicher Schmerz in den Knochen des rechten Ober- und Unterschenkels, während des Schlafs in der Nacht entstanden, daß sie beim Erwachen das Bein sogleich ausstrecken muß, um sich den Schmerz zu erleichtern, 18 Stunden lang (*Fr. Hahnemann*). [RAL (113)]

Ein einzelner schneidender Stich in der Mitte der vordern Seite des linken Oberschenkels, von Zeit zu Zeit wiederkehrend (n. 24 St.) (*Wislicenus,* a.a.O.). [RAL (114)]

Schneidendes Kneipen an der hintern Seite des linken Oberschenkels (n. 2 St.) (*Ders.* a.a.O.). [RAL (115)]

Schmerz im linken Oberschenkel und im Kniegelenke, als wenn beide zerbrochen wären – bloß beim Gehen (n. 1½ St.) (*Gutmann,* a.a.O.). [RAL (116)]

Ein fein schneidender Stich in der rechten Wade, welcher im Sitzen entsteht und beim Gehen verschwindet (*Ders.* a.a.O.). [RAL (117)]

Lähmendes Reißen in beiden Fußgelenken, am stärksten bei ruhiger Lage der Füße (n. 8 St.) (*Wislicenus,* a.a.O.). [RAL (118)]

Reißender Schmerz im rechten Fußgelenke, als wenn es ausgerenkt wäre, bloß im Gehen (n. 34 St.) (*Gutmann,* a.a.O.). [RAL (119)]

Reißender Schmerz im Ballen der rechten großen Zehe auf einem Punkte, in der Ruhe (n. 26 St.) (*Ders.* a.a.O.). [RAL (120)]

Feinstichartige Schmerzen in den drei mittlern Zehen, so heftig, daß er hinken mußte, bloß im Gehen bemerkbar (n. 4½ Tagen) (*Ders.* a.a.O.). [RAL (121)]

Ein jückender Stich in der linken Fußsohle, in den Zeh-Ballen, beim Sitzen (n. 1½ St.) (*Ders.* a.a.O.). [RAL (122)]

■ **Allgemeines und Haut**

Beim Umdrehen des Kopfes und Rumpfes, um sich wonach umzusehen, schmerzhafter Klamm in den Rücken- und Bauchmuskeln, welcher lange anhielt. [RAL 99]

(Ein Zucken, oder zuckende Empfindung in den Gliedern.) [RAL 100]

Alle Glieder sind wie zerschlagen und sind auch äußerlich schmerzhaft. [RAL 101]

Alle Glieder sind ihm wie gelähmt. [RAL 102]

Es liegt ihm in allen Gliedern – es ist ihm alles wie gelähmt. [RAL 103]

Wehthun aller Glieder, auf denen er liegt, als wenn das Lager allzu hart und nicht Betten genug untergelegt wären. [RAL 104]

◇ **Ein aus Nagen und Stichen zusammengesetzter Schmerz in den Knochenröhren der Arme und der Ober- und Unterschenkel, besonders stark an den Gelenken, mit starken Stichen in den Gelenken, beim Bewegen weniger bemerkbar, als in der Ruhe** (*Wislicenus*, a.a.O.). [RAL (123)]

Klammartiger Druck bald an den Ober-, bald an den Unter-Gliedmaßen, bei Ruhe und Bewegung (n. 13 St.) (*Langhammer*, a.a.O.). [RAL (124)]

Schmerzhaft stechender Druck in den Muskeln der obern und untern Gliedmaßen zugleich, in jeder Lage (n. 4½, 30 St.) (*Ders.* a.a.O.). [RAL (125)]

Das Kraut frißt, äußerlich angewendet, die Haut an (*Haller*, bei *Vicat*, a.a.O.). [RAL 126]

Er ist schwach im ganzen Körper, mit eingefallenen Augen und Wangen (n. 8 St.) (*Gutmann*, a.a.O.). [RAL (127)]

■ **Schlaf, Träume und nächtliche Beschwerden**

Sie fährt die Nacht öfters im Schlafe auf, wie von Schreck oder Furcht, hat aber beim Erwachen keine Aengstlichkeit. [RAL 105]

Nachts, ängstliche Träume. [RAL 106]

Oefteres, heftiges Aufschrecken, Abends, im Schlafe. [RAL 107]

Schlaflosigkeit. [RAL 108]

Früh, ungeheure Müdigkeit, er will nicht aus dem Bette. [RAL 109]

So matt, früh beim Erwachen, daß er kaum die Augen aufthun kann. [RAL 110]

◇ Oefteres Dehnen und Gähnen, als ob er nicht ausgeschlafen hätte (n. 30 St.) (*Langhammer*, a.a.O.). [RAL (128)]

Oefteres Aufwachen aus dem Schlafe, als wenn er schon ausgeschlafen hätte und es Zeit wäre, aufzustehn (*Ders.* a.a.O.). [RAL (129)]

Er schnarcht auf dem Rücken liegend im Schlafe (*Ders.* a.a.O.). [RAL (130)]

Lebhafte, theils erfreuliche, theils ängstliche Träume (*Ders.* a.a.O.). [RAL (131)]

Lebhafter, ärgerlicher Traum über Mißhandlung Andrer (*Ders.* a.a.O.). [RAL (132)]

Oefteres, nächtliches Erwachen, jedesmal über anfangenden Schweiß-Ausbruch (die erste Nacht) (*Ders.* a.a.O.). [RAL (133)]

Er träumte von Durst und Trinken und erwachte mit Durst und mußte trinken (die zweite Nacht) (*Gutmann*, a.a.O.). [RAL (134)]

■ **Fieber, Frost, Schweiß und Puls**

Bei der Ruhe, Schauder; bei der Bewegung, kein Schauder. [RAL 111]

Während er ruht und auch gehörig warm am Körper anzufühlen ist, schaudert's ihn dennoch, und er kann sich selbst im Bette des Schauders und der Kälte-Empfindung nicht erwehren. [RAL 112]

Es ist ihm immer wie zu kalt; er kann sich nicht erwärmen. [RAL 113]

Er hat die Empfindung von Kälte in der Nacht im Bette, doch ohne Schauder. [RAL 114]

Gesicht, Nase und Hände sind kalt. [RAL 115]

(Kälte der linken Gesichts-Hälfte, mit stechenden Schmerzen darin, während die rechte Gesichts-Hälfte heiß und trocken ist, Nachmitternacht.) [RAL 116]

(Abends, kalte Wangen und heiße Hände.) [RAL 117]

Nachmittags, öftere Anfälle bald von Frost, bald von Hitze und Brecherlichkeit dabei. [RAL 118]

Tägliches Wechselfieber; Vormittags vor 9 Uhr, Frost mit eiskalten Händen und blauen Nägeln (er muß sich legen) bis Mittags 12 Uhr, nach dem Froste, Durst – drauf Schwere im Kopfe, klopfender Schmerz im Hinterkopfe und Hitze im Gesichte, bei gehöriger Wärme des übrigen Körpers, bis 3 Uhr Nachmittags – Abends wohl; die Nacht, starker Schweiß, vorzüglich am Unterleibe; nach der Hitze, Brecherlichkeit. [RAL 119]

Fieber: eingenommener, schwerer Kopf, immerwährender Frost, er kann sich nicht erwärmen, die Speisen haben ihm keinen Geschmack – dann erscheint Durst und Hitze im Kopfe, mit Ausfluß eines wässerigen Speichels. [RAL 120]

Beim Fieberfroste, Erbrechen, wo zuletzt Galle kömmt. [RAL 121]

Den Tag über, Frost; die Nacht über, Hitze (n. 36 St.). [RAL 122]

Wärme des Oberkörpers, gegen Abend. [RAL 123]

Hitze im Kopfe. [RAL 124]

Hitze und Röthe im Gesichte (n. 5 St.). [RAL 125]

Drei Nächte hinter einander, Schweiß bloß im Gesichte. [RAL 126]

(Hitze und Schweiß an der Brust, an den Oberschenkeln und in den Kniekehlen, mit Durst, Tag
und Nacht über.) [RAL 127]

Nacht-Schweiß. [RAL 128]

Schweiß, gleich nach Mitternacht. [RAL 129]

◇ Fieber: weichliche Uebelkeit, welche aus dem
Magen zu entstehen schien, mit Hitzgefühl im
Gesichte und Frost-Schauder über den ganzen
Körper, bei eiskalten Händen (n. 27½ St.) (*Lang-
hammer,* a.a.O.). [RAL (135)]

Fieber-Schauder über den ganzen Körper, ohne
Hitze oder Durst (n. 12½ St.) (*Ders.* a.a.O.). [RAL
(136)]

**Fieber-Schauder über den ganzen Körper, mit
Hitze im Gesichte, aber eiskalten Händen,
ohne Durst** (n. 3, 27 St.) (*Langhammer,* a.a.O.).
[RAL (137)]

Frost-Schauder über den ganzen Körper, mit warmer Stirne, heißen Wangen, aber kalten Händen, ohne Durst (zum zweiten Male, den Tag
drauf) (n. 34 St.) (*Ders.* a.a.O.). [RAL (138)]

Schweiße (*Bonfigli,* bei *Vicat,* a.a.O.). [RAL (139)]

Dulcamara

Dulcamara, *Solanum Dulcamara*, Bittersüss [CK III (1837), S. 258–276]

Diese Arznei ist von langer Wirkungsdauer und Kampher mässigt ihre allzu starke Wirkung.

Sie soll sich bisher hülfreich erwiesen haben, wo unter andern folgende Beschwerden mit zugegen waren: Bohren und Brennen in der Stirne; Gefühl, wie ein Bret vor der Stirne; Scrophulöse Augen-Entzündung; Angehende Amaurose; Milchschorf; Husten mit Heiserkeit; Blasen-Katarrh mit Harn-beschwerden; eine Art Keuchhusten nach Erkäl-tung; Glieder-Reissen nach Verkältung; Nässende, eiternde Flechten; Flechten-Ausschlag mit Drü-sen-Geschwülsten u.s.w.

Specifisch wird man sie finden in einigen epidemi-schen Fiebern; so wie in acuten Verkältungs-Krankheiten mancher Art.

Die Namensverkürzungen meiner Mit-Beobachter sind: *Ar. – Ahner; Cbz. – Cubitz; Gr. – Gross; Mr. – Müller* aus Treuen; *Ng.* – Ein Ungenannter in der reinen Arzneimittel-Lehre von *Hartlaub* und *Trinks*, und diese selbst – *Htb.* und *Tr.; Rkt. – Rückert*, der Aeltere; *Stf. – Stapf; Wr. – Gust. Wagner; Whl. – Wilh. Wahle.*

Bittersüß, Solanum dulcamara [RAL I (1830), S. 95–118]

Der aus den jungen Stengeln und Blättern dieser strauchartigen Pflanze vor ihrer Blüh-Zeit frisch ausgepreßte Saft, mit gleichen Theilen Weingeist vermischt. Von der hell über dem Satze stehenden Flüssigkeit werden 2 Tropfen zu 98 Tropfen Wein-geist gethan, das Glas mit zwei Armschlägen geschüttelt und sofort durch noch 29 Gläschen (zu zwei Dritteln mit 100 Tropfen Weingeist gefüllt) verdünnt und mit zwei Schüttel-Schlägen jedes-mal potenzirt bis zur Decillion-Kraft-Entwicke-lung, womit ein oder zwei feinste Streukügelchen befeuchtet zur Gabe dienen.

Höchst wahrscheinlich, wie mir auch zum Theil schon Versuche gezeigt haben, gehört diese sehr kräftige Pflanze unter die *Antipsorica,* wie auch schon folgende ihrer reinen Wirkungen anzudeu-ten scheinen; doch werde ich noch genauere Bestätigungen hiervon zu erlangen suchen.

Auch in einigen epidemischen Fiebern wird man sie specifisch finden, so wie in akuten Verkäl-tungs-Krankheiten mancher Art.

Ihre lange Wirkungs-Dauer zeigt sie schon in Ver-suchen bei gesunden Personen.

Die Namen der Mitbeobachter nebst ihren Verkür-zungs-Zeichen sind folgende: *G. A. Ahner [Ar.], Cubitz [Ctz.], Groß [Gß.], Müller* aus Treuen *[Mr.],* Ein Ungenannter *[Ng.]* in der reinen Arzneimittel-lehre von *Trinks* und *Hartlaub,* und diese selbst *[Ts. u. Hb.], Rückert* der ältere *[Rt.* d. ä.*], Stapf [Stf.], Gust. Wagner [Wr.], Wilh. Wahle [We.].*

Dulcamara [CK], *Bittersüß* [RAL]

■ **Gemüt**

Sehr missgestimmt, zu gar Nichts aufgelegt, mehrere Tage lang (*Ng.*). [CK 1; RAL 400]

Zanksüchtige Stimmung, Nachmittags ohne sich dabei zu ärgern (*Ng.*). [CK 2] Nachmittags eine eigne Gemüthsstimmung, als müßte er sich mit Jedem zanken, ohne sich dabei zu ärgern. [RAL 401]

Ungeduldig, früh, er stampfte mit den Füssen, wollte Alles wegwerfen, fing an zu phantasiren und zuletzt zu weinen (*Stark*, bei *Carrere*, über d. Bittersüss. Jen. 1782.). [CK 3] Früh sehr ungeduldig; er stampfte mit den Füßen, wollte alles wegwerfen, fing an zu phantasiren; nachgehends Weinen. [RAL 399]

Unruhe (*Carrere*). [CK 4; RAL 395]

Irre-Reden (*De Haen*, rat. med. IV. S. 288.). [CK 5; RAL 396]

Delirien, Nachts, bei erhöhten Schmerzen (*Carrere*.). [CK 6] Erhöheter Schmerz die Nacht mit Delirien. [RAL 397]

Wahnwitziges Phantasiren und Deliriren (*Stark*.). [CK 7] Phantasiren, Delirien, eine Art Wahnwitz. [RAL 398]

■ **Schwindel, Verstand und Gedächtnis**

Dummlichkeit im Kopfe, wie nach einem Rausche, im Freien vergehend (*Wr.*). [CK 8] Dummlichkeit im Kopfe, wie nach einem Rausche, die sich in freier Luft verlor. [RAL 17]

Dummlich und wüste im Kopfe, abends (*Ng.*). [CK 9] Dummlich und wüste im Kopfe, Abends gegen 6 Uhr. [RAL 18]

Dummlichkeit im Kopfe, mit Ziehen im Stirnhügel (*Ng.*). [CK 10] Dummlichkeit im Kopfe und leichtes Ziehen im linken Stirnhügel. [RAL 19]

Dummlichkeit und schmerzhafte Betäubung des Kopfes. [CK 11] Dummlicher, betäubender Kopfschmerz. [RAL 8]

Betäubung des Kopfes (*Carrere*.). [CK 12] Betäubung. [RAL 6]

Heftige Betäubung (*Stark*.). [CK 13] Heftige Betäubung des Kopfs. [RAL 7]

Taumeligkeit im Kopfe, mit aufsteigender Wärme im ganzen Gesichte (*Ng.*). [CK 14; RAL 21]

Schwindel (*Althof*, bei *Murray*, Appar. Med.). [CK 15; RAL 4]

Augenblicklicher Schwindel (*Piquot*, Samml. br. Abhandl.). [CK 16; RAL 3]

Leichter, bald vorübergehender Schwindel (*Ng.*). [CK 17] Ein vorübergehender leichter Schwindel. [RAL 1]

Schwindel, früh, beim Aufstehen aus dem Bette, dass er fast gefallen wäre, mit Zittern am ganzen Körper und allgemeiner Schwäche (*Mr.*). [CK 18] Da er früh aus dem Bette aufstehen wollte, wäre er fast gefallen vor Schwindel, allgemeiner Schwäche und Zittern am ganzen Körper (n. 2¼ St.). [RAL 5]

Schwindel beim Gehen, Mittags, vor dem Essen, als wenn alle Gegenstände vor ihm stehen blieben und es ihm schwarz vor den Augen würde. [CK 19] Mittags vor dem Essen, beim Gehen schwindlich, als wenn alle Gegenstände vor ihm stehen blieben, und als ob es ihm schwarz vor den Augen würde. [RAL 2]

■ **Kopf**

Kopfweh, früh im Bette, das sich beim Aufstehen verschlimmert (*Mr.*). [CK 20; RAL 9]

Kopfweh im Hinterhaupte, Abends im Bette (*Whl.*). [CK 21; RAL 51]

Kopfweh, mit Trägheit, Eiskälte des ganzen Körpers und Neigung zum Erbrechen (*Mr.*). [CK 22] Kopfweh, Trägheit, Eiskälte des ganzen Körpers und Neigung zum Erbrechen. [RAL 10]

Dumpfer Kopfschmerz in Stirn und Nasenwurzel, als hätte er ein Bret vor dem Kopfe (*Gr.*). [CK 23] Dumpfes Gefühl in Stirn und Nasenwurzel, als wenn er ein Bret vor dem Kopfe hätte. [RAL 34]

Dumpfer Kopfschmerz, besonders am linken Stirnhügel (*Ng.*). [CK 24] Den ganzen Nachmittag ein dumpfer Kopfschmerz, besonders am linken Stirnhügel. [RAL 29]

Der dumpfe, drückende Kopfschmerz wird Abends ärger, bei zunehmendem Schnupfen (*Ng.*). [CK 25] Abends wurde der dumpfdrückende Kopfschmerz heftiger mit zunehmenden Schnupfen. [RAL 30]

Betäubender Schmerz am Kopfe, gleich über dem linken Ohre, als drückte Jemand mit etwas Stumpfem in den Kopf hinein (*Gr.*). [CK 26] Am Kopfe, gleich über dem linken Ohre ein betäubender Schmerz, als drückte jemand mit einem stumpfen Instrumente in den Kopf hinein. [RAL 56]

Betäubender, drückender Schmerz im Hinterhaupte, vom Nacken herauf (*Rkt.*). [CK 27] Drückend betäubender Kopfschmerz im Hinterhaupte vom Nacken herauf. [RAL 32]

Betäubender drückender Schmerz im linken Oberhaupte (*Ng.*). [CK 28] Schmerzhaft betäubendes Drücken im linken Oberhaupte (n. 3 St.). [RAL 31]

Dumm machender Kopfschmerz, 10 Tage lang (*Ng.*). [CK 29] Das dummliche Kopfweh dauerte 10 Tage lang. [RAL 20]

Schwere des Kopfes (*Carrere.*). [CK 30; RAL 11]

Schwere in der Stirne (n. 12 St.) (*Whl.*). [CK 31; RAL 12]

Schwere in der Stirne, mehrere Tage lang, mit Stichen in der Schläfe-Gegend, von innen nach aussen (*Whl.*). [CK 32] Schwere in der Stirne mehrere Tage lang, dabei oft Stiche von innen nach außen in der Schläfe-Gegend. [RAL 13]

Schwere im Hinterhaupte, drei Tage lang (*Whl.*). [CK 33] Schwere im Hinterkopfe, drei Tage lang. [RAL 14]

Schwere des ganzen Kopfes, den Tag hindurch, als wären die Kopf-Bedeckungen angespannt, vorzüglich im Nacken, wo die Empfindung zu einem Kriebeln ward (*Whl.*). [CK 34] Schwere des ganzen Kopfs den Tag hindurch, als wären die Kopfbedeckungen angespannt, vorzüglich im Nacken, wo die Empfindung zu einer Art von Kriebeln ward. [RAL 15]

Schwere des Kopfes mit herausbohrendem Schmerze in der Schläfe und Stirne, wie auf Nacht-Schwärmerei (*Wr.*). [CK 35; RAL 16]

Druck, wie von einem Pflocke (stumpfen Instrumente), bald auf der rechten, bald auf der linken Seite, in den Schläfen (*Gr.*). [CK 36] In den Schläfen ein Druck wie mit einem stumpfen Instrumente bald auf der rechten, bald auf der linken Seite. [RAL 33]

Druck, wie von einem Pflocke, innerer nur auf ganz kleinen Stellen des Kopfes (*Gr.*). [CK 37] Das Kopfweh nimmt den ganzen Kopf nie ein, sondern nur eine ganz kleine Stelle, wo es sich als Druck wie mit einem stumpfen Instrumente artet. [RAL 28]

Druck, wie von einem Pflocke, in Absätzen, links auf dem Scheitel, von aussen nach innen (*Gr.*). [CK 38] Absetzendes Drücken links auf dem Scheitel, wie mit einem stumpfen Instrumente in den Kopf hinein. [RAL 48]

Pressender Schmerz im linken Hinterhaupt-Beine (*Whl.*). [CK 39; RAL 50]

Herausdrückender Kopfschmerz, beim Gehen im Freien, gegen Abend (*Whl.*). [CK 40] Gegen Abend beim Gehen in freier Luft Kopfschmerz wie ein Herausdrücken. [RAL 35]

Herausdrückender Schmerz im linken Stirnhügel, Abends, ganz spät (*Ng.*). [CK 41] Abends ganz spät, herausdrückender Schmerz im linken Stirnhügel. [RAL 36]

Ein ruckweises Herausdrücken im Vorderkopfe, schlimmer bei Bewegung (*Ng.*). [CK 42] Ruckweise herausdrückender Schmerz im Vorderkopfe, bei Bewegung schlimmer. [RAL 37]

Ein reissendes Zusammendrücken im Oberhaupte (*Gr.*). [CK 43; RAL 43]

Ein drückender Spann-Schmerz im Kopfe, über dem rechten Auge (n. 3 St.) (*Wr.*). [CK 44] Drückend spannender Schmerz über dem rechten Auge (n. 3 St.). [RAL 58]

Ziehen im Kopfe, von beiden Schläfen nach innen zu (*Whl.*). [CK 45] Kopfschmerz ziehend von beiden Schläfen nach innen zu. [RAL 40]

Ziehender Schmerz, Abends beim Essen, auf dem Scheitel, bis in die Nasenbeine, wo er zusammenziehend wird (*Whl.*). [CK 46] Abends beim Essen ein ziehender Schmerz auf dem Schädel bis in die Nasenbeine, wo er zusammenziehend wird. [RAL 53]

Ziehen vom Stirnhügel bis in die Nasen-Spitze herab, in schnellen, zuckenden Zügen (*Gr.*). [CK 47] Vom Stirnhügel zieht es herunter bis in die Nasenspitze in schnellen zuckenden Zügen. [RAL 54]

Ziehen im linken Stirnhügel, besonders beim Vorbücken (*Ng.*). [CK 48] Ein leises Ziehen im linken Stirnhügel, besonders beim Vorbücken. [RAL 55]

Ein langsamer Zieh-Schmerz durch das ganze Gehirn, besonders Abends (n. $\frac{1}{4}$ St.). [CK 49] Langsam ziehender Schmerz durch das ganze Gehirn, besonders Abends (n. $\frac{1}{4}$ St.). [RAL 52]

Ein drückendes Ziehen im linken Stirnhügel (*Ng.*). [CK 50] Ziehender Druck im linken Stirnhügel (d. 6. Tag.). [RAL 38]

Ein drückendes Ziehen in der linken Schläfe-Gegend, Nachmittags (*Ng.*). [CK 51; RAL 39]

Reissen in der linken Schläfe, in Absätzen (*Gr.*). [CK 52] Absetzendes Reißen in der linken Schläfe. [RAL 44]

Ein drückendes Reissen in den Schläfen, in Absätzen (*Gr.*). [CK 53] Drückendes Reißen in den Schläfen, absatzweise. [RAL 41]

Stiche im Kopfe, so dass sie böse darüber ward, am meisten Abends; im Liegen erleichtert. [CK 54; RAL 45]

Heftiges Stechen im Vorderhaupte, tief im Gehirn, mit Uebelkeit (*Mr.*). [CK 55] Tief im Gehirne heftiges Stechen im Vorderhaupte mit Uebelkeit. [RAL 47]

Ein langsames Stechen im Hinterhaupte, wie mit einer Nadel, die man immer wieder zurückzöge (*Whl.*). [CK 56] Ein ganz langsames Stechen im Hinterhaupte wie mit einer Nadel, die man immer wieder zurückzöge. [RAL 46]

Wühlender Kopfschmerz tief im Vorderhaupte, mit Düsterheit und Aufgetriebenheits-Gefühl im Gehirne; schon früh im Bette, und schlimmer nach dem Aufstehen (*Mr.*). [CK 57] Heftiges Kopfweh wie ein Wühlen in der Mitte des Gehirns, im Vorderkopfe, wie Düsterheit und Empfindung, als wäre das Gehirn aufgetrieben, ein Schmerz, der schon früh im Bette entstand, und weder durch Ruhe noch Bewegung sich minderte oder erhöhete; doch war's beim Aufstehen schlimmer. [RAL 24]

Wühlen und Drücken im ganzen Umfange der Stirn (*Gr.*). [CK 58] Wühlendes Drücken im ganzen Umfange der Stirne. [RAL 23]

Bohrender Kopfschmerz in der rechten Schläfe (*Whl.*). [CK 59; RAL 27]

Bohrender Kopfschmerz von innen heraus, vor Mitternacht (*Whl.*). [CK 60] Vor Mitternacht bohrender Kopfschmerz von innen. [RAL 26]

Bohrender Schmerz von innen heraus, bald in der Stirn, bald in den Schläfen (*Wr.*). [CK 61] Herausbohrender Kopfschmerz bald in der Stirne, bald in den Schläfen (n. 15 St.). [RAL 25]

Bohrender Schmerz von innen heraus, in der rechten Stirn-Hälfte, über dem Augenbraun-Bogen (*Whl.*). [CK 62] Bohrender Schmerz über dem rechten Augenbraubogen von innen nach außen. [RAL 59]

Hitze im Kopfe (*Carrere.*). [CK 63; RAL 22]

Ein schmerzhaft drückendes Pochen in der linken Stirne, mit Drehendsein (*Ng.*). [CK 64] Drückend pochender Schmerz in der linken Stirne, mit Drehendsein. [RAL 42]

Gefühl, als habe sich der Hinterkopf vergrössert (*Whl.*). [CK 65] Empfindung als wenn sich der Hinterkopf vergrößert hätte. [RAL 49]

■ **Augen**

Am Augenhöhl-Rande, zusammenziehender Schmerz (*Gr.*). [CK 66] Zusammenziehender Schmerz am Augenhöhl-Rande. [RAL 60]

Drücken in den Augen, durch Lesen sehr verschlimmert (*Rkt.*). [CK 67] Drücken in den Augen

sowohl beim Lesen als ausserdem, doch beim Lesen verschlimmert. [RAL 61]

Entzündung der Augen (*Tode; Starke.*). [CK 68] Augen-Entzündung (chemosis). [RAL 66]

Eine Art Lähmung des obern Augenlides, als wenn es herabfallen wollte (*Mr.*). [CK 69] Anfang von schwerem Staare und solche Blödigkeit der Augen, daß er alle Gegenstände nahe und ferne nur wie durch einen Flor sah; das obere Augenlid war wie halb gelähmt, als wenn es herabfallen wollte. [RAL 64]

Zucken der Augenlieder, bei kalter Luft (*Carrere*). [CK 70] Zuckende Bewegungen der Lippen und Augenlider (bei kalter Luft). [RAL 88]

Trübsichtigkeit (*Carrere*). [CK 71; RAL 65]

Anfangender schwarzer Staar und solche Trübsichtigkeit, dass er Alles nur wie durch einen Flor sah (*Mr.*). [CK 72] Anfang von schwerem Staare und solche Blödigkeit der Augen, daß er alle Gegenstände nahe und ferne nur wie durch einen Flor sah; das obere Augenlid war wie halb gelähmt, als wenn es herabfallen wollte. [RAL 64]

Funken vor den Augen (*Piquot*). [CK 73; RAL 63]

Gefühl, als wenn Feuer aus den Augen sprühte, beim Gehen in der Sonne und im Zimmer. [CK 74] Wenn sie in der Sonne geht, ist's als wenn ihr Feuer aus den Augen sprühete; so auch in der Stube. [RAL 62]

■ **Ohren**

Ohren-Zwang die ganze Nacht hindurch, dass er nicht schlafen konnte; früh verlor sich der Schmerz plötzlich, bis auf einiges, noch fortdauerndes Rauschen (*Htb.* u. *Trs.*). [CK 75] Fürchterlicher Ohrenzwang die ganze Nacht hindurch; er kann davor nicht schlafen. Früh verlor sich der Schmerz auf einmal, doch dauerte ein Rauschen vor dem Ohre noch einige Zeit fort. [RAL 74]

Zwängender Schmerz im linken Ohre, bei grosser Uebelkeit (*Htb.* u. *Trs.*). [CK 76] Zwängender Schmerz im linken Ohre, dabei große Uebelkeit. [RAL 73]

Zwängen im rechten Ohre mit kleinen Stichen (*Whl.*). [CK 77] Zwängen mit kleinen Stichen begleitet, im rechten Ohre. [RAL 77]

Reissen im linken Ohre, mit Stichen darin von innen nach aussen, dabei Trommeln und Bubbern vor dem Ohre, dass er nicht gut hört, und Knistern darin, beim Oeffnen des Mundes, als ob etwas entzwei sei (*Htb.* u. *Trs.*). [CK 78] Reißen im linken Ohre mit untermischten Stichen von innen nach außen; es trommelt und bubbert vor dem Ohre, er hört nicht gut darauf; beim Oeffnen des Mundes ein Knistern im Ohre, als ob etwas darin entzwei sei. [RAL 72]

Ein flüchtiges Ziehen im äussern Gehör-Gange (*Gr.*). [CK 79; RAL 78]

Stiche im Gehör-Gange und der Ohr Speicheldrüse (*Rkt.*). [CK 80] Feine Stiche im Gehörgange und der Ohr-Speicheldrüse. [RAL 76]

Ein kneipender Stich im linken Ohre, nach dem Trommelfelle zu (*Whl.*). [CK 81] Im linken Ohre, ein kneipender Stich nach dem Trommelfelle zu. [RAL 75]

Prickeln in den Ohren, als wenn kalte Luft hinein gegangen wäre (*Whl.*). [CK 82] Eine Art Brickeln im linken Ohre und dann im rechten, als wenn sehr kalte Luft in das Ohr gegangen wäre. [RAL 71]

Klingen in den Ohren. [CK 83] Ohrenklingen. [RAL 69]

Klingen der Ohren (*Rkt.*). [CK 84] Klingen in den Ohren. [RAL 68]

Helles Ohr-Klingen (n. 4 bis 8 T.) (*Stf.*). [CK 85; RAL 70]

■ **Nase**

In den Nasen-Winkeln, Blüthen. [CK 86] In beiden Nasenwinkeln Ausschlag, ein Blüthchen. [RAL 83]

Ein Blüthchen mit Geschwür-Schmerz im innern linken Nasenflügel (*Whl.*). [CK 87] Im innern, linken Nasenflügel, ein Blüthchen mit Geschwür Schmerz. [RAL 82]

Bluten der Nase (*Stark.*). [CK 88] Nasenbluten. [RAL 81]

Bluten der Nase, mit starkem Ergusse hellrothen, sehr warmen Blutes, unter einem Drucke in der Gegend des grossen sichelförmigen Blut-Behälters, der auch nach dem Bluten noch anhielt (*Ng.*). [CK 89] Es erfolgte ein so heftiges Nasenbluten, daß das Blut an 4 Unzen betrug. Es war hellroth, floß sehr warm aus dem linken Nasenloche, bei einem Drucke in der Gegend des großen sichelförmigen Blutbehälters, welcher Druck auch nach dem häufigen Bluten anhielt. [RAL 80]

■ **Gesicht**

Im Gesichte ein klammartiges Zusammenziehen unterhalb des linken Ohres, nach dem Aste des Unterkiefers hin (*Jr.*). [CK 90] Unterhalb des lin-

ken Ohres nach dem Aste des Unterkiefers hin ein klammartiges Zusammenziehen. [RAL 79]

Schmerzloser Druck auf das linke Jochbein (sogleich.) (*Gr.*). [CK 91] Unschmerzhaftes Drücken auf das linke Jochbein (sogleich). [RAL 67]

Ziehen und Reissen im ganzen Backen. [CK 92; RAL 84]

Jücken an den Backen, dicht an den Nasenflügeln. [CK 93] An den Backen, dicht an den Nasenflügeln, Jücken (n. 1/2 St.). [RAL 85]

Feuchtender Ausschlag auf der Backe (*Carrere.*). [CK 94; RAL 86]

Buckel, Quaddeln an der Stirne, die bei Berührung stechend schmerzen. [CK 95] An der Stirne Buckel (Quaddeln), die beim Befühlen stechend schmerzen. [RAL 57]

In den Lippen, zuckende Bewegungen bei kalter Luft (*Carrere.*). [CK 96] Zuckende Bewegungen der Lippen und Augenlider (bei kalter Luft). [RAL 88]

Blüthchen und Geschwüre um den Mund, mit reissenden Schmerzen bei Bewegung der Theile. [CK 97]

Am Kinne, unten, ein Kneipen, auf einer kleinen Stelle (*Gr.*). [CK 98] Unten am Kinne, ein Kneipen auf einer kleinen Stelle. [RAL 89]

Jückende Blüthen am Kinne. [CK 99] Am Kinne, jückende Blüthen. [RAL 90]

■ **Mund und innerer Hals**

Die Zähne sind stumpf und wie gefühllos (*Mr.*). [CK 100] Stumpfheit der Zähne, als wären sie gefühllos. [RAL 92]

Das Zahnfleisch ist locker und schwammig. [CK 101]

Im Munde, am Innern der Oberlippe am vordern Theile des Gaumens, Blüthen und Geschwürchen, welche bei Bewegung der Theile reissend schmerzen. [CK 102] Am Innern der Oberlippe, am Vordertheile des Gaumens, auch äußerlich um den Mund herum, Blüthchen und Geschwürchen, welche bei Bewegung der Theile reißend schmerzen. [RAL 87]

Auf der Zungenspitze, jückendes Krabbeln (*Whl.*). [CK 103] Jückendes Krabbeln auf der Zungenspitze. [RAL 99]

Trockne Zunge (*Carrere.*). [CK 104; RAL 100]

Trockne, rauhe Zunge (*Carrere.*). [CK 105; RAL 101]

Lähmung der Zunge (*Gouan*, Mém. d. l. Soc. d. Montpell.). [CK 106; RAL 104]

Lähmung der Zunge, nach langem Gebrauche (*Linné*, diss. d. Dulcam.). [CK 107; RAL 103]

Lähmung der Zunge, die am Sprechen hinderte (bei kalt feuchter Witterung.) (*Carrere.*). [CK 108] Lähmung der Zunge, die sie am Sprechen hinderte (bei kaltfeuchter Witterung unter Bittersüß-Gebrauche). [RAL 102]

Halsschmerzen (*Carrere.*). [CK 109; RAL 94]

Drücken im Halse, als wenn das Zäpfchen zu lang wäre. [CK 110] Es drückt im Halse, als wenn das Zäpfchen zu lang wäre. [RAL 93]

Gefühl von erhöhter Wärme im Schlunde (*Rkt.*). [CK 111; RAL 124]

Speichelfluss (*Carrere.*). [CK 112; RAL 95]

Speichelfluss mit lockerem, schwammichten Zahnfleische (*Stark.*). [CK 113] Speichelfluß mit lockerm, schwammigem Zahnfleische. [RAL 96]

Zäher, seifenartiger Speichel fliesst in grosser Menge aus (*Starke.*). [CK 114] Ausfließung vielen zähen, seifenartigen Speichels. [RAL 98]

Stetes Ausrachsen eines sehr zähen Schleimes, bei viel Scharren im Schlunde (*Ng.*). [CK 115] Sehr scharriger Schlund mit beständigem Ausrachsen eines sehr zähen Schleims. [RAL 106]

Fader, seifenartiger Geschmack im Munde, mit Appetit-Mangel (*Starke.*). [CK 116] Fader, seifenartiger Geschmack im Munde und daher Appetit-Mangel. [RAL 111]

■   Magen

Hunger, mit Widerwillen gegen jede Speise. [CK 117; RAL 113]

Guter Appetit und Wohlgeschmack des Essens, doch gleich satt und voll, unter vielem Kollern und Poltern im Leibe (*Gr.*). [CK 118] Er hat guten Appetit, und es schmeckt ihm auch recht gut, doch wird er, unter vielem Kollern und Poltern im Leibe, bald satt und voll. [RAL 114]

Beim Essen, Bauch-Aufgetriebenheit und wiederholtes Kneipen im Unterleibe (*Gr.*). [CK 119] Beim Essen, im Bauche wiederholtes Kneipen und Aufgetriebenheit. [RAL 115]

Nach mässigem Essen, sogleich Leib-Aufgetriebenheit. [CK 120]

Wiederholtes Aufstossen beim Essen, so dass ihm die hinuntergeschluckte Suppe gleich wieder in den Hals heraufkömmt (*Gr.*). [CK 121] Beim Essen wiederholtes Aufstoßen, so daß ihm die Suppe gleich nach dem Hinterschlingen wieder in den Hals heraufkömmt. [RAL 112]

Leeres Aufstossen, mit Schütteln, wie von Ekel (*Ng.*). [CK 122; RAL 108]

Oefteres leeres Aufstossen (*Gr.*). [CK 123; RAL 109]

Oefteres Aufstossen, mit Kratzen in der Speiseröhre und Sodbrennen (*Ng.*). [CK 124] Viermaliges Aufstoßen mit Kratzen in der Speiseröhre und Soodbrennen (n. 9 St.). [RAL 107]

Viel Aufstossen (*Mr.*). [CK 125; RAL 105]

Mit Schlucksen verbundenes Aufstossen (*Gr.*). [CK 126; RAL 110]

Uebelkeit (*Althof; Linné.*). [CK 127; RAL 116: ohne Hervorhebung]

Uebelkeit und Ekel (*Carrere.*). [CK 128; RAL 117]

Ekel mit Schauder, als wollte Erbrechen kommen (*Ng.*). [CK 129; RAL 119]

Grosse Brech-Uebelkeit mit Frösteln (*Htb.* u. *Trs.*). [CK 130] Große Uebelkeit wie zum Erbrechen, mit einem Frösteln. [RAL 120]

Würgen (*Althof.*). [CK 131; RAL 123]

Würmerbeseigen. [CK 132] Ausfluß des Speichels, was man Würmerbeseigen nennt. [RAL 97]

Erbrechen (*Linné.*). [CK 133; RAL 125]

Erbrechen unter Uebelkeit, Hitze und Angst (*Stark.*). [CK 134] Uebelkeit, Erbrechen, Hitze und Angst. [RAL 118]

Schleim-Erbrechen, früh, nach vorgängigem warmen Aufsteigen im Schlunde. [CK 135] Es kömmt ihm so warm in die Höhe und dann erfolgt Erbrechen von Schleim, des Morgens. [RAL 122]

Erbrechen bloss zähen Schleimes (*Ng.*). [CK 136] Wirkliches Erbrechen bloßen, zähen Schleims, jedoch von der Arznei nichts (n. $^1/_2$ St.). [RAL 121]

In der Magen-Gegend, ein beständiges Kneipen, Abends, nach dem Niederlegen, bis zum Einschlafen (*Ng.*). [CK 137] Beim Schlafengehen beständiges Kneipen in der Magen-Gegend, bis zum Einschlafen (d. 2. T.). [RAL 129]

Drücken im Magen, bis in die Brust herauf. [CK 138]

Empfindlicher Druck-Schmerz in der Herzgrube, wie von einem Stosse, beim darauf Drücken ärger (*Ahr.*). [CK 139] Ein empfindlich drückender Schmerz in der Herzgrube, als wenn er da einen Stoß mit einem stumpfen Instrumente bekommen hätte, der beim darauf Drücken noch schmerzhafter wird (n. 35 St.). [RAL 132]

Aufgetriebenheits-Gefühl in der Herzgrube, mit unangenehmer Leerheits-Empfindung im Bauche (*Ng.*). [CK 140] Gefühl von Auftreibung in der Herzgrube mit einem unangenehmen Leerheits-Gefühle im Unterleibe. [RAL 127]

Spannender Schmerz in der Herzgruben-Gegend, rechts, als wenn er sich verhoben oder Schaden gethan hätte (*Whl.*). [CK 141] Spannender Schmerz rechts neben der Herzgrube, als wenn er sich verhoben und sich Schaden gethan hätte. [RAL 131]

Zusammenklemmen im Magen, bis zum Athemversetzen. [CK 142]

Stechender Schmerz in der Herzgrube (*Ahr.*). [CK 143; RAL 134]

Ein stumpfer Stich in der Herzgruben-Gegend, links (*Ahr.*). [CK 144] Links neben der Herzgrube ein stumpfer Stich, der schnell verschwand, kurz darauf wiederkam und dann nur allmälig verging (n. ¹/₄ St.). [RAL 133]

■ Abdomen

Bauchweh (sogleich). [CK 145; RAL 148]

Aufgetriebenheits-Gefühl und Unruhe im Bauche, mit öfterm Luft-Aufstossen (*Ng.*). [CK 146] Unruhe im Bauche, wie eine Aufblähung desselben, mit öfterem Aufstoßen nach bloßer Luft (d. 3. T.). [RAL 130]

Aufgetriebenheit des Bauches, als sollte er platzen, nach einer mässigen Mahlzeit (*Gr.*). [CK 147] Nach einer mäßigen Mahlzeit, Aufgetriebenheit des Unterleibes, als sollte er zerplatzen. [RAL 126]

Ein plötzliches schneidendes Zusammenziehen in der linken Bauch-Seite (*Gr.*). [CK 148] In der linken Seite, unterhalb der kurzen Ribben, plötzliches Zusammenziehen, fast wie Schneiden. [RAL 128]

Kneipender Bauchschmerz gleich unter dem Nabel, beim krumm Sitzen; beim Ausdehnen vermindert und aufhörend (*Ahr.*). [CK 149] Gleich unter dem Nabel, ein kneipender Schmerz beim krumm Sitzen; dehnte er sich aber aus, so verminderte er sich und hörte dann bald auf (n. 4¹/₄ Tag.). [RAL 145]

Kneipender Schmerz um die Nabel-Gegend, als solle er zu Stuhle gehen, doch ohne Drang (*Ahr.*). [CK 150] Ganz früh, ein kneipender Schmerz um die Nabel-Gegend herum, als sollte er zu Stuhle gehen, doch ohne Drang. [RAL 146]

Kneipender Schmerz in der Nabel-Gegend und über der linken Hüfte, der ihn zu Stuhle nöthigt, wobei nur wenig harter Koth mühsam abgeht, nach Abgang einiger Winde, unter Nachlass der Schmerzen (*Ahr.*). [CK 151] Kneipender Schmerz in der Nabel-Gegend und über der linken Hüfte,

der ihn zu Stuhle zu gehen nöthigt; nach Abgang einiger Blähungen geht aber trotz des starken Drückens nur wenig und harter Koth ab, doch ließ der Schmerz dann etwas nach (n. 2¹/₂ Tag.). [RAL 166]

Kneipen, Abends, im ganzen Unterbauche, mit Anregung zum Stuhle (*Gr.*). [CK 152]

Stumpfes Kneipen im Bauche, als wenn Durchfall entstehen wollte (*Ng.*). [CK 153; RAL 144]

Feines Bauch-Kneipen auf einer kleinen Stelle, links über dem Nabel (*Gr.*). [CK 155] Links über dem Nabel, ein feines Kneipen an einer kleinen Stelle im Bauche. [RAL 142]

Heftiges Kneipen im Bauche, als wenn ein langer Wurm darin auf und ab kröche, und nagte und kneipte (*Ahr.*). [CK 156] Heftiges Bauchkneipen, als wenn ein langer Wurm in den Eingeweiden auf und ab kröche und nage und kneipe (n. 31 St.). [RAL 143]

Flüchtiges Kneipen und Schneiden im Bauche und der Brust, wie von aufgestaueten Blähungen (*Gr.*). [CK 157] Flüchtiges Kneipen und Schneiden im Bauche und der Brust, wie von aufgestauchten Blähungen. [RAL 147]

Flüchtiges Kneipen und Schneiden im Bauche, mit Leib-Aufgetriebenheit, schon früh, nüchtern (*Gr.*). [CK 158] Schon des Morgens, ohne etwas genossen zu haben, flüchtiges Kneipen und Schneiden im Bauche mit Leib-Aufgetriebenheit. [RAL 156]

Flüchtiges Kneipen und zuckendes Schneiden hier und da im Bauche (*Gr.*). [CK 159] Zuckendes Schneiden und Kneipen hie und da im Bauche, das flüchtig vorübergeht. [RAL 157]

Wühlendes Kneipen, Schneiden und Herumgehen im Bauche, als sollte Durchfall erfolgen (*Gr.*). [CK 160] Es geht ihm kneipend und schneidend und wühlend im Leibe herum, als sollte Durchfall erfolgen. [RAL 155]

Drehendes Wühlen und Kneipen um die Nabel-Gegend (n. 10 St.) (*Ahr.*). [CK 161] Ein drehender, wühlend kneipender Schmerz um die Nabel-Gegend herum (n. 10 St.). [RAL 158]

Nagendes Pochen gleich über dem Nabel (*Gr.*). [CK 162] Ein nagend pochender Schmerz gleich über dem Nabel. [RAL 160]

Stechender Schmerz in der Nabel-Gegend (n. 1 St.) (*Ahr.*). [CK 163] In der Nabel-Gegend ein stechender Schmerz, der nicht durch darauf Drücken verging (n. 1 St.). [RAL 135]

Ein kneipender Stich-Schmerz rechts neben dem Nabel (n. 4 T.) (*Ahr.*). [CK 164] Kneipend stechender Schmerz rechts neben dem Nabel, der durch darauf Drücken nicht verging (n. 4⅓ Tag.). [RAL 141]

Stumpfe Stiche auf einer kleinen Stelle links im Bauche, schnell hintereinander, nach aussen zu, mit Athem-Versetzung und Gefühl, als wollte sich etwas durchdrängen; beim darauf Drücken schmerzt die Stelle (*Gr.*). [CK 165] Stumpfe Stiche schnell hinter einander auf einer kleinen Stelle links im Bauche herauswärts, die ihm den Athem versetzen; drückt er mit dem Finger darauf, so thut die Stelle weh; es ist, als wollte sich da von innen etwas durchdrängen. [RAL 139]

Stumpfe Stiche in der rechten Bauch-Seite unter den Ribben, mit Athem-Versetzung (*Gr.*). [CK 166] Unter den Ribben, rechter Seite, stumpfe Athem versetzende Stiche. [RAL 136]

Stumpfe Stiche in der linken Bauch-Seite, in Absätzen; vermehrt durch Drücken mit dem Finger auf die schmerzhafte Stelle (*Gr.*). [CK 167] In der linken Bauch-Seite, absetzende, stumpfe Stiche; beim darauf Drücken mit dem Finger just auf die schmerzende Stelle, thut es weh und das Stechen wird ärger. [RAL 137]

Stumpfe, kurze Stiche links neben dem Nabel, Abends (*Ng.*). [CK 168] Kurze, stumpfe Stiche links neben dem Nabel, Abends. [RAL 138]

Einzelne pulsirende Stiche unterhalb der linken kurzen Ribben, im Sitzen; durch Aufstehen vergehend (*Ahr.*). [CK 169] Einzelne pulsirende Stiche unter den linken kurzen Ribben, beim Sitzen, die durch Aufstehen vergingen (n. 6 Tagen). [RAL 140]

Herausdrängender Schmerz unter dem Nabel, links, als wolle ein Bruch entstehen (*Stf.*). [CK 170] Ein herausdrängender Schmerz links unter dem Nabel, als wenn da ein Bruch entstehen wollte [*Mf.*]. [RAL 159]

Leerheits-Gefühl im Unterleibe. [CK 171]

Bauchweh, wie von Verkältung. [CK 172; RAL 149: ohne Hervorhebung]

Bauchweh, als wenn er sich erkältet hätte (*Whl.*). [CK 173] Leibweh, als wenn er sich erkältet hätte (n. 23 St.). [RAL 153]

Bauchweh, wie von nasskalter Witterung zu entstehen pflegt (*Whl.*). [CK 174] Leibweh, wie von naßkalter Witterung zu entstehen pflegt. [RAL 154]

Bauchweh, als wenn Durchfall entstehen wollte. [CK 175]

Bauchweh, wie Regung zum Durchfalle, nach Abgang eines Windes vergehend (*Whl.*). [CK 176] Unterleibsschmerz, als wenn Durchfall ent-

stehen wollte, aber nach Abgang einer Blähung hörte das Bauchweh auf. [RAL 167]

Bauchweh, wie nach einer Purganz, ein Umgehen in den Därmen bei jedem Vorbücken (*Ng.*). [CK 177] Bei jedem Vorbücken ein Herumgießen in den Gedärmen wie von genommener Purganz. [RAL 151]

Bauchweh, als sollte Stuhlgang erfolgen, mit Knurren darin und Kreuzschmerz (*Ng.*). [CK 178] Knurren im Bauche, als wollte Stuhlgang erfolgen, mit etwas Kreuzweh. [RAL 152]

Im Schosse ein Spannen in der Gegend des Schambeines, beim Aufstehen vom Sitze. [CK 179] Spannung in der Gegend des Schambeines, beim Aufstehen vom Sitze. [RAL 170]

In der Leisten-Drüsen, bald links, bald rechts, drückender Schmerz. [CK 180] Bald in der linken, bald in der rechten Leistendrüse drückender Schmerz. [RAL 161]

Geschwulst der linken Leisten-Drüse, wie eine Wallnuss gross. [CK 181; RAL 162]

Geschwulst der Schooss-Drüsen (*Carrere.*). [CK 182] Anschwellung der Schooßdrüsen. [RAL 164]

Geschwollne, harte Schooss-Drüsen, von der Grösse einer weissen Bohne, doch ohne Schmerz (*Whl.*). [CK 183; RAL 165]

Arges Brennen (und etwas Stechen) in der Leisten-Beule, bei der mindesten Bewegung und beim Befühlen. [CK 184] (In der Leistenbeule, arges Brennen (und etwas Stechen dabei) bei der mindesten Bewegung; beim Befühlen auch Brennen mit Stichen vermischt.) [RAL 163]

Knurren im Bauche (sogleich). [CK 185; RAL 150]

Knurren im Bauche, als sollte Stuhl erfolgen, mit etwas Kreuzweh (*Ng.*). [CK 186] Knurren im Bauche, als wollte Stuhlgang erfolgen, mit etwas Kreuzweh. [RAL 152]

Knurren im Bauche, Schmerz in der linken Leiste und Kälte-Gefühl im Rücken (*Ng.*). [CK 187] Sehr leise Kälte-Empfindung am Rücken, bei Knurren im Leibe und Schmerz in der linken Leiste, bei Berührung nicht vermehrt (n. 12 St.). [RAL 169]

Knurren im Bauche, mit Noththun zum Stuhle. [CK 188]

■ **Rektum**

Viel Winde-Abgang (*Whl.*). [CK 189] Viel Abgang von Blähungen. [RAL 185]

Blähungen vom Geruche des Stink-Asands (*Mr.*). [CK 190] Blähungen vom Geruche des stinkenden Asants. [RAL 186]

Stuhl-Anregung, Abends, mit Kneipen im ganzen Unterbauche, und darauf starker, feuchter, zuletzt ganz dünner, sauer riechender Stuhl, wornach er sich erleichtert, aber matt fühlte; den Nachmittag hatte er schon seinen gewöhnlichen Stuhl, doch sehr hart und beschwerlich gehabt (*Gr.*). [CK 191] Abends im ganzen Unterbauche Kneipen, mit Anregung zum Stuhle; nachdem er schon vorher den Nachmittag seinen gewöhnlichen, doch sehr harten und beschwerlichen Stuhlgang gehabt hatte, bekam er einen starken, feuchtern Stuhl, und zuletzt viel, ganz dünnen, sauerriechenden Stuhl, worauf er sich erleichtert, aber matt fühlt. [RAL 168]

Weicher Stuhl (sogleich). [CK 192; RAL 175]

Weicher, in kleinen Stücken erfolgender Stuhl (*Whl.*). [CK 193; RAL 171]

Schleimiger Durchfall mit Mattigkeit (*Carrere.*). [CK 194; RAL 174]

Weisser, schleimiger Durchfall (*Carrere.*). [CK 195; RAL 173]

Schleimiger, abwechselnd gelber und grünlicher Durchfall (*Carrere.*). [CK 196] **Schleimiger, abwechselnd gelber und grünlicher Durchlauf.** [RAL 172]

Dünnleibigkeit, mehrere Nachmittage hintereinander, mit Blähungen (n. 3 T.). [CK 197] Mehrere Nachmittage hinter einander Dünnleibigkeit mit Blähungen (n. 3 Tagen). [RAL 176]

Ordentlicher Stuhl, doch mit etwas Pressen (n. $^3/_4$ St.) (*Ng.*). [CK 198] Ordentlicher Stuhlgang, jedoch mit etwas Pressen (n. $^3/_4$ St.). [RAL 177]

Eiliger, kaum aufzuhaltender Stuhldrang, obgleich nur wenig und harter Koth abging (n. $^1/_2$ St.) (*Ahr.*). [CK 199] Es trieb ihn schnell zu Stuhle und er konnte es kaum aufhalten, obgleich nur wenig und harter Koth abging (n. $^1/_2$ St.). [RAL 178]

Plötzlich ungeheures Pressen auf den Mastdarm, dass er den Stuhl kaum aufhalten kann; doch geht erst nach einer Weile, bei starkem Drücken sehr harter Koth langsam und unter flüchtigem Kneipen und Schneiden hie und da im Bauche, ab (*Gr.*). [CK 200] Plötzlich ein ungeheures Pressen auf den Mastdarm, daß er kaum den Stuhl aufhalten kann und wenn er auf den Stuhl kömmt, geht erst nach einer Weile, bei starkem Drücken, sehr harter Koth langsam und mit flüchtigem Kneipen und Schneiden hie und da im Bauche, ab. [RAL 183]

Vergebliches Noththun zum Stuhle, den ganzen Tag, unter Uebelkeit (n. $^1/_2$ St.) (*Mr.*). [CK 201] Es nöthigte ihn, unter Uebelkeit öfters zum Stuhle und doch konnte er den ganzen Tag nichts ausleeren (n. $^1/_2$ St.). [RAL 179]

Stuhldrang unter Leibkneipen; doch ist er ganz hartleibig und wird nur wenig los, bei starkem Drücken (n. 8 St.) (*Ahr.*). [CK 202] Es kneipt im Leibe und er muß zu Stuhle, ist aber ganz hartleibig und es geht nur wenig ab bei starkem Drücken (n. 8 St.). [RAL 180]

Schwerer, trockner, seltener Stuhl (*Carrere.*). [CK 203] Schwerer, trockner, seltner Stuhlgang. [RAL 182]

Seltener, träger, harter Stuhl; wenn ihm auch Noth thut, fehlt doch der Drang im Mastdarme, und es geht nur mit grosser Anstrengung sehr dicker, harter Koth langsam ab (*Gr.*). [CK 204] Seltner, träger und harter Stuhl; wenn es ihm auch Noth thut, so ist doch kein Drang im Mastdarme und nur mit größter Anstrengung geht sehr dicker, harter Koth langsam ab. [RAL 184]

Vor und nach dem Stuhle, drückendes Bauchweh mit Kollern (*Rkt.*). [CK 205] Druck im Unterleibe und Bauchweh vor dem Stuhle, bei demselben nicht, nachher wiederkehrend unter Kollern im Leibe. [RAL 181]

■ Harnwege

Harn trüb und weisslich (*Carrere.*). [CK 206] Trüber, weißlicher Urin. [RAL 187] Trüber, weißlicher Harn. [RAL 194]

Häufiger Abgang eines erst klaren und zähen, dann dicken, milchweissen Harnes (*Carrere.*). [CK 207] Häufiger Abgang eines erst klaren und zähen, dann dicken und milchweißen Urins. [RAL 188]

Harn erst hell und zähe, dann weiss, dann trüb, dann hell, mit weissem, klebrichten Satze (*Carrere.*). [CK 208] Urin erst hell und zähe, dann weiß, dann trübe, dann hell, mit weißem, klebrichtem Satze. [RAL 189]

Trüber, übelriechender Harn und stinkender Schweiss (*Carrere.*). [CK 209] Trüber, übelriechender Harn und übelriechender Schweiß. [RAL 190]

Trüber Harn (*Carrere.*). [CK 210; RAL 193]

Röthlicher, brennender Harn (*Carrere.*). [CK 211] Urin röthlich und brennend. [RAL 191]

Schleimiger, bald rother, bald weisser Satz im Harne (*Carrere.*). [CK 212] Urin mit schleimigem, bald rothem, bald weißem Satze. [RAL 192]

Pulsirende (Stiche?) in der Harnröhre nach aussen zu (*Whl.*). [CK 213] Pulsirende in der Harnblase nach außen zu. [RAL 195]

Harnstrenge, schmerzhaftes Harnen (*Starke.*). [CK 214] Harnstrenge, schmerzhaftes Uriniren. [RAL 196]

Beim Harnen, Brennen in der Harnröhre-Mündung. [CK 215] Brennen in der Mündung der Harnröhre, während des Harnens. [RAL 197]

■ Geschlechtsorgane

An den Zeugungstheilen, Hitze und Jücken und Reiz zum Beischlafe (*Carrere.*). [CK 216] Hitze und Jücken an den Zeugungs-Theilen und Reiz zum Beischlafe. [RAL 199]

Flechten-Ausschlag auf den grossen Schamlippen (*Carrere.*). [CK 217] Flechtenartiger Ausschlag auf den großen Schamlippen. [RAL 198]

Regel vermehrt und befördert (*Carrere.*). [CK 218] Vermehrung und Beförderung des Monatlichen. [RAL 200]

Verstärkte Regel (*Carrere.*). [CK 219] Verstärkter monatlicher Blutabgang. [RAL 201]

Verminderte Regel (*Carrere.*). [CK 220] Verminderte Stärke der Monatsreinigung. [RAL 202]

Verspätete Regel, selbst bis um 25 Tage (*Carrere.*). [CK 221] Mehrere, selbst bis 25 Tage verspätigte Monatszeit. [RAL 203]

■ Atemwege und Brust

Niesen (*Whl.*). [CK 222; RAL 206]

Sehr trockne Nase, Abends (*Ng.*). [CK 223; RAL 205]

Stockschnupfen mit Kopf-Eingenommenheit und Niesen (*Ng.*). [CK 224] Stockschnupfen mit Eingenommenheit des Kopfs und einmaligem Nießen. [RAL 204]

Kurzer Kotz-Husten, wie durch tief Athmen erregt (*Gr.*). [CK 225] Kurzer Kotz-Husten, der sich durch tief Athmen zu erzeugen scheint. [RAL 207]

Husten mit Auswurf zähen Schleimes, bei Stechen in den Brust-Seiten (*Mr.*). [CK 226]

Heftiges Stechen in der Brust bald auf der rechten, bald auf der linken Seite; er mußte viel husten und warf einen zähen Schleim aus (n. 4 Tagen). [RAL 231]

Blutspeien (*Carrere.*). [CK 227; RAL 208]

Brust-Beklemmung, wie nach gebücktem Sitzen (*Whl.*). [CK 228] Brustbeklemmung wie nach vorgebücktem Sitzen. [RAL 234]

Beklommen auf der Brust (*Whl.*). [CK 229; RAL 220]

Grosser Beklemmungs-Schmerz in der ganzen Brust, vorzüglich beim Athmen (*Ahr.*). [CK 230]

Großer Beklemmungs-Schmerz in der ganzen Brust, vorzüglich beim Aus- und Einathmen. [RAL 235]

Drücken unter der ganzen Fläche des Brustbeins, in Absätzen (*Gr.*). [CK 231] Absetzendes Drücken unter der ganzen Fläche des Brustbeins. [RAL 217]

Stumpfes, schmerzliches Drücken, links über dem Schwertknorpel, beim gebückt Sitzen, später auch bei aufrechter Stellung, in langen Absätzen wie tief in die Brust hineindringende Stösse (*Gr.*). [CK 232] Links über dem Schwerdknorpel (bei vorgebücktem Sitzen) ein schmerzliches Drücken, wie mit einem stumpfen Instrumente; nachher kömmt es auch bei aufrechter Stellung des Körpers in langen Absätzen und artet sich wie tief in die Brust hinein dringende Stöße. [RAL 211]

Absetzender Schmerz in beiden Brust-Seiten unter den Achseln, als stiesse man die Fäuste gewaltsam ein (*Gr.*). [CK 233] Absetzender Schmerz in beiden Seiten unterhalb der Achseln, als stieße man die Fäuste von beiden Seiten gewaltsam da ein. [RAL 213]

Absetzendes Klemmen auf einer kleinen Stelle, oben unter dem Brustbeine (*Gr.*). [CK 234] Oben unterm Brustbeine auf einer kleinen Stelle absetzendes Klemmen. [RAL 219]

Spannen auf der Brust, beim tief Athmen (*Whl.*). [CK 235] Beim tief Athmen, Spannen auf der Brust. [RAL 218]

Gefühl, als wollte es links aus der Brust herausdrängen (*Gr.*). [CK 236] Es ist, als wollte es links aus der Brust herausdrängen. [RAL 236]

Kneipender Schmerz in der ganzen Brust, durch Einathmen verstärkt (*Ahr.*). [CK 237; RAL 233]

Wellenartiger, reissend drückender Schmerz durchzieht in Absätzen die ganze linke Brust-Seite (*Gr.*). [CK 238] **Durch die linke Brust-Seite zieht in Absätzen ein sehr empfindlicher, wellenartiger Schmerz, fast wie reißender Druck.** [RAL 209]

Zucken und Ziehen unter dem Brustbeine (*Gr.*). [CK 239; RAL 216]

Ziehen und Spannen, äusserlich am vordern Theile der Brust (*Ng.*). [CK 240] Aeußerliches Spannen und Ziehen am vordern Theile der Brust. [RAL 212]

Zuckender Schmerz in der rechten Achselgrube (*Ahr.*). [CK 241; RAL 214]

Pulsirender Schmerz in der linken Achselgrube, durch Bewegung verschwindend (*Ahr.*). [CK 242; RAL 215]

Stechender Schmerz auf dem Brustbeine (*Ahr.*). [CK 243] Schmerzhaftes Stechen auf dem Brustbeine (n. ½ St.). [RAL 221]

Stechender Schmerz in der linken Brust-Seite, wie von einem stumpfen Messer, in der Gegend der fünften, sechsten Ribbe (*Ahr.*). [CK 244] In der linken Brust-Seite in der Gegend der fünften und sechsten Ribbe ein schmerzhafter Stich, wie von einem etwas stumpfen Messer (n. 6½ St.). [RAL 229]

Ein schmerzhafter Stich in der rechten Brust-Seite, schnell kommend und vergehend (*Ahr.*). [CK 245] In der rechten Seite, zwischen der vierten und sechsten Ribbe, ein plötzlich entstehender und schnell verschwindender, schmerzhafter Stich (n. 8½ St.). [RAL 228]

Stechender Schmerz in der linken Brust-Seite, in der Gegend der sechsten Ribbe. [RAL 230]

Stumpfe, langsam absetzende Stiche in der linken Ribbenseite (*Gr.*). [CK 246] In der linken Ribben-Seite langsam absetzende stumpfe Stiche. [RAL 224]

Stumpfer Stich-Schmerz in der rechten Brust-Seite, in der Gegend der dritten Ribbe, besonders beim darauf Drücken; darauf zog es ins Kreuz und bis zwischen die Schultern, wo es am einen Rande des linken Schulterblattes beim Athmen stach (*Htb.* u. *Tr.*). [CK 247] Stumpfstechender Schmerz in der rechten Seite in der Gegend der dritten Ribbe, besonders beim darauf Drücken. Hierauf zog sich der Schmerz in's Kreuz, und stieg dann hinauf bis zwischen die Schultern: ein Stechen am innern Rande des linken Schulterblattes beim Athemholen. [RAL 223]

Stoss ähnlicher, stumpfer Stich auf das Brustbein (*Ahr.*). [CK 248] Auf das Brustbein ein stoßähnlicher, mehr stumpfer Stich (n. 8 St.). [RAL 222]

Stumpfer, betäubender Stich unter dem rechten Schlüsselbeine in die Brust hinein (*Gr.*). [CK 249] Betäubender, stumpfer Stich unter dem rechten Schlüsselbeine in die Brust hinein. [RAL 210]

Stechend reissender Schmerz von der Mitte des Brustbeins bis zum Rückgrate durch, im Sitzen beim Aufstehen vergehend (*Ahr.*). [CK 250] Mitten auf dem Brustbeine, ein stechend reißender Schmerz, der durch die ganze Brust bis zum Rückgrate im Sitzen ging und beim Aufstehen verging (n. 7 Tagen). [RAL 225]

Tief schneidender Schmerz in der linken Brust-Seite, dicht unter dem Schlüsselbeine, durch darauf Drücken vergehend (*Ahr.*). [CK 251] Ein tief schneidender Schmerz in der linken Brust-Seite, dicht unter dem Schlüsselbeine, der durch darauf Drücken verging (n. 30 St.). [RAL 232]

Flüchtiges Schneiden und Kneipen in der Brust, wie von aufgestaueten Blähungen (*Gr.*). [CK 252] Flüchtiges Kneipen und Schneiden im Bauche und der Brust, wie von aufgestauchten Blähungen. [RAL 147]

Wühlender Schmerz in der rechten Brust-Seite, durch darauf Drücken vergehend (*Ahr.*). [CK 253; RAL 226]

Wühlender Schmerz in der Brust, oder, als hätte er sich verhoben (*Gr.*). [CK 254] Wehthun in der Brust, wie Wühlen, oder als hätte er sich Schaden gethan (verhoben). [RAL 227]

Herzklopfen, besonders Nachts, stark und äusserlich fühlbar. [CK 255] Herzklopfen; starker, äußerlich fühlbarer Pulsschlag des Herzens, besonders Nachts. [RAL 237]

Starkes Herzklopfen, als fühle er das Herz ausser der Brusthöhle schlagen (*Stf.*). [CK 256] Starkes Herzklopfen; es war ihm, als fühlte er das Herz außer der Brusthöhle schlagen. [RAL 238]

■ Rücken und äußerer Hals

Kreuzschmerzen, wie nach langem Bücken (*Whl.*). [CK 257; RAL 240]

Wühlendes Stechen links neben dem Kreuzbeine (*Ahr.*). [CK 258] Ein wühlend stechender Schmerz links neben dem Kreuzbeine (n. 10 St.). [RAL 239]

Wühlender Schmerz über dem linken Beckenkamme, der durch Aufdrücken verging (*Ahr.*). [CK 259] Ueber dem linken Beckenkamme, ein wühlender Schmerz, der durch darauf Drücken verging (n. 6 St.). [RAL 241]

Stumpfes Stechen, wie ein Herausdrängen, in beiden Lenden, bei jedem Einathmen, während gekrümmten Sitzens (nach einem kleinen Fussgange) (*Gr.*). [CK 260] Beim gekrümmten Sitzen (nach einer kleinen Fußreisc), bei jedesmaligem Einathmen in beiden Lenden ein stumpfer Stich herauswärts – eine Art Herausdrängen. [RAL 242]

Schmerz, wie nach Stoss, über der linken Hüfte, dicht neben den Lendenwirbeln (n. ½ St.) (*Ahr.*). [CK 261] Ueber der linken Hüfte, dicht neben den Lendenwirbeln, Schmerz als wenn er da vorher einen Stoß bekommen hätte (n. ½ St.). [RAL 243]

Tiefschneidender Schmerz in der rechten Lende, nach darauf Drücken nur kurz, später von selbst vergehend (*Ahr.*). [CK 262] In der Lende über der rechten Hüfte, ein tief schneidender Schmerz, der durch darauf Drücken verging, nachher aber bald wieder zurückkehrte und dann nur allmälig von selbst verschwand. (n. 4 Tagen). [RAL 244]

Schmerz, als sollte der Leib über den Hüften abgeschnitten werden; zum hin und her Bewegen nöthigend, doch ohne Linderung (*Gr.*). [CK 263] Schmerz, als sollte der Leib in der Lenden-Gegend über den Hüften abgeschnitten werden; für Schmerz bewegt er sich hin und her, ohne still sitzen zu können, doch ohne Linderung. [RAL 245]

Wühlendes Stechen in der linken Lende, beim Gehen verschwindend, im Sitzen wiederkehrend (*Ahr.*). [CK 264] **In der Lende über der linken Hüfte, ein wühlend stechender Schmerz**, der beim Gehen verging, im Sitzen aber wieder kam (n. 4¹/₃ Tag.). [RAL 246]

Ruckweise, einzelne, starke Stiche, wie mit einer Gabel, dicht über der rechten Hüfte, neben den Lendenwirbeln (*Ahr.*). [CK 265] Dicht neben den Lendenwirbeln, über der rechten Hüfte, ruckweise, starke, einzelne Stiche, wie mit einer Gabel (n. 6 Tagen). [RAL 247]

Ein stumpfer Stich herauswärts in der linken Lende, dicht über der Hüfte, bei jedem Athemzuge (*Gr.*). [CK 266] Hinten auf der linken Seite in der Lende, gleich über der Hüfte, bei jedem Athemzuge ein stumpfer Stich herauswärts. [RAL 248]

Schmerzhafte Stiche in der Mitte des Rückgrats beim Athmen (*Ahr.*). [CK 267] Einzelne schmerzhafte Stiche beim Athemholen in der Mitte des Rückgrats (n. 29 St.). [RAL 249]

Stumpfe pochende Stiche, links neben dem Rückgrate in Absätzen (*Gr.*). [CK 268] Absetzende, stumpfe Stiche, wie ein empfindliches Pochen, im Rücken links neben dem Rückgrate. [RAL 250]

Absetzender Druck oben, links neben der Wirbelsäule, am Nacken, in der Rückenlage, früh, im Bette (*Gr.*). [CK 269] Absetzender Druck links gleich neben der Wirbelsäule im Anfange des Rückens, oben in der Nähe des Nackens, früh bei der Rückenlage im Bette. [RAL 251]

Angenehmes Kitzeln am äussern Rande des rechten Schulterblattes (*Ahr.*). [CK 270] Eine angenehm kitzelnde Empfindung am äußern Rande des rechten Schulterblattes. [RAL 252]

Ein kitzelnder Stich in der Mitte des rechten Schulterblattes (*Ahr.*). [CK 271] In der Mitte des rech-ten Schulterblattes ein kitzelnder Stich. [RAL 253]

Ziehendes Reissen am äussern Rande des rechten Schulterblattes (n. 6 T.) (*Ahr.*). [CK 272] Ziehend reißender Schmerz am äußern Rande des rechten Schulterblattes (n. 6 Tagen). [RAL 254]

Reissende Stösse auf die Aussenseite des rechten Schulterblattes, in Absätzen (*Gr.*). [CK 273] Absetzend reißende Stöße auf die äußere Seite des linken Schulterblattes. [RAL 256]

Steifheits-Schmerz in den Nacken-Muskeln, beim seitwärts Drehen des Kopfes (*Gr.*). [CK 274] Steifheits-Schmerz in den Nackenmuskeln beim Drehen des Kopfs auf eine von beiden Seiten. [RAL 257]

Steifigkeit in den Nacken-Muskeln (*Rkt.*). [CK 275] In den Nackenmuskeln Steifigkeit. [RAL 258]

Schmerz im Genicke, als habe der Kopf eine unrechte Lage gehabt (*Whl.*). [CK 276; RAL 259]

Schnürender Schmerz in den Nacken-Muskeln, als würde ihm der Hals umgedreht (*Gr.*). [CK 277] In den Nackenmuskeln schnürender Schmerz, als würde ihm der Hals umgedreht. [RAL 260]

Zieh-Schmerz in den rechten Hals-Muskeln (*Mr.*). [CK 278] Ein ziehender Schmerz in den rechten Halsmuskeln. [RAL 91]

■ **Extremitäten**

Ziehendes Reissen in der rechten Achsel, über dem rechten Hüft-Gelenke und über und unter dem rechten Knie-Gelenke (*Htb.* u. *Tr.*). [CK 279; RAL 255]

Dumpfer, heftiger Schmerz im ganzen rechten Arme, wie nach einem Schlage, mit Blei-Schwere, Unbeweglichkeit, Muskel-Gespanntheit und Kälte des ganzen Armes, wie gelähmt; beim Versuche ihn zu biegen, und auch beim Befühlen Schmerz im Ellbogen-Gelenke, wie zerschlagen; die Eiskälte des Arms kam den folgenden Morgen, nach 24 Stunden wieder (n. ¹/₂ St.) (*Mr.*). [CK 280] Im ganzen rechten Arme ein dumpfer heftiger Schmerz, wie von einem erlittenen Schlagflusse, mit Blei-Schwere, Unbeweglichkeit und Kälte-Empfindung verbunden; der Arm war eiskalt anzufühlen, die Muskeln waren selbst in der Ruhe wie gespannt; der Arm war fast gänzlich gelähmt, er konnte ihn nicht von selbst biegen, ihn nicht aufheben und nicht eine Schreibfeder halten; bei dem Bestreben dazu fühlte er einen scharfen Schmerz wie von Zerschlagenheit im Ellbogen-Gelenke, welches auch beim Befühlen schmerzlich weh that, wie zerschlagen (n. $1/2$ St.), dieselbe Eiskälte des rechten Arms kam den folgenden Morgen, nach 24 Stunden wieder. [RAL 261]

Sie konnte die Arme weder vor noch zurückbringen, weil sonst Rucke darin entstanden. [CK 281] Wenn sie die Arme vorwärts oder hinterwärts bringen wollte, so konnte sie es nicht, weil dann Rucke in den Armen entstanden. [RAL 262]

Zucken im Oberarme, beim Krümmen und rückwärts Biegen des Arms; beim Ausstrecken zuckte es nicht, es wurden aber die Finger steif, dass sie sie nicht zumachen konnte. [CK 282] Wenn sie den Arm krumm machte und rückwärts bog, so zuckte es im Fleische des Oberarms; wenn sie ihn ausstreckte, so zuckte es nicht, dann wurden aber die Finger steif, daß sie sie nicht zumachen konnte. [RAL 263]

Lähmiger Quetschungs-Schmerz im linken Arme, fast nur in der Ruhe, bei Bewegung weniger, beim Befühlen gar nicht; doch hat der Arm gehörige Kraft. [CK 283] Der linke Arm schmerzt lähmig, wie von einer Quetschung, fast nur in der Ruhe, bei Bewegung wenig, beim Befühlen ist er unschmerzhaft; doch hat der Arm seine gehörige Kraft. [RAL 266]

Lähmiges Gefühl im rechten Oberarme, durch starke Bewegung vergehend (Ahr.). [CK 284] Eine lähmige Empfindung im rechten Oberarme, die durch starke Bewegung desselben verging (n. $4^1/2$ Tag.). [RAL 267]

Schmerz im Oberarme, Abends im Bette, und früh, nach dem Aufstehen. [CK 285] Abends im Bette und früh nach dem Aufstehen, Schmerz im Oberarme. [RAL 264]

Brennendes Jücken äusserlich am rechten Oberarme, das zum Kratzen reizt; die Stelle war roth und ein brennendes Blüthchen darauf (Whl.). [CK 286] Brennendes Jücken äußerlich am rechten Oberarme, das zum Kratzen nöthigte; die Stelle war roth und ein Bläschen darauf, von brennender Empfindung. [RAL 265]

Fressendes Nagen an der äussern Seite des Ellbogens, in kurzen Absätzen (Gr.). [CK 287] An der äußern Seite des rechten Ellbogens ein fressender, nagender Schmerz, in kurzen Absätzen. [RAL 268]

Rothe Blüthchen in der Ellbogen-Beuge, früh und Abends in der Wärme der Stube sichtbar, mit fein stechendem Jücken, und nach Kratzen Brennen; zwölf Tage lang. [CK 288] In der Ellbogenbeuge, rothe Ausschlags-Blüthen, Früh und Abends in der Stubenwärme sichtbar, die ein feinstechendes Jücken verursachten, und nach dem Kratzen Brennen, zwölf Tage lang. [RAL 276]

Im rechten Vorderarme, Zieh-Schmerz (n. 3 T.) (Ahr.). [CK 289] Ein ziehender Schmerz im rechten Vorderarme (n. $3^1/4$ Tag.). [RAL 269]

Dumpfes Ziehen vom linken Ellbogen bis zur Handwurzel, besonders bei der Beugung bemerkbar (Ng.). [CK 290] Dumpfes Ziehen vom linken Ellbogen bis zur Handwurzel, besonders bei der Pronation bemerkbar, Abends (d. 9. T.). [RAL 270]

Empfindliches Ziehen in der linken Ellbogenröhre, öfters wiederholt (Gr.). [CK 291] In der linken Ellbogenröhre ein wiederholtes, empfindliches Ziehen. [RAL 271]

Plötzlich ruckend kneipendes Reissen in der Mitte des linken Vorderarmes (n. 12 T.) (Ahr.). [CK 292; RAL 272]

Langsam herabziehendes, drehendes Bohren vom Ellbogen-Gelenke nach der Handwurzel zu, durch Bewegung des Armes vergehend in der Ruhe aber sogleich wiederkehrend (Ahr.). [CK 293] Im rechten Vorderarme, vom Ellbogen-Gelenke nach der Handwurzel zu, ein langsam herabziehender, drehend bohrender Schmerz, der durch Bewegung des Arms verging, in der Ruhe aber sogleich wieder zurückkehrte (n. 4 St.). [RAL 273]

Kraftlosigkeit des linken Vorderarmes, mit Lähmigkeit, besonders im Ellbogen-Gelenke (Whl.). [CK 294] Der linke Vorderarm kraftlos, wie gelähmt, mit einer lähmigen Empfindung im Ellbogen-Gelenke (n. 36 St.). [RAL 274]

Unangenehmes Jücken auf der Mitte des rechten Vorderarmes, nach Kratzen, wozu es nöthigt, bald wiederkehrend (Ahr.). [CK 295] Unangenehmes Jücken auf der Mitte des rechten Vorderarms, das zu kratzen nöthigte und davon verging, aber bald wieder zurückkehrte (n. 36 St.). [RAL 275]

Auf der rechten Handwurzel ein stumpfer Stich, durch Bewegung vergehend (Ahr.). [CK 296] Auf der rechten Handwurzel ein Stich, wie mit einer stumpfen Spitze, der durch Bewegung verging (n. 1 St.). [RAL 277]

Zittern der Hände (bei kaltfeuchter Witterung) (Carrere.). [CK 297] Zittern der Hände (bei kaltfeuchter Witterung unter Bittersüß-Gebrauche). [RAL 278]

Flechtenartiger Ausschlag vorzüglich auf den Händen (*Carrere.*). [CK 298] Vorzüglich auf den Händen flechtenartiger Ausschlag. [RAL 279]

Viel Schweiss der Handteller (*Whl.*). [CK 299] Viel Schweiß der hohlen Hände. [RAL 280]

Warzen bedecken die Hände (*Stf.*). [CK 300] Die Hände werden mit einer Art Warzen bedeckt, dergleichen er sonst nie hatte (n. 21 Tagen). [RAL 281]

Röthe auf dem Handrücken, brennenden Schmerzes, wenn er beim Gehen im Freien warm wird. [CK 301] Auf dem Handrücken eine Röthe, welche brennend schmerzt, wenn er in freier Luft beim Gehen warm wird. [RAL 282]

Klammartiges Ziehen im linken Daumenballen, dass er den Daumen kaum zu bewegen wagt (*Gr.*). [CK 302] Im linken Daumenballen, klammartiges Ziehen, daß er sich kaum der Daumen zu bewegen getraut. [RAL 283]

Klammartiges Zucken im ersten Gliede des rechten Mittelfingers (*Gr.*). [CK 303] Klammartig zuckender Schmerz im ersten Gliede des rechten Mittelfingers. [RAL 284]

Auf dem rechten Hinterbacken einzelne kleine Stiche (*Ahr.*). [CK 304] Einzelne, kleine Stiche auf dem rechten Hinterbacken (n. 8 1/3 Tag.). [RAL 285]

Ziehendes Reissen in der linken Hüfte (*Ahr.*). [CK 305] Ziehend reißender Schmerz in der linken Hüfte (n. 14 St.). [RAL 286]

Ziehendes Kneipen in der rechten Hüfte (n. 6 St.) (*Ahr.*). [CK 306] Ziehend kneipender Schmerz in der rechten Hüfte (n. 26 St.). [RAL 287]

Ziehendes Stechen im linken Hüft-Gelenke, bis in den Schooss, bloss beim Gehen, bei jedem Tritte, mit Gefühl, als wolle sich der Kopf des Hüftknochens ausrenken; starkes Ausstrecken minderte den Schmerz unter Empfindung, als würde das Glied eingerenkt; doch blieb einige Zeit ein Zerschlagenheits-Schmerz zurück, der ihn wie lahm zu gehen nöthigte (vierzehn Tage lang.) (*Cbz.*). [CK 307] Ziehend stechender Schmerz im linken Hüft-Gelenke bis in den Schooß bloß beim Gehen, bei jedem Tritte, mit dem Gefühle, als wollte sich der Kopf des Hüftknochens ausrenken; starkes Ausstrecken minderte den Schmerz, mit der Empfindung, als würde das Schenkelbein dadurch wieder eingerenkt; doch blieb einige Zeit ein Zerschlagenheits-Schmerz in den Theilen zurück, der ihn wie lahm zu gehen nöthigte (vierzehn Tage lang). [RAL 288]

Einschlafen und Schwäche der Schenkel (*Carrere.*). [CK 308] Einschlafen der Schenkel und Schwäche derselben. [RAL 300]

Zucken der Beine (*Carrere.*). [CK 309; RAL 302]

Oberschenkel-Schmerz. [CK 310] Schmerz im Oberschenkel. [RAL 289]

Stechendes Reissen im ganzen Oberschenkel, durch Aufdrücken nicht vergehend (*Ahr.*). [CK 311] Stechend reißender Schmerz im ganzen rechten Oberschenkel, der nicht durch darauf Drücken verging. [RAL 290]

Stechen, wie mit Nadeln, auf der hintern Seite des linken Oberschenkels, dicht am Knie (*Ahr.*). [CK 312] Fein stechender Schmerz auf der Hinterseite des linken Oberschenkels, dicht am Knie, wie mit Nadeln (n. 81 St.). [RAL 291]

Ziehend reissender, oder steter, bald stechender, bald kneipender **Schmerz in beiden Oberschenkeln, der im Gehen verschwand**, dann in Müdigkeit ausartete **und im Sitzen sogleich wiederkehrte** (*Ahr.*). [CK 313] Immerwährender, bald stechender, bald pochender, bald kneipender Schmerz in beiden Oberschenkeln, der beim Gehen verschwand, dann aber in Müdigkeit ausartete; beim Sitzen kehrte er sogleich wieder (n. 3 1/2 Tag.). [RAL 292]

Ein ziehend reißender Schmerz in beiden Oberschenkeln, der beim Gehen verschwand, aber in Müdigkeit ausartete und beim Sitzen sogleich zurückkehrte (n. 12, 14 St.). [RAL 293]

Ziehen in den Oberschenkel-Muskeln hie und da, mit Empfindlichkeit beim Befühlen (*Ng.*). [CK 314] Hie und da Ziehen im Fleische der Oberschenkel. Beim Befühlen waren die Theile empfindlich. [RAL 294]

Zieh-Schmerz auf der vordern Seite des rechten Oberschenkels (*Ahr.*). [CK 315] Eine ziehende Empfindung auf der Vorderseite des rechten Oberschenkels (n. 36 St.). [RAL 295]

Ziehendes Reissen von der Mitte der hintern Seite des Oberschenkels, bis ans Knie-Gelenk (*Ahr.*). [CK 316] Ein ziehend reißender Schmerz an der Hinterseite des rechten Oberschenkels von seiner Mitte an bis in's Kniegelenke (n. 5/4 St.). [RAL 296]

Lähmiges Ziehen auf der vordern Seite des rechten Oberschenkels (*Ahr.*). [CK 317] Eine ziehend lähmige Empfindung auf der Vorderseite des rechten Oberschenkels (n. 8 1/3 Tag.). [RAL 297]

Stechendes Reissen vom Knie-Gelenke am Oberschenkel herauf, beim Gehen im Freien (*Rkt.*). [CK 318] Stechend reißender Schmerz vom

Knie-Gelenke an bis herauf am Oberschenkel, während des Gehens im Freien. [RAL 298]

Brennendes Jücken an den Oberschenkeln; er muss kratzen (*Whl.*). [CK 319] Brennend jückende Empfindung äußerlich auf den Oberschenkeln, die zum Kratzen zwingt (n. 7 St.). [RAL 299]

Kniee, abgeschlagen, wie nach einer grossen Fussreise (*Ng.*). [CK 320] Große Abgeschlagenheit der Kniee, wie nach einer bedeutenden Fußreise (d. 3. Tag.). [RAL 301]

Reissen im Knie-Gelenke, im Sitzen (*Rkt.*). [CK 321; RAL 303]

Taktmässiges, wellenförmiges Drücken an der Inseite des Kniees (*Gr.*). [CK 322] An der innern Seite des Kniees taktmäßiger, wellenförmig drückender Schmerz. [RAL 304]

Auf der Aussenseite des rechten Unterschenkels, Jucken, mit einem juckenden Stiche endend (*Whl.*). [CK 323] Auf der äußern Seite des rechten Unterschenkels, Jücken, was sich in einem jückenden Stich endigte (n. 1/4 St.). [RAL 305]

Jucken an der Aussenseite des linken Unterschenkels, nach Kratzen bald wiederkehrend (*Whl.*). [CK 324] An der äußern Seite des linken Unterschenkels, Jücken, was durch Kratzen verging, aber bald wieder kam (n. 1/4 St.). [RAL 306]

Klammartiges, fast schneidendes Ziehen durch den linken Unterschenkel herab (*Gr.*). [CK 325] Klammartig ziehender (fast schneidender) Schmerz durch den linken Unterschenkel herab. [RAL 307]

Aufgedunsenheit und Geschwulst des Unterschenkels und der Wade (doch nicht des Fusses) mit Spannschmerz und grossem Müdigkeits-Gefühle, gegen Abend. [CK 326] Aufgedunsenheit und Geschwulst des Unterschenkels und der Wade (doch nicht des Unterfußes) mit spannendem Schmerze und Empfindung von äußerster Müdigkeit gegen Abend. [RAL 308]

Reissen im rechten Schienbeine herauf, früh (*Ng.*). [CK 327] Gelindes Reißen im rechten Schienbeine aufwärts, früh (d. 2. Tag.). [RAL 309]

Ermüdungs-Schmerz im Schienbeine, wie nach einem starken Gange (*Whl.*). [CK 328] Schmerz im Schienbeine, wie von Ermüdung durch einen starken Gang (n. 36 St.). [RAL 310]

Ritzender Schmerz zieht hinten an der linken Wade herab (*Ahr.*). [CK 329] Es zieht sich an der Hinterseite der linken Wade ein Schmerz herab, als ob ihn jemand innerlich ritzte (n. 1/2 St.). [RAL 311]

Reissen hinten an der linken Wade, durch Bewegung des Fusses vergehend (*Ahr.*). [CK 330] Reißender Schmerz in der Hinterseite der linken Wade, der durch Bewegung des Fußes verging (n. 1/2 St.). [RAL 312]

Plötzlicher Nadelstich in der linken Wade, und darauf Gefühl, als laufe warmes Blut oder Wasser aus der Stelle herab (*Ahr.*). [CK 331] Ein plötzlicher Stich wie von einer Nadel in der linken Wade und darauf Gefühl, als liefe aus der Stelle warmes Blut oder Wasser herunter. [RAL 313]

Taubheits-Gefühl in der Wade, Nachmittags und Abends. [CK 332] Taubheits-Empfindung in der Wade, Nachmittags und Abends. [RAL 314]

Schmerzhafter Klamm in der linken Wade, beim Gehen (*Whl.*). [CK 333; RAL 315]

Brennen in den Füssen. [CK 334; RAL 316]

Arger Klamm am innern rechten Fussknöchel weckt ihn Nachts; er musste umhergehen, worauf es sich gab. [CK 335] Er wachte die Nacht auf über einen argen Klamm am innern rechten Fußknöchel, er mußte aus dem Bette aufstehen, und umhergehen, worauf es sich gab. [RAL 317]

Ziehendes Reissen neben dem innern Knöchel des rechten Fusses (*Ng.*). [CK 336; RAL 318]

Reissen vom äussern Knöchel gegen den Vorderfuss (*Ng.*). [CK 337] Reißen im linken Beine, vom äußern Knöchel gegen den Vorderfuß. [RAL 319]

Schneidender Schmerz in der rechten Sohle, durch Auftreten nicht vergehend (*Ahr.*). [CK 338] Ein schneidender Schmerz in der Mitte der rechten Fußsohle, der nicht durch Auftreten verging (n. 27 St.). [RAL 320]

Pulsirendes Reissen in der grossen und zweiten linken Zehe (*Whl.*). [CK 339] Pulsirend reißender Schmerz in der großen und zweiten Zehe des linken Fußes. [RAL 321]

Absetzendes, stechendes Brennen an den Zehen (*Gr.*). [CK 340] An den Zehen, absetzendes, stechendes Brennen. [RAL 322]

■ Allgemeines und Haut

Kleine Zuckungen an Händen und Füssen (*Carrere.*). [CK 341; RAL 323]

Konvulsionen, zuerst in den Gesichtsmuskeln, dann im ganzen Körper (*Fritze*, Annal. d. K. F. III. S. 45.). [CK 342] Konvulsionen zuerst in den Gesichtsmuskeln, dann am ganzen Körper. [RAL 324]

Klamm-Schmerz hie und da in den Gliedern, besonders in den Fingern (*Gr.*). [CK 343; RAL 325]

Gliederschmerz. [CK 344; RAL 329]

Schmerzen, wie Verkältung, an vielen Körpertheilen (*Whl.*). [CK 345] An verschiedenen Theilen des Körpers Schmerzen, als wenn diese Theile verkältet wären. [RAL 330]

Stumpfe Stiche hie und da in den Gliedern und am übrigen Körper, meist herauswärts (*Gr.*). [CK 346] Stumpfe Stiche hie und da in den Gliedern und am übrigen Körper, gewöhnlich herauswärts. [RAL 328]

Starkes Zittern der Glieder (*Carrere.*). [CK 347; RAL 327]

Die Zufälle scheinen vorzüglich gern gegen Abend einzutreten (*Ng.*). [CK 348; RAL 326]

Heftiges Jucken am ganzen Körper (*Carrere.*). [CK 349; RAL 333]

Stechendes Jücken an verschiednen Körpertheilen (*Carrere.*). [CK 350] Stechendes Jücken an verschiedenen Theilen des Körpers. [RAL 334]

Jückend kneipende Stiche an verschiednen Theilen (*Whl.*). [CK 351] Jückend kneipende Stiche an verschiedenen Theilen des Körpers. [RAL 332]

Brennendes, schnell laufendes Jücken hie und da, wie von Ungeziefer; er muss heftig kratzen, wonach es sich Anfangs mehrt, dann mindert; am Tage wenig, nur Nachts und am meisten von 12 bis 3 Uhr; er erwacht darüber nach kurzem Schlafe (n. 14 T.) (*Stf.*). [CK 352] Brennendes Jücken hie und da, schnell hin und her laufend, wie Ungeziefer; er muß heftig kratzen, wonach es sich anfangs vermehrt, dann aber vermindert; am Tage ist das Jücken wenig fühlbar; nur die Nacht und am heftigsten von 12 bis 3 Uhr; er erwacht nach kurzem Schlafe über dieser Empfindung (n. 14 Tagen). [RAL 331]

Starkjückender Ausschlag rother Flecken mit Bläschen (*Carrere.*). [CK 353; RAL 335]

Ausschlag weisser Knoten (Quaddeln) mit rothem Hofe, stichlichtem Jücken und mit Brennen nach Reiben, an den Armen und Oberschenkeln. [CK 354] Ausschlag an den Armen und Oberschenkeln, wie weiße Knoten (Quaddeln) mit rothem Hofe umgeben; bloß die Quaddeln jückten stichlicht und nach dem Reiben entstand Brennen. [RAL 336]

Kleine, mässig jückende Blüthen an Brust und Unterleib (*Stf.*). [CK 355] Kleine Ausschlags-Blüthen an Brust und Unterleib, mit mäßigem Jücken. [RAL 337]

Flechtenartige Borke über den ganzen Körper (*Carrere.*). [CK 356] Ausschlag einer flechtenartigen Borke über den ganzen Körper. [RAL 338]

Hellrothe, spitze Hüpelchen auf der Haut, die sich nach einigen Tagen mit Eiter füllten (*Starke.*). [CK 357] Hellrothe, spitzige Hügelchen auf der Haut, die sich nach 5, 6 Tagen mit Eiter füllten. [RAL 339]

Rothe, erhabene Flecken, wie von Brenn-Nesseln (*Carrere.*). [CK 358; RAL 340]

Rothe Stellen am Körper (*Carrere.*). [CK 359; RAL 341]

Rothe, flohartige Flecken (*Carrere.*). [CK 360] Rothe, flohstichartige Flecken. [RAL 342]

Trockenheit, Hitze und Brennen der Haut (*Carrere.*). [CK 361] In der Haut Trockenheit, Hitze und Brennen. [RAL 343]

Trockenheit und Hitze der Haut, verstopfter Stuhl und schmerzhafte Harn-Verhaltung, bei weichem, vollem, langsamem, springendem Pulse (*Carrere.*). [CK 362] Trockenheit und Hitze der Haut, verstopfter Stuhl und schmerzhafte Urinverhaltung, bei weichem, vollem, langsamem Pulse mit springenden Schlägen. [RAL 344]

Jählinge Geschwulst des Körpers und Gedunsenheit der Glieder, zuweilen schmerzhaft oder mit Eingeschlafenheits-Gefühl begleitet (*Starke.*). [CK 363] Jählinge Geschwulst des Körpers und Aufgedunsenheit der Glieder, welche zuweilen schmerzhaft oder mit Gefühl von Eingeschlafenheit begleitet ist. [RAL 345]

Magerkeit. [CK 364; RAL 346]

Lässigkeit; er vermeidet Bewegung. [CK 365; RAL 347]

Müdigkeit. [CK 366; RAL 348]

Lässigkeit, Schwere und Müdigkeit in allen Gliedern, die zu sitzen und zu liegen zwingt (*Whl.*). [CK 367; RAL 349]

Grosses Zerschlagenheits-Gefühl in allen Gliedern, den ganzen Tag (*Ahr.*). [CK 368] In allen Gliedern ein großes Zerschlagenheits-Gefühl, fast den ganzen Tag anhaltend. [RAL 350]

Schwere in den Oberschenkeln und Armen (*Rkt.*). [CK 369; RAL 351]

Grosse, anhaltende Schwäche (*Carrere.*). [CK 370; RAL 352]

Anfälle jählinger Schwäche, wie Ohnmacht. [CK 371; RAL 353]

Er muss sich niederlegen. [CK 372; RAL 354]

■ Schlaf, Träume und nächtliche Beschwerden

Schläfrig den ganzen Tag, mit vielem Gähnen (*Ahr.*). [CK 373] Den ganzen Tag ist er sehr schläfrig und muß viel gähnen. [RAL 355]

Starke Schläfrigkeit, Trägheit und Gähnen (*Mr.*). [CK 374; RAL 356]

Oefteres starkes Gähnen (*Gr.*). [CK 375; RAL 357]

Schlaflosigkeit, Unruhe, Zucken (*Carrere.*). [CK 376] Unruhe, Zucken, Schlaflosigkeit. [RAL 358] Schlaflosigkeit. [RAL 359]

Schlaflosigkeit, Blutwallung, Stechen und Jücken in der Haut (*Carrere.*). [CK 377; RAL 373]

Unruhiger Schlaf, mit häufigem Schweisse, und von verworrnen Träumen unterbrochen (*Whl.*). [CK 378] Unruhiger Schlaf, von verworrenen Träumen unterbrochen, mit häufigem Schweiße im Schlafe. [RAL 360]

Unruhiger, unterbrochner, ängstlicher Schlaf, voll schwerer Träume (*Starke.*). [CK 379; RAL 361]

Abends, beim Einschlafen, fuhr er, wie von Schreck hoch in die Höhe (*Gr.*). [CK 380] Abends, als er eben einschlafen wollte, fuhr er wie von Schreck hoch in die Höhe. [RAL 362]

Starkes Schnarchen im Schlafe, bei offnem Munde (sogleich). [CK 381] Schlaf mit starkem Schnarchen bei offenem Munde (sogleich). [RAL 363]

Nach Mitternacht, Aengstlichkeit und Furcht vor der Zukunft. [CK 382] Nach Mitternacht, Aengstlichkeit und Furcht vor zukünftigen Dingen. [RAL 364]

Schreckhafte Träume, die ihn zum Bette herauszuspringen nöthigen (d. erst. N.) (*Whl.*). [CK 383; RAL 365]

Unruhiger Schlaf nach 4 Uhr früh, er mochte sich legen wie er wollte (*Ahr.*). [CK 384] Nach 4 Uhr früh ward der Schlaf sehr unruhig, er mochte sich legen wie er wollte. [RAL 366]

Umherwerfen im Bette, die ganze Nacht, mit Dummheit des Kopfes (*Whl.*). [CK 385; RAL 367]

Unruhiger Schlaf, er warf sich unbehaglich umher (*Stf.*). [CK 386] Unruhiger Schlaf; er warf sich unbehaglich im Bette herum. [RAL 368]

Zeitig erwacht, konnte er nicht wieder einschlafen, dehnte sich unter grosser Müdigkeit und legte sich von einer Seite auf die andre, weil die Muskeln des Hinterkopfes wie gelähmt waren, und er nicht darauf liegen konnte (*Whl.*). [CK 387] Er wachte sehr früh auf und konnte nicht wieder einschlafen; er dehnte sich unter großer Müdigkeit und legte sich von einer Seite auf die andre, weil die Muskeln des Hinterkopfes wie gelähmt waren und er nicht darauf liegen konnte. [RAL 369]

Sie erwacht früh, wie von einem Rufe, und sieht eine sich immer vergrössernde Gespenster-Gestalt, welche in der Höhe zu verschwinden scheint. [CK 388] Sie wacht früh auf wie von einem Rufe und sieht eine sich immer vergrößernde Gespenster-Gestalt, welche in der Höhe zu verschwinden scheint. [RAL 370]

Gegen Morgen eine Art Wachen mit geschlossenen Augen (*Whl.*). [CK 389; RAL 371]

Gegen Morgen kein Schlaf, und doch müde in allen Gliedern und gelähmt, wie nach ausgestandner grosser Hitze (*Whl.*). [CK 390] Gegen Morgen kein Schlaf und doch in allen Gliedern so müde, wie gelähmt, wie nach ausgestandener großer Hitze. [RAL 372]

Nachts, kein Schlaf, wegen Jücken, wie Flohstiche auf dem vordern Theile des Leibes und den Dickbeinen; dabei Hitze und übelriechendes Duften ohne Nässe. [CK 391] (Nachts ohne Schlaf, wegen Jücken am vordern Theile des Leibes von der Brust an über den Unterleib und die Dickbeine, wie Flohstiche; dabei war er heiß und duftete, ohne naß zu seyn; der Duft war von unangenehmem Geruche). [RAL 374]

■ Fieber, Frost, Schweiß und Puls

Schütteln, wie von Frost und Uebelkeit, mit Kälte-Gefühl und Kälte am ganzen Körper, dass er sich am heissen Ofen nicht erwärmen konnte; dabei Schauder von Zeit zu Zeit (sogleich) (*Mr.*). [CK 392] Schütteln wie von Uebelkeit und Frost zugleich, mit Kälte-Empfindung und Kälte am ganzen Körper; er konnte sich am heißesten Ofen nicht erwärmen; dabei von Zeit zu Zeit Schauder und Schütteln (sogleich). [RAL 375]

Doppelt dreitägiges Fieber (*Carrere.*). [CK 393; RAL 376]

Frost und Unbehaglichkeit in allen Gliedern (*Whl.*). [CK 394] Es ist ihm frostig und unbehaglich in allen Gliedern. [RAL 377]

Oefteres Frösteln, Schwere des Kopfes und allgemeine Ermattung, (nach Verkältung) (*Carrere.*). [CK 395] Oefteres Frösteln, Schwere des Kopfs, allgemeine Ermattung (nach Verkältung beim Bittersüß-Gebrauche). [RAL 378]

Frösteln am Rücken, ohne Durst, in freier, vorzüglich in Zug-Luft (*Ng.*). [CK 396] In freier Luft, vorzüglich in Zugluft, Frösteln am Rücken ohne Durst. [RAL 379]

Frösteln über Rücken, Nacken und Hinterhaupt, gegen Abend, (mit Gefühl, wie Sträuben der Haare) 10 Tage lang (*Ng.*). [CK 397] Gegen Abend ein Frösteln über den Rücken, den Nacken und das Hinterhaupt, mit dem Gefühle, als sträubten sich die Haare am Kopfe (d. 3. Tag.). [RAL 380] Mehrere Abende gelindes, aber unangenehmes Frösteln, vom Rücken über das Hinterhaupt. [RAL 381] Das Frösteln am Rücken gegen Abend dauerte über 10 Tage fort, täglich wiederkehrend. [RAL 382]

Trockne Hitze, Nachts (*Ng.*). [CK 398; RAL 383]

Heisse, trockne Haut, mit Blutwallung (*Carrere.*). [CK 399] Heiße, trockne Haut, Blutwallung. [RAL 384]

Brennen in der Haut des ganzen Rückens, als sässe er am heissen Ofen, mit Schweiss im Gesichte und mässiger Hitze (*Whl.*). [CK 400; RAL 385]

Hitze und Unruhe (*Carrere.*). [CK 401; RAL 386]

Heftiges Fieber mit starker Hitze, Trockenheit der Haut und Phantasiren, täglich, alle 15, 16 Stunden wiederkehrend (*Carrere.*). [CK 402; RAL 387]

Hitze und Hitz-Gefühl über den ganzen Körper, besonders in den Händen, mit Durst und ebenmässigem, langsamen vollen Pulse; darauf Frös-teln. [CK 403] Hitze und Gefühl von Hitze über den ganzen Körper, besonders in den Händen; der Puls ebenmäßig langsam, aber voll; dabei Durst, nachher Frösteln. [RAL 388]

Hitze des Körpers, Brennen im Gesichte und verstopfter Leib (*Carrere.*). [CK 404; RAL 389]

Schweiss, fünf und mehr Tage lang (*Carrere.*). [CK 405] **Fünf- und mehrtägiger Schweiß.** [RAL 391]

Allgemeiner Schweiss, vorzüglich im Rücken. [CK 406; RAL 390]

Schweiss, Nachts über und über, am Tage unter den Achseln und in den Handflächen (*Carrere.*). [CK 407] Schweiß über und über die Nacht, am Tage unter den Achseln und in den hohlen Händen. [RAL 392]

Starker Früh-Schweiss, über und über, am meisten aber am ganzen Kopfe (n. 20 St.). [CK 408] Früh, starker Schweiß über und über, am meisten aber am ganzen Kopfe (n. 20 St.). [RAL 393]

Uebelriechender Schweiss, und zugleich reichlicher Abgang durchsichtigen Harnes (*Carrere.*). [CK 409] **Uebelriechender Schweiß** und zugleich reichlicher Abgang durchsichtigen Urins. [RAL 394]

Euphorbium officinarum

Euphorbium. **Euphorbium [CK III (1837), S. 277–290]**

Dieses etwas über 2/5 an eigentlichem Harze enthaltende bräunliche Gummiharz, ist der durch Aufritzen hervorquellende Saft einer dickstengeligen, perennirenden Pflanze, ehedem meist von der im heissesten Afrika wachsenden *Euphorbia officinarum*, jetzt häufiger auf den canarischen Inseln von der *Euphorbia canariensis* gesammelt, zu uns gebracht.

Beim Kauen scheint es Anfangs geschmacklos zu seyn, verbreitet aber später ein äusserst ätzendes Brennen im ganzen Munde, welches sehr lange anhält, und bloss durch Ausspülen desselben mit Oel sich wieder tilgen lässt. Die vielen Species von Euphorbium scheinen an Arzneikräften einander sehr ähnlich zu seyn.

So viel das Euphorbium auch von Chirurgen ehedem, eingestreut im Knochenfrass und auf andere schlaffe Hautgeschwüre, gemissbraucht ward und noch jetzt in der Allöopathie zur Qual der Menschen als Ingredienz des immerwährenden Zieh-Pflasters gemissbraucht wird, so heilsam verspricht es zu seyn bei der innern Anwendung, wenn es auf die der Homöopathik eigne Art zubereitet worden, wie mit den übrigen trocknen Arznei-Substanzen geschieht, wo es dann in hohen Potenz-Graden, in kleinsten Gaben angewandt, sehr viel zu leisten verspricht, wie schon folgende reine Symptome, an gesunden Menschen beobachtet, deutlich andeuten. Es scheint weiterer Prüfung auf reine Symptome sehr werth zu seyn.

Seine Wirkung ist mehre Wochen anhaltend, und sein Antidot, Kampher; ob Citronsaft etwas gegen beschwerliche Symptome desselben vermöge, ist noch ungewiss.

Die Namens-Verkürzungen meiner Mit-Beobachter sind: *Lgh.* – Dr. *Langhammer; Wl.* – Dr. *Wislicenus; Htb.; – Tr.* – DD. *Hartlaub* u. *Trinks* (in ihrer reinen Arzneimittel-Lehre).

Euphorbium

- **Gemüt**

Melancholie (*Trajus*, hist. des Plantes). [CK 1]

Angst, als wenn er Gift verschluckt hätte (*Wl.*). [CK 2]

Aengstlichkeiten (*Ehrhardt*, Pflanzen-Hist. VII). [CK 3]

Bänglich besorgende Gemüths-Stimmung, doch nicht unthätig zur Arbeit (*Lgh.*). [CK 4]

Ernsthaft und stille, selbst in Gesellschaft (*Lgh.*). [CK 5]

Still, in sich gekehrt, sucht er Beruhigung, doch dabei Arbeitslust (*Lgh.*). [CK 6]

- **Schwindel, Verstand und Gedächtnis**

Schwindel im Stehen; es drehte sich Alles ringsum, wobei er auf die rechte Seite fallen wollte (*Wl.*). [CK 7]

Heftiger Schwindel-Anfall beim Gehen im Freien, zum links hin Fallen (*Lgh.*). [CK 8]

- **Kopf**

Kopfweh, wie von Magen-Verderbniss. [CK 9]

Betäubendes Weh vorn in der rechten Kopfhälfte, das sich dann in die Stirn ausdehnt (*Htb.* u. *Tr.*). [CK 10]

Dumpfer, betäubender drückender Schmerz in der Stirn (*Htb.* u. *Tr.*). [CK 11]

Drückender Schmerz in der Stirne (n. 24 St.) (*W.*). [CK 12]

Drücken in der rechten Stirn-Seite (*Lgh.*). [CK 13]

Drücken in der linken Gehirnhälfte. [CK 14]

Drückender Schmerz im Hinterhaupte (*W.*). [CK 15]

Stumpfer Druck in der Stirn, über der linken Augenhöhle (*Htb.* u. *Tr.*). [CK 16]

Ein drückender Stich-Kopfschmerz unter dem rechten Seitenbeine (*W.*). [CK 17]

Stichartiger Kopfschmerz vorzüglich in der Stirne (*Lgh.*). [CK 18]

Kopfweh, als sollte der Kopf auseinander gepresst werden (*W.*). [CK 19]

Aeusserlicher Druck-Schmerz an der Stirn, über dem linken Auge, mit Thränen des Auges und Unmöglichkeit es zu öffnen vor Schmerz (*Lgh.*). [CK 20]

Ein spannendes Drücken am Kopfe, vorzüglich an der Stirn und in den Nacken-Muskeln; in jeder Lage (*Lgh.*). [CK 21]

Wie eingeschraubt im ganzen Gehirne und in den Jochbeinen, beim Zahnweh. [CK 22]

Ein schwindelartiges Reissen an der linken Stirn-Seite, bei Bewegung des Kopfes (*Lgh.*). [CK 23]

Stichartiger Schmerz an der linken Stirnseite (*Lgh.*). [CK 24]

Ein drückender Stich-Schmerz äusserlich an den Schläfen (*Lgh.*). [CK 25]

Zerschlagenheits-Schmerz am linken Hinterhaupte; er konnte nicht darauf liegen (*Lgh.*). [CK 26]

- **Augen**

Blüthchen über der rechten Augenbraue, jückend, zum Kratzen reizend, mit Eiter-Spitze und nach dem Kratzen ein blutiges Wasser von sich gebend (*Lgh.*). [CK 27]

Im Auge, Drücken, wie von Sand (*Htb.* u. *Tr.*). [CK 28]

Kneipen im linken äussern Augenwinkel (*W.*). [CK 29]

Jücken im linken äussern Augenwinkel, was durch Reiben vergeht (*W.*). [CK 30]

Heftiges Jücken am linken untern Augenlide, zum Reiben nöthigend (*Lgh.*). [CK 31]

Beissen in den Augen, mit Thränen-Fluss. [CK 32]

Blassrothe Entzündung der Augenlider mit nächtlicher Eiter-Absonderung, wovon sie zukleben (*Htb.* u. *Tr.*). [CK 33]

Geschwulst der Augenlider, mit Reissen über der Augenbraue beim Oeffnen der Augen (*Lgh.*). [CK 34]

Trockenheits-Gefühl in den Augenlidern; sie drücken auf das Auge (*W.*). [CK 35]

Klebrichtes Gefühl im rechten Auge, als ob es voll Eiter wäre (*Lgh.*). [CK 36]

Augenbutter am rechten äussern Augenwinkel (*Lgh.*). [CK 37]

Zugeschworenheit des rechten Auges, früh, beim Erwachen, dass er es nur mit Mühe öffnen kann (*Lgh.*). [CK 38]

Schwere der Augenlider; sie wollen zufallen, bei Taumlichkeit im Kopfe (*W.*). [CK 39]

Erweiterte Pupille (n. 6 St.) (*Lgh.*). [CK 40]

Kurzsichtigkeit und Trübsichtigkeit, dass er die ihm bekannten Personen nur ganz in der Nähe, und auch da nur, wie durch Flor, erkennen konnte. [CK 41]

Doppelt-Sehen; sieht er einen Menschen gehen, so ist es ihm, als ginge derselbe gleich noch einmal hinterher (*W.*). [CK 42]

Alle Gegenstände erscheinen ihm in bunten Farben (*Htb.* u. *Tr.*). [CK 43]

Alles erscheint ihm wie zu gross, so dass er auch im Gehen die Beine immer hoch aufhebt, als müsse er über Berge steigen (*Htb.* u. *Tr.*). [CK 44]

■ Ohren

Ohrenzwang, in freier Luft (*W.*). [CK 45]
Klingen im Ohre, auch beim Niesen (*Lgh.*). [CK 46]
Brausen in den Ohren, Nachts. [CK 47]
Zwitschern im rechten Ohre, wie von Heimchen (*Lgh.*). [CK 48]

■ Gesicht

Gesichts-Blässe, fahles Aussehen (*W.*). [CK 49]
Ruckendes Reissen in den Muskeln des linken Backens, fast wie bei Zahnweh (*Lgh.*). [CK 50]
Spann-Schmerz im Backen, als wenn er geschwollen wäre (*Lgh.*). [CK 51]
Heftiges Brennen im Gesichte (vom Bestreichen mit dem Safte) (*Rust's* Magazin, XIX, 3. S. 408.). [CK 52]
Rothlauf-Entzündung des Gesichtes und äusseren Kopfes (*Spielmann*. Instit. Mat. med.). [CK 53]
Rothe, entzündete Backen-Geschwulst, mit Bohren, Nagen und Wühlen vom Zahnfleische bis ans Ohr, und mit Jücken und Kriebeln im Backen, wenn der Schmerz nachlässt (*Lgh.*). [CK 54]
Rothe, ungeheure Geschwulst der Backen mit vielen gelblichen Blasen darauf, welche aufgehen und eine gelbliche Feuchtigkeit ergiessen (vom Bestreichen mit dem Safte) (*Stf.*). [CK 55]
Rosenartige Entzündungs-Geschwulst der Backen mit erbsengrossen Blasen voll gelber Feuchtigkeit (vom Bestreichen mit dem Safte.) (*Rust.*). [CK 56]
Geschwulst selbst der nicht bestrichenen Gesichts-Stellen (*Rust.*). [CK 57]
Geschwulst der linken Backe, mit Spannschmerz für sich und Stoss-Schmerz beim darauf Drücken (*W.*). [CK 58]
Weisse, ödematös anzufühlende Backen-Geschwulst, vier Tage lang (*W.*). [CK 59]
An der Unterlippe, Wundheits-Schmerz, im Rothen, als wenn er sich aufgebissen hätte (*Lgh.*). [CK 60]
Am Kinn ein röthliches Knötchen, das bei Berührung druckartig und wie Blutschwär schmerzt (*Lgh.*). [CK 61]

■ Mund und innerer Hals

Zahnweh, das bei Berührung und beim Kauen sich verschlimmert, am vorletzten linken Backzahne der obern Reihe (*Lgh.*). [CK 62]
Schmerz, wie Blutschwär, im Zahne, beim Angreifen. [CK 63]
Zahnweh, beim Anfange des Essens, mit Frost; ein nagendes Reissen, mit Kopfschmerz zugleich, wie zerrüttet vom Zahnschmerze und wie eingeschraubt im Gehirne und in den Jochbeinen. [CK 64]
Zahnweh, wie eingeschraubt, im hohlen Zahne, mit Rucken darin, als sollte er herausgerissen werden (*Lgh.*). [CK 65]
Drückender Zahnschmerz im hintern Backzahne des linken Unterkiefers, welcher durch Zusammenbeissen der Zähne vergeht (*W.*). [CK 66]
Ein dumpfer Druck-Schmerz im zweiten hintern Backzahne der linken obern Reihe (*W.*). [CK 67]
Stechender Schmerz im ersten Backzahne des linken Unterkiefers (*W.*). [CK 68]
Ein dumpfer Stich-Schmerz im hintern Backzahne des linken Oberkiefers (*W.*). [CK 69]
Im Munde Trockenheits-Gefühl, ohne Durst (*W.*). [CK 70]
Viel Speichel-Zusammenfluss im Munde (*Lgh.*). [CK 71]
Speichelfluss, nach mehrmaligem Haut-Schaudern (*W.*). [CK 72]
Speichelfluss mit Brecherlichkeit und Schauder (*W.*). [CK 73]
Ungeheurer Speichelfluss, mit salzigem Geschmacke des Speichels auf der linken Seite der Zunge (*W.*). [CK 74]
Viel zäher Schleim im Munde, nach dem Mittags-Schlafe (*Htb.* u. *Tr.*). [CK 75]
Am Gaumen oben löst sich ein Häutchen ab (*Lgh.*). [CK 76]
Brennen am Gaumen, wie von glühenden Kohlen (n. 5 Min.) (*W.*). [CK 77]
Im Halse kratzig und rauh, den ganzen Tag (*W.*). [CK 78]
Brennen im Halse (*Alston*, Mat. m.). [CK 79]
Brennen im Schlunde, bis in den Magen, wie von spanischem Pfeffer, mit Speichel-Zusammenfluss im Munde (*W.*). [CK 80]
Brennen im Halse und Magen, als wenn eine Flamme herausströmte; er musste den Mund öffnen (*W.*). [CK 81]
Brennen im Halse bis in den Magen, mit zitternder Aengstlichkeit und Hitze am ganzen Oberkör-

per; dabei Brecherlichkeit und Wasser-Auslaufen aus dem Munde, unter Trockenheit in den
Backen (*W.*). [CK 82]

Entzündung der Speiseröhre (*Ehrhardt*, Pflanzen-
hist. VII, S. 293.). [CK 83]

Geschmack im Munde, als wäre er innerlich mit
ranzigem Fette überzogen (*Lgh.*). [CK 84]

Fader Mund-Geschmack, nach dem Frühstücke,
mit weissbelegter Zunge (*W.*). [CK 85]

Bitterer, herber Geschmack (*Lgh.*). [CK 86]

Sehr bitterer Geschmack. [CK 87]

Faulicht bitterer Mund-Geschmack nach Bier-Trin-
ken, das ihm gut schmeckt; vorzüglich hinten
auf der Zunge (*W.*). [CK 88]

■ **Magen**

Durst auf kalte Getränke (*Lgh.*). [CK 89]

Grosser Hunger, bei schlaff herunterhängendem
Magen, und eingefallenem Bauche; er ass viel
und mit dem grössten Appetite (n. 2 St.) (*W.*).
[CK 90]

Nach dem Mittag-Essen, grosse Schlaf-Neigung
(*Htb.* u. *Tr.*). [CK 91]

Unaufhörliches Aufstossen. [CK 92]

Leeres Aufstossen (*Htb.* u. *Tr.*). [CK 93]

Starkes leeres Aufstossen. [CK 94]

Oefteres leeres Aufstossen (*Lgh.*). [CK 95]

Oefteres Schlucksen (*Lgh.*). [CK 96]

Uebelkeit mit Schütteln (bald.) (*Htb.* u. *Tr.*). [CK 97]

Früh-Uebelkeit (n. 24 St.) (*W.*). [CK 98]

Erbrechen (*Mayerne*, Syntagma Prax.). [CK 99]

Erbrechen mit Durchfall (*Ehrhardt.*). [CK 100]

Der Magen schmerzt beim Befühlen, als wenn er
einen Schlag darauf bekommen hätte (*W.*). [CK
101]

Drücken auf der linken Magen-Seite (*W.*). [CK 102]

Krampfhafter Magenschmerz (*W.*). [CK 103]

Krampfhafte Zusammenziehung des Magens mit
Luft-Aufstossen (*W.*). [CK 104]

Zusammenziehung des Magens von allen Seiten
her, nach der Mitte zu, wie zusammengeschnürt, mit Zusammenlaufen des Speichels im
Munde und Brechübelkeit (*W.*). [CK 105]

Greifen und Raffen in der linken Magen-Seite, mit
nachfolgender Zusammenschnürung des Magen-
mundes, unter vermehrter Absonderung salzigen
Speichels und Haut-Schaudern (*W.*). [CK 106]

Schmerzhaftes Greifen im Magen, als wenn er
zusammengedrückt würde, mit nachfolgendem
Speichelflusse und Brech-Uebelkeit (*W.*). [CK
107]

Angenehmes Wärme-Gefühl im Magen, wie nach
geistigen Getränken (n. ³/₄ St.) (*W.*). [CK 108]

Brennen im Magen, wie von glühenden Kohlen
(*W.*). [CK 109]

Brennen im Magen, wie von verschlucktem Pfeffer
(*W.*). [CK 110]

Brenn-Gefühl in der Herzgrube, nach dem Essen,
mit Drücken verbunden. [CK 111]

Entzündung des Magens (*Ehrhardt.*). [CK 112]

Schlaffheit des Magens; er hängt ganz schlaff
herab (*W.*). [CK 113]

■ **Abdomen**

Bauchschmerz äusserst heftiger Art (*Ehrhardt.*).
[CK 114]

Ungeheurer Leibschmerz und Aufblähung (*Ehrhardt.*). [CK 115]

Aengstliches Wund-Weh im Unterbauche (*Htb.* u.
Tr.). [CK 116]

Unruhe und Hitze im Unterleibe (*Htb.* u. *Tr.*). [CK 117]

Angenehmes Wärme-Gefühl durch den ganzen
Darmkanal, wie nach geistigen Getränken (*W.*).
[CK 118]

Leerheits-Gefühl im Unterleibe, wie nach einem
Brechmittel, früh (*W.*). [CK 119]

Eingefallenheit des Bauches, als wenn er gar keinen hätte, bei grossem Hunger (*W.*). [CK 120]

Krampfhafte Blähungs-Kolik, früh im Bette; die
Blähungen stämmen sich gegen die Hypochondrien und Brusthöhle und verursachen ein
krampfhaftes Auseinander-Pressen und Zusammenschnüren, das durch Umwenden gemildert
ward, bei ruhiger Lage aber sogleich wieder kam
(*W.*). [CK 121]

Die Blähungs-Kolik wird nicht eher gemildert, als
bis er sich den Kopf auf Ellbogen und Knie auf-
stämmt, wonach einige Blähungen abgehen
(*W.*). [CK 122]

Kneipender Schmerz auf der hintern Seite der
Darmbeine. [CK 123]

Winden (Grimmen) durch den ganzen Darmkanal;
drauf dünner Stuhl mit brennendem Jücken um
den Mastdarm herum (*W.*). [CK 124]

Knurren und viel Umhergehen im Bauche (*Htb.* u.
Tr.). [CK 125]

Lautes Kollern im Bauche linker Seite, wie von versetzten Blähungen und darauf Winde Abgang
(*Lgh.*). [CK 126]

Viel Blähungs-Abgang (*Htb.* u. *Tr.*). [CK 127]

In der Leisten-Gegend, drückender Schmerz (*W.*).
[CK 128]

Reissender Schmerz im linken Schoosse, wie von Verstauchung, beim Stehen (*Lgh.*). [CK 129]

Heftiger Verrenkungs- und Lähmigkeits-Schmerz in der linken Schambuge, bis in den Oberschenkel, beim Ausstrecken des Beines, nach Sitzen (*Htb.* u. *Tr.*). [CK 130]

Wundschmerzhaftes Herausdrücken in der linken Weiche, und, nach Harnen, auch in der rechten (*Htb.* u. *Tr.*). [CK 131]

◼ Rektum

Stuhl-Verstopfung, zwei Tage lang (Nachwirkung?). [CK 132]

Harter, schwerabgehender Stuhl. [CK 133]

Stuhl erst natürlich, dann wie gegohren und dünn, wie Wasser (*W.*). [CK 134]

Weicher, mit kleinen Klümpchen untermischter, geringer Stuhl, und um 15 Stunden zu spät (*W.*). [CK 135]

Breiartige Stühle (n. 3, 10, 23 St.) (*Lgh.*). [CK 136]

Breiartiger, gelblicher Stuhl (*W.*). [CK 137]

Leimiger Stuhl, nach vorgängigem Jücken um den Mastdarm, beim Drange dazu (*W.*). [CK 138]

Dünner Stuhl, nach einigem Drücken, und zuletzt drei harte Knoten, ohne Beschwerde (*W.*). [CK 139]

Durchfälliger, reichlicher Stuhl, nach vorgängigem Jücken um den Mastdarm beim Drange dazu (*W.*). [CK 140]

Durchfall, einige Male täglich, unter Brennen am After, Auftreibung des Bauches, und Leibweh, wie von innerer Wundheit. [CK 141]

Tödtliche Ruhr (*Alex. Benedictus*, Pract. 12, 117.). [CK 142]

Im Mastdarme starkes Jücken beim Stuhldrange und nach (5 Stunden zu früh) erfolgtem Stuhle (*W.*). [CK 143]

Brennender Wundheits-Schmerz um den Mastdarm herum (*W.*). [CK 144]

◼ Harnwege

Harndrang; der Harn kam tropfenweise, mit Stichen in der Eichel, worauf der natürliche Abgang erfolgte (*W.*). [CK 145]

Harnstrenge (*Spielmann.*). [CK 146]

Oefterer Drang zum Harnen, mit geringem Abgange (*Lgh.*). [CK 147]

Viel weisser Bodensatz im Urine (*W.*). [CK 148]

In der Harnröhre, vorn, ein jückender Stich, ausser dem Uriniren (*W.*). [CK 149]

◼ Geschlechtsorgane

An der Eichel-Spitze, absetzende, scharfschneidende Stiche, beim Stehen (*Lgh.*). [CK 150]

An der Vorhaut ein wohllüstiges Jücken, das zum Reiben nöthigt, mit Ausfluss von Vorsteherdrüsen-Saft (*Lgh.*). [CK 151]

In dem Hoden, reissender Schmerz. [CK 152]

Am Hodensacke ein kneipender Brenn-Schmerz auf der linken Seite. [CK 153]

Erektion, im Sitzen, ohne Veranlassung (n. $\frac{1}{2}$ St.) (*Lgh.*). [CK 154]

Nächtliche anhaltende Erektionen, ohne Pollution und ohne geile Träume (*Lgh.*). [CK 155]

Ausfluss von Vorsteherdrüsen-Saft aus schlaffer Ruthe (*Lgh.*). [CK 156]

◼ Atemwege und Brust

Heftiger, vergeblicher Niese-Reiz im linken Nasenloche. [CK 157]

Niesen. [CK 158]

Niesen, vom Geruche des Pulvers (*W.*). [CK 159]

Oefteres Niesen ohne Schnupfen (*Lgh.*). [CK 160]

Vermehrter Schleim-Abgang aus der Nase, ohne Spur von Schnupfen (*W.*). [CK 161]

Fliess-Schnupfen, ohne Niesen (*Lgh.*). [CK 162]

Fliess-Schnupfen, ohne Niesen (*Htb.* u. *Tr.*). [CK 163]

Vieler Schleim-Abfluss aus den hintern Nasen-Oeffnungen (*Htb.* u. *Tr.*). [CK 164]

Starker Schleim-Abfluss aus der Nase, ohne Niesen, mit erstickendem Beissen darin bis in die Stirnhöhle, dass sie keine Luft kriegen kann. [CK 165]

Hüsteln, von leisem Krabbeln im Halse schon erregt (*W.*). [CK 166]

Heftiger Reiz zu kurzem Husten, oben in der Luftröhre (*Lgh.*). [CK 167]

Husten, welcher von einem brennenden Kitzel im obern Theile der Luftröhre entsteht (*W.*). [CK 168]

Husten, Tag und Nacht, wie von Engbrüstigkeit und Kurzathmigkeit, worauf früh viel Auswurf folgt. [CK 169]

Trockner hohler Husten, von einem Kitzel mitten in der Brust, in der Ruhe (*W.*). [CK 170]

Fast ununterbrochner trockner Husten. [CK 171]

Engbrüstigkeit, als wenn die Brust nicht weit genug wäre, mit Spann-Schmerz in den rechten Brust-Muskeln, besonders beim rechts Drehen des Oberkörpers, 10 Stunden lang (*W.*). [CK 172]

Verhinderung am tief Athmen, durch ein Gefühl, als sei der linke Lungenflügel angewachsen (*W.*). [CK 173]

Spann-Schmerz auf der linken Brust-Seite, besonders wenn er sich mit dem Oberkörper nach rechts dreht (n. 2 T.) (*W.*). [CK 174]

Krampfhaftes Auseinander-Pressen in den untern Theilen der Brust (*W.*). [CK 175]

Ein stichartiger Druck auf dem Brustbeine, im Sitzen und Stehen (*Lgh.*). [CK 176]

Stechen in der linken Brust-Seite, im Stehen und Sitzen (*Lgh.*). [CK 177]

Stich-Schmerz in der linken Brust-Seite, beim Gehen im Freien, dass er stehen bleiben muss (*Lgh.*). [CK 178]

Anhaltendes Stechen in der linken Brust-Seite im Sitzen, das im Gehen verschwand (*Lgh.*). [CK 179]

Absetzendes, feines Stechen in der linken Brust-Seite, beim Lesen (*Lgh.*). [CK 180]

Wärme-Gefühl in der Mitte der Brust, als wenn er heisses Essen verschluckt hätte (*W.*). [CK 181]

■ **Rücken und äußerer Hals**

Kreuzschmerz, ein Drücken in der Ruhe (*W.*). [CK 182]

Ruckend stechende Kreuzschmerzen (*W.*). [CK 183]

Rücken-Schmerz, ein Drücken in den Muskeln (*W.*). [CK 184]

Krampfhafter Schmerz in den Rücken-Wirbeln, früh, im Bette, beim Liegen auf dem Rücken (*W.*). [CK 185]

Kneipender Schmerz im linken Schulterblatte (*W.*). [CK 186]

Absetzende starke Stiche, immer auf einer Stelle in der Mitte des Rückens, im Sitzen (*Lgh.*). [CK 187]

■ **Extremitäten**

Im Achsel-Gelenke, Spannen, wie Lähmung, früh, nach dem Aufstehen, durch Bewegung verschlimmert (*W.*). [CK 188]

Spannende Schmerzen in der rechten Schulter lassen ihm den Arm nicht wohl in die Höhe heben (*W.*). [CK 189]

Die spannenden Schmerzen in der rechten Schulter lassen beim Spazierengehen nach, werden aber in der Ruhe sogleich wieder heftiger (n. 3 T.) (*W.*). [CK 190]

Steifheits-Schmerz in der rechten Schulter, besonders, wenn er sich nach links dehnt (*W.*). [CK 191]

Empfindliches Ziehen in der rechten Schulter (*Htb.* u. *Tr.*). [CK 192]

Im Arme ein inneres, wie mit Schwäche verbundenes, empfindliches Ziehen, besonders in den Knochen der Speiche, des Oberarmes und des Hand-Gelenkes (*Htb.* u. *Tr.*). [CK 193]

Am Oberarme ein Druck-Schmerz auf der äussern Seite über dem Ellbogen-Gelenke früh, im Bette (*W.*). [CK 194]

Verrenkungs-Schmerz am rechten Oberarme, nahe beim Ellbogen-Gelenke, bei Bewegung des Armes (*Lgh.*). [CK 195]

Stechendes Jücken am Oberarme, nahe beim Ellbogen (*Lgh.*). [CK 196]

Am Vorderarme ein empfindlicher Zieh-Schmerz in der Ellbogen-Röhre (*Htb.* u. *Tr.*). [CK 197]

Brennendes Jücken an der äussern Seite des linken Vorderarmes (*W.*). [CK 198]

Scharlachrothe Striemen am linken Vorderarme, welche bei Berührung des Fingers jücken, beim überhin Streichen mit dem Finger aber verschwinden, unter einem Gefühle, als wenn dünne Schnur unter der Haut läge; mehrere Tage lang (n. 7 T.) (*W.*). [CK 199]

Im Hand-Gelenke, lähmiger Schmerz beim Bewegen desselben (*Lgh.*). [CK 200]

Absetzendes Reissen in den Muskeln der linken Hand (*Lgh.*). [CK 201]

Klamm-Schmerz in den Muskeln der rechten Hand nahe am Hand-Gelenke vorzüglich beim Bewegen derselben (*Lgh.*). [CK 202]

Krampfhaftes Ziehen in der rechten Hand, beim Schreiben (*W.*). [CK 203]

Feines Jücken auf dem linken Handrücken, das zum Reiben nöthigt (*Lgh.*). [CK 204]

Brennendes Jücken, wie von Nesseln, auf dem mittelsten Gelenk-Knöchel des Zeigefingers, mit Reiz zum Reiben (*Lgh.*). [CK 205]

Druck-Schmerz im rechten Daumen-Ballen, durch Berührung und Bewegung gemindert (*Lgh.*). [CK 206]

Die Gesäss-Muskeln linker Seite schmerzen bei Bewegung, wie von Stoss (*W.*). [CK 207]

Nächtliche Schmerzen im Sitz-Knochen. [CK 208]

Im Hüftgelenke rechte Seite, schmerzhafte Lähmigkeit beim Auftreten (*Htb.* u. *Tr.*). [CK 209]

Quetschungs-Schmerz am vordern Theile der Hüfte, bloss beim Bewegen des Körpers im Sitzen, nicht im ruhig Sitzen noch beim Gehen, oder bei Berührung (*Lgh.*). [CK 210]

Verrenkungs-Schmerz im Hüft-Gelenke auf beiden Seiten. [CK 211]

Druck-Schmerz in den Muskeln um die Hüfte (*Lgh.*). [CK 212]

Ein drückendes Reissen in den Muskeln der linken Hüfte (*Lgh.*). [CK 213]

Schmerzhaftes Reissen in den Muskeln um das rechte Hüft-Gelenk, im Sitzen (*Lgh.*). [CK 214]

Ein absetzendes, stichartiges Reissen in den Muskeln der linken Hüfte, beim Sitzen (*Lgh.*). [CK 215]

Brenn-Schmerz, Nachts, in den Knochen der Hüfte und **Oberschenkel**, dass er oft darüber aufwachte, mehrere Nächte nach einander. [CK 216]

Die Beine schlafen häufig bis über die Knie ein, mit schmerzhaftem Kriebeln darin und Unvermögen, dieselben fortzubewegen (*Htb.* u. *Tr.*). [CK 217]

Absterbungs- und Kälte-Gefühl im linken Beine, als wolle es einschlafen, im Sitzen; Bewegung besserte nicht und beim Herumgehen blieb anhaltend empfindliches Kälte-Gefühl innerlich im Schenkel, besonders im Unterschenkel und Fusse (*Htb.* u. *Tr.*). [CK 218]

Im Oberschenkel, beim vorwärts Schreiten, ein Spann-Schmerz von den linken Gesäss-Muskeln bis in die Kniekehle, als ob die Flechsen zu kurz wären (*W.*). [CK 219]

Reissende Schmerzen in den vordern Muskeln des linken Oberschenkels (im Sitzen) (*Lgh.*). [CK 220]

Schmerzhaftes Reissen in den Muskeln des rechten Oberschenkels, im Stehen und Sitzen (*Lgh.*). [CK 221]

Absetzendes Reissen in den äussern Seiten Muskeln des rechten Oberschenkels, im Sitzen; beim Stehen nicht, wohl aber beim Gehen nachlassend (*Lgh.*). [CK 222]

Verrenkungs-Schmerz im linken Oberschenkel, ganz oben bei der Schooss-Beuge, beim Gehen im Freien; im Stehen sich verlierend (*Lgh.*). [CK 223]

Fressendes Jücken am linken Oberschenkel (*Lgh.*). [CK 224]

Fressendes Jücken, das zum Kratzen reizt, am rechten Oberschenkel, dicht an der Hüfte (*Lgh.*). [CK 225]

Am Knie, ein Reissen, auswärts. [CK 226]

Stich-Schmerz am innern Knie, im Sitzen (*Lgh.*). [CK 227]

Im rechten Unterschenkel, ein stechender Druck (*Lgh.*). [CK 228]

Reissen im linken Unterschenkel, vorn, im Sitzen; beim Gehen und Stehen sogleich verschwindend (*Lgh.*). [CK 229]

Reissen in den Muskeln des rechten Unterschenkels, beim Gehen im Freien (*Lgh.*). [CK 230]

Reissen oben auf dem linken Schienbein, dicht unter dem Knie, im Sitzen (*Lgh.*). [CK 231]

Heftiges nagendes Reissen in der rechten Wade, im Sitzen und Stehen (*Lgh.*). [CK 232]

Heftig stichartiges Reissen in den Unterschenkel-Muskeln, nahe am Fuss-Gelenke im Sitzen (*Lgh.*). [CK 233]

Empfindlicher heisser Stich, wie mit einem Messer in der linken Wade (*Htb.* u. *Tr.*). [CK 234]

Schmerz, wie von einem Schlage, auf der Aussen-Seite der linken Wade (*W.*). [CK 235]

Kalter Schweiss an den Unterschenkeln, früh. [CK 236]

Grosse Schwäche der Unterschenkel, bis ans Knie, als wollten sie zusammenbrechen und könnten den Körper nicht halten. [CK 237]

Fressendes Jücken nahe am Knie am linken Unterschenkel, das zum Reiben nöthigt, früh (*Lgh.*). [CK 238]

Am Fusse, Klamm-Schmerz, mehr am äussern Knöchel, im Sitzen und Stehen; beim Gehen verschwindend (*Lgh.*). [CK 239]

Klamm im Mittelfusse, der die Zehen krumm zog, eine halbe Stunde lang. [CK 240]

Reissend brennender Schmerz um die Fuss-Gelenke, dass er hätte schreien mögen, 2 Stunden lang, mit Hitze der Theile. [CK 241]

Wundheits-Schmerz an der rechten Ferse, als ob sie unterköthig wäre, beim Gehen im Freien (*Lgh.*). [CK 242]

Heftiger Verrenkungs-Schmerz in der linken Ferse, einige Tage ununterbrochen, und dann zeitweise erscheinend; am ärgsten beim Gehen (*Htb.* u. *Tr.*). [CK 243]

Häufiges Einschlafen der Füsse im Sitzen mit Unvermögen dieselben dann zu bewegen und schmerzhaftem Kriebeln darin (*Htb.* u. *Tr.*). [CK 244]

Kitzelndes Jücken auf der rechten Fusssohle, zum Kratzen reizend (*Lgh.*). [CK 245]

■ **Allgemeines und Haut**

Rheumatische Glieder-Schmerzen (*Pyl*, Aufsätze u.s.w.). [CK 246]

Die Wirkungen des Euphorbiums scheinen meist erst spät einzutreten (*Htb.* u. *Tr.*). [CK 247]

Entzündungen äusserer Theile (*Scopoli*, flor. Carn.). [CK 248]

Kalter Brand (*Scopoli.*). [CK 249]

Allgemeine Geschwulst, Entzündung, kalter Brand, Tod (*Siegesbeck*, in Bressl. Samml. 1792. II. S. 192.). [CK 250]

Schlaff und müde am ganzen Körper (*W.*). [CK 251]

Mattigkeit in den Gliedern, beim Gehen im Freien; das Gehen wird ihm sauer (*Lgh.*). [CK 252]

■ Schlaf, Träume und nächtliche Beschwerden

Oefteres Gähnen, wie von Unausgeschlafenheit (*Lgh.*). [CK 253]

Grosse Schläfrigkeit nach dem Mittag-Essen (*Htb. u. Tr.*). [CK 254]

Er kann sich am Tag des Schlafs nicht erwehren. [CK 255]

Betäubter Nachmittags-Schlummer; er kann sich nicht herausfinden und möchte immer fort schlummern. [CK 256]

Er schläft Nachts mit weit über den Kopf ausgestreckten Armen (*W.*). [CK 257]

Schlaflosigkeit und zittriges Umherwerfen im Bette vor Mitternacht mit Brausen vor den Ohren; er konnte die Augen nicht zuthun. [CK 258]

Leichtes und öfteres Erwachen aus dem Schlafe. [CK 259]

Er ward Nachts öfters munter, schlummerte aber sogleich wieder ein (*Lgh.*). [CK 260]

Nachts, beim wach Liegen im Bette, plötzliches Zusammenfahren, wie durch elektrischen Schlag (*Lgh.*). [CK 261]

Aengstlicher, verwirrter Traum, ohne Ende. [CK 262]

Aengstliche, lebhafte Träume, Nachts, die ihn aufzuschreien nöthigen, worüber er erwacht (*Lgh.*). [CK 263]

Lebhafte, geile Träume, mit Samen-Ergiessung (*Lgh.*). [CK 264]

Traum von dem zwei Tage vorher Verhandelten, nach 3 Uhr früh (*W.*). [CK 265]

■ Fieber, Frost, Schweiß und Puls

Gefühl, als wenn ihm Wärme mangelte, und er die ganze Nacht nicht geschlafen und recht ausgeschweift hätte, wobei alle Adern auf den Händen verschwunden waren (*W.*). [CK 266]

Frostig am ganzen Körper, früh (*W.*). [CK 267]

Frost, beim Gehen in freier warmer Luft. [CK 268]

Immer Frösteln, unter stetem Schweisse. [CK 269]

Schauder (*Ehrhardt.*). [CK 270]

Schauder über den ganzen Oberkörper (*W.*). [CK 271]

Schauder über den ganzen Rücken, bei glühenden Wangen und kalten Händen (*Lgh.*). [CK 272]

Hitze (Nachwirkung?) (*Ehrhardt.*). [CK 273]

Grosse Hitze den ganzen Tag; alle Kleidung schien ihm eine Last, wie auch der ganze Körper ihm zu schwer war, als hätte er eine grosse Last aufgeladen. [CK 274]

Hitz-Gefühl über das ganze Gesicht bei warmer Stirne und kalten Händen ohne Durst (*Lgh.*). [CK 275]

Fieber (*Rust*, a. a. O.). [CK 276]

Durst auf kaltes Getränk (*Lgh.*). [CK 277]

Schweiss am Halse, alle Morgen im Bette und beim Aufstehen. [CK 278]

Früh-Schweiss von den Füssen an über den ganzen Körper, mit grosser Hitze, ohne sonderlichen Durst. [CK 279]

Früh-Schweiss an den Ober- und Unterschenkeln, aber nicht an den Füssen. [CK 280]

Früh, kalter Schweiss an den Unterschenkeln. [CK 281]

Euphrasia officinalis

Augentrost **(Euphrasia officinalis.) [RAL V (1826), S. 5–14]**

(Der frisch ausgepresste Saft der Pflanzen, mit gleichen Theilen Weingeist gemischt. Doch ist ihr Saft im Spätsommer oft so zäh, dass man das Kraut, zum feinen Breie und zur gleichartigen Masse gestampft, gewöhnlich erst mit etwas von diesem Weingeiste anrühren und verdünnen muss, um so den Saft auspressen zu können.)

Schon aus folgenden wenigen Beobachtungen wird man sehen, dass die Alten diesem Kraute weder den deutschen, noch den lateinischen Namen ohne Grund beigelegt haben, und dass dieses Kraut nicht die Vernachlässigung der neuern Aerzte verdient.

Der homöopathische Arzt, welcher für den Krankheitsfall nur eine Arznei von ähnlichen Symptomen, an gesunden Menschen erwiesen, zum Hülfsmittel wählt, wird den kleinsten Theil eines Tropfens dieses Saftes noch gewöhnlich zu stark für eine Gabe finden.

Augentrost

▪ Gemüt

Träge, hypochondrisch; die äussern Gegenstände hatten keinen Reiz, kein Leben für ihn. [RAL 37]

◇ In sich gekehrte Stille und Unlust zu sprechen, den ganzen Tag (*Chr. Fr. Langhammer*, in einem Aufsatze). [RAL (90)]

▪ Schwindel, Verstand und Gedächtnis

(Eingenommenheit und ein Drücken äusserlich, oben auf dem Kopfe.) [RAL 1]

▪ Kopf

Viel Hitze im Kopfe, mit Drücken. [RAL 2]

Hitze in der Stirne, mit Kopfweh in der Schläfe. [RAL 3]

◇ Abends so heftiger Wüstheits- und Zerschlagen-heits-Kopfschmerz (bei Fliessschnupfen), dass er genöthigt war, sich früher, als gewöhnlich, niederzulegen und dennoch vermehrte sich der Kopfschmerz beim Liegen noch mehr (n. 14 St.) (*Langhammer*, a.a.O.). [RAL (1)]

Ein langdauernder, durchdringender Nadelstich an der rechten Schläfe (n. 7 St.) (*Ders.* a.a.O.). [RAL (2)]

Feine Nadelstiche äusserlich an der linken Schläfe (n. 1/2 St.) (*Ders.* a.a.O.). [RAL (3)]

Einige scharfe Stiche an der rechten Seite der Stirne (n. 1/2 St.) (*Ders.* a.a.O.). [RAL (4)]

Scharfe, reissende Stiche an der linken Seite des Hinterhauptes, in Ruhe und Bewegung – bald Nachmittags (n. 6 1/2 St.) (*Ders.* a.a.O.). [RAL (5)]

Ein drückender Schmerz äusserlich am Kopfe, vor-züglich aber an der Stirne (n. 2 St.) (*Ders.* a.a.O.). [RAL (6)]

Beim Ausschnauben, ein Gefühl von schmerzhaf-ter Wüstheit im Kopfe und Schmerzhaftigkeit der innern Nase, so dass er nur leise schnauben durfte (n. 15 St.) (*Ders.* a.a.O.). [RAL (7)]

▪ Gesicht und Sinnesorgane

Zusammenzucken der obern und untern Augenlie-der. [RAL 4]

Das Licht schien ihm dunkler. [RAL 5]

Das Licht schien ihm zu wanken und bald heller, bald dunkler zu brennen. [RAL 6]

Die Augen schmerzen vom Lichtscheine, als wenn man nicht ausgeschlafen hat. [RAL 7]

Zusammenziehendes Drücken im Auge, beim Gehen in freier Luft. [RAL 8]

Zuweilen ein Beissen in den Augen; es läuft beis-sendes Wasser heraus. [RAL 9]

In den innern Augenwinkeln Augenbutter, selbst am Tage. [RAL 10]

◇ Trübheit der Augen beim Sehen in die Ferne (Kurzsichtigkeit) den ganzen Tag (*Ders.* a.a.O.). [RAL (8)]

Beim Gehen im Freien, Verdunkelung der Augen für die Ferne (Kurzsichtigkeit), drei Tage lang (n. 1 1/2 St.) (*Ders.* a.a.O.). [RAL (9)]

Bis nahe an die Hornhaut gehende Adern der weis-sen Augenhaut.[1] (*Ders.* a.a.O.). [RAL (10)]

Schmerzhaftes Drücken im innern linken Augen-winkel; das Auge thränt (n. 24 St.) (*W. F. Wislice-nus*, in einem Aufsatze.). [RAL (11)]

Drücken in beiden Augen, als wenn er schlafen sollte (*Fr. Hahnemann*). [RAL (12)]

Drückende Empfindung in beiden Augen, als wenn man den Schlaf zu übergehen sich bemüht (n. 2 St.) (*Ders.*). [RAL (13)]

Schläfriges, trocknes Drücken in beiden Augen, weder durch das hellste Tageslicht, noch durch den Anblick des Feuers verschlimmert (*Ders.*). [RAL (14)]

Lästige Trockenheit in den Augen, gleich als hätte er den Schlaf übergangen (*Ders.*). [RAL (15)]

Abends, eine von beiden Seiten zusammenzie-hende Empfindung in den Augen, vorzüglich in den obern Augenlidern, die zum öftern Blinken nöthigt (n. 10 St.) (*Langhammer*, a.a.O.). [RAL (16)]

Ganz feine Stiche im Augapfel (n. 11 St.) (*Fr. Hah-nemann*). [RAL (17)]

Augenbutter in den Augenwinkeln (n. 13 St.) (*Langhammer*, a.a.O.). [RAL (18)]

Flüsse der Augen, daß er fast blind ward[2] (*Lobelius*, Advers. 210.). [RAL (19)]

Böse Augen; er wäre fast blind geworden (*Bonnet*, merc. compil. 13. – *Sim. Paulli*, quadripart. bot. Claß. 3.). [RAL (20)]

Sehr heftig bohrender Schmerz im innern rechten Ohre, in der Gegend des Trommelfells, wie von innen heraus (n. 7 St.) (*Wislicenus*, a.a.O.). [RAL (21)]

Schmerzhaftes Spannen im innern linken Ohre (n. 6 St.) (*Ders.* a.a.O.). [RAL (22)]

---

[1] Dabei verschwanden ein längst schon in den Augen gespürtes Drücken und dunkle Flecke der Hornhaut binnen zwei Tagen. *Ders.*

[2] Nach vierteljährigem Gebrauche dieses Krautes.

Steifheit des linken Backens beim Sprechen und Kauen, mit Hitzgefühl und einzelnen flüchtigen Stichen in demselben (n. 6 St.) (*Ders.* a.a.O.). [RAL (23)]

Ausschlagsblüthen, welche Eiter enthalten, an den Nasenflügeln (n. 1½ St.) (*Langhammer*, a.a.O.). [RAL (24)]

Ein ziehender Schmerz querüber im Oberkiefer (n. 2½ St.) (*Ders.* a.a.O.). [RAL (25)]

Mittags, beim Essen, vorwärts dringende Nadelstiche im linken Unterkiefer, welche sogar das Kauen hinderten (n. 7 St.) (*Ders.* a.a.O.). [RAL (26)]

Heftige Stiche, von hinten nach vorne, unter dem rechten Unterkiefer, nahe am Halse, die bei Berührung schnell vergingen (n. 8½ St.) (*Ders.* a.a.O.). [RAL (27)]

Feine Stiche am Kinne, nebst innerer Hitzempfindung an dieser Stelle (n. ½ St.) (*Wislicenus*, a.a.O.). [RAL (28)]

■ Mund und innerer Hals

Stechen in den untern Zähnen. [RAL 11]

(Ein Pochen in zwei Zähnen, nach dem Essen und ausserdem.) [RAL 12]

Lätschiger Geschmack im Munde. [RAL 13]

◇ Starkes Bluten des Zahnfleisches (n. 1 St.) (*Fr. Hahnemann*). [RAL (29)]

Er setzt im Reden allzuoft an, sowohl beim ersten Worte (eine Art Stottern), als auch in den Perioden setzt er öfters an, um eine andre Wortfügung zu treffen – da er doch ehedem zusammenhängend sprach (*Ders.*). [RAL (30)]

Früh, bittrer Geschmack vom Tabakrauchen (n. 52 St.) (*Langhammer*, a.a.O.). [RAL (31)]

■ Magen

Aufstossen nach dem Geschmacke der Speisen. [RAL 14]

◇ Es wird ihm wablicht und übel vom (gewohnten) Tabakrauchen, welches ihm bitter beissend schmeckt (n. 14 St.) (*Ders.* a.a.O.). [RAL (32)]

Mittags, Hunger ohne Appetit (n. 54 St.) (*Ders.* a.a.O.). [RAL (33)]

Schlucksen (n. 5 Minuten.) (*Ders.* a.a.O.). [RAL (34)]

Beim Ein- und Ausathmen, einige feine Stiche unter der Herzgrube, Abends im Sitzen (n. 15 St.) (*Ders.* a.a.O.). [RAL (35)]

■ Abdomen

Auftreibung des Unterleibes, wie ohne Blähung, vor dem Mittagsessen. [RAL 15]

◇ Unschmerzhaftes Knurren im Unterleibe, wie bei Hunger und Leerheit (n. 1½ St.) (*Ders.* a.a.O.). [RAL (36)]

Eine Art Beklommenheit im Unterleibe, ein querüber gehender, brennendpressender Schmerz, in Ruhe und Bewegung (n. 5½ St.) (*Ders.* a.a.O.). [RAL (37)]

Bauchkneipen in kurzen Anfällen (n. 3, 4 St.) (*Fr. Hahnemann*). [RAL (38)]

Leibweh, 7 Stunden lang (n. 2 St.) (*Ders.*). [RAL (39)]

■ Rektum

Stuhl wohl täglich, doch nur hart und wenig. [RAL 16]

Ein Druck am After, beim Sitzen. [RAL 17]

■ Harnwege

◇ **Oefteres Harnlassen** (n. ¾ St.) (*Langhammer*, a.a.O.). [RAL (40)]

Häufiger Abgang eines hellen Urins (n. 2 St.) (*Wislicenus*, a.a.O.). [RAL (41)]

■ Geschlechtsorgane

(In den Feigwarzen ein Stechen, selbst im Sitzen; beim Gehen noch stärker; beim Befühlen schmerzen sie noch stärker; beim Befühlen schmerzen sie wund und brennend.) [RAL 18]

(In den Feigwarzen eine jückende Empfindung.) [RAL 19]

◇ Ein wohllüstiges, zum Kratzen nöthigendes Jücken am Saume der Vorhaut, welche Stelle dann nach dem Kratzen und beim Aufdrücken schmerzte (n. 2 St.) (*Langhammer*, a.a.O.). [RAL (42)]

Mehre Nadelstiche an der Spitze der Eichel (n. 1½ St.) (*Ders.* a.a.O.). [RAL (43)]

Im Sitzen, wohllüstig jückende Nadelstiche an der Eichel, welche nach dem Kratzen schmerzt (n. 10 St.) (*Ders.* a.a.O.). [RAL (44)]

Die Hoden sind heraufgezogen und es kriebelt drin (n. 12 St.) (*Wislicenus*, a.a.O.). [RAL (45)]

Krampfartiges Einziehen der Geschlechtstheile, nebst Drücken über dem Schambeine, Abends im Bette (*Ders.* a.a.O.). [RAL (46)]

■ Atemwege und Brust

Husten, des Tages am stärksten, mit Brustschleim, der nicht losgehen will. [RAL 20]

Blos des Tages Husten; des Nachts hat er keinen Husten. [RAL 21]

Während des Hustens hat er keinen Athem, fast wie bei Keichhusten. [RAL 22]

Mühsames Athemholen, selbst im Zimmer. [RAL 23]

Tiefathmen wird ihm schwer, selbst im Sitzen. [RAL 24]

◇ Niessen bei starkem Fließschnupfen, wobei viel Schleim sowohl vorne durch die Nase, als durch die hintern Nasenöffnungen abgeht (n. 9 St.) (*Langhammer*, a.a.O.). [RAL (47)]

Früh häufiger Fließschnupfen und starker Husten mit Auswurf (n. 46 St.) (*Ders.* a.a.O.). [RAL (48)]

Mehre Tage, häufiger Schleimauswurf durch freiwilliges Kotzen (*Ders.* a.a.O.). [RAL (49)]

Einzelne, feine Stiche unter dem Brustbeine, vorzüglich beim Einathmen (n. 10 St.) (*Wislicenus*, a.a.O.). [RAL (50)]

■ Rücken und äußerer Hals

◇ Klammartiger Rückenschmerz (n. 1 St.) (*Fr. Hahnemann*). [RAL (51)]

Anhaltende, drückende Rückenschmerzen im Sitzen und Gehen (n. 54 St.) (*Langhammer*, a.a.O.). [RAL (52)]

Absetzender, klammartiger Rückenschmerz, ½ Stunde lang (n. 1 St.) (*Fr. Hahnemann*). [RAL (53)]

■ Extremitäten

Empfindung in den Armen, als wenn sie eingeschlafen gewesen wären. [RAL 25]

Stechen im linken Hüftgelenke, beim Gehen. [RAL 26]

Zuckendes Stechen im linken Knie, beim Gehen. [RAL 27]

Beim Gehen und Sitzen, ein Spannen vom äussern Fussknöchel an, neben der Achillsenne, nach der Wade zu. [RAL 28]

◇ Ein betäubender Stich am linken Oberarme (n. ½ St.) (*Langhammer*, a.a.O.). [RAL (54)]

Einzelne, stumpfe Stiche vorne am linken Vorderarme, dicht an der Handwurzel (n. 13 St.) (*Ders.* a.a.O.). [RAL (55)]

Im rechten Vorderarme und in der Hand, Schmerz, wie von Eingeschlafenheit (n. 1½ St.) (*Fr. Hahnemann*). [RAL (56)]

Dumpfes Reißen in den Ellbogen- und Handgelenken (n. 2 St.) (*Wislicenus*, a.a.O.). [RAL (57)]

Schmerz wie Klamm in den Handwurzeln ½ Stunde lang (n. 24 St.) (*Fr. Hahnemann*). [RAL (58)]

Klammschmerz in der Mittelhand (*Ders.*). [RAL (59)]

In der Mittelhand, Schmerz wie Klamm, abwechselnd stärker und schwächer, ½ Stunde lang (n. 1 St.) (*Ders.*). [RAL (60)]

Klammartiger, drückender Schmerz in der linken Hand, worauf dann der klemmend drückende Schmerz auch in die Finger überging (*Ders.*). [RAL (61)]

Sehr durchdringend kneipender Schmerz auf dem Handrücken (n. 3 St.) (*Ders.*). [RAL (62)]

Kneipender Schmerz im hintersten Gliede des Zeigefingers (n. 3 St.) (*Ders.*). [RAL (63)]

In den Fingerknöcheln und Fingergelenken, mehr nach der äußern Seite zu, Schmerz wie von Eingeschlafenheit (n. 1½ St.) (*Ders.*). [RAL (64)]

Klammschmerz in den Fingern, besonders den Fingergelenken der linken Hand (n. 1½ St.) (*Ders.*). [RAL (65)]

Ein heftiger Nadelstich in den hintern Muskeln des rechten Oberschenkels, bloß beim Stehen (n. ½ St.) (*Langhammer*, a.a.O.). [RAL (66)]

Heftige Nadelstiche in den vordern Muskeln des rechten Oberschenkels, beim Stehen (n. ½ St.) (*Ders.* a.a.O.). [RAL (67)]

Stechendes Ziehen vom obern Theile des Oberschenkels bis in den Schooß, am stärksten im Sitzen (n. 48 St.) (*Wislicenus*, a.a.O.). [RAL (68)]

Bloß beim Gehen im Freien, ein wohllüstiges Jücken vorne am Oberschenkel, das zum Kratzen nöthigte, worauf die Stelle schmerzt (n. 9½ St.) (*Langhammer*, a.a.O.). [RAL (69)]

Müdigkeit in den Knieen, wie von starkem Gehen (n. 4 St.) (*Wislicenus*, a.a.O.). [RAL (70)]

Im Gehen, schmerzhafte Spannung in den Flechsen der Kniekehle, als wären sie zu kurz, wodurch das Gehen erschwert ward (n. 3 St.) (*Langhammer*, a.a.O.). [RAL (71)]

Anhaltend bohrende Stiche in der Schienbeinröhre aufwärts (n. 1½ St.) (*Ders.* a.a.O.). [RAL (72)]

Beim Sitzen, ein rauf und runter ziehender Schmerz vorne in der Beinhaut der Schienbeinröhre des linken Fußes (n. 2½ St.) (*Ders.* a.a.O.). [RAL (73)]

Bei langem Stehn, ein klammartiger Schmerz in den Waden, mit Gefühl von Schwere (n. 2½ St.) (*Wislicenus*, a.a.O.). [RAL (74)]

Abends, beim Spazieren, ein wohllüstiges Jücken in der rechten Wade, was zum Kratzen nöthigt (n. 12 St.) (*Langhammer*, a. a. O.). [RAL (75)]

Am äußern Knöchel des linken Unterfußes, ein Knacken beim Auftreten (*Ders.* a. a. O.). [RAL (76)]

Ein kitzelndes Kriebeln an den linken Zehen, nach Reiben ist die Stelle schmerzhaft (n. 2 St.) (*Ders.* a. a. O.). [RAL (77)]

■ **Allgemeines und Haut**

◇ Die ganze Nacht hindurch, flüchtige, jückende Stiche bald hie, bald da; er wirft sich unruhig im Bette umher und kann sich nicht gehörig erwärmen (*Wislicenus*, a. a. O.). [RAL (78)]

So große Mattigkeit im ganzen Körper, besonders den Untergliedmaßen, daß er sich beim Gehen ungemein anstrengen muß – den ganzen dritten Tag (*Langhammer*, a. a. O.). [RAL (79)]

■ **Schlaf, Träume und nächtliche Beschwerden**

Ungemeines Gähnen, beim Gehen im Freien. [RAL 29]

Sehr schläfrig am Tage und er hatte doch die vorige ganze Nacht durch geschlafen. [RAL 30]

Am Tage sehr müde, und er konnte die Nacht darauf, im Bette liegend, doch nur erst um 2 Uhr einschlafen – drei Nächte nach einander. [RAL 31]

Anfall, drei Morgen nach einander; er wacht, die Nacht nach 3 Uhr, alle Augenblicke auf, fällt dann um 6 Uhr früh in einen betäubten Schlaf, ohne Träume, so wie er aber aus demselben erwacht drückt's ihn oben in der Brust, der Kopf wird ihm schwindlicht und schwer; dabei ist es ihm übel und Schweiss bricht über und über aus; bei jeder, selbst kleinen Bewegung wird der Schwindel grösser, zum seitwärts Fallen, alle

Glieder sind dabei schwach und zitterig; der Oberkörper deucht beim Aufstehen allzuschwer, als wenn ihn die Beine nicht tragen könnten; der Anfall nimmt allmählig ab bis Mittag, unter Unheiterkeit. [RAL 32]

◇ Schläfrigkeit, die gleichsam bei den Augen anfängt, zehn Stunden lang (n. ½ St.) (*Fr. Hahnemann*). [RAL (80)]

Schläfrigkeit mit Thätigkeit (*Ders.*). [RAL (81)]

Schläfrigkeit, ohne schlafen zu können, mit vielem Gähnen (*Ders.*). [RAL (82)]

Nachts öfteres Erwachen, wie von Schreck (*Langhammer*, a. a. O.). [RAL (83)]

Nachts schreckliche Träume von Feuersbrunst und Entzündungen vom Blitze (die zweite Nacht) (*Ders.* a. a. O.). [RAL (84)]

■ **Fieber, Frost, Schweiß und Puls**

Immer frostig. [RAL 33]

Den ganzen Vormittag, innerlicher Frost, Nachmittags aber (nach 2 Uhr) starker Frost an beiden Armen, welche ganz kalt waren. [RAL 34]

Schweiss die Nacht im Schlafe, der beim Wachen verging – zwei Nächte nach einander. [RAL 35]

Drei Nächte nach einander, Schweiss über und über, im Schlafe, von heftigem Geruche, am meisten an der Brust (beim Aufstehn aus dem Bette, Frost). [RAL 36]

◇ Gesichtsblässe – eine Stunde lang (sogleich) (*Fr. Hahnemann*). [RAL (85)]

Fieberfrost über und über (n. ½ St.) (*Langhammer*, a. a. O.). [RAL (86)]

Röthe und Hitze der Wangen – eine Stunde lang (n. ¼, ½ St.) (*Fr. Hahnemann*). [RAL (87)]

Rothes, heisses Gesicht – anderthalb Stunden lang (n. ¼ St.) (*Ders.*). [RAL (88)]

Jähling übersteigende Hitze und Röthe des Gesichts, bei kalten Händen (ohne Durst) (n. ¼ St.) (*Langhammer*, a. a. O.). [RAL (89)]

Ferrum metallicum

Eisen. **Ferrum [RAL II (1833), S. 119–138]**

Man pülvert gefeiltes, weiches Eisen mittels gehörigen Reibens in einer gußeisernen Reibeschale, beutelt es dann durch Leinwand und nimmt von diesem staubförmigen Eisenpulver (in den Officinen ferrum pulveratum genannt) einen Gran, den man, wie beim Arsenik gelehrt, durch dreistündiges Reiben mit Milchzucker zur millionfachen, oder dritten und dann durch 27 Verdünnungs-Gläser zur dreißigsten Kraft-Entwicklung ($\bar{x}$) bringt.

Obgleich die meisten folgender Arzeneisymptome bei Anwendung essigsaurer Eisen-Auflösung zum Vorschein gekommen sind, so ist doch kein Zweifel, daß sie mit denen von metallischem Eisen eben so gewiß als die der trocknen Kalkerde mit denen der essigsauren Kalkerde im Wesentlichen übereinkommen werden.

Dieses Metall wird von gewöhnlichen Aerzten für ein an sich stärkendes und nicht nur unschädliches, sondern auch durchaus und absolut gesundes Arzneimittel ausgegeben.

Wie wenig an dieser, ohne Nachdenken und Prüfung ersonnenen und ohne Nachdenken und Prüfung von Lehrern auf Schüler fortgepflanzten Sage sey, lehrt schon die Bemerkung, daß, wenn das Eisen arzneikräftig ist, es auch das Befinden des Menschen, also auch des gesunden, umändern und ihn krank machen müsse und zwar desto kränker, je heilkräftiger es in Krankheiten gefunden wird.

Nil prodest, quod non laedere possit idem.

Schon das Befinden bei eisenhaltigen Wässern wohnender Menschen hätte sie belehren können, welche starken, krankmachenden Eigenschaften dieses Metall besitze. Die Bewohner eisenhaltiger[1] Bäder, wo alle Wässer der Gegend gewöhnlich etwas von diesem Metalle enthalten, tragen die Zeichen des krankhaften Einflusses desselben auffallend an sich.

Es giebt an solchen Orten wenige Menschen, welche ihrer besondern Natur nach der Schädlichkeit des fortgesetzten Gebrauchs eines solchen Wassers widerstehen und gesund bleiben können. Da findet man mehr, als sonst irgendwo, langwierige Leiden von hoher Bedeutung und besonderer Art, selbst bei übrigens ganz untadelhafter Lebensordnung. An Lähmung gränzende Schwäche des ganzen Körpers und einzelner Theile, eigne Arten heftiger Gliederschmerzen, Unterleibs-Leiden verschiedener Art, Speise-Erbrechen bei Tag oder bei Nacht, lungensüchtige Brustbeschwerden oft mit Blutspeien, Mangel an Lebenswärme, Monatzeit-Unterdrückungen, unzeitige Geburten, Impotenz bei beiden Geschlechtern, Unfruchtbarkeit, Gelbsüchtigkeiten und viele andre seltene Kachexieen sind da an der Tagesordnung.

Wo bleibt da die angebliche, völlige Unschädlichkeit oder gar unbedingte Gesundhaftigkeit dieses Metalls? Diejenigen, welche die eisenhaltige Quelle, **Gesundbrunnen** genannt, und die andern eisenhaltigen Wasser der Gegend fortwährend trinken, sind der Mehrzahl nach elend!

Welches Vorurtheil, welche Unachtsamkeit hindert wohl unsre bisherigen Aerzte, diese auffallenden Thatsachen zu bemerken und auf ihre Ursache, auf die krankmachende Eigenschaft des Eisens zu schließen?

Wie wollen sie, ohne die Wirkungen des Eisens und seiner Auflösungen zu kennen, wohl bestimmen, in welchen Fällen die eisenhaltigen Bäder dienlich seyen? Welche ihrer Kranken wollen sie dahin zur Cur schicken? Welche davon abhalten? Was kann sie, mit Einem Worte, wenn sie von den eigenthümlichen Wirkungen dieses Metalls auf den menschlichen Körper nichts Genaues wissen, zur Bestimmung ihrer Kranken für das Eisenwasser leiten? Blinder Einfall? Ungefähres Vermuthen und Rathen? Mode? Oder kommen nicht etwa viele ihrer Kranken elender[2] und kränker von da

---

[1] Es ist bloße Charlatanerie, wenn man die Eisenauflösungen **Stahltropfen**, und die eisenhaltigen Mineral-Wasser **Stahlwasser, Stahlbäder** nennt. Durch die Wörter soll eine absolute hohe Stärkungskraft derselben als unzweifelhaft dargestellt werden; denn **Stählen** ist der metaphorische Ausdruck für **Stärken**. Eisen ist aber ja nur dann zu Stahl geworden, wenn seine besondere Federkraft und Härte erscheint. In Auflösung durch Säure ist der Stahl verschwunden; die Auflösung enthält dann bloß Eisensubstrat und das aus eisenhaltigen Wässern gesammelte Oxyd (Eisenocher) liefert, geschmolzen, nichts, als gewöhnliches **Eisen**.

[2] Das bloße **stärken** wollen in der gewöhnlichen Medicin ist ein gewaltiger Mißgriff. Warum ist denn der Kranke so schwach? Offenbar wohl, weil er krank ist! Die Schwäche ist bloß Folge und einzelnes Symptom seiner Krankheit. Welcher Vernünftige

zurück, zum Beweise, daß für sie das Eisen das falsche Arzneimittel war? Gott bewahre jeden Kranken vor einem Arzte, der nicht weiß, warum er dieß oder jenes Arzneimittel verordnet, der nicht überzeugende Gründe dazu hat, der nicht **im voraus** weiß, welche Arznei dem Kranken heilsam oder verderblich seyn werde!

Bloß die Berücksichtigung der eigenthümlichen Primärwirkungen der Arzneien, und ob sie in großer Aehnlichkeit zu den Symptomen der zu heilenden Krankheit stehen (wie die Homöopathie lehrt), könnte sie vor diesen schädlichen Mißgriffen bewahren.

Folgendes Verzeichniß der Krankheitszufälle, welche Eisen für sich erregt, ist noch lange nicht so vollständig, als es seyn könnte; es wird aber doch nicht wenig zur Verhütung solcher Fehltritte beitragen bei denen, welche aufhören wollen, ihre Arzneien blindhin den Kranken einzugeben, und gewissenlos mit anzusehen, ob sie Tod oder Leben für sie aus dem Glücksrade ziehen.

Große, oder oft nach einander wiederholte Gaben Eisen, so auch mehre Bäder in eisenhaltigem Wasser, haben eine sehr lange Wirkungsdauer auf Monate hin. Selbst Gaben von der 30sten Kraft-Entwicklung ($\frac{\cdots}{x}$), dergleichen der homöopathische Arzt jetzt in den gewöhnlichsten Fällen giebt, wirken nicht wenige Tage über.

Langwierige Verderbungen der Gesundheit durch Eisen werden zum großen Theile durch (kalkartige) Schwefelleber ($\frac{1}{100}$, $\frac{1}{1000}$ Gran in einer oder ein paar Gaben), gebessert, und die meisten der übrigen Beschwerden durch Pulsatille, wenn die Symptome (wie in einigen Fällen) nicht von der Art und der Verbindung zusammen sich finden, daß eine andre Arznei nach Aehnlichkeits-Wirkung vorzugsweise dagegen zu wählen wäre.

Die Namen-Verkürzungen meiner Mit-Beobachter sind folgende: *Rosazeibsky [Rszsky.], Groß [Gß.]. Fr. Hahnemann [Fr. H-n.].*

---

könnte wohl einen Kranken stärken wollen, ohne ihm zuvor seine Krankheit hinweggenommen zu haben? Ist aber seine Krankheit gehoben, so hat er **jederzeit**, schon während des Verschwindens der Krankheit, seine Kräfte wieder bekommen, von selbst, durch die Energie des von seinem Uebel befreiten Organisms. Es giebt kein bei noch fortwährender Krankheit stärkendes Mittel; es kann keins geben. Der homöopathische Arzt weiß bloß zu heilen, und beim Heilen erlangt der Genesende seine Kräfte wieder.

Eisen

■ Gemüt

(Mißmuth wie von allzu schlaffen Gedärmen.) [RAL 290]

Heftigkeit, Zanksucht, Rechthaberei (n. 4 St.). [RAL 291]

Abwechselnd den einen Abend, überlustig, den andern traurig und melancholisch. [RAL 292]

Aengstlichkeit (*Nebel* und *Wepfer*, Diss. de medicamentis chalybeatis, Heidelb. 1711. – *Ritter*, in Hufel. Journ. XXVI, I). [RAL 293]

Bei geringer Veranlassung, Aengstlichkeit, mit einem Klopfen in der Herzgrube. [RAL 294]

Aengstlichkeit, als wenn sie etwas Böses begangen hätte. [RAL 295]

■ Schwindel, Verstand und Gedächtnis

Eingenommenheit und Betäubung des Kopfs (*Ritter*[3], a.a.O.). [RAL 1]

Beim Niederlegen ein Schwindel, als wenn man vorwärts gestoßen würde, oder in einem Wagen führe (vorzüglich, wenn man die Augen zumacht). [RAL 2]

Schwindel beim Herabsteigen, als wenn sie vorwärts fallen sollte. [RAL 3]

Beim Gehen so taumlich und wie betrunken, als wenn sie über den Haufen fallen sollte. [RAL 4]

Beim Gehen so drehend und übelig; es ist, als wenn der Kopf immer auf der rechten Seite hängen wollte. [RAL 5]

Beim Anblick des fließenden Wassers wird es ihr taumlich und schwindlich im Kopfe, als wenn alles mit ihr rings herum gienge. [RAL 6]

Es steigt ihr stark nach dem Kopfe. [RAL 7]

Trunkenheit (*Ritter*, a.a.O.). [RAL 8]

■ Kopf

Wogendes Kopfweh, wie Wellen, eine Stunde lang (n. 1/2 St.) (*Emil Rszsky*.). [RAL 9]

Ziehendes Kopfweh (*Rszsky*.). [RAL 10]

Ein Drängen des Blutes nach dem Kopfe; die Adern am Kopfe waren zwei Stunden lang angeschwollen, mit etwas fliegender Hitze im Gesichte. [RAL 11]

Ein augenblicklicher, schwindlicher Stoß im Gehirn (sogleich). [RAL 12]

Die kühle, freie Luft macht ihr einen besondern Druck oben auf dem Kopfe, welcher nach und nach in der Stube vergieng. [RAL 13]

Unaufgelegtheit zum Nachdenken und Eingenommenheit des Kopfs. [RAL 14]

Alle Abende Kopfweh: Düsterheit über der Nasenwurzel. [RAL 15]

Früh sehr düster im Kopfe. [RAL 16]

Kopfweh, als wäre das Gehirn zerrissen (auch früh im Schlummer vor dem Erwachen). [RAL 17]

Wüstheit im Kopfe. [RAL 18]

Der Kopf ist dämisch und dumm. [RAL 19]

Kopf ist wüste und dumm. [RAL 20]

Schwere des Kopfs. [RAL 21]

(Drückender Kopfschmerz in der Stirne, als wenn sie zerspringen sollte.) [RAL 22]

Ein schneidendes Stechen in der Stirne. [RAL 23]

Heftig stechender Kopfschmerz in der linken Seite, Nachmittags, 5 Stunden lang. [RAL 24]

(Alle zwei oder drei Wochen, zwei, drei, vier Tage lang Kopfweh, Hämmern und Pochen, so daß sie sich zuweilen zu Bette legen muß; dann Abscheu vor Essen und Trinken.) [RAL 25]

Haar-Ausfallen, wobei die Kopfhaut mit Kriebeln weh thut. [RAL 26]

Ein Ziehen vom Genicke herauf in den Kopf, in welchem es dann sticht, saust und braust. [RAL 27]

■ Gesicht und Sinnesorgane

Es ward ihm Abends dunkel vor den Augen; er bekam einen drückenden Schmerz über den Augenhöhlen und es tropfte etwas Blut aus der Nase. [RAL 28]

Schmerz äußerlich am Kopfe wie mit Blut unterlaufen; die Haare schmerzen bei der Berührung. [RAL 29]

Erdfahles, auch wohl blaufleckiges Gesicht. [RAL 30]

Erdfahl gelbsüchtige Gesichtsfarbe. [RAL 31]

Blässe des Gesichts und der Lippen (*Ritter*, a.a.O.). [RAL 32]

Abends Jücken in den Augen und Drücken wie von einem Sandkorn darin. [RAL 33]

Fünf Tage lang, rothe Augen mit brennenden Schmerzen (n. 3 Tagen). [RAL 34]

Brennen in den Augen. [RAL 35]

Augen thun weh, als wenn man recht schläfrig ist, und sie zufallen wollten; auch Brennen darin. [RAL 36]

Ein Drücken im rechten Auge; die Augenlider kleben die Nacht zu. [RAL 37]

---

[3] Beobachtungen, die den Gebrauch des Pyrmonter und Schwalbacher Wassers betreffen, wobei also auch die Kohlensäure in Anschlag zu bringen ist.

Wenn er nur ein Paar Stunden schreibt, so kann er die Augen nicht mehr weit aufthun; sie werden so wässerig, als wenn er nicht recht ausgeschlafen hätte. [RAL 38]

Röthe und Geschwulst des obern und untern Augenlides; am obern eine Art von Gerstenkorn, mit Eiter angefüllt; die untern Augenlider sind voll Augenbutter (eiterigen Schleims). [RAL 39]

(Stechen im linken Auge.) [RAL 40]

Die Pupillen sind nur geringer Erweiterung fähig. [RAL 41]

Abends beim Bücken etwas Nasenbluten. [RAL 42]

Bluten aus dem linken Nasenloche (in 10 Stunden 4mal). [RAL 43]

Schmerzhaftigkeit des äußern linken Ohrs, als wenn ein Geschwür dran wäre (n. 12 St.). [RAL 44]

Stiche im rechten Ohre, früh (n. 12 St.). [RAL 45]

Sausen in den Ohren, welches so wie die unangenehme Empfindung im Gehirne, durch Auflegen des Kopfs auf den Tisch erleichtert ward. [RAL 46]

Singen vor den Ohren, wie von Heimchen. [RAL 47]

Blasse Lippen. [RAL 48]

■ Mund und innerer Hals

Hinten und auf der Mitte der Zunge eine anhaltende Schmerzhaftigkeit, wie feine, ununterbrochene Stiche, die sich durch Berührung der Speisen und Getränke verschlimmerte; außer dem Essen und Trinken hat die Stelle die Empfindung, als wenn sie verbrannt gewesen und taub und boll wäre. [RAL 49]

(Geschwulst des Zahnfleisches und der Backen.) [RAL 50]

(Rauher und wunder Hals, mit Heiserkeit.) [RAL 51]

(Beim Schlingen ein Drücken mit Wundheits-Empfindung im Schlunde, als wenn da Hautblasen zerdrückt würden und so die Stelle wund würde.) [RAL 52]

(Zuweilen eine Empfindung wie von einem Pflocke im Halse, außer dem Schlingen, nicht während des Schlingens.) [RAL 53]

Beim Schlingen drückendes Halsweh mit Hitze im Rachen; die Halsmuskeln sind wie steif und schmerzen bei Bewegung. [RAL 54]

Gefühl wie von Zusammenschnürung am Halse. [RAL 55]

Langwierige Drüsengeschwulst am Halse. [RAL 56]

Sehr große Uebelkeit im Halse, als wenn Erbrechen erfolgen sollte; sie endigt sich mit Aufstoßen (*Gfs.*). [RAL 57]

■ Magen

Sobald sie etwas ißt, gehts durch Erbrechen wieder fort. [RAL 58]

Erbrechen bloß der Speisen gleich nach dem Essen; acht Tage lang. [RAL 59]

Wenn sie etwas ißt, wills heben wie Uebelkeit vor Ekel. [RAL 60]

Das Erbrechen ist vor Mitternacht, wenn sie liegt, am schlimmsten, und vorzüglich, wenn sie auf der Seite liegt. [RAL 61]

Erbrechen des Genossenen, gleich nach Mitternacht, worauf Widerwille gegen Genüsse und Abscheu vor freier Luft erfolgt (n. 6 St.). [RAL 62]

Sie erbricht sich alle Morgen und nach dem Essen bloß Schleim und Wasser (keine Speisen); eine Art Würmerbeseigen; das Wasser läuft ihr aus dem Munde und es zieht ihr gleichsam die Kehle zu. [RAL 63]

Es ist ihr immer ekel und übel. [RAL 64]

Eine dreistündige Brecherlichkeit. [RAL 65]

Alles, was sie erbricht, hat Säure und Schärfe. [RAL 66]

Auf Saures und Bier erbricht sie sich sehr. [RAL 67]

Nach säuerlichem Bier (Abends) Soodbrennen. [RAL 68]

Bier steigt ihr in den Kopf. [RAL 69]

Von Biersuppe, Hitze und Aengstlichkeit. [RAL 70]

Appetitlosigkeit ohne übeln Geschmack und ohne Durst. [RAL 71]

(Sie ward blaß, es kollerte ihr im Leibe, klemmte ihr die Brust zusammen, stieg ihr nach dem Kopfe; sie bekam krampfhaftes, gewaltsames Aufstoßen, dann Hitze im Gesichte, vorzüglich im rechten Backen und Schmerz im Kopfe, auf dem Scheitel wie Stechen.) [RAL 72]

Beständiges Aufstoßen, sobald sie etwas genossen hat. [RAL 73]

Wenig Appetit, am wenigsten zu Fleische; es war ihm so voll. [RAL 74]

Er ißt mit gehörigem Appetite und Geschmacke Mittags; nach dem Essen aber kömmt ruckweise Aufstoßen und Herausrulpsen der Speisen, ohne Uebelkeit oder Brecherlichkeit. [RAL 75]

Nach dem Spaziergange so ein Vollseyn, als wenn es ihm aufstoßen wollte, welches sich nach dem Essen verlor. [RAL 76]

Sobald sie etwas ißt, drückt es sie. [RAL 77]

Drückender höchst empfindlicher Magenschmerz (*Schmidtmüller*[4], in Horns Archiv IX. 2.). [RAL 78]

Heftiges Magendrücken und außerordentliche Spannung (*Zacchiroli*[5], in *Kühns* Magazin für Arzneimittellehre I. St. Chemnitz, 1794.). [RAL 79]

Auftreibung der Magengegend (*Schmidtmüller*, a.a.O.). [RAL 80]

Magenkrämpfe (*Nebel* und *Wepfer*, a.a.O.). [RAL 81]

Ein Drücken im Unterleibe, gleich unter dem Magen, sobald sie etwas gegessen oder getrunken hat. [RAL 82]

Nach dem Trinken und Essen heftiges Magendrücken. [RAL 83]

Klammartiger Magenschmerz. [RAL 84]

Magendrücken von Fleischessen. [RAL 85]

Er kann bloß Brod mit Butter essen; Fleisch bekommt ihm nicht. [RAL 86]

Derbe Speisen schmecken alle so trocken, als wenn weder Saft noch Kraft darin wäre; sie haben zwar den natürlichen Geschmack, aber doch nichts Angenehmes; die dünnen, warmen Speisen sind ihm lieber. [RAL 87]

Er hat keinen Appetit, weil er immer wie satt ist; aber Getränke schmecken ihm gut und werden mit Appetite genossen. [RAL 88]

Wenn sie auch Appetit hat, kann sie doch nur wenig essen; sie ist gleich voll und das Essen drückt sie. [RAL 89]

Nach dem Mittagsessen hat er Durst; er weiß aber nicht worauf. [RAL 90]

Gänzliche Durstlosigkeit. [RAL 91]

Es ist ihm so voll. [RAL 92]

(Früh säuerlicher Geschmack im Munde.) [RAL 93]

Alles, was sie ißt, schmeckt bitter. [RAL 94]

Süßlicher Geschmack im Munde, wie von Bluthe (*Ritter*, a.a.O.). [RAL 95]

Zuweilen ein erdiger Geschmack im Munde. [RAL 96]

Nachmittags steigt ihm ein fauliger Geschmack in den Mund, der ihm allen Appetit verdirbt. [RAL 97]

Wenn er vor Mitternacht eine Stunde geschlafen hat, so kömmt ihm eine Hitze, gleichsam vom Unterleibe herauf; der Mund wird trocken und es steigt ihm ein übler Dunst und fauliger Geschmack in den Mund. [RAL 98]

(Brennen im Magen.) [RAL 99]

Die Herzgrube schmerzt bei Berührung. [RAL 100]

■ **Abdomen**

Einige Stiche im Unterleibe. [RAL 101]

Feinstechendes Leibweh. [RAL 102]

Ein starker Stich in der Seite unter den Ribben (n. 24 St.). [RAL 103]

Still aufgetriebener Unterleib, ohne Blähungsbeschwerden. [RAL 104]

Starkes Poltern im Unterleibe bei Tag und Nacht. [RAL 105]

Hart aufgetriebener Unterleib. [RAL 106]

Auftreibung des Unterleibes (*Schmidtmüller*, a.a.O.). [RAL 107]

Es gehen eine Menge Winde fort (*Lentin*, Beitr. S. 75.). [RAL 108]

Heftig zusammenziehende Schmerzen im Unterleibe und Rücken (*Ritter*, a.a.O.). [RAL 109]

Kolikschmerzen (sogleich) (*Ritter*, a.a.O.). [RAL 110]

(Beim Befühlen des Unterleibes und beim Husten thun die Eingeweide weh, wie zerschlagen, oder als wenn sie durch Purganzen angegriffen worden wären) (n. 36 St.). [RAL 111]

Vorzüglich beim Gehen, schmerzhafte Schwere der Unterbauchs-Eingeweide, als wollten sie herabfallen. [RAL 112]

■ **Rektum**

Zusammenziehender Krampf im Mastdarme, einige Minuten lang. [RAL 113]

Jücken und Fressen im Mastdarme, und im schleimigen Stuhle gehen Madenwürmer ab. [RAL 114]

Es scheinen sich die Madenwürmer davon zu mehren; vor Jücken im Mastdarme konnte er die Nacht nicht schlafen; die Würmer krochen die Nacht zum After heraus.[6] [RAL 115]

Hartnäckige Leibesverstopfung (*Ritter*, a.a.O.). [RAL 116]

Leibesverstopfung und Mastdarm-Aderknoten, die beim Stuhlgange einen schmerzhaften Druck verursachten. [RAL 117]

Reißen im Mastdarme. [RAL 118]

Bei jedem Stuhlgange Schleim, auch wohl etwas Blut-Abgang. [RAL 119]

Hervortreten großer Goldaderknoten am After. [RAL 120]

Heftiger Goldaderfluß (*Ritter*, a.a.O.). [RAL 121]

Oefterer Drang zum Stuhle mit Brennen am After und Rückenschmerz bei Bewegung. [RAL 122]

---

[4] Vom feinsten Eisenpulver.
[5] Von etlichen Granen Eisenfeile.

[6] Vom Trinken des Pyrmonter Wassers.

Oefterer Durchlauf. [RAL 123]

Durchfälliger Stuhl [*Fr. H-n.*]. [RAL 124]

Durchfall mit nervös krampfhaften Schmerzen im Unterleibe, Rücken und After (*Ritter*, a.a.O.). [RAL 125]

Starker Durchlauf (*Lentin*, a.a.O.). [RAL 126]

Oeftere, durchfällige Stühle (*Ritter*, a.a.O.). [RAL 127]

Starkes Purgiren (*Ritter*, a.a.O.). [RAL 128]

■ Harnwege

Unwillkührliches Harnlassen, vorzüglich am Tage. [RAL 129]

■ Geschlechtsorgane

Steifigkeiten der Ruthe. [RAL 130]

Steifigkeiten der Ruthe am Tage, fast ohne Veranlassung. [RAL 131]

Nächtliche Samenergießung. [RAL 132]

(Beim Harnen brennender Schmerz in der Harnröhre, als wenn der Urin heiß herausliefe.) [RAL 133]

(Tripper) Schleimausfluß aus der Harnröhre nach Erkältung. [RAL 134]

Scheidefluß, wie Milchwasser, welcher (anfangs) biß und wund machte. [RAL 135]

Ein vorher unschmerzhafter, weißer Fluß ward nun schmerzhaft, als wenn die Theile wund wären. [RAL 136]

Vor Eintritt der Monatzeit, Abgang langgedehnter Schleimstücke aus der Bärmutter, wobei es ihr im Leibe herumging, wie sonst beim Monatlichen. [RAL 137]

Schmerzhaftigkeit in der Mutterscheide beim Beischlafe. [RAL 138]

Vor Eintritt des Monatlichen, stechendes Kopfweh und Singen vor den Ohren. [RAL 139]

Früh wehenartige Schmerzen im Unterleibe, als wenn das Monatliche eintreten sollte (n. 12 St.). [RAL 140]

Monatliches, welches so eben an der Zeit war, kam sogleich auf das Eisenbad, und doppelt so stark, als gewöhnlich.[7] [RAL 141]

Das Monatliche setzt zwei, drei Tage aus und kommt dann wieder. [RAL 142]

Mutterblutsturz (*Ritter*, a.a.O.). [RAL 143]

Die Monatzeit kommt um einen Tag später, es geht weniger und wässeriges Blut unter starkem Leibschneiden (n. 6 Tagen). [RAL 144]

Monatzeit einige Tage später über die Zeit. [RAL 145]

Monatzeit setzt acht Wochen aus. [RAL 146]

Dreijähriges Ausbleiben der Monatzeit.[8] [RAL 147]

Vorfall der Mutterscheide, bloß während der Schwangerschaft, außerdem nicht. [RAL 148]

Unrichtiggehen (Abortus). [RAL 149]

Unfruchtbarkeit ohne Abortus. [RAL 150]

■ **Atemwege und Brust**

Es steigt ihm ein heißer Dunst aus der Luftröhre (*Ritter*, a.a.O.). [RAL 151]

Empfindung von Trockenheit und Schleim auf der Brust; die Trockenheit mindert sich durch Trinken nur auf kurze Zeit. [RAL 152]

Auf der Brust Vollheit und Engigkeit. [RAL 153]

Beklemmung auf der Brust, als wenn sie zusammengeschnürt wäre (*Ritter*, a.a.O.). [RAL 154]

Engbrüstigkeit (*Ritter*, a.a.O.). [RAL 155]

Engbrüstigkeit; schwierig langsames Athemziehen, vermindert durch Gehen oder Sprechen, oder bei anhaltender Beschäftigung mit Lesen oder Schreiben; am schlimmsten ist es bei müßigem, ruhigem Sitzen, und noch schlimmer beim Liegen, vorzüglich Abends; er mußte mehrere Athemzüge thun, ehe er die Lunge mit Luft füllen konnte (*Rszsky*.). [RAL 156]

Drang des Blutes nach der Brust (*Ritter*, a.a.O.). [RAL 157]

Engbrüstigkeit und Müdigkeit der Glieder, gewöhnlich Vormittags am schlimmsten; oft besser, wenn er ein wenig gegangen ist; nur zuweilen wirds damit beim Gehen im Freien unerträglich schlimm. [RAL 158]

Er kann keine Luft kriegen; selbst im Sitzen ist das Athmen schwer. [RAL 159]

(Es liegt dem Kinde auf der Brust; es röchelt.) [RAL 160]

Abends im Bette zieht es ihr die Kehle zu, das Blut strömt nach dem Kopfe, sie fühlt ein Brennen äußerlich am Halse und zwischen den Schulterblättern, und so überhaupt am Oberkörper, während die Füße kalt sind; früh Schweiß. [RAL 161]

Früh im Bette (gegen 6 Uhr) zieht es ihm in der Herzgrube alles schmerzhaft zusammen, dann

---

[7] Dieß ist die Primärwirkung des Eisens; die folgenden Symptome sind Nachwirkung, daher nur bei solcher Menstruations-Unterdrückung, wo die übrigen Zeichen homöopathisch auf Eisen passen, dieses Metall heilsam seyn kann.

[8] Bei immerwährendem Genusse eisenhaltigen Wassers.

erfolgt eine Art Krampfhusten mit Schleimauswurfe. [RAL 162]

Beengung der Brust, als wenn sie zusammengeschnürt wäre; schweres, ängstliches Asthma,
welches durch Gehen schlimmer wird. [RAL
163]

Zusammenziehender Krampf auf der Brust. [RAL
164]

Schweres Athmen und Beklemmung der Brust, als
wenn man mit der Hand darauf drückte. [RAL
165]

Ein Druck oben, unter dem Brustbeine, mit Katarrh
und Husten. [RAL 166]

Zuweilen muß er sich nach Mitternacht im Bette
aufsetzen, der Engbrüstigkeit wegen. [RAL 167]

Eine Art Asthma; eine Aengstlichkeit in der Herzgrube, die das Einathmen verhindert. [RAL 168]

Bei Körperbewegung Hitze von der Herzgrube
heran, wie eine Bangigkeit; sie mußte sich
legen. [RAL 169]

In der Nacht im Bette, Stechen im Brustbeine. [RAL
170]

Bei Leibesbewegung, Stechen in der Seite. [RAL
171]

Schmerz auf der Brust und Stechen und Spannen
zwischen den Schulterblättern; er konnte sich
nicht regen. [RAL 172]

Schmerz auf der Brust, als wäre sie zerschlagen.
[RAL 173]

Zusammenziehender Krampf auf der Brust und
Husten, bloß beim Bewegen und Gehen. [RAL
174]

(Vermehrter trockner Husten) (*Ritter*, a.a.O.). [RAL
175]

Stumpfer Husten ohne Auswurf, und beim Husten
ists, als wenn ihr die Luft fehlte. [RAL 176]

Husten ist Abends nach dem Niederlegen trocken,
beim Gehen aber mit Auswurfe. [RAL 177]

Mehr bei Bewegung, als in Ruhe, Husten. [RAL 178]

Ein Brennen oben im Brustbeine nach dem Husten.
[RAL 179]

Nächtlicher Bluthusten und größere Engbrüstigkeit darauf. [RAL 180]

Blutspeien (*Ritter*, a.a.O.). [RAL 181]

Geringer, dünner, schaumiger Brustauswurf mit
Blutstriemen (*Ritter*, a.a.O.). [RAL 182]

Bluthusten früh beim Aufstehen aus dem Bette.
[RAL 183]

Durch Kotzen wirft er Blutschleim aus (n. 5 Tagen).
[RAL 184]

Während des Kindsäugens, Husten mit Blutauswurf. [RAL 185]

Weißeitriger Auswurf in Menge, nach geringem
Husten, der sich durch Tabakrauchen und
Branntweintrinken mehrt. [RAL 186]

Er wirft früh Eiter in Menge aus (von fauligem
Geschmacke). [RAL 187]

Früh beim Aufwachen viel grünlicher Eiterauswurf
von weichlichem Geschmacke. [RAL 188]

Husten den ganzen Tag und auch Abends nach
dem Niederlegen etwas. [RAL 189]

■ **Rücken und äußerer Hals**

Eine Art Reißen im Rücken, selbst im Sitzen und
Liegen. [RAL 190]

Wenn sie etwas arbeitet mit den Armen, so sticht
es in den Schulterblättern. [RAL 191]

Zwischen den Schulterblättern eine Art Reißen,
selbst beim Sitzen, welches durchs Gehen
schlimmer wird. [RAL 192]

Während des Gehens, stichähnliche Rucke im
Kreuze, die sich mehr nach den Hüften zu, als
oberwärts verbreiten, schmerzhafter nach dem
Sitzen oder Stehen, fast als wenn man sich verhoben hätte. [RAL 193]

Schmerzen im Kreuze beim Aufstehen vom Sitze.
[RAL 194]

Zerschlagenheitsschmerz im Kreuze. [RAL 195]

Schmerz im linken Schlüsselbeine, als sey es ihr
eingeschlafen. [RAL 196]

■ **Extremitäten**

Knarren im Achselgelenke, welches beim Betasten
wie zerschlagen schmerzt. [RAL 197]

Schmerz, Stechen und Reißen vom Achselgelenke
in den Oberarm und weiter herab, der ihm das
Aufheben unmöglich macht. [RAL 198]

Stechen und Reißen im Oberarm vom Achselgelenke aus, so daß er den Arm nicht heben kann.
[RAL 199]

Eine Art Lähmung: Unvermögen, die Arme aufzuheben, wegen schmerzhaften Spannens zwischen den Schulterblättern und am Brustbeine.
[RAL 200]

Ziehen im Arme, wodurch er schwer und wie lähmig wird. [RAL 201]

Er hatte keine Ruhe in den Armen und mußte sie
bald beugen, bald ausstrecken. [RAL 202]

Er kann den rechten Arm nicht in die Höhe bringen; es sticht und reißt im Schultergelenke –
welches beim Befühlen wie zerschlagen
schmerzt – bis durch den Oberarm herab, und es
knarrt im Achselgelenke. [RAL 203]

Geschwulst der Hände; nachgehends schälen sie sich. [RAL 204]

Geschwollne Hände und Füße bis an die Kniee. [RAL 205]

Kälte der Hände und Füße (*Ritter*, a.a.O.). [RAL 206]

Klamm in den Fingern und Taubheit und Gefühllosigkeit darin. [RAL 207]

Früh, wenn sie etwas arbeiten will, fühlt sie Zittern in den Händen. [RAL 208]

Eine Art von Lähmung: ein Reißen mit starken Stichen vom Hüftgelenke herab bis in das Schienbein und den Unterfuß (die Kugel ist beim Betasten stets sehr schmerzhaft, wie zerschlagen); er kann am Tage nicht auftreten vor Schmerzen, die sich aber beim Gehen mindern; Abends nach dem Niederlegen ists am schlimmsten, er muß aufstehen und herumgehen, um den Schmerz zu lindern, bis zur Mitternacht. [RAL 209]

Stechen und Reißen im Hüftgelenke, – welches beim Befühlen wie zerschlagen schmerzt, – bis über das Schienbein herab; Abends im Bett am schlimmsten, wo er aufstehen und herumgehen muß. [RAL 210]

Lähmiger Schmerz im Oberschenkel, auch im Sitzen; wenn sie eine Zeit krumm gesessen hat, muß sie, sich zu erleichtern, den Fuß ausstrecken; wenn sie vom Stuhle aufsteht, ist der lähmige Schmerz am schlimmsten, er giebt sich aber im Gehen. [RAL 211]

Taubheit am Oberschenkel. [RAL 212]

Nach dem Aufstehen vom Sitze, Schlaffheit und Müdigkeit in den Kniekehlen, vorzüglich auch beim Gehen[9] nach dem Stillstehen. [RAL 213]

Schwäche der Kniee zum Niedersinken (sogleich). [RAL 214]

Geschwulst der Kniee und Unterfußgelenke, und Schmerz darin, vorzüglich beim Ausstrecken des Kniees im Bette. [RAL 215]

Ein zusammenziehender Schmerz in den Gelenken des Kniees und Unterfußes, [RAL 216]

Er muß die Kniee vor Schmerzen, als wären sie übermüdet, bald krumm machen, bald gerade ausstrecken; er hatte keine Ruhe darin. [RAL 217]

Früh beim Aufstehen aus dem Bette schmerzhafter Klamm in der Wade (n. 16 St.). [RAL 218]

Tonischer Krampf[10] des Dickbeins und Unterschenkels (*Scherer*, in Hufel. Journ. III). [RAL 219]

Abends beim Gehen[11] zusammenziehender Schmerz, wie Klamm, im Schienbeine und in den Waden. [RAL 220]

Beim Stehen Klamm in den Waden, der im Gehen verschwindet (n. 28 St.). [RAL 221]

Ein schmerzhaftes Ziehen in den Unterschenkeln. [RAL 222]

Zerschlagenheitsschmerz der Unterschenkel früh im Bette, der sich bald nach dem Aufstehen legt. [RAL 223]

Die Unterschenkel sind zitterig und beim Gehen schmerzen sie wie zerschlagen. [RAL 224]

Die Schenkel sind wie eingeschlafen. [RAL 225]

Nach dem Ausruhen aufs Gehen, Steifigkeit in den Füßen, wenn sie sich wieder bewegen will. [RAL 226]

Krampfadern an den Füßen. [RAL 227]

Fußgeschwulst bis zu den Knöcheln. [RAL 228]

Schmerzhafter Klamm in den Zehen und der Fußsohle. [RAL 229]

Oft Klamm in den Zehen und der Fußsohle. [RAL 230]

Mit großem Schmerze sieht der Klamm die Finger und Zehen krumm. [RAL 231]

Sehr kalte Füße, die sie vor Mattigkeit kaum erschleppen konnte. [RAL 232]

Nach dem Essen, Müdigkeit in den Füßen. [RAL 233]

Die Füße wollen sie nicht tragen. [RAL 234]

■ Allgemeines und Haut

Hautstellen (z.B. auf dem Rücken des Daumens, der Zehen u.s.w.), welche für sich brennend, bei selbst leiser Berührung aber unerträglich wund schmerzen. [RAL 235]

Dunkle Leberflecke (z.B. auf dem Handrücken) entzünden sich und gehen in Eiterung. [RAL 236]

Beim Gehen leicht Müdigkeit. [RAL 237]

Er ist sehr matt und mager. [RAL 238]

Sehr matt und schläfrig (n. 2 St.). [RAL 239]

Sehr große Schwäche, wie Müdigkeit (sogleich). [RAL 240]

Schwere der Glieder, 48 Stunden lang. [RAL 241]

Schwere, Mattigkeit und Schlaffheit der Glieder. [RAL 242]

Eine allgemeine Schwäche, schon vom Sprechen erregt. [RAL 243]

Große Schwäche (*Harcke*, in Hufel. Journ. XXV). [RAL 244]

---

[9] Beim Anfange des Gehens.
[10] Von Eisen auf die Fußsohlen gelegt.

[11] Beim Anfange des Gehens.

Starkes Zittern am ganzen Körper, welches mehrere Wochen anhält (*Harcke*, a. a. O.). [RAL 245]

Ohnmacht-Anfälle (*Ritter*, a. a. O.). [RAL 246]

Ohnmacht-Anfälle, welche auf den ganzen übrigen Tag Schwäche zurücklassen (*Ritter*, a. a. O.). [RAL 247]

Ermüdungsschwäche, die mit einem ängstlichen Zittern abwechselt. [RAL 248]

Oeftere Anfälle von Zittern am ganzen Körper. [RAL 249]

Die Zufälle verschlimmern sich durch Sitzen und werden durch gelinde Bewegung besser. [RAL 250]

Das Gehen in freier Luft greift sie an. [RAL 251]

Beim Gehen, Ohnmachtempfindung; es ward ihr schwarz vor den Augen; es war, als wenn sie ein Schlag befallen sollte; bei jedem Tritte Brausen vor den Ohren und im Kopfe. [RAL 252]

■ Schlaf, Träume und nächtliche Beschwerden

Neigung, sich niederzulegen. [RAL 253]

Unüberwindliche Neigung sich niederzulegen (n. 1 St.). [RAL 254]

Beständige Müdigkeit und Tagschläfrigkeit (wogegen der Schlaf nur kurze Erleichterung schafft). [RAL 255]

Nach dem Mittagessen, Schläfrigkeit und Düsterheit, auch etwas Kopfweh über der Nasenwurzel; er konnte keine Geistesarbeiten vornehmen. [RAL 256]

Wenn sie sitzt, möchte sie auch gleich schlafen, zu jeder Tageszeit. [RAL 257]

Leichter, nicht fester, schlummerartiger Schlaf. [RAL 258]

Sie liegt lange, ehe sie einschläft. [RAL 259]

Er liegt halbe und ganze Stunden, ehe er einschläft. [RAL 260]

Sie muß zwei, drei Stunden liegen, ehe sie einschläft. [RAL 261]

Er wacht die Nacht alle Stunden auf und schlummert dann bloß wieder ein. [RAL 262]

Sie schläft ermüdet ein und **schläft** gleichwohl **unruhig** und **wacht lange, ehe sie wieder einschläft**, und ist dennoch früh beim Aufstehen nicht müde. [RAL 263]

Die Nacht darf sie bloß auf dem Rücken liegen, auf den Seiten kann sie nicht schlafen. [RAL 264]

Nächtliche Blähungskolik: es entstehen eine Menge Blähungen im Unterleibe, welche Schmerzen verursachen, obgleich viel Winde abgehen. [RAL 265]

Nachts unruhiger Schlaf. [RAL 266]

Nachts sehr lebhafte Träume. [RAL 267]

Nachts von vielen Träumen beunruhigt; früh beim Aufstehen viel Müdigkeit. [RAL 268]

Unruhiger, traumvoller, mit Samen-Ergießungen begleiteter Schlaf. [RAL 269]

Träume, er sey im Kriege, sey ins Wasser gefallen u.s.w. [RAL 270]

Aengstliches Herumwerfen im Bette, Nachmitternacht. [RAL 271]

Aengstlichkeit die Nacht, als wenn sie etwas Böses begangen hätte; sie konnte nicht schlafen, warf sich im Bette herum. [RAL 272]

Schwerer Frühschlaf bis 9 Uhr, aus dem er sich nicht finden kann. [RAL 273]

Er schläft mit halb offenen Augen. [RAL 274]

■ Fieber, Frost, Schweiß und Puls

Abends im Bette ward er über und über kalt, statt wärmer zu werden. [RAL 275]

Nach dem Mittagsschlafe, Hitze. [RAL 276]

Viel Schweiß beim Gehen und Sitzen, am Tage. [RAL 277]

Schweiß am Tage, im Gehen. [RAL 278]

Um Mitternacht, oft Schweiß im Schlummer. [RAL 279]

Morgenschweiß, lange Zeit hindurch. [RAL 280]

Abends, vor Schlafengehen, Schüttelfrost, ohne äußere Kälte; im Bette fror es ihn die ganze Nacht. [RAL 281]

Nächtlicher Schweiß mit Mattigkeit. [RAL 282]

Früh bei Tagesanbruch, Schweiß bis gegen Mittag, einen Morgen um den andern und gleich vorher jedesmal Kopfweh. [RAL 283]

Früh, Anfall von Dehnen und Gähnen, wobei die Augen voll Wasser laufen (n. 8 St.). [RAL 284]

(Früh Hitze im Gesichte.) [RAL 285]

(Frost und während des Frierens bekam er glühende Gesichtshitze.) [RAL 286]

Am Tage Wallung im Blute und Abends Hitze, besonders in den Händen. [RAL 287]

Hitze am Körper mit Backenröthe, wobei der Kopf frei ist (n. 24 St.). [RAL 288]

Kaum fühlbarer Puls (*Ritter*, a. a. O.). [RAL 289]

Graphites

***Graphites.* Graphit, Reissblei [CK III (1837), S. 291–338]**

Man pülvert einen Gran des reinsten Reissbleies aus einem sehr feinen, englischen Bleistifte und verfertigt, wie die Anleitung zur Bereitung der antipsorischen Arzneien zu Ende des ersten Theiles lehrt, zuerst die millionfach potenzirte Pulver-Verdünnung. Die Auflösung eines Grans von diesem Präparate nach obiger Vorschrift in 50 Tropfen Wasser und Zusatz von 50 Tropfen Weingeist und nach zehn Schüttel-Schlägen wird dann weiter mit reinem Weingeiste (zu Billion ($\overline{\text{II}}$), Quatrillion ($\overline{\text{IV}}$), Sextillion ($\overline{\text{VI}}$), Octillion ($\overline{\text{VIII}}$), Decillion ($\overline{\text{X}}$) verdünnt und jedesmal mit zehn Armschlägen potenzirt, in welchen Formen und Potenz-Graden dann diese Arznei zu homöopathisch antisporischem Gebrauche angewendet wird, zu 1, 2, damit befeuchteten, kleinsten Streukügelchen auf die Gabe.

Der reinste Graphit ist eine Art mineralischer Kohle, deren geringer Gehalt an Eisen wohl nur als Beimischung und nicht zum Wesen des Graphits gehörig anzusehen ist, was vollends dadurch bestätigt wird, dass **Davy** den wirklichen Uebergang des Diamants in Graphit bei der Behandlung mit Kali-Metall völlig nachgewiesen hat.

Den ersten Gedanken zu dessen medicinischer Anwendung gaben dem D. *Weinhold*, auf seiner Reise in Italien, Arbeiter in einer Spiegel-Manufaktur in Venedig, die er den Graphit äusserlich zur Vertreibung der Flechten anwenden sah. Er ahmte es nach und beschrieb das Ergebniss in einem Büchelchen: *Der Graphit als Heilmittel gegen Flechten* (zw. Ausgabe, Meissen. 1812.). Er liess denselben äusserlich mit Speichel oder Fett auftragen oder in Salbenform einreiben, oder legte ein damit gemischtes Pflaster auf; innerlich gab er ihn zu einem Quentchen auf den Tag, als Latwerge oder Pillen, nicht ohne Erfolg, in mehren Fällen.

Wir gehen etwas weiter – und finden den Graphit als ein sehr dienliches Antipsorikum, es mögen nun bei der (unvenerischen) chronischen Krankheit Flechten mit zugegen seyn oder nicht, in dem Falle, wo die gegenwärtigen (und vorigen) Leiden des Kranken möglichst homöopathisch ähnlich in folgenden, reinen, eigenthümlich von Graphit im gesunden Körper erzeugten Symptomen anzutreffen sind. Graphit ist von langer Wirkungsdauer.

Der Graphit erwies sich bei übrigens passender Anwendung in chronischen Krankheiten vorzüglich gegen folgende Symptome hülfreich:

Sich unglücklich fühlen; Früh-Bangigkeit; Aengstlichkeit; **Aengstlichkeit bei Arbeit im Sitzen**; Aergerlichkeit; Arbeits-Scheu; Wie trunken, früh, beim Aufstehen aus dem Bette; Wüstheit im Kopfe; Angegriffenheit von wissenschaftlichen Arbeiten; Sumsen im Kopfe; Reissender Schmerz auf der Kopf-Seite, den Zähnen und Hals-Drüsen; **Haar-Ausfallen, selbst an den Seiten des Kopfes**; Jücken auf dem Kopfe; Kopf-Grind; Schweiss am Kopfe beim Gehen im Freien; **Druck-Schmerz in den Augenlidern**, wie von einem Sandkorne; Drücken, Stechen und Thränen der Augen; Trockner Eiter in den Augenlidern und Wimpern; Schwarzwerden vor den Augen beim Bücken; Zusammenfliessen der Buchstaben beim Lesen; **Flimmern vor den Augen**; Scheu der Augen vor dem Tages-Lichte; Trockenheit des innern Ohres; Eiter-Ausfluss aus dem Ohre; Uebler Geruch aus dem Ohre; Grind hinter den Ohren; **Schwerhörigkeit**; Singen und Klingen in den Ohren; Sumsen im Ohre; Donnerndes Rollen vor den Ohren; Zischen in den Ohren; Uebler Geruch aus der Nase; Trockne Schorfe in der Nase; Geschwulst der Nase; **Fliegende Gesichts-Hitze**; Halbseitige Gesichts-Lähmung; Sommersprossen im Gesichte; Nässende **Ausschlags-Blüthen** im Gesichte; Ausfallen der Bart-Haare; Geschwürige Mundwinkel (Käken); Geschwüre am Innern der Lippen; Nächtlicher Zahnschmerz; Stechender Zahnschmerz, nach kalt Trinken; Zahnfleisch-Geschwulst; Trockenheit im Munde, früh; Schleim-Rachsen; Empfindlichkeit des Halses in der Gegend des Kehlkopfes; Fast stetes Halsweh beim Schlingen; Nächtliche Schmerzen im Halse, wie ein Pflock, als wenn die Speise bis oben heran stände; Schmerzhafte Knoten am Unterkiefer; Widerwille gegen gekochte Speise; **Uebermässiger Hunger; Aufstossen; Früh-Uebelkeit**; Uebelkeit nach jedem Essen; Magen-Schwäche; Drücken am Magen; Nächtliches Kneipen im Magen und Wühlen in der Brust; **Schwere im Unterleibe**; Härte im Unterbauche; Band-Wurm; Schmerzhaftigkeit in den Leisten; Aufblähung des

Unterleibes; Aufblähung nach Tische; **Blähungs-Anhäufung**; Blähungs-Versetzung; **Uebermässiger Winde-Abgang**; Langwierige Leib-Verstopfung mit **Hartleibigkeit** und Härte in der Leber-Gegend; Ungenüglicher Stuhl; Langwierig allzu weicher Stuhl; Schleim-Abgang aus dem Mastdarme; **Schmerzen der Aderknoten am After**; Wundheits-Schmerz der Afterknoten nach dem Stuhle; Brennend schmerzender Riss zwischen den Afterknoten; Grosse Afterknoten; Nacht-Harnen; Schlafender Geschlechtstrieb; Unbändiger Geschlechtstrieb; **Mangel an Früh-Erektionen; Fast unwillkürlicher Samen-Abgang, ohne Erektion**; Allzuwenig Wohllust-Empfindung beim Beischlafe; Wundheit zwischen den Beinen, an der Scham; Zögernde Monatszeit; **Zu späte Regel**, mit argem Leibschneiden; **Monatliches zu wenig**, zu blass; Schmerzen beim Monatlichen; Krämpfe im Unterleibe beim Monatlichen; Brustschmerz beim Monatlichen; Schwäche beim Monatlichen; **Weissfluss**, wie Wasser; Starker Weissfluss vor und nach der Regel.

Nasen-Verstopfung; Lästige Trockenheit der Nase; Schleimfluss aus der Nase; Täglicher Schnupfen beim kalt Werden; Unreine Gesang-Stimme; Kratzen in der Kehle; Husten; Nacht-Husten; Engbrüstigkeit; **Brust-Beklemmung**; Brust-Krampf; Kreuzschmerz, wie zerschlagen oder zerbrochen; Zusammenziehende Rückenschmerzen; **Genick-Schmerz**; Klamm in der Hand; Hornartige Schwielen in der Hand; knotige Gicht-Finger; Stete Wundheit zwischen den Fingern; Verrenkungs-Schmerz im Daumen-Gelenke; Wundheit zwischen den Beinen; Unruhe in den Beinen; Taubheit des Oberschenkels; Flechte am Oberschenkel; Flechte in der Kniekehle; Stiche in der Ferse beim Auftreten; **Kälte der Füsse, Abends im Bette**; Brennen der Füsse; Geschwulst der Füsse; Hornartige Haut an den Zehen; Fressblasen an den Zehen; Schwärende Zehen; Dicke, verkrüppelte Zeh-Nägel; Klamm an vielen Stellen, z. B. an den Hinterbacken, Waden u.s.w.; Ziehen in den Gliedern; **Leicht Verheben; Eingeschlafenheit** der äussern Brust, der Arme, der Beine; **Leicht-Verkältlichkeit**; Langwieriger Mangel an Körper-Ausdünstung; Schweiss bei geringer Bewegung; Wunde Haut-Stellen am Körper, bei Kindern; Unheilsame, geschwürige Haut; **Flechten**; Schweres Einschlafen; Beim Einschlafen, Beklemmung der Brust zum Ersticken; Schweres Einschlafen; Nacht-Schlummer; Erschrecken im Schlafe; Nächtliche, im Schlafe fühlbare Schmerzen; **Schwärmerischer Schlaf**; Duseliger Morgen-Schlaf; Unerquicklicher Nacht-Schlaf; **Aengstliche, fürchterliche Träume**; Nacht-Aengstlichkeit, die aus dem Bette treibt; Nacht-Schweiss.

Wo langwierige Leib-Verstopfung und mehrere Tage zögernder Monatsfluss beschwerlich zu sein pflegt, da ist der Graphit oft unersetzlich.

Er lässt sich, selbst nach Zwischen-Mitteln, selten mit Vortheil wiederholen.

Riechen an $\frac{0}{x}$ Arsenik scheint Antidot zu sein, vorzüglich gegen verzweifelnden Gram von Graphit entstanden. Auch eine ganz feine Gabe Krähenaugen hebt mehrere Beschwerden von Graphit.

Die mit *Htb.* bezeichneten Symptome sind vom Herrn Dr. *Hartlaub*, die mit *Ng.* von einem Ungenannten in der reinen Arzneimittel-Lehre von den DD. *Hartlaub* und *Trinks; Rl.* – Dr. *Rummel; Kr.* – Dr. *Kretschmar*.

Graphites

- **Gemüt**

Niedergeschlagenheit, trübe Stimmung (n. 72 St.). [CK 1]

Niedergeschlagenheit mit grosser Schwere der Füsse. [CK 2]

Düsteres Gemüth (n. 4 T.). [CK 3]

Betrübtes Gemüth. [CK 4]

Ganz niedergedrückt im Gemüthe und dabei bis Abends, zum Niederlegen, sehr angst. [CK 5]

Gram über die kleinsten Vorfälle bis zur Verzweiflung. [CK 6]

Sehr zu Gram und zum Weinen geneigt, Abends während sie Vormittags wider Gewohnheit über jede Kleinigkeit lacht. [CK 7]

Traurigkeit, mit lauter Todes-Gedanken (n. 11 T.). [CK 8]

Traurig, wehmüthig, sie muss weinen. [CK 9]

Sie muss bei Musik weinen. [CK 10]

Er muss Abends weinen, ohne Ursache. [CK 11]

Weinen des Kindes, mit Verdriesslichkeit (*Htb.*). [CK 12]

Bangigkeit, mit Neigung zum Weinen, in öftern Anfällen (*Ng.*). [CK 13]

Ausserordentliche Bangigkeit, dass sie sich nicht zu lassen weiss, nach Weinen vergehend (*Ng.*). [CK 14]

Beklommenheit. [CK 15]

Beklommenheit und Angst, mit sehr unangenehmer Empfindung im Magen. [CK 16]

Grosse Angst, dass sie über und über zittert, etliche Minuten lang. [CK 17]

Angst, mit Kopfschmerz, Schwindel und Verstimmtheit. [CK 18]

Grosse Angst, Abends, als habe sich ein Unglück ereignet, bei Hitze im Gesichte und Kälte der Hände und Füsse. [CK 19]

Es ist ihm oft, als sei sein Ende nah, oder als stünde ihm das grösste Unglück bevor. [CK 20]

Angst, dass sie nicht sitzen kann, mit Schweiss und Uebelkeit. [CK 21]

Angst und Hast treibt ihn umher, wie einen Verbrecher. [CK 22]

Unruhe und Untätigkeit; er hat keine Gedanken auf seine Arbeit, keine Lust zu irgend etwas; nach Gehen im Freien wards besser. [CK 23]

Langsame Entschliessung und Besinnung. [CK 24]

Sie die gewöhnlich sich schnell entschliesst, ist bald darauf von sehr langsamer Besinnung und Entschliessung. [CK 25]

Aeusserste Bedenklichkeit; sie kann sich über nichts hinausssetzen. [CK 26]

Furchtsamkeit. [CK 27]

Angegriffen, schreckhaft. [CK 28]

Schreckhaft (n. 6 St.). [CK 29]

Reizbar, heftig, früh; Nachmittags hypochondrisch. [CK 30]

Sehr leicht erregbar; schon vom Sprechen heisse Hände. [CK 31]

Reizbar und unruhig. [CK 32]

Verdriesslich. [CK 33]

Verdriesslich und hypochondrisch, ohne besondere Veranlassung. [CK 34]

Höchst verdriesslich; Alles ärgert und ergrimmt ihn. [CK 35]

Er möchte gern allein sein, jede Störung bringt ihn auf. [CK 36]

Aergerlich (n. 3 St.). [CK 37]

Sehr ärgerlich und jähzornig. [CK 38]

Sie kann sich sehr leicht ärgern, sich es aber eben so leicht wieder aus dem Sinne schlagen. [CK 39]

Mangel an Arbeits-Lust. [CK 40]

Gemüth früh heiter, Abends niedergeschlagen. [CK 41]

- **Schwindel, Verstand und Gedächtnis**

Zerstreutheit. [CK 42]

Verreden und Verschreiben. [CK 43]

Anhaltende Vergesslichkeit. [CK 44]

Höchste Vergesslichkeit (n. 8 T.) (*Rl.*). [CK 45]

Nur dunkle Erinnerung des nächst Vergangenen. [CK 46]

Dummlich im Kopfe, früh, drei Morgen über. [CK 47]

Untüchtig zu Geistes-Arbeit, nach dem Mittags-Schlafe, vier Stunden lang. [CK 48]

Starke schmerzhafte Eingenommenheit des Kopfes, früh, eine Stunde lang (n. 4 T.). [CK 49]

Eingenommenheit des Kopfes, gleich früh, mit Uebelkeit und saurem Erbrechen. [CK 50]

Eine drückende Benommenheit im Kopfe, vorzüglich früh. [CK 51]

Verdüsterung in der Stirn, mit zusammenziehender Empfindung. [CK 52]

Wie berauscht im Kopfe. [CK 53]

Taumelig und drehend, Abends, beim Spazieren. [CK 54]

Schwanken und Neigung zu Schwindel, mit Besinnungslosigkeit, Schauder und Frost. [CK 55]

Schwindelig und duselig im ganzen Kopfe (*Ng.*). [CK 56]

Schwindel-Anfälle, mit Neigung zum vorwärts Fallen (*Ng.*). [CK 57]

Schwindel, früh, beim Erwachen. [CK 58]

Schwindel, früh, beim Erwachen (n. 7 T.). [CK 59]

Starker Schwindel, früh, nach gutem Schlafe (n. 15 T.). [CK 60]

Schwindel, Abends, mit Betäubung; sie musste sich niederlegen. [CK 61]

Schwindel, beim Sehen in die Höhe. [CK 62]

Schwindel, bei und nach Bücken, etliche Minuten lang, zum vorwärts Fallen, mit Uebelkeit. [CK 63]

■ Kopf

Kopfweh, früh, beim Erwachen, alle Morgen, eine halbe Stunde lang. [CK 64]

Kopfweh, früh, als hätte sie nicht ausgeschlafen (n. 9 T.). [CK 65]

Halbseitiges Kopfweh, früh im Bette, mit Brecherlichkeit, was beim Aufstehen vergeht. [CK 66]

Arger Kopfschmerz, früh, beim Erwachen, mit Erbrechen, Laxiren und eiskaltem Schweisse bis zur Ohnmacht; dann musste sie vor Schwäche zwei Tage liegen, unter steter Abwechslung von Frost und Hitze. [CK 67]

Dumpfer Kopfschmerz in der Stirn und im Scheitel, früh im Bette, noch halb im Schlafe; bei vollem Erwachen war er verschwunden (n. 9 T.) (*Rl.*). [CK 68]

Kopfschmerz, Nachts, auf der Seite, auf der er nicht lag. [CK 69]

Kopfweh beim Wenden des Kopfes, zwei Tage lang. [CK 70]

Kopfweh bei Bewegung des Kopfes; sie scheut sich ihn zu rühren. [CK 71]

Kopfweh beim Fahren. [CK 72]

Kopfweh bei und nach dem Essen. [CK 73]

Kopfweh mit Uebelkeit, wie aus dem Unterleibe, eine sehr widrige Empfindung. [CK 74]

Ein Schmerz, wie taub und boll im Kopfe (*Htb.*). [CK 75]

Zerschlagenheits-Schmerz im Kopfe mit allgemeinem Krankheits-Gefühle Abends. [CK 76]

Schmerz, wie zerrissen im Vorderkopfe, von früh, nach dem Aufstehen, bis gegen Mittag (*Ng.*). [CK 77]

Drückender Kopfschmerz bald da, bald dort im Gehirne, zuletzt hinter dem linken Ohre (n. 24 St.). [CK 78]

Drücken von der Stirn aus bis tief in den Kopf hinein (n. 30 T.) (*Ng.*). [CK 79]

Druck zur Stirn heraus, zwei Stunden nach Tische. [CK 80]

Dumpfer Druck in der Stirne, früh, nach dem Aufstehen, der sich bei Bewegung verschlimmert. [CK 81]

Druck-Schmerz in der linken Schläfe, eine Minute lang. [CK 82]

Scharfer Druck-Schmerz in der Schläfe, worauf er nicht lag, früh, im Bette. [CK 83]

Drückender Kopfschmerz auf dem Kopfe (n. 24 T.). [CK 84]

Drückendes Kopfweh im Hinterhaupte. [CK 85]

Viel Drücken im Hinterhaupte und Nacken. [CK 86]

Kopfweh, als sollte die Stirn zerspringen, nach Tische (*Ng.*). [CK 87]

Wie zusammengeschraubt und angefüllt im Kopfe. [CK 88]

Schmerz, wie zusammengeschnürt, besonders im Hinterkopfe, nach dem Nacken zu, der beim Aufsehen wie zerbrochen schmerzt, Mittags; später zieht der Schmerz den Rücken herunter und nach der Brust vor. [CK 89]

Spannender arger Kopfschmerz, beim Erwachen aus dem Schlafe, der den ganzen Kopf, mehr auf der Oberfläche des Gehirnes, am meisten im Hinterkopfe, einnimmt, ohne das Denken zu hindern, bei schmerzhafter Nacken-Steifheit; je mehr er sich bemüht, tiefer einzuschlummern, desto ärger wird der Schmerz (n. 24 St.). [CK 90]

Eine scharf ziehende Spannung der Gehirn-Nerven. [CK 91]

Ziehendes Kopfweh in der Stirne, mit Schmerz im Genicke, als wäre es steif. [CK 92]

Ziehen in der Stirne, eine halbe Stunde lang, einige Tage nach einander wiederkehrend. [CK 93]

Ziehen, erst im Vorder-, dann im Hinter-Kopfe, Abends. [CK 94]

Zieh-Schmerz am (im) Kopfe, das Gesicht herunter, bis an den Hals. [CK 95]

Zuckender Schmerz in der rechten Seite des Kopfes. [CK 96]

Reissender Kopfschmerz in der Stirne, früh beim Erwachen, eine Stunde lang. [CK 97]

Reissen in der Stirne mit innerm Hitz-Gefühle, Nachmittags (*Ng.*). [CK 98]

Heftiges Reissen in der rechten Kopfseite, Abends (d. 1. T.) (*Ng.*). [CK 99]

Stechen von beiden Seiten des Scheitels gegen die Mitte zu, als sollte der Kopf springen, von früh bis Nachmittags 3 Uhr, wo der Schmerz, während eines starken Schweisses in der Sonnen-Hitze, verging (*Ng.*). [CK 100]

Flüchtige Stiche in der linken Schläfe (n. 11 T.). [CK 101]

Wallung und Hitz-Gefühl im Kopfe, öfters des Tages, mit Schweiss (Ng.). [CK 102]

Wallung im Kopfe, mit zusammendrückendem Schmerze im Scheitel, Nachmittags (Ng.). [CK 103]

Klopfen in der Stirne (Ng.). [CK 104]

Klopfen in der rechten Kopf-Seite, Nachmittags; mehrere Tage wiederkehrend (Ng.). [CK 105]

Schmerzhafte Stösse in der rechten Kopf-Seite (Ng.). [CK 106]

Lockerheits-Gefühl des ganzen Gehirns (Ng.). [CK 107]

Unangenehme Wärme im ganzen Kopfe, (nach dem Mittag-Essen) (Ng.). [CK 108]

Brennen auf dem Scheitel auf einer kleinen Stelle (Ng.). [CK 109]

Brausen im Kopfe (n. 3 T.). [CK 110]

Schwäche des Kopfes, bis zum Halse. [CK 111]

Kälte und krampfartiges Zusammenziehen der Kopfhaut. [CK 112]

Gefühl, als runzle sich die Stirn. [CK 113]

Schründe-Schmerz an der Stirn, beim Befühlen. [CK 114]

Wundheits-Schmerz auf dem Kopfe. [CK 115]

Reissen am Kopfe, wie Fluss, früh. [CK 116]

Jücken auf dem Haar-Kopfe. [CK 117]

Viel Schuppen auf dem Kopfe, welche ein sehr lästiges Jücken verursachen und zu Schorfen werden, die beim Waschen abgehen und dann nässen. [CK 118]

Ausschlag auf dem Scheitel, der beim Berühren schmerzt und nässt. [CK 119]

Nässender Ausschlag auf dem Kopfe, welcher nicht jückt, sondern nur beim Berühren wie unterköthig schmerzt. [CK 120]

Schorfige Stelle auf dem Scheitel, mit heftigem Wundheits-Schmerze bei Berührung. [CK 121]

Schmerzhaftigkeit und Feuchten unter den Grind-Stellen, auf dem Kopfe (Htb.). [CK 122]

Die alten Grinder auf dem Haarkopfe lösen sich ab und nehmen einen ekelhaften Geruch an (Htb.). [CK 123]

Einzelne Haare werden grau. [CK 124]

Ausfallen der Kopfhaare (n. 36 St. u. n. 16 T.). [CK 125]

■ **Augen**

Augenschmerz, beim Oeffnen, wie von Anstrengung durch Lesen. [CK 126]

Drücken in der rechten Augenbraue und von da durchs ganze Auge. [CK 127]

Drückender Schmerz in den Augen, alle Morgen; auch Abends. [CK 128]

Schwere der Augenlider. [CK 129]

Lähmiger Schmerz der Augenlider. [CK 130]

Zieh-Schmerz in den Augen. [CK 131]

Ein heftiger Stich in das rechte Auge hinein (Ng.). [CK 132]

Jücken im innern Augenwinkel. [CK 133]

Beissen in den Augen, mit Hitze darin. [CK 134]

Beissen in den Augen, als wäre etwas Scharfes hineingekommen. [CK 135]

Beissender Schmerz in den Augen, wie von etwas Scharfen (Ng.). [CK 136]

Ein brennendes Beissen im innern Augenwinkel (Ng.). [CK 137]

Kälte über den Augen. [CK 138]

Hitze in den Augen; er konnte nicht klar sehen. [CK 139]

Hitze um die Augenlider. [CK 140]

Hitze in den Augen und etwas Eiter in den Augenwinkeln. [CK 141]

Brennen in den Augen, beim Abend-Lichte (n. 30 T.) (Ng.). [CK 142]

Brennen an den Augen. [CK 143]

Arges Brennen der Augen, früh. [CK 144]

Brennen und Trockenheit der Augenlider, Abends beim Lesen und früh. [CK 145]

Brennen und Thränen der Augen in der Luft. [CK 146]

Röthe des Augenweisses, mit Thränen und Licht-Scheu (Htb.). [CK 147]

Röthe und schmerzhafte Entzündung des untern Augenlides und innern Winkels. [CK 148]

Röthe und Entzündung der Augen mit ziehendem und drückendem Schmerze; dann beissendes Thränen derselben. [CK 149]

Entzündung des äussern Augenwinkels. [CK 150]

Sehr entzündete Augenlid-Ränder. [CK 151]

Ein Gerstenkorn am untern Augenlide, mit Zieh-Schmerz vor Ausbruch des Eiters. [CK 152]

Geschwulst der Augenlider und der Thränendrüse. [CK 153]

Schwären der Augen, mit Drücken darin und Zieh-Schmerz bis in den Kopf herauf. [CK 154]

Mattigkeit der Augen. [CK 155]

Schwäche und röthliches Ansehen der Augen. [CK 156]

Trockenheits-Gefühl in den Augenlidern und Drücken. [CK 157]

Thränen der Augen, öfters und Drücken. [CK 158]

Viel Augenbutter in den Augen. [CK 159]

Trockne Augenbutter an den Wimpern. [CK 160]

Verklebtheit der Augen, früh (*Ng.*). [CK 161]

Fippern unter den Augen. [CK 162]

Neigung zum Zusammenziehen der Augen in den äussern Winkeln. [CK 163]

Sie sieht die Dinge, wie durch einen Nebel (*Ng.*). [CK 164]

Kurzsichtigkeit; er kann auf 10 Schritte Niemand erkennen (n. 13 T.). [CK 165]

Doppelt-Sehen der Buchstaben beim Schreiben, unter Brennen in den Augen (*Ng.*). [CK 166]

Grosse Empfindlichkeit der Augen gegen das Tages-Licht, mehrere Tage lang. [CK 167]

Unerträglichkeit des Lichtes; er kann nicht in das Helle sehen; zugleich Röthung des Augenweisses. [CK 168]

Licht blendet die Augen. [CK 169]

Abends sieht er, bei offnen Augen, feurige Zickzacke ausser dem Sehfelde ringsum. [CK 170]

Das Sonnen-Licht ist den Augen sehr empfindlich; sie thränen davon (*Ng.*). [CK 171]

Wenn er auf Weisses sieht, blendet es ihn und die Augen thränen. [CK 172]

Wenn er scharf auf Weisses, oder auf Rothes, oder in die Sonne sieht, so erfolgen Stiche von der Schläfe durch das Auge bis in den innern Winkel. [CK 173]

Nur das Tages Licht greift ihr die Augen an, das Kerzen-Licht nicht; bei diesem kann sie gut und ohne Beschwerde lesen. [CK 174]

■ **Ohren**

Ohrenschmerz, ein empfindliches Drücken im innern Ohre, wie Ohrenzwang. [CK 175]

Beengungs-Gefühl um das linke Ohr (n. 30 St.). [CK 176]

Reissen im rechten Ohre. [CK 177]

Stechen in den Ohren. [CK 178]

Stiche im Ohre (*Ng.*). [CK 179]

Stechen im linken Ohre, Abends, nach dem Essen. [CK 180]

Geschwürschmerz im linken Ohre, öfters erneuert. [CK 181]

Klopfen, wie Puls, in den Ohren, besonders beim Bücken und nach Tische. [CK 182]

Klopfen im Ohre, langsamer, als der Puls, früh, nach dem Erwachen, eine Stunde lang. [CK 183]

Gefühl im rechten Ohre, bei jedem Tritte, als ginge darin eine Klappe auf und zu (*Ng.*). [CK 184]

Fappern im Ohre, bei jedem Aufstossen, als wenn Luft in die Eustachs-Röhre dränge. [CK 185]

Gefühl im linken Ohre, als sei es mit Wasser angefüllt. [CK 186]

Rothe, heisse Ohren. [CK 187]

Geschwulst des Innern des linken Ohres (d. 12. T.). [CK 188]

Geschwulst der Drüse unter dem rechten Ohre. [CK 189]

Jücken hinter den Ohren. [CK 190]

Jücken im linken Ohre, Abends, eine Viertelstunde lang. [CK 191]

Jücken am Ohrläppchen und am Backen; nach dem Kratzen dringt Lymphe heraus, die an den Stellen verhärtet. [CK 192]

Harter, beim Druck schmerzhafter Knoten hinter dem rechten Ohre, viele Tage lang (*Htb.*). [CK 193]

Die Flechten hinter den Ohren schuppen sich ab und bessern sich (*Htb.*). [CK 194]

Feuchten an den Ohren (*Htb.*). [CK 195]

Nässen und wunde Stellen hinter beiden Ohren. [CK 196]

Geschwürigkeit des linken Ohrbockes (*Rl.*). [CK 197]

Blutiger Ausfluss aus dem Ohre, 36 Stunden lang. [CK 198]

Die Schwerhörige hört besser beim Fahren im Wagen. [CK 199]

Erst Klingen, dann Sausen im linken Ohre (n. 2 St.). [CK 200]

Sumsen vor den Ohren. [CK 201]

Brausen in den Ohren, beim Beischlafe. [CK 202]

Arges Brausen und Sausen in den Ohren (n. 14 T.). [CK 203]

Brausen im Kopfe, dann Platzen in den Ohren, dann leichteres Gehör. [CK 204]

Nächtliches starkes Ohren-Brausen, mit Verstopftheit der Ohren zuweilen, (zum Vollmonde). [CK 205]

Donnerndes Rollen vor den Ohren. [CK 206]

Dröhnen im Ohre. [CK 207]

Schreiender Ton in den Ohren, Abends im Bette, der durch alle Glieder fährt (n. 7 T.) (*Rl.*). [CK 208]

Zischen im Ohre, den ganzen Tag. [CK 209]

Knupsen im rechten Ohre, beim Bewegen des Kopfes. [CK 210]

Glucksen im Ohre, beim Bücken, mit Schwere des Kopfes; beim wieder Aufrichten und zurück

Lehnen gluckst es wieder, als fiele etwas vor und dann wieder zurück. [CK 211]

Knacken im Ohre, beim Essen, Abends. [CK 212]

Knacken im Ohre, bei Bewegung der Kinnladen, doch nur früh, beim Liegen im Bette. [CK 213]

Mehrmalige Empfindung und Schall im Ohre, als ob eine Blase platzte (d. 2. T.). [CK 214]

Knallen und Platzen im linken Ohre, beim Schlingen (*Ng.*). [CK 215]

■ Nase

Die Nase ist im Innern schmerzhaft. [CK 216]

Wie gespannt im Innern der Nase (*Ng.*). [CK 217]

Wundheits-Gefühl in der Nase, beim Schnauben. [CK 218]

Geschwür-Schmerz im rechten Nasenloche (*Ng.*). [CK 219]

Jücken in der Nase. [CK 220]

Brennen, plötzlich, an einer kleinen Stelle der linken Nasen-Seite (*Ng.*). [CK 221]

Röthe der Nase. [CK 222]

Schwarze Schweisslöcher auf der Nase (Mitesser). [CK 223]

Ausschlags-Blüthe im linken Nasenloche, welche erst jückt und dann brennt. [CK 224]

Grosse, nässende Ausschlags-Blüthe auf der Nase. [CK 225]

Grinder im Innern der Nase, mit Schmerz derselben. [CK 226]

Ausschnauben blutigen Schleimes. [CK 227]

Blut-Schnauben, mehrere Tage nach einander. [CK 228]

Nasenbluten (auch n. 15 T.). [CK 229]

Nasenbluten, früh. [CK 230]

Nasenbluten, zwei Abende nach einander, mit Herzklopfen, Hitze und Rückenschmerz (n. 3 T.). [CK 231]

Nasenbluten, Abends, 10 Uhr; den Nachmittag vorher Blutdrang nach dem Kopfe, mit Gesichts-Hitze. [CK 232]

Geruch allzu empfindlich; sie kann keine Blumen vertragen. [CK 233]

Geruch in der Nase, wie von altem Schnupfen. [CK 234]

Geruch, Nachts, wie von verbrannten Haaren, mit Schwefeldampf gemischt. [CK 235]

Geruch in der Nase, früh, wie von brennendem Russe. [CK 236]

■ Gesicht

Gesichts-Blässe. [CK 237]

Jählinge Gesichts-Blässe von mässiger Geistes-Beschäftigung, z.B. Lesen. [CK 238]

Blasse Gesichts-Farbe, mit blauen Rändern um die Augen. [CK 239]

Gelbheit des Gesichtes, mit matten Augen, wie verlebt (n. 24 St.). [CK 240]

Rothlauf in beiden Gesichts-Seiten, brennend stechenden Schmerzes, darauf Schnupfen einen Tag lang, mit Stechen im Zahnfleische (n. 7 u. 14 T.). [CK 241]

Geschwulst der linken Gesichts-Seite, früh, nach dem Aufstehen (*Ng.*). [CK 242]

Anfangende Lähmung der linken Gesichts-Seite, nach einiger Geschwulst derselben und etwas Zahnschmerz; es werden plötzlich die rechten Gesichts-Muskeln verzerrt, der Mund nach rechts gezogen und die Bewegung desselben nebst der Sprache erschwert; das linke Auge wird oft unwillkührlich geschlossen, während das rechte sich nicht völlig schliessen lässt, sondern oft bei grellem Lichte, bei Wind und Staube geöffnet bleibt (n. 18 T.). [CK 243]

Beständiges Gefühl, wie von Spinnweben im Gesichte (*Ng.*). [CK 244]

Abwechselnder Schmerz in allen Gesichts-Knochen. [CK 245]

Zieh-Schmerz im linken Oberkiefer. [CK 246]

Reissen von grosser Schmerzhaftigkeit im linken Jochbeine, dass sie hätte schreien mögen, Abends im Bette (*Ng.*). [CK 247]

Krampfhaftes Zusammenzucken in den Kaumuskeln. [CK 248]

Vor Schmerz in den Kaumuskeln kann er beim Essen die Kinnladen nicht von einander bringen, es ist, als wenn sie gelähmt wären. [CK 249]

Jücken an der rechten Schläfe, sehr heftig, mit Brennen nach Kratzen (*Htb.*). [CK 250]

Jückende Ausschlags-Blüthe im Gesichte, die nach Kratzen nässt. [CK 251]

Eine Art Balg-Geschwulst am Backen (*Kr.*). [CK 252]

Die Lippen sind trocken. [CK 253]

Fippern der Oberlippe. [CK 254]

Stechen in der Oberlippe, als würde Nadel und Faden durch sie hindurch gezogen, Abends (*Ng.*). [CK 255]

Brennen und Schwere-Gefühl in der Unterlippe (*Ng.*). [CK 256]

Wundheits-Schmerz des linken Mundwinkels. [CK 257]

Wundheit und Aufgesprungenheit der Lippen und Nasenlöcher, wie von Frost. [CK 258]

Aufgesprungene Unterlippe. [CK 259]

Ausschlag am Mundwinkel. [CK 260]

Ausschläge auf der Lippe. [CK 261]

Ausschlags-Blüthe auf der Oberlippe, welche erst jückt und dann brennt. [CK 262]

Kleine, weisse Buckelchen auf der Oberlippe. [CK 263]

Dichte, weissliche Blüthchen auf rothem Grunde und etwas jückend, an beiden Mund-Ecken, unter den Lippen. [CK 264]

Eine Blase an der Oberlippe, schneidenden Schmerzes. [CK 265]

Geschwüriger linker Mundwinkel. [CK 266]

Schorfiges, schmerzloses Geschwür an beiden Mundwinkeln. [CK 267]

Kinn voll Ausschlag. [CK 268]

Im Unterkiefer linker Seite, stechendes Reissen (*Ng.*). [CK 269]

In den Unterkiefer-Drüsen, drückender Schmerz. [CK 270]

Entzündung und Geschwulst der rechten Unterkiefer-Drüse, welche nach etlichen Tagen sich verhärtet und in Schuppen sich ablöste. [CK 271]

Geschwulst der Drüsen unter dem Kinne. [CK 272]

Geschwulst der Unterkiefer-Drüsen, mit Schmerz beim Befühlen und Steifigkeit des Halses. [CK 273]

Geschwulst der Drüse unter dem Ohre, mit Spann-Schmerz. [CK 274]

■ **Mund und innerer Hals**

Zahnweh der rechten Backzähne, beim fest Zusammenbeissen. [CK 275]

Zahnschmerz vorzüglich Nachts, mit Hitze im Gesichte, oder Abends, dabei Wundheits-Schmerz am Gaumen und Backengeschwulst. [CK 276]

Herumschiessender Schmerz in den Zähnen (*Ng.*). [CK 277]

Wundheits-Schmerz der Zähne beim Essen, der sich nach dem Essen noch verstärkt. [CK 278]

Drückender Schmerz in allen Zähnen und in den Kiefern, Nachts, zwei Stunden lang, und am Tage beim Kauen und Beissen erneuert. [CK 279]

Schmerzhaftes Drücken in den Zähnen, durch Berührung verschlimmert. [CK 280]

Ziehender Zahnschmerz. [CK 281]

Ziehender Schmerz im hohlen Zahne. [CK 282]

Ziehender Schmerz in den Backzähnen, beim Gehen im Winde. [CK 283]

Reissen in einer Zahn-Wurzel (*Ng.*). [CK 284]

Reissender Schmerz in allen Zähnen, der durch Wärme sich verschlimmert, beim Niederlegen ins Bette sich erneuert und so die Nacht-Ruhe vor Mitternacht raubt. [CK 285]

Stechender Zahnschmerz (n. 6 T.). [CK 286]

Stumpfe, zuckende Stiche im Zahne. [CK 287]

Dumpfe, zuckende Stiche im hohlen Backzahne, beim Gehen im Freien (n. 4 St.). [CK 288]

Einzelne brennende Stiche in einem linken oberen Backzahne, nach Tische. [CK 289]

Kriebelndes Zahnweh, und wenn sie kaltes Wasser darauf nimmt, so stichts im Zahne. [CK 290]

Fressen in den Zahn-Lücken. [CK 291]

Brennender Zahnschmerz, wie von Lockerheit der Zähne, bald in dem, bald in jenem Zahne, meist Nachts im Bette, oder Abends, bei zurückgelehnt Sitzen, mit Speichelfluss im Munde; Schmerz durch Kauen vermehrt. [CK 292]

Lockerheits-Schmerz der untern Zähne, beim Kauen. [CK 293]

Schwarzes, saures Blut kommt oft aus den hohlen Zähnen (*Ng.*). [CK 294]

Das Zahnfleisch schmerzt, mit Wundheits-Gefühl am Gaumen und Wasser-Auslaufen aus dem Munde. [CK 295]

Wundheits-Schmerz des Zahnfleisches an der innern Seite der Zähne, wie nach heissem Essen (n. 10 T.). [CK 296]

Wundheits-Schmerz des Zahnfleisches der obern Schneidezähne, bei Berührung mit der Zunge. [CK 297]

Geschwür-Schmerz des Zahnfleisches. [CK 298]

Jücken, Fressen im Zahnfleische. [CK 299]

Blut-Andrang nach dem Zahnfleische, so dass sie gern hineinschneiden möchte. [CK 300]

Geschwulst des Zahnfleisches und Trockenheit im Munde. [CK 301]

Geschwulst des Zahnfleisches, Abends. [CK 302]

Empfindliche Geschwulst des Zahnfleisches (*Ng.*). [CK 303]

Schmerzhafte Geschwulst des Zahnfleisches, mit Backen-Geschwulst und Mattigkeit im ganzen Körper. [CK 304]

Schmerzhafte Geschwulst des Zahnfleisches an den Zähnen des Oberkiefers, wie wund, schon beim Betasten des Backens, mit Schmerz in dem dazu gehörigen Backzahne, als wenn eine Backen-Geschwulst entstehen wolle. [CK 305]

Leichtes Bluten des Zahnfleisches beim Reiben. [CK 306]

Fauler Geruch aus dem Zahnfleische und dem Munde. [CK 307]

Aus dem Munde, ein säuerlich fauler Geruch. [CK 308]

Urinartiger Geruch und Hauch aus dem Munde und durch die Nase. [CK 309]

Uebler Geruch aus dem Munde (*Htb.*). [CK 310]

Die Zunge ist (nach Tische), wie rauh, roh und kratzig und die Wärzchen sind allzu empfindlich, als wenn sie sich an den Zähnen rieben. [CK 311]

Wundheits-Schmerz an der linken Seite der Zunge, beim Bewegen und Strecken derselben. [CK 312]

Weisse Zunge. [CK 313]

Brennende Bläschen an der untern Seite und der Spitze der Zunge (*Ng.*). [CK 314]

Schmerzhafte Knoten und Blasen hinten auf der Zunge, die nach Essen und beim Ausspucken am meisten wehthun und zuweilen bluten. [CK 315]

Ein weisslichtes schmerzhaftes Geschwür auf der untern Fläche der Zunge. [CK 316]

Halsweh, früh, beim Aufstehen, ein Drücken und Stechen. [CK 317]

Halsweh, wie von Drüsen-Geschwulst. [CK 318]

Drücken in der Gegend des Halsgrübchens, als wenn er zu satt wäre, oder einen allzu grossen Bissen verschluckt hätte. [CK 319]

Gefühl im Halse, als wäre ein Gewächs oder festsitzender Schleim darin, wobei, wenn er etwas Kleines (ein Krümchen) zu schlucken versucht, dies an dieser Stelle stecken bleibt. [CK 320]

Gefühl links im Halse, als müsse er über einen Knoll hinweg schlucken, mit Kratzen darin; beim Schlingen der Speisen nicht ärger, als beim leer Schlucken. [CK 321]

Gefühl im Halse, beim Schlucken, als wäre ein Knoll darin, und vorzüglich beim leer Schlucken ein zusammenziehendes Würgen vom Schlunde bis zum Kehlkopfe. [CK 322]

Krampf im Halse, mit Uebelkeit (n. 3 T.). [CK 323]

Steter Krampf im Halse, der ihn zum Wurgen nöthigt, als wenn die genossenen Speisen nicht hinunter wollten (n. 24 St.). [CK 324]

Gefühl im Halse, als wenn er zugenäht wäre, mit stetem Kratzen darin. [CK 325]

Kratzen im Halse (n. 24 St.). [CK 326]

Unerträgliches Kratzen und Scharren im Halse. [CK 327]

Kratzen im Halse, mit Gefühl im Rachen, hinter dem Gaumen Vorhange, wie vertrocknet, was erst nach Ablösung einigen festen Schleimes nachlässt; einige Tage nach einander, früh, beim Erwachen (*Rl.*). [CK 328]

Kratzen im Halse, (nach Tische), mit Rohheit und Rauhheit. [CK 329]

Rauhheit im Halse, nur beim Sprechen fühlbar (*Ng.*). [CK 330]

Rauhheit und kratzendes Wundsein im Halse. [CK 331]

Stechen im Halse, ausser dem Schlingen (*Ng.*). [CK 332]

Stechen und Wurgen im Halse, beim Schlingen, mit Trockenheit hinten in der linken Hals-Seite, am Gaumen. [CK 333]

Arges Stechen im Halse, beim Schlingen, mit Geschwür-Schmerz und Wurgen (*Ng.*). [CK 334]

Schnell entstehende zuckende Stiche auf einem Punkte tief im Halse, rechts, bloss bei Bewegung des Halses, beim Sprechen, Bücken und wieder Aufrichten, nicht beim Schlingen. [CK 335]

Kneipender Schmerz im Halse (n. 5 T.). [CK 336]

Geschwulst der Mandeln im Halse, mit Schmerz beim Schlingen. [CK 337]

Wasser-Auslaufen aus dem Munde, bei Geschwulst der Oberlippe mit schmerzhafter Blüthe daran, schmerzhaftem Zahnfleische und wundem Gaumen. [CK 338]

Viel Speichel-Spucken (n. 2 T.). [CK 339]

Der Speichel läuft ihm früh, beim Bücken, aus dem Munde. [CK 340]

Schleim im Munde, früh, der davon so verklebt war, dass sie ihn kaum öffnen konnte (*Ng.*). [CK 341]

Salzig brennender Schleim im Munde, früh, beim Erwachen. [CK 342]

Viel Schleim, tief im Halse. [CK 343]

Viel Schleim im Rachen, mehrere Tage über, den er durch Rachsen fortschaffen muss. [CK 344]

Schleim-Rachsen, bei Trockenheit am Gaumen vom Sprechen. [CK 345]

Blut-Ausspucken, mit grosser Empfindlichkeit des Gaumens und der Zunge (*Ng.*). [CK 346]

Salziger Geschmack im Munde. [CK 347]

Bitterlicher Mund-Geschmack, Nachmittags (n. 7 T.). [CK 348]

Bitterlicher Geschmack im Munde, bei sehr belegter Zunge (n. 28 St.). [CK 349]

Bittrer Geschmack auf der Zunge, bei saurem Aufstossen. [CK 350]

Bittrer Geschmack der Speisen. [CK 351]

Säure im Munde, nach dem Frühstücke. [CK 352]

Saurer Geschmack, oft besonders nach Essen und Trinken. [CK 353]

Saurer Geschmack im Munde, und kein Appetit zum Trinken. [CK 354]

Säure im Magen, mit Heisshunger. [CK 355]

Faul-Eier-Geschmack im Munde, früh, nach dem Aufstehen (*Ng.*). [CK 356]

■ Magen

Appetit vermehrt (*Ng.*). [CK 357]

Heiss-Hunger, doch nach dem Essen darauf, Uebelkeit und Schwindel (n. 3 T.). [CK 358]

Kein Appetit, Abends. [CK 359]

Die Speisen ekeln ihn an. [CK 360]

Zu warmen Speisen wenig Appetit. [CK 361]

Widerwille gegen Salziges. [CK 362]

Flüssigkeiten sind ihr widrig und ekelhaft. [CK 363]

Fleisch und Fisch widerstehen ihr. [CK 364]

Widerwille gegen Fleisch-Speise, beim Gedanken daran; doch schmeckt sie leidlich beim Essen, wiewohl Brod ihm besser schmeckt. [CK 365]

Starker Appetit zu Fleisch, zur Abendmahlzeit, wo er sonst nie Verlangen nach Fleisch-Kost hatte. [CK 366]

Ungewöhnlicher Durst, früh, mehrere Tage nach einander. [CK 367]

Heftiger Durst, schon früh (*Ng.*). [CK 368]

Viel Durst nach dem Essen (n. 13 T.). [CK 369]

Viel Begierde zum Biertrinken, ohne eigentlichen Durst, nur um eine innere Kühlung zu erlangen. [CK 370]

Beim Essen, Schweiss. [CK 371]

Bei und nach dem Essen, drückender Kopfschmerz. [CK 372]

Nach dem Mittag-Essen, Wüstheit im Kopfe. [CK 373]

Nach Tische, ranziges Sodbrennen. [CK 374]

Nach dem Essen, Magenschmerz, der durch etwas Trinken erleichtert wird. [CK 375]

Nach dem Essen, Drücken, wie Magen-Krampf, vom Schlunde bis zum Nabel (n. 24 T.). [CK 376]

Nach dem Essen Magen-Raffen. [CK 377]

Nach dem Essen, bald, Brennen im Magen, mit Schwere im Körper und Missmuth. [CK 378]

Gleich nach dem Essen, Leibweh. [CK 379]

Nach dem Essen, Vollheit, und mehrere Stunden darauf, ein säuerlich zusammenziehender Geschmack wie aus dem Magen. [CK 380]

Eine Stunde nach dem Essen, Vollheit im Bauche, als hätte er zu viel gegessen. [CK 381]

Wenn sie etwas isst, treibt es ihr den Leib auf. [CK 382]

Nach dem Essen kann sie nichts Festes um den Unterleib vertragen. [CK 383]

Nach dem Essen, grosse Steifheit, Drücken und Stechen im bösen Fusse (n. 5 T.). [CK 384]

Nach dem Mittags-Essen Schläfrigkeit. [CK 385]

Nach Tische, Müdigkeit und Einschlafen. [CK 386]

Nach dem Mittag-Essen, Schauder am rechten Beine. [CK 387]

Nach dem Frühstücke, Kälte und Schauder durch den ganzen Körper. [CK 388]

Versagendes Aufstossen, es will immer aufstossen und kann nicht. [CK 389]

Immerwährendes Aufstossen, mit Uebelkeit den ganzen Tag und Appetitlosigkeit (sogleich). [CK 390]

Viel Aufstossen nach dem Geschmacke des Genossenen (n. 4 T.). [CK 391]

Saures Aufstossen, bei bitterem Mund-Geschmacke. [CK 392]

Saures Aufschwulken der Speisen. [CK 393]

Grünes, bitteres Wasser kommt ihr, früh, nach Trinken oder gleich nach dem Essen, in den Mund, vier Tage nach einander. [CK 394]

Sodbrennen. [CK 395]

Ranziges Sodbrennen. [CK 396]

Schlucksen, früh, nach dem Aufstehen und nach dem Mittag-Essen (*Ng.*). [CK 397]

Schlucksen, nach Tische, mit dämischen Kopfe oder Schläfrigkeit. [CK 398]

Schlucksen, nach jedem Essen, es sei warm oder kalt. [CK 399]

Schlucksen, Abends, eine Stunde lang (n. 4 T.). [CK 400]

Wabblichkeit im Magen, nach dem Mittag-Essen (*Rl.*). [CK 401]

Grosse Weichlichkeit und Uebelkeit vor dem Abend-Essen, ohne Brech-Neigung. [CK 402]

Wabblichkeit, wie aus dem Unterleibe, mit zusammenziehendem Schmerze unter dem Nabel und vielem Schleim im Halse, besonders früh und mehrere Stunden nach Tische. [CK 403]

Uebelkeit, mehrere Stunden lang (sogleich). [CK 404]

Uebelkeit, Mittags, mit Ekel vor Rindfleisch-Brühe, mehrere Tage nach einander. [CK 405]

Ohnmachtartige Uebelkeit, wie aus dem linken Hypochondrium. [CK 406]

Brech-Uebelkeit, den ganzen Tag (sogleich) (*Ng.*). [CK 407]

Brech-Uebelkeit um den Magen, zwei Minuten lang, früh, gleich nach dem Aufstehen (d. ersten 8 Tage). [CK 408]

Brech-Uebelkeit, früh, nach dem Aufstehen, mit Duseligkeit, wie von Finsterheit der Augen; er glaubte im Gehen zu fallen; dabei Gesichts-Blässe; zwei Wochen lang. [CK 409]

Brech-Uebelkeit, Nachmittags, mit Wasser-Auslaufen aus dem Munde (d. 2. T.). [CK 410]

Arge Brech-Uebelkeit, bei ziemlichem Appetite, nüchtern, bei, vor und nach dem Essen; dann Erbrechen von Wasser (nicht der Speisen), mit vieler Speichel-Absonderung (n. etl. T.). [CK 411]

Würmerbeseigen. [CK 412]

Auswürgen vielen Schleimes, früh, bei übrigens gutem Appetite und Stuhlgange. [CK 413]

Erbrechen von jedem kleinen Ekel, mit Ausfluss vielen Wassers aus dem Munde. [CK 414]

Erbrechen, Nachmittags, nach einem zweistündigen Spaziergange, unter grosser Uebelkeit, jählinger Müdigkeit und starkem Froste von einigen Stunden. [CK 415]

Erbrechen mit Uebelkeit und Leibkneipen, den ganzen Tag, ohne Durchfall. [CK 416]

Erbrechen mit Uebelkeit und Leibkneipen, zwei Tage nach einander (n. etl. St.). [CK 417]

Erbrechen aller genossenen Speisen, unter Uebelkeit. [CK 418]

Sie bricht das Mittag-Essen sogleich wieder aus, ohne Uebelkeit, wobei sie ein krankhaftes Weh-Gefühl in der Herzgrube hat (n. 10 T.). [CK 419]

Magenweh, wie Heisshunger, von früh, bis Nachmittag (*Ng.*). [CK 420]

Lätschigkeit und Verdorbenheits-Gefühl im Magen, bei doch gutem Appetite. [CK 421]

Schmerz im Magen, mit Beklommenheit und Angst. [CK 422]

Schmerzen an der rechten Seite des Magens, die sich stets nach öfterem Aufstossen verlieren. [CK 423]

Drücken im Magen, den ganzen Tag, was bloss durch Liegen und Bett-Wärme erleichtert wird, beim Aufstehen aus dem Bette aber sogleich wiederkehrt. [CK 424]

Beim Drücken im Magen muss sie sich erbrechen. [CK 425]

Drücken in der Herzgruben-Gegend, den ganzen Vormittag, durch Aufstossen erleichtert (*Ng.*). [CK 426]

Greifen im Magen, mit Uebelkeit, sie musste immer spucken, fast wie beim Würmerbeseigen. [CK 427]

Greifender Schmerz im Magen, Vormittags, der bei und nach dem Essen vergeht. [CK 428]

Ein nagendes Raffen im Magen, vor dem Mittag-Essen. [CK 429]

Zusammenzieh-Schmerz im Magen (n. 6 T.). [CK 430]

Stiche, öfters im Magen und im Bauche. [CK 431]

Stechen und Klopfen in der Herzgrube (*Ng.*). [CK 432]

Kälte-Gefühl und grosse Leerheits-Empfindung im Magen (*Ng.*). [CK 433]

Brennen im Magen, nüchtern und vor Tische, was ihn zum Essen zwingt. [CK 434]

Brennen im Magen, darnach Hitze im ganzen Körper und hierauf Schweiss (*Ng.*). [CK 435]

Gähren im Magen mit Blähungs-Abgang darnach; dann abwechselnd im Körper ein dumpfes Drücken, Ziehen und Stechen; darauf Müdigkeit in den Augen. [CK 436]

■ **Abdomen**

In den Hypochondrien, Spannen wie von einem festen Bande, mit Brust-Beklemmung. [CK 437]

Stechen in beiden Hypochondrien, was zum Niederlegen zwingt (d. 3. T.). [CK 438]

Pochen unter den kurzen Ribben, Nachts, beim Erwachen. [CK 439]

In der Leber-Gegend, gleich nach dem Frühstücke so empfindliche Schmerzen, dass sie sich wieder legen musste. [CK 440]

Stiche im rechten Hypochondrium, früh, gleich nach dem Aufstehen. [CK 441]

Empfindliche Stiche in der Leber-Gegend, dass sie vor Schmerz die Zähne zusammenbeissen musste. [CK 442]

In der Milz-Gegend, ein drückender Schmerz. [CK 443]

Stechen im rechten Hypochondrium nach dem Rücken zu, wie Milz-Stechen. [CK 444]

Stechen im linken Hypochondrium, bei Körper-Bewegung. [CK 445]

Brennen in der linken Hypochonder-Gegend, im Sitzen; durch Bewegung vergehend; öfters wiederholt (*Ng.*). [CK 446]

Bauchweh, das durch Aufdrücken verschwindet. [CK 447]

Schmerz rechts im Unterbauche, der bei jedem Tritte und Athemzuge heftiger wird. [CK 448]

Heftiges Leibweh, früh, einige Sekunden lang; dann erst ein durchfälliger und darnach ein derber Stuhl (n. 6 T.) (*Rl.*). [CK 449]

Hartes, spannendes Drücken im Unterleibe, von den Hypochondrien an bis tief in den Unterbauch, bei Ruhe und Bewegung, und ohne Spur von Blähungen, deren Abgang auch nicht erleichtert. [CK 450]

Schwere im Unterbauche, mit Drängen (*Ng.*). [CK 451]

Vollheit und Schwere des Unterleibes. [CK 452]

Vollheit im Unterleibe und Magen, bei Appetit-Verlust und Hartleibigkeit, vier Tage lang (n. 12 T.). [CK 453]

Vollheit und Härte des Unterbauches, mit Gefühl, wie von versetzten Blähungen, besonders Abends und Nachts. [CK 454]

Aufgetriebenheit des Unterleibes, besonders nach dem Essen mit schmerzhafter Empfindlichkeit beim Aufdrücken. [CK 455]

Aufgetriebenheit des Unterleibes, mit Blutdrang nach dem Kopfe, Schwere im Kopfe, Schwindel und Duseligkeit (n. 4 T.). [CK 456]

Starke Auftreibung des Bauches, mit Dummheit und Schwere im Kopfe. [CK 457]

Dicker Bauch, wie von angehäuften und verstopften Blähungen; sie darf sich um die Hypochondrien nicht fest anziehen. [CK 458]

Gespannter Unterleib (n. 6 T.). [CK 459]

Gespannter Bauche, bei durchfälligem Stuhle. [CK 460]

Greifen im Bauche, ruckweise, bei Ruhe und Bewegung; dabei viel Durst, ohne Esslust. [CK 461]

Krampfhafte Kolik, Nachts; ein ungeheurer Klamm-Schmerz aller Gedärme, gleich unerträglich in Ruhe und Bewegung, ohne Spur von Blähungen; zugleich mangelnde Harn-Absonderung. [CK 462]

Zusammenziehen, Kneipen und Schneiden um den Nabel; bald darauf ein natürlicher Stuhl (bald n. d. Einnehmen) (*Ng.*). [CK 463]

Kneipen im Bauche, vorzüglich in der Gegend des Blinddarms (sogleich). [CK 464]

Schneidender Leibschmerz, beim Gehen im Freien. [CK 465]

Schneidender Leibschmerz, früh, mit mehrmaligem, doch nicht durchfälligen Stuhle. [CK 466]

Stumpfes Stechen in der linken Bauch-Seite. [CK 467]

Krampfhaftes Stechen im Unterbauche (d. 17. T.). [CK 468]

Ziehender Leibschmerz, Nachts, mit Stuhldrang, doch ohne Durchfall. [CK 469]

Zucken im Bauche (n. 1 St.). [CK 470]

Zucken in der Bauch-Seite. [CK 471]

Wühlender Schmerz im Unterleibe. [CK 472]

Weichlichkeit im Unterbauche (*Rl.*). [CK 473]

Brennen (an) in der linken Bauch-Seite. [CK 474]

Brennen auf einer kleinen Stelle in der linken Bauch-Seite (*Ng.*). [CK 475]

Brennen und Schneiden im Unterleibe. [CK 476]

In den Leisten spannt es, beim Gehen (*Ng.*). [CK 477]

Heftige Schmerzen in der rechten Leisten-Gegend, ein Brennen und Drängen, als wollten die Därme dort heraus, die sich zu bewegen schienen; beim Ausstrecken des Körpers ärger, beim Bücken erleichtert (*Ng.*). [CK 478]

Stiche im Schoosse. [CK 479]

Die Drüsen im linken Schoosse schmerzen wie geschwollen. [CK 480]

Geschwulst-Gefühl in den linken Schooss-Drüsen, dass er im Gehen nicht gehörig ausschreiten kann; dennoch sind sie nicht geschwollen und schmerzen auch beim Befühlen nicht. [CK 481]

Geschwollne Drüsen im rechten Schoosse (d. 9. T.). [CK 482]

Geschwulst und grosse Empfindlichkeit der einen Leisten-Drüse. [CK 483]

Ein entzündeter (Drüsen-) Knoten im rechten Schoosse. [CK 484]

Blähungen entstehen plötzlich und drängen schmerzhaft nach dem Bauchringe zu (n. 3 St.). [CK 485]

Blähungs-Kolik beim Spazierengehen. [CK 486]

Viel Blähungs-Erzeugung unter Greifen im Magen und lautem Kollern; die Winde gingen mit grosser Gewalt von oben und unten ab, ohne Erleichterung. [CK 487]

Blähungs-Versetzung im Unterbauche, mit Knurren, besonders in der Seite derselben. [CK 488]

Knurren im Bauche, früh, im Bette und einige Zeit nach dem Aufstehen. [CK 489]

Kollern im Bauche, beim Mittag-Essen. [CK 490]

Kollern im Bauche, nach Trinken. [CK 491]

Kollern im Bauche, immerwährend, als wolle Durchfall kommen. [CK 492]

Lautes Kollern im Unterleibe. [CK 493]

Gluckern in der rechten Bauch-Seite, bis ins Bein herab, wie von sanft herabfallenden Tropfen. [CK 494]

Murksen im Bauche, wie Frösche. [CK 495]

■ Rektum

Fast unwillkührlicher Abgang von Winden; er kann sie mit Mühe kaum zurückhalten. [CK 496]

Häufiger Abgang stinkender Winde, mit Auftreibung des Unterleibes von Zeit zu Zeit (*Ng.*). [CK 497]

Viel Abgang stinkender Winde, die sich immer wieder von neuem erzeugen (*Ng.*). [CK 498]

Vor Abgang einer Blähung, jedesmal Leibkneipen. [CK 499]

Nach Blähungs-Abgang, Bauchweh. [CK 500]

Nach dem Stuhlgange, Aufblähung, Unruhe und Kneipen im Bauche. [CK 501]

Zum Stuhle gar kein Drang, gar kein Noththun. [CK 502]

Oefters aussetzender Stuhl (*Ng.*). [CK 503]

Viel Neigung zum Stuhlgange, der, obgleich nicht hart, doch viel Anstrengung zur Ausleerung bedurfte, wegen gänzlicher Unthätigkeit des Mastdarms. [CK 504]

Reiz zum Stuhle, ohne ihn zu bedürfen. [CK 505]

Harter Stuhl, mit vielem Noththun und Stechen im After (*Ng.*). [CK 506]

Harter, knotiger Stuhl (*Ng.*). [CK 507]

Knotiger Stuhl (n. 2 T.). [CK 508]

Knotiger, mit Schleimfaden verbundener Stuhl, und auch nach demselben noch Schleim am After. [CK 509]

Ganz dünn geformter Stuhl, wie ein Spulwurm. [CK 510]

Bringt mit der Zeit täglichen Stuhl zu wege, wenn vorher Leib-Verstopfung war. [CK 511]

Oefterer Stuhl täglich, mehrere Tage, die ersten sehr hart und zu dick geformt, die andern weich. [CK 512]

Dreimaliger Stuhl täglich, die ersten fünf Tage, dann einige Tage zweimal, die letzten nur einmal. [CK 513]

Macht mit der Zeit festern Stuhl, wenn er vorher durchfällig war. [CK 514]

Dreimal weicher Stuhl, Nachts, mit Leibschmerzen (*Ng.*). [CK 515]

Durchfall, fast ohne Bauchweh, 20 Stunden lang, darauf grosse Mattigkeit von kurzer Dauer. [CK 516]

Dreimaliger Durchfall, mit Brennen am After (d. 17. T.) (*Ng.*). [CK 517]

Mehrmaliger flüssiger Durchfall-Stuhl, mit Schleim-Abgang, drei Tage nach einander (*Ng.*). [CK 518]

Plötzlicher schleimiger Durchfall-Stuhl, unter Gefühl, als wolle eine Blähung abgehen, nach vorgängiger Weichlichkeit und Verkältungs-Empfindung im Bauche (*Rl.*). [CK 519]

Viel weisser Schleim-Abgang mit dem Stuhle. [CK 520]

Röthlicher Schleim geht mit dem Stuhle ab. [CK 521]

Sauer riechender Stuhl, mit Brennen im Mastdarme. [CK 522]

Säuerlich faulriechende, weiche Stühle. [CK 523]

Dunkelfarbiger, halb unverdauter Stuhl von unerträglichem Geruche. [CK 524]

Beim Stuhle, Blut (n. etl. St.). [CK 525]

Beim weichen Stuhle geht Blut mit ab. [CK 526]

Etwas Blut beim Stuhle, nach aufhörender Regel, alle Tage, unter schründendem Schmerze im Mastdarme, sieben Tage lang (n. 42 T.). [CK 527]

Spuhl-Würmer gehen mit dem Stuhle ab (*Ng.*). [CK 528]

Abgang von Maden-Würmern, unter Jücken im Mastdarme. [CK 529]

Beim Stuhlgange, Zwängen (n. 21 St.). [CK 530]

Beim Stuhle, Brennen am After. [CK 531]

Im Mastdarme Pressen und Drücken, ohne Stuhl (n. 12 T.). [CK 532]

Heftiges Drängen im Mastdarme, wie bei Hämorrhoiden. [CK 533]

Drängen und Brennen im Mastdarme und After. [CK 534]

Stiche im Mastdarme (n. 2 St.). [CK 535]

Stechender Schmerz im Mastdarme, als wenn Alles da verhärtet wäre. [CK 536]

Einzelne Stiche im After (*Ng.*). [CK 537]

Ein stumpfer, reissender Stich vom After in den Mastdarm hinauf. [CK 538]

Schneiden im After (Mastdarme?), früh, im Bette. [CK 539]

Jücken am After (n. 2 St.). [CK 540]

Jücken und Wundheits-Gefühl am After. [CK 541]

Schründender Wundheits-Schmerz am After, beim Abwischen. [CK 542]

Geschwulst-Gefühl am After, doch ohne Schmerz. [CK 543]

Geschwulst des Afters in seinem Umfange. [CK 544]

Die Adern am After schwellen stark an. [CK 545]

Ein dünner Strang, wie eine geschwolne Ader, ohne Schmerz beim Befühlen, erstreckt sich vom After nach den Hinterbacken zu. [CK 546]

Blut-Aderknoten am After, welche Brennen verursachen. [CK 547]

Blut-Abgang aus dem Mastdarme, mit starkem Stechen darin. [CK 548]

Vorfall des Mastdarms (mit seinen Aderknoten), auch ohne Stuhldrang, als wenn der After seine Zusammenzieh-Kraft verloren hätte und gelähmt wäre. [CK 549]

■ **Harnwege**

Aengstliches Drängen und Drücken auf den Urin, Nachts, unter Schneiden im Bauche; sie musste oft dazu aufstehen, und es ging nur wenig ab, mit schneidendem Schmerze, zwei Tage lang. [CK 550]

Schmerzhaftes Drängen zum Harnen, früh im Bette, und es gingen dennoch, unter Schneiden in der Harnröhre, nur wenige Tropfen ab (n. 5 T.). [CK 551]

Harnstrahl ganz dünn, als wenn die Harnröhre zu eng wäre. [CK 552]

Schneller Drang zum Harnen und doch wenig Urin. [CK 553]

Oefteres Harnen. [CK 554]

Sie muss sehr oft harnen. [CK 555]

Schon ganz früh treibt es zum Harnen. [CK 556]

Oefteres, reichlicheres Harnen, als gewöhnlich; auch Nachts muss sie dazu aufstehen (d. ersten Tage.) (*Ng.*). [CK 557]

Nächtlicher Harndrang. [CK 558]

Er muss Nachts gegen seine Gewohnheit zum Harnen aufstehen (*Htb.*). [CK 559]

Nächtliches Bettpissen. [CK 560]

Unwillkührliches Harnen. [CK 561]

Drängen zum Harnen, und Nachtröpfeln des Urins nach dem gewöhnlichen Abgange (d. 1. T.) (*Ng.*). [CK 562]

Scharfer, säuerlicher Geruch des Urins. [CK 563]

Ganz dunkelbrauner Harn, mit einem kleinen Stiche in der Harnröhre beim Lassen desselben. [CK 564]

Dunkelfarbiger Harn, welcher in zwei Stunden einen röthlichen Satz fallen lässt. [CK 565]

Der Urin trübt sich nach zwei Stunden sehr, mit röthlichem Satze; beim Lassen biss er in der Harnröhre. [CK 566]

Der Urin wird trübe und setzt einen weissen Satz ab. [CK 567]

Vor dem Harnen, schneidendes Drängen von beiden Nieren herab (d. ersten Tage.) (*Ng.*). [CK 568]

Beim Harnen, Kitzeln in der Harnröhre. [CK 569]

Beim Harnen, Schmerz im Steissbeine. [CK 570]

Nach dem Harnen, Brennen an der Harnröhr-Mündung (*Ng.*). [CK 571]

In der Wurzel der Harnröhre ein rauher Druck, mit Drang zum Harnen. [CK 572]

Brennen in der Harnröhre, ausser dem Harnen. [CK 573]

■ **Geschlechtsorgane**

In den Zeugungstheilen Spannen und unangenehmes Gefühl daran, beim Gehen und der geringsten Berührung von Kleidern. [CK 574]

In der Ruthe, Klamm-Schmerz. [CK 575]

Zuckender Schmerz in der Ruthe, ein paar Minuten lang (*Rl.*). [CK 576]

Ausschläge an der Ruthe. [CK 577]

Die Eichel wird mit dickem Schleime belegt, wenn er sie auch alle 2, 3 Tage abwäscht. [CK 578]

Zieh-Schmerz in der Eichel. [CK 579]

Die Vorhaut geschwillt zu einer grossen Wasserblase, ohne Schmerz. [CK 580]

Ausschlags-Bläschen an der Vorhaut. [CK 581]

Der rechte Hode scheint geschwollen. [CK 582]

Ziehende Empfindung in beiden Hoden. [CK 583]

Stechender Schmerz, zuweilen, im rechten Hoden. [CK 584]

Im Hodensacke Geschwulst; (in der Scheidehaut der Hoden? Wasserbruch?). [CK 585]

Jücken innerhalb des Hodensackes. [CK 586]

Jücken am Hodensacke. [CK 587]

Jücken und nässender Ausschlag am Hodensacke. [CK 588]

Im Samenstrange linker Seite, zuckender Schmerz. [CK 589]

Aufleben des Geschlechtstriebes und der geschlechtlichen Phantasie. [CK 590]

Aeusserst üppige Gedanken, die ihn quälen, dass er befürchtet, wahnsinnig zu werden, und rastlos umherläuft; bei Schwere im Mittelfleische und Spann-Schmerz in der Ruthe, ohne Erektion. [CK 591]

Wohllüstiger Reiz in den Geschlechtstheilen. [CK 592]

Sein sonst sehr und fast übertrieben reger Geschlechtstrieb schwieg sogleich auf mehrere Tage gänzlich. [CK 593]

Es vergeht ihm allmählig alle Lust zum Beischlafe. [CK 594]

Gar kein Trieb zur Begattung, die ersten 30 Tage nach Einnahme des Graphits, auch die bei ihm sonst sehr geschäftige Phantasie war kalt, und gar keine Neigung zu Erektionen vorhanden; dann aber erwachte dies Alles in so hohem Grade, dass er bei Berührung eines Weibes grossen Wollust-Reiz empfand und durch alle Glieder zitterte. [CK 595]

Die Phantasie war ganz kalt gegen Beischlaf. [CK 596]

Sehr gleichgültig gegen Beischlaf und wenig Reiz dabei. [CK 597]

Ruthe-Steifheit, ohne üppige Gedanken. [CK 598]

Starke Ruthe-Steifheit (n. 48 St.). [CK 599]

Starke Erektion (n. 8 T.) (*Ng.*). [CK 600]

Bei Erektionen, Glucksen in der Ruthe. [CK 601]

Pollutionen, fast alle Nächte. [CK 602]

Pollution fast jede Nacht (d. ersten 7 Tage). [CK 603]

Die Pollutionen schienen aufzuhören (n. 20 T.). [CK 604]

Bei Aufregung der Geschlechtstheile entsteht Blähungs-Kolik, die den Beischlaf verhindert. [CK 605]

Bei Anfang der Begattung, arg schmerzender Wadenklamm, der den Beischlaf unmöglich macht. [CK 606]

Bei der Begattung erfolgt, aller Anstrengung ungeachtet kein Samen-Erguss. [CK 607]

Nach Beischlaf, gleich wieder starke Ruthe-Steifheit (n. 27 T.). [CK 608]

Nach der Begattung, schnelles Erkalten der Unterschenkel. [CK 609]

Nach Beischlaf Mattigkeit (n. 14 T.). [CK 610]

Gleich nach dem Beischlafe wird sein ganzer Körper brennend heiss und er schwitzt über und über. [CK 611]

Nach den Geburtstheilen zu, ein schmerzhaftes Pressen. [CK 612]

Ein Drängen zuweilen nach den Geburtstheilen zu, beim Stehen. [CK 613]

Beissen in der Mutterscheide. [CK 614]

Stechen in den Schamlefzen, öfters (*Ng.*). [CK 615]

Ein Bläschen an der Schamlippe, jückend beissenden Schmerzes. [CK 616]

Blüthen-Ausschlag an der Scham, mit etwas Jücken. [CK 617]

Jücken an der Scham vor der Regel. [CK 618]

Ein unschmerzhaftes Blüthchen an der innern Schamlippe. [CK 619]

Wundheit an den Schamtheilen. [CK 620]

Schmerzhafte Wundheit zwischen der Scham und dem Oberschenkel, mit Blüthen, Blasen und Geschwüren besetzt. [CK 621]

Der linke, verhärtete Eierstock schwillt auf mit Steinhärte, und heftigem Schmerze theils beim Befühlen, theils schon beim Einathmen oder Räuspern, wobei die heftigsten Stiche hinein fahren, dass sie ausser sich wird, unter grossem, allgemeinem Schweisse, und anhaltender Schlaflosigkeit. [CK 622]

Die Regel will Anfangs nicht recht zum Vorscheine kommen. [CK 623]

Verspätigt die Regel um 3 Tage in der Erstwirkung (n. 4 T.). [CK 624]

Die Regel kommt um 7 Tage zu spät (n. 29 T.). [CK 625]

Die Regel tritt um 9 Tage zu spät ein, mit Schwere im Bauche und Dummlichkeit im Kopfe, am ersten Tage derselben (*Htb.*). [CK 626]

Die Regel kommt um 11 Tage zu spät. [CK 627]

Die Regel bleibt aus zur bestimmten Zeit, ohne Beschwerde (*Ng.*). [CK 628]

Unterdrückung der Regel, unter Schwere der Arme und Beine. [CK 629]

Die Regel tritt in der Nachwirkung um 3 Tage früher ein (n. 29 T.). [CK 630]

Regel um 2 Tage zu früh, sehr dünn, von kurzer Dauer, und mit starken, sonst ungewöhnlichen Kreuzschmerzen, die bei Bewegung vergingen (*Ng.*). [CK 631]

Einige Tage vor der Regel, starkes Jücken in den Schamtheilen. [CK 632]

Einen Tag vor der Regel, und zwei Tage dabei, ein heftig drückender Schmerz im Unterleibe, wobei es ihr auch heiss im Bauche vorkam. [CK 633]

Vor und bei der Regel, Husten, der die Brust ermüdet, früh und am Tage, aber nicht Nachts. [CK 634]

Bei der Regel, heftiger Kopfschmerz, mit Aufstossen und Uebelkeit (n. 5 T.). [CK 635]

Bei der Regel, starker Kopfschmerz, besonders Abends. [CK 636]

Bei der Regel, Früh-Uebelkeit, mit Schwäche und Zittern am Tage. [CK 637]

Bei der Regel, Schmerz im Oberbauche, als wollte Alles zerreissen. [CK 638]

Bei der Regel, Leibschmerz, Drängen und Pressen, wie Wehen, Rücken-Schmerz, mit Kitzel anfangender ängstlicher Kreuzschmerz; dabei Aufstossen und herauf zuckendes stechendes Zahnweh. [CK 639]

Bei der Regel, Wundheit zwischen den Beinen, neben der Scham (n. 28 T.). [CK 640]

Bei der Regel, Heiserkeit, arger Schnupfen und Schnupfen-Fieber (n. 20 T.). [CK 641]

Bei der Regel, trockner Husten und starke Schweisse. [CK 642]

Bei der Regel, Fuss-Geschwulst und schmerzlose Backen-Geschwulst. [CK 643]

Bei der Regel, Schmerz in den Aderkröpfen (Wehadern). [CK 644]

Bei der Regel vergeht ihr das Gesicht, es wird ihr schwarz vor den Augen, die linke Hand wird taub und stirbt ab, unter Kriebeln darin bis zum Arm herauf, und auch in den Lippen kriebelt es. [CK 645]

Bei der Regel, Frost. [CK 646]

Gleich nach der Regel, Frost, Leibschneiden, und darauf Durchfall. [CK 647]

Weissfluss (n. 3 T.). [CK 648]

Weissfluss (*Ng.*). [CK 649]

Starker Weissfluss (d. 5. T.). [CK 650]

Starker Scheidefluss ganz weissen Schleimes (n. 7 T.). [CK 651]

Arger Scheidefluss mit Schwäche im Rücken und Kreuze, beim Gehen und im Sitzen (n. etl. St.). [CK 652]

Weissfluss-Abgang, wohl 2 Loth in Tag und Nacht, acht Tage lang, vorzüglich früh, nach dem Aufstehen aus dem Bette. [CK 653]

Dünnflüssiger Weissfluss, bei angespanntem Unterleibe (n. 8 T.). [CK 654]

■ **Atemwege und Brust**

Niesen bei sehr trockner Nase. [CK 655]

Katarrhalische, zusammenziehende und stockende Empfindung in der Nasenhöhle. [CK 656]

Verstopfung der Nase und doch Ausfluss hellen Wassers (*Ng.*). [CK 657]

Schnupfen mit Niesen und Dummlichkeit im Kopfe (*Ng.*). [CK 658]

Stock-Schnupfen mit Benommenheit des Kopfes, Brustbeklemmung, Hitze im Vorderkopfe und Gesichte, besonders um die Nase, und Geruchs-Verlust (d. ersten 4 Tage). [CK 659]

Arger Stock-Schnupfen, mit grosser Uebelkeit und Kopfschmerz ohne Erbrechen; er musste sich legen (n. 48 St.). [CK 660]

Schnupfen (n. 4, 5 T.). [CK 661]

Starker Schnupfen (n. 8 St. u. d. ersten Tage). [CK 662]

Starker Schnupfen, der seit Jahren nicht erschienen war, bricht aus. [CK 663]

Schnupfen mit Kopfschmerz und Abwechslung von Frost und Hitze. [CK 664]

Fliess-Schnupfen von kurzer Dauer, mit öfterm Niesen (n. 3 St.). [CK 665]

Anhaltender Fliess-Schnupfen, der seit Jahren nicht zum Ausbruche gekommen und zwar sehr oft, doch nur etwa eine Stunde über sich gezeigt hatte; mit vielem Niesen. [CK 666]

Fliess-Schnupfen mit Kopfschmerz, Frösteln und innerer trockner Hitze mit Durst (48 St.). [CK 667]

Fliess-Schnupfen mit Nasenbluten (n. 11 T.). [CK 668]

Fliess-Schnupfen mit Katarrh und öfterem Niesen, und mit drückendem Schmerze in einer Unterkiefer-Drüse: die Luft war ihm an den entblössten Theilen empfindlich, als könne er sich da leicht verkälten (n. 2 St.). [CK 669]

Stark fliessender Schnupfen mit Katarrh; es liegt ihr arg auf der Brust, der Kopf ist eingenommen und sehr heiss; in der Nase wenig Luft (n. 16 T.). [CK 670]

Häufige Schleim-Absonderung aus der Nase, bald dünn, bald dick und gelblich, 8 Tage lang (*Ng.*). [CK 671]

Zäher, weisser Schleim bloss im linken Nasenloche, der den ersten Tag schwer, den zweiten leichter herausgeht (*Htb.*). [CK 672]

Faulriechender Nasen-Schleim. [CK 673]

Stinkender, eiterartiger Ausfluss aus der Nase (*Ng.*). [CK 674]

Im Halse, Empfindung, als ob ein Katarrh und Schnupfen im Anzuge wäre. [CK 675]

Katarrhalische Rauhheit und Belegtheit der Brust und Luftröhre. [CK 676]

Katarrh und Schnupfen mit stets zum Husten kitzelnder Rauhheit bei Mattigkeit und Kopfschmerz (von Akonit schnell getilgt). [CK 677]

Rohheits-Schmerz in der Brust, wie rohes Fleisch. [CK 678]

Scharrig in der Luftröhre. [CK 679]

Rauher Hals (n. 6 T.). [CK 680]

Heiserkeit, alle Abende. [CK 681]

Sie konnte nicht laut sprechen vor Brennen im Halse, als ob Alles wund wäre. [CK 682]

Verschleimung auf der Brust (n. 20 T.). [CK 683]

Kratzen im Halse, was zum trocknen Husten reizt. [CK 684]

Oft Kitzeln in der Kehle, zum Kotzen und kurzen Husten, am meisten Abends, im Bette. [CK 685]

Kitzeln tief in der Brust, mit lockerem Husten und salzigem Auswurfe (*Ng.*). [CK 686]

Husten mit Schnupfen und Katarrh und mit Hitze im Kopfe (n. 8 T.). [CK 687]

Husten, der die Brust ermüdet, mit Schmerz tief in der Brust. [CK 688]

Trocknes Hüsteln weckt ihn Nachts aus dem Schlafe und hält den ganzen folgenden Tag an (n. 5 T.) (*Ng.*). [CK 689]

Husten mit vielem Auswurfe, Abends, beim Niederlegen. [CK 690]

Schwerathmigkeit (n. 20 T.). [CK 691]

Beengung des Athems von Eingenommenheit der Brust. [CK 692]

Engbrüstigkeit, Abends, beim Liegen im Bette; beim tief Athmen wird Husten erregt. [CK 693]

Jählinge Engbrüstigkeit, mit schwerem, kürzerem Athem (n. 3 St.). [CK 694]

Arge Engbrüstigkeit, als müsste sie jeden Augenblick ersticken, beim Gehen im Freien. [CK 695]

Beklemmung der Brust (n. etl. St.). [CK 696]

Beklemmung der Brust, vorzüglich beim Einathmen, früh, beim Aufstehen (n. 21 T.). [CK 697]

Beengung der linken Brust und des Herzens, früh, mehrere Stunden lang. [CK 698]

Beim Athmen, ein Drücken in der Herz-Gegend. [CK 699]

Beim Einathmen pfeift es zuweilen in der Luftröhre. [CK 700]

Brust-Schmerzen bei anhaltendem Sitzen (n. 7 T.) (*Rl.*). [CK 701]

Schmerz der rechten Brust-Ribben beim Befühlen. [CK 702]

Die untern Ribben in der Nähe des Brustbeins schmerzen beim Betasten (n. 21 T.). [CK 703]

Schmerz ganz oben auf der Brust, beim Gähnen, beim Befühlen und beim Reiten. [CK 704]

Schmerz in der Brust beim Aufwärts-Steigen. [CK 705]

Es drückt sie Alles auf der Brust; sie kann nichts Festes darauf leiden. [CK 706]

Druck-Schmerz von der linken in die rechte Brust-Seite hinüber (n. 24 T.) (*Ng.*). [CK 707]

Ein Druck auf der linken Brust-Seite, der sich zu einem Klemmen und fast unerträglichen Zwängen erhöht, doch nur im Sitzen; beim Stehen vergeht er, kommt im Sitzen aber wieder, und verliert sich beim Liegen im Bette ganz. [CK 708]

Ein klemmender Druck in der Brust, der zum Dehnen und Renken nöthigt, Abends, eine halbe Stunde lang. [CK 709]

Ein klemmendes Pressen auf der Brust, bei längerem Gehen im Freien. [CK 710]

Klemmender Brustschmerz. [CK 711]

Heftiges Reissen in der ganzen rechten Brust-Seite (*Ng.*). [CK 712]

Stechen in der Mitte der Brust, mit Athem-Beklemmung, beim Treppen-Steigen (*Ng.*). [CK 713]

Empfindliche Stiche vorn in der linken Brust, dass sie darüber erschrack, Abends (*Ng.*). [CK 714]

Arges Stechen in der linken Brust, dass sie es kaum aushalten zu können glaubte (n. 11 T.) (*Ng.*). [CK 715]

Stechen im Brustbeine, zwischen beiden Brüsten (n. 4 T.). [CK 716]

Heftiges Stechen in der rechten Seite, was ihr jedes Mal den Athem versetzte (n. 8 T.). [CK 717]

Heftige Stiche in der rechten Brust beim Athemholen, sie musste mit der Hand darauf drücken, um es zu erleichtern (mehrere Tage). [CK 718]

(Stechender) Seiten-Schmerz bei jeder kleinen Bewegung (n. 6 T.). [CK 719]

Stechen in der Herz-Gegend. [CK 720]

Klopfen in der Herz-Gegend, Abends, nach dem Niederlegen beim Liegen auf der linken Seite, so heftig, dass sich die Bettdecke davon bewegte, mit Aengstlichkeit; beim Umwenden vergehend (*Ng.*). [CK 721]

Starkes Pochen des Blutes am Herzen und übrigen Körper, bei jeder kleinen Bewegung. [CK 722]

Starkes Pulsiren des Herzens, was den Arm und die Hand bewegt, und ihn ängstlich macht. [CK 723]

Starkes Herzklopfen. [CK 724]

Heftiges Herzklopfen, mehrere Male, augenblicklich wie ein elektrischer Schlag vom Herzen nach dem Halse zu. [CK 725]

(Immer Leere und Kälte ums Herz und in der Brust, mit Traurigkeit.). [CK 726]

Aeusserlich an der rechten Brust, stechender Schmerz, nahe am Brustbeine, vorzüglich arg beim Liegen auf dieser Seite. [CK 727]

Ein brennendes Drücken an der linken Brust-Seite, unter der Achselgrube (*Ng.*). [CK 728]

Ein brennendes Klopfen äusserlich auf der linken Brust, durch Einathmen verschlimmert (*Ng.*). [CK 729]

Brenn- und Spann-Gefühl, beim Einathmen, auf der Mitte der Brust, mit Empfindlichkeit der Stelle (*Ng.*). [CK 730]

Schweiss auf dem Brustbeine, alle Morgen. [CK 731]

Die Warzen der Brüste sind schmerzhaft. [CK 732]

■ Rücken und äußerer Hals

Im Steissbeine dumpfes Ziehen, Abends. [CK 733]

Arges Jücken am Steissbeine, über dem After mit Nässen und Ansetzen schorfiger Stellen. [CK 734]

Kreuzschmerzen, sehr heftig, zwei Stunden lang (*Ng.*). [CK 735]

Arger Kreuzschmerz, früh, beim Aufstehen, der sich bei Bewegung verliert. [CK 736]

Heftiger Kreuzschmerz, wie nach langem Bücken (d. 5, 6 T.) (*Ng.*). [CK 737]

Zerschlagenheits-Schmerz im Kreuze. [CK 738]

Heftiger Zerschlagenheits-Schmerz im Kreuze, besonders bei Berührung (*Ng.*). [CK 739]

Drücken im Kreuze. [CK 740]

Arges Greifen und Drehen im Kreuze, wie mit einer Zange, und darauf auch in den Armen und Füssen Schmerz, als wollte es sie auswärts drehen. [CK 741]

Stich-Schmerz im Kreuze (n. etl. St.). [CK 742]

Klopfen im Kreuze. [CK 743]

Rückenschmerz, ein Drücken in den Dünnungen neben dem Rückgrate. [CK 744]

Drücken im Rücken, zwischen den Schulterblättern. [CK 745]

Heftiges Ziehen im Rücken. [CK 746]

Zusammenziehender Schmerz zwischen den Schultern, Tag und Nacht (*Ng.*). [CK 747]

Rheumatischer Schmerz im linken Schulterblatte, mehrere Tage hindurch (*Ng.*). [CK 748]

Stiche und Schmerzen im linken Schulterblatte. [CK 749]

Zerschlagenheits-Schmerz der Schulterblätter. [CK 750]

Kriechen auf dem Rücken, wie von Ameisen. [CK 751]

Der Nacken und die Schultern schmerzen beim darauf Liegen und Umwenden (von den Drüsen-Geschwülsten an der Seite des Halses, die doch selbst nicht wehthun). [CK 752]

Schmerz zum Schreien, im Nacken und beiden Schultern, beim Vorbiegen des Kopfes; sie kann keiner der beiden Arme vor Schmerz auf den Kopf bringen. [CK 753]

Heftige Schmerzen im Genicke. [CK 754]

Steifigkeit des Nackens. [CK 755]

Steifigkeit und Stich-Schmerz im Nacken (*Htb.*). [CK 756]

Reissende Stiche im Genicke, öfters (n. 21 T.) (*Ng.*). [CK 757]

Rheumatischer Schmerz im Nacken (n. 12 T.). [CK 758]

Schründend schneidender Schmerz, wie von einem Geschwüre, am siebenten Halswirbel. [CK 759]

Schmerzhaftes Spannen im Nacken und der rechten Hals-Seite, bei Bewegung des Kopfes (*Ng.*). [CK 760]

Gefühl, beim Drehen des Kopfes auf die linke Seite, als wenn hinter dem Ohre ein harter Körper von der Grösse eines Eies vorläge (d. 9. T.) (*Ng.*). [CK 761]

Im Halse, Stiche auf beiden Seiten, bei Bewegung des Kopfes (*Ng.*). [CK 762]

Viele Beulen am Halse, welche denselben, wie ein grosser Kropf verunstalten, nach einigen Tagen aber ganz wieder vergehen. [CK 763]

Die Drüsen an der Seite des Halses herab, nach der Achsel zu, sind geschwollen und schmerzen beim seitwärts Biegen des Halses und beim darauf Liegen, wie spannend und steif. [CK 764]

■ **Extremitäten**

Die Achselhöhlen schmerzen, zwei Tage lang (n. 26 T.). [CK 765]

Kneipen und Stechen in der rechten Achselhöhle (d. 12. T.) (*Ng.*). [CK 766]

In der Achsel, linker Seite, rheumatischer Schmerz. [CK 767]

Reissen im linken Achsel-Gelenke, bei Bewegung des Armes (*Ng.*). [CK 768]

Heftiges Reissen in der rechten Achsel, Nachts, durch äussere Wärme vergehend (*Ng.*). [CK 769]

Stechen im Achsel- und Ellbogen-Gelenke, auch in der Ruhe, am schlimmsten Nachts. [CK 770]

Arges Stechen in der linken Achsel, dass es ihm den Athem versetzte, drei Tage lang (n. 4 T.). [CK 771]

Ein brennender Stich öfters auf der linken Schulter (*Ng.*). [CK 772]

Brennen im Schulter-Gelenke (n. 14 T.) (*Ng.*). [CK 773]

Im Arme, Ziehen. [CK 774]

Stechen, zu zwei, drei Stichen, im Ober- und Unterarme und in der Hand. [CK 775]

Zucken in den Arm-Muskeln. [CK 776]

Klamm-Schmerz im linken Arme, mit Hitz-Gefühl darin. [CK 777]

Eingeschlafenheit des rechten Armes. [CK 778]

Einschlafen des Armes beim darauf Liegen. [CK 779]

Einschlafen des Armes und der Hand beim Sitzen (d. 2. T.). [CK 780]

Am Oberarme, Wundheits-Gefühl (n. 7 T.). [CK 781]

Plötzliches Brennen an einer kleinen Stelle des rechten Oberarmes, zugleich mit Kälte-Gefühl daselbst (d. 10. T.) (*Ng.*). [CK 782]

Die Ellbogen-Knorren schmerzen beim Befühlen. [CK 783]

Schmerz in der Ellbogen-Beuge, dass er den Arm nicht gerade ausstrecken kann (*Rl.*). [CK 784]

Schmerz, wie zu kurz, in der Ellbogen-Beuge, beim Ausstrecken des Armes. [CK 785]

Muskel-Zucken im Ellbogen-Gelenke. [CK 786]

Ein lähmiger Druck im linken Ellbogen-Gelenke und Vorder-Arme, nach dem Mittags-Schlafe. [CK 787]

Ziehen im Ellbogen-Gelenke in der Ruhe, und Reissen darin beim Aufheben des Armes, mit Gefühl, als liefe kaltes Wasser durch die Röhrknochen desselben. [CK 788]

Scharf schneidendes Ziehen im rechten Ellbogen-Gelenke, wodurch der Arm augenblicklich wie gelähmt und unbrauchbar ward. [CK 789]

Im Unterarme, eine ziehende krampfartige Spannung an einem Muskel. [CK 790]

Arges Reissen im linken Vorderarme, nahe an der Handwurzel (*Ng.*). [CK 791]

Nagender Schmerz in den Knochen des rechten Vorderarmes (*Ng.*). [CK 792]

Brennender Schmerz, wie Feuer, im rechten Vorderarme, auf dem er Nachts lag, mit Eingeschlafenheits-Gefühl am Ellbogen (*Ng.*). [CK 793]

Plötzliches Brennen an einer kleinen Stelle des Vorderarmes (*Ng.*). [CK 794]

In den Händen, Reissen, wie Fluss (n. 24 St.). [CK 795]

Reissen in der Hand, im Knochen hinter dem letzten Daumen-Gelenke (*Ng.*). [CK 796]

Arges Reissen in der rechten Hand (*Ng.*). [CK 797]

Heftiges stumpfes Stechen durch das rechte Hand-Gelenk (*Ng.*). [CK 798]

Schmerz, wie von einem Schlage, auf dem linken Handrücken, ärger beim darauf Drücken (*Ng.*). [CK 799]

Verrenkungs-Schmerz im rechten Hand-Gelenke. [CK 800]

Stechender Brenn-Schmerz in der linken Handfläche, der bald in den Daumen überging, Abends im Bette (*Htb.*). [CK 801]

Eingeschlafenheit der rechten Hand (n. 19 T.). [CK 802]

Einschlafen der Hand, beim Sitzen (d. 3. T.). [CK 803]

Taubheit und Eingeschlafenheits-Gefühl in der Hand, nach Anstrengung der Hand mit Arbeiten, mehrere Stunden lang. [CK 804]

Abmagerung der Hände. [CK 805]

Jücken im linken Handballen. [CK 806]

Rothlauf (Rose) an den Händen. [CK 807]

Spröde, an mehreren Stellen aufgesprungene Haut der Hände. [CK 808]

Schmerzhafte Schrunden überall an den Händen; bei Bewegung der Finger reisst die Haut auf. [CK 809]

Die Finger legen sich zuweilen von selbst krampfhaft schief über einander, ohne Schmerz, und gehen, wenn sie darauf schlägt, eben so wieder auseinander. [CK 810]

Gefühl, als wolle es ihr den Daumen einziehen, beim Halten eines Gegenstandes mit der Hand (*Ng.*). [CK 811]

Krampfhaftes Einziehen des linken Zeigefingers (*Ng.*). [CK 812]

Klammartiges Krummziehen der Finger. [CK 813]

Nach Zugreifen bleiben die Finger einige Zeit noch krumm und steif. [CK 814]

Ein Stich im Daumenballen (*Ng.*). [CK 815]

Ein heftiger Stich in der Spitze des rechten Daumens, unter dem Nagel (*Ng.*). [CK 816]

Stechen und Geschwürschmerz in den Finger-Spitzen der rechten Hand (*Ng.*). [CK 817]

Gichtisches, drückendes Reissen am hintern Gelenke des rechten Daumens, mehr in der Ruhe, als bei Bewegung. [CK 818]

Kriebeln und Taubheits-Gefühl in der Spitze des Zeigefingers (*Ng.*). [CK 819]

Geschwulst und Ungelenkheit des Mittel-Gelenkes am Mittelfinger, mehrere Tage lang. [CK 820]

Grieseliger Ausschlag an den Fingern. [CK 821]

Eine Fressblase am kleinen Finger; sie jückte, fasste und ergoss viel Eiter unter Brennen und Stechen, was, wie die Eiterung, lange anhielt. [CK 822]

Die Nägel der Finger verdicken sich. [CK 823]

In den Becken-Muskeln, stumpfstechende, sehr schmerzhafte Rucke um das rechte Hüft-Gelenk, im Sitzen. [CK 824]

Auf der Hinterbacke ein Blutschwär (n. 4 T.). [CK 825]

Ausschlags-Blüthen an den Hinterbacken, die bei Berührung schmerzen. [CK 826]

Schründende Wundheit zwischen den Hinterbacken. [CK 827]

Wundheit oben zwischen den Beinen, bei und nach dem Spazierengehen (n. 10 T.). [CK 828]

Schmerzhafte Wundheit oben zwischen den Beinen, neben den Geschlechtstheilen. [CK 829]

In den Hüften, gichtähnliches Reissen. [CK 830]

Stechen in der linken Hüfte (d. 3. T.). [CK 831]

In den Beinen, ein herunter Ziehen. [CK 832]

Klamm-Ziehen in den Aderkröpfen, beim Ausstrecken der Beine. [CK 833]

Klamm-Schmerz und Hitz-Gefühl hie und da am Beine. [CK 834]

Rheumatischer Schmerz in den Beinen. [CK 835]

Gichtähnliches Reissen in beiden Beinen und in der linken Hüfte. [CK 836]

Stechen an einzelnen Stellen der Ober- und Unter-schenkel. [CK 837]

Grosse Unruhe in dem einen Beine, Abends, er konnte es keine Minute still liegen lassen. [CK 838]

Schwere der Beine. [CK 839]

Grosse Schwere im rechten Beine, dass sie es kaum heben kann (*Ng.*). [CK 840]

Grosse Schwere und Mattigkeit der Beine (*Ng.*). [CK 841]

Eingeschlafenheit der Beine (n. 24 T.). [CK 842]

Eingeschlafenheit und Abgestorbenheit der Beine, beim Gehen in freier Luft. [CK 843]

In den Oberschenkeln Zieh-Schmerz, wie in den Knochen. [CK 844]

Ein zuckender Zieh-Schmerz im Oberschenkel nach dem Schoosse zu, besonders beim Aufste-hen vom Sitze. [CK 845]

Zuckende Empfindung in den Oberschenkel-Mus-keln. [CK 846]

Reissen an der Hinter-Seite des Oberschenkels, früh. [CK 847]

Reissen, bald im rechten, bald im linken Ober-schenkel, bis in die Hüfte, von Nachmittag bis Abend (*Ng.*). [CK 848]

Steifigkeit des rechten Oberschenkels, im Gehen, mit Gefühl, als wäre er über dem Knie gebun-den. [CK 849]

Theils Stechen, theils Brennen im Oberschen-kel, Nachts, im Bette, den Schlaf störend. [CK 850]

Zerschlagenheits-Schmerz in der Oberschenkel-Röhre. [CK 851]

Zerschlagenheits-Schmerz in der Mitte der Ober-schenkel. [CK 852]

Viel Müdigkeit in den Oberschenkeln: er konnte kaum gehen (n. 5 T.). [CK 853]

Taubheits- und Hitz-Gefühl im Oberschenkel, besonders nach Sitzen. [CK 854]

Ein stechendes Jücken auf dem Oberschenkel, als wollte ein Ausschlag ausbrechen, an der Stelle eines vormaligen Blutschwärs. [CK 855]

Ein rother Fleck am Oberschenkel, ohne allen Schmerz. [CK 856]

Ein rother, rauher Fleck, wie eine Flechte, oben am Oberschenkel, dem Hodensacke gegenüber, gewöhnlich früh etwas jückend. [CK 857]

Unzählige rothe Düpfelchen auf den Oberschen-keln, wovon jedoch nur wenige jücken. [CK 858]

In der Geschwulst über dem Knie, starke Messer-Schnitte. [CK 859]

In den Kniekehlen Spannen, dass er die Beine nicht gerade ausstrecken konnte, den ganzen Tag (n. 13 T.) (*Ng.*). [CK 860]

Schmerz in der Kniekehle, wie zu kurz, mit Span-nen in der Achillsehne, dass sie nicht auftreten konnte. [CK 861]

Steifheits-Gefühl in den Kniekehlen, im Sitzen, als würde sie mit den Händen da fest gehalten (*Ng.*). [CK 862]

Schmerzhafte Steifheit der Knie, beim Biegen der-selben. [CK 863]

Zieh-Schmerz in den Knieen. [CK 864]

Ziehen und Zucken im linken Knie. [CK 865]

Stechen im linken Knie. [CK 866]

Stiche in der Kniescheibe. [CK 867]

Verstauchungs-Schmerz im linken Knie-Gelenke, im Gehen (*Ng.*). [CK 868]

Zerschlagenheits-Schmerz der Kniee, Nachts. [CK 869]

Zerschlagenheits-Schmerz in den Knieen, früh, im Bette, was nach dem Aufstehen vergeht (*Ng.*). [CK 870]

Müdigkeits-Schmerz, besonders der Knie-Gelenke, beim Bücken und Niedersetzen, dass sie vom Sitze nicht wieder aufkommen kann. [CK 871]

Mattigkeit und Schwere im linken Knie. [CK 872]

Taubheit im Knie, worüber er Nachts erwacht. [CK 873]

Die Unterschenkel spannen beim Gehen und schmerzen wie zerschlagen. [CK 874]

Strammen und Spannen im Unterschenkel, wo einige Adern angeschwollen sind, nebst Stichen darin. [CK 875]

Klamm in den Waden, den ganzen Tag. [CK 876]

Klamm in den Waden früh, im Bette. [CK 877]

Klamm in den Waden, vom Tragen, mit Zittern der Beine. [CK 878]

Krampfhaftes Ziehen in den Waden, beim Aufste-hen. [CK 879]

Krampfhaftes Ziehen in den Waden, Nachts, beim Ausdehnen. [CK 880]

Klamm-Ziehen im Unterschenkel von den Zehen an, welche einwärts gezogen werden, bis an die Knie. [CK 881]

Zucken in der Wade. [CK 882]

Zucken der Muskeln in der Wade linker Seite. [CK 883]

Zieh-Schmerz am Schienbeine. [CK 884]

Zieh-Schmerz in der Achillsenne (d. 8. T.). [CK 885]

Reissen in den Schienbeinen (*Ng.*). [CK 886]

Stechen in den Waden beim Stiefel-Anziehen. [CK 887]

Stiche im rechten Unterschenkel, beim Schnauben der Nase. [CK 888]

Zerschlagenheits-Schmerz der Schienbeine, als hätte er sich daran gestossen. [CK 889]

Schmerz, wie zerbrochen und zertrümmert, im Schienbeine. [CK 890]

Schmerz, wie vom Verspringen in der Wade. [CK 891]

Klopfen an der äussern Seite der Wade, vier Tage nach einander, alle Stunden und stets etwa 15 Minuten lang. [CK 892]

Starker, stechender Brenn-Schmerz am Unterschenkel, auf einer kleinen Stelle über dem Fussknöchel, dass sie nicht auftreten konnte; sie musste das Bein hoch legen, denn beim Hängenlassen senkte sich das Blut hinein und es brannte und stach. [CK 893]

In den geschwollnen Weh-Adern am Unterschenkel, Stich-Schmerz. [CK 894]

Geschwulst des Unterschenkels, selbst beim Liegen im Bette. [CK 895]

Harte Geschwulst der Unterschenkel, mit Stich-Schmerz (n. 13 T.). [CK 896]

Grosse Schwere der Unterschenkel (d. 4. T.). [CK 897]

Kriebeln der Unterschenkel, als wollten sie einschlafen. [CK 898]

Taubheits-Gefühl in den Knochen des rechten Unterschenkels, doch ohne Schmerz. [CK 899]

Jücken am Unterschenkel, wo die Adern angeschwollen sind. [CK 900]

Eine Flechte am Schienbeine vergeht (*Htb.*). [CK 901]

Schorfiges Geschwür auf dem Schienbeine, mit rothem entzündeten Rande, und Geschwulst umher, die so empfindlich ist, dass er Nachts die Bettdecke nicht darauf leiden kann. [CK 902]

Die Fussknöchel schmerzen beim Befühlen. [CK 903]

Schmerz um die Fussknöchel (n. 5 T.). [CK 904]

Druck-Schmerz im rechten Fussknöchel. [CK 905]

Drücken in den Fussohlen, unter den Zehballen, das er hinken musste. [CK 906]

Drücken und Stechen in der Ferse (n. 6 T.). [CK 907]

Pressende Eingeschnürtheit im Fuss-Gelenke. [CK 908]

Steifheit der Fuss-Gelenke. [CK 909]

Starkes Zucken in den Fussohlen (n. 24 T.). [CK 910]

Reissen in der Ferse. [CK 911]

Reissen in beiden Rändern des Fusses (*Ng.*). [CK 912]

Reissen im Fussballen, im Gehen (*Ng.*). [CK 913]

Reissen in der rechten Fussohle, mit Kitzeln (*Ng.*). [CK 914]

Heftiges Reissen auf dem Fussrücken (*Ng.*). [CK 915]

Gichtartiges Reissen in den Füssen und Zehen. [CK 916]

Nagender Schmerz in den Fussknöcheln und Fersen. [CK 917]

Stechen in den Fersen, sehr arg, zum Aufzucken, auch im Sitzen. [CK 918]

Ungeheurer Schmerz, wie zerbrochen, in den Knöcheln des rechten Fusses, und bei jedem Tritte ein Stich darin, bis in die grosse Zeh, dass er sich anhalten musste, um nicht umzufallen, vorzüglich die erste Stunde früh, nach dem Aufstehn. [CK 919]

Schmerz, wie unterköthig, in der Ferse. [CK 920]

Geschwür-Schmerz in den Fussohlen (*Ng.*). [CK 921]

Das Blut schiesst ihm in den kränklichen Fuss, beim Stehen. [CK 922]

Brennen der Füsse, mehrere Tage lang. [CK 923]

Brennen in der linken Fussohle. [CK 924]

Brennen der Fussohlen, ärger beim Gehen (*Ng.*). [CK 925]

Brennen in den Fersen, mit Kriebeln, vorzüglich früh, im Bette (*Ng.*). [CK 926]

Schweiss der Füsse, Abends, bei Reissen in Fuss und Hand (n. 12 St.). [CK 927]

Schweiss der Füsse, am stärksten Nachmittags und Abends. [CK 928]

Starker Schweiss an den Füssen, sie fangen an zu riechen. [CK 929]

Starker Schweiss der Füsse, bei geringem Gehen, wovon die Zehen wund werden. [CK 930]

Starker Schweiss der Füsse, er geht sich wund, besonders zwischen den Zehen, dass er oft vor Schmerz nicht weiss, wo er hin soll. [CK 931]

Geschwulst des schadhaften Fusses. [CK 932]

Schwere und Mattigkeit der Füsse, während die übrigen Theile des Körpers leicht sind (n. 6 T.). [CK 933]

Brausen in den Füssen, nach den Zehen zu, wie ein gelindes Reissen (n. 5 T.). [CK 934]

Einschlafen des linken Fusses, Abends, im Sitzen (*Ng.*). [CK 935]

Taubheit und vermehrte Kälte im Fussrücken, beim Gehen im Freien (im Juni). [CK 936]

Kalte Füsse (n. etl. St.). [CK 937]

Eiskalte Füsse, den ganzen Morgen. [CK 938]

Blasen-Ausschlag unter den Fussknöcheln. [CK 939]

Die Zehen werden einwärts gezogen (n. 3 T.). [CK 940]

Eingeschnürtheit des Ballens der grossen Zehe, wie mit einer eisernen Zwinge. [CK 941]

Arger Druck-Schmerz in der rechten grossen Zehe. [CK 942]

Reissen in der kleinen Zehe, als wollte es dieselbe nach der Seite ziehen, öfters (*Ng.*). [CK 943]

Reissen in der linken grossen Zehe, dass er es kaum aushalten kann (d. 1. T.) (*Ng.*). [CK 944]

Gichtähnliches Reissen in den Zehen. [CK 945]

Ein heftiger Stich in der linken grossen Zehe, im Sitzen (*Ng.*). [CK 946]

Geschwulst der Zehen und Zehballen. [CK 947]

Jücken an allen Zehen. [CK 948]

Ein stechendes Jücken in der rechten grossen Zehe (*Ng.*). [CK 949]

Wundheit zwischen den Zehen, mit heftigem Jücken, viele Tage lang (*Ng.*). [CK 950]

Eine weisse Blase an der einen Zehe. [CK 951]

Grosse Eiter-Blase mit stechendem Schmerze, an beiden kleinen Zehen. [CK 952]

Geschwür an der vierten Zeh. [CK 953]

Schwären der Kanten beider grosser Zehen. [CK 954]

Am Nagel der grossen Zehe, Schmerz. [CK 955]

Im Hühnerauge, drückender Brenn-Schmerz (*Htb.*). [CK 956]

Wundheits-Schmerz der Hühneraugen, fast ohne von aussen gedrückt zu sein (n. 2 T.). [CK 957]

■ **Allgemeines und Haut**

Zuweilen hie und da ein augenblicklicher Schmerz und dann thuts da auch beim Befühlen weh. [CK 958]

Klammartige Empfindungen von Zeit zu Zeit an verschiedenen Theilen, an den Armen, dem Halse, den Fingern, den Füssen, worauf die Theile ein Paar Tage anschwellen, röthlich werden, sich verhärten und bei äusserer Berührung empfindlich sind. [CK 959]

Steifheit der Arm-Gelenke und Knie. [CK 960]

Steifigkeit der Glieder. [CK 961]

Schmerzlich ziehende Spannung am ganzen Körper, in Ruhe und Bewegung, besonders an den Armen und dem Rumpfe. [CK 962]

Ziehen im ganzen Körper, wie bei Wechsel-Fieber, früh, nach dem Aufstehen. [CK 963]

Mehr drückender, als ziehender Schmerz auf der Beinhaut aller Knochen, nur auf Augenblicke, bald hier, bald da, in der Ruhe, vorzüglich beim Einschlummern. [CK 964]

Heftiges Zucken in allen Gliedern, bald in diesem, bald in jenem, auch in der Achsel und dem Hodensacke (n. 10 T.). [CK 965]

Zucken hie und da in den Armen, Abends im Bette (*Ng.*). [CK 966]

Stiche, wie Blitze, fahren von oben bis unten durch den ganzen Körper. [CK 967]

Stiche, wie von Nadeln, bald hier, bald da, am ganzen Körper (*Ng.*). [CK 968]

Zerschlagenheits-Schmerz des Beines und des Schulterblattes, auf dem er liegt. [CK 969]

Zerschlagenheits-Schmerz aller Glieder. [CK 970]

Zerschlagenheits-Schmerz der ganzen Körper-Seite, auf welcher er im Mittags-Schlafe liegt, und der Arm ist eingeschlafen. [CK 971]

Müdigkeits-Schmerz der Gelenke, beim Bücken und Niedersetzen, dass sie vom Sitze nicht wieder aufkommen kann. [CK 972]

Eingeschlafenheit der Arme und Beine. [CK 973]

Einschlafen der Arme und Beine im Sitzen; im Gehen, Kriebeln darin, Abends (d. 8. u. 9. T.) (*Ng.*). [CK 974]

Die gegenwärtigen Beschwerden vergehen beim Spazieren im Freien. [CK 975]

Beim Anfange des Spazierens erneuern sich die Schmerzen. [CK 976]

Beim Gehen im Freien wässerten die Augen und fielen zu, wie von Schläfrigkeit. [CK 977]

Beim Gehen im Freien, Schmerz, wie vertreten, im linken Fuss-Gelenke, der im Zimmer vergeht. [CK 978]

Beim Gehen im Freien, sehr matt. [CK 979]

Bei und nach Gehen im Freien, Ermüdung bis zum Hinsinken, mit Würgen und Uebelkeit. [CK 980]

Beim Gehen im Freien, ohnmachtartige Mattigkeit, wie aus dem Unterleibe. [CK 981]

Scheu vor der freien Luft, früh. [CK 982]

Empfindlichkeit gegen jeden Luftzug, mit Heiserkeit, Frostigkeit, Trockenheit der Nase und Aengstlichkeit Abends. [CK 983]

Leichte Verkältlichkeit, er muss sehr die Zugluft meiden. [CK 984]

Leichte Verkältlichkeit und Kopfschmerz davon (n. 3 T.). [CK 985]

Jücken, am Tage, auf dem Rücken und den Armen. [CK 986]

Das Jücken wird allgemein und sehr erregt, auch im Gesichte und an den Geschlechstheilen. [CK 987]

Ein augenblickliches fressendes Jücken bald hier, bald da, das zum Kratzen reizt. [CK 988]

Jücken am ganzen Körper, und nach Kratzen kleine Blüthen, die Wasser enthalten (n. 17 T.) (*Ng.*). [CK 989]

Kleine Eiter-Blütchen am Kinne und auf der Brust (*Ng.*). [CK 990]

Jückende Knötchen voll beissenden Wassers, an mehreren Stellen des Körpers, 12 Stunden lang (*Ng.*). [CK 991]

Kleine Knötchen, ohne Empfindung entstehen Nachts im ganzen Körper und vergehen früh wieder (*Ng.*). [CK 992]

Häufig kleine, rothe, jückende Blüthchen, mit Eiter-Spitze, die nach Kratzen brennen und den folgenden Tag verschwinden (*Ng.*). [CK 993]

Flecke, wie Flohstiche, hie und da am Körper. [CK 994]

Viele rothe, jückende Flecke am ganzen Körper, besonders an den Waden, sieben Tage lang (n. 25 T.) (*Ng.*). [CK 995]

Die Flechte wird zu einer Entzündungs-Geschwulst, vier Tage lang. [CK 996]

Schrunden an den mit Flechten besetzten Gliedern. [CK 997]

Unheilsame Haut, jede kleine Verletzung geht in Eiterung. [CK 998]

Mehrere kleine Blutschwäre am Halse, auf dem Rücken und an den Armen. [CK 999]

Das Geschwür wird höchst empfindlich. [CK 1000]

Das Glied, woran das Geschwür ganz geheilt ist, fängt zuweilen, besonders an der freien Luft, an, ziehend und reissend zu schmerzen. [CK 1001]

Das Glied, woran sich ein Geschwür befindet, fängt, auch entfernt vom Geschwüre, an, bei Berührung oder geringer Bewegung, heftig zu schmerzen, als wenn der Knochen zertrümmert wäre. [CK 1002]

Jückendes Drücken im Geschwüre (n. 5 T.). [CK 1003]

Drücken und Stechen im Geschwüre (n. 3 T.). [CK 1004]

Reissen im Geschwüre (n. 5 T.). [CK 1005]

Brenn-Schmerz in einer alten Geschwür-Narbe. [CK 1006]

Gestank des Geschwüres (n. 20 T.). [CK 1007]

Geruch der Geschwür-Schorfe, wie Herings-Lake. [CK 1008]

Wildes Fleisch in den Geschwüren. [CK 1009]

Auf einem Warzen-Maale, öfteres stichartiges Jücken, wie Flohbisse, durch Reiben nur kurz vergehend. [CK 1010]

In den Weh-Adern, Stechen und Strammen. [CK 1011]

Jücken an den geschwollnen Weh-Adern der Beine. [CK 1012]

Starkes Pulsiren des Blutes im ganzen Körper, besonders aber am Herzen, von jeder Bewegung vermehrt. [CK 1013]

Minuten langes Pulsiren im Herzen, Rumpfe und Kopfe, ohne Aengstlichkeit, früh, im Bette. [CK 1014]

Zitterige Empfindung durch den ganzen Körper. [CK 1015]

Zitterig, früh. [CK 1016]

Zittern und Fippern am Kopfe, Halse und rechten Arme. [CK 1017]

Stösse zuweilen, durch den ganzen Körper, wie von Schreck, oder einem elektrischen Schlage, in Ruhe und Bewegung. [CK 1018]

Zucken der Glieder, Abends, oder doch Neigung dazu, fast täglich. [CK 1019]

Oefteres Aufzucken in Händen und Füssen (n. 30 T.) (*Ng.*). [CK 1020]

Unwillkührliche auswärts Verdrehung der Gliedmassen, Abends spät, doch bei Besinnung. [CK 1021]

Schwere in allen Gliedern, mit trüber Gemüths-Stimmung. [CK 1022]

Grosse Trägheit im ganzen Körper, die durch längeres Spazierengehen wich. [CK 1023]

Angegriffen und wie krank; er muss stöhnen, ohne zu wissen, über welchen Schmerz. [CK 1024]

Marode, doch leicht im Kopfe. [CK 1025]

Mattigkeit in allen Gliedern (n. 3, 4 T.). [CK 1026]

Matte Abspannung im ganzen Körper, wie vom Schnupfen. [CK 1027]

Grosse Mattigkeit in allen Gliedern (n. 24 St.). [CK 1028]

Grosse Mattigkeit, besonders in den Beinen, die er kaum erschleppen kann, mit immerwährender Müdigkeit. [CK 1029]

Plötzliches Sinken der Kräfte. [CK 1030]

Abmagerung. [CK 1031]

Ohnmachts-Anwandlungen (n. 8 T.). [CK 1032]

Lähmige Empfindung in allen Gelenken. [CK 1033]

Dehnen der Glieder, mit Mattigkeit. [CK 1034]

Sehr zum Dehnen und Renken geneigt, ohne sich gehörig ausdehnen zu können (n. 2 T.). [CK 1035]

■ Schlaf, Träume und nächtliche Beschwerden

Häufiges Gähnen (n. 1 St.). [CK 1036]

Unausgeschlafen, früh, kann sie schwer aus dem Bette kommen. [CK 1037]

Grosse Mattigkeit und Schläfrigkeit, Vormittags und gegen Abend mit vielem Gähnen. [CK 1038]

Unglaublich müde und schläfrig (n. etl. St.). [CK 1039]

Tages-Schläfrigkeit und grosse Müdigkeit (n. 11 T.). [CK 1040]

Grosse Tages-Schläfrigkeit, dass sie sich legen muss. [CK 1041]

Schlafsüchtig. [CK 1042]

Sehr schläfrig gegen Mittag. [CK 1043]

Allzuzeitiges Einschlafen, Abends, bei grosser Müdigkeit. [CK 1044]

Sie kann vor 2 Uhr Nachts nicht einschlafen (*Ng.*). [CK 1045]

Unruhige Nächte, mit Hitze im ganzen Körper (d. erste Woche.) (*Ng.*). [CK 1046]

Unruhige Nächte, mit Hitze (n. 12 T.). [CK 1047]

Sie kann vor 12 Uhr Nachts nicht einschlafen, wegen Hitze und Angst. [CK 1048]

Sie konnte die ganze Nacht vor Unruhe in den Beinen, die sie nicht still halten konnte, nicht schlafen. [CK 1049]

Stetes Umherwerfen die Nacht, ohne Müdigkeit. [CK 1050]

Unruhige Nächte, sie erwacht stets gegen Mitternacht und kann erst um 2 Uhr wieder einschlafen (*Ng.*). [CK 1051]

Allzu frühes Erwachen. [CK 1052]

Oefteres Erwachen, Nachts, wie im Schlummer (n. 15 T.). [CK 1053]

Oefteres Erwachen, Nachts (*Ng.*). [CK 1054]

Erwachen früh um 2 Uhr, mehrere Nächte, mit grosser Unruhe. [CK 1055]

Sie erwacht früh um 3 Uhr, kann unter ein Paar Stunden nicht wieder einschlafen und erwacht früh, 7 Uhr, duselig und erschlafft. [CK 1056]

Oefteres Erwachen, wie von Schreck. [CK 1057]

Oefteres Auffahren im Schlafe (*Ng.*). [CK 1058]

Von Träumen belästigter Schlaf. [CK 1059]

Beständig traumvolle Nächte (*Ng.*). [CK 1060]

Wohllüstiger Traum (n. 3 T.) (*Ng.*). [CK 1061]

Sehr lebhafte Träume. [CK 1062]

Lebhafte, lang erinnerlich bleibende Träume. [CK 1063]

Sehr lebhafte, ängstliche Träume. [CK 1064]

Aengstliche Träume, so dass sie beim Erwachen ganz ausser sich war. [CK 1065]

Aengstliche Träume, aus denen sie mit Angst oder Schreck erwacht (*Ng.*). [CK 1066]

Träume von unangenehmen Dingen, die sie am Tage gehört hat, woraus sie mit Aengstlichkeit erwacht. [CK 1067]

Aengstliche Träume von Schlafsucht und Bewustlosigkeit; darauf sehr schweres Erwachen aus tiefem Schlafe, mit Steifheit in den Nacken-Muskeln. [CK 1068]

Aengstliche Träume, die ihr den Athem versetzen; sie schrie und lag im Schweisse. [CK 1069]

Aengstliches Sprechen im Schlafe. [CK 1070]

Aengstliche, befürchtende Träume. [CK 1071]

Befürchtender Traum von drohender Wassers-Gefahr (*Ng.*). [CK 1072]

Fürchterliche Träume (n. 5 T.). [CK 1073]

Träume von Todten (d. 2. N.). [CK 1074]

Träume von Todten (n. 29 T.) (*Ng.*). [CK 1075]

Traum von Feuer. [CK 1076]

Aergerliche Träume. [CK 1077]

Aergerliche, ängstliche Träume. [CK 1078]

Aergerliche Träume, mit Krunken und Stöhnen im Schlafe. [CK 1079]

Kopf anstrengende Träume. [CK 1080]

Sie träumt nur, was sie am Tage gesehen und gedacht hatte. [CK 1081]

Mühevolle Träume. [CK 1082]

Viele Träume mit verzerrten Bildern, in Bezug auf Alles, was sich die zwei letzten Tage zugetragen. [CK 1083]

Allerlei Bilder vor den Augen, sobald sie dieselben Nachts geschlossen hat. [CK 1084]

Schwärmerische Phantasien, Nachts. [CK 1085]

Nachts immer Aengstlichkeit, dass er im Bette kein Bleiben hatte; er redete auch immer im Schlafe (n. 12 St.). [CK 1086]

Nachts, nach dem Niederlegen, sorgenvolle Gedanken, von denen sie sich nicht losmachen konnte und sie so qualvoll und beängstigend wurden, dass das Blut in Unruhe kam und sie die ganze Nacht nicht schlafen konnte (d. 5. T.). [CK 1087]

Nachts erwacht er um 2 Uhr, mit Gemüths-Unruhe; Alles was ihm Nachtheil bringen konnte, fiel ihm ein und ängstigte ihn, so dass er oft nicht wusste, wohin er sich wenden solle, sieben Nächte über (n. 12 St.). [CK 1088]

Nachts muss sie über Vielerlei nachdenken, wesshalb sie die ganze Nacht wenig schlafen kann. [CK 1089]

Nachts liess ihn eine fixe Idee vor Mitternacht nicht einschlafen. [CK 1090]

Nachts, Unruhe, mit ängstlicher Wärme und ängstlichem Traume. [CK 1091]

Nachts konnte er vor Hitze nicht unter dem Bette bleiben (n. 5 T.). [CK 1092]

Nachts, Hitze und früh, beim Erwachen, Blutwallung. [CK 1093]

Nachts, im ersten Schlafe, Zuckungen in den Armen, oft hintereinander. [CK 1094]

Nachts, im Schlafe, kleine Zuckungen. [CK 1095]

Beim Einschlafen, Kopf-Schweiss. [CK 1096]

Nachts entsteht Nasenbluten. [CK 1097]

Nachts, Zahnschmerz, bis zum Morgen. [CK 1098]

Nachts, arge Trockenheit im Munde und Halse. [CK 1099]

Abends im Bette, ohnmachtartige Uebelkeit, welche zwei Stunden vom Schlafe abhielt. [CK 1100]

Nachts, Brecherlichkeit, mit Ohnmachts-Schwäche. [CK 1101]

Nachts stiess es ihr noch nach der Mittags-Suppe auf (n. 7 T.). [CK 1102]

Nachts im Bette, Würmerbeseigen. [CK 1103]

Nachts und früh, Drücken in der Herzgrube (n. 9 T.). [CK 1104]

Nachts, öfteres Harnen, hypochondrische Unruhe, Kleinmuth, Angst-Schweiss, Schlaflosigkeit. [CK 1105]

Nachts, im Schlafe Bettpissen. [CK 1106]

Nachts, Erstickungs-Anfall, worüber sie erwacht; sie konnte nicht zu Athem kommen. [CK 1107]

Nachts, Neigung des Beines zum Einschlafen, mit grosser Aergerlichkeit. [CK 1108]

Nachts, Frost und Zieh-Schmerz in den Gliedern, worüber er erwacht; darauf Stich-Schmerz über der linken Fleisch-Brust und in der linken Seite, bei jedem Athemzuge. [CK 1109]

■ Fieber, Frost, Schweiß und Puls

Viel Frost-Gefühl, mit kalten Händen und Füssen (*Rl.*). [CK 1110]

Frostigkeit, früh im Bette. [CK 1111]

Frost-Gefühl, früh, im Bette, viele Morgen nach einander. [CK 1112]

Frost am Tage, beim Niederlegen zum Schlafen. [CK 1113]

Frost, von Nachmittags 4 Uhr, bis Abends nach dem Schlafengehn (n. 24 T.) (*Ng.*). [CK 1114]

Frösteln, mehrere Tage, vor dem Mittags-Mahle. [CK 1115]

Frösteln den ganzen Tag und die Nacht; wegen Frost, kein Schlaf. [CK 1116]

Frost, Abends vor Schlafengehen, dann Jücken. [CK 1117]

Kälte-Gefühl, wie von Blut-Mangel. [CK 1118]

Kälte-Gefühl und Frostigkeit, mit Klingen in den Ohren (n. 1/4 St.). [CK 1119]

Jählinge Kälte über und über. [CK 1120]

Alle Abende klagt das Kind eine halbe Stunde lang über Kälte. [CK 1121]

Kälte im ganzen Körper, von 5 Uhr Nachmittags an, mit eiskalten Füssen. [CK 1122]

Viel Kälte und Schauder, besonders Kälte der Hände und Füsse. [CK 1123]

Kalte Hände und Füsse, den ganzen Tag, bei lauem Wetter (*Rl.*). [CK 1124]

Kalte Hände und Füsse, Abends, bei Hitze im Gesichte (n. 6 T.) (*Rl.*). [CK 1125]

Schauder im Rücken, Vormittags, mit häufigem Gähnen und Neigung zum Schlafe. [CK 1126]

Fieber-Schauder im Rücken mehrere Abende. [CK 1127]

Kalter Schauder vor und nach dem Essen, dann Abends, 1 1/2 Stunden lang, ängstliches Heisswerden. [CK 1128]

Heftiges Fieber; er konnte sich nicht erwärmen, selbst Abends, im gewärmten Bette nicht; den ganzen Abend und die Nacht heftiger Durst; nach Mitternacht heftiger Schweiss bis an den Morgen; Abends, beim Froste, Kopfschmerz und Reissen in allen Gliedern, bei belegter Zunge (n. 36 St.). [CK 1129]

Fieber-Schauder, Abends, mit Stich-Schmerz in den Schläfen, dem linken Ohre und den Zähnen; die Nacht darauf Schweiss. [CK 1130]

Starker Fieber-Frost, früh und Abends; dann Hitze darauf und Schweiss. [CK 1131]

Tägliches Wechselfieber; Abends Schüttelfrost, eine Stunde darauf Hitze im Gesichte und kalte Füsse, ohne Schweiss darauf. [CK 1132]

Hitze, im Sitzen, oft jähling, zuweilen mit Aengstlichkeiten (n. 17 T.). [CK 1133]

Erhitzung von Fahren im Wagen. [CK 1134]

Trockne Hitze im ganzen Körper, Abends, 1/4 Stunde lang (*Ng.*). [CK 1135]

Trockne Hitze, alle Abende und die Nächte hindurch, bis früh, mit Kopfschmerz auf dem Scheitel und im Genicke, welcher bis Mittag dauert (n. 17 T.). [CK 1136]

Heisse Hände und Hitze und Brennen in den Fusssohlen, dass sie fast nicht auftreten konnte (sogleich). [CK 1137]

Schweiss, selbst bei der leichten Bewegung, bei einer sonst nie Schwitzenden (n. 4 T.). [CK 1138]

Schweiss, selbst bei kleinen Gängen, welcher die Wäsche gelb färbt, mit Ermattung. [CK 1139]

Schweiss über und über, von einer ernsthaften Unterredung (n. 7 T.). [CK 1140]

Nacht-Schweiss, mehrere Nächte (von Wein aufgehoben). [CK 1141]

Einige Morgen im Bette, Schweiss. [CK 1142]

Sehr stinkende Körper-Ausdünstung. [CK 1143]

Sauer riechender Schweiss. [CK 1144]

Guajacum officinale

Guajacum, Guajak [CK III (1837), S. 339–347]

Der aus dem westindischen Baume, *Guajacum officinale* fliessende und getrocknete Saft (*Gummi Guajaci*) besteht zum grössten Theile aus einem eignen Harze und wird zum homöopathischen Gebrauche auf die am Ende des ersten Theils beschriebne Weise trocken, mit Milchzucker binnen drei Stunden bis zur Million-Verdünnung gerieben und dann aufgelöst, bis zur dreisigsten Potenz erhoben. Nicht durch die unbestimmten und irre führenden Anpreisungen desselben in Gicht und Rheumatism der alten Arzneimittellehre, also nicht auf einen erdichteten Krankheitsnamen hin wird sich der homöopathische Arzt verleiten lassen, das Guajakharz anzuwenden, sondern bloss auf die Aehnlichkeit der Beschwerden sehn, die er auf der einen Seite in der zu heilenden Krankheit und auf der andern Seite, in den ihr ähnlichen Symptomen des Mittels findet.

Es hat sich in homöopathisch ihm angemessenen Krankheiten dienlich erwiesen, vorzüglich, wo folgende Beschwerden mitzugegen waren: Anfälle von Kopf-Gicht; Geschwulst der Augen; Zwängen in den Ohren; Uebelkeit erregendes Gefühl von Schleim im Halse; Widerwille gegen Milch; Stuhl-Verstopfung; Brust-Stechen; Gichtische Stich-Schmerzen in den Gliedern vorzüglich Contrakturen, von reissend stechenden Schmerzen der Gliedmassen erzeugt, wo die Schmerzen von der geringsten Bewegung erregt werden und mit Hitze der schmerzenden Theile vergesellschaftet sind,

besonders wo Quecksilber-Missbrauch vorherging; Lungensucht mit stinkendem Eiter, u.s.w.

Die Namensverkürzungen meiner Mit-Beobachter sind: *Htn.* – Dr. *Hartmann; Lgh.* – Dr. *Langhammer; Tth.* – *Teuthorn.*

Guajak-Gummi [RAL IV (1825), S. 135–148]

(Die **weingeistige Auflösung** dieses zum größten Theile aus Harz bestehenden, verhärteten Saftes aus dem westindischen Guajacum officinale.)

Der homöopathische Arzt wird auch in diesen wenigen Symptomen schon Anleitung genug finden, von diesem Pflanzenkörper in den, durch Aehnlichkeit geeigneten Krankheitszuständen einen sichern, heilsamen Gebrauch zu machen, und nicht durch die unbestimmten und irreführenden Anpreisungen in Gicht und Rheumatism der gewöhnlichen Arzneimittellehren, also nicht auf den erdichteten Krankheitsnamen hin sich verleiten lassen, dasselbe anzuwenden, sondern bloß auf die Aehnlichkeit der Beschwerden sehen, die er auf der einen Seite in der zu heilenden Krankheit, und auf der andern in den ihr ähnlichen Symptomen des Mittels findet.

Ein Tropfen der geistigen Tinktur in eine Unze verschlagenes Wasser getröpfelt, worin das wenige Harz davon durch Schütteln sich vollkommen auflöset, ist auf die Gabe vollkommen hinreichend; man wird sie in einigen Fällen noch etwas zu stark finden.

Guajacum [CK], *Guajak* [RAL]

■ **Gemüt**

Mürrisches Gemüth; er spricht wenig (*Tth.*). [CK 1; RAL (116)]

Grosse Verdriesslichkeit. [CK 2] Große Verdrieß-lichkeit, Verächtlichkeit. [RAL 28]

Verächtlichkeit. [CK 3] Große Verdrießlichkeit, Verächtlichkeit. [RAL 28]

Widerspenstigkeit. [CK 4; RAL 29]

Trägheit zur Arbeit (*Htn.*). [CK 5; RAL (115)]

■ **Schwindel, Verstand und Gedächtnis**

Gedächtniss-Schwäche. [CK 6] **Gedächtniß-schwäche**: wenn er eben etwas gelesen hat, wußte er schon nichts mehr davon; alter Namen erinnerte er sich gar nicht mehr (*Chr. Teuthorn, in einem Aufsatze*). [RAL (1)]

Schwaches Gedächtniss; er vergisst das eben Gele-sene, und alter Namen erinnert er sich gar nicht mehr (*Tth.*). [CK 7] **Gedächtnißschwäche**: wenn er eben etwas gelesen hat, wußte er schon nichts mehr davon; alter Namen erinnerte er sich gar nicht mehr. [RAL (1)]

Gedankenlos steht er auf einer Stelle und sieht, ohne zu denken, vor sich hin; früh (beim Früh-stücke), im Stehen (*Tth.*). [CK 8] Früh, im Stehen (beim Frühstück), Gedankenlosigkeit; er steht auf einer Stelle und sieht, ohne zu denken, vor sich hin. [RAL (2)]

■ **Kopf**

Kopfweh, Nachts, wie ein Druck im Gehirne, von unten herauf. [CK 9] Nächtliches Kopfweh, wie ein Druck von unten herauf, im Gehirne. [RAL 2]

Druck-Schmerz in der rechten Schläfe, wie mit etwas Breitem (*Htn.*). [CK 10] **Schmerzhafter Druck, wie mit etwas Breitem, in der rechten Schläfe.** [RAL (4)]

Druck, ohne Schmerz, in der linken Schläfe (*Htn.*). [CK 11] Schmerzloser Druck in der linken Schläfe. [RAL (3)]

Drückendes Kopfweh quer über die Stirne (*Lgh.*). [CK 12; RAL (8)]

Drücken und Pressen im vordern Theile der Stirn (*Htn.*). [CK 13; RAL (5)]

Dumpfer Druck-Schmerz im Kopfe, der sich im rechten Stirnhügel in einen scharfen Stich endigt (*Htn.*). [CK 14] Ein dumpf drückender Schmerz im Kopfe, der sich in einen scharfen Stich im rechten Stirnhügel endigt. [RAL (7)]

Stumpfer Druck-Schmerz im Kopfe, von der linken Seite des Nackens bis über den Wirbel, schräg heraufgehend und sich oben in einem Stich endigend (*Htn.*). [CK 15] Von der linken Seite des Nackens bis über den Wirbel, ein schräg herauf-gehender, stumpf drückender und sich oben in einen Stich endigender Schmerz (n. 1 St.). [RAL (6)]

Dumpfer, stichartiger Druck im rechten Stirnhügel (*Htn.*). [CK 16; RAL (10)]

Zieh-Schmerz von der Mitte des Stirnbeins bis in die Nasen-Knochen herab (*Htn.*). [CK 17] Zie-hender Schmerz von der Mitte des Stirnbeins bis in die Nasenknochen herab (n. 2½ St.). [RAL (12)]

Reissen in der ganzen linken Seite des Kopfes (*Htn.*). [CK 18; RAL (15): mit Hervorhebung]

Reissen in der rechten Seite des Hinterhauptes (*Htn.*). [CK 19; RAL (16)]

Ein ziehendes Reissen im vordern Theile der Stirn (*Htn.*). [CK 20; RAL (13)]

Ein ziehendes Reissen im Hinterhaupte und in der Stirn (*Htn.*). [CK 21; RAL (14): mit Hervorhebung]

Heftige, grosse Stiche im Gehirne, aufwärts. [CK 22; RAL 1]

Dumpf ziehende Stiche vom linken Seitenbeine bis in den Stirnhügel, wo sie alle sich in einen einzi-gen Stich endigen (*Htn.*). [CK 23] Dumpf ziehen-der Stich vom linken Seitenbeine bis in den lin-ken Stirnhügel, die sich endlich zusammen in einen einzigen Stich endigen, nachdem sie vor-her einen größern Umfang eingenommen hat-ten. [RAL (11)]

Ein drückend ziehender, reissender Stich in der rechten Seite des Kopfes, gegen das Stirnbein hin (*Htn.*). [CK 24; RAL (9)]

Gefühl, als wenn das Gehirn locker und los wäre und bei jedem Tritte bewegt würde, früh. [CK 25] (Früh, Kopfweh, als wenn das Gehirn locker und los wäre und bei jedem Tritte bewegt würde.) [RAL 3]

Aeusserliches Reissen an der linken Schläfe (*Htn.*). [CK 26] **Ein Reißen äußerlich an der linken Schläfe** (n. ¾ St.). [RAL (19)]

Reissen, äusserlich, von der linken Seite des Stirn-beins bis in die Backen-Muskeln herab (*Htn.*). [CK 27] Reißen von der linken Seite des Stirn-beins herunter bis in die Backenmuskeln. [RAL (20)]

Stiche, lebhafte, auf der linken Seite des Kopfes, an der Verbindung des Seitenbeines mit dem Stirn-beine (*Htn.*). [CK 28] Lebhafte, spitzige Stiche auf der linken Seite des Kopfs, an der Verbindung des Seitenbeines mit dem Stirnbeine. [RAL (21)]

Stumpfer Stich-Schmerz auf der linken Seite des Hinterhauptes (*Htn.*). [CK 29] Stumpfe, schmerzliche Stiche auf der linken Seite des Hinterhauptes. [RAL (22)]

Aeusserer Kopfschmerz, als wenn allzuviel Blut in den Bedeckungen des Kopfes und dieser geschwollen wäre, im Sitzen (*Tth.*). [CK 30] Ein äußerer Kopfschmerz, als wenn allzu viel Blut in den äußern Blutgefäßen des Kopfs und der Kopf wie geschwollen wäre (im Sitzen). [RAL (17)]

Pulsirendes Klopfen äusserlich am Kopfe, mit Stichen in den Schläfen, durch äusseren Druck nur kurz getilgt, im Gehen gemildert, beim Sitzen und Stehen zunehmend (n. 3 St.) (*Tth.*). [CK 31] **Aeußerlicher, pulsähnlicher klopfender Kopfschmerz, mit Stechen an den Schläfen, der durch äußeres Drücken vergeht, nach demselben aber wiederkommt, beim Gehen nachläßt, beim Sitzen und Stehen aber zunimmt** (n. 3 St.). [RAL (18)]

■ **Augen**

In der Augenbraue rechter Seite, eine harte Blüthe mit weisser Spitze, und argem Wundheits-Schmerze bei Berührung. [CK 32] In der rechten Augenbraue eine harte, in der Spitze weiße Blüthe, die bei Berührung sehr schmerzt, wie etwas Böses, und wie wenn man eine Wunde berührt. [RAL 4]

Gefühl von Geschwulst und Hervorgetriebenheit der Augen, die Augenlider schienen zu kurz, das Auge zu bedecken; dabei Empfindung von Unausgeschlafenheit, mit Gähnen und Dehnen, den ganzen Tag (*Tth.*). [CK 33] **Den ganzen Tag war es ihm, als wenn er nicht recht ausgeschlafen hätte, mit Gähnen und Dehnen verbunden, und mit Empfindung von Geschwulst der Augen und als wenn es ihm die Augen aus dem Kopfe treiben wollte; die Augenlider schienen nicht zuzulangen, um die Augen zu bedecken.** [RAL (26)]

Augenbutter in den Winkeln des rechten Auges (n. 1 St.) (*Lgh.*). [CK 34] Augenbutter in beiden Winkeln des rechten Auges (n. 1 St.). [RAL (23)]

Erweiterte Pupillen (n. 3 St.) (*Tth.*). [CK 35] Vergrößerung der Pupillen (n. 3 St.). [RAL (24)]

Schwarzer Staar, einige Tage lang (*White*, in Edinb. med. Comment. IV. S. 131.). [CK 36; RAL (25)]

■ **Ohren**

Ohrenzwang im linken Ohre (*Htn.*). [CK 37; RAL (33)]

Reissen im linken Ohre (*Htn.*). [CK 38; RAL (32)]

Reissen im äussern Rande des linken Ohr-Knorpels (*Htn.*). [CK 39; RAL (31)]

■ **Nase**

In der Nase, eine wundschmerzende Blüthe. [CK 40; RAL 5]

■ **Gesicht**

Das Gesicht ist roth und schmerzhaft geschwollen, einige Tage lang (*Bang*, Tageb. d. Krank. Haus. 1784.). [CK 41] Schmerzhafte, rothe Geschwulst des Gesichts, einige Tage lang. [RAL (28)]

Dumpfes, krampfhaftes Ziehen in den rechten Backen-Muskeln, früh, beim Aufstehen (*Htn.*). [CK 42] Dumpfes, fast krampfhaftes Ziehen in den rechten Backenmuskeln (früh beim Aufstehen). [RAL (29)]

Einzelne Stiche im rechten Jochbeine (*Htn.*). [CK 43] Einzelne, schmerzhafte Stiche im rechten Jochbeine. [RAL (27)]

Stiche, wie von Messern im rechten Backen (n. 1 St.) (*Lgh.*). [CK 44] Messerstiche in den rechten Backenmuskeln (n. 1 St.). [RAL (30)]

Im Unterkiefer linker Seite, dumpf drückender Schmerz (*Htn.*). [CK 45] (Dumpfer, drückender Schmerz im linken Unterkiefer). [RAL (34)]

Ziehender Schmerz auf der linken Seite des Unterkiefers, der sich in einen Stich endigt (*Htn.*). [CK 46] Auf der linken Seite des Unterkiefers, ein ziehender Schmerz, der sich in einen Stich endigt. [RAL (35)]

■ **Mund und innerer Hals**

Zahnweh, ein Drücken in den obern linken Backzähnen, beim Zusammenbeissen (*Htn.*). [CK 47] Beim Zusammenbeißen ein drückender Schmerz in den obern linken Backzähnen. [RAL (37)]

Reissen in den obern Backzähnen linker Seite. [CK 48] Reißen in den obern Backzähnen der linken Seite (*Hartmann.*). [RAL (36)]

Fader Geschmack im Munde (*Tth.*). [CK 49] **Appetitlosigkeit aus Ekel vor Allem, Aufstoßen nach Luft, und fader Geschmack im Munde, nebst einem schleimigen Auswurfe durch Raksen und Kotzen.** [RAL (39)]

- **Magen**

Appetitlosigkeit und Ekel vor Allem (*Tth.*). [CK 50] **Appetitlosigkeit aus Ekel vor Allem, Aufstoßen nach Luft, und fader Geschmack im Munde, nebst einem schleimigen Auswurfe durch Raksen und Kotzen.** [RAL (39)]

Starker Hunger, Nachmittags und Abends (n. 7, 9 St.) (*Lgh.*). [CK 51] **Starker Hunger**, Nachmittags und Abends (n. 7$\frac{1}{2}$, 9 St.). [RAL (38)]

Viel Durst. [CK 52; RAL 26]

Aufstossen (sogleich.) (*Htn.*). [CK 53; RAL (40)]

Leeres Aufstossen (*Htn.*). [CK 54 **Aufstoßen von Luft, leeres Aufstoßen.** [RAL (41)]

Leeres Aufstossen blosser Luft (*Tth.*). [CK 55] **Appetitlosigkeit aus Ekel vor Allem, Aufstoßen nach Luft, und fader Geschmack im Munde, nebst einem schleimigen Auswurfe durch Raksen und Kotzen.** [RAL (39)]

In der Herzgrube ein öfters wiederkehrender Druck, mit Athem-Erschwerung, Beklemmung und Angst (n. 1 St.) (*Htn.*). [CK 56] In der Herzgrube, wie öfters wiederkehrender Druck, der dem Athem hinderlich ist und Beklemmung und Angst verursacht (n. 1 St.). [RAL (43)]

Zusammenschnürende Empfindung in der Gegend des Magens, mit Angst und erschwertem Athem (n. 19 St.) (*Htn.*). [CK 57] Zusammenschnürende Empfindung in der Gegend des Magens, welche das Athmen erschwert und Angst verursacht (n. 19 St.). [RAL (42)]

- **Abdomen**

Bauchweh, ein Kneipen auf der linken Seite des Nabels, an einer kleinen Stelle (n. 3$\frac{1}{2}$ St.) (*Htn.*). [CK 58] Kneipen im Unterleibe auf der linken Seite des Nabels, auf einem einzigen Punkte (n. 3$\frac{1}{2}$ St.). [RAL (51)]

Kneipen im Bauche, wie von versetzten Blähungen, was sich immer tiefer nach hinten zog, worauf Winde abgingen (*Htn.*). [CK 59] **Kneipen im Unterleibe, wie von versetzten Blähungen, welches sich nach hinten zog, und worauf Blähungen abgingen.** [RAL (50)]

Dumpfes Kneipen im Unterbauche, das sich immer tiefer nach hinten zu senkt (n. $\frac{1}{4}$ St.) (*Htn.*). [CK 60] Dumpfer, kneipender Schmerz im Unterbauche, der sich immer tiefer nach hinten zu senkt (n. $\frac{1}{4}$ St.). [RAL (49)]

Ein kneipendes Schneiden quer durch den Unterleib, beim Einathmen (*Htn.*). [CK 61] Beim Ein-

athmen, kneipend schneidendes Bauchweh quer durch den Unterleib. [RAL (53)]

Stiche in der linken Unterribben-Gegend (*Htn.*). [CK 62; RAL (44)]

Dumpfe Stiche in der linken Oberbauch-Gegend (*Htn.*). [CK 63] Einzelne stumpfe Stiche in der linken Oberbauchgegend. [RAL (45)]

Stetes Fippern in den innern rechten Bauch-Muskeln, dicht am Darmbeine (*Htn.*). [CK 64] Ein immerwährendes Fippern in den innern Bauchmuskeln rechter Seite, dicht am Darmbeine. [RAL (54)]

Im Schoosse, Schmerz, wie von einem Leistenbruche. [CK 65] Schmerz im Schooße, wie von einem Leistenbruche. [RAL 6]

Kollern im Bauche (n. 10 St.) (*Lgh.*). [CK 66] Kollern im Unterleibe (n. 10 St.). [RAL (48)]

Kollern im Bauche, mit dumpfem Kneipen, das sich immer mehr nach hinten zieht, worauf Winde abgehen (n. 1 St.) (*Htn.*). [CK 67] Kollern mit dumpf kneipendem Schmerze im Unterleibe, der sich immer mehr nach hinten zieht, worauf Blähungen abgehen (n. 1 St.). [RAL (46)]

Knurren im Bauche, wie von Leerheit (n. 5 St.) (*Lgh.*). [CK 68] Knurren im Unterleibe, wie von Leerheit, Nachmittags (n. 5 St.). [RAL (47)]

- **Rektum**

Stuhl-Verstopfung (d. 1. T.) (*Tth.*). [CK 69] Den ersten Tag, Leibesverstopfung; den zweiten und dritten Tag, Hartleibigkeit. [RAL (55)]

Hartleibigkeit (d. 2, 3. T.) (*Tth.*). [CK 70] Den ersten Tag, Leibesverstopfung; den zweiten und dritten Tag, Hartleibigkeit. [RAL (55)]

Weicher, bröcklicher Stuhl (*Htn.*). [CK 71] Etwas weicher, bröckeliger Stuhlgang. [RAL (56)]

Dünner, schleimiger Stuhl, nach vorgängigem Kneipen im Bauche (*Htn.*). [CK 72] Kneipen im Unterleibe, und darauf dünner, schleimiger Stuhlgang (sogleich). [RAL (52)]

- **Harnwege**

Oefteres Drängen zum Harnen, auch gleich nach dem Lassen wieder (*Tth.*). [CK 73] Es trieb ihn oft auf den Urin, und wenn er ihn auch erst eben gelassen hatte, so drängte es ihn doch gleich wieder dazu, worauf nach dem Abgange des Harns Stiche am Blasenhalse erfolgten. [RAL (59)]

Oefteres Drängen zum Harnen mit geringem Abgange (n. 5 St.) (*Lgh.*). [CK 74] Oefteres Drängen zum Harnlassen und wenig Urinabgang auf einmal (n. 5½ St.). [RAL (57)]

Er muss alle halbe Stunden Harn lassen und viel auf einmal; gleich nach dem Lassen zwängt es ihn wieder dazu wohl 1 Minute lang, wobei nur einzelne Tropfen abgehen (*Tth.*). [CK 75] Er muß alle halbe Stunden Harn lassen, und er harnt viel, und wenn er ihn gelassen hat, zwängt es ihn doch noch dazu, wohl eine Minute lang, wobei nur einzelne Tropfen abgehen. [RAL (60)]

Steter Drang zum Harnen, mit vielem Urin-Abgange jedes Mal (*Htm.*). [CK 76] **Immerwährender Drang zum Harnen, und er läßt jedes Mal viel Urin ab. [RAL (58)]**

Beim Harnen, Schneiden, als ob etwas Beissiges von ihm ginge. [CK 77] Schneiden beim Harnen, als ob etwas Beißiges von ihm ginge. [RAL 7]

Nach dem Harnen, Stiche am Blasenhalse (*Tth.*). [CK 78] Es trieb ihn oft auf den Urin, und wenn er ihn auch erst eben gelassen hatte, so drängte es ihn doch gleich wieder dazu, worauf nach dem Abgange des Harns Stiche am Blasenhalse erfolgten. [RAL (59)]

■ **Geschlechtsorgane**

Samen-Ergiessung, Nachts, ohne geile Träume (*Lgh.*). [CK 79] Nachts, Samenergießung, ohne wollüstige Träume (n. 20 St.). [RAL (61)]

Scheide-Fluss vermehrt sich. [CK 80] Vermehrter Scheide Schleimfluß. [RAL 8]

■ **Atemwege und Brust**

Häufiger Ausfluss wässriger Feuchtigkeit aus der Nase, einen Monat lang (*Bang.*). [CK 81; RAL (62)]

Schleimiger Auswurf durch Rachsen und Kotzen (*Tth.*). [CK 82] **Appetitlosigkeit aus Ekel vor Allem, Aufstoßen nach Luft, und fader Geschmack im Munde, nebst einem schleimigen Auswurfe durch Raksen und Kotzen. [RAL (39)]**

Jählinges Verstopfungs- oder Stockungs-Gefühl auf der Brust, in der Gegend der Herzgrube, wie Athem-Versetzung, befällt sie oft plötzlich, auch selbst Nachts im Schlafe, und zwingt sie zu fast ganz trocknem Husten, welcher so oft wiederkehrt, bis einiger Auswurf erfolgt. [CK 83] Auf der Brust, in der Gegend der Herzgrube, befällt sie jähling, auch selbst in der Nacht im Schlafe, wie eine Verstopfung oder Stockung, als wenn sie keine gute Luft hätte; dieß zwingt sie zu

einem fast ganz trocknen Husten, welcher dann so oft wiederkehrt, bis einiger Auswurf erfolgt. [RAL 11]

Brustschmerz, Stiche in der linken Seite unter den wahren Ribben, mehr nach hinten zu (*Htn.*). [CK 84] Stiche in der linken Brustseite, mehr nach hinten zu, unter den wahren Ribben. [RAL (63)]

Krabbeln in der Brust. [CK 85; RAL 9]

An den Brüsten, Schauder. [CK 86] Schauder an den Brüsten. [RAL 10]

■ **Rücken und äußerer Hals**

Rückenschmerz zusammenziehender Empfindung, zwischen den Schulterblättern (*Htn.*). [CK 87] Zwischen den Schulterblättern, zusammenziehender Schmerz. [RAL (68)]

Rheumatische Steifigkeit in der ganzen linken Rücken-Seite vom Nacken bis in das Kreuz hinab, mit unerträglichem Schmerze bei der mindesten Bewegung und Wendung der Theile, der beim Befühlen und in der Ruhe nicht zu spüren war. [CK 88] In der linken Seite des Nackens, der linken Seite des Rückens bis ins Kreuz hinab, eine rheumatische Steifigkeit; ganz ohne Bewegung schmerzte es nicht, so wenig als beim Drauffühlen, aber bei der mindesten Bewegung und Wendung der Theile schmerzte es unerträglich. [RAL 13]

Ziehen und Reissen an der rechten Seite des Rückgrats herab, von der Achselgrube an bis zur letzten Ribbe (*Htn.*). [CK 89] Ziehen und Reißen hinten unter der Achselhöhle, an der rechten Seite des Rückgrats herab, bis zur letzten wahren Ribbe. [RAL (65)]

Stechendes Reissen am hintern Rande des rechten Schulterblattes (n. 10 St.) (*Htn.*). [CK 90] Reißende Stiche am hintern Rande des rechten Schulterblattes (n. 10 St.). [RAL (66)]

Stechendes Reissen am Rande beider Schulterblätter, worauf Zusammenschnüren in den Rücken-Muskeln folgt (n. 3 St.) (*Htn.*). [CK 91] Reißende Stiche am hintern Rande beider Schulterblätter, darauf eine zusammenschnürende Empfindung in den Rückenmuskeln (n. 8 St.). [RAL (67)]

Stiche, immerwährend, die zuletzt in einen einzigen anhaltenden Stich übergehen, dicht unter dem rechten Schulterblatte, wie aus der Mitte der rechten Brust, durch Einathmen verstärkt (*Htn.*). [CK 92] Ein immerwährendes Stechen, welches zuletzt in einen einzigen anhaltenden Stich überzugehen schien, dicht unter dem rechten Schulterblatte, welches aus der Mitte der rechten Brusthöhle zu entspringen schien, beim Einathmen beträchtlich verstärkt (n. 36 St.). [RAL (64)]

Fressendes Jücken auf dem Rücken, am Tage. [CK 93; RAL 12]

Nackenschmerz drückender Art auf der rechten und linken Seite der Halswirbel (n. 4 St.) (*Htn.*). [CK 94] Schmerzhaftes Drücken in den Halswirbeln auf der rechten und linken Seite (n. 4 St.). [RAL (71)]

Anhaltende Stiche, öfters, auf der linken Nacken-Seite, vom Schulterblatte bis an das Hinterhaupt, beim Bewegen; wie beim ruhig halten des Kopfes (*Htn.*). [CK 95] Beim Bewegen, so wie beim Steifhalten des Kopfs, öftere, anhaltende Stiche auf der linken Halsseite, vom Schulterblatte an bis nahe an das Hinterhaupt (n. 1½ St.). [RAL (70)]

Heftige, anhaltende Stiche am Halse, vom Kehlkopfe bis zum linken Schlüsselbeine (n. 9 St.) (*Htn.*). [CK 96] Heftige, lang anhaltende Stiche im linken Schlüsselbeine, die vom Kehlkopfe anfingen (n. 9½ St.). [RAL (69)]

Scharfe Stiche auf der rechten Schulter-Höhe, öfters wiederkehrend (*Htn.*). [CK 97] **Oefter zurückkehrende, scharfe Stiche auf der rechten Schulterhöhe.** [RAL (72)]

■ Extremitäten

Im Arme linker Seite schmerzlich ziehendes Reissen vom Oberarme bis in die Finger, vorzüglich anhaltend aber im Hand-Gelenke (*Htn.*). [CK 98] Schmerzlich ziehendes Reißen im linken Ober- und Unterarme bis in alle Finger, doch vorzüglich anhaltend und bleibend im linken Handgelenke (n. 2 St.). [RAL (74)]

Im Oberarme rechter Seite, stark schmerzende Stiche, am meisten in der Mitte desselben (*Htn.*). [CK 99] Stark schmerzende Stiche im rechten Oberarme, am meisten in der Mitte desselben (n. 2 St.). [RAL (73)]

Mattigkeit der Oberarme, wie nach schwerer Arbeit (*Tth.*). [CK 100] Mattigkeit der Untergliedmaßen, vorzüglich der Oberschenkel, als wenn er den Tag zuvor weit gegangen wäre, und gleiche Mattigkeit der Oberarme, als wenn er schwere Arbeit verrichtet hätte. [RAL (97)]

Im Unterarme rechter Seite, Reissen bis ins Hand-Gelenk (*Htn.*). [CK 101] **Reißen im rechten Unterarme bis ins Handgelenk.** [RAL (76)]

Ziehend reissende Stiche, öfters, vom linken Ellbogen bis in das Hand-Gelenk (*Htn.*). [CK 102] Oefters ziehend reißende Stiche vom linken Ellbogen bis ins Handgelenke. [RAL (75)]

Im Hand-Gelenke linker Seite, druckartiges Reissen (*Htn.*). [CK 103] Druckartiges Reißen im linken Handgelenke. [RAL (77)]

Anhaltendes ziehendes Reissen im linken Hand-Gelenke (n. 2 St.) (*Htn.*). [CK 104]

Im Daumen der rechten Hand, einzelne heftige Stiche (n. 1 St.) (*Htn.*). [CK 105] Einzelne, heftige Stiche in den Daumenmuskeln der rechten Hand (n. ½ St.). [RAL (78)]

In den Hinterbacken, Nadelstiche, im Gehen, doch am meisten beim Niedersetzen, als ob sie auf Nadeln sässe. [CK 106] In den Hinterbacken Nadelstiche beim Niedersitzen (es ist, als wenn sie auf Nadeln säße), zuweilen im Gehen. [RAL 14]

Die Beine, vorzüglich die Oberschenkel sind matt, wie nach einem weiten Gange am vorigen Tage (*Tth.*). [CK 107] Mattigkeit der Untergliedmaßen, vorzüglich der Oberschenkel, als wenn er den Tag zuvor weit gegangen wäre, und gleiche Mattigkeit der Oberarme, als wenn er schwere Arbeit verrichtet hätte. [RAL (97)]

Kriebeln in den Ober- und Unterschenkeln, bis in die Zehen, als ob die Beine einschlafen wollten im Sitzen. [CK 108] Kriebeln in den ganzen Ober- und Unterschenkeln bis in die Zehen, als ob die Gliedmaße einschlafen wollte, im Sitzen. [RAL 15]

Im Oberschenkel rechter Seite, von seiner Mitte bis an das Knie, ein kriebelnder Druck-Schmerz im Knochen, während ruhigen Sitzens (n. ¼ St.) (*Htn.*). [CK 109] **Im rechten Oberschenkel, von seiner Mitte an bis an's Knie, ein kriebelnd drückender Schmerz im Knochen, während des Stillsitzens** (n. ¼ St.). [RAL (81)]

Schmerz, wie vom Wachsen, im rechten Oberschenkel (*Htn.*). [CK 110] Im rechten Oberschenkel, Schmerz, wie vom Wachsen. [RAL (83)]

Spannen in den Oberschenkeln, besonders beim rechten, als wenn die Muskeln zu kurz wären, mit Mattigkeit; im Gehen; durch Berührung erhöht; im Sitzen nachlassend (*Tth.*). [CK 111] **Mattigkeit der Oberschenkel, besonders des rechten, im Gehen, als wenn die Muskeln zu kurz wären und spannten; beim Drauffühlen ward der Schmerz erhöhet, beim Sitzen aber ließ er nach.** [RAL (82)]

Ein drückender Zieh-Schmerz von der Mitte des rechten Oberschenkels, bis an's Knie, beim Ausstrecken des rechten Unterschenkels; beim Anziehen und Beugen desselben vergehend (*Htn.*). [CK 112] Ein drückend ziehender Schmerz von der Mitte des Oberschenkelknochens bis ans Knie, beim Ausstrecken des rechten Unterschenkels; beim Anziehen und Beugen desselben vergeht es wieder (n. 2 St.). [RAL (80)]

Ziehendes Reissen von der Mitte des linken Oberschenkels, bis ans Knie (*Htn.*). [CK 113; RAL (85)]

Zuckendes Reissen von der Mitte des rechten Oberschenkels bis ans Knie (n. 1/2 St.) (*Htn.*). [CK 114] Zuckendes Reißen im rechten Oberschenkel von seiner Mitte bis ans Knie (n. 1 1/2 St.). [RAL (86)]

Stumpfe Stiche im Oberschenkel, über dem rechten Knie (*Htn.*). [CK 115] Stumpfe Stiche über dem rechten Knie. [RAL (87)]

Einzelne Stiche am linken Oberschenkel, über dem Knie, die auf beiden Seiten zusammentreffen (n. 3 St.). [CK 116] Einzelne Stiche über dem linken Knie von beiden Seiten, die in der Mitte zusammentreffen (n. 3 St.). [RAL (88)]

Zerschlagenheits-Schmerz im linken Oberschenkel, beim Gehen im Freien (*Lgh.*). [CK 117] **Beim Gehen im Freien, Zerschlagenheitsschmerz am linken Oberschenkel** (n. 8 St.). [RAL (79)]

Jückende Stiche wie Flohstiche in der Haut der Oberschenkel, vorzüglich an beiden Seiten der Kniekehle; durch Kratzen vergehend (*Tth.*). [CK 118] **Einzelne jückende Stiche, wie Flohstiche, in der Haut der Oberschenkel, vorzüglich aber an den Seiten der Kniekehle, die durch Kratzen vergehen.** [RAL (84)]

Im Knie ein ziehender Schmerz, der sich in einen Stich endigt (*Htn.*). [CK 119] Ein ziehender Schmerz im Knie, der sich in einen Stich endigt. [RAL (89)]

Am Unterschenkel, ein schmerzloses Zusammenziehen in der rechten Wade (n. 1/2 St.) (*Htn.*). [CK 120] Ein zusammenziehendes, fast schmerzloses Gefühl in der rechten Wade (n. 3/4 St.). [RAL (93)]

Heftig zuckende Stiche an der äussern Seite der Wade. [CK 121; RAL 18]

Ziehende Stiche im Unterschenkel vom rechten Fuss-Gelenke bis in die Mitte des Schienbeines (n. 3 St.) (*Htn.*). [CK 122] Dumpfe, ziehende Stiche vom rechten Fußgelenke an bis in die Mitte des Schienbeins (n. 3 1/2 St.). [RAL (92)]

Reissende stumpfe Stiche von der Mitte des linken Schienbeines bis in die Zehen (*Htn.*). [CK 123; RAL (90)]

Reissende Stiche zwischen dem Schien- und Wadenbeine, bis in die Kniescheibe, so heftig, das er hoch in die Höhe zuckte. [CK 124] Zwischen dem Schien- und Wadenbeine stechende Risse bis in die Kniescheibe, so heftig, daß er hoch in die Höhe zuckte [RAL 19]

Reissende, ziehende Stiche, von der Mitte des rechten Schienbeines bis an's Knie (n. 14 St.) (*Htn.*). [CK 125] Ziehend reißende Stiche von der Mitte des rechten Schienbeins bis ins Knie (n. 14 St.). [RAL (91)]

Reissende, lang ziehende Stiche im Unterschenkel, von der rechten Fusswurzel bis ins Knie (*Htn.*). [CK 126] Sich lang ziehende, reißende Stiche von der rechten Fußwurzel an bis ins Knie. [RAL (94)]

Zerschlagenheit der Unterschenkel, nach Gehen, als wären sie morsch. [CK 127] Nach dem Gehen sind die Unterschenkel wie zerschlagen, wie morsch. [RAL 17]

Wimmern in der Haut des ganzen Unterschenkels, mit Hitz-Gefühl darin. [CK 128; RAL 16]

Im Fuss-Gelenke rechter Seite einzelne scharfe Stiche, im Sitzen (*Htn.*). [CK 129] Einzelne scharfe Stiche im rechten Fußgelenke, im Sitzen (n. 1/4 St.). [RAL (96)]

Schmerz, der sich in einen scharfen Stich endigt, auf einer kleinen Stelle des rechten Fussrückens, durch Bewegung vergehend (*Htn.*). [CK 130] Ein in einen scharfen Stich sich endigender Schmerz, auf einem kleinen Punkte, in der Mitte des linken Fußrückens, der durch Bewegung vergeht. [RAL (95)]

■ **Allgemeines und Haut**

Die Beschwerden erscheinen fast sämmtlich im Sitzen, die meisten früh, gleich nach dem Aufstehen, oder Abends, kurz vor Schlafengehn; einige von 9 bis 12 Uhr Vormittags (*Htn.*). [CK 131] Die Symptome sind fast sämmtlich im Sitzen, die meisten früh gleich nach dem Aufstehen, dann von 9 bis 12 Uhr, und Abends kurz vor dem Schlafengehen. [RAL (100)]

Brennendes Jücken auf der Haut, das sich durch Kratzen vermehrt. [CK 132] (Brennendes Jücken, was sich durch Kratzen vermehrt.) [RAL 20]

Allgemeine Unbehaglichkeit im ganzen Körper (n. 7 St.) (*Htn.*). [CK 133; RAL (99)]

Mattigkeit, besonders in den Oberschenkeln und Oberarmen, wie nach grosser Anstrengung (*Tth.*). [CK 134] Mattigkeit der Untergliedmaßen, vorzüglich der Oberschenkel, als wenn er den Tag zuvor weit gegangen wäre, und gleiche Mattigkeit der Oberarme, als wenn er schwere Arbeit verrichtet hätte. [RAL (97)]

Auszehrung und hektisches Fieber, bei Menschen von trockner Leibes-Beschaffenheit (*Matthioli*, d. morb. Gall. 1537.). [CK 135] (Menschen von trockner Leibesbeschaffenheit können davon theils in hektisches Fieber, theils in Auszehrung gerathen). [RAL (98)]

Trägheit und Bewegungs-Scheu. [CK 136; RAL 22]

■ Schlaf, Träume und nächtliche Beschwerden

Gähnen und Renken der Glieder, mit Wohlbehagen (n. ¹/₂ St.) (*Htn.*). [CK 137; RAL (101)]

Renken der Ober-Glieder, mit Gähnen (*Htn.*). [CK 138] Renken der obern Gliedmaßen mit Gähnen. [RAL (102)]

Gähnen und Dehnen der Glieder, mit Gefühl von Unausgeschlafenheit, den ganzen Tag (*Tth.*). [CK 139] **Den ganzen Tag war es ihm, als wenn er nicht recht ausgeschlafen hätte, mit Gähnen und Dehnen verbunden, und mit Empfindung von Geschwulst der Augen und als wenn es ihm die Augen aus dem Kopfe treiben wollte; die Augenlider schienen nicht zuzulangen, um die Augen zu bedecken.** [RAL (26)]

Starke Schläfrigkeit, Nachmittags (*Lgh.*). [CK 140] **Nachmittags starke Schläfrigkeit (n. 4¹/₂ St.).** [RAL (103)]

Späteres Einschlafen Abends und zeitigeres Erwachen, als gewöhnlich (*Tth.*). [CK 141] Er schläft Abends später ein, und wacht früher auf, als gewöhnlich; es war ihm dann alles wie zu eng, und er wirft sich, doch nur im Wachen, im Bette hin und her, im Schlafe nicht. [RAL (104)]

Er kann Abends im Bette vor zwei Stunden nicht einschlafen und wirft sich im Bette hin und her (*Tth.*). [CK 142] **Er kann Abends im Bette vor zwei Stunden nicht einschlafen, wirft sich im Bette hin und her, träumt im Schlafe viel; und wacht er am Morgen auf, so ist's, als hätte er gar nicht geschlafen.** [RAL (106)]

Beim Erwachen am Morgen, unerquickt, als hätte er gar nicht geschlafen (*Tth.*). [CK 143] **Er kann Abends im Bette vor zwei Stunden nicht einschlafen, wirft sich im Bette hin und her, träumt im Schlafe viel; und wacht er am Morgen auf, so ist's, als hätte er gar nicht geschlafen.** [RAL (106)]

Beim zu frühen Erwachen ist ihm Alles wie zu eng, und er wirft sich im Bette hin und her (*Tth.*). [CK 144] Er schläft Abends später ein, und wacht früher auf, als gewöhnlich; es war ihm dann alles wie zu eng, und er wirft sich, doch nur im Wachen, im Bette hin und her, im Schlafe nicht. [RAL (104)]

Traumvoller Schlaf (*Tth.*). [CK 145] **Er kann Abends im Bette vor zwei Stunden nicht einschlafen, wirft sich im Bette hin und her, träumt im Schlafe viel; und wacht er am Morgen auf, so ist's, als hätte er gar nicht geschlafen.** [RAL (106)]

Lebhafter Traum von wissenschaftlichen Gegenständen (*Lgh.*). [CK 146; RAL (105)]

Träume von Schlägereien. [CK 147; RAL (24)]

Träume, als solle sie mit Messern erstochen werden. [CK 148] Träume, als sollte sie mit Messern erstochen werden. [RAL 23]

Alpdrücken beim Liegen auf dem Rücken, mit Erwachen unter Geschrei (*Tth.*). [CK 149] Während er im Schlafe auf dem Rücken lag, träumte er, als lege jemand sich auf ihn; er konnte vor Angst keinen Athem bekommen und nicht schreien; endlich erhob er ein Geschrei, und wachte ganz außer sich auf (Alpdrücken). [RAL (109)]

Oefteres Erwachen aus dem Schlafe, wie durch Schreck, oder, als wenn er fiele (*Lgh.*). [CK 150] Oefteres Erwachen aus dem Schlafe, wie durch Schreck; es war, als wenn er fiele (n. 21 St.). [RAL (108)]

Beim Einschlummern, Abends, im Bette, Empfindung, als werfe ihn Jemand mit einem Tuche ins Gesicht, worüber er sehr erschrak (*Tth.*). [CK 151] Abends im Bette (beim Einschlummern?) war es ihm, als wärfe ihn jemand in's Gesicht mit einem Tuche, so daß er sehr darüber erschrak. [RAL (107)]

■ Fieber, Frost, Schweiß und Puls

Schauder im Rücken, Nachmittags (*Lgh.*). [CK 152; RAL (110)]

Fieber-Frost im Rücken, Nachmittags (n. 8 St.) (*Lgh.*). [CK 153; RAL (111)]

Frösteln hinter dem warmen Ofen (*Htn.*). [CK 154] Frösteln, selbst hinter dem warmen Ofen. [RAL (113)]

Vormittags Frost, zwei Stunden lang, und Abends vor dem Schlafengehen Frost, der auch im Bette anhielt; früh etwas Schweiss. [CK 155] Vormittags Frost, zwei Stunden lang, und Abends vor dem Schlafengehen Frost, der auch im Bette anhielt; jeden Morgen etwas Schweiß. [RAL 25]

Innerer Frost im ganzen Körper und gleich darauf Hitze, vorzüglich im Gesichte, ohne Durst, gegen Abend (*Tth.*). [CK 156; RAL (112)]

Hitze im ganzen Gesichte mit Durst, ohne Röthe und ohne Schweiss (*Htn.*). [CK 157] Hitze im ganzen Gesichte, ohne Röthe und Schweiß, mit Durst. [RAL (114)]

Viel Schweiss, vorzüglich am Kopfe, beim Gehen im Freien; an der Stirne Perl-Schweiss. [CK 158] Beim Gehen im Freien viel Schweiß, vorzüglich am Kopfe; an der Stirne Perlschweiß. [RAL 21]

Starker Schweiss im Rücken, Nachts. [CK 159] Starker Schweiß, die Nacht, im Rücken. [RAL 27]

Jeden Morgen etwas Schweiss. [CK 160] Vormittags Frost, zwei Stunden lang, und Abends vor dem Schlafengehen Frost, der auch im Bette anhielt; jeden Morgen etwas Schweiß. [RAL 25]

Helleborus niger

Schwarz-Christwurzel [RAL III (1825), S. 203–224]

(Der mit Weingeist zu gleichen Theilen gemischte Saft der frischen und die geistige Tinctur der trocknen Wurzel des *Helleborus niger.*)

Der Symptome, die ich und einige meiner Schüler von dieser Wurzel beobachtet haben, sind nur wenige; indeß ist mit ihrer Erforschung doch ein Anfang hiezu gemacht; man wird an ihnen merken, daß sie in einer besondern Art Fieber, einigen Geschwulstkrankheiten und Gemüthsleiden heilsam sich erweisen muß. Wenn die krankhaften Zufälle, die sie erregen kann, noch vollständiger ausgeforscht seyn werden, dann wird man sehen, welches die Krankheiten waren, mit deren Heilung die Griechen an ihren Curorten so viel Aufsehen erregten; denn die Pflanze, welche sie dazu gebrauchten, war eine, unserer Schwarz-Christwurzel sehr nahe kommende Species mit blaßrothen Blumenblättern. Sie wirkt in großen Gaben etliche Wochen lang.

Die Hemmung allzuheftiger Primärwirkungen derselben scheinet am öftesten dem Kampher zu gelingen, die übeln Nachwirkungen aber weichen der Chinarinde am besten.

Ich habe die Wurzel selbst gesammelt, die ich zu meinen Versuchen nahm und bin daher von ihrer Aechtheit überzeugt.

Schwarz-Christwurzel

- **Gemüt**

Aeußerste Aengstlichkeit. [RAL 85]

Zerstreutheit des Geistes beim Studiren; er konnte die Gedanken nicht festhalten. [RAL 86]

(Unentschlossenheit.) [RAL 87]

Er verzweifelt an seinem Leben. [RAL 88]

Er stöhnt und krunkt. [RAL 89]

Heimweh. [RAL 90]

Beim Anblick eines Fröhlichen wird er wehmüthig und fühlt sich dann erst recht unglücklich. [RAL 91]

(Er kleidet sich unschicklich.) [RAL 92]

◇ Aengstlichkeit (*Büchner – Stegmann*, Diss. de salut. et nox. Elleb. nigri usu, Halae 1751. S. 22.). [RAL (189)]

Schreckliche Angst, die aber nach dem Erbrechen nachließ[1] (*Bisset*, Essay on the med. const. of Great Britain, S. 333.). [RAL (190)]

Solche Angst, Uebelkeit und Pein, daß er zu sterben glaubt (*Alberti*, Juris. med. Tom. VI. S. 719.). [RAL (191)]

Er konnte weder sitzen, noch stehen, noch liegen, und wies immer nach dem Herzen (*Alberti*, a.a.O.). [RAL (192)]

Unruhig und ängstlich, wie Unglück ahnend (n. 5 Tagen.) (*Ernst Kummer*, in einem Aufsatze). [RAL (193)]

Traurige Gemüthsstimmung über seine gegenwärtige Lage, es kommt ihm alles so schaal vor und nichts hat Reiz für ihn (*W. E. Wislicenus*, in einem Aufsatze). [RAL (194)]

In sich gekehrtes, stilles Wesen, den ganzen Nachmittag (*Alberti*, a.a.O.). [RAL (195)]

Immer heitere und aufgelegte Gemüthsstimmung (Heilwirkung) (*Kummer*, a.a.O.). [RAL (196)]

- **Schwindel, Verstand und Gedächtnis**

Eingenommenheit, die den Kopf dumm macht, ein dumpfer Schmerz alle Nachmittage von 4 bis 8 Uhr. [RAL 1]

◇ Taumlich im Kopfe (*Alberti*, a.a.O.). [RAL (1)]

Betäubung des Kopfs (sogleich) (*Theodor Moßdorf*, in einem Aufsatze). [RAL (2)]

Schwindliche Betäubung des Kopfs, in jeder Lage (*Moßdorf*, a.a.O.). [RAL (3)]

Beim Niederbeugen und Wiederaufrichten des Kopfes Schwindel, der gleich nach dem Aufrich-

ten wieder vorüber war (n. 10 1/2 St.) (*Moßdorf*, a.a.O.). [RAL (4)]

Betäubender Kopfschmerz, wie von Trunkenheit, den ganzen Nachmittag (n. 7 St.) (*Langhammer*, in einem Aufsatze). [RAL (5)]

Betäubung des ganzen Kopfs beim Fließschnupfen (n. 5 1/2 St.) (*Langhammer*, a.a.O.). [RAL (6)]

Unfähigkeit zum Nachdenken (n. 10 St.) (*Moßdorf*, a.a.O.). [RAL (7)]

Schwere des Gehirns und Empfindung, als würde es von einer straffen Haut umspannt, mit Unfähigkeit zum Denken und zum Behalten im Gedächtnisse (*Moßdorf*, a.a.O.). [RAL (8)]

Gedächtnissschwäche: er konnte sich nur mit Anstrengung und nach einiger Zwischenzeit auf das besinnen, was er hatte sagen wollen und warum er gefragt ward (n. 1/2 St.) (*Moßdorf*, a.a.O.). [RAL (9)]

Gedächtnißschwäche: er behielt das Gelesene keinen Augenblick (*Kummer*, a.a.O.). [RAL (10)]

Dummheit des Kopfs, wie benebelt, am meisten in der Stirne (n. 3/4 St.) (*Langhammer*, a.a.O.). [RAL (11)]

- **Kopf**

Kopfweh, wie Zerschlagenheit, im Hinterhaupte, vorzüglich beim Bücken (n. 48 St.). [RAL 2]

Einseitiges Kopfweh, ein Reißen, mit Froste. [RAL 3]

Kopfweh, vom Nacken aus nach dem Wirbel auf dem Haupte zu. [RAL 4]

Durchdringender Kopfschmerz, welcher beim Aufrechtsitzen zu einem Brennen im Gehirne wird. [RAL 5]

Er weiß nicht, wie er den Kopf, wegen des heftigen Schmerzes darin, halten soll; er legt ihn alle Augenblicke auf eine andere Stelle; am erträglichsten ist es, wenn er sich zwingt, ruhig zu liegen, und mit verschlossenen Augen halbschlummernd seinen Schmerz vergißt. [RAL 6]

Dummheit und Hitze im Kopfe; es brennt darin. [RAL 7]

Dumm[2] und schwer im Kopfe. [RAL 8]

---

[1] Von Stink-Christwurzel.

[2] Aus verschiedenen Beobachtungen schließe ich, daß Stupor, Abstumpfung des innern Gefühls (sensorium commune) – wo man bei gutem Gesichte nur unvollkommen sieht und das Gesehene nicht achtet, bei guten Gehörwerkzeugen nichts deutlich hört oder vernimmt, bei richtigem Geschmackswerkzeuge an nichts Geschmack findet, immer oder oft gedankenlos ist, sich des Vergangenen oder kurz vorher Begegneten wenig oder nicht erinnert, an nichts Freude hat, nur leicht schlummert, ohne fest und erquickend zu schlafen, arbeiten will, ohne Aufmerksamkeit oder Kräfte dazu zu haben – eine erste Hauptwirkung der Schwarz-Christwurzel sey.

Schwerheit und Hitze innerlich im Kopfe, bei kalten Fingern und Frostgefühle am ganzen Körper, welches sich mindert, wenn die Hände verhüllt und warm gehalten werden (n. 1 St.). [RAL 9]

Sehr schmerzhafte Schwere im Kopfe, mit Spannen und Drücken, wie von außen nach innen, in den Schläfen, besonders aber in der Stirne; zugleich mit jedem Pulse ein pressendes Ziehen, als wenn das Blut sich gewaltsam durch den Kopf dränge (den ganzen Tag, vorzüglich im Fieber), in freier Luft gemindert. [RAL 10]

Drückender Schmerz in der Nasenwurzel. [RAL 11]

Kleine Geschwülste in der Stirnhaut, welche wie zerschlagen oder wie von einem Stoße schmerzen. [RAL 12]

◇ Zerschlagenheitsschmerz, wie mit Dummheit verbunden, bald in diesem, bald in jenem Theile des Gehirns, am schlimmsten beim Bücken (*Chr. G. Hornburg,* in einem Aufsatze). [RAL (12)]

Wüstheit des Kopfs, wie Zerschlagenheit, beim Fließschnupfen (n. 5 St.) (*Langhammer,* a.a.O.). [RAL 13]

Kopf schmerzt wie zerschlagen (*Hornburg,* a.a.O.). [RAL 14]

Beschwerliches Kopfweh (*Schulze,* Materia medica, S. 152.). [RAL 15]

Von innen herausdrückender Kopfschmerz in der rechten Stirnseite (*Wislicenus,* a.a.O.). [RAL 16]

Schmerz im Kopfe, als ob das ganze Gehirn nach innen gedrückt würde, bei jedem Schritte im Freien (n.1 St.) (*Franz Hartmann,* in einem Aufsatze). [RAL 17]

Druck im Wirbel des Kopfs, wie mit einer Spitze (*Hornburg,* a.a.O.). [RAL 18]

Heftig drückender Kopfschmerz, mit großer Schwere, vorzüglich im Hinterhaupte, beim Erwachen (n. 41 St.) (*Moßdorf,* a.a.O.). [RAL (19)]

Ununterbrochen drückender Schmerz im Hinterhaupte, gegen den Nacken zu (*Ferdinand Rückert,* in einem Aufsatze). [RAL 20]

Drückender Kopfschmerz im rechten Stirnhügel, vermehrt beim Gehen im Freien (*Kummer,* a.a.O.). [RAL 21]

Nach angestrengter Aufmerksamkeit drückender Kopfschmerz in der rechten Schläfe, beim Gehen verschlimmert (n. 8 St.) (*Kummer,* a.a.O.). [RAL 22]

In beiden Schläfen ein zusammendrückender Schmerz (*Ernst Stapf,* in einem Briefe). [RAL (23)]

Drücken im Gehirne, gleich als würde es von beiden Seiten nach der Mitte und nach oben zusammengepreßt (n. 9 St.) (*Moßdorf,* a.a.O.). [RAL (24)]

Ein drückender Schmerz in der Stirne, wie Wüstheit (n. 11 St.) (*Langhammer,* a.a.O.). [RAL (25)]

Ein drückend betäubendes, schwindelartiges Ziehen, bald in der einen, bald in der andern Gehirnhälfte, auch wohl im ganzen Gehirn (*Stapf,* a.a.O.). [RAL (26)]

Ziehendes Drücken in der linken Hirnhälfte von hinten bis zur Stirne, als häufte sich die Hirnmasse hier an (sogleich) (*Moßdorf,* a.a.O.). [RAL (27)]

Ziehendes Kopfweh im Oberhaupte, früh im Bette (n. 24 St.) (*Wislicenus,* a.a.O.). [RAL (28)]

Stumpfes Ziehen in der Stirne, so daß sich die Stirnhaut runzelte (*Hornburg,* a.a.O.). [RAL (29)]

Pulsweises, jedesmal sich in einen Stich endigendes Klopfen in der linken Schläfe (n. $^3/_4$ St.) (*Kummer,* a.a.O.). [RAL (30)]

Stiche, wie aus dem Gehirn aufsteigend, in der Gegend der Kranznath, rechts (*Kummer,* a.a.O.). [RAL (31)]

Quer über die Stirne gehende, bohrende Stiche (n. 14 St.) (*Langhammer,* a.a.O.). [RAL (32)]

Früh mehre scharfe Stiche äußerlich an der rechten, dann an der linken Seite der Stirne (n. 3, 4 St.) (*Langhammer,* a.a.O.). [RAL (33)]

Zerschlagenheits-Schmerz des äußern Ober- und Hinterhauptes, vorzüglich beim Fieberfroste; bei jeder Bewegung, besonders beim Bücken und Treppensteigen geht der Schmerz in ein heftiges Zucken in den äußern Kopfbedeckungen über, das durch äußeres Aufdrücken gemindert wird (n. 48 St.) (*Wislicenus,* a.a.O.). [RAL (34)]

Empfindungen, als würden die Bedeckungen des Hinterhauptes straff herabgezogen (n. 41 St.) (*Moßdorf,* a.a.O.). [RAL (35)]

Die Stirnmuskeln ziehen sich in Falten (*Hornburg,* a.a.O.). [RAL (36)]

Pulsschläge auf der Stirne und den Schläfen, bei Hitze des Gesichts (n. 6 St.) (*Moßdorf,* a.a.O.). [RAL (37)]

Ein Blüthchen auf der Stirne, linker Seite, das bei starkem Berühren wie zerschlagen schmerzt (*Moßdorf,* a.a.O.). [RAL (38)]

■ **Gesicht und Sinnesorgane**

Gilbliche Gesichtsfarbe. [RAL 13]

Gesichtsblässe während der Kopfhitze. [RAL 14]

Fippern der Augenlider. [RAL 15]

(Geschwollene, rothe Augenlider.) [RAL 16]

Das Tageslicht ist ihm empfindlich; er mag auch die Gegenstände um sich her nicht sehen und liegt mit geschlossenen Augen (beim Fieber). [RAL 17]

Erweiterte Pupillen. [RAL 18]

In den Augen Gefühl, als würden sie durch etwas Schweres von obenher zugedrückt; er muß sich anstrengen, um sie weit zu öffnen (in freier Luft) (n. 7, 8 St.). [RAL 19]

Drücken in der Vertiefung, hinter dem Ohrläppchen. [RAL 20]

Rheumatische Steifigkeit des Nackens. [RAL 21]

Schmerz der Halsdrüsen. [RAL 22]

(Schwärung des Lippenwinkels, mit Jücken.) [RAL 23]

◇ Ein bei Berührung stichelndes Spannen auf dem linken Augenbraubogen, als wollte ein Blüthchen entstehen (n. 46 St.) (*Moßdorf*, a.a.O. [RAL (39)]

Fippern in den Augenbraumuskeln und den Wangen, bei Hitze des Gesichts (*Moßdorf*, a.a.O.). [RAL (40)]

Hin- und herziehender Schmerz im Augenbraubogen, mit krampfhafter Zusammenziehung des Augenbraumuskels (n. 10 St.) (*Moßdorf*, a.a.O.). [RAL (41)]

Erweiterte Pupillen (die ersten St.) (*Stapf*, a.a.O.). [RAL (42)]

Drücken in den Augenhöhlen, als sollten die Augen herausfallen (*Rückert*, a.a.O.). [RAL (43)]

Schmerzhaftes Drücken im rechten innern Augenwinkel, das sich bei Schließung der Augen noch erhöht (n. 9 St.) (*Langhammer*, a.a.O.). [RAL (44)]

Jücken im Augenwinkel (n. ³/₄ St.) (*Langhammer*, a.a.O.). [RAL (45)]

Brennendes Beißen in den Augen, vorzüglich den innern Winkeln (*Wislicenus*, a.a.O.). [RAL (46)]

Sticheln in den Augen, als sollten sie thränen (sogleich) (*Moßdorf*, a.a.O.). [RAL (47)]

Früh, nach dem Erwachen, beim Zudrücken der Augen, heftiges Sticheln auf dem Augapfel und dessen Bedeckungen, wie mit feinen Spitzen (n. 9 St.) (*Moßdorf*, a.a.O.). [RAL (48)]

Sticheln auf den Augäpfeln von oben her (*Moßdorf*, a.a.O.). [RAL (49)]

Früh, nach dem Erwachen, Wundheit der Augenwinkel des linken Auges, mit einiger Nässe darin (*Stapf*, a.a.O.). [RAL (50)]

Früh sind die innern Augenwinkel voll trockner Augenbutter (n. 9 St.) (*Moßdorf*, a.a.O. [RAL (51)]

Ziehender Schmerz oben von der Schläfe nach dem Ohre (sogleich) (*Moßdorf*, a.a.O.). [RAL (52)]

In beiden Ohren ein Ziehen, als wollte das innere Ohr zerplatzen, eine Art Ohrenzwang (*Stapf*, a.a.O.). [RAL (53)]

Neben den stechend reißenden Zahnschmerzen, im rechten Ohre ein wühlend bohrendes Stechen, die Nacht hindurch; früh und den ganzen Tag blieb nur der Ohrschmerz zurück (*Kummer*, a.a.O.). [RAL (54)]

Nahe am Ohre, hinter dem aufsteigenden Aste des Unterkiefers, eine Reihe Nadelstiche (n. 30 St.) (*Kummer*, a.a.O.). [RAL (55)]

Zusammenschnürung der Nase, als ob Erstickung erfolgen sollte (*Schulze*, a.a.O.). [RAL (56)]

In dem linken Nasenflügel ein jückendes Brennen (*Hornburg*, a.a.O.). [RAL (57)]

Beißendes Jücken unter der Nase herum und auf der Oberlippe, wie bei eintretendem Schnupfen (*Moßdorf*, a.a.O.). [RAL (58)]

Früh, nach dem Erwachen, eine blasenähnliche Blüthe im rothen Theile der Mitte der Oberlippe (*Hornburg*, a.a.O.). [RAL (59)]

■ Mund und innerer Hals

Bläschen auf der Zunge. [RAL 24]

Böser Hals: beim Schlingen ein Drücken und wie wund im Halse. [RAL 25]

Speichelfluß. [RAL 26]

Zusammenfluß wässerigen Speichels; er muß oft ausspucken. [RAL 27]

Bitterlich im Halse, aber noch bitterer, wenn er etwas genießt. [RAL 28]

◇ Abends nach dem Niederlegen, im Bette, stechend reißender Zahnschmerz in den rechten untern und obern Backzähnen, welche weder Wärme, noch Kälte vertragen und die ganze Nacht plagen, so daß er nur wenig schlief; darauf sind die untern Backzähne länger; am Tage wenig (*Kummer*, a.a.O.). [RAL (60)]

Beim Zusammenbeißen ein Reißen in den beiden einander gegenüberstehenden dritten Backzähnen, nach der Wurzel zu (sogleich) (*Moßdorf*, a.a.O.). [RAL (61)]

Gefühllose Erstarrung der Zunge (*Grew*, Anatomy of plants, S. 280.). [RAL (62)]

Ganz trockne, weiße Zunge, früh beim Aufstehen aus dem Bette (n. 24 St.) (*Kummer*, a.a.O.). [RAL (63)]

An der Zungenspitze ein bei Berührung stechend schmerzendes Blüthchen (*Kummer*, a.a.O.). [RAL (64)]

Geschwulst der Zunge (*Bacher,* Samml. f. pr. Aerzte. B. I. S. 3.). [RAL (65)]

Ein kratziges Wesen hinten am Gaumen (*Stapf,* a.a.O.). [RAL (66)]

Lästige Trockenheit am Gaumen und schneidender und scharriger Schmerz am Gaumen beim Bewegen der Mundtheile zum Schlingen (viele Tage anhaltend) (*Wislicenus,* a.a.O.). [RAL (67)]

Trockner, schleimiger Geschmack, mit heftigem Durste, zwei Stunden lang (*Moßdorf,* a.a.O.). [RAL (68)]

Viel wässeriger Speichel im Munde (*Stapf,* a.a.O.). [RAL (69)]

Immerwährendes Zusammenlaufen des Speichels im Munde, welchen er ausspeien muß (n. $1^3/4$ St.) (*Hartmann,* a.a.O.). [RAL (70)]

■ Magen

Er hat Appetit, aber wenn er ißt, so schmeckt es ihm nicht und er bekommt Uebelkeit auf Augenblicke, die gleich nach dem Essen aufhört. [RAL 29]

Ekel vor grünem Zugemüse und Sauerkraut, bei gutem Brod- und Fleisch-Appetite (über eine Woche lang). [RAL 30]

Widerwille gegen Speise. [RAL 31]

Ekel vor Fleischfette (über eine Woche lang), während Brod und mageres Fleisch gut schmeckt. [RAL 32]

Durstlosigkeit den ganzen Tag. [RAL 33]

Brecherlichkeit (n. 40 St.). [RAL 34]

Brechübelkeit, von der Herzgrube aus herandringend. [RAL 35]

Leeres Aufstoßen und Brecherlichkeit, und er kann sich dennoch nicht übergeben. [RAL 36]

Starker Zerschlagenheitsschmerz neben und unter der Herzgrube, in der Gegend des Pförtners, wo er im Gehen jeden Tritt schmerzhaft fühlt; der Schmerz erhöhet sich beim Lautreden und beim Befühlen der Stelle. [RAL 37]

Gefühl, als würde die Herzgrube eingezogen. [RAL 38]

Auftreibung der Herzgrube und der Oberbauchgegend, welche den Athem beengt, und wie von einem innern Geschwüre schmerzt. [RAL 39]

Bei jedem Tritte giebt es ihm einen schmerzhaften Eindruck auf die Herzgrube. [RAL 40]

◇ Häufiges, geschmackloses, trocknes Aufstoßen (die ersten St.), dann ganz unterdrücktes Aufstoßen (*Stapf,* a.a.O.). [RAL (71)]

Leeres Aufstoßen, ohne allen Geschmack (n. $1/2$ St.) (*Kummer,* a.a.O.). [RAL (72)]

Schlucksen (*Büchner – Stegmann,* a.a.O.). [RAL (73)]

Schlucksen (n. 2 St.) (*Langhammer, a.a.O.*). [RAL (74)]

Große Eßlust: er hat immer Hunger und alles schmeckt gut (*Kummer,* a.a.O.). [RAL (75)]

Kurz nach dem Mittagsessen Abgang starker, stinkender Blähungen (n. $1^1/4$ St.) (*Kummer,* a.a.O.). [RAL (76)]

Uebelkeitsgefühl im Magen; es ist ihm öfters, als hungerte ihn, aber die Speisen widerstehen ihm, ob er gleich keinen unrechten Geschmack weder im Munde, noch an den Speisen hat (n. 24 St.) (*Wislicenus,* a.a.O.). [RAL (77)]

Anhaltende Brecherlichkeit[3] (*Gesner,* Entdeckungen I. S. 167.). [RAL (78)]

Erbrechen (*John Cook,* in Oxford. Magazine, for March, 1769.). [RAL (79)]

Erbrechen eines grünschwärzlichen Stoffs, mit Leibweh; Zufälle, welche nach einem dreistündigen Nachlaß wieder anfingen, eine Stunde dauerten, worauf eine zweistündige anscheinende Ruhe, dann ein heftiger Laut und so der Tod erfolgte (n. 38 St.); die Gliedmaßen waren dann schlaff und welk, das Blut in den Adern flüssig, an der linken Seite des Schlundes und Magens, so wie in den dünnen Därmen, eine mäßige Entzündung; das Gehirn sehr weich und welk (*Morgagni,* de sed. et caus. morb. LIX. 15, 16.). [RAL (80)]

Ungeheurer Schmerz in der Herzgrube (*Gesner,* a.a.O.). [RAL (81)]

Herzdrücken (*Cook,* a.a.O.). [RAL (82)]

Kratzig rauhe Empfindung im Magen (wie vom Reiben mit etwas Schafwollenem) (*Hornburg,* a.a.O.). [RAL (83)]

Ein empfindliches Brennen im Magen, welches durch den Schlund heraufsteigt (*Tournefort,* Voyage dans le Levant. T. II. S. 189.). [RAL (84)]

Im Magen Kneipen (n. $2^1/2$ St.) (*Hornburg,* a.a.O.). [RAL (85)]

■ Abdomen

Knurren im Unterleibe. [RAL 41]

Ungeheures Kollern im Unterleibe und Poltern (sogleich). [RAL 42]

Bauchweh. [RAL 43]

---

[3] Von Stink-Christwurzel.

Im Unterleibe ein Paar Stiche, und ein reißender Schmerz quer über (n. 1/2 St.). [RAL 44]

Kälteempfindung im Unterleibe. [RAL 45]

Ueberhingehende Auftreibung des Unterleibes, Abends (n. 5 Tagen.). [RAL 46]

◇ Leibweh (*Büchner – Stegmann,* a.a.O. – *Gesner,* a.a.O.). [RAL (86)]

Schwere im Unterleibe (n. 2 St.) (*Hornburg,* a.a.O.). [RAL (87)]

Ein in der Lebergegend beginnendes und immer tiefer nach unten und vorne sich windendes Kneipen (n. 2 1/2 St.) (*Hartmann,* a.a.O.). [RAL (88)]

(Nach dem Essen) starkes, ruhrartiges Kneipen querüber im Unterleibe (*Hornburg,* a.a.O.). [RAL (89)]

Bauchkneipen (beim Treppensteigen) (n. 32 St.) (*Langhammer,* a.a.O.). [RAL (90)]

Scharfes Drücken quer über den Bauch, unterhalb des Nabels, von außen nach innen, vorzüglich stark im Sitzen (n. 24 St.) (*Wislicenus,* a.a.O.). [RAL (91)]

Hörbares, schmerzloses Knurren unter der Nabelgegend (n. 1 St.) (*Kummer,* a.a.O.). [RAL (92)]

Bewegung im Unterleibe, wie wenn Blasen aufstiegen und zerplatzten, worauf übelriechende Blähungen abgingen (n. 8 St.) (*Kummer,* a.a.O.). [RAL (93)]

Im Leibe herumgehende Blähungen (*Hornburg,* a.a.O. – Stapf, a.a.O.). [RAL (94)]

■ **Rektum**

Täglich drei, vier Mal geht statt des Stuhls weiße Gallerte, wie Froschleich ab, mit vielem Pressen. [RAL 47]

Durchfall. [RAL 48]

Verhaltener Stuhl den ersten Tag, den andern Tag früh gewöhnlicher, und Nachmittags Durchfallstuhl. [RAL 49]

Stühle lautern, zähen, weißen Schleims. [RAL 50]

◇ Früh, nach, wie gewöhnlich, genossener Milch, Abgang übelriechender Blähungen (n. 1/2 St.) (*Kummer,* a.a.O.). [RAL (95)]

Purgiren unter Uebelkeit und Bauchweh (*Tournefort,* a.a.O.). [RAL (96)]

Durchfall, und vor jedem Stuhle Leibweh, welches nach jedem Stuhlgange wieder nachließ (*Rückert,* a.a.O.). [RAL (97)]

Durchfall (*Morgagni,* a.a.O.). [RAL (98)]

Harter, weniger Stuhlgang, während dessen und gleich nachher heftiges, schneidendes Stechen im Mastdarme, von unten hinauf, gleich als zöge er sich eng zusammen und als stäcke ein Körper mit schneidenden Rändern dazwischen (n. 12 St.) (*Moßdorf,* a.a.O.). [RAL (99)]

Reiz zu Hämorrhoiden (*Schulze,* a.a.O.). [RAL (100)]

Nach einer Ausleerung ein minutenlanger, brennend beißender Schmerz im After (*Stapf,* a.a.O.). [RAL (101)]

In der rechten Schooßgegend einzelne, in Stich übergehende Drucke, eine Empfindung, als wollte ein Bruch entstehen (*Kummer,* a.a.O.). [RAL (102)]

■ **Harnwege**

Oefteres Uriniren. [RAL 51]

Harndrängen (micturitio). [RAL 52]

◇ Starkes, hartes Drücken auf die Mitte des Schaambeins (n. 1/4 St.) (*Hornburg,* a.a.O.). [RAL (103)]

Abgang häufigen Urins, ohne sonderliches Drängen (n. 24, 26 St.) (*Langhammer,* a.a.O.). [RAL (104)]

Oefteres Drängen, Harn zu lassen, und wenig Urinabgang (n. 3/4, n. 2 1/2, 3 u. n. 5 1/2 St.) (*Langhammer,* a.a.O.). [RAL (105)]

Viel Abgang wässerigen Harns (*Stapf,* a.a.O.). [RAL (106)]

Mehre jückende, feine Stiche an der Spitze der Eichel (n. 1/2 St.) (*Langhammer,* a.a.O.). [RAL (107)]

■ **Geschlechtsorgane**

Eintritt des monatlichen Blutflusses (n. 8 St.). [RAL 53]

◇ Scheint den Begattungstrieb gewaltig zu unterdrücken (*Stapf,* a.a.O.). [RAL (108)]

■ **Atemwege und Brust**

Schnelles Athmen. [RAL 54]

Hüsteln. [RAL 55]

◇ Nießen (*Van Hilden,* Opera med. chir. Cent. 4 obs. 12.). [RAL (109)]

Früh, nüchtern, Nießen (n. 26 St.) (*Langhammer,* a.a.O.). [RAL (110)]

Krampfhafter Kitzelreiz in der Nase, wie zum Nießen (welches doch nicht erfolgte), mit Gähnen (n. 1 St.) (*Kummer,* a.a.O.). [RAL (111)]

Nießen, gleich nach dem Aufstehen, früh aus dem Bette, wobei die Oberlippe in der Mitte aufsprang (*Kummer,* a.a.O.). [RAL (112)]

Ein plötzlich entstehendes, anhaltendes Hüsteln (beim gewohnten Tabakrauchen, im Sitzen) (n. 15 St.) (*Langhammer,* a.a.O.). [RAL (113)]

Schwerathmigkeit: er mußte langsam und zum Theil tief Athem holen (n. ¼ St.) (*Moßdorf,* a.a.O.). [RAL (114)]

Zusammenschnürung der Kehle (*Büchner,* a.a.O.). [RAL (115)]

Brust ganz zusammengezogen, daß er nach Luft mit aufgesperrtem Munde schnappte, aber nicht athmen konnte (*Alberti,* Jurisp. med. Tom. VI. S. 719.). [RAL (116)]

Scharfes Schneiden an den untersten wahren Ribben über die Brust weg, von innen heraus, durch Einathmen verstärkt (*Wislicenus,* a.a.O.). [RAL (117)]

Erhöhete Wärme in dem untern Theile der Brusthöhle (*Hornburg,* a.a.O.). [RAL (118)]

Kratzig rauhe Empfindung im obern Theile des Brustbeins (*Hornburg,* a.a.O.). [RAL (119)]

■ **Rücken und äußerer Hals**

Zusammenziehender Schmerz im Kreuze. [RAL 56]

◇ Bei Bewegung des Halses sind einige Muskeln desselben steif und schmerzhaft (*Stapf,* a.a.O.). [RAL (120)]

Steifigkeit der Nackenmuskeln bis zum Hinterhaupte heran, selbst in der Ruhe, doch bei Bewegung des Kopfs am meisten (früh) (n. 41 St.) (*Moßburg,* a.a.O.). [RAL (121)]

Ein dumpfer Schmerz im linken Schulterblatte, bei Bewegung schärfer schmerzend (*Stapf,* a.a.O.). [RAL (122)]

Zwischen den Schulterblättern, am Rückgrate, Zerschlagenheitsschmerz (*Hornburg,* a.a.O.). [RAL (123)]

■ **Extremitäten**

Jückendes Fressen an beiden Armen, und nach dem Kratzen, Beißen, wie von Salzwasser, nach dem Schlafengehen, Abends und früh. [RAL 57]

Gilbliche, rundliche Schwinden an beiden Armen, aus denen beim Kratzen Wasser aussieperte. [RAL 58]

Müdigkeit der Oberschenkel. [RAL 59]

Füße schwer und matt. [RAL 60]

Steifigkeit in den Kniekehlen. [RAL 61]

◇ Sichtbares Muskelzucken im linken Oberarme, mit Schmerz, als wenn etwas Hartes an diese Stelle heftig stieße (*Hornburg,* a.a.O.). [RAL (124)]

Im rechten Oberarme Empfindung, wie nach einem Stoße, doch nicht beim Befühlen (*Hornburg,* a.a.O.). [RAL (125)]

Feines Reißen an den Knochenröhren der Arme (*Wislicenus,* a.a.O.). [RAL (126)]

Starkes Ziehen von der Mitte des Unterarms bis in die Ellbogenbeuge (*Moßdorf,* a.a.O.). [RAL (127)]

Ziehender Schmerz von der rechten Handwurzel bis in den Zeigefinger (n. 10 St.) (*Moßdorf,* a.a.O.). [RAL (128)]

Abends, beim Gehen im Freien, starke Nadelstiche im linken Handgelenke (n. 13 St.) (*Moßdorf,* a.a.O.). [RAL (129)]

Quer über die Beugeflechsen der linken Hand laufende Nadelstiche (beim Gehen im Freien) (n. 12¾ St.) (*Langhammer,* a.a.O.). [RAL (130)]

Schweiß in den Handflächen, bei kalten Handrücken (n. 2 St.) (*Kummer,* a.a.O.). [RAL (131)]

Reißen in den Rücken aller Finger der linken Hand (früh im Bette) (n. 18 St.) (*Moßdorf,* a.a.O.). [RAL (132)]

Reißen im linken Mittelfinger, vorzüglich im mittelsten Gelenke (*Moßdorf,* a.a.O.). [RAL (133)]

Bohrender Schmerz im mittelsten Gelenke des Mittel- und Zeigefingers (n. 20 St.) (*Moßdorf,* a.a.O.). [RAL (134)]

Kraftlosigkeit in beiden Händen, daß er nichts fassen, noch die Finger mit Kraft zur Faust zusammen bringen konnte (*Moßdorf,* a.a.O.). [RAL (135)]

Lähmiges Reißen im rechten kleinen Finger (n. 27 St.) (*Moßdorf,* a.a.O.). [RAL (136)]

Lähmiges Reißen und krampfhafte Erstarrung im vierten Finger der rechten Hand, das in der Ruhe vergeht (*Moßdorf,* a.a.O.). [RAL (137)]

Ein Kitzel am linken Zeigefinger (n. 10 St.) (*Langhammer,* a.a.O.). [RAL (138)]

Ein schmerzhaftes Drücken quer über den rechten Daumen (*Langhammer,* a.a.O.). [RAL (139)]

Eine entzündete Stelle an dem Nagel des linken Zeigefingers und des rechten Daumens, bei Berührung geschwürig schmerzend (n. 20 St.); Tags darauf ging etwas weißliche Feuchtigkeit heraus, worauf sie heilte (*Moßdorf,* a.a.O.). [RAL (140)]

Zwischen dem hintersten Gelenke des rechten vierten und fünften Fingers, mehre kleine Bläschen, die bei Berührung schründen, einige Zeit nässen und dann lange Zeit mit einem Schorfe bedeckt stehen bleiben (*Moßdorf,* a.a.O.). [RAL (141)]

Auf dem mittelsten Gelenke des vierten rechten Fingers kleine, nässende, unschmerzhafte Bläschen; bei starkem Daraufdrücken scheint der Knochen wund zu schmerzen (*Moßdorf*, a.a.O.). [RAL (142)]

Ein gelind ziehender Schmerz in der rechten Hüfte (*Stapf*, a.a.O.). [RAL (143)]

Plötzliche lähmige Steifigkeit im linken Hüftgelenke, beim Gehen im Freien (n. 23 St.) (*Moßdorf*, a.a.O.). [RAL (144)]

Einzelne Stiche in der linken Hüfte, wie mit einer Nadel (*Hornburg*, a.a.O.). [RAL (145)]

In der linken Hüfte einige heftige, etwas langsame Stiche, wie mit mehren Stecknadeln (*Hornburg*, a.a.O.). [RAL (146)]

Mehrmaliges brennendes Drücken in der linken Hüfte (n. 2 St.) (*Hornburg*, a.a.O.). [RAL (147)]

Steifigkeit und Spannen der Oberschenkelmuskeln (*Rückert*, a.a.O.). [RAL (148)]

Sehr große Schwäche der Ober- und Unterschenkel (n. 1½ St.) (*Hartmann*, a.a.O.). [RAL (149)]

Wühlender Schmerz an der rechten Kniescheibe (n. ½ St.) (*Langhammer*, a.a.O.). [RAL (150)]

Mehrmals wiederkehrende, bohrende, stumpfe Stiche durch das linke Kniegelenk, im Freien, beim Gehen und Stehen (n. 26 St.) (*Moßdorf*, a.a.O.). [RAL (151)]

Steifigkeit der Kniekehlflechsen, vorzüglich der äußern, beim Gehen im Freien (n. 25 St.) (*Moßdorf*, a.a.O.). [RAL (152)]

Am rechten Unterschenkel, nahe am äußern Knöchel scharfe, herauffahrende Stiche (n. 8 St.) (*Langhammer*, a.a.O.). [RAL (153)]

Im innern Knorren des linken Fußes Schmerz, wie nach einem äußern Stoße (*Hornburg*, a.a.O.). [RAL (154)]

Verrenkungsschmerz im linken Fußgelenke; er fürchtet, den Fuß umzuknicken (n. 80 St.) (*Kummer*, a.a.O.). [RAL (155)]

Ein drückendes Schmerzgefühl am Sprungbeine der rechten Ferse, in jeder Lage (n. 11 St.) (*Langhammer*, a.a.O.). [RAL (156)]

Ein feines, schmerzhaftes Drücken in der rechten Fußsohle, im Sitzen (n. 5 St.) (*Langhammer*, a.a.O.). [RAL (157)]

Reißen im linken Fußballen (n. ¼ St.) (*Moßdorf*, a.a.O.). [RAL (158)]

Stechendes Zucken in der linken großen Zehe (*Moßdorf*, a.a.O.). [RAL (159)]

Allgemeines und Haut

Unfestigkeit der Glieder, Schwäche der Füße, Schwanken der Kniee; er kann nur langsam gehen. [RAL 62]

Plötzliche Erschlaffung aller Muskeln; kalt am Körper und mit kaltem Stirn-Schweiße fällt er jähling zur Erde und stammelt, hat aber Bewußtseyn; der Puls ist sehr langsam und die Pupillen sind ganz verengert (n. 1 St.). [RAL 63]

In freier Luft fühlt er sich wohler, die Brechübelkeit verliert sich und der Kopfschmerz wird bedeutend gelindert. [RAL 64]

In der freien Luft ist es ihm, als wäre er lange krank gewesen, alle Gegenstände kommen ihm wie verändert und neu vor. [RAL 65]

Plötzliche wässerige Hautanschwellung[4] [RAL 66]

(Empfindung in den geschwollenen Theilen, als wenn sie auseinandergetrieben und zu schwer wären.) [RAL 67]

Stechend bohrende Schmerzen in den Knochenbedeckungen. [RAL 68]

Stechend bohrende Schmerzen in verschiedenen Theilen des Körpers, welche sich von kühler Luft, von Körperanstrengung und nach Essen und Trinken verschlimmern. [RAL 69]

◇ Die Haare am ganzen Körper gingen aus, die Nägel fielen ab (*Cook*, a.a.O.). [RAL (160)]

Die Oberhaut des Körpers schälte sich ab (*Cook*, a.a.O.). [RAL (161)]

Scharfe, reißende Stiche an mehren Stellen des ganzen Körpers zugleich, an den Ober- und Unterarmen, Brust, Rücken u.s.w. (n. 8 St.) (*Langhammer*, a.a.O.). [RAL (162)]

Lähmige Schwäche der Gliedmaßen und ungewöhnliche Steifigkeit (*Scopoli*, flora carniolica, S. 557.). [RAL (163)]

Alle Glieder sind ihm so schwer und schmerzhaft empfindlich in den Muskeln, daß er sie nur ungern bewegte (*Wislicenus*, a.a.O.). [RAL (164)]

---

[4] Dieses Symptom, mit denen [104.] [105.] [106.] vereinigt, scheint für einige Geschwulstkrankheiten viel zu versprechen. Diejenigen werden mit Gewißheit schnell und dauerhaft von der Schwarz-Christwurzel geheilt, deren übrige Symptome mit denen homöopathisch, das ist, in Aehnlichkeit übereinstimmen, welche diese kräftige Pflanze eigenthümlich selbst in gesunden Menschen erregen kann. Hierauf gründet sich auch der zuweilen hülfreiche Erfolg der Bacher'schen Pillen, die ein bloß ungefährer Fund der Hausmittelpraxis gewesen zu seyn scheinen, denn von einer homöopathischen Angemessenheit der Christwurzel in gewissen Geschwulstkrankheiten konnte die Arzneikunst bisher nichts wissen, da ihr die eigenthümlichen Krankheitswirkungen dieser Pflanze unbekannt waren, sie auch keine Ahnung hatte, was aus ihnen Heilbringendes zu folgern sey.

Dehnen und Strecken der Glieder (n. 1 St.) (*Kummer,* a.a.O.). [RAL (165)]

Vormittags Müdigkeit und Schläfrigkeit, mit Gähnen (n. 2 St.) (*Kummer,* a.a.O.). [RAL (166)]

Ohnmachten (*Büchner – Stegmann,* a.a.O.). [RAL (167)]

Convulsionen, Krämpfe (*Büchner – Stegmann,* a.a.O. – *van Hilden,* a.a.O.). [RAL (168)]

Krämpfe und convulsive Bewegungen, zugleich ein Stoß ins Gehirn, wie mit einem Pfeile (*Tournefort,* a.a.O.). [RAL (169)]

■ **Schlaf, Träume und nächtliche Beschwerden**

Er schlummert mit halberöffneten Augen, die Pupillen aufwärts gekehrt (sogleich). [RAL 70]

◇ Sobald er früh im Bette die Augen aufschlägt, muß er sich dehnen, wobei er matt wird, und ihm die Augen wieder zufallen (*Kummer,* a.a.O.). [RAL (170)]

Gegen Morgen unruhiger Schlaf; er wendet sich bald auf diese, bald auf jene Seite, in welchem Schlummer ihm dunkle Traumbilder vorschweben (*Kummer,* a.a.O.). [RAL (171)]

Gegen Morgen unruhiger, mit geschichtlichen Phantasieen angefüllter Schlummer, wobei er sich bald auf diese, bald auf jene Seite legte (*Kummer,* a.a.O.). [RAL (172)]

Nach dem Niederlegen ins Bette, lebhafte Phantasieen, es schwebten ihm hunderterlei Gestalten vor den Augen, die eben so schnell vergingen, als sie kamen (*Kummer,* a.a.O.). [RAL (173)]

Nachts unaufhörlich verworrene, oft sehr ängstliche, doch unerinnerliche Träume (*Wislicenus,* a.a.O.). [RAL (174)]

Nachts verwirrte, unerinnerliche Träume (*Langhammer,* a.a.O.). [RAL (175)]

■ **Fieber, Frost, Schweiß und Puls**

Langsamer Puls (n. 1 und 16 St.). [RAL 71]

Sehr kleiner Puls. [RAL 72]

Kälte des Körpers, vorzüglich früh. [RAL 73]

Fieber: bei gewaltiger innerer Kopfhitze, Kälte der Hände und Füße, dann gelinder Schweiß am ganzen Körper, eine Stunde lang (n. 4 St.). [RAL 74]

Mehrtägiges Fieber: außer dem Bette beständiger, durstloser Frost über den ganzen Körper (beim Sitzen, Stehen und Gehen) bei kalten Händen, mit innerer brennender Hitze und Dummheit im Kopfe und mit starker Schläfrigkeit, Schwerheit und Mattigkeit der Füße und Steifigkeit in den Kniekehlen, nach dem Niederliegen im Bette sogleich Hitze und Schweiß über und über, ebenfalls ohne Durst. [RAL 75]

Fieber: bei beständigem Froste über den Körper, ohne Durst, Hitze im Kopfe und Kopfweh, wie Zerschlagenheitsschmerz, im Hinterhaupte. [RAL 76]

Er möchte sich vor Schauder in's Bett legen, und sieht gelblich im Gesichte aus. [RAL 77]

Der Schauder fängt von den Armen an. [RAL 78]

Nach fünftägigem durstlosem Frostschauder Durst. [RAL 79]

Abends, beim Niederlegen, jedesmal Frostigkeit, und alle Morgen Schweiß (n. 10 Tagen.). [RAL 80]

Gelinder Schweiß an den Unterfüßen gegen Morgen (in der ersten Nacht). [RAL 81]

Hitze und Schweiß (n. 36 St.). [RAL 82]

Oeftere, abwechselnde Anfälle von allgemeiner trockner Hitze, dann Schauder und Kälte, worauf heimliches Leibweh folgt. [RAL 83]

Nach dem Fieber Gefühl, als wenn er lange krank gelegen hätte. [RAL 84]

◇ Er fühlt den Pulsschlag lebhaft durch den ganzen Körper, am meisten am Herzen (*Kummer,* a.a.O.). [RAL (176)]

Starker Puls (n. ¼ St.) (*Hornburg,* a.a.O.). [RAL (177)]

Herzklopfen (*Hornburg,* a.a.O.). [RAL (178)]

Durst (*Büchner – Stegmann,* a.a.O.). [RAL (179)]

Fieber (*Schulze,* a.a.O.). [RAL (180)]

Allgemeiner Schüttelfrost mit Gänsehaut, schmerzhafter Empfindlichkeit des äußern Kopfs beim Anfühlen und Bewegen, ziehendem Reißen in den Gliedmaßen und öftern Stichen in den Gelenken, besonders des Ellbogens und der Schultern, ohne Durst; einige Tage hindurch, von früh an (n. 25 St.) (*Wislicenus,* a.a.O.). [RAL (181)]

(Abends kalte Füße, die auch im Bette nicht warm werden wollten.) (*Kummer,* a.a.O.). [RAL (182)]

Kälte der Hände, während das Gesicht und der übrige Körper warm waren (n. ¼ St.) (*Wislicenus,* a.a.O.). [RAL (183)]

Abends (gegen 5, 6 Uhr) und vorzüglich nach dem Niederlegen, brennende Hitze über den ganzen Körper, besonders stark am Kopfe, bei innerm Schauder und Froste, ohne Durst; **wenn er trinken wollte, so widerstand es ihm, er konnte nur wenig auf einmal zu sich nehmen** (*Wislicenus,* a.a.O.). [RAL (184)]

Aeußerliche Hitze des Gesichts, die Wangen glühen in der Stube (n. 6 St.) (*Moßdorf,* a. a. O.). [RAL (185)]

Allgemeiner Schweiß gegen Morgen, mehre Nächte hindurch, bei nur gewöhnlicher Körperwärme (n. 48 St.) (*Wislicenus,* a. a. O.). [RAL (186)]

Kalte Schweiße (*Büchner – Stegmann,* a. a. O.). [RAL (187)]

Bleiches, eingefallenes Gesicht, Pulslosigkeit, Eiskälte und kalter Schweiß über und über, so daß an jedem Haare ein Tropfen hing (*Alberti,* Jurispr. med. Tom. IV. S. 719.). [RAL (188)]

Hepar sulphuris calcareum

Hepar sulphuris calcareum. **Kalk-Schwefelleber [CK III (1837), S. 348–375]**

Ein Gemisch von gleichen Theilen feingepülverter, reiner Austerschalen und ganz reiner Schwefelblumen wird zehn Minuten im verklebten Schmelztigel weissglühend erhalten und dann in einem wohlverstopften Glase aufbewahrt. Man behandelt sie, um ihre Kräfte zu entwickeln, wie andre trockne Arznei-Substanzen um sie zu höhern Graden zu potenziren nach der Anleitung am Ende des ersten Bandes.

Antidote sind, ausser Belladonne; auch, gegen Leibweh und Durchfall, Chamille.

Diese Schwefelleber erwies sich vorzugsweise hülfreich, bei übrigens passender Wahl nach Symptomen-Aehnlichkeit wenn bei dem Krankheits-Falle eine oder die andre der folgenden Beschwerden zugegen war:

Bohrendes Kopfweh in der Nasen-Wurzel, alle Morgen, von 7 bis 12 Uhr; Geschwür-Schmerz gleich über dem Auge, jeden Abend; Stechen in den Augen; Licht-Scheu; Stinkender Eiter-Ausfluss aus dem Ohre; Rothlauf im Gesichte mit prickelndem Strammen; Trockenheit des Halses; Kratziges Halsweh mit Verhinderung des Sprechens, aber nicht des Schlingens; Pflock im Halse; Heisshunger; Aufstossen; Anfälle von Uebelkeit mit Kälte und Blässe; Geschwulst und Drücken in der Magen-Gegend; Oeftere und gar zu leichte Magen-Verderbniss; Zusammenzieh-Schmerz im Unterleibe; Stiche in der linken Bauch-Seite; Blähungs-Versetzung; Schwieriger Winde-Abgang, früh; Nächtlicher Harn-Abgang im Schlafe; Schleim-Ausfluss aus der Harnröhre; Mangel an Geschlechtstrieb; Mangel an Erektion; Kraftlose Erektionen beim Beischlafe; **Vorsteher-Drüsen-Saft-Abgang, nach Harnen,** bei hartem Stuhle und für sich; Allzu späte Regel; Weissfluss mit Schründen an der Scham; – Husten; Arger Abend-Husten, beim Liegen im Bette; Krampfhafte Zusammenziehung der Brust, nach Sprechen; Krebsartiges Geschwür an der Brust, mit stechend brennendem Schmerze an den Rändern und Gestank, wie alter Käse; Reissen im Arme nach dem Brustgeschwüre zu; Ziehen im Rücken zwischen den Schulterblättern; Stinkender Schweiss der Achselgruben; Balg-Geschwulst an der Ellbogen-Spitze; Absterben der Finger; Zieh-Schmerz in den Gliedern, vorzüglich früh, beim Erwachen; Zittrige Mattigkeit nach Tabakrauchen; Gähnen; Neigung zum Schwitzen am Tage; Fliegende Hitze mit Schweiss.

Die mit (*Fr. H.*) bezeichneten Symptome sind von Dr. *Friedrich Hahnemann,* die mit (*Stf.*) von dem Medicinalrathe Dr. *Stapf.*

Schwefelleber, **kalkerdige [RAL IV (1825), S. 319–336]**

(Ein Gemisch von gleichen Theilen feingepülverter Austerschalen und ganz reiner Schwefelblumen, zehn Minuten in Weißglühhitze erhalten, und in wohlverstopften Gläsern aufbewahrt. – Ich habe einen sehr kleinen Theil eines Grans millionfacher Verdünnung (mittels dreimaligen, stündigen Reibens mit jedesmal 100 Gran frischem Milchzucker) zur Gabe völlig hinreichend, oft noch zu groß, befunden.)

Hepar sulphuris calcareum [CK], *Schwefelleber, kalkerdige* **[RAL]**

■ **Gemüt**

Trauriges Gemüth, viele Stunden lang; sie musste heftig weinen. [CK 1] Gemüth traurig, viele Stunden lang; sie mußte heftig weinen. [RAL 278]

Sehr hypochondrisch. [CK 2; RAL 281]

Niedergeschlagen, traurig, bänglich. [CK 3] Traurig, niedergeschlagen, bänglich. [RAL 279]

Fürchterliche Angst, Abends, zwei Stunden lang; er glaubte, er müsse zu Grunde gehen, und war traurig, bis zur Selbstentleibung. [CK 4] Abends eine zweistündige, fürchterliche Angst; er glaubte, er müsse zu Grunde gehen, und war traurig bis zur Selbstentleibung. [RAL 280]

Befürchtungen über Unwohlseyn der Seinigen, besonders beim allein Gehen ins Freie. [CK 5]

Missmüthig, früh, nach dem Aufstehen, will nicht sprechen; im Bette aber heiter. [CK 6]

Widerwärtige Stimmung; er sieht die Seinen nicht gern an. [CK 7]

Höchst unzufrieden und verdriesslich über seine Schmerzen, und muthlos. [CK 8]

Reizbares Gemüth; alles was sie vornahm, war ihr nicht recht; sie wünschte allein zu seyn (d. 1. T.). [CK 9]

Lust zu Nichts. [CK 10]

Unzufrieden mit sich selbst. [CK 11]

Es fällt ihr alles ein, was ihr nur jemals unangenehm im Leben war. [CK 12]

Alles, woran sie nur dachte, war ihr unangenehm und nicht recht. [CK 13]

Verdriesslichkeit und Ungeduld. [CK 14]

Aeusserst verdriesslich und eigensinnig. [CK 15; RAL 277]

Aergerlich über Kleinigkeiten. [CK 16; RAL 276]

Sehr ärgerlich; es verdross sie jede Kleinigkeit. [CK 17; RAL 275]

Das Geringste brachte ihn bis zur grössten Heftigkeit auf; er hätte Jemand ohne Bedenken morden können. [CK 18; [RAL 273]

■ **Schwindel, Verstand und Gedächtnis**

Grosse Gedächtniss-Schwäche bei der Aergerlichkeit; er musste sich auf Alles lange besinnen. [CK 19] Er war ärgerlich, und hatte eine solche Gedächtnißschwäche, daß er sich auf alles drei, vier Minuten lang besinnen mußte, und während der Arbeit waren ihm die Gedanken oft auf einmal weg. [RAL 274]

Phantastische Erscheinung, früh, im Bette, nach dem Erwachen und bei Bewusstsein, von einer Verstorbenen, worüber er erschrak; ebenso deuchtete ihm auch, ein Nachbar-Haus brennen zu sehen, was ihn ebenfalls erschreckte. [CK 20] Früh im Bette nach dem Erwachen, bei Bewußtseyn, hatte er eine phantastische Erscheinung von einer Verstorbenen, worüber er erschrak, und eben so deuchtete ihm auch, ein Nachbar-Haus brennen zu sehen, und er erschrak darüber. [RAL 282]

Schwindel, Abends, mit Uebelkeit. [CK 21]

Früh, eine Stunde nach dem Aufstehen, starker Schwindel. [CK 22]

Es geht Alles mit ihr im Kreise herum, wenn sie die Augen zum Mittags-Schlafe schliesst. [CK 23]

Schwindel, beim Mittag-Essen, nach Aufstossen; es ward ihr schwarz vor den Augen, wie bei einer Ohnmacht, doch nur von kurzer Dauer. [CK 24]

Ohnmachts-Schwindel mit Starrheit oder Vergehen der Augen, als wenn er in Gedanken sässe. [CK 25] Ohnmachtsschwindel und eine Starrheit der Augen, als wenn er in Gedanken säße, oder wenn einem, wie man sagt, die Augen vergehen. [RAL 2]

Schwindel, beim Fahren im Wagen, so stark, dass sie beim Aussteigen nicht allein stehen konnte. [CK 26] So starker Schwindel beim Fahren im Wagen, daß sie beim Aussteigen nicht allein stehen konnte. [RAL 1]

Oeftere kurze Anfälle von Unbesinnlichkeit beim Gehen in freier Luft. [CK 27]

Vom Ausstrecken auf dem Sopha ward er ganz betrübt. [CK 28]

Während der Arbeit waren die Gedanken auf einmal ganz weg. [CK 29] Er war ärgerlich, und hatte eine solche Gedächtnißschwäche, daß er sich auf alles drei, vier Minuten lang besinnen mußte, und während der Arbeit waren ihm die Gedanken oft auf einmal weg. [RAL 274]

Er war ganz dumm, konnte nichts begreifen noch behalten. [CK 30]

Sie verredet und verschreibt sich leicht. [CK 31]

Betäubung und Schwere im Vorderkopfe. [CK 32]

Duseligkeit und Schwere des Kopfs. [CK 33]

■ **Kopf**

Kopfschmerz beim Schütteln des Kopfes, mit Schwindel. [CK 34] Beim Kopfschütteln Schwindel und Kopfschmerz. [RAL 3]

Weh im Kopfe, alle Morgen von jeder Erschütterung. [CK 35]

Dumpfes Kopfweh, früh, im Bette, was sich nach dem Aufstehen minderte (*Stf.*). [CK 36] Früh im Bette dumpfes Kopfweh, was sich nach dem Aufstehen minderte. [RAL (1)]

Kopfweh in der Stirne, wie zerschlagen, früh beim Erwachen, bis einige Zeit nach dem Aufstehen; zugleich ein ähnliches stilles, aber sehr unangenehmes Weh im Unterleibe; Bewegung der Augen vermehrt den Kopfschmerz. [CK 37] Früh, schon beim Erwachen bis einige Zeit nach dem Aufstehn, Kopfschmerz in der Stirne, wie weh, fast wie zerschlagen, durch Bewegung der Augen vermehrt; zugleich ein ähnliches, stilles, aber sehr unangenehmes Weh im Unterleibe. [RAL 18]

Kopfweh, wie Blutschwär, in der Stirne, von Mitternacht an im Bette, mit Stechen, wie von Nadeln, beim Bücken und Husten auch äusserlich an der Stirne, Schmerz, wie Blutschwär und Nadel-Stechen, beim Befühlen, mehre Morgen. [CK 38] Von Mitternacht an (im Bette) bis Mittag Kopfweh, wie Blutschwär, in der Stirne, und beim Bücken und Husten wie Nadelstechen; äußerlich beim Befühlen that die Stirne auch weh wie Blutschwär und Nadelstechen, mehre Morgen. [RAL 20]

Drückender Kopfschmerz, früh, beim Erwachen. [CK 39] Früh beim Erwachen drückender Kopfschmerz. [RAL 4]

Druck in der rechten Gehirn-Hälfte, bald schärfer, bald schwächer von Zeit zu Zeit. [CK 40]

Druck-Schmerz mit Hitze auf dem Scheitel. [CK 41]

Starke Hitz-Empfindung in der Stirne. [CK 42]

Druck-Schmerz im Scheitel, mit Herzklopfen, Abends (d. 3. T.). [CK 43]

Drücken und Ziehen in den Schläfen, am Tage. [CK 44] Ziehen und Drücken in den Schläfen, am Tage. [RAL 5]

Anhaltender Druck-Schmerz in der einen Gehirn-Hälfte, wie von einem Pflocke oder Nagel. [CK 45] In der einen Gehirnhälfte ein anhaltender Schmerz, wie von einem in das Gehirn eingeschlagenen Pflocke oder stumpfen Nagel. [RAL 8] In der rechten Gehirnhälfte ein anhaltender Schmerz, wie von einem in das Gehirn geschlagenen Pflocke oder stumpfen Nagel. [RAL 6]

Spannender Kopf-Schmerz über der Nase. [CK 46; RAL 7]

Zusammenziehender, auch im Gehen dröhnender und von innen an die Hirnschale drückender

Kopfschmerz, welcher im Freien sehr heftig wird und im Zimmer vergeht. [CK 47]

Heftiger Kopfschmerz, Nachts, als wenn es die Stirn herausreissen wollte, mit allgemeiner Hitze, ohne Durst. [CK 48] Nachts heftiges Kopfweh, als wenn es die Stirne herausreißen wollte, mit allgemeiner Hitze, ohne Durst. [RAL 17]

Stechen im Kopfe und starke Eingenommenheit zum Zerspringen des Schädels, was ihn die Nacht aufweckt. [CK 49]

Stiche im Kopfe, beim Bücken, mit Gefühl, als sollte der Kopf platzen; die Augen fallen ihm zu vor Schmerz. [CK 50]

Nach tiefem Schlafe, früh stechender Kopfschmerz, der beim Gehen im Freien verschwindet (d. 4. T.). [CK 51]

Stichartiger Kopfschmerz. [CK 52]

Stechender Kopfschmerz in der Stirne, wie von Nadeln. [CK 53] Innerer Kopfschmerz in der Stirne, wie Nadelstiche. [RAL 19]

Stiche im Kopfe, beim Aufrichten vom Bücken und jeder kleinen Bewegung, besonders nach Gehen im Freien. [CK 54] Beim Wiederaufrichten nach Bücken und bei jeder Bewegung Stiche im Kopfe, besonders nach Gehen in freier Luft. [RAL 9]

Pulsartiges Stechen im Hinterhaupte und dem untern Theile desselben. [CK 55]

Bohrender Schmerz auf einer kleinen Stelle in der Seite des Kopfes. [CK 56; RAL 10]

Bohrender Schmerz in der rechten Schläfe, bis oben in den Kopf hinein. [CK 57; RAL 11]

Wühlender Kopfschmerz mit Uebelkeit, vier Morgen nach einander, schon im Bette; durch fest Zusammenbinden vergehend. [CK 58]

Schmerzhaftes Klopfen in der rechten Schläfe. [CK 59]

Hämmern im Kopfe. [CK 60]

Schwappern im Kopfe. [CK 61]

Aeusserlich am rechten Hinterhaupte, ein Druck-Schmerz, der allmählig auch auf den Nacken, den Hals und die Schulterblätter übergeht. [CK 62]

In den Stirn-Muskeln ein krampfhaftes Zucken, Nachmittags, beim Niederlegen; nur durch Aufstehen vergehend. [CK 63] Beim Niederlegen, Nachmittags, ein krampfhaftes Zucken in den Stirnmuskeln, was bloß durch Aufstehn verging. [RAL 21]

Ausschlags-Blüthen, wie Quaddeln, auf dem Haarkopfe, und im Genicke, die bloss bei Berührung wund schmerzen, für sich aber nicht. [CK 64]

Ausschlagsblüthen, wie Quaddeln, auf dem Haarkopfe und im Genicke, die bloß bei Berührung weh thun wie wund, für sich aber nicht. [RAL 14]

Viele Ausschlags-Blüthen an der Seite der Stirn, die am schlimmsten in der Stube sind und in der Luft schnell besser werden. [CK 65] Viele Ausschlagsblüthen an der Seite der Stirne, am schlimmsten in der Stube, die in der Luft schnell besser werden. [RAL 15]

Zwei unschmerzhafte geschwülstige Erhabenheiten an der Stirn. [CK 66; RAL 16]

Die Stirne schmerzt vom Hute. [CK 67]

Die Haare gehen stark aus (n. 5 T.). [CK 68; RAL 12]

Ausfallen der Haare und kahle Flecke an einzelnen Stellen des Kopfes. [CK 69] Es gehen die Haare auf dem Kopfe an einzelnen Stellen aus, und es werden kahle Flecke. [RAL 13]

■　**Augen**

Sehr blau unter den Augen. [CK 70]

Bei jedem Schritte thuts ihm in den Augen weh. [CK 71]

Die Augen schmerzen heftig, als würden sie in den Kopf hineingezogen. [CK 72]

Drückender Schmerz in den Augäpfeln und wie zerschlagen, bei Berührung. [CK 73] Die Augäpfel thun drückend weh und bei Berührung wie zerschlagen. [RAL 30]

Drücken in den Augen, besonders beim Bewegen, mit Röthe derselben. [CK 74] Die Augen sind roth und thun drückend weh, besonders beim Bewegen. [RAL 29]

Drücken in den Augen, in öfteren Anfällen des Tages, worauf sie thränen. [CK 75]

Stumpfer Stich im Auge. [CK 76]

Bohrender Schmerz in den obern Knochen der Augenhöhle. [CK 77] Bohrender Schmerz in den Knochen des obern Theils der Augenhöhle. [RAL 22]

Schneidender Schmerz im äussern Augenwinkel. [CK 78] (Im äußern Augenwinkel ein schneidender Schmerz.) [RAL 23]

Schründender Schmerz im äussern Augenwinkel, mit Anhäufung von Augenbutter. [CK 79]

Drücken in den Augenlidern, als wären sie schläfrig; sie sind geröthet. [CK 80]

Röthe, Entzündung und Geschwulst des obern Augenlides, mit mehr drückendem, als stechendem Schmerze. [CK 81] Entzündung, Röthe und Geschwulst des obern Augenlides, mit mehr drückendem, als stechendem Schmerze. [RAL 25]

Entzündung und Geschwulst der Augen, mit Röthe des Weissen darin. [CK 82] Ein böses Auge, entzündet und geschwollen; Röthe des Weißen. [RAL 28]

Augen-Weiss wird röthlich. [CK 83]

Böse, Nachts zuschwärende Augen; es setzt sich Augenbutter ab, die Augen werden trübe und er kann Abends bei Licht nicht gut sehen. [CK 84] Die Augen werden böse, sie schwären die Nacht zu; er kann Abends bei Lichte nicht gut sehen, die Augen werden trübe und es setzt sich gleich Eiterschleim drin ab, Augenbutter genannt. [RAL 27]

Blüthen-Ausschlag auf den obern Augenlidern und unter den Augen. [CK 85; RAL 24]

Verschlossenheit der Augenlider, früh, beim Erwachen, dass sie sie lange nicht wieder öffnen konnte. [CK 86] Beim Erwachen sind die Augenlider verschlossen, daß sie sie lange Zeit nicht öffnen konnte. [RAL 26]

Nach Schreiben muss sie mit den Augen blinken. [CK 87]

Verdunkelung der Augen, beim Lesen. [CK 88]

Wie blind vor den Augen, beim Aufrichten und Aufstehen nach dem gebückt Sitzen. [CK 89]

Flimmern vor den Augen; Alles, was sie ansah, erschien ihr dunkel; darauf grosse Mattigkeit. [CK 90]

Flimmern und wie Flor vor den Augen; er konnte keinen Gegenstand erkennen. [CK 91]

Vom Tages-Lichte schmerzen die Augen. [CK 92]

Bei hellem Tages-Lichte schmerzen die Augen, wenn er sie bewegen will. [CK 93]

■　**Ohren**

Das Ohr schmerzt äusserlich, Nachts, beim darauf Liegen. [CK 94]

Zuckender Schmerz durch das Ohr. [CK 95]

Heftige Stiche im Ohre, beim Schnauben. [CK 96] Beim Ausschnauben heftige Stiche im Ohre. [RAL 38]

Jücken in den Ohren. [CK 97]

Hitze, Röthe und Jücken der äussern Ohren, sechs Tage lang. [CK 98; RAL 37]

Vermehrung des Ohrschmalzes. [CK 99]

Eiter-Ausfluss aus dem Ohre. [CK 100]

Brausen im linken Ohre. [CK 101]

Sausen im linken Ohre. [CK 102]

Sausen und Klopfen vor den Ohren, Abends, nach dem Niederlegen, bis zum Einschlafen. [CK 103] Abends bei Schlafengehen, bis zum Einschlafen, Sausen und Klopfen vor den Ohren. [RAL 39]

Knistern im Ohre, wie von elektrischen Funken. [CK 104]

Pfeifen in den Ohren, beim Schnauben. [CK 105]

Beim Schneuzen pfeifts im rechten Ohre. [CK 106]

Platzen im Ohre, beim Schnauben. [CK 107]

Ein Knups im Kopfe, rechter Seite, nach starkem Schnauben, worauf das Ohrensausen des Taubhörigen verschwand und er wieder ganz leise hörte (Heilwirkung). [CK 108]

■ **Nase**

Die Nasen-Knochen schmerzen beim Befühlen. [CK 109]

Ziehender Schmerz in der Nase, welcher dann in die Augen übergeht und zu einem Beissen wird, früh. [CK 110; RAL 40]

Zusammenziehendes Gefühl in der Nase. [CK 111]

Jücken in der Nase. [CK 112]

Beim Schneuzen, ein widriges Kriebeln in der linken Nasen-Hälfte, wie von einem fremden Körper darin. [CK 113]

Röthe und Hitze innerlich und äusserlich an der Nase mit Geschwulst derselben. [CK 114]

Brennen in der Nase, bis in die Nacht. [CK 115]

Zerschlagenheits-Schmerz in der Nasen-Spitze. [CK 116; RAL 42]

Wundheits-Schmerz auf dem Nasen-Rücken, beim Befühlen. [CK 117] Schmerz auf dem Nasenrücken beim Befühlen, wie wund. [RAL 41]

Geschwür-Schmerz in den Nasenlöchern. [CK 118] Gefühl von geschwürigen Nasenlöchern. [RAL 43]

Schorfe in der rechten Nasen-Seite. [CK 119]

Gelbliches, sehr klebriges Wasser tropft aus dem einen Nasenloche. [CK 120]

Blutdrang nach der Nase (sogleich). [CK 121]

Ausschnauben geronnenen Blutes aus der Nase. [CK 122] Er schnaubt geronnenes Blut aus der Nase. [RAL 44]

Nasenbluten, zwei Tage wiederholt. [CK 123; RAL 46]

Nasenbluten, nach Singen. [CK 124]

Der Schleim aus den hintern Nasen-Oeffnungen war ganz mit Blut vermischt. [CK 125]

Alle Morgen gehen etliche Tropfen Blut aus der Nase (auch nach ¼ St.). [CK 126; RAL 45]

Höchst empfindlicher Geruch. [CK 127]

Sehr feiner Geruch. [CK 128] Sehr feiner Geruch[1]. [RAL 48]

Verlust des Geruches. [CK 129; RAL 47]

■ **Gesicht**

Die Gesichtsfarbe ist gelb, mit blauen Rändern um die Augen. [CK 130] Gelbheit des Gesichts, mit blauen Rändern um die Augen. [RAL 31]

Gelbliche Gesichts- und Haut-Farbe. [CK 131] Gilbliche Haut und Gesichtsfarbe. [RAL 32]

Grosse Blässe des Gesichtes, wenn sie sich durch Bewegung erhitzt. [CK 132]

Hitze im Gesichte, Abends 7 Uhr. [CK 133] Abends (7 Uhr) Hitze im Gesichte. [RAL 34]

Hitze im Gesichte, Nachts und früh, beim Erwachen. [CK 134] Hitze im Gesichte in der Nacht und früh beim Erwachen. [RAL 35]

Viel fliegende Hitze im Gesichte und im Kopfe. [CK 135]

Röthe der Backen, fühlbar und sichtbar, den ganzen Tag über, ohne Durst und ohne Schauder, mehrere Tage lang. [CK 136] Den Tag über fühlbare und sichtbare Röthe der Backen, ohne Durst und ohne Schauder, mehre Tage lang. [RAL 33]

Feuerrothe Backen, früh. [CK 137]

Feuerrothe, brennende Backen, Abends. [CK 138]

Rosenartige Backen-Geschwulst, früh. [CK 139] Früh rosenartige Backengeschwulst (n. 48 St.). [RAL 36]

Geschwulst der linken Backe, zwei Tage lang (*Fr. H.*). [CK 140; RAL (2)]

Schmerz der Gesichts-Knochen, beim Befühlen. [CK 141]

Jücken auf beiden Jochbeinen. [CK 142]

Friesel-Ausschlag im Gesichte. [CK 143]

Lippen-Schmerz, ein Spannen in der Mitte der Oberlippe. [CK 144] In der Mitte der Oberlippe ein spannender Schmerz. [RAL 49]

Aufgesprungene Lippen und Blüthen im Rothen der Unterlippe mit Brennschmerz. [CK 145]

Die Unterlippe springt in der Mitte auf. [CK 146]

Starke Geschwulst der Oberlippe, die beim Berühren sehr schmerzt, ausserdem aber nur spannt; drei Tage lang (*Fr. H.*). [CK 147] Starke Geschwulst der Oberlippe, die beim Angreifen sehr schmerzt, außerdem aber nur spannt, drei Tage lang. [RAL (3)]

Jücken um den Mund herum. [CK 148]

---

[1] Scheint Heilwirkung zu seyn.

Ausschlag im Mund-Winkel, mit Hitz-Empfindung darin. [CK 149] Ausschlag im Lippenwinkel mit Hitzempfindung drin. [RAL 51]

Ein starker, schorfiger Ausschlag ohne Empfindung unter dem linken Mundwinkel. [CK 150]

Ein Zucken und Zittern an der linken Seite der Oberlippe. [CK 151]

Ein rother, jückender Fleck unterhalb der Unterlippe, welcher bald mit einer Menge gelblicher Bläschen besetzt war, die in einen Schorf übergingen. [CK 152]

Ein schründend schmerzendes Blüthchen im Rothen der Oberlippe. [CK 153]

Ein Geschwür am Mundwinkel (von Belladonna gehoben). [CK 154] Ein Geschwür am Lippenwinkel[2]. [RAL 50]

Am Kinne, so wie über und unter den Lippen und am Halse, Ausschlags-Blüthen, wie Quaddeln, die bloss bei Berührung wie wund, für sich aber gar nicht schmerzen. [CK 155] Ausschlagsblüthchen am Kinne, über und unter den Lippen und am Halse, wie Quaddeln, die bloß bei Berührung weh thun, wie wund, für sich aber nicht. [RAL 53]

Jückende Blüthen am Kinne (d. 2. T.). [CK 156]

Bläschen und Geschwüre an der rechten Seite des Kinnes, nach der Unterlippe zu, von brennender Empfindung. [CK 157] An der rechten Seite des Kinnes, nach der Unterlippe zu, Bläschen und Geschwüre von brennender Empfindung. [RAL 52]

■ Mund und innerer Hals

Zahnweh (*Fr. H.*). [CK 158; RAL (5)]

Zahnweh, vorzüglich beim Essen. [CK 159; RAL 57]

Ziehendes Zahnweh, Abends, im hohlen Zahne, als wenn allzuviel Blut auf den Nerven drängte. [CK 160] Abends ziehendes Zahnweh im hohlen Zahne, als wenn allzu viel Blut auf den Nerven drängte. [RAL 56]

Nach kalt Trinken, so wie nach Oeffnen des Mundes sogleich Zahnweh in allen Zähnen. [CK 161]

Ziehendes Zahnweh in einem Zahne, der zu wackeln anfängt, in der warmen Stube schlimmer, an der freien Luft gebessert, und nur **durch Zusammenbeissen vermehrt**, wobei es im Zahne zuckt; Abends. [CK 162] Zahnweh (Abends 6 Uhr): der Zahn fängt an zu wackeln

und schmerzt ziehend, ein Schmerz, der in der warmen Stube schlimmer, an der freien Luft besser wird, durch kaltes Wasser sich weder verschlimmert, noch bessert, und eben so wenig durch eine aufgelegte warme Hand, sich auch beim Reden nicht verschlimmert, sondern bloß beim Zusammenbeißen, und dann zuckt's drin. [RAL 58]

Zuckende Zahnschmerzen bis ins Ohr. [CK 163]

Stiche in den Zähnen. [CK 164]

Lockerheit der Zähne. [CK 165]

Wackligwerden eines hohlen Zahnes, mit Schmerz beim darauf Beissen. [CK 166] Ein hohler Zahn wird wackelig und schmerzt beim Draufbeißen (n. 3 St.). [RAL 59]

Der hohle Zahn ist zu lang und schmerzhaft. [CK 167]

Leicht Bluten des Zahnfleisches. [CK 168]

Im Zahnfleische, Zucken. [CK 169] Zucken im Zahnfleische. [RAL 55]

Entzündung und Geschwulst des vordern innern Zahnfleisches. [CK 170]

Geschwulst des Zahnfleisches am hintern Backzahne, mit einem herausdrückenden Schmerze, als wenn ein junger Zahn durchbrechen wollte, am schlimmsten beim Befühlen und darauf Beissen. [CK 171] Geschwulst des Zahnfleisches am hintern Backzahne, mit einem herausdrückenden Schmerze, als wenn ein junger Zahn da herauskommen wollte; am schlimmsten schmerzt es beim Drauffühlen und Draufbeißen. [RAL 54]

Geschwür am Zahnfleische. [CK 172]

Die Zungen-Spitze schmerzt brennend, was ihn sogar Nachts aufweckt. [CK 173]

Zungenspitze sehr empfindlich wie wund. [CK 174]

Im Halse, Gefühl, wie von einem Schleim-Pflocke oder innerer Geschwulst, am Anfange des Schlundes, früh. [CK 175] Früh Empfindung im Halse, wie von einem Schleimpflocke, der nicht los wolle – eine Art innerer Geschwulst im Anfange des Schlundes. [RAL 65]

Gefühl im Halse, beim Schlingen, als müsse er über eine Geschwulst wegschlucken. [CK 176] Beim Schlingen ist's ihm im Halse wie eine Geschwulst, worüber er wegschlucken müßte. [RAL 67]

Schmerz im Halse, beim Schlingen, wie von innerer Geschwulst, mit Zerschlagenheits-Schmerz der äussern Hals-Muskeln. [CK 177] Zerschlagenheitsschmerz der äußern Halsmuskeln mit

---

[2] Welches Belladonna hebt, so wie viele andre von Schwefelleber entstandene Beschwerden, wo die Symptome einander in Aehnlichkeit entsprechen.

innerm Halsweh; es schmerzt beim Schlingen wie von einer Geschwulst im Halse (n. 24 St.). [RAL 64]

Druck unter dem Kehlkopfe, gleich nach dem Abend-Essen, als wäre ihm etwas im Halse stecken geblieben. [CK 178] Gleich nach dem Abendessen ein Druck unter'm Kehlkopfe, als wäre ihm etwas im Halse stecken geblieben. [RAL 66]

Starker Druck im Halse, dass sie glaubte, er sei ganz zugeschnürt und sie müsse ersticken, gegen Abend. [CK 179]

Schwieriges, grosse Anstrengung erforderndes Schlingen der Speisen, ohne Halsweh. [CK 180]

Schründende Rauhheit und Kratzen im Schlunde, am stärksten beim Hinterschlingen fester Speisen. [CK 181] Rauh und kratzig im Schlunde, schon so für sich, am meisten aber schründet es beim Hinterschlingen fester Speisen. [RAL 68]

Kratzig und dämpfig im Halse, wie von angebrannten Schweinefette, früh. [CK 182] So dämpfig und kratzig im Halse, wie von angebranntem Schweinefette, früh. [RAL 69]

Kratzig im Halse, drei Tage lang (*Fr. H.*). [CK 183; RAL (6)]

Kratzig im Halse, der ihr beständig so voll Wasser ist, dass sie immer ausspucken muss. [CK 184] Kratzig im Halse: er ist ihr immer so voll Wasser, daß sie immer ausspucken muß. [RAL 70]

Wasser-Zusammenlaufen im Munde. [CK 185]

Stechen im Halse, beim tief Athmen. [CK 186] Beim Tiefathmen sticht's im Halse. [RAL 61]

Stechen im Halse, wie von einem Splitter, beim Schlingen, und bis nach dem Ohre zu beim Gähnen. [CK 187] Im Halse, beim Schlingen und Gähnen, stechender Schmerz, als wenn ein Splitter drin stäke; beim Gähnen geht der Stich nach dem Ohre zu. [RAL 60]

Stechender Schmerz und Trockenheit im Halse, alle Morgen, etliche Stunden lang. [CK 188]

Stechen im Halse, bis ins Ohr, beim Wenden des Kopfes. [CK 189] Beim Wenden des Kopfs sticht's im Halse bis ins Ohr. [RAL 62]

Was sie ausrachst, ist mit Blut gemischt. [CK 190]

Viel Schleim-Rachsen aus dem Halse, Abends, nach dem Essen. [CK 191] Abends nach dem Essen muß er aus dem Halse viel Schleim ausraksen. [RAL 71]

Viel Schleim im Munde. [CK 192]

Geifern (Speicheln) auf der rechten Seite des Mundes. [CK 193]

Teigichter Geschmack früh im Munde (d. 5. T.). [CK 194]

Uebler Mund-Geruch, wie von verdorbnem Magen, was er selbst bemerkt. [CK 195]

Verlust des Geschmack-Sinnes. [CK 196; RAL 79; in Klammern]

Bitter schleimiger Geschmack im Munde, früh. [CK 197] Früh bitter-schleimiger Geschmack im Munde. [RAL 75]

Bitterer Geschmack im Munde und auch der Speisen. [CK 198] Es schmeckt bitter im Munde; auch die Speisen schmecken bitter. [RAL 76]

Bitter hinten im Halse, bei richtigem Geschmacke der Speisen. [CK 199] Bitter hinten im Halse, doch schmecken die Speisen richtig. [RAL 77]

Erdichter Geschmack im Halse, bei richtigem Geschmack der Speisen. [CK 200] Es schmeckt ihr wie Erde im Halse, obwohl die Speisen ziemlich natürlich schmecken. [RAL 78]

Fauliger und Fauleier-Geschmack im Munde. [CK 201]

Metall-Geschmack im Munde. [CK 202]

Säuerlich metallischer Mund-Geschmack. [CK 203]

■ **Magen**

Kein Appetit zum Essen, bei Leerheits-Gefühl im Bauche. [CK 204]

Ungewöhnlicher Hunger, Vormittags. [CK 205]

Ekel vor Allem, vorzüglich vor Fett. [CK 206] (Es ekelt ihn alles an, vorzüglich Fett.) [RAL 80]

Appetit zuweilen nach Etwas, bekommt er es aber, so mag er es nicht. [CK 207] (Er hat zuweilen Appetit nach etwas, bekommt er's aber, so mag er's nicht.) [RAL 81]

Nur zu sauren und stark schmeckenden, pikanten Dingen Appetit. [CK 208] Er hat nur zu sauern und stark schmeckenden (pikanten) Dingen Appetit. [RAL 82]

Viel Appetit auf Essig. [CK 209]

Ungeheures Verlangen auf Wein, das mit gewässertem Weine nur kurz gestillt wird (*Stf.*). [CK 210] Unerträglicher Durst auf Wein (den sie sonst stets verabscheute); dieser Durst ward mit gewässertem Weine nur auf kurze Zeit gestillt (n. 1 St.). [RAL (7)]

Mehr Durst, als Hunger. [CK 211; RAL 83]

Durst; sie darf aber nicht viel trinken, sonst treibt es ihr den Bauch auf. [CK 212]

Ungemein starker Durst, von früh bis Abend (*Fr. H.*). [CK 213; RAL (8)]

Beim Mittag-Essen. öfters brennendes Jücken an Stirne und Wangen. [CK 214]

Nach dem Essen, heisses Aufschwulken. [CK 215]

Gleich nach dem Essen, Vollheit im Unterbauche. [CK 216]

Nach Tische, grosse Mattigkeit. [CK 217]

Nach dem Essen, Hitz-Gefühl im Unterleibe. [CK 218]

Nach dem Mittag-Essen, starkes Herzklopfen, mit Brustbeengung und Bedürfniss tief zu athmen. [CK 219]

Nach dem Mittags-Essen, harte Aufgetriebenheit des Unterleibes, 3 Stunden lang (d. 3. T.). [CK 220]

Aufstoßen. [RAL 84]

Aufstossen öfters, ohne Geruch und Geschmack. [CK 221]

Stetes leeres Aufstossen mit Aufgetriebenheit des Bauchs und Magens, bei Geistes-Anstrengung. [CK 222]

Aufstossen mit Brennen im Halse. [CK 223] Brennen im Halse beim Aufstoßen. [RAL 85]

Oefteres Aufstossen mit Geschmack des Genossenen. [CK 224]

Aufstossen nach dem Essen, mit Aufschwulken säuerlicher Flüssigkeit bis in den Mund. [CK 225]

Schlucksen nach dem Essen. [CK 226]

Uebelkeit, öfters des Tages. [CK 227; RAL 86]

Uebelkeit öfters in augenblicklichen Anfällen. [CK 228]

Uebelkeit, früh, doch nicht zum Erbrechen, sondern wie der Vorbote einer Ohnmacht. [CK 229]

Früh-Uebelkeit, mehrere Morgen, mit Brecherlichkeit im Sitzen und Stehen; im Liegen vergehend. [CK 230] Früh **Uebelkeit** und Brecherlichkeit, im Sitzen und Stehen, die beim Liegen aufhört. [RAL 87]

Brecherliche Weichlichkeit (*Stf.*). [CK 231] Weichlich, brecherlich. [RAL (9)]

Brecherlichkeit mit Auslaufen des Speichels aus dem Munde. [CK 232] Zusammenlaufen des Speichels aus dem Munde, mit Brecherlichkeit. [RAL 74]

Würmerbeseigen, mit Ausfluss wässrichten Speichels aus dem Munde, den folgenden Tag um dieselbe Stunde wiederkehrend. [CK 233] Ausfluß wässerigen Speichels aus dem Munde, wie Würmerbeseigen, welches den folgenden Tag um dieselbe Stunde wiederkommt. [RAL 73]

Stetes Gefühl, als wenn Wasser im Schlunde aufstiege, wie nach Genuss von Saurem. [CK 234] Es war ihr immer, als wenn Wasser im Schlunde in die Höhe käme, wie wenn man Saures gegessen hat. [RAL 72]

Erbrechen alle Morgen. [CK 235] Früh-Erbrechen. [RAL 88]

Saures Erbrechen, Nachmittags. [CK 236; RAL 89]

Grünes Erbrechen scharfen Wassers und zähen Schleimes unter steter Uebelkeit (*Hinze*, Hufel. Journ. 1815 Sept.). [CK 237]

Gall-Erbrechen, früh; nach langem starkem Würgen. [CK 238]

Schleim-Erbrechen, mit geronnenem Blute gemischt. [CK 239]

Der Magen ist schmerzhaft beim Gehen, als wenn er los hinge. [CK 240]

Druck im Magen, als wenn Blei darin läge. [CK 241]

Drücken im Magen, nach wenigem Essen. [CK 242; RAL 90: ohne Hervorhebung]

Innerer Druck in der Magengrube, jeden Morgen beim Erwachen. [CK 243]

Harter Druck in der Herzgrube, der aus dem Bauche heraufsteigt und nur durch Winde-Abgang erleichtert wird. [CK 244] Ein aus dem Unterleibe heraufsteigender harter Druck, welcher sich in der Herzgrube festsetzt und nur durch abgehende Blähungen erleichtert wird. [RAL 92]

Spannen über die Herzgrube: er muss sich aufknöpfen und kann das Sitzen nicht vertragen. [CK 245; RAL 91]

Beim Schnauben, dumpfer Schmerz in der Herzgrube. [CK 246]

Magen ausgedehnt wie von Blähungen, bei eiskalten Händen. [CK 247]

Unruhe, Schwere und Gefühl von Schärfe in der Magengrube während der Verdauung. [CK 248]

Nagen im Magen, wie von Säure, die auch in den Schlund heraufsteigt. [CK 249]

■ Abdomen

In der Leber-Gegend Stechen, beim Gehen. [CK 250]

Im linken Hypochondrium, Auftreibung, wie von Blähungen. [CK 251]

Nach beiden Hypochondrien schmerzhafter Blut-Andrang, bei jedem Schritte, den er thut. [CK 252]

Wie Blut-Stockung in beiden Hypochondrien bei jedem Tritte im Gehen. [CK 253]

Im Bauche ein unangenehmes, obgleich stilles Weh, fast wie von Zerschlagenheit, früh, beim Erwachen, bis einige Zeit nach dem Aufstehen, zugleich mit einem ähnlichen Kopfschmerz in der Stirne. [CK 254] Ein sehr unangenehmes, obgleich stilles Weh im Unterleibe, fast wie von

Zerschlagenheit, vom Früh-Aufwachen an bis einige Zeit nach dem Aufstehn, zugleich mit einem ähnlichen Kopfweh in der Stirne. [RAL 104]

Zerschlagenheits-Schmerz der Eingeweide des Unterleibes beim Gehen (n. 18 St.). [CK 255]

Bei Aufgetriebenheit ist der Unterleib schmerzhaft empfindlich, mehr beim Gehen, als Sitzen (d. 2. T.). [CK 256]

Drückender Leibschmerz nahe an den Hüften und um dieselben, 14 Tage lang. [CK 257]

Starkes Drücken, fast stechend, in der linken Bauchseite, beim Fahren. [CK 258]

Drücken im Bauche, unter der Herzgrube, und es ist Alles im Unterleibe so fest, wie Stein. [CK 259] Es ist ihm im Leibe alles so fest, wie Stein, und es drückt unter der Herzgrube. [RAL 93]

Aufgetriebener, dicker Bauch, ohne Blähungen. [CK 260; RAL 95]

Aufgetriebener, gespannter Bauch. [CK 261] Aufgeblähter Unterleib, gespannter Bauch. [RAL 94]

Spannung im Leibe, den ganzen Tag. [CK 262]

Ein krampfartig kneipendes Spannen im Bauche, mehrmals täglich. [CK 263]

Krämpfe im Unterleibe. [CK 264; RAL 101]

Schmerz, wie Zusammengeschnürt im Bauche vor dem Essen. [CK 265]

Zusammenziehender Leibschmerz. [CK 266; RAL 98]

Leibweh, wie ziehender Schmerz. [RAL 97]

Raffen in der Nabel-Gegend von beiden Bauch-Seiten her, nach der Mitte zu, zuweilen bis zur Herzgrube aufsteigend, und Uebelkeit mit ängstlicher Backen-Hitze erregend, in Anfällen; fast wie von Verkältung oder Bewegung zum Monatlichen. [CK 267] Raffen in der Gegend des Nabels, von beiden Seiten des Unterleibes her, nach der Mitte zu, welches zuweilen bis zur Herzgrube heraufsteigt, und Uebelkeit und ängstliche Hitze in den Backen erregt, anfallsweise – fast wie von Verkältung oder von Bewegungen zum Monatlichen (n. 3 St.). [RAL 99]

Kneipendes Bauchweh, wie von Verkältung. [CK 268] Bauchkneipen, wie von Verkältung. [RAL 102]

Früh, Kneipen im Bauche mit weichem Stuhle (viele Morgen). [CK 269]

Kolik: Stechen, Schneiden und Kneipen hie und da im Bauche, wie von Blähungen, viele Stunden nach der Mahlzeit – bei jedem Pulsschlage empfindlicher. [CK 270]

Schneidende Schmerzen im Unterleibe. [CK 271] Leibschneiden. [RAL 107]

Schneidendes Leibweh, ohne Durchfall, mehrere Tage, gegen Abend. [CK 272] Mehre Tage, gegen Abend, Schneiden im Leibe, ohne Durchfall. [RAL 106]

Stich-Schmerz im Unterleibe. [CK 273]

Heftige Stiche in der linken Bauch-Seite, gleich unter den Ribben. [CK 274; RAL 103]

Milz-Stechen beim Gehen. [CK 275]

Schründender Schmerz in der linken Bauch-Seite. [CK 276]

Wundheits-Schmerz über dem Nabel. [CK 277]

Schründendes Weh im Unterbauche. [CK 278]

Ziehender Schmerz im Unterleibe. [CK 279]

Ziehender Schmerz im Oberbauche und zugleich über dem Kreuze (sogleich). [CK 280; RAL 96]

Gähren im Bauche über dem Nabel, mit Aufstossen heisser Luft. [CK 281]

Wirbelnde Empfindung über dem Nabel. [CK 282; RAL 100]

Leerheits-Gefühl in den Gedärmen. [CK 283] (Er fühlt viel Leerheit in den Gedärmen.) [RAL 105]

Die Schooss-Drüsen werden schmerzhaft, vorzüglich beim Befühlen, mit Empfindung, als wären sie geschwollen. [CK 284] Die Drüsen im Schooße werden schmerzhaft für sich schon und noch mehr beim Befühlen; sie schmerzen, als wären sie geschwollen. [RAL 111]

Eiter-Geschwüre der Schooss-Drüsen, Bubonen. [CK 285] **Bubonen, Eitergeschwüre der Schoßdrüse.** [RAL 112]

Blähungen gehen jeden Morgen mit unangenehmer Empfindung, wie eine Art Kolik im Unterleibe herum, besonders in den Bauch-Seiten. [CK 286] Jeden Morgen ein mit unangenehmer Empfindung begleitetes Herumgehen der Blähungen im Unterleibe, besonders in den Bauchseiten; eine Art Kolik. [RAL 108]

Geräuschvolle Bewegungen der Blähungen im Unterleibe. [CK 287]

Kollern im Bauche. [CK 288] Kollern im Unterleibe. [RAL 109]

▪ Rektum

Winde-Abgang, Nachts. [CK 289] Blähungsabgang die Nacht. [RAL 110]

Stuhldrang, sehr oft, ohne dass er etwas verrichten kann, bei vielem Aufstossen. [CK 290]

Noththun zum Stuhle, aber den dicken Därmen fehlt es an der peristaltischen Bewegung, den (nicht harten) Koth heraus zu fördern, von dem er einen Theil nur durch Anstrengung der Bauch-Muskeln herauspressen kann. [CK 291]

Unthätigkeit des Mastdarms; der Stuhl ist hart und ungenüglich, und der After geschwillt. [CK 292]

Weicher, und doch nur mit vieler Anstrengung erfolgender Stuhl. [CK 293]

Bei vielem Noththun doch sehr schwieriger Abgang zu wenigen, nicht harten Kothes. [CK 294; RAL 113]

Nach grosser Anstrengung Stuhl harter Kothstücken mit einer gelben Feuchtigkeit gemischt. [CK 295]

Oeftere Stuhlgänge, auch Nachts; bei denen unter Pressen, Stuhlzwang und Mattigkeit doch nur sehr wenig fortgeht. [CK 296] Oeftere Stuhlgänge, auch die Nacht; es geht sehr wenig fort, und doch mit Pressen und Stuhlzwang und Mattigkeit. [RAL 114]

Durchfall, bei Leibweh, mit Neigung zum Liegen und heissen Händen und Wangen. [CK 297]

Durchfälliger Stuhl, dreimal, mit weichlicher Uebelkeits-Empfindung im Unterleibe und Kollern darin. [CK 298] Dreimal durchfälliger Stuhlgang, und dabei eine weichliche Uebelkeitsempfindung im Unterleibe, mit Kollern darin. [RAL 116]

Gelinde Durchfall-Stühle, täglich ein Paar Mal, vorher einiges Kneipen, dann eine Blähung vor dem Stuhle, und hinterdrein noch etliche Blähungen. [CK 299] Täglich ein Paar Mal gelindes Laxiren, vorher einiges Kneipen, dann kommt eine Blähung vor dem Laxirstuhle und etliche Blähungen hinterdrein. [RAL 117]

Durchfall blutigen Schleimes, mit Poltern, wie hinten im Rücken, ohne Leibweh. [CK 300; RAL 115]

Lehmfarbiger Stuhl. [CK 301] Mehre Tage lehmfarbiger Stuhlgang. [RAL 118]

Grünlicher Stuhl. [CK 302; RAL 119]

Beim Stuhlgange, Blut. [CK 303]

Bei einem weichen Stuhle, Blutfluss aus dem Mastdarme. [CK 304]

Nach dem Stuhle, Aufblähung des Unterleibes. [CK 305]

Nach dem Stuhle, Verstopfung der Nase. [CK 306]

Nach dem Stuhle, Wundheits-Empfindung am After und Jauche-Absonderung. [CK 307]

Die Mastdarm-Aderknoten treten aus. [CK 308]

Kollern im Mastdarme. [CK 309]

Kriebeln im Mastdarme, wie von Madenwürmern. [CK 310]

Brennen am After. [CK 311; RAL 121: in Klammern]

Ein Knötchen über dem After und Gefühl von Anschwellung daselbst. [CK 312; RAL 120]

Am Mittelfleische, Schweiss. [CK 313]

■ Harnwege

Schwäche der Blase; der Urin fliesst nur senkrecht langsam ab und er muss warten, ehe etwas kommt. [CK 314]

Er kann nie auspissen; es scheint immer noch etwas Harn in der Blase zurück zu bleiben. [CK 315]

Er darf die Nacht nicht mehr harnen, wenigstens wacht er dazu auf[3]. [RAL 127]

Harn-Abgang verhindert; er muss eine Weile warten, ehe der Urin kommt, und dann fliesst er langsam heraus, viele Tage lang. [CK 316] Verhinderter Harnabgang: er muß eine Weile warten, ehe der Urin kommt, und dann fließt er langsam heraus, viele Tage lang. [RAL 128]

Oefterer Harndrang. [CK 317]

Arges Drängen zum Harnen, früh, beim Erwachen, und dennoch schwieriger, langsamer Abgang des Urins. [CK 318]

Viel Harn-Abgang (n. 4 T.). [CK 319; RAL 126]

Abgang vielen blassen Harnes, unter Drücken auf die Blase. [CK 320]

Blasser, heller Harn beim Lassen, der im Stehen trübe und dick wird und einen weissen Satz fallen lässt. [CK 321] Urin beim Lassen ganz blaß und hell, beim Stehen trübe, dick, und setzt einen weißen Satz ab. [RAL 123]

Molkiger, trüber Harn, schon beim Lassen, mit weissem Bodensatze. [CK 322] Schon beim Lassen ist der Urin molkig trübe und legt einen weißen Satz zu Boden (n. 12 St.). [RAL 122]

Dunkelgelber, beim Abgehen brennender Harn. [CK 323] Dunkelgelber Harn: er brennt beim Abgehen. [RAL 124]

Braunrother Urin. [CK 324]

Bluthrother Harn. [CK 325]

Die letzten Tropfen Harn kommen blutig. [CK 326] Beim Harnen kommen die letzten Tropfen Urin blutig. [RAL 125]

Fetthaut oben auf dem Harne. [CK 327]

Schillernde Haut oben auf dem Harne. [CK 328]

Scharfer, brennender Harn, welcher die innere Fläche der Vorhaut wund frisst und sie geschwürig macht. [CK 329] Der Urin brennt an den äußern Theilen der Geschlechtstheile und frißt die

---

[3] Heil-Gegenwirkung des Organism's.

innere Fläche der Vorhaut an und macht sie geschwürig. [RAL 129]

Brennen des Harnes beim Abgange. [CK 330]

Beim Harnen, Schneiden in der weiblichen Harnröhre. [CK 331]

Beim Harn-Abgange empfindlicher Wundheits-Schmerz in der Harnröhre. [CK 332]

Ihr Harn ist scharf und beizt beim Abgange die Schamtheile wund. [CK 333]

Während des Harnens, Empfindung am rechten Schulterblatte, als wenn da innerlich etwas flösse oder liefe. [CK 334]

In der Harnröhre, mehre Stiche. [CK 335]

Die Harnröhr-Oeffnung ist roth und entzündet. [CK 336] Die Harnröhröffnung sieht roth und entzündet [RAL 130]

■   **Geschlechtsorgane**

An der Ruthe und am Fleisch-Bändchen der Eichel Jücken. [CK 337] Jücken äußerlich an der männlichen Ruthe und am Fleischbändchen der Eichel. [RAL 131]

Jücken der Eichel. [CK 338]

Ein Stich in der Gegend des Fleisch-Bändchens. [CK 339; RAL 132]

Stechender Schmerz in der Vorhaut. [CK 340; RAL 133]

Schanker ähnliche Geschwüre äusserlich an der Vorhaut. [CK 341] Aeußerlich an der Vorhaut entstehen Geschwüre, die den Schankern ähnlich sehen. [RAL 134]

Feuchtende Wundheit mit schründend beissendem Schmerze in der Falte zwischen Oberschenkel und Hodensack. [CK 342]

Jücken am Hodensacke. [CK 343]

Geschwächte Geschlechtstheile, die Hoden schlaff, die Ruthe von unnatürlicher Härte. [CK 344]

Verminderter Geschlechtstrieb. [CK 345]

Aufgeregtheit der Zeugungstheile zur Samen-Entleerung, ohne verliebte Phantasie-Bilder, oder Sehnsucht nach dem Weibe. [CK 346]

Bei verliebter Tändelei, eine schmerzhafte Erektion, wie Wundheit und Klamm-Schmerz in der ganzen Ruthe von der Harnblase her. [CK 347]

Vorsteherdrüsen-Saft geht zuweilen beim Stuhle ab. [CK 348]

An der Scham und zwischen den Beinen ist sie sehr wund. [CK 349]

Blut-Abgang aus der Bährmutter, fast sogleich, und nach 10, 12 Tagen wieder, nach vorgängiger Leib-Aufgetriebenheit. [CK 350]

Verzögert die Regel um 10 Tage und verringert den Blut-Abgang. [CK 351]

Vor der Regel, zusammenziehender Kopfschmerz. [CK 352]

Bei der Regel, viel Jücken an der Scham. [CK 353]

■   **Atemwege und Brust**

Oefteres Niesen (sogleich). [CK 354; RAL 135]

Oefteres Niesen von Jücken in der Nase. [CK 355]

Kitzeln in der Nase, was Niesen verursacht. [CK 356]

Stockschnupfen. [CK 357]

Schnupfen und viel Speichel-Ausspucken. [CK 358; RAL 137]

Schnupfen; er muss sich alle Augenblicke schneuzen, und dabei allzustarker Appetit. [CK 359]

Schnupfen und Kratzen im Halse. [CK 360; RAL 138]

Schnupfen-Fieber mit innerem Froste und Verdriesslichkeit. [CK 361] Wie Schnupfenfieber; innerlich frostig und verdrießlich. [RAL 139]

Oefteres Schnupfen-Fieber, wobei es ihm in allen Gliedern liegt. [CK 362]

Schnupfen mit Entzündungs-Geschwulst der Nase, welche wie Blutschwär schmerzte, und Husten dabei. [CK 363]

Ausschnauben übelriechenden Nasen-Schleimes, auch ohne Schnupfen. [CK 364] Ohne daß das Kind einen Schnupfen hat, schnaubt es viel aus der Nase, was einen übeln Geruch hat. [RAL 136]

Schwäche der Sprach-Organe und der Brust, so dass sie nicht laut sprechen kann. [CK 365]

Kitzel im Halse und dumpfig zum Husten. [CK 366] Kitzel im Halse und dämpfig zum Husten. [RAL 140]

Kratziger, scharriger Husten. [CK 367; RAL 141]

Dämpfiger Husten bloss von Athem-Beengung. [CK 368] Dämpfiger Husten; Husten, dessen Anreizung nicht Kitzel, sondern Athembeengung ist. [RAL 148]

Tiefer, trockner Husten, von Athem-Beengung beim Einathmen, mit Schmerz in der Brust herauf, wie wund, bei jedem Husten-Stosse. [CK 369] Trockner, tiefer Husten, von Athembeengung (Dämpfung) beim Athemholen; bei diesem tiefen Husten schmerzt's in der Brust herauf wie wund. [RAL 147]

Heftige Husten-Anfälle von Zeit zu Zeit, wie zum Ersticken oder zum Erbrechen. [CK 370] Von Zeit zu Zeit heftige Hustenanfälle, wie zum Ersticken oder zum Erbrechen. [RAL 156]

Husten, durch Tiefathmen so verstärkt, dass er ihn zum Brechen zwingt. [CK 371] Husten, und beim Tiefathmen der stärkste Husten, welcher ihn zum Brechen zwingt. [RAL 149]

Husten, welcher zum Erbrechen reizt. [CK 372; RAL 157: ohne Hervorhebung]

Gewaltsamer, tiefer Husten von etlichen Stössen, welcher schmerzhaft an den Kehlkopf anstösst und Brech-Würgen hervorbringt. [CK 373; RAL 158]

Husten, fast ununterbrochen, von einem Reize oben in der linken Seite des Halses, am schlimmsten beim Reden und Bücken, Abends spät immer mehr steigend und dann plötzlich aufhörend. [CK 374] Trockner, fast ununterbrochner Husten von einem Reize oben in der linken Seite des Halses, welcher beim Reden und Bücken am schlimmsten ist, Abends spät immer mehr steigt und dann plötzlich aufhört (n. 2 St.). [RAL 153]

Hüsteln, gleich nach dem Essen. [CK 375]

Der Husten quält ihn am meisten beim Gehen. [CK 376] (Am meisten beim Gehen quält ihn der Husten.) [RAL 143]

Husten-Anstoss, wie von Verkältung und Ueber-Empfindlichkeit des Nerven-Systems, sobald nur das geringste Glied kühl wird. [CK 377] Wenn das geringste Glied kühl wird, kommt gleich Hustenanstoß, wie von Verkältung und Ueberempfindlichkeit des Nervensystems. [RAL 142]

Früh-Husten, der sie öfters aus dem Schlafe weckt. [CK 378] Husten weckt sie früh aus dem Schlafe, öfters auf. [RAL 155]

Husten, Abends und früh. [CK 379; RAL 146]

Abends plagt sie der Husten sehr. [CK 380; RAL 152]

Abends Anstösse von trocknem Husten. [CK 381; RAL 151]

Von Zeit zu Zeit, trockner, schmerzloser, kurzer Husten. [CK 382]

Abends, bei Schlafengehn, trockner Husten (n. 4 T.). [CK 383] Trockner Husten bei Schlafengehen, Abends (n. 4 Tagen.). [RAL 150]

Nachts, von 11 bis 12 Uhr, im Bette, heftiger Husten (mit Schleim-Auswurfe). [CK 384] Nach Zubettegehen, die Nacht von 11 bis 12 Uhr, heftiger Husten (mit Schleimauswurfe). [RAL 154]

Tag und Nacht, Husten. [CK 385; RAL 144]

Husten mit Auswurf. [CK 386; RAL 162]

Husten mit Schleim-Auswurf, den ganzen Tag, von einem scharrigen Reize in der Luftröhre, vorzüglich aber im Halse, erregt (*Fr. H.*). [CK 387] Husten mit Schleimauswurf, den ganzen Tag; ein scharriger Reiz in der Luftröhre, vorzüglich aber im Halse erregt ihn. [RAL (10)]

Husten mit viel Auswurf, alle drei, vier Stunden in einem starken Anfalle; Nachts aber nicht aus dem Schlafe weckend. [CK 388] Aller drei, vier Stunden ein starker Hustenanfall, mit viel Auswurf; der Husten weckt aber die Nacht nicht aus dem Schlafe. [RAL 161]

Säuerlicher Schleim-Auswurf, Nachts, fast ohne Husten. [CK 389]

Zäher Schleim auf der Brust (n. 5 T.). [CK 390; RAL 163]

Blutiger Brust-Auswurf, bei ärgerlicher Laune und Mattigkeit. [CK 391; RAL 160]

Blut-Husten, nach vorgängigem Gefühle in der Herzgrube, wie von einem harten Körper; nach dem Husten stinkender Schweiss, dann Schwäche im Kopfe. [CK 392] Erst in der Herzgrube Gefühl, wie von einem harten Körper, dann Bluthusten, dann stinkender Schweiß – dann Schwäche im Kopfe (n. 48 St.). [RAL 159]

Beim Husten, Eingenommenheit des ganzen Kopfes, mit Klopfen in Stirn und Schläfen. [CK 393]

Beim Husten, heftiges Dröhnen im Kopfe. [CK 394]

Beim Husten, Stiche im Halse und Schmerz im Kopfe, als wollte Alles zur Stirn heraus. [CK 395]

Beim Husten, Brennen im Magen. [CK 396]

Nach den Husten-Anfällen, Niesen. [CK 397] Husten in Nießen endigend. [RAL 145]

Kurzathmigkeit. [CK 398; RAL 164]

Oefteres tief Athmen, wie nach Laufen. [CK 399] Oefteres Tiefathmen. [RAL 165]

Brust-Schmerz, ein Drücken in der linken Brust. [CK 400]

Stechen im Brustbeine beim Athmen und Gehen. [CK 401] Im Brustbeine Stechen beim Athmen und Gehen. [RAL 166]

Stechender Schmerz in der Brust-Seite, nach dem Rücken zu. [CK 402] In der Brustseite, nach dem Rücken zu, stechender Schmerz. [RAL 167]

Stiche in der Herz-Gegend. [CK 403]

Gefühl in der Brust, als wenn heisses Wasser sich darin bewegte. [CK 404]

Hitze in der linken Brust, über dem Herzen. [CK 405]

Starkes Herzklopfen, mit feinen Stichen im Herzen und in der linken Brust. [CK 406]

Aussen am Brustbeine, zwei Blüthen mit Eiter in der Spitze und empfindlichem Wundheits-Schmerze. [CK 407] Zwei Ausschlagsblüthen am

Brustbeine, welche empfindlich weh thun, wie Wunden, und Eiter in der Spitze haben. [RAL 168]

Jücken an der linken Brustwarze. [CK 408]

Schmerzhafte Empfindlichkeit in der rechten Fleisch-Brust und unter dem rechten Arme, bei Berührung der Brust oder Bewegung des Arms. [CK 409]

Ein Schwär an der letzten rechten Ribbe, mit stechendem Wehthun für sich und grosser Schmerzhaftigkeit bei Berührung. [CK 410] Ein Schwär an der letzten rechten Ribbe, welcher auch für sich schon Stiche giebt und bei Berührung sehr schmerzhaft ist. [RAL 169]

■ Rücken und äußerer Hals

Kreuzschmerz, oft wiederholt. [CK 411] Oft wiederholter Kreuzschmerz. [RAL 171]

Kreuzschmerz, am ärgsten beim Gehen, hinüber und herüber ziehen (*Fr. H.*). [CK 412] Ein herüber und hinüber ziehender Kreuzschmerz, beim Gehen am ärgsten. [RAL (11)]

Kreuzschmerz wie von Ermüdung beim Bücken und Anlehnen beim Sitzen. [CK 413]

Arger Kreuzschmerz, wie ein Durchschneiden, in Ruhe und Bewegung, so dass sie weder stehen, noch gehen, noch liegen konnte. [CK 414] Arger Kreuzschmerz, wie ein Durchschneiden, sie konnte nicht stehen, liegen, gehen, bei Bewegung wie in Ruhe (n. 14 Tagen.). [RAL 172]

Zerschlagenheits-Schmerz im Kreuze beim Gehn (d. 1. T.). [CK 415]

Zerschlagenheits- und scharfer Druck-Schmerz im Kreuze und den Lenden-Wirbeln, vorzüglich in den Verbindungen des heiligen Beins mit den Becken-Knochen, bis in die Untergliedmassen hinabstrahlend, auch im Sitzen, Stehen und Liegen schmerzend, und im Gehen eine Art Hinken verursachend. [CK 416] Ein aus Zerschlagenheit und scharfem Drucke zusammengesetzter Schmerz im Kreuze und den Lendenwirbeln, vorzüglich aber in der Zusammenfügung des heiligen Beins mit den Beckenknochen, welcher im Gehen eine Art Hinken verursacht, auch im Stehen, Sitzen und Liegen schmerzt und selbst in die Untergliedmaßen hinabstrahlt. [RAL 174]

Verrenkungs-Schmerz in der Lende und den Sitzbeinen, beim Sitzen und beim Wenden des Körpers, im Gehen. [CK 417] In der Lende und den Sitzbeinen Schmerz, wie verrenkt, beim Sitzen und beim Wenden des Körpers im Gehen. [RAL 175]

Rückenschmerz spannender Art, Nachts, am ärgsten beim Wenden des Körpers. [CK 418] Die Nacht spannender Rückenschmerz, am schlimmsten beim Wenden des Körpers. [RAL 176]

Schmerz zwischen den Schulterblättern. [CK 419; RAL 178]

Ziehen im ganzen Rücken herum und im Kreuze, früh, im Bette; nach dem Aufstehen schmerzte der ganze Rücken dass sie sich kaum rühren konnte, unter Mattigkeit in den Gliedern, Abneigung vor Essen und Arbeit, mit Schauder, Frost und Durstlosigkeit. [CK 420] Früh im Bette Ziehen im Kreuze und im ganzen Rücken herum; nach dem Aufstehen that der ganze Rücken bei Bewegung weh, sie konnte sich kaum rühren; dabei Mattigkeit in den Gliedern, Abneigung vor Essen und Arbeit, bei Schauder, Frost und Durstlosigkeit. [RAL 173]

Stiche im Rücken, in der linken Nieren-Gegend. [CK 421]

Stechen in der linken Seite des Rückens. [CK 422]

Stiche im Rücken, zwischen den Schulterblättern. [CK 423]

Stiche im rechten Schulterblatte, beim Schnauben, Räuspern und tief Athmen. [CK 424]

Einige heftige Stiche im Rücken. [CK 425; RAL 177]

Grosse Schwäche im ganzen Rückgrate. [CK 426]

Stechen im Halse, beim Wenden des Kopfes, bis ins Ohr. [CK 427]

Einzelne feine Stiche am äussern Halse und hinter den Ohren, wie Flohstiche. [CK 428] Einzelne feine Stiche an den äußern Theilen des Halses und hinter den Ohren, wie Flohstiche. [RAL 63]

Kneipen, rechts neben dem Schildknorpel. [CK 429]

Zerschlagenheits-Schmerz der Hals-Muskeln, mit Schmerz im Halse, beim Schlingen, wie von innerer Geschwulst. [CK 430] Zerschlagenheitsschmerz der äußern Halsmuskeln mit innerm Halsweh; es schmerzt beim Schlingen wie von einer Geschwulst im Halse (n. 24 St.). [RAL 64]

Zerschlagenheits-Schmerz im Nacken beim Zurückbiegen des Kopfes. [CK 431]

Viele kleine, schmerzlose Blüthen im Nacken und an beiden Seiten des Halses (*Fr. H.*). [CK 432] Viele kleine Blüthchen im Nacken und in beiden Seiten des Halses, aber nicht schmerzhaft. [RAL (4)]

▪ Extremitäten

Die Achselhöhl-Drüsen schwären und eitern. [CK 433] **Eitergeschwür der Achselhöhldrüse.** [RAL 170]

Schmerz wie eine Last auf der Achsel. [CK 434]

Die Achsel schmerzt beim Heben des Armes. [CK 435]

Zieh-Schmerz in den Achseln. [CK 436]

Feines Reissen in der linken Achsel. [CK 437; RAL 179]

Verrenkungs-Schmerz in der Achsel. [CK 438]

Im Arme linker Seite hie und da etwas Zucken. [CK 439] Hie und da etwas Zucken im linken Arme. [RAL 180]

Zerschlagenheits-Schmerz beider Arme. [CK 440]

Grosse Ermüdung beider Arme. [CK 441]

Eingeschlafenheit des Armes, auf dem er gelegen hatte, Nachts. [CK 442] (Nachts Eingeschlafenheit des Arms, auf welchem er gelegen hatte.) [RAL 181]

Im Oberarme linker Seite, Zieh-Schmerz. [CK 443]

Zerschlagenheits-Schmerz der Oberarm-Röhren. [CK 444] Zerschlagenheitsschmerz in den Oberarmröhren. [RAL 182]

Die Ellbogenbeuge schmerzt äusserst heftig beim Ausstrecken des Armes. [CK 445]

Druck-Schmerz, oder wie zerstossen, in der Ellbogenspitze, bloss bei Bewegung, nach starkem Gehen; im Freien verging es. [CK 446] In der Ellbogenspitze schmerzt es bloß bei Bewegung wie zerstoßen oder drückend, nach starkem Gehen; im Freien verging's. [RAL 183]

Arges Jücken in der Ellbogen-Beuge. [CK 447]

In den Vorderarmen, ein schmerzhaftes Ziehen in den Beuge-Flechsen. [CK 448] Ziehender Schmerz in den Beugeflechsen der Vorderarme (nicht in den Gelenken). [RAL 184]

Ziehendes Reissen in den Streck-Muskeln der Vorderarme und der Finger. [CK 449] Ziehend reißender Schmerz in den Streckflechsen der Finger und den dazu gehörigen Muskeln des Vorderarms. [RAL 185]

Quetschungs-Schmerz auf einer kleinen Stelle am Unterarme. [CK 450]

Bohrend drückender, durch Berührung erhöhter Wundheits-Schmerz im Innern des Vorderarmes und über dem Handrücken, nach Mitternacht; weniger am Tage. [CK 451] Nach Mitternacht Schmerz im Innern des Vorderarms und über dem Handrücken, drückend, bohrend und wie wund, beim Befühlen schmerzhafter, am Tage weniger. [RAL 186]

Die Handwurzel ist schmerzhaft. [CK 452] Schmerz in der Handwurzel. [RAL 187]

Hitz-Empfindung im Handteller und der Handwurzel. [CK 453]

Brennen der Hände, öfters. [CK 454]

Hitze, Röthe und Geschwulst der einen Hand, mit unerträglichem Verstauchungs-Schmerze bis in den Arm hinauf, bei Bewegung. [CK 455] Heiße Geschwulst und Röthe der einen Hand, welche bei Bewegung einen unerträglichen Verstauchungsschmerz verursacht, der sich bis in den Arm erstreckt. [RAL 190]

Geschwulst der rechten Hand. [CK 456; RAL 189]

Unfestigkeit der Hände und Zittern derselben beim Schreiben. [CK 457]

Schweissige, kalte Hände. [CK 458]

Schuppiger Ausschlag auf den Händen. [CK 459]

Jücken und **rauhe, trockne, riebige Haut auf den Händen.** [CK 460]

Anhaltendes, dumpfes **Jücken in den Handtellern.** [CK 461]

Kleiner, grieseliger Ausschlag auf der Hand und Handwurzel, mit Jücken. [CK 462] Auf der Hand und Handwurzel ein kleiner, grieseliger Ausschlag mit Jücken. [RAL 188]

Die Finger sind leicht ausrenkbar; beim Anstämmen derselben mit ausgespreizter Hand überknicken sie. [CK 463] Beim Anstemmen der ausgespreizten Finger überknicken sie; eine Art leichter Ausrenkbarkeit. [RAL 191]

Stiche in dem einen Finger, wie von Nadeln. [CK 464] Nadelstiche in dem einen Finger. [RAL 193]

Eine Fressblase am vordern Gelenke des Daumens ohne Empfindung; bloss beim Aufdrücken sticht es drin. [CK 465]

Arges Jücken neben dem Nagel des linken Zeigefingers, als wollte ein Fingerwurm entstehen. [CK 466]

Kriebeln in den Finger-Spitzen. [CK 467] Kriebeln in den Zehen und Fingerspitzen (n. 24 St.). [RAL 221]

Geschwulst der Finger beider Hände, mit Steifigkeit beim Liegen. [CK 468]

Geschwulst aller Finger, mit Spannen bei Bewegung. [CK 469]

Geschwulst der Gelenke der Finger mit gichtigem Schmerze. [CK 470] Die Gelenke der Finger sind geschwollen und schmerzen gichtisch. [RAL 192]

Die Hinterbacken und der hintere Theil der Ober-schenkel schmerzen im Sitzen. [CK 471]

Ein rother, jückender Knollen oben an der linken Hinterbacke. [CK 472; RAL 195]

Zwei Blutschwäre auf der einen Hinterbacke. [CK 473; RAL 194]

Das Hüft-Gelenk schmerzt wie verrenkt, beim Gehen im Freien. [CK 474]

Wundheit der Falte zwischen Hodensack und Oberschenkel. [CK 475] Wundheit in der Falte zwischen dem Hodensacke und dem Ober-schenkel. [RAL 196]

Wundheit und Feuchten in der Falte zwischen Hodensack und Oberschenkel. [CK 476]

Starker Schweiss oben, zwischen den Beinen. [CK 477]

In den Beinen, Nachts, eine schmerzhafte Span-nung, die nicht schlafen lässt. [CK 478] Die Nacht hindurch schmerzhafte Spannung in den Ober- und Unterschenkeln, die nicht schlafen läßt. [RAL 199]

Reissender Schmerz im Ober- und Unterschenkel, wie von allzugrosser Ermüdung, auch in der Ruhe. [CK 479]

Unruhe in den Beinen, dass sie sie hin und her bewegen muss, am Tage in der Ruhe. [CK 480]

Kriebelnder Schmerz im Beine, der es ganz krumm zog; am meisten im Gehen und Stehen. [CK 481] Ein kriebelnder Schmerz im Beine, der es ganz krumm zog; der meiste Schmerz beim Gehen und Stehen. [RAL 197]

Schwere der Beine. [CK 482]

Reissen in der linken Hüfte (beim Entkleiden). [CK 483]

Schmerz im Hüft-Gelenke beim Gehen im Freien. [CK 484]

Im Oberschenkel rechter Seite, reissender Schmerz (sogleich). [CK 485] Im rechten Schenkel reißen-der Schmerz (sogleich). [RAL 201]

Beim Sitzen, Reissen im Oberschenkel, und taubes, kriebelndes Gefühl darin, fast wie eingeschla-fen. [CK 486]

Zerschlagenheits-Schmerz in den vordern Ober-schenkel-Muskeln. [CK 487] **Zerschlagenheits-schmerz in den vordern Muskeln der Dick-beine**. [RAL 198]

Zerschlagenheits-Schmerz quer durch die Mitte der Oberschenkel. [CK 488]

Klamm in den Oberschenkel- und Becken-Mus-keln, wenn der Oberschenkel herauf gezogen wird. [CK 489]

Jählinger Mattigkeits-Schmerz im Oberschenkel, während des Gehens, dass er nicht weiter gehen kann. [CK 490] Jählinger Mattigkeitsschmerz im Schenkel während des Gehens, so daß es ihm unmöglich ist, weiter zu gehen. [RAL 200]

Im Knie, Klamm. [CK 491]

Druck-Schmerz in der Kniekehle, bei Bewegung. [CK 492] Es schmerzt in der Kniekehle drückend bei Bewegung. [RAL 204]

Stich-Schmerz, öfters des Tages im rechten Knie. [CK 493]

Reissen an der Aussen-Seite des Knie-Gelenks, auch in der Ruhe, wie nach allzugrosser An-strengung und Ermüdung. [CK 494] An der äußern Seite des Kniegelenks und in dem Ober- und Unterschenkel reißender Schmerz, auch in der Ruhe, wie von allzugroßer Ermüdung und Strapaze. [RAL 202]

Zerschlagenheits-Schmerz im Knie. [CK 495]

Schmerz, wie zerbrochen, im Knie. [CK 496]

Geschwulst des Kniees. [CK 497; RAL 203]

Jückende Blüthen um das Knie. [CK 498]

Arges Jücken an der Inseite des Kniees. [CK 499]

Im Unterschenkel, unter dem rechten Knie, ein krampfhafter Zieh-Schmerz, beim Gehen. [CK 500]

Klamm der Waden, nur beim Biegen der Kniee. [CK 501]

Klamm-Schmerz in den sämmtlichen Unterschen-kel-Muskeln, im Gehen, der das Fortschreiten sogleich unmöglich macht. [CK 502]

Klamm in den Waden. [CK 503]

Unruhe in den Unterschenkeln, er muss sie ausge-streckt halten. [CK 504]

Unruhe in den Unterschenkeln zuweilen, dass er sie nicht still halten kann. [CK 505]

Reissen in der Achillsenne, bei Liegen im Bette; und beim Gehen, ein Stich darin. [CK 506] Beim Gehen Stich in der Achillsenne, und beim Liegen im Bette Reißen darin. [RAL 213]

Grosse Müdigkeit in den Unterschenkeln, vorzüg-lich beim Steigen. [CK 507] Große Müdigkeit in den Füßen, vorzüglich beim Steigen. [RAL 205]

Eingeschlafenheit des linken Unterschenkels, früh im Bette, und Schwere, wie Blei. [CK 508]

Rothlauf am (kranken) Unterschenkel. [CK 509]

Die Füsse sind in den Sohlen schmerzhaft emp-findlich beim Gehen auf unebnen Steinen. [CK 510]

Druck-Gefühl unter der Ferse, beim Gehen, als sei unter ihr ein Steinchen. [CK 511]

Klamm in den Füssen. [CK 512]

Klamm zwischen der grossen Zeh und der Ferse. [CK 513]

Klamm in den Fusssohlen und Zehen. [CK 514]

Steifheits-Gefühl im Fuss-Gelenke, mit einer Empfindung von Taubheit und Bollheit daran. [CK 515] Steifigkeitsempfindung im Gelenke des Unterfußes, zugleich mit einem Gefühle von Taubheit und Bollheit daran. [RAL 206]

Schmerz im Fuss-Gelenke wie unterschworen. [CK 516] Schmerz im Unterfuße, vorzüglich im Gelenke, wie unterköthig. [RAL 208]

Reissender Schmerz im Fusse Nachts. [CK 517; RAL 209]

Reissen und Ziehen in den Fusssohlen. [CK 518]

Stiche auf dem Fussspanne. [CK 519] Einige Stiche auf dem Fußspanne. [RAL 214]

Jückende, heftige Stiche auf dem Fussrücken bei der Wurzel der Zehen. [CK 520]

Schmerz, wie nach Stoss oder Schlag, zum Schreien heftig, Abends, nach unruhigem Schlafe und Wenden im Bette, auf der äussern Seite des Fusses, auf der er gelegen hatte; bloss Befühlen und Streichen mit dem Finger linderte den Schmerz, aber beim Bewegen. [CK 521] Abends, nachdem er etwas unruhig geschlafen und sich im Bette gewendet hatte, bekam er auf der äußern Seite des Fußes, auf der er, ohne Schmerzen zu empfinden, gelegen hatte, einen halbstündigen Schmerz zum Schreien, wie von einem heftigen Stoße oder Schlage; bloß Draufgreifen und Hinstreichen mit den Fingern linderte ihn, aber kein Bewegen (n. 36 St.). [RAL 207]

Schmerz, wie vertreten, anfallsweise, im Fuss-Gelenke, im Gehen, dass er augenblicklich nicht weiter fortschreiten kann. [CK 522]

Schmerz, wie zerbrochen, im rechten Fuss-Gelenke, im Gehen. [CK 523]

Knacken im Fuss-Gelenke. [CK 524]

Kriebeln in den Fusssohlen. [CK 525] Kriebeln in der Fußsohle. [RAL 215]

Anhaltendes, dumpfes Jücken in den Fusssohlen. [CK 526]

Kitzel in den Fusssohlen. [CK 527]

Harter Druck, wie von einem kleinen Steinchen, an der Ferse, beim Gehen. [CK 528]

Nadel-Stechen in beiden Fersen. [CK 529]

Brennender Schmerz in den Füssen, besonders auf dem Fussrücken, früh, im Bette. [CK 530; RAL 211]

Brennen in den Fusssohlen, früh im Bette; sie muss sie bloss legen. [CK 531]

Ein ziehender Brenn-Schmerz in den Füssen, bis an die Knöchel, Abends im Bette. [CK 532; RAL 210]

Geschwulst der Füsse um die Knöchel, mit Schwerathmigkeit. [CK 533] Fußgeschwulst um die Knöchel mit Schweräthmigkeit. [RAL 212]

Kälte der Füsse, am Tage. [CK 534]

Kalte, schweissige Füsse. [CK 535]

Frostbeulen an den Füssen, welche aufbrechen, mit so grosser Empfindlichkeit der Stelle nach dem Zuheilen, dass sie keinen Schuh anziehen kann. [CK 536]

In der grossen Zehe, Reissen, schlimmer im Gehen, als im Stehen. [CK 537] Reißen in der großen Zehe, schlimmer beim Gehen, als im Stehen. [RAL 216]

Ein starker Stich an der grossen Zehe hin. [CK 538; RAL 217]

Spitziges Stechen in dem fleischigen Theile an der rechten kleinen Zeh. [CK 539]

Durchdringende Stiche in der harten Haut an der kleinen Zeh. [CK 540]

Kriebeln in den Zehen. [CK 541] Kriebeln in den Zehen und Fingerspitzen (n. 24 St.). [RAL 221]

Kriebelndes Jücken der Zehen, vier Nächte über. [CK 542]

Ein brennendes Jücken an den Zehen. [CK 543] An den Zehen ein brennendes Jücken. [RAL 220]

Der Nagel der grossen Zehe schmerzt heftig, fast geschwürartig, bei geringem Drucke. [CK 544] Der Nagel der rechten großen Zehe schmerzt heftig (einfach oder geschwürartig) bei geringem Drucke. [RAL 219]

Das Hühnerauge, bisher schmerzlos, fängt bei geringem äusserem Drucke an brennend und stichartig zu schmerzen. [CK 545] Das bisher unschmerzhafte Hühnerauge fängt bei geringem äußern Drucke an, brennend zu schmerzen, gemischt mit einer stichartigen Empfindung. [RAL 218]

■ Allgemeines und Haut

Aeusserste Empfindlichkeit und Erregbarkeit der Nerven an verschiednen Theilen, z. B. an der Nasen-Scheidewand. [CK 546] Aeußerste Erregbarkeit und Empfindlichkeit der Nerven, z. B. an der Nasenscheidewand. [RAL 239]

Grosse Nerven-Reizbarkeit: jeder Eindruck auf Körper oder Gemüth erregt das Nervensystem bis zu einer Art innern Zitterns. [CK 547]

Zieh-Schmerz in den Gliedern, mit lähmiger Empfindung, vorzüglich in den Ober- und Unterschenkeln. [CK 548] **Ziehender** und lähmiger **Schmerz in den Gliedmaßen**, nämlich in den fleischigen Theilen der Arme, vorzüglich aber der Ober- und Unterschenkel. [RAL 223]

Zieh-Schmerz in den Gelenken der Achseln, der Hüften und vorzüglich der Knie. [CK 549]

Zieh-Schmerz in der Magen-Gegend und im Rücken. [CK 550]

Stiche in den Gelenken, bei Ruhe und Bewegung. [CK 551] In den Gelenken, bei Ruhe und Bewegung, Stiche. [RAL 222]

Die Schmerzen sind Nachts am schlimmsten. [CK 552] **Nachts sind die Schmerzen am schlimmsten.** [RAL 249]

Erhöhung der Schmerzen im nächtlichen Fieber, vorzüglich im Froste. [CK 553] Im nächtlichen Fieber, vorzüglich im Froste, sind die Schmerzen am schlimmsten. [RAL 250]

Empfindlichkeit gegen freie Luft, mit Frostigkeit und öfterer Uebelkeit. [CK 554]

Schon wenige Durchnässung des Körpers verursacht ihm schmerzhaftes Klopfen hie und da. [CK 555]

Beim Gehen im Freien, Zittern in den Knieen, mit Aengstlichkeit, Hitze am ganzen Körper und Brennen der Sohlen. [CK 556] Beim Gehen in freier Luft ein Zittern in den Knien, Aengstlichkeit und Hitze im ganzen Körper; die Fußsohlen brannten. [RAL 237]

Vormittags, mehrmaliger Schauder über und über, in freier Luft. [CK 557]

Feines, stichlichtes Jücken. [CK 558; RAL 231: in Klammern]

Anhaltendes, dumpfes Jücken in der Sohle und dem Handteller. [CK 559]

Brennendes Jücken am Körper, vorzüglich früh, beim Aufstehen, mit weissen Blasen nach Kratzen, die weisse Flüssigkeit ergiessen und bald darauf vergehen. [CK 560] Brennendes Jücken am Körper, vorzüglich früh beim Aufstehen; nach dem Kratzen entstehen weiße Blasen, welche weiße Tropfen von sich geben und bald darauf vergehen. [RAL 232]

Ausschlags-Blüthen von der Grösse einer Erbse, hie und da am Körper. [CK 561] Ausschlagsblüthen hie und da am Körper, eine Erbse groß. [RAL 233]

Nessel-Blasen, z.B. am Hand-Gelenke. [CK 562; RAL 234]

Aufgesprungene Haut und Schrunden in Händen und Füssen. [CK 563] **Aufgesprungene Lineamente und Schrunden in den Händen und Füßen.** [RAL 224]

Unheilsame, süchtige Haut; selbst geringe Verletzungen fassen Eiter und schwären. [CK 564] Selbst kleine Wunden und geringe Beschädigungen am Körper fassen Eiter, schlagen zum Unheil und werden zu Geschwüren (unheilsame, süchtige Haut). [RAL 225]

Der mit einem Geschwür behaftete Theil (Unterschenkel), kann eine hängende Lage nicht ertragen. [CK 565]

Fressender Schmerz im Geschwüre. [CK 566; RAL 235]

Ein juckendes Fressen im Geschwüre. [CK 567; RAL 236]

Starke Stiche im Geschwüre, beim Lachen. [CK 568] Im Geschwüre einzelne starke Stiche (beim Lachen) (n. 4 St.). [RAL 230]

Brennen und Klopfen im Geschwüre, Nachts. [CK 569] Das Geschwür verursacht Nachts Brennen und Klopfen. [RAL 228]

Entzündung des leidenden Theiles. [CK 570] Der leidende Theil entzündet sich (n. 3 St.). [RAL 227]

Sauer riechender Eiter des Geschwüres. [CK 571]

Bluten des Geschwüres selbst bei gelindem Abwischen. [CK 572] **Das Geschwür blutet bei selbst gelindem Abwischen.** [RAL 226]

Die Warze entzündet sich und es sticht darin, als ob es schwären wollte. [CK 573; RAL 229]

Gelbliche Haut und gelbe Gesichts-Farbe. [CK 574]

Gelbsucht-Anfall mit blutrothem Harne und gelblichem Augenweiss. [CK 575]

Abmagerung mit Frösteln im Rücken, Röthe der Wangen, Schlaflosigkeit, sehr angegriffnem Kehlkopfe, heiserer, matter Stimme, Angst, Bangigkeit und höchster Reizbarkeit, wie bei einem Zehrfieber. [CK 576]

Grosse Schwere im Körper; er weiss nicht wo es ihm fehlt. [CK 577]

Es liegt ihr in allen Gliedern, als werde sie Schnupfen bekommen. [CK 578]

Mattigkeit und Zerschlagenheit in allen Gliedern. [CK 579]

Sehr müde und träge, früh, nach dem Erwachen, dass sie kaum aus dem Bette aufstehen kann. [CK 580]

Mattigkeit, früh, nach Aufstehen aus dem Bette, dass sie kaum aufrecht stehen konnte, anhaltend, mit Schläfrigkeit, den ganzen Tag. [CK 581]

Er bleibt früh lange im Bette liegen, müde und schlummernd. [CK 582]

Früh, im Bette, Ermüdung, Unruhe in den Unterschenkeln und Nasen-Verstopfung. [CK 583]

Sehr müde und schwer im Körper, früh, beim Aufstehen aus dem Bette, nach gutem Schlafe. [CK 584] Früh so müde beim Aufstehn aus dem Bette, nach gutem Schlafe; es ist ihr alles so schwer. [RAL 243]

Grosse Mattigkeit und Herzklopfen, früh, beim Erwachen. [CK 585]

Grosse Mattigkeit, Abends, mit Abspannung und Herzklopfen. [CK 586]

Mattigkeit beim Gehen im Freien, nach Tische, mit Dehnen in allen Gliedern, wie vor einem Wechselfieber-Anfalle; bei weiterem Gehen kalter Schweiss und Abends im Bette Hitz-Gefühl, das ihn erst um 2 Uhr einschlafen liess. [CK 587] Nach Tische ward er beim Gehen in freier Luft matt; es lag ihm in allen Gliedern und dehnte ihn drin, als wenn er ein Wechselfieber bekommen sollte; bei weiterm Gehen befiel ihn ein kalter Schweiß; Abends drauf im Bette konnte er vor Hitzgefühl nicht einschlafen; erst um 2 Uhr kam er in Schlaf. [RAL 238]

Plötzliche starke Ohnmacht, gegen Abend bei geringem Schmerze. [CK 588] Gegen Abend, bei geringem Schmerze, plötzlich starke Ohnmacht. [RAL 240]

Viel Recken, Strecken und Dehnen jeden Tag. [CK 589]

■ Schlaf, Träume und nächtliche Beschwerden

Oftes Gähnen, wovon es ihm in der Brust schmerzt. [CK 590]

Unaufhörliches Gähnen von früh bis Mittag. [CK 591]

Grosse Schläfrigkeit gegen Abend, mit öfterem starken, fast konvulsivischen Gähnen, dass er sich kaum enthalten kann, sich niederzulegen. [CK 592] Gegen Abend große Schlafmüdigkeit mit häufigem, starkem, fast konvulsivem Gähnen; er kann sich kaum enthalten, sich niederzulegen. [RAL 241]

So schläfrig und müde, Abends, dass er sitzend einschlief. [CK 593] Abends so müde, daß er sitzend einschlief. [RAL 242]

Grosse, unüberwindliche Schlafmüdigkeit, Abends; er muss sich gleich nach dem Abend-Essen legen und schläft bis früh. [CK 594]

Schweres Einschlafen, und unruhiger Schlaf. [CK 595] Unruhiger Schlaf: er kann nicht einschlafen. [RAL 244]

Schlaflosigkeit nach Mitternacht. [CK 596; RAL 245: ohne Hervorhebung]

Keine Nacht Schlaf, nur Schlummern. [CK 597]

Uebermenge von Gedanken lässt ihn nach Mitternacht nicht schlafen. [CK 598] Eine Uebermenge von Gedanken läßt ihn nach Mitternacht (von 1 bis 3 Uhr) nicht schlafen. [RAL 246]

Nach lebhafter Abend-Unterhaltung kann er die ganze Nacht nicht schlafen. [CK 599]

Bei langem dämischen Schlafe wälzen sich beständig Gedanken von seiner Arbeit im Kopfe, als wenn Wolken hindurchzögen. [CK 600]

Mehrtägiger Schlummer-Schlaf mit steten Träumen von Tages-Geschäften und vielen Gedanken, die wie Wolken durch das Gehirn zogen; er wachte zuweilen etwas auf, nicht unheiter, gab richtige Antworten, befriedigte seine Bedürfnisse und schlief gleich wieder fort. [CK 601]

Allzu langer, dumpfer Schlaf, und darauf eingenommen im Kopfe, wie voll und dämisch, mit Druck in den Schläfen, Beschwerden wie von Magen-Verderbniss, Aufstossen und dem Geschmacke des Genossenen und Kratzen im Halse, als wolle ranziger Sod entstehen. [CK 602]

Träume voll Zank. [CK 603; RAL 252]

Aergerliche Träume. [CK 604]

Viele Träume gleich beim Einschlafen und ängstlich die ganze Nacht hindurch, ohne aufzuwachen. [CK 605] Er träumte gleich beim Einschlafen, und träumte viel und ängstlich fort, ohne aufzuwachen. [RAL 254]

Träume von gefährlichen Dingen, Schreck und Aengstigung. [CK 606]

Aengstliche Träume, mit Schweiss im Rücken beim Erwachen. [CK 607]

Traum, als werfe er Eiter und Blut aus. [CK 608]

Aengstliche Träume von Feuersbrunst; er wollte stürzen u.s.w. [CK 609] **Träume von Feuersbrunst**; er wollte stürzen u.s.w. [RAL 253]

Träume von Entfliegen einer Gefahr. [CK 610]

Träume von Schiessen-Hören. [CK 611]

Schwere Träume, wovon nach dem Erwachen noch Furcht zurückbleibt. [CK 612]

Beim Einschlummern heftiges Erschrecken, auch nach dem Essen. [CK 613] Nach dem Essen, beim Einschlummern, heftiges Erschrecken. [RAL 247]

Vor Mitternacht sprang er voll Aengstlichkeit aus dem Schlafe auf, rief um Hülfe und es war, als

wenn er keinen Athem kriegen könne. [CK 614]
Vor Mitternacht sprang er aus dem Schlafe auf,
voll Aengstlichkeit, rief um Hülfe, und es war, als
wenn er keinen Athem kriegen könnte. [RAL 248]

Nach dem Niederlegen, Abends 10 Uhr, grosse
Aengstlichkeit und Unruhe im ganzen Körper,
mit schmerzhaftem Aufzucken der Beine, die sie
etliche Stunden lang oft hin und her bewegen
musste; zwei Abende nach einander. [CK 615]

Nachts, Unruhe in den Beinen, mit Zittern derselben. [CK 616]

Nächtliche Uebelkeit und Erbrechen. [CK 617]

Sie wacht um Mitternacht mit einem Kitzel in der
Kehle auf, der sie zum Husten und Auswerfen
zwingt. [CK 618]

Er erwacht oft Nachts mit Erektion und Harndrang.
[CK 619]

Nachts, Klamm im Oberschenkel, bis zum Fusse.
[CK 620]

Früh, im Bette, Wadenklamm. [CK 621]

Beim Erwachen, Nachts, findet er sich, sonst stets
auf der rechten Seite zu schlafen gewohnt,
immer auf dem Rücken liegend. [CK 622]

Nachts schmerzt die Seite, auf der er liegt, ihn
nach und nach unleidlich; er muss sich umwenden. [CK 623] Die Körperseite, worauf er die
Nacht liegt, schmerzt ihn nach und nach unleidlich; er muß sich umwenden. [RAL 251]

Blut-Wallung lässt ihn Nachts nicht schlafen. [CK
624]

Nachts, Schlaflosigkeit und stundenlanger Fieber-
frost, dass er sich nicht erwärmen kann; ohne
Hitze darauf. [CK 625]

■ Fieber, Frost, Schweiß und Puls

Frostigkeit der Arme und Beine, früh. [CK 626]

Frostigkeit; sie sucht die Ofenwärme (*Stf.*). [CK
627; RAL (12)]

Frostigkeit mit öfterer Uebelkeit und Empfindlichkeit gegen freie Luft. [CK 628]

Frostigkeit im Freien, ein unangenehmes schmerzhaftes Gefühl drückt sie ganz nieder, dass sie
krumm gehen muss (*Stf.*). [CK 629] In der freien
Luft drückt sie ein unangenehmes, schmerzhaftes Gefühl, wie ein Schauder, ganz nieder; sie
muß vor Frost krumm gehen. [RAL (13)]

Frost-Schauder. [CK 630; RAL 255]

Oeftere Schauder bis auf den Kopf, wo die Haare
bei Berührung wehthaten. [CK 631] Oeftere
Schauder bis auf den Haarkopf, wo die Haare
dann gleichsam wehthaten. [RAL 256]

Schüttelfrost, eine Stunde lang (n. 10 Min.). [CK
632; RAL 257]

Starker Frost, alle Abende um 6, 7 Uhr, ohne Hitze
darauf. [CK 633] Alle Abende (um 6, 7 Uhr) starkes Frieren, ohne Hitze drauf. [RAL 258]

Abends 8 Uhr, starker Frost mit Zähne-Klappen,
eine Viertelstunde lang, mit Kälte der Hände
und Füsse, dann Hitze mit Schweiss, vorzüglich
an Brust und Stirne, mit geringem Durste. [CK
634; RAL 259]

Nachts, 2 Uhr erwacht er mit Fieber-Schauder,
heisser, trockner Haut; von Zeit zu Zeit Frost-
Schauder vom Nacken den Rücken herab, und
über die Brust; darauf einiger Schlaf, aus dem er
in gelindem Schweisse erwacht, mit pressen-
dem Schmerze im Rücken, so wie in und neben
den Hüften und im Bauche, bei Brecherlichkeit.
[CK 635]

Abends, 6 Uhr, Fieber, abgespannt, matt, langsamer Puls, Frost (n. 30 St.). [CK 636]

Nächtlicher Fieber-Frost, dass er sich nicht erwärmen kann, ohne Hitze darauf. [CK 637]

Beim nächtlichen Fieber-Froste erhöhen sich die
vorhandenen Schmerzen. [CK 638] Im nächtlichen Fieber, vorzüglich im Froste, sind die
Schmerzen am schlimmsten. [RAL 250]

Frösteln im Rücken, bei Röthe der Wangen, Schlaflosigkeit, sehr angegriffner Kehlkopf; heisere
matte Stimme, Angst, Bangigkeit, höchste Reizbarkeit und Abmagerung, wie in einem Zehrfieber. [CK 639]

Fieber; bald Frost, bald, mit Lichtscheu, Hitze. [CK
640]

Fieber, früh; erst Bitter-Geschmack im Munde,
dann nach einigen Stunden, Frost mit Durst;
eine Stunde darauf, viel Hitze mit unterbrochnem Schlafe; was Alles denselben Tag noch
zweimal zurückkehrte. [CK 641] Früh sehr bittrer Geschmack im Munde, dann nach einigen
Stunden Fieber von erst Frost mit Durste, und
nach einer Stunde viel Hitze mit unterbrochnem
Schlafe; dieß Fieber kehrte den Tag noch zweimal zurück. [RAL 260]

Brennende Fieber-Hitze mit fast unauslöschlichem
Durste, peinigenden Kopfschmerzen und leisem
Irre-Reden, von Nachmittags 4 Uhr an, die Nacht
durch, drei Abende nach einander (*Hintze.*). [CK
642] Fieber: brennende Hitze mit fast unauslöschlichem Durste, peinigenden Kopfschmerzen und leisem Irrereden, von Nachmittags
4 Uhr an, die Nacht durch, drei Abende nach
einander. [RAL (14)]

Nachts, trockne Hitze des Körpers mit schweissigen Händen, welche keine Entblössung vertragen. [CK 643] Nächtliche, trockne Wärme (Hitze) des Körpers, bloß mit schweißigen Händen, die die Entblößung nicht vertragen. [RAL 261]

Fieber mit starkem, oft wiederholtem Erbrechen grünen, höchst scharfen Wassers und zähen Schleimes, unter fortwährenden Uebelkeiten (*Hintze*). [CK 644] Fieber bei starkem, öfters wiederholtem Erbrechen eines grünen, höchst scharfen Wassers und zähen Schleims, unter fortwährenden Uebelkeiten. [RAL (15)]

Schweiss-Ueberlaufen öfters, über den ganzen Körper, nur augenblicklich und ohne Hitze. [CK 645]

Leichtes Schwitzen bei jeder selbst geringen Bewegung. [CK 646] Er schwitzt sehr leicht bei jeder, selbst geringen Bewegung. [RAL 272]

Er schwitzt schon, wenn er nur einige Zeit schreibt. [CK 647]

Starker Schweiss, Tag und Nacht (*Fr. H.*). [CK 648; RAL (16)]

Nachts, Schweiss von Mitternacht an, dann Frost noch im Bette und nach dem Aufstehen; alle Morgen. [CK 649] Schweiß im Bette von der Mitternacht an, dann fror sie im Bette, und auch nach dem Aufstehen Frost, alle Morgen. [RAL 262]

Nacht-Schweiss. [CK 650; RAL 264]

Nacht-Schweiss um Mitternacht, vorzüglich auf dem Rücken. [CK 651] Schweiß um Mitternacht, vorzüglich auf dem Rücken. [RAL 263]

Nacht-Schweiss, gleich nach dem Niederlegen, vorzüglich am Kopfe, dass der Schweiss wie Perlen auf dem Gesichte stand. [CK 652] Schweiß, gleich vom Abende an, im Bette, vorzüglich am Kopfe, so daß der Schweiß wie Perlen auf dem Gesichte stand. [RAL 265]

Nacht-Schweiss vor Mitternacht. [CK 653] Vor Mitternacht Schweiß im Bette. [RAL 267]

Nacht-Schweiss am ganzen Körper, während des Wachens. [CK 654; RAL 269]

Nachts, starke Schweisse, die meisten Nächte, oder wenigstens anhaltende Ausdünstung. [CK 655]

Schweiss nach Mitternacht, im Bette. [CK 656]

Früh starker Schweiss am ganzen Körper. [CK 657; RAL 270]

Früh starker, anhaltender Schweiss, bloss am Kopfe. [CK 658; RAL 271]

Widrig riechendes, anhaltendes Dünsten des Körpers. [CK 659]

Sauer riechender heftiger Schweiss, Nachts. [CK 660] Heftiger, sauerriechender Schweiß die Nacht. [RAL 266]

Klebriger, heftiger Schweiss die Nacht. [CK 661] Heftiger, klebriger Nachtschweiß. [RAL 268]

Schwefelleberluft in Mineralwässern [RAL IV (1825), S. 336]

Heftige Augenentzündung (*Hufel.* Journal XVI. I. S. 34–80.)[4]. [RAL (1)]

Schwarze, pechartige Stühle (*Hufel.* Journal, a.a.O.)[4]. [RAL (2)]

Flüchtiger, reißender Schmerz in den Füßen (*Hufel.* Journal, a.a.O.)[4]. [RAL (3)]

Anfangs langsamerer Puls (*Kortum,* in *Hufel.* Journal IV. S. 403.)[5]. [RAL (4)]

Anfangs ein um 8, 10 Schläge langsamerer Puls (*Waiz,* in *Hufel.* Journ. XVIII. I. S. 88.)[6]. [RAL (5)]

Hitziges Fieber (n. 1 St.) (*Kortum,* in *Hufel.* Journal, a.a.O.)[7]. [RAL (6)]

Fieber mit Augenentzündung (*Hufel.* Journal, a.a.O.). [RAL (7)]

Fieber mit rothlaufartigem Hautausschlage über dem ganzen Körper (*Hufel.* Journal XVI.). [RAL (8)]

---

[4] Vom Nenndorfer Bade.
[5] Vom Aachner Mineralwasser.
[6] Vom Nenndorfer Mineralwasser.
[7] Vom Aachner Mineralwasser.

Hyoscyamus niger

Bilsenkraut [RAL IV (1825), S. 29–66]

(Der aus dem frischen Kraute des Hyoscyamus niger gepreßte und mit gleichen Theilen Weingeist vermischte Saft.)

Das Kraut verliert im Trocknen einen großen Theil seiner Arzneikräfte.

In welchen Zerrüttungen der Geistes- und Gemüthsorgane, und in welchen Gebrechen der Sinne diese Arznei hülfreich sey, zeigen die folgenden Symptome, die von ihr eigenthümlich bei gesunden Personen erregt worden.

Eine Gabe, die ein Quatrilliontel eines Tropfens Saft enthält, oder, besser, ein sehr kleiner Theil eines solchen Tropfens, ist zu jedem homöopathischen Heilbehufe mehr, als hinreichend, wenn alle andre fremdartige Reizmittel und Arzneien vom Kranken entfernt gehalten werden.

Oefteres Riechen in gesättigte Kampherauflösung tilgt die beschwerlichen Zufälle von Bilsenkraut, wenn es in zu großer Gabe oder im unhomöopathischen Falle eingegeben worden ist.

So viele auch der hier folgenden Symptome von diesem Kraute sind, so bedürfen sie doch noch vieler Ergänzung.

Bilsenkraut

■ Gemüt

Er redet wachend irre: es sollte ein Mann da gewesen seyn, – der doch nicht da war. [RAL 96]

Er ist still in sich gekehrt. [RAL 97]

Höchste Furchtsamkeit. [RAL 98]

(Er hält sich für einen Verbrecher.) [RAL 99]

(Er macht sich selbst Vorwürfe und Gewissensskrupel.) [RAL 100]

Er macht Andern Vorwürfe, und beklagt sich über vermeintlich ihm angethanes Unrecht. [RAL 101]

Eifersucht. [RAL 102]

Zänkerei. [RAL 103]

Wuth, Andern Beleidigung zuzufügen und sie zu verletzen. [RAL 104]

◇ Stumpfheit, gefühllose Trägheit (*Arch. Hamilton,* in Neue Edinb. Versuche II. S. 275.). [RAL (389)]

Er ist in Gefahr, sinnlos zu werden[1] (*Van Eems,* in praelect. Boerhavii de morb. nerv. ad Tom. I. S. 236.). [RAL (390)]

Er liegt verstandlos und träge da (*Greding,* in *Ludwigii* Advers. med. pr. I. S. 78.). [RAL (391)]

Vollkommene Betäubung (*Wendt,* in *Hufel.* Journal V. S. 390.). [RAL (392)]

Er kennt die Angehörigen nicht (*U. Faber,* bei *Schenk* lib. VII. obs. 152. – *G. W. Wedel,* in Misc. Nat. Cur. Dec. I. ann. 3 obs. 21. – *J. Stedman,* in Philos. transact. Vol. XL. VII. S. 194.). [RAL (393)]

Aller Sinnen beraubt, sitzt er im Bette unbeweglich, wie eine Bildsäule (*J. la Serre,* in Misc. Nat. Cur. Dec. II. ann. 5 obs. 78.). [RAL (394)]

Gänzliche Verstandlosigkeit (*J. B. van Helmont,* Jus. duumv. S. 22.). [RAL (395)]

Gänzlich verlornes Bewußtseyn (*Cagnion,* bei *Desault,* Journal de Chirurgie Tom. I.). [RAL (396)]

Dummheit (*Wedel,* a.a.O.). [RAL (397)]

Dumm und in beständigen Schlaf versunken (*Greding,* a.a.O. S. 96.). [RAL (398)]

Blödsinn, Sinnlosigkeit (*Kiernander,* Utkast til medicinal Lagfar. 1776. S. 267.). [RAL (399)]

Sinnlosigkeit (amentia) (*Wepfer,* hist. Cicutae aquat. Bas. 1716. S. 230. – *Stedman,* a.a.O. – *A. v. Haller,* in *Vicat* Mat. med. I. S. 184. – *Targ, Tozzetti,* relaz. di alcuni viaggi Vol. VI. S. 279.). [RAL (400)]

Unsinnigkeit (insania) (*C. M. Blom,* in Kon. Vetensk. acad. Handl. 1774. S. 52. – *Greding,* a.a.O. S. 78.). [RAL (401)]

Unsinnigkeit, mit Durchfall (*Greding,* a.a.O. S. 80.). [RAL (402)]

Höchste Geisteszerrüttung (*Faber,* a.a.O.). [RAL (403)]

Er schwatzt abgeschmacktes Zeug (*Hamilton,* a.a.O.). [RAL (404)]

Sie plappern fast alles aus, was ein Kluger sein Leben lang verschwiegen haben würde (*M. Grünewald,* in Miscell. Nat. Cur. Dec. III. ann. 9. 10. App. S. 179). [RAL (405)]

Ermattet schwatzt er vor sich hin (*Greding,* a.a.O. S. 82.). [RAL (406)]

Er spricht mehr, als sonst, und lebhafter und übereilter (*F. Stapf,* in einer schriftlichen Nachricht). [RAL (407)]

Schwatzhaftigkeit (*Greding,* a.a.O. S. 75.). [RAL (408)]

Ungereimtes Lachen (*Sauvages,* Nosol II. S. 242.). [RAL (409)]

Beim Lesen mischt er unschickliche Wörter und Redensarten ein (*Wepfer,* a.a.O.). [RAL (410)]

Er schwatzt ungereimte Dinge (*Stedman,* a.a.O.). [RAL (411)]

Er murmelt ungereimte Dinge vor sich hin (*Wepfer,* a.a.O.). [RAL (412)]

Geistesverwirrung mit abwechselndem Gerede (*Matthiolus,* Comment. in Diosc. lib. VI. S. 1064.). [RAL (413)]

Unzusammenhängende Worte (*Wedel,* a.a.O.). [RAL (415)]

Er liest Flocken und murmelt dazu (*Costa,* in Journ. de Medic. Tom. XXX. Febr.). [RAL (416)]

Irrereden (*Bernigau,* in *Hufel.* Journ. V. S. 905. – *Wedel,* a.a.O. – *J. A. Hünerwolf,* in Miscell. Nat. Cur. Dec. III., ann. 2. obs. 92.). [RAL (417)]

Er delirirt wie im hitzigen Fieber (*Stedman,* a.a.O.). [RAL (418)]

Erhöheter Geisteszustand (12 St. lang), mit fast ununterbrochenen Delirien[2] (*Joerdens,* in *Hufel.* Journal IV. S. 539.). [RAL (419)]

Ungeheure Lebhaftigkeit, Unruhe, Uebereilung (*Stapf,* a.a.O.). [RAL (420)]

Uebergeschäftigkeit: er hielt sich für munterer und kräftiger, als er wirklich war (n. 2, 8, 4, St.) (*Carl Franz,* in einem Aufsatze). [RAL (421)]

Tausend Phantasiebilder schwärmen vor seinem Geiste umher (*Planchon,* in Journal de Medecine, Tom. XIX. S. 42.). [RAL (422)]

In seiner verwirrten Einbildung sieht er Menschen für Schweine an (*S. Schulze,* in Misc. Nat. Cur. Dec. I. ann. 4. 5. obs. 124.). [RAL (423)]

---

[1] **Boerhaven** selbst vom Dunste des Saftes begegnet.

[2] Von einem Klystire aus Bilsenkrautdecocte.

Blödsinnigkeit (stupor), die sich durch Worte und That zu erkennen giebt (*Hünerwolf*, a.a.O.). [RAL (424)]

Seines Verstandes beraubt, wußte er nicht, was er that (*Greding*, a.a.O. S. 90.). [RAL (425)]

Thörichte Handlungen (*Grünewald*, a.a.O.). [RAL (426)]

Er singt Liebeslieder und Gassenhauer (*Grünewald*, a.a.O.). [RAL (427)]

Unter Geschwätze schickt er sich zur Reise an (*Greding*, a.a.O. S. 76.). [RAL (428)]

Unter Geschwätze macht er Zubereitungen zur Hochzeit (*Greding*, a.a.O. S. 76.). [RAL (429)]

Ein ganz eignes Gefühl von Leichtigkeit und Beweglichkeit (*Stapf*, a.a.O.). [RAL (430)]

Er tanzt (*Costa*, a.a.O.). [RAL (431)]

Possierliche Geistesverwirrung[3]: sie begehen allerlei lächerliche Handlungen, wie Affen (*Pet. Borelli*, Cent. IV. obs. 45.). [RAL (432)]

Er macht lächerliche Geberden, wie ein tanzender Narr (*Grünewald*, a.a.O.). [RAL (433)]

Lächerliche Geberden, wie die eines Trunkenen (*Grünewald*, a.a.O.). [RAL (434)]

Gesticuliren (*Grünewald*, a.a.O.). [RAL (435)]

Er gesticulirt wie ein Harlekin (*Schulze*, a.a.O.). [RAL (436)]

In der Phantasie thut er, als knackte er Nüsse (*Wepfer*, a.a.O.). [RAL (437)]

Er thut in seinem Irrsinne, als wenn er Pfauen mit den Händen hinwegscheuchen müßte (*Wepfer*, a.a.O.). [RAL (438)]

Er tappt um sich her, ohne zu wissen, wohin (*Hamilton*, a.a.O.). [RAL (439)]

Er tappt sich auf den Kopf, in's Gesicht, auf die Nase und greift auf dem Bette umher, wie im Flockenlesen (*Hamilton*, a.a.O.). [RAL (440)]

Er umfaßt den Ofen und will an ihm, wie an einem Baume, hinanklettern (*Wepfer*, a.a.O.). [RAL (441)]

Sie schrien, daß die nahen Gegenstände fallen würden, und griffen nach ihnen (*Stedman*, a.a.O.). [RAL (442)]

Sie rannten an alle Gegenstände an, die ihnen im Wege standen, mit offnen, wilden Augen (*Cagnion*, a.a.O.). [RAL (443)]

Wahnsinn, als wäre er vom Teufel besessen (*Matthiolus*, a.a.O.). [RAL (444)]

Er macht sich nackt (*Greding*, a.a.O. S. 81.). [RAL (445)]

Er liegt nackt im Bette und schwatzt (*Greding*, a.a.O. S. 76.). [RAL (446)]

Unsinnig streift er weit umher, nackt, in einen Pelz gehüllt, in der Sommerhitze (*Grünewald*, a.a.O.). [RAL (447)]

Mit Wuth untermischte, lächerlich feierliche Handlungen in einer unschicklichen Bekleidung[4] (*Grünewald*, a.a.O.). [RAL (448)]

Bei beständiger, brennender Hitze und unter Geschrei athmet er schwer, und macht gewaltige Bewegungen mit den Händen (*Hamberg*, Diss. de Opio. § 18.). [RAL (449)]

Den ersten Tag äußerst lebhaft und höchst launig, den zweiten mürrisch und höchst aufgelegt zu zanken (*Chr. Fr. Langhammer*, in einem Aufsatze). [RAL (450)]

Abwechselungen von Ruhe und Wuth (*Greding*, a.a.O. S. 85.). [RAL (451)]

Manie; er läßt sich kaum bändigen (*Stedman*, a.a.O.). [RAL (452)]

Er äußert unbändige Kräfte in der Wuth (*Greding*, a.a.O. S. 76.). [RAL (453)]

Höchst wüthend und nackt bringt sie Tag und Nacht schlaflos unter Schreien zu (*Greding*, a.a.O. S. 107.). [RAL (454)]

Schimpfreden, Zank, Lärm (*Grünewald*, a.a.O.). [RAL (455)]

Zank (*Grünewald*, a.a.O.). [RAL (456)]

Zank und Schimpfreden (*Schulze*, a.a.O.). [RAL (457)]

Er übt Gewaltthätigkeit aus und schlägt auf die Leute (*Grünewald*, a.a.O.). [RAL (458)]

Gewaltsam legt er Hand an Andre (*Grünewald*, a.a.O.). [RAL (459)]

Wuth (*H. Sloane*, in Philos. transact. No. 457. – *Greding*, a.a.O. S. 75. 79. 81.). [RAL (460)]

Unbezwingliche Wuth (*Costa*, a.a.O.). [RAL (461)]

Aeußerste Wuth: er geht mit Messern auf die Menschen los (*Kiernander*, a.a.O.). [RAL (462)]

Er schlägt und will die ihm Begegnenden ermorden (*Schulze*, a.a.O.). [RAL (463)]

Mürrisch, traurig (den zweiten Tag) (*Stapf*, a.a.O.). [RAL (464)]

Niedergeschlagenheit, Traurigkeit (*Hamilton*, a.a.O.). [RAL (465)]

Unruhe (*Hamberger*, a.a.O. – *Greding*, a.a.O. S. 78.). [RAL (466)]

Höchste Unruhe (*Stedman*, a.a.O.). [RAL (467)]

---

[3] Vom Genusse der Wurzel bei einer ganzen Familie.

[4] In einem Priesterrocke, über das bloße Hemd gezogen, und in Pelzstrümpfen will er in die Kirche, um da zu predigen und das geistliche Amt zu verrichten, und fällt diejenigen wüthend an, welche ihn davon abhalten wollen.

Immerwährend bewegten sie sich von einer Stelle zur andern (zwei Tage lang) (*Sauvages*, a.a.O.). [RAL (468)]

Angst (*Hünerwolf*, a.a.O.). [RAL (469)]

Aengstlichkeiten (*Stoerck*, lib. de Stram., Hyosc., Acon. Vien. 1762. S. 36. 39. 47. 55.). [RAL (470)]

Entsetzliche Angst (*Wedel*, a.a.O.). [RAL (471)]

Schreck-Erschütterungen mit Zittern und Convulsionen abwechselnd (*Hamilton*, a.a.O.). [RAL (472)]

Er klagt, man habe ihn vergiftet (*Hamilton*, a.a.O.). [RAL (473)]

Sonderbare Furcht, von Thieren gebissen zu werden (*Cagnion*, a.a.O.). [RAL (474)]

Mürrisch, traurig, verzweifelnd (*Greding*, a.a.O. S. 104.). [RAL (475)]

Verzweifelt, er will sich das Leben nehmen und in's Wasser stürzen (*Greding*, a.a.O. S. 104.). [RAL (476)]

Langwierige Furchtsamkeit (*Cagnion*, a.a.O.). [RAL (477)]

Ungeduldig: er glaubte zu vergehen, da er auf etwas ganz Unbedeutendes warten mußte (*Stapf*, a.a.O.). [RAL (478)]

■ Schwindel, Verstand und Gedächtnis

Schwindel. [RAL 1]

Schwaches Gedächtniß. [RAL 2]

Gänzlicher Mangel des Gedächtnisses. [RAL 3]

Erinnerung längst vergangener Dinge[5]. [RAL 4]

Eingenommenheit und Verdüsterung des Kopfs, wie sie bei allzu großer Körperschwäche zu entstehen pflegt, vorzüglich früh. [RAL 5]

◇ Schwindel (*Hünerwolf*, a.a.O. – *Grünewald*, a.a.O.[6]. – *Blom*, a.a.O. – *Navier*, in Recueil period. d'obs. de med. Tom. IV. – *Planchon*, a.a.O. – *Sloane*, a.a.O. – *Greding*, a.a.O. S. 86. 9r. – *Wepfer*, a.a.O. – *Vicat*, Mat. med. I. S. 185. – *Bernigau*, a.a.O.). [RAL (1)]

Heftiger Schwindel (*Stedman*, a.a.O.). [RAL (2)]

Schwindel, mit Verdunkelung des Gesichts[7] (*Smith*, in med. Comment. Vol. II. Dec. II.). [RAL (3)]

Schwindel, wie von Trunkenheit (sogleich) (*Stapf*, a.a.O.). [RAL (4)]

Hin- und Herschwanken von einer Seite zu der andern (*Stapf*, a.a.O.). [RAL (5)]

Taumlichkeit (*la Serre*, a.a.O. – *Grünewald*, a.a.O.). [RAL (6)]

Sie wankten, wie betrunken[8] (*Cagnion*, a.a.O.). [RAL (7)]

Trunkenheit (*Sloane*, a.a.O. – *J. F. Gmelin*, Reise durch Sibirien, Gött. 1752. Vol. III. S. 84. 85.)[9] [RAL (8)]

Gefühllosigkeit: er ist unempfindlich gegen Kneipen und Zwicken[10] (*Hamilton*, a.a.O.). [RAL (9)]

Betäubung (*Stedman*, a.a.O.). [RAL (10)]

In einem stieren, gedankenlosen Hinschauen auf die Gegenstände, Neigung, sich selbst zu vergessen (n. ½ St.) (*Franz*, a.a.O.). [RAL (11)]

Er erinnert sich unwillkührlich an Personen und Vorfälle, an die er gar nicht denken wollte (n. ½ St.) (*Franz*, a.a.O.). [RAL (12)]

Mangel des Gedächtnisses (*J. Jaskiewitz*, Diss. Pharmaca regni vegt. Vindob. 1775. S. 53.). [RAL (13)]

Es fallen ihm leicht Dinge ein, die er nicht will, und kann sich schwer auf Dinge besinnen, deren er sich gern erinnern möchte (n. 3 St.) (*Franz*, a.a.O.). [RAL (14)]

Unbesinnlichkeit: er erinnert sich dessen, was er die letzten Tage gedacht und gethan hat, nur wie im Traume (n. 24 St.) (*W. E. Wislicenus*, in einem Aufsatze.). [RAL (15)]

Vergessenheit alles vorher Gehörten (*Wendt*, a.a.O.). [RAL (16)]

Vergeßlichkeit: er weiß nicht gewiß, ob er das, was er gesagt haben wollte, auch vorher wirklich gesagt habe (n. ¼ St.) (*Franz*, a.a.O.). [RAL (17)]

Er klagt über Schwere des Kopfs und heftige Kopfschmerzen (*Hamilton*, a.a.O.). [RAL (18)]

Anhaltender, heftiger Kopfschmerz (*Planchon*, a.a.O.). [RAL (19)]

Schwerer, verdüsterter Kopf (*Costa*, a.a.O.). [RAL (20)]

Schwere im Kopfe (*Greding*, a.a.O. S. 91. – *Vicat*, a.a.O. – *Matthiolus*, a.a.O.). [RAL (21)]

Schwere des Kopfs mit geschwollenen Augenlidern (*Greding*, a.a.O. S. 89.). [RAL (22)]

Kopfbenebelung, Hartleibigkeit und Lendenschmerz (*Greding*, a.a.O. S. 95.). [RAL (23)]

Die Gedanken wollen bisweilen nicht fort (d. 2. Tag.) (*Stapf*, a.a.O.). [RAL (24)]

Der Kopf ist ihm sehr befangen, wie Gedankenlosigkeit; er ist verdrossen zu Allem und schläft

---

[5] Heilwirkung?

[6] Ein 14tägiger Schwindel vom Rauche des Samens.

[7] Von 4 Gran harzigem Extract bei einem 24jährigen gesunden Manne.

[8] Mehre Kinder, welche die Wurzeln statt Möhren gegessen hatten.

[9] Von Hyoscyamus physaloides.

[10] Von Hyoscyamus albus.

daher Nachmittags (ohne Träume) einige Stunden, öfters halb munter werdend, immer wieder fort (n. 9 St.) (*Wislicenus,* a.a.O.). [RAL (25)]

■ **Kopf**

Stumpfer Kopfschmerz in der Stirne, vorzüglich in den Hirnhäuten. [RAL 6]

Stumpfes Kopfweh im Grunde des Gehirns. [RAL 7]

(Reißendes Kopfweh im Hinterhaupte.) [RAL 8]

(Feinstechender Schmerz im Kopfe.) [RAL 9]

(Stechend reißender Kopfschmerz.) (n. 2 St.). [RAL 10]

Stechen im Kopfe über dem rechten Auge, im Husten. [RAL 11]

Kopfweh, als wenn das Gehirn erschüttert würde und schwapperte, beim Gehen (n. 5 St.). [RAL 12]

Kriebeln im Kopfe, im Wirbel (n. 1 St.). [RAL 13]

Hitze und Kriebeln im Kopfe (n. 24 St.). [RAL 14]

◇ Kopfweh von mehren Stunden[11] (*Gardane,* Gazette de santé, 1773. 1774. S. 294.). [RAL (26)]

Kopfweh (*Stedman,* a.a.O. – *Greding,* a.a.O. S. 73. 76. 86. – *Sauvages,* a.a.O.). [RAL (27)]

In der Stube bekommt er Kopfschmerz, nachdem er in freier Luft nichts davon gespürt hatte (n. 2 St.) (*Franz,* a.a.O.). [RAL (28)]

Drückend betäubendes Kopfweh, vorzüglich in der Stirne, mit Nadelstichen, besonders auf der linken Seite, abwechselnd wiederkehrend (n. 4 St.) (*Langhammer,* a.a.O.). [RAL (29)]

Drückend betäubendes Kopfweh, vorzüglich in der ganzen Stirne, das sich endlich in absetzend reißendes verwandelte (n. 10½ St.) (*Langhammer,* a.a.O.). [RAL (30)]

Absatzweise bald zusammenschnürender, verdüsternder Kopfschmerz oben in der Stirne und allgemeines Mißbehagen, bald Freiheit von allen Beschwerden und Wohlbehagen mit erhöheter Phantasie, letzteres weit länger anhaltend (n. 1 St.) (*Franz,* a.a.O.). [RAL (31)]

Ein Wogen im Gehirne, wie vom starken Klopfen der Arterien, mit Drücken in der Stirne; am stärksten nach dem Bücken (n. ½ St.) (*W. E. Wislicenus,* a.a.O.). [RAL (32)]

Kopfweh mit widernatürlicher Hitze (*Greding,* a.a.O. S. 82.). [RAL (33)]

Nagendes Drücken in den äußern Kopfbedeckungen, durch Bewegen derselben und Drauffühlen vermehrt (n. 15 St.) (*Wislicenus,* a.a.O.). [RAL (34)]

Ein dumpfer Steifheitsschmerz im Nacken (*Stapf,* a.a.O.). [RAL (35)]

Mit Genickschmerz abwechselndes Kopfweh (*Greding,* a.a.O. S. 77.). [RAL (36)]

Beim Drehen des Kopfs, ein Drücken im Scheitel und Ziehen im Nacken (n. 3 St.) (*Franz,* a.a.O.). [RAL (37)]

■ **Gesicht und Sinnesorgane**

Hitze und Röthe im Gesichte. [RAL 15]

Empfindung vor dem rechten Auge, als wenn ein Flor vorgezogen wäre (n. 3 St.). [RAL 16]

Falsches Sehen: die Flamme des einen Lichtes erscheint kleiner, die andre groß, obgleich beide Lichter von gleicher Größe sind (n. 10 St.). [RAL 17]

Zucken im Auge (n. 8 St.). [RAL 18]

(Getöne in den Ohren, wie von Glocken) (n. 1 St.). [RAL 19]

Zucken in dem Backen. [RAL 20]

Trockenheit in der Nase. [RAL 21]

Nasenbluten. [RAL 22]

Schmerzhafte Hitzblüthchen an der Lippe. [RAL 23]

◇ Düsterheit, Stumpfsinnigkeit (*Gardane,* a.a.O.). [RAL (38)]

Verdunkelung der Augen (*Hünerwolf,* a.a.O.). [RAL (39)]

Gesichtsverdunkelung: die Gegenstände erscheinen undeutlicher; er ist kurzsichtiger und muß das Buch näher beim Lesen halten (n. 1 St.) (*Wislicenus,* a.a.O.). [RAL (40)]

Verengerte Pupillen (*Stapf,* a.a.O.). [RAL (41)]

Sehr erweiterte Pupillen (n. ½ St.) (*Franz,* a.a.O.). [RAL (42)]

Trübsichtigkeit, als wenn ein Flor vor den Augen wäre (*Bernigau,* a.a.O.). [RAL (43)]

Flimmern vor dem Auge: es spielten dunkle Punkte schnell hin und her (n. 1 St.) (*Wislicenus,* a.a.O.). [RAL (44)]

Verminderung des Gesichts (*Blom,* a.a.O.). [RAL (45)]

Die Augen waren, wenn der Verstand wiederkehrte, trübe und ohne Feuer, und das Gehirn verdüstert (*Hamilton,* a.a.O.). [RAL (46)]

Gesichtsverfinsterung (*Grünewald,* – *Jaskiewitz,* – *Sloane,* – *Wepfer,* a.a.O.). [RAL (47)]

Gesichtsschwäche (*Stoerck,* a.a.O.). [RAL (48)]

Ueberhingehender schwarzer Staar (*Sauvages,* a.a.O.). [RAL (49)]

Erblindet und sinnlos schweift sie in der Stadt umher (*Hünerwolf,* a.a.O.). [RAL (50)]

---

[11] Vom Geruche und Dunste des Krautes.

Kurzsichtigkeit: er konnte kaum auf 3 Schritte weit etwas erkennen (*Bernigau,* a.a.O.). [RAL (51)]

Weitsichtigkeit mit großer Hellsichtigkeit verbunden, bei erweiterten Pupillen; die Weitsichtigkeit hielt mehre Tage an und verminderte sich dann nur allmälig[12] (n. 3 St.) (*Langhammer,* a.a.O.). [RAL (52)]

Viertägige Kurzsichtigkeit (*Costa,* a.a.O.). [RAL (53)]

Chronische Langsichtigkeit (*Wepfer,* a.a.O.). [RAL (54)]

Gesichtstäuschung: neun Personen sahen nach dem Genuß der Wurzel des Bilsenkrautes alle Gegenstände scharlachroth (*Dav. Heilbronn,* in Neues Journ. der ausländ. med. chir. Lit. v. *Hufel.* und *Harles,* I. 1804. S. 199.). [RAL (55)]

Gesichtstäuschung: die Gegenstände sehen feuerroth aus (*Wendt,* a.a.O.). [RAL (56)]

Gesichtstäuschung: es sieht ihm alles wie von Gold aus (*Schulze,* a.a.O.). [RAL (57)]

Gesichtstäuschung: was klein ist, dünkt ihm sehr groß (*Grünewald,* a.a.O.[13] – *Gmelin,* a.a.O.[14] *Wendt,* a.a.O.[15]. [RAL (58)]

Falsches Sehen: die Buchstaben beim Lesen schienen sich zu bewegen, und wie untereinander laufende Ameisen (*Wepfer,* a.a.O.). [RAL (59)]

Falsches Sehen: er stach beim Nähen die Nadel am unrechten Orte ein (*Wepfer,* a.a.O.). [RAL (60)]

Stiere, verdrehte Augen (*El. Camerarius,* in Acta Nat. Cur. Vol. I. obs. 12r.). [RAL (61)]

Stierer Blick (*la Serre,* a.a.O.). [RAL (62)]

Mit stierem Blicke starrt er die Anwesenden an (*Hünerwolf,* a.a.O.). [RAL (63)]

Trunkene Miene, lange Zeit hindurch (*Cagnion,* a.a.O.). [RAL (64)]

Verdrehte Augen (*Hünerwolf,* a.a.O.). [RAL (65)]

Offene, nach verschiednen Seiten hin verdrehte Augen (*Hamilton,* a.a.O.). [RAL (66)]

Convulsivisch bewegte, hervorgetretene Augen (*Planchon,* a.a.O.). [RAL (67)]

Funkelnde Augen (*Stedman,* a.a.O. – *Blom* bei *Bergius* Mat. med. S. 128.). [RAL (68)]

Rothe, funkelnde Augen (*Costa,* a.a.O.). [RAL (69)]

Augenentzündung (*Navier,* a.a.O.). [RAL (70)]

Jückendes Reißen in beiden Augenwinkeln, mehr in den äußern, durch Reiben vergehend (n. 8 St.) (*Wislicenus,* a.a.O.). [RAL (71)]

Nagendes Drücken am obern Augenhöhlrande, welches bei Berührung der Stelle vergeht (n. $^1/_2$ St.) (*Franz,* a.a.O.). [RAL (72)]

Drücken in den Augen, als ob Sand hineingefallen wäre (n. 12 St.) (*Langhammer,* a.a.O.). [RAL (73)]

Die Augenlider[16] sind wie geschwollen, das Weiße hie und da röthlich; die Augen sehen aus, als wenn er geweint hätte (*Stapf,* a.a.O.). [RAL (74)]

Unvermögen, die Augenlider zu öffnen (*Wepfer,* a.a.O.). [RAL (75)]

Hitze im Gesichte, namentlich an den Ohrläppchen, mit etwas erhöheter Gesichtsröthe und sehr erweiterten Pupillen (*Stapf,* a.a.O.). [RAL (76)]

In der lauen Stube brennende Hitze im Gesichte (*Stapf,* a.a.O.). [RAL (77)]

Verzerrtes, bläuliches, erdfarbenes Gesicht mit offenstehendem Munde (*Camerarius,* a.a.O.). [RAL (78)]

Bläuliches Gesicht (n. 2 St.) (*Costa,* a.a.O.). [RAL (79)]

Kaltes, blasses Gesicht[17] (*Hamberger,* a.a.O.). [RAL (80)]

Blässe des Gesichts (*Smith,* a.a.O.). [RAL (81)]

Oeftere Veränderung der Gesichtsfarbe (*Stedman,* a.a.O.). [RAL (82)]

Rothes, aufgetriebenes Gesicht (*Blom* bei *Bergius,* a.a.O.). [RAL (83)]

Braunrothes, geschwollenes Gesicht (*Bernigau,* a.a.O.). [RAL (84)]

Pockenähnliche Pusteln, meistens an der rechten Seite des Kinnes (*Fr. H-n.*). [RAL (85)]

Dichte Pusteln voll gelben Eiters brechen an den Backen und am Kinne aus, worauf die Nase geschwürig wird (*Greding,* a.a.O. S. 82.). [RAL (86)]

Scharfe Stiche zu den Ohren hinein, Drücken in den Schläfen, Eingenommenheit des Kopfs (n. 1 St.) (*Wislicenus,* a.a.O.). [RAL (87)]

Gegen Abend ein schneller (unbeschreiblicher) Schmerz im rechten Ohre (*Stapf,* a.a.O.). [RAL (88)]

Reißen in den ganzen Ohrknorpeln, durch Draufdrücken vermehrt (n. 15 St.) (*Wislicenus,* a.a.O.). [RAL (89)]

---

[12] Bei einem sehr Kurzsichtigen, als Heil-Gegenwirkung des Körpers.

[13] Er sieht eine Lerche für eine Gans an.

[14] Er sieht einen Getreidehalm für einen Balken und einen Wassertropfen für eine See an.

[15] Die Buchstaben deuchten ihm ungewöhnlich groß.

[16] Das Wort „Augenlid" wird auch im Englischen durch Eye-lid gegeben.

[17] Vor dem Tode.

Beim Räuspern ist es ihm, als wenn ihm etwas vor die Ohren fiele (*Franz*, a.a.O.). [RAL (90)]

Plötzliches Zucken innerhalb der Nasenwurzel herab (n. 1 St.) (*Wislicenus*, a.a.O.). [RAL (91)]

Hitze, auch äußerlich fühlbar, im untern Theile der Nase, innerlich und äußerlich (n. 1 St.) (*Wislicenus*, a.a.O.). [RAL (92)]

Drückendes Klemmen an der Nasenwurzel und den Jochbeinen (n. 1 St.) (*Wislicenus*, a.a.O.). [RAL (93)]

Nasenbluten (*Gardane*, a.a.O.). [RAL (94)]

Schief gedrehter Hals (*Planchon*, a.a.O.). [RAL (95)]

Verschließung der Kinnbacken bei voller Besinnung (n. 24 St.) (*Joh. Gtfd. Fläming*, in einem Aufsatze). [RAL (96)]

An der linken Seite des Halses, Geschwulst, die in Eiterung übergeht (*Greding*, a.a.O.). [RAL (97)]

Steifigkeit der Nackenmuskeln; beim Vorbiegen des Kopfes spannen sie, wie zu kurz, einige Stunden lang (n. 1 St.) (*Wislicenus*, a.a.O.). [RAL (98)]

■ **Mund und innerer Hals**

Verlust des Geruchs und Geschmacks. [RAL 24]

Wackeln der Zähne und Dröhnen und Summen darin. [RAL 25]

Zahnschmerz, vorzüglich beim Kauen, als wenn die Zähne herausfallen sollten. [RAL 26]

Zahnschmerz: Reißen im Zahnfleische, vorzüglich beim Zutritt kalter Luft. [RAL 27]

Reißender Zahnschmerz, früh, mit einem Andrange des Blutes nach dem Kopfe, als wenn Blutspeien bevorstände. [RAL 28]

Eine Art Mundfäule. [RAL 29]

Eine beißende Empfindung hinten im Halse. [RAL 30]

Speichelfluß. [RAL 31]

Der Speichel schmeckt salzig. [RAL 32]

◇ Reine, dürre Zunge (*Costa*, a.a.O.). [RAL (99)]

Brennen und Trockenheit der Zunge und der Lippen, die wie angesengtes Leder aussehen (*Wepfer*, a.a.O.). [RAL (100)]

Mitten auf der Zunge, ein Gefühl von Bollheit, als wenn man sich mit heißen Speisen verbrannt hätte, beim Sprechen und Athemeinziehen sehr vermehrt (*Stapf*, a.a.O.). [RAL (101)]

Stummheit (*Tozzetti*, – *Jaskiewitz*, – *Sauvages*, a.a.O.). [RAL (102)]

Er antwortet nicht (*Greding*, a.a.O. S. 77.). [RAL (103)]

Verhinderte Sprache (*Bernigau*, a.a.O.). [RAL (104)]

Sinnlos verlor sie die Sprache (*Hünerwolf*, a.a.O.). [RAL (105)]

Zahnschmerz, das Zahnfleisch der linken Seite scheint geschwollen und die Zähne des Oberkiefers dumpf schmerzend (*Stapf*, a.a.O.). [RAL (106)]

Hinter den Zahnreihen, zwischen der Backe und dem Zahnfleische, Schmerz der weichen Theile, als wären sie unterköthig (Abends bei der Fieberhitze) (*Franz*, a.a.O.). [RAL (107)]

Ein schmerzhaftes Ziehen in einem einzelnen Zahne, bald hie, bald da, gleich als wenn ein Zahn hohl werden sollte (*Stapf*, a.a.O.). [RAL (108)]

Verhinderung im Kauen (*Hamberger*, a.a.O.). [RAL (109)]

Zahnweh (*Greding*, a.a.O. S. 80. 106.). [RAL (110)]

Zahnweh während des Schweißes (*Greding*, a.a.O. S. 109.). [RAL (111)]

Drückend zuckendes Zahnweh in einem hohlen Zahne, was sich über die Schläfe erstreckt; beim Beißen auf den Zahn scheint es, als wäre er zu lang und locker, (vermehrte sich nicht beim Einziehen der Luft) (n. 4 St.) (*Wislicenus*, a.a.O.). [RAL (112)]

Verhinderung im Schlucken (*Hamberger*, a.a.O.). [RAL (113)]

Es fehlt ihm hinten im Halse; er zeigt mit dem Finger hinein, gleich als wenn da etwas stecke (*Hamberger*, a.a.O.). [RAL (114)]

Oefterer Schleimauswurf aus dem Rachen durch Raksen (n. $1/4$ St.) (*Langhammer*, a.a.O.). [RAL (115)]

Brennende Hitze in der Kehle (*Vicat*, a.a.O.). [RAL (116)]

Trockenheit und davon herrührendes Feinstechen am Kehlkopfe (n. 1 St.) (*Franz*, a.a.O.). [RAL (117)]

Dürre im Halse (*fauces horridae*) (*Wepfer*, a.a.O.). [RAL (118)]

Große Trockenheit im Halse und Durst (*Franz*, a.a.O.). [RAL (119)]

Rauh und kratzig im Halse und auf der Zunge, bei ganz feuchtem Munde (*Stapf*, a.a.O.). [RAL (120)]

Ein kratziges, lästiges Gefühl im Halse und Gaumen, wie von zu vielem Sprechen (*Stapf*, a.a.O.). [RAL (121)]

Trockenheit im Halse (*Bernigau*, a.a.O.). [RAL (122)]

Durst und Trockenheit im Halse (*Cagnion*, a.a.O.). [RAL (123)]

Durst von der stechenden Trockenheit im Halse (n. 2½ St.) (*Franz*, a.a.O.). [RAL (124)]

Der Hals ist ihm so zusammengezogen und trocken, daß ihn ein Schluck Thee ersticken will[18] (*Hamilton*, a.a.O.). [RAL (125)]

Im Halse ein Drücken, wie von einer Geschwulst, in und außer dem Schlingen (*Stapf*, a.a.O.). [RAL (126)]

Der Hals ist wie zusammengeschnürt, mit Verhinderung des Schlingens (*Bernigau*, a.a.O.). [RAL (127)]

Zusammenschnürung der Kehle (*Sauvages,* – *Hünerwolf*, a.a.O.). [RAL (128)]

---

[18] Wenn man die Symptome (113.) bis (119.), (122.) bis (125.), (127.) bis (134.), (136.), (137.), (138.) mit den Geistes- und Gemüthssymptomen 96. bis 98. 104. (419.), (451.) bis (454.), (465.) bis (472.), (474.), den Convulsionen (349.), (380.), (385.) und noch einigen andern (83), (84.), (335.) bis (337.) zusammennimmt, so entsteht ein ziemlich treffendes Bild einer auf Biß vom tollen Hunde entstandenen, gewöhnlichen Wasserscheu und eben dergleichen wird und **muß** daher von Bilsenkraut nicht selten homöopathisch geheilt werden können. Die wahren Geschichten von dieser fürchterlichen Krankheit zeigen uns mehre Abweichungen derselben an Menschen, für deren jede es eine ganz passendes Heilmittel geben wird, unter denen Bilsenkraut nicht das letzte ist. Für die andern Fälle ist entweder Stechapfel oder Belladonna das treffende homöopathische Heilmittel, je nachdem der Inbegriff der Zufälle beschaffen ist. Schon hat die Belladonna einige vollständige Heilungen bewirkt und sie würde es noch öfterer ausgerichtet haben, wenn man nicht theils andre, die Hülfe störende Mittel dabei angewendet, theils aber und vorzüglich, wenn man sie nicht in so ungeheuern Gaben angewendet und so die Kranken nicht zuweilen mit dem Heilmittel gemordet hätte. **Große Gaben homöopathisch angemessener Arzneien sind weit gewisser schädlich, als wenn sie ohne ähnlichen (homöopathischen) Bezug, oder in entgegengesetzter (antipathischer) Beziehung auf den Krankheitsfall, das ist, ganz am Fehlorte (allopathisch) angewendet werden.** Im homöopathischen Arzneigebrauche, wo die Gesammtheit der Krankheitssymptome von der Arzneiwirkung in großer Aehnlichkeit erreicht wird, ist es ein wahres Verbrechen, nicht ganz kleine, möglichst kleine Gaben zu geben; da sind Gaben in der Größe, wie Arzneien in der Schlendrianspraxis verordnet werden, wahre Gifte und Mordmittel. Diess erkläre ich, aus tausendfältiger Erfahrung überzeugt, für jede homöopathische Anwendung der Arzneien im Allgemeinen und **durchgängig**, vorzüglich wo die Krankheit acut ist, hier insbesondere aber für den Gebrauch der Belladonna, des Stechapfels und des Bilsenkrautes in der Wasserscheu, eines jeden an seinem Orte. Man komme also nicht und sage: „Man habe für den geeigneten Fall eine dieser drei Arzneien, selbst in der stärksten Gabe und nicht zu selten, sondern alle 2, 3 Stunden gegeben und der Kranke sey dennoch gestorben." Eben deswegen, sage ich aus voller Ueberzeugung, **eben deswegen ist er gestorben und du hast ihn umgebracht.** Hättest du ihm den kleinsten Theil eines Tropfens der quintillion- oder decillionfachen Verdünnung des Saftes einer dieser Kräuter zur Gabe nehmen lassen (in seltnen Fällen eine zweite Gabe, nach 3 oder 4 Tagen wiederholt), dann wäre der Kranke mit leichter Mühe und **gewiß gerettet** worden.

Unvermögen, zu schlingen (*Tozzetti*, a.a.O.). [RAL (129)]

Unfähigkeit, zu schlucken, und in den Mund gegebne Flüssigkeiten spie er zweimal aus (*Hamilton*, a.a.O.). [RAL (130)]

Wasserscheue (*Berrère*, Observat. d'Anatomie. 1753.). [RAL (131)]

Unerträglicher Durst (*Blom*, a.a.O.). [RAL (132)]

Unauslöschlicher Durst (*Sloane*, a.a.O.). [RAL (133)]

Abscheu vor Getränken (*Costa*, a.a.O.). [RAL (134)]

Nach großem Durste, heftiger Schweiß (*Greding*, a.a.O. S.78.). [RAL (135)]

Nach dem Trinken fiel er bald in Convulsionen, bald erkannte er die Anverwandten nicht (*Hamilton*, a.a.O.). [RAL (136)]

Er verlangt, zu trinken, und kann es doch nicht schlingen (*Hamberger*, a.a.O.). [RAL (137)]

Häufiges Speichelspucken (*Greding*, a.a.O. S.87.). [RAL (138)]

Viel Speichelzufluß (*Stapf*, a.a.O.). [RAL (139)]

Speichelfluß (*Stedman*, a.a.O.). [RAL (140)]

Speichelfluß salzigen Geschmacks (*Stapf*, a.a.O.). [RAL (141)]

Blutiger Speichel im Munde, mit blutig süßlichem Geschmacke (n. einigen St.) (*Stapf*, a.a.O.). [RAL (142)]

Appetitlosigkeit (*Planchon*, a.a.O.). [RAL (143)]

Appetit und Kräfte mindern sich von Tage zu Tage (*Greding*, a.a.O. S.102.). [RAL (144)]

Bitterkeit im Munde, früh; aber die Genüsse schmeckten nicht bitter (n. 24 St.) (*Fläming*, a.a.O.). [RAL (145)]

Bitterkeit im Munde und bitteres Aufstoßen (*Greding*, a.a.O. S.95.). [RAL (146)]

■ Magen

Appetitlosigkeit bei richtigem Geschmacke. [RAL 33]

Uebelkeit. [RAL 34]

Brecherlichkeit. [RAL 35]

Die Gegend der Herzgrube ist beim Befühlen empfindlich und schmerzhaft. [RAL 36]

Oeftere Anfälle von Drücken in der Herzgrube, die den Athem beengen. [RAL 37]

◇ Häufiges, geschmackloses Aufstoßen (*Stapf*, a.a.O.). [RAL (147)]

Oefteres, leeres Aufstoßen (n. 1½ St.) (*Langhammer*, a.a.O.). [RAL (148)]

Vergebliche Neigung zum Aufstoßen; halb unterdrücktes, unvollständiges Aufstoßen, 10 Stunden lang (*Fläming*, a.a.O.). [RAL (149)]

Bei einem äußern Drucke auf die Herzgrube bekommt er eine Uebelkeit, die dann zwar auch für sich fortdauert, aber durch Bücken vergeht (n. ½ St.) (*Franz*, a.a.O.). [RAL (150)]

Uebelkeit (*Hünerwolf*, a.a.O. – *Greding*, a.a.O. S. 78.). [RAL (151)]

Uebelkeit und Schwindel (*Greding*, a.a.O. S. 80.). [RAL (152)]

Uebelkeit, Erbrechen (*Barton*, a.a.O.). [RAL (153)]

Uebelkeit, Brecherlichkeit (*Stapf*, a.a.O.). [RAL (154)]

Erbrechen (*Hünerwolf*, – *Grünewald*, – *Gardane*, a.a.O. – *Greding*, a.a.O. S. 75. 76.). [RAL (155)]

Oefteres Erbrechen (*Grünewald*, a.a.O.). [RAL (156)]

Erbrechen häufigen, weißen, sehr zähen Schleims (*Greding*, a.a.O.). [RAL (157)]

Wässeriges Erbrechen, mit Schwindel (*Greding*, a.a.O. S. 94.). [RAL (158)]

Er konnte einige Tage lang nur mit Mühe, ohne sich zu erbrechen, Speise bei sich behalten (*Barton*, a.a.O.). [RAL (159)]

Nach Erbrechen grüner Galle und starkem Schweiße erfolgte Geistesruhe (*Greding*, a.a.O. S. 80.) [RAL (160)]

Oefteres Schlucksen (n. 1¼ St. und später.) (*Langhammer*, a.a.O.). [RAL (161)]

Schlucksen mit Krämpfen und Kollern im Unterleibe (*Greding*, a.a.O. S. 94.). [RAL (162)]

Starkes Schlucksen zwei Mitternächte nach einander, mit unwillkührlichem Harnen und Schaum vor dem Munde (*Greding*, a.a.O. S. 104.). [RAL (163)]

Heftiges Schlucksen bei Hartleibigkeit (*Greding*, a.a.O. S. 95.). [RAL (164)]

Nachts, ungeheures Schlucksen mit Durchfall (*Greding*, a.a.O. S. 94.). [RAL (165)]

Nach dem Mittagsessen, ungeheures, langdauerndes Schlucksen (*Greding*, a.a.O. S. 89.). [RAL (166)]

Nach dem Essen, Kopfweh, Drücken in den Schläfen und Wehthun des ganzen äußern Kopfs (n. 4½ St.) (*Franz*, a.a.O.). [RAL (167)]

Gleich nach der Mahlzeit wie betrunken (*Fläming*, a.a.O.). [RAL (168)]

Die meisten und größten Beschwerden entstehen nach dem Essen (*Franz*, a.a.O.). [RAL (169)]

Bald nach dem Mittagsessen überfällt ihn eine große Angst, als ob ihm ein trauriges Ereigniß bevorstände (n. 6 St.) (*Franz*, a.a.O.). [RAL (170)]

Nach Tische, häufige und anhaltende Ruthesteifigkeiten (n. 5 St.) (*Franz*, a.a.O.). [RAL (171)]

Beengung um die Herzgrube (*Camerarius*, a.a.O.). [RAL (172)]

Magenschwäche (*Stedman*, a.a.O.). [RAL (173)]

Magenschmerz (*Greding*, a.a.O. S. 87.). [RAL (174)]

Nach dem Essen, schnelles Drücken über der Herzgrube auf dem Brustbeine (n. ¼ St.) (*Franz*, a.a.O.). [RAL (175)]

Magendrücken (*Stedman*, a.a.O.). [RAL (176)]

Magenbrennen (*Blom*, a.a.O.). [RAL (177)]

Magenentzündung (*Barrère*, a.a.O.). [RAL (178)]

Vollheit in der Magengegend, mit einem lästigen Gefühl von Spannung des Unterleibes, Abends (*Stapf*, a.a.O.). [RAL (179)]

→ Durst, Appetit: *Mund und innerer Hals*

■ **Abdomen**

Ungemein starke Blähungserzeugung nach dem sehr mäßigen Abendessen, und häufiger, doch schwieriger, Abgang der Blähungen (n. 14 St.). [RAL 38]

Ein Drücken in der Nabelgegend. [RAL 39]

Gefühl von Härte des Unterleibes. [RAL 40]

Schmerzhafte Empfindlichkeit der Bauchdecken. [RAL 41]

Krampfhafte Zusammenziehungen in den Bauchmuskeln, als wenn innerhalb etwas Lebendiges wäre[19] (n. 3 St.). [RAL 42]

Einzelne Stiche in der Lebergegend (n. ½ St.). [RAL 43]

Ein Stechen in der Nabelgegend während des Athemholens (n. 5 St.). [RAL 44]

Früh, nach dem Aufstehen aus dem Bette, ungeheure Blähungskolik, ein kneipendes Herabdrücken, wie eine Last, im Unterbauche, mit Brecherlichkeit und Schmerz im Rücken, als wäre er zerschlagen, ohne daß eine Blähung abgeht, in Bewegung und Ruhe (n. 24 St.). [RAL 45]

Schneidende Leibschmerzen. [RAL 46]

Schneiden, tief im Unterleibe. [RAL 47]

Kurze Anfälle von Schneiden auf einer kleinen Stelle tief im Unterbauche, unter dem Schambeine (n. 6 St.). [RAL 48]

Schmerz des Bauches (der Bauchmuskeln), als wenn man sich allzu sehr angestrengt, und verhoben hätte, früh gleich nach dem Erwachen. [RAL 49]

◇ Leibweh (*Stedman*, – *Wepfer*, – *Hamilton*, a.a.O. – *Greding*, a.a.O. S. 105.). [RAL (180)]

Kolikschmerzen (*Stoerk*, a.a.O.). [RAL (181)]

---

[19] Vom Dunste des Krautes.

Stechender Schmerz unter dem Nabel beim Gehen (*Fr. H-n.*). [RAL (182)]

Ziehender Schmerz in den Gedärmen (n. 9 St.) (*Fläming*, a.a.O.). [RAL (183)]

Kneipendes Ziehen im Unterleibe, unter Abgang vieler Blähungen (n. 3 St.) (*Franz*, a.a.O.). [RAL (184)]

Kneipen im Bauche (n. 26 St.) (*Fläming*, a.a.O.). [RAL (185)]

Er schreit über Bauchschmerzen, die ihm den Leib zersprengen wollen, und stemmt die Fäuste in die Seiten (*Wepfer*, a.a.O.). [RAL (186)]

Drückende Blähungskolik im Oberbauche; es trieb ihm den Leib auf, Abends nach dem Niederlegen (*Fläming*, a.a.O.). [RAL (187)]

Schmerzen der Bauchmuskeln, als wäre er drauf gefallen (im Sitzen) (n. 2 St.) (*Fr. H-n.*). [RAL (188)]

Aufblähung des Unterleibes, welcher bei Berührung schmerzhaft ist (*Costa*, a.a.O.). [RAL (189)]

Kollern im Leibe, auch während des Durchfalles (*Greding*, a.a.O. S. 81.). [RAL (190)]

Kollern im Leibe, mit heftigem Durchfalle (*Greding*, a.a.O. S. 98.). [RAL (191)]

■ **Rektum**

Oefteres Drängen zum Stuhle[20]. [RAL 50]

Unwissend läßt er den Stuhlgang von sich, im Bette (n. 2 St.). [RAL 51]

Er muß oft zu Stuhle; die Stuhlgänge aber sind natürlich. [RAL 52]

Viertägige Leibes-Verstopfung und öfteres Drücken in der Nabelgegend, wie von Vollheit des Unterleibes, wobei es ihm öfters Noth thut und zu Stuhle nöthigt, ohne Stuhlzwang im Mastdarm und After. [RAL 53]

Der Leib ist verstopft und die Harnausleerung gehemmt, mit Pressen zum Uriniren. [RAL 54]

◇ Drängen zum Stuhle (n. 1 St.) (*Franz*, a.a.O.). [RAL (192)]

Drängen zum Stuhle, mit Empfindung im Mastdarme, als wenn Durchfall erfolgen sollte (n. 3/4 St.) (*Franz*, a.a.O.). [RAL (193)]

Drängen im Mastdarme, als müsse er zu Stuhle gehen (n. 1/4 St.) (*Franz*, a.a.O.). [RAL (194)]

Stuhl den ersten Tag 3 Stunden später, als gewöhnlich, den zweiten Tag 4 Stunden zeitiger (*Fläming*, a.a.O.). [RAL (195)]

Oefterer Stuhlgang (*Grünewald*, a.a.O. – *Greding*, a.a.O. S. 74.). [RAL (196)]

Durchlauf (*Hünerwolf*, – *Blom*, a.a.O. – *Greding*, a.a.O. S. 80.). [RAL (197)]

Einmaliger, breiichter Stuhlgang, 5 Stunden vor seiner gewohnten Zeit (n. 1 1/4 St.) (*Franz*, a.a.O.). [RAL (198)]

Abgang vielen mußigen Stuhls, mit wenigem Urinabgange (n. 3/4 St.) (*Langhammer*, a.a.O.). [RAL (199)]

Weicher Stuhlgang in kleinen, dünngezogenen Stücken (*Stapf*, a.a.O.). [RAL (200)]

Durchfall, Tag und Nacht (*Fr. H-n.*). [RAL (201)]

Mäßiger Durchlauf (*Barton*, a.a.O. – *Greding*, a.a.O. S. 76.). [RAL (202)]

Schleimiger Durchfall (*Greding*, a.a.O. S. 84.). [RAL (203)]

Schleimiger, schwächender Durchlauf (*Stoerck*, a.a.O.). [RAL (204)]

Wässeriger Durchlauf (*Greding*, a.a.O. S. 94.). [RAL (205)]

Häufiger Abgang von Madenwürmern (*Greding*, a.a.O. S. 97.). [RAL (206)]

Hartleibigkeit, harter Stuhl mit Schleim daran, und beim Abgange, Schmerz im After, fünf Tage nach einander (*Fr. H-n.*). [RAL (207)]

Einmaliger, sehr fester Stuhlgang, einige Stunden nach der gewohnten Zeit (n. 6 St.) (*Franz*, a.a.O.). [RAL (208)]

Leibesverstopfung (*Hamilton*, a.a.O.). [RAL (209)]

Schwierige Leibesöffnung (*Störck*, a.a.O.). [RAL (210)]

Goldaderfluß, 8 Tage lang (*J. A. Ph. Gesner*, Samml. von Beobacht. I. S. 165.). [RAL (211)]

■ **Harnwege**

Unterdrückter Harnabgang, mit Drängen in der Blase[21]. [RAL 55]

Lähmung der Blase. [RAL 56]

---

[20] Die Anregungen zum Stuhle und die öftern Ausleerungen von Bilsen stehen mit der Verzögerung des Stuhlganges und dem Mangel an Triebe dazu in Wechselwirkung; doch scheinen jene die vorzüglichere Erstwirkung zu seyn. Es scheint sogar hierin eine zwiefache Wechselwirkung Statt zu finden: viel Anregung mit seltnerem s. 53. (192–194.) und häufigerem Abgange und zu wenig Anregung, mit wenig oder keiner Ausleerung s. (209.) (210.), auch mit häufiger Ausleerung s. 51.; doch ist das öftere Noththun mit dem geringern und seltnern Abgange die vorzüglichere Wechselwirkung.

[21] Die Anregung der Blase zum Harnen und die Reizlosigkeit derselben – die geringe Harnabsonderung und der reichliche Harnfluß stehen gegen einander bei Bilsen in Wechselwirkung, so daß viel Harntrieb mit wenigem und vielem Harnabgange – so wie Unthätigkeit der Blase bei weniger und sehr vieler Harnabsonderung zugleich gegenwärtig seyn kann; doch scheint viel Drängen zum Harnen mit wenigem Harnabgange vorzüglichere, häufigere Erstwirkung zu seyn.

◇ Gelber, schon beim Lassen trüber Harn, nachgehends mit weißgraulichtem Satze (*Fläming*, a.a.O.). [RAL (212)]

(Die ersten beiden Tage, öfteres Drängen mit wenigem Urinabgange, den dritten und die folgenden, reichliches Harnlassen) (*Langhammer*, a.a.O.). [RAL (213)]

Reichlicher Harnabgang (*Greding*, a.a.O. S. 74. 76. 80.). [RAL (214)]

Sehr häufiges Harnen, mit Poltern im Bauche (*Greding*, a.a.O. S. 83.). [RAL (215)]

Häufiges Harnen wasserhellen Urins; er mußte, selbst seiner Gewohnheit zuwider, die Nacht mehrmals Harnen (*Stapf*, a.a.O.). [RAL (216)]

Reichlicher Harnabgang, Schlaf, Ausdünstung, Durchlauf und dann Geisteserheiterung (*Greding*, a.a.O. S. 81.). [RAL (217)]

Harnfluß (*Stedman*, a.a.O.). [RAL (218)]

Schwieriges Harnen (*Sauvages*, a.a.O.). [RAL (219)]

Schwieriges, nicht ohne Pressen erfolgendes Harnen (*Greding*, a.a.O. S. 79.). [RAL (220)]

Harnverhaltung (*Costa*, a.a.O.). [RAL (221)]

■ **Geschlechtsorgane**

Gefühl von Wundheit und Brennen im Eingange der Mutterscheide (n. 1 St.). [RAL 57]

Um einige Tage verspätete Monatreinigung. [RAL 58]

Unterdrückte Monatzeit. [RAL 59]

Vor Eintritt des Monatlichen, wehenartige Schmerzen, wie zum Kinde, in der Bärmutter, nebst Ziehen in den Lenden und im Kreuze. [RAL 60]

Das Monatliche tritt schon den vierzehnten Tag ein. [RAL 61]

Begattungstrieb[22]. [RAL 62]

◇ Starker Abgang des Monatlichen[23] (*Greding*, a.a.O. S. 81.). [RAL (222)]

Starker Abgang des Monatlichen, mit delirirendem Geschwätze (*Greding*, a.a.O. S. 81.). [RAL (223)]

Verzögerung der Monatzeit (*Greding*, an verschiedenen Stellen.). [RAL (224)]

Mit Händen und Füßen zittert sie heftig, gleichsam wie convulsivisch und wie rasend, während der Monatzeit (*Greding*, a.a.O. S. 83.). [RAL (225)]

Harnfluß während des Monatlichen (*Greding*, a.a.O. S. 83.). [RAL (226)]

Harnfluß und Schweiß während des Monatlichen (*Greding*, a.a.O. S. 84.). [RAL (227)]

Schweiß während des Monatlichen (*Greding*, a.a.O. S. 86.). [RAL (228)]

Vor Ausbruch des Monatlichen, hysterische Schmerzen (*Greding*, a.a.O. S. 106.). [RAL (229)]

Fast ununterbrochenes Lautlachen vor Ausbruch des Monatlichen (*Greding*, a.a.O. S. 106.). [RAL (230)]

Die Monatreinigung bricht unter starkem Schweiß, Kopfweh und Uebelkeit aus (*Greding*, a.a.O. S. 98.). [RAL (231)]

Erregung der Geschlechtstheile und Ruthesteifigkeit, ohne Phantasieerregung (n. ½ St.) (*Franz*, a.a.O.). [RAL (232)]

Männliches Unvermögen[24] (*de Ruef*, in Nov. Act-Natur. Cur. T. IV. obs. 59.). [RAL (233)]

■ **Atemwege und Brust**

Empfindung, als wenn etwas in der Luftröhre säße und vom Husten nicht losginge. [RAL 63]

Trocknes Hüsteln. [RAL 64]

Nachts, trockner Husten. [RAL 65]

Nachthusten. [RAL 66]

Er hustet oft die Nacht, wacht aber jedesmal darüber auf, und schläft dann wieder ein (n. 30 St.). [RAL 67]

Während des Liegens fast unaufhörlicher Husten, der beim Aufsitzen vergeht. [RAL 68]

Grünlicher Auswurf beim Husten. [RAL 69]

(Ein brennender Schmerz in der linken Seite, Abends.) [RAL 70]

◇ Uebelriechender Athem und Hauch aus dem Munde, was er selbst fühlt, früh beim Aufstehen (n. 24 St.) (*Fläming*, a.a.O.). [RAL (234)]

Oefteres Niesen, ohne Schnupfen (n. 1½ St.) (*Langhammer*, a.a.O.). [RAL (235)]

Viel Schleim in der Luftröhre und im Kehlkopfe, der die Sprache und Stimme unrein macht (n. ½ St.) (*Franz*, a.a.O.). [RAL (236)]

Engbrüstigkeit (*Hünerwolf*, a.a.O.). [RAL (237)]

Ein Klemmen im obern Theile der Brust, lästig, doch nicht schmerzhaft, und weder im Gehen, noch durch Sprechen vermehrt (n. 6 St.) (*Stapf*, a.a.O.). [RAL (238)]

Schweräthmigkeit (*Hünerwolf*, a.a.O. – *Greding*, a.a.O. S. 90.). [RAL (239)]

Schweres Athmen, mit abwechselndem Röcheln (*Camerarius*, a.a.O.). [RAL (240)]

---

[22] M. s. auch (232.).

[23] Die Blutungen von Bilsen scheinen sämmtlich in der Erstwirkung zu seyn, daher seine Hülfe in Bärmutterblutflüssen, wo die übrigen Symptome der Krankheit denen des Bilsenkrautes in Aehnlichkeit entsprechen.

[24] Zwei Monate lang.

Ein beengendes Gefühl quer über die Brust, wie von allzu großer Anstrengung durch Sprechen oder Laufen (*Stapf*, a.a.O.). [RAL (241)]

Beklommenheit in der Brust, wie Kurzäthmigkeit, und dabei starker Herzschlag (n. 3 St.) (*Wislicenus*, a.a.O.). [RAL (242)]

Während eines beklemmenden Drückens auf der Brust, zugleich innerliches Stechen, mehr beim Einathmen (n. ³⁄₄ St.) (*Franz*, a.a.O.). [RAL (243)]

Drücken unten in der rechten Brustseite, welches beim Treppensteigen noch mit großer Beängstigung und Kurzäthmigkeit begleitet wird (n. 6 St.) (*Franz*, a.a.O.). [RAL (244)]

Drücken auf der rechten Seite der Brust, nahe am Schwerdknorpel und der letzten wahren Ribbe, mit großer Beängstigung und Beklemmung des Athems (n. 6½ St.) (*Franz*, a.a.O.). [RAL (245)]

Harter Druck mit Stichen auf der Brust (n. 3 St.) (*Franz*, a.a.O.). [RAL (246)]

Stechen in der Seite der Brust (*Stedman*, a.a.O.). [RAL (247)]

Stechen in der rechten Seite (*Fr. H-n.*). [RAL (248)]

Ein trocknes, kitzelndes Hüsteln, welches aus der Luftröhre zu kommen scheint (*Stapf*, a.a.O.). [RAL (249)]

Trockner, krampfhafter, anhaltender Husten (*Greding*, a.a.O. S. 96.). [RAL (250)]

Husten, welcher in der Nacht schlimmer ist (*Greding*, a.a.O. S. 109.). [RAL (251)]

■ **Rücken und äußerer Hals**

Stechen in den Schulterblättern. [RAL 71]

Fixe Schmerzen in den Lenden. [RAL 72]

(Reißender Rückenschmerz.) [RAL 73]

◇ (Ein Wärmegefühl im Rücken) (sogleich) (*Stapf*, a.a.O.). [RAL (252)]

Spannen der Brust- und Rückenmuskeln am Schultergelenke, besonders beim Aufheben des Arms, als wären sie zu kurz (n. 6 St.) (*Wislicenus*, a.a.O.). [RAL (253)]

Rückenschmerz (*Greding*, a.a.O. S. 99.). [RAL (254)]

Wiederholte Lendenschmerzen (*Greding*, a.a.O. S. 106.). [RAL (255)]

Lendenschmerz und Geschwulst um die Fußknöchel (*Greding*, a.a.O. S. 108.). [RAL (256)]

Stechender Schmerz in den Lenden und in der Seite (*Greding*, a.a.O. S. 108.). [RAL (257)]

→ äußerer Hals: *Gesicht und Sinnesorgane*

■ **Extremitäten**

(Abends, nach Leibesbewegung, Zittern des Armes.) [RAL 74]

Eingeschlafenheit der Glieder. [RAL 75]

◇ Aeußerlich am Ellbogen ein Paar, bei Berührung wund schmerzende Blüthchen (n. 9 St.) (*Wislicenus*, a.a.O.). [RAL (258)]

Drücken in der Ellbogenbeuge, wenn er den Arm gekrümmt still hält (n. ³⁄₄ St.) (*Franz*, a.a.O.). [RAL (259)]

Ein dumpfer Schmerz im Hand- und Ellbogenlenke, welcher sich auch weiter verbreitete, und bei Bewegung gelinder ward (*Stapf*, a.a.O.). [RAL (260)]

Jückende Stiche an der Beugeseite des Vorderarms (n. 1 St.) (*Wislicenus*, a.a.O.). [RAL (261)]

Anhaltender Stich wie mit einer Nadel an der Beugeseite des Vorderarms (n. 5 St.) (*Wislicenus*, a.a.O.). [RAL (262)]

Schmerzhafte Betäubung (stupor) der Hände (*G. Clauder*, in Misc. Nat. Cur. Dec. V. ann. 6. obs. 178.). [RAL (263)]

Erstarren der Hände (*Stedman*, a.a.O.). [RAL (264)]

Ein Kriebeln in der linken Hand, wie Eingeschlafenheit (*Stapf*, a.a.O.). [RAL (265)]

Ziehend drückender Schmerz um die Handgelenke und die Handknöchel (n. ¼ St.) (*Franz*, a.a.O.). [RAL (266)]

Geschwulst der Hände (*Stedman*, a.a.O.). [RAL (267)]

Ein drückendes Ziehen an den innern Rändern der Finger, bei Bewegung (n. 1½ St.) (*Franz*, a.a.O.). [RAL (268)]

In den linken Gesäßmuskeln, scharfe Stiche mit Klammschmerz (n. 5 St.) (*Wislicenus*, a.a.O.). [RAL (269)]

Röthe der Hinterbacken und Füße (*Hamberger*, a.a.O.). [RAL (270)]

Ein Blutschwär am linken Oberschenkel (*Greding*, a.a.O. S. 106.). [RAL (271)]

Stechendes Ziehen in den Oberschenkeln; stärker in der Ruhe (n. 1 St.) (*Wislicenus*, a.a.O.). [RAL (272)]

Es brechen brandige Flecken und Bläschen, am meisten an den Untergliedmaßen, aus (n. 24 St.) (*Blom*, a.a.O.). [RAL (273)]

Beim Gehen im Freien, Steifigkeit und Mattigkeit in den Kniegelenken (n. 3 St.) (*Franz*, a.a.O.). [RAL (274)]

Mattigkeit und Schwäche der Füße (*Greding*, a.a.O. S. 76. – *Stedman*, a.a.O.). [RAL (275)]

Fußgeschwulst (*Greding*, a.a.O. S. 82.). [RAL (276)]

Kneipen in den Waden (n. 1 St.) (*Wislicenus*, a.a.O.). [RAL (277)]

Stechendes Kneipen am Schienbeine (n. 5 St.) (*Wislicenus*, a.a.O.). [RAL (278)]

Er heulet über (kneipend) zuckende Schmerzen in den Füßen (*Greding*, a.a.O. S. 106.). [RAL (279)]

Eingeschlafenheit der Gliedmaßen (*Navier*, a.a.O.). [RAL (280)]

Ziehendes Reißen in den Fußsohlen, am meisten in der Ruhe; durch Gehen verschwand's und kam im Sitzen wieder (n. 36 St.) (*Wislicenus*, a.a.O.). [RAL (281)]

■ **Allgemeines und Haut**

Häufige, große Blutschwäre. [RAL 76]

Zerschlagenheitsschmerz im Geschwüre, bei Bewegung des Theiles (n. 24 St.). [RAL 77]

Das Geschwür wird blutig und schmerzt auf's Aeusserste (n. 24 St.). [RAL 78]

Ein spannender Schmerz quer über die Mitte der Oberschenkel, als wenn sie zu kurz wären, beim Treppensteigen. [RAL 79]

Bei Bewegung, Schmerz in den Waden, wie Klamm, Nachmittags. [RAL 80]

Ein lähmiges Ziehen in den Schenkeln, vorzüglich beim Gehen. [RAL 81]

(Beim Gehen, Schmerz im linken Schienbeine, wie zerschlagen, vorzüglich Abends, während die Wadenseite heiß, geschwollen und mit rothem Friesel besetzt ist, doch ohne Schmerz und ohne Jücken) (n. 72 St.). [RAL 82]

Kalte Füße. [RAL 83]

Schmerz in den Unterfüßen. [RAL 84]

Im untern Fußgelenke, ein schneidender Schmerz beim Gehen. [RAL 85]

Das Fußgelenk schmerzt wie zerschlagen, Nachmittags. [RAL 86]

Beim Gehen und Vorwärts-Setzen der Füße und beim Steigen werden die Fußzehen krampfhaft gekrümmt, wie von Klamm. [RAL 87]

◇ Rheumatische Schmerzen (*Greding*, a.a.O. S. 87.). [RAL (282)]

Schmerzen der Gliedmaßen und Lenden (*Greding*, a.a.O. S. 89. 107.). [RAL (283)]

Scharfe, anhaltende Stiche in den Arm- und Fußgelenken (n. 1 St.) (*Wislicenus*, a.a.O.). [RAL (284)]

In den Gelenken, doch mehr in den Muskeln in der Nähe der Gelenke, ein dumpf ziehender Schmerz (*Stapf*, a.a.O.). [RAL (285)]

Schneidendes Reißen fast in allen Gelenken, vorzüglich bei Bewegung (n. 3 St.) (*Wislicenus*, a.a.O.). [RAL (286)]

Schmerzen in den Gliedern (*Wepfer*, a.a.O.). [RAL (287)]

Die Symptome scheinen sich Abends am stärksten zu zeigen (*Stapf*, a.a.O.). [RAL (288)]

Jücken, welches nöthigt, die Haut blutig zu krazzen (*Costa*, a.a.O.). [RAL (289)]

Feine Stiche zu den Fingerspitzen heraus und aus allen Theilen des Körpers (n. wenigen Minuten) (*Wendt*, a.a.O.). [RAL (290)]

Als er die warme Hand auf irgend einen Theil des Körpers, z.B. auf den Rücken, die Arme u.s.w. nur einen Augenblick legte, entstand ein langdauerndes, sehr bedeutendes Wärmegefühl, wie Brennen, an dieser Stelle (n. einigen St.) (*Stapf*, a.a.O.). [RAL (291)]

Hautausschlag großer Pusteln, auf mehre Stellen zusammengehäuft, von der Gegend über den Hüften an bis an die Knie, vom Ansehen zusammenfließender Pocken; sie enthalten keine Feuchtigkeit, und schuppen sich nach 4 Tagen ab (n. 3 Tagen) (*Costa*, a.a.O.). [RAL (292)]

Abwechselnd erscheinen braune Flecke am ganzen Körper, bald verschwinden sie wieder (*Greding*, a.a.O. S. 81.). [RAL (293)]

Flechtenartige Flecke im Genicke (*Greding*, a.a.O. S. 96.). [RAL (294)]

Hartnäckige Wassersucht (*Barrère*, a.a.O.). [RAL (295)]

Geschwulst (*Clauder*, a.a.O.). [RAL (296)]

Schwäche (*Sauvages*, – *Navier*, – *Planchon*, a.a.O. – *Greding*, a.a.O. S. 87. 90.). [RAL (297)]

Abneigung und Abscheu vor Bewegung und Arbeit (*Fläming*, a.a.O.). [RAL (298)]

Müdigkeit, Ermattung des ganzen Körpers (*Hamilton*, a.a.O.). [RAL (299)]

Beim Gehen im Freien wird er sehr bald heiß und matt (n. 12 St.) (*Wislicenus*, a.a.O.). [RAL (300)]

Schwanken (*Stedman*, a.a.O.). [RAL (301)]

Ungemeines Sinken der Kräfte (n. 4 St.) (*Wepfer*, a.a.O.). [RAL (302)]

Schwäche: er kann kaum auf den Füßen stehen und scheint stets fallen zu wollen (*Bernigau*, a.a.O.). [RAL (303)]

Langwierige Schwäche der Füße (*Cagnion*, a.a.O.). [RAL (304)]

Allgemeine Entkräftung mit Zittern des ganzen Körpers und ausserordentliche Kälte der äußern Gliedmaßen, bis Ohnmacht bevorstand (*Smith*, a.a.O.). [RAL (305)]

Ohnmacht (*Hünerwolf*, a.a.O.). [RAL (306)]

Anfälle von Ohnmacht (*Stoerck*, a.a.O.). [RAL (307)]

Wiederholte Ohnmachten (*Navier*, a.a.O.). [RAL (308)]

Todähnliche Ohnmacht (*U. Faber*, a.a.O.). [RAL (309)]

→ Krämpfe, Krampfanfälle: *Schlaf, Träume und nächtliche Beschwerden*

■ **Schlaf, Träume und nächtliche Beschwerden**

Wachende Schlummersucht. [RAL 88]

Er hat im Schlummer eine lächerliche Miene. [RAL 89]

Er hob im Bette bald die Kniee in die Höhe, bald streckte er sie aus, bald wendete er sich herum, wendete den Kopf bald dahin, bald dorthin, bald hob er die Hand auf und schlug damit auf's Bett, bald zupfte er Stroh aus seinem Lager, krabbelte drauf herum und redete nichts dazu; dabei war er weder ärgerlich, noch zaghaft (n. 3½ St.). [RAL 90]

Im bewußtlosen Schlafe (Abends 9 Uhr) fing er an zu wimmern, hob dann den gesunden Arm empor, der dann schnell wieder nieder fiel, gleich drauf zuckte die Achsel heftig nach oben; dann ward der Kopf rüber und nüber geworfen; dann hob sich der kranke Fuß in die Höhe, dann zuckte es schnell im gesunden; oft war es in der gesunden Hand, wo sich schnell die Finger ausspreizten und wieder fest schlossen; unterdessen ließ er zuweilen Klagtöne hören. [RAL 91]

Aengstliche Schlaflosigkeit. [RAL 92]

◇ Stilles Niederliegen (*Hamberger*, a.a.O.). [RAL (310)]

Schläfrigkeit (n. 2 St.) (*Hamberger*, a.a.O.). [RAL (311)]

Früh, sehr überthätig, wie eine unkräftige Munterkeit; Nachmittags, Schläfrigkeit, Abgespanntheit und Unentschlossenheit[25] (*Franz*, a.a.O.). [RAL (312)]

Schlaf (*Hamilton*, a.a.O.). [RAL (313)]

Zweitägiger Schlaf (*Hünerwolf*, a.a.O.). [RAL (314)]

Dreitägiger Schlaf (*Hünerwolf*, a.a.O.). [RAL (315)]

Tiefer Schlaf (*Hünerwolf*, a.a.O. – *Greding*, a.a.O. S. 76. 78.). [RAL (316)]

Langer, tiefer Schlaf (*Sloane*, a.a.O. – *Blom*, bei *Bergius*, a.a.O.). [RAL (317)]

Unmäßiger Schlaf (*Hünerwolf*, a.a.O.). [RAL (318)]

Sanfter Schlaf (*Greding*, a.a.O. S. 76.). [RAL (319)]

Ruhiger Schlaf, mit starkem Schweiße und öfterm Harnen (*Greding*, a.a.O. S. 79.). [RAL (320)]

Während des Schlafes, Schweiß[26] (*Greding*, a.a.O. S. 109.). [RAL (321)]

Unaufhaltsame Neigung, zu schlafen (*Hamilton*, a.a.O.). [RAL (322)]

Schläfriges Unvermögen, die Augenlider zu öffnen (*Hamilton*, a.a.O.). [RAL (323)]

Sehr tiefer Schlummer (n. 5 St.) (*Fläming*, a.a.O.). [RAL (324)]

Lang anhaltender Schlummer (*Kiernander*, a.a.O.). [RAL (325)]

Wachende Schlummersucht (*Wedel*, a.a.O.). [RAL (326)]

Schlaflosere Nächte (*Greding*, a.a.O. S. 74.). [RAL (327)]

Er schläft zu spät ein (*Fr. H-n.*). [RAL (328)]

Schlaflosigkeit (*Blom*, a.a.O.). [RAL (329)]

Schlaflosigkeit wegen einer ruhigen Geisteserheiterung (*Stapf*, a.a.O.). [RAL (330)]

Lang anhaltende Schlaflosigkeit (*Planchon*, a.a.O.). [RAL (331)]

Ob er gleich erst lange nach Mitternacht eingeschlafen war, so wachte er doch ungewöhnlich früh auf, und fühlte sich sehr heiter und aufgelegt zu Phantasie-Arbeiten, munter und kräftig (*Stapf*, a.a.O.). [RAL (332)]

Oefteres Erwachen die Nacht aus dem Schlafe, als wenn er gestört worden wäre oder schon ausgeschlafen hätte, zwei Nächte nach einander (*Langhammer*, a.a.O.). [RAL (333)]

Er konnte die ganze Nacht nicht schlafen; er mochte sich auf diese oder jene Seite legen, so konnte er nicht zur Ruhe kommen; erst kurz vor Tages Anbruch schlief er von Zeit zu Zeit etwas, hatte aber jedesmal in dem kurzen Schlafe über und über, am meisten am Halse, geschwitzt (n. 5 St.) (*Langhammer*, a.a.O.). [RAL (334)]

Nächtliche Schlaflosigkeit mit Convulsionen und Erschütterungen, wie von Schreck, untermischt (*Hamilton*, a.a.O.). [RAL (335)]

Schreckhafte Träume (*Planchon*, a.a.O.). [RAL (336)]

Abends, kurz nach dem Einschlafen träumt er sehr ängstlich von wüthend auf ihn losspringenden Katzen (n. 46 St.) (*Wislicenus*, a.a.O.). [RAL (337)]

---

[25] Die Uebermunterkeit, s. auch (327.) bis (334.), (419.) bis (422.), steht bei Bilsen mit Schläfrigkeit und Schlaf in Wechselwirkung, doch scheint die Uebermunterkeit die vorzüglichere Erstwirkung zu seyn.

[26] Es erfolgte fast kein Schweiß außer dem Schlafe.

Er erwacht von selbst aus dem Schlafe mit Geschrei (*Hamberger*, a.a.O.). [RAL (338)]

Schlaf, von Zähneknirschen unterbrochen (*Greding*, a.a.O. S. 91.). [RAL (339)]

Im Schlafe, erstickendes Schnarchen beim Einathmen (n. 14 St.) (*Fläming*, a.a.O.). [RAL (340)]

Aufschrecken aus dem Schlafe (*Fläming*, a.a.O.). [RAL (341)]

Er schwatzt im Schlafe vom Kriege (*Fläming*, a.a.O.). [RAL (342)]

Geile Träume, die ersten beiden Nächte, ohne Samenergießung, obgleich bei Erregung der Geschlechtstheile (*Langhammer*, a.a.O.). [RAL (343)]

Schlagfluß mit Schnarchen (*Costa*, a.a.O.). [RAL (344)]

Halbschlag (*Haller*, a.a.O.). [RAL (345)]

Er fällt jähling zur Erde (*Camerarius*, – *Hünerwolf*, a.a.O.). [RAL (346)]

Er fällt jähling zur Erde mit Geschrei und Convulsionen[27] (n. einigen Minuten) (*Pyl's* neues Magazin II. B. III. St. S. 100.). [RAL (347)]

Sie ist über und über steif, wie im Tetanus (*Hünerwolf*, a.a.O.). [RAL (348)]

Leichte, convulsivische Bewegung bald der obern, bald der untern Gliedmaßen (*Planchon*, a.a.O.). [RAL (349)]

Convulsivische Bewegungen (*Hünerwolf*, a.a.O.). [RAL (350)]

In den Convulsionen stampft er einen Fuß um den andern zur Erde (*Camerarius*, a.a.O.). [RAL (351)]

Convulsionen (*Costa*, – *Jaskiewitz*, a.a.O.). [RAL (352)]

Convulsionen, fünf Tage lang (*Jaskiewitz*, a.a.O.). [RAL (353)]

Oeftere Zuckungen (*Cagnion*, a.a.O.). [RAL (354)]

Die Krämpfe krümmen die Gliedmaßen, und der gebogne Körper wird in die Höhe geworfen (*Camerarius*, a.a.O.). [RAL (355)]

Der Körper von Convulsionen ungeheuer geworfen (*Camerarius*, a.a.O.). [RAL (356)]

Convulsionen mit Schaum vor dem Munde (*Camerarius*, a.a.O.). [RAL (357)]

Sie schlägt in den Convulsionen die Daumen ein (in die Faust) (*Hünerwolf*, a.a.O.). [RAL (358)]

Fallsucht[28] (*Chph. Seliger*, in Misc. Nat. Cur. Dec. II. ann. 1 obs. 138.). [RAL (359)]

Kleine Anfälle von Epilepsie, mit Paroxysmen von Schlage abwechselnd (*Planchon*, a.a.O.). [RAL (360)]

Flechsenzucken (*Hamilton*, a.a.O.). [RAL (361)]

Krämpfe mit wässerigem Durchfalle und Harnflusse (*Greding*, a.a.O. S. 94.). [RAL (362)]

Krämpfe, Durchlauf und Kälte des ganzen Körpers (*Greding*, a.a.O. S. 94.). [RAL (363)]

■   Fieber, Frost, Schweiß und Puls

(Er kann die Nacht im Bette nicht warm werden.) [RAL 93]

Nachmittägiges Fieber voll Kälte und Schmerz, z.B. des Rückens. [RAL 94]

(Das Blut brennt in den Adern.) [RAL 95]

◊ Frost und Schauder über den ganzen Körper, eine halbe Stunde lang (*Stoerck*, a.a.O.). [RAL (364)]

Frostschauder über den ganzen Körper, mit heißem Gesichte und kalten Händen, ohne Durst (n. 1 St.), und den folgenden Tag wiederkehrend (n. 24 St.) (*Langhammer*, a.a.O.). [RAL (365)]

Abends, heftiger und langer Frost mit unruhigem Schlafe, worauf reichlicher Schweiß erfolgte (Greding, a.a.O. S. 79.). [RAL (366)]

Nach 12 Minuten verminderte sich die Zahl der Pulse, und dann immer mehr, so daß er nach einer Stunde von 85 Schlägen auf 59 herabsank und sehr klein war[29] (*Barton*, a.a.O.). [RAL (367)]

Sehr kleiner, schwacher Puls (*Hamilton*, a.a.O.). [RAL (368)]

Schwacher, regelloser Puls (*Stedman*, a.a.O.). [RAL (369)]

Harter Puls (*Blom*, bei *Bergius*, a.a.O.). [RAL (370)]

Kleiner, geschwinder, absetzender Puls (*Costa*, a.a.O.). [RAL (371)]

Stärkerer Puls (*Hamilton*, a.a.O.). [RAL (372)]

Geschwinder, voller, starker Puls (*Hamilton*, a.a.O.). [RAL (373)]

Erhöheter Blutumlauf, zwölf Stunden lang (*Costa*, a.a.O.). [RAL (374)]

Aufgetriebene Adern am ganzen Körper (*Costa*, – *Matthiolus*, a.a.O.). [RAL (375)]

Brennende Hitze im ganzen innern Körper (*Costa*, a.a.O.). [RAL (376)]

Aeußere, brennende Hitze des ganzen Körpers, ohne Röthe (*Hamberger*, a.a.O.). [RAL (377)]

Abends, große Hitze am ganzen Körper mit vielem Durste, faulem Geschmacke und vielem

---

[27] Von Bähung des Kopfs mit Bilsenkrautabsude.
[28] Vom Genusse des Samens bei zwei Knaben, wovon der eine nach wenigen Stunden starb.

[29] Von vier Granen harzigen Extractes bei einem gesunden 24jährigen Manne.

Schleime im Munde; die Lippen klebten zusammen (*Franz*, a.a.O.). [RAL (378)]

Die Haut des ganzen Körpers ist entzündet und von röthlicher Zinnoberfarbe (bald nach der bloßen Hitze) (*Hamberger*, a.a.O.). [RAL (379)]

Ausdünstung (*Greding*, a.a.O.). [RAL (380)]

Häufiger Schweiß (*Hamilton, – Stedman*, a.a.O. – *Greding*, a.a.O. S. 76. 78.). [RAL (381)]

Große Schweiße (*Planchon*, a.a.O.). [RAL (382)]

Immer stärkerer und stärkerer Schweiß (*Greding*, a.a.O. S. 74.). [RAL (383)]

Aeußerst heftiger Schweiß (*Greding*, a.a.O. S. 86.). [RAL (384)]

Allgemeiner Schweiß, vorzüglich an den Ober- und Unterschenkeln, zwei Tage lang (n. 24 St.) (*Costa*, a.a.O.). [RAL (385)]

Saurer Schweiß (*Greding*, a.a.O. S. 103.). [RAL (386)]

Schweiß mit Mattigkeit und Stumpfsinnigkeit (*Greding*, a.a.O. S. 78.). [RAL (387)]

Kühler Schweiß (*Stoerck*, a.a.O.). [RAL (388)]

Ignatia amara

Ignazbohne. der Samen von Ignatia amara
[RAL II (1833), S. 139–190]

Man nimmt einen Gran dieses gepülverten[1] Samens, den man, wie im Vorworte zum Arsenik gelehrt ist, erst zur millionenfachen (dritten) Pulver-Verreibung und hievon einen Gran, nach geschehener Auflösung, durch 27 Verdünnung-Gläser zur dreißigsten Kraft-Entwicklung ($\bar{x}$) bringt.

Die charakteristischen Eigenheiten dieser sehr kräftigen Gewächssubstanz habe ich zum Theil, so viel mir bekannt geworden, in den Anmerkungen angedeutet.

Der sehr bald auf einander folgenden Wechselwirkungen wegen, die sie erzeugt, eignet sie sich zu acuten Krankheiten vorzüglich, und zwar zu mehren, wie man aus ihren, den häufig vorkommenden Krankheits-Symptomen des alltäglichen Lebens so ähnlich entsprechenden Symptomen sehen kann. Sie ist daher mit Recht als eine zu großem Nutzen erschaffene (Polychrest-) Arznei anzusehen.

Gewöhnlich läuft ihre Wirkungsdauer binnen wenigen Tagen ab; doch giebt es Körperconstitutionen und Zustände, wo sie keine Ausleerung erregen kann, und da habe ich ihre Wirkung zuweilen auf neun Tage anhalten gesehen. Sie eignet sich nur in wenigen Fällen für chronische Uebel, und höchstens nur unter Zwischengebrauch einer andern, zunächst dienlichsten Arznei von dauerhafterer Wirkung.

Bei ihrem Gebrauch ereignet sich der, bei einer andern Arznei nur selten vorkommende, Fall, daß, wenn die Gabe (wie zuweilen) ihren Zweck nicht erreichte, weil sie (aus unbekannter Ursache) mit ihren entgegengesetzten Symptomen zuerst auf die Krankheit wirkte, also bald wieder eine Verschlimmerung des Uebels in der Nachwirkung, wie ein Palliativ, hervorbrachte, dann (ohne eine andre Arznei dazwischen zur Abwechslung gegeben zu haben) **eine zweite Gabe** derselben Tinctur-Verdünnung mit dem besten Heil-Erfolge

gegeben werden kann, so daß die Heilung nur erst bei der zweiten Gabe erreicht wird; – gewiß einzig wegen der Symptome in geraden Gegensätzen (Wechselwirkungen) dieser sonderbaren Arznei, deren ich weiter hin noch gedenke. Doch ereignet sich ein solcher Fall nicht oft, da gewöhnlich die erste Gabe bei einem schnell entstandenen Uebel Alles ausrichtet, was diese Arznei überhaupt homöopathisch leisten kann, wenn sie treffend nach Aehnlichkeit der Symptome gewählt worden war.

Wo sie in einem allzu reizbaren Körper, vielleicht auch in allzu großer Gabe gereicht, eine Ueberempfindlichkeit, oder einen ängstlichen, erhöheten Zustand der Empfindung, eine Uebereiltheit u.s.w. zuwege bringt, da dient Kaffee als homöopathisches Gegenmittel; – wo sie aber unpassend gewählt war, so daß ihre Symptome denen der Krankheit nicht in naher Aehnlichkeit entsprechen, da können die entstehenden Beschwerden, je nachdem sie waren, durch Pulsatille oder Chamille, in seltnern Fällen von Kockelsamen, Wohlverleih, Kampfer oder Essig antidotisch getilgt werden.

So viel Aehnlichkeit man aber auch in ihren positiven Wirkungen mit denen des Krähenaug-Sames wahrnimmt (was allerdings auf eine botanische Verwandtschaft beider Gewächse hindeutet), so findet doch beim Gebrauche beider eine große Verschiedenheit statt, da schon der Gemüthszustand der Kranken, wo Ignazsamen dienlich ist, sehr von demjenigen abweicht, wo Krähenaugsamen paßt. Nicht bei Personen oder Krankheiten, bei denen Zorn, Eifer, Heftigkeit herrscht, sondern wo eine schnelle Abwechslung von Lustigkeit und Weinerlichkeit, oder die andern Gemüthszustände statt finden, die vom Ignazsamen zu Ende verzeichnet sind, kann Ignazsamen passen, vorausgesetzt, daß auch die übrigen körperlichen Krankheits-Symptome denen ähnlich vorhanden sind, welche diese Samen erzeugen kann.

Selbst in hoher Kraft-Entwickelung giebt Ignaz ein Hauptmittel ab in Aergernisfällen bei Personen, die nicht geneigt sind, in Heftigkeit auszubrechen oder sich zu rächen, sondern welche die Kränkung in sich verschließen, bei denen, mit einem Worte, die Erinnerung an den ärgerlichen Vorfall anhal-

---

[1] Wenn der Mörsel anhaltend in sehr heißem Wasser steht und so immer mäßig warm erhalten wird, so läßt sich dieser Samen (so wie die Krähenaugen) ohne Verminderung der Arzneikraft ziemlich leicht fein pülvern.

tend an ihrem Gemüthe zu nagen pflegt, und so auch vorzüglich gegen Krankheitszustände, die von Gram erzeugenden Vorfällen entstehen. So könnten Anfälle von selbst langwierigen Epilepsieen, die jedesmal nur nach Kränkung oder ähnlicher Aergerniß (und sonst unter keiner andern Bedingung) ausbrechen, wohl durch schnelle Anwendung von Ignaz jedesmal verhütet, auch können Fallsuchten, die so eben erst durch großen Schreck bei jungen Personen entstanden waren, ehe sie sich mehrmal wiederholen, durch ein Paar Gaben Ignaz geheilt werden; daß aber anders geartete Fallsuchten langwieriger Art durch diesen Samen geheilt werden könnten, oder jedesmal geheilt worden wären, ist höchst unwahrscheinlich; wenigstens sind die in Schriften verzeichneten, angeblich durch Ignazbohne geheilten Fälle nicht ganz rein, denn fast stets waren dabei andre starke Arzneien zugleich oder dazwischen gebraucht worden, oder die Heilung nicht als dauerhaft bestätigt.

Wenn Jemand durch ein widriges Ereigniß von Aussen von einem Fallsuchtanfalle das erste Mal in seinem Leben ergriffen wird, der durch seine Dauer oder augenblickliche Wiederkunft drohend wird, da hilft eine einzige kleine Gabe Ignaztinctur fast zuverlässig und meistens auf immer (wie ich erfahren habe); aber anders ist es mit den chronischen Epilepsieen, da kann Ignazsamen keine dauerhafte Hilfe bringen aus gleichem Grunde, als er gegen andre chronische Krankheiten nichts vermag. Nämlich seine, meist in geradem Gegensatze stehenden, eigenthümlichen Erstwirkungen (Wechselwirkungen) folgen auch beim Gebrauche in Krankheiten in diesem Gegensatze auf einander, so daß, wenn die erste Gabe den Krankheitszustand aufhob, eine zweite nicht bald darauf wieder gegeben werden darf, weil diese den Krankheitszustand wieder erneuern würde, indem nun ihre gegentheilige Wechselwirkung an die Reihe kommt, welche die Nachtheile der Nachwirkung eines Palliativs hervorbringt.[2] Es bleibt daher ausgemacht, daß Ignazsamen bloß bei jählingen Anfällen und acuten Uebeln brauchbar und heilsam ist.

Man giebt die (kleine) Gabe am besten **früh**, wenn keine Eile drängt; kurz vor Schlafengehen aber gegeben, bringt sie allzu viel Nachtunruhe zuwege. Zu jedem arzneilichen Behufe dient die Einnahme eines feinsten Streukügelchens mit der dreißigsten Verdünnung, und noch sicherer, das Riechen an ein Senfsamen großen Kügelchen mit derselben Kraft-Entwicklung befeuchtet, täglich ein, zwei Mal wiederholt.

Die Namen-Verkürzungen meiner Mit-Beobachter sind folgende: *Hartlaub [Hb.], Trinks [Ts.], Groß [Gß.], Fr. Hahnemann [Fr. H-n.].*

---

[2] So wirkt auch, wie oben erwähnt worden (im Gegentheile) eine zweite Gabe Ignaztinctur erst heilbringend, nachdem kurz vorher dieselbe Tinctur bei Fällen, wo sie wohl richtig homöopathisch gewählt war, aber bei der ersten Gabe mit den nur palliativ passenden Wechselsymptomen (aus unbekannten Gründen) zuerst auf die Krankheit wirkte, wodurch sie sich in der Nachwirkung hatte verschlimmern müssen.

Ignazbohne

■ Gemüt

Angst, als wenn man etwas Böses begangen hätte. [RAL 750]

Aengstlichkeit von kurzer Dauer (n. ½ St.). [RAL 751]

Aengstlichkeit[3] [*J. V. Grimm,* Eph. Nat. Cur. Obs. 72.]. [RAL 752]

Geht ganz betroffen, verdutzt, verblüfft einher[4] [*Grimm,* a. a. O.]. [RAL 753]

Aeußerste Angst, welche das Reden verhindert. [RAL 754]

Nach Anstrengung des Kopfs, vorzüglich früh, eine Voreiligkeit des Willens; kann nicht so geschwind im Reden sich ausdrücken, schreiben, oder sonst etwas verrichten, als er will; wodurch ein ängstliches Benehmen, ein Verreden, Verschreiben und ungeschicktes,[5] immer Verbesserung bedürfendes Handeln entsteht (n. 20 St.). [RAL 755]

Vielgeschäftigkeit: unruhig nimmt er bald dieß, bald jenes zu thun vor. [RAL 756]

Stumpfsinnigkeit, mit Neigung zur Eile; beim Eilen steigt ihm das Blut ins Gesicht (n. 6 St.). [RAL 757]

Er bildet sich ein, er könne nicht fort, er könne nicht gehen. [RAL 758]

Sie befürchtet ein Magengeschwür zu bekommen. [RAL 759]

Furchtsamkeit, Zaghaftigkeit, traut sich nichts zu, hält alles für verloren. [RAL 760]

Beim Wachen, nach Mitternacht, Furcht vor Dieben (n. 10 St.). [RAL 761]

Ungemein schreckhaft. [RAL 762]

Fürchtet sich vor jeder Kleinigkeit, vorzüglich vor sich ihm nahenden Gegenständen[6] (n. 1 St.). [RAL 763]

Dreistigkeit (n. 3. 5 St.). [RAL 764]

Geringer Tadel oder Widerspruch erregt ihn bis zum Zanke, und er ärgert sich selbst dabei (n. 36 St.). [RAL 765]

Von geringem Widerspruche wird er aufgebracht und böse (n. 8 St.). [RAL 766]

Von geringem Widerspruche tritt ihm Röthe ins Gesicht. [RAL 767]

Schnell vorübergehende Verdrießlichkeit und Böseseyn. [RAL 768]

Gegen Abend ist er unzufrieden, mürrisch, eigensinnig, man kann ihm nichts recht, nichts zu Danke machen (n. 8 St.). [RAL 769]

Ist äußerst mürrisch; tadelt und macht Vorwürfe. [RAL 770]

Unbeständigkeit, Ungeduld, Unentschlossenheit, Zank (alle 3, 4 Stunden wiederkehrend.) [RAL 771]

Unglaubliche Veränderlichkeit des Gemüths, bald spaßt und schäkert er, bald ist er weinerlich (alle 3, 4 St. abwechselnd). [RAL 772]

Einige Stunden nach der Zornmüthigkeit tritt Spaßhaftigkeit ein (n. 6 St.). [RAL 773]

Schäkerei, Kinderpossen (n. 8 St.). [RAL 774]

Verlangt unschickliche Dinge, und weint laut, wenn man sie ihm versagt. [RAL 775]

Wenn man ihr, was sie will, nur gelind verweigert, oder viel auf sie hinein, obgleich mit gelinden gütigen Worten, redet, ihr viel zuredet, oder etwas Andres will, als sie, so weint sie laut (n. 1 St.). [RAL 776]

Heulen und Schreien und Außersichseyn um Kleinigkeiten (n. 1 St.). [RAL 777]

Vernunftwidriges Klagen über allzu starkes Geräusch (n. 2 St.). [RAL 778]

Geräusch ist ihm unerträglich, wobei sich die Pupillen leichter erweitern (n. 6 St.). [RAL 779]

Heimliche, leise Stimme; er kann nicht laut reden. [RAL 780]

Verlust der gewöhnlichen Heiterkeit (d. 2 T.) [*Hb. u. Ts.*]. [RAL 781]

Verlust der gewöhnlichen Munterkeit, Nachmittags [*Hb. u. Ts.*]. [RAL 782]

Vermeidet, den Mund aufzuthun und zu reden; maulfaul (n. 1 bis 4 St.). [RAL 783]

Ist wie im Schlummer; es verdrießt ihn, die Augen zum Sehen, und den Mund zum Reden zu öffnen, bei leisem, langsamem Athmen. [RAL 784]

Eine Art von Apathie im ganzen Körper (d. 2 T.) [*Hb. u. Ts.*]. [RAL 785]

Gleichgültigkeit gegen Alles (d. 2. T.) [*Hb. u. Ts.*]. [RAL 786]

Stille, ernsthafte Melancholie; zu keiner Unterredung oder Aufheiterung zu bewegen, mit fadem wässerigen Geschmacke aller Genüsse und geringem Appetite (n. 24 St.). [RAL 787]

Still vor sich hin, innerlich ärgerlich und grämlich (n. ½ St.). [RAL 788]

Sitzt, dem Ansehen nach, in tiefen Gedanken, und sieht starr vor sich hin, ist aber völlig gedankenlos dabei[7] (n. 2 St.). [RAL 789]

---

[3] Vergl. 750. 751. 754.
[4] Vergl. 783, 784, 787, 788, 789.
[5] Vergl. 758.
[6] 763, 764. Wechselzustände.

[7] 789. bildet, als seltener Zustand, Wechselwirkung mit den hier folgenden Symptomen.

Fixe Ideen, z.B. von Musik und Melodieen, Abends, vor und nach dem Niederlegen. [RAL 790]

Eine fixe Idee, die er in Gedanken verfolgt, oder im mündlichen Vortrage allzu eifrig und vollständig ausführt (n. 2 St.). [RAL 791]

Denkt wider Willen kränkende, ärgerliche Dinge, und hängt ihnen nach (n. ½ St.). [RAL 792]

Zärtliches Gemüth, mit sehr klarem Bewußtseyn. [RAL 793]

Feinfühliges Gemüth, zarte Gewissenhaftigkeit (n. 20 St.). [RAL 794]

Wehmüthig (gegen Abend). [RAL 795]

■ Schwindel, Verstand und Gedächtnis

Hitze im Kopfe. [RAL 1]

Gefühl von Hohlheit und Leere im Kopfe. [RAL 2]

Schwaches, trügliches Gedächtnis (vor der 8. und 10. Stunde). [RAL 3]

Denken und Sprechen fällt ihm schwer, gegen Abend [*Hb.* u. *Ts.*]. [RAL 4]

Er ist nicht im Stande, die Gedanken auf Augenblicke festzuhalten [*Hb.* u. *Ts.*]. [RAL 5]

Schwindel (*Bergius*, Mat. med. S. 150.). [RAL 6]

Leichter Schwindel, der in drückenden Kopfschmerz in der rechten Hinterhauptshälfte überging, den ganzen (1.) Tag [*Hb.* u. *Ts.*]. [RAL 7]

Schwindel mit einzelnen Stichen im Kopfe [*Hb.* u. *Ts.*]. [RAL 8]

Eine Art Schwindel: Empfindung von Hin- und Herschwanken. [RAL 9]

Schwindel: er wankte im Gehen und konnte sich nur mit Mühe aufrecht erhalten [*Hb.* u. *Ts.*]. [RAL 10]

Wüstheit im Kopfe, früh nach dem Aufstehen (d. 2. T.) [*Hb.* u. *Ts.*]. [RAL 11]

Düsterheit und Eingenommenheit des Kopfes [*Hb.* u. *Ts.*]. [RAL 12]

Trunkenheit[8] (n. 1 St.) (*Grimm*, a.a.O.). [RAL 13]

Eine fremde Empfindung im Kopfe, eine Art Trunkenheit, wie von Branntwein, mit Brennen in den Augen (sogleich) [*Fr. H-n.*]. [RAL 14]

■ Kopf

Kopf ist schwer (n. 4, 6 St.). [RAL 15]

Er hängt den Kopf vor.[9] [RAL 16]

Er legt den Kopf vorwärts auf den Tisch. [RAL 17]

Es ist, als wenn der Kopf von Blut allzu sehr angefüllt wäre; und die innere Nase ist gegen die äußere Luft sehr empfindlich, wie bei einem bevorstehenden Nasenbluten. [RAL 18]

Schwere des Kopfs, als wenn er (wie nach allzu tiefen Bücken) zu sehr mit Blut angefüllt wäre, mit reißendem Schmerze im Hinterhaupte, welcher beim Niederlegen auf den Rücken[10] sich mindert, beim aufrechten Sitzen sich verschlimmert, aber bei tiefem Vorbücken des Kopfs im Sitzen sich am meisten besänftigt. [RAL 19]

Kopfweh, welches sich vom Vorbücken vermehrt (n. 1 St.). [RAL 20]

Gleich nach Tiefbücken entstehender Kopfschmerz, welcher beim Aufrichten schnell wieder vergeht (n. 18 St.). [RAL 21]

Früh, im Bette, beim Erwachen und Oeffnen der Augen arger Kopfschmerz, welcher beim Aufstehen vergeht (n. 40 St.). [RAL 22]

Benommenheit des Kopfes mit Schmerzen in der rechten Seite desselben, besonders im Hinterkopfe das Denken und Sprechen erschwerend [*Hb.* u. *Ts.*]. [RAL 23]

Benommenheit des Kopfes, welche sich in drückenden Schmerz im Scheitel umwandelte; dieser zog sich später nach der Stirne und nach dem linken Auge herab [*Hb.* u. *Ts.*]. [RAL 24]

Schwere und Eingenommenheit des Kopfes [*Hb.* u. *Ts.*]. [RAL 25]

Rauschähnliche Benommenheit des Kopfes, den ganzen Tag andauernd, und mehrmals in wirkliche drückende Schmerzen der Stirne und besonders der rechten Hälfte derselben übergehend und das Denken sehr erschwerend [*Hb.* u. *Ts.*]. [RAL 26]

Eingenommenheit des Kopfes, früh beim Erwachen, in wirklich drückenden Kopfschmerz sich verwandelnd, der sich besonders in der Stirne fixirte, und die Augen so angriff, daß die Bewegung der Augenlider und der Augäpfel in ihnen schmerzhaft wurde (d. 3. T.), durch Treppensteigen und jede andere Körperbewegung gesteigert [*Hb.* u. *Ts.*]. [RAL 27]

Schmerz in der Stirngegend, der sich bald mehr nach dem rechten, bald nach dem linken Augapfel hin erstreckte, und durch Körperbewegung verschlimmert wurde [*Hb.* u. *Ts.*]. [RAL 28]

Schmerz im Hinterhaupte, seitlich über dem Processus mastoideus, der sich bisweilen den Gehörorganen mittheilte und dann das Hören abzustumpfen schien [*Hb.* u. *Ts.*]. [RAL 29]

---

[8] Von einem Quentchen.

[9] 16. 17. 19. 47. ....sind gegen 20. 21. 22. ... Wechselwirkungen primärer Art, beide fast von gleichem Range.

[10] M. s. Anm. zu 600.

Dumpfer Kopfschmerz, der sich mehr auf die rechte Stirnhälfte beschränkte und sich von da aus zugleich mit auf das rechte Auge ausdehnte und dieses Organ gegen das Licht sehr empfindlich stimmte [*Hb.* u. *Ts.*]. [RAL 30]

Gefühl im Kopfe, als überfiele ihn plötzlich ein Schnupfen; ein dumpfes Drücken im Vorderkopfe zog bestimmt bis in die Nasenhöhlen hinab und brachte daselbst fast 10 Minuten lang das Gefühl hervor, was ein heftiger Schnupfen daselbst zu veranlassen pflegt; dieses Drücken wendete sich nach 10 Minuten nach anderen Parthieen des Kopfes und wechselte so, kam wieder und verschwand [*Hb.* u. *Ts.*]. [RAL 31]

Gelind drückende Schmerzen in der Stirngegend, durch das Sonnenlicht verschlimmert [*Hb.* u. *Ts.*]. [RAL 32]

Heftig drückende Kopfschmerzen, besonders in der Stirngegend und um die Augenhöhlen herum, immer heftiger werdend und bis zum Abend andauernd [*Hb.* u. *Ts.*]. [RAL 33]

Drückender Schmerz hinter und über dem obern Augenlide beider Augen, 2 Stunden lang [*Hb.* u. *Ts.*]. [RAL 34]

Drückender Schmerz in der rechten Stirnhälfte, ging von da zur linken über, überzog aber später den ganzen Kopf [*Hb.* u. *Ts.*]. [RAL 35]

Drücken in der Stirngegend, das bald nach dieser, bald nach jener Stelle des Kopfes hinzog, aber nirgends anhielt; selbst bis unter die Augenhöhlen und in die Wangen verbreitete sich dieser Schmerz [*Hb.* u. *Ts.*]. [RAL 36]

Drückender Schmerz, besonders in der rechten Stirnhälfte, welcher nach dem rechten Auge herabzog und sich da besonders so äußerte, als wollte er den rechten Augapfel herausdrücken, Nachmittags [*Hb.* u. *Ts.*]. [RAL 37]

Drückender, zusammenziehender Schmerz in der Gegend des Scheitels sich nach der Stirne zu wendend [*Hb.* u. *Ts.*]. [RAL 38]

Heftiges Kopfweh drückender Art in den Schläfen [*Hb.* u. *Ts.*]. [RAL 39]

Drückende Schmerzen in der rechten Kopfseite und im Hinterkopfe [*Hb.* u. *Ts.*]. [RAL 40]

Drückender Schmerz, der sich von der Stirne nach einer Seite, entweder nach der rechten oder linken herabzog [*Hb.* u. *Ts.*]. [RAL 41]

Drückender und pressender Schmerz in der rechten Hälfte des Hinterhauptes, bis zum Schlafengehen [*Hb.* u. *Ts.*]. [RAL 42]

Dumpfer, drückender Kopfschmerz, der sich über den ganzen Kopf verbreitete [*Hb.* u. *Ts.*]. [RAL 43]

Drückender Kopfschmerz, vermehrt, wenn er Speisen zu sich nahm [*Hb.* u. *Ts.*]. [RAL 45]

Gleich nach dem Mittagsschlafe, Kopfweh: ein allgemeines Drücken durch das ganze Gehirn, als wenn des Gehirns, oder des Blutes zu viel im Kopfe wäre, durch Lesen und Schreiben allmählig vermehrt (n. 20 St.). [RAL 46]

Reißendes Kopfweh in der Stirne und hinter dem linken Ohre, welches beim Liegen auf dem Rücken erträglich ist, durch Aufrichten des Kopfes sich verstärkt, bei Hitze und Röthe der Wangen und heißen Händen (n. 5 St.). [RAL 47]

Zerreißender Kopfschmerz nach Mitternacht beim Liegen auf der Seite, welcher beim Liegen auf dem Rücken vergeht.[11] [RAL 48]

Zuckender Schmerz im Kopfe beim Steigen. [RAL 49]

Zuckender Kopfschmerz, welcher sich vermehrt, wenn man die Augen aufschlägt (n. 1 St.). [RAL 50]

Drückendes Kopfweh in der Stirne, über der Nasenwurzel, welches den[12] Kopf vorzubücken nöthigt; hierauf Brecherlichkeit (n. 5 St.). [RAL 51]

Ungeheures Drücken in beiden, vorzüglich der rechten Schläfe [*Gß.*]. [RAL 52]

Tief unter der rechten Seite des Stirnbeins, ein drückender Schmerz [*Gß.*]. [RAL 53]

Unter dem linken Stirnhügel ein betäubendes, absetzendes Drücken [*Gß.*]. [RAL 54]

Unter den linken Augenbraubogen ein heftiges Drücken [*Gß.*]. [RAL 55]

Schmerz, als würde das Hinterhauptbein eingedrückt [*Gß.*]. [RAL 56]

Klammartiges Kopfweh über der Nasenwurzel, in der Gegend des innern Augenwinkels (n. 3 St.). [RAL 57]

Ueber der rechten Augenhöhle, an der Nasenwurzel, drückendes und etwas ziehendes Kopfweh, durch tiefes Bücken erneuert (n. 10 St.). [RAL 58]

Kopfweh,[13] wie ein Drücken mit etwas Hartem auf der Oberfläche des Gehirns, anfallweise wiederkehrend (n. 6 St.). [RAL 59]

---

[11] M. S. Anm. zu 600.

[12] Das hier, so wie in 19. ... wohlthätige Vorbücken steht dem in andern Symptomen 20. 21. 58. ... nachtheiligen Vorbücken als Wechselwirkung zur Seite; letzteres scheint jedoch zum Behufe homöopathischer Heilung den Vorrang zu verdienen und an sich häufiger und stärker zu seyn.

[13] Vergl. Anm. zu 297. Dieses und fast alle übrigen Arten von Ignaz-Kopfweh werden durch Kaffee bald hinweggenommen.

Ein Drücken in den Schläfen; zuweilen gesellt sich ein tiefer Schlaf dazu. [RAL 60]

Kopfweh, als wenn es die Schläfen herauspreßte.[14] [RAL 61]

Früh (im Bette) beim Liegen auf der einen oder andern Seite, ein wüthender Kopfschmerz, als wenn es zu den Schläfen herausdringen wollte, durch Liegen auf dem Rücken erleichtert[15] (n. 48 St.). [RAL 62]

Wüthender Kopfschmerz; ein anhaltendes Wühlen unter dem rechten Stirnhügel und auf der rechten Seite des Stirnbeins [*Gß.*]. [RAL 63]

Beim Gehen in freier Luft drückender Kopfschmerz in der einen Gehirnhälfte, welcher durch Reden und Nachdenken sich vermehrt (n. 2 St.). [RAL 64]

Beim Reden und stark Sprechen entsteht ein Kopfschmerz, als wenn der Kopf zerspringen wollte, welcher beim stillen Lesen und Schreiben ganz vergeht (n. 48 St.). [RAL 65]

Beim Reden verstärktes Kopfweh. [RAL 66]

Beim Lesen und bei angestrengter Aufmerksamkeit auf den Redner vermehrt sich das Kopfweh, nicht aber durch bloßes, freies Nachdenken (n. 6 St.). [RAL 67]

Tiefe Stiche in der rechten Schläfe (n. $3/4$ St.) [*Gß.*]. [RAL 68]

Klopfender (puckender) **Kopfschmerz.**[16] [RAL 69]

Pucken (Pochen) im Kopfe, über dem rechten Augenhöhlbogen. [RAL 70]

Kopfweh bei jedem Schlage der Arterien. [RAL 71]

Stechende Schmerzen in der Stirne und über den Augenbrauen [*Hb.* u. *Ts.*]. [RAL 72]

Stechende Schmerzen in der ganzen Stirne und im rechten Hinterkopfe [*Hb.* u. *Ts.*]. [RAL 73]

Einzelne Stiche fahren ihm durch den Kopf [*Hb.* u. *Ts.*]. [RAL 74]

Aeußeres Kopfweh; beim Anfühlen thut der Kopf weh. [RAL 75]

Aeußerer Kopfschmerz: es zieht von den Schläfen über die Augenhöhlen; bei der Berührung schmerzt es wie zerschlagen. [RAL 76]

Kopfweh, wie Zerschlagenheit (n. 8 St.). [RAL 77]

Früh beim Erwachen Kopfschmerz, als wenn das Gehirn zertrümmert und zermalmt wäre; beim Aufstehen vergeht er und es wird ein Zahnschmerz daraus, als wenn der Zahnnerve zertrümmert und zermalmt wäre, welcher ähnliche Schmerz dann ins Kreuz übergeht; beim Nachdenken erneuert sich jenes Kopfweh. [RAL 78]

(Die Haare aus dem Kopfe gehen aus.) (n. 36 St.). [RAL 79]

■ Gesicht und Sinnesorgane

Abends schmerzt das Innere des obern Augenlides als wenn es zu trocken wäre. [RAL 80]

Abends beim Lesen ists ihm vor dem einen Auge so trübe, als wenn eine Thräne darin wäre, die er herauswischen sollte, und doch ist nichts Wässeriges darin. [RAL 81]

Bei Verschließung der Augenlider Schmerz im äussern Augenwinkel, wie Wundheit. [RAL 82]

Die Augenlider sind früh mit eiterigem Schleime zugeklebt, und wenn er sie aufmacht, so blendet das Licht. [RAL 83]

Im äußern Winkel des linken Auges, Empfindung, als wäre ein Stäubchen hineingefallen, welches die Häute abwechselnd drückte[17] (*Gß.*). [RAL 84]

Im äußern Augenwinkel stechendes Reißen; die Augen schwären früh zu und thränen Vormittags. [RAL 85]

Die Augenlider sind früh zugeklebt; es drückt innerhalb des Auges, als wenn ein Sandkorn drin wäre; bei Eröffnung der Augenlider sticht es drin (n. 36 St.). [RAL 86]

Nagendes Beißen an den Rändern der Augenlider (früh beim Lesen) (n. 18 St.). [RAL 87]

Beißen in den äußern Augenwinkeln (n. 24 St.). [RAL 88]

Blütchen um das böse Auge (n. 2 St.). [RAL 89]

Jücken im innern Auge (n. 2 St.). [RAL 90]

Jücken der Augäpfel im innern Winkel (n. 4 St.). [RAL 91]

(Stiche im rechten Auge.) [RAL 92]

Drücken im rechten Auge nach außen, als solle der Augapfel aus seiner Höhle hervortreten [*Hb.* u. *Ts.*]. [RAL 93]

---

[14] 61. 62. 65. Der zu den Schläfen herausdringende und herauspressende Kopfschmerz, so wie der Schmerz, als wenn der Kopf zerspringen sollte, ist verwandt mit dem Zerplatzen in den Eingeweiden 283. – und selbst mit dem Halsweh 164. und auch wohl mit 172. und 297., da die innere Empfindung von Zusammendrücken und Zusammenschnüren und das Auseinanderpressen leicht mit einander zu verwechselnde Gefühle sind. Wenigstens steht das Auseinanderpressen dem deutlichen Zusammenschnüren in hohlen Organen 366. 368. 431. 451. 466. 469. 473. gegenüber, wie Wechselwirkung.

[15] M. s. Anm. zu 600.

[16] Nicht selten wird diese Art Kopfweh seitwärts im Hinterhaupte gespürt, ein Paar Stunden nach dem Einnehmen.

---

[17] Vergl. 86.

Schmerzhaftes Drücken über den Augen und in den Augäpfeln selbst, besonders beim Sehen ins Licht [*Hb.* u. *Ts.*]. [RAL 94]

Brennen und Thränen der Augen, besonders des linken [*Hb.* u. *Ts.*]. [RAL 95]

Entzündung des linken Auges (d. 2. T.) [*Hb.* u. *Ts.*]. [RAL 96]

Anschwellung der Augenlider; die Meibomschen Drüsen sondern viel Schleim aus [*Hb.* u. *Ts.*]. [RAL 97]

Vermehrte Schleimabsonderung in beiden Augen (d. 2. T.) [*Hb.* u. *Ts.*]. [RAL 98]

Vermehrte Absonderung der Thränen [*Hb.* u. *Ts.*]. [RAL 99]

Die Gegenstände bewegten sich vor den Augen scheinbar [*Hb.* u. *Ts.*]. [RAL 100]

Kann den Schein des Lichtes nicht ertragen[18] (n. 8 St.). [RAL 101]

Der Schein des Lichtes ist ihm unerträglich (n. 10 St.). [RAL 102]

Nach dem Mittagsschlafe Trübsichtigkeit des rechten Auges, als wenn ein Flor darüber gezogen wäre (n. 6 St.). [RAL 103]

Ein Kreis weiß glänzender, flimmernder Zickzacke außer dem Gesichtspunkte beim Sehen, wobei gerade die Buchstaben, auf die man das Auge richtet, unsichtbar werden, die daneben aber deutlicher[19] (n. 16 St.). [RAL 104]

Ein Zickzackartiges und schlangenförmiges, weißes Flimmern seitwärts des Gesichtspunktes, bald nach dem Mittagessen (n. 30 St.). [RAL 105]

Verengert anfangs die Pupillen.[20] [RAL 106]

Die Pupillen sind fähiger, sich zu erweitern, als zu verengern (späterhin). [RAL 107]

Leichter zu erweiternde und erweiterte Pupillen (n. 4 St.). [RAL 108]

Die Pupillen sind leicht zu erweitern und eben so leicht zu verengern. [RAL 109]

Feine Stiche in den Backen. [RAL 110]

Vor dem Einschlafen Druck in beiden Jochbeinen [*Gß.*]. [RAL 111]

Stechender Druck am Jochbeine, vor dem linken Ohre [*Gß.*]. [RAL 112]

Im Jochbein-Fortsatze des linken Oberkiefers, ein absetzender, lähmungsartiger Druck [*Gß.*]. [RAL 113]

(Fühlt ein Klopfen im Innern des Ohres.) [RAL 114]

Ohrenklingen. [RAL 115]

Ohrenbrausen [*Hb.* u. *Ts.*]. [RAL 116]

Schmerz im innern Ohre. [RAL 117]

Stiche im Innern des Ohres (n. 3 St.). [RAL 118]

Jücken im Gehörgange (n. 3 St.). [RAL 119]

Musik macht ungemeine und angenehme Empfindung[21] (n. 2 St.). [RAL 120]

Gefühllosigkeit gegen Musik (n. 30 St.). [RAL 121]

Stechen in den Lippen, vorzüglich wenn man sie bewegt (n. 1/4 St.). [RAL 122]

Stechen in der Unterlippe, auch wenn sie nicht bewegt wird (n. 8 St.). [RAL 123]

Ein höchst durchdringendes feines Stechen an der Unterlippe bei Berührung eines Barthaares daselbst, als wenn ein Splitter da eingestochen wäre[22] (n. 8 St.). [RAL 124]

Die innere Fläche der Unterlippe schmerzt, als wenn sie roh und wund wäre (n. 8, 10 St.). [RAL 125]

Die Unterlippe ist auf der innern Fläche geschwürig (ohne Schmerz). [RAL 126]

An der innern Fläche der Unterlippe wird eine erhabene Hautdrüse geschwürig, mit Wundheitsschmerz (n. 4 St.). [RAL 127]

An der inwendigen Seite der Unterlippe ein erhabenes Drüschen, welches wie wund schmerzt. [RAL 128]

Die Lippen sind aufgeborsten und bluten. [RAL 129]

Der eine Lippenwinkel wird geschwürig (Käke) (n. 2 St.). [RAL 130]

Blüthenartige Knötchen, bloß bei Berührung schmerzhaft, gleich unter der Unterlippe (n. 36 St.). [RAL 131]

Drücken unter den beiden Aesten des Unterkiefers, als würde das Fleisch unter den Unterkiefer hinunter gedrückt, bei Ruhe und Bewegung [*Gß.*]. [RAL 132]

Es will ihm unwillkührlich den Unterkiefer aufwärts ziehen und die Kinnbacken verschließen, welches ihn am Sprechen hindert, eine halbe Stunde lang (n. 1/2 St.) (*Fr. H-n.*). [RAL 133]

■ **Mund und innerer Hals**

Die innere Seite des Zahnfleisches schmerzt wie taub, als wenn es verbrannt wäre.[23] [RAL 134]

(Früh) Schmerz der Zähne wie von Lockerheit. [RAL 135]

---

[18] Vergl. 83.

[19] 104. 105. zwei Wechselwirkungen, welche **Herzs** sogenanntem falschen Schwindel sehr nahe kommen.

[20] 106-109. Wechselwirkungen; die Verengerung scheint die Frühzeitigkeit voraus zu haben und so auch den Vorrang.

[21] 120. und 221. Wechselwirkungen.

[22] Vergl. 534.

[23] 134. 135. 136. 137. scheinen Nachwirkung zu seyn.

Der eine Vorderzahn schmerzt wie taub und wie lose, bei jeder Berührung mit der Zunge schmerzhafter. [RAL 136]

Die Zähne sind lose und schmerzen. [RAL 137]

Unbeweglicher Wundheitsschmerz in den vordersten Backzähnen, vorzüglich beim Lesen (n. 3 St.). [RAL 138]

Zahnweh der Backzähne, als wenn sie nebst ihren Nerven zertrümmert und zermalmt wären. [RAL 139]

Gegen das Ende der Mahlzeit fängt der Zahnschmerz an und erhöhet sich nach dem Essen noch mehr. [RAL 140]

Raffende, wühlende Schmerzen in den Schneidezähnen, Abends (n. ¹/₂ St.). [RAL 141]

Schmerz im Gelenke des Unterkinnbackens, früh, beim Liegen. [RAL 142]

Die halbe vordere Zunge beim Reden, wie taub – beim Essen wie verbrannt oder wund. [RAL 143]

(Früh nach dem Erwachen im Bette) die Zungenspitze äußerst schmerzhaft (Schründen, Reißen), als wenn sie verbrannt oder verwundet wäre. [RAL 144]

Es ist ihm scharf auf der Zungenspitze, als wenn sie wund wäre. [RAL 145]

Feines Stechen in der äußersten Zungenspitze (n. 2 St.). [RAL 146]

Nadelstiche am Zungenbändchen [*Fr. H-n.*]. [RAL 147]

Er beißt sich beim Reden oder Kauen leicht in die eine Seite der Zunge hinten (n. 5, 8, 20 St.). [RAL 148]

Schmerzhafte Geschwulst der Mündung des Speichelganges. [RAL 149]

Er beißt sich beim Kauen leicht in die innere Backe bei der Mündung des Speichelganges. [RAL 150]

Empfindung in der Gaumendecke, als wenn sie wund wäre (wie von öfterm Niederschlingen des Speichels).[24] [RAL 151]

Empfindung, als wenn die Gaumendecke geschwollen oder mit zähem Schleime bedeckt wäre (n. 4 St.). [RAL 152]

Es sticht in der Gaumendecke bis ins innere Ohr (n. 1¹/₂ St.). [RAL 153]

Gefühl, als wenn die sämmtlichen Flächen der innern Mundwände wund zu werden im Begriff ständen [*Hb.* u. *Ts.*]. [RAL 154]

Drücken und Ziehen in den Unterzungendrüsen [*Hb.* u. *Ts.*]. [RAL 155]

Beschwerde beim Hinterschlucken der Speisen und Getränke [*Hb.* u. *Ts.*]. [RAL 156]

Es sticht im Halse, außer dem Schlingen; beim Schlingen ist es, als wenn man über einen Knochen wegschluckte, wobei es knubst[25] (n. 3 St.). [RAL 157]

Nadelstiche, dicht nach einander, tief im Halse, außer dem Schlingen. [RAL 158]

Stechen beim Schlingen, tief im Schlunde, welches durch ferneres Schlingen vergeht und außer dem Schlingen wiederkommt. [RAL 159]

Halsweh: es sticht drin außer dem Schlingen, auch etwas während des Schlingens, jemehr er dann schlingt, desto mehr vergehts; wenn er etwas Derbes, wie Brod geschluckt hatte, wars, als wenn das Stechen ganz vergangen wäre. [RAL 160]

Halsweh: Stiche, die während des Schlingens nicht sind. [RAL 161]

Empfindung, als wenn ein Pflock im Schlunde stäke, außer dem Schlingen bemerkbar. [RAL 162]

(Abends) würgende (zusammenziehende) Empfindung in der Mitte des Schlundes, als wenn da ein großer Bissen oder Pflock[26] stäke, mehr außer dem Schlingen, als während desselben zu fühlen (n. 4 St.). [RAL 163]

Halsweh, wie ein Knäutel oder Knollen im Halse, welcher bei dem Schlingen wie wund schmerzt[27] (n. 16 St.). [RAL 164]

Drücken im Halse. [RAL 165]

Halsweh: der innere Hals schmerzt, als wenn er roh und wund wäre (n. 1¹/₂ St.). [RAL 166]

Schmerz im Halse, wie von Wundheit, bloß beim Schlingen bemerkbar. [RAL 167]

---

[24] Vergl. 164. 166. 167.

[25] Sollte es ja eine Wechselwirkung vom Ignazsamen geben, wo er ein Halsweh mit Stichen beim Schlingen erzeugte (wiewohl ich dergleichen nie in Erfahrung gebracht habe), so müßte sie äußerst selten und daher von geringem Werthe beim Heilen seyn. Demzufolge habe ich auch nie ein Halsweh, selbst wenn die übrigen Symptome in Aehnlichkeit vorhanden waren, mit Ignazsamen heilen können, bei welchem das Stechen bloß während des Schlingens zugegen war; wo hingegen die Stiche im bloßen Halse nur außer dem Schlucken zu fühlen waren, erfolgte die Heilung mit Ignazsamen desto gewisser, schneller und dauerhafter, wenn die übrigen Krankheitssymptome von ähnlichen Ignaz-Symptomen gedeckt werden konnten.

[26] M. s. Anm. zu 61.

[27] Vergl. 166. Die Ignazangine, welche außer dem Schlingen innere Halsgeschwulst, wie einen Knollen spüren läßt, erregt größtentheils nur Wundheitsschmerz an diesem Knollen beim Niederschlingen, und so muß auch das Halsweh beschaffen seyn, was Ignazsamen (unter Zusammenstimmung der übrigen Symptome) haben soll, und dieses wird dann auch, unter solchen Umständen, schnell und mit Gewißheit von ihm geheilet.

Halsweh: reißender Schmerz am Luftröhrkopfe, der sich beim Schlingen, beim Athemholen und Husten vermehrt (n. 1½ St.). [RAL 168]

Kriebeln im Schlunde (n. 1, 2 St.). [RAL 169]

Stechen auf der einen Seite am Halse, in der Ohrdrüse, außer dem Schlingen (n. 20 St.). [RAL 170]

Schmerz am Halse beim Befühlen, als wenn da Drüsen geschwollen wären. [RAL 171]

Drückender Schmerz in den Halsdrüsen (Unterkieferdrüsen). [RAL 172]

In der vordern Unterkiefer-Drüse Schmerz, als wenn sie von außen zusammengedrückt würde.[28] [RAL 173]

Schmerzhafte Unterkiefer-Drüse, nach dem Gehen in freier Luft. [RAL 174]

Schmerz in der Drüse unter der Kinnbacken-Ecke bei Bewegung des Halses (n. 18 St.). [RAL 175]

Erst drückender, dann ziehender Schmerz in den Unterkieferdrüsen (n. 4 St.). [RAL 176]

Ziehender Schmerz in den Unterkieferdrüsen, welcher in den Kinnbacken übergeht, worauf diese Drüsen anschwellen (n. 5 St.). [RAL 177]

Geschmack im Munde, als wenn man sich den Magen verdorben hätte. [RAL 178]

Symptome gehinderter oder schwacher Verdauung. [RAL 179]

Der Mund ist immer voll Schleim. [RAL 180]

Der innere Mund ist früh beim Erwachen mit übelriechendem Schleime überzogen. [RAL 181]

Die Speichel-Drüsen sonderten einen ganz weißen, gäschigen Speichel in größerer Menge aus [*Hb.* u. *Ts.*]. [RAL 182]

Vermehrte Speichelabsonderung [*Hb.* u. *Ts.*]. [RAL 183]

Kreidegeschmack [*Hb.* u. *Ts.*]. [RAL 184]

Fader, lätschiger Geschmack (n. ½ St.) wie von genossener Kreide [*Hb.* u. *Ts.*]. [RAL 185]

Nach dem Essen (Früh und Mittags) wässeriger, fader Geschmack im Munde, wie von Magenverderbniß oder Ueberladung (n. 16 St.). [RAL 186]

Der Geschmack dessen, was man genießt, vorzüglich des Bieres, ist bitter und faulig. [RAL 187]

Das Bier schmeckt bitter (n. 8 St.). [RAL 188]

Das Bier schmeckt fade, abgestanden und wie verrochen (n. 2, 5 St.). [RAL 189]

Bier steigt leicht in den Kopf und macht trunken (n. 3 St.). [RAL 190]

Erst ist der Geschmack bitter, nachgehends (n. 10 St.) sauer, mit saurem Aufstoßen. [RAL 191]

Saurer Geschmack des Speichels (es schmeckt sauer im Munde) (n. 1, 6 St.). [RAL 192]

■ **Magen**

Widerwille gegen Saures (die erste Stunde). [RAL 193]

Appetit auf säuerliche Dinge[29] (n. 10 St.). [RAL 194]

Abneigung gegen Wein. [RAL 195]

Widerwillen gegen Obst, und es bekommt nicht gut (n. 3 St.). [RAL 196]

Appetit auf Obst, und es bekommt wohl (n. 3, 10, 20 St.). [RAL 197]

Höchster Widerwille gegen Tabakrauchen (n. 6 St.). [RAL 198]

Der Rauch des Tabaks schmeckt ihm bitter (n. 5 St.). [RAL 199]

Der Tabakrauch beißt vorn auf der Zunge und erregt (stumpfen?) Schmerz in den Schneidezähnen. [RAL 200]

Widerwille gegen das Tabakrauchen, ob es ihm gleich nicht unangenehm schmeckt (n. 2, 5 St.). [RAL 201]

Abneigung gegen das Tabakrauchen, gleich als wenn man sich schon daran gesättigt und schon genug geraucht hätte. [RAL 202]

Von Tabakrauchen Schlucksen, bei einem geübten Tabakraucher. [RAL 203]

Von Tabakrauchen Brecherlichkeit, bei einem geübten Raucher. [RAL 204]

Völliger Mangel an Appetit zu Tabak, Speisen und Getränken, mit häufigem Zusammenfluß des Speichels im Munde, ohne doch Ekel vor diesen Dingen oder übeln Geschmack davon zu empfinden (n. 8 St.). [RAL 205]

Wenn er Nachmittags Tabak raucht, ist es ihm, als wenn er so satt würde, daß er des Abends nicht essen könnte. [RAL 206]

Appetitlosigkeit gegen Speisen, Getränke und Tabakrauchen (sogleich). [RAL 207]

Abneigung gegen Milch (vordem sein Lieblingsgetränk); sie widersteht ihm beim Trinken, ob sie ihm gleich natürlich schmeckt, und gar nicht ekelhaft. [RAL 208]

Wenn er etwas abgekochte Milch (sein Lieblingsgetränk) mit Wohlgeschmack getrunken hat, und sein äußerstes Bedürfniß befriedigt ist, widersteht ihm plötzlich die übrige, ohne daß er einen ekelhaften Geschmack dran spürte und ohne eigentliche Uebelkeit zu empfinden. [RAL 209]

---

[28] Bei Bewegung des Halses und außer derselben. M. s. auch Anm. zu 61.

[29] 194. 197. bilden mit 198. 196. 328. Wechselwirkungen.

Konnte das Brod nicht hinunter bringen, als wenns ihm zu trocken wäre. [RAL 210]

Verabscheut warmes Essen und Fleisch; will bloß Butter, Käse und Brod (n. 96 St.). [RAL 211]

Abneigung vor Fleisch, und Verlangen[30] auf säuerliches Obst (Preußelbeere) (n. 24 St.). [RAL 212]

Mangel an Appetit (v. 1. bis 7. St.). [RAL 213]

Vor dem Einnehmen der Arznei beträchtlicher Hunger, kurze Zeit nach dem Einnehmen fühlte er sich sehr gesättigt, ohne etwas gegessen zu haben [*Hb.* u. *Ts.*]. [RAL 214]

Guter Appetit; allein wenn er essen wollte, fühlte er sich schon gesättigt [*Hb.* u. *Ts.*]. [RAL 215]

Mangel an Eßlust [*Hb.* u. *Ts.*]. [RAL 216]

Vermehrter Appetit [*Hb.* u. *Ts.*]. [RAL 217]

Nagender Heißhunger, wobei es ihm bisweilen weichlich und brecherlich wurde, er legte sich nach Verlauf einer halben Stunde, ohne daß er irgend etwas zu seiner Befriedigung gethan hatte [*Hb.* u. *Ts.*]. [RAL 218]

Guter Appetit; die Speisen und Getränke schmecken gut[31] (n. 4 St.). [RAL 219]

Starker Appetit.[32] [RAL 220]

Beim Essen, Trinken und Tabakrauchen vergeht, sobald das Bedürfniß befriedigt ist, der gute Geschmack zu diesen Genüssen plötzlich, oder geht in einen unangenehmen über, und man ist nicht im Stande, das Mindeste mehr davon zu genießen, obgleich noch eine Art Hunger und Durst übrig ist. [RAL 221]

Es schwulkt eine bittere Feuchtigkeit herauf[33] (es stößt auf, und es kommt eine bittere Feuchtigkeit in den Mund). [RAL 222]

Das Genossene schwulkt wieder in den Mund,[34] kömmt durch eine Art Aufstoßen in den Mund (ruminatio). [RAL 223]

Wenn sie (Mittags) etwas gegessen hat, ist es, als ob die Speisen über dem obern Magenmunde stehen blieben und nicht hinunter in den Magen könnten. [RAL 224]

Abends vor dem Einschlafen und früh stehen die Speisen gleichsam bis oben herauf (n. 2, 15 St.). [RAL 225]

Er wacht die Nacht um 3 Uhr auf, es wird ihm über und über heiß und er erbricht die Abends genossenen Speisen. [RAL 226]

Ungewöhnlicher und heftiger Durst, selbst in der Nacht [*Hb.* u. *Ts.*]. [RAL 227]

Ekel [*Hb.* u. *Ts.*]. [RAL 228]

Uebelkeit; es lief ihm der Speichel im Munde zusammen [*Hb.* u. *Ts.*]. [RAL 229]

Uebelkeit und Neigung zum Erbrechen [*Hb.* u. *Ts.*]. [RAL 230]

Leere, vergebliche Brecherlichkeit. [RAL 231]

Die Brecherlichkeit verschwindet nach dem Essen (n. 2 St.). [RAL 232]

Nach dem Frühstücken steigt eine Art Aengstlichkeit aus dem Unterleibe in die Höhe (n. 20 St.). [RAL 233]

Beim Essen (Abends) frors ihn an die Füße, triebs ihm den Unterleib auf (und er ward gänzlich heisch). [RAL 234]

Nach dem Essen ist der Unterleib wie aufgetrieben. [RAL 235]

Nach dem Essen wird der Unterleib angespannt, der Mund trocken und bitter, ohne Durst; die eine Wange ist roth (Abends). [RAL 236]

Aengstlich schmerzhafte Vollheit im Unterleibe, nach dem (Abend-) Essen (n. 36 St.). [RAL 237]

Ein Kratzen oben am Kehlkopfe, wie von Soodbrennen (Abends) (n. 8 St.). [RAL 238]

Leeres Aufstoßen, bloß wie von Luft (n. 2 St.). [RAL 239]

Mehrmaliges Aufstoßen (bald nach dem Einnehmen) [*Hb.* u. *Ts.*]. [RAL 240]

Bitteres Aufstoßen (d. 2. Tag) [*Hb.* u. *Ts.*]. [RAL 241]

Aufstoßen nach dem Geschmacke des Genossenen (sogleich). [RAL 242]

Saures Aufstoßen. [RAL 243]

Dumpfiges, multriges, schimmliches Aufstoßen (Abends). [RAL 244]

(Unterdrücktes, versagendes Aufstoßen (früh im Bette), welches drückenden Schmerz am Magenmunde, in der Speiseröhre bis oben in den Schlund verursacht) (n. 48 St.). [RAL 245]

Oefteres Speichelspucken.[35] [RAL 246]

Auslaufen des Speichels aus dem Munde im Schlafe (n. 1 St.). [RAL 247]

Ausspucken schäumigen Speichels den ganzen Tag. [RAL 248]

Nach dem Essen und Trinken, Schlucksen[36] (n. 3 u. 8 St.). [RAL 249]

---

[30] Vergl. 194. 197.

[31] Nach- oder Heilwirkung auf vorgängigen, entgegengesetzten Zustand (Appetitmangel).

[32] Diese Art Heißhunger scheint in Wechselwirkung mit 205. 207. 208. 209. 210. 213 zu stehen, aber seltner zu seyn.

[33] 222. 223. Wechselwirkung mit 225.

[34] Hiermit verwandt ist ein nicht im Texte aufgeführtes Symptom: „Den Geschmack der früh genossenen Milch kann man lange nicht aus dem Munde los werden (n. 21 St.)."

[35] 246. 247. 248. vergleiche mit 283. 368.

[36] 249. 250. vergleiche mit 203.

Abends, nach dem Trinken, Schlucksen (n. 6 St.). [RAL 250]

Brennen auf der Zunge (sogleich). [RAL 251]

Kälte im Magen. [RAL 252]

Magenbrennen (n. 1 St.). [RAL 253]

Schmerzhafte Empfindungen vom Magen ausgehend und sich nach der Milz und der Wirbelsäule hinrichtend [*Hb. u. Ts.*]. [RAL 254]

Drücken in der Gegend des Magengrundes, bisweilen aussetzend [*Hb. u. Ts.*]. [RAL 255]

Fixer und drückender Schmerz in der Magengegend, 10 Minuten lang [*Hb. u. Ts.*]. [RAL 256]

Drücken im Magen und in der Gegend des Sonnengeflechtes [*Hb. u. Ts.*]. [RAL 257]

Abwechselnd schien der Magen bisweilen wie überfüllt, bisweilen wieder wie leer, mit welchem letzteren Gefühle sich jedesmal Heißhunger verband [*Hb. u. Ts.*]. [RAL 258]

Ziehen, als sollten die Magenwände ausgedehnt werden, bisweilen auch Drücken im Magen. [RAL 259]

Magenkrampfähnliche Schmerzen. [RAL 260]

Brennende, drückende und ziehende Schmerzen im Magen, in der Gegend der Leber und der Milz [*Hb. u. Ts.*]. [RAL 261]

Vermehrte Wärme im Magen [*Hb. u. Ts.*]. [RAL 262]

Gefühl im Magen, als wenn man lange gefastet hätte, wie von Leerheit mit fadem Geschmacke im Munde und Mattigkeit in allen Gliedern.[37] [RAL 263]

Bei Appetit und Geschmack an Essen und Trinken, weichlicher, nüchterner Geschmack im Munde. [RAL 264]

Gefühl von Nüchternheit um den Magen und Entkräftung des Körpers. [RAL 265]

Lätschig im Magen; Magen und Gedärme scheinen ihm schlaff herabzuhängen (n. 24 St.). [RAL 266]

Eine besondere Schwäche-Empfindung in der Gegend des Oberbauchs und der Herzgrube[38] (n. 2 St.). [RAL 267]

Drücken in der Herzgrube. [RAL 268]

Heftiges Stechen in der Herzgrube [*Gß.*]. [RAL 269]

Feines Stechen am Magen. [RAL 270]

Langsam auf einander folgender, stechend zuckender Schmerz in der Oberbauch-Gegend und der Herzgrube (n. ½ St.). [RAL 271]

Erst starkes, dann feines Stechen in der Herzgrube (n. ½ St.). [RAL 272]

Ein bloß beim Draufdrücken fühlbarer Schmerz in der Herzgrube, als wenn es da innerlich wund wäre. [RAL 273]

■ Abdomen

Schmerzhaftes Drücken in der Gegend der Milz und des Magen-Grundes, abwechselnd verschwindend und wiederkehrend [*Hb. u. Ts.*]. [RAL 274]

Stechen und Brennen in der Milzgegend, mehrmals repetirend [*Hb. u. Ts.*]. [RAL 275]

Drücken in der Nabelgegend [*Hb. u. Ts.*]. [RAL 276]

Schmerzhafte Empfindung, als wenn etwas aus dem Oberbauche nach der Brusthöhle heraufdrückte [*Hb. u. Ts.*]. [RAL 277]

Dehnende Schmerzen im Oberbauche (n. 1 St.) [*Hb. u. Ts.*]. [RAL 278]

Gefühl, als würden die Bauchwände nach außen und das Zwerchfell nach obenhin gedehnt; am stärksten äußerte sich dieser Schmerz in der Milzgegend und nach hinten, nach der Wirbelsäule zu, abwechselnd bald mehr da, bald wieder mehr dort; auch erstreckte er sich mehrmals bis zur Brusthöhle herauf, artete daselbst in ein empfindliches Brennen aus; wendete sich jedoch am meisten und am heftigsten nach der Wirbelsäule in der Gegend des Sonnengeflechtes; Aufstoßen von Luft milderte diesen Schmerz [*Hb. u. Ts.*]. [RAL 279]

Schmerz im Oberbauche, wie vom Verheben. [RAL 280]

Ein Drücken in beiden Seiten des Oberbauchs oder der Hypochondern. [RAL 281]

Ein scharfer, kneipender Druck in der Herzgrube und der rechten Unterribbengegend (n. ½ St.). [RAL 282]

Ein kolikartiger Schmerz, als wenn die Eingeweide platzen sollten, im Oberbauche, fast wie ein Magenschmerz, welcher sich bis in die Kehle erstreckt, früh im Bette, beim Liegen auf der Seite; welcher vergeht, wenn man sich auf den Rücken legt[39] (n. 40 St.). [RAL 283]

Allgemeines Drängen im Unterleibe nach dem After zu [*Hb. u. Ts.*]. [RAL 284]

Auftreiben in der Nabelgegend und Schneiden daselbst, ¼ St. lang [*Hb. u. Ts.*]. [RAL 285]

Auftreibung des Unterleibes [*Hb. u. Ts.*]. [RAL 286]

Ziehende Schmerzen in der linken Lendengegend, wenige Minuten andauernd [*Hb. u. Ts.*]. [RAL 287]

---

[37] Wechselwirkung mit 235. 236. 237.

[38] Vergl. 335. und 632. Dieses Gefühl von Schwäche in der Gegend der Herzgrube ist ein charakteristisches Symptom von Ignazbohne.

[39] Vergl. 48, 62. und Anmerk. zu 600.

Schneiden in der Nabelgegend [*Hb.* u. *Ts.*]. [RAL 288]

Schneidender Schmerz in der rechten Seite des Unterleibes [*Hb.* u. *Ts.*]. [RAL 289]

Schneidende und zusammenziehende Schmerzen im Unterbauche [*Hb.* u. *Ts.*]. [RAL 290]

Beträchtliches Schneiden im Unterleibe, zu Stuhle zu gehen nöthigend, wodurch weichflüssige Faeces ausgeleert wurden [*Hb.* u. *Ts.*]. [RAL 291]

Schneiden, sich über den ganzen Unterleib verbreitend und mit einem Durchfallstuhle endigend [*Hb.* u. *Ts.*]. [RAL 292]

Stechen, das sich aus dem Oberbauche gleichsam nach der Brusthöhle herauf erstreckte, die Bauchorgane aber nicht ergriff [*Hb.* u. *Ts.*]. [RAL 293]

Kollern und Poltern im Unterleibe [*Hb.* u. *Ts.*]. [RAL 294]

Gefühl im Unterleibe, als hätte ein Abführmittel angefangen zu wirken [*Hb.* u. *Ts.*]. [RAL 295]

Eine Art Leibweh: ein zusammenziehender Schmerz von beiden Seiten, gleich unter den Ribben (n. $1/4$ St.). [RAL 296]

Zusammenschnürende Empfindung in den Hypochondern, wie bei Leibesverstopfung, mit einem einseitigen Kopfweh, wie von einem ins Gehirn eingedrückten Nagel,[40] früh (n. 20 St.). [RAL 297]

Krampfhafte Blähungskolik im Oberbauche, Abends beim Einschlafen und früh beim Erwachen (n. 8 St.). [RAL 298]

Leibweh: anhaltender Zerschlagenheitsschmerz der Gedärme, früh im Bette. [RAL 299]

Empfindung im Unterleibe, in der Gegend des Nabels, als wenn etwas Lebendiges darin wäre (n. 8 St.). [RAL 300]

Leichter Abgang von Blähungen (n. $1/2$ St.) (Das Gegentheil ist meist Nachwirkung). [RAL 301]

Nächtliche Blähungskolik. [RAL 302]

Blähungskolik mit Stichen nach der Brust zu. [RAL 303]

Früh Blähungs-Leibweh im Unterbauche, welches nach der Brust und nach der Seite zu Stiche giebt.[41] [RAL 304]

Blähungskolik über dem Nabel, abwechselnd mit häufigem Zusammenlaufen des Speichels[42] im Munde (n. 1 St.). [RAL 305]

Abgang vieler Blähungen die Nacht, selbst im Schlafe, und Wiedererzeugung immer neuer, so daß alles im Unterleibe zu Blähungen zu werden scheint. [RAL 306]

Viel Plage von Blähungen, welche dann auf den Urin drücken (n. 96 St.). [RAL 307]

Ungenüglich, und nicht ohne Anstrengung der Unterleibmuskeln abgehende, kurz abgebrochene Blähungen von faulem Geruche (n. 24 u. 30 St.). [RAL 308]

Aufblähung gleich nach dem Essen.[43] [RAL 309]

Häufiger Abgang von Blähungen gleich nach dem Essen (n. 26 St.). [RAL 310]

Nach dem Essen lautes Kollern im Leibe. [RAL 311]

(Kollern im Leibe[44] (*Valentinus,* Hist. Simpl. reform. S. 198.). [RAL 312]

Knurren im Leibe wie bei einem Hungrigen (n. 1 St.). [RAL 313]

Kollern und Poltern in den Gedärmen. [RAL 314]

Klopfen im Unterleibe. [RAL 315]

Jücken gerade im Nabel (n. $2 1/2$ St.). [RAL 316]

Links neben dem Nabel, ein schmerzliches Drücken [*Gß.*]. [RAL 317]

Links über dem Nabel, ein scharfes Stechen [*Gß.*]. [RAL 318]

Beklemmung im Unterleibe und Schneiden. [RAL 319]

Schneiden im Leibe (n. 2 St.). [RAL 320]

Gleich nach dem Essen, schneidend stechendes Leibweh, welches in Aufblähung sich verwandelte (n. 4 St.). [RAL 321]

Ein anhaltendes Kneipen auf einer kleinen Stelle im rechten Unterbauche, in der Gegend des Blinddarmes, vorzüglich beim Gehen (im Freien) (n. 4 St.). [RAL 322]

Drücken im Unterbauche (n. $1/4$ St.) [*Gß.*]. [RAL 323]

Schmerzliches Drücken in der linken Seite des Unterbauchs [*Gß.*]. [RAL 324]

Heftiges Drücken in der linken Bauchseite [*Gß.*]. [RAL 325]

Ein kneipendes Aufblähen im ganzen Unterleibe gleich nach dem Essen, bloß wenn er steht, und schlimmer, wenn er geht, durch fortgesetztes Gehen bis zum Unerträglichen erhöhet, ohne

---

[40] Die Alten nannten diese Art Kopfweh: **Clavus**. Charakteristisch ist diese Art Schmerz von Ignazbohne: ein Drücken wie von einem scharfen, spitzigen Körper, wie er sich auch in den andern Symptomen äußert, wie 365. 463. 486., wohin auch der „Druck wie mit einem harten Körper" zu gehören scheint, wie 59. 600.

[41] Vergl. 332.

[42] Vergl 246. 247. 248. 368.

[43] Wechselwirkung mit 310.

[44] Vergl. 311. 314. 315.

daß Blähungen daran Schuld zu seyn scheinen; beim ruhigen Sitzen vergeht es bald, ohne Abgang von Blähungen (n. 4 St.). [RAL 326]

Stechen in der linken Seite des Unterbauchs[45] (*Gß.*). [RAL 327]

Ein drückendes Kneipen im Unterleibe nach dem mindesten Obstgenusse, vorzüglich im Stehen und Gehen, welches im Sitzen vergeht. [RAL 328]

Kneipende Kolik in allen Därmen, selbst entfernt von einer Mahlzeit, beim Gehen in freier Luft. [RAL 329]

Feinstechendes Leibweh unterhalb des Nabels (n. 1 bis 2 St.). [RAL 330]

Leibweh, erst kneipend, dann stechend, in einer von beiden Seiten des Unterleibes (n. 2, 10 St.). [RAL 331]

Kneipendes Leibweh, gerade in der Nabelgegend, worauf der Schmerz in die linke Brustseite übergeht, aus Kneipen und feinem Stechen zusammengesetzt. [RAL 332]

Kneipen im Unterleibe (n. 1 St.). [RAL 333]

Kneipendes Leibweh in freier Luft, als wenn Durchfall entstehen wollte. [RAL 334]

Ziehen und Kneipen im Unterleibe: es kam in den Mastdarm, wie Pressen, mit Wabbligkeit und Schwäche in der Herzgrube[46] und Gesichtsblässe (n. 48 St., zwei Tage vor dem Monatlichen). [RAL 335]

(Reißender Schmerz im Leibe.) [RAL 336]

Stechend zuckender Schmerz im linken Schooße Abends beim Liegen im Bette. [RAL 337]

Empfindung im linken Schooße, als wollte ein Bruch heraustreten. [RAL 338]

Ueber der linken Hüfte, ein absetzendes, tief innerliches Drücken [*Gß.*]. [RAL 339]

■ **Rektum**

Stuhlgang erst harten, und drauf dünnen Kothes.[47] [RAL 340]

Dünner Koth geht mit Blähungen unwillkürlich ab (in 50 St.). [RAL 341]

Weicher Stuhl gleich nach dem Essen. [RAL 342]

Dreimalige Ausleerung weicher Faeces, Nachmittags [*Hb.* u. *Ts.*]. [RAL 343]

Drei mäßige Darm-Ausleerungen [*Hb.* u. *Ts.*]. [RAL 344]

Zwei Darm-Ausleerungen dünner Consistenz (d. 2. Tag) [*Hb.* u. *Ts.*]. [RAL 345]

Drei durchfällige Stühle (d. 1. Tag) [*Hb.* u. *Ts.*]. [RAL 346]

Nach vorgängigem Schneiden, Durchfallstuhl [*Hb.* u. *Ts.*]. [RAL 347]

Gelbweißliche Stuhlgänge (n. 3 St.). [RAL 348]

Schleimige Stuhlgänge. [RAL 349]

Scharfe Stuhlgänge. [RAL 350]

Mastdarm-Vorfall bei mäßig angestrengtem Stuhlgange. [RAL 351]

Leerer Stuhldrang [*Hb.* u. *Ts.*]. [RAL 352]

Oefterer, fast vergeblicher Drang zum Stuhle, mit Bauchweh, Stuhlzwang und Neigung zum Austreten des Mastdarms (n. 48 St.). [RAL 353]

Abends starkes Noththun und Drang, zu Stuhle zu gehen, mehr in der Mitte des Unterleibs; aber es erfolgte kein Stuhl, bloß der Mastdarm drängte sich heraus. [RAL 354]

Sehr dick geformter und sehr schwierig durch Mastdarm und After abgehender, weißgelblicher Stuhlgang. [RAL 355]

Sehr dick geformter und schwierig abgehender Stuhlgang (n. 12 St.). [RAL 356]

Vergeblicher Drang zum Stuhle im Mastdarme, nicht im After (n. 1 1/2 St.). [RAL 357]

Vergebliches Nöthigen und Drängen zum Stuhle und Noththun in den Därmen des Oberbauchs, am meisten bald nach dem Essen. [RAL 358]

Aengstliches Noththun zum Stuhle, bei Unthätigkeit des Mastdarms; er konnte den Koth nicht hervordrücken ohne Gefahr des Umstülpens und Ausfallens des Mastdarms. [RAL 359]

Heftiger Drang zum Stuhle, mehr in den obern Gedärmen und im Oberbauche; es thut ihm sehr Noth, und dennoch geht nicht genug Stuhlgang, obwohl weich, ab; das Noththun hält noch lange nach Abgang des Stuhles an (n. 20 St.). [RAL 360]

Vergebliches Nöthigen und Drängen zum Stuhle. [RAL 361]

Nach jählingem, starkem Noththun geht schwierig und nicht ohne kräftige Anstrengung der Bauchmuskeln (fast als wenn es an der wurmartigen Bewegung der Därme mangelte) eine unhinreichende Menge zähen, lehmfarbigen und doch nicht harten Kothes ab (n. 3 Tagen). [RAL 362]

Krampfhafte Spannung im Mastdarme den ganzen Tag. [RAL 363]

Scharf drückender Schmerz tief im Mastdarme nach dem Stuhlgange, wie von eingesperrten Blähungen (wie nach einer übereilten Auslee-

---

[45] Vergl. 330.
[46] Vergl. 267. 632.
[47] Leichter und güglicher Abgang des Darmkothes ist meist nur Erstwirkung. die in 1/2 oder 1 St. erfolgt.

rung zu erfolgen pflegt – eine Art Proktalgie)[48] (n. 2 St.). [RAL 364]

Abends nach dem Niederlegen, zwei Stunden lang, scharf drückender Schmerz im Mastdarme (Proktalgie), ohne Erleichterung in irgend einer Lage, welcher sich ohne Blähungsabgang von selbst legt (n. 36 St.). [RAL 365]

Unschmerzhafte Zusammenziehung des Afters,[49] eine Art mehrtägiger Verengerung (n. 12 St.). [RAL 366]

Kriebeln und Brennen im After [*Hb.* u. *Ts.*]. [RAL 367]

Zusammenziehung des Afters (Abends), welche Tags darauf um dieselbe Stunde wiederkommt, schmerzhaft beim Gehen, am meisten aber beim Stehen, unschmerzhaft aber im Sitzen, mit Zusammenfluß eines faden Speichels[50] im Munde (n. 4, 12, 36 St.). [RAL 368]

Mehrmaliges Schneiden, etwas tief im Mastdarme (n. 20 St.). [RAL 369]

Ein großer Stich vom After tief in den Mastdarm hinein. [RAL 370]

Große Stiche im After (n. 2 St.). [RAL 371]

Heftiges Jücken im Mastdarme Abends im Bette. [RAL 372]

Kriebeln im Mastdarme, wie von Madenwürmern. [RAL 373]

Unten im Mastdarme, nach dem After zu, unangenehmes Kriebeln, wie von Madenwürmern (n. 24 St.). [RAL 374]

Ein jückender Knoten am After, welcher beim Stuhlgange nicht schmerzt, beim Sitzen aber ein Drücken verursacht. [RAL 375]

Bei weichem Stuhlgange Hämorrhoidal-Beschwerden (n. 5 St.). [RAL 376]

Bald oder gleich nach einem weichen Stuhlgange, Schmerz im After, wie von der blinden Goldader und wie **Wundheitsschmerz.** [RAL 377]

Wundheitsschmerz im After, außer dem Stuhlgange (n. 1 St.). [RAL 378]

Schmerz im Mastdarme, wie von Hämorrhoiden, zusammenschnürend und schründend, wie von einer berührten Wunde (n. 3 St.). [RAL 379]

Eine bis zwei Stunden nach dem Stuhlgange, Schmerz im Mastdarme, wie von blinder Goldader, aus Zusammenziehen und Wundheitsschmerz gemischt (n. 2 St. u. n. 36 St.). [RAL 380]

Nach Ausspannung des Geistes mit Denken, bald nach dem Stuhlgange Schmerz, wie von blinden Hämorrhoiden, drückend und wie wund (n. 36 St.). [RAL 381]

Geschwulst des Randes des Afters, ringsum wie von aufgetriebenen Adern. [RAL 382]

Blinde Hämorrhoiden mit Schmerz, aus Drücken und Wundheit (am After und im Mastdarme) zusammengesetzt, schmerzhafter im Sitzen und Stehen, gelinder im Gehen,[51] doch am schlimmsten erneuert nach dem Genusse der freien Luft. [RAL 383]

(Blutfluß aus dem After, mit Jücken des Mittelfleisches und Afters.) [RAL 384]

Es kriechen Madenwürmer zum After heraus (n. 16 St.). [RAL 385]

Jücken am After. [RAL 386]

Jücken im Mittelfleische, vorzüglich im Gehen. [RAL 387]

(Mattigkeit nach dem Stuhlgange.) [RAL 388]

■ Harnwege

Ein scharfer Druck auf die Harnblase, wie von versetzten Blähungen, nach dem Abendessen. [RAL 389]

Ein kratzig drückender Schmerz auf die Gegend des Blasenhalses, vorzüglich beim Gehen und nach dem Essen, außer dem Harnen, welches unschmerzhaft vor sich geht. [RAL 390]

Oefteres Harnen [*Hb.* u. *Ts.*]. [RAL 391]

Oefterer Abgang vielen wässerigen Harns (n. 2, 6, 20 St.). [RAL 392]

Zitronengelber Harn mit weißem Satze (n. 16 St.). [RAL 393]

Trüber Urin. [RAL 394]

■ Geschlechtsorgane

Steifigkeit der männlichen Ruthe von etlichen Minuten (n. 1/4 St.). [RAL 395]

Steifigkeit der männlichen Ruthe, jedesmal bei zu Stuhle Gehen. [RAL 396]

Beim Andrange zum Stuhle floß viel Schleim (der Vorsteherdrüse) aus der Harnröhre (n. 5 T.). [RAL 397]

(Dunkler Urin geht mit brennender Empfindung ab.) [RAL 398]

Große Stiche in der Harnröhre hin, beim Gehen[52] (n. 5 St.). [RAL 399]

---

[48] Vergl. Anm. zu 297.
[49] 366. 368. – Man s. Anm. zu 61.
[50] Vergl. 246. 247. 248. 305.

[51] Wechselwirkung mit 368.
[52] Vergl. 370. 371.

Bald nach dem Mittagsessen, ein Stich vorn in der Harnröhre, der sich in ein Reißen endigt. [RAL 400]

In der Mitte der Harnröhre (Abends beim Sitzen) ein kratzig reißender Schmerz (n. 1 St.). [RAL 401]

In der Mitte der Harnröhre, ein scharrig kratzender und kratzend reißender Schmerz (Abends beim Liegen im Bette) (n. 5 St.). [RAL 402]

Kriebeln und Brennen in der Harnröhre, besonders beim Harnen, auch mit Stichen sich verbindend [*Hb.* u. *Ts.*]. [RAL 403]

Ein Jücken im vordern Theile der Harnröhre (n. 2 St.). [RAL 404]

Früh, Harnbrennen (n. 12 St.). [RAL 405]

Wüthender, absatzweise auf einander folgender, raffender, reißend drückender Schmerz an der Wurzel der männlichen Ruthe, vorzüglich beim Gehen, welcher, wenn man sich im Stehen mit dem Kreuze anlehnt, vergeht. [RAL 406]

Bei Blähungs-Auftreibung des Unterleibes, brennendes Jücken am Blasenhalse, welches den Geschlechtstrieb erregt. [RAL 407]

Gleich in der Nacht darauf eine starke Pollution (bei einem jungen Manne, welcher fast nie dergleichen hatte). [RAL 408]

Jücken rings um die Zeugungstheile und an der Ruthe, Abends nach dem Niederlegen, welches durch Kratzen vergeht (n. 3 St.). [RAL 409]

Beißendes Brennen vorn in der Harnröhre beim Harnen. [RAL 410]

Beißendes Jücken an der Eichel (n. 4 u. 20 St.). [RAL 411]

Beißend jückender Schmerz an der innern Fläche der Vorhaut (n. 12 St.). [RAL 412]

Wundheitsschmerz, wie aufgerieben, am Saume der Vorhaut (n. 1 St.). [RAL 413]

Wundseyn und Geschwürschmerz mit [RAL 414]

Jücken vereinigt am Rande der Vorhaut (n. 24 St.) (n. 3 u. 27 St.). [RAL 415]

(Krampfhafter Schmerz an der Eichel.) [RAL 416]

Jückendes Stechen am Hodensacke, wie von unzähligen Flöhen, besonders in der Ruhe. [RAL 417]

Schweiß des Hodensacks. [RAL 418]

Abends Geschwulst des Hodensacks (n. 5 St.). [RAL 419]

Eine strenge, wurgende Empfindung in den Hoden, Abends nach dem Niederlegen im Bette. [RAL 420]

Drücken in den Hoden. [RAL 421]

Geile, verliebte Phantasieen und schnelle Aufregung des Geschlechtstriebes, bei Schwäche der Zeugungstheile und Impotenz, und äußerer, unangenehmer Körperwärme. [RAL 422]

Unwiderstehlicher Drang zur Samenausleerung, bei schlaffer Ruthe (n. 24 St.). [RAL 423]

Geilheit, bei Impotenz (n. 10, 20 St.). [RAL 424]

Geilheit mit ungemeiner Hervorragung der Clitoris, bei Schwäche und Erschlaffung der übrigen Zeugungstheile und kühler Temperatur des Körpers (n. 40 St.). [RAL 425]

Männliches Unvermögen, mit Gefühl von Schwäche in den Hüften. [RAL 426]

Die Ruthe zieht sich zusammen, daß sie ganz klein wird (nach dem Uriniren). [RAL 427]

Die Vorhaut zieht sich zurück und die Eichel bleibt entblößt, wie bei Impotenz (n. 24 St.). [RAL 428]

Völliger Mangel an Geschlechtstriebe.[53] [RAL 429]

Langwieriger weißer Fluß. [RAL 430]

Erregung der Monatzeit[54] (*Bergius,* a. a. O.). [RAL 431]

Heftiges, zusammenkrampfendes Pressen an der Bärmutter, wie Geburtswehen, worauf ein eiteriger, fressender, weißer Fluß erfolgt.[55] [RAL 432]

Abgang des Monatlichen in geronnenen Stücken. [RAL 433]

Es geht beim Monatlichen wenig, aber schwarzes Geblüte von faulem, übeln Geruche ab. [RAL 434]

Monatliches um einige Tage verspätigt.[56] [RAL 435]

■ **Atemwege und Brust**

In beiden Nasenlöchern ein kriebelndes Jücken. [RAL 436]

Empfindung von Geschwürigkeit und Wundheit am innern Winkel des einen, oder beider Nasenlöcher (n. 12 St.). [RAL 437]

Die Nasenlöcher sind geschwürig. [RAL 438]

Kitzel in der Nase. [RAL 439]

(Sogleich Nasenbluten.) [RAL 440]

---

[53] Diesen, den Geilheitssymptomen 422-425. ... entsprechenden Wechselzustand habe ich, gleich als eine Nachwirkung, lang anhalten gesehen, Kockelsamen hob ihn.

[54] Von der starken Gabe eines Scrupels. M. s. Anm. zu 435.

[55] M. sehe Anm. zu 61.

[56] Scheint sehr seltne Wechselwirkung, wo nicht gar Nachwirkung zu seyn. Wenigstens hat mir die Ignazbohne in sehr vielen Fällen das Gegentheil, nämlich allzu zeitige Erregung des Monatlichen in erster Wirkung zu zeigen geschienen, und deshalb die allzu frühe (und allzu starke) Monatzeit homöopathisch getilgt, wenn die übrigen Symptome zusagten.

Erst Tröpfeln aus der Nase, dann Schnupfen (n. $\frac{1}{2}$ St.). [RAL 441]

Fließender Schnupfen [Gß.]. [RAL 442]

Verstopfung des einen Nasenlochs, als wenn ein Blättchen inwendig vorläge; nicht wie von Stockschnupfen. [RAL 443]

Katarrh, Stockschnupfen. [RAL 444]

Es liegt ihm katarrhartig auf der Brust; die Luftröhren sind ihm mit Schleim besetzt (n. $\frac{1}{4}$ St.). [RAL 445]

Hohler, trockner Husten, früh beim Erwachen aus dem Schlafe. [RAL 446]

Abends nach dem Niederlegen, beim Einschlafen, Reiz zum Husten (n. 6 St.). [RAL 447]

Abends nach dem Niederlegen ein (nicht kitzelnder) ununterbrochener Reiz zum Hüsteln im Kehlkopfe, der durch Husten nicht vergeht, eher noch durch Unterdrückung des Hustens (n. 5 St.). [RAL 448]

Sehr kurzer, oft ganz trockner Husten, dessen Erregungsreiz in der Halsgrube, wie von eingeathmetem Federstaube, nicht durchs Husten vergeht, sondern sich desto öfterer erneuert, je mehr man sich dem Husten überläßt, vorzüglich gegen Abend schlimmer. [RAL 449]

Eine jählinge (nicht kitzelnde) Unterbrechung des Athmens oben in der Luftröhre über dem Halsgrübchen, die unwiderstehlich zum kurzen, gewaltsamen Husten reizt, Abends (n. 1 St.). [RAL 450]

Eine zusammenschnürende Empfindung im Halsgrübchen, welche Husten erregt, wie von Schwefeldampfe.[57] [RAL 451]

(Jeder Stoß des Hustens fährt in die männliche Ruthe mit schmerzhafter Empfindung, wie ein jählinges Eindringen des Blutes.) [RAL 452]

Schwieriger Auswurf aus der Brust. [RAL 453]

Gelber Brust-Auswurf, an Geruch und Geschmack wie von altem Schnupfen (n. 12 St.). [RAL 454]

Herzklopfen [Hb. u. Ts.]. [RAL 455]

Stechen in der Herz-Gegend beim Ausathmen (n. $\frac{1}{4}$ St.). [RAL 456]

Stechen in der linken Seite (n. $\frac{1}{4}$ u. 3 St.). [RAL 457]

Oeftere Stiche in der Brustseite, in der Gegend der letzten Ribbe, außer dem Athemholen, nach dem Gange des Pulses. [RAL 458]

Einzelne, große Stiche auf der rechten Brustseite außer dem Athemholen; auch am Schienbeine (n. 1 St.). [RAL 459]

Erst Drücken in der linken Brust, und darauf Feinstechen in der rechten Brust (n. 1 St.). [RAL 460]

Drücken erst in der linken, dann in der rechten Brust, dann im Fußgelenke (n. 1 St.). [RAL 461]

Drücken in der Brusthöhle, gleich hinter dem Brustbeine [Hb. u. Ts.]. [RAL 462]

Ein Drücken in der Gegend der Mitte des Brustbeins, wie mit einem scharfen Körper[58] (n. 20 St.). [RAL 463]

Ein Drücken in der Mitte des Brustbeins bald nach dem Essen (n. 24 St.). [RAL 464]

Bei Brustbeklemmung Drücken in der Herzgrube, welches sich beim Einathmen vermehrt und zu Stichen in der Herzgrube schnell übergeht (n. 2 St.). [RAL 465]

Beklemmung der Brust und des Athemholens[59] (n. 5 St.). [RAL 466]

Engbrüstigkeit [Hb. u. Ts.]. [RAL 467]

Gefühl von Angst und Beklemmung der Brust weckt ihn Nachts 12 Uhr aus dem Schlafe; er mußte oft und tief Athem holen und konnte erst nach 1 Stunde wieder einschlafen [Hb. u. Ts.]. [RAL 468]

Beklemmung der Brust nach Mitternacht, als wenn die Brust zu enge wäre, wodurch das Athmen gehindert wird (n. 12 St.). [RAL 469]

Beim Vorbücken ein Schmerz vorn auf der Brust, zu beiden Seiten des Brustbeins, als wenn die zusammengeschobenen Ribben schmerzhaft an einander träfen (früh) (n. 15 St.). [RAL 470]

Ein spannender Schmerz vorn auf der Brust, wenn er (beim Sitzen) sich gerade aufrichtet (n. 16 St.). [RAL 471]

Ein spannender Schmerz über die Brust, wenn man aufrecht steht (n. 24 St.). [RAL 472]

Drücken und Pressen auf der Brust (n. 7 u. 9 Tagen). [RAL 473]

Es fehlt ihm im Gehen an Athem, und wenn er dann stillsteht, bekommt er Husten. [RAL 474]

(Konnte, wenn er den Mund zumachte, keinen Athem durch die Nase bekommen.) [RAL 475]

Sehr matt im ganzen Körper; wenn er gehet, ists ihm, als wenn der Athem fehlen wollte, es wird ihm weichlich in der Herzgrube und dann Husten. [RAL 476]

Vollheit auf der Brust. [RAL 477]

Das Einathmen wird wie von einer aufliegenden Last gehindert; das Ausathmen ist desto leichter. [RAL 478]

---

[57] M. s. Anm. zu 61.

[58] M. s. Anm. zu 297.

[59] 466. 469. 473. m. s. Anm. zu 61.

Langsame Einathmung, schnelles Ausathmung[60] (n. 3 St.). [RAL 479]

(Mußte oft tief Athem holen, und das Tiefathmen minderte das Drücken auf der Brust Augenblicke.) [RAL 480]

Langsame Einathmung, wozu er tief aus dem Unterleibe ausheben muß; (muß den Athem tief aus dem Leibe holen) (n. 1 St.). [RAL 481]

Kurzer Athem wechselt mit längerm, gelinder mit heftigem ab[61] (n. 2 St.). [RAL 482]

Schmerz auf dem Brustbeine, wie zerschlagen, auch vom Anfühlen erregbar (n. 14 St.). [RAL 483]

Ein Klopfen auf der rechten Brust (n. 1½ St.). [RAL 484]

Bei Tiefathmen, ein Stich in der Brustwarze, bei Blähungs-Bewegungen im Unterleibe (n. 5 St.). [RAL 485]

■ Rücken und äußerer Hals

Früh, in dem Bette, scharfdrückender Schmerz in den Halswirbeln in der Ruhe.[62] [RAL 486]

Stechen im Genicke. [RAL 487]

Stechend reißender Schmerz im Genicke (n. 2½ St.). [RAL 488]

Reißender Schmerz im Nacken, wenn man den Hals bewegt, wie vom Verdrehen des Halses (n. 12 St.). [RAL 489]

Steifigkeit des Nackens. [RAL 490]

Hitze und Brennen im Nacken, oder auf der einen Seite des Halses, äußerlich. [RAL 491]

Am Halse, gleich über der linken Schulter, ein schmerzliches Drücken[63] [Gß.]. [RAL 492]

Links, unweit des Rückgrats, wo sich die wahren von den falschen Ribben scheiden, ein stumpfes Stechen[64] [Gß.]. [RAL 493]

In der Mitte des Rückgrates, etwas nach der linken Seite zu, ein tiefer, reißender Schmerz [Gß.]. [RAL 494]

Drückend stechender Schmerz im Rückgrate, beim Gehen in freier Luft. [RAL 495]

Einfacher Schmerz im Schulterblatte, durch Bewegung des Arms, und wenn der Arm hängt, vermehrt (n. 20 St.). [RAL 496]

(Früh etliche Stiche an der Spitze des Schulterblattes.) [RAL 497]

Ein Klopfen im Kreuze (heiligen Beine) (n. 7 St.). [RAL 498]

(Im Kreuze (und auf der Brust) ein spannender Schmerz beim Aufrechtstehen) (n. 24 St.). [RAL 499]

Stiche im Kreuze (n. 48 St.). [RAL 500]

Schmerz im heiligen Beine, auch beim Liegen auf dem Rücken, früh im Bette[65] [RAL 501]

Drückender Zerschlagenheitsschmerz im Kreuze beim Liegen auf dem Rücken, früh im Bette. [RAL 502]

■ Extremitäten

Im Schulter-Gelenke Schmerz, wie ausgerenkt bei Bewegung der Arme. [RAL 503]

Im Gelenke des Oberarms, bei Zurückbiegung des Arms, ein Schmerz, wie nach angestrengter Arbeit, oder wie zerschlagen. [RAL 504]

Im Gelenke des Oberarms ein greifender, raffender, walkender, zum Theil ziehender Schmerz, in der Ruhe (welcher bei Bewegung stechend wird)[66]. [RAL 505]

Im Gelenke des Oberarms ein rheumatischer Schmerz, oder wie zerschlagen, beim Gehen in freier Luft (n. 10 St.). [RAL 506]

Schmerz im Oberarm-Gelenke, als wenn er ausgerenkt wäre (n. 10 St.). [RAL 507]

Im dreieckigen Muskel des Oberarms, ein fipperndes Zucken (n. 24 St.). [RAL 508]

Beim Einwärtsdrehen des Arms einfacher Schmerz im zweiköpfigen Muskel (n. 2 St.). [RAL 509]

In den Armmuskeln Schmerz, wie zerschlagen, wenn der Arm hängt oder aufgehoben wird. [RAL 510]

Auf der Seite, auf welcher er liegt, schläft der Arm ein (n. 8 St.). [RAL 511]

Beim Liegen auf der rechten Seite, Abends im Bette, schmerzt der Schulterkopf der linken Seite wie zerschlagen, und der Schmerz vergeht, wenn man sich auf den schmerzenden Arm legt (n. 12 St.). [RAL 512]

Unleidlicher (namenloser) Schmerz in den Knochenröhren und Gelenken des Arms, auf welchem man nicht liegt, Abends im Bette, der nur vergeht, wenn man sich auf den schmerzenden Arm legt (n. 12 St.). [RAL 513]

---

[60] Wechselwirkung mit 650.
[61] Vergl. 659.
[62] M. s. Anm. zu 297.
[63] Vergl. 486.
[64] Vergl. 495.

[65] 501. 502. ... Eine Wechselwirkung mit dem Vergehen eines von Ignazsamen entstandenen Symptoms durch Liegen auf dem Rücken; m. s. 19. 47. 48. 62. 600. 601.
[66] Vergl. 453.

Unleidlicher (namenloser) Schmerz in den Knochenröhren und Gelenken des Arms, auf welchem man liegt, früh im Bette, der nur vergeht, wenn man sich auf die andre, schmerzhafte Seite legt.[67] (n. 20 St.). [RAL 514]

Früh, im Bette, Schmerz wie Zerschlagenheit in dem Schulterkopfe der Seite, auf welcher man liegt, welcher vergeht, wenn man sich auf die entgegengesetzte Seite oder auf den Rücken legt (n. 24 St.). [RAL 515]

Abends nach dem Niederlegen, in einem Theile der Muskeln des Vorderarms, ein Zucken, als wenn eine Maus unter der Haut krabbelte (n. 36 St.). [RAL 516]

Ziehender Schmerz in den Armen. [RAL 517]

Vom Oberarm bis in die Handwurzel und bis in die Finger ein pulsirendes Ziehen. [RAL 518]

Von kalter Luft (Erkältung?) Reißen im rechten Arme und auf der rechten Seite des Kopfs (n. 12 St.). [RAL 519]

Gleich über dem rechten Ellbogen schmerzliches Ziehen[68] (n. 36 St.) [Gß.]. [RAL 520]

Am Knöchel der Hand, reißender Schmerz, früh nach dem Erwachen. [RAL 521]

Am Knöchel der Hand und in den Fingern, reißender Schmerz. [RAL 522]

Im Daumengelenke, reißender Schmerz, als wenn es verrenkt wäre, früh beim Schlummern im Bette. [RAL 523]

Ein Starren in den rechten Handwurzel und Gefühl, als wäre sie eingeschlafen. [RAL 524]

In den Handwurzelknochen der rechten Hand, ein Ziehen[69] (n. 36 St.) [Gß.]. [RAL 525]

Am Knöchel der linken Hand, ein lähmiger Schmerz, als wenn die Hand verstaucht oder verrenkt wäre. [RAL 526]

Einige Stiche im äußersten Daumengelenke (n. 10 St.). [RAL 527]

Jückende Stiche am Daumengelenke, welche zu kratzen nöthigen. [RAL 528]

Im hintersten Gliede des Zeigefingers Schmerz, als wäre er verrenkt, bei Bewegung. [RAL 529]

Warmer Schweiß an der innern Fläche der Hand und der Finger (n. 16 St.). [RAL 530]

Häufiger, warmer Schweiß der Hände, Abends (n. 8 St.). [RAL 531]

Lauer Schweiß der innern Handfläche (n. 36 St.). [RAL 532]

Ueberhingehende Gilbe der Hände, wie von Gelbsucht. [RAL 533]

Bei Berührung eines Haares auf der Hand ein durchdringender, feiner Stich, als wenn ein Splitter da stäke.[70] [RAL 534]

Abends nach dem Niederlegen, krampfhaftes Hin- und Herbewegen des Zeigefingers. [RAL 535]

Bei Anstrengung der Finger, ausstreckender Klamm des Mittelfingers (der sich durch Calmiren heben läßt). [RAL 536]

Stechen im Hüft-Gelenke (n. 24 St.). [RAL 537]

Früh (von 4 bis 8 Uhr) im Hüft-Gelenke und im Kniee, stechender Schmerz, beim Gehen und Bewegen der Füße (n. 8 St.). [RAL 538]

Fest lähmige Unbeweglichkeit der Untergliedmaßen mit einzelnem Zucken darin. [RAL 539]

Früh, beim Aufstehen aus dem Bette, Steifigkeit der Kniee und Gelenke des Fußes, des Oberschenkels und Kreuzes (n. 38 St.). [RAL 540]

Beim Sitzen, in den hintern Oberschenkel-Muskeln, Schmerz, als wenn sie zerschlagen wären (n. 5 St.). [RAL 541]

Mitten auf dem linken Oberschenkel ein tiefes, heftiges Drücken [Gß.]. [RAL 542]

Heftiges Stechen auf der innern Seite, unterhalb des linken Kniees.[71] [Gß.]. [RAL 543]

Er konnte nicht gehen, und mußte sich durchaus setzen, weil es ihm im Gehen unwillkührlich die Kniee in die Höhe hob (n. ½ St.) [Fr. H-n.]. [RAL 544]

Nach Treppensteigen, eine Steifigkeit im Kniegelenke, die sie an der Bewegung hindert. [RAL 545]

Steifigkeit der Kniee und der Lenden, welche bei Bewegung Schmerz macht. [RAL 546]

Wie steif in den Füßen, früh (n. 24 und 96 St.). [RAL 547]

Blutschwäre am innern Theile des Oberschenkels (n. 12 St.). [RAL 548]

Nach dem Essen, beim Sitzen, Eingeschlafenheit des (Ober- und) Unterschenkels (n. 5 St.). [RAL 549]

Kriebeln in den Füßen.[72] [RAL 550]

---

[67] 514, 515 (und wahrscheinlich auch 516) stehen den Symptomen 512, 513 als Wechselzustände gegenüber, und sind beide primärer Wirkung. Ihre Verschiedenheit scheint zugleich von den verschiedenen Tageszeiten, in denen sich jeder vorzugsweise ereignet, Abends und Morgens abhängig zu seyn. Selbst die Schmerzenart scheint in jedem dieser beiden Wechselzustände verschieden zu sein. M. s. auch 600. 602.

[68] Vergl. 517, 519.

[69] Vergl. 521, 522.

[70] Vergl. 124.

[71] Vergl. 538.

[72] 550–552. ... (und wiederum 549) und 553, 556 bilden drei verschiedene Wechselzustände.

Kriebeln wie in den Knochen der Füße nicht wie von Eingeschlafenheit (n. 10 St.). [RAL 551]

Feinstechendes Kriebeln in den Füßen (der Haut der Waden), nach Mitternacht, welches nicht zu ruhen oder im Bette zu bleiben erlaubt. [RAL 552]

Einschlafen der Unterschenkel bis übers Knie, Abends beim Sitzen. [RAL 553]

Im ganzen linken Unterschenkel, ein lähmungsartiger Schmerz, beim Gehen erweckt, und auch nachher im Sitzen fortdauernd [Gß.]. [RAL 554]

Im ganzen linken Unterschenkel, schmerzliches Ziehen, im Bette vor dem Einschlafen; es läßt bisweilen nach, kommt aber heftiger zurück [Gß.]. [RAL 555]

Eingeschlafenheit des Unterschenkels beim Sitzen unter der Mittagsmahlzeit (n. 6 St.). [RAL 556]

Ein Spannen in den Unterschenkeln bis über das Knie, mit Schwere der **Schenkel**. [RAL 557]

Ein Strammen[73] in den Waden, wenn man den Schenkel ausstreckt, oder geht. [RAL 558]

Klamm der Wade, während des Gehens, welcher im Stehen und in der Ruhe vergeht[74] (n. 4 St.). [RAL 559]

Anwandlungen von Klamm in den Muskeln des Unterfußes und der Zehen, beim Sitzen. [RAL 560]

Anwandlungen von Klamm in der Wade, während des Sitzens, beim Mittagsmahle. [RAL 561]

Klamm in der Wade ganz früh im Bette, bei der Biegung des Schenkels, welcher beim Ausstrecken des Beins oder beim Anstämmen vergeht (n. 8 St.). [RAL 562]

Absetzendes Stechen am innern Rande des Unterfußes (n. 5 St.) [Gß.]. [RAL 563]

Ueber dem äußern Knöchel des rechten Fußes absetzender Druck [Gß.]. [RAL 564]

Im rechten Unterfuße, heftiges Ziehen [Gß.]. [RAL 565]

Im Ballen der Ferse, eine taube Bollheit (wie eingeschlafen) im Gehen. [RAL 566]

Im Ballen der Ferse oder vielmehr in der Knochenhaut des Sprungbeins, ein Schmerz, wie zerstoßen, oder wie von einem Sprunge von einer großen Höhe herab (n. 3 St.). [RAL 567]

Im Ballen der Ferse, oder vielmehr in der Beinhaut des Fersebeins, Schmerz im Gehen, wie von innerer Wundheit (n. 4 St.). [RAL 568]

Drückender Schmerz im Schienbeine beim Gehen (n. 2 St.). [RAL 569]

In den vordern Schienbein-Muskeln ein wellenartiger, gleichsam greifender und walkender, reißend drückender Schmerz, vorzüglich bei der Bewegung. [RAL 570]

Drücken im linken Fußgelenke (mit einem innern Kitzel), der ihn zu einer zitterigen Bewegung des linken Fußes nöthigte, um sich zu erleichtern. [RAL 571]

Im Fußgelenke, früh, beim Gehen Schmerz, wie von Verrenkung[75] (doch nicht stechend). [RAL 572]

Auf dem Fußrücken ein reißender Schmerz (n. 20 St.). [RAL 573]

Innerlich im Ballen der Ferse, ein jückend zuckender Schmerz, vorzüglich früh im Bette. [RAL 574]

Reißend brennender Schmerz im Ferseknochen, früh beim Erwachen (n. 8 St.). [RAL 575]

Auf dem Fußrücken eine Stelle, welche brennend jückend schmerzt in der Ruhe. [RAL 576]

Brennender Schmerz im Hünerauge, im Sitzen. [RAL 577]

Brennender Schmerz beim Druck in einem bisher unschmerzhaften Hünerauge am Fuße. [RAL 578]

Die Schuhe drücken empfindlich auf dem obern Theile der Zehen; Hüneraugen fangen an, brennend zu schmerzen. [RAL 579]

Ein jückendes Brennen (wie von Frostbeulen) in der Ferse und andern Theilen des Fußes (n. 8 St.). [RAL 580]

Auf der Seite des Fußes brennend stechender, oder brennend schneidender Schmerz. [RAL 581]

Stechender Schmerz unter dem Fußknöchel bei Bewegung. [RAL 582]

Ganz früh, mehrere Stiche in der Ferse (n. 20 St.). [RAL 583]

In der Abenddämmerung Müdigkeit der Füße, wie vom weit Gehen, bei stillem Gemüthe. [RAL 584]

Konnte die Füße nicht fortbringen, als wenn er recht weit gegangen wäre. [RAL 585]

Schwere der Füße.[76] [RAL 586]

Schwere des einen Fußes. [RAL 587]

Schwäche der Füße. [RAL 588]

Knarren und Knacken im Knie (n. 2 St.). [RAL 589]

Kälte der Füße und Unterschenkel bis über die Kniee. [RAL 590]

---

[73] Eine Art Klamm (Crampus) oder wenigstens der Anfang dazu.
[74] 559 bildet gegen 560–562. ... Wechselwirkung; beide, wie es scheint, von gleichem Range.

[75] Vergl. 507.
[76] Vergl. 557.

Frost um die, äußerlich nicht kalten, Kniee. [RAL 591]

Heiße Kniee (mit kitzelndem Jücken des einen Kniees) **bei kalter Nase** (n. 3 St.). [RAL 592]

(Steifheit des Unterfußgelenkes). [RAL 593]

Schmerzhafte Empfindlichkeit der Fußsohlen im Gehen (n. 4 St.). [RAL 594]

Füße sind brennend heiß. [RAL 595]

■ Allgemeines und Haut

Ein Kriebeln, wie innerlich, in den Knochen des ganzen Körpers. [RAL 596]

Kriebelnde Eingeschlafenheit in den Gliedma-ßen[77] (n. 4 St. mehrmals). [RAL 597]

Müdigkeit der Füße und Arme. [RAL 598]

Empfindung von Schwäche und Ermattung in den Armen und Füßen. [RAL 599]

Hie und da in der Beinhaut, in der Mitte der Knochenröhren (nicht in den Gelenken) ein, wie Quetschung schmerzender, flüchtiger Druck, wie mit einem harten Körper, am Tage, vorzüglich aber im Liegen auf der einen oder andern Seite. Abends im Bette, und vergehend, wenn man sich auf den Rücken legt.[78] (n. 20. 36 St.). [RAL 600]

Nachts auf einer oder der andern Seite, worauf man liegt, Schmerz, wie zerschlagen, in den Gelenken des Halses, des Rückens und der Schulter, welcher blos im Liegen auf dem Rücken vergeht (n. 12 St.). [RAL 601]

In den Gelenken der Schulter, des Hüftbeins und der Kniee, ein Schmerz, wie von Verstauchung oder Verrenkung (n. 8 St.). [RAL 602]

Um die Gelenke oder etwas über denselben, ein anhaltend stechender Schmerz. [RAL 603]

Ein tiefstechend brennender Schmerz an verschiedenen Theilen,[79] ohne Jücken. [RAL 604]

Im äußern, erhabenen Theile der Gelenke, ein brennend stechender, mit Jücken verbundener Schmerz (n. 1 St.). [RAL 605]

Abends beim Einschlafen, Rucke und Zucke durch den ganzen Körper[80] (n. 96 St.). [RAL 606]

Rucke und einzelnes Zucken der Gliedmaßen (n. 10. 12 St.). [RAL 607]

Einzelnes Zucken der Gliedmaßen beim Einschlafen (n. 3 St.). [RAL 608]

Nach dem Niederlegen zuckt und fippert es in einzelnen Theilen der Muskeln, hie und da am Körper (n. 2 St.). [RAL 610]

Unzählige, feine Stiche bald hie, bald da, wie Flohstiche, (vorzüglich im Bette).[81] [RAL 611]

Jücken hie und da am Körper, da er beim Gehen im Freien sich etwas erhitzt hatte. [RAL 612]

Abends nach dem Niederlegen, im Bette, Jücken hie und da, welches durch Kratzen leicht vergeht.[82] [RAL 613]

Jücken hie und da am Körper, unter der Achsel u.s.w. Nachts, welches durch Kratzen vergeht. [RAL 614]

Jücken am Handgelenke, am Ellbogengelenke, und am Halse. [RAL 615]

Die äußere Haut und die Beinhaut sind schmerzhaft (n. 8 St.). [RAL 616]

Empfindlichkeit der Haut gegen Zugluft; es ist ihm im Unterleibe, als wenn er sich verkälten würde (n. 4 St.). [RAL 617]

Einfacher, bloß bei Berührung fühlbarer, heftiger Schmerz, hie und da, auf einer kleinen Stelle, z.B. an den Ribben u.s.w. [RAL 618]

Die Ignazsymptome erhöhen sich durch Kaffeetrinken und Tabakrauchen. [RAL 619]

Brennen im Geschwüre. [RAL 620]

Erneuerung der Schmerzen gleich nach dem Mittagsessen, Abends gleich nach dem Niederlegen und früh gleich nach dem Aufwachen. [RAL 621]

Hinterläßt Neigung zu Halsdrüsengeschwulst, Zahnweh und Zahnlockerheit, so wie zu Magendrücken. [RAL 622]

Große, allgemeine Müdigkeit von geringer Bewegung. [RAL 623]

Will sich nicht bewegen, scheut die Arbeit. [RAL 624]

Ermattung, Abgespanntheit, Abends. [RAL 625]

Beim Gehen im Freien, eine Schwere in den Füßen, mit Aengstlichkeit, was sich in der Stube verlor, wogegen aber Mißmuth eintrat. [RAL 626]

Einknicken der Kniee vor Schwäche. [RAL 627]

Abspannung und Laßheit nach dem Mittagessen; er fühlte sich zu seinen gewöhnlichen Arbeiten unfähig und schlief über alle Gewohnheit über denselben ein [*Hb. u. Ts.*]. [RAL 628]

Unbehaglichkeit früh nach dem Aufstehen (d. 2. Tag) [*Hb. u. Ts.*]. [RAL 629]

Mattigkeit in den Gliedern [*Hb. u. Ts.*]. [RAL 630]

---

[77] Vergl. 549. 551. 556.

[78] 600. 601 und vergl. 19. 47. 48. 62. in welchen der Schmerz bloß beim Liegen auf dem Rücken vergeht, bilden einen dritten Wechselzustand mit 514. 515 und mit 512. und 513.

[79] z.B. am Mundwinkel, unter dem ersten Daumgelenke u. s. w.

[80] 606, 608 vergl. mit 609. 667. 669.

[81] Vergl. 605. und die Wechselwirkung 604.

[82] 613. 614. Charakteristisch für die Ignazbohne ist das Jücken, **welches durch gelindes Kratzen leicht von der Stelle verschwindet.**

Große Mattigkeit und Müdigkeit, es war ihm, als
wäre es sehr weit gegangen [*Hb.* u. *Ts.*]. [RAL
631]

Mattigkeit, wie von einer Schwäche um die Herzgrube herum; es wird ihm weichlich; er muß
sich legen.[83] [RAL 632]

So laß, daß er nicht Lust hat, sich anzuziehen, und
auszugehen; er hat zu gar nichts Lust, liegt mehr
(n. 4 St.). [RAL 633]

Schwankt im Gehen, fällt leicht und stolpert über
das Geringste, was im Wege liegt, hin.[84] [RAL
634]

Müdigkeit, als wenn es ihm die Augenlider zuziehen wollte. [RAL 635]

■   **Schlaf, Träume und nächtliche
     Beschwerden**

Auf eine traurige Nachricht wird er sehr schläfrig.
[RAL 636]

Er schläft über dem Lesen sitzend ein (n. 4 St.).
[RAL 637]

Schläfrigkeit, welche, während er sitzt, zum Schlafen einladet; legt er sich aber, so entsteht halbwachender, träumevoller Schlummer (n. ¼ St.).
[RAL 638]

Sehr tiefer, und doch nicht erquickender Schlaf.[85]
[RAL 639]

Tiefer Schlaf.[86] (n. 3 St.). [RAL 640]

Schlaflosigkeit. [RAL 641]

Oefteres Gähnen [*Hb.* u. *Ts.*]. [RAL 642]

Neigung zum Schlafe [*Hb.* u. *Ts.*]. [RAL 643]

Zeitige Abendschläfrigkeit [*Hb.* u. *Ts.*]. [RAL 644]

Schlafsucht nach dem Mittagessen, und tiefer,
fester, nicht erquickender Nachmittagsschlaf,
2 Stunden lang; nach dem Erwachen, Gefühl
von Abspannung [*Hb.* u. *Ts.*]. [RAL 645]

Fester und anhaltender Schlaf, aus dem er noch
müde erwacht [*Hb.* u. *Ts.*]. [RAL 646]

Ungewöhnlich fester, doch nicht erquicklicher
Mittagsschlaf [*Hb.* u. *Ts.*]. [RAL 647]

Unruhiger Schlaf [*Hb.* u. *Ts.*]. [RAL 648]

Schlaflosigkeit, kann nicht einschlafen, und
erwacht (Nachts) ohne bemerkbare Ursache (n.
14 St.). [RAL 649]

Schlaf so leise, daß man alles dabei hört, z.B. weit
entfernten Glockenschlag. [RAL 650]

Abends, im Bette, Blähungskolik: eine Art im Bauche hie und dahin tretendes Drücken, bei jedesmaligem Aufwachen die Nacht erneuert. [RAL
651]

In der Nacht, im Bette, verändert er oft seine Lage, legt sich bald dahin, bald dorthin. [RAL
652]

Wimmerndes Schwatzen im Schlafe; er wirft sich
im Bette herum[87] (n. 2 u. 5 St.). [RAL 653]

Stampft (strampelt) im Schlafe mit den Füßen[87]
(n. 4 St.). [RAL 654]

Bewegt den Mund im Schlafe, als wenn er äße
(n. 3 St.). [RAL 655]

Sie bewegt im Schlafe die Muskeln des offenen
Mundes nach allen Richtungen, fast convulsiv,
wobei sie mit den Händen einwärts zuckt (n.
2 St.). [RAL 656]

Im Schlafe Stöhnen, Krunken, Aechzen (n. 4 St.).
[RAL 657]

Während des Schlafes kurzes Einathmen[88]und
langsames Ausathmen. [RAL 658]

Während des Schlafes, alle Arten von Athmen
wechselweise, kurzes und langsames, heftiges
und leises, wegbleibendes, schnarchendes.[89]
[RAL 659]

Abends, im Bette, wie Wallung im Blute, wovor er
nicht einschlafen konnte. [RAL 660]

**Während des Schlafes, schnarchendes Einath-
men.** [RAL 661]

Liegt im Schlafe auf dem Rücken, und legt die flache Hand unter das Hinterhaupt. [RAL 662]

Früh liegt er auf dem Rücken und legt den einen
Arm über den Kopf, so daß die flache Hand
unter das Hinterhaupt oder in den Nacken zu
liegen kommt. [RAL 663]

Schreckt im Schlafe jähling auf, wimmert, mit
kläglichen Gesichtszügen, tritt und stampft mit
den Füßen, wobei Hände und Gesicht blaß und
kalt sind. [RAL 664]

Träume voll Traurigkeit; er erwacht weinend. [RAL
665]

Redet weinerlich und kläglich im Schlafe; das Einathmen ist schnarchend, mit ganz offenem
Munde, und bald ist das eine Auge, bald das
andere etwas geöffnet (n. 10 St.). [RAL 666]

Schreckhafte Erschütterungen, wenn er einschlafen will, wegen monströser Phantasieen, die

---

[83] Vergl. 267. 335.
[84] Vergl. 755.
[85] Er glaubt gar nicht geschlafen zu haben, wenn er erwacht.
[86] 639, 640 machen mit 641, 649, 650 Wechselwirkung aus.

[87] Vergl. 664.
[88] 653 in Wechselwirkung mit 480, 481.
[89] Vergl. 482.

ihm vorkommen und ihm noch nach dem Erwachen vorschweben.[90] [RAL 667]

Früh, im Augenblicke des Erwachens, fühlt er eine Schwere, eine Anhäufung, Stockung und Wallung des Geblüts im Körper, mit Schwermuth. [RAL 668]

Schreckhafte Erschütterung, früh, beim Erwachen aus einem so leichten Schlafe, worin sie jeden Glockenschlag hört. [RAL 669]

Träume voll schreckhafter Dinge. [RAL 670]

Erwacht mit mürrischer Miene. [RAL 671]

Erwacht mit freundlichem Gesichte (n. 20 St.). [RAL 672]

Erwacht früh über grausamen Träumen (n. 18 St.). [RAL 673]

Beim Erwachen steht sie plötzlich auf und redet etwas Ungereimtes, ehe sie sich besinnt (n. 4 St.). [RAL 674]

(Sie träumt, sie stehe, stehe aber nicht fest; aufgewacht, habe sie dann ihr Bett untersucht, ob sie fest liege, und habe sich ganz zusammengekrümmt, um nur gewiß nicht zu fallen; dabei immer etwas schweißig über und über.) [RAL 675]

Erwacht über grausamen Träumen (z.B. vom Ersäufen) aus dem Nachmittagsschlafe (n. 24 St.). [RAL 676]

Träumt die Nacht, er sey ins Wasser gefallen und weine. [RAL 677]

Nachts Träume voll getäuschter und fehlgeschlagener Erwartungen und Bestrebungen. [RAL 678]

Fixe Idee im Traume: träumt die ganze Nacht durch von einem und demselben Gegenstande. [RAL 679]

Träume desselben Inhalts mehrere Stunden über. [RAL 680]

Träume mit Nachdenken und Ueberlegung (n. 4 St.). [RAL 681]

Schlummerndes Träumen vor Mitternacht, bei allgemeiner Hitze, ohne Schweiß. [RAL 682]

Die Nacht allgemeine ängstliche Hitze mit geringem Schweiße um die Nase herum, die meiste Hitze an Händen und Füßen, die jedoch nicht entblößt, sondern immer bedeckt seyn wollen, bei kalten Oberschenkeln, Herzklopfen, kurzem Athem und geilen Träumen; am meisten, wenn er auf einer von beiden Seiten,

weniger, wenn er auf dem Rücken liegt. [RAL 683]

Nachthitze von 2 bis 5 Uhr (bei vollem Wachen) über und über, vorzüglich an Händen und Unterfüßen, ohne Schweiß und ohne Durst, und ohne Trockenheits-Empfindung. [RAL 684]

Er schwitzt alle Morgen, wenn er nach vorgängigem Erwachen wieder eingeschlafen ist, und wenn er dann aufsteht, ist er so müde und ungestärkt, daß er sich lieber wieder niederlegen möchte. [RAL 684a]

Nachts Träume voll gelehrter Kopfanstrengungen und wissenschaftlicher Abhandlungen. [RAL 685]

Träume, welche das Nachdenken anstrengen, gegen Morgen (n. 10 St.). [RAL 686]

Nächtliche Phantasieen, die das Nachdenken anstrengen. [RAL 687]

Im Traume nachdenkliche Beschäftigung mit einerlei Gegenstande die ganze Nacht hindurch; eine fixe Idee, die ihn auch nach dem Aufwachen nicht verläßt. [RAL 688]

Tonischer Krampf aller Gliedmaßen, wie Steifigkeit. [RAL 689]

Höchst oftes Gähnen (n. $1/4$ St.). [RAL 690]

Starkes Gähnen, selbst bei dem Essen. [RAL 691]

Oefteres Gähnen nach dem Schlafe. [RAL 692]

Ungeheures Gähnen, früh (und am meisten nach dem Mittagsschlafe), als wenn der Unterkiefer ausgerenkt würde. [RAL 693]

Ungeheures, convulsivisches Gähnen, daß die Augen von Wasser überlaufen, Abends vor dem Schlafengehen, und früh nach dem Aufstehen aus dem Bette (n. 28, 38 St.). [RAL 694]

Oefteres, durch eine Art Unbeweglichkeit und Unnachgiebigkeit der Brust abgebrochenes Gähnen (zwischen 8 und 10 Uhr.) [RAL 695]

■ Fieber, Frost, Schweiß und Puls

Nachmittags, Abends Durst. [RAL 696]

Unter dem Fieberfroste Durst. [RAL 697]

Scheut sich vor der freien Luft (n. 6 St.). [RAL 698]

Bei mäßig kalter, obgleich nicht freier Luft, bekommt er unmäßigen Frost, und wird über und über ganz kalt, mit halbseitigem Kopfweh (n. 4 St.). [RAL 699]

Kälte und Frostigkeit; die Pupillen erweitern sich nur wenig. [RAL 700]

Frost und Kälte, besonders am hintern Theile des Körpers; beides läßt sich aber sogleich durch

---

[90] 667, 669 vergl. mit 606, 608. (609.)

eine warme Stube oder einen warmen Ofen vertreiben.[91] (n. 6 St.). [RAL 701]

Frost im Rücken und über die Arme (n. ¼ St.). [RAL 702]

Schauderfrost im Gesichte und an den Armen, mit Zähneklappern und Gänsehaut. [RAL 703]

Wird frostig bei Sonnenuntergang (Feuer geht ihm aus). [RAL 704]

Schauder mit Gänsehaut über die Oberschenkel und Vorderarme; hierauf auch an den Backen (sogleich). [RAL 705]

Frost, besonders an den Füßen. [RAL 706]

In der fieberfreien Zeit, beständiger Schauder. [RAL 707]

Hitze des Gesichts bei Kälte der Füße und Hände.[92] [RAL 708]

Frost über die Oberarme bei heißen Ohren. [RAL 709]

Hitze der Hände, mit Schauder über den Körper und einer in Weinen ausartenden Aengstlichkeit. [RAL 710]

Bei abendlicher Gesichtsröthe, schüttelnder Schauder. [RAL 711]

(Nach dem Essen Frost und Schüttelschauder; Nachts Aengstlichkeit und Schweiß.) [RAL 712]

Fieber, erst Frost über die Arme, besonders die Oberarme, dann Hitze und Röthe der Wangen, und Hitze der Hände und Füße, ohne Durst, während des Liegens auf dem Rücken. [RAL 713]

Nachmittags, Fieber: Schauder, mit Leibweh; hierauf Schwäche und Schlaf mit brennender Hitze des Körpers. [RAL 714]

Das eine Ohr und die eine Wange ist roth und brennt. [RAL 715]

Plötzliche, fliegende Hitz-Anfälle über den ganzen Körper. [RAL 716]

Die äußere Wärme ist erhöhet. [RAL 717]

Aeußere Hitze und Röthe, ohne innere Hitze.[93] [RAL 718]

Gefühl von allgemeiner Hitze, früh im Bette, ohne Durst, wobei er sich nicht gern aufdeckt. [RAL 719]

Nächtliche Hitze, wobei er sich aufzudecken verlangt, und sich aufdecken läßt. [RAL 720]

Hitze des Körpers, vorzüglich während des Schlafes. [RAL 721]

Nachmittags, durstlose Hitze im ganzen Körper, mit einem Gefühle von Trockenheit in der Haut, doch mit einigem Schweiße im Gesichte (n. 8 St.). [RAL 722]

Hitze steigt nach dem Kopfe, ohne Durst. [RAL 723]

Durch innere Unruhe, vermehrte innere Wärme und Durst, gestörter Schlaf [*Hb.* u. *Ts.*]. [RAL 724]

Die Nacht um 2 Uhr, Aechzen über äußere Hitze, will leichter zugedeckt seyn (n. 15 St.). [RAL 725]

Aeußere Wärme ist ihm unerträglich; dann schneller Athem. [RAL 726]

Gefühl, als wenn Schweiß ausbrechen wollte (ängstliches Gefühl von fliegender Hitze) (n. 1½ St.). [RAL 727]

Gefühl, als sollte über den ganzen Körper der Schweiß mit einem Male hervorbrechen, was auch zum Theil geschah; Vormittags. [RAL 728]

Allgemeiner Schweiß. [RAL 729]

Reichlicher Schweiß [*Grimm,* a.a.O.]. [RAL 730]

Kalte Schweiße [*Bergius,* a.a.O.]. [RAL 731]

Heftige Angst um die Herzgrube, mit Schwindel, Ohnmacht und sehr kalten Schweißen[94] [*Camelli* a.a.O.]. [RAL 732]

Mehrstündiges Zittern. [RAL 733]

Zittern am ganzen Körper[95] [*Bergius,* a.a.O.]. [RAL 734]

Dreistündiges Zittern des ganzen Körpers mit Jücken und schrecklichem, convulsischem Zucken (vellicationibus), daß er sich kaum auf den Beinen erhalten konnte; in den Kinnladen waren sie am stärksten, so daß er den Mund wie zum Lachen verziehen mußte (sogleich) (*Camelli* Philos. Transact. Vol. XXI. Num. 250.).[96] [RAL 735]

Beständiges Bewegen des Körpers (agitatio continua[97]) [*Grimm,* a.a.O.]. [RAL 736]

Convulsive Bewegungen [*Bergius,* a.a.O.]. [RAL 737]

Convulsionen [*Durius,* Misc. Nat. Cur. Dec. III. ann. 9. 10. Obs. 126.]. [RAL 738]

---

[91] Die durch äußere Wärme zu tilgende Fieberkälte von Ignazsamen ist charakteristisch.

[92] 708–711 einzelne Wechselzustände des Hauptsymptoms, nämlich der Hitze einzelner Theile bei Kälte, Frost oder Schauder anderer Theile.

[93] 718. 719. Die Hitze von Ignazbohne ist fast nie eine andere, als blos äußere; auch ist fast nie Durst bei dieser Hitze; auch nicht, wenn sie sich in Gestalt eines Wechselfiebers zeigt. Daher kann Ignazbohne nur diejenigen Wechselfieberkrankheiten in kleinster Gabe homöopathisch und dauerhaft heilen, welche im Froste Durst, in der Hitze aber keinen haben.

[94] Von einer ganzen Bohne.

[95] Vergl. 733.

[96] Von einem Scrupel.

[97] Von einem Quentchen.

Unempfindlichkeit des ganzen Körpers [*Grimm,* a.a.O.]. [RAL 739]

Ohnmacht [*Grimm,* a.a.O.]. [RAL 740]

Das verschiedene Drücken an und in mehrern Theilen des Kopfes zugleich macht ihn mürrisch und verdrüßlich [*Gß.*]. [RAL 741]

Herzklopfen. [RAL 742]

Sehr mäßige Beschleunigung des Pulses [*Hb.* u. *Ts.*]. [RAL 743]

Beschleunigung des Blutlaufs, wobei der Puls aber klein schlug [*Hb.* u. *Ts.*]. [RAL 744]

Puls langsamer und kleiner als gewöhnlich in den ersten Stunden des Nachmittags [*Hb.* u. *Ts.*]. [RAL 745]

Bei tiefem Nachdenken, Herzklopfen. [RAL 746]

Beim Mittagsessen, Herzklopfen, (n. 48 St.). [RAL 747]

Nach dem (Mittags-)Schlafe Herzklopfen (n. 5 St.). [RAL 748]

Früh im Bette bekommt er Hitze und Herzklopfen. [RAL 749]

Iodium purum

Jodium. Jode, Jodine [CK III (1837), S. 376–404]

Sie wird aus verschiednen Arten **Tang** (*fucus*, Meer-Grass) dadurch erhalten, dass man die Asche derselben auslaugt, die die krystallisirbaren Salze darin zum Anschiessen bringt, die übrig bleibende, unkrystallisirbare, aus Jode-Natrum bestehende Lauge aber abdampft und mit starker Schwefel-säure gemischt in Wärme stehen lässt, um alle Kochsalzsäure daraus zu verflüchtigen, dann Braunstein zusetzt und die Masse in einem Kolben stärker erhitzt, wodurch sich die Jode abscheidet, sich als violettblauer Dampf erhebet und oben an den Wänden des Geschirrs zu gedachten, bläu-licht-braunen Schuppen oder Blättchen verdichtet.

Von diesen wird ein Gran zur homöopathischen Kraft-Entwickelung auf dieselbe Weise bis zur dreissigsten Potenz bereitet, wie von den trocknen Arzneikörpern zu Ende des ersten Theiles angege-ben worden ist.

Selbst in den höhern und höchsten Dynamisati-ons-Graden ist die Jode eine sehr heroische Arznei, die alle Vorsicht eines guten homöopathischen Arztes in Anspruch nimmt, während er sie von allöopathischen Händen gemissbraucht, häufig die grössten Zerstörungen an Leib und Leben der Kranken anrichten sieht.

Vorzüglich that sie Dienste, wenn folgende Zustände zugleich mit zugegen waren:

Früh-Duseligkeit; Pochen im Kopfe; Schründen der Augen; Sumsen vor den Ohren; Schwerhörig-keit; Belegtheit der Zunge; Merkurial-Speichel-fluss; Uebler, seifiger Geschmack; säuerliches Auf-stossen mit Brennen, **Soodbrennen**, nach schwe-ren Speisen; **Heisshunger;** Uebelkeiten; **Blä-hungs-Versetzung**; Leib-Auftreibung; Stuhl-Ver-stopfung; Nacht-Harnen; Verzögerte Regel; Hus-ten; Alter Früh-Husten; Schweräthmigkeit; Aeus-sere Hals-Geschwulst; Mattigkeit der Arme, früh im Bette;

Einschlafen der Finger; Verkrümmung der Kno-chen; Dürre der Haut; Nacht-Schweiss.

Die Namens-Verkürzungen meiner Mit-Beobachter sind: *Gff.* – Dr. *Aug.* Freiherr *v. Gersdorff; Gr.* – Dr. *Gross; Htb.* und *Trs.* – DD. *Hartlaub* u. *Trinks* in ihrer reinen Arzneimittel-Lehre, und *S.* – (*Schreter?*).

Jodium

■ Gemüt

Niedergeschlagenheit (*Künzli*, über d. Jod. Winterth. 1826; *Matthey*in Gilberts Annal. 1821; *Gairdner*, Essay on the eff. of Jod. u.s.w.; *Richter*; spec. Arzneim.-Lehre). [CK 1]

Düstere Gemüthsstimmung (*S.*). [CK 2]

Trübe, melancholische Stimmung (*Perrot*, in med. Annal. v. *Pierer*, 1821. Hft. IX). [CK 3]

Hypochondrische Stimmung (*Gairdner.*). [CK 4]

Traurigkeit (*Kolley*, in Hufel. Journ. 1824 Febr.). [CK 5]

Sehr verstimmt und empfindlich, die ganze Verdauungszeit hindurch, von Mittag bis Abend, mit dem beklemmenden Gefühle im Halse und der Brust, als wenn einem das Weinen nahe ist (*Gff.*). [CK 6]

Beklommenheit (*Htb; Gräfe*, Journ. f. Chir. u. Augenheilkunde). [CK 7]

Stete Neigung zum Weinen (*Perrat.*). [CK 8]

Bald Weinerlichkeit, bald Neigung zum Frohsein (*Voigt*, Pharmak. 1828.). [CK 9]

Bangigkeit, nach einiger Handarbeit, die im Sitzen vergeht. [CK 10]

Angst (*Gairdner; Künzli; Richter; Gräfe; Kolley.*). [CK 11]

Beängstigung (*Massalieu*, in Rust's Magazin, XIV, p. 379.). [CK 12]

Grosse Angst (*Neumann*, in Hufel. Journ. LV. St. 1.). [CK 13]

Grosse Angst und Beklemmung (*Gairdner.*). [CK 14]

Beängstigung und Beklommenheit der Brust (*Voigt.*). [CK 15]

Angst und Niedergeschlagenheit; die Kranken beschäftigen sich meist mit der Gegenwart (*Gairdner.*). [CK 16]

Unruhige Beweglichkeit; sie läuft unaufhörlich herum und kommt nicht zum Sitzen, schläft auch nicht die Nacht, so dass man sie für verrückt halten muss (*Gr.*). [CK 17]

Unruhe, die den Körper in beständiger Thätigkeit erhält (*Kolley.*). [CK 18]

Unruhe (*Gräfe*; Med. chir. Zeit. 1825. Bd. 1, p. 310.). [CK 19]

Widerwille gegen still Sitzen. [CK 20]

Er befürchtet bei jeder Kleinigkeit, dass dieses oder jenes Uebel daraus entstehen könne. [CK 21]

Muthlosigkeit (*Künzli.*). [CK 22]

Muthlosigkeits- und Verzagtheits-Gefühl, das, sehr niederdrückend, auch während der Schmerzen fortdauert (*Gairdner.*). [CK 23]

Widerwille gegen Arbeit. [CK 24]

Er fühlt sich zu Allem unfähig. [CK 25]

Das phlegmatische Temperament hat sich verloren; sie ist blühend, stärker und lebhafter geworden (*Henning*, in Hufel. Journ. Bd. LVII, St. 3.). [CK 26]

Aergerlich, verdriesslich; man kann ihr Nichts recht machen (*S.*). [CK 27]

Ungemein grosse Reizbarkeit zum Zorne. [CK 28]

Gesteigerte Empfindung und Reizbarkeit (*Formey*, in Hufel. Journ. LII. St. 2.). [CK 29]

Empfindlichkeit gegen Geräusch. [CK 30]

Erhöhte Empfindlichkeit gegen äussere Eindrücke (*Voigt.*). [CK 31]

Angegriffenheit des Gemüthes und Nervensystems (*Voigt; Perrot.*). [CK 32]

Ungemeine Aufregung des Nervensystems (Hufel. Journ. LVII, St. 6.). [CK 33]

Ausgelassen lustig und redselig, lässt sie Niemanden zu Worte kommen (*Gr.*). [CK 34]

Täuschungen des Gefühls (*Gairdner, Künzli, Richter.*). [CK 35]

Delirium (*Neumann*, a. a. O.). [CK 36]

■ Schwindel, Verstand und Gedächtnis

Starre, unbewegliche Gedanken (d. 21. T.). [CK 37]

Eingenommenheit des Kopfes, die das Denken erschwert (*Gff.*). [CK 38]

Eingenommenheit des Kopfes mit grosser Abneigung gegen ernsthafte Beschäftigung (*Gff.*). [CK 39]

Eingenommenheit des Kopfes (*Kolley.*). [CK 40]

Eingenommenheit des Kopfes, die aus dem Rücken den Nacken herauf zu ziehen scheint (*Jörg*, Material. z. e. k. Heilm. Leipz. 1825. Bd. 1.). [CK 41]

Eingenommenheit des Kopfes, die in drückenden Schmerz darin übergeht (n. 1 St.) (*Jörg.*). [CK 42]

Leichte Benommenheit des Kopfes, mit Drücken in der rechten Stirn-Hälfte und grossem Hunger (n. 1, 2 St.) (*Jörg.*). [CK 43]

Schwindel (*Richter; Schmidt*, in Rust's Magazin, Bd. XVI. St. 3.). [CK 44]

Schwindel, vorwärts ziehend (*S.*). [CK 45]

Schwindel mit Mattigkeit, früh (*S.*). [CK 46]

■ Kopf

Kopfschmerz (*Perrat*; Med. chir. Ztg.). [CK 47]

Kopfschmerzen, so heftig, dass er ganz rasend wird (*Kolley.*). [CK 48]

Flüchtiger, schnell verschwindender Schmerz im Hinterhaupte (*Jörg.*). [CK 49]

Kopfschmerz bei warmer Luft, bei längerem Fahren oder stark Gehen. [CK 50]

Kopfschmerz in der Stirne und oben im Kopfe, welcher bei jedem Geräusch oder Gespräche sich verstärkt. [CK 51]

Kopfschmerz, als wenn ein Band fest um den Kopf gebunden wäre. [CK 52]

Kopfweh in der Stirne; das Gehirn wie zerschlagen, und äusserst empfindlich; der ganze Körper besonders die Arme kraftlos und wie gelähmt; er musste sich legen; dabei Aufstossen und schmerzhafte Empfindlichkeit des äusseren Kopfes bei Berührung; noch den folgenden Tag Eingenommenheit des Kopfes und Schmerzhaftigkeit des Gehirns bei Bewegung (n. 26 T.). [CK 53]

Druck auf einer kleinen Stelle der Stirn, gerade über der Nasenwurzel (*Gff.*). [CK 54]

Drückender Kopfschmerz, besonders in der linken Seite nach der Stirn hin, öfters wiederkehrend (*Jörg.*). [CK 55]

Druck in der Scheitel-Gegend, 10 Minuten lang (*Jörg.*). [CK 56]

Drückender Kopfschmerz, besonders in den Schläfen, abwechselnd vergehend und wiederkehrend (*Jörg.*). [CK 57]

Drückender Schmerz im Hinterhaupte, mässig in der Ruhe, heftig bei Bewegung, und endlich in grosse Wüstheit des Kopfes übergehend (d. 1. T.) (*Jörg.*). [CK 58]

Drückender Kopfschmerz über den Augen, gegen Abend (*S.*). [CK 59]

Heftiger Druck-Schmerz an der untern Fläche des Hinterhauptes, Nachmittags im Freien (*Jörg.*). [CK 60]

Ein scharfer Druck-Schmerz, links, oben über der Stirne (*Gff.*). [CK 61]

Ein ziehendes Drücken in der linken obern Kopf-Hälfte bis in die Schläfe (*Gff.*). [CK 62]

Drückender und zuweilen stechender Kopfschmerz (*Jörg.*). [CK 63]

Ziehender Schmerz in der linken Kopf-Seite, bis in die Zähne (*S.*). [CK 64]

Reissen, erst in der linken, dann in der rechten Schläfe-Gegend, fast zu gleicher Zeit (*Gff.*). [CK 65]

Reissender Kopfschmerz über dem linken Auge und in der Schläfe (*S.*). [CK 66]

Ein drückendes Reissen rechts über der Stirne (*Gff.*). [CK 67]

Stiche im Hinterkopfe, durch Liegen gebessert. [CK 68]

Stiche, oben auf dem Kopfe (n. 3 T.). [CK 69]

Pochen in der Stirn, ohne Schmerz. [CK 70]

Klopfen im Kopfe bei jeder Bewegung (n. 24 St.). [CK 71]

Blutdrang nach dem Kopfe (Hufel. Journ.). [CK 72]

Blutdrang nach dem Kopfe wird vermehrt bei denen, die dazu geneigt sind (*Kolley.*). [CK 73]

Blutdrang nach dem Kopfe, und darauf, Nachmittags 2 Uhr, ein halbstündiger Kopfschmerz, der um 5 Uhr wiederkehrt (*Jörg.*). [CK 74]

Aeusserer Kopfschmerz in der Stirne, wie unterköthig. [CK 75]

Beissendes Wundheits-Gefühl rechts am Hinterhaupte, über dem Ohre, nach hinten zu, in der Haut (*Gff.*). [CK 76]

Die Haare fallen aus. [CK 77]

Starkes Ausfallen der Haare (*S.*). [CK 78]

■ Augen

Augenschmerz in den Höhlen der Augen (Med. Chir. Ztg.). [CK 79]

Drücken in den Augen, als wenn Sand darin wäre (*S.*). [CK 80]

Druck in den Augen (*Gff.*). [CK 81]

Spannen über dem rechten Auge, mit etwas entzündeten Augen (*S.*). [CK 82]

Reissen um das rechte Auge herum, besonders unter demselben. [CK 83]

Stiche im obern Theile des linken Augapfels. [CK 84]

Schneidende Stiche im linken Auge, gegen den äussern Winkel hin. [CK 85]

Jücken in den Augenwinkeln. [CK 86]

Jücken an den Augenliedern (*S.*). [CK 87]

Röthe und Geschwulst der Augenlieder, mit nächtlichem Zukleben (*S.*). [CK 88]

Entzündete Augen. [CK 89]

Wässrichte, weisse Geschwulst der Augenlieder (Hufel. Journ.). [CK 90]

Schmutzig gelbes, mit Adern durchzogenes Augenweiss (*S.*). [CK 91]

Mattigkeits-Gefühl um die Augen, als wenn sie tief lägen, besonders Nachmittags (*Gff.*). [CK 92]

Thränen der Augen (Hufel. Journ.; *Künzli.*). [CK 93]

Thränen-Fluss (*Kolley.*). [CK 94]

Zucken in den Augen (n. etl. St.). [CK 95]

Stetes hin und her Zucken des untern Augenlides. [CK 96]

Zittern der Augenlieder (*Künzli.*). [CK 97]

Trübheit des Gesichtes (Med. chir. Zeit.). [CK 98]

Das Licht erscheint ihr matter und undeutlicher (*S.*). [CK 99]

Die Gegenstände erscheinen ihr, wie durch einen Flor (*S.*). [CK 100]

Verdunkelung des Gesichtes (*Gairdner; Künzli; Richter.*). [CK 101]

Schwäche der Sehkraft (*Formey, Schneider, Voigt.*). [CK 102]

Geschwächte, verminderte Sehkraft (*Hufel. Journ.*). [CK 103]

Zuweilen sieht sie die Sachen vervielfältigt und kann sie nicht deutlich erkennen (*S.*). [CK 104]

Dunkle Ringel schweben vor den Augen nieder, seitwärts und nahe bei der Sehe-Richtung (n. 16 St.). [CK 105]

Flimmern vor den Augen zuweilen (*S.*). [CK 106]

Eine feine Nätherei kann sie nicht verfertigen, weil ihr die Stiche flimmern (*S.*). [CK 107]

Funken vor den Augen (*S.*). [CK 108]

Feurige, krumme Strahlen fahren seitwärts der Sehe-Richtung häufig herab und auch, in kleiner Entfernung vom Gesichts-Punkte, rings um das Auge herum, doch mehr aufwärts (n. 24 St.). [CK 109]

■ **Ohren**

Ohren-Zwang im linken Ohre (*Gff.*). [CK 110]

Zwängen im rechten Ohre (*Gff.*). [CK 111]

Reissendes Drücken im Grübchen unter dem rechten Ohre und daneben am Halse (*Gff.*). [CK 112]

Ein kleiner gelber Schorf an der Ohrmuschel (*Htb.*). [CK 113]

Empfindlichkeit des Gehöres gegen Geräusch (d. 4. T.). [CK 114]

Schwerhörigkeit (*Gairdner; Künzli; Richter.*). [CK 115]

Getöse, öfters, im rechten Ohre, wie in einer Mühle (*S.*). [CK 116]

■ **Nase**

Die Nase schmerzt in ihrem untern Theile beim Schnauben ohne Schnupfen (*Gff.*). [CK 117]

Jückendes Stechen, vorn an der Scheidewand der Nase. [CK 118]

Ein rother, brennender Fleck an der Nase, unter dem Auge (*S.*). [CK 119]

Eine jückende Erhöhung auf der Nase. [CK 120]

Ein kleines Grindchen im rechten Nasenloche (*S.*). [CK 121]

Bluten der Nase, beim Ausschnauben derselben (*S.*). [CK 122]

Starkes Nasen-Bluten (*Htb.*). [CK 123]

■ **Gesicht**

Die Gesichts-Farbe wird verändert (*Künzli.*). [CK 124]

Blasses, zusammengezogenes Gesicht (*Gairdner.*). [CK 125]

Blässe des Gesichtes (*Kolley; Künzli.*). [CK 126]

Blässe des Gesichtes von langer Dauer (*Coindet*, in Hufel. Journ.). [CK 127]

Bleiches (geisterähnliches?) Ansehen (*Trs.*). [CK 128]

Gelbe Gesichts-Farbe (*Rust's* Magaz.; *Neumann.*). [CK 129]

Die gelbe Gesichts-Farbe nimmt ab und wird weisser (Heilwirkung) (*Htb.*). [CK 130]

Braunwerden des früher gelben Gesichtes, so schnell, dass in wenigen Tagen die Haut einer 28jährigen Frau wie geräuchert aussah (*Vogel.*). [CK 131]

Entstellung der Gesichts-Züge (*Baup*, in Hufel. Journ.). [CK 132]

Veränderte Gesichts-Züge (Hufel. Journ.). [CK 133]

Eingefallne Augen (*Trs.*). [CK 134]

Zuckungen der Gesichts-Muskeln (Hufel. Journ. – *Schmidt.*). [CK 135]

Eiter-Geschwür am linken Backen mit Geschwulst der umliegenden Drüsen und einem festen Knoten an der Geschwür-Stelle, der sich nur langsam zertheilte; bald darauf noch ein zweites Geschwür neben dem ersten, das aber schneller heilte (*Htb.*). [CK 136]

Drückender Schmerz im rechten Oberkiefer (*Gff.*). [CK 137]

Die Unterkiefer-Drüsen schwellen an, ohne Schmerz (d. 2. T.) (*Htb.*). [CK 138]

■ **Mund und innerer Hals**

Zahnweh drückenden Schmerzes, bald hier, bald dort, rechts und links, in den Backzähnen (*Gff.*). [CK 139]

Klemmendes Zahnweh in den rechten hintersten Backzähnen (*Gff.*). [CK 140]

Ziehender Schmerz in den Zähnen der rechten Seite, gegen das Ohr hin, mit Stechen verbunden (*S.*). [CK 141]

Ein schneidendes Ziehen und Wundheits-Gefühl, bald links, bald rechts, in den Wurzeln oder dem Zahnfleische der untern Schneidezähne (*Gff.*). [CK 142]

Lockerheits-Schmerz in den Zähnen und dem Zahnfleische, beim Essen. [CK 143]

Die Zähne sind früh mit mehr Schleim überzogen, gelber gefärbt und werden durch schwache Pflanzen-Säuren schneller stumpf (*Jörg.*). [CK 144]

Das Zahnfleisch ist schmerzhaft beim Berühren. [CK 145]

Rötheres Zahnfleisch (*Jörg.*). [CK 146]

Entzündung und Geschwulst des Zahnfleisches (Med. chir. Ztg.). [CK 147]

Bluten des Zahnfleisches (*Gff.*). [CK 148]

Geschwür am Zahnfleische eines untern hohlen Backzahnes, mit Geschwulst des Backens bis unter das Auge. [CK 149]

Im Munde erscheinen Bläschen von Zeit zu Zeit, mit Anschwellung des Zahnfleisches (*Htb.*). [CK 150]

Schwämmchen im Munde, mit Speichelfluss (*Voigt.*). [CK 151]

Kleine Erhöhungen an der Inseite des rechten Backens, anfangs nur beim Befühlen etwas drückend wund schmerzend; nach einigen Tage geschwürartig stechend und schneidend, besonders beim stark Oeffnen des Mundes, beim Essen und laut Lesen, mit Entzündung der Umgegend (*Gff.*). [CK 152]

Die Drüsen an der Inseite der Backen sind so empfindlich schmerzhaft, als wenn man scharfen Essig im Munde hätte (*Htb.*). [CK 153]

Beissen und Zwicken an den Mandeln (sogleich.) (*Jörg.*). [CK 154]

Fauliger Mund-Geruch, selbst früh, nüchtern, gleich nach dem Ausspülen mit reinem Wasser (*Gff.*). [CK 155]

Die Zunge ist lästig trocken (*Richter.*). [CK 156]

Belegte Zunge (*Trs.; Richter.*). [CK 157]

Mit dickem Ueberzuge belegte Zunge, von Farbe der ausgebrochenen Stoffe (*Gairdner.*). [CK 158]

Drücken in der linken Hälfte des Gaumens (*Gff.*). [CK 159]

Geschwulst und Verlängerung des Zäpfchens am Gaumen, mit vielem Speichel-Spucken. [CK 160]

Der Hals wird stark zusammengeschnürt (*S.*). [CK 161]

Zusammenschnürungs-Gefühl im Schlunde (*Perrat.*). [CK 162]

Quälende Zusammenschnürung des Halses (Hufel. Journ.). [CK 163]

Verhinderung des Schlingens, beim (Wasser-) Trinken, als wäre der Schlund zusammengeschnürt und zu kraftlos, das Getränk herabzudrücken. [CK 164]

Vollheits-Gefühl im Halse (d. 6. T.). [CK 165]

Schmerz in der Speiseröhre, der durch Druck auf den Kehlkopf sich mehrt (*Richter.*). [CK 166]

Drückender Schmerz, rechts, im Innern des Halses, mehr ausser dem Schlucken, als bei demselben. [CK 167]

Reissen im Halse, oberhalb des Kehlkopfes (*Gff.*). [CK 168]

Stechen im Halse, wie im Kehlkopfe; auch beim Schlingen etwas bemerkbar (*Gff.*). [CK 169]

Kitzelndes Kriebeln im Halse, in der Gegend des Kehlkopfes, früh, im Bette (*Gff.*). [CK 170]

Unangenehmes Kratzen im Schlunde, mit häufiger Speichel-Absonderung (*Jörg.*). [CK 171]

Brennen und Kratzen im Schlunde, schnell vorübergehend (*Jörg.*). [CK 172]

Brennen und Hitz-Gefühl im Schlunde (Med. chir. Ztg.). [CK 173]

Entzündung des Schlundes und Geschwüre darin (*Perrot.*). [CK 174]

Speichel-Absonderung vermehrt (*Richter; Künzli; Voigt.*). [CK 175]

Vermehrte Speichel-Absonderung, die zu öfterem Ausspucken nöthigt, mehrere Tage lang (*Jörg.*). [CK 176]

Oft viel wässrichter Speichel im Munde (*Htb.*). [CK 177]

Geschmack im Munde sehr übel, vorzüglich bei ganz leerem oder ganz vollem Magen (*Htb.*). [CK 178]

Abscheulicher Geschmack im Munde (*Htb.*). [CK 179]

Salziger Geschmack im Munde (d. 1. u. 2. T.) (*Jörg.*). [CK 180]

Bittrer Geschmack im Munde (*Jörg.*). [CK 181]

Bitterer Geschmack, Nachmittags; die süssen Pflaumen schmecken ihr ganz bitter (*S.*). [CK 182]

Säuerlicher, widriger Geschmack im Munde, den ganzen Tag, vorzüglich beim Tabakrauchen (*Htb.*). [CK 183]

Süsser Geschmack auf der Zungen-Spitze (d. 6. T.). [CK 184]

■ Magen

Durst (*Baup; Künzli.*). [CK 185]

Viel Durst, Tag und Nacht (n. 24 St.). [CK 186]

Sehr viel Durst, Tag und Nacht (*Jörg.*). [CK 187]

Ungewöhnlicher, vermehrter Durst (*Jörg; Neumann.*). [CK 188]

Heftiger Durst (*Perrot.*). [CK 189]

Quälender Durst (*Gairdner.*). [CK 190]

Appetit vermindert sich (*Henning; Richter; Gäden*; in Hufel. Journ.). [CK 191]

Verminderte Esslust (*Helling* und *Suttinger* in Rust's Magaz.). [CK 192]

Mangel an Appetit (*Neumann.*). [CK 193]

Gänzlicher Mangel der Esslust und des Schlafes (Hufel. Journ.). [CK 194]

Vermehrte Esslust (*Trs.; Künzli; Baup; Richter* und andere.). [CK 195]

Anhaltende Vermehrung der Esslust (*Matthey; Coindet.*). [CK 196]

Ungewöhnlicher Hunger (*Jörg.*). [CK 197]

Nagender Hunger (n. 3 St.) (*Jörg.*). [CK 198]

Heftiger Hunger (*Muhrbeck* in Hufel. Journ.). [CK 199]

Wilder Appetit (*Baup.*). [CK 200]

Gefrässigkeit (*Med. chir. Zeitg.*). [CK 201]

Bis zum Heisshunger gesteigerter Appetit (*Voigt.*). [CK 202]

Heisshunger; sie ist nicht satt zu machen. [CK 203]

Heisshunger; sie möchte gleich nach der Mahlzeit wieder essen; auch ist ihr viel wohler, wenn sie sich recht satt gegessen hat (*S.*). [CK 204]

Wenn er nicht alle 3, 4 Stunden etwas isst, wird es ihm bange; er darf aber nicht zu viel essen. [CK 205]

Die ganze Verdauung geht rascher und regelmässiger, bei gesunden Stühlen (*Voigt.*). [CK 206]

Wechselnder Appetit, bald Heisshunger, bald keine Esslust (*Voigt.*). [CK 207]

Grosse Schwäche der Verdauung (*Göder; Massalieu*; – Röchling in Rust's Magaz.). [CK 208]

Nach dem Mittag-Essen, Schwäche-Gefühl und allgemeines Uebelbefinden (*Gff.*). [CK 209]

Aufstossen (*Htb.; Voigt.*). [CK 210]

Aufstossen mit dem Geruche der Arznei (*Jörg.*). [CK 211]

Stetes leeres Aufstossen, von früh bis Abends, als verwandelten sich alle Genüsse in Luft. [CK 212]

Schlucksen (*Matthey.*). [CK 213]

Wabblichkeit in der Herzgrube, alle Tage, was aufs Essen verging, es lag schwer über dem Magen. [CK 214]

Uebelkeiten (*Gräfe; Henning; Perrot.*). [CK 215]

Uebelkeit, früh, gleich nach dem Aufstehen, mit krampfhaftem Magen-Schmerze (*S.*). [CK 216]

Brech-Neigung (*Voigt.*). [CK 217]

Brecherlichkeit, in Anfällen, mit Sodbrennen, bei Gefühl, wie von verdorbnem Magen. [CK 218]

Erbrechen (*Künzli; Matthey*, und Andere.). [CK 219]

Gewaltsames Erbrechen (*Gairdner.*). [CK 220]

Heftiges unaufhörliches Erbrechen (*Trs.*). [CK 221]

Hartnäckiges Erbrechen, das besonders nach dem Genusse von Speisen sich leicht wieder einstellt (*Gairdner.*). [CK 222]

Unaufhörliches Erbrechen mit Durchfall (*Gairdner.*). [CK 223]

Gelbliches, salziges Erbrechen (*Htb.*). [CK 224]

Gall-Erbrechen (*Htb.; Voigt.*). [CK 225]

Gall-Absonderung vermehrt (*Richter.*). [CK 226]

Vermehrte Absonderung des Magen- und Bauch-Speicheldrüsen-Saftes (*Richter.*). [CK 227]

Magen-Leiden mit Leib-Verstopfung (*Trs.*). [CK 228]

Schmerzen im Magen (*Künzli, Richter*, u. A.). [CK 229]

Schmerzen oberhalb des Magens (*Orfila*, Toxicol. II.). [CK 230]

Weh im Magen, früh; nach Aufstossen vergehend (*S.*). [CK 231]

Die heftigsten Magenschmerzen (*Kolley.*). [CK 232]

Ausserordentlicher Schmerz im Magen und den Gedärmen (*Trs.*). [CK 233]

Qualvoller Magenschmerz (*Gairdner.*). [CK 234]

Schmerzen im Magen, mit reichlichen gallichten Ausleerungen (*Trs.*). [CK 235]

Heftige Schmerzen im Magen und im Schlunde, der gespannt und verstopft war und die Berührung nicht vertrug (*Perrot.*). [CK 236]

Drücken in der Magen-Gegend, nach jedem Genusse von Speisen vermehrt (*Vogel*, in Rust's Magaz.). [CK 237]

Vollheit und Auftreibung des Magens, mit Beben in der Bauchhöhle, vermehrter Wärme darin und Treiben von da aus nach der Peripherie des Körpers, als wenn Schweiss ausbrechen wollte (*Jörg.*). [CK 238]

Spannung im Magen und Unterleibe, nach vorgängigen Bewegungen darin (*Jörg.*). [CK 239]

Krampf-Schmerz im Magen (*Perrot.*). [CK 240]

Magen-Krämpfe, häufig wiederkehrend (*Gairdner.*). [CK 241]

Nagender Schmerz im obern Theile des Magens (*Gairdner.*). [CK 242]

Nagende, fressende Magenschmerzen (*Matthey.*). [CK 243]

Stiche in der Herzgrube (n. 5 T.). [CK 244]

Scharfes Stechen, wie mit Nadeln, im obern Rande der Herzgrube (*Gff.*). [CK 245]

Pulsiren in der Herzgrube (*Perrot.*). [CK 246]

Wärme in der Magen-Gegend erhöht (*Jörg.*). [CK 247]

Brennen im Magen (*Locher-Balber* in Hecker's Annal.). [CK 248]

Brennen in der Herzgrube. [CK 249]

Entzündung des Magens in der Gegend des Pförtners (*Perrot.*). [CK 250]

Kleine, linienförmige Geschwüre im Magen, welche die Schleimhaut durchfressen hatten, die in der Nähe des Pförtners entzündet, geschwollen und mit einer Kruste geronnener Lymphe bedeckt war; – bei Thieren (*Htb.* und *Tr.*). [CK 251]

■ Abdomen

Die Leber- und Herzgruben-Gegend schmerzt weniger (Heilwirkung) (*S.*). [CK 252]

Drücken im rechten Hypochondrium (*Gff.*). [CK 253]

Druck in der Leber-Gegend, die auch beim Befühlen schmerzt (*Gff.*). [CK 254]

Drücken und Stechen in der Leber-Gegend (*Suttinger.*). [CK 255]

Klemmen und dumpfes Schneiden in der Leber-Gegend (*Gff.*). [CK 256]

Die linke Hypochonder-Gegend ist hart und schmerzt empfindlich beim darauf Drücken (*S.*). [CK 257]

Einzelnes wundes Drücken in der linken Hypochonder-Gegend (*Gff.*). [CK 258]

Scharfes Stechen im linken Hypochondrium, wie von versetzten Blähungen (*Gff.*). [CK 259]

Bauchschmerz in der Oberbauch-Gegend (*Htb.*). [CK 260]

Grosse Schmerzhaftigkeit des ganzen Unterleibes, wie von Entzündung der Gekrös-Drüsen (*Htb.* u. *Trs.*). [CK 261]

Schmerzen im Unterbauche bis ins Rückgrat. [CK 262]

Drückendes Leibweh im Oberbauche, zwischen Herzgrube und Nabel (*Gff.*). [CK 263]

Drücken im Unterleibe, neben der rechten Hüfte (*Gff.*). [CK 264]

Drücken im Unterbauche, in öfteren Anfällen, meist im Sitzen und durch Ausdehnen allmählig nachlassend, mehrere Tage nach einander. [CK 265]

Aufgetriebenheit im Oberbauche, mit scharfem Drücken hie und da, wie von Blähungen, vom Mittags-Essen an, die ganze Verdauungs-Zeit hindurch (*Gff.*). [CK 266]

Dicker, sehr ausgedehnter Bauch; sie konnte nicht wagerecht liegen vor Erstickungs-Gefahr (*Neumann.*). [CK 267]

Schmerzhafte Spannung im Unterleibe, mit Gefühl von ungewöhnlichem Drängen (Hufel. Journ.). [CK 268]

Ein ziehender Klamm-Schmerz im Oberbauche von der Herzgrube an (*Gff.*). [CK 269]

Kolikschmerzen (*Richter.*). [CK 270]

Kolikartiges Bauchweh (*Htb.*). [CK 271]

Kneipendes und drückendes Leibweh. [CK 272]

Schneiden in der Nabel-Gegend, mit breiartigem Stuhle (*Jörg.*). [CK 273]

Heftiges Schneiden in der Nabel-Gegend, mit Stuhldrang (*Jörg.*). [CK 274]

Ziehen und Druck in der rechten Nieren-Gegend (*Gff.*). [CK 275]

Ein brennendes Reissen im linken Bauche, neben der Hüfte (*Gff.*). [CK 276]

Stiche in der Bauch-Seite. [CK 277]

Scharfes Stechen, links im Unterbauche. [CK 278]

Pulsiren im Unterleibe (Rust's Magaz.). [CK 279]

Drängen, öfters, und Pressen nach der untern Becken-Oeffnung hin, mit öftern Durchfall-Stühlen (*Jörg.*). [CK 280]

Die Bauch-Beschwerden kehren besonders nach dem Genusse von Nahrungs-Mitteln zurück (*Richter.*). [CK 281]

Die Unterleibs-Zufälle erneuern sich mehrere Tage, selbst Wochen, ja Monate lang, auf den Genuss von Nahrungsmitteln (*Trs.*). [CK 282]

Bauch-Wassersucht (*Neumann.*). [CK 283]

In der Leisten-Gegend, rechter Seite, Drücken (*Gff.*). [CK 284]

Die Drüsen-Anschwellungen in den Weichen verschwinden (Heilwirkung) (*Martini*, in Rust's Magaz.). [CK 285]

Die Bruch-Stelle entzündet sich von dem (gewohnten) Bruchbande (d. 6. T.). [CK 286]

Fühl- und hörbares Kollern auf der Seite des Leisten-Bruches, früh, beim Einathmen. [CK 287]

Blähungs-Versetzung in der linken Bauch-Seite. [CK 288]

Drängende Bewegungen im Bauche, vom Magen aus, nach dem Unterbauche, vorzüglich nach dem Schamknochen, der Harn-Blase und den Hoden zu, selten mit Beengung nach der Brust herauf, zuweilen mit Schneiden verbunden (*Jörg.*). [CK 289]

Kollern im Bauche, öfters (*Jörg.*). [CK 290]

Kollern und Poltern in den Därmen (*Jörg.*). [CK 291]

■ **Rektum**

Abgang von Winden und Stuhl, bei leichtem Schneiden im Bauche (*Künzli.*). [CK 292]

Vermehrter Winde-Abgang (*Richter.*). [CK 293]

Abgang von Winden mit Fauleier-Gestanke (*Jörg.*). [CK 294]

Vermehrung der peristaltischen Bewegung der Därme (*Künzli.*). [CK 295]

Drang zu Stuhl, ohne dass Oeffnung erfolgt; erst nach Trinken kalter Milch kommt sie leicht und ohne Anstrengung (*S.*). [CK 296]

Träger Stuhl (*Neumann.*). [CK 297]

Schwierig abgehender Stuhl. [CK 298]

Verstopfung zuweilen von langer Dauer (*Gairdner.*). [CK 299]

Hartnäckige Verstopfung (*Trs.*). [CK 300]

Harte knotige, dunkelgefärbte Stuhl-Ausleerung (*Trs.*). [CK 301]

Unregelmässiger Stuhl; bald Verstopfung, bald Durchfall (*Voigt.*). [CK 302]

Unregelmässiger Stuhl; bald Verstopfung, bald Durchfall, mit Aufgetriebenheit des Leibes, Poltern und Kollern darin und Qual von Blähungen (*Göden.*). [CK 303]

Zuweilen hartnäckige Verstopfung, zuweilen heftiger Durchfall (*Trs.*). [CK 304]

Mehrmaliger, weisslicher Stuhl des Tages, und weicher als gewöhnlich (*S.*). [CK 305]

Vermehrte Stuhl-Ausleerungen (*Richter.*). [CK 306]

Viermal breiichter Stuhl des Tages, dem jedes Mal Brennen am After folgte (*Jörg.*). [CK 307]

Reichliche, musige **Stuhl-Ausleerungen** (*Jörg.*). [CK 308]

Neigung zu Durchfällen (Hufel. Journ.). [CK 309]

Durchfall-Stühle (*Baup; Künzli; Richter.*). [CK 310]

Durchfallartiger Stuhl (*Jörg.*). [CK 311]

Durchfall, der durch seine lange Dauer sehr erschöpft (*Suttinger.*). [CK 312]

Durchfall, früh (*Htb.*). [CK 313]

Durchfall-Anfälle heftiger Art, mit starken Leibschmerzen (*Gairdner.*). [CK 314]

Oeftere Durchfall-Stühle, mit Drängen und Pressen nach dem Unterbauche (*Jörg.*). [CK 315]

Breiartiger Stuhl, mit Schneiden in der Nabel-Gegend (*Jörg.*). [CK 316]

Starker Durchfall eines wässrichten, schaumigen, weisslichen Schleimes, mit Kneipen um den Nabel und Drücken auf dem Scheitel (*S.*). [CK 317]

Dickschleimige, oder eiterige Ausleerungen, bei zurückgehaltenem Koth, wie eine Art Ruhr (*Trs.*). [CK 318]

Blutig schleimige, stinkende Durchfall-Stühle (*Gairdner.*). [CK 319]

Nach dem (mehr harten, als weichen) Früh-Stuhle, Drücken im Unterbauche (*Gff.*). [CK 320]

Im Mastdarme Drücken, Abends, im Bette (n. 36 St.). [CK 321]

Starkes Jücken am After. [CK 322]

Starkes Jücken am After, wie von Maden-Würmern (*S.*). [CK 323]

Kleine zwängende Stiche im After, im Sitzen (*Htb.*). [CK 324]

Schründen im Mastdarme, nach gutem Stuhle. [CK 325]

Oft Schründen, Jücken und Brennen am After. [CK 326]

Brennen im After, Abends. [CK 327]

■ **Harnwege**

Harn-Absonderung hartnäckig unterdrückt (*Trs.*). [CK 328]

Sie lässt fast gar keinen Harn, und der wenige gelassene ist roth (n. 48 St.). [CK 329]

Sparsamer Abgang eines sehr dunkelgefärbten Harnes (*Neumann.*). [CK 330]

Oefterer Harndrang, mit geringer Absonderung (*Jörg.*). [CK 331]

Unaufhörliches Drängen zum Harnen (Hufel. Journ.). [CK 332]

Oefteres Harnen, mit Drang dazu (*S.*). [CK 333]

Vermehrte Harn-Absonderung (*Richter.*). [CK 334]

Reichlicher und öfterer Abgang hellgelben, wässrichten Harnes (*Jörg.*). [CK 335]

Vermehrte Absonderung eines dicklichen Harnes mit sehr dunkelm Bodensatze (*Jörg.*). [CK 336]

Unwillkührlicher Harn-Abgang (n. 3 T.). [CK 337]

Dunklerer, trüber, zuweilen auch milchichter Harn (*Gff.*). [CK 338]

Dunklerer Harn von gelbgrünlicher Farbe (*Jörg.*). [CK 339]

Ammoniakalischer Geruch des Harnes (*Jörg.*). [CK 340]

Beissender, ätzender Harn, beim Lassen. [CK 341]

In der Harnröhr- Mündung ein jückendes Schründen. [CK 342]

Empfindliches Schneiden in der Harnröhr-Mündung, ausser dem Harnen (*Gff.*). [CK 343]

Stechen, wie mit Nadeln, vorn in der Harnröhr-Mündung (n. 16 T.). [CK 344]

Geschlechtsorgane

In der Ruthe, vorn, öfteres empfindliches Ziehen, nicht deutlich, ob mehr in der Harnröhre, oder mehr in der Eichel (*Gff.*). [CK 345]

Glucksendes Reissen, rechts, dicht neben der Ruthe (*Gff.*). [CK 346]

Drückender Schmerz, rechts, dicht neben der Ruthe (*Gff.*). [CK 347]

An der Eichel, arges Jücken. [CK 348]

Kitzel, in der Eichel, öfters wiederkehrend (*Jörg.*). [CK 349]

Heftiges Kitzeln an und unter der Eichel (*Gff.*). [CK 350]

Schneidendes Ziehen in der Eichelkrone. [CK 351]

Nach den Hoden herab, ein öfteres Drängen und Pressen (*Jörg.*). [CK 352]

Starke Herangezogenheit des einen Hoden an den Bauch. [CK 353]

Eine schmerzlose Geschwulst des rechten Hoden zertheilt sich unter heftigem Jücken und Brennen darin und Ausbruch eines übelriechenden Schweisses (Heilwirkung) (*Henning.*). [CK 354]

Die Verhärtung der Prostata zertheilt sich (Heilwirkung) (*Martini.*). [CK 355]

Aufregung der Geschlechts-Organe (*Künzli.*). [CK 356]

Der Begattungstrieb wird auffallend vermehrt (Hufel. Journ.). [CK 357]

Vermehrter Geschlechstrieb, bei Männern (*Richter.*). [CK 358]

Erhöhung des Geschlechstriebes (*Voigt.*). [CK 359]

Erektionen erfolgen langsam (d. 5. T.). [CK 360]

Starkes Drängen im Unterbauche nach den weiblichen Geburtstheilen herab (Hufel. Journ.). [CK 361]

Wehenartige Krämpfe im Unterbauche (Hufel. Journ.). [CK 362]

Eierstock-Wassersucht verschwand schnell (Heilwirkung?) (*Trs.*). [CK 363]

Verhärtung des Uterus geht schnell in Mutter-Krebs über (*Gölis*, in Salzb. med. chir. Ztg.). [CK 364]

Die Härte des Uterus mindert sich (Heilwirkung) (*Klapproth.*). [CK 365]

Die krebsartigen Zerstörungen im Halse des Uterus mindern sich (Heilwirkung) (*Hennemann* in Hufel. Journ.). [CK 366]

Hysterische Zufälle, bei mannbaren Mädchen (*Trs.*). [CK 367]

Die gegenwärtige Regel hört auf zu gehen (*Gr.*). [CK 368]

Regel um 8 Tage zu spät, mit Schwindel und Herzklopfen (*S.*). [CK 369]

Unregelmässige Monats-Periode (*Suttinger.*). [CK 370]

Verstärkte Regel (*Frank*, in Rust's Magaz.). [CK 371]

Ungewöhnlich frühe, heftige und reichliche Regel (*Richter.*). [CK 372]

Veranlasst leicht Blutungen aus dem Uterus beim weiblichen Geschlechte (*Formey*, in Hufel. Journ.). [CK 373]

Heftiger Blutfluss aus der Mutter-Scheide (Hufel. Journ.). [CK 374]

Heftiger Blutfluss aus der Scheide, 4 Wochen lang, bei einer 24jährigen sanguinischen Frau (*Schmidt.*). [CK 375]

Ein Mutter-Blutfluss, bei jedem Stuhle eintretend, nebst dem Schneiden im Bauche und den Schmerzen im Kreuze und den Lenden hören auf (Heilwirkung) (*Hennemann.*). [CK 376]

Vor der Regel, aufsteigende Kopfhitze, mit Herzklopfen und Spannen am Halse, der dicker wurde (*S.*). [CK 377]

Die Vorboten der Regel schwinden und dieselbe tritt ohne Beschwerden ein (*Henning.*). [CK 378]

Bei der (richtig eintretenden) Regel, Schmerzen im Kreuze (*S.*). [CK 379]

Bei Abgang der Regel, grosse Schwäche. [CK 380]

Bei der Regel sehr matt (*S.*). [CK 381]

Die Schmerzen und übeln Zufälle während der Regel hören auf, und dieselbe verläuft ohne alle Beschwerden (*Wolf*, in Rust's Magaz.). [CK 382]

Nach der Regel, Herzklopfen (*S.*). [CK 383]

Der Weissfluss hört ganz auf (Heilwirkung) (*Klapproth.*). [CK 384]

Ein sehr alter Weissfluss verschwindet gänzlich (Heilwirkung) (*Martini.*). [CK 385]

Ein lang dauernder Weissfluss, am stärksten zur Zeit der Regeln, welcher die Schenkel wund machte und die Wäsche zerfrass, verschwindet gänzlich (Heilwirkung) (*Gäden.*). [CK 386]

Der fressende Weissfluss wird milder und immer geringer (Heilwirkung) (*Klapproth.*). [CK 387]

Atemwege und Brust

Niesen, ohne Schnupfen, wobei gleich der Nasen-Schleim weit heraustritt (*Gff.*). [CK 388]

Verstopfung der Nasenlöcher (n. 28 St.). [CK 389]

Stock-Schnupfen, sehr oft (besonders Abends), welcher im Freien fliessend wird, mit vielem Auswurfe. [CK 390]

Fliess-Schnupfen mit vielem Niesen (*S.*). [CK 391]

Fliess-Schnupfen, wie Wasser (*S.*). [CK 392]

Vermehrte Schleim-Absonderung in der Nase, mehrere Tage lang (*Jörg.*). [CK 393]

Schnauben vielen gelben Nasenschleims. [CK 394]

Vermehrte Absonderung des Nasen-Schleimes (*Richter.*). [CK 395]

Der Kehlkopf ist schmerzhaft (*Vogel.*). [CK 396]

Schmerz in der Kehle, mit Auswurf verhärteten Schleimes (*Htb.*). [CK 397]

Drücken in der Gegend des Kehlkopfes, bis zum Schlunde, als wären die Theile geschwollen (*Jörg.*). [CK 398]

Druck-Schmerz mit Stechen in der Gegend des Kehlkopfes und der Drüsen unter der Zunge, mehrmals wiederholt an demselben Tage (*Jörg.*). [CK 399]

Drücken in der Kehle, das zu öftern Ausräuspern vielen zähen Schleimes nöthigt (*Htb.*). [CK 400]

Bei Druck auf den Kehlkopf, vermehrter Schmerz der Speiseröhre (*Richter.*). [CK 401]

Zusammenziehung und Hitze in der Kehle (*Htb.*). [CK 402]

Zusammenziehen und Hitze an der Gurgel (*Orfila.*). [CK 403]

Wundheits-Gefühl in der Kehle und der Brust, im Bette, mit Pfeifen in der Kehle und ziehendem Schmerze in den Lungen, der sich nach dem Herzschlage richtet (*Htb.*). [CK 404]

Entzündung der Luftröhre (*Trs.*). [CK 405]

Rauhigkeit der Luftröhre, den ganzen Tag (*Jörg.*). [CK 406]

Heiserkeit (*Coindet.*). [CK 407]

Heiserkeit, früh (*S.*). [CK 408]

Heiserkeit, länger, als zwei Wochen hindurch (*Htb.*). [CK 409]

Heiserkeit, früh, nach dem Aufstehen, die zum Ausräuspern zähen Schleimes nöthigt (*Htb.*). [CK 410]

Heiserkeit, den ganzen Tag (*Jörg.*). [CK 411]

Tiefere und ganz tiefe Stimme. [CK 412]

Gefühl, als läge etwas im Kehlkopfe, das er durch Räuspern herauswerfen könne, den ganzen Tag und Abend (*Htb.*). [CK 413]

Unerträgliches, nur durch Räuspern und Husten zu tilgendes Kriebeln und Kitzeln im Kehlkopfe, mit Wasser-Ansammlung im Munde; früh, im Bette (*Gff.*). [CK 414]

Starkes Räuspern (d. 2. T.) (*Htb.*). [CK 415]

Häufiges Räuspern, früh (*Htb.*). [CK 416]

Vermehrte Schleim-Absonderung in der Luftröhre (*Jörg.*). [CK 417]

Reichlichere Absonderung des Bronchial-Schleimes (*Richter.*). [CK 418]

Vermehrte Schleim-Absonderung im Halse, mit rauher Stimme (*Gff.*). [CK 419]

Die Schleim-Absonderung erstreckt sich bis in die Eustachische Röhre und in der Kehle bleibt eine Art Wundheit zurück (*Htb.*). [CK 420]

Schleim-Auswurf aus der Kehle, früh, nach dem Aufstehen, mit Wundheits-Gefühl darin (*Htb.*). [CK 421]

Zäher Schleim häuft sich Abends stark in der Kehle an (*Htb.*). [CK 422]

Zäher Schleim-Auswurf aus der Kehle, mit Druck darin, als sei etwas im Wege, das er hinunter schlucken zu können glaubt, früh (*Htb.*). [CK 423]

Stete Neigung zu lästigem Ausräuspern zähen Luftröhr-Schleimes mit Kriebeln und Stechen in der Kehlkopf-Gegend, verschwindet schnell und dauerhaft (Heilwirkung) (*Martini.*). [CK 424]

Reiz zum Husten (*Vogel.*). [CK 425]

Husten-Reiz von starkem Kitzel im Halse (*S.*). [CK 426]

Kurzer Husten von Kitzel im Halse (*Gff.*). [CK 427]

Husten, mit Anstrengung, dass sie sich erbrechen möchte; nach Schleim-Auswurf hört er auf (*S.*). [CK 428]

Husten mit Druck und Beklemmung auf der Brust (*Voigt.*). [CK 429]

Abend Husten. [CK 430]

Abends, öfters trockner Husten (*Jörg.*). [CK 431]

Trocknes Hüsteln (*Gölis.*). [CK 432]

Trockner Husten (*Matthey.*). [CK 433]

Häufiger trockner Husten (*Coindet.*). [CK 434]

Viel trockner Husten, mit Beengung, Drücken und Brennen in der Brust (*Jörg.*). [CK 435]

Oefterer tiefer, trockner Husten, durch Drücken in der Brust erregt (*Jörg.*). [CK 436]

Tiefer, trockner Husten, mit Stechen in der Brust (*Jörg.*). [CK 437]

Husten-Reiz zuweilen, mit zähem Auswurfe (*Htb.*). [CK 438]

Kurzer Husten von Kitzel im Halse mit dickem, gelbem Auswurfe, bei gutem Appetite und elendem Aussehen. [CK 439]

Husten mit Schleim-Auswurf, nach vorgängiger Schwere vom Halse bis in die Brust, welche das Athmen erschwerte (*S.*). [CK 440]

Röcheln des Schleimes auf der Brust, mit Rauhigkeit unter dem Brustbeine und Schwere auf der Brust (*S.*). [CK 441]

Schleim-Auswurf aus der Brust (*Trs.*). [CK 442]

Schleimiger, zuweilen mit Blut gemischter Auswurf (*Schneider.*). [CK 443]

Mit Blut gestreifter Auswurf (*Gölis.*). [CK 444]

Lungensucht wird befördert (*Günther*, bei Harless.). [CK 445]

Lungen-Schwindsucht (*Carminati*, in Giern. di Fisica, Dec. 1821.). [CK 446]

Heftige Athmungs-Beschwerden (*Gölis.*). [CK 447]

Erschwertes Athmen (*Künzli.*). [CK 448]

Schwieriges Athmen (*Matthey.*). [CK 449]

Beengtes Athmen (d. 5. T.). [CK 450]

Beklemmung der Brust (*Kolley.*). [CK 451]

Engbrüstigkeit mit Schmerzen beim tief Athmen, stärkerem, schnellerem Herzschlage und kleinerem, häufigerem Pulse (*Jörg.*). [CK 452]

Engbrüstigkeit und Athem-Verhinderung in der Kehle, 14 Tage lang (*Htb.*). [CK 453]

Mühe, die Brust beim Einathmen zu erweitern (*Orfila.*). [CK 454]

Gefühl, als müsse er ein grosses Hinderniss überwinden, die Brust beim Athmen zu erweitern (*Htb.*). [CK 455]

Mangel an Athem (*Neumann.*). [CK 456]

Athemlosigkeit (*Gairdner.*). [CK 457]

Stick-Fluss (*Orfila.*). [CK 458]

Schwäche-Gefühl auf der Brust und in der Herzgruben-Gegend (*Schneider.*). [CK 459]

Brustschmerz (*Matthey.*). [CK 460]

Wundheits-Schmerz in der Brust, auf beiden Seiten fortwährend, beim Athmen und äussern Berühren. [CK 461]

Drücken etwas tief in der rechten Brust (*Gff.*). [CK 462]

Druck-Schmerz in der rechten Brust, durch jedes Einathmen vermehrt, eine Stunde lang, nach dem Mittag-Essen (*Jörg.*). [CK 463]

Druck und Beengung in der Brust, wie nach Einathmen von Schwefeldampf (*Jörg.*). [CK 464]

Druck, Beengung und Brennen in der Mitte und zuweilen auch in den Seiten der Brust, mit trocknem Husten (*Jörg.*). [CK 465]

Stechen in der Brust, mit Reiz zu tiefem, trocknem Husten (*Jörg.*). [CK 466]

Scharfes Stechen in der Mitte der rechten Brust, nur beim Ausathmen (*Gff.*). [CK 467]

Blutdrang nach der Brust, mit Neigung zu Entzündung (Hufel. Journ.). [CK 468]

Heftiges Pulsiren in der Brust und Herzklopfen, durch jede Muskel-Anstrengung so vermehrt, dass sie keine Minute lang stehen konnte, ohne Anwandlung von Ohnmacht; ruhige, wagerechte Lage erleichterte am meisten (*Neumann.*). [CK 470]

Herzklopfen (*Coindet, Gairdner* und viele Andere.). [CK 471]

Starkes Herzklopfen (Hufel. Journ. u. Rust's Magaz.). [CK 472]

Starkes Herzklopfen, das trotz der dicken Bekleidung deutlich zu sehen und selbst einige Schritte weit zu hören war (*Neumann.*). [CK 473]

Herzklopfen den ganzen Tag, bis zum Schlafengehn (*S.*). [CK 474]

Krampfhaftes Herzklopfen, das sie bis zum Nabel herunter, am stärksten aber in der Herzgrube fühlt (*S.*). [CK 475]

Das Herzklopfen verschwindet ganz (Heilwirkung) (*S.*). [CK 476]

Zusammenquetschen des Herzens (*S.*). [CK 477]

In den Bedeckungen der Brust, ein brennend stechendes Spannen. [CK 478]

Reissen in den Bedeckungen der rechten Brust (*Gff.*). [CK 479]

Die weiblichen Brüste nehmen zu, während der Kropf abnimmt, bei mehren Frauenzimmern (*Perrot.*). [CK 480]

Die Brüste welken zuweilen hin (*Coindet.*). [CK 481]

Abfallen, Welken der Brüste (*Künzli.*). [CK 482]

Schlaffes Herabhangen der Brüste, alles Fettes beraubt (*Neumann.*). [CK 483]

Schwinden der Brüste, bei zwei Frauen (Hufel. Journ.). [CK 484]

Verschwinden der vorher vollen Brüste, so dass 2 Jahre nach dem Jodine-Gebrauch keine Spur der Brüste und Milch-Drüsen mehr vorhanden war (Hufel. Journ.). [CK 485]

Die Drüsen der weiblichen Brust schwinden plötzlich (*Voigt.*). [CK 486]

Das Stillungs-Gefühl wird (beeinträchtigt) von nachtheiligen Folgen (*Künzli.*). [CK 487]

■ **Rücken und äußerer Hals**

Im Steiss- und Heiligen Beine, bald ab-, bald zunehmender Druck-Schmerz (*Gff.*). [CK 488]

Im Kreuze, Stiche (n. 15 T.). [CK 489]

Im Rücken, Jücken über der rechten Hüfte. [CK 490]

Krämpfe im Rücken (*Trs.*). [CK 491]

Stiche in den Schulterblättern, beim Heben (n. 14 T.). [CK 492]

Brennen auf dem rechten Schulterblatte (*Gff.*). [CK 493]

Am Halse, unten, nahe an der linken Schulter, ein rheumatisches Klemmen, durch Berührung erhöht, durch einmaliges Aufstossen scheinbar erleichtert, doch hernach noch öfter wiederholt (*Gff.*). [CK 494]

Ein rheumatisches Spannen in der rechten Hals-Seite (*Gff.*). [CK 495]

Reissen in der rechten Hals-Seite (*Gff.*). [CK 496]

Spannen am äussern Halse (*Htb.* u. *Trs.*). [CK 497]

Zusammenschnüren des Halses (*S.*). [CK 498]

Lästiges Gefühl von Zusammenschnüren im Halse (*Peschier* in Hufel. Journ.). [CK 499]

Dickerwerden des Halses bei starkem Sprechen (*S.*). [CK 500]

Die Kropf-Geschwulst vermehrt sich und wird schmerzhafter (*Gräfe.*). [CK 501]

Vergrösserung und schmerzhafte Verhärtung der Kropf-Geschwulst (*Coindet.*). [CK 502]

Verhärtung der Kropf-Geschwulst (*Coindet, Peschier.*). [CK 503]

Schmerzen und Pulsiren in der Kropf-Geschwulst (*Gräfe.*). [CK 504]

Schmerzen im Kropfe (*Künzli; Günther* in der Salzb. med. Zeitg.). [CK 505]

Schmerzhafte Spannung im Kropfe (*Baup.*). [CK 506]

Zusammenschnürungs-Gefühl im Kropfe, immerwährend (Hufel. Journ.). [CK 507]

Vergrösserung und Härte des Kropfes in den ersten Tagen, dann Abnahme desselben (*Schneider.*). [CK 508]

Verminderte Hals-Geschwulst (Heilwirkung) (*S.*). [CK 509]

Schwinden alter, harter, oder auch teigichter Anschwellungen der Schilddrüse, und grosser Kröpfe (Heilwirkung) (*Coindet; Neumann; Gräfe* und viele Andere). [CK 510]

Anschwellungen der Drüsen am Halse und im Nacken verschwinden für immer (Heilwirkung) (*Henning, Martini, Neumann.*). [CK 511]

Röthe am Halse und auf der Brust, wie mit Blut unterlaufen (*S.*). [CK 512]

Gelbe Flecken am Halse (*Htb.*). [CK 513]

■ **Extremitäten**

Die Achselhöhl-Drüsen verhärten sich (*Röchling.*). [CK 514]

Drüsen-Anschwellungen in den Achseldrüsen verschwinden (*Henning; Martini.*). [CK 515]

In der krankhaft erhöhten Achsel, ziehend reissende Schmerzen (d. 2. T.). [CK 516]

Rheumatischer Schmerz auf der linken Achsel (*Gff.*). [CK 517]

Starke Stiche im Achsel-Gelenke, auch in der Ruhe. [CK 518]

Im Arme, an der Aussenseite, ein Knochen-Schmerz, der aus dem Schlafe weckt und nicht wieder einschlafen lässt, auch sich beim darauf Legen verschlimmert. [CK 519]

Rheumatische Schmerzen in den Armen (*Jörg.*). [CK 520]

Reissender Schmerz in beiden Armen, nach geringer Hand-Arbeit. [CK 521]

Lähmige Mattigkeit in den Armen, früh, beim Erwachen, im Bette. [CK 522]

Flechsen-Springen an den Armen (*Trs.*). [CK 523]

Im Ellbogen linker Seite, Reissen. [CK 524]

Drücken in der linken Ellbogen-Beuge. [CK 525]

Das Hand-Gelenk rechter Seite schmerzt beim Zugreifen und Heben stichartig. [CK 526]

Schmerz, wie nach Stoss, auf dem Mittelhandknochen des Zeigefingers, durch Befühlen erhöht (*Gr.*). [CK 527]

Reissen im Mittelhand-Knochen des rechten Zeigefingers. [CK 528]

Hitze in den Händen. [CK 529]

Zittern der Hände (*Perrot; Gairdner.*). [CK 530]

Leichtes Zittern der Hände (*Richter.*). [CK 531]

Starkes Zittern der Hände, so dass er nur zu gewissen Stunden des Tages etwas mit denselben verrichten konnte (*Formey.*). [CK 532]

Die Hände bewegen sich im Zickzacke (*Richter.*). [CK 533]

Flechsen-Springen an den Händen (*Richter.*). [CK 534]

Ein runder, brennend jückender Fleck auf der rechten Hand, zwischen Daumen und Zeigefinger; mit zwei weisslichen Blätterchen darauf; Reiben that wohl; am dritten Tage verging es (*S.*). [CK 535]

In den Finger-Gelenken, beim Einbiegen derselben, ein spannender Schmerz, als sollten sie zerbrechen, mit einiger Geschwulst, mit Schmerzhaftigkeit beim darauf Drücken, wenn sie ausgestreckt sind (n. etl. T.). [CK 536]

Reissen im hintersten Gelenke des rechten Daumens (*Gff.*). [CK 537]

Reissen im Knöchel des rechten kleinen Fingers (*Gff.*). [CK 538]

Reissen im ganzen Zeige- und Mittelfinger der linken Hand (*Gff.*). [CK 539]

Zittern der Finger (*Künzli.*). [CK 540]

Flechsen-Springen an den Fingern (*Trs.*). [CK 541]

Nagel-Geschwür am linken Zeigefinger von einem kleinen Stiche in dem Finger, neben dem Nagel. [CK 542]

Im Hinterbacken linker Seite, ein Drücken, wie im Sitzbeine (*Gff.*). [CK 543]

Zwischen der Hüfte und dem Gelenk-Kopfe des Oberschenkels linker Seite, ein absetzendes, scharfes Reissen, durch Bewegung des Gelenkes sehr erhöht (*Gff.*). [CK 544]

In den Beinen so strammig, fast wie Klamm in den Ober- und Unterschenkeln, bloss im Sitzen, nicht im Liegen oder Gehen oder Stehen. [CK 545]

Rheumatisches Ziehen im ganzen linken Beine, besonders im Oberschenkel und Knie, mit Brummen in der Ferse, Abends, im Bette; durch Bewegung eher verstärkt (*Gff.*). [CK 546]

Schwere der Beine, wie von Blei (*S.*). [CK 547]

Geschwulst der Beine (*Coindet.*). [CK 548]

Geschwulst und Zittern der Beine (*Künzli.*). [CK 549]

Oedematöse Geschwulst der Beine (*Neumann.*). [CK 550]

Unruhe in den Untergliedern (*Künzli.*). [CK 551]

Zittern der Unterglieder, welches das Gehen schwierig, schwankend und unsicher macht (*Künzli.*). [CK 552]

Lähmung der Unterglieder (*Gölis.*). [CK 553]

Der Oberschenkel schmerzt besonders Nachts, im Bette (*Schneider.*). [CK 554]

Schmerzen eigenthümlicher Art in den Ober-schenkeln (*Gölis.*). [CK 555]

Rheumatischer Schmerz im linken Oberschenkel (*Gff.*). [CK 556]

Ein klemmendes Reissen im linken Oberschenkel, nahe an dessen Gelenk-Kopfe (*Gff.*). [CK 557]

Scharfes, stechendes Reissen in der Mitte des lin-ken Oberschenkels, nach der innern Seite zu (*Gff.*). [CK 558]

Zucken der Muskeln im Oberschenkel. [CK 559]

Wundheit der weiblichen Oberschenkel, wo sie sich beim Gehen berühren. [CK 560]

Am Knie linker Seite, Reissen (*Gff.*). [CK 561]

Stumpfes Reissen an der Aussen-Seite der rechten Kniekehle (*Gff.*). [CK 562]

Eine weisse Knie-Geschwulst verschwindet (Heil-wirkung) (*Trs.*). [CK 563]

Der Unterschenkel schmerzt am Schienbeine wie unterköthig. [CK 564]

Reissen auf beiden Seiten des Unterschenkels, dicht über dem Fussknöchel (*Gff.*). [CK 565]

Im Fuss-Gelenke, Nachts, heftiger Krampf mit Zucken darin (*S.*). [CK 566]

Krämpfe in den Füssen (*Gairdner.*). [CK 567]

Ein drückender Klamm-Schmerz im Fusse, von der mittleren Zehe bis in die Fusswurzel. [CK 568]

Scharfer, anhaltender Schmerz in der innern Hälfte der rechten Ferse (*Gff.*). [CK 569]

Einzelne starke Stiche in den Fussknöcheln (*Gff.*). [CK 570]

Schwere der Füsse, wie von Blei (*S.*). [CK 571]

Anschwellung der Füsse, erst, dann schnelles mager und dünn Werden derselben (*Trs.*). [CK 572]

Oedematöse Geschwulst der Füsse (*Neumann.*). [CK 573]

Flechsen-Springen an den Füssen (*Trs.; Richter.*). [CK 574]

Schweiss der Füsse, so scharf, dass er die Haut anfrisst. [CK 575]

Unter dem Nagel der linken grossen Zehe, stechen-des Reissen (*Gff.*). [CK 576]

Die Hühneraugen schmerzen (*Htb.*). [CK 577]

■ **Allgemeines und Haut**

Unstete Schmerzen in den Gelenken (*Trs.*). [CK 578]

Rheumatische Schmerzen im Rumpfe, am Halse und in den Armen (*Jörg.*). [CK 579]

Taubheits-Gefühl in den Ober- und Untergliedern (*Formey.*). [CK 580]

Taubheits-Gefühl und Zittern in den Gliedern (*Voigt.*). [CK 581]

Lähmung der Glieder (*Gölis.*). [CK 582]

Verkälten, leichtes, und davon Augen-Entzündung. [CK 583]

Stechendes Jücken an verschiednen Theilen des Körpers. [CK 584]

Gefühl, wie arge Floh-Stiche am ganzen Körper, Tag und Nacht. [CK 585]

Jücken auf einer alten Narbe eines seit Jahren geheilten (Schenkel-) Geschwüres. [CK 586]

Jückende Ausschlags-Blüthen auf der alten Narbe. [CK 587]

Kleine rothe, trockne, im Anfange jückende Blü-then an den Armen, auf der Brust und im Rücken (*Htb.*). [CK 588]

Schmutzig gelbe Haut-Farbe, 5 bis 6 Wochen lang (*Kolbe*, in d. Zeitschr. f. Nat. u. Heilk.). [CK 589]

Rauhe, trockne Haut (*Neumann.*). [CK 590]

Drüsen-Verhärtungen (*Röchling.*). [CK 591]

Anschwellungen einzelner Nacken-, Achsel- und Weichen-Drüsen verschwinden (Heilwirkung) (*Martini.*). [CK 592]

Wirkt erregend auf das Drüsen-System, die Drüsen der Mundhöhle, den Magen, die Leber, die Bauch-Speicheldrüse, und befördert in diesen Theilen die Absonderung der Säfte (*Künzli.*). [CK 593]

Pulsiren in allen Adern, bei jeder Muskel-Anstrengung (Rust's Magaz.). [CK 594]

Höchst lästiges Pulsiren in allen grössern Gefäss-Stämmen (*Neumann.*). [CK 595]

Leichte Erhitzung des Blutes mit Eingenommenheit des Kopfes und nachfolgendem Kopfweh (*Voigt.*). [CK 596]

Leicht erregbare und beschleunigte Blut-Bewegung (*Voigt.*). [CK 597]

Gereizter Zustand des Gefäss-Systems, besonders der Venen (*Künzli.*). [CK 598]

Blut-Wallungen (*Richter.*). [CK 599]

Heftige Blut-Wallungen (Hufel. Journ.). [CK 600]

Neigung zu Blutungen (Hufel. Journ.). [CK 601]

Blut-Flüsse (*Kolley.*). [CK 602]

Blut-Flüsse aus verschiednen Organen (*Voigt.*). [CK 603]

Grosse Aufregung des Nervensystems (Hufel. Journ.). [CK 604]

Erhöhte Empfindlichkeit des ganzen Körpers (Hufel. Journ.). [CK 605]

Unruhe in den Gliedern (*Künzli.*). [CK 606]

[Anmerkung der Herausgeber: fehlerhafte Nummerierung im Original]

Unruhe und Angegriffenheit, mit einem Beben von der Magen-Gegend nach der gesammten Peripherie, als sollte er anfangen zu zittern, oder allgemein zu schwitzen, bei erhöhter allgemeiner Wärme, wie vom Magen aus; darauf Drücken in der Herz-Gegend, Schwere auf der Brust, mit erschwertem Athem, und Beschleunigung des Pulses um 7, 8 Schläge (*Jörg.*). [CK 627]

Zittern (*Coindet, Gairdner.*). [CK 628]

Zittern der Glieder (*Kolley; Matthey.*). [CK 629]

Zittern der Glieder, besonders der Hände (*Gairdner.*). [CK 630]

Zittern der Finger und Augenlieder (*Künzli.*). [CK 631]

Zittern eigenthümlicher Art (*Gairdner.*). [CK 632]

Zittern, zuerst der Hände und dann auch der Arme, der Füsse und des Rückens, so dass er nur schwankend und unsicher gehen, und mit der Hand, die sich im Zickzacke bewegt, Nichts gerade zum Munde führen kann; die zitternden Theile lassen sich in der Ruhe leicht festhalten; die allgemeine Bewegung ist dabei schmerzhaft und der Blutumlauf beschleunigt, mit kleinem, fadenförmigen Pulse (*Trs.*). [CK 633]

Krämpfe (*Kolley; Künzli.*). [CK 634]

Krampfhafte Bewegungen der Glieder (*Voigt.*). [CK 635]

Starke Krämpfe im Rücken und den Füssen (*Trs.*). [CK 636]

Heftige Krämpfe und konvulsivische Zuckungen der Arme, des Rückens und der Füsse, welche kaum einen Augenblick aussetzen (*Gairdner.*). [CK 637]

Flechsen-Springen (*Künzli; Neumann.*). [CK 638]

Flechsen-Springen an Händen und Füssen (*Richter.*). [CK 639]

Flechsen-Springen an Armen, Fingern und Füssen (*Trs.*). [CK 640]

Flocken-Haschen (*Neumann.*). [CK 641]

Eine Art Ostindischer Cholera (*Trs.*). [CK 642]

Der Gang wird schwierig, schwankend und unsicher (*Richter.*). [CK 643]

Schwieriges, schwankendes, unsicheres Gehen, von Zittrigkeit in den Gliedern (*Künzli.*). [CK 644]

Schwere in den Gliedern, früh (d. 8. T.). [CK 645]

Schwere in den Gliedern (*Künzli.*). [CK 646]

Schwere in den Gliedern und Mattigkeits-Gefühl (*Kolley.*). [CK 647]

Grosse Müdigkeit, Nachmittags, nach einem kleinen Spaziergange, mit Nüchternheits-Gefühl, doch ohne Hunger (*Gff.*). [CK 648]

Mattigkeit, dass ihr beim Sprechen der Schweiss ausbricht (*S.*). [CK 649]

Mattigkeit (*Künzli; Neumann; Schneider.*). [CK 650]

Abgeschlagenheit aller Kräfte (Hufel. Journ.). [CK 651]

Abgespannt, verdrossen und träge zu allen Bewegungen (*Jörg.*). [CK 652]

Schwäche-Gefühl (*Rudolph.*). [CK 653]

Schwäche der Muskeln (*Coindet; Künzli.*). [CK 654]

Langdauernde Muskel-Schwäche (*Coindet.*). [CK 655]

Abnahme der Kräfte (*Künzli; Coindet.*). [CK 656]

Verlust aller Kräfte (*Coindet; Matthey.*). [CK 657]

Hinfälligkeit (*Baup; Voigt.*). [CK 658]

Grosse Hinfälligkeit (*Schneider; Formey*; Hufel. Journ.). [CK 659]

Neigung zu Ohnmachten und Krämpfen (*Voigt.*). [CK 660]

Ohnmachten (Hufel. Journ.). [CK 661]

Abmagerung (*Baup, Matthey, Perrat.*). [CK 662]

Schnelle Abmagerung (*Coindet, Voigt.*). [CK 663]

Sichtbare, auffallende Abmagerung (Hufel. Journ.; *Suttinger.*). [CK 664]

Allgemeine Abmagerung des ganzen Körpers (*Clarus*, in Gilberts Annal – *Locher-Balber.*). [CK 665]

Starke, Abmagerung (*Künzli.*). [CK 666]

Ausserordentliche, jählinge Abmagerung (*Gairdner.*). [CK 667]

Arge Abmagerung, die einen unglaublich hohen Grad erreichen kann (*Gairdner; Richter.*). [CK 668]

So arge Abmagerung, dass Arme und Körper fast ohne Fleisch, ihre Brust ganz flach, ihre Waden völlig verschwunden, und ihre Schenkel nicht dicker waren als ihre Vorderarme in gesunden Tagen (*Gairdner.*). [CK 669]

Höchste Abmagerung, bis zum Gerippe (*Gr.*). [CK 670]

Ein Jahr lang dauernde Abmagerung bis zur Unkenntlichkeit, mit allgemeiner Muskel-Schwäche, bei ungewöhnlich starkem Appetite (*Locher-Balber.*). [CK 671]

Langwierige Magerkeit, Gesichtsblässe und Muskel-Schwäche (*Coindet.*). [CK 672]

Abzehrung (Hufel. Journ.). [CK 673]

Abzehrung mit schleichendem Fieber; (durch China gehoben.) (*Zieger,* in **Dienbach's** neuest. Entdeck.). [CK 674]

Wohl-Beleibtheit und Munterkeit kehren wieder (Heilwirkung) (*Martini.*). [CK 675]

Die Ernährung nimmt zu (Heilwirkung) (*Voigt.*). [CK 676]

Ein auffallendes Phlegma bei einem Mädchen verliert sich, sie wird stärker und lebhafter und bekommt mehr Beweglichkeit in ihren Muskeln (Nachwirkung.) (*Henning.*). [CK 677]

Geschwulst und Schmerz in den leidenden Theilen (Med. chir. Zeitg.). [CK 678]

Ein Glied-Schwamm, der in Folge von Masern entstanden war, verschwindet (Heilwirkung) (Rust's Magaz.). [CK 679]

Oedematöse Geschwulst des ganzen Körpers, die nicht verging (*Röchling.*). [CK 680]

Wassersüchtige Anschwellungen (*Formey; Künzli.*). [CK 681]

Allgemeine Wassersucht (*Voigt.*). [CK 682]

Allgemeine Wassersucht der Haut und des Bauches (Rust's Magaz.). [CK 683]

Schlagfluss (Rust's Magaz.). [CK 684]

Tod, unter theils örtlichen, theils allgemein entzündlichen Erscheinungen (*Richter.*). [CK 685]

■ Schlaf, Träume und nächtliche Beschwerden

Zum Schlafe kein Bedürfniss (d. 6. T.). [CK 686]

Unruhiger Schlaf (*Jörg.*). [CK 687]

Unruhiger Nacht-Schlaf (*Voigt.*). [CK 688]

Unruhiger Schlaf, mit ängstlichen Träumen (*S.*). [CK 689]

Schlaflosigkeit (*Baup, Coindet, Formey* u. v. Andre). [CK 690]

Schlaflosigkeit, acht Tage lang; sie schlief keinen Augenblick (*Trs.*). [CK 691]

Traumvoller Schlaf (*Gairdner.*). [CK 692]

Sehr lebhafte Träume, aus denen er gern erwachen möchte, aber nicht kann; mit Mattigkeits-Gefühl nach dem Erwachen (*Gff.*). [CK 693]

Unerinnerliche Träume mit gutem Schlafe (*S.*). [CK 694]

Aengstliche Träume (*Richter.*). [CK 695]

Aengstigende, unruhige Träume (*S.*). [CK 696]

Aengstliche Träume von Todten (*S.*). [CK 697]

Träumt alle Nächte; von Schwimmen im Wasser, von Gehen im Kothe, dass ihre Tochter in den Brunnen gefallen sei u.s.w (*S.*). [CK 698]

Nachts, kalte Füsse. [CK 699]

■ Fieber, Frost, Schweiß und Puls

Kälte der Haut (*Neumann.*). [CK 700]

Ungewöhnlicher Frost schüttelt ihn oft, auch in der warmen Stube und es ist ihm überhaupt den Tag hindurch unwohl (*Htb.*). [CK 701]

Wärme der Haut vermehrt (*Orfila; Voigt.*). [CK 702]

Vermehrte thierische Wärme des ganzen Körpers (*Rudolph; Richter.*). [CK 703]

Fliegende Hitze (*S.*). [CK 704]

Fieber, in welchem Frösteln mit fliegender Hitze abwechselte (Hufel. Journ.). [CK 705]

Fieberhafte Zustände (*Richter, Baup, Kolley* u. v. A.). [CK 706]

Fieber mit Delirien und Flechsenspringen (Hufel. Journ.). [CK 707]

Fieber mit Trockenheit und Kälte der Haut, weichem, schnellem Pulse, Delirien, Flechsenspringen und Flocken-Haschen (*Neumann.*). [CK 708]

Viertägiges Fieber (*Suttinger.*). [CK 709]

Puls stark, gross und voll (*Jörg.*). [CK 710]

Schneller, harter Puls (*Coindet; Voigt.*). [CK 711]

Beschleunigter, vermehrter Puls (*Coindet, Matthey, Künzli* u. v. A.). [CK 712]

Schnellerer, um 15 Schläge vermehrter Puls (*Htb.*). [CK 713]

Schnellerer, bis auf 86 Schläge vermehrter Puls (*Orfila.*). [CK 714]

Vermehrter, voller, harter Puls (*Voigt.*). [CK 715]

Kleiner, fadenförmiger, beschleunigter Puls (*Künzli, Richter.*). [CK 716]

Kleiner, harter und so schneller Puls, dass er kaum zu zählen war (*Gairdner.*). [CK 717]

Kleiner, äusserst häufiger, unterdrückter Puls (*Trs.*). [CK 718]

Weicher und schneller Puls (*Neumann.*). [CK 719]

Herz- und Pulsschlag kamen mit einander überein; der Puls war klein und schwach, und, wenn sie sich ruhig hielt, wenig beschleunigt; bei jeder Bewegung aber nahm er, wie auch der Herzschlag, an Schnelligkeit zu (*Neumann.*). [CK 720]

Nacht-Schweiss. [CK 721]

Starker Nacht-Schweiss und wenig Schlaf (*Jörg.*). [CK 722]

Des Morgens erwacht sie mit Schweiss und fühlt sich darauf matter (*Htb.* u. *Trs.*). [CK 723]

Säuerlicher Nacht-Schweiss, über und über, alle Morgen, und die erste Stunde darauf sehr matt in den Beinen. [CK 724]

Ipecacuanha

Ipekakuanha [RAL III (1825), S. 248–264]

(Die geistige Tinctur der Wurzel *Cephaelis Ipecacuanha Willd,* aus Brasilien.)

Man wird aus beifolgenden, obschon noch nicht vollzähligen, Symptomen ersehen, daß dieses so kräftige Gewächs bei weitem nicht etwa bloß dazu erschaffen worden ist, um eine gewaltsame Ausleerung des Magens durch Erbrechen zu bewirken (welches zu den zweckwidrigen Grausamkeiten der gemeinen Praxis **in den meisten Fällen** zu zählen ist), sondern um weit edlere und wichtigere Heilzwecke mit ihr zu erreichen. Ursprünglich zur Hülfe für die Herbstruhren ward sie nach Europa gebracht und deßhalb Ruhrwurzel genannt. Es sind nun 120 Jahre, seit sie, durch Leibniz empfohlen, zu dieser Absicht gemißbraucht worden ist, aus der falschen Folgerung, weil sie einige Durchfälle stille, werde sie auch Ruhren heben, da doch diese gerade das Gegentheil von Durchfall, d.i. von zu häufigen, dünnen Stuhlgängen sind. Nun erst ist man davon abgekommen, weil die vielfältigste langjährige Anwendung derselben in Ruhren lehrte, daß sie darin gar nicht taugt. Diese vielen unglücklichen Versuche, die nicht wenigen Kranken das Leben kosteten, hätten alle erspart werden können, wenn man die reine, eigenthümliche Wirkung dieser Wurzel, und welche Krankheitzustände sie ursprünglich in gesunden Menschen erzeugen, welche ähnliche folglich sie in natürlich Kranken aufheben und heilen könne, vorher ausgeforscht gehabt hätte. Man würde da gesehen haben, wie man erst jetzt aus den beifolgenden Symptomen der Ipekakuanha sieht, daß sie in Aehnlichkeitswirkung bloß das viele Blut in den Ruhrstühlen und einige Arten Bauchschmerzen bei diesen Krankheiten mindern, aber alle die übrigen, den Ruhren weit wesentlichern Zufälle nicht heben kann, da sie nicht ähnliche erzeugt.

Dagegen wird man aus ihren Symptomen erkennen, daß sie z.B., so wie einige den ihrigen ähnliche Brechreize heben, so auch vorzüglich in Blut-

flüssen, in paroxysmenartigen, krampfhaften Engbrüstigkeiten und Erstickungskrämpfen, auch in einigen Arten von Tetanus (vorausgesetzt, daß in allen diesen die übrigen Symptome des Kranken auch bei der Ipekakuanha in Aehnlichkeit angetroffen werden) specifische Heilwirkung äussern müsse, wie auch der Erfolg bestätigt.

Gewisse Arten von Wechselfiebern sind so geeignet, daß diese Wurzel ihr angemessenes Heilmittel ist, was aus ihren eignen Symptomen hervorgeht, insofern sie mit denen des Wechselfieberfalles mehr homöopathische Aehnlichkeit, als mit den der übrigen Arzneien, haben. Hätte man sie nicht ganz passend hiezu gewählt, so hinterläßt sie das Fieber gewöhnlich in einem Zustande, wogegen nun Wohlverleih (in andern Fällen China, Ignatzsamen oder Kockel) das Heilmittel ist.

So werden auch einige Nachwehen vom unpassenden Gebrauche des Arseniks und vom langwierigen Mißbrauche der Chinarinde durch einige Gaben Ipekakuanha gehoben.

In allen diesen Fällen von homöopathischer Heil-Anwendung dieser Wurzel sind ebenfalls nur ganz kleine Gaben angezeigt. Ich gab bisher die verdünnte Tinctur zu einem Tropfen, welcher ein Milliontheil eines Grans Ipekakuanha-Kraft enthielt, habe aber aus der noch oft unnöthig starken Wirkung in vielen Fällen gesehen, daß die Gabe zu homöopathischem Gebrauche (versteht sich, bei Entfernung aller andern, fremdartigen, arzneilichen Einflüsse) noch mehr verkleinert seyn müsse.

Nur wo eine starke Vergiftung mit einer großen Gabe Mohnsaft zu besiegen ist, muß eine große Gabe Ipekakuanha-Tinctur (30, 40, 60 Tropfen der starken Tinctur) angewendet werden – wo nicht vielmehr starker Caffeetrank (oder Kampher) den Umständen nach angezeigt ist.

Die Ipekakuanha wirkt nur kurze Zeit; in großen Gaben kaum ein Paar Tage, in ganz kleinen etwa ein Paar Stunden.

Ipekakuanha

■ Gemüt

Er redet kein Wort. [RAL 130]

Sein Ideengang ist sehr langsam. [RAL 131]

Er hat an nichts Freude, es ist ihm nichts lieb. [RAL 132]

Es ist ihm alles zuwider. [RAL 133]

Stille, in sich gekehrte Verdrießlichkeit, die alles verschmähet. [RAL 134]

Mürrisches Wesen, was alles verachtet, und will, daß auch andre nichts achten und schätzen sollen. [RAL 135]

Verdrießlichkeit: er hält sich für unglücklich. [RAL 136]

Er ist bedenklich, befürchtend, und hält Kleinigkeiten für etwas Wichtiges (n. 6 St.). [RAL 137]

Er ist verdrießlich und ärgert sich, daß sein Geschäft ihm nicht geschwind genug von statten geht. [RAL 138]

Er ist unbehülflich und ungeschickt und stößt an alles an. [RAL 139]

Höchste Ungeduld. [RAL 140]

Er läßt den Muth sinken, und ist zur Aergerniß und zum Bösewerden höchst aufgelegt. [RAL 141]

Das Gemüth ist voll Wünsche und Verlangen, und weiß selbst nicht, wozu? [RAL 142]

Er wird sehr oft über die geringste Kleinigkeit böse, und kann auch eben so leicht und schnell wieder gelassen werden (n. 5 St.). [RAL 143]

Er wird über das geringste Geräusch aufgebracht. [RAL 144]

Er ist höchst geneigt, unwillig und böse zu werden. [RAL 145]

Das Kind schreit und heult heftig und ununterbrochen, und steckt die Fäustchen in den Mund; das Gesicht ist blaß und der Körper etwas kühl (n.1 St.). [RAL 146]

◇ Unlust zu arbeiten (*J. G. Lehmann,* in einem Aufsatze). [RAL (84)]

Widerwille gegen literarische Arbeit; die Gedanken fehlen ihm (n. 29 St.) (*Lehmann,* a.a.O.). [RAL (85)]

Den ganzen Tag üble Laune; er hatte keine Lust zu reden und war zum Weinen geneigt (*Chr. Fr. Langhammer,* in einem Aufsatze). [RAL (86)]

Heitre Laune: er hatte Lust zu sprechen und selbst zu spaßen[1] (*Langhammer,* a.a.O.). [RAL (87)]

---

[1] Heil-Nachwirkung nach vorgängigem, entgegengesetztem Gemüthszustande.

■ Schwindel, Verstand und Gedächtnis

Schwindel beim Gehen. [RAL 1]

◇ Schwindel, als sollte er da und dorthin wanken, mit Verschwinden der Gedanken auf Augenblicke, bloß beim Gehen und vorzüglich beim Herumwenden (n. 2 St.) (*E. Stapf,* in einem Briefe). [RAL (1)]

(Abends) beim Gehen im Freien, ein Hin- und Herschwanken des Körpers nach beiden Seiten, wie von Trunkenheit, mit Kopfbetäubung (n. 10 St.) (*Langhammer,* a.a.O.). [RAL (2)]

■ Kopf

Stark stechender Schmerz im Wirbel des Hauptes. [RAL 2]

In kurzen Anfällen ein fein und stark stechender Kopfschmerz, welcher in einer Stunde in ein Drücken ausartet (n. 8 St.). [RAL 3]

Fein stechender Schmerz in der Stirne, welcher durch Befühlen des Theils erregt und verschlimmert wird. [RAL 4]

Aeußerer Schmerz auf dem Seitenbeine des Hauptes, wie von einem Stoße mit einer stumpfen Spitze (n. ½ St.). [RAL 5]

Kopfweh: Stechen und Schwere. [RAL 6]

Reißender Schmerz in der Stirne, der durch Befühlen des Theils erregt und verschlimmert wird. [RAL 7]

Kopfweh, wie von Zerschlagenheit des Gehirns und Schädels, welches durch alle Kopfknochen hindurchdringt bis zur Zungenwurzel herab, mit Uebelkeit. [RAL 8]

Drückendes Kopfweh. [RAL 9]

Spannendes Kopfweh. [RAL 10]

(Zusammenschnürender Kopfschmerz in der linken Schläfe und über der Augenhöhle) (n. 1 St.). [RAL 11]

Ein bald in den Schläfen, bald über der Augenhöhle auf einer kleinen Stelle herausdrückender und fast bohrender Schmerz, welcher durch äußern Druck verschwindet, und von Schließung der Augen sich mindert (n. 1 St.). [RAL 12]

Beim Bücken starke Stiche über dem Auge, mit einer Empfindung, als wenn es geschwollen wäre (n. 20 St.). [RAL 13]

◇ Schmerzhafte Schwere im Kopfe (n. 2 St.) (*Stapf,* a.a.O.). [RAL (3)]

Schwere im Kopfe, mit Schläfrigkeit (*Lehmann,* a.a.O.). [RAL (4)]

Spannend drückender Kopfschmerz im Hinterhaupte und Nacken, welcher bis in die Schultern zieht (n. 3 St.) (*Stapf,* a.a.O.). [RAL (5)]

Ein dumpfes Ziehen im Kopfe hin und her (sogleich) (*Lehmann,* a.a.O.). [RAL (6)]

Früh, nach dem Aufstehen aus dem Bette, reißendes Kopfweh bis Mittag, Nachmittags geringer (n. 31 St.) (*Lehmann,* a.a.O.). [RAL (7)]

Ein heftig reißender Kopfschmerz in der Stirne, welcher beim Bücken zunimmt (n. 2 St.) (*Lehmann,* a.a.O.). [RAL (8)]

Schmerzhaftigkeit des Hinterkopfs und Nackens, durch Bewegung des Kopfs erregt (n. 2½ St.) (*Stapf,* a.a.O.). [RAL (9)]

◾ Gesicht und Sinnesorgane

Blasses Gesicht mit blauen Rändern um die Augen und großer Schwäche, wie nach einer überstandenen, schweren Krankheit. [RAL 14]

(Frieselausschlag auf der Stirne bis in die Haare hinein und auf den Backen.) [RAL 15]

Leichter zu erweiternde Pupillen (n. 8 St.). [RAL 16]

Trockenheit der Augenlider, mit Schläfrigkeit (n. 8 St.). [RAL 17]

In den Lippenwinkeln Empfindung, als wenn sie wund wären, beim Befühlen und Bewegung der Lippen. [RAL 18]

Eine beißende Empfindung auf den Lippen. [RAL 19]

◇ **Pupillenerweiterung** (n. 2½ St.) (*Langhammer,* a.a.O.). [RAL (10)]

Augenbutter in den äußern Augenwinkeln (n. 7½ u. 12 St.) (*Langhammer,* a.a.O.). [RAL (11)]

Rothe, entzündete Augen (*W. Scott,* in edinb. med. Comment. IV. S. 74.). [RAL (12)]

Augenentzündung (*Geoffroy,* traité de la mat. med. II. S. 157.). [RAL (13)]

Drückender Schmerz von der Ohrmuschel bis ins Trommelfell, welcher sich bis an die Hervorragung des Hinterhaupts zieht (n. 23 St.) (*Lehmann,* a.a.O.). [RAL (14)]

Taubhörigkeit des rechten Ohres, mit Drücken darin (*Lehmann,* a.a.O.). [RAL (15)]

Nasenbluten (*Murray,* medic. pr. Biblioth. III. S. 237. – *Geoffroy,* a.a.O. – *Lemery,*[2] traité univ. des drog. simpl. S. 438.). [RAL (16)]

Empfindung von Hitze in den Wangen, auch äußerlich fühlbar, doch ohne Röthe (n. 3 St.) (*Stapf,* a.a.O.). [RAL (17)]

Lippen äußerlich voll Ausschlag (*Heller,* in *Hufel.* Journal XXVII, 1. S. 51.). [RAL (18)]

Lippen mit Schwämmen und Aussatz besetzt (*Heller,* a.a.O. S. 67.). [RAL (19)]

Beißen an den Lippenrändern, der Zungenspitze und den Seiten der Zunge, mit Zusammenfluß wässerigen Speichels im Munde und einigem Schmerze im Unterleibe (n. ½ St.) (*Stapf,* a.a.O.). [RAL (20)]

◾ Mund und innerer Hals

Heftigster Schmerz des hohlen Zahns im Beißen, sogleich, als wenn er herausgerissen würde, bis zum Lautheulen und Schreien, und darauf fort immerwährendes Reißen darin (n. 1 St.). [RAL 20]

Ein Schmerz in den Zähnen, als wenn sie herausgerissen würden, anfallweise (n. 8 St.). [RAL 21]

Allzu große und fast schmerzhafte Empfindlichkeit aller Theile im Munde. [RAL 22]

Eine beißende Empfindung am Rande der Zunge. [RAL 23]

Auf dem hintern Theile der Zunge und an der Gaumendecke eine Empfindung, wie vom Kauen der Marchantie oder des Draguns entsteht, welche den Speichel häufig herbeilockt. [RAL 24]

Er muß den Speichel beständig hinterschlingen (n. 1 St.). [RAL 25]

Häufiger Zufluß von Speichel, einige Stunden über. [RAL 26]

Wenn man liegt, so läuft der Speichel aus dem Munde. [RAL 27]

Stumpfe Stiche quer durch den Hals bis in das innere Ohr. [RAL 28]

Ein Feinstechen im Schlunde (n. ½, 1 St.). [RAL 29]

Schmerz beim Schlingen, als wenn im Schlundkopfe eine Geschwulst wäre (n. 1 St.). [RAL 30]

Schwerschlingen, wie von einer Lähmung der Zunge und des Schlundes (n. 8 St.). [RAL 31]

Schmerz im Schlunde, als wenn er allzu trocken, und rauh und wund wäre, welcher durch Niederschlucken des Speichels oder gewöhnlichen Getränks sich jedesmal nur auf kurze Zeit lindert (n. 1 St.). [RAL 32]

Durstlosigkeit. [RAL 33]

Fader Geschmack im Munde. [RAL 34]

Während des Schluckens ein Geschmack im Halse, wie von ranzigem Oele (n. ¼ St.). [RAL 35]

Das Bier schmeckt schaal (n. 2 St.). [RAL 36]

◇ Speichelfluß (*S. Pye,* in med. Bemerk. und Unters. 1. S. 244. – *Heller.* a.a.O.). [RAL (21)]

Starker Zusammenfluß des Speichels im Munde (n. 2½ St.) (*Lehmann,* a.a.O.). [RAL (22)]

---

[2] Von in die Nase gezogenem Pulver.

Krampfhaft zusammenziehendes Gefühl im Halse und auf der Brust (*Scott*, a. a. O.). [RAL (23)]

Böser Hals (*Geoffroy*, a. a. O.). [RAL (24)]

Trockenheit und Rauheit im Munde, vorzüglich im Schlundkopfe (n. $\frac{1}{2}$ St.) (*Lehmann*, a. a. O.). [RAL (25)]

Der (gewohnte) Tabak schmeckt beim Rauchen ekelhaft und erregt Erbrechen (*Lehmann*, a. a. O.). [RAL (26)]

■ Magen

Nach dem Essen Gähnen und Dehnen. [RAL 37]

Brecherlichkeit und Erbrechen. [RAL 38]

(Uebel und schwer im Unterleibe.) [RAL 39]

Gefühl, als wenn der Magen schlaff herabhinge, mit Appetitlosigkeit (n. 1 St.). [RAL 40]

Empfindung von Leerheit und Schlaffheit des Magens. [RAL 41]

◇ Gleich nach dem (gewohnten) Tabakrauchen, eine aus dem Magen entstehende Uebelkeit, mit Schlucksen, die erst nach mehrmaligem, zuletzt breiartigem Stuhlgange sich verlor (n. 14 St.) (*Langhammer*, a. a. O.). [RAL (27)]

Uebelig, weichlig, wabblich ist ihm (*Stapf*, a. a. O.). [RAL (28)]

Ekel, Uebelkeit und Heben zum Erbrechen (n. 1$\frac{1}{4}$ St.) (*Lehmann*, a. a. O.). [RAL (29)]

Beschwerliche Uebelkeit (*Clark*, bei *Murray*, Appar. Med. I. S. 814.). [RAL (30)]

Weichlichkeit im Unterleibe, mit anfangendem Leibweh (*Lehmann*, a. a. O.). [RAL (31)]

Uebelkeit, wie vom Magen aus, mit leerem Aufstoßen und Zusammenflusse vielen Speichels (n. $\frac{1}{2}$ St.) (*Langhammer*, a. a. O.). [RAL (32)]

Aufstoßen aller 8 bis 10 Minuten, auch den folgenden Tag, mit Knurren im Bauche (*Lehmann*, a. a. O.). [RAL (33)]

Beim Bücken Erbrechen und Gefühl, als müßte er hinfallen (*Lehmann*, a. a. O.). [RAL (34)]

Beim Bücken Erbrechen der vorher genossenen Speisen, ohne vorheriges Aufstoßen (n. 1$\frac{1}{2}$ St.) (*Lehmann*, a. a. O.). [RAL (35)]

Erbrechen einer gelben Schleimmasse (*Heller*, a. a. O. S. 54.). [RAL (36)]

Erbrechen großer Schleimmassen (*Heller*, a. a. O. S. 57.). [RAL (37)]

Erbrechen großer, übelriechender Schleimstücke (*Heller*, a. a. O. S. 54.). [RAL (38)]

Erbrechen grünen, gallertigen Schleims (*Heller*, a. a. O. S. 51.). [RAL (39)]

Erbrechen grasgrünen Schleims (*Heller*, a. a. O. S. 52.). [RAL (40)]

Heftigstes Wehgefühl im Magen (*Heller*, a. a. O. S. 53.). [RAL (41)]

Entsetzliche Schmerzen im Magen (*Heller*, a. a. O. S. 51.). [RAL (42)]

Unbeschreiblich weh ums Herz (Herzgrube?) (*Heller*, a. a. O. S. 54.). [RAL (43)]

Ein stumpf stechender Schmerz in der Herzgrube, wie mit einem spitzigen Holze (*Lehmann*, a. a. O.). [RAL (44)]

■ Abdomen

Unruhe im Unterleibe (n. $\frac{1}{2}$ St.). [RAL 42]

Zusammenziehende Empfindung unter den kurzen Ribben. [RAL 43]

Starke Stiche im linken Hypochondrium (n. $\frac{1}{2}$ St.). [RAL 44]

Gefühl von höchster Ausdehnung und Auftreibung des Unterleibes. [RAL 45]

Blähungskolik. [RAL 46]

Ein raffendes Kneipen im Unterleibe, wie wenn man mit einer Hand zugriffe, so daß jeder ausgebreitete Finger einen scharfen Eindruck in die Gedärme machte, durch Körperruhe zu besänftigen, durch die mindeste Bewegung aber aufs Höchste zu verstärken. [RAL 47]

Kneipender Bauchschmerz in beiden Hypochondern und in der Gegend der Herzgrube (n. 3 St.). [RAL 48]

Schneidender Bauchschmerz um den Nabel, mit Schauder. [RAL 49]

Schneidender Bauchschmerz auf der Seite in der Gegend des Nabels, welcher durch Befühlen und äußern Druck sich verstärkt, mit weißem, schäumigem Speichel im Munde und erweiterten Pupillen (n. $\frac{1}{8}$ St.). [RAL 50]

Schneidender Bauchschmerz um den Nabel, als wenn der monatliche Blutfluß ausbrechen wollte, mit Frost und Kälte des Körpers, während innere Hitze nach dem Kopfe steigt (n. 2 St.). [RAL 51]

Reißende Bauchschmerzen über dem Nabel. [RAL 52]

(Stechende Leibschmerzen, und Brennen und Stechen im Mastdarme, mit Stuhldrang.) [RAL 53]

◇ Heftiges Stechen in der rechten Bauchdünnung, einige Minuten lang (*Lehmann*, a. a. O.). [RAL (45)]

■ Rektum

(Lauchgrüne Stuhlgänge.) [RAL 54]

(Dünner Stuhlgang, unter brennend stechendem Schmerze im Mastdarme und After.) [RAL 55]

(Zitrongelbe Stuhlgänge.) [RAL 56]

Durchfällige, gleichsam gegohrne Stühle (n. 1 St.). [RAL 57]

Faulig stinkende Stühle. [RAL 58]

Kothabgänge mit rothem, blutigem Schleime überzogen. [RAL 59]

Stechend schneidend brennender Schmerz am Rande des Afters, wie bei hartnäckigen Hämorrhoiden (n. ³/₄ St.). [RAL 60]

Starke Stiche im After. [RAL 61]

◇ Oefterer, flüssiger Stuhlgang, mit weichlicher Empfindung im Unterleibe (*Lehmann*, a.a.O.). [RAL (46)]

Purgiren (*Murray*, a.a.O.). [RAL (47)]

Grasgrüne Stuhlgänge (*Heller*, a.a.O. S. 53.). [RAL (48)]

Blutiger Stuhlgang (*Scott*, a.a.O.). [RAL (49)]

Kriebeln im After, als wollten Madenwürmer hervorkommen (*Lehmann*, a.a.O.). [RAL (50)]

■ Harnwege

Weniger, rother Harn[3]. [RAL 62]

(Aus der Harnröhre des Kindes fließt mehre Tage eine eiterartige Flüssigkeit aus, mit beißendem Schmerze.) [RAL 63]

◇ Blutiger Harn (*Scott*, a.a.O.). [RAL (51)]

Oefterer Drang zum Harnen, mit wenigem Urinabgange (n. 2, 2¼ St.) (*Langhammer*, a.a.O.). [RAL (52)]

(Häufiges Harnen strohgelben Urins, der vor dem Lassen sehr drängt und brennt, ohne nachfolgenden Harnzwang.) (n. 2 St.) (*Stapf*, a.a.O.). [RAL (53)]

Urin trübe, mit Bodensatz, wie Ziegelmehl (*Heller*, a.a.O. S. 51. 65.). [RAL (54)]

■ Geschlechtsorgane

Ein windender, ziehender Schmerz in den Hoden (n. 8, 10 St.). [RAL 64]

Ein Drang und Pressen nach der Bärmutter und dem After. [RAL 65]

Das zu Ende des Monatlichen abgehende Blut wird unterdrückt[4] [RAL 66]

◇ Beim Uebereinanderlegen der Oberschenkel ein Stechen in den Hoden (n. 2 St.) (*Langhammer*, a.a.O.). [RAL (55)]

Im Stehen ein wollüstiges Jücken an der Eichel, was zum Kratzen nöthigte (n. 3½ St.) (*Langhammer*, a.a.O.). [RAL (56)]

Mutterblutfluß – Erneuerung der vor 14 Tagen gehabten Reinigung (*Scott*, a.a.O.). [RAL (57)]

■ Atemwege und Brust

Wie trockner Schnupfen in der Nase, als wenn die innere Nasenhöhle zu trocken wäre (n. 3 St.). [RAL 67]

Empfindung von Trockenheit in der Nase und den Stirnhöhlen (n. 3 St.). [RAL 68]

Schnupfen, mit ziehenden Schmerzen in allen Gliedern. [RAL 69]

Röchelndes Geräusch in den Luftröhrästen, beim Athemholen. [RAL 70]

Vormittags eine Beklemmung auf der Brust und kurzer Athem, als wenn er in vielem Staube wäre und er davor nicht athmen könnte. [RAL 71]

Engbrüstigkeit. [RAL 72]

Mehrstündige Engbrüstigkeit. [RAL 73]

Abendliche Engbrüstigkeit. [RAL 74]

Beklemmung der Brust nach dem Essen. [RAL 75]

Die Brust thut inwendig weh, wie wund. [RAL 76]

Ein Husten, der den Athem bis zum Ersticken hemmt. [RAL 77]

Erstickungshusten, wobei das Kind ganz steif wird und im Gesichte blau (n. 10 St.). [RAL 78]

Trockner Husten, von einem Kitzel im obern Theile des Kehlkopfs (n. 2, 3, 5 St.). [RAL 79]

Husten, welcher von einer zusammenziehend kitzelnden Empfindung entspringt, die vom obern Theile des Kehlkopfs bis in das unterste Ende der Bronchien sich erstreckt (n. 4, 6, 7 St.). [RAL 80]

Ein Husten, welcher nach dem Gehen in kalter Luft und beim Niederliegen, früh und Abends, unaufhörlich fortwährt, von tiefem Einathmen erregt; zugleich mit einem Leibschmerze, als wenn der Nabel herausgerissen werden sollte, und Hitze im (Kopfe) Gesichte und Schweiße an der Stirne. [RAL 81]

---

[3] M. s. 82.

[4] Durch die Nachwirkung oder antagonistische Reaction des Organismus; denn die erste Wirkung der Ipekakuanha bringt Blutflüsse aus allen Oeffnungen des Körpers hervor, und vorzüglich bringt es Mutterflüsse hervor, und heilt jene, wie diese, homöopathisch, wenn die übrigen Symptome der Kranken mit denen von der Ipekakuanha (m. s. 51. 65. u.s.w.) in Aehnlichkeit stehen.

Beim Husten Schmerz im Unterleibe, als wenn es zum Wasser drängte und der Harn nicht fortkönnte, wie bei Harnverhaltung. [RAL 82]

Von Husten entsteht Brecherlichkeit ohne Uebelkeit (n. 1 St.). [RAL 83]

Nach dem Husten klopfender Schmerz im Kopfe und der Herzgrube. [RAL 84]

(Kneipende [zuckend reißende?] Schmerzen von kurzer Dauer in der rechten Brust, unter der Achsel.) [RAL 85]

◇ Heftiges, wiederholtes Nießen (*Lehmann*, a.a.O.). [RAL (58)]

Engbrüstigkeit (*Murray*, a.a.O.). [RAL (59)]

Krampfhaftes Asthma mit einem starken Zusammenziehen im Halse und in der Brust, wobei eine besondre Art keichenden Lautes gehört ward[5] (*Scott*, a.a.O.). [RAL (60)]

Jählinge Anfälle von beschwerlicher Kurzäthmigkeit, mit einem keichenden Laute in den Luftröhren (*Scott*, a.a.O.). [RAL (61)]

Zusammenziehen auf der Brust, mit Kurzäthmigkeit und keichendem Athem; sie mußte am offnen Fenster nach freier Luft schnappen, mit Gesichtsblässe, kaum fühlbarem Pulse und Erstickungsgefahr, von Abend bis früh 9 Uhr (*Scott*, a.a.O.). [RAL (62)]

Erneuerung der Engbrüstigkeit nach 24 Stunden, von Abends 10 Uhr an bis 10 Uhr früh, 8 Tage lang (*Scott*, a.a.O.). [RAL (63)]

Anfall von Erstickung, zwei bis drei Tage lang (*Scott*, a.a.O.). [RAL (64)]

Husten eines dicken, widrig metallisch schmeckenden Schleims (*Scott*, a.a.O.). [RAL (65)]

Bluthusten (*Geoffroy*, – *Murray*, – *Scott*, a.a.O.). [RAL (66)]

Gegen Abend eine Stunde anhaltender, erstickender, angreifender, sehr entkräftender Husten (*Eberh. Gmelin*, Untersuch. üb. d. thier. Magnetismus, Heilbr. 1793.). [RAL (67)]

Abends zwischen 6 und 7 Uhr äußerst heftiger, convulsivischer Husten (*Gmelin*, a.a.O.). [RAL (68)]

Abends um 7 Uhr ein, eine halbe Stunde anhaltender, erstickender, äußerst entkräftender Husten, mit Kälte der Extremitäten (*Gmelin*, a.a.O.). [RAL (69)]

■ Rücken und äußerer Hals

(Zwischen den Schulterblättern Klammschmerz bei Bewegung.) [RAL 86]

---

[5] Bei zwei Frauenzimmern vom Dunste des Pulvers in einem entfernten Zimmer, das Uebelbefinden dauerte 14 Tage lang.

■ Extremitäten

Kneipende Schmerzen im rechten Arme (n. 3 St.). [RAL 87]

Die eine Hand ist kalt. [RAL 88]

(Flechtenartiger Ausschlag an der Handwurzel und am After, welcher am meisten Abends nach dem Niederliegen jückt; nach dem Kratzen erscheinen rothe Buckeln auf der Haut, aber das Jücken hört doch nicht auf.) [RAL 89]

Schmerz im Kniee, als wenn die Flechsen und Bänder durch Strapazen ermüdet wären. [RAL 90]

Müdigkeit der Schenkel und untern Gliedmaßen (n. 8, 9 St.). [RAL 91]

In den Wadenmuskeln ein Fippern und ein Kriebeln, wie bei Eingeschlafenheit eines Gliedes. [RAL 92]

Kneipender Schmerz im rechten Fuße (n. 4 St.). [RAL 93]

◇ Im linken Knie ein Schmerz, wie vertreten, vorzüglich beim Gehen, beim Sitzen seltner und unmerklicher (n. 1 St.) (*Stapf*, a.a.O.). [RAL (70)]

■ Allgemeines und Haut

Ein ziehender Schmerz im Knochen des Oberarms und Oberschenkels, Abends nach dem Niederlegen (n. 5 St.). [RAL 94]

Knacken und Knarren in den Gelenken. [RAL 95]

(Hie und da am Körper stechende, von Bewegung erregte Schmerzen, die sich in brennende endigen.) [RAL 96]

Schmerz in allen Knochen, wie Zerschlagenheit (n. 3 St.). [RAL 97]

Schmerz in den Gelenken, wie er bei Eingeschlafenheit der Glieder gewöhnlich ist (n. 3 St.). [RAL 98]

◇ Schläfrigkeit und Trägheit in allen Gliedern (n. 2 St.) (*Lehmann*, a.a.O.). [RAL (71)]

Entkräftung (*Scott*, a.a.O.). [RAL (72)]

→ Krämpfe, Krampfanfälle: *Schlaf, Träume und nächtliche Beschwerden*

■ Schlaf, Träume und nächtliche Beschwerden

Schläfrigkeit. [RAL 99]

Schlaf (sogleich). [RAL 100]

Schlaf mit halberöffneten Augen (n. 6 St.). [RAL 101]

Schlaf voll Unruhe und Wimmern. [RAL 102]

Wenn sie schlafen will, giebt's ihr in allen Gliedern Stöße. [RAL 103]

Er schrickt im Schlafe auf. [RAL 104]

Von öfterm Wachen und schreckhaften Träumen unterbrochener Schlaf (n. 10 St.). [RAL 105]

Früh, beim Erwachen, Aengstlichkeit im Blute, als wenn er große Hitze, oder stark geschwitzt hätte, oder aus ängstlichen Träumen erwacht wäre, wiewohl er weder heiß, noch schweißig anzufühlen war; zugleich eine Schwere im Kopfe, als wäre das Gehirn gedrückt. [RAL 106]

Wimmernde Furchtsamkeit im Schlafe. [RAL 107]

Zeichen von vorwärts und rückwärts biegender Rumpfstarre, Emprosthotonus und Opisthotonus[6] (n. 10 St.). [RAL 108]

Der Körper des Kindes ist steif ausgestreckt. [RAL 109]

Steife Ausstreckung des ganzen Körpers, worauf ein krampfhaftes Zusammenfahren der Arme folgt (n. $^1/_4$ St.). [RAL 110]

Jählinges, krampfhaftes Zusammenrucken der Arme. [RAL 111]

◇ Schläfrigkeit, Müdigkeit (n. 2 St.) (*Stapf,* a.a.O.). [RAL (73)]

Unruhiger Schlaf (*Scott,* a.a.O.). [RAL (74)]

Lebhafte, unerinnerliche Träume, auf oftes Erwachen, wie von Munterkeit, die Nacht (*Langhammer,* a.a.O.). [RAL (75)]

■ Fieber, Frost, Schweiß und Puls

Herzklopfen. [RAL 112]

Herzklopfen, fast ohne Aengstlichkeit. [RAL 113]

Schauder mit Gähnen (n. $^1/_2$ St.). [RAL 114]

Schauder, mit Aufstoßen. [RAL 115]

Er hat gar keine Wärme im Körper. [RAL 116]

Frostigkeit: er kann nicht die mindeste Kälte vertragen. [RAL 117]

Immer Frost unter der Haut, und desto mehr, wenn sie sich an die Wärme setzt. [RAL 118]

Ueberempfindlichkeit gegen Kälte und Wärme. [RAL 119]

Er fror die ganze Nacht im Bette und konnte vor Frost nicht einschlafen. [RAL 120]

Er wird kalt am Körper. [RAL 121]

(Um vier Uhr Nachmittags) erst Schauder, dann Frost mit Kälte ohne Durst (n. 5 St.). [RAL 122]

Hände und Füße sind eiskalt und triefen von kaltem Schweiße, wobei die eine Backe roth, die andre blaß ist, und Gemüth und Körper sich höchst elend und matt fühlt, bei erweiterten Pupillen (n. 10 St.). [RAL 123]

(Aeußerliche Kälte und innerliche Hitze.) [RAL 124]

(Aeußerliche Hitze, ohne innerliche) (n. mehren Stunden). [RAL 125]

(Hitze und Röthe im Gesichte, ohne Durst.) [RAL 126]

Abends Hitze des ganzen Körpers. [RAL 127]

Nachmittags (gegen 4 Uhr) jählinge, allgemeine Hitze, mit Schweiß an den Armen und auf dem Rücken (n. 16 St.). [RAL 128]

Schweiß um Mitternacht (n. 12 St.). [RAL 129]

◇ Schauerliche Kälte in den Gliedern, gleich, als wenn man sich vor etwas entsetzte (*Lehmann,* a.a.O.). [RAL (76)]

Eine stark zunehmende, fast brennende Hitze (Hitzgefühl) im Kopfe und dem ganzen Körper, doch bei kalten Händen und Füßen; wie die Hitze aufs Höchste gestiegen war, entstand am Rumpf und Kopf einiger Schweiß mit einem beißenden Jücken, vorzüglich am Halse (n. 1 St.) (*Lehmann,* a.a.O.). [RAL (77)]

Nachmittags und Abends Hitzgefühl, fast Brennen im Kopfe, in der Stirne und den Wangen, ohne Durst (n. 6 St.) (*Stapf,* a.a.O.). [RAL (78)]

Schweiß (*Fothergill,* Medic. obs. and inqu. VI.). [RAL (79)]

Nächtlicher Schweiß (*Cleghorn,* Diseases of Minorca, S. 230.). [RAL (80)]

Schweiß, einige Stunden lang (*Hillary,* Air and diseases of Barbadoes.). [RAL (81)]

Sauerriechender Schweiß (*Heller,* a.a.O. S. 51. 54.). [RAL (82)]

Starker, saurer Schweiß, mit trübem Urin (*Heller,* a.a.O. S. 74.). [RAL (83)]

---

[6] M. s. 78. 109. 110.

Kali carbonicum

Kali (carbonicum). Gewächs-Laugensalz [CK IV (1838), S. 1–68]

(Man drückt ein Loth mit etlichen Tropfen Wasser befeuchteten, gereinigten Weinstein in Form einer kleinen Kugel zusammen, die man in ein Stückchen Papier wickelt und trocknen lässt, dann aber über und zwischen glühenden Kohlen eines Rostes (oder eines Zug-Ofens) allmälig bis zum Glühen bringt, sie nun heraus nimmt, in eine Untertasse von Porcellän legt, und, mit Leinwand bedeckt, im Keller die Feuchtigkeit der Luft anziehen lässt, wovon das Laugensalz zum Theil zerfliesst, und wenn es ein paar Wochen da stehen kann, auch die letzte Spur Kalkerde absetzt. Ein klarer Tropfen hievon[1] wird nach der obigen Anleitung (im zweiten Theile dieses Buchs) mit dreimal 100 Granen Milchzucker binnen 3 Stunden zur millionfachen Pulver-Verdünnung (Kali Ī) gerieben, ein Gran von letzterer aber durch 30 Verdünnungs-Gläschen bis zur decillionfachen Kraft-Entwickelung (Kali X̄ erhoben.)

Am hülfreichsten erwies sich das so zubereitete Kali, wo folgende Krankheits-Zustände vorherrscheten oder doch mit zugegen waren.

Aergerlichkeit; **Schreckhaftigkeit**; Gedächtniss-Mangel; **Düseligkeit**; Dämisch im Kopfe; Schwindel, wie aus dem Magen; Kopfweh beim Fahren; Kopfweh beim Niesen und Husten; Früh-Kopfschmerz; Kopfweh mit Uebelkeit; Druckschmerz im Hinterhaupte; Blutdrang nach dem Kopfe; Sausen im Kopfe; Grosse Verkältlichkeit des äusseren Kopfes; Schorfiger Kopf-Ausschlag; Dürre des Kopfhaares; Haar-Ausfallen; Früh-Schweiss an der Stirne; Geschwulst des Auges; Zuschwären der Augen, früh; Thränen der Augen; Schwebende Flecke vor dem Gesichte; **Blenden der Augen vom**

Lichte; Stiche im Ohre; Stechen zu den Ohren heraus; Gehör-Schwäche; stumpfes Gehör; Geschwürigkeit der innern Nase; Stumpfheit des Geruches; Gesichts-Hitze; Fliegende Gesichts-Hitze; Gesichts-Gelbe; Gedunsenheit des Gesichtes; Zieh-Schmerz im Gesichte; Zahnweh bloss beim Essen; Stechendes Zahnweh; Verschleimter Gaumen; **Schleim-Rachsen**; Saurer Mund-Geschmack; Verdorbner Geschmack; Bitter-Geschmack im Munde; Heisshunger; grosse Neigung zu Zucker; Häufiges Aufstossen; Saures Aufstossen; Uebelkeit; Brecherliche Aengstlichkeit; Uebelkeit beim Essen; **Magen-Vollheit nach Essen**; Spannung über den Magen herüber; Kneipen im Magen; Drücken in der Leber; Verstauchungs-Schmerz der Leber beim Bücken; Druck im Unterbauche beim Bücken; Schwere und Unruhe im Bauche; Unthätigkeit und Kälte im Unterleibe; Wehenartige Kolik; Viele Blähungs-Erzeugung; **Blähungs-Versetzung**; Mangel an Blähungs-Abgang; Steter Blähungs-Abgang; Unthätigkeit des Mastdarmes; Schwieriger Abgang des allzudick geformten Stuhles; Leib-Verstopfung; Verstopfter Leib, einen Tag um den andern; Hartleibigkeit und schwieriger Abgang des Stuhles; Schleim beim Stuhle; Aengstlichkeit vor dem Stuhlgange; After-Blutknoten; **Jücken am After**; Druck-Schmerz im Mastdarme vor Blähungs-Abgang; Harndrängen; Oftes Pissen, Tag und Nacht; Schlafender Geschlechtstrieb; Mangel an Geschlechtstrieb; (Allzureger Geschlechtstrieb;) Mangel an Erektionen; Mangel an Pollutionen; (Allzuviel Pollutionen;) Anschwellung des Hodens; Nach Beischlaf Schwäche des Körpers, vorzüglich der Augen; (Unterdrückte Regel bei Haut- und Bauch-Wassersucht;) **Allzuschwache Regel; Allzeitige Regel**; Bei der Regel, juckender Ausschlag und Wundheit zwischen den Beinen; **Schärfe, Jücken** und **Fressen an und in den Geburtstheilen; Scheide-Fluss.**

Nasen-Trockenheit; Verstopfte Nasenlöcher; **Stock-Schnupfen**; Heiserkeit; Husten; **Nacht-Husten**; Eiter-Auswurf; **Eiter-Auswurf beim Husten**; Brust-Krampf beim Husten; Schwieriger Athem; Pfeifen auf der Brust; Früh-Engbrüstigkeit; **Engbrüstigkeit** bei etwas schnellerem Gehen; Krampfhafte Engbrüstigkeit; Brust-Krampf; Herzklopfen; Herzklopfen und Blutwallung früh, beim Erwachen; Kreuzschmerz; Kreuzschmerz von

---

[1] So wird es zu unsrer Absicht ein hinreichend reines Gewächs-Laugensalz seyn. Ich bin, um dieses einmal für allemal zu erinnern, beflissen gewesen, das arzneiliche Material zu homöopathischem Behufe, wo es sich nur irgend thun liess, auf dem einfachsten, ungekünsteltsten Wege zu erlangen und dazu die Vorschrift zu geben, damit jeder Arzt, an jedem Orte, gleichen Stoff sich verschaffen könne. Aus dieser Rücksicht, die mir die höchste war (und nicht bloss um allem Scheine von Ostentation und puristischer Pedanterei zu entgehn, die ohnehin hier übel angebracht gewesen wäre) musste ich Vorschriften zu mühsamen, chemischen Arbeiten, mittels kostbarer Apparate, zur Erzwingung einer absoluten chemischen Reinheit der Arznei-Substanzen, möglichst vermeiden.

einem Falle; Zieh-Schmerz vom Kreuze bis in die Mitte des Rückens; Zieh-Schmerz im Rücken; Steifheit zwischen den Schulterblättern; **Genick-Steifigkeit**; Schwäche der Nacken-Muskeln; Kropf; Druck auf den Schultern; Einschlafen der Arme; Eingeschlafenheit der Oberarme; Kraftlosigkeit in den Armen; Mattigkeit der Arme, früh im Bette; Steifheit des Ellbogen-Gelenkes; Zittern der Hände beim Schreiben; Lähmiger Schmerz im Hand-Gelenke; Zusammenzucken der Finger beim Nähen. – Reissendes Drücken im Ober- und Unter-schenkel; **Nächtliches Reissen in den Beinen**; Kriebelnder Schauder an den Schienbeinen; Kälte der Füsse, Abends im Bette; Steifheit des Fuss-Gelenkes; Geschwulst der Unterschenkel; Brenn-Schmerz in den Beinen und Füssen; Kalte Füsse; **Stinkender Fuss-Schweiss**; Stechen und Brennen im Ballen der grossen Zehe; Bei Berührung schmerzende Hühneraugen; Zieh-Schmerz in den Gliedern; Krumm Ziehen der Finger und Zehen; Eingeschlafenheit der Glieder; Leicht Verheben;

Zittrige Mattigkeit; Schwäche-Zustand nach der Niederkunft; **Verkältlichkeit; Mangel an Aus-dünstung und Unfähigkeit zu schwitzen**; Haut- und Bauch-Wassersucht; Rothe, jückend bren-nende Flecken am Körper; Flechten; Alte Warzen im Gesichte; Tages-Schläfrigkeit; **Zeitige Abend-Schläfrigkeit**; Schwärmerischer Schlaf; Aengst-licher, traumvoller Schlaf; Fürchterliche **Träume**; Zucken im Schlafe; Neigung zu Schauder, am Tage; Hitze, früh im Bette; Grosse Neigung zu Schweiss beim Gehen; **Nacht-Schweiss**.

Selten wird ein Kranker mit geschwüriger Lungen-sucht ohne dieses Antipsoricum genesen. Oft ist nach Kali die Salpeter-Säure homöopathisch ange-zeigt.

Die Beiträge von *Gff.*, sind vom Herrn Regierungs-rath Freiherrn von *Gersdorff*, vom Herrn *Dr. Goul-lon* in Weimar *Gll.*, vom Herrn *Dr. Hartlaub* (*Htb.*); von einem Ungenannten *Ng.* in *Hartlaub* und *Trinks* r. A. M. L., und vom Herrn *Dr. Rummel Rl.*

Kali

■ Gemüt

Grosse Niedergeschlagenheit, ohne Aengstlichkeit. [CK 1]

Niedergeschlagenheit (d. 1. T.). [CK 2]

Sehr schlaffe Stimmung. [CK 3]

Trübe, weinerliche Stimmung, nach körperlicher Ermüdung im Freien (*Gff.*). [CK 4]

Traurig, einsam; sie sucht Gesellschaft, um sich zu erheitern (*Ng.*). [CK 5]

Grosse Traurigkeit, sie muss ohne Ursache weinen, Abends (*Htb.*). [CK 6]

Weinerliche Stimmung; sie hätte beständig in Thränen zerfliessen können (n. 20 T.). [CK 7]

Sehr verstimmt, musste sie viel weinen, weil es ihr immer im Sinne lag, dass sie sterben müsse. [CK 8]

Beängstigung, die in Thränen ausbrach (d. 1. T.) (*Htb.*). [CK 9]

Bangigkeit und grosse Traurigkeit (*Ng.*). [CK 10]

Bänglichkeit und Abneigung vor Gesellschaft. [CK 11]

Aengstlichkeit alle Tage. [CK 12]

Befürchtung voll. [CK 13]

Er befürchtet, nicht genesen zu können. [CK 14]

Befürchtend und ängstlich über ihre Krankheit. [CK 15]

Aengstliche Vorstellungen befallen ihn Abends. [CK 16]

Trübe Vorstellungen von der Zukunft. [CK 17]

Unruhe im Gemüthe. [CK 18]

Uebereiltes Denken und Handeln. [CK 19]

Unentschlossenheit. [CK 20]

Verzagt und kleinmüthig in hohem Grade. [CK 21]

Furchtsamkeit, Abends im Bette. [CK 22]

Furchtsam, allein zu seyn. [CK 23]

Grosse Schreckhaftigkeit. [CK 24]

Leicht schreckhaft, vorzüglich bei leiser Berührung des Körpers. [CK 25]

Vor einer eingebildeten Erscheinung (z.B. als flöge ein Vogel nach dem Fenster) erschrickt sie mit einem lauten Schrei. [CK 26]

Missmüthig, sehr, Abends beim Einschlafen und früh beim Erwachen. [CK 27]

Verdriesslich, ohne Ursache (d. 5. T.). [CK 28]

Ungewöhnliche Verstimmtheit, die man ihm an der Miene ansieht, noch ehe er es selbst merkt (*Gff.*). [CK 29]

Verdriessliche Stimmung, als könne sie sich selbst Nichts recht machen (*Ng.*). [CK 30]

Sie ist immer mit sich selbst im Widerspruche, weiss nicht, was sie will und fühlt sich höchst unglücklich. [CK 31]

Widerwärtige Stimmung; er ist eigensinnig und weiss oft selbst nicht, was er will. [CK 32]

Widerwärtiges Gemüth; sie verlangt mit Ungestüm, ist mit Nichts zufrieden, wird ausser sich und wüthig böse, wenn nicht Alles nach ihren Wünschen geht, und weiss oft selbst nicht, was sie eigentlich haben will. [CK 33]

Ungeduldig über seine Kinder. [CK 34]

Sehr reizbar, wie nach Aergerniss. [CK 35]

Empfindlich reizbar. [CK 36]

Gereiztes Gemüth. [CK 37]

Reizbar ärgerliches Gemüth. [CK 38]

Aergerlich, sehr leicht. [CK 39]

Höchst ärgerliche Stimmung (d. ersten 11 T.). [CK 40]

Sehr ärgerlich, hat sie an Nichts Freude. [CK 41]

Er ärgert sich über Alles und ist immer verdriesslich. [CK 42]

Aergerliche, mürrische Stimmung; jede Kleinigkeit ärgert und jedes Geräusch ist unangenehm; Mittags und Abends am schlimmsten (*Gff.*). [CK 43]

Aergerliche, zornige Gedanken, früh nach dem Erwachen, so dass er mit den Zähnen knirscht (n. 4 T.). [CK 44]

Leicht zum Zorn erregt (*Gff.*). [CK 45]

Sie wird leicht sehr heftig. [CK 46]

Unaufgelegt zu Allem und gleichgültig. [CK 47]

Arbeits-Scheu (*Gff.*). [CK 48]

Wechselnde Stimmung, bald gut und beruhigt, bald aufbrausend und über Kleinigkeiten in Zorn; oft hoffnungsvoll, oft verzagt. [CK 49]

■ Schwindel, Verstand und Gedächtnis

Zerstreutheit, es wird ihm schwer, seine Aufmerksamkeit auf einen bestimmten Gegenstand zu richten (*Gff.*). [CK 50]

Mangel an Geistes-Gegenwart; er kann sich in seinem Geschäfte nicht gleich zurecht finden (n. 15 St.). [CK 51]

Er findet oft das gehörige Wort und den rechten Ausdruck nicht und verspricht sich oft (*Gff.*). [CK 52]

Delirieen, Tag und Nacht. [CK 53]

Unbesinnlichkeit, wie im Hinterhaupte, bei vielem Sprechen, die durch Zudrücken der Augen vergeht. [CK 54]

Bewusstlosigkeit ein Paar Minuten lang, so arg, dass ihm alle Sinne schwanden und er hingefallen wäre, wenn er sich nicht angehalten hätte (n. 18 T.). [CK 55]

Gefühl, als schwänden ihr die Gedanken auf Augenblicke. [CK 56]

Gefühl zuweilen, als wären die Gedanken und das Gedächtniss weg, mit Schwirren im Kopfe. [CK 57]

Wüste und dumm im Kopfe, Abends (*Rl.*). [CK 58]

Wie berauscht (n. 4 T.). [CK 59]

Eingenommenheit des Kopfes, öfters. [CK 60]

Eingenommenheit des Kopfes, wie nach Rausch und als wären die Ohren verstopft, mit Uebelkeit, fast bis zum Erbrechen (n. 8 T.) (*Rl.*). [CK 61]

Eingenommenheit, öfters, früh, und Schwere im Kopfe, in der Gegend der Augenbrauen. [CK 62]

Eingenommenheit des ganzen Kopfes, wie eingeschraubt, mit Stechen im Gehirn, in öfteren Pausen (*Ng.*). [CK 63]

Düster im Kopfe, wie nicht ausgeschlafen, früh nach dem Aufstehen, und wie benebelt, mit Unheiterkeit (*Ng.*). [CK 64]

Schwäche im Kopfe. [CK 65]

Schwäche im Kopfe, gleich über den Augen, nach geschwind Gehen (d. 17. T.). [CK 66]

Schwindel, wie trunken, im Gehen, dass er von einer Seite zur andern torkelt (*Ng.*). [CK 67]

Schwindel, wie Taumel, beim Stehen und Gehen; im Freien besser. [CK 68]

Schwindel, besonders nach dem Essen. [CK 69]

Schwindel, gleich beim Aufstehen, als sei ihr der Kopf zu leicht; sie musste sich anhalten. [CK 70]

Schwindel-Anflug, so oft er vom Stuhle aufsteht und sich umdreht. [CK 71]

Schwindel, als sei es hinter ihm tief und er wolle hinunter fallen, **beim Umdrehen** nach Sehen in den Spiegel und nach Lesen. [CK 72]

Schwindel beim Umdrehen (*Rl.*). [CK 73]

Schwindel beim schnellen Wenden des Körpers und **Kopfes.** [CK 74]

Schwindlicht im Kopfe, am meisten früh und Abends (*Rl.*). [CK 75]

Sehr schwindelicht, auch im Sitzen (n. 30 St.) (*Rl.*). [CK 76]

Schwindel im Sitzen, wie ein hin und her Schwanken (vor dem Essen). [CK 77]

Schwindel im Sitzen, dass er sich aus Furcht zu fallen nicht aufzustehen traut (*Ng.*). [CK 78]

Schwindel beim Schreiben und im Freien, es geht Alles mit ihm herum (*Ng.*). [CK 79]

■ **Kopf**

Kopfschmerz, durch Sitzen im Bette erleichtert, durch Liegen verschlimmert. [CK 80]

Kopfschmerz, früh, beim Erwachen, eine Viertelstunde lang, mehrere Morgen. [CK 81]

Kopfschmerz im Wirbel, beim Drücken auf den Kopf. [CK 82]

Grausamer Kopfschmerz durch die Augen. [CK 83]

Halbseitige Kopfweh-Anfälle, rechts und links, mit Mattigkeit und Abspannung fast bis zur Uebelkeit, Abends (*Gff.*). [CK 84]

Heftiger Schmerz im ganzen Kopfe, bei Klopfen und Stechen in den Knieen, was durch Bewegung vergeht; Abends (*Ng.*). [CK 85]

Drückender Kopfschmerz. [CK 86]

Drückendes Kopfweh in der Stirne, Nachmittags beim Spatzieren, mit Aergerlichkeit (d. 13. 19. 20. T.) (*Gff.*). [CK 87]

Druck in der Stirn, mit Lichtscheu (*Gff.*). [CK 88]

Heftiger Druck über den ganzen Schädel, den Nacken herab, Klopfen im Kopfe und ganzen Körper; der Schmerz verträgt nicht die leiseste Berührung, steigert sich ruckweise unter heftiger Uebelkeit und Gall-Erbrechen (*Gll.*). [CK 89]

Drückend pressender Stirn-Schmerz, mit Erbrechen von Schleim und Säure (*Gll.*). [CK 90]

Drücken und Pressen in der rechten Schläfe (d. 11. 19. 20. T.) (*Gff.*). [CK 91]

Drücken in der rechten Schläfe, von früh bis Mittag (n. 11 T.) (*Rl.*). [CK 92]

Drückender Kopfschmerz in der linken Schläfe (d. 6. T.) (*Gff.*). [CK 93]

Druck-Schmerz in der Stirn, wie Eingenommenheit (*Ng.*). [CK 94]

Drücken in der Stirn, Abends, bei Schlafengehen, mit wabblichter Uebelkeit, als hätte er sich den Magen verdorben; von Ruhe erleichtert, beim Gehen verschlimmert. [CK 95]

Drücken über den Augen mit starkem Schmerz im ganzen Vorderhaupte. [CK 96]

Druck-Schmerz im Hinterhaupte, nach dem Nacken zu, der im Freien vergeht. [CK 97]

Heftiger Druck-Schmerz im ganzen Kopfe, mit Frost-Schauder über den ganzen Körper, vorzüglich Vormittags (*Htb.*). [CK 98]

Arges Drücken im Hinterhaupte mit Wallung im Kopfe und Schwere-Gefühl, im Stehen (*Ng.*). [CK 99]

Drücken und ziehendes Reissen im Vorderhaupte, bis in die Augen und die Nasenwurzel (d. 14. 17. 18. 21. T.) (*Gff.*). [CK 100]

Arges Drücken und Ziehen in der Stirne, Abends (*Rl.*). [CK 101]

Drücken und Brennen tief im Hinterhaupte, mit Schwere des Kopfes zum vorwärts Fallen (*Ng.*). [CK 102]

Pressender Kopfschmerz von beiden Schläfen nach der Mitte zu. [CK 103]

Pressen oben auf dem Kopfe, Abends (*Rl.*). [CK 104]

Hineindrücken in die Hirnschale der rechten Seite, nach Aufrichten vom Bücken (*Ng.*). [CK 105]

Ein stechendes Hineindrücken in die linke Schläfe (*Ng.*). [CK 106]

Ein bohrendes Hineindrücken über dem linken Auge (*Ng.*) [CK 107]

Heraus drückender Schmerz in der rechten Schläfe (*Ng.*). [CK 108]

Arges Herausdrücken in der ganzen Stirn-Gegend beim Schreiben (*Ng.*). [CK 109]

Arges Herausdrücken über dem linken Auge, als wolle das Gehirn vordringen (*Ng.*). [CK 110]

Gefühl in der Stirn, als wolle es ihr den Vorderkopf zersprengen, in öfteren kurzen Anfällen (*Ng.*). [CK 111]

Vollheits-Gefühl im Kopfe, als wenn das Gehirn hart am Schädel anläge (*Ng.*). [CK 112]

Schwere im Hinterhaupte, als wäre er mit Blei ausgegossen, der Kopf fällt immer rückwärts; dabei Steifheit im Genicke bis zwischen die Schulterblätter. [CK 113]

Schwere im Hinterhaupte, wie Eingenommenheit (*Ng.*). [CK 114]

Schwere und Schmerzhaftigkeit des Vorderkopfes (*Ng.*). [CK 115]

Arges Schwere-Gefühl in der linken Kopfhälfte (*Ng.*). [CK 116]

Klemmender Schmerz im ganzen Oberkopfe, besonders links (*Gff.*). [CK 117]

Klemmender Schmerz in der linken Schläfe, in Absätzen; auch Reissen (*Gff.*). [CK 118]

Ziehen in der Stirne, Vormittags und Mitternacht (d. 2. 30. T.) (*Gff.*). [CK 119]

Ziehen und Reissen auf dem Wirbel des Kopfes (d. 33. 34. T.) (*Gff.*). [CK 120]

Ein reissendes Ziehen in der linken Kopfhälfte, über, vor und in der Schläfe (d. 12. 19. 25. T.). [CK 121]

Ziehen im Hinterhaupte und Nacken, besonders rechts, mit Steifheit (*Gff.*). [CK 122]

Reissen im linken Stirnhügel (d. 25. T.) (*Gff.*). [CK 123]

Reissen von der linken Schläfe bis ins Kiefer-Gelenk, Abends (*Gff.*). [CK 124]

Reissen in der linken und rechten Schläfe, auch im linken Seitenwandbeine (*Ng.*). [CK 125]

Reissen, bald auf der rechten, bald auf der linken Seite des Hinterkopfes, bald in der Stirne (d. 1. T.) (*Ng.*). [CK 126]

Ein klopfendes Reissen rechts am Hinterkopfe, dicht am Nacken (d. 16. T.) (*Gff.*). [CK 127]

Ein zuckend reissender Schmerz im Kopfe. [CK 128]

Zucken in der linken Schläfe. [CK 129]

Zuckender Kopfschmerz den ganzen Tag. [CK 130]

Stechen in den Schläfen. [CK 131]

Stechen in den Schläfen, zum Erschrecken und Schreien, in der rechten mit Reissen (*Ng.*). [CK 132]

Stich über der linken Schläfe und gleich darauf einen in der Mitte der Stirne heraus (*Ng.*). [CK 133]

Stechen in der Stirn, wie mit Nadeln (*Ng.*). [CK 134]

Stechen im Vorderkopfe. [CK 135]

Heftiges Stechen in der Stirn, den ganzen Tag über, und zuweilen auch in der linken Kopf-Seite; dabei heftige Brustschmerzen mit Eiskälte der Glieder. [CK 136]

Stiche in der Stirn, früh. [CK 137]

Stiche oben an der Stirn und über den Schläfen, bei Bewegung des Unterkiefers. [CK 138]

Stiche vom Genicke in den Hinterkopf herauf. [CK 139]

Stiche im Hinterhaupte, beim Auftreten und beim Bücken, wie auf der Oberfläche des Gehirns. [CK 140]

Stich durch die rechte Kopfseite, von hinten nach vorn (*Gll.*). [CK 141]

Stiche durch den ganzen Kopf. [CK 142]

Stumpfes Stechen im Kopfe (d. 1. T.). [CK 143]

Klopfen und Schlagen in der Stirn und besonders in den Kopf-Seiten öfters aussetzend; auch nach dem Mittagessen im Gehen und Stehen (*Ng.*). [CK 144]

Klopfender Schmerz im Vorderkopfe. [CK 145]

Schmerzhaftes Klopfen im Kopfe, wenn sie schreiben will. [CK 146]

Schlagender (klopfender) Schmerz oben in der linken Kopfseite; durch Daraufdrücken wird der Schmerz heftiger und stechend; mehr äusserlich (*Ng.*). [CK 147]

Ein wühlendes Klopfen im Stirnbeine, über dem linken Auge (*Ng.*). [CK 148]

Geschwür-Schmerz im Kopfe, nach dem Mittag-Essen; sie musste sich legen, wodurch es besser ward (*Ng.*). [CK 149]

Blutdrang nach dem Kopfe, und Berauschtheit davon. [CK 150]

Warmes Aufsteigen des Blutes nach dem Kopfe, mit Blutwallung im Körper, und einige Stunden darauf leiser Kopfschmerz (sogleich). [CK 151]

Grosse Wärme im Kopfe, besonders auf der rechten Gesichts-Seite, öfters (d. 5. T.) (*Ng.*). [CK 152]

Aufsteigende Hitze im Kopfe, Abends, vor dem Niederlegen; im Bette vergehend (*Ng.*). [CK 153]

Brennendes, schmerzhaftes Hitz-Gefühl im Kopfe. [CK 154]

Gefühl in der Stirn, als wenn ein heisser Körper vorgefallen wäre, beim Bücken und Schreiben öfters wiederholt, beim Aufrichten vergehend (*Ng.*). [CK 155]

Gefühl, beim Bücken, als wenn sich Etwas vom Hinterhaupte nach der Stirn zu senkte. [CK 156]

Schmerzhaftes Gefühl, wie von Etwas Beweglichem im Kopfe, schlimmer bei Bewegung des Kopfes. [CK 157]

Stetes Gefühl im Kopfe, als wenn Etwas darin los wäre, und sich nach der Stirn zu drehe und winde. [CK 158]

Schmerzhaftes Drehen und Winden im Kopfe. [CK 159]

Schütternder Kopfschmerz. [CK 160]

Wubberndes Dröhnen in der rechten Schläfe. [CK 161]

Kriechender Schmerz über der Stirne. [CK 162]

Aeusserlich an der Schläfe, ein scharfer Druck-Schmerz. [CK 163]

Stich-Schmerz äusserlich am Kopfe und im Genicke, mit stechender Backen-Geschwulst und Stechen in den Zähnen. [CK 164]

Einzelne reissende Stiche in der linken Schläfe bis ins Jochbein. [CK 165]

Feine Stiche äusserlich an verschiedenen Kopf-Stellen (*Ng.*). [CK 166]

Schmerzloses, glucksendes Muskel-Zucken in der rechten Schläfe (*Gff.*). [CK 167]

Es rückte ihm den Kopf einige Male auf die linke Seite, ohne Unbesinnlichkeit, worauf der Nacken wie steif ward. [CK 168]

Frost am Kopfe. [CK 169]

Verkältlichkeit des Kopfes und davon Kopf- und Zahnschmerzen. [CK 170]

Jücken auf dem Haarkopfe. [CK 171]

Oefteres Jücken am Kopfe, besonders am Hinterhaupte (*Ng.*). [CK 172]

Jücken der Kopfhaut, mit Wundheits-Schmerz beim Kratzen (*Rl.*). [CK 173]

Blüthen auf dem Haarkopfe. [CK 174]

Grosse, rothe, beim Berühren schmerzhafte Blüthe auf dem linken Stirnhügel, welche später Eiter fasst (n. 32 T.) (*Gff.*). [CK 175]

Schmerzhafte Beule an der rechten Kopf-Seite, als wolle sich ein Blutschwär bilden (n. 6 T.) (*Rl.*). [CK 176]

Ein grosser, gelber, schuppiger Fleck oben an der Stirne. [CK 177]

Trockenheit der Kopfhaare. [CK 178]

Haar-Ausfallen. [CK 179]

Ausfallen der Kopfhaare (*Rl.*). [CK 180]

▪ Augen

Die Augen schmerzen bei Bewegung. [CK 181]

Schmerz des linken Auges, wenn es sich nach oben richtet. [CK 182]

Drücken in den Augen. [CK 183]

Druck auf den Augenlidern. [CK 184]

Druck auf den Augen und in den Augenhöhlen, mit Schläfrigkeit, Mittags (d. 36. T.) (*Gff.*). [CK 185]

Drücken in den Augen und trockener Eiter in den Wimpern. [CK 186]

Schmerz, als würden die Augen eingedrückt. [CK 187]

Die Augen schmerzen beim Lesen, wie eingedrückt. [CK 188]

Kneipen in den Augen. [CK 189]

Reissen im linken Auge, Abends vor Schlafengehen (*Gff.*). [CK 190]

Scharfes **Reissen in der** rechten **Augenhöhle und im Auge, Nachts** (d. 30. 31. T.) (*Gff.*). [CK 191]

Ein drückendes Reissen im Innern des rechten Auges (d. 12. 26. T.) (*Gff.*). [CK 192]

Ein drückendes Reissen in der Gegend der rechten Augenbraue (d. 26. T.). [CK 193]

Zerren oder Reissen im Augenlide und über dem rechten Auge. [CK 194]

Stiche in der Mitte des Auges. [CK 195]

Stiche im Augapfel. [CK 196]

Stiche im rechten Auge (n. 21 T.) (*Htb.*). [CK 197]

Stiche im rechten äussern Augenwinkel (*Ng.*). [CK 198]

Bohrender Schmerz in den Augen. [CK 199]

Schmerz, als wolle ein Schwär entstehen, in der linken Augenbraue, Abends, im Bette (d. 8. 13. T.) (*Gff.*). [CK 200]

Jücken der Augen. [CK 201]

Jücken am Lid-Rande des rechten Auges. [CK 202]

Schründender Schmerz im Auge (n. 4 T.) (*Rl.*). [CK 203]

Wundheits-Gefühl in den Augenlidern, bald nach Mitternacht, beim Erwachen (d. 25. T.) (*Gff.*). [CK 204]

Beissende und flüchtig stechende Augenschmerzen (*Gff.*). [CK 205]

Der Knabe klagt über Kälte in den Augenlidern. [CK 206]

Beide Augen sind sehr heiss anzufühlen. [CK 207]

Brennen in den Augen. [CK 208]

Brennen in den Augenlidern. [CK 209]

Brennen in beiden Augen (*Ng.*). [CK 210]

Brennen und Beissen in beiden Augen (*Ng.*). [CK 211]

Brennen und Beissen in den Augen. [CK 212]

Röthe des Augenweisses und viele Aederchen darin. [CK 213]

Röthe und Hitze in den Augen (*Htb.*). [CK 214]

Entzündung beider Augen im Weissen, mit Brenn-Schmerz (n. 5 T.). [CK 215]

Entzündung der Lider des rechten Auges, mit Schmerz der Augen und Unmöglichkeit, bei Lichte zu lesen. [CK 216]

Geschwulst des rechten Auges. [CK 217]

Starke Geschwulst des obern Augenlides gegen die Nase zu. [CK 218]

Geschwulst zwischen den Augenbrauen und Lidern, wie ein Säckchen. [CK 219]

Geschwulst der Glabelle zwischen den Augenbrauen (d. 21. T.). [CK 220]

Eine Ausschlags-Blüthe in der linken Augenbraue (*Rl.*). [CK 221]

Wundheit des linken äusseren Augenwinkels, öfters. [CK 222]

Wundheit des äussern Augenwinkels mit brennendem Schmerze. [CK 223]

Schwären der Augen in den Winkeln. [CK 224]

Zugeschworenheit der Augen, früh (n. 16 St.). [CK 225]

Verklebtheit der Augen, früh, von Schleim (*Ng.*). [CK 226]

Wässern der Augen (*Ng.*). [CK 227]

Thränen der Augen (d. 2. T.) (*Htb.*). [CK 228]

Thränen der Augen, besonders des rechten, mit Beissen in einem Winkel (d. 27. T.) (*Gff.*). [CK 229]

Oefteres Thränen des Auges, und Abends Strahlen um das Kerzenlicht. [CK 230]

Trockenheit und Brennen der Augen, ärger noch im Freien, als im Zimmer (*Ng.*). [CK 231]

Trockenheits-Gefühl der Augen (n. 2 T.). [CK 232]

Trockenheits-Gefühl, wie von Sand, und arger Schlaf in den Augen. [CK 233]

Es zieht ihr die Augenlider mit Gewalt zu. [CK 234]

Schweres Oeffnen der Augenlider, früh, beim Erwachen. [CK 235]

Fippern und Zucken in der rechten Augenbraue. [CK 236]

Starrsehen; sie kann die Augen nur mit Mühe von einem Gegenstande abbringen und muss sie fast wider Willen darauf heften (*Ng.*). [CK 237]

Vergehen der Augen beim Schreiben, mit weissen Sternchen davor; dabei dünkt ihm die untere Zeile über der vorigen zu seyn, so dass er stets in diese hineinschreibt (*Ng.*). [CK 238]

Schmerz und schwach Werden vor den Augen. [CK 239]

Schwachsichtigkeit (*Ng.*). [CK 240]

Verdunkelung des rechten Auges, früh, etliche Minuten lang. [CK 241]

Nach Arbeit im Wasser (Waschen) Gesichts-Verminderung; sie sah nur einen kleinen Theil von den Gegenständen und drauf Stiche im Kopfe über den Augen, mit Brecherlichkeit. [CK 242]

Schwarze Punkte und Ringel vor den Augen, beim Lesen. [CK 243]

Flecke, Gewebe und Punkte vor den Augen, beim Lesen und Sehen ins Freie (n. 24 St.). [CK 244]

Ein schwarzes Kügelchen schwebt vor dem Gesichte. [CK 245]

Weisse Tropfen scheinen vor dem Gesichte herabzufallen, wenn er auf Schnee sieht. [CK 246]

Bunte Farben vor den Augen. [CK 247]

Blaue und grüne Flecke vor den Augen (*Gll.*). [CK 248]

Gelber, glänzender, zitternder Nebel vor den Augen (*Ng.*). [CK 249]

Gelb und weiss strahlende Räder vor den Augen, beim Schreiben auf dem Papier und in freier Luft; sie drehen sich im Kreise und werden immer grösser (*Ng.*). [CK 250]

Licht-Funken vor den Augen. [CK 251]

Beim Husten fahren Funken aus den Augen (*Rl.*). [CK 252]

Lichtscheu: Schmerzhafte Empfindlichkeit der Augen gegen das Tages-Licht; das Zimmer muss verdunkelt werden. [CK 253]

■ **Ohren**

Ohrenzwang. [CK 254]

Zwängen im rechten Ohre (*Gff.*). [CK 255]

Zwängen und Stechen in den Ohren (d. 3. T.) (*Gff.*). [CK 256]

Klemmendes Gefühl im linken äussern Ohre (*Gff.*). [CK 257]

Zieh-Schmerz in dem einen, dann in dem andern Ohre (n. 4 T.) (*Rl.*). [CK 258]

Reissen im Ohre. [CK 259]

Reissen in den Ohren (*Htb.*). [CK 260]

Reissen tief im rechten Ohre, öfters erneuert (d. 1. T.) (*Ng.*). [CK 261]

Reissen, bald in dem einen, bald in dem andern Ohre. [CK 262]

Reissen im Innern des rechten Ohres (*Gff.*). [CK 263]

Reissen in der rechten Ohrmuschel (d. 24. T.) (*Gff.*). [CK 264]

Flüchtiges Reissen im linken Ohre und um dasselbe, wie im Knochen (*Gff.*). [CK 265]

Reissen im vordern Rande des rechten Ohres, öfters (d. 1. T.) (*Ng.*). [CK 266]

Schmerzhafte Risse vom Innern des linken Ohres in den äussern Knorpel, und zugleich im Knochen über und unter der rechten Kniescheibe (*Ng.*). [CK 267]

Starkes Reissen in und hinter dem Ohre. [CK 268]

Zerren hinter dem rechten Ohre. [CK 269]

Zucken hinten über dem Ohre. [CK 270]

Stiche in beiden Ohren, Abends im Bette. [CK 271]

Scharfer Stich-Schmerz hinten über beiden Ohren. [CK 272]

Scharfe Stiche in das linke Ohr hinein, dass sie erschrak, früh (*Ng.*). [CK 273]

Feine Stiche aus dem linken Ohre heraus, öfters wiederholt (d. 13. T.) (*Ng.*). [CK 274]

Ein anhaltender stumpfer Stich im linken Ohre, der durch Schütteln des Kopfes vergeht (*Ng.*). [CK 275]

Stechen und Kriechen im Innern des Ohres, mit einem ähnlichen Gefühle im Magen und der Speiseröhre zusammenhängend (d. 30. T.) (*Gff.*). [CK 276]

Bohren und Druck-Schmerz in den Ohren (d. 1. T.). [CK 277]

Nagen im Innern und äussern linken Ohre (*Ng.*). [CK 278]

Geschwür-Schmerz im äussern rechten Ohre, der lange anhält, vor Mitternacht (d. 3. T.) (*Ng.*). [CK 279]

Klopfen im rechten Ohre, Nachts, nur beim Daraufliegen (n. 2 T.) (*Ng.*). [CK 280]

Hämmern im rechten Ohre, öfters und sehr unangenehm, das Gehör hindernd. [CK 281]

Fippern am linken Ohre (n. 10 T.). [CK 282]

Fippern und Zittern im rechten Ohre, beim Aufrichten vom Bücken (*Ng.*). [CK 283]

Jücken am Ohrläppchen. [CK 284]

Heftiges Jücken in den Ohren (n. 4 T.). [CK 285]

Kitzel in den Ohren (*Gll.*). [CK 286]

Kälte der Ohren im heissen Zimmer (n. 2 T.). [CK 287]

Hitze in den Ohrläppchen (*Rl.*). [CK 288]

Gefühl, als wenn Wärme aus dem linken Ohre strömte (*Ng.*). [CK 289]

Röthe, Hitze und arges Jücken der äussern Ohren. [CK 290]

Entzündung und Geschwulst des innern Ohres, mit Schmerz rings herum (n. 3 T.). [CK 291]

Wundheit und Eitern hinter den Ohren, vier Wochen lang (n. 21 T.). [CK 292]

Ausschlags-Blüthen an den Ohren. [CK 293]

Auslaufen gelben, flüssigen Ohrschmalzes oder Eiters aus dem Ohre, nach vorgängigem Reissen darin. [CK 294]

Uebelriechende Feuchtigkeits-Absonderung im innern Ohre. [CK 295]

Im Ohre geht ein Geschwür auf (n. 5 T.) (*Rl.*). [CK 296]

Harte Geschwulst der Ohr-Drüse am Kiefer-Gelenke, mit Schmerz beim Befühlen. [CK 297]

Verstopftheits-Gefühl der Ohren (*Rl.*). [CK 298]

Es fällt ihm jähling vor das eine Ohr (n. 3 T.) (*Rl.*). [CK 299]

Das rechte Ohr fiel ihm (Abends beim Sitzen) plötzlich zu, und das linke fing an klingend zu rauschen, so dass ihm der Kopf etwas wackelte. [CK 300]

Das Gehör ist wie abgestumpft, Abends (n. 15 T.). [CK 301]

Verminderung des Gehörs in beiden Ohren, langsam zu- und abnehmend (14 Tage lang.) (*Ng.*). [CK 302]

Klingen beider Ohren (*Ng.*). [CK 303]

Starkes Klingen in dem einen Ohre und Sumsen in dem andern. [CK 304]

Singen in den Ohren (*Gll.*). [CK 305]

Sausen in den Ohren. [CK 306]

Starkes **Brausen in den Ohren.** [CK 307]

Lauten in den Ohren (*Ng.*). [CK 308]

Knallen und Toben in den Ohren, öfters des Tages (*Ng.*). [CK 309]

Knacken im Ohre, öfters. [CK 310]

Knacken im Ohre, beim stark Ausathmen. [CK 311]

Gluckern im rechten Ohre, und Absonderung vielen weichen Ohrschmalzes. [CK 312]

■ **Nase**

In der Nase und Nasenwurzel, besonders rechter Seite, ein Klemmen (d. 23. T.) (*Gff.*). [CK 313]

Jücken in der Nase. [CK 314]

Oefteres Jücken in der rechten Nasenhöhle (*Ng.*). [CK 315]

Geschwür-Schmerz in der rechten Nasenhöhle (*Ng.*). [CK 316]

Starkes Brennen in der Nase. [CK 317]

Brennen im linken Nasenloche. [CK 318]

Brennen und Beissen, oben in der linken Nasen-Hälfte, bis an das Siebbein (d. 23. T.) (*Gff.*). [CK 319]

Rothe, dicke Nase, vorzüglich Nachmittags dicker und röther. [CK 320]

Starke Geschwulst der Nase an der Spitze. [CK 321]

Rothe, heisse, mit vielen weissen Blüthchen besetzte Nase. [CK 322]

Ausschlags-Blüthen auf der Nase. [CK 323]

Ein flaches, kleines Geschwür über den linken Nasenflügel, mit Schmerz bei Berührung (*Gff.*). [CK 324]

Ein Blüthchen im linken Nasenloche (n. 5 T.) (*Rl.*). [CK 325]

Wunde, schorfige Nasenlöcher, lange Zeit hindurch. [CK 326]

Geschwürigkeit beider Nasenlöcher. [CK 327]

Grindige Nasenlöcher (*Htb.*). [CK 328]

Sie schnaubt Etwas stinkendes aus der rechten Nasenhöhle. [CK 329]

Blutiges rechtes Nasenloch, alle Morgen. [CK 330]

Bluten der Nase, sehr oft. [CK 331]

Nasenbluten, früh. [CK 332]

Empfindlicher Geruch. [CK 333]

■ **Gesicht**

Gesichts-Blässe und Mattigkeit. [CK 334]

Elende Gesichts-Farbe, mit bleichen Lippen (*Htb.*). [CK 335]

Blaue Ränder um die Augen. [CK 336]

Blasses, hohläugiges Gesicht, besonders in freier Luft, wo das Kind wie erfroren aussieht. [CK 337]

Blasses Gesicht mit matten Augen, ohne Leben. [CK 338]

Hitze und Röthe im Gesichte, früh im Bette. [CK 339]

Langdauernde Hitze und Röthe des Gesichtes bei eiskalten Füssen. [CK 340]

Brennend rothe Backen, Abends, anderthalb Stunden lang; darauf grosse Gesichts-Blässe. [CK 341]

Brennendes Jücken im Gesichte. [CK 342]

Jücken in der Gesichts-Haut nach vorgängigem Fippern; er musste reiben, worauf es wie Feuer brannte. [CK 343]

Starke Backen-Geschwulst, die in ein Zahnfleisch-Geschwür überging, ohne Zahnweh vorher. [CK 344]

Geschwulst am rechten Backen, unterwärts, mit Stichen und Schmerz bei Berührung. [CK 345]

Dicker Backen mit Reissen und Stechen. [CK 346]

Dicker, rother Backen, mit kleinen Ausschlags-Blüthen, auch an der Nase. [CK 347]

Ausschlags-Blüthen im Gesichte. [CK 348]

Blüthchen entstehen und vergehen im Gesichte. [CK 349]

Blüthen im Gesichte, immerwährend (*Htb.*). [CK 350]

Blüthen im Gesichte mit Eiter in ihrer Spitze. [CK 351]

Blüthen auf den Jochbeinen, brennenden Schmerzes. [CK 352]

Ein Haut-Knoten, ohne Schmerz, vorn am Backen, unterhalb des Ohres (*Gff.*). [CK 353]

Kleine rothe Pustel, mitten auf der Stirn, die den andern Morgen wieder vergeht (*Ng.*). [CK 354]

Sommersprossen im Gesichte (*Htb.*). [CK 355]

Dürre, spröde Haut des ganzen Gesichtes. [CK 356]

Drückendes Ziehen in den Backen-Muskeln, nahe am Unterkiefer (*Gff.*). [CK 357]

Reissen im linken Jochbeine und darauf im innern Backen (*Gff.*). [CK 358]

Reissen im linken Jochbeine, durch darauf Drücken nur erleichtert, mit Gefühl, als wäre der Backen geschwollen, Abends und die Nacht hindurch, bis zum andern Morgen, so dass sie weinte und nicht schlafen konnte (*Ng.*). [CK 359]

Reissen im Unterkiefer und vor dem rechten Ohre (*Ng.*). [CK 360]

Ein klemmendes Reissen im rechten Jochbeine, bis in den Gaumen (*Gff.*). [CK 361]

Brennen im Gesichte, unter dem rechten Auge (*Ng.*). [CK 362]

Fippern in der linken Wange mit feinen brennenden Stichen; dabei Reissen in der linken Schläfe hinauf, Abends (*Ng.*). [CK 363]

In den Lippen eine krampfhafte Empfindung. [CK 364]

Reissen in der linken Oberlippe und im Zahnfleische, durch darauf Drücken vergehend (*Ng.*). [CK 365]

Ein Stich an der Oberlippe (*Ng.*). [CK 366]

Brennen der Lippen (*Htb.*). [CK 367]

Brennen der Unterlippe (*Ng.*). [CK 368]

Jücken um die Lippen-Ränder. [CK 369]

Schründender Wundheits-Schmerz rings um den Mund, an den Kanten des Rothen der Lippen, sehr empfindlich bei Berührung. [CK 370]

Wundheit des Rothen der Lippen; sie sind früh beim Erwachen verklebt, wie zugeschworen. [CK 371]

Geschwulst der Oberlippe, sie springt in Schrunden auf, ist bei Berührung empfindlich und blutet leicht. [CK 372]

Dicke, geschwürige Unterlippe. [CK 373]

Schorfe auf der Oberlippe. [CK 374]

Bläschen auf dem Rothen der Unterlippe, welche bei Berührung schmerzen und jücken. [CK 375]

Bläschen an den Lippen (*Ng.*). [CK 376]

Kleine spitzige, jückende und nässende Blüthen auf beiden Lippen und um den ganzen Mund. [CK 377]

Blüthen an den Lippen, beissenden Jückens. [CK 378]

Schmerzhafte Blüthe über der Oberlippe, bei Berührung, neben dem linken Nasenloche (d. 36. T.) (*Gff.*). [CK 379]

Abschälen der Unterlippe (d. 34. T.) (*Gff.*). [CK 380]

Aufgesprungne, sich schälende Lippen (*Htb.*). [CK 381]

Abschälen, rissig und schülfrig Werden der Unterlippe (*Ng.*). [CK 382]

An der Kinnlade rechter Seite, Klamm-Schmerz, unweit des Kiefer-Gelenkes (*Gff.*). [CK 383]

Unleidlicher Krampf (Klamm?) in den Kinnladen, der gleichsam hinten die Kehle (den Schlund?) mit zuzog. [CK 384]

Jücken am Kinne. [CK 385]

Die Unterkiefer-Drüse schmerzt beim Befühlen (*Rl.*). [CK 386]

Geschwulst des Unterkiefers und der Drüsen daran, mit Lockerheit der Zähne. [CK 387]

■   Mund und innerer Hals

Die Zähne sind schmerzhaft empfindlich (d. 4. T.). [CK 388]

Zahnweh mit Gesichtsschmerz: dieser oder jener Zahn ward locker und empfindlich, oder eine Knochen-Stelle im Gesichte schmerzhaft, und schien, wie der Zahn, ganz Empfindung zu seyn; dann zuckte oder riss es auf einem Punkte, in Anfällen. [CK 389]

Schmerz der Zähne, täglich früh, beim Erwachen (*Htb.*). [CK 390]

Schmerz der Zähne auf der linken Seite, früh, im Bette und den ganzen Vormittag (d. 2. T.) (*Ng.*). [CK 391]

Schmerz in den Zahnwurzeln linker Seite, mehrere Morgen nach dem Erwachen, durch Essen vermehrt (d. 3. T.) (*Ng.*). [CK 392]

Zahnweh nach dem Essen, nach dem Backenknochen und Ohre hin, wo es zusammenpackte und stach. [CK 393]

Zahnweh beim Genusse irgend einer Speise, ausserdem nicht. [CK 394]

Zahnweh nur beim Essen, ein Klopfen in allen Zähnen. [CK 395]

Schmerz der Zähne, wenn sie Wasser in den Mund bringt (*Htb.*). [CK 396]

Schmerz der Zähne, wenn er Warmes oder Kaltes darauf bringt. [CK 397]

Oeftere Anfälle von Zahnschmerz, sobald nur etwas kalte Luft in den Mund geht; durch Wärme gebessert (*Ng.*). [CK 398]

Zahnweh mit nachfolgender Geschwulst des Zahnfleisches (*Ng.*). [CK 399]

Zahnweh, wie ein stets aufliegender Schmerz, als wäre Etwas in den hohlen Zahn gekommen, durch kaltes Wasser nur kurz gemindert; dabei Ziehen hinter dem Ohre und auf dem Kopfe, endlich Zucken im Zahne und Verschwinden des Schmerzes. [CK 400]

Zahnweh, nur beim Essen, Mittags und Abends, oft schon beim ersten Bissen, **als wäre Etwas in den hohlen Zahn gekommen**, mit unerträglichem Ziehen bis ins Auge und Ohr, nur in Anfällen, welche eine Stunde aussetzen. [CK 401]

Drückendes Zahnweh in der Wurzel eines hintersten hohlen Backzahnes, Abends (*Gff.*). [CK 402]

Ziehende Zahnschmerzen, sobald sie **Abends** ins Bette kommt, am Tage nicht. [CK 403]

Ziehen in den Zahnwurzeln der Vorderzähne und in den linken Backzähnen, meist Abends (*Gff.*). [CK 404]

Zusammenziehendes Zahnweh in der obern und untern Zahnreihe. [CK 405]

Zucken und Ziehen im Zahne, als würde er angefressen, gewöhnlich nach Tische und Nachts, längere Zeit hindurch (*Htb.*). [CK 406]

Reissendes Zahnweh bei oder bald nach dem Essen (*Ng.*). [CK 407]

Reissen und Greifen in einem Backzahne und dem Jochbeine der linken Seite, durch Kaltes vermehrt und erregt, durch fest Binden erleichtert (*Ng.*). [CK 408]

Reissen in den Zähnen und dem Unterkiefer der rechten Seite. [CK 409]

Fressender, jückender heftiger Schmerz in verschiedenen Zähnen und dem Zahnfleische, wogegen Stören mit dem Zahnstocher nicht hilft. [CK 410]

Jücken in den Zähnen, nach dem Abend-Essen (*Ng*.). [CK 411]

Jücken und Graben in einem obern linken Backzahne, nach dem Mittag-Essen; durch darauf Drücken gemindert (*Ng*.). [CK 412]

Wühlender Zahnschmerz in der linken untern Reihe, durch Stochern veranlasst (*Ng*.). [CK 413]

Arges Wühlen in einem obern linken Backzahne, nach dem Mittag-Essen (*Ng*.). [CK 414]

Ein bohrend drückender Zahnschmerz immer nach dem Mittag-Essen, als sey Etwas in den Zahn gekommen. [CK 415]

Klopfen oder Picken in einem rechten obern Schneidezahne, nach dem Mittag-Essen (*Ng*.). [CK 416]

Klopfen und Pucken in den Zähnen, bei Bewegung, ausserdem, Brenn-Schmerz. [CK 417]

Brennend stechender Zahnschmerz, vorzüglich Nachts, als würde mit einem heissen Eisen hineingestochen. [CK 418]

Brennender Stich-Schmerz im Zahne, vorzüglich Nachts, bei innerem Froste, und bei Geschwulst des Unterkiefers und des Zahnfleisches (n. 32 T.). [CK 419]

Stechen in den Zähnen und dem Zahnfleische, dann Backen-Geschwulst stechenden Schmerzes (n. 14 T.). [CK 420]

Arge Stiche in den Zähnen. [CK 421]

Einzelne Stiche hie und da in den Vorderzähnen, Abends (*Gff*.). [CK 422]

Einzelne Stiche in den Zähnen und öfteres Niesen, früh, beim Erwachen (*Htb*.). [CK 423]

Stich-Schmerz in den Vorderzähnen, mit Gefühl von Stumpfheit, beim Abend-Essen (d. 32. T.) (*Gff*.). [CK 424]

Ein Zahn ist hervorstehend und schmerzt sehr beim Kauen. [CK 425]

Lockerheits-Gefühl an einem obern linken Backzahne (*Ng*.). [CK 426]

Lockerheit aller Zähne (*Ng*.). [CK 427]

Uebler Geruch aus den Zähnen. [CK 428]

Das Zahnfleisch dicht über den vordersten Schneidezähnen schmerzt reissend (*Gff*.). [CK 429]

Kitzeln im Zahnfleische und Bluten desselben nach Saugen mit der Zunge (*Ng*.). [CK 430]

Rötheres Zahnfleisch. [CK 431]

Schmerzhafte Entzündung des vorderen Zahnfleisches. [CK 432]

Starke Geschwulst des Zahnfleisches über den oberen Backzähnen, mit Geschwulst der linken Mandel und der Halsdrüsen (d. 9. T.). [CK 433]

Geschwür am Zahnfleische. [CK 434]

Geschwür am Zahnfleische unten auf der rechten äusseren Seite (*Ng*.). [CK 435]

Wundheit des innern Zahnfleisches der Vorderzähne. [CK 436]

Mund-Gestank, wie alter Käse, alle Morgen. [CK 437]

Angefressenheit des inneren Mundes, und der Zunge, wie von Etwas scharfem. [CK 438]

Wundheit des innern Mundes. [CK 439]

Dürre des Mundes weckt ihn früh aus dem Schlafe (d. 7. T.). [CK 440]

Taubheit im Munde, wie verbrannt, früh, nach dem Erwachen (*Ng*.). [CK 441]

Heftiges Brennen im Munde, früh, und Durst. [CK 442]

Trockenheit im Munde, früh, nach dem Aufstehen (*Ng*.). [CK 443]

Trockenheit im Munde, ohne Durst, Abends (*Ng*.). [CK 444]

Trockne, klebrige Empfindung im Munde. [CK 445]

Trockenheits-Gefühl und Speichel-Zusammenlaufen im Munde; er muss viel spucken. [CK 446]

Wasser-Zusammenlaufen im Munde (*Rl*.). [CK 447]

Wasser-Ansammlung im Munde, immerwährend (*Ng*.). [CK 448]

Viel Speichel im Munde, immerwährend. [CK 449]

Es läuft ihm, auch am Tage, viel Speichel aus dem Munde. [CK 450]

Schmerzhafte Blasen an allen Theilen des innern Mundes, mit Brenn-Schmerz. [CK 451]

Zunge, früh, beim Erwachen, öfters ganz ausgetrocknet und fast fühllos (*Htb*.). [CK 452]

Weisse, trockne Zunge, wie von Etwas Herbem, früh. [CK 453]

Brennen der Zunge und Unterlippe (*Ng*.). [CK 454]

Brennen an der Zungen-Spitze, als wenn sie roh, oder voll Bläschen wäre (*Ng*.). [CK 455]

Geschwulst der Zunge und viele kleine schmerzhafte Bläschen darauf. [CK 456]

Schmerzhafte Bläschen auf der Zunge und am Zahnfleische. [CK 457]

Ein schmerzhaftes Blüthchen an der Zungen-Spitze. [CK 458]

Wundheit am Zungen-Bändchen. [CK 459]

Wundheit an der Spitze der Zunge. [CK 460]

Am Gaumen, Jücken (d. 10. T.) (*Htb.*). [CK 461]

Stechen und Beissen hinten am Gaumen, wie von allzu grosser Trockenheit vor Schnupfen-Ausbruch, beim Schlingen vermehrt, früh und Abends (d. 8. 9. 29. 30. 41. T.) (*Gff.*). [CK 462]

Halsweh mit erschwertem Schlucken und schwierigem Oeffnen des Mundes. [CK 463]

Verhinderung des Schlingens im Schlunde. [CK 464]

Leichtes Verschlückern beim Essen. [CK 465]

Während des Schlingens Drücken im Rückgrate. [CK 466]

Schwieriges Schlingen, die Speisen rutschen in der Speiseröhre sehr langsam hinab. [CK 467]

Empfindlichkeit der Speiseröhre; warme Speisen brennen darin; nur laue kann sie geniessen. [CK 468]

Die Speisen wollen nicht hinunter; trockne und kalte Sachen kann sie gar nicht schlingen. [CK 469]

Drücken und Reissen im Schlunde (d. 9. T.) (*Gff.*). [CK 470]

Ein ängstliches Drücken im Halse. [CK 471]

Gefühl eines Knäutels im Halse. [CK 472]

Böser Hals auf der linken Seite; er fühlt da einen Knäutel, und beim leer Schlingen stichts (*Rl.*). [CK 473]

Stich-Schmerz im Schlunde, als hätte er eine Fisch-Gräte darin, wenn er kalt wird. [CK 474]

Verlängerung des Zäpfchens, mit Nacken-Steifheit (*Gll.*). [CK 475]

Wundheits-Schmerz im **Halse**. [CK 476]

Wundheits-**Schmerz im Halse**, oben am Gaumen, **beim leer Schlucken**, und stärker beim Speise-Schlucken; nicht aber ausser dem Schlingen. [CK 477]

Schründendes Halsweh beim Schlucken. [CK 478]

Kratzig und scharrig im Halse (n. 8 T.). [CK 479]

Trockenheit, ganz hinten im Halse (*Rl.*). [CK 480]

Viel Schleim öfters im Halse (d. ersten 3 Tage). [CK 481]

Viel Schleim im Halse, besonders früh (*Htb.*). [CK 482]

Viel Schleim hinten im Halse, der erst nach langem Räuspern sich löst (*Ng.*). [CK 483]

Vermehrtes Schleim-Rachsen (d. 19. T.) (*Gff.*). [CK 484]

Zäher Schleim hinten im Schlunde, früh, der sich weder gut hinunter schlucken, noch ausräuspern lässt, mit stetem Gefühle, als stecke ein Schleim-Pflock im Halse (d. 16. T.). [CK 485]

Geschmacks-Verlust, früh, beim Erwachen, doch nur auf kurze Zeit (d. 2. T.) (*Ng.*). [CK 486]

Uebler Geschmack im Munde (*Htb.*). [CK 487]

Uebler Geschmack und sehr verschleimt im Munde. [CK 488]

Widerlicher Wasser-Geschmack im Munde. [CK 489]

Latschiger, klebriger Speichel im Munde. [CK 490]

Bitter im Munde, mit Uebelkeit (d. 1. T.) (*Ng.*). [CK 491]

Bitterkeit im Munde. [CK 492]

Bitterkeit im Halse. [CK 493]

Bitter-Geschmack, früh. [CK 494]

Bitter saurer Mund-Geschmack, nach dem Frühstücke. [CK 495]

Saurer Geschmack im Munde, alle Tage. [CK 496]

Faulichter Geschmack im Munde. [CK 497]

Süsslicher Geschmack im Munde. [CK 498]

Blut-Geschmack im Munde, früh, nach dem Erwachen, 3 Stunden lang (*Ng.*). [CK 499]

■ **Magen**

Appetit gering (*Gff.*). [CK 500]

Wenig Appetit bei Lätschigkeit im Munde, doch schmeckt das Essen. [CK 501]

Starker Hunger. [CK 502]

Arger Durst, Vormittags. [CK 503]

Durst, Abends, vor dem Niederlegen (*Ng.*). [CK 504]

Durst, Nachts (*Ng.*). [CK 505]

Das Essen schmeckt nicht, er isst ohne Hunger. [CK 506]

Das Essen, besonders das Fleisch, widersteht ihm; zwar schmeckt es, wenn er isst; doch kann er nicht viel geniessen (*Gff.*). [CK 507]

Abscheu vor schwarzem Brode. [CK 508]

Ekel vor Allem. [CK 509]

Milch bekommt ihr nicht. [CK 510]

Brod allein drückt im Magen, nach dem Essen. [CK 511]

Grosses Verlangen auf Saures. [CK 512]

Vor und nach dem Mittag-Essen, Gesichts-Blässe, Uebelkeit, Schwindel, mit Aufstossen, Mattigkeit der Beine, und Kälte der Hände und Füsse; doch nicht ohne Appetit (*Gff.*). [CK 513]

Beim Essen (von gebratenem Fisch), Uebelkeit zum Erbrechen. [CK 514]

Beim Essen, Anwandlung von Schlaf (n. 2, 4 T.). [CK 515]

Nach dem Essen, sehr abgespannt und schläfrig (*Htb.*). [CK 516]

Nach dem Essen grosse Schläfrigkeit, mit Frost und Gähnen. [CK 517]

Nach dem Essen, Müdigkeit, mit Klopfen in der Herzgrube und Kopfweh. [CK 518]

Beim Mittag-Essen, verdriessliche, ärgerliche Stimmung, mit Zieh-Schmerz im Kopfe (d. 30. T.) (*Gff.*). [CK 519]

Nach dem Mittag-Essen, Zusammenschnüren im Kopfe, wie ein Reif darum. [CK 520]

Nach Tische, Gesichts-Blässe. [CK 521]

Nach Genuss der Suppe, Mittags und Abends, so wie nach Genuss warmen Kuchens, früh, Kneipen und Unruhe im Bauche (*Gff.*). [CK 522]

Nach dem Essen, besonders nach dem Frühstücke, Druck im Magen, wie eine Schwere darin. [CK 523]

Nach dem Essen, Bauch-Aufgetriebenheit. [CK 524]

Nach wenigem Essen, gleich Vollheit und starke Aufgetriebenheit des Unterleibes (*Gff.*). [CK 525]

Nach dem Frühstücke, drückendes Blähungs-Bauchweh, durch Winde-Abgang nur kurz beseitigt (d. 14. T.) (*Gff.*). [CK 526]

Nach dem Mittag-Essen, stumpfes Stechen rechts im Oberbauche (*Gff.*). [CK 527]

Nach dem Essen, Kitzel zum Husten (n. 6 T.). [CK 528]

Nach dem Essen, Frost. [CK 529]

Nach Genuss von blähenden Speisen (Gemüsen), Brennen vom Magen herauf bis in den Schlund, wie Sood. [CK 530]

Nach dem Abend-Essen, Soodbrennen, 3 Stunden lang. [CK 531]

Nach dem Essen, saures Aufstossen. [CK 532]

Aufstossen, öfters, besonders früh. [CK 533]

Vergeblicher Reiz zum Aufstossen und dann krampfhaftes Zusammenziehen im Magen, früh und Nachmittags (*Ng.*). [CK 534]

Lautes Aufstossen, mit Wasser-Ansammlung im Munde (*Ng.*). [CK 535]

Aufstossen nach dem Geschmacke des Genossenen. [CK 536]

Aufstossen wie von bitter-saurem Wasser (*Ng.*). [CK 537]

Saures Aufstossen, früh (d. 10. T.). [CK 538]

Viel säuerliches Aufstossen, Nachmittags, mit Brecherlichkeit. [CK 539]

Säure steigt aus dem Magen bis in den Mund hinauf. [CK 540]

Saures Aufschwulken. [CK 541]

Aufschwulken von Speise und Säure, nach arger Unruhe von der Herzgrube aus (*Gll.*). [CK 542]

Wasser-Aufschwulken aus dem Magen, wovon sie viel ausspie, Nachts, nach 12 Uhr (*Ng.*). [CK 543]

Es will beständig Etwas aus dem Magen in den Mund aufsteigen (bald.) (*Ng.*). [CK 544]

Soodbrennen. [CK 545]

Schlucksen, Mittags (*Ng.*). [CK 546]

Stetes Schlucksen, vor Mitternacht (*Ng.*). [CK 547]

Wabblichkeit den ganzen Tag und gleich früh viel Aufstossen (*Rl.*). [CK 548]

Wabblichkeit, als sollte er ohnmächtig werden. [CK 549]

Uebelkeit, wie zur Ohnmacht, die sich nur im Liegen gab, Vormittags. [CK 550]

Uebelkeit, als sollte ihr ohnmächtig werden (*Htb.*). [CK 551]

Uebelkeit, Vormittags, eine Stunde lang. [CK 552]

Arge Uebelkeit im Magen, mit Zittern an Händen und Füssen (*Ng.*). [CK 553]

Uebelkeit wie von verdorbenem oder leerem Magen, die durch Essen nicht vergeht, mit öfterem Würmerbeseigen (*Ng.*). [CK 554]

Uebelkeit mit Wabblichkeit, Speichel-Zusammenfluss im Munde (und Durchfall.) (*Rl.*). [CK 555]

Würmerbeseigen. [CK 556]

Ekel, anhaltend, als sollte er brechen (bald.) (*Ng.*). [CK 557]

Brech-Uebelkeit im Magen, Nachts im Bette; durch Aufstehen nach und nach vergehend (*Ng.*). [CK 558]

Brecherlichkeit, sehr leicht, besonders nach Tische. [CK 559]

Brecherlichkeit bei jeder inneren Bewegung, jedem Aerger und jeder Freude, und zu jeder Tages-Zeit, doch, wenn sie nüchtern ist, nur Würgen. [CK 560]

Brech-Würgen, mehrere Abende. [CK 561]

Würgen im Halse, das eine Zeitlang zunimmt und dann wieder nachlässt, mit kurzem Athem (*Ng.*). [CK 562]

Erbrechen, öfters, ohne Ueberladung und Verderbniss des Magens; den Tag darauf matt und ohne Appetit (n. 13 T.). [CK 563]

Erbrechen mit ohnmachtartigem Sinken der Kräfte (*Gll.*). [CK 564]

Erbrechen von Speisen und Säure, mit Uebelkeit (*Gll.*). [CK 565]

Das Kind wird früh glühend roth im Gesichte, bricht sein Frühstück weg, wird dann leichenblass, nach mehrmaligem Erbrechen wieder wohl, bleibt aber zwei Tage lang sehr matt. [CK 566]

Magenschmerz öfters, doch selten Nachmittags, dem immer Schwappern im Bauche vorangeht, durch Aufstossen und Winde-Abgang erleichtert (*Ng.*). [CK 567]

Drücken im Magen, mit Umkollern, Leerheits-Gefühl und Aufstossen (*Ng.*). [CK 568]

Drücken, öfters, im Magen, früh, beim Erwachen. [CK 569]

Drücken im Magen, wie von einem Steine, früh im Bette, durch Rachsen erleichtert (*Ng.*). [CK 570]

Anfall von Drücken im Magen bis in die Brust herauf, mit Athem-Mangel bis zum Ersticken, Uebelkeit und grosser Hinfälligkeit; sie musste sich legen, bekam Zittern an Händen und Füssen und brach dann mit Erleichterung bitteres Wasser aus (*Ng.*). [CK 571]

Druck über den Magen herüber, und unter den Hypochondern, Abends im Bette, eine halbe Stunde lang. [CK 572]

Drücken in der Herzgrube (n. 21 T.) (*Htb.*). [CK 573]

Drücken in der Herzgrube und unteren Brust-Gegend, mit erschwertem Athem und Hitz-Aufsteigen nach dem Kopfe, nach einstündiger Dauer durch Aufstossen vergehend (*Ng.*). [CK 574]

Drücken unter der Herzgrube, früh und Nachmittags, durch zurück Biegen des Rumpfes und nach Essen gelindert. [CK 575]

Pressender Schmerz in der Herzgrube, welcher zum Liegen nöthigt. [CK 576]

Schwere im Magen. [CK 577]

Vollheit und Drücken in der Magengegend. [CK 578]

Vollheit in der Herzgrube. [CK 579]

Geschwulst-Gefühl um die ganze Magen-Gegend (*Ng.*). [CK 580]

Stetes Gefühl im Magen, als wenn er voll Wasser wäre (*Ng.*). [CK 581]

Krampfhafte Magenschmerzen, mit Drücken in der Herzgrube. [CK 582]

Arger Krampf-Schmerz im Magen, fast, wie Drücken und Schneiden (bald.) (*Ng.*). [CK 583]

Heftige, doch aussetzende Krampf-Schmerzen im Magen, durch Gehen erleichtert, früh (*Ng.*). [CK 584]

Krampfhaftes Zusammenziehen in der Herzgrube und quer über die Brust weg. [CK 585]

Heftige Zusammenzieh-Schmerzen im Magen, auch Nachts 1 Uhr, die bis in die Brust und unter die Achsel gehen, wo sie stechend werden, mit Würgen im Halse und Athem-Beklemmung; darauf Aengstlichkeit, kurzer Schweiss und Aufstossen, welches erleichterte; bis früh in öfteren Anfällen wiederkehrend (*Ng.*). [CK 586]

Schmerzhaftes Zusammenziehen von beiden Seiten des Magens, mit Vollheits-Gefühl, das durch Erbrechen hellen Wassers erleichtert wird (*Ng.*). [CK 587]

Zusammenschraubende Magenschmerzen, vorzüglich Nachts bis in die Brust und die Därme, als wolle es den Magen sprengen, mit Verhinderung des Athems und Sprechens; in Anfällen (*Ng.*). [CK 588]

Zusammenschnürender Schmerz im Magen und nach dem Schlunde zu. [CK 589]

Die zusammenschnürenden krampfhaften Magenschmerzen erneuern sich durch den mindesten Genuss von (besonders kalten) Speisen und Getränken (*Ng.*). [CK 590]

Den zusammenschnürenden krampfhaften Magenschmerz-Anfällen folgt häufig erleichterndes Aufstossen, oder Frost und Schauder mit Schütteln, doch meist nur der Hände, des Rückens und des Kopfes, und gewöhnlicher Stuhl (*Ng.*). [CK 591]

Ziehen und Schneiden quer durch den Magen, früh, nach dem Aufstehen. [CK 592]

Schneidende Magenschmerzen, gegen Abend (*Ng.*). [CK 593]

Wie zerschnitten im Magen, mit grosser Empfindlichkeit der äusseren Magen-Gegend, früh (*Ng.*). [CK 594]

Schmerzhaftes Schneiden in der Herzgrube, bei und nach dem Frühstücke (*Ng.*). [CK 595]

Wühlen im Magen, mit schmerzhaftem Zusammenziehen und Gefühl, als wenn sich Alles darin umkehren wolle, mit Wasser-Aufsteigen in den Mund; durch das Mittag-Essen vergehend, nach demselben aber wiederkehrend, mit Brennen bis in den Hals herauf (*Ng.*). [CK 596]

Wühlen und Graben im Magen, als wolle es ihn durchbohren (*Ng.*). [CK 597]

Wühlen in der Herzgrube, Nachmittags; dann öfteres Aufstossen bitterlichen Wassers, fast wie Würmerbeseigen. [CK 598]

Stich-Schmerz im Magen, mit Gefühl, als wolle sich Alles darin umkehren, nach dem Mittag-Essen wiederkehrend (*Ng.*). [CK 599]

Stechen im Magen, das gegen die linke Achselgrube herauf und später in das Kreuz zieht (*Ng.*). [CK 600]

Wundheits-Schmerz in der Herzgrube beim Aus- und Einathmen. [CK 601]

Ein plötzlicher Stoss im Magen, der in Luft-Aufstossen oder Schlucksen übergeht. [CK 602]

Zucken rechts neben der Herzgrube (n. etl. St.). [CK 603]

Pochen in der Magengegend, welche bei Berührung schmerzt. [CK 604]

Klopfen in der Herzgrube, wie arges Herzklopfen, wobei sich die Herzgrube sichtbar hebt; meist früh, eine Viertelstunde lang. [CK 605]

Klopfen links neben der Herzgrube. [CK 606]

Hitz-Aufwallen vom Bauche in den Magen, Vormittags (*Ng.*). [CK 607]

Brennen im Magen. [CK 608]

Brennen im Magen, Vormittags, nach Aufstossen. [CK 609]

Brennen, sauer, aus dem Magen herauf, mit etwas krampfhaftem Zusammenschnüren. [CK 610]

Gefühl im Magen, wie von Blähungen. [CK 611]

Knurren, Kollern und Umgehen im Magen, wie von Blähungen oder wie zum Durchfalle (*Ng.*). [CK 612]

Grosse Empfindlichkeit der äussern Magengegend bei Berührung, Essen, Reden u.s.w. (*Ng.*). [CK 613]

Jücken äusserlich auf der Herzgrube, durch Kratzen nicht zu tilgen (*Ng.*). [CK 614]

■ Abdomen

In den Hypochondern, einfacher Schmerz, mit Knurren daselbst. [CK 615]

Stiche in den Hypochondern und der Herzgrube, die den Athem benehmen. [CK 616]

Brennendes Stechen in beiden Ribben-Gegenden, öfters erneuert, Nachmittags (d. 12. T.) (*Ng.*). [CK 617]

Leberschmerz, beim Gehen, mehrere Tage nach einander. [CK 618]

Schmerz, wie wund gedrückt, in der Leber. [CK 619]

Druck nach der Leber zu, wie von der rechten Brust aus, mit Klopfen in der Magen-Gegend, die bei Berührung schmerzt. [CK 620]

Verwandelt den Druck der Leber in Schwere derselben. [CK 621]

Zieh-Schmerz in der Leber. [CK 622]

Schneidender Schmerz in der rechten Unterribben-Gegend, mit Drücken in der Herzgrube (*Ng.*). [CK 623]

Stechendes Reissen in der rechten Unterribben-Seite (*Gff.*). [CK 624]

Stechen in der Leber-Gegend, was wie Milz-Stechen gefühlt wird. [CK 625]

Stechen unter der letzten rechten Ribbe beim Athemholen (d. 1. T.). [CK 626]

Stechen unter der letzten rechten Ribbe, ohne Bezug auf Athmen, 4 Tage lang. [CK 627]

Stechen zwischen den mittlern Ribben der rechten Seite, im Sitzen (d. 1. T.) (*Ng.*). [CK 628]

Stumpfer Stich in der rechten Seite unter den Ribben, früh (*Gff.*). [CK 629]

Stumpfe Stiche in der Leber- und rechten Leisten-Gegend (*Gff.*). [CK 630]

Scharfe Stiche in der Lebergegend (*Gff.*). [CK 631]

Stumpfes Stechen, öfters, auf einer kleinen Stelle der Leber-Gegend, mit Wundheits-Schmerz beim Befühlen (d. 18. T.) (*Gff.*). [CK 632]

Ein klemmendes Stechen in der Leber-Gegend (*Gff.*). [CK 633]

Stechendes Klopfen auf einer Ribbe der rechten Seite, der Herzgrube gegenüber (*Ng.*). [CK 634]

Hitz-Gefühl in der Leber-Gegend. [CK 635]

Brenn-Schmerz in der Leber-Gegend (d. ersten Tage). [CK 636]

In der linken Ribben-Gegend, reissendes, Athem versetzendes Stechen (*Ng.*). [CK 637]

Schneidender Schmerz in der linken Oberbauch-Seite, aus dem untern Theile der linken Brust hinziehend, wo es zugleich sticht (*Gff.*). [CK 638]

Bauchweh argen Schmerzes, der sich zuweilen bis gegen die Hüfte zog, bis spät in die Nacht (d. 1. T.) (*Htb.*). [CK 639]

Bauchweh mit vielem Aufstossen. [CK 640]

Bauchweh mit viel Aufstossen und Speichel-Spucken. [CK 641]

Drücken im Unterleibe. [CK 642]

Drückender Schmerz im Oberbauche, bis unter die Herzgrube, Abends (d. 35. T.) (*Gff.*). [CK 643]

Drücken im Unterbauche (d. 26. T.) (*Gff.*). [CK 644]

Starkes Drücken in der linken Bauch-Seite, von Bücken (d. 9. T.). [CK 645]

Druck-Schmerz auf einer kleinen Stelle im linken Unterbauche, Abends (d. 39. T.) (*Gff.*). [CK 646]

Druck-Schmerz im Unterbauche, über dem Schambeine, in öfteren Anfällen, durch Winde-Abgang vergehend (d. 1. T.) (*Ng.*). [CK 647]

Drücken und Wühlen im Bauche, unter dem Nabel, wie von versetzten Blähungen; er muss dabei vorgebückt sitzen, und beim Gehen im Freien wird es schlimmer (n. 19 T.). [CK 648]

Auftreibung des Unterleibes mit Druck-Schmerz, Vollheits-Gefühl, Mattigkeit und Unlust zu jeder Bewegung und geistigen Beschäftigung (*Gff.*). [CK 649]

Auftreibungs-Gefühl im Unterbauche, unter dem Nabel, durch Bewegung vergehend (*Ng.*). [CK 650]

Sehr aufgetriebner Leib. [CK 651]

Sehr aufgetriebner, angespannter Leib, nach Verschwinden des Hustens von Kali. [CK 652]

Aufgetriebener Bauch (*Gff.*). [CK 653]

Harte Bauch-Aufgetriebenheit, mit Schmerzhaftigkeit der Nabel-Gegend bei Berührung. [CK 654]

Auftreibung, Auseinander-Drängen und Kneipen im Bauche, worauf weicher Stuhl erfolgt (*Ng.*). [CK 655]

Dickheit des Unterbauches. [CK 656]

Wie gespannt im Unterbauche, und wie schwer darin, im Sitzen und Gehen. [CK 657]

Gefühl einer schweren Last im Unterbauche, mehr drückenden, als kneipenden Schmerzes, und beim Gehen am unerträglichsten (n. 3 St.). [CK 658]

Krampfähnlicher Leibschmerz (n. 25 T.) (*Htb.*). [CK 659]

Krampfhaftes und kältendes Zusammenziehen des Unterleibes. [CK 660]

Zusammenziehender Leibschmerz. [CK 661]

Schmerzhaftes Einziehen der Nabel-Gegend im Sitzen, das durch Bewegung vergeht (*Ng.*). [CK 662]

Herausdrängen des Unterbauches, mehrere Male (n. 10 T.). [CK 663]

Klemmendes Leibweh im Oberbauche, früh (d. 11. T.) (*Gff.*). [CK 664]

Klemmendes Leibweh im Unterbauche (d. 30. T.) (*Gff.*). [CK 665]

Zuckungen im Unterleibe. [CK 666]

Kneipen unter dem Nabel während des Mittag-Essens, und nach Aufstehen vom Sitze, Brennen in der rechten Leisten-Gegend, mit grosser innerer und äusserer Empfindlichkeit derselben und Gefühl, beim Bücken, als wenn Etwas herausfallen wollte, in der Ruhe nach und nach vergehend (*Ng.*). [CK 667]

Kneipender Druck links im Oberbauche, wie von einer versetzten Blähung (d. 11. T.) (*Gff.*). [CK 668]

Kneipen im Oberbauche, gegen Mittag (d. 25. T.) (*Gff.*). [CK 669]

Kneipen im Bauche und Auftreibung desselben. [CK 670]

Kneipen im Bauche, früh im Bette, nach vorgängigem Froste, mit Drang zu weichem Stuhle. [CK 671]

Schneiden in den Gedärmen, argen Schmerzes; er muss, um sich zu erleichtern, vorgebückt sitzen und mit beiden Händen aufdrücken, oder sich

weit zurück lehnen; grade sitzen darf er nicht. [CK 672]

Schneiden im Oberbauche, wie von herumziehenden Blähungen, mit Winde-Abgang, beim Spatzieren (*Gff.*). [CK 673]

Schneiden links im Oberbauche (*Gff.*). [CK 674]

Oefteres Schneiden im Bauche, wie zum Durchfalle. [CK 675]

Leichtes Schneiden um den Nabel, öfters (*Ng.*). [CK 676]

Schneiden im Leibe, als sollte Alles zerreissen, erst tief im Unterbauche, dann höher herauf (d. 1. T.). [CK 677]

Schneiden und Ziehen im Bauche, wie falsche Wehen (d. 12. T.). [CK 678]

Reissen, zuweilen zuckend, in der rechten Bauch-Seite oder Weiche, Abends (d. 16. 17. T.) (*Gff.*). [CK 679]

Absetzendes Reissen oder stumpfe Stiche in der linken Unterbauch-Seite, nahe an der Hüfte (d. 11. T.) (*Gff.*). [CK 680]

Stiche im Unterleibe, Vormittags und Abends wieder. [CK 681]

Stechen zuweilen über dem Nabel, wie von Blähungen. [CK 682]

Stechen in der rechten Bauch-Seite, wie nach Verhaltung des Urins im Schlafe, durch Winde-Abgang erleichtert. [CK 683]

Stechen in der rechten Bauch-Seite beim Lachen. [CK 684]

Stechen, wie feines Zucken, in der rechten Bauch-Seite. [CK 685]

Stechen in der linken Bauch-Seite, unter den Ribben (*Gff.*). [CK 686]

Scharfe Stiche und stechendes Reissen in der linken Bauch-Seite unter den kurzen Ribben (d. 8. 9. 17. 24. T.) (*Gff.*). [CK 687]

Einige heftige Stiche im Unterbauche (n. 6 St.). [CK 688]

Stumpfes Stechen, rechts neben dem Nabel (d. 19. T.) (*Gff.*). [CK 689]

Stumpfe Stiche und Drücken in der linken Oberbauch-Seite (d. 10. 20. T.) (*Gff.*). [CK 690]

Stumpfe Stiche in der linken Nieren-Gegend, erst beim Ausathmen, dann nacheinander, durch Reiben vergehend (*Ng.*). [CK 691]

Ein zwickend schneidendes Stechen tief im linken Unterbauche, wie von versetzten Blähungen, bis in den After und das Mittelfleisch, durch Einziehen des Bauches peinlich erhöht und durch Winde-Abgang wenig erleichtert (d. 19. T.) (*Gff.*). [CK 692]

Wundheits-Schmerz im Bauche, mit Pressen gegen die Geburtstheile, wie zum Monatlichen; und Kreuzschmerz. [CK 693]

Schmerz, wie gestossen, in beiden Nieren-Gegenden, lang anhaltend, Nachmittags, im Sitzen (d. 1. T.) (*Ng.*). [CK 694]

Klopfen im Unterleibe. [CK 695]

Brennen und Ziehen im Unterleibe. [CK 696]

Brennen um den Nabel, mit Kneipen im Bauche, während des Mittag-Essens (*Ng.*). [CK 697]

Kälte-Gefühl im Bauche, als wenn eine kalte Flüssigkeit durch die Gedärme ginge (während der Regel) (*Ng.*). [CK 698]

Frost und Schwappern im Bauche, als wäre er voll Wasser, doch meist nur auf der rechten Seite, Abends (*Ng.*). [CK 699]

Die Bauch-Muskeln schmerzen beim Befühlen. [CK 700]

Jücken am Unterbauche, mehrere Tage (n. 10 T.). [CK 701]

Jücken um den Nabel (*Gll.*). [CK 702]

Im rechten Schoosse, Schmerz, als sey da Etwas geschwollen (*Rl.*). [CK 703]

Schmerz in der rechten Leisten-Gegend, beim Einziehen des Bauches (d. 29. T.) (*Gff.*). [CK 704]

Drücken in den Weichen, wie von einem Bruche. [CK 705]

Drängen in den Schössen, mit Empfindlichkeit bei Berührung (nach Winde-Abgang vergehend) (*Ng.*). [CK 706]

Schmerzhafte Aufblähung in beiden Schössen, nach dem Mittag-Essen, im Sitzen (*Ng.*). [CK 707]

Kneipen in beiden Schössen, dann Stechen im After, wie mit Nadeln, im Sitzen; nach Aufstehn noch ärger, entsteht zuletzt im herum Gehen und wird im Sitzen verschlimmert; dabei Stuhldrang (*Ng.*). [CK 708]

Ziehendes Stechen und heraus Drängen in der Leisten-Gegend, als wollte die alte Narbe einer Bruch-Operation wieder aufbrechen (*Ng.*). [CK 709]

Stiche in den Schössen und Weichen, bei Bewegung oder Ausstrecken (*Ng.*). [CK 710]

Plötzlicher Stich-Schmerz in der linken Leisten-Gegend, beim Stuhlgange, bei Geschwulst der Drüsen. [CK 711]

Absetzendes glukerndes Herausdrücken in der rechten Leisten-Gegend (d. 27. T.) (*Gff.*). [CK 712]

Von Blähungen viel Belästigung (d. 1. 2. 3. T.). [CK 713]

Von Blähungen, Leibweh. [CK 714]

Blähungs-Kolik, nach Aufstossen und Winde-Abgang vergehend. [CK 715]

Blähungs-Versetzung (auch n. 20 T.). [CK 716]

Blähungs-Versetzung mit Bauchweh. [CK 717]

Winde-Abgang beschwerlich und gehemmt, mit ungenüglichem Stuhle. [CK 718]

Die Blähungen setzen sich schmerzhaft auf die Blase (n. 2 T.). [CK 719]

Umgehen im Bauche, mit Stuhldrang, durch Winde-Abgang vergehend (*Ng.*). [CK 720]

Umgehen im Bauche, dann Schneiden im Magen, mit Drücken bis in den Hals, bei Ruhe und Bewegung (*Ng.*). [CK 721]

Stetes Knurren im Bauche, mit öfterem Aufstossen und Gähnen (*Ng.*). [CK 722]

Gurren im Oberbauche (vor dem Mittag-Essen), wie zum Durchfalle und leises Bauchweh (d. 1. T.) (*Gff.*). [CK 723]

Gluckern im linken Unterbauche, beim Aufdrücken. [CK 724]

■ **Rektum**

Blähungs-Versetzung, Anfangs, dann ungemein viel Winde-Abgang. [CK 725]

Drängender Blähungs-Abgang, er kann die Winde kaum zurück halten. [CK 726]

Blähungen gehen von oben und unten mit Erleichterung ab (*Ng.*). [CK 727]

Abgang stinkender Winde (*Gll.*). [CK 728]

Häufiger Abgang stinkender Winde, Nachts (*Ng.*). [CK 729]

Viel Abgang von Blähungen (n. 14 T.). [CK 730]

Vergeblicher Drang zum Stuhle, mit Gefühl, als sey der Mastdarm zu schwach, sich auszuleeren. [CK 731]

Oefteres heftiges Drängen zum Stuhle, in Anfällen, wobei aber nur wenig ordentlicher Stuhl, oder nur einige Winde abgehen (*Ng.*). [CK 732]

Oefterer Stuhldrang, Nachts, der durch Blähungs-Abgang vergeht (n. 3 T.) (*Ng.*). [CK 733]

Viel Drang zum Stuhle, es geht immer Etwas ab. [CK 734]

Oft Noth zum Stuhle, es geht aber nur wenig fort. [CK 735]

Oefterer Stuhldrang; es ist, als könne er auf ein Mal nicht Alles los werden (n. 24 St.). [CK 736]

Ungenüglicher Abgang des Stuhles; der meiste bleibt zurück. [CK 737]

Ungenüglicher Stuhl, nach vielem Pressen (*Gff.*). [CK 738]

Ungenügender, weicher Stuhl (*Rl.*). [CK 739]

Zäher Stuhl, als könne er ihn nicht los werden (*Rl.*). [CK 740]

Zähe, weichliche, dunkelfarbige Ausleerung (*Gff.*). [CK 741]

Hartleibigkeit (n. 3 T.). [CK 742]

Hartleibigkeit mit schmerzlichem Ziehen im Bauche. [CK 743]

Sehr harter Stuhl und Unruhe im Bauche. [CK 744]

Harter, verspäteter Stuhl, zuweilen mit starkem Drängen, oder mit Zwang darnach (*Ng.*). [CK 745]

Harter, geringer Stuhl, früh, darauf Vormittags noch einmal weicher Stuhl (d. 2. T.) (*Ng.*). [CK 746]

Sehr harter Stuhl und nur einen Tag um den andern. [CK 747]

Schaflorbeerartiger Stuhl, der nur mit Schmerz und Anstrengung abgeht. [CK 748]

Dreimaliger geringer, doch sonst natürlicher Stuhl (d. 1. T.) (*Ng.*). [CK 749]

Reichliche, braune Stühle (*Gll.*). [CK 750]

Mehr weicher, als harter Stuhl, mehrere Tage (n. 4 T.) (*Ng.*). [CK 751]

Weiche Stühle mit Leibschneiden zuvor (d. 1. T.) (*Ng.*). [CK 752]

Weicher Stuhl, mit Brennen im After darnach (n. ½ St.) (*Ng.*). [CK 753]

Dünner Stuhl, bei Kneipen und Unruhe im Bauche. [CK 754]

Halbflüssige Stühle, (gering), mit Bauchschmerz und nachfolgendem Zwange (*Ng.*). [CK 755]

Halbflüssiger Stuhl, früh, mit Bauchschmerzen vorher (*Ng.*). [CK 756]

Eiliger Stuhldrang, wie beim Durchfalle, obgleich der Stuhl hart war, mit Bauchweh (Bald nach einer neuen Gabe.) (*Ng.*). [CK 757]

Durchfall, Nachts, mit unerträglichem Bauchschmerze, der auch noch den folgenden Tag anhielt (*Htb.*). [CK 758]

Durchfall, Abends (*Htb.*). [CK 759]

Starker Durchfall, Tag und Nacht (n. 22 T.) (*Htb.*). [CK 760]

Starker Durchfall mit grosser Müdigkeit (n. 27 T.) (*Htb.*). [CK 761]

Durchfall mit Kneipen tief im Bauche, vorher und nachher (*Gll.*). [CK 762]

Durchfall-Stuhl, mit Kneipen im Bauche vorher und Brennen im Mastdarme darnach. [CK 763]

Arger Durchfall mit vielem Leibschneiden (n. 4 T.). [CK 764]

Durchfall-Stuhl mit beissenden Schmerzen im After (n. 8 T.). [CK 765]

Durchfall ohne Schmerz, mit Poltern im Bauche (*Gll.*). [CK 766]

Durchfall, die ersten 14 Tage, mit grosser Mattigkeit, Niederliegen, Appetitlosigkeit und täglichem Bauchweh; Koth hellfarbig und grau. [CK 767]

Zwei flüssige Stühle nach vorgängigem Kollern im Bauche (*Ng.*). [CK 768]

Sehr stinkender Stuhl. [CK 769]

Unvermerkter Abgang dünnen Stuhles, bei Abgang einer Blähung. [CK 770]

Blut beim Stuhle, mehrere Tage (n. 4 T.). [CK 771]

Mit Blut gefärbte Stühle, und darauf Aengstlichkeit und Schweräthmigkeit. [CK 772]

Weisser Schleim fliesst vor und bei dem Stuhle aus dem After. [CK 773]

Ein Spulwurm geht mit dem Stuhle ab (*Ng.*). [CK 774]

Stücken Bandwurm gehen mit dem festen Stuhle ab (*Ng.*). [CK 775]

Beim ordentlichen Stuhle, schmerzhaftes Drängen nach dem Schoosse (*Ng.*). [CK 776]

Beim Anfange des Stuhles, arger Anfall von Magenkrampf, dass sie gleich niedersitzen musste; sie liess Urin, und im Sitzen nahm der Schmerz so zu, dass sie sich krümmte und nicht reden konnte; dabei Uebelkeit, mit Aufschwulken und Erbrechen von Wasser, unter Würgen; vor dem Erbrechen, Schauder, bei demselben, Taumel mit Schütteln an Händen und Füssen, und darnach Aengstlichkeit und Hitze im ganzen Körper; Erleichterung des Schmerzes und Todten-Blässe des Gesichtes, und zuletzt ordentlicher Stuhl (n. ¼ St.) (*Ng.*). [CK 777]

Bei ordentlichem Stuhle, Bauchkneipen und darnach steter Stuhldrang, bis Nachmittags noch einmal flüssiger Stuhl erfolgt (d. 4. T.) (*Ng.*). [CK 778]

Nach dem gewöhnlichen Stuhle, Erneuerung der Schmerzen, früh (d. 2. T.) (*Ng.*). [CK 779]

Nach dem gewöhnlichen Stuhle, Zwang im After (d. 1. u. 4. T.) (*Ng.*). [CK 780]

Nach dem Stuhle, anhaltendes **Brennen im After** (*Ng.*). [CK 781]

Nach dem Stuhlgange, Schauder um den After. ½ Stunde lang. [CK 782]

Nach schwerem, geringem Stuhle, Drücken im Bauche (*Gff.*). [CK 783]

Afterschmerz, nach dem Erbrechen, als wollte es denselben zersprengen, kaum auszuhalten (*Ng.*). [CK 784]

Zwängen im After (*Gff.*). [CK 785]

Zwang im Mastdarme und After. [CK 786]

Stechendes Reissen und Schneiden im After (mehrere Tage wiederholt.) (*Gff.*). [CK 787]

Stechen im Mastdarme. [CK 788]

Stechen am After, wie von Nadeln. [CK 789]

Stechen im After, ausser dem Stuhle, öfters wiederholt (*Ng.*). [CK 790]

Jücken im After (*Gff.*). [CK 791]

Heftiges Jücken am After und Hodensacke. [CK 792]

Jücken am After, nach dem Abend-Essen. [CK 793]

Kriebeln am After (auch nach 6 T.) (*Rl.*). [CK 794]

Heftiges Jücken und Kriebeln am After, Abends, lang anhaltend (d. 1. T.) (*Ng.*). [CK 795]

Kriebeln und Stechen am After, Abends (*Gff.*). [CK 796]

Ein stichlichtes Kriebeln am After, vor jedem Stuhle. [CK 797]

Brennen im After, ohne Drang. [CK 798]

Brennen im After, bei und nach dem trocknen Stuhle (*Gff.*). [CK 799]

Brennen im After, dass er davor nicht schlafen konnte (n. 21 T.). [CK 800]

Brennen im Mastdarme, nach dem Stuhle. [CK 801]

Brennen und Zusammenziehen im After. [CK 802]

Brennen und Kneipen im After. [CK 803]

Brennen und Kneipen im Mastdarme, öfters (d. ersten Tage). [CK 804]

Brennendes Schneiden im After (*Gff.*). [CK 805]

Schründen im After, Abends (*Gff.*). [CK 806]

Beissendes Wundheits-Gefühl an und über dem After, nach dem (Früh-) Stuhle (*Gff.*). [CK 807]

Wundheit im After (d. 5. T.). [CK 808]

Blüthchen am After. [CK 809]

Geschworne Blüthchen am After, mit Stechen. [CK 810]

Die Aderknoten des Mastdarms schwellen an und treten heraus, bei hartem Stuhle. [CK 811]

Hervortreten von Blut-Knoten, beim Durchfall-Stuhle, mit Nadelstechen und Brennen darin, viele Stunden lang. [CK 812]

Grosse schmerzhafte After-Aderknoten. [CK 813]

Die Afterknoten treten beim Harnen stark hervor, und geben Anfangs Blut, die folgenden Tage aber weissen Schleim von sich. [CK 814]

Hoch aufgeschwollne Aderknoten am After und starker Blut-Abgang aus demselben, beim Harnen. [CK 815]

Viel Blut-Abgang aus den geschwollnen After-Aderknoten, bei gutem Stuhle. [CK 816]

Starker Blut-Abgang aus dem Mastdarme, drauf Unruhe im Blute und Pulsiren im ganzen Körper. [CK 817]

Brennen der After, Blut-Knoten, mit argem Schmerze beim Gehen. [CK 818]

Entzündung der After-Blutknoten (n. 24 St.). [CK 819]

Wundheits-Schmerz in den After-Aderknoten. [CK 820]

Stiche in den After-Aderknoten. [CK 821]

Kriebeln in den After-Aderknoten, wie von Würmern. [CK 822]

■ Harnwege

Zum Harnen viel Drang. [CK 823]

Drang zum Harnen, er dauerte aber lange, ehe er ihn los werden konnte; er floss sehr langsam. [CK 824]

Er muss oft harnen, es drückt aber oft lange auf die Blase, bis der Harn kommt; auch Nachts muss er dazu aufstehen, mehre Male, obgleich er nur wenig trinkt. [CK 825]

Sie muss Nachts zum Harnen aufstehen. [CK 826]

Er muss Nachts öfters zum Harnen aufstehen (d. 3. 4. T.) (*Ng.*). [CK 827]

Sie muss oft Harnen, jedes Mal nur wenig, aber allemal mit nachfolgendem erneutem Drange dazu, der fast schmerzhaft ist (n. 48 St.). [CK 828]

Sie muss drücken, ehe der Urin beim Harnen kommt. [CK 829]

Wenig bleicher Harn (d. 1. u. 2. T.) mehr (d. 3. T.) (*Ng.*). [CK 830]

Vermehrter Harn, wenigstens muss sie öfters Urin lassen (*Ng.*). [CK 831]

Ungemein viel Harn-Absonderung (d. ersten Tage). [CK 832]

Bei einer eifrigen Beschäftigung muss sie schnell einige Tropfen Urin lassen. [CK 833]

Nach dem Harnen kommen noch einige Tropfen nach. [CK 834]

Abgang noch einiger Tropfen Urin, zwei, drei Minuten nach dem Harnen. [CK 835]

Trüber Harn (*Gff.*). [CK 836]

Grünlicher bleicher Harn, mit Brennen bei und nach dem Lassen (d. 8. T.) (*Ng.*). [CK 837]

Dunkelgelber Harn mit einer Wolke, eine Stunde darauf mehr blasser Urin (n. 1 St.) (*Ng.*). [CK 838]

Feuriger, verminderter Harn (d. erste Zeit.) (*Ng.*). [CK 839]

Harn, wie Lehmwasser, mit starkem Satze im Stehen (*Ng.*). [CK 840]

Unterbrochner Harnstrahl, ohne Schmerz, Nachmittags (d. 1. T.) (*Ng.*). [CK 841]

Nach dem Harnen, Abgang einer milchfarbigen, geruchlosen flockigen Flüssigkeit, (Vorsteherdrüsen-Saft?). [CK 842]

In der Blasen-Gegend Schneiden. [CK 843]

Schneidendes Reissen im Blasenhalse, beim Harnen, erhöht beim Drücken auf den Urin (d. 36. T.) (*Gff.*). [CK 844]

Reissen im Blasenhalse, ausser dem Harnen (d. 37. T.) (*Gff.*). [CK 845]

In der Harnröhre, absetzendes Schneiden, ausser dem Harnen, was in der Eichel und besonders in der Mündung derselben, reissend wird (d. 7. T.) (*Gff.*). [CK 846]

Oefteres Ziehen und scharfes Reissen im vordern Theile der Harnröhre (d. 18. 19. T.) (*Gff.*). [CK 847]

Reissender Schmerz in der Harnröhre. [CK 848]

Kneipende Risse in der Harnröhre (n. 12 T.). [CK 849]

Brennen in der Harnröhre beim Harnen. [CK 850]

Brennen in der Harnröhre beim Harnen (*Ng.*). [CK 851]

Brennen in der Harnröhre nach dem Harnen (n. 5 T.). [CK 852]

Brennend-beissender Schmerz in der Harnröhre bei und nach dem Harnen. [CK 853]

Brennen und Beissen in der Harnröhr-Mündung und dem obern Theile der innern Vorhaut, früh, im Bette, bald nach dem Harnen (d. 20. 21. T.) (*Gff.*). [CK 854]

■ Geschlechtsorgane

Am Schamberge und neben den Geschlechtstheilen, an den Oberschenkeln, starkes Jücken, mit feinen, rothen Ausschlags-Blüthen. [CK 855]

An der Ruthe, Strammen (n. 24 T.). [CK 856]

Scharfe Zieh-Schmerzen durch die Ruthe (n. 12 T.) (*Rl.*). [CK 857]

Reissendes Ziehen in der Ruthe (d. 24. T.) (*Gff.*). [CK 858]

In der Eichel, Glucksen (n. 2 T.) (*Rl.*). [CK 859]

Reissen in der Eichel (n. 20 T.) (*Rl.*). [CK 860]

Stechendes Jücken an der Eichel. [CK 861]

Im Hoden linker Seite, Strammen. [CK 862]

Kneipen im linken Hoden und im Schambeine. [CK 863]

Geschwulst der Hoden und des Samenstranges mit äusserlich fühlbarer Hitze. [CK 864]

Hodensack schmerzhaft, wie gequetscht. [CK 865]

Jücken am Hodensacke (*Rl.*). [CK 866]

Wundheit am Hodensacke (n. 17 T.) (*Rl.*). [CK 867]

Geschlechtstrieb sehr rege (*Gff.*). [CK 868]

Arger Geschlechtstrieb (n. 3 T.). [CK 869]

Erregter Geschlechtstrieb (n. 24 St.). [CK 870]

Erregt die Geschlechtstheile, mit Brenn-Gefühl. [CK 871]

Starker Samen-Geruch der männlichen Zeugungstheile. [CK 872]

Mangel an Geschlechtstrieb, bei unverminderten Früh-Erektionen. [CK 873]

Erektionen, Nachts, ohne Phantasie-Reiz (n. 7 T.). [CK 874]

Oeftere Erektionen (n. 13 T.) (*Ng.*). [CK 875]

Ungestüme Erektionen (n. 24 St.). [CK 876]

Viele, selbst schmerzhafte Erektionen, mit krampfhaftem Zusammenziehen in den Samensträngen. [CK 877]

Gar keine Erektionen, die ersten 18 Tage. [CK 878]

Pollution zwei Nächte nach einander (d. 1. 2. Nacht.). [CK 879]

Pollutionen mit wohllüstigen Träumen (d. ersten Tage.) (*Ng.*). [CK 880]

Starke Pollution mit nachfolgender Mattigkeit (n. 23 T.) (*Ng.*). [CK 881]

Pollutionen mit grosser Mattigkeit darauf (d. 3. 4. 7. N.) (*Gff.*). [CK 882]

Die sonst häufigen Pollutionen kommen seltener (n. 14 T.). [CK 883]

Die ehemaligen Pollutionen bleiben 42 Tage aus. [CK 884]

Beischlaf ohne Samen-Erguss (n. 10 T.). [CK 885]

Nach Beischlaf, geile Träume, Nachts und Pollution (*Rl.*). [CK 886]

Weibliche Abneigung vor Beischlaf (d. ersten Tage). [CK 887]

Sie ist leicht zum Beischlafe zu reizen (n. 29 T.). [CK 888]

Während des Beischlafes, Kneipen in der Scheide. [CK 889]

Während des Beischlafes, Wundheits-Schmerz in der Scheide. [CK 890]

An den Schamtheilen, auf der linken Seite, Reissen durch den Unterleib bis in die Brust heran. [CK 891]

Kneipender Schmerz in den Schamlippen. [CK 892]

Stiche quer durch die Scham. [CK 893]

Brennendes Stechen an der Scham. [CK 894]

Brennen und Jücken in der Scham. [CK 895]

Brennend beissende Blüthen an der Scham. [CK 896]

Regel zu früh, um 2 Tage, gleich nach einer neuen Gabe (d. 8. T.) (*Ng.*). [CK 897]

Regel um 4 Tage zu früh (n. 24 St.). [CK 898]

Regel um 5 Tage zu früh, und stärker und länger, als gewöhnlich (*Ng.*). [CK 899]

Regel um 6 Tage zu früh (*Htb.*). [CK 900]

Regel um 6 Tage zu früh, den ersten Tag gering, den zweiten stärker, als gewöhnlich, den dritten wieder gering, den vierten ganz aufhörend (*Ng.*). [CK 901]

Regel um 10 Tage zu früh, und 6 Tage lang, die ersten Tage schwach, die letzten stärker; dabei Mattigkeit und Schläfrigkeit, mit Bauch und Zahnschmerzen (*Htb.*). [CK 902]

Die 87 Tage ausgebliebene Regel kömmt wieder, ohne weitere Beschwerde, als dass es ihr den Tag zuvor in allen Gliedern lag (d. 3. T.). [CK 903]

Die unterdrückte Regel kömmt, besser gefärbt, wieder (d. 5. T.).[2] [CK 904]

Regel um einen Tag zu spät, mit Schmerzen im Unterbauche (*Ng.*). [CK 905]

Verzögert die Regel (in der Nachwirkung) um 13 Tage. [CK 906]

Das Blut des Monatlichen ist sehr scharf, von üblem, scharfen Geruche, und sie wird beim Abgange desselben ganz wund an den Dickbeinen und voll Ausschlag. [CK 907]

Vor, bei und nach der Regel, sehr wund um die Schamtheile. [CK 908]

Vor Eintritt der Regel, früh, aus dem Schlafe erwacht, wohllüstige Gefühle, wie beim Beischlafe. [CK 909]

Vor der Regel, viel Hitze, grosser Durst und unruhige Nächte. [CK 910]

Eine Woche vor Eintritt der Regel, Unruhe, als sollte schon wieder das Monatliche kommen (n. 16 T.). [CK 911]

Vor der Regel, viel Frösteln, Zittern der Glieder, krampfhafte Empfindung im Unterleibe. [CK 912]

Bei der Regel, früh, Kopfweh mit grosser Schwere (*Ng.*). [CK 913]

Bei der Regel, sehr voll und übel, nach Tische, und bald darauf Erbrechen. [CK 914]

Zur Zeit, da die (verzögerte) Regel hätte kommen sollen, und nicht erschien, bekam sie saures Aufstossen, Backen-Geschwulst mit Stichen, doch ohne Hitze, und Geschwulst des Zahnfleisches. [CK 915]

Bei der Regel, Leibschmerz, fauler Mund-Geschmack, Kollern im Bauche, grosse Mattigkeit und Schläfrigkeit (*Htb.*). [CK 916]

Bei der Regel, am zweiten Tage, starkes Kopfweh, von früh bis Abend (*Htb.*). [CK 917]

Bei der Regel, viel Blähungen, übler Mund-Geschmack, und öfteres Aufstossen nach Galle. [CK 918]

Bei der Regel, Schneiden im Bauche (*Ng.*). [CK 919]

Bei der Regel, arges Pressen im Kreuze und vorn im Unterbauche, als wollte Alles zu den Geburtstheilen heraus. [CK 920]

Bei der Regel, Leib-Verstopfung. [CK 921]

Bei der Regel, Kreuzschmerzen, wie Schwere (*Ng.*). [CK 922]

Bei der Regel, am zweiten Tage, Schnupfen, Bauchweh, Zahnschmerzen, Rückenschmerz, Ohren-Stechen und unruhiger Schlaf (*Htb.*). [CK 923]

Bei der Regel, sehr unruhiger Schlaf mit ängstlichen Träumen. [CK 924]

Bei der Regel schläft sie nach dem Früh-Erwachen wieder ein, geräth aber in einen höchst unangenehmen Zustand zwischen Schlaf und Wachen; peinlich hört sie da Dinge, die sie ängstigen, ob sie gleich weiss, dass sie nur träumt, sie ist aber nicht im Stande, die Augen zu öffnen, und nur mit Mühe gelingt es ihr, sich aus diesem Halbschlafe herauszureissen. [CK 925]

Bei der Regel, heftiges Jücken am ganzen Körper. [CK 926]

Nach der Regel, Abends, Kälte im Rücken, und Erwachen nach Mitternacht mit Magen-Krampf und Kälte im Magen, was bis gegen Mittag anhielt (n. 19 T.). [CK 927]

Eine im fünften Monat Schwangere bekommt (nach einiger Aergerniss) Nachts starken Blut-Abgang aus der Scheide mit Stücken geronnenen Blutes, bei dumpfem Kopfschmerze und gelber Gesichts-Farbe, doch ohne Fehl-Geburt. [CK 928]

Weiss-Fluss (d. 3. T.) (*Ng.*). [CK 929]

Scheide-Fluss (d. ersten 5 Tage). [CK 930]

Scheide-Fluss, wie Schleim. [CK 931]

Gelblicher Scheide-Fluss, mit Jücken und Brennen an der Scham. [CK 932]

■ Atemwege und Brust

Stockschnupfen (n. 26 T.) (*Htb.*). [CK 933]

Stockschnupfen, der sich Nachmittags beim Spazieren löst (n. 3 T.) (*Ng.*). [CK 934]

---

[2] Kali bringt die Regel wieder, wenn Natrum muriaticum es nicht vermochte.

Stockschnupfen mit Jücken in der Nase; sie kann nur mit Mühe Luft genug bekommen, mehrere Tage (n. 4 T.) (*Ng.*). [CK 935]

Stockschnupfen, häufig, auch Abends, im Bette, mit Kriebeln im Halse (n. 11 T.) (*Gff.*). [CK 936]

Arger Stockschnupfen, dass er fast keinen Athem kriegen konnte. [CK 937]

Stockschnupfen mit vielem gelbgrünen Nasen-Schleime. [CK 938]

Nasen-Verstopfung. [CK 939]

Ausschnauben einer Eiter-Materie aus dem rechten Nasenloche; es verstopft sich darauf und beim Schnauben entsteht stechender Zusammenzieh-Schmerz bis in den Hinterkopf (*Gll.*). [CK 940]

Fliess-Schnupfen mit ungeheurem Niesen, wohl 30 Mal in einem Tage. [CK 941]

Fliess-Schnupfen, fast den ganzen Tag, vorzüglich aber Abends. [CK 942]

Starker Fliess-Schnupfen, alle Abende, mit häufigem Niesen. [CK 943]

Starker Fliess-Schnupfen. [CK 944]

Arger Fliess-Schnupfen, mit vielem Niesen, Rücken- und Kopf-Schmerz (n. 10 T.). [CK 945]

Ungeheurer Fliess-Schnupfen (n. 29 T.). [CK 946]

Schnupfen mit blutigem Nasen-Schleime (n. 8 T.) (*Htb.*). [CK 947]

Am Kehlkopfe oft Zieh-Schmerz, mit roher Empfindung. [CK 948]

Leicht Verschlückern beim Essen, in dem Etwas von der Speise in den Luftröhrkopf geräth. [CK 949]

Rauhe Stimme. [CK 950]

Sehr rauh im Halse, mit vielem Niesen. [CK 951]

Rauher Hals, mit Husten. [CK 952]

Rauhheit der Kehle, bei Entblössung des Körpers. [CK 953]

Sehr rauh und heiser im Halse, mehrere Tage lang (*Htb.*). [CK 954]

Völlige Heiserkeit und Stimmlosigkeit (n. 24 St.). [CK 955]

Heiserkeit erst, dann ungeheurer Fliess-Schnupfen. [CK 956]

Heiserkeit, als wenn Etwas im Halse stäke, mit Reiz zum Räuspern. [CK 957]

Es steckt Etwas, wie ein Flock in der Kehle; durch Husten löst es sich ab und die Kehle wird frei. [CK 958]

Kratzig auf der Brust, vom Winde. [CK 959]

Knurren und Schnärcheln in der Luftröhre, beim Athmen, ehe der Husten kommt. [CK 960]

Kitzel im Kehlkopfe, zum Husten, mit starker Heiserkeit (*Rl.*). [CK 961]

Kriebeln im Halse, was zum Räuspern und Husten reizt, mit Gefühl von festsitzendem Schleime, früh und Abends (d. 12. 22. 29. T.) (*Gff.*). [CK 962]

Husten von Kitzel im Halse (d. 20. T.) (*Gff.*). [CK 963]

Husten von Kitzel im Halse, ohne Auswurf (*Gll.*). [CK 964]

Scharriger, kratziger Husten. [CK 965]

Husten, der die Brust angreift, von Kitzel im Halse. [CK 966]

Kitzel-Husten. [CK 967]

Husten beim Violin-Spielen. [CK 968]

Früh, nüchtern, starker Husten, der sich nach dem Frühstücke gab. [CK 969]

Früh, Räuspern mit Auswurf. [CK 970]

Früh, schon um 3 Uhr, fängt sie an zu husten, was sich alle halbe Stunden wiederholt. [CK 971]

Früh, viel Husten, mit Auswurf, doch am meisten Abends. [CK 972]

Abend-Husten, im Bette. [CK 973]

Alle Abende starker Husten, wenn sie einige Zeit im Bette gelegen hat, mehrere Wochen lang. [CK 974]

Abends, angreifender Husten. [CK 975]

Von Abends, 9 Uhr, musste sie bis früh, alle 5 Minuten husten. [CK 976]

Nacht-Husten. [CK 977]

Nachts wird er vom Husten aufgeweckt. [CK 978]

Oefteres Husten vor Mitternacht, am Tage aber nicht. [CK 979]

Kächziger Husten mit einigem Auswurfe, meist nur die Nacht und früh, mit Schnupfen dabei. [CK 980]

Oefteres Hüsteln, Nachmittags und den folgenden Vormittag (n. 6 T.) (*Ng.*). [CK 981]

Krampf- und Reiz-Husten, in einzelnen starken Anfällen, bis zum Würgen, mit wundartigem Schmerze im Oberkopfe und grosser Ermattung darnach. [CK 982]

Stick- und Würge-Husten, früh, 5 Uhr, wie von Trockenheit im Kehlkopfe; sie konnte vor Brust-Krampf nicht sprechen, bei Röthe im Gesichte und Schweiss am ganzen Körper. [CK 983]

Husten, welcher sie leicht zum Erbrechen bringt. [CK 984]

Husten, bis zum Erbrechen heftig, **früh.** [CK 985]

Anstrengender Husten, so arg, dass ihr die Sinne vergehen. [CK 986]

Trockner Husten, schnell kommend und schnell vergehend. [CK 987]

Trockner Husten, fast bloss die Nacht, mit Stechen in der Kehle. [CK 988]

Trockner Husten, Nachts, aus dem Schlafe weckend, mit empfindlichen Schmerzen auf der Brust beim Husten; bei Tage wenig Husten (d. 1. T.) (*Ng.*). [CK 989]

Husten mit vielem Auswurfe. [CK 990]

Auswurf kleiner runder Klümpchen aus dem Halse (*Gll.*). [CK 991]

Husten-Auswurf säuerlichen Geschmackes. [CK 992]

Husten, mit dreimaligem Blut-Auswurfe im Schleime (d. 17. T.). [CK 993]

Sie hustet Schleim los, der aber nicht in den Mund herauf kommt und daher nicht ausgeworfen werden kann. [CK 994]

Beim Husten, rauher Schmerz im Kehlkopfe. [CK 995]

Vom Husten, Stechen in der Kehle, bei Fliess-Schnupfen. [CK 996]

Beim Husten, zuweilen Stechen in der linken Brust. [CK 997]

Beim Husten, reissendes Kratzen auf der Brust. [CK 998]

Beim Husten fahren Funken aus den Augen. [CK 999]

Beim Husten, Uebelkeit. [CK 1000]

Beim Husten, Schmerz in den After-Blutknoten. [CK 1001]

Beim Husten, Schmerz im Bauche, wie Erschütterung. [CK 1002]

Athem früh sehr kurz. [CK 1003]

Früh, Kurzäthmigkeit. [CK 1004]

Neigung zum tief Athmen. [CK 1005]

Beengung des Athems. [CK 1006]

Engbrüstigkeit, wie von belegter Brust. [CK 1007]

Engbrüstigkeit, mit kurzem Athem, während des Schreibens (d. 3. T.) (*Ng.*). [CK 1008]

Beklemmung der Brust, mit stöhnendem, tiefem Athmen. [CK 1009]

Beklemmung der Brust, mit erschwertem, mühsamen Athmen, 2, 3 Mal (n. 30 T.) (*Ng.*). [CK 1010]

Beklemmung der Brust mit aufgespanntem Bauche. [CK 1011]

Gefühl, als wenn die Kehle zugeschnürt würde, in der freien Luft. [CK 1012]

Athem-Versetzung weckt ihn Nachts aus dem Schlafe. [CK 1013]

Schnärcheln auf der Brust, Nachts, beim Liegen auf dem Rücken. [CK 1014]

Beängstigung in der Brust, gegen Abend. [CK 1015]

Die Brust thut sehr weh, vorzüglich **beim Sprechen**. [CK 1016]

Drücken in der Brust, beim Athemholen. [CK 1017]

Drücken, in Absätzen, vorn in der Brust, besonders rechts, durch Einathmen vermehrt, durch Aufstossen vermindert (*Gff.*). [CK 1018]

Druck im Schwertknorpel beim Husten und auch beim stark Einathmen (n. 16 St.). [CK 1019]

Drücken, öfters, in der linken Brust und der Herz-Gegend (d. 8. T.) (*Gff.*). [CK 1020]

Druck in der ganzen linken Brust (*Gll.*). [CK 1021]

Druck-Schmerz, früh, beim Aufstehen, an der rechten Kante des Brustbeins, wo es auch beim Befühlen schmerzt. [CK 1022]

Drücken und Gefühl von hinab Ziehen in der Mitte der Brust (*Ng.*). [CK 1023]

Scharf drückender Schmerz hinterm Brustbeine, beim Athmen, so wie beim Schlingen flüssiger Speisen und beim Aufstossen, mehrere Tage. [CK 1024]

Ein stechender Druck in der linken Brust, beim tief Athmen. [CK 1025]

Ein stechendes Drücken in der rechten Brust, zuweilen, mehrere Tage. [CK 1026]

Ein klemmendes Drücken in der rechten Brust (d. 26. T.) (*Gff.*). [CK 1027]

Spannen über die Brust, beim Ausathmen, im Gehen. [CK 1028]

Krampfhafter Schmerz auf der Brust, der durch Aufstossen vergeht (*Ng.*). [CK 1029]

Kneipen in den Brustmuskeln, einige Male. [CK 1030]

Kneipendes, stumpfes Stechen in der rechten Brust (*Gff.*). [CK 1031]

Schneidendes Gefühl unten in der Brust, besonders in der linken, das sich in den Oberbauch zieht, in der linken Brust aber ein Stechen zurück lässt (d. 20. T.) (*Gff.*). [CK 1032]

Schneidender Brust-Schmerz, früh, besonders um die Herzgrube herum, wie von da sich stämmenden Blähungen (*Gff.*). [CK 1033]

Schneidender Brustschmerz, Abends, nach dem Niederlegen; sie wusste nicht, wie sie sich legen sollte, am ärgsten beim Liegen auf der rechten Seite (*Ng.*). [CK 1034]

Stiche im Brustbeine, vor der rechten Brust, auch beim Einathmen; Abends (d. 1. T.) (*Ng.*). [CK 1035]

Stiche unter der linken (weiblichen) Brust, und zuweilen tief in die Brust hinauf; auch Abends (*Ng.*). [CK 1036]

Stiche in der rechten Brust, beim Athemholen. [CK 1037]

Zuweilen ein Stich an der rechten Brust. [CK 1038]

Ein Stich in der linken Brust. [CK 1039]

Stiche in der linken Brust (*Gll.*). [CK 1040]

Stechen in den Seiten, beim Athemholen. [CK 1041]

Stiche in der Herz-Gegend. [CK 1042]

Heftiger Stich unter beiden Brüsten, nach Heben einer schweren Last; später Grimmen in beiden Oberbauch-Seiten, nach vorn zu; Nachmittags (*Ng.*). [CK 1043]

Einzelne schneidende Stiche unterhalb des rechten Schlüsselbeines, mit Schmerz, als wenn ein Dorn darin stäke (*Ng.*). [CK 1044]

Dumpfes Stechen, plötzlich, im Brustbeine, beim Aufstossen und Schlucken flüssiger Dinge. [CK 1045]

Stumpfes Stechen, tief in der linken Brust, unter den kurzen Ribben (*Gff.*). [CK 1046]

Stumpfe, schmerzhafte Stiche in die Brust hinein, unterhalb des linken Schlüsselbeins, durch Daraufdrücken nur kurz vergehend; Abends (*Ng.*). [CK 1047]

Stumpfes Stechen, Drücken und Reissen unterhalb der Achselgrube (*Gff.*). [CK 1048]

Ein brennendes Stechen in der rechten Brust, beim Aufrichten vom Bücken (n. 1 St.) (*Ng.*). [CK 1049]

Ein brennendes Stechen in der linken Brust-Seite, im Sitzen; nach Aufstehen vergehend (d. 7. T.) (*Ng.*). [CK 1050]

Bohren tief in die linke Brust hinein (d. 9. T.) (*Ng.*). [CK 1051]

Zieh-Schmerz über die Brust (n. 4 T.). [CK 1052]

Reissen im Brust-Knochen, links über der Herzgrube, Abends (*Gff.*). [CK 1053]

Reissen in der linken Brust-Seite, auf den untersten kurzen Ribben (*Gff.*). [CK 1054]

Reissender Schmerz in der rechten Brust (d. 9. T.) (*Gff.*). [CK 1055]

Reissen in der linken Brust (d. 17. T.) (*Gff.*). [CK 1056]

Ein wunder, aber doch reissender Schmerz, etwas unter der linken Achselgrube, durch starkes Athmen erhöht und erregt (*Gff.*). [CK 1057]

Wundheits-Schmerz, oben an der Brust, beim Athemholen, beim Betasten und wenn sie Schweres hob. [CK 1058]

Zerschlagenheits-Schmerz der Brust. [CK 1059]

Kitzeln in der rechten Brust (n. 16 T.). [CK 1060]

Gluckern, wie Muskel-Hüpfen, oben in der rechten Brust (d. 22. T.) (*Gff.*). [CK 1061]

Zittern oder Fippern vorn in der Brust (*Ng.*). [CK 1062]

Angegriffenheit der Brust von lautem Sprechen. [CK 1063]

Schwäche der Brust. [CK 1064]

Schwäche und Mattigkeit in der Brust, von geschwind Gehen. [CK 1065]

Schmerzhaftes Klopfen in Schlüsselbein, Schultern, Bauchseite u.s.w. (*Ng.*). [CK 1066]

Herzklopfen, öfters und stark, mit Beängstigung. [CK 1067]

Herzklopfen, wenn er hungrig ist (n. 10 T.). [CK 1068]

Heftiges Herzklopfen Vormittags, mit Eingenommenheit des Kopfes und Uebelkeit (n. 24 St.). [CK 1069]

Oefteres Aussetzen der Herzschläge. [CK 1070]

Im oder am Herzen, klemmender Schmerz, als hinge das Herz an fest zusammengezogenen Bändern; am bemerkbarsten bei starkem Einathmen oder Aufhusten, nicht aber bei Körper-Bewegung (n. etl. St.). [CK 1071]

Brennen in der Herz-Gegend (n. 2 T.). [CK 1072]

Aeusserlich zuckender Schmerz an der untersten linken Ribbe. [CK 1073]

In den Brüsten, reissendes Stechen. [CK 1074]

Jücken an der rechten Fleisch-Brust, mit feinem Ausschlage, der nur beim Reiben sich zeigt. [CK 1075]

Beissen auf der Brust, bald hier, bald da, in Absätzen (*Ng.*). [CK 1076]

■ **Rücken und äußerer Hals**

Im Steissbeine, heftiges Nagen, bei Ruhe und Bewegung (*Ng.*). [CK 1077]

Kreuzschmerz, nach einigem Stehen oder Gehen. [CK 1078]

Schmerz im Kreuze, bloss beim Zurückbiegen, nicht in der Ruhe. [CK 1079]

Oefters Schmerz gleich über dem Kreuze, beim Sitzen (*Gff.*). [CK 1080]

Arge Kreuzschmerzen, mit wehenartigem Bauchweh und Abgang von Scheide-Fluss. [CK 1081]

Schmerz im Kreuze, wie Schwere (*Ng.*). [CK 1082]

Aufblähungs-Schmerz im Kreuze, früh, im Bette, mit Gefühl als wenn in der Kreuz-Gegend grosse Blasen sich anstämmten, und mit Stuhldrang, was Alles nach Winde-Abgang vergeht (*Ng.*). [CK 1083]

Gefühl, früh, als wenn das Kreuz von beiden Seiten hineingedrückt würde (*Ng.*). [CK 1084]

Steifheit im Kreuze. [CK 1085]

Zuckender Schmerz im Kreuze, beim Bücken, dass er sich lange nicht aufrichten konnte. [CK 1086]

Zieh-Schmerz im Kreuze. [CK 1087]

Starkes, stetes Ziehen im Kreuze, mit Pulsiren darin abwechselnd, bloss im Liegen gemindert. [CK 1088]

Klopfen im Kreuze. [CK 1089]

Arge Zerschlagenheit im Kreuze, besonders früh, beim Aufstehen. [CK 1090]

Heftiger Schmerz im Kreuze, wie zerbrochen, bei Bewegung (*Ng.*). [CK 1091]

Jücken unten am Kreuze. [CK 1092]

Kitzelnder Müdigkeits-Schmerz über dem Kreuzbeine. [CK 1093]

Ein Stich zuweilen, vom Kreuze her, durch die linke Bauch-Seite, nach der Brust zu. [CK 1094]

Rückenweh argen Schmerzes. [CK 1095]

Drücken im Rücken, über der rechten Nieren-Gegend, früh (d. 20. T.) (*Gff.*). [CK 1096]

Drücken in beiden Nieren-Gegenden (d. 7. 8. 15. 19. T.) (*Gff.*). [CK 1097]

Drücken im linken Schulterblatte. [CK 1098]

Ein scharfer Druck oben auf dem Rücken (d. 34. T.) (*Gff.*). [CK 1099]

Ein ziehendes Drücken in den Schulterblättern. [CK 1100]

Ein ziehendes Drücken im Rücken. [CK 1101]

Ein spannendes Drücken, wie heftige Ermüdung, vom rechten Schulterblatte, an der Rücken-Seite hinein bis in das Kreuz, für sich, auch früh, im Bette, besonders aber beim Fahren (*Gff.*). [CK 1102]

Ein brennendes Drücken im Rücken, schlimmer beim Gehen im Freien (n. 19 T.). [CK 1103]

Ein wundschmerzendes Drücken in der rechten Nieren-Gegend (d. 6. T.) (*Gff.*). [CK 1104]

Steif im Rücken; sie kann sich nicht bücken. [CK 1105]

Steifigkeit und Lähmung im Rücken und Kreuze. [CK 1106]

Spann-Schmerz unter dem linken Schulterblatte, beim Athmen. [CK 1107]

Einige scharfe, beissende Kniepe, auf den hinteren Ribben zu beiden Seiten des Rückens. [CK 1108]

Zusammenzieh-Schmerz im Rücken, in der Ruhe, nach Körper-Arbeit. [CK 1109]

Reissen in der rechten Nieren-Gegend (d. 13. T.) (*Gff.*). [CK 1110]

Ein Riss in den Lendenmuskeln, der den Athem hemmt. [CK 1111]

Ein stechendes und drückendes Reissen im Rücken, nahe beim rechten Schulterblatte (d. 10. 38. T.) (*Gff.*). [CK 1112]

Reissen im rechten **Schulterblatte**, früh (d. 4. T.) (*Gff.*). [CK 1113]

Ein brennendes Reissen, rechts neben dem Rückgrate, über dem Kreuze (d. 18. T.) (*Gff.*). [CK 1114]

Stiche in beiden Nieren-Gegenden (d. 11. 29. T.) (*Gff.*). [CK 1115]

Stiche rechts im Rücken bis durch die Brust (d. 25. T.) (*Gff.*). [CK 1116]

Stiche im rechten Schulterblatte, beim Athemholen. [CK 1117]

Stich-Schmerz zwischen den Schulterblättern, mit Beklemmung und Angst auf der Brust, fast bloss beim Sitzen, so dass sie aufstehen und umhergehen muss. [CK 1118]

Ein Stich von der Spitze des linken Schulterblattes, bis in die Herzgrube, bei starker Arbeit (n. 7 T.) (*Gff.*). [CK 1119]

Ein stumpfes Stechen im linken Schulterblatte (*Gff.*). [CK 1120]

Ein klemmendes Stechen in beiden Schulterblättern (*Gff.*). [CK 1121]

Ein scharfer, reissender Stich unter dem rechten Schulterblatte (*Gff.*). [CK 1122]

Erst zwischen den Schulterblättern ein Druck, darauf von da ein Brennen bis zum Becken-Kamme, in Ruhe und Bewegung gleich; das Brennen fühlt man auch bei Auflegung der Hand. [CK 1123]

Pulsirendes Klopfen am obern Rande des linken Schulterblattes (*Ng.*). [CK 1124]

Schmerz, als wenn das Fleisch abgeprellt wäre, in den Lenden, beim Gehen, besonders aber beim Befühlen. [CK 1125]

Zerschlagenheits-Schmerz des Rückens, in der Ruhe, nicht bei Bewegung. [CK 1126]

Zerschlagenheits-Schmerz zwischen den Schultern und an der linken Schulter, der durch Bewegung vergeht (*Ng.*). [CK 1127]

Ein stechender Zerschlagenheits-Schmerz im rechten Schulterblatte, bei Bewegung; bis in die Brust fühlbar. [CK 1128]

Verhebungs-Schmerz im Rücken. [CK 1129]

Verrenkungs-Schmerz im linken Schulterblatte. [CK 1130]

Heftig stechender Verrenkungs-Schmerz im linken Schulterblatte, bis in die Brust. [CK 1131]

Jücken am Rücken, das nach Kratzen zum Schmerze wird. [CK 1132]

Genick-Schmerz beim zurück Biegen des Kopfes. [CK 1133]

Heftiges Spannen im Genicke, das bei Bewegung des Kopfes noch schmerzhafter wird (*Ng.*). [CK 1134]

Steifheit im Nacken, mit Verlängerung des Zäpfchens im Schlunde (*Gll.*). [CK 1135]

Steifheit im Nacken, früh, im Bette (auch n. 3 T.).
[CK 1136]

Steifheit im Nacken, früh, die sich am Tage verliert;
einige Wochen lang. [CK 1137]

Zieh-Schmerz im Nacken (n. 2 St.) (*Ng.*). [CK 1138]

Reissen im Genicke, zuweilen nur flüchtig (*Ng.*).
[CK 1139]

Reissen, rechts im Genicke, früh. [CK 1140]

Jückende Blüthchen im Nacken, Abends, die nach
24 Stunden vergehn (*Ng.*). [CK 1141]

Die Halsmuskeln schmerzen beim Bewegen. [CK
1142]

Zuckender Schmerz in der linken Hals-Seite (n.
2 T.) (*Rl.*). [CK 1143]

Ein drückendes Ziehen an der rechten Hals-Seite.
[CK 1144]

Reissen unten in der rechten Hals-Seite (n. 24 T.)
(*Gff.*) [CK 1145]

Blutdrang nach dem Halse; der Hals erscheint
dicker und das Halstuch zu eng. [CK 1146]

Die Drüsen am Halse schmerzen, wie nach Verkältung (d. 3. T.). [CK 1147]

Stechen in den Halsdrüsen. [CK 1148]

Geschwulst der Hals-Drüsen (n. 5 u. 14 T.). [CK
1149]

Geschwulst einer Hals-Drüse unter dem Kinne, die
nach Erkältung schmerzt. [CK 1150]

Geschwulst der Hals-Drüsen auf beiden Seiten,
mit Schmerz beim Wenden des Kopfes. [CK
1151]

Harte Geschwulst der Hals-Drüse am Winkel des
Unterkiefers. [CK 1152]

In der Halsdrüsen-Geschwulst; ein Kitzel; sie
musste mit der kalten Hand darauf drücken, es
zu erleichtern. [CK 1153]

■ Extremitäten

Achselgruben-Schweiss. [CK 1154]

Die Achsel-Drüse schwillt und schmerzt bei
Berührung wie unterschworen (d. 2. T.). [CK
1155]

Geschwulst der Achsel-Drüse. [CK 1156]

Stumpfes Schneiden und Reissen in der rechten
Achselgrube (d. 24. T.) (*Gff.*). [CK 1157]

Reissen in der linken Achselgrube, in der Ruhe (d.
10. T.) (*Ng.*). [CK 1158]

Reissendes Stechen in der rechten Achselgrube,
beim Aufheben des Armes, früh, während des
Schreibens (d. 7. T.) (*Ng.*). [CK 1159]

Heftiges Stechen in der linken Achselgrube (*Ng.*).
[CK 1160]

Empfindlichkeit und Brennen in der rechten Achselgrube (d. 15. T.) (*Gff.*). [CK 1161]

Jücken in der Achselgrube. [CK 1162]

Die Achsel linker Seite schmerzt bei heftiger
Bewegung des linken Armes und von starkem
Drücken damit. [CK 1163]

Klemmender Druck im rechten Achsel-Gelenke,
schmerzlicher beim Athemholen (*Gff.*). [CK 1164]

Arger Spann-Schmerz in der linken Achsel, früh,
dass er den Arm nicht aufheben konnte. [CK
1165]

Spannen und drückendes Ziehen in der rechten
Achsel, mit Lähmigkeits-Gefühl im rechten
Arme (*Gff.*). [CK 1166]

Zieh-Schmerz in der rechten Achsel (d. 17. T.) (*Gff.*).
[CK 1167]

Reissen in der linken Achsel, bei Ruhe und Bewegung (*Ng.*). [CK 1168]

Reissen in der rechten Achsel, beim Stricken; nach
Bewegung vergehend (*Ng.*). [CK 1169]

Reissen im linken Achsel-Gelenke (*Gff.*). [CK 1170]

Ein klemmendes Reissen in der rechten Achsel
(*Gff.*). [CK 1171]

Feines Stechen in der linken Schulter und darauf in
den Flechsen der linken Hals-Seite (*Ng.*). [CK
1172]

Feine Stiche auf den Achseln, in Ruhe und Bewegung (*Ng.*). [CK 1173]

Zerschlagenheits-Schmerz unter dem rechten
Achsel-Gelenke, vorzüglich beim Bewegen und
Befühlen. [CK 1174]

Knacken im Achsel-Gelenke, bei Bewegung und
hoch Halten des Armes (*Ng.*). [CK 1175]

Blüthen auf der Achsel mit heftigem Jücken und
Brennen nach Kratzen (*Ng.*). [CK 1176]

Im Arme, arger Spann-Schmerz, 8 Tage lang, dass
er denselben vor Schmerz nicht gerade in die
Höhe heben konnte; wohl konnte er ihn rückwärts auf den Rücken bringen, darauf liegen und
das Gelenk anfassen, ohne Schmerz. [CK 1177]

Lähmiges Spannen und Ziehen im linken Arme,
von der Achsel bis in den Unterarm, mit Neigung desselben zum Einschlafen, früh beim
Erwachen (d. 34. T.) (*Gff.*). [CK 1178]

Zieh-Schmerz im linken Arme (n. 21 St.). [CK 1179]

Zucken im Arme, Abends, beim Einschlafen (*Ng.*).
[CK 1180]

Oefteres Zucken des linken Armes. [CK 1181]

Reissen im linken Arme, von oben bis in das Hand-
Gelenk. [CK 1182]

Heftiges Reissen im ganzen linken Arme (d. 7. T.) (*Ng.*). [CK 1183]

An kalter Luft verlieren die Arme ihre Wärme, werden stumpf fühlig und fast wie eingeschlafen. [CK 1184]

Einschlafen und starr Werden beider Arme in der Kälte; auch nach starker Bewegung schlafen sie ein. [CK 1185]

Einschlafen des Armes, auf dem er liegt, Nachts. [CK 1186]

Einschlafen der Arme, früh im Bette; sie sind, mit Gefühl inneren Pressens, wie erstarrt und gelähmt, und die Hände, eine halbe Stunde lang, gefühllos. [CK 1187]

Wie gelähmt in beiden Armen (d. ersten Tage). [CK 1188]

Leicht Ermüden der Arme beim Schreiben (n. 3 T.). [CK 1189]

Schwäche und Kraftlosigkeit in beiden Armen. [CK 1190]

Schwäche des Armes, mit Geschwulst der Oberarme und Hände. [CK 1191]

Jücken an den Armen, mit weissen Blüthchen nach Kratzen, wie Hirsekörner (*Htb.*). [CK 1192]

Am Oberarme linker Seite, Fippern im Fleische (*Ng.*). [CK 1193]

Ein brennendes Spannen am rechten Oberarme, gleich über dem Ellbogen (*Ng.*). [CK 1194]

Reissen im rechten Oberarme, über der Ellbogen-Beuge, Abends (*Ng.*). [CK 1195]

Reissen im linken Oberarme, zuweilen bis in die Achsel (d. 11. 16. 20. T.) (*Gff.*). [CK 1196]

Reissen im obern Theile des rechten Oberarmes und im Ellbogen (d. 12. 22. T.) (*Gff.*). [CK 1197]

Ein stechendes Reissen im linken Oberarme. [CK 1198]

Stechen im rechten Oberarme. [CK 1199]

Pulsirender Schmerz im linken Oberarme, in Pausen. [CK 1200]

Muskel-Hüpfen am linken Oberarme (d. 18. 19. 25. T.) (*Gff.*). [CK 1201]

Eine Ausschlags-Blüthe hoch oben am Oberarme, welche jückt und schmerzt (*Gff.*). [CK 1202]

Zerschlagenheits-Schmerz im rechten Oberarme, besonders beim Aufheben des Armes (*Rl.*). [CK 1203]

Lähmiger Schmerz in beiden Oberarmen, am meisten bei Bewegung. [CK 1204]

Im Ellbogen, Schmerz, als wäre er steif, beim Ausstrecken des rechten Armes, nachdem er gebogen gewesen. [CK 1205]

Ziehen und Reissen in beiden Ellbogen, zuweilen mit Wärme-Gefühl darin, öfters wiederholt (*Gff.*). [CK 1206]

Reissen in beiden Ellbogen-Beugen (d. 3. 6. 22. T.) (*Gff.*). [CK 1207]

Reissende Stiche in der linken Ellbogen-Beuge (*Gff.*). [CK 1208]

Starke Stiche in beiden Ellbogen-Beugen, früh, im Bette; nach dem Aufstehen vergehend. [CK 1209]

Am Unterarme, Spann-Schmerz (*Gff.*). [CK 1210]

Zieh-Schmerz im Unterarme. [CK 1211]

Heftiges, kurzes Ziehen aus dem Arme in die Hand (n. 2 T.) (*Rl.*). [CK 1212]

Lähmiges, dumpf schmerzendes Ziehen aus dem linken Unterarme in die Hand, Abends (*Rl.*). [CK 1213]

Reissen im obern Theile beider Unterarme (*Gff.*). [CK 1214]

Reissen in der Mitte beider Unterarme (*Gff.*). [CK 1215]

Reissen in beiden Unterarmen, gegen das Hand-Gelenk hin (*Gff.*). [CK 1216]

Die Hände schmerzen in den Mittelhandknochen, beim Zugreifen. [CK 1217]

Stumpfer Druck-Schmerz auf dem linken Handrücken (*Ng.*). [CK 1218]

Ziehen auf der innern Fläche des linken Hand-Gelenkes, durch Bewegung verschlimmert (*Ng.*). [CK 1219]

Reissen in den Hand-Gelenken (d. 11. 20. T.) (*Gff.*). [CK 1220]

Reissen im äussern Knöchel des Hand-Gelenkes (d. 29. T.) (*Gff.*). [CK 1221]

Feines Reissen im linken Hand-Gelenke, nach dem Ringfinger vor, öfters wiederholt (d. 4. T.) (*Ng.*). [CK 1222]

Reissen im rechten Hand-Gelenke, beim Stricken, öfters wiederholt (*Ng.*). [CK 1223]

Stumpfes, drückendes Reissen in beiden Händen, zwischen Daumen und Zeigefinger (d. 16. 12. 21. T.) (*Gff.*). [CK 1224]

Heftiges Reissen vom linken Handrücken in die Finger (*Gff.*). [CK 1225]

Heftiges Reissen im linken Handrücken, wie im Marke der Knochen, kaum auszuhalten (*Ng.*). [CK 1226]

Stechen im linken Hand-Gelenke, beim Bewegen, dann auch in der Ruhe einige scharfe Stiche (*Gff.*). [CK 1227]

Kalte Hände. [CK 1228]

Brennen auf der linken Hand, wie von glühenden Kohlen (*Rl.*). [CK 1229]

Einschlafen der Hände, früh, beim Erwachen, bei dumpfem Kopfschmerze, der nach dem Aufstehen zunimmt, mit öfterem leerem Aufstossen, bis gegen Mittag (*Htb.*). [CK 1230]

Kraftlosigkeit in den Händen. [CK 1231]

Zittern der Hände, beim Schreiben, früh. [CK 1232]

Jücken an der Handwurzel (*Rl.*). [CK 1233]

Starkes Jücken in den Handtellern, Abends, nahe an den Fingern (d. 1. T.) (*Gff.*). [CK 1234]

Jücken über dem rechten Hand-Gelenke, durch Kratzen vergehend (*Ng.*) [CK 1235]

Jückende Bläschen im Handteller. [CK 1236]

Rother, erhabener, linsenförmiger Fleck über der Handwurzel (*Ng.*). [CK 1237]

Rauhe, rissige Haut der Hände (*Htb.*). [CK 1238]

In den Fingern, Zieh-Schmerz, in den hintersten Gelenken. [CK 1239]

Reissen im Mittelgelenke des Zeigefingers (*Gff.*). [CK 1240]

Reissen unter dem Nagel der Daumens (*Gff.*). [CK 1241]

Reissen in den Gliedern und Gelenken mehrerer Finger (*Gff.*). [CK 1242]

Reissen unter den Finger-Nägeln (d. 34. T.) (*Gff.*). [CK 1243]

Flüchtiges Reissen in den Fingern und zugleich in den Zehen (*Gff.*). [CK 1244]

Reissen im linken Daumen (*Ng.*). [CK 1245]

Reissen im Gelenke des linken Mittelfingers (*Ng.*). [CK 1246]

Reissen im linken kleinen Finger, nach der Spitze zu, das durch Bewegung vergeht, aber öfters wiederkommt (*Ng.*) [CK 1247]

Heftiges Reissen hinter dem rechten Zeigefinger, bis gegen die Spitze zu (*Ng.*). [CK 1248]

Stumpfes Reissen im Daumen-Ballen (d. 9. T.). (*Gff.*). [CK 1249]

Etliche feine Risse im linken kleinen Finger (*Ng.*). [CK 1250]

Ein stechendes Reissen unter dem Nagel und in der Spitze des Zeigefingers (*Gff.*). [CK 1251]

Ein ziehendes Reissen in der Spitze des kleinen Fingers (*Gff.*). [CK 1252]

Ein brennendes Reissen in der Spitze des Zeigefingers (d. 10. T.) (*Gff.*). [CK 1253]

Stechen in den Fingern der rechten Hand. [CK 1254]

Feines schmerzhaftes Stechen unter dem Nagel des linken Mittelfingers (*Ng.*). [CK 1255]

Feines, absetzendes Stechen im Mittelgelenke des rechten Zeigefingers (*Ng.*). [CK 1256]

Peinliches Stechen im rechten Zeigefinger, als zöge man mit Nadel und Faden von hinten nach der Spitze zu; durch Einbiegen des Fingers erleichtert, durch Ausstrecken erneuert (*Ng.*). [CK 1257]

Feines, empfindliches Stechen, wie geschwürig, in den Spitzen der vier letzten Finger der rechten Hand (*Ng.*). [CK 1258]

Geschwür-Schmerz im hintern Gelenke des linken Daumens, Abends (*Ng.*). [CK 1259]

Brenn-Schmerz, wie von einer glühenden Kohle an zwei Fingern der linken Hand (*Rl.*). [CK 1260]

Brennen in der Spitze des kleinen Fingers (*Gff.*). [CK 1261]

Wundheits-Schmerz, früh, im vordersten Gliede des Mittelfingers, besonders unter dem Nagel, durch Berührung nicht vermehrt (*Gff.*). [CK 1262]

Kriebeln in der Spitze des rechten Mittelfingers (*Gff.*). [CK 1263]

Ruckweises Auf- und Zuziehen der Finger, früh, im Bette, darauf Taubheit, Schwerbeweglichkeit und Frostigkeit der Finger. [CK 1264]

Taubheit und Gefühllosigkeit des rechten Daumen, einige Wochen lang. [CK 1265]

Einschlafen des Daumens, gegen Morgen, im Bette. [CK 1266]

Einschlafen der Fingerspitzen, meist früh (*Htb.*). [CK 1267]

Lähmigkeit der Daumen, vom Stricken. [CK 1268]

Steifigkeit und lähmige Schwäche des rechten Daumen und Zeigefingers, beim Schreiben (*Gll.*). [CK 1269]

Jückendes Blüthchen hinter dem linken Daumen, das nach Kratzen noch fort jückt (*Ng.*). [CK 1270]

Eine Blase auf dem kleinen Finger. [CK 1271]

Eine Fress-Blase am linken Zeigefinger, die, mehrere Tage geöffnet, eine wässrichte, nicht eiterige Feuchtigkeit ergoss. [CK 1272]

An der Nagel-Einfassung am Mittelfinger, Brenn-Schmerz (*Gff.*). [CK 1273]

Entzündung an der Nagel-Einfassung des Zeigefingers, wie ein Nagel-Geschwür; beim Aufdrücken dringt dünner Eiter heraus, sieben Tage lang (*Gff.*). [CK 1274]

In der Lenden-Gegend linker Seite, Reissen hin und her, im Sitzen, durch Bewegung vergehend (*Ng.*). [CK 1275]

In den Hinterbacken, Muskel-Zucken. [CK 1276]

Stumpfer Schmerz im Hinterbacken (*Gff.*). [CK 1277]

Reissen am und im Hinterbacken, unweit des Hüft-Gelenkes (*Gff.*). [CK 1278]

Anfälle klemmenden Reissens im Hinterbacken (*Gff.*). [CK 1279]

Schmerz, wie unterschworen in den Hinterbacken und Oberschenkeln, vom Sitzen. [CK 1280]

Jücken zwischen den Hinterbacken. [CK 1281]

Wundheit zwischen den Beinen. [CK 1282]

Im Hüft-Gelenke, klemmendes Reissen (*Gff.*). [CK 1283]

Reissender Schmerz in der linken Hüfte, von Zeit zu Zeit. [CK 1284]

Reissen in den Hüften und Knieen, auch im Sitzen. [CK 1285]

Reissen, zuweilen kriebelndes, in den Hüften, oder in den Bedeckungen derselben (d. 19. 21. 30. T.) (*Gff.*). [CK 1286]

Zuckender Schmerz im linken Hüft-Gelenke beim Drehen des Schenkels (*Gll.*). [CK 1287]

Stechen, fein, aber sehr empfindlich, im linken Hüft-Gelenke, im Stehen; nach Niedersetzen sticht es reissend im ganzen Schenkel hinunter, wie im Marke, was nach Aufstehen vom Sitze vergeht (*Ng.*). [CK 1288]

Schmerz, wie von Stoss, oben im linken Hüft-Knochen, beim Gehen und Befühlen (*Gff.*). [CK 1289]

Zerschlagenheits-Schmerz des Hüft-Gelenkes; mit Schmerz bei Bewegung und beim Niesen. [CK 1290]

In den Beinen, Drücken, wie in den Knochen, bald hier, bald da. [CK 1291]

Reissen im linken Oberschenkel und im Schienbeine (während der Regel) (*Ng.*). [CK 1292]

Brenn-Schmerz in beiden Beinen, auch wohl mit empfindlichen Stichen. [CK 1293]

Unruhe in den Beinen, Abends, sie musste herumgehen. [CK 1294]

Unruhe in den Beinen, Abends; er musste sie oft ausstrecken. [CK 1295]

Grosse Schwere, plötzlich, des linken Schenkels, so dass er ihn nur mit Mühe bewegen konnte, wie gelähmt, Nachts, im Bette und den folgenden Tag im Sitzen (*Ng.*). [CK 1296]

Schwere der Beine. [CK 1297]

Taubheits-Gefühl im ganzen rechten Schenkel, als wolle derselbe einschlafen, mit grosser nachbleibender Schwere darin, früh, nach dem Erwachen (*Ng.*). [CK 1298]

Taubheits-Gefühl und grosse Neigung einzuschlafen im ganzen rechten Beine, besonders im Unterschenkel (*Gff.*). [CK 1299]

Oefteres Einschlafen der Beine. [CK 1300]

Einschlafen des Beines im Liegen. [CK 1301]

Eingeschlafenheit und Kriebeln im rechten Beine. [CK 1302]

Im Sitzen will bald das eine, bald das andere Bein einschlafen. [CK 1303]

Kraftlosigkeit in den Beinen; sie knicken. [CK 1304]

Steifheit des Beines (n. 10 T.). [CK 1305]

In den Oberschenkeln, Muskel-Zucken (*Gff.*). [CK 1306]

Zieh-Schmerz im Oberschenkel (n. 11 T.) (*Rl.*). [CK 1307]

Zieh-Schmerz im linken Oberschenkel, bis zum Knie herab. [CK 1308]

Zieh-Schmerz im Oberschenkel, beim Steigen, als wolle derselbe zerbrechen. [CK 1309]

Lähmiges Ziehen im ganzen Oberschenkel, oft zum Reissen erhöht, schlimmer beim Stehen und in der Bettwärme, oft nur Abends und Nachts (*Gff.*). [CK 1310]

Reissen am obern, innern Theile des Oberschenkels (*Gff.*). [CK 1311]

Reissen am hintern Theile des Oberschenkels, dicht am Hinterbacken, nach den Geschlechtstheilen zu (*Gff.*). [CK 1312]

Wundheits-Schmerz einer Stelle in der Mitte des Oberschenkels, bei Berührung. [CK 1313]

So lass in den Oberschenkeln, als hätte er sich durch Gehen angegriffen, viele Tage, meist Nachmittags. [CK 1314]

Abgeschlagenheits-Gefühl beider Schenkel, über den Knieen, Abends (*Ng.*). [CK 1315]

Arger Zerschlagenheits-Schmerz, eine Hand breit über dem rechten Knie, als sollte der Oberschenkel abfallen, im Stehen; im Sitzen noch ärger, und darauf in Ruhe und Bewegung anhaltend (*Ng.*). [CK 1316]

Fippern im rechten Oberschenkel, an der vordern Fläche (*Ng.*). [CK 1317]

Lähmigkeit des ganzen Oberschenkels, mit Gefühl, als wolle er einschlafen (*Gff.*). [CK 1318]

Zwei Blüthchen am linken Oberschenkel. [CK 1319]

Eine jückende Stelle am Oberschenkel, nahe bei der Hüfte, die nach Kratzen zum Geschwüre wird. [CK 1320]

Ein Knoten über dem Knie, drückend reissenden Schmerzes. [CK 1321]

Am Knie, stumpfer Schmerz, an der Seite, beim Gehen und besonders beim Ausstrecken des Beines (*Gff.*). [CK 1322]

Spannungs-Schmerz im rechten Knie und dann Kriebeln darin; nur im Gehen, im Sitzen vergehend (*Ng.*). [CK 1323]

Steifheit in den Knieen (n. 2 T.). [CK 1324]

Steifheit, Spannung und Schwäche im rechten Knie, wie fest zusammengebunden. [CK 1325]

Zieh-Schmerz im Knie, beim Gehen, bis in den Oberschenkel heran. [CK 1326]

Reissen öfters in den Knieen (*Gff.*). [CK 1327]

Reissen in beiden Knieen (d. 1. T.) (*Ng.*). [CK 1328]

Reissen in der Kniekehle (*Gff.*). [CK 1329]

Reissen im Knie und Knie-Gelenke, Abends, mit Wärme darin (*Gff.*). [CK 1330]

Ritzender Schmerz in den Knieen, beim Gehen und Sitzen. [CK 1331]

Klopfen und Schlagen im linken Knie, öfters des Tages (*Ng.*). [CK 1332]

Fippern im linken Knie (d. 2. T.) (*Ng.*). [CK 1333]

Verrenkungs-Schmerz im Knie, beim Aufstehen vom Sitze, einige Minuten lang. [CK 1334]

Schmerzhafte Eingeschlafenheit der Kniee, bei starkem Gehen, er konnte sie nicht wohl biegen. [CK 1335]

Lähmiges Gefühl im Knie, beim Sitzen (*Gff.*). [CK 1336]

Lähmiger Schmerz im rechten Knie, beim Gehen (d. 6. T.) (*Gff.*). [CK 1337]

Jücken am Knie. [CK 1338]

Ausschlag in der Kniekehle. [CK 1339]

Im Unterschenkel rechter Seite, Zieh-Schmerz bis zum Fusse, mehrere Tage. [CK 1340]

Lähmiges Ziehen in den Unterschenkeln. [CK 1341]

Ziehen und Reissen in den Unterschenkel-Knochen (*Gff.*). [CK 1342]

Reissen im obern Theile des Schienbeines, unter dem Kniee (*Gff.*). [CK 1343]

Reissen in beiden Schienbeinen, mit Schmerz der Beinhaut beim Befühlen und Spannen derselben beim Gehen (*Gff.*). [CK 1344]

Reissen im linken Schienbeine (*Ng.*). [CK 1345]

Reissen im obern Theile der Wade (d. 20. T.) (*Gff.*). [CK 1346]

Reissen in der rechten Wade, durch Drücken und Reiben tiefer nach innen gehend, und dann verschwindend (*Ng.*). [CK 1347]

Strammen in der linken Wade, als wären die Flechsen zu kurz, im Stehen, nicht im Sitzen (*Ng.*). [CK 1348]

Strammen der Waden, wie zu kurz, bei Aufstehen vom Sitze, am Tage. [CK 1349]

Klamm in der rechten Wade (n. 20 St.). [CK 1350]

Stechen in der Schienbeinröhre. [CK 1351]

Fippern an der vordern Fläche des linken Unterschenkels, im Stehen (*Ng.*). [CK 1352]

Jücken am Schienbeine (*Rl.*). [CK 1353]

Heftiges Jücken an den Unterschenkeln, Abends (*Rl.*). [CK 1354]

Ein jückender Knoten und drei Bläschen mit entzündetem Hofe, auf dem Schienbeine (*Ng.*). [CK 1355]

Eine Flechte am Schenkel (*Htb.*). [CK 1356]

In den Füssen, Spannen, fast ohne Geschwulst. [CK 1357]

Druck-Schmerz in der Ferse. [CK 1358]

Drückender Schmerz in der Fusssohle, beim Auftreten und Gehen. [CK 1359]

Klemmendes Ziehen im Fusse, wie von grosser Müdigkeit (*Gff.*). [CK 1360]

Krampfhaftes Reissen am Fussknöchel, dabei Pulsiren um den Theil, die Schienbeinröhre herauf, bis ans Knie. [CK 1361]

Reissen um die Fussknöchel, bei kalten Füssen, was beim Warmwerden derselben aufhört. [CK 1362]

Reissen in den Fuss-Gelenken, öfters (*Gff.*). [CK 1363]

Reissen dicht über dem Fussknöchel (d. 20. T.) (*Gff.*). [CK 1364]

Reissen in der Inseite des Fusses und der Sohle (*Gff.*). [CK 1365]

Reissen im Fussrücken, bis in die Zehen (*Gff.*). [CK 1366]

Reissen vom innern Fussknöchel quer nach der Achill-Senne (*Ng.*). [CK 1367]

Ein ziehendes Reissen im Fusse, bis in die Zehen (*Gff.*). [CK 1368]

Stechen im linken Fusse, nach innen. [CK 1369]

Stechen auf dem Fussrücken. [CK 1370]

Stiche unter dem Fussknöchel [CK 1371]

Wie ein Stich schoss es ihr beim Gehen in den einen Fussknöchel, als sollte der Fuss brechen; sie musste stehen bleiben. [CK 1372]

Arges Ziehen und Stechen, früh, einige Stunden nach dem Aufstehen, im linken Fuss-Gelenke beim Auftreten, am ärgsten Abends schmerzend, mit Pucken darin und Stechen in der Ferse; sie darf den Fuss nicht rühren, muss ihn stets in der Schwebe halten, er ist wie zu schwer, an der Stelle geschwollen und heiss anzufühlen. [CK 1373]

Stechen unter der Ferse, wie von Nadeln. [CK 1374]

Stechen in den Füssen (*Htb.*). [CK 1375]

Heftiges Stechen in den Flechsen hinter dem rechten äussern Fussknöchel, beim Laufen; in der Ruhe vergehend (*Ng.*). [CK 1376]

Stechen und Brennen in den Füssen, nach einem Spaziergange (*Htb.*). [CK 1377]

Sichtbares Fippern auf dem linken Fussrücken, Abends (*Ng.*). [CK 1378]

Kriebeln in den Fusssohlen nach den Zehen zu. [CK 1379]

Kriebelndes Brennen in den Fusssohlen und schmerzhafte Empfindlichkeit derselben. [CK 1380]

Schwere und Steifheit der Füsse. [CK 1381]

Einschlafen der Füsse, nach Tische (*Htb.*). [CK 1382]

Eingeschlafenheit des linken Fusses, beim Mittag-Essen (*Ng.*). [CK 1383]

Kalte Füsse, im Bette. [CK 1384]

Kalte Füsse, bei Hitze im Gesichte. [CK 1385]

Schweiss der Fusssohlen. [CK 1386]

Starker Schweiss an den Füssen, viele Tage lang (*Htb.*). [CK 1387]

Geschwulst der Füsse. [CK 1388]

Starke Geschwulst der Füsse, bis zu den Knöcheln. [CK 1389]

Geschwulst und Röthe der Fusssohlen, mit Brennen darin, selbst im Liegen, doch weit mehr beim Auftreten. [CK 1390]

Arges Jücken um das Fuss-Gelenk, früh, im Bette. [CK 1391]

Starkes Jücken und Hitze an den Füssen, Abends, als wären sie erfroren gewesen. [CK 1392]

Die Zehenspitzen schmerzen sehr beim Gehen. [CK 1393]

Krampf in der linken grossen Zehe, dass er sie nicht ausstrecken konnte, im Sitzen, Abends (*Ng.*). [CK 1394]

Reissen in den Zehen (d. 4. 7. 11. 20. T.) (*Gff.*). [CK 1395]

Reissen im hintern Gliede der grossen Zehen (d. 11. 16. 19. 34. T.) (*Gff.*). [CK 1396]

Reissen in den Spitzen der grossen Zehen (d. 17. 11. 36. T.) (*Gff.*). [CK 1397]

Nagen am äussern Rande der rechten grossen Zehe (*Ng.*). [CK 1398]

Stechen, wie mit Nadeln, im Ballen der grossen Zehe (*Gff.*). [CK 1399]

Ein kitzelndes Stechen in den Spitzen der Zehen (*Gff.*). [CK 1400]

Feine Stiche, mit Jücken, in der Spitze des grossen Zehes. [CK 1401]

Verrenkungs-Schmerz im hintern Gelenke der grossen Zehen, währen des Gehens, doch am empfindlichsten beim Aufrichten derselben (d. 11. 33. T.) (*Gff.*). [CK 1402]

Kitzelndes Kriebeln in der Zehe und Sohle (*Gff.*). [CK 1403]

Jücken an der untern Fläche der Zehen (*Gff.*). [CK 1404]

Heftiges Jücken an der grossen Zehe, unterhalb des Nagels, mit Schmerz bei Berührung (*Gff.*). [CK 1405]

Entzündete, rothe (Frost-) Beulen, an den Zehen, drückenden Schmerzes. [CK 1406]

Frost-Beule am Ballen des grossen Zehes, stechend schneidenden Schmerzes, roth und dick. [CK 1407]

Blauröthliche Frost-Beulen am Ballen der grossen Zehe, entzündet, mit Schnitt-Schmerz darin und Nadelstechen, besonders in Schuhen und Stiefeln. [CK 1408]

Die Hühneraugen sind schmerzhaft empfindlich. [CK 1409]

Stiche im Hühnerauge (*Htb.*). [CK 1410]

Der Nagel der grossen Zehe schmerzt an der Seite, als wolle er ins Fleisch wachsen (d. 14. T.) (*Gff.*). [CK 1411]

■ **Allgemeines und Haut**

Die Glieder schmerzen, wo er sie auflegt (n. 4 T.) (*Rl.*). [CK 1412]

Sehr empfindlich am ganzen Körper, wo sie sich anfühlte oder bewegte, that es ihr weh (d. 3. 4. T.) (*Ng.*). [CK 1413]

Druck-Schmerz in den Gelenken der Knie, der Füsse und der Hände, bloss in der Ruhe. [CK 1414]

Druck-Schmerz in den Gelenken und Zieh-Schmerz in den Röhrknochen. [CK 1415]

Eine Art Spannung im Innern des Körpers, die sich bis in den Kopf und die Augen erstreckt. [CK 1416]

Kneipen und stark zusammenziehende Empfindung im After, in der Magen-Gegend und nach dem Schlunde zu. [CK 1417]

Kriebeln in den Gliedern, besonders in den Beinen, im Sitzen, mit Ziehen in den Unterschenkeln, was ihn unruhig macht (*Gff.*). [CK 1418]

Zieh-Schmerz im ganzen Körper, bald da, bald dort, im Genick, den Schulterblättern, den Händen und Knieen (n. 10 T.). [CK 1419]

Zieh-Schmerz in allen Gliedern, mit dem Gefühle, als wäre er lange krank gewesen, bei grosser Gesichts-Blässe und Abmagerung. [CK 1420]

Arges Ziehen im Bauche, in den Armen und Beinen, mit Zerschlagenheits-Schmerz der Oberarme; am schlimmsten in der Ruhe (d. ersten Tage). [CK 1421]

Stechen in den Gelenken und Flechsen. [CK 1422]

Stiche sind die vorherrschenden Schmerzen von Kali (*Gll.*). [CK 1423]

Schmerz, wie unterschworen, beim Drücken auf irgend eine Stelle des Körpers. [CK 1424]

Zerschlagenheits-Schmerz aller Muskeln am Körper. [CK 1425]

Eingeschlafenheit des Theiles (Armes und Beines), worauf sie liegt. [CK 1426]

Die Schmerzen kommen früh, um 2, 3 Uhr, so dass er nicht davor liegen bleiben kann, und sind da stärker, als am Tage bei Bewegung. [CK 1427]

Nach Aufhören der Schmerzen, sogleich Frost (*Ng.*). [CK 1428]

Im Freien scheint ihr besser zu seyn, als im Zimmer (*Ng.*). [CK 1429]

Aufenthalt im Freien erhöht die Beschwerden, besonders den Fieber-Zustand. [CK 1430]

Beim Gehen im Freien, schläfrig mit Gähnen. [CK 1431]

Beim Gehen im Freien, heftiges Reissen, äusserlich an der einen Kopf-Seite. [CK 1432]

Vom Gehen im Freien, heftige Kopfschmerzen, einige Stunden lang. [CK 1433]

Vor freier Luft grosse Scheu. [CK 1434]

Beim Gehen im Freien, leicht Verkälten, davon Schweiss die Nacht und Unruhe und eine Schwere im Nacken, wie von einer Last (d. 4. T.). [CK 1435]

Leicht Verkälten (d. 3. T.). [CK 1436]

Sehr verkältlich. [CK 1437]

Sehr leicht Verkältung nach erhitzender Bewegung; er wird appetitlos, bekommt Fieber-Schauder, Durchfall mit Leibkneipen, unruhigen Schlaf u.s.w. [CK 1438]

Nach Erkältung, rechtseitiges Kopfweh und Hitze in den Augen. [CK 1439]

Erkältungs-Beschwerden von jedem Luftzuge. [CK 1440]

Nach Erkältung durch Luftzug, wird ihr im Zimmer auf einen Augenblick heiss, hierauf Schwere in den Gliedern, Reissen im ganzen Körper, und am Kopfe, mit Sausen vor den Ohren, und allgemeiner Kälte, drauf die Nacht durch sauer riechender Schweiss (n. 31 T.). [CK 1441]

Nach Erkältung bekommt er Abends Fieber, gegen Morgen Schweiss mit heftigem Kopfschmerze und nach dem Aufstehen Wüstheit im Kopfe. [CK 1442]

Jücken hie und da am Körper, besonders an den Unterschenkeln; beim Kratzen wird's leicht blutrünstig (*Rl.*). [CK 1443]

Arges Jücken am Bauche und an den Oberschenkeln. [CK 1444]

Jücken am ganzen Körper, bald hie, bald da, mit kleinen Knöthchen nach Kratzen (*Ng.*). [CK 1445]

Jücken am ganzen Körper, Abends vor Schlafengehen, was sich im Bette verlor. [CK 1446]

Heftiges Jücken am ganzen Körper, früh und Abends, besonders auf dem Rücken, wo sich kleine Blüthchen zeigen (n. 3 T.) (*Gff.*). [CK 1447]

Arges, fast stechendes Jücken am ganzen Körper, Nachts im Bette (*Ng.*). [CK 1448]

Jückende Stiche, hie und da am Körper. [CK 1449]

Stechen und Fressen in der Haut des ganzen Körpers. [CK 1450]

Brennendes Jücken im Gesichte, am Rücken und auf dem Kopfe. [CK 1451]

Brennendes Jücken im Kreuzbeine und unter der rechten Kniescheibe (*Ng.*). [CK 1452]

Brennendes Jücken am ganzen Körper, im Gesichte, an den Händen, auf dem Schienbeine, u.s.w. bald hier, bald da. [CK 1453]

Brennen an vielen Stellen der Haut, selbst unter den Achselgruben, **wie von einem Zugpflaster** (*Gff.*). [CK 1454]

Ausschlags-Knötchen, hie und da am Körper, auch im Gesichte (*Rl.*). [CK 1455]

Nessel-Friesel, 14 Tage lang. [CK 1456]

Nessel-Friesel, mit so heftigem Jücken, dass sie sich nicht zu lassen wusste, 15 Tage lang. [CK 1457]

Gelbe, schuppige, arg jückende Flecken am ganzen Bauche, auch um die Brustwarzen, mit Nässen nach Kratzen. [CK 1458]

Flechte (am Schenkel) (*Htb.*). [CK 1459]

Das Geschwür blutet sehr, fast ohne alle Veranlassung. [CK 1460]

In der Narbe eines **Fontanells**, ein Riss. [CK 1461]

An der Stelle eines ehemaligen Geschwüres (am Unterschenkel), Drücken und Spannen. [CK 1462]

Eine alte Warze (im Gesichte), fängt an zu jücken. [CK 1463]

Wallung im Blute und Hitze im Kopfe. [CK 1464]

Wallung im Blute, Abends, vor Schlafengehn, mit Beklommenheit und Beengung. [CK 1465]

Er fühlt den Puls im ganzen Körper, bis in die Zeh-Spitzen. [CK 1466]

Fühlbares Klopfen aller Adern (*Gll.*). [CK 1467]

Leerheits-Gefühl im ganzen Körper, wie hohl. [CK 1468]

Schwer und abgeschlagen im ganzen Körper, wie gerädert (*Ng.*). [CK 1469]

So schwer in den Gliedern, dass sie keinen Fuss fortsetzen konnte. [CK 1470]

Schwere des Körpers, früh, im Bette, was nach dem Aufstehen vergeht. [CK 1471]

Schwere, besonders in den Füssen; das Gehen wird ihm sauer. [CK 1472]

Trägheit (n. 2 T.). [CK 1473]

Abspannung öfters und Müdigkeit (d. 1. T.). [CK 1474]

Abspannung und Mattigkeit, Abends, fast bis zur Uebelkeit (*Gff.*). [CK 1475]

Lassheit, Mattigkeit und Uebelkeit, nach dem Nachmittags-Schlafe (*Rl.*). [CK 1476]

Grosse Mattigkeit, Abends (*Ng.*). [CK 1477]

Grosse Müdigkeit, früh, beim Erwachen, die nach dem Aufstehen nachlässt, Nachmittags aber vermehrt wiederkehrt (*Htb.*). [CK 1478]

Schlaffheit und Mattigkeit in den Gliedern. [CK 1479]

Kitzelnde Mattigkeit in allen Gliedern. [CK 1480]

Das (vierjährige) Kind will immer getragen seyn. [CK 1481]

Das Steigen einiger Tritte ist sehr beschwerlich; das Gehen auf den Ebenen nicht. [CK 1482]

Viel Sprechen greift sie an. [CK 1483]

Matt, müde und zerschlagen in den Hüften und Beinen, und vorzüglich in den Waden, wenn sie geht (d. 13. T.). [CK 1484]

Schwäche-Gefühl, alle Morgen, als sollte er ohnmächtig werden, oder in Schwindel verfallen (die ersten 6 T.). [CK 1485]

Ohnmachts-Anwandlung, so bald er sich nur irgend bewegte. [CK 1486]

Schwäche-Anfall bei der Rückkehr von einem mässigen Spaziergange, so arg, dass sie mit Mühe ihre Wohnung erreichen kann, wobei es ihr in der Magen-Gegend warm wird, ihr (im Winter) die Schweisstropfen auf der Stirne stehen und die Beine zittern; nach kurzem Ausruhen ist alle Schwäche vorüber. [CK 1487]

Anfall von Abspannung im ganzen Körper, vorzüglich im Kreuze, die Halsmuskeln wie erschlafft, Arme und Beine erschlafft, als sollte er zusammen sinken, dabei matt um's Herz, wie ohnmächtig (n. etl. St.). [CK 1488]

Anfall plötzlicher Schwäche, Abends, beim Niederlegen, mit Weh-Gefühl, Uebelkeit, Wärme und Mattigkeit in der Herzgrube, und Schwindel und Gedanken-Vergehen im Kopfe; ebenso früh zwei dergleichen Anfälle, welche grosse Mattigkeit hinterliessen. [CK 1489]

Anfall von Uebelkeit, schon früh, mit heftigem Gähnen, Aufstossen, Winden um den Magen, arger Hitze und Angst (d. 3. T.). [CK 1490]

Anfall von Uebelkeit und Erbrechen mit Zerschlagenheits-Schmerz des Bauches, schlimmer beim Aufdrücken; dabei grosse Hinfälligkeit, Kopf-Eingenommenheit, Schläfrigkeit und einige wässrichte Stühle mit nachfolgender Leib-Verstopfung. [CK 1491]

Anfall zusammenziehenden Rückenschmerzes, in der Ruhe, nach Körper-Arbeit; er muss sich legen; darauf starker Schweiss, die Nacht hindurch, und früh Stuhlgang mit Blut und Schleim, doch ohne Schmerzen. [CK 1492]

Krampfartiger Anfall; es kam ihr zwischen die Schultern, wie Reissen, drauf ward ihm das Genick wie steif, und da er den Kopf bewegen wollte, ruckte es ihm denselben mehrmals rückwärts. [CK 1493]

Nach dem Krampf-Anfalle, erleichterndes Aufstossen und äusserste Abgeschlagenheit, Mattigkeit und Unbehaglichkeit; sie konnte nur ganz leise sprechen (*Ng.*). [CK 1494]

Zücken in den Gliedern (d. 8. T.). [CK 1495]

Fippern in den Muskeln, hie und da, mehrere Tage (*Rl.*). [CK 1496]

Zitterigkeit, plötzlich (*Rl.*). [CK 1497]

Starkes Zittern. [CK 1498]

Zitterig in Händen und Beinen und leicht ermüdet von Spazieren. [CK 1499]

Zitterige Ermüdung beim Spazieren, erst in den Knieen, dann Zittern in den Bauch-Muskeln und den Armen. [CK 1500]

■ **Schlaf, Träume und nächtliche Beschwerden**

Häufiges Gähnen. [CK 1501]

Unausgeschlafen früh. [CK 1502]

Sehr verschlafen, früh und spät erwachend. [CK 1503]

Zu langer Schlaf, und darauf Wüstheit im Kopfe, grosse Lassheit, Schnupfen-Gefühl und Drücken in den Augen. [CK 1504]

Früh, nach gutem Schlafe, muss er sich bald wieder legen, und ist nach dreistündigem Schlafe wieder wohl. [CK 1505]

Grosse Tages-Schläfrigkeit; sie schläft im Sitzen gleich ein. [CK 1506]

Sehr schläfrig, mit Gähnen, Vormittags bis Mittag (*Ng.*). [CK 1507]

Schläfrigkeit nach dem Mittag-Essen, die im Freien vergeht (*Ng.*). [CK 1508]

Immer schläfrig, Nachmittags mit Gähnen und elender Gesichtsfarbe (*Ng.*). [CK 1509]

Grosse Schläfrigkeit; sie möchte schon beim Frühstücke einschlafen (bald.) (*Ng.*). [CK 1510]

Schläfrigkeit, Nachmittags (d. 3. T.) (*Htb.*). [CK 1511]

Unbezwingliche Schlafsucht, Nachmittags und Abends. [CK 1512]

Abends, zeitige Schläfrigkeit (n. 10 T.) (*Rl.*). [CK 1513]

Abends, zeitige Schläfrigkeit und mürrisches Schweigen (*Gff.*). [CK 1514]

Schwieriges Einschlafen, Abends, nach Gehen im Freien. [CK 1515]

Abends kann er lange nicht einschlafen, mehrere Tage (*Ng.*). [CK 1516]

Abends kann er vor 11, 12 Uhr nicht einschlafen, ohne Ursache. [CK 1517]

Spätes Einschlafen (die ersten Wochen). [CK 1518]

Nach Geistesarbeit kann er vor Mitternacht nicht einschlafen. [CK 1519]

Abends, 11 Uhr zu Bett gegangen, konnte sie nicht einschlafen, vor heftig stechendem Jücken am ganzen Körper, sie schlief nur von 11 bis 1 Uhr (*Ng.*). [CK 1520]

Nachts im Bette kann er vor 1, 2 Uhr nicht einschlafen, ohne Ursache und ohne Beschwerde. [CK 1521]

Schlaflosigkeit, Nachts, und wenn er ja einschlummert ängstliche Träume; darauf früh wie abgestumpft, mit heissen Händen. [CK 1522]

Unruhiger Schlaf (d. 4. T.) (*Htb.*). [CK 1523]

Sehr unruhige Nacht; sie erwacht wohl 20 Mal ohne besondere Veranlassung (*Ng.*). [CK 1524]

Sie erwacht früh um 1, 2 Uhr und kann aus Munterkeit nicht wieder einschlafen. [CK 1525]

Sie erwacht viel früher, als gewöhnlich und kann dann nicht wieder einschlafen. [CK 1526]

Er erwacht stets früh um 4 Uhr und darauf bis früh noch öfters. [CK 1527]

Nachts, nach Erwachen, kann sie vor lauter Gedanken nicht wieder zum Schlafen kommen. [CK 1528]

Halbwachender Nachtschlaf. [CK 1529]

Nachts blosser Schlummer-Schlaf. [CK 1530]

Neigung zu frühem Erwachen, ohne Munterkeit. [CK 1531]

Nachts, nach dem Niederlegen, fallen ihm traurige Begebenheiten ein, wovor er nicht einschlafen kann. [CK 1532]

Nachts, im Bette, dreistündiges Phantasiren in wachenden Zustande, bei Hitze im Gehirne, und äusserlicher Hitze über den ganzen Körper, drauf etwas Schweiss, Kälte der Glieder und Schauder, bei grosser Schreckhaftigkeit. [CK 1533]

Nachts richtet sie sich schlafend im Bette auf, spricht allerlei Ungereimtes zu ihrem Manne, kann sich lange nicht besinnen, wusste aber, dass sie mit dem Manne spreche. [CK 1534]

Schwärmerischer Schlaf, mit Sprechen darin. [CK 1535]

Sprechen im Schlafe. [CK 1536]

Lautes Sprechen im Schlafe (*Ng.*). [CK 1537]

Weinen, heftig, im nächtlichen Traume. [CK 1538]

Das Kind wirft sich Nachts unruhig herum und weint. [CK 1539]

Traumvoller, unruhiger Schlaf (*Gff.*). [CK 1540]

Viele Träume mit Unruhe und Umherwerfen im Schlafe. [CK 1541]

Er fällt Nachts aus einem Traume in den andern. [CK 1542]

Er schläft gleich ein, fängt aber auch gleich an zu träumen. [CK 1543]

Träume Nachts, mit unruhigem Schlafe und öfterem Erwachen. [CK 1544]

Traumvoller Schlaf und öfters Erwachen (n. 10 T.) (*Rl.*). [CK 1545]

Der ganze Schlaf ist voll lebhafter Träume von Tages-Geschäften. [CK 1546]

Oft wohllüstige Träume (die ersten 14 T.). [CK 1547]

Aengstlicher Traum, sie schreit nach Hülfe. [CK 1548]

Träume von Räubern (n. 11 T.) (*Rl.*). [CK 1549]

Träume von kranken Theilen am Körper (*Rl.*). [CK 1550]

Traum, man kündige ihm seinen nahen Tod an (*Ng.*). [CK 1551]

Aengstlicher Traum, der Vater wolle ihn schlagen. [CK 1552]

Traum, sie stürze von einem hohen Berge herab. [CK 1553]

Grausige Träume stören den Schlaf. [CK 1554]

Aengstliche Träume von gefährlichen an ihr vorbeiziehenden Gestalten, deren einige sich auf sie legen wollen. [CK 1555]

Allerlei schreckliche Figuren vor den Augen, im Schlafe. [CK 1556]

Träume von Schlangen, Krankheit und Verstorbenen (*Ng.*). [CK 1557]

Träume von Verstorbenen, als lebten sie, und Zank mit ihnen. [CK 1558]

Träume von Masken, Gespenstern und Teufeln (*Ng.*). [CK 1559]

Erschrecken im Schlafe. [CK 1560]

Erschrecken beim Einschlafen. [CK 1561]

Abends, beim Einschlafen, ein Ruck durch den ganzen Körper, dass er zusammenfuhr. [CK 1562]

Abends, nach dem Niederlegen, fuhr er, wachend im Bette, mit Schauder am ganzen Körper, zusammen. [CK 1563]

Im Schlafe zuckt er mehrmals und bebet. [CK 1564]

Im Schlafe zuckt er mit den Gliedern und schnarcht. [CK 1565]

Zwei Nächte nach einander bewegte sich im Schlafe der ganze Körper, wie zur Epilepsie, mit Zucken in den Armen und Strampeln in den Beinen, doch ohne Röcheln; nach dem Erwachen wusste er Nichts davon. [CK 1566]

Abends, nach dem Einschlafen und wieder Erwachen, war sie wie verwirrt im Kopfe, hatte keine Gedanken, wusste nicht, wo sie war, und bekam darauf eine fürchterliche Angst, worauf sie dann wieder vernünftig war. [CK 1567]

Nachts, beim Liegen im Bette, Blutdrang nach dem Kopfe, zuweilen so, als wollten ihm die Sinne vergehen. [CK 1568]

Mehrere Nächte, drückender Kopfschmerz, der vom Einwickeln des Kopfes vergeht. [CK 1569]

Nachts, Zähneknirschen im Schlafe. [CK 1570]

Nachts, Säure im Munde. [CK 1571]

Nachts, Aufschwulken der Mittags genossenen Speisen. [CK 1572]

Nachts, verhindert Trockenheit im Munde den Schlaf. [CK 1573]

Nachts, eine Stunde nach dem Einschlafen, heftiger, ruckweiser Magenkrampf, mit Angst, Stöhnen, Kälte der Nasenspitze, Hände und Füsse, drauf Erbrechen von Speise und Säure mit vielen Luft Aufstossen; die folgende Nacht wieder, doch gelinder (*Gll.*). [CK 1574]

Nachts, Drücken und Brennen im Magen (*Gff.*). [CK 1575]

Nachts, Drücken unter der Herzgrube, mit Husten. [CK 1576]

Nachts muss sie viel Schleim ausspucken, oft halbe Stunden lang. [CK 1577]

Nachts, Leibschneiden, 2 Stunden lang, ohne Stuhlgang darauf, dann, früh, Kreuz- und Brust-Schmerz, und Nachmittags alle Glieder wie zerschlagen. [CK 1578]

Nachts, Kneipen im Bauche, in Absätzen, mit Uebelkeit und stetem Aufstossen. [CK 1579]

Nachts, Leibweh, von der mindesten Bewegung im Bette, nicht in der Ruhe, ein stumpfes Stechen und Drücken, wie von einer innern Verhärtung. [CK 1580]

Drei Nächte nach einander von Blähungen gequält. [CK 1581]

Nachts, viel Winde-Abgang. [CK 1582]

Nachts, Bauchweh und Durchfall. [CK 1583]

Alle Nächte von 3 bis 4 Uhr Durchfall (d. erste Woche). [CK 1584]

Nachts kann er vor Brennen am After nicht einschlafen. [CK 1585]

Nachts, brennendes Jücken am Mittelfleische. [CK 1586]

Nachts, Schweiss am Mittelfleische. [CK 1587]

Nachts kann er vor Jücken am Hodensacke nicht einschlafen. [CK 1588]

Nachts, im unruhigen, traumvollen Schlafe, viele Erektionen (*Gff.*). [CK 1589]

Nach Mitternacht, heftige Erektionen, welche im Schlafe stören, ermatten, und mit einer Pollution drohen, die jedoch nicht erfolgt (*Gff.*). [CK 1590]

Abends, beim Einschlafen, Zuschnüren der Kehle, dass sie mit Schreck erwacht; drauf stichlichte Trockenheit im Halse (n. 12 T.). [CK 1591]

Nachts weckt ihn Athem-Versetzung aus dem Schlafe. [CK 1592]

Nachts Alpdrücken, mit Traum, als wenn ein Stein auf ihm läge, und ihm zugleich die Kehle allmälig zugezogen würde, unter vergeblichem Bemühen zu erwachen (*Gff.*). [CK 1593]

Nachts gegen 2 Uhr erwacht sie mit Beängstigung ums Herz und kann dann nicht wieder einschlafen. [CK 1594]

Nachts, wenn sie auf der rechten Seite liegt, bekommt sie Beklemmung und Angst, und muss sich im Bette aufsetzen, bis Aufstossen kömmt. [CK 1595]

Nachts ist das Kind unruhig und ängstlich, weint viel und langt nach Diesem und Jenem, ohne Etwas anzunehmen. [CK 1596]

Nachts, Spannen in der rechten oder linken Seite. [CK 1597]

Nachts, Stechen in der rechten oder linken Seite. [CK 1598]

Nach Mitternacht, heftiges Stechen in der linken Brust, der Herz-Gegend und zuweilen bis in den Rücken, erträglich bloss beim Liegen auf der rechten Seite; unerträglich bei jedem Versuche, sich auf die linke zu legen; Die zweite Nacht sehr zeitiges Erwachen mit heftigstem Brust-

Stechen, und Kurzäthmigkeit, auf der linken Seite liegend, unerträglich in höchster Ruhe nur, und vergehend beim Legen auf die rechte Seite; die dritte Nacht wiederholt, bei Liegen auf dem Rücken (*Rl.*). [CK 1599]

Nachts, Steifheit des Genickes. [CK 1600]

Nachts weckt ihn ein klopfender Schmerz im Oberarme auf. [CK 1601]

Nachts, Unruhe in den Händen. [CK 1602]

Nachts, im Bette, Brenn-Schmerz an den Beinen. [CK 1603]

Nachts, beim Erwachen Reissen und Ziehen mit Gefühl grosser Ermüdung in den Unterschenkeln, besonders in den Fuss-Gelenken. [CK 1604]

Nachts, zweimal erwacht, von **Klamm** im rechten Oberschenkel und **der Wade**. [CK 1605]

Nachts im Bette, beim Heranziehen des Unterschenkels, Klamm in der Wade und Sohle. [CK 1606]

Nachts schläft ihm das linke Bein und der rechte Arm ein. [CK 1607]

Nachts unruhiger Schlaf, wegen drückenden Schmerzes auf der Körper-Seite, auf der er lag. [CK 1608]

Nachts ungeheurer Schmerz im ganzen Körper, wie Hammerschläge. [CK 1609]

Abends im Bette solche Unruhe in den Gliedern, dass sie keine Stelle finden kann, wo sichs gut liegt. [CK 1610]

Nachts, starkes Bluten des Geschwüres. [CK 1611]

Nacht-Schlaf von Hitze am ganzen Körper, besonders an den Händen, und durch allzu lebhafte Träume unterbrochen. [CK 1612]

Abends im Bette sehr heisse Hände, mit augenblicklichen Schaudern und lang verhindertem Einschlafen (*Htb.*). [CK 1613]

■ Fieber, Frost, Schweiß und Puls

Schauder, öfters, im Zimmer, ohne nachfolgende Hitze (*Ng.*). [CK 1614]

Schauder öfters mit Gähnen, durch Ofenwärme zu tilgen, Vormittags (d. 1. T.) (*Ng.*). [CK 1615]

Schauder im Rücken, früh im Bette. [CK 1616]

Sehr frostig, besonders nach Tische und gegen Abend. [CK 1617]

Frost, Vormittags; Abends, heisse Hände. [CK 1618]

Frostig und schauderig, Abends vor dem Niederlegen (*Ng.*). [CK 1619]

Frost, bei jeder Bewegung, auch im Bette (d. erst. Tage.) (*Ng.*). [CK 1620]

Frost, Abends, 9 Uhr, der sich nach dem Niederlegen verliert, ohne Hitze oder Durst darauf (d. 1. T.) (*Ng.*). [CK 1621]

Frost, Abends, am Wirbel des Kopfes und am ganzen Körper (n. 12 T.). [CK 1622]

Starker Frost, Abends, wie Fieber, ohne Durst; mehrere Abende. [CK 1623]

Frostigkeit wie bei eintretendem Schnupfen. [CK 1624]

Zweistündiger Frost, ohne Durst, mit Kopf-Eingenommenheit; bei Fahren auf steinigtem Wege. [CK 1625]

Steter innerer Frost, vier Tage lang, ohne Hitze und ohne Durst, bei eiskalten Füssen, Eingenommenheit des Kopfes, Angegriffenheit bis zur Ohnmacht; dabei Geschwulst des Unterkiefers und Zahnfleisches und brennender Zahnschmerz mit Stichen (n. 32 T.). [CK 1626]

Heftiger Fieber-Frost, gegen Abend, etliche Minuten lang; er muss sich legen; drauf Uebelkeit und Erbrechen und krampfhafter Brust-Schmerz die ganze Nacht hindurch, mit kurzem Athem, unter vieler innerer Beängstigung und vielem Schweisse am Kopfe (n. 6 T.). [CK 1627]

Innerer Frost, Mittags, mit Hitze der Hände und nachher Hitze im ganzen Körper, doch Alles ohne Durst. [CK 1628]

Frost und Kälte-Empfindung, früh, im Bette; drauf nach einer Viertelstunde, Hitze; nach einigen Stunden wieder Frost, doch ohne Hitze darauf. [CK 1629]

Täglich Abends, 6 Uhr, erst einstündiger Fieber-Frost, mit Durste; dann, mit argem Fliess-Schnupfen, Hitze ohne Durst; drauf gelinder Schweiss-Duft bei gutem Schlafe; hernach früh, scharrig im Halse, übler Mund-Geschmack, Appetitlosigkeit und Zugeschworenheit des linken Auges. [CK 1630]

Steter Frost mit argem Durste und innerer Hitze, bei heissen Händen und Ekel vor allen Genüssen (n. 14 T.). [CK 1631]

Erst Frostigkeit, dann Gesichts-Hitze (n. 2 T.) (*Rl.*). [CK 1632]

Fieber, nach Erhitzung bis zu starkem Schweisse und Verkältung darauf im kalten Bette, mit brennendem Kopfschmerze, Hitze im Gesichte und argem, kaum auszuhaltendem Schauder am ganzen Körper; drauf, unter dreitägigem Schweisse, so arger Stock-Schnupfen, dass er fast keinen Athem schöpfen kann (n. 38 T.). [CK 1633]

Hitze erst, Nachmittags, und Brennen der Augen, wie Fieber (bei offnen Fenstern), und gleich darauf, im Freien, Frost. [CK 1634]

Trockne Hitze an Wangen und Händen, mit kurzem Athem. [CK 1635]

Vermehrte Wärme, Nachts, bei heftigen Schmerzen des Jochbeins (*Ng.*). [CK 1636]

Aeussere und innere Hitze, gegen Morgen, ohne Durst (d. 2. T.) (*Ng.*). [CK 1637]

Hitze, Abends im Bette, ohne Schweiss drauf (*Ng.*). [CK 1638]

Trockne Hitze, Abends, über den ganzen Körper (*Ng.*). [CK 1639]

Fieber-Hitze, Abends, alle Vormittage um 9 und Nachmittags um 5 Uhr, eine halbe bis ganze Stunde lang, mit tiefem Gähnen, argem Durst, Kopfschmerzen und Pulsiren im Bauche. [CK 1640]

Abends, Frost und Hitze wechselnd und die Nacht drauf Schweiss (d. 3. T.). [CK 1641]

Schweiss, sehr leicht am Tage. [CK 1642]

Starker Schweiss beim Gehen. [CK 1643]

Starker Schweiss bei jeder Geistes-Anstrengung, beim Lesen, Schreiben u.s.w. [CK 1644]

Nacht-Schweiss (d. erst. 3 Nächte, n. 2 St. u. 6 T.). [CK 1645]

Nacht-Schweiss (d. 4. T.) (*Htb.*). [CK 1646]

Früh-Schweiss, im Bette. [CK 1647]

Früh im Bette, Duften über den ganzen Körper (d. 6. T.). [CK 1648]

Während des Schlafes, Schweiss am Kopfe, Halse und Oberleibe. [CK 1649]

Puls langsamer, als gewöhnlich (d. 29. T.) (*Gff.*). [CK 1650]

Kali nitricum

Nitrum, Kali nitricum. **Salpeter [CK IV (1838), S. 462–497]**

(Die aus einer Auflösung Eines Theils trocknen, sogenannt gereinigten, käuflichen Salpeters in 6 Theilen heissen Wassers bei tiefen Frost-Graden angeschossenen Krystalle sind zum Behufe homöopathischen Gebrauchs die vorzüglichsten, da sie fast absolut frei von Kochsalze sind. Sie werden wie andre trockne Arznei-Substanzen dynamisirt.)

Den Aerzten älterer Schulen war, ausser den (noch jetzt wüthenden) Blut-Entziehungen, das Hauptmittel, um vermehrten Blutumlauf und Entzündungs-Fieber zu mindern und wie sie wähnten, zu stillen – ihr arzneiliches Haupt-Antiphlogistikum. Fast zu keiner andern Absicht wussten sie sich desselben in Krankheiten zu bedienen. Da aber der Salpeter beim innern Gebrauche seine grosse, Frost und Kälte erzeugende Kraft nur in seiner Erstwirkung hervorbringt und ihnen nicht einfiel, die Krankheits-Symptome, welche durch Arzneien bei gesunden Menschen erzeugt werden, auf die ähnlichen der natürlichen Krankheiten (homöopathisch) anzupassen und so nach dem einzig wahren Heil-Gesetze der Natur zu heilen, so konnten sie auch mit dem palliativen Salpeter-Gebrauche nur Schaden anrichten und mittels der bei ihnen eingeführten Art, die Arzneien (und so auch den Salpeter) in grossen Gaben zu reichen, bei Entzündungs-Krankheiten mit diesem Salze bloss Sinken der Kräfte und dauernde Schwäche-Fieber, sonst auch Nervenfieber genannt, erzeugen, die oft den Tod herbeiführten, wie die Erfahrung mehrer Jahrhunderte gelehrt hat.

Eine ganz andre und entgegengesetzte Anwendung desselben lehrt uns die Homöopathik, verbunden mit der Kenntniss der eigenthümlichen und reinen Wirkungen der Arzneien und so auch des Salpeters auf gesunde Menschen, wovon die hier folgenden den Anfang machen, welche der Fortsetzung in hohem Grade werth sind.

Bisher erwies sich dasselbe hülfreich, wo unter andern auch folgende Zustände zugegen waren.

Appetit-Mangel, mit Durst; Heftigster Magen-Krampf; Nachmittägige Blähungs-Versetzung; Durchfall, ohne Leibweh; Husten im Freien, und beim Treppen-Steigen; Husten, bei jedem Anhalten des Athems; Blut-Husten; **Engbrüstigkeit**, darf nicht niedrig mit dem Kopfe liegen; Stiche in der Brust beim tief Athmen; Stiche im Schulterblatte; Ermattende Schweisse; Tägiges Fieber mit Zieh-Schmerz in den Beinen.

Hr. *Dr. Schréter* fand den ätherischen Salpetergeist als Milderungs-Mittel allzu heftiger Wirkungen des Salpeters, besonders der Kopfschmerzen davon; Kampher steigerte die Beschwerden.

Die Namens-Verkürzungen der Mitbeobachter sind: *Ng.,* der Ungenannte in Hartlaub und Trinks' rein. Arzneimittellehre; *Sr., Dr. Schréter; T., M. Pr. Tietze.*

Nitrum

■ Gemüt

Aengstlichkeit öfters, Nachmittags (n. 20 T.) (Sr.). [CK 1]

Aengstlich, mit Schweiss am ganzen Körper (Ng.). [CK 2]

Aengstlich, matt, mit Schweiss in der Herzgrube, Nachmittags bis Abend (d. 30. T.) (Ng.). [CK 3]

Langeweile, Weinerlichkeit, trübsinniges Aussehen (Ng.). [CK 4]

Nachdenklich und sorglich. [CK 5]

Verzagtheit; sie glaubt sterben zu müssen (Ng.). [CK 6]

Verdriesslichkeit (d. 1. T.) (Jörg, Mater. z. e. k. Arzneimittellehre). [CK 7]

Verdriesslich, missmuthig, unaufgelegt (Sr.). [CK 8]

Unruhig, bange, furchtsam, empfindlich, ärgerlich (Sr.). [CK 9]

■ Schwindel, Verstand und Gedächtnis

Dumm im Kopfe und schläfrig (d. 9. T.) (Ng.). [CK 10]

Unaufgelegt zum Denken und abgespannt, früh, bei Wärme-Gefühl im Gesichte und heisser Stirn (T.). [CK 11]

Betäubt und schwer im Kopfe, früh, wie nach Rausch (Sr.). [CK 12]

Duselig im Kopfe, früh, wie nach Trunkenheit (Ng.). [CK 13]

Düster, eingenommen im Kopfe, schwerfällig im Denken, vergisst Alles unter der Hand (T.). [CK 14]

Schwindel und Kopf-Angegriffenheit (sogleich.) (Jörg.). [CK 15]

Schwindel und leichte Eingenommenheit des Kopfes (Jörg.). [CK 16]

Torkeln im Gehen, ohne Schwindel (Ng.). [CK 17]

■ Kopf

Kopfweh, früh, wie von Nacht-Schwärmen (T) [CK 18]

Schwere-Gefühl im Kopfe (n. 2 St.) (T.). [CK 19]

Schwere-Gefühl und Kopfschmerz vorn in der Stirn (d. 1. T.) (Ng.). [CK 20]

Schwere-Gefühl und Eingenommenheit in der Stirn, zwei Stunden lang (Ng.). [CK 21]

Anhaltende Schwere und Schmerz über den ganzen Kopf (d. 1. 2. T.) (Jörg.). [CK 22]

Eingenommenheit und Klopfen in der Stirn (d. 9. T.) (Ng.). [CK 23]

Kopfweh in der linken Schläfe und Stirn-Gegend, mit Taumel, Schwindel-Gefühl, Torkeln und schweissiger Aengstlichkeit (Ng.). [CK 24]

Zerschlagenheits-Schmerz und grosse Empfindlichkeit auf dem Scheitel (d. 2. T.) (Ng.). [CK 25]

Kopfweh nach dem Mittag-Essen (d. 21. T.) (Ng.). [CK 26]

Kopfweh im Scheitel, nur früh, beim Aufstehn, fünf Tage lang (Ng.). [CK 27]

Kopfweh, das den Schlaf hindert, die ganze Nacht, selbst früh noch (n. 40 T.) (Ng.). [CK 28]

Kopfschmerzen über den Augenbrauen, nach mässigem Genusse von Kalbfleisch (Jörg.). [CK 29]

Kopfweh, beim Erwachen, Vollheit im Bauche, Durchfall mit Frostigkeit (Ng.). [CK 30]

Drücken im Vorderkopfe den ganzen Tag, als sollten ihr die Augen herausspringen, und als lägen Steinchen um sie herum (Sr.). [CK 31]

Arger Druck-Schmerz in der Tiefe des Kopfes, hinter dem linken Auge (n. 10 St.) (T.). [CK 32]

Druck-Schmerz in der rechten Schläfe (T.). [CK 33]

Drücken auf dem Scheitel, als läge ein Stein darauf (d. 7. T.) (Sr.). [CK 34]

Drücken auf dem Scheitel, stärker beim Hand-Auflegen (d. 3. T.) (Sr.). [CK 35]

Heftiges zusammen Drücken im Hinterhaupte, dass ihr Alles steif wird; dann Schmerz im Nacken, wie Ziehen an den Haaren, bis auf die Schultern, und mit Spannen und Stichen über das Gesicht und den Hals, unter Verhinderung des Schlingens, Aengstlichkeit, und Athem-Versetzung; von 11 Uhr Vormittags bis 4 Uhr Nachmittags (d. 3. 4. T.) (Sr.). [CK 36]

Beim herunter Bücken des Kopfes war der Kopf-Schmerz beinah unerträglich (Sr.). [CK 37]

Vor Kopfschmerz konnte sie nicht essen (d. 27. T.) (Sr.). [CK 38]

Beim Kopfschmerz zieht es ihr die Augenlider zu (Sr.). [CK 39]

Der Kopfschmerz im Hinterhaupte lindert sich vom Haar-Aufbinden (Sr.). [CK 40]

Kopf- und Halsschmerz dauert von Abend bis über Nacht, und den Tag darauf, besonders ist die linke Seite angegriffen (Sr.). [CK 41]

Drückender Schmerz nach dem Hinterhaupte zu, der sich nach und nach in Stechen verwandelt, das durch Berührung vermehrt wird, auch in der Ruhe, als taktweises Stechen erscheinend (T.). [CK 42]

Druck- und Schwere-Gefühl im Hinterhaupte, öfters (d. 13. T.) (Ng.). [CK 43]

Drückender Kopfschmerz, Abends (d. 14. T.) (T.). [CK 44]

Drückender Kopfschmerz, vorzüglich Nachmittags (d. 12. T.) (J.). [CK 45]

Ein reissendes Drücken in der rechten Stirn-Seite, hinter dem Auge, nach dem Hinterhaupte zu, ärger nach Kaffee, wie auch beim Gehen, tacktmässig stechend; beim Fahren (im Freien) gemildert (T.). [CK 46]

Spannender Schmerz in der Tiefe des Kopfes, nach dem Mittag-Essen (T.). [CK 47]

Auseinander treibender Schmerz im Kopfe, mit Stichen im linken Ohre und den Schlüsselbeinen, von wo der Schmerz bis in die Ellbogen ging (d. 22. T.) (Sr.). [CK 48]

Zusammenziehender Schmerz in der Stirn und den Augen, der sich in der Nasenspitze vereinigt und hier grabst und greift (Sr.). [CK 49]

Zusammenzieh-Schmerz im Scheitel, zwei Stunden lang (Ng.). [CK 50]

Zusammenzieh-Schmerz im Scheitel, mit Schwere im Kopfe, Nachmittags und die folgende Nacht (n. 6 T.) (Ng.). [CK 51]

Ziehen und Reissen im Hinterhaupte, dass sie den Kopf nicht bewegen konnte, mit Steifheit im Nacken, eine Stunde lang; drauf, nach 2 Stunden, Ziehen und Reissen in den Schulterblättern, mit grosser Mattigkeit; sie konnte die Füsse kaum rühren; zugleich Kälte, ohne Durst, Nachts Hitze ohne Durst, und ohne Schweiss darauf (d. 6. T.) (Sr.). [CK 52]

Reissen in der rechten Schläfe, von Abend bis früh, durch Aufdrücken etwas erleichtert (n. 30 T.) (Ng.). [CK 53]

Reissen in der linken Schläfe von Zeit zu Zeit (d. 8. T.) (Sr.). [CK 54]

Stechen und auseinander Pressen in der linken Stirn-Seite, beim Vorbücken (T.). [CK 55]

Stechender Schmerz in taktmässigen Absätzen, am schlimmsten beim Gehen, in der Stirn hinter den Augen; in der Ruhe nur einzelne Stiche in langen Pausen, den ganzen Nachmittag und Abend (T.). [CK 56]

Feines Stechen in der linken Schläfe, gleich nach dem Mittag-Essen (d. 15. T.) (Ng.). [CK 57]

Einzelne Stiche auf der linken Scheitel-Seite (T.). [CK 58]

Ein heftiger Stich in der linken Hinterhaupt-Seite, während der Regel (n. 29 T.) (Ng.). [CK 59]

Lockerheits-Gefühl und Stechen im Gehirn (Ng.). [CK 60]

Hacken und Stechen im Kopfe, mit Drücken um die Augen und Schläfrigkeit bei Zunahme der Schmerzen (Sr.). [CK 61]

Kopfweh auf dem Scheitel, wie Ziehen an den Haaren (Ng.). [CK 62]

Schmerz auf einer Stelle rechts am Scheitel, wie Zusammenziehung der Kopf-Bedeckungen früh, nach dem Aufstehn (Ng.). [CK 63]

Zuckender Schmerz im Hinterhaupte, wie im Knochen, und nach ¾ Stunden auch im Hüftbeine, wo er sich erst nach einigen Stunden verlor und endlich mit einem Spann-Schmerz hinter dem rechten Ohre wechselte, der die ganze Nacht fortdauerte (T.). [CK 64]

Brennendes Klopfen an der linken Hinterhaupt-Seite, Abends im Bette (Ng.). [CK 65]

Blut-Andrang nach dem Kopfe (n. 20 M.) (Jörg.). [CK 66]

Grosse Empfindlichkeit des Scheitels beim Befühlen (Ng.). [CK 67]

Grosse Empfindlichkeit der äussern Kopfhaut, sie schmerzt beim Drücken (n. 5 T.) (Sr.). [CK 68]

Die Haare gehen ihr stark aus (n. 30 T.) (Ng.). [CK 69]

Kleine räudige Stellen auf dem Haarkopfe, mit Jücken (n. 28 T.) (Ng.). [CK 70]

Viel Blüthen am Nacken und Hinterhaupte, die den folgenden Tag wieder vergehen (n. 30 T.). [CK 71]

■ Augen

Die Augen schmerzen drückend, als wäre Sand oder Staub hinein gerathen, den ganzen Vormittag (n. 16 T.) (Ng.). [CK 72]

Drücken im linken Auge unter dem obern Lide, wie von einem Haare (Sr.). [CK 73]

Heftiges Jücken an beiden obern Augenhöhl-Rändern, öfters (d. 4. T.) (Ng.). [CK 74]

Jücken im rechten Auge und stete scharfe Thränen, welche herabrollen. [CK 75]

Brennendes Beissen, besonders im linken Auge, wie von Salzwasser (d. 28. T.) (Ng.). [CK 76]

Brennendes Beissen in den Lidern des rechten Auges; er muss reiben (T.). [CK 77]

Brennen der Augen, die das Licht nicht vertragen (n. 17 T.) (Ng.). [CK 78]

Heftiges Brennen der Augen, mit Röthe in den Winkeln, drei Tage lang (Ng.). [CK 79]

Heftiges Brennen der Augen, früh, nach dem Aufstehen, aber nach Waschen vergehend (d. 14. T.) (Ng.). [CK 80]

Brennen der Augen und Schwäche, wie von Schlaf (d. 6. T.) (*Ng*.). [CK 81]

Brennen in den äussern Augenwinkeln (d. 3. T.) (*Ng*.). [CK 82]

Heftiges Brennen und Thränen der Augen, früh, nach Waschen mit kaltem Wasser (*Ng*.). [CK 83]

Brennen und Thränen der Augen, früh (d. 22. T.) (*Ng*.). [CK 84]

Aus dem rechten Auge fliesst immer unwillkührlich Wasser heraus. [CK 85]

Reissen, beständig, in den innern Augenwinkeln (*Ng*.). [CK 86]

Verklebtheit des rechten Auges, mit Schleim, früh (d. 15. T.) (*Ng*.). [CK 87]

Verklebtheit beider Augen, früh (d. 19. T.) (*Ng*.). [CK 88]

Farbige, bunte Räder vor den Augen, bei guter Seh-Kraft, zwei Tage lang (*Sr*.). [CK 89]

Regenbogenfarbiger Kreis um das Licht, Abends (*Jörg*.). [CK 90]

Vorübergehende Blindheit (*Geiseler*, in Hufel. Journ.). [CK 91]

Nach eingenommenem Salpeter ward es ihr von Kampher-Geruch oft schwarz vor den Augen, dass sie Nichts sah (*Sr*.). [CK 92]

■ **Ohren**

Ohrenschmerz, ein Spannen im rechten Gehörgange (*Ng*.). [CK 93]

Reissen im rechten Gehörgange (d. 7. T.) (*T*.). [CK 94]

Stechen im rechten Ohre, dass sie Nachts nicht darauf liegen konnte (d. 34. T.) (*Sr*.). [CK 95]

Stumpfer Stich-Schmerz im rechten Ohre (*T*.). [CK 96]

Ein Stich im rechten Ohre, dann Zwängen darin (*Ng*.). [CK 97]

Stechen im Ohre, mit Kopfschmerz (d. 35. T.) (*Sr*.). [CK 98]

Klingen vor den Ohren (sogleich.) (*Jörg*.). [CK 99]

Klingen der Ohren (d. 37. T.) (*Ng*.). [CK 100]

Helltönendes Läuten im linken Ohre (*Ng*.). [CK 101]

Anhaltende Taubheit (*Geiseler*.). [CK 102]

Heftiges Jücken im äussern Gehörgange (d. 15. T.) (*Ng*.). [CK 103]

Entzündung und Geschwulst des rechten Ohrläppchens, mit heftigem Brennen und Zucken, dass er kratzen muss, bei Hitze und Röthe des Ohrläppchens (*T*.). [CK 104]

Spann-Schmerz hinter dem rechten Ohre, den ganzen Tag, mit Stechen hinter dem linken Ohre, bei Abnahme des Schmerzes (*T*.). [CK 105]

Reissen hinter den Ohren, zwei Stunden lang (d. 14. T.) (*T*.). [CK 106]

Heftige Stiche hinter dem linken Ohre, nach dem Kiefer-Gelenk hin (*T*.). [CK 107]

Stechen hinter dem rechten Ohre, wie in der Tiefe des Kopfes (*T*.). [CK 108]

■ **Nase**

In der rechten Nasenhöhle, Geschwulst-Gefühl; sie schmerzt beim Drucke (*Ng*.). [CK 109]

Wundheits-Schmerz der rechten Nasenhöhle, oben, mit Empfindlichkeit bei äusserm Drucke (*Ng*.). [CK 110]

Brennen in der rechten Nasenhöhle, wie wund, beim Schnauben (d. 4. T.) (*Ng*.). [CK 111]

Ein Geschwür tief in der rechten Nasenhöhle, das sich nach einigen Tagen mit Schorfe bedeckt (n. 19 T.) (*Ng*.). [CK 112]

Bluten aus dem Grindchen der Nasenspitze; den Tag darauf, Nasenbluten, doch keine Erleichterung im Kopfe davon (*Sr*.). [CK 113]

Bluten der Nase, dreimal in einer Woche; das Blut war scharf, wie Essig (n. 20 T.) (*Sr*.). [CK 114]

Bluten der Nase, Nachmittags (n. 20 T.) (*Ng*.). [CK 115]

Blut aus dem linken Nasenloche beim Schnauben (*Ng*.). [CK 116]

Geronnenes Blut oder kleine Blut-Kügelchen kommen beim Schnauben aus der Nase (n. 17 T.) (*Sr*.). [CK 117]

Jücken an der rechten Nasen-Seite und später feines Stechen an der Spitze derselben, gegen Abend (d. 5. T.) (*Sr*.). [CK 118]

Jücken und Kriebeln an der Nasenspitze (d. 22. T.) (*Sr*.). [CK 119]

Eine spannend schmerzende Pustel an der linken Nasenseite (*Ng*.). [CK 120]

Greifen und Brennen um die Nasenflügel herum (*Sr*.). [CK 121]

Schmerz der Nasen-Spitze, als sollte ein Eiter-Blüthchen darauf entstehen (d. 6. T.) (*Sr*.). [CK 122]

Brennen der Nase, rings herum, mit Wühlen und Greifen, durch Berührung vermehrt, mit Geschwulst des rechten Nasenloches, als wenn ein Ausschlag darin wäre und mit Luft-Mangel darin (*Sr*.). [CK 123]

Schmerz der Nasen-Knochen, besonders beim Anfassen. [CK 124]

Rothe Nasenhaut, wie entzündet. [CK 125]

Entzündete Nasenspitze (d. 37. T.) (*Sr.*). [CK 126]

■ Gesicht

Im Gesichte, Spann-Schmerz in den Wangen, mit Röthe derselben, bei vermehrtem Klopfen im Kopfe, wie in der Mitte des Gehirns (*T.*). [CK 127]

Reissen in den Jochbeinen (*T.*). [CK 128]

Empfindliches Reissen, in den linken Gesichts-Knochen (*Ng.*). [CK 129]

Reissen, erst in der rechten Kinn-Seite, dann unter dem äussern rechten Fussknöchel, im Sitzen (*Ng.*) [CK 130]

Stechen auf der linken Wange, wie mit Nadeln, und darnach Brennen (d. 38. T.) (*Sr.*). [CK 131]

Nagender Schmerz im linken Oberkiefer, dicht am Nasenflügel (d. 5. T.) (*Ng.*). [CK 132]

Zuckender Schmerz im rechten Jochbeine, Nachts (*T.*). [CK 133]

Zuckender, aussetzender Schmerz im Jochbeine, nach dem Scheitel zu, den ganzen Tag, zuweilen auch im Hand-Gelenke (*T.*). [CK 134]

Zuckender Schmerz im Oberkiefer und den Jochbeinen (*T.*). [CK 135]

Blässe des Gesichtes wie nach langer Krankheit (n. 30 T.) (*Ng.*). [CK 136]

Blasses, krankes Aussehen (*Ng.*). [CK 137]

Oefteres starkes Jücken im Gesichte. [CK 138]

Eine warzenartige Erhöhung auf der linken Wange wird grösser und jückend (*Ng.*). [CK 139]

An der Oberlippe, Blasen mit entzündetem Umkreise und spannendem Schmerze (n. 16 St.) (*Ng.*). [CK 140]

Im Kiefer-Gelenke rechter Seite, Drücken und stumpfes Stechen, bei Bewegung und beim Schlingen (d. 5. T) (*T.*). [CK 141]

Reissen im linken Unterkiefer bis in den Kopf und mit Zahnweh derselben Reihe, durch Drücken und Liegen darauf erleichtert, Abends, im Bette (*Ng.*). [CK 142]

■ Mund und innerer Hals

Zahnschmerz, ziehend und stechend, bald rechts, bald links, in den obern Backzähnen, im Freien, wie im Zimmer (*T.*). [CK 143]

Zuckender Zahnschmerz in der linken obern Reihe, wie Geschwür (*Ng.*). [CK 144]

Oefteres Zucken in einem obern Backzahne (*Ng.*). [CK 145]

Reissende Zahnschmerzen, mit Reissen im Kopfe, von früh bis Mittag (*Sr.*). [CK 146]

Ein heftiger Riss in einem linken obern Zahne (*Ng.*). [CK 147]

Schiessendes Reissen in den obern Vorderzähnen, im Freien; Abends und den andern Morgen (n. 39 T.) (*Ng.*). [CK 148]

Stiche in einem hohlen Zahne bei Berührung, dabei das Zahnfleisch entzündet, geschwollen, roth, schmerzhaft, leicht blutend (n. 20 T.) (*Sr.*). [CK 149]

Bohrende Zahnschmerzen, mit Drücken im Kopfe, und bald Hitze, bald Kälte, gegen Mittag; Abends leichter (*Sr.*). [CK 150]

Geschwür-Schmerz in den obern, besonders den hintern Zähnen (d. 8. T.) (*Ng.*). [CK 151]

Klopfender Zahnschmerz weckt sie früh um 3, und Nachts 12 Uhr aus dem Schlafe, durch Kaltes sich verschlimmernd, durch Warmes unverändert (*Ng.*). [CK 152]

Pochendes Zahnweh in der linken obern Reihe, Abends, beim Gehen im Freien (d. 17. T.) (*Ng.*). [CK 153]

Toben in einem obern, faulen Backzahne, als wenn die Luft ein und auszöge (*Ng.*). [CK 154]

Zuckende Schmerzen in den Zähnen (d. 8. T.) (*T.*). [CK 155]

Leise zuckendes Zahnweh in einem obern linken Backzahne (*T.*). [CK 156]

Der Zahnschmerz wird durch Einziehen der Luft heftiger und erstreckt sich bis in die Schneidezähne (*T.*). [CK 157]

Wackeln eines obern Backzahns, mit Geschwür-Schmerz darnach, einen Tag lang (*Ng.*). [CK 158]

Das Zahnfleisch der Inseite der rechten Oberzähne scheint geschwollen, mit heftigem Klopfen darin (*Ng.*). [CK 159]

Geschwulst des rechten obern äussern Zahnfleisches, mit grosser Schmerzhaftigkeit (*Ng.*). [CK 160]

Scorbutischer Zustand (*Richter*, Arzneimittellehre IV.). [CK 161]

Die Zunge brennt an der Spitze und vordern Fläche, wie wund (zerschnitten), Abends (d. 15. 16. T.) (*Ng.*). [CK 162]

Kleine, brennende Blüthchen an der Zungen-Spitze, die sich Abends vermehren (n. 14 T.) (*Ng.*). [CK 163]

Eine brennende Blase an der Spitze der Zunge (d. 18. T.) (*Ng.*). [CK 164]

Weissschleimig belegte Zunge, ohne Veränderung des Geschmackes und Appetites, die ganze Zeit (*Jörg.*). [CK 165]

Sprachlosigkeit (*Geiseler.*). [CK 166]

Mund-Gestank, den sie selbst nicht merkt (*Ng.*). [CK 167]

Kälte vom Munde bis in den Magen, sogleich, und einige Stunden darauf, Brech-Übelkeit (*Jörg.*). [CK 168]

Trockenheit des Mundes, nach der Kühlung desselben (d. 5. T.) (*Jörg.*). [CK 169]

Ungewöhnliche Trockenheit des Mundes, vor und nach dem Mittag-Essen; er muss oft trinken (d. 1. T.) (*Jörg.*). [CK 170]

Trockenheit im Munde, ohne Durst, nach dem Frühstück vergehend (d. 11. T.) (*Ng.*). [CK 171]

Schleimiger Mund, früh (d. 3. T.) (*Ng.*). [CK 172]

Geschwulst der Speichel- und Unterkiefer-Drüsen, mit Härte und Schmerz und vermehrter Speichel-Absonderung (*Jörg.*). [CK 173]

Sie verschlückert sich leicht, bei jedem Genusse (*Ng.*). [CK 174]

Halsweh, Tag und Nacht, mit Entzündung des Gaumensegels und Zäpfchens, 4 Tage lang (n. 10 T.) (*Ng.*). [CK 175]

Halsweh, Nachts, sehr heftig, als wolle der Hals zuwachsen, und könne sie keinen Athem bekommen (*Ng.*). [CK 176]

Druck-Schmerz im Halse, wie bei beginnender Entzündung, 24 Stunden lang (n. 9 St.) (*T.*). [CK 177]

Schneidendes Halsweh, wie im Kehlkopfe, mit verhindertem Schlingen (n. 8 T.) (*Sr.*). [CK 178]

Stichlichter Schmerz im Halse, beim Schlingen vermehrt (*Ng.*). [CK 179]

Stechendes Halsweh, früh beim Aufstehn, auch äusserlich, bei Druck auf den Kehlkopf und beim Essen (*Ng.*). [CK 180]

Stechender Schmerz im Halse, links, beim Schlingen und Sprechen; durch Genuss von Speise erleichtert (d. 16. 17. T.) (*Ng.*). [CK 181]

Stechen in der Mitte des Halses und Rachens, beim Schlingen (*T.*). [CK 182]

Kitzeln im Halse; er muss rachsen, leert aber Nichts aus (*Ng.*). [CK 183]

Rauhheit im Halse (sogleich.) (*Ng.*). [CK 184]

Rauh und kratzig im Halse; sie muss oft rachsen, wobei es in der Brust schmerzt; Abends und früh (n. 8 T.) (*Ng.*). [CK 185]

Rauh im Halse, mit Heiserkeit und Brennen im Schlunde, wie Sood (*Ng.*). [CK 186]

Brennen im Schlunde, drei Tage lang, durch kalt Trinken nur auf kurze Zeit erleichtert (*Ng.*). [CK 187]

Schleim-Rachsen, Nachmittags, mit Auswurf eines Stückes an Gestalt und Derbheit wie Leber, mit süsslichtem Geschmacke (*Ng.*). [CK 188]

Unangenehmer, ekelhafter Geschmack im Munde, den ganzen Tag (n. 18. T.) (*Ng.*). [CK 189]

Saurer Geschmack im Halse, früh, nach dem Aufstehen (*Ng.*). [CK 190]

Säuerlicher Geschmack und vermehrter Speichel-Zufluss im Munde, bis nach dem Mittag-Essen (d. 8. T.) (*Jörg.*). [CK 191]

■ Magen

Appetitlosigkeit mit vermehrtem Hunger (d. 2. T.) (*Jörg.*). [CK 192]

Verminderter Appetit, mit aufgetriebenem Bauche, Abgang vieler Winde und Pressen und Zwängen im Mastdarme (*Jörg.*). [CK 193]

Verminderte Esslust (*Richter.*). [CK 194]

Der Appetit scheint ganz unterdrückt und das mässige Mittag-Brod will nicht schmecken (*Jörg.*). [CK 195]

Kein Appetit, doch isst sie aus Gewohnheit, ohne Beschwerde (*Ng.*). [CK 196]

Guter Appetit, trotz aller Beschwerden und Schmerzen (n. 30 T.) (*Sr.*). [CK 197]

Heisshunger, Vormittags, jedesmal eine Viertelstunde, mit leichtem Schneiden um den Nabel wechselnd (*Jörg.*). [CK 198]

Heftiger Heisshunger, Vormittags, mehrere Male (*Jörg.*). [CK 199]

Durstlosigkeit und guter Appetit, die meisten Tage (*Ng.*). [CK 200]

Durst, ohne sonderlichen Appetit. [CK 201]

Vermehrter Durst (n. 2 St.) (*Jörg.*). [CK 202]

Heftiger, anhaltender Durst (d. 1. T.) (*Jörg.*). [CK 203]

Vermehrter Durst, von früh bis Abend (d. 9. T.) (*Jörg.*). [CK 204]

Durst, Nachmittags, mit Brennen im Schlunde, nach Wassertrinken vergehend (d. 20. T.) (*Ng.*). [CK 205]

Aufstossen (d. 1. T.) (*Jörg.*). [CK 206]

Aufstossen, öfters, und Uebelkeit (sogleich.) (*Jörg.*). [CK 207]

Schlucksen, früh, nüchtern (d. 14. T.) (*Ng.*). [CK 208]

Soodbrennen (n. ½ St.) (*Jörg.*). [CK 209]

Soodbrennen und Heisshunger, ohne Appetit (n. 2 St.) (*Jörg.*). [CK 210]

Uebelkeit (d. 8. T.) (*Jörg.*). [CK 211]

Uebelkeit weckt sie Nachts aus dem Schlafe und vergeht erst nach Schleim-Aufschwulken (*Ng.*). [CK 212]

Brech-Uebelkeit im Magen (bald.) (*Ng.*). [CK 213]

Brech-Uebelkeit im Magen, und schmerzhaftes Umgehen im Bauche, dann Abführen (*Ng.*). [CK 214]

Brech-Uebelkeit mit Drücken im Magen und Ekel vor Speisen, früh 5 Uhr, im Bette (*Ng.*). [CK 215]

Brech-Uebelkeit im Magen, mit Wasser-Aufschwulken (*Ng.*). [CK 216]

Brech-Uebelkeit, Zittern am ganzen Körper, Kopfweh, wie zerschlagen und drückend, Würgen im Halse, Brennen der Augen, matt, wie schläfrig, Reissen und Stechen im Scheitel und Hinterhaupte, Schneiden in den Därmen, und zuletzt Abführen erst weichen Kothes, dann blossen Schleimes; Abends, 9, 10 Uhr (*Ng.*). [CK 217]

Brech-Uebelkeit und Würgen (*Ng.*). [CK 218]

Brech-Uebelkeit, Nachmittags, herauf Dämmen aus dem Magen, Brech-Würgen, dann Aufschwulken bittern Wassers mit Erleichterung; nach ½ Stunde und Abends wiederholt (n. 50 T.) (*Ng.*). [CK 219]

Heftiges Erbrechen (*Richter.*). [CK 220]

Erbrechen mit Salpeter-Geschmacke, nach vorgängiger Uebelkeit (sogleich.) (*Jörg.*). [CK 221]

Erbrechen, erst von Schleim und Wasser, dann blutigen Schleimes (*Ng.*). [CK 222]

Heftiges Erbrechen (*Falconer*, mem. of thermed. soc.). [CK 223]

Blutiges Erbrechen (*Falconer.*). [CK 224]

Magenschmerzen (*Falconer. – Alexander*, med. Vers. und Erfahr. – *Richter.*). [CK 225]

Magenweh, wie von Verderbniss desselben, doch ohne Brecherlichkeit (n. 50 T.) (*Ng.*). [CK 226]

Heftiger Schmerz im Magen und ganzen Körper (sogleich.) (*Jörg.*). [CK 227]

Wabblicht im Magen, mit Wasser-Ansammlung im Munde, (während der Regel) (*Ng.*). [CK 228]

Drücken im Magen und Leibschneiden, ohne Ausleerung, von Nachmittag bis Abend (*Jörg.*). [CK 229]

Neigung zu Magen-Krampf (*Richter.*). [CK 230]

Leises Drücken und Brennen in der Magen-Gegend, nach und nach zu dumpfem Bohren vermehrt, nach einer halben Stunde, ein Schneiden nach dem Laufe der Därme (*Jörg.*). [CK 231]

Scharfe, stechende Schmerzen im Magen und ganzen Körper, so heftig, dass er ohne die empfindlichsten Schmerzen nicht athmen kann (*Jörg.*). [CK 232]

Unangenehmes Gefühl im Magen, als wolle sich darin Etwas umdrehen, früh, nach dem Aufstehen (*Ng.*). [CK 233]

Pulsiren in der Gegend des Magen-Mundes (*Jörg.*). [CK 234]

Kälte-Gefühl im Magen (*Richter*). [CK 235]

Kälte und Schmerz im Magen (bald.) (*Jörg.*). [CK 236]

Eiskälte im Magen, mit Schmerz bei Berührung; Abends vergehend nach dem Niederlegen; dabei Brech-Uebelkeit und Wasser-Aufschwulken; Ebenso am 20. Morgen, nach Milch-Suppe, doch ohne Brecherlichkeit (*Ng.*). [CK 237]

Brennen im Magen mit heftigen Stichen in der Magengegend (d. 2. T.) (*Jörg.*). [CK 238]

Entzündung des Magens (*Richter.*). [CK 239]

Druck-Schmerz in der Herzgrube (*T.*). [CK 240]

Drücken in der Herzgrube, zwei Stunden lang, Nachmittags (d. 18. T.) (*Ng.*). [CK 241]

Drücken und Nagen in der Herzgrube, die auch bei äusserem Drucke schmerzt (d. 22. T.) (*Ng.*). [CK 242]

Druck in die Herzgrube hinein, wie von einem Knopfe, mit Empfindlichkeit auch gegen äussern Druck; gleich nach dem Mittag-Essen (d. 20. T.) (*Ng.*). [CK 243]

Schwere und Vollheit in der Herzgrube-Gegend (*Jörg.*). [CK 244]

Ohnmachtartige Schwäche um die Herzgrube (*Ng.*). [CK 245]

Schneidendes Stechen in der Herzgrube und Oberbauch-Gegend, nach dem Frühstücke (*T.*). [CK 246]

■ **Abdomen**

Im linken Hypochonder, Schmerz, wie nach einem starken Schlage; mit Kreuzschmerzen, die oft so stark waren, dass sie nicht liegen konnte, und denen Weissfluss folgte, 8 Tage lang, der mit den Kreuzschmerzen erst nach der Regel aufhörte (*Sr.*). [CK 247]

Stechen in der linken Ribben-Gegend in taktmässigen Absätzen, nach Heben einer Last (*Ng.*). [CK 248]

Bauch-Schmerzen (*Falconer.*). [CK 249]

Heftiger Bauch-Schmerz, vorzüglich in der rechten Seite, auf Kalbfleisch-Genuss, nach zwei Stunden in drückendem Magenschmerze endend, bei Leere-Gefühl im Magen; drauf, nach einigen Stunden wieder Leibschneiden, abnehmend und die ganze Nacht fortdauernd (*T.*). [CK 250]

Heftiger Bauch-Schmerz und Winde-Abgang darauf (*T.*). [CK 251]

Dunkles Schmerz-Gefühl in den Nerven-Gegenden (d. 4. T.) (*Jörg.*). [CK 252]

Stumpfer, brennender Druck, bald hier, bald da, an mehreren Stellen des Bauches über dem Nabel (*Ng.*). [CK 253]

Heftige Druck-Schmerzen in der Lenden-Gegend, in der Ruhe ärger, dass sie umher gehen muss, sich zu erleichtern; durch gelindes Streichen lässt der Schmerz nach, vermehrt sich aber beim Husten so heftig, dass sie schreien muss (*Sr.*). [CK 254]

Vollheits-Gefühl im Bauche, ohne Schmerz, früh; Nachmittags zwei Mal ein mehr flüssiger Stuhl (d. 5. T.) (*Jörg.*). [CK 255]

Auftreibung des Bauches, bis zum Platzen, Abends (*Ng.*). [CK 256]

Aufgetriebner, gespannter Bauch (d. 5. T.) (*T.*). [CK 257]

Auftreibung und Stechen in der linken Bauch-Seite, durch Zusammenkrümmen erleichtert (*Ng.*). [CK 258]

Starke Auftreibung des Bauches, mit Abgang vieler stinkender Winde, bei ordentlichem Stuhle (d. 20. 21. T.) (*Ng.*). [CK 259]

Auftreibung des Bauches und Winde-Abgang, (mit Stuhldrang) bald nach einer neuen Gabe (*Ng.*). [CK 260]

Heftiger Zusammenzieh-Schmerz in der linken Weiche, im Gehen; sie musste öfters innehalten; es benahm ihr den Athem; dann halbflüssiger Stuhl mit Schleim, unter Aufhören des Schmerzes, der öfters auch stechend war, Abends (d. 11. T.) (*Ng.*). [CK 261]

Zieh-Schmerz in den dünnen Gedärmen, gegen Abend (*Jörg.*). [CK 262]

Empfindlicher Zieh-Schmerz in der Lenden-Gegend, durch Bewegung des Körpers verstärkt; bei vermehrtem Harne (*Jörg.*). [CK 263]

Kneipendes Umgehn im Bauche, ohne Stuhldrang, öfters aussetzend (d. 4. T.) (*Ng.*). [CK 264]

Kneipen im Bauche, bald hier, bald da, öfters (d. 5. T.) (*Ng.*). [CK 265]

Umkollern im Bauche, mit Kneipen bis an den Magen herauf; der auch äusserlich empfindlich ist, und bis unter die linke Bauch-Seite, wo es sticht, mit Auftreibung, häufigem Winde-Abgange, und Gefühl wie zum Durchfalle; zwei Stunden lang (n. 38 T.) (*Ng.*). [CK 266]

Kneipende, dann stechende Schmerzen im Bauche und Kreuze, besonders früh und Abends (d. 8. T.) (*Ng.*). [CK 267]

Kneipender Schmerz im ganzen Bauche, Abends, mit herum Poltern; es geht bis unter die linke Brust, wo es stach (*Ng.*). [CK 268]

Schneiden zuweilen in der Nabel-Gegend, mit Gefühl, als solle er öfters zu Stuhle; doch nur die gewöhnliche Leibes-Oeffnung (d. 5. T.) (*Jörg.*). [CK 269]

Leichtes Leibschneiden, das bald an Heftigkeit zunimmt (sogleich.) (*Jörg.*). [CK 270]

Schneiden im Bauche, früh, und Abends, mehrere Tage (*Ng.*). [CK 271]

Stiche plötzlich, heftig und schmerzhaft, an verschiedenen Stellen des Bauches, Abends (d. 10. T.) (*Ng.*). [CK 272]

Stiche, Abends, in beiden Nieren-Gegenden, am heftigsten in der rechten, und sehr empfindlich beim tief Athmen (*T.*). [CK 273]

Stechen in der Mitte beider Darmbeine, im Sitzen (*Ng.*). [CK 274]

Schmerzhaftes Stechen in der linken Leisten-Gegend, durch das Darmbein heraus, im Gehen (*Ng.*). [CK 275]

Ein heftiger Stich im rechten Schoosse, und zugleich im Darmbeine (d. 8. T.) (*Ng.*). [CK 276]

Stechen und Brennen im Unterbauche, wie auch im Mastdarme, nach dem Mittag-Essen, durch Bewegung verschlimmert (d. 10. T.) (*Ng.*). [CK 277]

Plötzliche Stösse in der linken Bauch-Seite, wie von Etwas lebendigem (*Ng.*). [CK 278]

Schmerzhaftes Würgen um den Nabel herum, mit Uebelkeit, nach dem Mittag-Essen im Gehen (*T.*). [CK 279]

Leerheits-Gefühl in der Gegend des Quer-Darms (*T.*). [CK 280]

Brenn-Schmerz im Bauche, beim gebückt Sitzen, bis in das Kreuz; durch Aufrichten vergehend (d. 21. T.) (*Ng.*). [CK 281]

Heftig reissendes Brennen wie in der Tiefe des Beckens, Abends, mehr in der Ruhe, als bei Bewegung; schien auch im Hüftbeine oder im Hüft-Gelenke zu seyn (*T.*). [CK 282]

Drängen und Drücken nach dem Bauchringe zu (d. 5. T.) (*T.*). [CK 283]

Heftiges Kollern und Poltern im Bauche, Nachts (d. 9. T.) (*Jörg.*). [CK 284]

Herumgehen im Bauche (n. 25 Min.) (*Jörg.*). [CK 285]

Knurren im Bauche, ohne Stuhl, von früh bis Abend (d. 29. T.) (*Ng.*). [CK 286]

■ **Rektum**

Viel Winde-Abgang Abends, mit Kratzen im Mastdarme (*T.*). [CK 287]

Der Stuhl setzt einen und zwei Tage aus (*Ng.*). [CK 288]

Vergeblicher Stuhldrang (d. 10. T.) (*Ng.*). [CK 289]

Oefterer Stuhldrang, ohne dass mehr Ausleerungen folgen (*Jörg.*). [CK 290]

Oefteres Pressen auf den Mastdarm, und doch erst Abends Stuhl (*Jörg.*). [CK 291]

Beim gewöhnlichen Stuhle, Pressen und Zwängen im After (*Jörg.*). [CK 292]

Pressen und Zwängen auf den Stuhl, nach zwei Stunden nach der Ausleerung (*Jörg.*). [CK 293]

Stuhldrang und darauf gewöhnlicher Stuhl mit anhaltendem Drange darnach (*Jörg.*). [CK 294]

Zweimal gewöhnlicher Stuhl, den ersten Tag, mit starkem Drücken, obgleich in dünnem Zuge (*Ng.*). [CK 295]

Stuhl, Abends, mit starkem Pressen (d. 19. T.) (*Ng.*). [CK 296]

Träger Stuhl (d. 4. u. 5. T.) (*T.*). [CK 297]

Harter, geringer Stuhl, um Mittag (d. 2. T.) (*Jörg.*). [CK 298]

Harter, schwieriger Stuhl (d. 5. T.) (*T.*). [CK 299]

Harter Stuhl, wie Schaflorbeeren geformt (*T.*). [CK 300]

Mehr harter, als weicher Stuhl (n. 14 T.) (*Ng.*). [CK 301]

Abends zum zweiten Male harter Stuhl, mit Stechen zuvor in beiden Schössen, dann auch im After; wiederholt am folgenden Morgen (*Ng.*). [CK 302]

Harter Stuhl, Abends, mit starkem Drücken, und mit Stechen in der Scham (*Ng.*). [CK 303]

Harter Stuhl, mit Brennen im After darnach (d. 8. T.) (*Ng.*). [CK 304]

Harter Stuhl, mit solcher Anstrengung, dass der Mastdarm heraustrat (n. 15 T.) (*Ng.*). [CK 305]

Harter Stuhl, gegen Abend zweimal, mit Anschwellung der Blut-Aderknoten (d. 35. T.) (*Ng.*). [CK 306]

Gewöhnlicher Stuhl, mit Kneipen und Schneiden im Bauche zuvor (*Ng.*). [CK 307]

Eiliger Drang zu gewöhnlichem Stuhle, zweimal erfolgend, nach vorgängigem stechendem Kneipen im Bauche und von da rückwärts nach dem Kreuze gehend; wie von Blähungen; früh, nach dem Erwachen (*Ng.*). [CK 308]

Ordentlicher Stuhl, nach vorgängigem Kneipen und Schmerzen im Bauche und Kreuze (*Ng.*). [CK 309]

Dreimal harter Stuhl (d. 9. T.) (*Ng.*). [CK 310]

Der Stuhl wird weicher und dünner (d. 2. T.) (*Jörg.*). [CK 311]

Weicher oder durchfälliger Stuhl, die ersten Tage, mit Kollern und Umgehen (*Ng.*). [CK 312]

Weicher Stuhl (sogleich.) (*Ng.*). [CK 313]

Weicher Stuhl nach dem Mittag-Essen, dann Brennen und Stechen im After, das sie nicht sitzen konnte (*Ng.*). [CK 314]

Weicher Stuhl, und zuvor Kneipen und Schneiden im Bauche (d. 35. T.) (*Ng.*). [CK 315]

Zwei sehr weiche Stühle, Abends, zuvor schmerzhaftes Kneipen im Bauche und Stuhldrang (*Ng.*). [CK 316]

Zweimal weicher Stuhl, an einem Tage, mit heftigem Kneipen unter dem Nabel, bis in die Brust, wo es stechend ward (*Ng.*). [CK 317]

Breiartiger Stuhl, dreimal, und bei dem dritten, Schneiden im ganzen Darmkanale, das auch nachher noch anhält (d. 1. T.) (*Jörg.*). [CK 318]

Durchfall wechselt die ersten Tage öfters mit Stühlen ab (*Ng.*). [CK 319]

Zweimal weicher Stuhl, und einmal Durchfall mit Zwang darnach (d. 29. T.) (*Ng.*). [CK 320]

Zweimaliger Durchfall (d. 4. T.) (*Sr.*). [CK 321]

Durchfall (d. 14. u. 27. T.) (*Ng.*). [CK 322]

Mehrere Durchfall-Stühle, ohne Leibweh. [CK 323]

Durchfälle (Bauchflüsse.) (*Alexander.*). [CK 324]

Drei dünne Stühle, ohne Leibschneiden (d. 3. T.) (*Jörg.*). [CK 325]

Vormittags zwei gewöhnliche und Abends zwei mehr flüssige Stühle (d. 1. T.) (*Jörg.*). [CK 326]

Weicher, durchfälliger Stuhl, mit Kollern und Poltern zuvor (d. 6. T.) (*T.*). [CK 327]

Zweimaliger Durchfall mit viel Winde-Abgang (*Ng.*). [CK 328]

Durchfall mit heftigen Bauchschmerzen (*Richter.*). [CK 329]

Durchfall und zuvor Leibschneiden (d. 20. T.) (*Ng.*). [CK 330]

Drei Durchfall-Stühle, früh, nach nächtlichem heftigem Leibschneiden. (d. 4. T.) (*Jörg.*). [CK 331]

Zwei dünne Stühle, mit Leibschneiden zuvor und Stuhldrang, der auch nachher noch fortdauert; Abends viel Winde-Abgang unter Verschwinden des Bauchwehes und Stuhldranges (d. 3. T.) (*Jörg.*). [CK 332]

Vier wässrichte Stühle, mit Leibschneiden den ganzen Tag (d. 8. T.) (*Jörg.*). [CK 333]

Durchfall und fast stetes Kneipen um den Nabel, nur selten aussetzend (d. 41. 42. T.) (*Ng.*). [CK 334]

Schleimige Ausleerungen, drei Tage lang (*T.*). [CK 335]

Mit Schleim überzogener Stuhl (d. 25. T.) (*Ng.*). [CK 336]

Blutige Stühle (*Richter.*). [CK 337]

Blut-Abgang vom After, beim harten Stuhle, doch ohne Schmerz (d. 24. T.) (*Ng.*). [CK 338]

Die Mastdarm-Aderknoten vergrössern sich und schmerzen stechend (d. 5. T.) (*T.*). [CK 339]

Die Blut-Aderknoten sind mehr hervorgetrieben, doch ohne Schmerz, und werden bald wieder kleiner (d. 36. T.) (*Ng.*). [CK 340]

Ein brennender Druck am After, ausser dem Stuhle (d. 27. T.) (*Ng.*). [CK 341]

■ **Harnwege**

Harn vermindert (n. 10 T.) (*Ng.*). [CK 342]

Seltener Abgang gelblichen, mit einer Wolke versehenen, klaren, durchsichtigen Harnes, bis spät in die Nacht (d. 1. T.) (*Jörg.*). [CK 343]

Oefterer Drang zum Harnen, bis tief in die Nacht (d. 8. T.) (*Jörg.*). [CK 344]

Harndrang, zuerst nur ein Paar Tropfen und dann erst der ordentliche Strahl, öfters (d. 23. T.) (*Ng.*). [CK 345]

Oefterer Harndrang mit geringem Abgange, bis Abend (*Jörg.*). [CK 346]

Vermehrter Harndrang, mit geringem Abgange jedes Mal, ins Ganze aber Vermehrung des den Tag über gelassenen Harnes (*Jörg.*). [CK 347]

Dreimaliges Harnen von 10 Uhr früh bis Nachmittags, jedes Mal zwei Unzen, ohne dass er Etwas getrunken hatte (*Jörg.*). [CK 348]

Vermehrter Harn die ersten Tage (*Ng.*). [CK 349]

Vermehrter Harn-Abgang, selbst Nachts; bei festem Stuhlgange (d. ersten Tage.) (*Ng.*). [CK 350]

Oefterer, reichlicher Harn-Abgang, bis Abends 10 Uhr (d. 5. T.) (*Jörg.*). [CK 351]

Vermehrter Harn, mehrere Tage (n. 16 T.) (*Ng.*). [CK 352]

Vermehrte Harn-Absonderung (*Richter.*). [CK 353]

Vermehrte Absonderung hellen Harnes (*Jörg.*). [CK 354]

Wässrichter, heller Harn, Vormittags alle 2 Stunden, Nachmittags und Abends fast alle Stunden (d. 2. 3. T.) (*Jörg.*). [CK 355]

Häufiger Abgang blassen, trüben Harnes, und öfteres Drängen und Pressen nach dem After, bei gewöhnlicher Stuhl-Ausleerung (d. 1. T.) (*Jörg.*). [CK 356]

Der Harn mehrt sich täglich und bildet röthliche Wolken, längere Zeit (*Jörg.*). [CK 357]

Harn reichlicher, dunkler und röther; nach mehreren Stunden ein Satz darin, der sich nach Schütteln in Flocken erhebt (n. etl. St.) (*Jörg.*). [CK 358]

Harn nicht sparsam und schnell hinter einander abfliessend, durchsichtig, klar, wenig gelb; nach 24 Stunden wenige Flocken oder Wolken darin (d. 1. u. 2. T.) (*Jörg.*). [CK 359]

Röthliche Wolken im vermehrten Harne (d. 2. T.) (*Ng.*). [CK 360]

Schleimiger Satz im vermehrten Harne (d. 3. T.) (*Jörg.*). [CK 361]

Harn mehr geröthet und getrübt, aber nicht reichlicher (d. 1. T.) (*Jörg.*). [CK 362]

Beim Harnen, empfindliche Stiche in der Gegend der Vorsteher-Drüse (*T.*). [CK 363]

Brennen in der Harnröhre beim Harnen (d. 8. T.) (*Ng.*). [CK 364]

Brennen in der Harnröhre beim Harnen, und sehr verminderter Harn (n. 50 T.) (*Ng.*). [CK 365]

Feine Stiche an der Mündung der Harnröhre (*T.*). [CK 366]

■ **Geschlechtsorgane**

Ein jückender Stich in der Ruthe, Nachmittags, im Sitzen (d. 32. T.) (*Ng.*). [CK 367]

Geschlechtstrieb vermehrt (*T.*). [CK 368]

Erektion früh im Bette (d. 27. T.) (*Ng.*). [CK 369]

Erektion, Mittags, ohne wohllüstige Gedanken (d. 17. T.) (*Ng.*). [CK 370]

Nach einer unbefriedigten Geschlechts-Aufregung, früh, heftiges Ziehen, Drücken und Spannen in beiden Hoden und längs der Samenstränge bis in die Bauchhöhle, mehrere Stunden lang; dabei die Hoden sehr schmerzhaft, selbst Abends noch Spannen darin bis in die Samenstränge (*T.*). [CK 371]

Die Regel bleibt aus (*Ng.*). [CK 372]

Regel 5 Tage zu spät (*Ng.*). [CK 373]

Regel einige Tage früher und stärker als sonst, drei Tage lang, doch fast nur 2 Tage fliessend, mit schwarzem Blute, wie Dinte (*Sr.*). [CK 374]

Regel um einen Tag zu früh, mit Schmerzen im Kreuze und den Untergliedern (*Ng.*). [CK 375]

Regel etwas länger und stärker, als gewöhnlich (*Ng.*). [CK 376]

Die am 4ten Tage nur geringe Regel ward nach einer neuen Gabe gleich stärker, dicker, mit Stücken Blutes, am folgenden Tage aber wieder weniger (*Ng.*). [CK 377]

Die schon zu Ende gehende Regel verstärkt sich nach einer neuen Gabe sogleich, mit Bauch- Kreuz- und Schenkel-Schmerzen, kommt aber nach etlichen Stunden wieder in Ordnung (*Ng.*). [CK 378]

Monatliches viel flüssiger, als sonst (*Ng.*). [CK 379]

Während der Regel Durst (d. 19. T.) (*Ng.*). [CK 380]

Empfindlichkeit im Magen, mit Wasser-Ansammlung im Munde bei der Regel (*Ng.*). [CK 381]

Bei der Regel Bauch- und Kreuzschmerzen (*Ng.*). [CK 382]

Bei der Regel, Mattigkeit und Schmerz in den Beinen; sie torkelt im Gehen (*Ng.*). [CK 383]

Während der Regel Brennen in der rechten Weiche, beim gebückt Sitzen (*Ng.*). [CK 384]

Bei der (verstärkten) Regel, Kneipen im Bauche (*Ng.*). [CK 385]

Weissfluss, dünn, weiss, das Hemde steifend, mit Zerschlagenheits-Schmerz im Kreuz, eine Woche lang (n. 30 T.) (*Sr.*). [CK 386]

■ **Atemwege und Brust**

Viel Niesen (fast sogleich). [CK 387]

Oefteres Niesen (d. 19. 20. T.) (*Sr.*). [CK 388]

Starkes Niesen, früh (d. 30. 40. T.) (*Ng.*). [CK 389]

Schnupfen mit Niesen, bald nach erneuter Gabe (*Ng.*). [CK 390]

Schnupfen, bald trocken, bald fliessend, doch beständig (*Ng.*). [CK 391]

Heftiger Schnupfen, mit Verstopfung der Nase, Geruchs-Verlust und unreiner Sprache (d. 11. 12. T.) (*Ng.*). [CK 392]

Schnupfige Sprache (n. 50 T.) (*Ng.*). [CK 393]

Verstopfung der Nase, mit öfterem Niesen (d. 19. T.) (*Ng.*). [CK 394]

Verstopfung der Nase, 2 Tage lang, dann eiterartiger, stinkender Nasen-Schleim mit Niesen (n. 48 T.) (*Ng.*). [CK 395]

Mehr Stock- als Fliess-Schnupfen, mit Brennen äusserlich um die Nase. [CK 396]

Es laufen ihm einzelne Tropfen Wasser aus der Nase, ohne Schnupfen. [CK 397]

Heisserkeit und Husten; sie rachset ganze Stücken Schleim aus; dabei Stock-Schnupfen; (während der Regel) (*Ng.*). [CK 398]

Im Kehlkopfe, Spann-Schmerz beim Athmen (n. 35 T.) (*Sr.*). [CK 399]

Husten Tag und Nacht, mit Wundheits-Schmerz in der Brust; dann Schnupfen mit Verstopfung und Jücken in der Nase (d. 13. T.) (*Ng.*). [CK 400]

Husten mehr früh, als am Tage (*Sr.*). [CK 401]

Husten und betäubender Kopfschmerz weckt sie Nachts, um 3 Uhr; wie sie sich hebt und rührt, wird der Husten ärger (d. 22. T.) (*Sr.*). [CK 402]

Der Husten benimmt ihr fast den Athem (*Sr.*). [CK 403]

Husten mit Wundheit in der Brust, nebst Kopf- und Halsweh (d. 17. T.) (*Ng.*). [CK 404]

Husten von einem Kitzel in der Mitte der Brust nach Eintritt ins Zimmer, anhaltend (*Ng.*). [CK 405]

Husten-Reiz von Kitzel in der Luftröhre (d. 4. T.) (*Ng.*). [CK 406]

Trockner Husten (d. 4. u. 5. T.) (*Ng.*). [CK 407]

Trockner Husten, mit Rauhheit im Halse und Schwere auf der Brust (d. 6. T.) (*Sr.*). [CK 408]

Trocknes Hüsteln, den ganzen Tag, dabei schlägt das Herz, dass sie es fast hört (d. 20. T.) (*Sr.*). [CK 409]

Trocknes Hüsteln, 14 Tage lang, mit dumpfem Spannen, Zusammenziehen und Drücken in der Brust; unter dem Brustblatte eine Rauhheit, die sie zum Husten reizt, und die einige Minuten darnach nachlässt (*Sr.*). [CK 410]

Beim Husten, Rückenschmerz. [CK 411]

Beim Husten, Schneiden unter dem Brustblatte (*Sr.*). [CK 412]

Beim Husten, Gefühl, als sey Etwas in der Brust los (d. 30. T.) (*Sr.*). [CK 413]

Bis sich früh der Auswurf löst, hat sie starkes Brennen in der Brust, bis in den Hals hinauf (d. 26. T.) (*Sr.*). [CK 414]

Husten mit erleichterndem Auswurfe (d. 23. T.) (*Sr.*). [CK 415]

Husten und Auswurf, am meisten Abends, nach Niederlegen. [CK 416]

Säuerlich riechender Brust-Auswurf. [CK 417]

Schleim-Auswurf mit Blut, beim Husten. [CK 418]

Blut-Auswurf bei geringem Husten. [CK 419]

Blut-Husten zum Vollmonde. [CK 420]

Blut-Auswurf, Nachmittags, 2 Mal bei trocknem Husten (d. 14. T.) (*Ng.*). [CK 421]

Auswurf geronnenen Blutes, nach Schleim-Rachsen, (während der Regel) (d. 25. T.) (*Ng.*). [CK 422]

Der Athem im Steigen beklemmt, Stechen in der Brust und Husten mit Auswurf klaren Blutes (d. 24. T.) (*Sr.*). [CK 423]

Krampfhaftes Zusammenziehen der Brust, mit Beängstigung und Erstickungs-Furcht, wechselnd mit krampfhaftem Ziehen im Hinterkopfe und Nacken, linker Seite, so dass sie den Kopf rückwärts halten musste, und so heftig zuweilen, dass sie aufschrie (d. 25. T.) (*Sr.*). [CK 424]

Engbrüstigkeit in der Gegend des Halsgrübchens. [CK 425]

Engbrüstigkeit (*Alexander*, med. Vers. u. Erfahr.). [CK 426]

Eng um die Herzgrube, wie von schmerzhaftem Zusammenziehen, im Gehen und Stehen, früh (*Ng.*). [CK 427]

Zusammenschnürung der Brust, mit ängstlicher Athem-Verkürzung, Vormittags im Stehen (d. 22. T.) (*Ng.*). [CK 428]

Zusammenziehen, früh, im Liegen, vom Rücken in die Brust, als würde die Lunge zusammengeschnürt, mit Verhinderung des tief Athmens; will sie diess, so muss sie vorher nach Luft schnappen, und dann hustet sie darauf (d. 4. T.) (*Sr.*). [CK 429]

Schwere und Beengung der ganzen Brust (d. 1. T.) (*Ng.*). [CK 430]

Beim tief Athmen und Schnauben, schmerzhafte Empfindung in der Herzgrube und Magen-Gegend (*T.*). [CK 431]

Drückender Brustschmerz, kurz dauernd (*T.*). [CK 432]

Druck-Schmerz auf der Brust, Nachmittags (d. 23. T.) (*T.*). [CK 433]

Druckschmerz am untersten Ende des Brustbeins (n. 38 St.) (*T.*). [CK 434]

Spann-Schmerz über die Brust, von Nachmittag bis Abend (d. 1. T.) (*Jörg.*). [CK 435]

Stiche oben in der rechten Brust, vorzüglich beim Liegen auf der rechten Seite und tief mit dem Kopfe. [CK 436]

Stiche in der rechten Brust beim Husten und tief Athmen. [CK 437]

Stechen in der Mitte der Brust, nach beiden Seiten und gegen die Achselgrube hin sich verbreitend, im Gehen (während der Regel) (*Ng.*). [CK 438]

Stechen oben in der Mitte der Brust, nach dem Mittag-Essen (d. 28. T.) (*Ng.*). [CK 439]

Ein heftiger Stich in den obern Theil des Brustbeines, links (d. 18. T.) (*Ng.*). [CK 440]

Stich-Schmerz auf den untern rechten Ribben, durch Husten und Lachen erregt, zwei Tage lang (n. 20 T.) (*Ng.*). [CK 441]

Feine Stiche auf der rechten Brust-Seite (bald.) (*Ng.*). [CK 442]

Stechen unter den rechten kurzen Ribben, in der Seite nach dem Rücken zu, wie hinter der Leber (*T.*). [CK 443]

Einzelne Stiche in der linken Seite unter den Ribben, von Nachmittag bis Abend (d. 1. T.) (*T.*). [CK 444]

Stechen unterhalb der linken Brust, mehr beim Gehen, als in der Ruhe (*Ng.*). [CK 445]

Schmerzhaftes Stechen in der linken Brust-Seite, das den Athem verkürzt (d. 7. T.) (*Ng.*). [CK 446]

Stechen in der linken Brust-Seite, mehr nach dem Rücken zu (d. 27. T.) (*Ng.*). [CK 447]

Oefteres Stechen unterhalb der linken weiblichen Brust (d. 32. T.) (*Ng.*). [CK 448]

Ein Stich in der linken Brust-Seite, beim Tragen einer Last (d. 21 T.) (*Ng.*). [CK 449]

Ein schmerzhafter Stich in der linken Brust, beim Einathmen (d. 17. T.) (*Ng.*). [CK 450]

Stechende Empfindung in der linken Brust-Seite, neben dem Brustbeine, beim tief Athmen (*T.*). [CK 451]

Schmerzhafte Stiche in der Gegend der untern Spitze des linken Schulterblattes, beim tief Athmen (*T.*). [CK 452]

Stechen und Schmerz in der linken Brust-Seite, ein Paar Stunden lang, beim Gehen im Freien nachlassend, gegen Abend heftiger zurückkehrend, als Schneiden und Reissen in der Lunge, durch tief Athmen vermehrt; dann, nach $1/2$ Stunde Frösteln und Reissen in beiden Beinen, von den Knieen bis in die Zehen; sie musste sich ins Bett legen, wo sie sich erwärmte, und einschlief (d. 7. T.) (*Sr.*). [CK 453]

Ein heftiger Stich in der Herz-Gegend (n. 5 St.) (*T.*). [CK 454]

Brennen und Stechen auf der Brust, Abends (d. 9. T.) (*T.*). [CK 455]

Brenn-Gefühl vorn in der Brust (d. 3. T.) (*Ng.*). [CK 456]

Blutdrang nach der Brust. [CK 457]

Klopfen und drückende Schwere vorn in der Brust, mit Neigung zu Ohnmacht; im Sitzen (d. 9. T.) (*Ng.*). [CK 458]

Augenblickliches Herzklopfen, zeitweise (n. 15 T.) (*Sr.*). [CK 459]

Starker Herzschlag, Abends, im Bette, wovon er erwacht (*Ng.*). [CK 460]

Heftiges Herzklopfen in der Rückenlage, dass sie Nachts 12 Uhr erwacht und sich voll Angst aufsetzt (d. 13. T.) (*Ng.*). [CK 461]

Heftiges Herzklopfen, Nachts, 12 Uhr, im Liegen auf der rechten Seite (d. 14. T.) (*Ng.*). [CK 462]

Herzklopfen, bei schneller Bewegung und Aufstehen, mit Gesichts-Hitze und Brust-Beklemmung (*T.*). [CK 463]

■ **Rücken und äußerer Hals**

Kreuzschmerz, früh, beim Erwachen, bis in den linken Hypochonder, einige Stunden lang (d. 12. T.) (*Sr.*). [CK 464]

Kreuzweh, früh, beim Erwachen, sie konnte nicht liegen bleiben, sondern musste aufstehen (d. 29. T.) (*Sr.*). [CK 465]

Heftige Kreuzschmerzen, Nachts, die sie aufweckten und nicht wieder schlafen liessen (n. 52 T.) (*Ng.*). [CK 466]

Kreuzschmerz, Nachmittags, mit Kneipen im Bauche wechselnd, und Abends darauf harter Stuhl (d. 9. T.) (*Ng.*). [CK 467]

Klemmendes Drücken im Kreuze, den ganzen Tag (*T.*). [CK 468]

Heftiger Kreuzschmerz, der die Rückenlage nicht gestattete, weckt sie Nachts, 2 Uhr (n. 27 T.) (*Ng.*). [CK 469]

Kreuzschmerz, früh, beim Erwachen, wie darauf geschlagen (*Sr.*). [CK 470]

Zerschlagenheits-Schmerz des Kreuzes, Nachts, 3 Uhr; sie konnte sich nicht wenden vor Schmerz (n. 23 T.) (*Ng.*). [CK 471]

Zerschlagenheits-Schmerz im Kreuze, in allen Lagen, Abends, (während der Regel) (*Ng.*). [CK 472]

Gefühl wie Zusammenhalten oder Drücken über dem linken Darmbeine, im Gehen (d. 6. T.) (*Ng.*). [CK 473]

Stechen im rechten Hüft-Knochen, im Stehen, nach Bewegung vergehend (*Ng.*). [CK 474]

Rückenschmerz (n. 27 T.) (*T.*). [CK 475]

Rückenschmerz beim Bücken (*T.*). [CK 476]

Drücken und Brennen im Rücken, durch Gehen erleichtert, durch Sitzen und Liegen im Bette vermehrt (*T.*). [CK 477]

Klemmender Rückenschmerz, Abends (n. 38 St.) (*T.*). [CK 478]

Zerschlagenheits-Schmerz im ganzen Rücken, auf vorheriges Stechen in der Hüfte (d. 20. T.) (*Ng.*). [CK 479]

Heftiges Stechen, wie mit Messern, zwischen den Schultern; es weckt aus dem Schlafe, verkürzt den Athem, erscheint in der Rückenlage und wird durch Liegen auf der rechten Seite erleichtert (n. 26 T.) (*Ng.*). [CK 480]

Nacken-Steifigkeit (*Sr.*). [CK 481]

Steifheits-Schmerz im Nacken, beim Nicken und Drehen des Kopfes, wie verrenkt, 3 Tage lang (n. 33 T.) (*Ng.*). [CK 482]

Schmerzhaftes Klopfen in einem Halswirbel, nach Aufrichten des Kopfes vom Bücken (*Ng.*). [CK 483]

Viele Blüthen im Nacken (*Ng.*). [CK 484]

Kleine, schmerzlose Pustel mit rothem Grunde, im Nacken (*Ng.*). [CK 485]

Reissen in der rechten Seite der Hals-Muskeln, von der Schulter bis in den Kopf (*T.*). [CK 486]

■ **Extremitäten**

Auf der Achsel linker Seite ein Druck (n. 22 T.) (*Ng.*). [CK 487]

Reissen in der rechten Achsel, bis in die Finger, Nachts, 11 Uhr aus dem Schlafe weckend, bis 4 Uhr, mit Gefühl als stehe die Achsel weiter heraus; sie konnte auf keiner Seite liegen (*Ng.*). [CK 488]

Schmerzhaftes Reissen in der linken Achsel, öfters erneut (n. 13 T.) (*Ng.*). [CK 489]

Reissen und Schwere in der rechten Achsel, mit Taubheits-Gefühl im Arme: der Schmerz geht später auch ins Hand-Gelenk und weckt sie Nachts aus dem Schlafe, um 2 Uhr (n. 4 T.) (*Ng.*). [CK 490]

Heftiges Reissen in der rechten Achsel, Nachts, von 2 bis 5 Uhr, nach Aufstehen vergehend (*Ng.*). [CK 491]

Reissen in der Achsel, bald, bei Entblössung derselben, bald unter der Decke, weckt sie Nachts, 12 Uhr auf (d. 12. 13. T.) (*Ng.*). [CK 492]

Reissen in der rechten Achsel, mit Einschlafen der Finger, weckt sie Nachts, 3 Uhr (n. 23 T.) (*Ng.*). [CK 493]

Oefteres Reissen in der linken Achsel (*Ng.*). [CK 494]

Müdigkeits-Schmerz in der linken Schulter (n. 4 St.) (*T.*). [CK 495]

Zerschlagenheits-Schmerz auf der Achsel, früh (n. 19 T.) (*Ng.*). [CK 496]

Ein kleines Blüthchen auf der Schulter, das heftig stechend schmerzt, und zum Aufkratzen reizt (*T.*). [CK 497]

Ein Blutschwär auf der rechten Achsel, mit Spann-Schmerz (*Ng.*). [CK 498]

In den Armen und Beinen schmerzloses Zucken, Abends im Bette (d. 5. T.) (*Ng.*). [CK 499]

Klammartiger Zieh-Schmerz, bald im rechten, bald im linken Arme, bald in den Schenkeln, vorzüglich um die Knie, am meisten in der Ruhe (*T.*). [CK 500]

Zieh-Schmerz in den Armen, wenn er sie lange hangen lässt. [CK 501]

Reissen im rechten Arme, besonders in der Schulter, Nachmittags und Abends ärger (*T.*). [CK 502]

Aeusserst schmerzhaftes Reissen im rechten Arme, bis an das Hand-Gelenk, bei Bewegung, mit Starrheit des Armes, die nicht durch Reiben, sondern durch stärkere Bewegung erleichtert wird (d. 27. T.) (*Ng.*). [CK 503]

Reissen im Arme, aussetzend, und Nachts beim Liegen auf der rechten Seite wiederkehrend; (während der Regel) (*Ng.*). [CK 504]

Ziehendes Reissen im Arme, von der Achsel bis in die Finger, gegen Abend (d. 4. T.) (*Sr.*). [CK 505]

Der Schmerz in den Armen kommt aus dem Ellbogen ins Hand-Gelenk, wo er reisst und bricht, als wolle er die Knöchel verdrehen; von da in die Finger-Knöchel, wo er die Zwischenräume derselben auftreibt, mit Anschwellung dieser Theile, von da geht er, als Quetschungs-Schmerz bis unter die Nägel; durch Reiben der Hand wird es etwas besser; dabei Gefühl von grösser und hölzern Werden, Schwere und Taubheit der Hand, mit lähmiger Kraftlosigkeit darin, doch nur Nachts (*Sr.*). [CK 506]

Reissen in den Gelenken der Ellbogen- Hand- und Finger-Gelenke und unter den Nägeln, am Tage (n. 7 T.) (*Sr.*). [CK 507]

Taubheits-Gefühl und Kriebeln im Arme, mit Schmerz in der Achsel, was lange vorher dagewesen, vergeht; dafür Schmerz im rechten Daumen-Gelenke bei Bewegung desselben, mehrere Wochen lang (n. 13 T.) (*Ng.*). [CK 508]

Eingeschlafenheit des linken Armes, Nachts, in der Rückenlage; es weckt sie früh um 3 Uhr (n. 11 T.) (*Ng.*). [CK 509]

Schwäche in den Armen. [CK 510]

Lähmung des Armes, (von einer Drachme täglich) (*Alston*, bei *Monro* Vol. I, Sect. 4.). [CK 511]

In den Oberarmen ziehend klemmender Schmerz (n. 38 St.) (*T.*). [CK 512]

Ziehendes Reissen im Delta-Muskel des linken Oberarmes, in Ruhe und Bewegung (d. 5. T.) (*T.*). [CK 513]

Heftiges Reissen im Oberarm-Knochen (d. 26. T.) (*Ng.*). [CK 514]

Stechen und Klopfen öfters im rechten Oberarme (d. 17. T.) (*Ng.*). [CK 515]

Lähmige Schwäche im rechten Oberarme (*T.*). [CK 516]

Im Ellbogen-Gelenke, Ziehen, am rechten Oberarme hinauf, an der hintern Fläche (d. 2. T.) (*Ng.*). [CK 517]

Ziehen, Spannen und Brennen in der linken Ellbogen-Beuge (n. 2 St.) (*T.*). [CK 518]

Im Vorderarme, Zeigefinger und Daumen rechter Seite, Reissen, Nachts aus dem Schlafe weckend (*Ng.*). [CK 519]

Reissen in einer Flechse des linken Unterarmes an der äussern Seite, mit lähmiger Schwäche daran nach dem Schmerze (d. 17. T.) (*Ng.*). [CK 520]

Reissen im rechten Unterarme vom Ellbogen bis in den Ring- und Mittelfinger, mit Schwere und Taubheit der Theile (*Ng.*). [CK 521]

Lähmiges Reissen im linken Vorderarme, bis ans Hand-Gelenk (d. 22. T.) (*Ng.*). [CK 522]

Aeusserst schmerzhaftes Nagen in der linken Ellbogen-Röhre, eine Handbreit über dem Hand-Gelenke, in kurzen Pausen, mit Lähmigkeits-Gefühl darnach, dass sie den Arm sinken lassen muss, Nachmittags, im Sitzen; vergeht durch Reiben, darauf Drücken, oft auch von selbst, kommt aber immer wieder (d. 17. T.) (*Ng.*). [CK 523]

Lähmige Schwäche im rechten Vorderarme Nachts (*Ng.*). [CK 524]

Jücken am rechten Vorderarme, mit Blüthen nach Kratzen (*Ng.*). [CK 525]

Viel jückende Knöthchen am rechten Unterarme, die beim Kratzen Wasser aussiepern (*Ng.*). [CK 526]

Ziehen, Klopfen und arger Schmerz vom rechten Hand-Gelenke bis in den Ellbogen, beim Mittag-Essen, später in beiden Armen (n. 20 T.) (*Ng.*). [CK 527]

Reissen im rechten Hand-Gelenke (*T.*). [CK 528]

Schmerz an der innern Fläche des rechten Hand-Gelenkes, als würde ein Theil mit Gewalt nach innen gezogen; auch äusserlich entsteht eine Vertiefung (*Ng.*). [CK 529]

Brechen und Reissen in der rechten Hand, Abends (*Sr.*). [CK 530]

Reissen in den Händen, mit Schauder und Durst (d. 8. 9. 10. T.) (*Sr.*). [CK 531]

Reissen auf dem linken Handrücken, nach Reiben besser (*Ng.*). [CK 532]

Empfindliches Reissen, Abends, im äussern Knöchel der rechten Hand, auch bei Bewegung fortdauernd (*T.*). [CK 533]

Reissendes Stechen im Knochen des linken Handballens, hinter dem kleinen Finger (d. 2. T.) (*Ng.*). [CK 534]

Schmerzhaftes Graben und Nagen im Ballen der rechten Hand, hinter dem kleinen Finger (d. 17. T.) (*Ng.*). [CK 535]

Schwere der Hand, wie Blei (n. 27 T.) (*Sr.*). [CK 536]

Schwäche in Händen und Fingern; sie kann Nichts recht fassen und halten; bei Anstrengung schmerzt es im Hand-Gelenke (*Sr.*). [CK 537]

Ziehen im rechten kleinen Finger (d. 23. T.) (*Ng.*). [CK 538]

Krampfhaftes Reissen in den Fingerknöcheln, mit den Kopfschmerzen abwechselnd (*Sr.*). [CK 539]

Starkes Reissen im vordern Daumen-Gliede der linken Hand (d. 19. T.) (*Ng.*). [CK 540]

Klemmendes Reissen im linken Daumen (*T.*). [CK 541]

Stechen unter dem Nagel des linken Daumens, wie mit Nadeln (d. 20. T.) (*Ng.*). [CK 542]

Zuckendes Stechen im rechten Ring- und Mittelfinger (*Ng.*). [CK 543]

Verrenkungs-Schmerz im rechten Daumen-Gelenke, bei Bewegung nach hinten und Schmerz beim Drücken auf das Gelenk an einer kleinen Stelle (*Ng.*). [CK 544]

Verrenkungs-Schmerz im rechten Zeigefinger und Knacken der Gelenke bei jeder Bewegung der Hand (*T.*). [CK 545]

Verrenkungs-Schmerz in den Fingern beim Halten eines grossen Gegenstandes; beim Ausstrecken, das er erst nicht konnte, dünken sie ihm zu lang, und will er Etwas damit halten, so muss er sie erst rückwärts biegen (*Ng.*). [CK 546]

Schmerz im Daumen-Gelenke der rechten Hand, beim rückwärts Biegen des Daumens, als sey dasselbe verrenkt und geschwollen gewesen, mit Knacken darin (*T.*). [CK 547]

Steifheit der Finger zuweilen (n. 18 T.) (*Sr.*). [CK 548]

Blutschwär unten am Daumen. [CK 549]

Hüft-Schmerz, gleich früh, beim Erwachen, nach dem Aufstehn sich vermehrend bis Mittag (*T.*). [CK 550]

Reissen im Hüft-Gelenke, Nachmittags und Abends (*T.*). [CK 551]

Stechen in der rechten Hüfte, im Stehen, vergeht bei Bewegung (*Ng.*). [CK 552]

Stechen und Brennen, öfters, in der rechten Hüfte, in Ruhe und Bewegung (d. 15. 19. T.) (*Ng.*). [CK 553]

Reissen im linken Hinterbacken, im Stehen, vergeht bei Bewegung (*Ng.*). [CK 554]

Jückende Knoten am rechten Hinterbacken, nach Kratzen (n. 32 T.) (*Ng.*). [CK 555]

Im rechten Beine ein dumpf drückender Schmerz in den Knochen von der Hüfte bis in die Zehen, von 1 Uhr Nachts bis 4 Uhr früh, beim Aufstehen und Gehen leichter, bloss um die Knöchel blieb der Schmerz (*Sr.*). [CK 556]

Empfindlicher, quetschender Schmerz im linken Schenkel, früh beim Erwachen, der beim Umwenden bis ins Kreuz geht und mit Stechen in der Ferse aufhört (d. 7. T.) (*Sr.*). [CK 557]

Mattigkeit und Schmerzhaftigkeit in den Beinen, Abends, (während der Regel) (*Ng.*). [CK 558]

Allgemeine Müdigkeit und Abgestumpftheit in den Untergliedern, nach dem Mittag-Essen (*Jörg.*). [CK 559]

Ausserordentliche Schwäche der Unterglieder, mit Gähnen (d. 23. T.) (*Ng.*). [CK 560]

Schwäche in den Beinen, mit Zieh-Schmerze von Zeit zu Zeit. [CK 561]

In den Oberschenkel-Muskeln grosse Zerschlagenheit (*Ng.*). [CK 562]

Mattigkeit in der Mitte des rechten Oberschenkels und im Schienbeine wie lähmig; im Sitzen und Stehen etwas erleichtert, später aber im Sitzen verschlimmert; (drei Tage vor der Regel.) (n. 22 T.) (*Ng.*). [CK 563]

Im Knie rechter Seite, Reissen in der Ruhe (*T.*). [CK 564]

Reissen im rechten Knie (d. 9. T.) (*Ng.*). [CK 565]

Reissen und Schwäche im rechten Knie. öfters, dass sie nicht recht auftreten konnte (n. 11 T.) (*Sr.*). [CK 566]

Reissen im linken Knie, lange Zeit (*T.*). [CK 567]

Reissen in beiden Kniekehlen, im Gehen (*Ng.*). [CK 568]

Empfindlicher Schmerz unter der rechten Kniescheibe, wie von Verrenkung im Gehen; vergeht in der Ruhe (*T.*). [CK 569]

Schmerzhaftes Klopfen im linken Knie, in Absätzen, Nachts, im Bette (*Ng.*). [CK 570]

Schmerzloses Reissen an der äussern Fläche des rechten Kniees (d. 25. T.) (*Ng.*). [CK 571]

Schwäche-Gefühl im Knie-Gelenke, bis in den Oberschenkel, vorzüglich beim Gehen (*T.*). [CK 572]

Krampfhaftes Zusammenziehen in der linken Wade, im Gehen (*Ng.*). [CK 573]

Zieh-Schmerz im rechten Unterschenkel, fühlbarer, wenn er den linken darüber legt (*T.*). [CK 574]

Reissen und Müdigkeit im rechten Unterschenkel und Knie, in der Ruhe; er muss die Lage des Schenkels oft verändern; bei weiterem Gehen verschwand der Schmerz (*T.*). [CK 575]

Reissen im rechten Schienbeine hinab, Abends und den folgenden Morgen (n. 19 T.) (*Ng.*). [CK 576]

Reissen in beiden Schienbeinen hinab und in den Knieen, Abends (*Ng.*). [CK 577]

Klamm in der linken Wade, gegen Abend (d. 7. T.) (*Sr.*). [CK 578]

Gefühl grosser Müdigkeit und lähmiger Schwäche in den Unterschenkeln, in Ruhe und Bewegung, nach einem unbedeutenden Fusswege (n. 36 St.) (*T.*). [CK 579]

Feines Stechen im obern Theile des rechten Fersenbeines, in der Ruhe (*T.*). [CK 580]

Ziehen und Reissen im äussern Knöchel des rechten Fusses, im Stehen (d. 17. T.) (*Ng.*). [CK 581]

Reissen, Abends, im rechten Fussrücken, um die ersten Zeh-Gelenke (*T.*). [CK 582]

Zuckendes Reissen in beiden Fusssohlen, (bei der Regel) (*Ng.*). [CK 583]

Heftiges Reissen in der linken Fusssohle, Nachmittags (d. 27. 30. T.) (*Ng.*). [CK 584]

Reissen im Ballen der linken Fusssohle, Abends (d. 25. T.) (*Ng.*). [CK 585]

Flüchtiges, zuckendes Reissen in der linken Sohle, wie von einem Geschwüre (*Ng.*). [CK 586]

Ein Stich in der rechten Sohle, Nachts, mit Geschwür-Schmerz (*Ng.*). [CK 587]

Stechen und Brennen, bald in der rechten, bald in der linken Fusssohle, das durch Reiben vergeht, aber öfters wieder kommt (*Ng.*). [CK 588]

Greifender, heftiger Schmerz in der rechten Sohle, wie Geschwür, öfters von Nachmittags bis Abends (*Ng.*). [CK 589]

Brennen beider Fersen und Fussballen, Nachts, im Bette (*Ng.*). [CK 590]

Brenn-Schmerz an der Verbindung des Fersenbeins mit dem äussern Fussknöchel, in der Ruhe; bei Bewegung wie verrenkt; beim Befühlen wie geschwürig (*T.*). [CK 591]

Grosse Mattigkeit in den Füssen, besonders beim Stehen und Gehen (n. 20 T.) (*Sr.*). [CK 592]

Reissen in der grossen Zehe des linken Fusses (n. 10 T.) (*Ng.*). [CK 593]

Zuckendes Stechen in der rechten grosse Zehe, Nachts (*Ng.*). [CK 594]

Stiche an einer Stelle der zweiten linken Zehe, wo früher ein Hühnerauge war (*T.*). [CK 595]

Schmerzhaftes Krummziehen der Zehen, Abends, im Sitzen (*Ng.*). [CK 596]

■ Allgemeines und Haut

Zucken, ohne Schmerz, bald hie, bald da, im ganzen Körper (*Ng.*). [CK 597]

Schmerzhaftes Reissen, das immer einige Zeit aussetzt, plagt ihn Tag und Nacht, durch Reiben vergeht es nur kurz (d. 22. T.) (*Ng.*). [CK 598]

Kriebeln in Händen und Füssen, wie von Ameisen; auch in der Zunge später (*Ng.*). [CK 599]

Zuckungen (*Richter.*). [CK 600]

Anschwellung des Körpers, des Halses, der Schenkel, so schnell, dass man Mühe hat, ihr die Kleider zu lösen (sogleich.) (*Jörg.*). [CK 601]

Anfall von Ohnmachts-Schwindel, früh, beim Stehen, im Niedersetzen besser; dann Schwarzwerden vor den Augen, mit grosser Mattigkeit und Schläfrigkeit, Schmerz im Kreuze und Zusammenschnüren im Bauche, eine Viertelstunde lang, Vormittags drei Mal; beim Aufhören geht der Schmerz die Beine herab in die Fussknöchel, wo er den ganzen Tag bleibt; Nachmittags Kälte mit Durst, im Bette verschlimmert, bis nach Mitternacht, wo sie einschlief unter angenehmer Wärme (*Sr.*). [CK 602]

Anfall von Ohnmachts-Gefühl, Abends, 10 Uhr, (während Blasens eines Instrumentes und enger Bekleidung); es war ihm, als ob Alles im Zimmer sich drehte, er sank um, raffte sich aber im Sinken wieder, dabei im Kopfe bald heiss, bald kalt, und unsicheres Stehen, mit Gefühl, als wolle der Anfall wiederkehren (*T.*). [CK 603]

Lähmung des Rückenmarkes mit Tetanus (*Geiseler.*). [CK 604]

Lähmung der Glieder (*Richter.*). [CK 605]

Lähmung der Sinnes-Organe (*Richter.*). [CK 606]

Tod (n. 36 St.) (*Richter.*). [CK 607]

Langwieriges Siechthum (*Falconer.*). [CK 608]

Tod binnen 2 Tagen, von 6 Drachmen bei einem Knaben (Allgem. Liter. Zeit. 1788.). [CK 609]

Tod, von einer Unze (*La Felize*, Journ. de med.). [CK 610]

Tödtliche Entzündung und Brand, von 1$\frac{1}{2}$ Unzen, bei einer Frau (*Soville*, Journ. de med.). [CK 611]

Die meisten Beschwerden erscheinen Nachmittags und Abends (*T.*). [CK 612]

Die am Tage entstandenen Beschwerden vergehen meist Abends, beim Niederlegen (*Ng.*). [CK 613]

Im Liegen fühlt sie sich leichter (n. 34 T.) (*Sr.*). [CK 614]

Im Bette verschlimmern sich die Schmerzen (*Sr.*). [CK 615]

Im Gehen ist sie weniger matt, als im Sitzen (*Sr.*). [CK 616]

Riechen an versüsstem Salpeter-Geist erleichtert sogleich den Zustand, besonders die Kopfschmerzen (*Sr.*). [CK 617]

Riechen an Kampher steigert die Beschwerden (*Sr.*). [CK 618]

Jücken an mehreren Stellen, auch auf dem Haarkopfe; sie muss sich zuweilen blutig kratzen, worauf es mitunter brennt und schmerzt (*Ng.*). [CK 619]

Jückendes Beissen im linken Knie (*Ng.*). [CK 620]

Jücken, Abends, hie und da, er muss kratzen (*T.*). [CK 621]

Jücken, Abends, nach dem Niederlegen, bald hie, bald da, mit Stichen (*Ng.*). [CK 622]

Stechen wie mit Nadeln, und dann Brennen auf der Haut, besonders im Gesichte (*Sr.*). [CK 623]

Einzelne Stiche auf der Haut, besonders auf der Brust, bei jeder Bewegung (*Ng.*). [CK 624]

Rothe, (bei Berührung) jückende kleine Flecke am Halse und auf dem linken Vorderarme (*Ng.*). [CK 625]

Jücken, besonders an den Schenkeln und Schienbeinen, dass sie sich blutig kratzt, mit rothen Fleckchen hie und da (n. 20 T.) (*Sr.*). [CK 626]

Jückende, zuweilen brennende oder beissende Blüthen, im Nacken, vor der Nase, am Halse und am rechten Ellbogen, wo sie sich blutig kratzen muss (*Ng.*). [CK 627]

Brennende Bläschen voll dünner gelblicher Flüssigkeit, hie und da; nach Kratzen zerplatzen sie und das Brennen hört auf (n. 34 T.) (*Sr.*). [CK 628]

Kleine Eiter-Bläschen im Gesichte und auf andern Hautstellen (*Jörg.*). [CK 629]

Erbsengrosse, jückende Ausschlags-Knoten am Körper, selbst im Gesichte, nur an den Händen und Füssen nicht. [CK 630]

Grosse Abgeschlagenheit, wie nach starker Anstrengung, mit Schwere im Kopfe; sie stösst im Gehen überall an (*Ng.*). [CK 631]

Mattigkeit im ganzen Körper (d. 1. 2. T.) (*Jörg.*). [CK 632]

Grosse Mattigkeit im ganzen Körper, von Nachmittag bis Abend (d. 5. T.) (*Ng.*). [CK 633]

Schwäche, dass sie nicht stehen, kaum sitzen konnte (*Ng.*). [CK 634]

Schnell so angegriffen, matt und schläfrig, dass sie sich legen musste, ohne die Augen aufthun zu können; sie schlummerte, und wie sie erwachte, konnte sie sich nicht besinnen. [CK 635]

■ **Schlaf, Träume und nächtliche Beschwerden**

Gähnen (d. 1. T.) (*Jörg.*). [CK 636]

Gähnen und Schläfrigkeit am Tage (*Sr.*). [CK 637]

Schläfrigkeit, Gähnen und Abspannung, Vormittags (d. 7. T.) (*Ng.*). [CK 638]

Schläfrigkeit im Gehen und in der Ruhe (d. 1. T.) (*Ng.*). [CK 639]

Schläfrig und abgespannt, Nachmittags (d. 2. T.) (*Ng.*). [CK 640]

Unruhige Nächte, oft nur Schlummer, mit stetem Erwachen, oder von Schmerzen geweckt; 20 Tage lang (*Sr.*). [CK 641]

Betäubter Schlaf gewöhnlich, mit Phantasieen, über die sie erschrack und aufwachte (*Sr.*). [CK 642]

Betäubter Schlaf, wie trunken; sie hört Alles um sich herum (n. 6 T.) (*Ng.*). [CK 643]

Schwärmerischer Schlaf; viele Ideen drängen sich und lassen sie nicht zur Ruhe kommen; dabei sehr ängstlich (*Ng.*). [CK 644]

Sie konnte vor 12 Uhr nicht einschlafen, schlief dann aber gut (*Ng.*). [CK 645]

Sie schläft spät ein, erwacht zeitig und muss sich dann herum wälzen (n. 28 T.) (*Sr.*). [CK 646]

Sie erwacht um 1 Uhr und kann dann nicht mehr einschlafen (*Ng.*). [CK 647]

Unruhiger Schlaf mit öfterem Erwachen (n. 10 T.) (*Ng.*). [CK 648]

Unruhiger Schlaf mit vielen Träumen (d. 1. T.) (*Jörg.*). [CK 649]

Unruhige Nacht, nur seltener, schwerer Schlaf (*Jörg.*). [CK 650]

Unruhige Nacht, bis gegen Morgen mässiger Schweiss kommt (*Jörg.*). [CK 651]

Unruhe im Körper lässt des Nachts wenig Schlaf zu (d. 1. T.) (*Jörg.*). [CK 652]

Unruhiger Schlaf, wegen Fülle der Gedanken, die er nicht abweisen kann (*Ng.*). [CK 653]

Unruhige Nacht; grosses Wärme-Gefühl lässt sie nicht einschlafen (*Ng.*). [CK 654]

Alpdrücken (d. 8. T.) (*T.*). [CK 655]

Nachts, die Brust von Husten beengt. [CK 656]

Nachts, Stiche unter dem rechten Schulterblatte. [CK 657]

Sehr traumvoller Schlaf, die ganze Zeit hindurch (*Ng.*). [CK 658]

Traum von Reisen, sie kann aber nicht fort; das ärgerte (*Ng.*). [CK 659]

Aengstliche, schwärmerische Träume, während der Hitze, mit öfterem Aufschrecken und Schweiss; den Morgen drauf kurzer Schauder und Vormittags Durst (n. 27 T.) (*Ng.*). [CK 660]

Aengstliche, schmerzhafte Träume, als habe sie eine schmerzhaft geschwollene Wange, oder werde ihr Kind geschlagen (*Sr.*). [CK 661]

Träume von Krankheit oder Ausbrechen eines Zahnes (*Ng.*). [CK 662]

Träume von Gefahr, Wasser, Feuer u. dergl. (*Ng.*). [CK 663]

Träume von Schlägereien, Ekel, Aerger (*Ng.*). [CK 664]

Lebhafte Träume voll Streit und Disputiren. [CK 665]

Traum vom Sterben eines Bekannten (*Ng.*). [CK 666]

Wohllüstige Träume (n. 22 T.) (*Ng.*). [CK 667]

■ **Fieber, Frost, Schweiß und Puls**

Kühlung und Erfrischung (sogleich.) (*Jörg.*). [CK 668]

Oefteres Frösteln, Nachmittags (*T.*). [CK 669]

Arger Frost mit Zittern am ganzen Körper (*Jörg.*). [CK 670]

Frost-Schütteln, Vormittags, im Freien, ¼ Stunde lang, ohne Hitze darauf (*Ng.*). [CK 671]

Frost, Nachmittags 3 Uhr (d. 23. T.) (*Ng.*). [CK 672]

Frost, Abends 7 bis 8 Uhr, ohne Hitze darauf (d. 39. T.) (*Ng.*). [CK 673]

Frost, Abends 9 Uhr, der nach dem Niederlegen vergeht (*Ng.*). [CK 674]

Frost, Abends, mit Kälte-Ueberlaufen über den Rücken, was beim Niederlegen vergeht (*Ng.*). [CK 675]

Frost, Abends 6 Uhr; sie musste sich legen, worauf der Frost verging; nach einer Stunde stand sie auf und der Frost kam wieder mit Zähneklappern und Schütteln, verging aber wieder nach Niederlegen, und so öfters bis 10 Uhr; (bei der Regel) (*Ng.*). [CK 676]

Kurzer Frost-Schauder, Abends, 7 Uhr (*Ng.*). [CK 677]

Frost, Abends 8 Uhr, der nach Niederlegen vergeht (d. 12. u. 17. T.) (bei der Regel.) (*Ng.*). [CK 678]

Kälte, Abends, sie kann sich nicht erwärmen; dabei Kopfschmerz vom Scheitel herab (*Sr.*). [CK 679]

Frost, gegen Abend im Freien, und im Zimmer Gesichts-Hitze; später allgemeiner Schweiss (*T.*). [CK 680]

Schauder, Abends, ½ Stunde lang, dann aufwallende Hitze und nach Niederlegen, Schweiss, ohne Durst (d. 9. T.) (*Ng.*). [CK 681]

Frost-Schütteln, Nachmittags bis Abend, was nach Niederlegen vergeht, mit Schmerz und Schwere-Gefühl im Kopfe, dann Hitze im Bette (d. 24. T.) (*Ng.*). [CK 682]

Frost, Abends, 9 Uhr, der im Bette vergeht, drauf Schweiss im Schlafe, ohne Durst (*Ng.*). [CK 683]

Frost, Abends 7 Uhr, mit Schütteln und Reissen im Kopfe, bei Aergerlichkeit, 4 Minuten lang; dann, beim Niederlegen, Schweiss, ¼ Stunde lang, mit öfterem Zucken in den Gliedern (*Ng.*). [CK 684]

Die innere Hitze ist vermindert; doch fühlen sich Gesicht und Stirn noch sehr warm an, und der Blutdrang nach dem Kopfe währt noch fort (*Jörg.*). [CK 685]

Erhöhte Wärme der Stirn und Wangen, bei kühlen Händen (n. 20 M.) (*Jörg.*). [CK 686]

Abwechselnd, bald Frost, bald Hitze, bald Schweiss, Nachmittags (d. 4. T.) (*Ng.*). [CK 687]

Hitze, Nachmittags; dann Frost; Abends nach dem Niederlegen, Schweiss mit Durst, bis früh; beim Frost öfteres Hitz-Aufwallen und bei der Hitze öfteres Frösteln; auch während des Schweisses sogleich Kälte-Ueberlaufen, sobald sie sich aufdeckte (d. 11. T.) (*Ng.*). [CK 688]

Vermehrte Wärme im Rumpfe (n. 20 M.) (*Jörg.*). [CK 689]

Gelinde Hitze über den ganzen Körper (n. ½ St.) (*Jörg.*). [CK 690]

Hitze mit Schweiss, Abends, am ganzen Körper, ohne Durst (d. 27. T.) (*Ng.*). [CK 691]

Hitze, Nachts, drauf Schweiss und nur wenig Durst (d. 10. T.) (*Ng.*). [CK 692]

Er schwitzt ungewöhnlich viel (d. 5. T.) (*Jörg.*). [CK 693]

Vermehrter Schweiss (d. 1. T.) (*Jörg.*). [CK 694]

Schweiss mit Mattigkeit jeder Anstrengung und Bewegung (n. 30 T.) (*Ng.*). [CK 695]

Matter Schweiss mit Aengstlichkeit, Nachmittags (d. 41. T.) (*Ng.*). [CK 696]

Nachts, beim Erwachen, dünstet sie, ohne Erleichterung der Schmerzen (n. 20 T.) (*Sr.*). [CK 697]

Starker Schweiss, eine Nacht um die andere, vorzüglich an den Beinen. [CK 698]

Nachts starker Schweiss über und über, vorzüglich an den Beinen. [CK 699]

Schweiss die ganze Nacht (d. 1. T.) (*Jörg.*). [CK 700]

Früh, Schweiss; sie erwacht 3 Uhr Morgens und schwitzt, vorzüglich auf der Brust, bis 6 Uhr; nach dem Aufstehen matt, wie nach einer weiten Fussreise. konnte sie kaum gehen (n. 30 T.) (*Sr.*). [CK 701]

Schweiss, früh im Bette, der nicht ermattet (d. 38. T.) (*Ng.*). [CK 702]

Der Puls geht von 65 und 66 Schlägen bis auf 62 herab, wird nach einer halben Stunde aber wieder wie zuvor und bleibt so (*Jörg.*). [CK 703]

Puls um 3 Schläge vermindert, nur kurze Zeit (sogleich.) (*Jörg.*). [CK 704]

Puls kleiner und weicher (n. 2 St.) (*Jörg.*). [CK 705]

Sehr schneller Puls, Nachmittags, in der Ruhe, eine Stunde lang (*T.*). [CK 706]

Sehr schneller Puls, Nachmittags 4 Uhr, mit Hitze im Kopfe, eine Stunde lang (d. 28. T.) (*T.*). [CK 707]

Puls voll, hart und schnell, mit einem entzündlichen Zustande, besonders der Unterleibs-Organe (*Jörg.*). [CK 708]

Puls um einige Schläge beschleunigt, auch Nachmittags (*Jörg.*). [CK 709]

Puls schnell und klein, bei warmen Händen (*Ng.*). [CK 710]

Lamium album

Weißbienensaug. **(Lamium album.) [ACS 12 (1832), Heft 2, S. 179–188]**

[Vorrede und Zusammenstellung der Symptome von Ernst Stapf.]

Die nachstehend verzeichneten Symptome dieser gewiß sehr wirksamen Pflanze sind theils von Herrn Hofrath *Dr.* **Hahnemann** selbst, theils von den Herren *DD.* **Franz** (*Fz.*), **Kummer** (*Kr.*), **Langhammer** (*Lgh.*), so wie von dem Herausgeber (*Stf.*), sorgfältig beobachtet und getreu aufgezeichnet worden.

Man wird bei gehöriger Würdigung der folgenden Symptome bald finden, daß dieser Arzneistoff, auch außer seiner spezifischen, schon in der Volksarzneikunde wohlgekannten Einwirkung auf die weiblichen Geschlechtstheile – Weißfluß – in andern Krankheitszuständen, auf welche schon das Wenige, was wir hier geben können, sattsam hindeutet, sich wirksam beweisen muß.

Der ausgepreßte Saft der Blüthen – vielleicht auch der Blätter, – mit Weingeist zu gleichen Theilen gemischt, und dann auf die gewöhnliche Weise vom Bodensatz abgesondert und aufbewahrt, wird wohl die zweckmäßigste Zubereitung abgeben. In welcher Verdünnung das Mittel am besten anzuwenden, darüber müssen erst weitere Erfahrungen sprechen.

Gemüt

Weinerliche Laune; sie weinte, als wenn sie verlassen wäre. [ACS 101]

Außerordentliche Traurigkeit; er glaubte unverschuldete Widerwärtigkeiten zu erdulden, und in der Folge erfahren zu müssen; doch nicht ohne Arbeitslust. (*Lgh.*) [ACS 102]

Unzufrieden mit seinen Arbeiten. (n. 4 Tgn.) (*Kr.*) [ACS 103]

Große Unruhe und Angst; es läßt ihn an keinem Orte; dabei Zittern der Glieder. (*Fz.*) [ACS 104]

Schwindel, Verstand und Gedächtnis

Benommenheit des Kopfs; er kann sich nicht recht besinnen, und muß sich zusammennehmen, wenn er spricht. (*Fz.*) [ACS 1]

→ Verstand: *Kopf*

Kopf

Tief im Gehirne ein unbeschreibliches Kopfweh, wie der Anfang zu einem sehr heftigen Kopfschmerze, und als wenn sie sehr krank werden sollte, am schlimmsten beim Aufrichten nach dem Bücken. (Er vergieng die Nacht im Schlafe.) (n. 2 St.) [ACS 2]

Der Kopf thut recht empfindlich weh in den Schläfen, wie innerlich wund. (*Fz.*) [ACS 3]

Kopfweh früh beim Erwachen und beim Gehen in freier Luft. [ACS 4]

Kopfweh (wie ein Reißen,) von Abends 6 Uhr bis Mitternacht. [ACS 5]

Kopfweh wie ein Zusammendrücken des Gehirns von allen Seiten, so daß sich der stärkste Schmerz in der Mitte des Gehirns äußert (sogleich). [ACS 6]

Drückender Schmerz in der rechten Schläfegegend. (n. 1 St.) (*Kr.*) [ACS 7]

Ziehende Nadelstiche in der linken Schläfe. (*Lgh.*) [ACS 8]

Beim Liegen auf irgend einer Seite, Schmerz am Hinterkopfe, als wenn sie auf einem Stein läge, und als wenn das Lager zu hart wäre. [ACS 9]

Die Kopfhaut ist sehr angespannt, besonders in der Gegend der Kranznath. (n. 6 St.) (*Kr.*) [ACS 10]

Abends (um 10 Uhr) Kopfweh; erst einige Stiche hie und da und dann Pochen, unter heftigem Frostschütteln, im Bette. [ACS 11]

Kopfweh, beim Aufstehen vom Stuhle schlimmer, beim Sitzen besser. [ACS 12]

Kopfweh, früh, im Bette, beim Liegen am schlimmsten, wie von Nachtschwärmerei, wüste; der Kopf deuchtet wie mit einem Reife zusammengeschnürt; es vergeht beim Aufstehen. [ACS 13]

Große Beweglichkeit des Kopfs, vorzüglich von vorne nach hinten. (*Kr.*) [ACS 14]

Ein oder der andre Spruch kömmt ihr unzählige Male nach einander in die Gedanken, und sie kann sich dieser Wiederholung im Gedächtnisse nicht erwehren, so daß sie endlich traurig darüber wird und glaubt, sie verliere den Verstand. [ACS 15]

Gesicht und Sinnesorgane

Pupillenverengerung. (n. 3½ St.) (*Lgh.*) [ACS 16]

Höchste Pupillenerweiterung. (n. 17 St.) (*Lgh.*) [ACS 17]

Jücken in den Augenwinkeln, zu verschiedenen Zeiten, besonders Abends; er mußte reiben. (n. 12 St.) (*Kr.*) [ACS 18]

Jücken am untern Augenlide, was zu reiben nöthigte. (n. 1 St.) (*Kr.*) [ACS 19]

Drücken auf den Augapfel, und trübes, undeutliches Sehen, besonders Abends. (*Kr.*) [ACS 20]

Taubhörigkeit. [ACS 21]

An der Falte neben dem rechten Nasenflügel ein Blüthchen, welches vor sich jückt, und bei Berührung wie Wunde schmerzt. [ACS 22]

Sie schnaubt Blut aus der Nase. [ACS 23]

Auf beiden Seiten der Nase, in den weichen Theilen, Zerschlagenheitsschmerz vor sich, und beim Befühlen nicht schmerzhafter. [ACS 24]

Stiche am rechten Unterkiefer hinter den Ohren. [ACS 25]

Mund und innerer Hals

(Nach dem Froste) innerliches Halsweh beim Schlingen, als wenn im Halse ein Knäutel wäre; den Morgen darauf nicht nur beim Schlingen derselbe Schmerz, sondern auch in den Mandeln Schmerz beim Bewegen des Halses, beim Schlingen und Darauffühlen. [ACS 26]

Kratzig im Halse. (*Stf.*) [ACS 27]

Dicker, durch Rachsen ausgeworfener Schleim aus dem Rachen (der ganz sauer schmeckt). (n. 1 St.) (*Kr.*) [ACS 28]

Magen

Saures Aufstoßen. (*Stf.*) [ACS 29]

Leeres Aufstoßen (sogleich). (*Kr.*) [ACS 30]

Nach jedem Essen oder Trinken ein Brennen in der Mitte der Brust oder in der Speiseröhre. [ACS 31]

Unter außerordentlicher Hitze und größter Mattigkeit und Abspannung, wobei es ihm schwarz vor den Augen wird, erfolgt Uibelkeit und Erbrechen der vor drittehalb Stunden genossenen Speise. (*Fz.*) [ACS 32]

Würmerbeseigen zwei Abende nach einander. [ACS 33]

Kriebeln im Magen mit Brecherlichkeit. (*Stf.*) [ACS 34]

Beim Essen, Drücken unter der Herzgrube, wobei ihr weichlich und übel wird, fast wie bei Würmerbeseigen; es kam aber keine Flüssigkeit in den Mund. [ACS 35]

Er fühlt den Pulsschlag in der Herzgrube und kann ihn auch äußerlich sehen. (*Fz.*) [ACS 36]

Stiche in der Herzgrube. [ACS 37]

■ Abdomen

Ein dumpfer Unruh-Schmerz in der Lebergegend, der nur durch die aufgelegte Hand besänftigt werden konnte. [ACS 38]

Leibweh, wie von versetzten Winden. (n. $^3/_4$ St.) (*Lgh.*) [ACS 39]

Zerschlagenheitsschmerz in den Bauchmuskeln unter den falschen Ribben. [ACS 40]

Kollern in der Unterribbengegend. (n. 8 bis 10 St.) (*Kr.*) [ACS 41]

Ein Drängen in der linken Seite des Unterleibes herab in die Schamgegend, als wollte da ein Leistenbruch heraustreten. (*Fz.*) [ACS 42]

Ungemeine Auftreibung des Unterleibes, einige Tage lang. [ACS 43]

Kneipendes Leibweh, wie von stockenden Blähungen, welches, nach darauf erfolgtem Stuhlgange, mit vielem Blähungabgange, doch noch einige Zeit lang anhält. (n. 12 St.) (*Lgh.*) [ACS 44]

Starke Erregung im Unterbauche, in der Bärmutter, vorzüglich aber ein Schneiden über den Hüften, als wenn die Monatzeit mit Gewalt hervorbrechen wollte, die doch unlängst erst vorüber war. [ACS 45]

Dumpfe Stiche in der Nierengegend der rechten Seite, bei tiefem Athemholen. (n. 10 St.) (*Kr.*) [ACS 46]

Ein Kneipen im Unterleibe und heftigste Regungen, als wenn das Monatliche so eben eintreten sollte und müßte, (n. 3 St.) zwei Tage lang, bei einer Frau, die des Alters wegen schon geraume Zeit vom Monatlichen befreiet war. [ACS 47]

Häufiges Harnen. (*Stf.*) [ACS 48]

Im Schooßgelenke Schmerz, wie zerschlagen, als wenn er sehr weit gegangen wäre (bei Bewegung und im Sitzen). (n. 8 St.) (*Kr.*) [ACS 49]

■ Rektum

Ein Drängen und Drücken, wie zum Stuhle, doch blos im Mastdarme und bald darauf ein harter Stuhl. (*Kr.*) [ACS 50]

Empfindung wie zum Durchfall im Unterleibe, worauf auch ein breiiger Stuhlgang erfolgt. (n. etlichen St.) (*Fz.*) [ACS 51]

Breiiger, harter Stuhl; es geht Blut mit weg. [ACS 52]

■ Harnwege

Öfteres Drängen zum Harnen mit wenigerem Urinabgange als gewöhnlich. (n. 2 St.) (*Kr.*) [ACS 53]

Drängen zum Harnen mit äußerst wenigem Urinabgange. (n. 1$^1/_2$ St.) (*Lgh.*) [ACS 54]

Kitzel an der Eichel. (n. $^1/_2$ St.) (*Kr.*) [ACS 55]

(Unschmerzhaftes) Gefühl wie Brennen in der Mitte der Harnröhre, außer dem Harnen. (n. 4 St.) (*Kr.*) [ACS 56]

Empfindung in der Harnröhre, als ob ein wässerichtes Bläschen in derselben aufstiege und doch bemerkte er nichts Feuchtes an der Öffnung. (n. 6 bis 10 St.) (*Kr.*) [ACS 57]

Es geht durch die Harnröhre etwas Feuchtigkeit ab. (n. 2 Tagen.) (*Kr.*) [ACS 58]

→ Harnwege: *Abdomen*

■ Geschlechtsorgane

Monatliches etliche Tage zu früh und in sehr geringer Menge. (n. 5. Tagen.) [ACS 59]

Monatliches, elf Tage vor der Zeit zum Neumonde. (n. 7 Tagen.) [ACS 60]

Es geht oft ein Tropfen Weißfluß aus der Mutterscheide ab. [ACS 61]

Abgang von Weißfluß mit beißender Empfindung an den Theilen. (n. 1 St.) [ACS 62]

Starker Weißfluß, ohne Empfindung. (n. 10 St.) [ACS 63]

→ Geschlechtsorgane: *Abdomen*

■ Atemwege und Brust

Nießen von Zeit zu Zeit; es fließen zuweilen einige Tropfen Wasser aus der Nase. (n. $^1/_4$ St.) (*Kr.*) [ACS 64]

Heftiger Schnupfen. (n. etlichen St.) (*Fz.*) [ACS 65]

Die Stimme ist ganz schwach und unfest, wie bei einem Geängstigten. (*Fz.*) [ACS 66]

Beim Sprechen reicht der Athem nicht zu; es ist ihm ganz schwach auf der Brust. (Fr.) [ACS 67]

Schmerz von der linken Brust bis zur Achsel, wie zerschlagen und zerprellt. [ACS 68]

Auf der Brust Empfindung von Drücken und Uebelkeit, welches ihm große Angst verursacht. (*Fz.*) [ACS 69]

Ein drückender Schmerz über der linken Brustwarze, den er am heftigsten im Schlummerzustande, bei halbem Erwachen aus dem Schlafe empfand, nach völligem Erwachen aber unmerklich. (*Kr.*) [ACS 70]

■ **Extremitäten**

Zerschlagenheitsschmerz an der innern Fläche der Arme, besonders der Ellbogenbeuge, am meisten beim Ausstrecken der Arme. [ACS 71]

Ein fressendes, feinstichliches Jücken an den Armen, den Händen und am Halse. [ACS 72]

Schwere und Mattigkeit im rechten Arme, besonders in der Ruhe. (n. 4 St.) (*Kr.*) [ACS 73]

Kriebelnde Taubheit und wie Eingeschlafenheit des Handrückens und des Daumenballens, (empfindlicher bei Berührung), mit einer Schmerzhaftigkeit der Haut dieser Theile, blos beim Bewegen der Hand, als wenn sie mit Ruthen gepeitscht worden wäre und feinstichlich schründete. [ACS 74]

Ziehendes Reißen in den hintersten Gelenken der beiden letzten rechten Finger. (n. 6 St.) (*Kr.*) [ACS 75]

Ziehendes Reißen im hintern Gliede des Zeigefingers der linken Hand. (n. 3 St.) (*Kr.*) [ACS 76]

Klammartiges Reißen in den Muskeln des rechten Daumens. (n. 3 St.) (*Lgh.*) [ACS 77]

Kreutzschmerz, gleich als wäre das Kreutz zerschlagen. (*Fz.*) [ACS 78]

(Beim Sitzen.) **Absetzendes, ziehend drückendes Reißen in den hintern untern Muskeln des rechten Oberschenkels.** (n. 14 St.) (*Lgh.*) [ACS 79]

Die Waden spannen beim Gehen in der Mitte herüber, als wollten sie nicht nachgeben. (*Fz.*) [ACS 80]

Auf dem untern Theile der Schienbeinröhre und im Fußgelenke ein nagender, drückender Schmerz, mit Empfindung von Hitze darin und als ob der Theil geschwollen wäre. (*Fz.*) [ACS 81]

Am rechten Wadenbeine äußerlich, ein klammartiger Schmerz und wie zerschlagen. (*Fz.*) [ACS 82]

Durch geringes Reiben an der Ferse beim Gehen entsteht eine Blase, welche aufplatzt und zu einem langdauernden Geschwüre, von schründendem, endlich beißendem Schmerze wird. (n. 24 St.) [ACS 83]

(Im Sitzen) Krampfartig drückender Schmerz auf dem Ballen der linken großen Zehe. (n. 2¾ St.) (*Lgh.*) [ACS 84]

■ **Allgemeines und Haut**

Ein ziehendes Reißen in den Gliedern der Ober- und Untergliedmaßen, bald da, bald dort. (n. 24 St.) (*Kr.*) [ACS 85]

Das Geschwür schmerzte Abends schründend und stechend, beim Liegen am schlimmsten. [ACS 86]

Das Geschwür war flach, ringsum roth und geschwollen und schmerzte wie Schründen und Feinstechen, nachgehends beißend, früh im Bette. [ACS 87]

Allgemeine Mattigkeit des Körpers. (n. 8 St.) (*Kr.*) [ACS 88]

Munterkeit mit Unruhe; sie konnte Abends nicht einschlafen und wachte öfters auf. [ACS 89]

Unruhe des Geistes und Körpers, so daß er das Buch nimmt und weglegt, oder bald dahin, bald dorthin sich setzt, alles nach unwillkürlichen Einfällen. (n. 2 bis 10 St.) (*Kr.*) [ACS 90]

■ **Schlaf, Träume und nächtliche Beschwerden**

Traum, als wenn das Monatliche bei ihr eintreten sollte, was doch unlängst erst verflossen war. [ACS 91]

Schweres Einschlafen die Nacht und nach dem Einschlafen ein lebhafter, ängstlicher Traum, der sie aufzuwachen nöthigt; nach dem Wiedereinschlafen aber träumt sie ebendasselbe wieder fort. [ACS 92]

Lebhafte, unangenehme, ängstliche, unerinnerliche Träume. (*Lgh.*) [ACS 93]

■ **Fieber, Frost, Schweiß und Puls**

Nachmittags (4 Uhr) Gesichtsblässe und Frost über den ganzen Körper mit innerem Erbeben; der ganze Körper mit Gänsehaut überzogen, die vorzüglich an dem Oberarme und an der Außenseite der Oberschenkel bei Berührung wie wund und aufgerieben schmerzte; dabei befiel sie eine Unruhe und Angst, sie lief da und dorthin, wollte schlafen und konnte nicht. [ACS 94]

Beständiger Durst, doch nicht während des Frostes. [ACS 95]

Früh im Bette schweißig, und dabei Frost und mit Gänsehaut überlaufen, bei der mindesten Bewegung und Anstrengung aber, selbst beim Reden, eine bange Hitze, die in Ruhe und beim Aufhören mit Reden gleich aufhört, worauf der Frost gleich wiederkömmt; dabei innerlich schwitzende Hände. [ACS 96]

Beim Froste, allgemeine Schwäche, am meisten in den Händen. [ACS 97]

Ängstlichkeit im Froste, sie konnte weder im Sitzen, Gehen noch Stehen Ruhe finden. [ACS 98]

Brennende Hitze an den Wangen, mit kalten Händen, ohne Durst. (n. 24 St.) (*Lgh.*) [ACS 99]

Brennende Hitze beider Backen, ohne Röthe und ohne Durst. (n. 24 St.) (*Lgh.*) [ACS 100]

Ledum palustre

Porst [RAL IV (1825), S. 176–198]

(Das schnell getrocknete und gepülverte Sträuchelchen des Ledum palustre mit zwanzig Theilen, an Gewicht, Weingeist zur Tinctur ausgezogen.)

Aus diesen Symptomen wird man, ob sie gleich noch lange nicht alle durch Prüfung an Gesunden ausgeforscht werden konnten, dennoch genüglich ersehen, daß diese sehr kräftige Arznei größtentheils nur für langwierige Uebel, bei welchen vorzüglich Kälte und Mangel an thierischer Wärme vorwaltet, passend ist, zumal ihre Wirkungsdauer bei großen Gaben sich bis auf vier Wochen erstreckt.

Die Gabe in Krankheitsfällen, denen der Porst homöopathisch angemessen ist, habe ich durch vielfältige Versuche und Erfahrungen auf einen sehr kleinen Theil eines Tropfens quintillionfacher Verdünnung der Tinctur herabzustimmen nöthig gefunden.

Die übeln Zufälle von dieser Arznei, wo sie unhomöopathisch gewählt oder in allzu starken Gaben gereicht worden war, werden durch öfteres Riechen an geistige Kampherauflösung, oder öftere Einnahme eines Tropfens derselben, gehoben; Chinarinde aber, gegen die etwa von Porst erfolgte Schwäche gegeben, ist sehr nachtheilig.

Man kann aus diesen Symptomen, verglichen mit den ähnlichen und gleichen Nachtheilen vieler stark berauschender Biere, schließen, daß sie mit Porst schädlicher und verbrecherischer Weise angemacht sind, worauf die Policeibehörden billig mehr achten sollten.

Porst

■ Gemüt

Herzklopfen. [RAL 182]

Aengstlichkeit. [RAL 183]

Schreckhaftigkeit. [RAL 184]

Verdrießlichkeit, mürrisches Wesen. [RAL 185]

Er ist zu Zorn und Aergerniß geneigt. [RAL 186]

◇ Den ganzen Tag ruhiges und stilles Gemüth mit Heiterkeit und Frohsinn[1] (*Chr. Fr. Langhammer,* in einem Aufsatze). [RAL (145)]

Gelassene und fröhliche Gemüthsstimmung mit Thätigkeitslust und Selbstzufriedenheit[1] (*Langhammer,* a.a.O.). [RAL (146)]

Den ganzen Tag Unzufriedenheit mit seinen Nebenmenschen, die zuletzt in Menschenhaß überging (*Langhammer,* a.a.O.). [RAL (147)]

Mürrisches Wesen mit vieler Unruhe und Unbeständigkeit; er konnte nichts beharrlich überdenken oder ruhigen Gemüths arbeiten (*Langhammer,* a.a.O.). [RAL (148)]

Verdrießlich: es ist ihm alles zuwider (*Carl Franz,* a.a.O.). [RAL (149)]

Verdrießlich: er zog sich in die Einsamkeit zurück, und, fast weinend, wünschte er sich den Tod (*Langhammer,* a.a.O.). [RAL (150)]

Auffahrend: er braust leicht auf (*Franz,* a.a.O.). [RAL (151)]

Den ganzen Tag hindurch große Ernsthaftigkeit; er sah alles, was ihm begegnete, von einer wichtigen und bedenklichen Seite an (*Langhammer,* a.a.O.). [RAL (152)]

■ Schwindel, Verstand und Gedächtnis

Trunkenheit, Taumlichkeit und Wüstheit im Kopfe. [RAL 1]

◇ Beim Gehen und Stehen, Schwindel, er konnte sich kaum aufrecht erhalten (n. 9 St.) (*Langhammer,* a.a.O.). [RAL (1)]

Schwindel: der Kopf will rückwärts sinken (*Chr. Th. Herrmann,* in einem Aufsatze). [RAL (2)]

Den ganzen Tag über, heftiger Schwindel, selbst im Stillsitzen, der sich beim Bücken erhöht, und beim Gehen bis zum Vorwärtsfallen steigt, wie von Trunkenheit – mit Hitzgefühl im ganzen Körper, besonders im Gesichte, ohne Durst, bei blassen Wangen und Stirne (n. 5 St.) (*Langhammer,* a.a.O.). [RAL (3)]

---

[1] Heilwirkung, Gegenwirkung des Organism's.

Betäubung des ganzen Kopfs, wie beim Schwindel (n. $\frac{1}{2}$ St.) (*Langhammer,* a.a.O.). [RAL (4)]

Beim Gehen im Freien ist er wie trunken (*Franz,* a.a.O.). [RAL (5)]

Unbändige Trunkenheit (*Linnaeus,* Flora lapponica, S. 121.). [RAL (6)]

Verstandlosigkeit (*Pallas,* Flora roßica, Tom. I. P. II. S. 94.). [RAL (7)]

■ Kopf

Kopfweh, wie von einem Stoße oder Schlage. [RAL 2]

Kopf angegriffen; wenn er einen falschen Tritt thut, so erschüttert das Gehirn schmerzhaft. [RAL 3]

Wüthender Kopfschmerz. [RAL 4]

Dumm machender Kopfschmerz. [RAL 5]

Reißender Schmerz im Kopfe und im Auge; die weiße und die Bindehaut im Auge sind geschwollen und höchst entzündet; der reißende Schmerz im Auge verschlimmert sich beim Liegen und mildert sich beim Sitzen; die Augenlider sind nicht angegriffen, kleben aber früh wie mit Eiter zu, und es fließt eine übelriechende Feuchtigkeit zwischen ihnen hervor; dabei ist Abendschauder, mit Hitze darauf, nächtlicher Durst, Kollern im Leibe (bei gutem Appetite), mehr innere, als äußere Hitze des Kopfs und Schweiß im Rücken und in den Kopfhaaren zugegen (n. 24 St.). [RAL 6]

Blüthchen und Blutschwäre an der Stirne. [RAL 7]

◇ Heftiger Kopfschmerz (*Pallas,* – *Linnaeus,* a.a.O.). [RAL (8)]

Er fühlt früh während des Schlafes einen dumpfen Kopfschmerz (*Franz,* a.a.O.). [RAL (9)]

Druck im linken Scheitel (*Herrmann,* a.a.O.). [RAL (10)]

Druck in der Stirne (*Herrmann,* a.a.O.). [RAL (11)]

Drückender Kopfschmerz oben in der Stirne, mit Benommenheit des Kopfs, besonders bei Bedeckung desselben (*Franz,* a.a.O.). [RAL (12)]

Drückendes Kopfweh über das ganze Gehirn, wie eine Last, mit kleinen Unterbrechungen, drei Tage anhaltend, Tag und Nacht (*Huld. Becher,* in einem Aufsatze). [RAL (13)]

Kopfweh, zuerst über das ganze Gehirn, wie plattes, lastendes Drücken, welches den zweiten Tag zu einem dumpfen Drücken ward, auf einer kleinen Stelle, in der rechten Schläfe (*Becher,* a.a.O.). [RAL (14)]

Stechender Schmerz unter dem rechten Stirnhügel, im Gehirn (*Herrmann*, a.a.O.). [RAL (15)]

Beim Anfühlen der Schläfe, drückender Schmerz. [RAL (16)]

Drückend betäubendes Weh äußerlich an der Stirne, wie von Nachtschwärmerei, in jeder Lage (n. 6 St.) (*Langhammer*, a.a.O.). [RAL (17)]

Krabbelndes Jücken auf der Stirne und dem Haarkopfe, wie von Läusen (*Becher*, a.a.O.). [RAL (18)]

Trockne Blüthen an der Stirne, besonders in der Mitte, wie Hirsekörner, ohne Empfindung, sechs Tage lang (n. 24 St.) (*Langhammer*, a.a.O.). [RAL (19)]

■ Gesicht und Sinnesorgane

Rothe Ausschlags-Knoten im Gesichte, die bei Berührung stechend schmerzen. [RAL 8]

Ausschlags-Knötchen an der Stirne, wie bei Branntweinsäufern, und beißendes Jücken auf der Brust, wie von Läusen, mit rothen Flecken und Frieselausschlage. [RAL 9]

Höchste Erweiterung der Pupillen. [RAL 10]

Es flimmerte ihm vor den Augen, er konnte nichts Sicheres sehen. [RAL 11]

Es ist, wenn man auf etwas genau sieht, wie ein Schein oder ein Fippern vor den Augen, wie wenn man stark gelaufen ist und (wie im Schwindel) auf einen gewissen Gegenstand den Blick nicht fest halten kann. [RAL 12]

Augen-Thränen (ohne Entzündung der weißen Augenhaut); die Thränen sind scharf und beissend und machen das untere Augenlid und die Wangen wund. [RAL 13]

Beißende Thränen in den Augen. [RAL 14]

Starkes Jücken in den innern Augenwinkeln. [RAL 15]

Augenentzündung mit spannendem Schmerze. [RAL 16]

Brennendes Drücken in den Augen, vorzüglich Abends, welche früh zugeschworen sind, am Tage aber Thränen, selbst in der Stube (n. 4 St.). [RAL 17]

Die Augenlider schwären zu, ohne Schmerzen. [RAL 18]

Die Augenlider sind voll Butter, aber weder geschwollen, noch entzündet. [RAL 19]

Gesichtsblässe, und dennoch nicht frostig. [RAL 20]

Ein Getöse in den Ohren, wie von Läuten mit Glocken, oder wie von Sturmwind. [RAL 21]

Taubhörigkeit des rechten Ohres. [RAL 22]

Geringes Nasenbluten, blutiger Nasenschleim. [RAL 23]

Ein brennender Schmerz, wie von glühenden Kohlen, innerlich in der Nase, wobei die Nase weh that, beim Drücken und Schnauben (n. 24 St.). [RAL 24]

◇ Verengerte Pupillen (n. 1 St.) (*Langhammer*, a.a.O.). [RAL (20)]

Erweiterte Pupillen (n. $3\frac{1}{4}$, $5\frac{1}{4}$, $9\frac{1}{2}$ St.) (*Langhammer*, a.a.O.). [RAL (21)]

Bedeutende Erweiterung der Pupillen (bald nach dem Einnehmen) (*Becher*, a.a.O.). [RAL (22)]

Schwächere Sehkraft: er sah nicht scharf genug (*Franz*, a.a.O.). [RAL (23)]

Druck am äußern Rande der rechten Augenhöhle, bei Bewegung heftiger (*Herrmann*, a.a.O.). [RAL (24)]

Augenschmerz, ohne Entzündung, ein Drücken hinter dem Augapfel, als wenn er herausgedrückt würde (*Becher*, a.a.O.). [RAL (25)]

Kurze Taubhörigkeit, als wenn sich etwas vor das Trommelfell beider Ohren gelegt hätte (n. 13 St.) (*Langhammer*, a.a.O.). [RAL (26)]

Taubhörigkeit des rechten Ohres: es ist, als ob es mit Baumwolle verstopft wäre, und es ist ihm, als ob er von Weitem lauten hörte (*Herrmann*, a.a.O.). [RAL (27)]

Starkes, aber unterbrochenes Sausen in den Ohren, fast den ganzen Tag über (*Becher*, a.a.O.). [RAL (28)]

Ohrenbrausen, wie vom Winde (*Becher*, a.a.O.). [RAL (29)]

Eiterndes Blüthchen am Rande der Oberlippe, mit brennendem Jücken, welches zum Kratzen nöthigte, aber sich dadurch vermehrte (n. 24 St.) (*Langhammer*, a.a.O.). [RAL (30)]

Harter Druck am linken Unterkiefer, nach innen (n. 1 St.) (*Herrmann*, a.a.O.). [RAL (31)]

(Drückender Zahnschmerz auf einem linken untern und obern Schneidezahne) (*Franz*, a.a.O.). [RAL (32)]

Anschwellen einer Drüse vorne unter dem Kinne, die bei Berührung drückend schmerzt (*Herrmann*, a.a.O.). [RAL (33)]

■ Mund und innerer Hals

Nach einigen großen Stichen im Zahne, ein unerträglicher, äußerlich reißender Schmerz auf der rechten Seite des Gesichts, des Kopfs und Halses, die ganze Nacht hindurch, welcher nach einigen abermaligen Stichen im Zahne wieder verschwindet; doch von Zeit zu Zeit wieder-kommt, und seine Anfälle mit Schauder und tiefem Schlafe und Mangel an Hunger und Durst endigt (n. 96 St.). [RAL 25]

Böser Hals mit fein stechendem Schmerze. [RAL 26]

Stechen im Halse außer dem Schlingen, nur Vormittags; beim Niesen war's nur ein Drücken hinten im Halse. [RAL 27]

Empfindung wie von einem Pflocke im Halse; wenn sie schlingt, so sticht's. [RAL 28]

◇ Feines Stechen vorne auf der Zunge (n. 3/4 St.) (*Herrmann,* a.a.O.). [RAL (34)]

Trockenheitsgefühl im Gaumen, mit Wasserdurste, ohne Hitze (*Becher,* a.a.O.). [RAL (35)]

■ **Magen**

Mangel an Appetit. [RAL 29]

Ein Uebelbefinden im Magen, wie lätschig, und zugleich übler Geschmack im Munde, wie dumpfig. [RAL 30]

Sie hat keinen Hunger, und wenn sie etwas ißt, so ist es alsbald, als wenn sie zu viel gegessen hätte; es drückt sie und es wird ihr übel. [RAL 31]

Beim Geschwind-Essen entsteht ein zusammenziehender Schmerz im Brustbeine. [RAL 32]

Uebelkeit, gleich früh. [RAL 33]

Ein jählinges Herauslaufen eines speichelartigen Wassers aus dem Munde, mit Kolik –; Würmerbeseigen. [RAL 34]

(Bitterliches Aufstoßen nach dem Essen.) [RAL 35]

Beim Gehen im Freien, Uebelkeit, mit Schweiß am ganzen Körper, besonders an der Stirne. [RAL 36]

◇ Großer Durst nach kaltem Getränke, vorzüglich Wasser (n. 4¼, 8, 28 St.) (*Langhammer,* a.a.O.). [RAL (36)]

Beständige Durstlosigkeit (*Herrmann,* a.a.O.). [RAL (37)]

Bittrer Geschmack im Munde (*Franz,* a.a.O.). [RAL (38)]

Während des Essens, Ziehen und Drücken in der Herzgrube (*Franz,* a.a.O.). [RAL (39)]

Abneigung vom gewohnten Tabakrauchen, bei gehörigem Appetite zum Essen (*Becher,* a.a.O.). [RAL (40)]

Oft wiederkehrender Schlucksen (n. 2½ St.) (*Langhammer,* a.a.O.). [RAL (41)]

■ **Abdomen**

Ziehender Schmerz im Unterleibe. [RAL 37]

Bauchweh, wie in der Ruhr. [RAL 38]

Bauchweh, als wenn die Gedärme zerquetscht und geschwächt wären, eine Empfindung, wie nach der Wirkung starker Purganzen zurückbleibt (n. 6 St.). [RAL 39]

Bauchweh, als wenn ein Durchfall entstehen sollte, vom Nabel an bis zum After; zugleich Appetitlosigkeit, bei richtigem Geschmacke, und kalte Füße. [RAL 40]

Leibschneiden, alle Abende. [RAL 41]

(In der linken Seite des Unterleibes, Empfindung, als wenn von Ueberladung des Magens mit Speisen in dieser Gegend eine drückende Geschwulst vorhanden wäre.) [RAL 42]

In der Seite, über der Hüfte, ein langsamer Stich, wie ein scharfer Druck. [RAL 43]

Bauchweh (schneidendes?), mit Blutfluß aus dem After. [RAL 44]

◇ Leibweh: Wühlen unter dem Nabel, mit Ausfluß von Wasser aus dem Munde, wie Würmerbeseigen (n. 2 St.) (*Becher,* a.a.O.). [RAL (42)]

Uebelkeiten (*Pallas,* a.a.O.). [RAL (43)]

Wenn er ausspuckt, wird es ihm jedesmal übel und brecherlich (*Becher,* a.a.O.). [RAL (44)]

Früh nach dem Aufstehen, Brechwürgen mit Aufstoßen und Andämmen und Drängen in der Herzgrube (*Franz,* a.a.O.). [RAL (45)]

In den Bauchmuskeln stumpfes Stechen, und Druck zwischen dem Becken und der untersten linken Ribbe (*Herrmann,* a.a.O.). [RAL (46)]

Druck am obern Rande des linken Beckens und den Muskeln bis zur letzten falschen Ribbe, heftiger beim Gehen (*Herrmann,* a.a.O.). [RAL (47)]

■ **Rektum**

Mehrtägige Leibverstopfung. [RAL 45]

Der Stuhlgang ist mit Blut gemischt. [RAL 46]

Ueber dem After, am Steißbeine, eine rothe, feuchtende Stelle, mit beißend wundhaftem Jücken schmerzend, im Sitzen und Gehen (n. 48 St.). [RAL 47]

◇ Blähungsabgang (den ersten Tag) (*Becher,* a.a.O.). [RAL (48)]

Häufiger Blähungsabgang (n. 1 St.) (*Langhammer,* a.a.O.). [RAL (49)]

Kothdurchfall mit Schleim (n. 24 St.) (*Becher,* a.a.O.). [RAL (50)]

Breiartiger Stuhl, wie Durchfall, ohne Beschwerde (*Langhammer,* a.a.O.). [RAL (51)]

■ Harnwege

Harnfluß. [RAL 48]

(Gelber Harn, mit weißem, kalkartigem Bodensatze.) [RAL 49]

(Brennen in der Harnröhre nach dem Uriniren.) [RAL 50]

(Ein Raffen tief im Unterbauche, wie auf die Harnblase) (sogleich.) [RAL 51]

Der Urin hält oft an und geht nicht fort, und wenn sie ihn gelassen hat, sticht's. [RAL 52]

Geschwulst der Ruthe: die Harnröhre ist wie verschwollen; er muß sehr drücken, wenn er sein Wasser lassen will, und der Strahl läuft sehr dünn, doch ohne Schmerzen (n. 3 Tagen.). [RAL 53]

◇ Er muß oft und jedesmal viel uriniren, sogar die Nacht einige Mal (die ersten 12 St.) (*Herrmann*, a.a.O.). [RAL (52)]

Verminderte Harn-Absonderung und Abgang (n. 12 Tagen.) (*Herrmann*, a.a.O.). [RAL (53)]

Sehr seltner und weniger Harnabgang, die ersten zwölf Stunden (*Ch. Teuthorn*, in einem Aufsatze). [RAL (54)]

Häufiger Drang zum Harnen mit wenigem Harnabgange (n. 2 St.) (*Langhammer*, a.a.O.). [RAL (55)]

Röthlicher Harn (n. 24 St.) (*Becher*, a.a.O.). [RAL (56)]

■ Geschlechtsorgane

(Jücken an der Eichel.) [RAL 54]

Nächtliche Pollutionen blutigen oder wässerigen Samens (n. 12, 36 St.). [RAL 55]

(Auf eine nächtliche Pollution so matt, daß er die Füße kaum erschleppen kann.) [RAL 56]

Monatliches um einige Tage zu früh. [RAL 57]

Monatliches aller 14 Tage. [RAL 58]

Verstärkte Monatreinigung. [RAL 59]

◇ Heftige und anhaltende Ruthesteifigkeiten (*Herrmann*, a.a.O.). [RAL (57)]

Nächtliche Samenergießungen (*Herrmann*, a.a.O.). [RAL (58)]

■ Atemwege und Brust

Ein krampfhaftes, doppeltes Einathmen und Schluchzen[2] – Bockstoßen. [RAL 60]

Beim Einathmen und Anhalten des Athems, starkes Spannen in der Unterribbengegend. [RAL 61]

Beengtes, schmerzhaftes Athmen. [RAL 62]

Sie konnte den ganzen Tag nicht zu Athem kommen. [RAL 63]

Engbrüstige Zusammenschnürung der Brust, die sich durch Bewegung und Gehen verschlimmert. [RAL 64]

Beim Treppensteigen, Engbrüstigkeit. [RAL 65]

Luftröhr-Asthma. [RAL 66]

Ein Kriebeln in der Luftröhre und hierauf schneller, beengter Athem. [RAL 67]

(Uebelriechender Athem.) [RAL 68]

Ehe der Husten kommt, versetzt es ihr den Athem, als wenn sie ersticken sollte. [RAL 69]

Mit leichtem Husten, Blutauswurf. [RAL 70]

Mit starkem Husten, starker Blutauswurf. [RAL 71]

Auswurf hellrothen Blutes bei heftigem Husten. [RAL 72]

Ein heiseres, rauhes, scharriges Wesen (in der Luftröhre) auf der Brust (n. 48 St.). [RAL 73]

Ein Schmerz im Brustbeine. [RAL 74]

Schmerz äußerlich in der rechten Brust, wie wenn man auf eine Wunde drückt, schon für sich, doch noch mehr beim Betasten. [RAL 75]

Beim Athmen, ein Schmerz in der Brust, als wenn etwas Lebendiges darin Unruhe verursachte. [RAL 76]

Bloß nächtlicher oder Früh-Husten mit eiterartigem Auswurfe. [RAL 77]

Eine Art Schaafblattern auf der Brust und den Oberarmen, die sich nach fünf Tagen abschälen. [RAL 78]

◇ Engbrüstigkeit, mit erschwertem, schnellerem Athemholen, wie von Brustzusammenschnürung, dabei stets Wehthun des Brustbeins (n. 1 1/2 St.) (*Becher*, a.a.O.). [RAL (59)]

Ziehen äußerlich auf der Brust, im Gehen und beim Einathmen; daneben einzelne Stiche (*Franz*, a.a.O.). [RAL (60)]

Ziehen in den Seiten der Brust, besonders beim Einathmen; daneben einzelne Stiche (*Franz*, a.a.O.). [RAL (61)]

Schmerz des Brustbeins, als wenn der Knochen schmerzte, ruckweise, wie Wühlen, Reiben und Schaben darin, ohne Husten (*Becher*, a.a.O.). [RAL (62)]

Drücken auf der Brust im Gehen (*Franz*, a.a.O.). [RAL (63)]

Druck am Brustbeine, im Bette, bei Bewegung heftiger (*Herrmann*, a.a.O.). [RAL (64)]

Harter Druck von innen nach außen, eine Hand breit unter der rechten Brustwarze, beim Aus-

---

[2] Wie bei Kindern, welche heftig geweinet und sich sehr erboset haben.

athmen heftiger, früh im Bette (n. 44 St.) (*Herrmann*, a.a.O.). [RAL (65)]

Reißende Stiche in der Seite der Brust über der Herzgrube, bei jeder Bewegung des Arms und im Sitzen (*Franz*, a.a.O.). [RAL (66)]

Stumpfes Stechen an der letzten, rechten, wahren Ribbe (*Herrmann*, a.a.O.). [RAL (67)]

Früh, Stiche auf der Brust (*Franz*, a.a.O.). [RAL (68)]

Husten ohne Auswurf (n. 40 St.) (*Becher*, a.a.O.). [RAL (69)]

Druck in der linken Achselhöhle nach außen (*Herrmann*, a.a.O.). [RAL (70)]

■ Rücken und äußerer Hals

Kleine, rothe, immerwährend jückende Blüthchen auf dem Rücken. [RAL 79]

Ein Blutschwär auf dem Schulterblatte. [RAL 80]

Unter dem linken Schulterblatte, ein Zerschlagenheitsschmerz. [RAL 81]

Bei der Bewegung, schmerzhafte Steifigkeit des Rückens und der Schulterblätter. [RAL 82]

Schmerzhafte Steifigkeit des Rückens und der Lenden, nach dem Sitzen. [RAL 83]

Krampfhafter, klammartiger Schmerz unter den kurzen Ribben und gleich über den Hüften, gegen Abend, so heftig, daß er hätte schreien mögen, daß es ihm den Athem versetzte und er nicht im Stande war, sich allein vom Stuhle zu erheben (n. 13 Tagen.). [RAL 84]

Lendenweh nach dem Sitzen. [RAL 85]

Ein Reißen vom Kreuze aus bis ins Hinterhaupt, die linke Hirnhälfte und den linken Kinnbacken, vorzüglich Abends, bei heißen, aufgetriebenen Backen und rothen, entzündeten Augen. [RAL 86]

Ziehen im Kreuze und Steifigkeit im Rücken (n. 12 Tagen.). [RAL 87]

◇ Stumpfes Stechen und Druck neben den Rückenwirbeln, beim Einathmen heftiger (*Herrmann*, a.a.O.). [RAL (71)]

Im Stehen, ziehender Schmerz im Kreuze, der bei Draufdrücken vergeht (*Franz*, a.a.O.). [RAL (72)]

Schmerz im Kreuze beim Aufstehen vom Sitze (*Becher*, a.a.O.). [RAL (73)]

■ Extremitäten

Bei Aufhebung des Arms, ein höchst schmerzhaftes Stechen in der Schulter. [RAL 88]

Schmerz in der Mitte des Oberarms bei Bewegung. [RAL 89]

Ein reißender Schmerz in den Armen (n. 3 St.). [RAL 90]

Ziehender Schmerz in den Streckeflechsen dreier Finger der linken Hand. [RAL 91]

Ein starkes oder ein feines Stechen in der Hand. [RAL 92]

Jückendes Friesel am Handgelenke. [RAL 93]

Reißender Schmerz in den Händen. [RAL 94]

Die Handteller sind den Tag über schweißig. [RAL 95]

Die Beinhaut der Finger-Glieder schmerzt beim Draufdrücken. [RAL 96]

Ein Knoten (harte Geschwulst) auf der Daumensenne beim Handgelenke, der beim Biegen des Daumens schmerzt. [RAL 97]

Ein unschmerzhafter Knoten über dem Mittelgelenke des Zeigefingers. [RAL 98]

Die Beine sind ihm wie gelähmt an den hintern Oberschenkelmuskeln. [RAL 99]

Schmerz, wie in der Beinhaut des Oberschenkelknochens, beim Gehen, beim Sitzen und beim Befühlen, wie von Zerschlagenheit, wie wund, oder als wenn das Fleisch von den Knochen los wäre. [RAL 100]

Schmerz in den Knieen, wie zerschlagen, oder wie wund. [RAL 101]

Knarren und Knacken in den Knieen. [RAL 102]

In den Knieen, Steifigkeit, bloß beim Gehen. [RAL 103]

Steifigkeit des Kniees. [RAL 104]

Spannender Schmerz des Kniees und der Ferse, nach dem Sitzen, beim Gehen. [RAL 105]

Schmerz vorne auf beiden Kniescheiben beim Gehen, wie zerschlagen. [RAL 106]

Früh, Knieschweiß. [RAL 107]

Geschwulst und spannender und stechender Schmerz im Kniee, beim Gehen. [RAL 108]

Jückender Ausschlag in der Kniekehle. [RAL 109]

Ein Dehnen und Renken der Schenkel. [RAL 110]

Ein greifender Schmerz an der Wade, längs dem Schienbeine herab. [RAL 111]

Spannender Schmerz in den Waden, nach dem Sitzen, beim Gehen. [RAL 112]

Klammartiger Schmerz in den Waden. [RAL 113]

Nachts, Klamm in den Waden beim Liegen, durch Aufstehen verging er, kam aber gleich wieder beim Liegen (n. 24 St.). [RAL 114]

Er ist früh starr und steif in den Füßen. [RAL 115]

Steifigkeit der Füße, mit Frost und Wüstheit des Kopfs. [RAL 116]

Eine große Müdigkeit in den Füßen, als wenn sie viele Meilen gegangen wäre, empfindet sie bloß beim Sitzen oder Liegen, aber nicht im Gehen. [RAL 117]

In den Füßen so schwer; es zieht ihn manchmal drin bis über die Kniee. [RAL 118]

Beim Biegen, wie ein Zucken in den Füßen und wie Müdigkeit darin. [RAL 119]

Beim Sitzen bekommt er Empfindung von Kälte, bloß in den Unterschenkeln, ohne daß sie kalt sind. [RAL 120]

Ein Stechen im Fußknöchel. [RAL 121]

Schmerz im Fußgelenke, wie vom Vertreten, Verknicken. [RAL 122]

Auf dem Fußrücken, feiner Blüthenausschlag, welcher Abends jückt. [RAL 123]

Fußgeschwulst um die Knöchel, und unerträglicher Schmerz im Fußgelenke beim Auftreten (n. 5 Tagen.). [RAL 124]

Hartnäckige Fußgeschwulst. [RAL 125]

Schenkelgeschwulst bis über die Waden, mit spannendem Schmerze, vorzüglich Abends (n. einigen Stunden.). [RAL 126]

Achttägige Fußgeschwulst. [RAL 127]

Die Fußsohlen schmerzen beim Gehen, als wenn sie mit Blut unterlaufen wären. [RAL 128]

Schmerz unter der Ferse beim Gehen, wie zerschlagen (n. 2 St.). [RAL 129]

Gefühl von Andrang des Blutes nach der großen Zehe. [RAL 130]

Ein langsamer und anhaltender Stich in der großen Zehe (n. 2 St.). [RAL 131]

Die Nacht im Schlafe, ein Schneiden in den Zehen des linken Fußes (n. 48 St.). [RAL 132]

Der Ballen der großen Zehe ist weich, dick und schmerzhaft beim Auftreten. [RAL 133]

◇ Reißen im rechten Schultergelenke (*Herrmann,* a. a. O.). [RAL (74)]

Druck im linken Schultergelenke, bei Bewegung heftiger (*Herrmann,* a. a. O.). [RAL (75)]

Reißender Druck im linken Schultergelenke, bei Bewegung heftiger (*Herrmann,* a. a. O.). [RAL (76)]

Druck in beiden Schultergelenken, bei Bewegung heftiger (*Herrmann,* a. a. O.). [RAL (77)]

Mattigkeit der Obergliedmaßen und Drücken an mehren Stellen derselben, eine Art von Lähmung (n. ½ St.) (*Herrmann,* a. a. O.). [RAL (78)]

Feines, stechend jückendes Fressen an den beiden Oberarmen, welches durch Kratzen nachläßt, aber bald heftiger wiederkommt (*Herrmann,* a. a. O.). [RAL (79)]

Druck am rechten Oberarme nach innen (*Herrmann,* a. a. O.). [RAL (80)]

Druck und Gefühl von Schwere am linken Oberarme (n. 40 St.) (*Herrmann,* a. a. O.). [RAL (81)]

Absetzend reißender Druck am linken Oberarme, nach hinten zu, bei Bewegung heftiger (*Herrmann,* a. a. O.). [RAL (82)]

Druck und reißender Druck, mit Gefühl von Schwere, an verschiednen Stellen des rechten Armes, vorzüglich in den zum Arme gehörigen Gelenken, in denen der Schmerz bei Bewegung um vieles heftiger ward (n. 32 St.) (*Herrmann,* a. a. O.). [RAL (83)]

Druck im rechten Ellbogengelenke, bei Bewegung heftiger (*Herrmann,* a. a. O.). [RAL (84)]

Drückendes Spannungsgefühl in den Muskeln des rechten Vorderarms, wie Verrenkungsschmerz in allen Lagen (n. 24 St.) (*Langhammer,* a. a. O.). [RAL (85)]

Schmerzhaftes Zucken im obern Theile des Vorderarms (*F. Walther,* in einem Aufsatze). [RAL (86)]

Druck zwischen dem Mittelhandknochen des rechten Daumens und den Handwurzelknochen, bei Bewegung heftiger (n. 7 Tagen.) (*Herrmann,* a. a. O.). [RAL (87)]

Zittern der Hände beim Anfassen und beim Bewegen derselben (*Becher,* a. a. O.). [RAL (88)]

Starkes Zittern der Hände, wie von Altersschwäche, besonders bei Bewegung derselben (n. 5 St.) (*Langhammer,* a. a. O.). [RAL (89)]

Reißender Schmerz im hintersten Daumengelenke, welcher bei Bewegung des Daumens vergeht (*Franz,* a. a. O.). [RAL (90)]

Feines Reißen in den Fingern der linken Hand, vorzüglich in den Gelenken, bei Bewegung heftiger (*Herrmann,* a. a. O.). [RAL (91)]

Schmerz in beiden Hüftgelenken und im Kreuze beim Aufstehen vom Sitze (*Herrmann,* a. a. O.). [RAL (92)]

Druck am rechten Hüftgelenke, bei Bewegung heftiger (n. 4 Tagen.) (*Herrmann,* a. a. O.). [RAL (93)]

Reißender Druck vom Hüftgelenke bis zu den Fußknöcheln, bei Bewegung heftiger (*Herrmann,* a. a. O.). [RAL (94)]

Kneipend ziehender Schmerz in beiden Hüftgelenken, in der Pfanne selbst, der sich auch am Hintertheile des Oberschenkels hinabzog (n. 2 St.) (*Teuthorn,* a. a. O.). [RAL (95)]

Feines, jückendes Stechen und jückendes Fressen an den Hüftgelenken, welches durch Kratzen etwas nachläßt, dann aber heftiger wiederkommt (*Herrmann,* a. a. O.). [RAL (96)]

Die Nacht, brennendes Jücken an den Oberschenkeln, welches während des Kratzens bloß Brennen verursachte, und dann verschwand (n. 2 St.) (*Teuthorn*, a.a.O.). [RAL (97)]

Feines, stechend jückendes Fressen an den Oberschenkeln, welches nach dem Kratzen etwas nachläßt, aber heftiger wiederkommt (*Herrmann*, a.a.O.). [RAL (98)]

Druck am linken Oberschenkel, nach hinten; es ist, als ob die Muskeln nicht ihre gehörige Lage hätten, wie Verrenkungsschmerz, in jeder Lage, doch bei Berührung und im Gehen vorzüglich heftig (n. 12 Tagen) (*Herrmann*, a.a.O.). [RAL (99)]

Zittern der Kniee (und Hände) im Sitzen und Gehen (*Becher*, a.a.O.) [RAL (100)]

Mattigkeit und Druck im linken Fuße, von der Fußsohle an bis zum Oberschenkel; eine Art Lähmung oder lähmiger Schmerz (*Herrmann*, a.a.O.). [RAL (101)]

Große Mattigkeit in den Kniegelenken, die ihn zum Sitzen nöthigt (*Herrmann*, a.a.O.). [RAL (102)]

Schwäche in den Kniegelenken, und beim Gehen ein reißender Druck darin (*Herrmann*, a.a.O.). [RAL (103)]

Reißender Druck im rechten Kniegelenke und weiter hinunter, bei Bewegung heftiger (*Herrmann*, a.a.O.). [RAL (104)]

Stumpfes Stechen und Druck im rechten Kniegelenke, bei Bewegung heftiger (*Herrmann*, a.a.O.). [RAL (105)]

Druck rechts neben der linken Kniescheibe, bei Bewegung heftiger (n. 12 St.) (*Herrmann*, a.a.O.). [RAL (106)]

Mattigkeit und Gefühl von Schwere in den Unterschenkeln (*Herrmann*, a.a.O.). [RAL (107)]

Druck über dem innern, linken Fußknöchel, bei Bewegung heftiger (*Herrmann*, a.a.O.). [RAL (108)]

Druck, wie mit dem Finger, unter dem linken Fußknöchel, in jeder Lage gleich (*Herrmann*, a.a.O.). [RAL (109)]

Drücken an den Unterfüßen, bald hie, bald da (n. 11 Tagen.) (*Herrmann*, a.a.O.). [RAL (110)]

Druck in dem Gelenke des linken Unterfußes, bald hie, bald da; bei Bewegung heftiger (*Herrmann*, a.a.O.). [RAL (111)]

Ungeheures, fressendes Jücken auf dem Rücken beider Unterfüße; nach dem Kratzen wird es immer heftiger; nur dann ließ es nach, als er sich die Füße ganz wund gekratzt hatte; in Bettwärme weit heftiger (*Herrmann*, a.a.O.). [RAL (112)]

Druck auf dem Rücken des linken Unterfußes, im Bette (*Herrmann*, a.a.O.). [RAL (113)]

Druck über der rechten Ferse (*Herrmann*, a.a.O.). [RAL (114)]

Druck am innern Rande des linken Unterfußes (n. 5 Tagen.) (*Herrmann*, a.a.O.). [RAL (115)]

Druck am innern Rande des linken Unterfußes und auf dem Rücken desselben (*Herrmann* a.a.O.). [RAL (116)]

Druck an den obersten Gelenken der Zehen des linken Fußes (*Herrmann*, a.a.O.). [RAL (117)]

Feines Reißen in den Zehen des linken Fußes, vorzüglich auf der untern Fläche derselben (*Herrmann*, a.a.O.). [RAL (118)]

Druck da, wo sich die drei letzten Zehen an den Mittelfußknochen anfügen, bei Bewegung heftiger (n. 3 Tagen) (*Herrmann*, a.a.O.). [RAL (119)]

Druck auf beiden Fußsohlen, beim Gehen heftiger (*Herrmann*, a.a.O.). [RAL (120)]

Brennender Druck auf der rechten Fußsohle, nach vorne (*Herrmann*, a.a.O.). [RAL (121)]

■ **Allgemeines und Haut**

Hitze an Händen und Füßen, Abends. [RAL 134]

Lang anhaltender, warmer Schweiß an Händen und Füßen. [RAL 135]

(Reißender Schmerz im Rücken und in den Knieen.) [RAL 136]

Die Gicht kommt wieder zum Vorscheine. [RAL 137]

Kleine, runde, rothe Flecke, ohne Empfindung, im Innern der Arme, am Unterleibe und an den Füßen (n. 48 St.). [RAL 138]

Ausschlag: kleine Bückelchen, wie rothe Hirsekörner, auf dem ganzen Körper (Gesicht, Hals und Hände ausgenommen) mit Jücken am Tage und nur zuweilen die Nacht, wofür Kratzen nicht lange hilft. [RAL 139]

Jücken der Gelenke am Fußknorren, am Fußgelenke und an den Lenden. [RAL 140]

Nach Spazieren in freier Luft kommt's aus der Seite nach der Schulter, von da über die Brust, wie ein Drücken und Spannen, rafft zusammen im Brustbeine, es vergehet im Hören und Sehen, er muß sich legen und bleibt eine Viertelstunde blaß, ist ängstlich und hat kalte Hände und Durchlauf. [RAL 141]

Stechend reißender Schmerz in den Gelenken. [RAL 142]

(Reißend zuckender Schmerz in den Gelenken.) [RAL 143]

In den leidenden Gelenken ist ein klopfender Schmerz, der die Bewegung hindert. [RAL 144]

Schmerzhafte, harte Knoten und Tophen an den Gelenken. [RAL 145]

Nachts, im Bette, beim Bewegen des Körpers, ein lähmiger Schmerz aller Gelenke. [RAL 146]

Flüchtige, reißende, rheumatische Schmerzen, vorzüglich bei Bewegung. [RAL 147]

Die Glieder und der ganze Körper sind schmerzhaft (es liegt in allen Gliedern), als wenn sie zerschlagen und zerstoßen wären. [RAL 148]

Die Bettwärme kann er nicht vertragen wegen Hitze und Brennen in den Gliedmaßen. [RAL 149]

Unerträglichkeit der Deckbetten, weil sie ihr Hitze verursachen. [RAL 150]

Taubheits- und Schwerheits-Gefühl in den Gliedern mit Knochenschmerzen (n. 20 St.). [RAL 151]

Taubheit und **Eingeschlafenheit der Glieder.** [RAL 152]

Trockne, äußerst jückende Flechte, mit Aengstlichkeit. [RAL 153]

Hautjücken. [RAL 154]

An der Bauchseite und an den Armen, Jücken und Fressen, und nach dem Kratzen, Brennen (n. 24 St.). [RAL 155]

Jücken des ganzen Körpers, als wenn ein Ausschlag herauskommen wollte (n. 48 St.). [RAL 156]

Ein überhingehendes, feinstechendes Jücken der Haut über den ganzen Körper. [RAL 157]

Bläuliche Flecke am Körper, wie Petechien. [RAL 158]

Ohnmacht. [RAL 159]

◇ Schwache, jückende Nadelstiche an mehren Theilen des Körpers, die zum Kratzen reizen, wonach es eine Zeit lang nachläßt, dann aber desto stärker zurückkehrt (*Herrmann*, a.a.O.). [RAL (122)]

Feines, jückendes Stechen und jückendes Fressen an mehren Theilen des Körpers, vorzüglich an den Hüftgelenken, den Oberschenkeln und Oberarmen, das zum Kratzen reizt, wonach es etwas nachläßt, dann aber jedesmal heftiger zurückkehrt (*Herrmann*, a.a.O.). [RAL (123)]

Auf allen Röhrknochen des Körpers, Ziehen, bei Bewegung (*Franz*, a.a.O.). [RAL (124)]

Bloß die Schmerzen in den Gelenken wurden durch Bewegung heftiger, die an andern Stellen nicht (*Herrmann*, a.a.O.). [RAL (125)]

Lästige Müdigkeit und Mattigkeit beim Sitzen, Stehen und Gehen; wenn er eine Zeit lang gesessen hat, fühlt er Schmerzen im Steißbeine (*Herrmann*, a.a.O.). [RAL (126)]

Hang zum Dehnen der Obergliedmaßen (n. 30 St.) (*Becher*, a.a.O.). [RAL (127)]

■ Schlaf, Träume und nächtliche Beschwerden

Früh, großer Hang zum Liegen; er ist schläfrig, übel und ängstlich (n. 4 Tagen.). [RAL 160]

Sie kann nicht schlafen und fährt immer auf; wenn sie die Augen zuthut, so schwärmt sie und hat Phantasieen, fast bei vollem Wachen. [RAL 161]

Schläft unruhig und träumt die verwirrtesten Dinge unter einander. [RAL 162]

Aufwachen von einem Traume, wovon sie zusammenfuhr. [RAL 163]

Schamvoller Traum und Schweiß die Nacht. [RAL 164]

Traum, voll Gewissensangst, mit starkem Schweiße. [RAL 165]

Er wacht öfters auf und kann erst nach einiger Zeit wieder einschlafen. [RAL 166]

Schlaflosigkeit mit Unruhe und Umherwerfen. [RAL 167]

◇ Schläfrigkeit (*Herrmann*, a.a.O.). [RAL (128)]

Schlaflosigkeit bis Mitternacht (*Teuthorn*, a.a.O.). [RAL (129)]

Nachts, unruhiger Schlaf, Hin- und Herwerfen im Bette; früh, im Bette, starker Frost, er kann sich gar nicht erwärmen; dann ungewöhnlich langer Frühschlaf (*Franz*, a.a.O.). [RAL (130)]

Frühschlaf voll Träume von Mord und Gewaltthätigkeit (*Teuthorn*, a.a.O.). [RAL (131)]

Tiefer, aber unruhiger Schlaf; er legt sich Nachts auf eine ihm ungewöhnliche Seite und kann sich früh gar nicht ermuntern (*Franz*, a.a.O.). [RAL (132)]

Unruhige Träume: bald ist er an diesem, bald an jenem Orte, bald mit diesem, bald mit jenem Gegenstande beschäftigt (*Herrmann*, a.a.O.). [RAL (133)]

Lebhafter Traum von groben Unglücksfällen (*Langhammer*, a.a.O.). [RAL (134)]

Lebhafte, wohllüstige Träume, mit Ruthesteifigkeit, ohne Samenergießung (*Langhammer*, a.a.O.). [RAL (135)]

Geile Träume (*Herrmann*, a.a.O.). [RAL (136)]

■ Fieber, Frost, Schweiß und Puls

Allgemeine Kälte und Frost. [RAL 168]

Früh, kalt am Körper, ohne Frostempfindung. [RAL 169]

(Schüttelfrost mit Zittern, gegen Abend, ohne Durst und ohne Hitze drauf.) [RAL 170]

Frost und fieberhaftes Ziehen in den Gliedern, ohne nachfolgende Hitze. [RAL 171]

Frost, als wenn er an diesem oder jenem Theile mit kaltem Wasser begossen würde. [RAL 172]

Schauder und Frost, 24 Stunden lang, mit Gänsehaut, ohne äußere Kälte. [RAL 173]

Wenn er im Gehen schwitzt, so hat der Stirnschweiß einen übeln, säuerlichen Geruch. [RAL 174]

Er wird gleich warm und heiß beim Gehen, und schwitzt vor der Stirne. [RAL 175]

Jählinger Schweiß, beim Gehen im Freien, mit Frösteln untermischt. [RAL 176]

Uebelriechender Schweiß über den ganzen Körper, selbst die Kopfhaare waren naß. [RAL 177]

Er schwitzt und kann das Zudecken dabei nicht leiden. [RAL 178]

Die ganze Nacht hindurch, von Abend bis früh, Schweiß (n. 4 St.). [RAL 179]

Hitze über und über, ohne Durst. [RAL 180]

(Viel Durst: er muß auch die Nacht trinken.) [RAL 181]

◇ Beim Erwachen aus dem Schlafe, gelinder Schweiß über und über (n. 22 St.) (*Langhammer,* a.a.O.). [RAL (137)]

Beim Aufwachen aus dem Schlafe, gelinder Schweiß über und über, mit Jücken am ganzen Körper, was zum Kratzen nöthigte (*Langhammer,* a.a.O.). [RAL (138)]

Am Tage, viel Durst, und Abends, Fieberfrost, kurz vor dem Schlafengehen (*Becher,* a.a.O.). [RAL (139)]

Vormittags ist er sehr frostig (*Franz,* a.a.O.). [RAL (140)]

Früh im Bette, starker Frost; er kann sich gar nicht erwärmen (*Franz,* a.a.O.). [RAL (141)]

Bald mehr, bald weniger Fieberkälte, mit Schauder über und über, drei Tage hindurch, ohne Hitze, aber mit Durst auf kaltes Wasser, bei Hitze im Gaumen (*Becher,* a.a.O.). [RAL (142)]

Frost, ohne nachfolgende Hitze; der übrige Körper war warm, nur die äußern Gliedmaßen kalt (n. 3 St.) (*Herrmann,* a.a.O.). [RAL (143)]

Frostschauder über den ganzen Rücken, mit etwas heißen Backen und heißer Stirne, ohne Gesichtsröthe und ohne Durst, bei kalten Händen (n. ³/₄ und 2³/₄ St.) (*Langhammer,* a.a.O.). [RAL (144)]

Lycopodium clavatum

Lycopodii pollen. **Bärlapp-Staub [CK IV (1838), S. 69–134]**

(Dieses gilbliche, glatt anzufühlende, staubähnliche Pulver (Stiebe- oder Streu-Pulver, oder Hexen-Mehl genannt) wird in Russlands Wäldern und in Finland aus den Kolben-Aehren des Bärlapp-Kolbenmooses (*Lycopodium clavatum*), nach Dörren und Ausklopfen der Kolben desselben, zu Ende des Sommers gewonnen.

Ausser dass es, in eine Lichtflamme gestreut, ein Blitzfeuer erzeugt, diente es bisher zum Bestreuen leicht an einander klebender Pillen und faltiger, wunder Stellen des Körpers, um das schmerzhafte aneinander Reiben derselben zu verhindern. Es schwimmt auf den Flüssigkeiten, ohne sich darin aufzulösen, ist ohne Geschmack und Geruch und in gewöhnlichem rohen Zustande fast ohne arzneiliche Wirkung auf das menschliche Befinden, wenigstens ist das von den Alten davon Erzählte von den Neuern nicht bestätigt, vielmehr bezweifelt worden.

Wenn aber dieser Bärlapp-Staub auf die Art, wie die homöopathische Kunst die rohen Naturstoffe aufschliesst, nach obiger **Anleitung zur Bereitung der antipsorischen Arzneien**, behandelt wird, so entsteht eine wundervoll kräftige Arznei in ihren dreissig verschiedenen Dynamisations-Graden).

In diesen Zubereitungen ist das Lycopodium eins der unentbehrlichsten antipsorischen Heilmittel, vorzüglich in den Fällen chronischer Krankheiten, wobei auch folgende Symptome beschwerlich sind:

Melancholie; **Gram**; Aengstlichkeit mit Wehmuth und Weinerlichkeit; Furcht vor Alleinseyn; Angegriffenheit; Reizbarkeit; Eigensinn; Empfindlichkeit; **Aergerlichkeit**; Aergerliche unangenehme Gedanken; Gehinderte Geistes-Thätigkeit; Beschwerden von Kopf-Arbeit; Schwindel, besonders beim Bücken; Kopfschmerz von Aergerniss; Drückend spannender Kopfschmerz; Mit Niederliegen verbundene Anfälle von Reissen oben auf dem Kopfe, in der Stirne, den Schläfen, den Augen und der Nase, bis zu einem Zahne; Reissen in der Stirn hin und her, alle Nachmittage; Nächtlicher äusserer Kopfschmerz; Reissen, Bohren und Schaben; Schwere des Kopfes; Blutdrang nach dem Kopfe;

Blutdrang nach dem Kopfe, früh, beim Aufrichten im Bette, mit Kopfschmerz darauf; Kahlköpfigkeit; Drücken in den Augen; Schründen der Augen; Beissender Brenn-Schmerz in den Augen, Abends; Jückendes Brennen im obern Augenlide; Stechen in den Augen, Abends, bei Licht; **Entzündung der Augen, mit nächtlichem Zuschwären und Thränen am Tage**; Thränen der Augen im Freien; Klebrige Feuchtigkeit im Auge, die das Sehen hindert; **Zuschwären der Augen**; Kurzsichtigkeit; Weitsichtigkeit; **Trübsichtigkeit, wie Federn vor den Augen; Flimmern und Schwarzwerden vor den Augen**; Feuerfunken vor den Augen; Gereiztheit der Augen vom Kerzenlichte; Ueberempfindlichkeit des Gehöres; Angegriffenheit von Musik, Schall, Orgel; **Schwerhörigkeit**; Ohrenklingen; Ohren-Brausen; Schorfe in der Nase; Nächtliches Zuschwären des Nasenloches; Geschwürige Nasenlöcher; Nasenbluten; Geschwulst und Spannung im Gesichte; Oeftere Anfälle von Gesichts-Hitze; Jückender Ausschlag im Gesichte; Sommersprossen im Gesichte; Zahnschmerzen mit Backen Geschwulst; Muckendes Zahnweh nach dem Essen; **Trockenheit am und im Munde**, so dass diese Theile spannen und die Zunge schwer beweglich, die Sprache undeutlich wird, mit Durstlosigkeit; Belegte, unreine Zunge; Langwieriges Halsweh; Rachen-Geschwüre von Quecksilber-Missbrauche; Trockenheit im Schlunde; Brennen im Schlunde, mit Nacht-Durst; Schleim-Rachsen; Schleim-Geschmack, früh; Empfindung, wie von fauligem Mund-Geruche; Geschmacks-Verlust; **Mund-Bitterkeit, früh, mit Uebelkeit; Uebermässiger Hunger; Heisshunger; Appetitlosigkeit**; Vergehen des Appetits beim ersten Bissen: Abneigung vor gekochten, warmen Speisen; Abneigung vor schwarzem Brode oder vor Fleisch; Allzu grosse Neigung zu Süssem; Milch erregt Durchfall; Unverdaulichkeit schwerer Speisen; Bei der Verdauung, Herzklopfen; Arges Aufstossen, Nachmittags; Fettiges Aufstossen; Saures Aufstossen, Nachmittags; Soodbrennen; Uebelkeit beim Fahren im Wagen; Oeftere, stete Uebelkeit; Aufsteigen wie einer harten Kugel von der Herzgrube bis in den Schlund (*globulus hystericus*); Weichlichkeit im Magen, früh; **Würmerbeseigen; Magen-Drücken**, auch nach dem Essen; Herzgruben-Geschwulst und Schmerz beim Anfühlen; **Vollheit im Magen** und Unterleibe; Spannung um die Hypochondern, wie von einem Reife; Leberschmerzen, nach satt Essen; Schmerz über dem Nabel, beim Befühlen; **Beschwerliche Bauch-Aufgetriebenheit**; Verhärtungen im Unterleibe; Greifender und kneipendraffender Schmerz im Unterbauche, mit Athem-Versetzung; Stechend kneipender Schmerz im Unterbauche, wie auf der Blase; bis in die Harnröhre, Abends im Bette; **Kneipen im Bauche; Kneipen in der rechten Bauch-Seite**; Leibschneiden; Leibschneiden im Oberbauche; Reissen in beiden Unterbauch-Seiten und Leisten-Fugen, bis in die Oberschenkel; Brennen im Unterleibe; Blähungs-Verstopfung; **Mangel an Winde-Abgang**; Kollern in der linken Bauch-Seite; **Kulkern im Bauche**; Vergeblicher Stuhldrang und sehr harter Stuhl; Schwierig, nur mit viel Anstrengung heraus zu pressender Stuhl; **Leib-Verstopfung zu mehreren Tagen; Hartleibigkeit**; Spulwürmer; After-Schmerzen nach Essen und Stuhlgang; Jücken am After; Spannen im After; Schneiden im Mastdarme und der Harnblase; **Drängen zum Harnen**; Allzuhäufiges Harnen, mit Drang; **Nieren-Gries**; Blutfluss aus der Harnröhre; Jücken in der Harnröhre, bei und nach dem Harnen; Schwache Steifheit der Ruthe; Mangel an Erektionen; Mangel an Pollutionen; Alte Hoden-Geschwulst; **Uebermässige Pollutionen**; Mangel an Geschlechtstrieb; Mehrjährige Impotenz; Abneigung vom Beischlafe; Allzuleichter Reiz zur Begattung, schon durch Gedanken daran; Unbändiger Trieb zur Begattung, alle Nächte; Zu schnelles Fortgehen des Samens; **Zu lange und allzu starke Regel**; Von Schreck lang zu unterdrückende Regel; **Traurigkeit und Melancholie vor der Regel**; Jücken, Brennen und Fressen an der Scham; Herauspressen über der Scham, bis in die Scheide, beim Bücken; Stich-Schmerz in den Schamlefzen beim Niederlegen; Winde-Abgang aus der Scheide; **Weissfluss**; Weissfluss-Abgang, mit Schneiden im Unterbauche zuvor.

Schnupfen aller Art: Fliess-Schnupfen; Schnupfen und Husten; **Stock-Schnupfen; Verstopfung beider Nasenlöcher**; Husten nach Trinken; Trockner Husten, Tag und Nacht; Langjähriger trockner Früh-Husten; Schweres Aufhusten; Husten mit Erschütterung der Brust; Husten mit Auswurf; Husten mit Eiter-Auswurfe; Geschwürige Lungensucht; Kurzäthmigkeit bei Kindern; **Stete Brustbeklemmung, mit Athem-Verkürzung bei jeder Arbeit**; Steter Druck an der linken untersten Ribbe; Stiche in der linken Brust; Zerschlagen-

heits-Schmerz der Brust; Brennen in der Brust heran, wie Sood; Aengstliches Herzklopfen; Stechen im Kreuze beim Aufrichten vom Bücken; Nächtlicher Rückenschmerz; Reissen in den Schultern; Ziehen und Zusammenraffen im Nacken, bis in den Hinterkopf, Tag und Nacht; Genicksteifigkeit; Steifheit der einen Hals-Seite; Harte Geschwulst an der einen Hals-Seite; Unter dem Unterkiefer Drüsen-Geschwülste; **Zieh-Schmerz in den Armen**; Zucken der Arme im Nachmittags-Schlafe; Nächtlicher Knochen-Schmerz im Arme; Einschlafen der Arme, schon beim Aufheben derselben; Nächtliches krampfiges Einschlafen der Arme; **Kraftlosigkeit der Arme**; Nächtlicher Knochen-Schmerz im Ellbogen; Gichtsteifes Hand-Gelenk; Taubheit der Hände; Trockenheit der Haut der Hände; Reissen in den Finger-Gelenken; Röthe, Geschwulst und gichtisches Reissen der Finger-Gelenke; Von Gicht-Knoten steife Finger; Verstarren der Finger bei der Arbeit; Einschlafen des kleinen Fingers; Nächtliches Reissen in den Beinen; Reissen im Knie; Abendliches Reissen in der Kniekehle; Reissen in den Knieen bis über die Schienbeine und Fussrücken; **Steifheit des Kniees**; Knie-Geschwulst; Brennen an den Unterschenkeln; Brennend beissendes Jücken in den Kniekehlen; **Zusammenzieh-Schmerz in den Waden, beim Gehen**; Alte Unterschenkel-Geschwüre, mit nächtlichem Reissen, Jücken und Brennen; Geschwulst des Fussknöchels; Kalte Füsse; Klamm in den Füssen; Kalte, schweissige Füsse; Starker Fuss-Schweiss; Geschwulst der Fusssohlen; Schmerz der Fusssohlen beim Gehen; Umknicken der Zehen beim Gehen; Klamm in den Zehen; Hühneraugen; Schmerz der Hühneraugen; **Trockenheit der Haut**; Die Haut springt hie und da auf und bekommt Risse; Jücken am Tage, bei Erhitzung; Jücken, Abends vor dem Niederlegen; Schmerzhafter Ausschlag am Halse und auf der Brust; Jücken und Fressen an Armen und Beinen; **Blutschwäre**; Klamm in den Fingern und Waden; Krampfhaftes Krummziehen der Finger und Zehen; Reissen in Armen und Beinen; Reissen in den Knieen, Füssen und Fingern; Knochenschmerzen von Quecksilber-Missbrauche; Zieh-Schmerz in den Gliedern; Abendliche Unruhe in den Füssen; Eingeschlafenheit der Glieder, Arme, Hände, Beine, bei Tag und Nacht; Gefühllosigkeit des Armes und Fusses; Aderkröpfe, **Wehadern der Schwangern; Leicht Verheben** und davon schmerzhafte Genick-Steifheit; Rucken und Zucken einzelner Glieder oder des ganzen Körpers im Schlafen und Wachen; Beschwertes Liegen auf der linken Seite, wegen Herzklopfen und Stichen; Verkältlichkeit; nach wenigem Spazieren, Müdigkeit der Füsse und Brennen der Sohlen; Innere Kraftlosigkeit; Mattigkeit in den Gliedern; Müdigkeit beim Erwachen; Oefteres Gähnen und Schläfrigkeit; Tages-Schläfrigkeit; Unruhiger Nacht-Schlaf, mit **öfterem Erwachen**; Traumvoller Schlaf; Schwärmerischer Schlaf; Fürchterliche, **ängstliche Träume; Spätes Einschlafen**; Er kann vor Gedanken nicht einschlafen; Nachts, Zucken und Unruhe in den Füssen; Nächtliche Kopfschmerzen; Aufschrecken im Schlafe; Mangel an Körper-Wärme; Ueberlaufende Hitze; Dreitägiges Fieber mit saurem Erbrechen nach dem Froste, und Gedunsenheit des Gesichtes und der Hände; Fieberhafter Tages-Schweiss; **Tages-Schweiss**, bei mässiger Arbeit, oder bei geringer Bewegung, besonders im Gesichte.

Gewöhnlich mässigt Kampfer die allzuheftige Wirkung von Lycopodium, die fieberhaften Zustände aber, die es gewöhnlich in hohem Grade erregt, lassen sich vorzüglich durch Pulsatilla dämpfen, so wie die üble Laune, Uebelnehmigkeit, Misstrauen, Vorwürfe-Machen u.s.w. durch Causticum hinweg genommen wird. Kaffeetrank verhindert und löscht die Wirkung des Lycopodiums aus.

Eine mässige Gabe wirkt an 40, 50 Tage und länger. Es lässt sich nach Zwischen-Gebrauch anderer antipsorischer Mittel wohl wiederholen, doch mit weit weniger Vortheil.

Vorzüglich wirkt es heilbringend, wenn es nach verflossner Wirkung der Kalkerde homöopathisch angezeigt ist.

Die Namens-Verkürzungen sind: *Gff., Dr. Freiherr v. Gersdorff; Gll., Dr. Goullon; Htb., Dr. Hartlaub; Rl., Dr. Rummel; Sr., Dr. Schrêter; Whl., Wahle; Th. Rkt.; Theodor Rückert.*

Lycopodium

■ Gemüt

Hypochondrische, quälende Stimmung; er fühlt sich unglücklich (d. ersten 2 T.). [CK 1]

Höchst melancholisch, niedergeschlagen, freudelos. [CK 2]

Traurig hypochondrische (ärgerliche) Stimmung. [CK 3]

Gedrücktes Gemüth (n. 17 T.). [CK 4]

Das Kind verliert seine Munterkeit, wird still und muthlos (*Htb.*). [CK 5]

Streben nach Einsamkeit. [CK 6]

Leute-Scheu (d. 1. T.). [CK 7]

Wenn ihr Menschen zu nahe kommen, fällt es ihr gleich, wie Angst auf die Herzgrube. [CK 8]

Sie flieht ihre eigenen Kinder. [CK 9]

Schwermüthig, Abends. [CK 10]

Schwermuth, Unlust, traurige Gedanken. [CK 11]

Traurige Stimmung, sie musste den ganzen Tag weinen und konnte sich nicht zufrieden geben, ohne Veranlassung. [CK 12]

Traurig, verzweifelnd, zuletzt weinerlich. [CK 13]

Verzweiflung, Weinen. [CK 14]

Trauriges Gemüth. [CK 15]

Aeusserst traurig und missmüthig. [CK 16]

Weinerlichkeit bei Frostigkeit. [CK 17]

Er weint und heult erst über die Vergangenheit und dann über die zukünftigen Uebel. [CK 18]

Grosse Bangigkeit in der Herzgrube, von Aergerniss. [CK 19]

Grosse Aengstlichkeit, wie in der Herzgrube, ohne besondere Gedanken (n. 24 St.). [CK 20]

Innere Angst, Vormittags, und innerlicher Frost, wie ein inneres Zittern. [CK 21]

Aengstlichkeit, Abends, wobei es ihr vor den Augen wie halb verwirrt ist. [CK 22]

Aengstlich, furchtsam, zaghaft. [CK 23]

Grosse Furchtsamkeit (d. 10. T.). [CK 24]

Grosse Furcht vor Schreckbildern, Abends, die sich ihrer Phantasie aufdrängten, und am Tage, weinerlich. [CK 25]

Abends, im Dunkeln, kömmt ihm Furcht an, als eine Thür, die er öffnen will, schwer aufgeht. [CK 26]

Es kömmt ihm, Abends, beim Eintritt ins Zimmer die Furcht an, als sehe er da Jemand; auch am Tage glaubt er zuweilen, Jemand im Zimmer zu hören. [CK 27]

Sie fürchtet sich, allein zu seyn. [CK 28]

Innere Unruhe (n. 24 St.). [CK 29]

Ungeduld. [CK 30]

Sehr muthlos und matt. [CK 31]

Mangel an Vertrauen auf seine Kräfte. [CK 32]

Kleinmüthig, traurig, schwärmerisch. [CK 33]

Misstrauisch, verdachtsam, übelnehmend. [CK 34]

Höchste Verdachtsamkeit und Misstrauen. [CK 35]

Verzweifelt und trostlos. [CK 36]

Höchst empfindlich am Gemüthe; sie weint über Dank (n. 20 St.). [CK 37]

Aeusserst reizbar, schreckhaft und ärgerlich. [CK 38]

Grosse Schreckhaftigkeit. [CK 39]

Sehr schreckhaft den ganzen Tag. [CK 40]

Sie erschrickt sehr leicht und fährt zusammen. [CK 41]

Jedes Geräusch thut ihr weh. [CK 42]

Unzufriedenheit (n. 72 St.). [CK 43]

Sehr reizbar und zum Trübsinn geneigt. [CK 44]

Aergerlichkeit (*Gll.*). [CK 45]

Aergerlich niedergeschlagen (d. 15. T.). [CK 46]

Es fallen ihr eine Menge unangenehmer Begebenheiten aus vorigen Zeiten ein, über die sie sich ärgern muss, selbst Nachts, beim Erwachen. [CK 47]

Er hat Mühe, einen innern Eigensinn und Aerger zu bergen. [CK 48]

Ueberreiztheit mit Bangigkeit. [CK 49]

Er lächelt ohne froh zu seyn, launig. [CK 50]

Das Kind wird unfolgsam, obgleich nicht übel gelaunt. [CK 51]

Trotzig, eigenmächtig, halsstarrig, auffahrend, zornig. [CK 52]

Sehr heftig und reizbar. [CK 53]

Heftiges Gemüth, ohne Verdriesslichkeit (n. etl. St.). [CK 54]

Sie kann nicht die mindeste Widerrede vertragen, und kommt gleich ausser sich vor Aergerlichkeit. [CK 55]

Zornige Wuth, theils gegen sich, theils gegen Andere. [CK 56]

Leichte Erregbarkeit zu Aerger und Zorn. [CK 57]

Er streitet im Geiste mit abwesenden Personen. [CK 58]

Wahnsinn und Wuth, in Neid, Vorwürfen, Anmassungen und Befehlshaberei sich auslassend (n. 12 T.). [CK 59]

Wie wahnsinnig, sucht sie Händel, macht ungegründete Vorwürfe, schimpft auf das Heftigste und schlägt den so Beleidigten (n. 2 St.). [CK 60]

Lange Weile (n. 2 T.). [CK 61]

Unempfindlichkeit des Geistes für äussere Eindrücke. [CK 62]

Gleichgültig gegen äussere Eindrücke, bei gereizter Stimmung. [CK 63]

Gleichgültig im höchsten Grade. [CK 64]

Gleichgültigkeit (*Gll.*). [CK 65]

Rede-Unlust (*Gll.*). [CK 66]

Zum Weinen und Lachen zugleich geneigt. [CK 67]

Nach Aengstlichkeit, grosse Neigung, über Kleinigkeiten zu lachen, etliche Stunden lang, und darauf ein halbstündiges Weinen ohne Ursache. [CK 68]

Ueberlustig, bei drehender Schwindeligkeit. [CK 69]

Uebermüthig und ausgelassen lustig. [CK 70]

Wenn man sie, Etwas ernstes erzählend, ansieht, muss sie lachen. [CK 71]

Unwillkührliches Pfeifen und Dudeln. [CK 72]

Nach Uebermunterkeit, als wenn er die Muskeln des Gesichts verziehen müsste, Unaufgelegtheit und Ungeduld. [CK 73]

■ **Schwindel, Verstand und Gedächtnis**

Gedächtniss-Schwäche (n. 3 T.) (*Rl.*). [CK 74]

Zerstreutes Handeln (*Gll.*). [CK 75]

Eine Art ausser sich Leben, wie beim Anfange eines Fiebers. [CK 76]

Im Denken ist ihm der Kopf wie leer, er kann keinen Gedanken festhalten. [CK 77]

Er kann nichts thun, nichts denken; er bringt seine Zeit mit unbedeutenden Dingen hin, ohne sich entschliessen zu können zu dem, was er zu thun hat. [CK 78]

Er kann den Gedanken nicht festhalten; es wird ihm schwer, sich auszudrücken und die passenden Worte zu finden, vorzüglich Abends. [CK 79]

Sie kann keinen Gedanken fassen, vor Eingenommenheit des Kopfes mit innerer Spannung. [CK 80]

Die Gedanken sind ihm wie still stehend, der Geist unbehülflich und wie erstarrt, wie eine Eingenommenheit ohne Verdüsterung. [CK 81]

Er kann über höhere, selbst abstrakte Dinge, ordentlich sprechen, verwirrt sich aber in den alltäglichen; so nennt er z.B. Pflaumen, wenn er Birnen sagen sollte. [CK 82]

Versprechen mit Worten und Sylben (*Goull.*). [CK 83]

Wählen falscher Worte (*Gll.*). [CK 84]

Er kann nicht lesen, weil er die Buchstaben verkennt und verwechselt; er sieht sie und kann sie nachmalen, sich aber auf ihre Bedeutung nicht besinnen; er weiss, z.B. dass Z der letzte Buchstabe im Alphabete ist, hat aber vergessen, wie derselbe heisst; er kann schreiben, was er will, schreibt die gehörigen Buchstaben, kann aber sein Geschriebenes selbst nicht lesen. [CK 85]

Eingenommenheit des Kopfes, wie unbesinnlich. [CK 86]

Eingenommenheit des Kopfes, wie von verdorbenem Magen. [CK 87]

Starke Eingenommenheit des Kopfes. [CK 88]

Drückende Eingenommenheit des Kopfes besonders über und in den Augen, Abends. [CK 89]

Verdüsterung des Kopfes, mit dumpfem Drucke im Vorderkopfe, wie bei zurückgetretnem Schnupfen, mit Trockenheit der Lippen und des Mundes und mit Durste. [CK 90]

Düselig, früh, wie betrunken, mehrere Morgen. [CK 91]

Düseligkeit, dass sie nicht wusste, wo sie war. [CK 92]

Düselig im Kopfe, träg und schlaff in den Gliedern, den ganzen zweiten Tag (*Htb.*). [CK 93]

Betäubung, gegen Abend, mit Hitze an den Schläfen und an den Ohren. [CK 94]

Es war, als wollte Alles vor ihr vergehen (d. 3. T.). [CK 95]

Taumelig früh, und wie Schwere in den Augen. [CK 96]

Sobald sie Etwas sich herumdrehen sieht, bekommt sie, eine Stunde lang, das Gefühl, als drehe es sich auch in ihrem Körper herum. [CK 97]

Schwindelähnliche Eingenommenheit des Kopfes, Vormittags, mit Gefühl, als lägen die Augen tief, wobei auch das Denken und Begreifen schwer fällt (*Gff.*). [CK 98]

Schwindel, Vormittags; es drehte sich Alles mit ihr herum, bei arger Brecherlichkeit. [CK 99]

Schwindel beim Aufstehn vom Sitze. [CK 100]

Schwindel beim Trinken. [CK 101]

Schwindel in einer heissen Stube (n. 23 T.). [CK 102]

Schwindel, früh, bei und nach Aufstehn aus dem Bette, dass er hin und her taumelte (n. 30 T.). [CK 103]

■ **Kopf**

Kopfweh einfachen Schmerzes, mehrere Tage anhaltend, stärker in der Ruhe, weniger beim Gehen im Freien. [CK 104]

Kopfweh, besonders beim Schütteln und Drehen desselben. [CK 105]

Heftiger Kopfschmerz, wie von unrechter Lage, die Nacht. [CK 106]

Kopfschmerz auf der linken Seite, wie äusserlich, welcher auch ins Ohr und die Zähne kommt, vorzüglich Abends heftig, und von Schreiben und Lesen, sowie vom mindesten Drucke an den Schläfen, z. B. der Brille unerträglich erhöht. [CK 107]

Kopfschmerz über den Augen, gleich nach dem Frühstücke (d. ersten 2 Tage). [CK 108]

Kopfschmerz zwischen beiden Augen. [CK 109]

Schmerz in beiden Schläfen, bei jedem Tritte, in der Ruhe nicht. [CK 110]

Sie fühlt jeden Tritt im Kopfe und bei jeder Bewegung Schüttern im Gehirne. [CK 111]

Stumpfer Schmerz in der Stirn, als würde der Kopf von beiden Seiten zusammengedrückt. [CK 112]

Druck, wie von einem Nagel, grade in der Mitte über dem behaarten Theil der Stirn (*Gll.*). [CK 113]

Druck in der Stirn und die Nase herab, früh. [CK 114]

Druck, bald in der rechten, bald in der linken Schläfe (*Gff.*). [CK 115]

Drücken in der rechten Hälfte des Hinterhaupts nach dem Ohre zu (*Gff.*). [CK 116]

Drücken im Genicke auf einer kleinen Stelle (*Gff.*). [CK 117]

Heftiges Drücken im Genicke, viele Tage lang. [CK 118]

Ein lähmig drückender Schmerz an der Schläfe. [CK 119]

Druckschmerz im Oberkopfe, wie zum Schnupfen (n. 12 St.). [CK 120]

Druck-Schmerz im ganzen Kopfe, Nachmittags, besonders beim Bücken. [CK 121]

Mehr Druck- als Zusammenzieh-Schmerz im Kopfe, früh, beim Aufstehen. [CK 122]

Der drückende Kopfschmerz nimmt beim Liegen zu. [CK 123]

Kopfweh, als sollte der Kopf auseinander getrieben werden, und als schwankte das Gehirn hin und her, besonders bei Gehen, Treppensteigen und Aufrichten vom Bücken (*Htb.*). [CK 124]

Auseinander Pressen in der Stirn und über den Augen bis in den Oberkopf, mit Uebelkeit, als sollte sie Alles ausbrechen und Zittern der Glieder (n. 1 St.). [CK 125]

Schwere im Kopfe. [CK 126]

Schwere des Hinterkopfes. [CK 127]

Dumpfes Schwerheits-Gefühl im Hinterkopfe, mit wüstem Schmerze an der Stirn, durch Bewegung vermehrt (*Htb.*). [CK 128]

Herumziehender Schmerz im Kopfe, Nachts, welcher den Kopf schwer macht; sie wusste nicht, wo sie denselben vor Schmerz hinlegen sollte, die ganze Nacht (n. 9 T.). [CK 129]

Kneipender Schmerz am Kopfe, hinter dem Ohre (n. 48 St.). [CK 130]

Reissen im Hinterkopfe (*Gff.*). [CK 131]

Reissen im (am) Kopfe, 48 Stunden lang, nach Entstehung einer unschmerzhaften Backen-Geschwulst aufhörend. [CK 132]

Reissendes Kopfweh, Abends, oben und auf beiden Seiten des Kopfes (*Gff.*). [CK 133]

Reissen, hie und da im (am?) Kopfe, und drauf in andern Theilen des Körpers (*Gff.*). [CK 134]

Reissen im Kopfe (d. 4. T.) (*Htb.*). [CK 135]

Risse durch die linke Kopf-Seite bis ins Ohr (*Gll.*). [CK 136]

Scharfes, strahlendes Reissen in und über dem linken Stirnhügel, nach der linken Seite hin (*Gff.*). [CK 137]

Ruckweises, strahlendes Reissen in der rechten Kopfhälfte, von der Schläfe aus (*Gff.*). [CK 138]

Ruckweises, drückendes Reissen in der rechten Stirn-Hälfte, bis dicht an die Nasenwurzel und die rechte Augenbraue, wie im Knochen (*Gff.*). [CK 139]

Ein drückendes Reissen im (am?) linken Hinterhaupte auf einer kleinen Stelle nahe am Genick (*Gff.*). [CK 140]

Drückend reissender Kopfschmerz, früh, dicht über den Augen und bis in diese (*Gll.*) (d. 3. T.). [CK 141]

Reissender und stechender **Kopfschmerz, Nachts**, über dem rechten Auge, in der Schläfe und am Hinterkopfe. [CK 142]

Stechender Kopfschmerz in der Gegend des Auges. [CK 143]

Stechender Schmerz im Hinterkopfe. [CK 144]

Stechen zur Stirn heraus, täglich öfters, ruckweise. [CK 145]

Heftiger Stich-Schmerz in der linken Stirne. [CK 146]

Reissender Kopfschmerz von Nachmittag bis Abend; die Nacht drauf Zahnschmerzen. [CK 147]

Einzelne erschreckende Stiche im Kopfe, Abends am schlimmsten. [CK 148]

Stechen und Drücken im Kopfe (n. etl. St.). [CK 149]

Stechen und Drücken im Kopf-Wirbel, Nachts (n. 7 T.). [CK 150]

Stechendes Kopfweh, mit Pressen und Drücken in den Augen, bei heftigem Fliess-Schnupfen. [CK 151]

Wundheits-Schmerz in der Stirn, fast täglich, beim Bücken verschlimmert. [CK 152]

Ein heftiger Stoss vom Rücken aus nach dem Scheitel, dass er den Kopf halten musste, beim Sitzen (nach satt Essen). [CK 153]

Wuchten und Rucken im Kopfe. [CK 154]

Zuckender Kopfschmerz, wie in den Schädelknochen. [CK 155]

Klopfender Schmerz neben den Augenhöhlen, nach aussen (*Gll.*). [CK 156]

Klopfen im Kopfe, Abends nach dem Niederlegen. [CK 157]

Klopfendes Kopfweh, nach jedem Husten-Anfalle. [CK 158]

Pochen im Gehirn, beim zurück Lehnen des Kopfes, am Tage. [CK 159]

Arges Pochen im Kopfe, wie Hacken (mit saurem Aufstossen). [CK 160]

Heftiges Pochen im Vorderkopfe, Abends, was sich dann spannend über den Hinterkopf bis in den Nacken zog (n. 4 T.). [CK 161]

Klopfen oben im Kopfe. [CK 162]

Steter pochender Kopfschmerz mitten in der Stirn, von früh 3 Uhr, bis Abend. [CK 163]

Pochen und Drücken im Hinterkopfe. [CK 164]

Pulsiren und Druck im Kopfe, beim Lesen, im Sitzen. [CK 165]

Pochen im Gehirne, mit Hitze am Kopfe. [CK 166]

Blutdrang nach dem Kopfe, früh, beim Erwachen. [CK 167]

Blut-Fülle im Hinterhaupte, nach Bücken. [CK 168]

Kopfweh, wie ein Klang durch den Kopf, wie vom Springen einer Klavier-Saite. [CK 169]

Dröhnen im Kopfe, beim hart Auftreten. [CK 170]

Sausen innerlich im Kopfe, mit Hitz-Gefühl. [CK 171]

Der Kopf ist äusserlich sehr empfindlich. [CK 172]

Aeussere Schmerzhaftigkeit des Vorderkopfes beim Berühren. [CK 173]

Oberflächlicher Kopfschmerz über der Stirne, auf dem Scheitel, an den Backen-Knochen, dem Ohre, den Kinnladen; Nachmittags aussetzend, Abends wiederkehrend. [CK 174]

Aeusseres flüchtiges Reissen am Kopfe, beim Gehen im Freien. [CK 175]

Reissen im Haarkopfe, oberhalb der rechten Stirn-Hälfte (*Gff.*). [CK 176]

Feines, brennendes, stechendes Reissen in der Haut der rechten Schläfe, nach Jücken und Reiben, und darauf klemmendes Kopfweh (*Gff.*). [CK 177]

Zieh-Schmerz an der rechten Kopf-Seite, bis zum Nacken herunter. [CK 178]

Gefühl links auf dem Haarkopfe, oben, wie Ziehen an einem einzelnen Haare (*Gff.*). [CK 179]

Zusammenziehende Empfindung auf dem Haarkopfe, mit Gefühl, als würden die Haare ausgerauft. [CK 180]

Krampfhaftes Zusammenziehen der Kopfhaut. [CK 181]

Aufziehn der Haut des Vorderkopfes, mit Erweiterung der Augenlider, und darnach herunterziehen dieser Haut, mit Verschliessung der Augen. [CK 182]

Schneidendes Weh quer über den Haarkopf, zwischen Stirn und Wirbel (*Gff.*). [CK 183]

Die Knochen des Kopfes schmerzen. [CK 184]

Brenn-Schmerz auf beiden Hinterhaupts-Hökern. [CK 185]

Die Haare auf dem Kopfe gehen ungeheuer aus. [CK 186]

Ausfallen der Haare beim Kämmen. [CK 187]

Die Kopf-Haare fallen in Menge aus, während an andern Stellen des Körpers sich Haare erzeugen. [CK 188]

Sie bekommt viel graue Haare. [CK 189]

Grosse Verkältlichkeit am Kopfe; ein kaltes Lüftchen macht Schneiden auf der Kopfhaut. [CK 190]

Jücken auf dem Haarkopfe. [CK 191]

Fressen auf der Kopfhaut; er muss kratzen. [CK 192]

Kopf-Ausschlag mit geschwollenen Halsdrüsen, am Hinterkopfe eine grosse Eiterbeule, und über den ganzen Haarkopf ein Schorf, den das Kind Nachts aufkratzt, und welcher dann blutet. [CK 193]

Ein breiter Knoten unter der Stirnhaut, ohne Veränderung der Haut-Farbe daselbst (*Htb.*). [CK 194]

Eine Beule am Hinterkopfe, wie eine Wallnuss (d. 7. T.). [CK 195]

Stark eiternde Kopf-Ausschläge. [CK 196]

Es drehet ihm den Kopf unwillkürlich nach der linken Seite herum. [CK 197]

■ Augen

Die Augen schmerzen Abends, dass sie sie kaum aufmachen kann. [CK 198]

Die Augenlider schmerzen bei Berührung. [CK 199]

Schmerz des Auges, wie blaugeschlagen. [CK 200]

Drücken in den innern Augenwinkeln. [CK 201]

Drückender Schmerz in den Augen, als wäre Staub darin. [CK 202]

Druck auf den Augen, mit Schläfrigkeit, Vormittags (*Gff.*). [CK 203]

Druck auf dem rechten obern Augenlide (*Gff.*). [CK 204]

Drücken im rechten Auge, als wenn Etwas hineingefallen wäre (*Gff.*). [CK 205]

Zerschlagenheits-Schmerz der Augen, und als wollten sie herausfallen, dass er vor Schmerz nicht scharf auf Etwas sehen konnte; von Nachmittag 1 Uhr an, am meisten aber Abends. [CK 206]

Er kann die Augen nicht aufheben; die Lider sind zu schwer. [CK 207]

Schwere der Augenlider, auch am Tage, besonders bei Helligkeit. [CK 208]

Schwere und Müdigkeit der Augen, wie schläfrig von Ansehn. [CK 209]

Spann-Schmerz im linken Auge. [CK 210]

Zusammenpressen der Augen, bei gespannter Haut über die Backenknochen. [CK 211]

Reissen um die Augen, bis in die Stirn und die Backen. [CK 212]

Reissen im rechten Augapfel (*Gff.*). [CK 213]

Stiche im linken Auge. [CK 214]

Stechen in beiden Augen (n. 12 T.). [CK 215]

Stechen in den Augen ohne Röthe derselben, den ganzen Tag, doch vorzüglich früh (n. 34 T.). [CK 216]

Brickeln, bald in diesem, bald in jenem Augapfel (*Rl.*). [CK 217]

Jücken in den Augen (n. 30 T.). [CK 218]

Jücken in den Augenwinkeln (auch *Gff.*). [CK 219]

Beissen im rechten Auge, wie von Rauch, mit Zuziehn der Augenlider (*Htb.*). [CK 220]

Beissen in den äussern Augenwinkeln mit Thränen wie von Rauch, jedesmal Abends in der Dämmerung. [CK 221]

Jücken um das Auge. [CK 222]

Kälte-Gefühl in den Augen, Abends. [CK 223]

Brennen in den Augen. [CK 224]

Brennen in den Augen, wenn er sie schliessen wollte. [CK 225]

Starkes Brennen und Jücken im Auge (*Gll.*). [CK 226]

Röthe der Augen und Drücken darin. [CK 227]

Röthe des Augenweisses, mit Schmerz. [CK 228]

Rothe, entzündete Augen, mit Stich-Schmerz darin von Nachmittags 5 bis Abends 10 Uhr. [CK 229]

Entzündung des Weissen im Auge. [CK 230]

Entzündung der Augenlider mit Druck-Schmerz und nächtlichem Zuschwären in den äussern Winkeln. [CK 231]

Entzündung der Augen, mit Röthe und Trübheit des Weissen, Röthe und Geschwulst der Lider, Brennen, Drücken und Schleim-Absonderung im Auge (*Htb.*). [CK 232]

Entzündung der Augen mit Röthe des Weissen und Geschwulst der Lider, Stechen, Lichtscheu, vielem Thränen und nächtlichem Zuschwären (*Htb.*). [CK 233]

Entzündung der Augen mit Jücken in beiden Winkeln, Röthe und Geschwulst der Lider des rechten; storrendem Schmerze, wenn sie trocken geworden, und nächtlichem Zuschwären. [CK 234]

Geschwulst und Schmerzhaftigkeit der Augenlider, mit nächtlichem Zuschwären in den Winkeln. [CK 235]

Viel Eiterblüthchen in den Augenlidern. [CK 236]

Gerstenkörner an den Augenlidern, nach dem innern Winkel zu. [CK 237]

Geschwürigkeit und Röthe der Augenlider; das ausdringende Wasser beisst und schründet auf dem Backen. [CK 238]

Eiterndes Gerstenkorn am Augenlide (*Htb.*). [CK 239]

Rothe Blüthchen am obern rechten Augenlide, die sich in einen Schorf zusammenziehen (*Htb.*). [CK 240]

Zuschwären der Augen, vorzüglich **Nachts** und besonders in den äussern Winkeln. [CK 241]

Früh sind die Augenlider wie zusammengeklebt. [CK 242]

Viel Eiter-Schleim (Butter) **in den Augen**, mit schründendem Schmerze (n. 32 T.). [CK 243]

Augenbutter im innern Winkel, früh. [CK 244]

Beissende Feuchtigkeit fliesst aus dem Auge, bei starker Röthe des Weissen darin. [CK 245]

Schleim in den Augen; er muss sie auswischen, um heller zu sehen. [CK 246]

Thränen der Augen, und viel Butter darin, mit Drücken und bleichem Gesichte. [CK 247]

Starkes Thränen des rechten Auges, Nachmittags. [CK 248]

Bei rauhem Winde läuft ihm das Wasser aus den Augen. [CK 249]

Trockenheit der Augen, Abends. [CK 250]

Trockenheit der Augen: er muss die Lider schliessen. [CK 251]

Trockenheit unter den Augenlidern, wie von Staube, früh, beim Erwachen. [CK 252]

Trübe heisse Augen. [CK 253]

Mattigkeit der Augen, Abends, bei Lichte, mit Schmerz beim Drehen derselben. [CK 254]

Matte, trübe Augen. [CK 255]

Krampfhaftes Zucken des untern Augenlides (n. 90 T.). [CK 256]

Krampfhaftes Zucken des untern linken Augenlides, nach dem innern Winkel zu (n. 35 T.). [CK 257]

Fippern der linken Augenlider. [CK 258]

Schwäche der Augen; sie kann nicht lange lesen oder nähen; sie muss die Augen vor Schmerz zu drücken, und früh schwären dieselben etwas zu. [CK 259]

Beim Schreiben werden die Buchstaben undeutlich. [CK 260]

Die Buchstaben laufen beim Lesen in einander. [CK 261]

Unsicherheit im Sehen und öfters Flimmern vor den Augen. [CK 262]

Trübsichtig schon auf kurze Entfernung; es ist, als sähe er durch ein feines Gitter. [CK 263]

Trübsichtigkeit, wie von einer klebrichten Feuchtigkeit im Auge, die sich nicht wegwischen liess, in Anfällen bald mehr, bald weniger. [CK 264]

Weitsichtigkeit; beim Lesen und Schreiben erscheint ihr Alles undeutlich, wie durch Flor; in der Ferne aber sieht sie Alles klar und deutlich. [CK 265]

Halbsichtigkeit; er sieht nur die Hälfte der Dinge, links, die rechte Hälfte fehlt oder ist verdüstert; mit dem einen Auge sieht er ebenso, wie mit beiden, nur ist der Fehler auf dem rechten stärker. [CK 266]

Trübheit des Gesichtes; er muss die Schrift bald näher, bald ferner halten, um lesen zu können. [CK 267]

Fliegende schwarze Flecke vor den Augen in kurzer Weite (in 41 St.). [CK 268]

Flor und Flimmern vor den Augen, nach dem Nachmittags-Schlafe (n. 16 T.). [CK 269]

Flimmern vor den Augen, bei Schlafengehn. [CK 270]

Fippern und Schwittern vor den Augen, wie die Luft bei grosser Sommerhitze. [CK 271]

Zittern der Gegenstände, auf die sie aufmerksam sieht, Abends, bei Licht, und das Licht, beim Anschauen, am meisten. [CK 272]

Feuerfunken vor den Augen, im Dunkeln (n. 5 St.). [CK 273]

Das Abend-Licht blendet ihn sehr, er kann dann Nichts auf dem Tische sehen. [CK 274]

■ **Ohren**

Ohren-Zwang in freier Luft. [CK 275]

Gefühl von Drängen nach den Ohren. [CK 276]

Wie eingezwängt im innern Ohre. [CK 277]

Drücken, hinten, an der rechten Ohrmuschel. [CK 278]

Reissen im rechten und linken Gehörgange (*Gff.*). [CK 279]

Reissen hinter dem linken Ohre (*Gff.*). [CK 280]

Reissen in der linken Ohrmuschel (*Gff.*). [CK 281]

Reissen am rechten Ohre (d. 14. T.). [CK 282]

Zucken im innern Ohre. [CK 283]

Stechen im Ohre, beim Schnauben, mit erschwertem Sprechen. [CK 284]

Beissen und Wundheits-Gefühl hinter dem rechten Ohre und an der Seite desselben. [CK 285]

Stiche im Ohre (*Gll.*). [CK 286]

Aneinanderhangende, reissende, zwickende Stiche im Ohre, das wie zu eng deuchtet und als wollte es platzen. [CK 287]

Klopfen und Spannen in den Ohren, mit krampfhaftem Spannen der Haut hinter den Ohren, schief nach den Nacken-Muskeln zu. [CK 288]

Blutdrang nach den Ohren. [CK 289]

Gefühl von Drang heissen Blutes in die Ohren. [CK 290]

Jücken im Ohre. [CK 291]

Schwären und Auslaufen der Ohren. [CK 292]

Schmerz hinter beiden Ohren, der ihn nöthigte, gebückt zu gehen. [CK 293]

Empfindlichkeit gegen Geräusch, beim Spazieren. [CK 294]

Gehör vermindert (n. 24 St.). [CK 295]

Die Töne der Sprache deuchten ihm dumpf, obgleich ebenso stark. [CK 296]

Es fiel ihm vor die Ohren, mit Sausen darin und Schwerhörigkeit (n. 10 T.). [CK 297]

Es trat ihr vor das Ohr mit Wuwwern. [CK 298]

Sie hört Abends die Musik vor den Ohren, die man ihr am Tage vorgespielt hatte. [CK 299]

Lauten vor den Ohren. [CK 300]

Brausen und Brummen vor und in den Ohren. [CK 301]

Brummen vor dem rechten Ohre. [CK 302]

Brummen und Sumsen in den Ohren. [CK 303]

Starkes Sausen in den Ohren. [CK 304]

Sieden im Ohre (d. 2. T.). [CK 305]

Pfeifen im Ohre, beim Schnauben. [CK 306]

Piepen vor den Ohren, mehrere Abende. [CK 307]

Pochen vor den Ohren, früh und Abends. [CK 308]

Glucksen vor den Ohren, am Tage. [CK 309]

Es gluckert in den Ohren, wie Luftblasen. [CK 310]

- **Nase**

Nasen-Muskeln erst wie ausgedehnt, dann wieder zusammengezogen und verkürzt, wie aufgestülpt. [CK 311]

Beissendfressende Schmerzen im rechten Nasenloche. [CK 312]

Fressendätzende Schmerzen im linken Nasenloche, bei Bewegung der Nase und Einbringen des Fingers. [CK 313]

Jücken in den Nasenlöchern. [CK 314]

Jücken der Nase (n. 5 T.). [CK 315]

Druck am Nasenbeine, dicht neben dem rechten Auge (*Gff.*). [CK 316]

Drückendes Ziehen an der rechten Nasen-Seite (*Gff.*). [CK 317]

Reissen von der rechten Nasen-Seite zum Augenwinkel heraus (*Htb.*). [CK 318]

Schneidendes Wundheits-Gefühl an der innern Scheidewand der rechten Nasenhälfte, hoch oben; Abends, im Bette (*Gff.*). [CK 319]

Geschwulst der Nasenspitze, mit Schmerz bei Berührung. [CK 320]

Hitze in der Nase und Brennen der Augen. [CK 321]

Geruch äusserst empfindlich, schon Hyacinthen-Geruch macht Uebelkeit. [CK 322]

Erhöhter Geruchs-Sinn. [CK 323]

Gänzlicher Mangel an Geruch (n. 2 T.). [CK 324]

Krebs-Geruch vor der Nase, beim Ausspucken. [CK 325]

Ausschnauben blutigen Schleimes (n. 6 T.). [CK 326]

Ausschnauben geronnenen Blutes (n. 11 T.). [CK 327]

Starkes Bluten aus einer kleinen Wunde in der Nase, Abends, beim Spazieren (n. 32 T.). [CK 328]

Nasenbluten, drei Tage nach einander, Nachmittags 2 Uhr. [CK 329]

Zweimaliges Nasenbluten an **einem** Tage (n. 26 T.). [CK 330]

Starkes Nasenbluten, und darauf oft Blutschnauben (n. 20 T.). [CK 331]

- **Gesicht**

Gesichts-Blässe, bei Tagesschläfrigkeit und Verdrossenheit. [CK 332]

Das blasse Aussehen des Gesichtes nimmt gegen Abend zu (n. 8 T.). [CK 333]

Sehr blasses, eingefallnes Gesicht, früh. [CK 334]

Blasse, elende Gesichts-Farbe. [CK 335]

Blässeres, schmales Gesicht. [CK 336]

Verändertes Ansehen des Gesichtes und eingefallne Augen. [CK 337]

Sehr eingefallen um die Augen (n. 7 T.). [CK 338]

Blaurandige Augen (n. 12 T.). [CK 339]

Gelbheit des Gesichtes. [CK 340]

Gelbgraue Gesichts-Farbe (*Whl.*). [CK 341]

Das ganze Gesicht zog sich erst in die Länge, dann in die Breite. [CK 342]

Hitze im Gesichte, den Augen und Handtellern. [CK 343]

Hitze des Gesichtes mit hypochondrischer Stimmung. [CK 344]

Fliegende Hitze im Gesichte, früh, bald nach dem Aufstehen. [CK 345]

Oeftere fliegende Gesichts-Hitze (d. erst. Tage). [CK 346]

Arge Hitze im Gesichte, ohne Röthe. [CK 347]

Auffallende Röthe im Gesichte, früh. [CK 348]

Brennen im Gesichte (n. 26 T.). [CK 349]

Rothes, gedunsenes Gesicht, voll dunkelrother Flecke mit Eiterblüthen besetzt. [CK 350]

Geschwulst der Backen. [CK 351]

Ausschlag im Gesichte (n. 12 T.). [CK 352]

Einzelne Blüthen im Gesichte. [CK 353]

Jücken im Gesichte, am Kopfe und in der Nase. [CK 354]

Jücken im ganzen Gesichte und Blüthen mit Eiter in der Spitze, auf den Backen, an der Stirn, und vorzüglich an den Schläfen (n. 12 T.). [CK 355]

Viel Blüthen und Sommersprossen über das ganze Gesicht. [CK 356]

Mehr Sommersprossen auf der linken Gesichts-Seite und über der Nase. [CK 357]

Unreine Haut im Gesichte, wie von feinem Ausschlage (*Rl.*). [CK 358]

Jückende Flecke an der Seite der Nase, neben dem Auge. [CK 359]

Jückende, schuppige Schwinden im Gesichte und an den Mundwinkeln, mit Bluten (*Gll.*). [CK 360]

Einfacher Schmerz in der linken Gesichts-Seite, bei Berührung. [CK 361]

Zusammenzieh-Schmerz in den Stirn- und Gesichts-Muskeln (n. 4 T.). [CK 362]

Geschwulst-Gefühl an der Stirne. [CK 363]

Reissen im Backen. [CK 364]

Reissen im Backen-Knochen unter dem linken Auge (*Gll.*). [CK 365]

Reissen im Oberkiefer (d. 2. T.). [CK 366]

Reissen im rechten Oberkiefer. [CK 367]

Krampfhaftes Zucken in den Backen-Muskeln. [CK 368]

Die Lippen- und Backen-Muskeln zogen sich zusammen und spitzten den Mund, worauf dann eine breite Ausdehnung des Mundes erfolgte. [CK 369]

Erst zog sich der linke Mundwinkel aufwärts, drauf ward der rechte verzerrt. [CK 370]

Blässe der Lippen. [CK 371]

Geschwulst der rechten Unterlippen-Hälfte (*Htb.*). [CK 372]

Geschwulst der Lippen, früh. [CK 373]

Geschwulst der Oberlippe, mehrere Tage steigend, zuletzt mit Abend-Fieber, erst Frost, dann Hitze im Gesichte, an Händen und Füssen, unruhiger Schlaf und Nacht-Schweiss. [CK 374]

Eine wunde Stelle an der Unterlippe. [CK 375]

Wundheit der Mundwinkel (*Gll.*). [CK 376]

Die Mundwinkel schmerzen, wie geschwürig. [CK 377]

Auschlag um den Mund. [CK 378]

Feiner Ausschlag am Munde (n. 11 T.). [CK 379]

Jückende Blüthe auf der Oberlippe (n. 14 T.). [CK 380]

Ausschlag am Rande des Rothen der Lippe, schneidenden Schmerzes bei Bewegung der Lippen und beim Anfühlen (n. 12 T.). [CK 381]

Weisse Blatter an der Inseite der Oberlippe, mit Brenn-Schmerz in der Ruhe, nicht beim Essen (n. 30 St.). [CK 382]

Ein (grosses) **Geschwür am Rothen der Unterlippe**. [CK 383]

Am Kinne, vorn, heftiges Jücken, zwei Abende nach einander (*Gff.*). [CK 384]

Jückende Ausschlags-Blüthen um das Kinn. [CK 385]

Am Unterkiefer rechter Seite, Drücken, nach hinten (*Gff.*). [CK 386]

Zieh-Schmerz im rechten Unterkiefer, und in den Drüsen darunter Schwerheit, wie von Geschwulst, und Klopfen darin, mehr nach Spazieren und nach dem Essen. [CK 387]

Ziehen in den Kinnladen. [CK 388]

Zuckender Schmerz im Unterkiefer, Abends. [CK 389]

Reissen, bald in der rechten, bald in der linken Kinnlade, ruckweise. [CK 390]

Der Unterkiefer schiebt sich unwillkührlich bald vor, bald zurück. [CK 391]

Harte Geschwulst am Winkel des Unterkiefers, mit Hitz-Gefühl im Kopfe. [CK 392]

Bohrender Schmerz in den geschwollnen Unterkiefer-Drüsen (n. 4 T.). [CK 393]

■ **Mund und innerer Hals**

Zahnweh widriger Empfindung, dass sie die Zähne immer zusammen beissen möchte. [CK 394]

Dumpfer Zahnschmerz oben und unten, **bei Geschwulst des Zahnfleisches** (doch nicht puckender, stechender oder ziehender Art) (n. 15 T.). [CK 395]

Die Zähne thun nur beim Kauen weh. [CK 396]

Die Zähne schmerzen beim Berühren und **Kauen** höchst empfindlich, **wie unterschworen**. [CK 397]

Zahnschmerz beim Kauen, wie unterschworen (*Gll.*). [CK 398]

Zahnschmerzen, bloss die Nacht, und wenn dieselben früh aufhörten, grosse Aufgeregtheit und Unruhe, dass sie auch dann nicht mehr schlafen konnte. [CK 399]

Zahnschmerz bei der mindesten Berührung des Zahnes und beim Husten. [CK 400]

Krampfhafter Schmerz in den Zähnen. [CK 401]

Ziehender Krampf-Schmerz in den Zähnen, von warmen Geträncken nachlassend. [CK 402]

Ziehendes Zahnweh in den rechten untern Backzähnen (*Gff.*). [CK 403]

Reissend ziehendes Zahnweh in den linken untern Backzähnen (*Gff.*). [CK 404]

Reissen im hohlen Zahne. [CK 405]

Stechen und Ziehen in unbestimmten Zähnen, bald oben, bald unten, wovor sie Abends nicht einschlafen konnte (n. 9 T.). [CK 406]

Einzelne, heftige, langsam nach einander folgende Stiche im hohlen Zahne, nach Warmwerden im Bette aufhörend. [CK 407]

Oefteres Stechen in einem rechten obern Backzahne. [CK 408]

Stechen, Glucksen und Bohren im hohlen Zahne (n. 12 St.). [CK 409]

Bohrender Schmerz in der Krone des Zahnes. [CK 410]

Einzelne Rucke in den rechten obern Backzähnen. [CK 411]

Wühlender Zahnschmerz, mit Stichen, in einem obern Backzahne; nach dem Essen. [CK 412]

Puckender und klemmender Zahnschmerz. [CK 413]

Puckende Zahnschmerzen (d. ersten 6 Nächte). [CK 414]

Klopfender Zahnschmerz nach dem Essen. [CK 415]

Pochen im Zahne mit **Geschwulst des Zahnfleisches**. [CK 416]

Schmerz, wie zertrümmert, in einem hohlen Zahne bis in die Schläfe (d. 3. T.) (*Gll.*). [CK 417]

Schmerz, wie zertrümmert in einem untern Backzahne, beim Beissen sehr empfindlich (d. 7. T.). [CK 418]

Ein guter Zahn schmerzt beim Essen, wie zu lang. [CK 419]

Alle Zähne thun weh, wie zu stumpf. [CK 420]

Lockerheit einiger Schneidezähne. [CK 421]

Grosse Lockerheit der Zähne. [CK 422]

Gelbwerden der Zähne. [CK 423]

Im Zahnfleische, Hitze und Schmerz. [CK 424]

Reissen im Zahnfleische, und an den Wurzeln der linken untern Schneide-Zähne (*Gff.*). [CK 425]

Zuckender Schmerz im Zahnfleische der untern Zahnreihe, Nachmittags (n. 10 T.). [CK 426]

Brickelnde und stechende Schmerzen im linken Zahnfleische und dem Backen. [CK 427]

Geschwulst des Zahnfleisches über den Vorderzähnen, mit Geschwulst der Oberlippe. [CK 428]

Geschwulst des Zahnfleisches hindert das Oeffnen des Mundes. [CK 429]

Geschwulst zwischen dem obern Zahnfleische und dem Jochbeine, mit einiger Backen-Geschwulst und brickelnd stechenden Schmerzen. [CK 430]

Zahnfistel in einer alten Zahnlücke, in der noch ein Stift steckt, mit Geschwulst des Zahnfleisches. [CK 431]

Zahn- (Zahnfleisch-) Geschwür. [CK 432]

Starkes Bluten des Zahnfleisches beim Putzen der Zähne. [CK 433]

Unwillkührliches Zusammenstossen und Knirschen der Zähne. [CK 434]

Im Munde hie und da, kleine Geschwülste. [CK 435]

Taubheit des innern Mundes und der Zunge. [CK 436]

Unwillkührliches Schnalzen der Zunge, wovon der Ton mit A und O wechselte. [CK 437]

Die Zunge ist wie geschwollen. [CK 438]

Stellenweise geschwollene, schmerzhafte Zunge, dass es sie am Sprechen hinderte. [CK 439]

Die Zunge schlägt sich unwillkürlich bald zwischen die Oberlippe und Oberzähne, bald zwischen die Unterlippe und Unterzähne. [CK 440]

Die Zunge fährt unwillkürlich zum Munde heraus und zwischen den Lippen hin und her. [CK 441]

Nasen-Sprache (*Whl.*). [CK 442]

Erschlaffung im Munde und Schwere der Zunge. [CK 443]

Wundheit der Zunge. [CK 444]

Viel Bläschen auf der Zungenspitze, welche wie roh und verbrannt schmerzt. [CK 445]

Bläschen auf der Zungenspitze (*Gll.*). [CK 446]

Knoten auf der Zunge. [CK 447]

Ein Geschwür unter der Zunge, was beim Sprechen und Essen lästig wird. [CK 448]

Geschwulst und Verlängerung des Zäpfchens (n. 6 T.). [CK 449]

Im Halse oft Schmerz beim Schlingen, es ist ihr, als schluckte sie zu viel auf einmal (n. 9 T.). [CK 450]

Halsweh wie wund schmerzend. [CK 451]

Weh im Halse, beim Schlingen und Husten. [CK 452]

Halsweh, wie Geschwulst bloss beim leer Schlucken. [CK 453]

Unthätigkeit des Schlundes beim Schlucken, die Speise will nicht hinunter. [CK 454]

Wie zusammengezogen im Schlunde, es geht Nichts hinunter. [CK 455]

Wie zu eng im Halse, beim Schlingen; die Speisen und Getränke kommen wieder zur Nase heraus (*Whl.*). [CK 456]

Wenn er die Suppe recht warm isst, kann er nicht schlingen. [CK 457]

Halsweh wie innerlich geschwollen, doch beim Sprechen und Schlingen nicht bemerkbar. [CK 458]

Innere und äussere Drüsen-Geschwulst im Halse, mit Stich-Schmerz beim Schlucken darin und im Ohre. [CK 459]

Es steigt ihr von unten herauf bis in den Schlund wie eine Kugel. [CK 460]

Gefühl im Halse, als ob ein Stein von aussen hineindrückte, und den Hals zupresste, beim Schlingen etwas schmerzhaft, beim Athmen nicht hinderlich. [CK 461]

Reissende Schmerzen im Schlunde herauf. [CK 462]

Reissen in der linken Hals-Seite (*Gff.*). [CK 463]

Reissen links am Schlunde und im Halse (*Gff.*). [CK 464]

Kriebelnd drückendes Reissen hinten, oben am Gaumen (*Gff.*). [CK 465]

Stechen und Trockenheit im Halse (n. 5 T.). [CK 466]

Immerwährendes Stacheln im Halse (*Whl.*). [CK 467]

Entzündung des Halses mit Heiserkeit und Stichen, vor denen sie weder Festes noch Flüssiges hinterschlingen kann, neun Tage lang (n. 12 T.). [CK 468]

Entzündung des ganzen Rachens, mit drückend stechenden Schmerzen (*Whl.*). [CK 469]

Eiterung der Drüsen zwischen dem Gaumensegel, mit stechenden Schmerzen beim Schlucken (*Whl.*). [CK 470]

Schanker ähnliche Geschwüre in den Tonsillen (*Whl.*). [CK 471]

Verschwärung der Tonsillen (*Whl.*). [CK 472]

Rauh im Schlund-Kopfe, mit Geschwulst-Gefühl beim Schlingen. [CK 473]

Trockenheit im Munde und Halse. [CK 474]

Grosse Trockenheit im Munde, früh (n. 3 T.) (*Rl.*). [CK 475]

Wundschmerzendes Trockenheits-Gefühl im Schlunde, beim Schlucken, früh. [CK 476]

Trockenheits-Gefühl im Munde, bei vielem Speichel. [CK 477]

Am Gaumen und an den Lippen trocknet der Speichel zu zähem Schleime an. [CK 478]

Trockenheits-Gefühl im Halse und Munde, ohne Durst, bloss Abends, gleich nach dem Niederlegen, und die Nächte hindurch. [CK 479]

Stete Trockenheit im Halse (*Whl.*). [CK 480]

Lästige Hals-Trockenheit; sie möchte trinken, kann aber vor Schmerz Nichts hinterbringen (*Whl.*). [CK 481]

Früh ist der Hals immer ganz ausgetrocknet (*Whl.*). [CK 482]

Trockenheit im Halse, mit vielem Durste. [CK 483]

Trocken im Munde und bitterlich. [CK 484]

Trocken im Munde und säuerlich. [CK 485]

Drang zum Ausspucken säuerlicher, wässrichter, zuweilen blutiger Feuchtigkeit. [CK 486]

Stetes Wasserzusammenlaufen im Munde und Schleimspucken (*Whl.*). [CK 487]

Speichelfluss, salzigen Geschmackes (*Whl.*). [CK 488]

Der innere Mund ist hinten mit zähem Schleime überzogen. [CK 489]

Ausrachsen blutigen Schleimes, beim (täglich gewohnten) Reiten. [CK 490]

Belegte Zunge. [CK 491]

Scharrig im Munde. [CK 492]

Uebler Mund-Geruch. [CK 493]

Mund-Gestank, früh, beim Erwachen, den er selbst spürt. [CK 494]

Bitter-Geschmack im Munde, früh. [CK 495]

Es kommt ihr früh bitter in den Mund, wie von Säure im Magen. [CK 496]

Arger Bitter-Geschmack im Munde, Nachts, dass sie aufstehen und sich den Mund ausspülen muss. [CK 497]

Steter Bitter-Geschmack im Munde, doch nicht der Speisen. [CK 498]

Bitter-Geschmack aller Speisen. [CK 499]

Bittersaurer Mund-Geschmack, vor und nach dem Frühstücke. [CK 500]

Saurer Geschmack im Munde, vorzüglich früh, beim Erwachen. [CK 501]

Saurer Geschmack aller Genüsse, selbst süsser. [CK 502]

Saurer Geschmack beim Cacao-Tranke. [CK 503]

Modriger Geschmack im Munde, von früh bis Mittag. [CK 504]

Käsiger Mund-Geschmack (n. 13 T.). [CK 505]

Sehr süsslicher Mund-Geschmack (n. 48 St.). [CK 506]

Ganz zuckersüsser Geschmack des Wassers, früh. [CK 507]

■　**Magen**

Kein Durst, Durstlosigkeit. [CK 508]

Steter Durst bei trocknen Lippen und trocknem Munde, wenn sie aber ein Schlückchen zu sich nahm, war es ihr zuwider und sie konnte es nicht hinunter bringen; dabei krank, matt und müde. [CK 509]

Arger Durst, mit fein schaumigem Speichel im Munde (n. 1 St.). [CK 510]

Viel Durst, sie möchte immer trinken (*Whl.*). [CK 511]

Grosse Essbegierde und hastiges Essen. [CK 512]

Hunger, gleich nach dem Essen wieder, obgleich Magen und Bauch voll und gespannt war. [CK 513]

Ungeheurer Hunger; je mehr er isst, desto mehr verlangt der Magen, und so lange er isst, befindet er sich wohl, doch hat er darnach stets einen säuerlichen Geschmack auf der Zunge, und auch der Speichel scheint sauer, wovon er jedoch während des Essens nichts spürt. [CK 514]

Heisshunger, Mittags, beim Essen, mit Gefühl, als könne sie sich nicht sättigen. [CK 515]

Steter Heisshunger, Nachmittags, mit Gefühl, als lägen schwere Stücke im Magen. [CK 516]

Wenn sie beim Heisshunger nicht isst, bekömmt sie Kopfschmerzen, die nach Essen vergehen. [CK 517]

Esslust, ohne eigentlichen Hunger. [CK 518]

Mangel an Appetit (n. 3 T.). [CK 519]

Essen schmeckt nicht, er hat gar keinen Appetit. [CK 520]

Mangel an Appetit, aber viel Durst (n. 30 T.). [CK 521]

Abneigung vor festen Speisen, vorzüglich vor Fleisch, aber Durst (d. 1. T.). [CK 522]

Sie kann gar nicht essen, ist immer satt und ohne Appetit und wenn sie etwas isst, wird es ihr zuwider bis zum Erbrechen. [CK 523]

Fast Ekel gegen das Essen. [CK 524]

Es ekelt ihn zuweilen auf Augenblicke die beste Speise an, ehe er sie gekostet, dann aber kann er sich gar nicht satt essen daran. [CK 525]

Widerwille gegen Kaffeetrank und Tabakrauchen. [CK 526]

Brod widersteht ihm, dagegen liebt er mehr warme Speisen. [CK 527]

Nach Milchtrinken, Sauer-Geschmack. [CK 528]

Bald nach Tische, schlechter Geschmack im Munde. [CK 529]

Nach dem Abendessen, vorn im Munde wässerig, hinten aber, im Rachen, trocken. [CK 530]

Nach allem Essen und Trinken, saurer Geschmack im Munde und Gaumen, mit Neigung zu saurem Aufstossen. [CK 531]

Nach der Mahlzeit, Säure im Munde. [CK 532]

Nach dem Essen, widerlich bittrer Mund-Geschmack. [CK 533]

Beim Mittag-Essen, grosse Uebelkeit bis zur Ohnmacht, Schweiss vor der Stirn und völliger Appetit-Verlust. [CK 534]

Nach Tische, Uebelkeit im Schlunde und Magen, bis zum Erbrechen, mit Wasser-Zusammenlaufen im Munde. [CK 535]

Nach Tische, viel Durst. [CK 536]

Nach dem Abend-Essen, Schlucksen, eine halbe Stunde lang. [CK 537]

Nach dem Essen, öfteres Aufstossen. [CK 538]

Nach dem Essen, Würgen und Heben zum Brechen, Aufsteigen von Wasser und Auslaufen desselben aus dem Munde (Würmerbeseigen). [CK 539]

Gefühl wie von Magen-Verderbniss. [CK 540]

Die Verdauung scheint nur langsam von Statten zu gehen. [CK 541]

Sie darf sich nicht satt essen, weil sie sich sonst in der Leber-Gegend unbequem und aufgetrieben fühlt. [CK 542]

Nach Essen bis zur Sättigung, gleich unbequem und aufgetrieben. [CK 543]

Gleich nach dem Essen, ist der Bauch immer voll, gedrungen und aufgespannt, bis Abends, beim Sitzen, Gehen und Liegen; er hat dann keine Lust zum Gehen und bleibt sitzen. [CK 544]

Nach dem Mittag-Essen, Aufgetriebenheit des Bauches und Spannen im Kopfe. [CK 545]

Nach dem Essen, Aufgedunsenheit des Bauches. [CK 546]

Nach dem Essen, voll und schwer. [CK 547]

Nach dem Mittag-Essen, Gefühl im Magen, wie grosse Nüchternheit, doch ohne Hunger. [CK 548]

Nach dem Mittag-Essen, Kolik. [CK 549]

Nach jedem Essen, Drücken im Magen. [CK 550]

Nach dem Essen, Kneipen im Bauche. [CK 551]

Nach dem Frühstücke, Bauchkneipen, wie nach einer Purganz. [CK 552]

Beim Essen, Drücken in der Stirne. [CK 553]

Beim Essen, anhaltendes Stechen in der Stirne und dann beim Bewegen, starke, einzelne Stiche (n. 36 St.). [CK 554]

Nach dem Essen Kopf-Hitze und ein rother Fleck auf der linken Wange. [CK 555]

Nach Tische, schwarze Flecken vor den Augen, mit Schmerz, besonders des linken, durch Kopf-Schütteln vermehrt (*Gll.*). [CK 556]

Besonders nach dem Abend-Essen verziehen sich seine Gesichts-Züge. [CK 557]

Nach Tische eine hohe, brennende Röthe über das ganze Gesicht. [CK 558]

Nach Tische, erst Röthe der Backen, dann schreckliche Blässe. [CK 559]

Nach dem Mittag-Essen, Harndrang, aber fast vergeblich. [CK 560]

Nach Tische, ein Beben durch den ganzen Körper. [CK 561]

Nach Tische, Klopfen durch den ganzen Körper (*Gll.*). [CK 562]

Nach dem Essen immer angegriffner und müder, bei schnellerem Pulse, und sie ist müder (n. 10 T.). [CK 563]

Nach Tische unüberwindlicher Schlaf (*Gll.*). [CK 564]

Nach dem Mittag-Essen, unüberwindlicher Schlaf und darauf Abspannung. [CK 565]

Beim Essen, Schauder, wovon der ganze Körper schüttelt, doch ohne Frost. [CK 566]

Nach dem Essen, heisse Hände. [CK 567]

Beim Essen ist es, als kämen die Speisen an eine wunde Stelle, worauf Drücken daselbst erfolgt. [CK 568]

Aufstossen, viel, mit Gähnen wechselnd. [CK 569]

Häufiges, leeres Aufstossen (d. ersten Tage). [CK 570]

Leeres Aufstossen den ganzen Tag (d. 16. T.). [CK 571]

Aufstossen nach dem Geschmacke des Genossenen (d. 1. T.). [CK 572]

Stetes gallichtes Aufstossen, Nachmittags. [CK 573]

Saures Aufstossen, mit Bauchweh (sogleich). [CK 574]

Ein saures Aufstossen, wovon der Geschmack nicht im Munde bleibt, aber die Säure im Magen nagt. [CK 575]

Aufstossen saurer Flüssigkeit, mit saurem Mund-Geschmacke. [CK 576]

Viel säuerliches Aufstossen. [CK 577]

Saures Aufstossen nach jedem Essen, mit Aufschwulken verdauter Speisen, worauf eine Stunde lang stänkrichter Geschmack im Munde bleibt, bei Eingenommenheit des Kopfes (n. 11 T.). [CK 578]

Aufschwulken der früh genossenen Milch, mit kratzigem, kralligem Geschmacke in der Kehle. [CK 579]

Unvollkommenes, brennendes Aufstossen, das nur bis zum Schlundkopfe kommt, wo es mehrere Stunden Brennen macht (n. 4 St.). [CK 580]

Brennendes Aufstossen, wie eine Art Sood. [CK 581]

Soodbrennen aus dem Magen herauf, wobei Säure in den Mund kam. [CK 582]

Soodbrennen in der Brust heran, mit herauf Kommen von Säure in den Mund. [CK 583]

Soodbrennen, eine halbe Stunde nach jedem Essen, mit saurem Aufstossen und Brennen in der Herzgrube viele Stunden lang, was ihm fast den Athem benimmt und ihn sehr schwach macht. [CK 584]

Soodbrennen nach dem Essen (kalten Hammel-Bratens) mit einem Drucke auf der Brust, als läge ein Stein darauf (n. 33 T.). [CK 585]

Soodbrennen, drei Stunden nach dem Essen, durch Tabackrauchen verstärkt. [CK 586]

Schlucksen (*Gff.*). [CK 587]

Oft Schlucksen, drei Tage nach einander (n. 4 T.). [CK 588]

Schlucksen nach jedem Essen (n. 19 T.). [CK 589]

Uebelkeit, jeden Morgen, nüchtern. [CK 590]

Uebelkeit, Nachmittags, mit Aufsteigen säuerlichen Geschmackes. [CK 591]

Uebelkeit, mit Beklommenheit in der Brust und Herzgrube, und Mattigkeit in den Beinen, durch leeres Aufstossen kurz erleichtert, dann wiederkehrend, mit Kriebeln im Schlunde und der Herzgrube (*Gff.*). [CK 592]

Uebelkeit steigt ihm in den Kopf, der wie gedrückt und eingenommen bis in den Nacken schmerzt; dabei Zittern der Hände; im Freien wirds besser. [CK 593]

Uebelkeit im Zimmer, die im Freien vergeht, und wiederum Uebelkeit im Freien, die im Zimmer nachlässt. [CK 594]

Uebelkeit, bei Hitze im Bauche und Eiskälte im Gesichte (n. 2 T.). [CK 595]

Ekel, beim Anblicke der Speisen, beim Zusammenfluss von Speichel und fadem, schalem Geschmacke im Munde. [CK 596]

Würmerbeseigen, fast einen Tag um den andern, Greifen in der Herzgrube, Uebelkeit, sie muss den Mund aufsperren, aus welchem, wie aus dem Magen herauf, viel salziges Wasser läuft. [CK 597]

Wasser-Zusammenlaufen im Munde, wie bei Heisshunger, Vormittags, beim Schreiben (n. 12 T.). [CK 598]

Wasser-Zusammenlaufen im Munde, mit Uebelkeit, sie musste viel ausspucken (d. ersten 2 Morgen). [CK 599]

Bitterliches Wasser kommt ihr jeden Morgen wie aus dem Magen in den Mund, das sie, zum Bette herausgebogen, ausspucken muss, wie Würmerbeseigen. [CK 600]

Uebel und wüst um den Magen, früh, nach dem Aufstehen und besonders beim heraus Gehen aus dem Zimmer, als wenn Schweiss ausbrechen wollte. [CK 601]

Brecherlichkeit, mit Auswürgen gäschigen Schaumes. [CK 602]

Erbrechen, Nachts, von Speise und Galle, nach vorgängiger Uebelkeit und Angst am Herzen (n. 9 T.). [CK 603]

Nach dem Mittag-Schlafe erbrach das Kind fünfmal Schleim. [CK 604]

Erbrechen geronnenen Blutes und scharfer Säure. [CK 605]

Magenschmerz, durch gebückt Sitzen erhöht. [CK 606]

Empfindlicher Schmerz der Herzgrube bei äusserm Drucke. [CK 607]

Oedigkeit im Magen, vor dem Mittag-Essen, so dass er beständig gähnen musste. [CK 608]

Heftiger Magenschmerz nach Essen und geringer Verkältung, mit Frostigkeit, dass sie sich nicht erwärmen kann, und Absterben der Hände (n. 23 T.). [CK 609]

Starke Schmerzen über dem Magen, dass sie sich nicht schnüren und Nichts fest gebundenes um sich leiden kann (n. 8 T.). [CK 610]

Früh, beim Erwachen, Klamm in der Herzgrube, ³⁄₄ Stunden lang (n. 3 T.). [CK 611]

Schwere im Magen, zwei Stunden nach dem Frühstücke. [CK 612]

Drücken über dem Magen, am Magenmunde, Abends. [CK 613]

Heftiges Drücken im Magen und Bauche, den ganzen Vormittag, mit Schmerz beim Befühlen und Athmen. [CK 614]

Anhaltendes Drücken im Magen, mit Spannung im Bauche. [CK 615]

Drücken in der Herzgrube (d. 1. T.). [CK 616]

Druck in der Herzgrube (*Gll.*). [CK 617]

Drücken in der Herzgrube, vor dem Mittag-Essen (*Gff.*). [CK 618]

Drücken in der Herzgrube und dem untern Theile der Brust, nach Heben von etwas Schwerem. [CK 619]

Drücken in der Herzgrube, besonders Nachmittags und nach Verheben, mit Schmerz derselben auch beim Befühlen. [CK 620]

Druck-Schmerz von der Herzgrube bis zum Nabel hin, mit Gurren im Oberbauche (*Gff.*). [CK 621]

Magenkrampf vor dem Essen, mit versagendem Aufstossen (*Gll.*). [CK 622]

Zerquetschender Magen-Schmerz, durch Aufstossen vergehend; auch beim Aufdrücken schmerzt der Magen sehr. [CK 623]

Zusammenziehen und Krampf des Magens, bis in die Brust, von früh bis Abend. [CK 624]

Wein erneuert den Magenkrampf (*Gll.*). [CK 625]

Wirbeln in der Herzgrube, mit Aufsteigen trockner Gesichts-Hitze (*Htb.*). [CK 626]

Reissen und Zieh-Schmerz im Magen, mit Uebelkeit und Bauchweh, wie von einer in die Eingeweide gestochenen Nadel. [CK 627]

Raffen und Nagen am Magen, und wie voll. [CK 628]

Stechendes Spannen um die Herzgrube, beim Athmen (*Gff.*). [CK 629]

Klopfen in der Herzgrube, beim grade Richten des Oberkörpers. [CK 630]

Aengstliches Gefühl um die Herzgrube, wie bei schneller passiver Bewegung, z.B. beim Schaukeln. [CK 631]

■ Abdomen

Die Leber ist schmerzhaft beim Befühlen. [CK 632]

Starker Leber-Schmerz bei guter Leibes-Oeffnung (n. 8 T.). [CK 633]

Druck in der Leber-Gegend. [CK 634]

Druck in der Leber-Gegend (*Gll.*). [CK 635]

Druck-Schmerz in der Leber-Gegend beim Athmen (n. 13 T.). [CK 636]

Druck in der rechten Bauch-Seite. [CK 637]

Herausdrücken in der Leber-Gegend (*Gff.*). [CK 638]

Stumpfes Drücken in der Leber-Gegend (*Gff.*). [CK 639]

Scharfer Druck unter der letzten rechten Ribbe, beim tief Athmen und beim seitwärts Biegen, auch bei Drücken auf den rechten Unterbauch. [CK 640]

Ein wundartiger Druck-Schmerz, wie von einem Stosse, in der rechten Hypochonder-Gegend, durch Befühlen vermehrt (*Gff.*). [CK 641]

Spannen in der untern Leber-Gegend und Drücken (*Gff.*). [CK 642]

Zusammengreifen, wie mit der Hand, in der Leber-Gegend, beim Husten und Drehen des Rumpfes. [CK 643]

Heftiger Klamm-Schmerz des Zwergfells in der Leber-Gegend, beim Bücken und andern geringen Veranlassungen, als sey die Leber verstaucht. [CK 644]

Kneipen in der Leber-Gegend (d. 11. T.). [CK 645]

Kneipen und Stechen in der Leber-Gegend. [CK 646]

Kneipender Stich, rechts im Oberbauche. [CK 647]

Stechen in der Leber, Abends, eine Stunde lang (n. 6 T.). [CK 648]

Unschmerzhaftes Zucken an der Oberfläche der Leber, beim Husten. [CK 649]

Rohheits-Schmerz in der Leber. [CK 650]

Jücken im Innern der Leber. [CK 651]

Im linken Hypochonder, schmerzliche Spannung. [CK 652]

Bauchweh; früh, nach dem Aufstehen. [CK 653]

Drücken in der Mitte der linken Bauch-Seite (*Gff.*). [CK 654]

Drücken im Bauche, neben den Hüften, bald rechts, bald links (*Gff.*). [CK 655]

Drückendes Leibweh, früh (d. 5. T.) (*Gll.*). [CK 656]

Druck-Schmerz im rechten Unterbauche, den ganzen Tag; er musste krumm gehen vor Schmerz, liegen, und zwar ganz kurzäthmig (n. 6 T.). [CK 657]

Druck-Schmerz im Oberbauche, wie von Blähungen, beim Bauch-Einziehen erhöht, durch leeres Aufstossen gemindert (*Gff.*). [CK 658]

Druck im Unterleibe, mit Zieh-Schmerz. [CK 659]

Drücken und Schneiden im Bauche, vor dem Mittag-Essen (*Gff.*). [CK 660]

Scharfer Druck auf einer kleinen Stelle in der Mitte des Oberbauches (*Gff.*). [CK 661]

Ein kneipendes heraus Drücken, öfters, rechts vom Nabel, gegen die Hüfte zu, und etwas tiefer (*Gff.*). [CK 662]

Schwer liegt es ihr im Unterleibe. [CK 663]

Wie etwas Schweres liegt es ihr in der linken Bauch-Seite, worauf Athmen keinen Einfluss hat, was er aber, ununterbrochen beim Gehen, Sitzen und Liegen gleich stark fühlt (n. 24 St.). [CK 664]

Voll im Bauche, mit Drängen nach dem Mastdarme. [CK 665]

Voller, aufgetriebner Bauch und kalte Füsse (n. 6 T.). [CK 666]

Dicker Unterleib und täglich Bauchweh (n. 2 T.). [CK 667]

Auftreibung des Bauches, besonders gleich vor der Regel. [CK 668]

Aufgetriebenheit des Bauches von Winden (n. 4 T.). [CK 669]

Aufgetriebenheit des Bauches gegen Abend und versetzte Blähungen. [CK 670]

Auftreibung des Bauches, mehrere Nachmittage, von 4 Uhr an. [CK 671]

Spannung im Unterleibe (n. 6 St.). [CK 672]

Spannung im Unterleibe, mit vieler Blähungs-Anhäufung. [CK 673]

Spannung des Bauches mit Blähungs-Versetzung. [CK 674]

Spannen und Knurren im Bauche. [CK 675]

Angespannter Bauch und meist nur Abends Noththun zum Stuhle. [CK 676]

Krämpfe in den sehr angespannten Bauche. [CK 677]

Krämpfe im Unterleibe. [CK 678]

Krampfhaftes Zusammenziehen im Unterleibe. [CK 679]

Absetzendes drückendes Klemmen im linken Unterbauche (*Gff.*). [CK 680]

Greifen und Kneipen um den Nabel, schon früh, im Bette. [CK 681]

Kneipen im Bauche, durch Winde-Abgang erleichtert (n. 4 St.). [CK 682]

Kneipen im Bauche, Nachmittags (nach gutem Stuhle) von 3 bis 10 Uhr, mit brecherlicher Uebelkeit. [CK 683]

Schneidendes Bauchweh, vor dem Stuhle (n. 17 T.). [CK 684]

Schneidendes Leibweh, Nachts, in kurzen Anfällen. [CK 685]

Schneiden im Bauche um Mitternacht, mit Erbrechen und Durchfall. [CK 686]

Schneiden im Unterbauche, nach dem Mittag-Essen, und darauf ein Stich bis in die Spitze der Eichel, zweimal nach einander (*Gff.*). [CK 687]

Schneiden im Oberbauche, alle Vormittage und schon früh im Bette, ohne Durchfall, bis Nachmittag, durch Gehen vermehrt. [CK 688]

Flüchtiges Schneiden in den Eingeweiden, in die Seiten und Hüften hinein, gegen Abend (n. 11 T.). [CK 689]

Glucksendes, absetzendes Reissen in einer kleinen Stelle der Mitte des Oberbauches, links hin (*Gff.*). [CK 690]

Zieh-Schmerz im Unterleibe. [CK 691]

Zieh-Schmerz im Bauche, mit Druck. [CK 692]

Zieh-Schmerz im Bauche, bis in die Waden hinab. [CK 693]

Ziehendes Bauchweh. [CK 694]

Klemmendes Ziehn ganz tief im Unterbauche (*Gff.*). [CK 695]

Stechen, unten im rechten Unterbauche, bis zum Becken, bei jedem Athmen und Drehen des Körpers, ärger Abends und Nachts (n. 10 T.). [CK 696]

Brennende Stiche, rechts neben dem Nabel (*Gff.*). [CK 697]

Rucke im Bauche (n. 4 T.). [CK 698]

Pulsiren im Unterleibe, mit ängstlichem Gefühle, wie von Krampf. [CK 699]

Die Haut des Unterleibes ist schmerzhaft empfindlich. [CK 700]

Stechender Wundheits-Schmerz in der Haut des Unterbauches, beim Befühlen und selbst schon bei Berührung der Kleider. [CK 701]

In den Leisten, Schmerzen beim Gehen, und Rückenschmerz (n. 6 T.). [CK 702]

Schmerzen in der Bruch-Stelle. [CK 703]

Drücken und stumpfes Stechen, öfters, in der rechten Leisten-Gegend, öfters (*Gff.*). [CK 704]

Ein heraus Drücken in der rechten Leisten-Gegend (*Gff.*). [CK 705]

Heraus Drücken in der linken Leisten-Gegend, darauf Glucksen im Bauchringe (*Gff.*). [CK 706]

Ein pulsirendes, reissendes heraus Drücken in der rechten Dünnung, nahe am Oberschenkel (*Gff.*). [CK 707]

Pulsiren, tief im rechten Bauchringe (*Gff.*). [CK 708]

Stechen in beiden Schössen, Abends, spät (d. 2. T.). [CK 709]

Empfindliche, bohrende Stiche links, gleich über dem Schoosse, im Gehen und in der Ruhe. [CK 710]

Reissende Stiche in der Bruch-Stelle (n. 24 St.). [CK 711]

Rothe Geschwulst im rechten Schoosse, die bei Bewegung und Anfühlen wie unterköthig schmerzt (n. 16 T.). [CK 712]

Kleine Drüsen-Geschwülste in den Schössen (n. 21 T.). [CK 713]

Der Bruch wird (gleich nach der Regel) in der Leisten-Gegend herausgetrieben und schmerzt reissend. [CK 714]

Blähungs-Anhäufung, Abends, die nur zum Theil abgehen, dabei Drücken in der Gegend des Nabels. [CK 715]

Blähungen ängstigen ihn schon früh, nüchtern. [CK 716]

Blähungs-Verhaltung, nach zweistündigem Sitzen. [CK 717]

Blähungs-Verhaltung und daher schlechteres Befinden (n. 6 T.). [CK 718]

Viele Blähungen scheinen bald da, bald dort, im Bauche, den Hypochondern, selbst im Rücken, der Ribben-Gegend und der Brust, Spannen und Glucksen zu erregen, welches stets durch leeres Aufstossen gemildert wird (*Gff.*). [CK 719]

Die Erregung vieler Blähungen, welche sich hie und da festsetzen, scheint ein Haupt-Symptom des Bärlapp-Staubes zu seyn, auch ein grosser Theil der empfundenen Schmerzen dadurch hervorgebracht zu werden (*Gff.*). [CK 720]

Arges Leibweh, Abends, wie Blähungs-Versetzung, drauf Kollern im Bauche und Winde-Abgang (n. 10 T.). [CK 721]

Viel Blähungs-Bewegungen gegen Abend, und etwas Bauchweh davon, mit leisem Abgange geruchloser Winde, bei angespanntem Bauche (*Gff.*). [CK 722]

Knurren und Spannen im Bauche. [CK 723]

Knurren und Gurksen im Bauche. [CK 724]

Gurren in der linken Oberbauch-Seite, hörbar und fühlbar (*Gff.*). [CK 725]

Gluckern in der linken Bauch-Seite (*Gff.*). [CK 726]

Starkes Poltern im Unterleibe (n. 16 T.). [CK 727]

■   Rektum

Winde-Abgang, nach vorgängigem Leibschneiden (n. 4 T.). [CK 728]

Drang zum Stuhle, drauf krampfhafter Schmerz im Mastdarme, welcher den Koth nicht heraus lässt. [CK 729]

Gefühl, wie Noth zum Stuhle, was aber bloss bis an den Mastdarm ging (n. etl. St.). [CK 730]

Sehr beschwerlicher Stuhl, von Verengerung des Mastdarms. [CK 731]

Schmerzhaft verschlossner After. [CK 732]

Stuhl nicht täglich, träge und kein Noththun. [CK 733]

Stuhl nur einen Tag um den andern (*Gff.*). [CK 734]

Hält den Stuhl die ersten zwei, drei Tage zurück, dann aber erfolgt guter, reichlicher Abgang. [CK 735]

Keine Noth zum Stuhle, früh, statt dessen aber Abends, doch geht, obschon der Reiz ziemlich stark ist, nur wenig ab, was mit grosser Anstrengung herausgepresst werden muss (*Gff.*). [CK 736]

Meist nur Abends Noththun bei angespanntem Bauche. [CK 737]

Wenig Stuhl, mit Gefühl, als wenn noch viel zurückbliebe, und drauf sogleich viel schmerzhafte Blähungs-Anhäufung im Bauche (n. 24 St.). [CK 738]

Drang beim Stuhle, als wenn viel kommen wollte, doch kam nur das Nöthige. [CK 739]

Unthätigkeit des Mastdarms beim Stuhle. [CK 740]

Nur durch sehr starkes Drängen und unter Brenn-Schmerz im Mastdarme, ging der Stuhl täglich, doch nur in sehr geringer Menge fort. [CK 741]

Der erste Theil des Stuhles ist knollig, der zweite weich, viel Tage nach einander (n. 16 T.). [CK 742]

Bröcklicher Stuhl, in kleinen Stücken. [CK 743]

Dünner Stuhl, mit harten Knoten untermengt. [CK 744]

Breiichter Stuhl, täglich ein, zwei Mal, vom fünften Tage an, mehrere Wochen über. [CK 745]

Weicher Stuhl, täglich etliche Mal, den er mit vieler Anstrengung herauspressen muss; die Blähungen gehen nicht ab. [CK 746]

Stuhlzwang, früh, Nachmittags Durchfall. [CK 747]

Durchfall-Stühle, mit Leibweh, meist ganz früh (um 2, 3 Uhr). [CK 748]

Sehr blassfarbiger Stuhl. [CK 749]

Sehr faulriechender Stuhl. [CK 750]

Starker Abgang dünnen Schleimes, aber geringer Stuhl, Mittags. [CK 751]

Beim Stuhlgange, Blut-Abfluss. [CK 752]

Blut-Abgang aus dem Mastdarme, selbst bei weichem Stuhle (n. 14 T.). [CK 753]

Bei dünnem Stuhle, Beissen im After. [CK 754]

Beim guten Stuhle, Stechen im Mastdarme. [CK 755]

Bei knolligem Stuhle, Stechen im Mastdarme. [CK 756]

Beim Stuhlgange, Brennen im Mastdarme. [CK 757]

Bei den öfteren Stühlen, Brennen im After (auch nach 48 St.). [CK 758]

Bei hartem Stuhle, Schmerz im Kreuze, als sollte es zerbrechen, mit Leibschneiden, als sollten die Därme platzen (n. 40 T.). [CK 759]

Beim Stuhlgange, während mässigen Drückens, Schmerz im Oberkopfe und Sausen vor den Ohren. [CK 760]

Beim schwierigen Stuhle, ein Stoss in den Schläfen. [CK 761]

Nach gutem Stuhle, noch anhaltendes Noththun, doch ohne Erfolg. [CK 762]

Nach weichem Stuhle, brennendes Jücken im Mastdarme. [CK 763]

Nach nicht hartem Stuhle, Brennen im Mastdarme. [CK 764]

Nach reichlichem Stuhle, noch Vollheits-Gefühl im Mastdarme. [CK 765]

Nach spärlichem, hartem Stuhle, heftiger Zusammenzieh-Schmerz im Mittelfleische, viele Stunden lang. [CK 766]

Nach dem Stuhle, Unterleibs- und Gebärmutter-Krämpfe, ganz unten querüber im Unterbauche, am meisten nach weichem Stuhle. [CK 767]

Nach dem Stuhle, Blähungs-Auftreibung des ganzen Bauches. [CK 768]

Nach dem Stuhle, viel Kollern im Bauche. [CK 769]

Nach dem Stuhle, Hitze und Pressen im Kopfe und Müdigkeit der Oberschenkel. [CK 770]

Nach dem Stuhle, grosse Müdigkeit. [CK 771]

Die Aderknoten des Mastdarms schwellen an. [CK 772]

Blutader-Knoten treten aus dem Mastdarme hervor. [CK 773]

Die Aderknoten am After schmerzen beim Sitzen. [CK 774]

Die Aderknoten am After schmerzen bei Berührung. [CK 775]

Mastdarm oft so beengt, dass er bei hartem Stuhle austritt. [CK 776]

Drücken im Mastdarme, Nachts (n. 23 T.). [CK 777]

Druck-Schmerz auf den Mastdarm, mit Krampf-Schmerzen im Bauche, dass sie (die Schwangere) ihre Niederkunft (die doch erst in 16 Tagen erfolgte) für ganz nahe hielt. [CK 778]

Krämpfe auf den Mastdarm und im Kreuze, wie Wehen. [CK 779]

Klemmendes Schneiden im After und Mittelfleische, früh (*Gff.*). [CK 780]

Zwicken und Stechen am Rande des Afters (*Gff.*). [CK 781]

Stechen im Mastdarme (n. 2 T.). [CK 782]

Ein Stich im Mastdarme, vom Kreuze her. [CK 783]

Stechen und Wundheits-Schmerz im Mastdarme. [CK 784]

Reissen im Mastdarme, Athem versetzend (n. 40 St.). [CK 785]

Jücken im Mastdarme. [CK 786]

Jücken am After (*Gff.*). [CK 787]

Starkes Jücken am After (auch n. 28 T.). [CK 788]

Jücken um den After (n. 12 T.). [CK 789]

Jücken am After und Schamberge (*Htb.*). [CK 790]

Jückender Ausschlag am After, der bei Berührung schmerzt. [CK 791]

■ Harnwege

Harn-Abgang die ersten 8 Tage vermindert, nach 14 Tagen aber desto reichlicher (*Gff.*). [CK 792]

Zu wenig Harn-Abgang. [CK 793]

Im Abgehen hört der Harn plötzlich auf, es kommen nur einige Tropfen trüb und schleimig, mit Schmerzen in der Harnröhre; drauf Druck-Schmerz in den Leisten. [CK 794]

Oftes, reichliches Harnen (n. 24 T.). [CK 795]

Oefteres Harnen, die Nacht (n. 9 T.). [CK 796]

Häufiger, schäumender Urin. [CK 797]

Urin gleich nach dem Lassen weisstrübe. [CK 798]

Urin mit gelbem Satze (n. 6 T.). [CK 799]

Dunkler Harn, mit Brennen (*Gll.*). [CK 800]

Viel dunkler Harn (d. 11. T.) (*Gll.*). [CK 801]

Urin, rothbraun. [CK 802]

Dunkler Harn mit Satz (n. 18 T.). [CK 803]

Dunkler Harn mit röthlichem Satze (n. 32 T.). [CK 804]

Rother Sand im Urine. [CK 805]

Rother Sand in dem ziemlich hell bleibenden Urine. [CK 806]

Rothgelber Sand im Urine. [CK 807]

Etwas rother Satz im Harne. [CK 808]

Hellrother Satz im Harne (*Gll.*). [CK 809]

Heftiger Geruch des Harns (d. ersten Tage). [CK 810]

Blutfluss aus der Harnröhre, ohne Schmerz (n. 6 T.). [CK 811]

Beim Harnen, Brennen in der weiblichen Harnröhre. [CK 812]

Beim Harnen, Schründen (*Gll.*). [CK 813]

Beim Harnen, Abends, Schründen in der weiblichen Harnröhre. [CK 814]

Beim Harnen, Klemmen im Mittelfleische, dicht am After, was anhält und auch ausser dem Harnen zuweilen wiederkehrt (*Gff.*). [CK 815]

Nach dem Harnen, Abends beim Schlafengehn, ein kriebelndes Brennen in der Harnröhre (*Gff.*). [CK 816]

In der Harnröhre, vorn, heftiger, doch kurzer Zieh-Schmerz (*Gff.*). [CK 817]

Ruckweises Ziehen im hintern Theile der Harnröhre (*Gff.*). [CK 818]

Reissen in der Mündung der Harnröhre, einige Zeit nach dem Harnlassen (*Gff.*). [CK 819]

Flüchtiges Schneiden vorn in der Harnröhre. [CK 820]

Scharfes Schneiden vom hintern Ende der Harnröhre schief in den Bauch hinauf (*Gff.*). [CK 821]

Ein heftig schneidender Stich quer durch die Ruthe, dicht am Bauche, Nachts, nach Abgang vieler Winde (*Gff.*). [CK 822]

Stiche in der Blase (*Gll.*). [CK 823]

Stechen im Blasenhalse und im After zugleich. [CK 824]

■ Geschlechtsorgane

In den Geschlechtstheilen flüchtiges Schneiden vom Bauche her. [CK 825]

An der Ruthe heftig zuckender Schmerz (*Rl.*). [CK 826]

Kitzeln durch die Geschlechtstheile. [CK 827]

Kitzelndes Ziehen in der Eichel-Spitze (*Gff.*). [CK 828]

Stechen in der Eichel-Spitze. [CK 829]

Ziehen und Schneiden in der Eichel (*Gff.*). [CK 830]

Drückendes Reissen in der Gegend der Eichelkrone (*Gff.*). [CK 831]

Viel gilbliche Feuchtigkeit hinter der Eichelkrone, mit dunkelrothen, weichen Erhöhungen, beissenden Jückens, mehrere Tage anhaltend (*Gff.*). [CK 832]

Viel Jücken der Vorhaut an der innern Fläche (auch *Gff.*). [CK 833]

Jücken am Bändchen, unter der Vorhaut (*Rl.*). [CK 834]

Jücken am Hodensacke (*Rl.*). [CK 835]

Stichlichtes Jücken, vorzüglich am Hodensacke. [CK 836]

Stechen im Hodensacke. [CK 837]

Stechendes Reissen in der Seite des Hodensackes, Abends im Bette (*Gff.*). [CK 838]

Zuckende Empfindung im linken Hoden (n. 29 T.). [CK 839]

Grosse Schwäche in den Zeugungs- und nahen Theilen, mit Schmerzen im Mittelfleische beim Sitzen (n. 3 T.). [CK 840]

Geschlechtstrieb vermindert, zehn Tage lang (n. 7 T.). [CK 841]

Weniger Geschlechtstrieb, sieben Tage lang (n. 8 T.). [CK 842]

Begattungs-Trieb erloschen, (in der Nachwirkung?) (n. 30 T.). [CK 843]

Vermindertes Geschlechts-Vermögen, auch wohllüstige Vorstellungen erregen keine Erektion, obgleich es an Neigung zum Beischlafe nicht fehlt (*Gff.*). [CK 844]

Selten Erektionen (d. ersten Tage). [CK 845]

Männliche Ruthe klein, kalt und ohne Erektion (d. erst. 14 T.). [CK 846]

Ausserordentlicher Geschlechtstrieb (n. 6 u. 14 T.). [CK 847]

Erektionen bei schlaffem Hodensacke (n. 5 T.). [CK 848]

Erektionen mehrmals am Tage (n. 7 Wochen). [CK 849]

Pollution (d. erst. Nacht.). [CK 850]

Schwächende Pollution (d. 2. T.) (*Gll.*). [CK 851]

Ausfluss von Vorsteher-Drüsen-Saft, ohne Veranlassung. [CK 852]

Ausfluss von Vorsteher-Drüsen-Saft, ohne Erektion, bei grosser Geilheit. [CK 853]

Beim Beischlafe selbst, schlaffer Hodensack und später Samen-Erguss (n. 4 T.). [CK 854]

Bei der Begattung schläft er ein, ohne Samen-Erguss (n. 12 T.). [CK 855]

Auf Beischlaf, Mattigkeit, den ganzen folgenden Tag (n. 48 St.). [CK 856]

Nach einer Pollution, früh ermattet, mit Zittern. [CK 857]

In den Geburtstheilen, reissende Stiche. [CK 858]

Heftiges Brennen in der Scheide bei und nach dem Beischlafe. [CK 859]

Ziehen im Schoosse, als ob die Regeln eintreten wollten, bei einer bejahrten Person. [CK 860]

Drängen im Unterbauche, als wollte die Regel eintreten, schon 16 Tage nach der vorigen (d. 12. T.). [CK 861]

Die Regel, die schon zwei Tage beendigt war, erschien wieder (n. 16 St.). [CK 862]

Drei Tage nach Aufhören der Regel eingegeben, brachte es nach 14 Tagen wieder Blut-Abgang hervor. [CK 863]

Regel zwei Tage zu früh und zu gering (n. 41 T.). [CK 864]

Regel 4 Tage zu früh (n. 12 T., auch nach 2 Tagen). [CK 865]

Regel 7 Tage zu früh (n. 4 T.). [CK 866]

Monatliches 7 Tage zu früh (d. 3. T.). [CK 867]

Stellte die 5 Monate verlorne Regel bei einem Mädchen von 17 Jahren zum Neumonde, ohne die ehemaligen Beschwerden wieder her (n. 16 T.). [CK 868]

Verzögert den Eintritt der Regel um 4 Tage (in der Nachwirkung?). [CK 869]

Verspätigt die Regel um 4 Tage (n. 17 T.). [CK 870]

Die Regel verspätigt um 3 Tage. [CK 871]

Verzögert die sonst immer richtige Regel um 5 Tage. [CK 872]

Verspätigt die Regel um 3 Tage (n. 10 T.). [CK 873]

Die Regel schleppt sich noch bis zum sechsten Tage hin, als sie schon aufgehört zu haben schien, und da sie doch sonst nur 4 Tage dauerte. [CK 874]

Vor Eintritt der Regel, Leib-Verstopfung. [CK 875]

Vor Eintritt der Regel, grosse Schwere der Beine. [CK 876]

Vor Ausbruch der Regel, kalte Füsse. [CK 877]

Den Tag vor Eintritt der Regel, starker Frost (n. 13 T.). [CK 878]

Vor Eintritt der Regel, Uebelbehagen und Frost, den ganzen Tag. [CK 879]

Vor Eintritt der Regel, Mitternachts, erst Frost, drauf Hitze, besonders im Gesichte mit Unruhe. [CK 880]

Gleich vor der Regel, sehr missmüthig, verzagt und melancholisch. [CK 881]

Den Tag vor Eintritt der Regel und am ersten Tage bei derselben, Irrereden mit Weinen, als würde sie wahnsinnig werden (n. 7 T.). [CK 882]

Einige Tage vor und bei der Regel, sehr erweiterte Pupillen. [CK 883]

Bei der Regel, so arges Jücken in der Scham, welche geschwollen schien, dass sie sich nicht zu lassen wusste (n. 12 T.). [CK 884]

Bei der Regel, zusammenschraubendes Kopfweh in den Schläfen, als sollte die Stirn springen. [CK 885]

Bei der Regel, dumpfer Kopfschmerz, fast wie Reissen. [CK 886]

Bei der Regel, Säure im Munde, mit belegter Zunge. [CK 887]

Bei der Regel, Uebelkeiten. [CK 888]

Beim Monatlichen, arge Kreuzschmerzen, früh, beim Aufstehen aus dem Bette, dass sie sich nicht bewegen konnte. [CK 889]

Bei der Regel, Fuss-Geschwulst. [CK 890]

Bei der Regel, grosse Mattigkeit. [CK 891]

Während der Regel, beim Stehen (in der Kirche), eine Art Ohnmächtigkeit; sie hörte und sah nicht, unter Gefühl grosser Hitze im Innern, besonders im Kopfe, mit arger Gesichts-Blässe; sie musste sich gleich setzen, blieb den ganzen Abend wie betäubt und behielt auch den folgenden Tag Kopf-Eingenommenheit (n. 3 T.). [CK 892]

Nach der Regel, Stiche im Kopfe, in kurzen Pausen wiederholt. [CK 893]

Ruckweise viel Weissfluss-Abgang (n. 3 T.). [CK 894]

Milchartiger Weissfluss. [CK 895]

Mehrmaliger Abgang blutröthlichen Weissflusses, vor dem Vollmonde (n. 7 T.). [CK 896]

■ **Atemwege und Brust**

Niesen, ohne Schnupfen (*Gff.*). [CK 897]

Niesen, jeden Morgen, eine halbe Stunde lang. [CK 898]

Niesen, 15 Mal des Tags, ohne Schnupfen (n. 5 T.). [CK 899]

Sie kann nicht niesen wegen stachlichten Schmerzes im Halse (*Whl.*). [CK 900]

Arger Kitzel in der Nase, ohne niesen zu können. [CK 901]

Verstopfung der Nase, ganz oben. [CK 902]

Verstopfung der Nase, gegen Morgen. [CK 903]

Verstopfung der Nase, dass er nur mit offnem Munde athmen kann. [CK 904]

Gänzliche Verstopfung der Nase; des Kindes Athem stockte im Schlafe oft wohl 15 Sekunden lang, selbst bei offnem Munde. [CK 905]

Stock-Schnupfen (n. 10 T.). [CK 906]

Stock-Schnupfen, dass er Nachts davor keine Luft bekommen kann. [CK 907]

Stock-Schnupfen mit Brennen in der Stirn und Kopf-Eingenommenheit, dass es ihr die Augen ganz zusammenzog, bei vielem Durste und Nacht-Hitze, wovor sie wenig schlafen konnte. [CK 908]

Trockenheit der Nase und Verstopftheit in der Nasenwurzel. [CK 909]

Trockenheits-Gefühl an den hintern Nasen-Oeffnungen. [CK 910]

Schnupfen, (bei einem dessen ganz Ungewohnten) (n. 21 T.). [CK 911]

Heftiger Schnupfen, mit Nasen-Geschwulst. [CK 912]

Arger Schnupfen, mit Katarrh-Kopfweh (n. 10 T.). [CK 913]

Schnupfen mit scharfem Ausflusse aus der Nase, welcher die Oberlippe wund macht (n. 28 T.). [CK 914]

Oefterer Schnupfen mit übelriechendem Ausflusse aus dem linken Nasenloche, welches inwendig geschwürig ward. [CK 915]

Laufen der Nase, wie Fliess-Schnupfen, schon nach einigen Stunden. [CK 916]

Sehr starker Fliess-Schnupfen (n. 3 T.). [CK 917]

Starker Fliess-Schnupfen, mit Drücken auf der Brust. [CK 918]

Erneuter, starker Fliess-Schnupfen (sogleich). [CK 919]

Verhärteter Schleim in der Nase. [CK 920]

Im Kehlkopfe öfterer Druck-Schmerz beim Schlucken. [CK 921]

Heftiges kriebelndes Kratzen in der Luftröhre, unterhalb des Kehlkopfes, weckt ihn Nachts, 2 Uhr, aus dem tiefsten Schlafe (*Gff.*). [CK 922]

Trockenheits-Gefühl am Kehlkopfe. [CK 923]

Heiserkeit (n. 25, 48 T.). [CK 924]

Heiserkeit, und von Sprechen wird die Brust rauh und wund, besonders Nachmittags. [CK 925]

Es liegt ihm sehr auf der Brust. [CK 926]

Wie verschleimt auf der Brust; es pfeift in der Luftröhre beim Athmen, am Tage (n. 18 T.). [CK 927]

Gefühl, als sey die Brust verschleimt (n. 13 T.). [CK 928]

Rasseln und Schnörcheln auf der Brust. [CK 929]

Reiz zum Räuspern, mit Rauhhigkeits-Gefühl im Halse, als wenn da Schleim fest hinge, mit Kitzeln im Halse, welches zu Husten reizt (*Gff.*). [CK 930]

Reiz im Halse zu trocknem Husten (*Gff.*). [CK 931]

Von Kitzel in der Kehle, Hüsteln. [CK 932]

Auf Kitzel im Kehlkopfe etliche Hustenstösse, die mit Niesen enden. [CK 933]

Unüberwindlich jückender Kitzel im Kehlkopfe, der zu gewaltsamen Husten zwingt (n. $^3/_4$ St.). [CK 934]

Husten, sehr angreifend, Abends vor Schlafengehn, als wenn der Kehlkopf mit einer Feder gekitzelt würde, mit wenig Auswurfe (n. 3 T.). [CK 935]

Kitzel-Husten mit **grauem Auswurfe** (*Gll.*). [CK 936]

Kitzel-Husten im Halse, bis zum Brechwürgen (*Gll.*). [CK 937]

Kitzel-Husten, wie von Schwefeldampf in der Kehle, mit grauem salzigem Auswurfe. [CK 938]

Husten-Reiz, wie von Schwefeldampf. [CK 939]

Husten-Reiz vom tief Athmen, vom Ausstrecken des Halses, und auch zuweilen beim leer Schlucken. [CK 940]

Schaf-Husten, mit Wundheits-Schmerz längs der Luftröhre (*Gll.*). [CK 941]

Abends von 4 bis 8 Uhr muss sie viel husten und viel trinken. [CK 942]

Abends im Bette muss er kächzen, räuspern und kurz husten. [CK 943]

Nacht-Husten und Heiserkeit; wo der Auswurf gelöst wird, schmerzt es in der Brust, wie wund. [CK 944]

Nächtlicher, den Magen und das Zwergfell angreifender Husten, meist vor Sonnen-Aufgang (*Sr.*). [CK 945]

Nächtlicher Husten, fast ohne Nachlass, und davon Schmerz im Kopfe und beiden Bauch-Seiten. [CK 946]

Nacht-Husten mit etwas Auswurf (n. 6 T.). [CK 947]

Trockner Husten, mit Giemen, Pfeifen und Knistern im Halse (*Gll.*). [CK 948]

Trockner, kurzer Husten, jeden Morgen, mit Heiserkeits-Empfindung in der Kehle, ohne dass dieselbe da ist. [CK 949]

Trockner, pfeifender Husten, wie bei Brantweintrinkern (*Gll.*). [CK 950]

Trockner, rauher, meist die Nacht belästigender Husten. [CK 951]

Der Auswurf vom Husten schmeckt salzig. [CK 952]

Salziger Schleim-Auswurf, früh, Abends und Nachts (*Gll.*). [CK 953]

Grauer salzig schmeckender **Husten-Auswurf**. [CK 954]

Schwärzlicher Schleim-Auswurf bei Husten Tag und Nacht. [CK 955]

Grüner Früh-Auswurf beim Husten, nach argem Brust-Schmerze. [CK 956]

Weissschleimiger Auswurf (*Gll.*). [CK 957]

Erst dünner, dann dicker, eitriger Auswurf mit beschwerlichem Kitzelhusten (*Gll.*). [CK 958]

Weissgilblicher, dicker Auswurf, bei starkem Husten. [CK 959]

Gelblicher Eiter-Auswurf **mit Rohheits- und Wundheits-Schmerz in der Brust**, nach langwierigem trocknem Husten. [CK 960]

Eiter auswerfender Husten, acht Tage lang, fast ununterbrochen, mit Fieber und heftigen Nacht-Schweissen, wie in der letzten Zeit einer Lungen-Eiterung. [CK 961]

Blutiger Husten-Auswurf. [CK 962]

Blutsturz, bei einer Lungensüchtigen (n. 10 T.) (*Sr.*). [CK 963]

Vor Antritt des Hustens wird der Athem so kurz. [CK 964]

Beim Husten, Schründen auf der Brust, mit gelbgraulichem Auswurfe. [CK 965]

Beim Husten ist der Athem sehr kurz, ausserdem nicht. [CK 966]

Beim Husten, Erschütterung, wie ein Stoss, in den Schläfen und zugleich in der Brust. [CK 967]

Beim Husten schlägt es ihr sehr im Kopfe. [CK 968]

Beim Husten, Schmerz im Kopfe und in beiden Bauch-Seiten. [CK 969]

Beim Husten, ein drückend stichartiger Ruck im Kopfe. [CK 970]

Beim Husten, Stiche im Halse, ausserdem und beim Schlingen nicht. [CK 971]

Sie hat Bedrückung der Brust und Stechen im Halse, was sie zum Husten reizt, welcher scharrig ist (d. 5. T.). [CK 972]

Vom Husten schmerzt ihr die Magen-Gegend. [CK 973]

Das Athmen ist mit heftiger Brust-Beklemmung verbunden. [CK 974]

Athem-Versetzung beim Treppen-Steigen. [CK 975]

Beengt, beklommen und voll auf der Brust, beim Aufenthalt im Freien. [CK 976]

Engheit auf der Brust, besonders bei Bewegung, mehrere Tage, mit Druck-Schmerz in der Herzgrube. [CK 977]

Beklemmung auf der Brust (n. 24 St.). [CK 978]

Beklemmung auf der Brust, Abends. [CK 979]

Engbrüstigkeit, als wäre die Brust von Krampf zusammengezogen (n. 8 T.). [CK 980]

Engbrüstigkeit und kurzer Athem, mit Blutdrang nach der Brust (n. 20 T.). [CK 981]

Beim Athmen hie und da ein Stich in der Brust. [CK 982]

Beim Athmen, Stiche in und unter der Brust, zwei Stunden lang (nach dem Abend-Essen). [CK 983]

Beim tief Athmen, Stiche im Brustbeine. [CK 984]

Beim Athmen, Zucken und Stechen in der linken Seite. [CK 985]

Empfindung als steige eine Menge Luft wellenförmig die Luftröhre empor und ströme zum Munde heraus. [CK 986]

Brustschmerz mit Husten beim tief Athmen (*Gll.*). [CK 987]

Brust-Schmerz, die ersten sechs Tage, so arg, dass er durchaus nicht auf der linken Seite liegen konnte; dann Husten mit grünem Früh-Auswurfe. [CK 988]

Es fährt ihm von Zeit zu Zeit schmerzhaft in die Brust. [CK 989]

Spannen auf der Brust (n. etl. St.). [CK 990]

Wie gespannt vorn auf der linken Brust. [CK 991]

Spannen in der Brust, besonders der rechten beim Einathmen (*Gff.*). [CK 992]

Heftiges Spannen und Drücken in der rechten Brust (*Gff.*). [CK 993]

Spannen und Drücken auf der Brust, das den Athem beengt, abwechselnd mit Bauch-Aufgetriebenheit, Abends (n. 4 T.). [CK 994]

Drücken in der Brust (n. 10 T.). [CK 995]

Drücken in der linken Brust (*Gff.*). [CK 996]

Druck auf einer kleinen Stelle der wahren Ribben, unter der linken Achselhöhle (*Gff.*). [CK 997]

Druck, wie von einem Knopfe, auf den rechten wahren Ribben (*Gff.*). [CK 998]

Druck-Gefühl und Wundheits-Schmerz in der Brust (*Gff.*). [CK 999]

Stumpfer Druck in der linken Brust (*Gff.*). [CK 1000]

Drückendes, rheumatisches, beklemmendes Gefühl auf der Brust, das durch leeres Aufstossen erleichtert wird (*Gff.*). [CK 1001]

Druck und Beängstigung in der Gegend unter dem Herzen, was in starken Hang zur Traurigkeit übergeht; nach starker Körper-Bewegung, beim Ausdehnen des Rumpfes. [CK 1002]

Druck in der Brust, sie ist wie voll und beklommen (d. 7. T.). [CK 1003]

Vollheit auf der Brust (und im Magen), nach dem Essen. [CK 1004]

Vollheit auf der Brust, Mittags, wie Beklommenheit. [CK 1005]

Beklommenheit der Brust, wie zu voll (*Htb.*). [CK 1006]

Beklommenheit der Brust und wie roh innerlich. [CK 1007]

Beängstigung auf der Brust. [CK 1008]

Schwere auf der Brust. [CK 1009]

Schneidender Schmerz in der rechten Brust (*Gff.*). [CK 1010]

Stechen in der linken **Brust, auch beim Athmen** (n. 7 T.). [CK 1011]

Stiche in der linken Brust-Seite bis zum Rücken, wovor sie kaum athmen kann. [CK 1012]

Viel Stechen in der linken Brust (*Gll.*). [CK 1013]

Reissender Stich, von Zeit zu Zeit, unten im Brustbeine, ohne Bezug auf Athmen, in der Ruhe. [CK 1014]

Pulsirendes Stechen in der linken Brust (*Gff.*). [CK 1015]

Pulsirendes Reissen unter der rechten Achselgrube (*Gff.*). [CK 1016]

Pulsirendes Reissen in der Herz-Gegend (*Gff.*). [CK 1017]

Reissen in der Gegend des linken Schlüsselbeins (*Gff.*). [CK 1018]

Verrenkungs-Schmerz in der linken Seite, mit Rucken zwischen durch. [CK 1019]

Pulsiren oder Glucksen, innerlich in der Herz-Gegend ausser dem Herzschlag (*Gff.*). [CK 1020]

Starkes Herzklopfen, früh, von 4 bis 5 Uhr (n. 48 St.). [CK 1021]

Plötzliches starkes Herzklopfen, nach Abspannung mit Gähnen. [CK 1022]

Zitterndes Herzklopfen (*Goull.*) (d. 3. T.). [CK 1023]

Jücken auf der Brust (n. 3 u. 7 T.). [CK 1024]

Stechen in der Brust-Warze. [CK 1025]

Geschwulst der einen Brust, die beim Anfühlen schmerzte. [CK 1026]

Ein harter Knoten, brennenden Schmerzes in der linken Brust und unter dem Arme. [CK 1027]

Blut und klebriges Wasser dringt aus der einen Brustwarze, vorzüglich, wenn sie berührt wird. [CK 1028]

■ Rücken und äußerer Hals

Kreuzschmerz, so heftig, dass es ihm die Brust zusammenzog, bei Magen-Drücken und Zusammenschnüren des Bauches (n. 3 T.). [CK 1029]

Kreuzschmerz, beim Liegen darauf, mit arger Mattigkeit (*Gll.*) (d. 3. T.). [CK 1030]

Kreuzschmerzen bis in die Füsse hinab. [CK 1031]

Arger Kreuzschmerz; er darf sich beim Sitzen nicht grade richten, und muss krumm sitzen (n. 5 T.). [CK 1032]

Steifheit im Kreuze. [CK 1033]

Druck-Schmerz im Kreuze (n. 4 T.). [CK 1034]

Ziehender Schmerz im Kreuze, 17 Tage lang. [CK 1035]

Reissen im Kreuze, querüber, beim gerade Sitzen. [CK 1036]

Stiche im Kreuze. [CK 1037]

Gluckern, etwas links vom Kreuze herüber (*Gff.*). [CK 1038]

Schmerz, als wäre das Fleisch los, unten im Kreuze. [CK 1039]

Frösteln im Kreuze. [CK 1040]

Grosse, bei Bewegung des Körpers sehr schmerzhafte Geschwulst im Lenden-Muskel; (wogegen Silicea half). [CK 1041]

Rücken und Kreuz steif und unbiegsam, nach einiger Anstrengung beim Reiten, Gehen und Bücken; er kann sich dann nur langsam und mit vieler Mühe wieder aufrichten. [CK 1042]

Steifheit von den Schulterblättern nach dem Rücken hinab (*Rl.*). [CK 1043]

Verkrümmung des Rückgrates bei einem zweijährigen Kinde, mehrere Wochen lang. [CK 1044]

Unwillkührliches, bald Zusammenzwängen der Schulterblätter nach hinten zu, bald Zusammenpressen der Brust-Muskeln nach vorn zu. [CK 1045]

Schmerz im Rücken, nach den Schultern und ins Kreuz ziehend (*Gll.*). [CK 1046]

Drücken im Rücken, unter den Schulterblättern (d. 5. T.). [CK 1047]

Drücken in der linken Nieren-Gegend (*Gff.*). [CK 1048]

Drücken in der rechten Nieren-Gegend. [CK 1049]

Drücken im Rücken, über beiden Hüften (*Gff.*). [CK 1050]

Drückendes Spannen im linken Schulterblatte, wie von einem Zugpflaster (*Gff.*). [CK 1051]

Rheumatisches Spannen im Rücken und der rechten Brust-Seite, stärker beim Einathmen (*Gff.*). [CK 1052]

Kneipen im Rücken. [CK 1053]

Kneipende und drückende Schmerzen auf der rechten Rücken-Seite. [CK 1054]

Zieh-Schmerz im Rücken, mehrere Stunden (d. 4. T.). [CK 1055]

Zieh-Schmerz im Rücken beim Sitzen. [CK 1056]

Ziehen im Rücken, zwischen den Schulterblättern (n. 11 T.). [CK 1057]

Ziehen zwischen den Schulterblättern, Abends. [CK 1058]

Ziehen in und neben dem rechten Schulterblatte, Abends (n. 10 T.). [CK 1059]

Rheumatischer Schmerz im linken Schulterblatte, dass er den Arm nicht nach dem Kopfe bringen konnte. [CK 1060]

Reissen neben dem Rückgrate, unterhalb der Schulterblätter (*Gff.*). [CK 1061]

Reissen rechts neben dem Rückgrate (*Gff.*). [CK 1062]

Reissen in der rechten Nieren-Gegend (*Gff.*). [CK 1063]

Stechen im Rücken, nach dem Kreuze zu, im Sitzen. [CK 1064]

Stiche in der linken Nieren-Gegend (*Gff.*). [CK 1065]

Stich-Schmerz im Rücken, bis zum rechten Schulterblatte. [CK 1066]

Stiche zwischen den Schulterblättern. [CK 1067]

Feine Stiche in der Mitte des Rückens. [CK 1068]

Wiederholte Stiche im Rücken über der rechten Nieren-Gegend (*Gff.*). [CK 1069]

Stiche im linken Rücken, beim Athmen. [CK 1070]

Krampfhafte Stiche, in Anfällen, in der Mitte des Rückens, welche die Bewegung einige Minuten unmöglich machen. [CK 1071]

Verrenkungs-Schmerz in der linken Rückenseite, bis zum linken Hypochonder. [CK 1072]

Gluckern unterhalb des linken Schulterblattes (*Gff.*). [CK 1073]

Anhaltendes Klopfen im Rücken. [CK 1074]

Frost im Rücken, mehrere Tage lang. [CK 1075]

Brennen, wie von glühenden Kohlen, zwischen den Schulterblättern. [CK 1076]

Brennen in der Haut unter der linken Achsel (*Gff.*). [CK 1077]

Erst Drücken, dann Brennen auf dem rechten Schulterblatte (*Gff.*). [CK 1078]

Brennen im Rücken. [CK 1079]

Jücken am Rücken (n. 3 T.). [CK 1080]

Starkes Jücken auf dem Rücken, nach dem Halse zu. [CK 1081]

Heftiges Jücken am Rücken, Abends (n. 15 T.). [CK 1082]

Jücken oben am Rücken, mit Ausschlag (n. 37 T.). [CK 1083]

Grosse Ausschlags-Blüthen zwischen den Schulterblättern und im Nacken, brennender Empfindung. [CK 1084]

Schmerz im Nacken beim Zurückbiegen des Kopfs. [CK 1085]

Im Nacken, beim Bücken, wie zu kurz. [CK 1086]

Strammheit der Nacken-Muskeln. [CK 1087]

Hals-Steifheit, mit Düsterheit im Kopfe (n. 5 T.). [CK 1088]

Steifheit des Halses. [CK 1089]

Schmerzhafte Steifheit der linken Hals-Seite (*Htb.*). [CK 1090]

Spannendes Drücken, hinten und zu beiden Seiten am Halse (*Gff.*). [CK 1091]

Zieh-Schmerz in den linken Halsmuskeln. [CK 1092]

Ziehend klemmendes Kneipen an beiden Hals-Seiten herauf (*Rl.*). [CK 1093]

Zuckender Schmerz in den rechten Hals-Muskeln herauf (*Rl.*). [CK 1094]

Zieh-Schmerz in den äussern Hals-Muskeln bis in die Achsel und den Ellbogen. [CK 1095]

Reissen durch die rechte Hals-Seite vom Gesichte her und den Arm hinab, bis in die Finger (*Htb.*). [CK 1096]

Eine Art Lähmung der Hals-Muskeln, der Kopf sank immer vorwärts, als wolle er abfallen, mit Schwindel-Gefühl, sechs Stunden lang, doch ohne Neigung zu liegen. [CK 1097]

Unwillkührliches Nicken des Kopfes, erst langsam, dann immer schneller. [CK 1098]

Unwillkührliches Nicken des Kopfes, bald links, bald rechts. [CK 1099]

Unwillkührliches Schütteln des Kopfes, dass es ihm schwindlicht wird. [CK 1100]

Unwillkührliches bald vor- bald rückwärts Strecken des Kopfes. [CK 1101]

Unwillkührliches, bald Ausstrecken des Halses, bald Verkürzung der Hals-Muskeln. [CK 1102]

Die Drüsen am Halse äusserlich und innerlich geschwollen. [CK 1103]

Harte Geschwulst der Drüsen, zu beiden Seiten des Halses (*Whl.*). [CK 1104]

Stichschmerz in den Halsdrüsen beim Schlucken, bis zu den Ohren (*Whl.*). [CK 1105]

Von kalten Füssen werden die Drüsen immer dicker und härter (*Whl.*). [CK 1106]

Geschwulst der Halsdrüsen. [CK 1107]

Klopfen und Zucken im Kropfe (n. etl. St.). [CK 1108]

Grosse Knoten rother Ausschlags-Blüthen rings um den Hals, mit starkem Jücken (n. 28 T.). [CK 1109]

■ **Extremitäten**

Achsel-Drüsen-Geschwulst. [CK 1110]

In der Achselgrube linker Seite, ein grosser Blutschwär. [CK 1111]

In der Achsel, linker Seite, scharfer Druck, auf einer kleinen Stelle hinterwärts, dicht am Halse (*Gff.*). [CK 1112]

Rheumatisches Spannen im rechten Achsel-Gelenke (*Gff.*). [CK 1113]

Reissen in der rechten Achsel, vom Halse an, bloss Abends, nach dem Niederlegen, und Nachts. [CK 1114]

Reissen in den Achsel- und **Ellbogen-Gelenken**, in der Ruhe, nicht bei Bewegung. [CK 1115]

Arges Reissen im Achsel-Gelenke, vom Halse an, am Tage in völliger Ruhe und Nachts beim Liegen, so dass sie nicht davor einschlafen kann; doch zu mildern durch Liegen auf der leidenden Seite; am Tage wird es schlimmer, wenn sie an dem Theile kalt wird, und vergeht durch Bewegung, selbst schon beim Stricken oder Nähen. [CK 1116]

Stechen in der Achsel und Reissen im Arme (n. 27 T.). [CK 1117]

Stechen in den Achseln und dem linken Unterarme (n. 8 T.). [CK 1118]

Lähmiger Schmerz im Achsel-Gelenke, dass er den Arm nicht hoch heben konnte. [CK 1119]

Zerschlagenheit des rechten Achsel-Gelenkes, Schulterblattes und Oberarmes. [CK 1120]

Unwillkührliches Aufzucken bald der einen, bald der andern Achsel. [CK 1121]

Im Arme, welcher schwach ist, Nachts, unschmerzhafte Rucke. [CK 1122]

Krampfhaftes Zucken der Arme. [CK 1123]

Ziehen im linken Arme, wie im Nerven (*Gll.*). [CK 1124]

Zieh-Schmerz in den Arm-Knochen, bis in die Finger. [CK 1125]

Krümmung der Arme (des Kindes) in den Ellbogen, dass es sie vor Schmerz nicht ausstrecken, noch berühren darf. [CK 1126]

Einschlafen des Armes, dessen Achseldrüsen geschwollen sind. [CK 1127]

Schwäche und Kraftlosigkeit der Arme bei der Arbeit. [CK 1128]

Abgeschlagenheit und Lähmigkeit der Arme, er muss sie hinsinken lassen in der Ruhe; bei der Arbeit und Bewegung sind sie kräftig. [CK 1129]

Jählinge Lähmung im rechten Arme, Abends, wie von Schlagfluss (n. 5 T.). [CK 1130]

Im Oberarme linker Seite, Fippern. [CK 1131]

Muskel-Zucken an den Oberarmen (*Gff.*). [CK 1132]

Ziehen im linken Oberarme (*Gff.*). [CK 1133]

Reissen im rechten Oberarme (*Gff.*). [CK 1134]

Jücken auf den Oberarmen (d. 5. T.). [CK 1135]

Im Ellbogen-Gelenke, Reissen, bloss bei Bewegung. [CK 1136]

Reissen in der rechten Ellbogen-Spitze (*Gff.*). [CK 1137]

Reissen im linken Ellbogen, bis an die Handwurzel (*Gff.*). [CK 1138]

Drückendes Reissen am und um den rechten Ellbogen (*Gff.*). [CK 1139]

Im Unterarme rechter Seite, rheumatisches Ziehen, früh (*Gff.*). [CK 1140]

Reissen in den Vorderarmen, bis in die Hände, von Waschen. [CK 1141]

Reissen im linken Unterarme fast in der Ellbogen-Beuge (*Gff.*). [CK 1142]

Reissen im Ulnar-Nerv bis zur Hand (*Gll.*). [CK 1143]

Hitz-Empfindung unten am Vorderarm. [CK 1144]

Grosse, entzündete Geschwulst, wie Rose, am Vorderarme, unter dem Ellbogen, die, wie ein Blutschwär, in Eiterung übergeht. [CK 1145]

Beissend jückende Ausschlags-Blüthen an den Unterarmen, mit Eiter gefüllt. [CK 1146]

In der Hand, Klamm, den ganzen Tag. [CK 1147]

Reissen in der rechten Hand und den beiden Mittelfingern, bloss Nachts und nur unterm Federbette, beim heraus legen hört der Schmerz auf (n. 13 T.). [CK 1148]

Reissen zwischen der rechten Handwurzel und dem Daumknöchel (*Gff.*). [CK 1149]

Reissen in der rechten Hand, zwischen Daumen und Zeigefinger (*Gff.*). [CK 1150]

Reissen an den Händen, gegen die Finger zu (*Gff.*). [CK 1151]

Reissen an der Aussen-Seite der linken Hand und im Knöchel des kleinen Fingers, nach der Handwurzel zu (*Gff.*). [CK 1152]

Reissen im rechten Handteller, unter den mittlern Fingern (*Gff.*). [CK 1153]

Reissen im rechten Handteller, mit Brennen und Jücken in der Haut, dicht unter den Fingern (*Gff.*). [CK 1154]

Stumpfes Reissen in den Hand-Gelenken. [CK 1155]

Stechen auf dem Handrücken (n. 21 T.). [CK 1156]

Heftig zuckende Stiche in der rechten Hand. [CK 1157]

Unwillkührliches Schütteln der Hände. [CK 1158]

Verstauchungs-Schmerz im rechten Hand-Gelenke. [CK 1159]

Kalte Hände, immerwährend. [CK 1160]

Eingeschlafenheit der Hände, früh, im Bette. [CK 1161]

Eingeschlafenheit der Hände, nach langem Sprechen. [CK 1162]

Heisse Hände, immerwährend, was ihr sehr zuwider ist. [CK 1163]

Geschwulst und Hitze der rechten Hand, Abends. [CK 1164]

Hitz-Gefühl in der linken Hand, mit Aengstlichkeit. [CK 1165]

Rothe Geschwulst der rechten Hand, bis an die Finger-Gelenke, ohne Schmerz, mehrere Tage lang (*Htb.*). [CK 1166]

Schweissige Handteller. [CK 1167]

Grosse Trockenheit der Haut an den Händen. [CK 1168]

Jückende Blüthen auf den Händen (n. 7 T.). [CK 1169]

Kleine Blutschwäre auf den Händen, mit Stich-Schmerz bei Berührung. [CK 1170]

Warzen entstehen auf den Händen. [CK 1171]

Die Finger spreizen sich bald unwillkürlich aus, bald ziehen sie sich zur Faust zusammen. [CK 1172]

Krumm Ziehen des Mittelfingers nach der Seite, ohne Schmerz. [CK 1173]

Unwillkührliches Zucken der Finger im Schlafe (*Gff.*). [CK 1174]

Unwillkührliches Zucken des linken Zeigefingers. [CK 1175]

Schmerz der Fingerknöchel beim Drucke, ohne Röthe oder Geschwulst (*Htb.*). [CK 1176]

Reissen im Daumen-Gelenke, dass er ihn nicht biegen kann. [CK 1177]

Reissen im linken Daumen (*Gff.*). [CK 1178]

Reissen in der Spitze des rechten Daumens (*Gff.*). [CK 1179]

Reissen im Ballen des linken Daumens (*Gff.*). [CK 1180]

Reissen in den Mittelfingern der rechten Hand (*Gff.*). [CK 1181]

Reissen im Gelenke des rechten Mittelfingers gegen die Spitze hin (*Gff.*). [CK 1182]

Reissen in der Spitze des rechten Mittelfingers (*Gff.*). [CK 1183]

Heftig stechendes Reissen in der Spitze und unter dem Nagel des linken Mittelfingers (*Gff.*). [CK 1184]

Verrenkungs-Schmerz im hintersten Gelenke des vierten Fingers beim Zubiegen der Hand. [CK 1185]

Eingeschlafenheit der zwei letzten Finger, früh, beim Erwachen. [CK 1186]

Taubheit, Kälte und Abgestorbenheit der beiden kleinen Finger, früh, beim Erwachen; doch sind sie beweglich. [CK 1187]

Absterben zweier Finger, früh, eine halbe Stunde lang, mit blauen Nägeln (n. 31 T.). [CK 1188]

Hitz-Gefühl in den äusserlich kalt scheinenden Fingern. [CK 1189]

Röthe, Entzündung und Geschwulst aller Finger-Gelenke. [CK 1190]

Röthe, Entzündung und Geschwulst der mittlern Finger-Gelenke, mit einiger Geschwulst der Hände. [CK 1191]

Entzündung einer geritzten Stelle am Finger. [CK 1192]

Entzündung und Schmerz am rechten Mittelfinger, durch einen kleinen Neidnagel. [CK 1193]

Jücken an den Fingern. [CK 1194]

Heftiges, fast schmerzliches Jücken an beiden vordersten Gliedern des rechten Zeigefingers, wie beim Schwären einer Wunde, mit etwas Röthe, und durch Reiben nicht zu tilgen (*Gff.*). [CK 1195]

Jücken und Stechen in einigen (erfrornen) Fingern. [CK 1196]

Jücken in den ehemals erfrornen Fingern. [CK 1197]

Brennen in Händen und Finger, mit Röthe der Finger, wie nach Erfrierung. [CK 1198]

Frostbeule am kleinen Finger, mit Röthe und argem Jücken. [CK 1199]

Ein Geschwür am linken Zeigefinger, das sich vergrössert, mit den heftigsten Schmerzen, wovor er Nachts nicht schlafen kann. [CK 1200]

Auf dem rechten Daumen, eine Ausschlags-Blüthe. [CK 1201]

Jückende Blüthen zwischen den Fingern. [CK 1202]

Warzenähnliche Knötchen am Zeigefinger, die bald vergingen. [CK 1203]

Jücken mit heftigen Stichen am rechten Hinterbacken. [CK 1204]

Am Hinterbacken linker Seite, wundartiges Brennen (*Gff.*). [CK 1205]

Leise drückendes Reissen im linken Hinterbacken (*Gff.*). [CK 1206]

Reissen oben im Hinterbacken unter der rechten Hüfte (*Gff.*). [CK 1207]

Auf den Hüften, Druck, vom Kreuze aus. [CK 1208]

Schmerz in den Muskeln um die Hüft-Gelenke, beim Drucke, Niedersetzen und Legen; nicht am Gehen hindernd (*Htb.*). [CK 1209]

Pressen in der linken Hüft-Gegend (*Gff.*). [CK 1210]

Reissen im linken Hüft-Gelenke (*Gff.*). [CK 1211]

Rheumatisches Spannen in der linken Hüfte (*Gff.*). [CK 1212]

Spannen und Reissen in der linken Hüfte (*Gff.*). [CK 1213]

Lähmiger Schmerz im Hüft-Gelenke, hinterwärts beim Bücken und Aufstehn vom Stuhle, nach Sitzen. [CK 1214]

Verrenkungs-Schmerz in der Hüfte, nach dem Kreuze zu, früh, beim Aufstehen, so dass er lahm gehen musste, zwei Tage lang. [CK 1215]

Blutschwär auf dem Hinterbacken. [CK 1216]

Im Beine rechter Seite alle 4 Tage ein Schmerz vom Hüft-Gelenke bis in den Fuss, so dass er beim Gehen hinken musste. [CK 1217]

Ziehen in den Beinen von oben bis unten, in der Ruhe, besser beim Bewegen. [CK 1218]

Einschlafen der Beine, im Sitzen am Tage (n. 6, 7 T.). [CK 1219]

Unruhe in den Ober- und Unterschenkeln, beim Liegen (n. 9 T.). [CK 1220]

Viel Unruhe in den Beinen, Abends; er musste sie oft bewegen. [CK 1221]

Grosse Unruhe in den Beinen, Abends, vor Schlafengehn, weniger im Bette. [CK 1222]

Zucken und zuckartiges Zittern in den Beinen. [CK 1223]

Unwillkührliches heftiges Schütteln, erst des rechten, dann auch des linken Beines. [CK 1224]

Kalte schwere Beine. [CK 1225]

Beim Gehen schienen die Beine gefühllos zu werden (obgleich sie warm waren), so dass er mit dem Oberkörper zu fallen in Gefahr war. [CK 1226]

Müde und kraftlos in den Beinen, wie zerschlagen. [CK 1227]

Wundheit oben zwischen den Beinen, dass sie kaum gehen kann. [CK 1228]

Wie wund, an der Inseite des linken Oberschenkels, mit etwas beissendem Jücken bis an die Geschlechtstheile. [CK 1229]

Am Oberschenkel, linker Seite, Schmerz, wie verwundet, später brennend. [CK 1230]

Anhaltendes Muskelzucken an der hintern Seite des rechten Oberschenkels (*Gff.*). [CK 1231]

Krampf im rechten Oberschenkel, bis zum Knie, dass er kaum die Treppe steigen kann. [CK 1232]

Unwillkührliches auseinander Spreizen der Oberschenkel, und darauf ein Zusammendrücken derselben, mit Erektion darnach. [CK 1233]

Spannen in den Knochen der Oberschenkel und Waden, am meisten beim Sitzen. [CK 1234]

Zieh-Schmerz an der Hinterseite des Oberschenkels. [CK 1235]

Ziehen und Brennen im Oberschenkel (d. 13. T.). [CK 1236]

Ziehend drückender Schmerz am Vordertheile des linken Oberschenkels. [CK 1237]

Reissen, ganz oben im linken Oberschenkel (*Gff.*). [CK 1238]

Reissen im linken Oberschenkel herab, meist im Sitzen, vorzüglich bei gebogenem Knie. [CK 1239]

Reissen in die Mitte des rechten **Oberschenkels** (*Gff.*). [CK 1240]

Ein schründendes Reissen im Oberschenkel, Abends; er muss das Bein aufziehen (d. 9. T.). [CK 1241]

Pulsirendes Reissen, mit Lähmigkeits-Gefühl, in den äussern Muskeln des linken Oberschenkels, beim Gehen (d. 1. T.). [CK 1242]

Stechen im linken Oberschenkel, beim Auftreten. [CK 1243]

Schmerz, wie von einem Stosse, am rechten Oberschenkel, gleich über dem Knie-Gelenke, durch Befühlen und bei Bewegung erhöht. [CK 1244]

Schmerz, wie vertreten im Gelenke des linken Oberschenkels, bei Bewegung. [CK 1245]

Kaltes herab Rieseln am linken Oberschenkel, am Tage. [CK 1246]

Die Haut der Oberschenkel schmerzt nach Gehen schründend und wie wundgerieben, ein Schmerz, der das Bein zu Zuckungen brachte, eine Stunde lang. [CK 1247]

Ein grosser Blutschwär am Oberschenkel, über dem Knie. [CK 1248]

Die Knie schmerzen, früh, beim Aufstehen aus dem Bette, als wollten sie brechen, und bei Bewegung. [CK 1249]

Früh, beim Aufstehn aus dem Bette, Steifheit in der Kniekehle, wie nach grosser Fuss-Strapatze. [CK 1250]

Gekrümmtheit des linken Knies, das Kind kann es vor Schmerz nicht ausstrecken. [CK 1251]

Spannung um die Knie, als wäre Alles zu kurz; sie konnte nicht auftreten. [CK 1252]

Feines Zucken im Knie, mehrere Abende. [CK 1253]

Ziehen in der linken Kniekehle (n. 22 T.). [CK 1254]

Grosse Unruhe in beiden Knieen, Nachts, beim Liegen im Bette (n. 8 T.). [CK 1255]

Reissen in den Knieen und Fussknöcheln, mit Schmerz, auch beim Befühlen. [CK 1256]

Ungewöhnliche Müdigkeit in den Knieen. [CK 1257]

Wundheits-Schmerz an den Knieen und andern Theilen der Beine. [CK 1258]

Verrenkungs-Schmerz im Knie-Gelenke (*Gll.*). [CK 1259]

Geschwulst der Knie. [CK 1260]

Schweiss der Knie-Geschwulst. [CK 1261]

Jücken in der rechten Kniekehle (d. 6. T.). [CK 1262]

Im Unterschenkel, an der Seite des Schienbeines, Knochen-Schmerz, bei Berührung (n. 13 T.). [CK 1263]

Gefühl im Unterschenkel, als sey er fest unterbunden. [CK 1264]

Klamm in der linken Wade, beim Sitzen. [CK 1265]

Klamm in der Wade, zum Schreien, **Nachts**, auch am Tage, beim Sitzen mit gebogenen Knieen. [CK 1266]

Oefters zuckender Schmerz im Unterschenkel, unter dem Knie. [CK 1267]

Ziehen in den Unterschenkeln, Nachts. [CK 1268]

Ziehen im Unterschenkel vom Fussknöchel bis ins Knie, Nachmittags um 5, 6 Uhr, zwei Stunden lang. [CK 1269]

Ziehen im rechten Unterschenkel, Abends, und Zusammenzucken zuweilen. [CK 1270]

Ziehen und Reissen im linken Unterschenkel (n. 90 T.). [CK 1271]

Reissen im linken Schienbeine. [CK 1272]

Reissen am linken Unterschenkel, unterhalb der Wade. [CK 1273]

Arges Reissen, Vormitternacht, vom Knie durch die Wade, bis in die Füsse, dass sie sich aufsetzen musste und nicht schlafen konnte. [CK 1274]

Reissen in den Unterschenkeln und Fusszehen (*Htb.*). [CK 1275]

Rheumatisches Ziehen im linken Unterschenkel, Nachts, beim Erwachen (*Gff.*). [CK 1276]

Scharfes, zuckendes Reissen unten am linken Schienbeine, Abends im Bette (*Gff.*). [CK 1277]

Heftiges, ruckweise zuckendes Reissen im linken Unterschenkel (*Gff.*). [CK 1278]

Stechendes Reissen am Unterschenkel unterhalb des Knies, das zugleich im Oberschenkel mit empfunden wird (*Gff.*). [CK 1279]

Gefühl, als wären die Unterschenkel sehr geschwollen und schwer. [CK 1280]

Grosse Schwere der Unterschenkel mit Unruhe drin. [CK 1281]

Geschwulst der Unterschenkel bis über die Knie, mit grossen, rothen, heissen Flecken, welche brennend schmerzen vorzüglich am Knie und Fussknöchel, dass sie vor Schmerz und Stechen nicht auftreten kann; Nachmittags öfteres Schaudern dabei und Leibverstopfung (*Sr.*). [CK 1282]

Rothe Flecke an den Unterschenkeln, wie Mückenstiche, die vergehen und wieder kommen. [CK 1283]

Starkes Jücken an den Waden bis zu den Knöcheln. [CK 1284]

Die Fussknöchel schmerzen Nachts (n. 10 T.). [CK 1285]

Schmerz im Ballen des rechten Fusses, beim Anfange des Gehens. [CK 1286]

Schmerz, beim Auftreten, in der Ferse, wie von einem Steinchen darunter. [CK 1287]

Strammen um die Fussknöchel (n. etl. T.). [CK 1288]

Ein brennendes Spannen auf dem Fussrücken, nahe am grossen Zeh (*Gff.*). [CK 1289]

Ziehen im Fusse, unter dem Knöchel, mit Hitze daselbst. [CK 1290]

Pressen im (krank gewesenen) Fusse, als wolle er (wieder) aufbrechen (n. 9 T.). [CK 1291]

Reissen unter der linken Ferse (*Gff.*). [CK 1292]

Reissen neben der Ferse (d. 6. T.). [CK 1293]

Reissen in den Fersen und im Ballen (d. 12. T.). [CK 1294]

Stechen im Fussballen, wie mit Nadeln, beim Auftreten und darauf Drücken. [CK 1295]

Stechen auf dem Fussrücken (n. 20 T.). [CK 1296]

Stechen in beiden Fersen, wie mit Nadeln. [CK 1297]

Stechen in den Füssen, beim Gehen im Freien (*Htb.*). [CK 1298]

Heftig schneidendes Stechen an der linken Seite der Ferse (*Gff.*). [CK 1299]

Verrenkungs-Schmerz im rechten Fuss-Gelenke. [CK 1300]

Schmerz, wie versprungen, im äussern Fussknöchel, auch in der Ruhe. [CK 1301]

Wie steif im linken Fuss-Gelenke (n. 4 T.). [CK 1302]

Schmerz, wie unterschworen, im rechten Fussballen. [CK 1303]

Schmerz, wie unterschworen, in den Fusssohlen, beim Auftreten und im Sitzen, mit Brennen. [CK 1304]

Brennen in den Füssen (n. 28 T.). [CK 1305]

Brennen in den Fusssohlen, Nachts. [CK 1306]

Grosse Schwere der Füsse (n. 6 T.). [CK 1307]

Geschwulst um die Fussknöchel (n. 6 T.). [CK 1308]

Geschwulst der Füsse, auch beim Monatlichen. [CK 1309]

Starke Geschwulst des rechten Fusses (d. ersten T.). [CK 1310]

Geschwulst des linken Fusses, mit Stechen in den Zehen beim Auftreten. [CK 1311]

Geschwulst der Füsse, mit Stechen in den Zehen beim Auftreten. [CK 1312]

Geschwulst der Füsse, mit Stechen in den Knöcheln, am meisten beim Gehen. [CK 1313]

Geschwulst der Fussrücken (d. ersten Tage). [CK 1314]

Die Geschwulst der Füsse erhöht sich bis zur Bauch-Wassersucht, mit Geschwulst der Zeugungstheile, Athem-Beengung und sparsamen Harnen mit Pressen (n. 10 T.). [CK 1314a]

Taubheit und Eingeschlafenheit beider Füsse, bis zu den Waden, Nachts. [CK 1315]

Eingeschlafenheits-Gefühl der linken Ferse. [CK 1316]

Er friert leicht an den Füssen. [CK 1317]

Kalte Füsse, stets. [CK 1318]

Kälte erst des rechten und dann auch des linken Fusses, Abends im Bette, eine Stunde lang. [CK 1319]

Kälte des rechten Fusses, bei Hitze des linken (n. 2 T.). [CK 1320]

Kalte, schweissige Füsse. [CK 1321]

Schweissige Füsse. [CK 1322]

Starker Fuss-Schweiss, bis zum Wundwerden der Füsse. [CK 1323]

Jücken um das Fuss-Gelenk. [CK 1324]

Beulen an der Fusskante, welche beim Gehen schmerzen. [CK 1325]

Wundschmerzende Schwielen in der Ferse. [CK 1326]

Eine Schrunde in der Ferse. [CK 1327]

Die Zehen werden unwillkürlich ausgedehnt und dann wieder zusammen gezogen. [CK 1328]

Druck am Ballen der grossen Zehe (*Gll.*). [CK 1329]

Reissen an den drei ersten Zehen des rechten Fusses (*Gff.*). [CK 1330]

Reissen und Ziehen bei einem Hühnerauge an der kleinen Zehe, die auch bei Berührung schmerzt (*Htb.*). [CK 1331]

Stechen im rechten grossen Zeh, Abends. [CK 1332]

Stechen in der grossen Zehe, und darnach in der Sohle (*Htb.*). [CK 1333]

Stechen, meist früh, im rechten kleinen Zeh, der roth und wie erfroren aussieht. [CK 1334]

Wundheits-Schmerz und wie aufgerieben am Ballen des grossen Zehes, beim Gehen. [CK 1335]

Schründender Wundheits-Schmerz zwischen den Zehen (n. 28 T.). [CK 1336]

Brennendes Wundheits-Gefühl auf den Zehen, und als wäre Sand darauf. [CK 1337]

Brennend stechendes Wundheits-Gefühl an den Zehen. [CK 1338]

Entzündungs-Schmerz am Nagel der grossen Zehe (*Gll.*). [CK 1339]

Hühneraugen entstehen nach 14 Tagen. [CK 1340]

Stechen in den Hühneraugen (n. 13 T.). [CK 1341]

Stiche mit Wundheits-Gefühl in den Hühneraugen. [CK 1342]

■ Allgemeines und Haut

Alle Glieder schmerzen bei Berührung. [CK 1343]

Alle weichen Theile des Körpers schmerzen beim Betasten und Andrücken. [CK 1344]

Alles ist ihr zu hart, wo sie sitzt oder liegt. [CK 1345]

Schmerz, hie und da am Rumpfe, als wenn einzelne Muskeln krampfhaft zusammen gezogen und dann wieder ausgedehnt würden. [CK 1346]

Absetzendes, klammartiges Ziehen an den Knieen, Vorderarmen, Händen und Fingern. [CK 1347]

Drückendes Ziehen in allen Gelenken, besonders den Knieen. [CK 1348]

Ziehen in der linken Hand und Fusswurzel, früh. [CK 1349]

Ziehen und Spannen in den Hand- und Fuss-Gelenken, früh im Bette (*Gff.*). [CK 1350]

Ziehen in den Gliedern, einen Nachmittag um den andern und auch über das Gesicht. [CK 1351]

Ziehen, bald zwischen den Schulterblättern, bald im rechten Beine, bald an der Brust. [CK 1352]

Flüchtiges Reissen hie und da (*Gll.*). [CK 1353]

Kneipende Schmerzen hie und da am Körper. [CK 1354]

Heftige Stiche in der Brusthöhle und in der Nabel-Gegend, den Athem versetzend (d. 10. T.). [CK 1355]

Steif in allen Gelenken. [CK 1356]

Steifigkeit in den Gliedern und dem Kreuze; hörbares Knacken in den Gelenken bei Biegungen. [CK 1357]

Steifheit der Arme und Beine mit Gefühllosigkeit und Taubheit, er kann nicht mehr gehen, ohne zu fallen, auch nicht mehr allein essen, da er die Hände nicht gebrauchen kann. [CK 1358]

Steifheit aller Muskeln des Oberkörpers und ganzen Rumpfes, er kann sich vor Schmerz nicht rühren. [CK 1359]

Beim Uebermasse der Schmerzen muss sie herumgehen und weinen und kann dabei nicht ruhen. [CK 1360]

Ihre Beschwerden vermehren sich Nachmittags, 4 Uhr, aber Abends, 8 Uhr, ist es ihr, ausser der Schwäche, wieder besser. [CK 1361]

Im Freien ist ihm immer wohler, als im Zimmer, wo er es vor Hitze und Unruhe oft nicht aushalten kann. [CK 1362]

Drang ins Freie zu gehen. [CK 1363]

Widerwille gegen Aufenthalt im Zimmer. [CK 1364]

Gegen freie, kalte Luft sehr empfindlich; Kälte fiel ihr sehr auf. [CK 1365]

Freie Luft ist ihm sehr zuwider. [CK 1366]

Empfindlichkeit gegen kühle Luft, fast fieberartig (n. 6 T.). [CK 1367]

Fieberartige Scheu vor freier Luft, besonders nach Tische. [CK 1368]

Beim Gehen im Freien, Bangigkeit und Schwindel-Anwandlung. [CK 1369]

Nach vielem Genusse der freien Luft, starke Kopf-Eingenommenheit. [CK 1370]

Beim Gehen im Freien, Schwere der Beine. [CK 1371]

Vom Gehen im Freien, zusammenschnürender Druck in der Mitte der Brust. [CK 1372]

Nach Gehen im Freien vermehrt sich Engheit auf der Brust sehr, mit laut pochendem Herzklopfen. [CK 1373]

Nach Gehen im Freien, Hitze in den Augen und Handtellern. [CK 1374]

Bei geringem Gehen im Freien schwitzt er ungeheuer und wird dann schlaff. [CK 1375]

Sehr zu Verkältung geneigt. [CK 1376]

Haut des ganzen Körpers trocken und heiss; heisse Hände. [CK 1377]

Jücken, früh, am Kopfe und am Rücken. [CK 1378]

Jücken, wie von Flöhen, an verschiednen Hautstellen und in Flechten (*Htb.*). [CK 1379]

Stichlichtes Jücken hie und da in der Haut. [CK 1380]

Stechen hie und da am Körper. [CK 1381]

Unleidlich kriebelnde Stiche unten im Kreuze und an andern Stellen. [CK 1382]

Zuckendes Stechen vom Halse bis zum rechten Fusse (n. 2 St.). [CK 1383]

Sehr beissend brennendes Jücken über den ganzen Körper. [CK 1384]

Brennen hie u. da in der Haut, am Rücken, Arme u.s.w. (*Gff.*). [CK 1385]

Arges Jücken an den Beinen, dem Rücken, den Hinterbacken, Abends im Bette, mit Quaddeln nach Kratzen, welche stets bald wieder vergehen. [CK 1386]

Ausschlags-Knötchen, theils jückend, theils schmerzend, am Hinterhaupte, im Kreuze und an den Hinterbacken. [CK 1387]

Grosse, rothe Flecke (an den Unterschenkeln), die weder schmerzen noch jücken. [CK 1388]

Grosse, hellrothe Flecke am Oberbauche, um die Herzgrube, und auf dem Daumen-Gelenke, mit Jücken und Brennen (*Gff.*). [CK 1389]

Jückende Leberflecke (*Gll.*). [CK 1390]

Kleine, flechtenartige, jückende Flecke an beiden Seiten des Halses und auf dem Rücken. [CK 1391]

Eine Flechte am Schienbeine jückt heftig (*Htb.*). [CK 1392]

Ein grosser Blutschwär am linken Unterarme, wovon der ganze Arm starrt, und ein andrer am linken Hinterbacken (n. etl. T.). [CK 1393]

Die schmerzlosen Geschwüre bluten beim Verbinden und schmerzen dann stechend. [CK 1394]

Ein grosser Blutschwär mit Entzündung umher und brennendem Stechen, entsteht auf dem linken Schulterblatte, unter Wechsel von Frost und Hitze des Körpers. [CK 1395]

Scheint die Erweichung und Verkrümmung der Knochen zu begünstigen. [CK 1396]

Empfindung in den Knochen, als wenn kein Mark darin wäre. [CK 1397]

Es liegt ihr in allen Gliedern. [CK 1398]

Zerschlagenheit des ganzen Körpers, besonders Abends. [CK 1399]

Es liegt ihm in allen Gliedern, er ist unaufgelegt zu Geschäften und verdriesslich und es steigt ihm von Zeit zu Zeit viel Hitze in das Gesicht. [CK 1400]

Ziehen und Dehnen in allen Gliedern. [CK 1401]

Unbehaglichkeit im ganzen Körper. [CK 1402]

Unwohl, früh, wie nach einer schlaflosen Nacht. [CK 1403]

Drang zu Bewegung. [CK 1404]

Unangenehmes Gefühl von Unruhe im Körper, beim Sitzen, die ihn nicht fortschreiben lässt; er muss aufspringen und tief Athmen; die Brust ist ihm beklommen (*Rl.*). [CK 1405]

Grosse Unruhe im Blute, Abends, bis zur Empfindung des Zitterns. [CK 1406]

Starke Wallung im Blute, gegen Abend. [CK 1407]

Wallung im Blute, dass ihr oft Alles in den Adern in Bewegung ist. [CK 1408]

Unangenehmes Hitz-Gefühl über den ganzen Körper, alles ist ihm zu schwer und zu heiss; er muss oft tief athmen, es ist ihm beklommen; die Haare sträuben sich und scheinen in einem Büschel zusammen gezogen zu werden (n. 24 St.) (*Rl.*). [CK 1409]

Innere Unruhe, als sollte sie mit Händen und Füssen um sich schlagen, und Ohnmachts-Gefühl (beim Kopfschmerze). [CK 1410]

Gefühl, als stünde der Blutlauf still. [CK 1411]

Sehr peinliche Empfindung öfters, als werde es ihm innerlich ganz kalt, als höre das Blut nach und nach auf, warm zu seyn. [CK 1412]

Anfall von Brust-Beschwerden mit Uebelkeit zum Erbrechen, worauf ihr die Sprache verging, so dass sie nur ganz leise reden konnte, was nach starkem Aufstossen sich gab. [CK 1413]

Mehrere halbstündige Anfälle täglich, zuerst von Greifen und Zusammenpacken im Rücken, worauf es in die Seite kommt., wie Stechen; dabei wird ihr schwarz vor den Augen, und sie muss, wo sie auch ist, sich gleich niederlegen. [CK 1414]

Nach einem Verdrusse wird er ganz hinfällig mit Herzklopfen und Zittern, den ganzen Vormittag (n. 14 T.). [CK 1415]

Bei Aergerniss fährt es ihm plötzlich in die Herzgrube und dann folgt Blei-Schwere in den Beinen. [CK 1416]

Unwillkührliches Zucken, bald hier, bald da, was sie sehr angriff. [CK 1417]

Unwillkührliches Drehen und Wenden des ganzen Körpers, wovon er keucht und heiss und roth im Gesichte wird. [CK 1418]

Unwillkührliches, bald Ausdehnen, bald Zusammenziehen der Muskeln an verschiednen Stellen, ohne Schmerz und bei völligem Bewusstseyn, in Anfällen, alle 7 Tage regelmässig, 8 Wochen lang (*Th. Rkt.*). [CK 1419]

Krampfhaftes Zusammenziehen und Ausdehnen der Glieder, fast ohne Schmerz. [CK 1420]

Epileptischer Anfall; unter Schreien und Schaum vor dem Munde schlug er bewusstlos mit Armen und Beinen, dann glaubte er sterben zu müssen und klagte grosse Herzens-Angst (n. 39 T.). [CK 1421]

Epileptischer Anfall; es bog ihm den linken Arm aufwärts und die Finger zur Faust zusammen, ein Paar Minuten lang, dann war er ohne Verstand, riss und schmiss um sich mit Armen und Beinen, schrie arg und bekam Schaum vor den Mund, eine Viertelstunde lang; dann lag er wie todt, ohne Bewegung; dann fing er an zu lallen. [CK 1422]

Epileptischer Anfall; die Muskeln am ganzen rechten Beine zuckten sichtbar, es kam in die Herzgrube, er fing an zu schreien, ohne Bewusstseyn, schlug, unter Schaum vor dem Munde, mit Armen und Beinen um sich, eine Viertelstunde lang; dann lag er ohne Bewegung $1/2$ Stunde; und da man ihm kaltes Wasser in den Mund gab, bliess er es von sich und der Verstand war wieder da. [CK 1423]

Ohnmachts-Anfälle im Liegen, mit Vergehn der Sinne und Schwarzwerden vor den Augen, ohne Drang, diesen Zustand durch Bewegung zu mindern (d. 1. T.) (*Gll.*). [CK 1424]

Gänzliche Abspannung, herunter Hangen des Unterkiefers, langsames Athmen durch den Mund, florige, halboffne Augen (*Gll.*). [CK 1425]

Ohnmächtigkeit, zu gewissen Stunden, täglich, meist Abends. [CK 1426]

Sie fiel jähling zur Erde, ohne Schwindel. [CK 1427]

Jählinges Sinken der Kräfte, wie Ohnmacht; sie musste sich anhalten; zugleich Trübsichtigkeit $1/2$ Stunde lang. [CK 1428]

Zittern der Glieder (n. $1/2$ St.). [CK 1429]

Anfälle von Zittern, Abends im Bette. [CK 1430]

Ziehendes Zittern in allen Gliedern. [CK 1431]

Zittern, ohne Kälte-Empfindung, Nachmittags. [CK 1432]

Er wird mager und blass. [CK 1433]

Grosse Magerkeit (gegen welche Graphit dienlich ist.). [CK 1434]

Sie wird ganz elend (bei dem bösen Halse) und bekommt eine gelbgraue Gesichts-Farbe (*Whl.*). [CK 1435]

Das Gehen, so wie das anhaltende Sitzen beim Schreiben wird ihr sehr sauer und sie geräth da leicht in starken Schweiss. [CK 1436]

Jählinge Schwäche im Sitzen. [CK 1437]

Von wenig Anstrengung sehr müde und durch keine ruhende Stellung erquickt. [CK 1438]

Sehr zur Ruhe geneigt, ohne Müdigkeit. [CK 1439]

Er möchte immer liegen und ruhen, und wenn er sich legt, schläft er gleich ein. [CK 1440]

Müdigkeit; vorzüglich früh. [CK 1441]

Erschlaffung mit Nerven-Reiz. [CK 1442]

Mattigkeit, Nachmittags, und Zittern der Hände (*Gll.*). [CK 1443]

Plötzliche Müdigkeit zuweilen in allen Gliedern, mit Verdriesslichkeit. [CK 1444]

Oft Anfälle von Schwäche, dass sie die Hände sinken lassen muss. [CK 1445]

Mattigkeit, dass er immer ruhen möchte, bei munterm Geiste. [CK 1446]

Sonst sehr zur Arbeit gewöhnt, muss sie sich nun vor Mattigkeit mehrmals des Tages niederlegen (n. 16 T.). [CK 1447]

Entkräftung nach langsamem Spaziergange. [CK 1448]

Grosse Mattigkeit, besonders der Beine. [CK 1449]

Müdigkeit der Beine, mit Trockenheit im Halse (*Gll.*). [CK 1450]

Müdigkeit der Beine, vorzüglich beim Steigen. [CK 1451]

Besondere Kraftlosigkeit beim Treppensteigen, wobei die Knochen der Unterglieder schmerzen (n. 11 T.). [CK 1452]

In der Ruhe fühlt sie die Schwäche am meisten. [CK 1453]

Die Schwäche vermehrt sich in der Ruhe. [CK 1454]

Beim Liegen im Bette (Abends vor Schlafen), eine den ganzen Körper niederdrückende Schwäche, als sollte er vergehen und immer tiefer sinken. [CK 1455]

■ Schlaf, Träume und nächtliche Beschwerden

Viel Gähnen (n. 7 T.). [CK 1456]

Dem Kinde versagt das Gähnen; es weint, da es nicht ausgähnen kann. [CK 1457]

Versagendes Gähnen; sie muss oft den Mund weit aufsperren und doch kann sie nicht ausgähnen. [CK 1458]

Tages-Schläfrigkeit, beim Sitzen schläft er gleich ein. [CK 1459]

Selbst im Gehen kann sie sich des Schlafes nicht enthalten. [CK 1460]

Schläfrigkeit, Vormittags, mit Druck auf den Augen, häufigem Gähnen und innerem Frösteln (*Gff.*). [CK 1461]

Unabwendbarer Mittags-Schlaf, und nach demselben Trägheit und Eingenommenheit des Kopfes (n. 4 St.). [CK 1462]

Schläfrig, Nachmittags. [CK 1463]

Abends zeitig grosse Schläfrigkeit (*Gff.*). [CK 1464]

Bei unüberwindlicher Abendschläfrigkeit, doch spätes Einschlafen (*Gff.*). [CK 1465]

Wenig müde, Abends im Bette, auch wacht er sehr früh wieder auf. [CK 1466]

Er wacht alle Nächte bei Anbruch des Tages auf und schläft dann wieder ein. [CK 1467]

Er liegt Abends lange, ohne einschlafen zu können. [CK 1468]

Er konnte Abends im Bette nicht zur Ruhe kommen. [CK 1469]

Schlaflosigkeit bis Mitternacht (n. 16 St.). [CK 1470]

Schlechter Schlaf, mehrere Nächte, wegen grosser Aufgeregtheit. [CK 1471]

Sie konnte die Nacht erst gar nicht einschlafen und schlief dann unruhig. [CK 1472]

Unruhiger Schlaf, mehrmaliges Erwachen und **um 4 Uhr schon ganz munter.** [CK 1473]

Unruhiger Schlaf, beim Liegen auf der linken Seite (n. 24 T.). [CK 1474]

Nachts, im Schlafe, kommt er immer auf den Rücken zu liegen. [CK 1475]

Nacht-Schlaf voll Träume. [CK 1476]

Schlaf mit verworrenen Träumen. [CK 1477]

Schlaf unruhig, mit verworrenen Träumen, worin er bald da, bald dort zu seyn glaubt, **dabei**

erwacht er sehr oft und steht früh müder auf, als er sich Abends hingelegt. [CK 1478]

Unruhiger, traumvoller Schlaf (*Gll.*). [CK 1479]

Unruhiger, traumvoller Schlaf, ohne zu erwachen (n. 16 St.). [CK 1480]

Unfester Schlaf, Nachts, er wirft sich herum, wacht auf und schwärmt, als wäre er bald hier, bald dort. [CK 1481]

Schwärmerischer Schlaf. [CK 1482]

Viel Träumen und Schwärmen die Nacht. [CK 1483]

Hässliche Bilder vor der Phantasie, im Mittags-Schlafe. [CK 1484]

Schwere Träume, Nachts. [CK 1485]

Sie konnte die ganze Nacht nicht schlafen, weil ihr beim Schliessen der Augen gleich Alles lebhaft vor die Augen kam, was den Tag vorher begegnet war; sie musste aufstehen (n. 10, 14 T.). [CK 1486]

Lebhaftes Träumen, Nachts und Sprechen im Schlafe (n. 4 T.). [CK 1487]

Er schwatzt laut im Schlafe, ohne ängstliche Träume. [CK 1488]

Oft lacht sie laut auf im Schlafe. [CK 1489]

Sie träumt Nachts und gegen Morgen so angenehm, dass sie nicht erwachen möchte (n. 5 T.). [CK 1490]

Geile Träume, Nachts (d. 2. N.). [CK 1491]

Wohllüstige Träume, Nachts (d. 4. N.). [CK 1492]

Träume, Nachts, als fühle sie den Reiz vom Beischlafe in den Schamtheilen. [CK 1493]

Träume vom Beischlaf, und doch keine Pollution. [CK 1494]

Er erwacht nach Mitternacht mit Gefühl von geübtem Beischlafe, doch ohne Samen-Erguss. [CK 1495]

Sie erwacht aus lebhaftem Traume von Tages-Geschäften, deren Ausführung sie auch nach dem Erwachen noch nöthig glaubt. [CK 1496]

Er erwacht die Nacht oft aus schreckhaften Träumen. [CK 1497]

Aufschrecken beim Einschlafen. [CK 1498]

Zusammenfahren beim Einschlafen, wie von den Füssen aus. [CK 1499]

Aufschrecken u. Zucken der Glieder mit unruhigem Schlafe. [CK 1500]

Aengstliche Träume, Nachts. [CK 1501]

Schreckhafte, verworrene Träume und unruhiger Schlaf. [CK 1502]

Schreckhafter Traum und nach Erwachen, noch Furcht. [CK 1503]

Fürchterliche Träume. [CK 1504]

Traurige Träume. [CK 1505]

Grässliche Träume; man will ihn tödten. [CK 1506]

Träume von Mord. [CK 1507]

Aengstlicher Traum; bei Schlägerei versteckt er sich vor der Gefahr. [CK 1508]

Unruhiger Schlaf mit öfterem Erwachen aus ängstlichen Träumen (*Gff.*). [CK 1509]

Lebhafte ängstliche Träume, Nachts. [CK 1510]

Nach lebhaften, angenehmen Träumen, Nachts, kann er sich früh nur schwer aus dem Schlafe finden, und träumt gleich wieder, sobald er die Augen schliesst. [CK 1511]

Er erwacht oft Nachts, wälzt sich herum und schläft bloss früh sehr tief. [CK 1512]

Sie erwacht Nachts oft, bleibt stundenlang wach und ist dann früh sehr verschlafen. [CK 1513]

Früh, nach vielen lebhaften, ein sehr ängstlicher Traum, als wenn sich viele und immer neue junge Hunde an mehreren Theilen seines Körpers fest anklammerten (*Gff.*). [CK 1514]

Aengstliches Erwachen, Nachts (n. 11 T.). [CK 1515]

Aufschreien im Schlafe, mit irrigen Worten. [CK 1516]

Aengstliches Aufschreien im Schlafe, mehrmals (n. 10 T.). [CK 1517]

Unruhige Nächte, mit Wimmern im Schlafe. [CK 1518]

Weinen, Nachts, im Schlafe. [CK 1519]

Das Kind schläft sehr unruhig und knurrt im Schlafe. [CK 1520]

Beim Einschlafen, Aengstlichkeit. [CK 1521]

Sie wacht Nachts oft auf, wie durch Angst geweckt. [CK 1522]

Abends, Furcht, zu Bette zu gehen. [CK 1523]

Sie erwacht mehrere Morgen mit Unruhe und Aengstlichkeit. [CK 1524]

Sie schreckt angstvoll aus dem Schlafe auf, will schreien und kann nicht, wie bei Alp. [CK 1525]

Nachts, Alp-Drücken. [CK 1526]

Nach Mitternacht, beim Erwachen, Angst-Anfall, dass sie keinen Athem kriegen konnte, zwei Stunden lang; zwei Nächte nach einander. [CK 1527]

Nach tiefem Schlafe, früh, nach dem Erwachen, ängstliche Gedanken, als sollte sie eben sterben, wozu sie sich auch vorbereitete durch Denken auf Abschieds-Briefe (n. 16 St.). [CK 1528]

Nachts, beim Umwenden im Bette, ängstliches Herzklopfen. [CK 1529]

Fast jeden Abend im Bette, Herzklopfen. [CK 1530]

Früh, beim Erwachen, Blutwallung. [CK 1531]

Nachts wird ihm das Liegen unerträglich; er muss aufstehen. [CK 1532]

Nachts war ihm keine Lage bequem, was ihn bis zum Weinen ärgerte. [CK 1533]

Nachts fühlt er die Schmerzen im Schlafe und träumt davon. [CK 1534]

Nach Mitternacht sehr unterbrochner, unruhiger Schlaf. [CK 1535]

Nachts, Stechen und Pochen im Hinterkopfe. [CK 1536]

Nachts, 3 Uhr, Erwachen mit düsterm Kopfe (d. 3. N.). [CK 1537]

Nachts, Trockenheit der Augen. [CK 1538]

Nachts, im Schlafe, läuft ihm der Speichel aus dem Munde. [CK 1539]

Nachts, saures Aufschwulken. [CK 1540]

Nachts erwacht sie mit Schwindel und Uebelkeit. [CK 1541]

Nachts, beim Erwachen, Hunger. [CK 1542]

Nacht-Durst; sie muss oft trinken und nur wenig auf einmal (n. 16 T.). [CK 1543]

Abends im Bette, lästiger Druck im Magen, durch Reiben gebessert (d. ersten Tage). [CK 1544]

Nachts, Schneiden in der Magen-Gegend, sie musste sich aufrichten. [CK 1545]

Nachts, Leibschneiden im Unterbauche. [CK 1546]

Nach Mitternacht, Leibkneipen unter dem Nabel, dass sie sich zusammenkrümmen musste. [CK 1547]

Nachts, Zieh-Schmerz in der linken Bauch-Seite. [CK 1548]

Nachts, stetes, fast vergebliches Drängen zum Stuhle (d. 2. N.). [CK 1549]

Nächtlicher Klamm der Bauch-Muskeln; sie sind ganz hart und schmerzen zum laut Aufschreien. [CK 1550]

Nachts Husten und Brustschmerz, die ihn erst spät nach Mitternacht einschlafen lassen. [CK 1551]

Nachts (im Wochenbette) eine Art Brust-Krampf, der vom Kreuze den Rücken heran erst in die Magen-Gegend kam, dann in die Brust stieg, den Athem erschwerte und sie sehr beängstigte. [CK 1552]

Nachts, Kreuzschmerzen und Stiche in beiden Hüften und der linken Brust (n. 4 T.). [CK 1553]

Nachts, Eingeschlafenheit der Hände. [CK 1554]

Nachts, Reissen im linken Beine. [CK 1555]

Abends im Bette, starker Zieh-Schmerz in der Ferse. [CK 1556]

Mehrere Nächte, Klamm in den Füssen. [CK 1557]

Nachts sind die Glieder wie eingeschlafen (n. 6 T.). [CK 1558]

Früh, beim Erwachen aus schwerem, schwärmerischem Schlafe, ist ihr die ganze rechte Körper-Seite eingeschlafen, eine halbe Stunde lang. [CK 1559]

Nachts, Ziehen im Zahnfleische und auf der ganzen linken Körper-Seite, von welchen Schmerzen sie erwachte. [CK 1560]

Nachts, schlaflos, vor Zittern und Gefühl, als schwinge sich Alles im Körper hin und her. [CK 1561]

Im Schlummer, einzelne Zuckungen; die Beine werden vorwärts gestossen. [CK 1562]

Früh, Blutwallung, beim Erwachen. [CK 1563]

Früh, beim Erwachen, Erschlaffung und Abspannung der Glieder, die nach dem Aufstehen verschwand. [CK 1564]

Schlaf unerquickend (n. 16 St.). [CK 1565]

Schlaf unerquickend und düster. [CK 1566]

Früh, beim Aufstehen, müde und schwer (n. 48 St.). [CK 1567]

Nachts wohl Schlaf, aber nicht erquickend, und früh ist er müde und lebenssatt. [CK 1568]

■ Fieber, Frost, Schweiß und Puls

Frost, Abends, beim Einschlafen (n. 14 T.). [CK 1569]

Schauder nach Trinken. [CK 1570]

Frösteln (n. 14 T.). [CK 1571]

Krampfhaftes Frost-Schütteln, wie von Gemüths-Erschütterung, mit Klopfen im Vorderhaupte, Abends (n. 4 T.). [CK 1572]

Innerlicher Frost, früh. [CK 1573]

Früh immer heimliches Frösteln (n. 2 T.). [CK 1574]

Immerwährender Frost, mit fühlbarer Kälte über und über, stärker gegen Abend. [CK 1575]

Viele Tage, Frost auf der linken Seite des Körpers. [CK 1576]

Vor Kälte sind Hände und Füsse ganz abgestorben. [CK 1577]

Beim Frösteln ist es ihr, als sollte ein Stillstand im Innern erfolgen. [CK 1578]

Arger Frost, Abends, der am Einschlafen hindert, mit Uebelkeit (*Gll.*). [CK 1579]

Fieber, einen Abend um den andern, Frost von 7 Uhr an, der ihn, wenn er sich ins Bett legte, hoch in die Höhe warf, ohne Hitze oder Schweiss darauf. [CK 1580]

Frost im Rücken, Nachmittags 3 Uhr, noch schlimmer aber Abends, nach dem Niederlegen, eine Viertelstunde lang, mit kalten Füssen, ohne Hitze und ohne Schweiss darauf. [CK 1581]

Fieber alle Nachmittage 3 Uhr bis Abends spät, ein immer höher steigender Frost, ohne Hitze oder Schweiss darauf. [CK 1582]

Fieber, Abends 7 Uhr, Schüttelfrost und grosse Kälte, selbst im Bette, als läge sie im Eise, zwei Stunden lang, mit Ziehen in allen Gliedern, im Rücken und ganzen Körper, und beim Erwachen aus dem traumvollen Schlafe, Schweiss über und über, zwei Abende nach einander, mit argem Durste nach dem Schweisse (n. 27 T.). [CK 1583]

Kälte des Körpers, Abends, mit Hitze in der Stirn. [CK 1584]

Früh, 8 Uhr, halbstündiger arger Frost, und wenig Hitze darauf. [CK 1585]

Früh erwacht sie mit Frost, bald darauf viel Hitze und Schmerz im Hinterkopfe; sie fühlt sich recht krank (d. 7. T.). [CK 1586]

Frost alle Tage. [CK 1587]

Abend-Fieber, täglich, erst Frost, dann Hitze (*Htb.*). [CK 1588]

Abend-Fieber, wenig Frost, gleich stark anhaltende Hitze, Müdigkeit und Gliederschmerzen (*Gll.*). [CK 1589]

Frost alle Abende im Bette, bis 12 Uhr; dann wieder warm und heiss; früh, sauer riechender Schweiss. [CK 1590]

Abends, abwechselnd Frost und Hitze, mit drückendem Schmerze im ganzen Kopfe und Schnupfen (n. 2 T.). [CK 1591]

Abwechselnd Frost und Hitze, und grosse Röthe und Hitze auf den Wangen (n. 10, 19 T.). [CK 1592]

Nach Schreck, wechselnde Anfälle von Frost, Hitze und Schweiss, 24 Stunden lang. [CK 1593]

Fieber, mit Niederlegen, Uebelkeit, viermaligem Erbrechen, Frost und drauf (ohne vorgängige Hitze) Schweiss, es lag ihr in allen Gliedern, sie hatte Stiche im Kopfe, den folgenden Tag wieder Frost, nach Gesichts-Hitze (n. 5 T.). [CK 1594]

Fieber mit grosser Mattigkeit, mehr Hitze, später erst Frost (*Gll.*). [CK 1595]

Fieber, alle Abende, brennende Hitze; sie trinkt sehr oft, aber wenig, dabei oft Stuhldrang, ohne Stuhl, und Nachts öfteres Lassen sehr wenigen braunen Urines. [CK 1596]

Viel Hitze am Körper und zugleich heftiges Brennen und Stechen in den Augen (n. 9 T.). [CK 1597]

Brennende Hitze mit kurzem Athem, geringem Durste, Gesichts-Blässe und Aufschrecken im Schlafe (n. 14 T.). [CK 1598]

Er empfindet einen steten scharfschweissigen Geruch um sich her. [CK 1599]

Wie Zwiebel stinkende Körper-Ausdünstung. [CK 1600]

Säuerlich riechender, starker Schweiss des Körpers, nur an den Unterschenkeln nicht. [CK 1601]

Nacht-Schweiss, bloss am Rumpfe, nicht an den Beinen. [CK 1602]

Alle Nächte Schweiss, nach Mitternacht, am meisten auf der Brust. [CK 1603]

Nachts, starker Schweiss, bei Kälte der Stirn und am Halse. [CK 1604]

Früh-Schweiss, bloss in den Gelenken. [CK 1605]

Früh-Schweiss, im Bette, sieben Morgen nach einander (n. 7 T.). [CK 1606]

Früh-Schweiss über den ganzen Körper, mit Blut-Geruch. [CK 1607]

Früh-Schweiss, nach unruhiger Nacht (n. 10 T.) (*Gll.*). [CK 1608]

Magnesia carbonica

Magnesia (carbonica.). **Magnesie,**
Bittersalzerde [CK IV (1838), S. 135–177]

Sie wird aus einer Auflösung von Bittersalz (Sedlitzer Salz, Epsom-Salz) in hinreichend vielem Wasser mittels Zutröpfelns aufgelöseten, reinen milden Laugensalzes niedergeschlagen, mit gehörig vielem destillirtem Wasser, mehrmal wiederholt, durch ein Filtrum entsalzet und zuletzt auf Papier getrocknet.

Sie zeichnete sich vorzüglich hülfreich aus, wo folgende Zustände in chronischen Krankheiten mit zugegen waren:

Schwarze Flecke vor dem Gesichte; Augen-Zuschwären, früh, Schwerhörigkeit; Zahnweh der Schwangern; Pochendes Zahnweh mit einzelnen Stichen; Nächtliches Zahnweh, beim Anstossen an die Zähne wie geschwürig schmerzend; Oft plötzlich stockende Sprache; Zusammenzieh-Schmerz im Magen; Leistenbruch; Hartleibigkeit; Mangel an Geschlechtstrieb; Mangel an Erektionen; Zögernde Monatszeit; **Weissfluss;** – Nasen-Verstopfung; Stock-Schnupfen; **Steifheit im Genicke;** Anfälle von Reissen in der Achsel, auch Nachts, mit Kriebeln bis in die Finger und Unmöglichkeit, den Arm vor Schmerz zu bewegen; Verrenkungs-Schmerz im Achsel-Gelenke bei Bewegung; Aufspringen der Haut der Hände; Blutschwäre am Unterschenkel; Jücken; Oefteres plötzliches zu Boden Fallen, bei Bewusstseyn, stehend oder gehend; Epileptische Anfälle; Tages-Schläfrigkeit; Schlaflosigkeit von nächtlicher Beklemmung im Unterbauche; Träume, auch ängstliche, alle Nächte.

Die mit (*Htb.* u. *Tr.*) bezeichneten Symptome sind aus der reinen Arzneimittellehre der DD. *Hartlaub* und *Trs.*; aber mit keinem Buchstaben des Urhebers bezeichnet; sie tragen jedoch ganz das Gepräge an sich, als ob sie von der allezeit fertigen Symptomen-Fabrik des *Ng.* herrührten; *Sr., Dr. Schréter; Whl., Wahle.*

Magnesia carbonica

■ Gemüt

Zitternde Angst und Furcht, als wenn Böses bevorstünde, Abends im Bette vergehend (*Htb.* u. *Tr.*). [CK 1]

Aengstlich und warm im ganzen Körper, besonders im Kopfe, während des Warm-Essens (*Htb.* u. *Tr.*). [CK 2]

Sehr ängstlich, mit Schweiss, den ganzen Tag, besonders bei Bewegung (*Htb.* u. *Tr.*). [CK 3]

Aengstlich und abgeschlagen mit Stechen im ganzen Körper, nach dem Aufstehen aus dem Bette (*Htb.* u. *Tr.*). [CK 4]

Bangigkeit und Unaufgelegtheit, Nachmittags, bei zusammenschraubendem Kopfweh; Abends gut gelaunt (*Htb.* u. *Tr.*). [CK 5]

Innere Unruhe mit Zittern in den Händen, und solcher Zerstreutheit, dass er beim Schreiben eines Briefes öfters aufstehen und denselben dreimal umschreiben muss (n. 3 W.) (*Htb.* u. *Tr.*). [CK 6]

Verdriesslich, dass sie nicht weiss, was anzufangen, mit Schweiss (n. 6 T.) (*Htb.* u. *Tr.*). [CK 7]

Sehr verdriesslich, Abends (n. 6 T.). [CK 8]

Sehr verdrossen, Abends, 7 Uhr; Alles ist ihr zuwider (*Htb.* u. *Tr.*). [CK 9]

Verdriessliche, ärgerliche Laune (*Htb.* u. *Tr.*). [CK 10]

Unaufgelegt, was sich mit der Zeit verstärkt (*Htb.* u. *Tr.*). [CK 11]

Ueble Laune; Alles ärgert sie, was sie ansieht; Abends besser (*Htb.* u. *Tr.*). [CK 12]

Misslaunig, und doch trällert sie, (bald vergehend) (n. 2 St.) (*Htb.* u. *Tr.*). [CK 13]

Trübe Stimmung mit Rede-Unlust und Bänglichkeit (*Htb.* u. *Tr.*). [CK 14]

Traurig und bänglich (n. 2 St.) (*Htb.* u. *Tr.*). [CK 15]

Abspannung des Gemüthes, Geistes und Körpers (n. 20 T.). [CK 16]

Sehr vergesslich und von übler Laune (n. 18 T.) (*Htb.* u. *Tr.*). [CK 17]

Sehr gesprächig; Alles geht ihr gut von Statten (d. 1. T.) (*Htb.u. Tr.*). [CK 18]

Bessere Laune Nachmittags, als Vormittags (*Htb.* u. *Tr.*). [CK 19]

■ Schwindel, Verstand und Gedächtnis

Befangenheit und Eingenommenheit des Kopfes von geistigen Arbeiten. [CK 20]

Taumlich im Kopfe, öfters wie bewusstlos (d. 28. 29. T.) (*Htb.* u. *Tr.*). [CK 21]

Schwindel beim Knien, als sollte sie zusammenfallen (*Htb.* u. *Tr.*). [CK 22]

Schwindel im Stehen, als gingen die Gegenstände herum, mit Trunkenheit und Schwere des Kopfes (*Htb.* u. *Tr.*). [CK 23]

Schwindel, früh, nach dem Aufstehen, als ginge Alles mit ihr herum, mit Brecherlichkeit und viel Wasser-Zusammenlaufen im Munde (*Htb.* u. *Tr.*). [CK 24]

Schwindel, als ginge Alles mit ihr herum und sollte sie vorwärts fallen (*Htb.u. Tr.*). [CK 25]

Ohnmachts-Schwindel, Abends, nach dem Niederlegen, mit Kälte und darauf Brecherlichkeit ½ Stunde lang; drauf Schlaf mit öfterm Erwachen unter heftiger Uebelkeit von der geringsten Bewegung; am Morgen, nach dem Aufstehen war es am ärgsten, dabei Geschmack und Aufstossen wie von faulen Eiern, bei bleichem Gesichte und Kälte (d. 25. T.) (*Htb.* u. *Tr.*). [CK 26]

Schwindel zum Umsinken, Abends, im Sitzen (und Nähen), mit Uebelkeit; dann liegend wusste sie nichts von sich selbst (n. 4 T.). [CK 27]

■ Kopf

Schwere des Kopfes, beim Liegen, nach Erwachen aus dem Mittags-Schlafe, wobei der Speichel mit Blut gefärbt ist. [CK 28]

Schwere in der Stirn im Stehen (n. 2 St.) (*Htb.* u. *Tr.*). [CK 29]

Schwer und düselig im Kopfe, früh, beim Aufstehen, was beim herum Gehen nach einer Stunde vergeht (*Htb.* u. *Tr.*). [CK 30]

Schwer und düster im Kopfe, früh, beim Aufstehen, wie nicht ausgeschlafen, nach Waschen und Bewegung vergehend (d. 7. T.) (*Htb.* u. *Tr.*). [CK 31]

Schwere des Kopfes, mit Gähnen und Uebelkeit (d. 3. T.) (*Htb.* u. *Tr.*). [CK 32]

Grosse Schwere und Schmerzhaftigkeit des Kopfes (d. 2. T.) (*Htb.u. Tr.*). [CK 33]

Schwere in der Stirn und Geschwür-Schmerz an der linken Seite des Hinterhauptes (*Htb.* u. *Tr.*). [CK 34]

Kopfschmerz, wie von Nacken-Steifheit. [CK 35]

Heftiges Kopfweh, früh, im Bette, bis gegen Mittag (*Htb.* u. *Tr.*). [CK 36]

Heftiger Kopfschmerz, Nachts, im Schlafe, doch stärker nach dem Erwachen; beim Aufrichten des Kopfes vergehend (*Htb.* u. *Tr.*). [CK 37]

Kopfweh, Nachmittags, das sich gegen Abend verschlimmert, mit Geschwür-Schmerz des Kopfes bei äusserem Drucke (*Htb.* u. *Tr.*). [CK 38]

Druck über den Kopf, bei geistigen Arbeiten. [CK 39]

Druck über den ganzen Kopf in einem Zimmer unter vielen Menschen (n. 15 T.). [CK 40]

Drücken in der Stirn, täglich. [CK 41]

Starker Druck im Vorderkopfe, mit Augenschmerz. [CK 42]

Druck-Schmerz an der Stirne, früh, beim Erwachen, bis Nachmittags (d. 20. T.) (*Htb*. u. *Tr*.). [CK 43]

Drücken in der Stirn, von früh bis Mittag (*Htb*. u. *Tr*.). [CK 44]

Betäubender Druck-Schmerz in der linken Stirnseite und zuweilen auch in den Augen (d. 14. T.) (*Htb*. u. *Tr*.). [CK 45]

Ein stechender Druck-Schmerz in der Stirn, öfters aussetzend (d. 10. T.) (*Htb*. u. *Tr*.). [CK 46]

Zusammenschrauben im Kopfe von beiden Seiten, später auch im Hinterhaupte, lang anhaltend (*Htb*. u. *Tr*.). [CK 47]

Spannen und Ziehen im Hinterhaupte, während und nach Schlingen, als wollte es den Kopf zurück ziehen, im Stehen verschlimmert, dass sie sich setzen muss, worauf es vergeht (n. 2 St.) (*Htb*. u. *Tr*.). [CK 48]

Ziehender Schmerz im Kopfe (n. 16 T.). [CK 49]

Zieh-Schmerz in der Stirn mit Uebelkeit (d. 6. Morgen) (*Htb*. u. *Tr*.). [CK 50]

Zieh-Schmerz in der Stirn von früh bis Mittag (n. 10 T.) (*Htb*. u. *Tr*.). [CK 51]

Heftig zuckendes Kopfweh, nach Aerger, mit Schwere-Gefühl, von Nachmittag 1 Uhr immer zunehmend, bis es Abends im Bette vergeht (d. 15. T.) (*Htb*. u. *Tr*.). [CK 52]

Reissen und Schwere in der Stirn und dem Oberkopfe, nach dem Mittag-Essen (*Htb*. u. *Tr*.). [CK 53]

Reissen und Klopfen tief in der Stirn (*Htb*. u. *Tr*.). [CK 54]

Reissen und Rückwärts Ziehen im Genicke, von Nachmittags bis Abends, wo es im Bette vergeht (*Htb*. u. *Tr*.). [CK 55]

Reissen in der Stirn, mit Betäubung und Schwere im Gehirn (*Htb*. u. *Tr*.). [CK 56]

Schmerzhaftes Stirn-Reissen, tief im Gehirn, und vor dem linken Ohre (*Htb*. u. *Tr*.). [CK 57]

Reissen in der linken Schläfe, durch Aufdrücken vergehend; auch Abends, beim Niederlegen (*Htb*. u. *Tr*.). [CK 58]

Heftiges Reissen in der linken Schläfe-Seite hinauf, bei Zahnweh in einem hintern Backzahne (*Htb*. u. *Tr*.). [CK 59]

Schmerzhaftes Reissen in der rechten Schläfe, dass es ihr die Augen zusammenzog (*Htb*. u. *Tr*.). [CK 60]

Heftig zuckendes Reissen, bald am Scheitel, bald am Hinterhaupte, den Oberarmen und Schenkeln (d. 25. u. 26. T.) (*Htb*. u. *Tr*.). [CK 61]

Heftiges Reissen und Stechen im ganzen Kopfe, wie mit Messern, Abends, vor dem Niederlegen und die ganze Nacht, dass sie von Verstande zu kommen glaubte (*Htb*. u. *Tr*.). [CK 62]

Reissen und hinein Stechen auf der rechten Kopfseite, nach dem Mittag-Essen, im Sitzen (*Htb*. u. *Tr*.). [CK 63]

Stiche auf der rechten Kopf-Seite, und darauf, beim Bewegen des Kopfes nach links, ein Riss an der rechten Hinterhaupt-Seite (*Htb*. u. *Tr*.). [CK 64]

Stechender Kopfschmerz, früh, nach dem Aufstehen, mit Druck über dem Auge (n. 8 T.). [CK 65]

Stechen, nach aussen, in der rechten Stirn-Seite, mehr äusserlich, nach vorgängigem Kitzeln an der Stelle (*Htb*. u. *Tr*.). [CK 66]

Stechen um die Stirne, öfters wiederholt, Abends (*Htb*. u. *Tr*.). [CK 67]

Stiche auf dem Scheitel (*Htb*. u. *Tr*.). [CK 68]

Stich-Schmerz in der rechten Schläfe, nach dem Mittag-Essen (d. 10. T.) (*Htb*. u. *Tr*.). [CK 69]

Stechen in der linken Schläfe (n. 12 T.). [CK 70]

Ein stumpfer Stich in der linken Schläfe und darauf über dem rechten Ohre (*Htb*. u. *Tr*.). [CK 71]

Heftiges Stechen in der (rechten) Kopf-Seite, auf der sie Nachts liegt, herauswärts; beim Legen auf die andere Seite vergehend (*Htb*. u. *Tr*.). [CK 72]

Stumpfe, schmerzhafte Stiche an der vordern Ecke des rechten Seitenwandbeines, Abends (*Htb*. u. *Tr*.). [CK 73]

Stechen und Klopfen in der rechten Kopf-Seite, nach dem Mittag-Essen (*Htb*. u. *Tr*.). [CK 74]

Stumpfe Stiche in die rechte Kopfseite hinein, im Stehen (*Htb*. u. *Tr*.). [CK 75]

Ein tiefer, stumpfer Stich durch das Gehirn, vom Scheitel bis an die rechte Hinterhaupt-Seite (*Htb*. u. *Tr*.). [CK 76]

Stiche in der linken Kopf-Seite, im Stehen, auch Abends (*Htb*. u. *Tr*.). [CK 77]

Stechen von beiden Seitenwandbeinen gegen einander gehend (*Htb*. u. *Tr*.). [CK 78]

Heftiges Stechen im Hinterhaupte, Abends (*Htb*. u. *Tr*.). [CK 79]

Stich-Schmerz im ganzen Kopfe, der sie sehr verstimmt, von Abends, 8 Uhr, bis zum Einschlafen (*Htb*. u. *Tr*.). [CK 80]

Stiche im Kopfe, hie und da (*Htb.*). [CK 81]

Stechen im Kopfe; drauf Schmerz, wie zerstossen in den Kopf-Seiten, im Stehen, und durch Bewegen nicht vermehrt (*Htb.* u. *Tr.*). [CK 82]

Bohrendes Stechen vom obern Theile der rechten Kopf-Seite bis durch das Hinterhaupt, früh (*Htb.* u. *Tr.*). [CK 83]

Schmerzhaftes Bohren in der linken Kopf-Seite (d. 2. Abend.) (*Htb.* u. *Tr.*). [CK 84]

Dröhnen im ganzen Kopfe, bei geringer Bewegung (n. 15 T.). [CK 85]

Dröhnender Ruck über dem linken Auge, durch den Kopf, beim Bewegen und Gehen (n. 11 T.). [CK 86]

Gefühl wie Puls in der Stirn-Gegend (*Htb.* u. *Tr.*). [CK 87]

Blutdrang nach dem Kopfe, besonders beim gewohnten Tabakrauchen (n. 5 T.). [CK 88]

Starker Blutdrang nach dem Kopfe, Vormittags. [CK 89]

Sehr warm im Kopfe und Schweiss im Gesichte (*Htb.* u. *Tr.*). [CK 90]

Aufsteigende Kopfhitze, öfters, auch Abends (*Htb.* u. *Tr.*). [CK 91]

Hitz-Gefühl im Kopfe, öfters, ohne Schweiss darauf (*Htb.* u. *Tr.*). [CK 92]

Hitz-Gefühl im Kopfe, mit Wechsel von Blässe des Gesichtes und äusserer Hitze und Röthe desselben (d. 10. T.) (*Htb.* u. *Tr.*). [CK 93]

Hitze im Kopfe und den Händen, mit Röthe des Gesichtes und äusserer vermehrter Wärme (d. 7. T.) (*Htb.* u. *Tr.*). [CK 94]

Aeusserlich am Haarkopfe, ein feiner Schnitt von der Mitte der Stirn gegen das linke Auge zu, als wolle es die Haut durchschneiden (*Htb.* u. *Tr.*). [CK 95]

Empfindliche Nadel-Stiche am Kopfe, nach dem Mittag-Essen (*Htb.* u. *Tr.*). [CK 96]

Empfindlichkeit des Scheitels, wie zerschlagen, beim Aufdrücken, nach dem vorgängigem zuckendem Reissen (*Htb.* u. *Tr.*). [CK 97]

Kopfweh auf dem Scheitel, wie Ziehen an den Haaren, von Nachmittag bis Abends (*Htb.* u. *Tr.*). [CK 98]

Jücken auf dem Haarkopfe, an verschiedenen Stellen (*Htb.* u. *Tr.*). [CK 99]

Jücken der Schuppen auf dem Haarkopfe, bis zum blutig Kratzen, besonders bei Regenwetter (*Htb.* u. *Tr.*). [CK 100]

Ein Schorf auf der linken Stirn-Seite (*Htb.* u. *Tr.*). [CK 101]

Die Haare gehen stärker aus. [CK 102]

Arges Ausfallen der Haare. [CK 103]

■ Augen

Augenschmerz im linken Auge, als sollte es zerspringen, oder als dränge es nach aussen unter starkem Thränen; zugleich lief aus dem linken Nasenloche viel Thränen-Wasser, mit Erhöhung des ziehend stechenden Kopfschmerzes über dem linken Auge beim Schneuzen. [CK 104]

Drücken um die Augen gegen Abend (*Whl.*). [CK 105]

Reissen in den Augen und darauf Wässern derselben, was nach Waschen vergeht, früh, im Bette (*Htb.* u. *Tr.*). [CK 106]

Zuckendes Reissen in beiden untern Augenlidern (*Htb.* u. *Tr.*). [CK 107]

Zucken in den Lidern des linken Auges, mit Thränen desselben, drei Tage lang (*Htb.* u. *Tr.*). [CK 108]

Jücken im ganzen rechten Auge, nach dem Mittag-Essen (*Htb.* u. *Tr.*). [CK 109]

Wohllüstiges Jücken im linken Auge, durch Reiben vergehend (d. 10. T.) (*Htb.* u. *Tr.*). [CK 110]

Jücken und Beissen im linken Auge, durch Reiben vergehend (*Htb.* u. *Tr.*). [CK 111]

Beissendes Jücken im rechten innern Augenwinkel, durch Reiben getilgt (*Htb.* u. *Tr.*). [CK 112]

Jücken und Brennen der Augen, besonders in den Winkeln, Abends (*Htb.* u. *Tr.*). [CK 113]

Brennen und Stechen in den Augen, mit rothen Aederchen im Weissen (d. 11. T.) (*Htb.* u. *Tr.*). [CK 114]

Immer Brennen und Trockenheit der Augen (d. 9. 10. 11. u. 25. T.) (*Htb.* u. *Tr.*). [CK 115]

Brennen und Entzündung des rechten Auges im innern Winkel (*Htb.* u. *Tr.*). [CK 116]

Entzündung und Geschwulst des untern Augenlides, mit Röthe des einen Winkels (n. 8 T.). [CK 117]

Geschwulst des Augapfels, als wolle sich ein Wasser-Auge bilden. [CK 118]

Trockenheit der Augen, früh (d. 9. T.) (*Htb.* u. *Tr.*). [CK 119]

Trockenheit und Brennen der Augen (d. 20. T.) (*Htb.* u. *Tr.*). [CK 120]

Thränen und Brennen des rechten Auges, mit rothen Adern im innern Winkel (d. 9. u. 10. T.) (*Htb.* u. *Tr.*). [CK 121]

Wässrige Augen, alle Morgen, wie nach langem Weinen (*Htb.* u. *Tr.*). [CK 122]

Wässern der Augen, den ganzen Tag (*Htb.* u. *Tr.*). [CK 123]

Thränen und Beissen des linken Auges (*Htb.* u. *Tr.*). [CK 124]

Thränen der Augen am Tage, und früh Zugeklebtheit (*Htb.* u. *Tr.*). [CK 125]

Verklebtheit der Augen, früh, erst nach zweimaligem Waschen vergehend (*Htb.* u. *Tr.*). [CK 126]

Eiter in den Augen, früh, beim Erwachen, mit Brennen und Trübsichtigkeit derselben (*Htb.* u. *Tr.*). [CK 127]

Zugeklebtheit der Augen, früh, mit Brennen in der Tages-Helle, viele Tage lang (*Htb.* u. *Tr.*). [CK 128]

Verklebtheit der Augen von Eiter, früh, beim Erwachen (*Htb.* u. *Tr.*). [CK 129]

Zuschwären der Augen und Drücken darin. [CK 130]

Wie verschwollen waren ihr früh, nach dem Erwachen, die Augen, bei Düseligkeit im Kopfe; sie konnte sie lange nicht aufthun (*Htb.* u. *Tr.*). [CK 131]

Das rechte Auge ist schwächer und vergeht ihr beim genau Sehen (*Htb.* u. *Tr.*). [CK 132]

Trübsichtigkeit (d. 3. T.). [CK 133]

Trübsichtigkeit des entzündeten Auges, wie Federn davor. [CK 134]

Nebel vor den Augen, besonders vor dem rechten (*Htb.* u. *Tr.*). [CK 135]

Lichtscheu, mit Brennen in den Augen (d. 29. T.) (*Htb.* u. *Tr.*). [CK 136]

Reissen im rechten obern Augenhöhlrande (*Htb.* u. *Tr.*). [CK 137]

■   Ohren

Ohren-Reissen, mit Reissen in den linken Backen-Zähnen und an andern Stellen, alle Augenblicke anderswo (*Htb.* u. *Tr.*). [CK 138]

Stumpfes Bohren im rechten Ohre (*Htb.* u. *Tr.*). [CK 139]

Schmerzhaftes Bohren und Stechen in das linke Ohr hinein (*Htb.* u. *Tr.*). [CK 140]

Anhaltendes Kitzeln im rechten Ohre, Abends (*Htb.* u. *Tr.*). [CK 141]

Brennen im rechten Ohre, wie Feuer, nur kurz (*Htb.* u. *Tr.*). [CK 142]

Schmerzhaftes Reissen, in der ganzen linken Ohrmuschel, Abends, und Vormittags in der rechten (*Htb.* u. *Tr.*). [CK 143]

Heftiges Stechen vor dem linken Ohre (*Htb.* u. *Tr.*). [CK 144]

Ein schmerzhafter stumpfer Stich hinter dem rechten Ohre, der mit Spannen endet, das durch darauf drücken nur kurz vergeht (*Htb.* u. *Tr.*). [CK 145]

Wundheits-Schmerz hinter dem rechten Ohrläppchen, beim darauf Drücken (d. 7. T.). [CK 146]

Röthe und Entzündung des rechten äussern Gehörganges, drei Tage lang, mit Schmerz, wie geschwürig, und lang nachbleibender Empfindlichkeit gegen Druck (*Htb.* u. *Tr.*). [CK 147]

Grosse Empfindlichkeit gegen Geräusch, bis zum Zusammenschrecken. [CK 148]

Klingen der Ohren (n. 20 T.). [CK 149]

Klingen im rechten Ohre, nach dem Mittag-Essen (*Htb.* u. *Tr.*). [CK 150]

Klingen und Läuten im linken Ohre (*Htb.* u. *Tr.*). [CK 151]

Läuten im linken Ohre, früh, im Bette, und drauf Schmerzhaftigkeit des ganzen Ohres bei Berührung (*Htb.* u. *Tr.*). [CK 152]

Starkes Läuten im rechten Ohre, nach dem Mittag-Essen (*Htb.* u. *Tr.*). [CK 153]

Sausen vor dem Ohre, wie mit Pfeifen wechselnd. [CK 154]

Sausen im rechten Ohre (*Htb.* u. *Tr.*). [CK 155]

Sausen und Läuten im linken Ohre, wie Sturmwind, mit Gehör-Verminderung (*Htb.* u. *Tr.*). [CK 156]

Brausen vor den Ohren, so arg, dass sie davor nicht im Bette bleiben konnte, sie muss sich aufsetzen und endlich aufstehen (n. 9 T.). [CK 157]

Sausen, Flattern und Wuwwern im rechten Ohre, mit Schwerhörigkeit (*Htb.* u. *Tr.*). [CK 158]

Flattern aus dem rechten Ohre, wie von einem Vogel (*Htb.* u. *Tr.*). [CK 159]

Flattern vor dem rechten Ohre, Abends (*Htb.* u. *Tr.*). [CK 160]

Rauschen, wie Wasser im rechten Ohre, Abends (d. 25. T.) (*Htb.* u. *Tr.*). [CK 161]

Sausen im rechten Ohre, mit Gehör-Verminderung und einer Art Berauschtheit im Freien, dass sie nicht verstand, was man sie fragte, im Zimmer noch ärger (d. 29. T.) (*Htb.* u. *Tr.*). [CK 162]

■   Nase

Die Nase wird mehrere Abende roth und geschwillt. [CK 163]

Ein Schorf im Innern der Nase (n. 3 T.). [CK 164]

Bluten der Nase, früh (n. 2, 3 T.). [CK 165]

Starkes Nasenbluten (n. 24 St.) (*Htb.*). [CK 166]

Oefteres starkes Nasenbluten (n. 17 T.). [CK 167]

Bluten aus Nase und Mund. [CK 168]

Heftiges Nasenbluten, früh, 3 und 5 Uhr, beim Erwachen, mit heftigem Niesen und Kitzeln in der rechten Nasenhöhle (*Htb.* u. *Tr.*). [CK 169]

Blut-Schnauben (d. 15. T.) (*Htb.* u. *Tr.*). [CK 170]

Schmerzhaftes Jücken, oben an der linken Nasen-Seite, bei dem Auge (d. 25. T.) (*Htb.* u. *Tr.*). [CK 171]

Heftiges Reissen von der linken Nasen-Seite über den Augen-Rand, bis in die Schläfe (*Htb.* u. *Tr.*). [CK 172]

■ Gesicht

Gesicht missfarbig und bleich, bei allgemeiner Unbehaglichkeit (d. 12. T.) (*Htb.* u. *Tr.*). [CK 173]

Elendes, blasses, erdfahles Ansehn, lange Zeit (d. 19. 20. T.) (*Htb.* u. *Tr.*). [CK 174]

Verdriessliches Gesicht, Vormittags (*Htb.* u. *Tr.*). [CK 175]

Röthe und Brennen des Gesichtes, bei äusserer Hitze, Abends (*Htb.* u. *Tr.*). [CK 176]

Grosse Röthe im Gesichte mit allgemeiner Hitze, öfters (*Htb.* u. *Tr.*). [CK 177]

Spannen im ganzen Gesichte, als wenn Eiweiss darauf trocknete (*Htb.* u. *Tr.*). [CK 178]

Reissen in der linken Gesichts-Seite (*Htb.* u. *Tr.*). [CK 179]

Nächtliches Reissen, Wühlen und Bohren, wie mit einem glühenden Eisen im Jochbeine, durch Aufsetzen im Bette etwas gemildert, oder mit fürchterlicher Angst gar aus dem Bette treibend (*Whl.*). [CK 180]

Sie muss die ganze Nacht wegen der Gesichts-Schmerzen aus einer Stube in die andere laufen, die schmerzhafte Seite halten und immer mit dem Kopfe wackeln, sobald sie sich ruhig verhält, kehren die Schmerzen gleich heftig wieder (*Whl.*). [CK 181]

Pochende Schmerzen in der Highmors-Höhle, und Geschwulst des rechten Backen-Knochens (*Whl.*). [CK 182]

Anhaltendes Brennen und Zwängen zwischen Lippen und Kinn, Abends (*Htb. u Tr.*). [CK 183]

Hitze im Gesichte und den Händen, mit Röthe, Brennen und Durst, Mittags (*Htb.* u. *Tr.*). [CK 184]

Röthe und Geschwulst der rechten Wange, und des Unterkiefers, mit argem Geschwür-Schmerze; besonders schmerzhaft beim darauf Drücken und mit Zucken beim Sprechen, Niesen und Gähnen, 6 Tage lang (*Htb.* u. *Tr.*). [CK 185]

Viel Bläschen an den Seiten der Stirn und am rechten Mund-Winkel (*Htb.* u. *Tr.*). [CK 186]

Bläschen auf der Nase, auch mit Eiter (*Htb.* u. *Tr.*). [CK 187]

Viel Blütchen um das Kinn (*Htb.* u. *Tr.*). [CK 188]

Eiter-Pustel unter dem rechten Nasenloche, mit brennendem Schorfe zuletzt (*Htb.* u. *Tr.*). [CK 189]

Pustel vor dem rechten Ohre, ohne Empfindung (*Htb.* u. *Tr.*). [CK 190]

Harter Knoten an der rechten Schläfe, der nur bei Berührung schmerzt (*Htb.* u. *Tr.*). [CK 191]

Die Unterkiefer-Drüse rechter Seite schmerzt beim darauf Drücken und beim Bewegen des Unterkiefers (*Htb.* u. *Tr.*). [CK 192]

Lippen, früh, trocken ohne Durst, bis Mittag (*Htb.* u. *Tr.*). [CK 193]

Brennen und Spannen in der Oberlippe (*Htb.* u. *Tr.*). [CK 194]

Feines, schmerzhaftes Reissen in der Unterlippe (*Htb.* u. *Tr.*). [CK 195]

Jückendes Brennen über der Oberlippe, gegen den linken Mundwinkel zu (*Htb.* u. *Tr.*). [CK 196]

Jücken an der Oberlippe, als wenn ein Ausschlag dort entstehen sollte (*Htb.* u. *Tr.*). [CK 197]

Wundheit der Oberlippe. [CK 198]

Feiner Ausschlag am Munde (n. 3 T.). [CK 199]

Flechten-Ausschlag unter dem ganzen Munde herum. [CK 200]

Eiter-Blüthe auf der Oberlippe (d. 2. T.). [CK 201]

Eiter-Blüthen auf der Unterlippe (n. 3 T.). [CK 202]

Blase an der Unterlippe, am rechten Mundwinkel, 3 Tage lang (*Htb.* u. *Tr.*). [CK 203]

Helle Bläschen am linken Winkel der Oberlippe mit Spann-Schmerz (*Htb.* u. *Tr.*). [CK 204]

Harte Knötchen an beiden Mundwinkeln (*Htb.* u. *Tr.*). [CK 205]

Schmerz, wie zerschnitten, innerlich in der Oberlippe, am Zahnfleische, und Brennen bei Berührung mit der Zunge (*Htb.* u. *Tr.*). [CK 206]

■ **Mund und innerer Hals**

Zahnschmerz mit Backen-Geschwulst. [CK 207]

Zahnweh im Fahren, durch Kälte verschlimmert (*Htb.* u. *Tr.*). [CK 208]

Zahnweh, täglich, früh, nach Erwachen oder nach dem Aufstehen, auf der rechten Seite; durch längeres Umhergehen vergehend (*Htb.* u. *Tr.*). [CK 209]

Schmerz der hintern untern Backzähne, beider Seiten, Abends und früh (*Htb.* u. *Tr.*). [CK 210]

Arger Schmerz in einem rechten hohlen Backzahne, durch Nichts zu besänftigen (d. 60. T.) (*Htb.* u. *Tr.*). [CK 211]

Zahnschmerz, alle Tage, vorzüglich Nachts. [CK 212]

So wie er ins Bette kommt, schmerzen die Zähne viel stärker und es läuft viel Wasser im Munde zusammen. [CK 213]

Zahnschmerzen aus den Zähnen nach den Schläfen zuziehend, bloss Abends im Bette anfangend und Nachts ihn aus dem Bette treibend, mehrere Nächte nach einander. [CK 214]

Ziehen in allen Zähnen, mit Geschwulst und Röthe des Zahnfleisches. [CK 215]

Zuckendes Zahnweh, fast täglich, früh, nach dem Aufstehen und in der Nacht, mit Zucken in den Fingern und Füssen, im Wachen und Schlafen (d. 60. T.) (*Htb.* u. *Tr.*). [CK 216]

Reissen und Ziehen in den hintern untern Backzähnen, auch Abends, zuweilen durch Salz beschwichtigt (*Htb.* u. *Tr.*). [CK 217]

Heftiges Reissen, Ziehen und Nagen in einem hohlen Zahne, dass sie winselte, durch Kaltes und Legen auf die schmerzende Seite nur kurz beschwichtigt, fortdauernd bis 4 Uhr früh, ärger im warmen Zimmer, mit Unruhe, Unmuth und Spann-Schmerz am ganzen rechten Backen; (nach der Regel) (*Htb.* u. *Tr.*). [CK 218]

Reissen in den Backzähnen der untern rechten Seite; mit herausschraubendem Schmerze in einem hintern oberen Backzahne (*Htb.* u. *Tr.*). [CK 219]

Arges Reissen in den unteren rechten Zähnen, bis in die Schläfe, nach dem Mittag-Essen (*Htb.* u. *Tr.*). [CK 220]

Reissen in den Wurzeln beider Zahnreihen (*Htb.* u. *Tr.*). [CK 221]

Reissen im letzten linken Backzahne, nicht bestimmt ob oben oder unten, Abends, im Bette, bis zum Einschlafen, und früh, beim Erwachen; beim Aufstehen vergehend (d. 17. T.) (*Htb.* u. *Tr.*). [CK 222]

Stechender Zahnschmerz, nach dem Essen. [CK 223]

Stechen und Reissen in den Zahnwurzeln der linken obern Reihe, mit Verlängerungs-Gefühl und Kitzeln der Zähne im Freien (*Htb.* u. *Tr.*). [CK 224]

Brennen, Pucken und Reissen, mit Verlängerungs-Gefühl bald in diesem, bald in jenem Zahne, oben oder unten, durch Körper-Bewegung gemindert, Nachts, im Bette am schlimmsten, und auch am Tage durch Essen und Kauen erneuert (n. 16 T.). [CK 225]

Brennendes Zahnweh, Abends im Bette, mit Schmerz, als wenn die Zähne los wären. [CK 226]

Verlängerungs-Gefühl und grosse Empfindlichkeit der Zähne (n. 29 T.) (*Htb.* u. *Tr.*). [CK 227]

Verlängerungs-Gefühl des einen Backzahns, mit Schmerz, früh, wenn kaltes Wasser darauf kommt, als wenn er heraus gerissen würde, so auch beim Kauen. [CK 228]

Es kommen zwei Weisheits-Zähne hervor (*Htb.* u. *Tr.*). [CK 229]

Wackeln der Zähne, mit Geschwulst des Zahnfleisches. [CK 230]

Lockerheit und Verlängerungs-Gefühl der Zähne, mit grosser Empfindlichkeit und Brennen des Zahnfleisches; Mittags, beim Essen; Abends vergeht es, wird aber durch jedes Essen erneuert (*Htb.* u. *Tr.*). [CK 231]

Anhaltende und fast schmerzlose Zahnfleisch-Geschwulst selbst in den Zahnlücken (n. 13 T.). [CK 232]

Brennende Bläschen, häufig, am Zahnfleische, an den Wangen innerlich, an den Lippen und dem Gaumen (*Htb.* u. *Tr.*). [CK 233]

Im Munde, an der rechten Wange, heftiges, Jücken (n. 3 St.) (*Htb.* u. *Tr.*). [CK 234]

Kleine, gefühllose, rothblaue Stelle innerlich an der rechten Wange, welche beim Reiben blutet (*Htb.* u. *Tr.*). [CK 235]

Viel Knötchen, wie Hirsekörner, im Munde, an der Zunge sowohl, als an den Wangen, die bei der geringsten Berührung bluten und beim Essen, besonders von Saurem, brennen (*Htb.* u. *Tr.*). [CK 236]

Taubheit des ganzen innern Mundes, des Gaumens und der vordern Hälfte der Zunge, früh, beim Erwachen, bis Mittag (*Htb.* u. *Tr.*). [CK 237]

Brennend schmerzende Bläschen am linken Zungen-Rande und der Unterlippe, die nach drei Tagen eitern (*Htb.* u. *Tr.*). [CK 238]

Spannendschmerzende Blasen am vordern Zungen-Rande und am rechten Mundwinkel (*Htb.* u. *Tr.*). [CK 239]

Blasen am Gaumen, früh, mit Gefühl, als wenn die Stelle wund und hautlos wäre, bei Eintritt der Regel vergehend (*Htb.* u. *Tr.*). [CK 240]

Brennen am Gaumen, als wenn die Haut los wäre (d. 2. T.) früh (*Htb.* u. *Tr.*). [CK 241]

Rauheit des Gaumens, früh, als ginge die Haut los (*Htb.* u. *Tr.*). [CK 242]

Hitze im Munde, den ganzen Tag. [CK 243]

Halsweh, wie von einem harten Körper, mit Brennen und Würgen und Rauheits-Gefühl mit Reiz zum Rachsen ausser dem Schlingen (*Htb.* u. *Tr.*). [CK 244]

Schmerz im Halse, beim Schlucken, wie von einem fremden dicken Körper, den sie hinab schlucken solle (*Htb.* u. *Tr.*). [CK 245]

Gefühl, als wenn der Hals verstopft wäre und keine Luft durchliesse, früh, nach dem Aufstehn (d. 35. T.) (*Htb.* u. *Tr.*). [CK 246]

Krampfhaftes Würgen im Halse, Abends 8 Uhr, als wäre er ausgedehnt; sie musste den Mund öffnen, doch ohne Linderung (*Htb.* u. *Tr.*). [CK 247]

Stich-Schmerz in der rechten Hals-Seite, beim Schlingen, Abends (*Htb.* u. *Tr.*). [CK 248]

Stechen, tief im Halse, beim Sprechen. [CK 249]

Wundheits-Schmerz rechts im Halse, mit Stechen und Brennen, links, beim Reden, Niesen und Gähnen und mehr bei, als ausser dem Schlingen (*Htb.* u. *Tr.*). [CK 250]

Brennen und Rauhheit im Halse (*Htb.* u. *Tr.*). [CK 251]

Rauheit und brennende Säure im Halse (bald.) (*Htb.* u. *Tr.*). [CK 252]

Rauhheit im Halse, mit Brecherlichkeit (*Htb.* u. *Tr.*). [CK 253]

Stechende Rauhheit im Halse, und Kratzen, wie von Gersten-Grannen oder Hainbutten-Kernen (*Htb.* u. *Tr.*). [CK 254]

Rauhheit im Halse, öfters wiederkehrend (*Htb.* u. *Tr.*). [CK 255]

Kratzig und ranzig im Halse, wie von altem Rauch-Fleische (*Htb.* u. *Tr.*). [CK 256]

Rauh und kratzig im Halse, mit geschmacklosen Aufstossen, nach jedem Einnehmen. [CK 257]

Trockenheit im Halse, mit Gefühl beim Schlingen, als würde er aus einander gezogen (*Htb.* u. *Tr.*). [CK 258]

Trockenheit im Halse, beim Schlingen (*Htb.* u. *Tr.*). [CK 259]

Trockenheit im Halse, früh, mit Stechen in der linken Seite, bei und ausser dem Schlingen (d. 10. T.) (*Htb.* u. *Tr.*). [CK 260]

Trockenheit im Halse und Munde, früh, beim Erwachen (*Htb.* u. *Tr.*). [CK 261]

Trockenheit im Munde (d. 29. T.) (*Htb.* u. *Tr.*). [CK 262]

Trockner Mund, ohne Durst, auch Nachts (*Htb.* u. *Tr.*). [CK 263]

Schleimig und mehlig im Munde, Vormittags (*Htb.* u. *Tr.*). [CK 264]

Schleim kommt oft in den Hals, den sie wieder hinunterschlingen muss, bei Rauhheit und Trockenheit im Schlunde (*Htb.* u. *Tr.*). [CK 265]

Oefterer, doch vergeblicher Reiz zum Rachsen (*Htb.* u. *Tr.*). [CK 266]

Erbsgelbe, weiche Knötchen, von sehr stinkendem Geruche, die er ausräuspern muss, kommen oft, wie zum Verschlückern, aus dem Rachen in den Kehlkopf. [CK 267]

Auswurf zähen Schleimes mit Blutstreifen, der zuvor lange im Halse gedrückt hatte, und sich nicht ausrachsen lassen (*Htb.* u. *Tr.*). [CK 268]

Sie spuckt Schleim und Blut-Klümpchen aus, mit süsslichem Geschmacke (*Htb.* u. *Tr.*). [CK 269]

Blutiger Speichel. [CK 270]

Blutiger Speichel (d. 94. u. 95. T.) (*Htb.* u. *Tr.*). [CK 271]

Stetes Speichel-Spucken, früh, bei Uebelkeit (*Htb.* u. *Tr.*). [CK 272]

Wasser-Zusammenlaufen im Munde, mit öfterm Aufschwulken, Schwindel und Brecherlichkeit; nach dem Genusse einiger Pflaumen (d. 25. 26. T.) (*Htb.* u. *Tr.*). [CK 273]

Wasser-Aufsteigen im Munde (d. 27. T.) (*Htb.* u. *Tr.*). [CK 274]

Gar kein Geschmack, mehrere Tage lang; was sie isst, schmeckt wie Stroh, obgleich sie Appetit hat (*Htb.* u. *Tr.*). [CK 275]

Das Essen hat fast gar keinen Geschmack (d. 1.–7. T.) (*Htb.* u. *Tr.*). [CK 276]

Das Essen hat keinen Geschmack, die Zunge ist weiss belegt, und im Munde ist es ihr immer so schleimig. [CK 277]

Bitter süsser Geschmack im schleimvollen Munde, welcher nach Brod-Essen verging (*Htb.* u. *Tr.*). [CK 278]

Bitter im Munde, wie Wermuth (d. 42. T.) (*Htb.* u. *Tr.*). [CK 279]

Bitter im Munde, auch die Früh-Suppe schien ihr bitter (*Htb.* u. *Tr.*). [CK 280]

Bitter im Munde, früh, mit weisser Zunge und weissem Schleime im Munde; nach Ausspülen vergehend (*Htb.* u. *Tr.*). [CK 281]

Bitter im Munde, früh, pappig und Schleim an den Zähnen und der Zunge (*Htb.* u. *Tr.*). [CK 282]

Saurer Geschmack kommt ihr plötzlich in den Hals, mit Rauhigkeit darauf (*Htb.* u. *Tr.*). [CK 283]

Saurer Mund-Geschmack. [CK 284]

Säuerlicher Geschmack im Munde. [CK 285]

■ Magen

Der Appetit verliert sich und von da an ist ihr der Magen immer wie voll. [CK 286]

Wenig Appetit und Hunger (*Htb.* u. *Tr.*). [CK 287]

Kein Hunger und kein Appetit (n. 25., 26. T.) (*Htb.* u. *Tr.*). [CK 288]

Kein Appetit Mittags, doch kommt er beim Essen (*Htb.* u. *Tr.*). [CK 289]

Weder Appetit, noch Hunger, noch Geschmack (d. 9. T.) (*Htb.* u. *Tr.*). [CK 290]

Das Mittag-Essen schmeckt nicht so gut, als sonst (*Htb.* u. *Tr.*). [CK 291]

Schon satt beim ersten Bissen. [CK 292]

Wenig Appetit zuweilen und gleich satt, zuweilen wieder Hunger und Appetit genug (*Htb.* u. *Tr.*). [CK 293]

Hunger, und doch kein Appetit zu Brode. [CK 294]

Warmes Essen schmeckt nicht, sie will nur Butter und Brod (*Htb.* u. *Tr.*). [CK 295]

Abneigung vor grünen Speisen; eher noch schmeckt Fleisch (d. 8. T.) (*Htb.* u. *Tr.*). [CK 296]

Starker Appetit auf Gewächs-Speisen, aber Ekel vor Fleisch (n. 20 T.). [CK 297]

Fleisch-Genuss macht ihm trockne Haut und Hitze. [CK 298]

Neigung zu Obst und zu Saurem (*Htb.* u. *Tr.*). [CK 299]

Durst, mit Appetit zu Saurem, Mittags (d. 9. T.) (*Htb.* u. *Tr.*). [CK 300]

Viel Durst, bei wenig Appetit (n. 8 T.). [CK 301]

Heftiger Durst, Nachmittags oder Abends (*Htb.* u. *Tr.*). [CK 302]

Durst nach Wasser, Nachmittags trinkt sie viel (*Htb.* u. *Tr.*). [CK 303]

Durst nach Wasser, Vormittags, Nachmittags bloss Mund-Trockenheit ohne Durst (*Htb.* u. *Tr.*). [CK 304]

Durst, gegen Abend, mit viel Trinken; drauf Nacht-Harnen (*Htb.* u. *Tr.*). [CK 305]

Heftiger Durst, worüber sie Nachts erwachte (vor Eintritt der Regel) (*Htb.* u. *Tr.*). [CK 306]

Durst nach Kaltem (seit dem Abführen) mit viel Trinken (*Htb.* u. *Tr.*). [CK 307]

Beim Essen wird sie matt. [CK 308]

Nach dem Essen, Mattigkeit, Gesichts-Blässe, Uebelkeit und dunkelfarbiges Erbrechen des Genossenen (n. 7 T.). [CK 309]

Nach dem Essen, Bauchweh und Leib-Aufgetriebenheit. [CK 310]

Versagendes Aufstossen (n. 12 St.). [CK 311]

Leeres Aufstossen, auch nach der Früh-Suppe (*Htb.* u. *Tr.*). [CK 312]

Häufiges Aufstossen, ohne Geruch und Geschmack (*Htb.* u. *Tr.*). [CK 313]

Rülpsendes Aufstossen, Nachmittags (*Htb.* u. *Tr.*). [CK 314]

Aufstossen mit Geschmack des Genossenen, früh (*Htb.* u. *Tr.*). [CK 315]

Leeres Aufstossen mit einem schneidenden Riss über dem Nabel von der linken zur rechten Seite (*Htb.* u. *Tr.*). [CK 316]

Aufstossen mit Niesen, gegen Abend (*Htb.* u. *Tr.*). [CK 317]

Oefteres Aufstossen, mit Magenschmerz (*Htb.* u. *Tr.*). [CK 318]

Aufstossen kalter Luft (*Htb.* u. *Tr.*). [CK 319]

Saures Aufstossen. [CK 320]

Schlucksen öfters, mit Aufstossen darauf, früh, nach dem Aufstehen (*Htb.* u. *Tr.*). [CK 321]

Anhaltendes Schlucksen, Abends (*Htb.* u. *Tr.*). [CK 322]

Unvollkommnes Schlucksen, welches Krampf-Schmerz im Magen verursacht (*Htb.* u. *Tr.*). [CK 323]

Ekel, ohne Brecherlichkeit (bald) (*Htb.* u. *Tr.*). [CK 324]

Ekel und brecherlich, Abends (*Htb.* u. *Tr.*). [CK 325]

Ekel mit Schmerz und Kälte im Magen (bald.) (*Htb.* u. *Tr.*). [CK 326]

Ekel und übel, wie von Magen-Verderbniss (*Htb.* u. *Tr.*). [CK 327]

Ekel mit Schütteln und Aufstossen darauf (bald.) (*Htb.* u. *Tr.*). [CK 328]

Uebel und brecherlich, mit Stuhl-Verstopfung, drei Tage lang (*Htb.* u. *Tr.*). [CK 329]

Uebelkeit und allgemeines Uebelbehagen, Vormittags; nach Tische vergehend (d. 21. T.) (*Htb.* u. *Tr.*). [CK 330]

Uebelkeit mit Aufstossen wie nach faulen Eiern, die ganze Nacht, bis früh (d. 15. T.) (*Htb.* u. *Tr.*). [CK 331]

Brecherlichkeit und viel Wasser-Zusammenlaufen im Munde (*Htb.* u. *Tr.*). [CK 332]

Erbrechen bittern Wassers, ohne Speise, Mittags, beim Essen, und drauf noch lange Bitterkeit im Munde (*Htb.* u. *Tr.*). [CK 333]

Erbrechen, Mittags, beim Essen, nach Uebelkeit, heftigem Schwindel und Würgen, erst salzigen Wassers, dann der Suppe, dann wieder leeren Wassers, 1/4 Stunde lang, dabei Angst zum Sterben, mit Schweiss auf der Stirne, eine Stunde lang; drauf weisser Koth-Durchfall, und darnach Leibschneiden und Auftreibung des Bauches (d. 42. T.) (*Htb.* u. *Tr.*). [CK 334]

Uebel im Magen, wie zum Brechen, mit leerem Aufstossen (*Htb.* u. *Tr.*). [CK 335]

Magenweh mit Uebelkeit, Schwere des Kopfes und übler Laune, ohne Abneigung vor Speisen (*Htb.* u. *Tr.*). [CK 336]

Magenweh, früh, mit Uebelkeit, durch Essen erleichtert (*Htb.* u. *Tr.*). [CK 337]

Wie voll Wasser und ekel im Magen, mit Verlangen nach Aufstossen (*Htb.* u. *Tr.*). [CK 338]

Magenweh, wie weichlich (bald.) (*Htb.* u. *Tr.*). [CK 339]

Gefühl wie von Magen-Verderbniss, nach dem Mittag-Essen (*Htb.* u. *Tr.*). [CK 340]

Magenweh, Vormittags, wie leer und weichlich, nach dem Mittag-Essen besser (*Htb.* u. *Tr.*). [CK 341]

Leerheits-Gefühl im Magen, früh, mit leerem Aufstossen (d. 9. T.) (*Htb.* u. *Tr.*). [CK 342]

Drücken im Magen. [CK 343]

Drücken im Magen bis in die Brust herauf, durch leeres Aufstossen vergehend (*Htb.* u. *Tr.*). [CK 344]

Aufblähung und Vollheit des Magens, die nur durch öfteres Aufstossen vergeht (*Htb.* u. *Tr.*). [CK 345]

Zusammenziehender Magen-Schmerz. [CK 346]

Zusammenzieh-Schmerz im Magen, nach dem Mittag-Essen (*Htb.* u. *Tr.*). [CK 347]

Zusammenziehender Magenschmerz, der sie Nachts nur wenig schlafen liess (d. 15. T.) (*Htb.* u. *Tr.*). [CK 348]

Wundheits-Schmerz im Magen und in beiden Hypochondern, beim Befühlen, selbst Nachts, im Bette (d. 42. u. 43. T.) (*Htb.* u. *Tr.*). [CK 349]

Geschwür-Schmerz im Magen, mit grosser Empfindlichkeit gegen Druck, und Gefühl, als wenn er herausfallen sollte, bei Kälte und Hinfälligkeit, dass sie vor Schwäche nicht über das Zimmer gehen konnte; durch etwas Kaffeetrank erleichtert (d. 26. T.) (*Htb.* u. *Tr.*). [CK 350]

Hörbares Knurren im Magen, gegen Mittag (*Htb.* u. *Tr.*). [CK 351]

Hörbares Knurren im Magen und drauf im Leibe, mit Gähnen, Abends (*Htb.* u. *Tr.*). [CK 352]

Stiche, plötzlich, wie mit einem Messer, rechts neben der Herzgrube, kaum auszuhalten (*Htb.* u. *Tr.*). [CK 353]

Ein heftiger, erschreckender Stich in der Herzgrube (*Htb.* u. *Tr.*). [CK 354]

Ein stumpfer Stich rechts neben der Herzgrube, bis in die rechte Brust (*Htb.* u. *Tr.*). [CK 355]

Brennen innerlich, unter der linken Brust, mit süssem Geschmacke im Halse, drauf Husten mit Auswurf eines Stückes zähen braunen Schleimes; im Sitzen (d. 8. T.) (*Htb.* u. *Tr.*). [CK 356]

■ **Abdomen**

Zusammenziehen und Kneipen von beiden Hypochondern gegen den Nabel zu, öfters aussetzend und wiederkehrend (*Htb.* u. *Tr.*). [CK 357]

Ein Stich in der rechten Hypochonder-Gegend (*Htb.* u. *Tr.*). [CK 358]

Stumpfes Stechen in der rechten Hypochonder-Gegend, nach dem Mittag-Essen (*Htb.* u. *Tr.*). [CK 359]

Ein heftiger, erschreckender Stich in die rechte Unterribbe, wie mit einem Messer, Abends, beim Bücken, vergeht beim Aufrichten (*Htb.* u. *Tr.*). [CK 360]

Gefühl, als wenn Etwas Hartes in der Leber-Gegend läge, mit öfterem Kneipen im Bauche (n. 2 St.) (*Htb.* u. *Tr.*). [CK 361]

Feines Kneipen, äusserlich, unter der letzten rechten Ribbe, bis weiter hinauf, drauf ein Brennen an der Stelle (*Htb.* u. *Tr.*). [CK 362]

Im linken Hypochonder, feines Stechen (*Htb.* u. *Tr.*). [CK 363]

Stechen in der linken Ribben-Gegend, wie Milz-Stiche, im Stehen (d. 2. T.) (*Htb.* u. *Tr.*). [CK 364]

Lähmiger Schmerz in der linken Hypochonder-Gegend, dass sie vor Schmerz nicht auf dieser Seite liegen konnte, Abends (*Htb.* u. *Tr.*). [CK 365]

Bauchweh und drauf einige Mal Weissfluss, wie Wasser (d. 25. T.) (*Htb.* u. *Tr.*). [CK 366]

Heftiger Bauchschmerz, früh, besonders um den Nabel, in und ausser dem Bette; nach warmer Suppe besser (*Htb.* u. *Tr.*). [CK 367]

Grosse Schwere im Unterleibe. [CK 368]

Vollheits-Gefühl im Unterbauche, durch Gehen gemindert, Nachmittags (*Htb.* u. *Tr.*). [CK 369]

Aufgetriebenheit des Bauches. [CK 370]

Auftreibung des Bauches, nach dem Essen, und gleich satt und voll, Mittags (*Htb.* u. *Tr.*). [CK 371]

Starke Auftreibung des Bauches nach dem Mittag-Essen (d. 11. T.) (*Htb.* u. *Tr.*). [CK 372]

Grosse Aufblähung und Spannung des Bauches, von Nachmittag bis Abend (d. 25. T.) (*Htb.* u. *Tr.*). [CK 373]

Ungeheure Aufgetriebenheit des Bauches; später, wie auch Nachts, viel Winde-Abgang mit Erleichterung (*Htb.* u. *Tr.*). [CK 374]

Grosse Aufgetriebenheit des Bauches, Abends; durch Winde-Abgang nur etwas erleichtert (*Htb.* u. *Tr.*). [CK 375]

Starke Aufgetriebenheit und Gespanntheit des Bauches, ungeachtet dreimaligen Durchfall-Stuhles (*Htb.* u. *Tr.*). [CK 376]

Drücken im Unterbauche, alle Morgen im Bette, was nach dem Essen aufhört (n. 20 T.). [CK 377]

Krampfhafter Zusammenzieh-Schmerz im Bauche, drauf Durchfall mit Erleichterung, Abends (*Htb.* u. *Tr.*). [CK 378]

Zusammenschnüren und Kneipen auf der rechten Seite des Schoosses, schmerzhaft bis zum Schreien (d. 28. T.) (*Htb.* u. *Tr.*). [CK 379]

Greifen, Grimmen und Graben im Bauche, wie zum Monatlichen, mit viel Abgang stinkender Winde, Mittags; Abends ärgeres Grimmen und zuvor Knurren im Bauche (*Htb.* u. *Tr.*). [CK 380]

Schmerzhaftes Greifen im Unterbauche, unter dem Nabel, öfters aussetzend und später bis zum Magen gehend (*Htb.* u. *Tr.*). [CK 381]

Grimmen und Schmerz im ganzen Unterbauche, mit Drängen nach den Geschlechtstheilen; dabei Blut-Abgang aus der Scheide (*Htb.* u. *Tr.*). [CK 382]

Grimmen und Umgehen im Bauche, bei ordentlichem Stuhle, öfters aussetzend, und auch früh im Bette kommend; bei hin und her Bewegen des Rumpfes kommt sie in eine Lage, wo der Schmerz auf einige Zeit verschwindet (d. 30. T.) (*Htb.* u. *Tr.*). [CK 383]

Grimmen im Bauche, am stärksten Abends, mit Auftreibung; durch Winde-Abgang erleichtert (d. 28. T.) (*Htb.* u. *Tr.*). [CK 384]

Kneipen, öfters, in der rechten Oberbauch-Seite (*Htb.* u. *Tr.*). [CK 385]

Starkes Kneipen um den Nabel, mit Bauch-Aufgetriebenheit, drauf Stuhl, der erst hart, dann weich war (*Htb.* u. *Tr.*). [CK 386]

Starkes Kneipen um den Nabel, drauf flüssiger Stuhl, mit Brennen im After darnach (d. 3. T.) (*Htb.* u. *Tr.*). [CK 387]

Kneipen und Graben um den Nabel, früh (*Htb.* u. *Tr.*). [CK 388]

Kneipen vorn im Bauche, früh, ohne Stuhl (*Htb.* u. *Tr.*). [CK 389]

Heftiges, schmerzhaftes Kneipen in der Bauch-Seite (*Htb.* u. *Tr.*). [CK 390]

Kneipen im ganzen Bauche, Vormittags (d. 7. T.) (*Htb.* u. *Tr.*). [CK 391]

Kneipen und Kollern im ganzen Bauche, drauf Durchfall grünen Stuhles; dreimal wiederholt (*Htb.* u. *Tr.*). [CK 392]

Starkes Kneipen in der Mitte des Bauches, durch Winde-Abgang erleichtert; drauf Stuhl, der zuerst nur wenig, hart und mit Pressen, zuletzt weich und leicht abgeht, mit Brennen im After darnach (d. 5. T.) (*Htb.* u. *Tr.*). [CK 393]

Kneipen im Bauche, drei Tage nach einander (n. 18. T.). [CK 394]

Schneiden in der linken Bauch-Seite (*Htb.* u. *Tr.*). [CK 395]

Schmerzhaftes Schneiden und Drängen im Bauche und beiden Schössen, Nachts aus dem Schlafe weckend (*Htb.* u. *Tr.*). [CK 396]

Schneiden im Unterbauche, unter dem Nabel, mit Drängen, wie zum Monatlichen (*Htb.* u. *Tr.*). [CK 397]

Schneiden in den Gedärmen, Abends, bis zum Einschlafen (*Htb.* u. *Tr.*). [CK 398]

Heftiges Leibschneiden vom Kreuze aus nach den Schambeinen zu (n. 4 St.) (*Whl.*). [CK 399]

Reissen in der linken Bauch-Seite, besonders im Gehen. [CK 400]

Heftiger Bauchschmerz, als wolle es ihr die Gedärme herausreissen, drei Tage lang (durch Riechen an Schwefelleber getilgt.) (*Htb.* u. *Tr.*). [CK 401]

Gefühl, als drehe sich Alles im Bauche herum, mit Stechen unter dem Nabel (*Htb.* u. *Tr.*). [CK 402]

Schmerz im Bauche, früh, nach dem Aufstehen, als wären die Därme leer, zusammengezogen und herausgerissen (*Htb.* u. *Tr.*). [CK 403]

Eine kleine Stelle auf der linken Seite des Nabels schmerzt beim darauf Drücken wie geschwürig (*Htb.* u. *Tr.*). [CK 404]

Klamm-Schmerz in der rechten Weiche, der durch Reiben vergeht, im Gehen (*Htb.* u. *Tr.*). [CK 405]

Heftiges Jücken in der rechten Weiche, mit innerem Brennen, was Beides nach Kratzen vergeht; dabei Frostigkeit (*Htb.* u. *Tr.*). [CK 406]

Kollern und Umgehen im Bauche (*Htb.* u. *Tr.*). [CK 407]

Umgehen im Oberbauche, mit Kneipen (*Htb.* u. *Tr.*). [CK 408]

Umgehen und Kneipen im ganzen Bauche, drauf Winde-Abgang mit Erleichterung, dann weicher Stuhl (*Htb.* u. *Tr.*). [CK 409]

Hörbares Kollern, Knurren und Umgehn im Bauche, mit feinem Schneiden, den ganzen Tag (*Htb.* u. *Tr.*). [CK 410]

Rollen und Gluckern im Bauche, beim Einathmen, wie bei Krämpfen, Abends und früh; durch Essen vergehend (d. 10. u. 11. T.) (*Htb.* u. *Tr.*). [CK 411]

Hörbares Knurren im Bauche, wie bei Krämpfen (*Htb.* u. *Tr.*). [CK 412]

Hörbares Knurren und Gluckern im Bauche, bei Bewegung, ohne zu wissen, an welcher Stelle (*Htb.* u. *Tr.*). [CK 413]

Hörbares Knurren unter dem Nabel, zwei Stunden nach dem Mittag-Essen (*Htb.* u. *Tr.*). [CK 414]

■ **Rektum**

Häufiger Abgang lauter Winde, Nachmittags und Nachts (*Htb.* u. *Tr.*). [CK 415]

Sehr laut abgehende Winde (*Htb.* u. *Tr.*). [CK 416]

Oeftere Winde von durchdringendem Geruche (*Htb.* u. *Tr.*). [CK 417]

Winde-Abgang im Gehen, und bald drauf Stuhl (*Htb.* u. *Tr.*). [CK 418]

Drang, wie zu Durchfall, doch nur Winde-Abgang (*Htb.* u. *Tr.*). [CK 419]

Drang zu Stuhl und Winde-Abgang mit Schneiden und Kneipen im After, drauf harter Stuhl mit Pressen und Drang, wie zu Durchfall (*Htb.* u. *Tr.*). [CK 420]

Oefterer, vergeblicher Stuhldrang (d. 23. T.) (*Htb.* u. *Tr.*). [CK 421]

Leerer Stuhldrang, nach dem Frühstücke (*Htb.* u. *Tr.*). [CK 422]

Stetes Drängen zu Stuhl, doch geht nur wenig ab und ist nur so ein Gähren. [CK 423]

Stuhl nur alle zwei Tage. [CK 424]

Drang zu Stuhl, mit wenig Koth-Abgang, drauf vergeblicher Drang mit Winde-Abgang und Brennen im After (*Htb.* u. *Tr.*). [CK 425]

Kein Stuhl (d. 23. T.) (*Htb.* u. *Tr.*). [CK 426]

Erst Abends harter Stuhl, mit Schmerz und Pressen (*Htb.* u. *Tr.*). [CK 427]

Mehr zu Verstopfung geneigt (*Htb.* u. *Tr.*). [CK 428]

Scheint in der Erstwirkung den Stuhl zurückzuhalten (*Htb.* u. *Tr.*). [CK 429]

Sehr harter Stuhl, wie Steine, mit Schmerz im After (*Htb.* u. *Tr.*). [CK 430]

Sehr harter Stuhl, früh (d. 2. T.) (*Htb.* u. *Tr.*). [CK 431]

Sehr harter Stuhl, mit Pressen (d. 11. T.) (*Htb.* u. *Tr.*). [CK 432]

Wegen grosser Härte kann sie den Stuhl nur mit Gewalt herausdrücken, gleich nach dem Mittag-Essen (*Htb.* u. *Tr.*). [CK 433]

Stuhl, hart und bröcklich, nur mit Anstrengung abgehend (*Htb.* u. *Tr.*). [CK 434]

Harter Stuhl, früh, und gering, mit Drücken (*Htb.* u. *Tr.*). [CK 435]

Harter Stuhl, Nachmittags, mit heftigem Brennen im After drauf (*Htb.* u. *Tr.*). [CK 436]

Auch den nicht harten Stuhl muss sie mit Gewalt durchpressen, mehrere Tage lang (*Htb.* u. *Tr.*). [CK 437]

Weicher, genüglicher Stuhl, am Ende mit Pressen, zweimal des Tages (d. 28. T.) (*Htb.* u. *Tr.*). [CK 438]

Stuhl, dessen erster Theil hart, der letzte flüssig war, mit Brennen im Mastdarme darnach (*Htb.* u. *Tr.*). [CK 439]

Erst nach 4 Tagen Stuhl, wenig, doch weich und ohne Beschwerde (d. 4. T.) (*Htb.* u. *Tr.*). [CK 440]

Weicher Stuhl, nach Kneipen im Bauche, mit erleichterndem Abgange lauter Winde, Nachmittags und Abends (*Htb.* u. *Tr.*). [CK 441]

Gelber Stuhl, Vormittags, mit Drängen, Nachmittags gewöhnlicher (*Htb.* u. *Tr.*). [CK 442]

Früh und Nachmittags, gewöhnlicher Stuhl (*Htb.* u. *Tr.*). [CK 443]

Durchfall-Stuhl, mehrere Tage (n. 11 T.). [CK 444]

Durchfall mit heftigem **Leibschneiden** u. Pressen, wohl 7, 8 Mal täglich, acht Tage lang (n. 10 T.). [CK 445]

Durchfall sehr weichen Kothes, dreimal täglich (*Htb.* u. *Tr.*). [CK 446]

Zweimaliger Durchfall, vor Mitternacht (*Htb.* u. *Tr.*). [CK 447]

Flüssiger Stuhl, dreimal täglich, ohne Beschwerde (d. ersten 10 Tage.) (*Htb.* u. *Tr.*). [CK 448]

Halbflüssiger Stuhl, ohne Beschwerde, früh (d. 2. T.) (*Htb.* u. *Tr.*). [CK 449]

Flüssiger Stuhl mit Brennen im After darnach (*Htb.* u. *Tr.*). [CK 450]

Durchfall leberbrauner Flüssigkeit, mit Zwang und Brennen darnach (*Htb.* u. *Tr.*). [CK 451]

Durchfall, fünfmal, von früh bis Abend (d. 25. T.) (*Htb.* u. *Tr.*). [CK 452]

Durchfall mit grosser Mattigkeit darnach (*Htb.* u. *Tr.*). [CK 453]

Dreimaliger Durchfall grünen Kothes, ohne Beschwerde (d. 6. T.) (*Htb.* u. *Tr.*). [CK 454]

Grünschaumiger Durchfall (d. 9. 10. 26. T.) (*Htb.* u. *Tr.*). [CK 455]

Grünschleimiger Durchfall, früh (d. 4. T.) (*Htb.* u. *Tr.*). [CK 456]

Grüner Durchfall-Stuhl, dreimal des Tags (*Htb.* u. *Tr.*). [CK 457]

Durchfalls-Drang, Nachts und früh, aus dem Schlafe weckend, Nachmittags drauf, grünschleimiger Durchfall (d. 8. T.) (*Htb.* u. *Tr.*). [CK 458]

Durchfall, mehrmals, grüner Flüssigkeit, mit Kneipen vorher, vorzüglich in der rechten Bauch-Seite (d. 2. T.) (*Htb.* u. *Tr.*). [CK 459]

Durchfall grünlichen Wassers bei grosser Bauch-Auftreibung, achtmal am Vormittage (d. 27. T.) (*Htb.* u. *Tr.*). [CK 460]

Grünschleimiger Durchfall, Vormittags und Nachmittags, mit vielen Maden-Würmern und Brennen im After darnach (*Htb.* u. *Tr.*). [CK 461]

Viel Maden-Würmer mit dem Stuhle (d. 18. 19. T.) (*Htb.* u. *Tr.*). [CK 462]

Spulwürmer gehen mit dem Kothe ab (n. 30 T.) (*Htb.* u. *Tr.*). [CK 463]

Spulwürmer-Abgang aus dem After, ausser dem Stuhle. [CK 464]

Vor dem Stuhle, viel Bewegung im Bauche und es wird ihm warm und heiss, ehe der Stuhl kommt. [CK 465]

Vor dem Stuhle, Schneiden und Kneipen im Bauche. [CK 466]

Beim Stuhle, Reissen im Mastdarme, bis in den Bauch. [CK 467]

Nach dem Stuhle, Mattigkeit (n. 7 T.). [CK 468]

Bei Drang zu Stuhle, heftiger Schmerz im After, wie von Stecknadeln, doch gehen nur einige Winde mit Erleichterung ab (*Htb.* u. *Tr.*). [CK 469]

Am Mastdarme, Drücken, ausser dem Stuhle. [CK 470]

Stechen im Mastdarme, früh, wie mit Nadeln, nach Gehen; durch Winde-Abgang erleichtert (*Htb.* u. *Tr.*). [CK 471]

Heftiger Schmerz im Mastdarme, wie von eingestochenen Nadeln, welcher früh, 4 Uhr, sie erweckt; durch Winde-Abgang, der auch sehr schmerzhaft ist, etwas erleichtert, dass sie wieder einschlafen kann (d. 6. T.) (*Htb.* u. *Tr.*). [CK 472]

Wundheits-Schmerz im After, oder wie geschwürig, im Sitzen und Gehen (*Htb.* u. *Tr.*). [CK 473]

Schmerzhafte After-Aderknoten. [CK 474]

■ **Harnwege**

Drang zum Harnen, der 9 Uhr Abends aus dem Schlafe weckt (*Htb.* u. *Tr.*). [CK 475]

Vermehrter Harn-Abgang, auch Nachts (*Htb.* u. *Tr.*). [CK 476]

Nacht-Harnen gegen Gewohnheit (*Htb.* u. *Tr.*). [CK 477]

Oefteres Harnen, zuerst viel, dann weniger (*Htb.* u. *Tr.*). [CK 478]

Sehr oftes Harnen (d. 3. T.). [CK 479]

Abends mehr Harn-Lassen, als sonst, auch Nachts; der Harn bleich (*Htb.* u. *Tr.*). [CK 480]

Harn scheinbar vermindert, mit Brennen darnach, Abends (*Htb.* u. *Tr.*). [CK 481]

Unaufhaltbarkeit des Harns, beim Aufstehen vom Sitze und beim Gehen. [CK 482]

Beim Gehen läuft der Harn unwillkürlich von ihr (n. 11 T.). [CK 483]

Sehr blasser Harn (*Htb.* u. *Tr.*). [CK 484]

Sehr bleicher Harn, Abends (*Htb.* u. *Tr.*). [CK 485]

Ganz grüner Harn, Nachmittags (d. 23. T.) (*Htb.* u. *Tr.*). [CK 486]

Weisser Satz im Harne. [CK 487]

Brennender Harn, beim Lassen, wie Salzwasser, auch wohl stechend. [CK 488]

Beim Harnen, Schründen in der Harnröhre (n. 10 T.). [CK 489]

Nach Harnen, Kneipen unter dem Nabel, bis ins Kreuz und die linke Hüfte, mit Gefühl, wie zu Winde-Abgang, im Freien (*Htb.* u. *Tr.*). [CK 490]

■ **Geschlechtsorgane**

Geschlechtstrieb vermindert (sogleich). [CK 491]

Stich in der Harnröhre in der Gegend der Eichel (n. 10 St.). [CK 492]

Pollution (d. erste Nacht.). [CK 493]

Sehr häufige Pollutionen, fast alle Nächte. [CK 494]

Erektion langsam, doch guter Beischlaf (n. 8 T.). [CK 495]

Vorsteher-Drüsen-Saft, fliesst bei Winde-Abgang aus. [CK 496]

Oft Jücken in der Scham. [CK 497]

Regel um 7 Tage verspätet und vorher Halsweh (*Htb.* u. *Tr.*). [CK 498]

Regel um 3 Tage zu spät, gering und kurz (*Htb.* u. *Tr.*). [CK 499]

Regel um 3 Tage zu spät, Abends erst wenig, dann Nachts stärker und den folgenden Tag noch mehr, mit Abgang ganzer Stücken geronnenen Blutes, 3 Tage lang (*Htb.* u. *Tr.*). [CK 500]

Regel 4 Tage später, als gewöhnlich und stärker (d. 13. T.). [CK 501]

Die Regel, die bei einer bejahrten Frau schon seit Jahren aufgehört hatte, kommt wieder und geht 4 Tage stark. [CK 502]

Die sonst sehr geringe Regel fliesst sogleich, ein Paar Tage zu früh, mit reissenden Zahnschmerzen und 4 Wochen anhaltender Bauch-Auftreibung. [CK 503]

Die Regel kommt Nachts, erst wenig, den Vormittag stärker, doch hörte sie Nachmittags plötzlich auf (d. 59. T.) (*Htb.* u. *Tr.*). [CK 504]

Regel zur rechten Zeit und ohne Schmerz, was sonst nie der Fall war; doch Vormittags üble Laune, die sich Nachmittags bessert (d. 5. T.) (*Htb.* u. *Tr.*). [CK 505]

Die Regel kommt, unter Leibschneiden, den 3. Tag sehr stark wieder und hält noch mehrere Tage an (*Whl.*). [CK 506]

Regel stärker, als sonst und um einen Tag zu lang (*Htb.* u. *Tr.*). [CK 507]

Regel am 4. und 5. Tage sehr stark, mit Kopfschmerz, der Abends am ärgsten ist (*Htb.* u. *Tr.*). [CK 508]

Regel um 6 Tage zu früh, Nachmittags, im Gehen, am dritten Tage sehr stark, und 6 Tage lang (n. 14 T.) (*Htb.* u. *Tr.*). [CK 509]

Nachts fliesst die Regel stärker, als am Tage, und die drängenden Schmerzen dabei lassen durch Zusammendrücken des Bauches und durch Bücken nach (*Htb.* u. *Tr.*). [CK 510]

Kein Blut-Abgang, während der Schmerzen, nur nach denselben, auch Nachts im Schlafe (*Htb.* u. *Tr.*). [CK 511]

Beim Gehen und Stehen ist der Blut-Abgang am stärksten (*Htb.* u. *Tr.*). [CK 512]

Das Blut des Monatlichen dunkel und sehr stark (*Htb.* u. *Tr.*). [CK 513]

Das Monats-Blut ist dunkel, klebrig, fast pechartig und lässt sich schwer auswaschen (*Htb.* u. *Tr.*). [CK 514]

Regel dick und schwarz und 6 Tage zu früh (*Htb.* u. *Tr.*). [CK 515]

Regel um 3 Tage zu früh, geringer, als sonst, und dauert 3 Tage länger (d. 26. T.) (*Htb.* u. *Tr.*). [CK 516]

Regel um 7 Tage zu früh (*Htb.* u. *Tr.*). [CK 517]

Regel schon nach 20 Tagen wieder. [CK 518]

Blut-Abgang 7 Tage vor der Regel-Zeit, die dann ordentlich am 28. Tage eintritt. [CK 519]

Regel um 14 Tage zu früh, erst gering, dann stärker, dunkel und 3 Tage lang (*Htb.* u. *Tr.*). [CK 520]

Regel um 14 Tage zu früh, mit Schmerzen, besonders heftig im Kreuze, die im Sitzen am ärgsten, im Gehen am leidlichsten sind (*Htb.* u. *Tr.*). [CK 521]

Regel um 9 Tage zu früh, sehr gering und nur 2 Tage (d. 12. T.) (*Htb.* u. *Tr.*). [CK 522]

Regel 8 Tage zu früh, Nachts, nach einem Fussbade, erst gering, dann stärker und dunkel, mit Drängen in den Schössen, während dessen kein Blut abgeht, wohl aber bei jedem Wind-Abgange, am meisten Mittags und Nachmittags (*Htb.* u. *Tr.*). [CK 523]

Vor der Regel, Abends Heisshunger, mit Magen-Weh darauf (*Htb.* u. *Tr.*). [CK 524]

Kurz vor der Regel, mehrmaliges Aufstossen und Uebelkeit (*Whl.*). [CK 525]

Vor der Regel, Drängen, Schneiden und Schmerz im Kreuze, wie zusammengezogen und zerschlagen, vorzüglich im Sitzen, minder im Gehen; am zweiten Tage der Regel, bei starkem braunem Blutflusse, Nachlass der Schmerzen; Nachts stärkerer Blut-Abgang (*Htb.* u. *Tr.*). [CK 526]

Vor der (6 Tage zu frühen) Regel, Bauchweh mit Drängen nach den Geburtstheilen (*Htb.* u. *Tr.*). [CK 527]

Beim Eintritte der Regel, Schnupfen mit Nasen-Verstopfung, 4 Tage lang (*Htb.* u. *Tr.*). [CK 528]

Bei der Regel, viel flüssiger Stuhl u. drauf, Zittern in den Beinen. [CK 529]

Bei der Regel, verdriesslich, doch nicht den ersten Tag (*Htb.* u. *Tr.*). [CK 530]

Bei der Regel, Kopfschmerz, mit Schwere-Gefühl und Hitz-Empfindung (*Htb.* u. *Tr.*). [CK 531]

Bei der Regel, anhaltendes Reissen, bald in den Kopf-Seiten, bald im Scheitel, bald im Genicke, was nur Nachts sich mindert (*Htb.* u. *Tr.*). [CK 532]

Bei der Regel, Zieh-Schmerz von der Stirn bis zum Hinterhaupte, mit Schwere im Gehirn, den ganzen Tag (*Htb.* u. *Tr.*). [CK 533]

Bei und nach der Regel, abendlicher Zerschlagenheits-Schmerz im Scheitel, der auch bei Berührung empfindlich ist (*Htb.* u. *Tr.*). [CK 534]

Bei der Regel, morgentliche Zugeschworenheit beider Augen in den innern Winkeln, mit Schwere des Kopfes (*Htb.* u. *Tr.*). [CK 535]

Bei der Regel, trübe, trockne, brennende Augen (*Htb.* u. *Tr.*). [CK 536]

Bei der Regel, eine brennende Schrunde am Ohrläppchen (*Htb.* u. *Tr.*). [CK 537]

Bei der Regel, sehr bleiche Gesichts-Farbe (*Htb.* u. *Tr.*). [CK 538]

Bei der Regel, lätschiger Geschmack und wenig Appetit (*Htb.* u. *Tr.*). [CK 539]

Bei der Regel, viel Wasser-Zusammenlaufen im Munde, das sie beständig ausspucken muss (*Htb.* u. *Tr.*). [CK 540]

Bei der Regel, Brech-Uebelkeit, von früh bis Mittag (*Htb.* u. *Tr.*). [CK 541]

Bei der Regel, heftige Bauchschmerzen (*Htb.* u. *Tr.*). [CK 542]

Bei der Regel, Schneiden um den Nabel mit erleichterndem Winde-Abgang (*Htb.* u. *Tr.*). [CK 543]

Bei der Regel, heftiges Drängen im Unterbauche, Nachts und früh, oft aus dem Schlafe weckend (*Htb.* u. *Tr.*). [CK 544]

Bei der Regel, früh, öfteres Niesen (*Htb.* u. *Tr.*). [CK 545]

Bei der Regel, öftere, doch aussetzende Kreuzschmerzen (*Htb.* u. *Tr.*). [CK 546]

Bei der Regel, Zieh-Schmerz im Kreuze, durch Bücken erleichtert, durch Ausstrecken verstärkt (*Htb.* u. *Tr.*). [CK 547]

Bei der Regel, Schmerz in der rechten Achsel, wie ausgerenkt, so dass sie den Arm schwer heben kann (*Htb.* u. *Tr.*). [CK 548]

Bei der Regel schmerzen die Knie im Gehen, wie zerschlagen (*Htb.* u. *Tr.*). [CK 549]

Bei der Regel, Schmerzhaftigkeit in den Füssen, auch im Bette (*Htb.* u. *Tr.*). [CK 550]

Bei der Regel, Jücken um den Hals und die Schultern (*Htb.* u. *Tr.*). [CK 551]

Bei der Regel, abgeschlagen, matt, mit Schweiss ohne Durst (*Htb.* u. *Tr.*). [CK 552]

Bei der Regel so matt, dass sie kaum gehen konnte (*Htb.* u. *Tr.*). [CK 553]

Bei der Regel, am 2. Tage, sehr schläfrig und matt (*Htb.* u. *Tr.*). [CK 554]

Bei der Regel, öfteres Erwachen, Nachts (*Htb.* u. *Tr.*). [CK 555]

Bei der Regel, Frostigkeit (*Htb.* u. *Tr.*). [CK 556]

Bei der Regel, stetes Frösteln (*Htb.* u. *Tr.*). [CK 557]

Bei der Regel, Frost, so oft sie erwachte, oder sich aufdeckte (*Htb.* u. *Tr.*). [CK 558]

Nach der Regel, heftiger Kreuzschmerz, wie zerschlagen, bei und ausser dem Bücken, Nachmittags und Abends (*Htb.* u. *Tr.*). [CK 559]

Nach der Regel, Weissfluss (*Htb.* u. *Tr.*). [CK 560]

Weissfluss (*Htb.* u. *Tr.*). [CK 561]

Dünner, geringer Weissfluss, mit Kneipen um den Nabel (*Htb.* u. *Tr.*). [CK 562]

Weissfluss, einige Mal, Nachmittags, im Gehen und Sitzen (*Htb.* u. *Tr.*). [CK 563]

Weissfluss, wie Wasser (d. 10. T.) (*Htb.* u. *Tr.*). [CK 564]

Weissfluss, der Beissen macht. [CK 565]

Weissfluss-Abgang weissen Schleimes, nach vorgängigen Unterleibs-Krämpfen. [CK 566]

■ **Atemwege und Brust**

Arges Kitzeln in der Nase, mit Niesen darauf, Abends (*Htb.* u. *Tr.*). [CK 567]

Jücken, öfters, in der linken Nasenhöhle (*Htb.* u. *Tr.*). [CK 568]

Heftiges Jücken in den Nasenlöchern, das nach Kratzen vergeht (*Htb.* u. *Tr.*). [CK 569]

Brickelndes Wundheits-Gefühl in der rechten Choane, wie beim Schnupfen, bei und ausser dem Schlingen (*Htb.* u. *Tr.*). [CK 570]

Niese-Reiz und Kitzeln in der linken Nasenhöhle (*Htb.* u. *Tr.*). [CK 571]

Oefteres Niesen, früh, von Kitzel in der Nase (*Htb.* u. *Tr.*). [CK 572]

Heftiges Niesen und Kitzeln in der ganzen Nase (d. 6. T.) (*Htb.* u. *Tr.*). [CK 573]

Häufiges Niesen, früh, mit Nasen-Verstopfung (d. 9. T.) (*Htb.* u. *Tr.*). [CK 574]

Schnupfen-Gefühl; früh, mit Verstopfung der Nase und nur seltner Absonderung einiger Tropfen (*Htb.* u. *Tr.*). [CK 575]

Reiz zum Schnauben, mit Gefühl, als wenn die Nase voll Schleim wäre; es kommt aber Nichts heraus und die Nase bleibt verstopft (*Htb.* u. *Tr.*). [CK 576]

Trockenheit der Nase, früh, und Verstopfung der linken Seite (d. 2. T.) (*Htb.* u. *Tr.*). [CK 577]

Trockenheit der Nase, jeden Morgen, beim Erwachen. [CK 578]

Stock-Schnupfen (d. 35. T.) (*Htb.* u. *Tr.*). [CK 579]

Stock-Schnupfen und Nasen-Verstopfung, worüber sie Nachts erwacht. [CK 580]

Verstopfung der Nase, öfters mit Fliess-Schnupfen wechselnd (*Htb.* u. *Tr.*). [CK 581]

Verstopfung der Nase, Nachmittags (*Htb.* u. *Tr.*). [CK 582]

Schnupfen, früh fliessend, Nachmittags trocken (d. 15. T.) (*Htb.* u. *Tr.*). [CK 583]

Heftiger Schnupfen mit Verstopfung des rechten Nasenloches (*Htb.* u. *Tr.*). [CK 584]

Schnupfen, mehrere Tage, besonders früh und Abends (*Htb.* u. *Tr.*). [CK 585]

Stock-Schnupfen, den ganzen Tag; sie muss den Mund öffnen, um Luft zu bekommen und doch ist Nasenschleim vorhanden (*Htb.* u. *Tr.*). [CK 586]

Wasser tropft ihr unversehens aus der Nase, ohne dass sie Schnupfen hat. [CK 587]

Fliess-Schnupfen, früh, beim Aufstehen, drauf Nasen-Verstopfung den ganzen Tag (*Htb.* u. *Tr.*). [CK 588]

Fliess-Schnupfen, bis zum andern Morgen (d. 4. T.) (*Htb.* u. *Tr.*). [CK 589]

Schnupfen, mit dickem Schleim-Abgange und Gefühl, als sey die Nase vom vielen Schnauben geschwollen, drei Tage lang (*Htb.* u. *Tr.*). [CK 590]

Zusammenziehen in der Luftröhre, mit Druck-Schmerz im Halsgrübchen. [CK 591]

Heiserkeit, zwei Tage lang (n. 22 T.) (*Htb.* u. *Tr.*). [CK 592]

Heiserkeit und Rauheit im Halse, Vormittags; durch's Mittags-Essen vergehend (*Htb.* u. *Tr.*). [CK 593]

Völlige Heiserkeit, gegen Abend. [CK 594]

Reiz in der Gegend der Schilddrüse, mit öfterem Husten; Vormittags (*Htb.* u. *Tr.*). [CK 595]

Kitzel im Halse und drauf kurzer Husten (*Htb.* u. *Tr.*). [CK 596]

Oefterer Husten, Nachmittags, von Kitzel im Halse (d. 3. T.) (*Htb.* u. *Tr.*). [CK 597]

Husten, mit Kratzen im Halse (n. 1 St.) (*Htb.* u. *Tr.*). [CK 598]

Schurr-Husten, auch Nachts. [CK 599]

Früh-Husten, gegen 3 Uhr, in zwei Stössen, mit Schleim-Auswurf (d. 2. T.) (*Htb.* u. *Tr.*). [CK 600]

Hohler, dumpfer Husten. [CK 601]

Anfälle von Krampf-Husten, die ganze Nacht. [CK 602]

Husten, nach der geringsten Erhitzung. [CK 603]

Arger Husten, mit schwierigem, dünnem, salzigem Auswurfe. [CK 604]

Während des Hustens, Schmerz in der Brust, wie zerschnitten, und früh, gelblicher, eitriger Auswurf, etliche Tage lang (n. 67 T.) (*Htb.* u. *Tr.*). [CK 605]

Athem kurz, beim Gehen (d. 16. T.) (*Htb.* u. *Tr.*). [CK 606]

Sehr eng auf der Brust, Nachmittags, wie eingeschraubt, mit kurzem Athem (d. 15. T.) (*Htb.* u. *Tr.*). [CK 607]

Eng in der Brust, und müde und schmerzhafte Füsse, beim Steigen (d. 11. T.) (*Htb.* u. *Tr.*). [CK 608]

Zusammenziehen um die Brust, Zerschlagenheit der Achsel und Verrenk-Schmerz des rechten Mittelfingers, was Alles durch Aufstossen vergeht, Abends (*Htb.* u. *Tr.*). [CK 609]

Zusammenschnüren um die Mitte der Brust, mit kurzem Athem, Abends (*Htb.* u. *Tr.*). [CK 610]

Zusammenziehen und Klemmen auf der Brust, mit schwerem kurzem Athem, im Sitzen und Gehen (*Htb.* u. *Tr.*). [CK 611]

Starke Beklemmung der Brust und zuweilen tief Athmen (d. 6. T.). [CK 612]

Drücken, Schwere und wie beengt auf der Brust, ohne Bezug auf Athmen, Abends (*Htb.* u. *Tr.*). [CK 613]

Plötzlicher Druck-Schmerz auf der Brust, welcher den Athem versetzte (n. 68 T.) (*Htb.* u. *Tr.*). [CK 614]

Empfindliches Schneiden und Stechen in der Brust, ohne Bezug auf Athmen, Abends (*Htb.* u. *Tr.*). [CK 615]

Schmerzhaftes Schneiden und Stechen, tief in der Mitte der Brust, unverändert im Gehen und Athmen, nach dem Mittag-Essen, bis Abend (*Htb.* u. *Tr.*). [CK 616]

Ein Stich an den Ribben unter der rechten Achselgrube (*Htb.* u. *Tr.*). [CK 617]

Stechen unter der rechten Brust, gegen den Nabel zu, oder zur Achsel heraus, auch beim Einathmen (*Htb.* u. *Tr.*). [CK 618]

Stumpfes Stechen, beim Athmen, in der linken Brust, bis in die Schulter (*Htb.* u. *Tr.*). [CK 619]

Ein Stich in die linke Ribben-Gegend, beim Einathmen, der unter dem linken Schulterblatte herausgeht, im Stehen (d. 13. T.) (*Htb.* u. *Tr.*). [CK 620]

Einzelne heftige Stiche an der letzten linken Ribbe, dass sie aufschreien möchte, meist im Sitzen (n. 10 T.). [CK 621]

Stechen unter der linken Brust, beim Gähnen, auch nach dem Mittag-Essen, oder Abends, wo es im Sitzen kommt, und zuweilen bis in das Brustbein geht (*Htb.* u. *Tr.*). [CK 622]

Stechen in der linken Brust-Seite, unter der Achsel (*Htb.* u. *Tr.*). [CK 623]

Ein Stich in die Herz-Gegend (d. 10. T.) (*Htb.* u. *Tr.*). [CK 624]

Stechen im Brustbeine, zuweilen Abends, im Gehen, mit kurzem Athem (*Htb.* u. *Tr.*). [CK 625]

Herzklopfen. [CK 626]

Plötzlicher starker Wundheits-Schmerz im Herzen, mit deutlich hörbarem Krachen (nach Tische), zugleich mit quälender Uebelkeit. [CK 627]

Viel kleine rothe, nicht erhabene Flecke auf der Brust, ohne Jücken (*Htb.* u. *Tr.*). [CK 628]

Zerschlagenheits-Schmerz in den Brust-Muskeln, bei Bewegung und beim Befühlen (n. 8 T.). [CK 629]

■ **Rücken und äußerer Hals**

Im Steissbeine, schneller, durchdringender Schmerz. [CK 630]

Kreuz- und Rückenschmerz, Nachts, so heftig, dass sie nicht liegen konnte (d. 2. T.) (*Htb.* u. *Tr.*). [CK 631]

Heftiger Zerschlagenheits-Schmerz im Kreuze, von Nachmittag bis Abend (*Htb.* u. *Tr.*). [CK 632]

Zerschlagenheits-Schmerz im Kreuze von früh bis Nachmittag (d. 27. T.) (*Htb.* u. *Tr.*). [CK 633]

Zwei heftige, erschütternde Risse im untern Theile der Wirbelsäule, dass sie davon wie zurückgezogen wurde, darauf Stechen daselbst; Abends (*Htb.* u. *Tr.*). [CK 634]

Ein Stich in das Kreuz auf der rechten Seite, mit Zucken darnach (*Htb.* u. *Tr.*). [CK 635]

Stiche im Kreuze. [CK 636]

Brennendes Jücken im Kreuze, über den Hinterbacken. [CK 637]

Im Rücken, über den Hüften, wie beengt. [CK 638]

Arger Schmerz im Rücken, Nachts, im Bette, wie kurz und klein geschlagen, am schlimmsten beim Bewegen, doch auch in der Ruhe. [CK 639]

Stumpfe Stiche in den Rücken hinein (*Htb.* u. *Tr.*). [CK 640]

Arges Jücken, vorzüglich über den Hüften. [CK 641]

Im Nacken, heftiges Reissen und Zucken, das nach und nach den Rücken heruntergeht und dort allmälig vergeht (*Htb.* u. *Tr.*). [CK 642]

Ein heftiger Stich im Genicke, beim Niesen (*Htb.* u. *Tr.*). [CK 643]

Jückendes Beissen am Nacken und Halse, mit Brennen nach Kratzen (*Htb.* u. *Tr.*). [CK 644]

Im Halse, Reissen und Ziehen in den Muskeln der rechten Seite, Abends (*Htb.* u. *Tr.*). [CK 645]

Ein Druck am Halse, als sey das Tuch allzu fest gebunden. [CK 646]

Die Schilddrüse scheint ihr grösser zu seyn (*Htb.* u. *Tr.*). [CK 647]

■ **Extremitäten**

Nach der Achsel-Grube zu, unter dem Arme, feine Stiche, beim Hochhalten des Armes, sonst nicht (*Htb.* u. *Tr.*). [CK 648]

In der Achsel rechter Seite; Verrenkungs-Schmerz, wenn sie den Arm, ohne daran zu denken, hebt; nicht aber bei absichtlichem Aufheben desselben (d. 19. T.) (*Htb.* u. *Tr.*). [CK 649]

Schmerz in der rechten Schulter. [CK 650]

Drücken auf der Achsel. [CK 651]

Strammen von der Achsel, bis zum Unterkiefer-Winkel, das er vor Schmerz sich nicht bücken und auch die Kinnbacken nicht zusammen bringen konnte. [CK 652]

Verrenk-Schmerz in der rechten Achsel, bei Bewegung des Armes, auch im Bette (*Htb.* u. *Tr.*). [CK 653]

Verrenk-Schmerz im rechten Achsel-Gelenke, mit Gefühl, als sollte er den Arm hängen lassen, Abends (*Htb.* u. *Tr.*). [CK 654]

Lähmiger Zerschlagenheits-Schmerz in der linken Achsel, nur bei Bewegung des Armes und Rumpfes und beim Gähnen (d. 58. T.) (*Htb.* u. *Tr.*). [CK 655]

Drücken auf der Achsel. [CK 656]

Heftiger Zusammenzieh-Schmerz in beiden Schultern und Reissen den Rücken hinab, früh (d. 29. T.) (*Htb.* u. *Tr.*). [CK 657]

Reissen in der rechten Achsel, bis in das Schulterblatt, früh (*Htb.* u. *Tr.*). [CK 658]

Reissender Schmerz in der rechten Achsel bis nach dem Schlüsselbeine und der Brust (*Htb.* u. *Tr.*). [CK 659]

Reissen in der linken Achsel, bis in die Mitte des Oberarmes, und bis zum Ellbogen (d. 6. 7. T.) (*Htb.* u. *Tr.*). [CK 660]

Im Arme, heftiges Reissen, von der linken Schulter bis an das Hand-Gelenk, beim Aufheben des Armes und in der Ruhe (d. 27. 28. T.) (*Htb.* u. *Tr.*). [CK 661]

Schmerzhaftes Reissen von der rechten Achsel bis in das Hand-Gelenk, und beim Umdrehen der Hand, auch bis in die Finger-Gelenke (*Htb.* u. *Tr.*). [CK 662]

Ziehen im Arme, aufwärts. [CK 663]

Zucken in den Armen. [CK 664]

Mattigkeit der Arme. [CK 665]

Ausschlags-Blüthen am linken Arme, die nach Kratzen wieder verschwanden und die letzten 2 Tage nicht jückten (n. 10 T.). [CK 666]

In den Ober-Armen, einzelne, sehr schmerzhafte, klammartige Griffe, gleich über dem Ellbogen, ruckweise und absetzend, bei steinharten Muskeln, Nachts und am Tage; beim Zusammendrücken mit der andern Hand wird es auf einige Zeit gestillt (d. 20. T.). [CK 667]

Reissen im Oberarme, über dem rechten Ellbogen bis in die Mitte (*Htb.* u. *Tr.*). [CK 668]

Das Ellbogen-Gelenk schmerzt beim Zubiegen des Armes. [CK 669]

Scharfes Ziehen um den rechten Ellbogen, wie im Knochen, Abends im Bette. [CK 670]

Heftiges Reissen im Ellbogen-Gelenke, als sollte es ausgerissen werden, beim Stricken (d. 5. T.) (*Htb.* u. *Tr.*). [CK 671]

Stechen im rechten Ellbogen, bei Bewegung des Armes, früh (d. 6. T.) (*Htb.* u. *Tr.*). [CK 672]

Nagen im linken Ellbogen, Abends (*Htb.* u. *Tr.*). [CK 673]

Im Unterarme rechter Seite, Ziehen, bis in die Hand, auch in der Ruhe; der Arm ist zu schwer beim Aufheben (n. 20 T.). [CK 674]

Reissen vom Ellbogen, bis in die Mitte des Vorderarms, wie in der Knochen-Haut (*Htb.* u. *Tr.*). [CK 675]

Heftige Stiche in den Muskeln des rechten Unterarms, auf der vordern Fläche, nahe am Hand-Gelenke (*Htb.* u. *Tr.*). [CK 676]

Jücken am Vorderarme, unter der Ellbogen-Beuge, und nach Kratzen ein rother Fleck (*Htb.* u. *Tr.*). [CK 677]

Jücken am Vorderarme, bei Waschen mit kaltem Wasser und Seife, und nach Kratzen viel rothe jückende Blüthen, die nach dem Abtrocknen wieder vergingen (*Htb.* u. *Tr.*). [CK 678]

In den Händen, Zieh-Schmerz. [CK 679]

Ein Stich in der linken Handfläche, drauf heftiges Jücken, das durch Kratzen vergeht (*Htb.* u. *Tr.*). [CK 680]

Brennen in den Handtellern (*Htb.* u. *Tr.*). [CK 681]

Eingeschlafenheit der (linken) Hand, früh, auf der sie Nachts gelegen hatte (*Htb.* u. *Tr.*). [CK 682]

Röthe und Geschwulst des rechten Hand-Gelenks, mit Schmerz des Knochens beim Drucke (*Htb.* u. *Tr.*). [CK 683]

Jücken in der Handfläche, mit hellen Bläschen nach Kratzen (*Htb.* u. *Tr.*). [CK 684]

Fress-Blasen auf den Händen, stechenden Schmerzes. [CK 685]

In den Finger-Gelenken, Klamm-Gefühl. [CK 686]

Spannung im Mittel-Gelenke des linken Mittelfingers, zwei Morgen nach einander; nach etlichen Stunden vergehend (n. 21 T.). [CK 687]

Reissen auf der Rückseite des hintern Gliedes des kleinen Fingers (*Htb.* u. *Tr.*). [CK 688]

Reissen vom hintern Daumen-Gelenke der rechten Hand, bis zum Nagel (*Htb.* u. *Tr.*). [CK 689]

Reissen in den hintern Gelenken der rechten Finger (*Htb.* u. *Tr.*). [CK 690]

Reissen in allen Finger-Spitzen, nach dem Handrücken zu, früh, nach dem Aufstehen (*Htb.* u. *Tr.*). [CK 691]

Heftiges Bohren und Nagen im hintern Gliede des linken Daumens, wie im Marke (*Htb.* u. *Tr.*). [CK 692]

Klopfen, wie von einem Geschwüre, in der linken Daumenspitze, nach dem Mittag-Essen, durch drauf Drücken vergehend (*Htb.* u. *Tr.*). [CK 693]

Schmerz des hintern Gelenkes des Mittelfingers, wie ausgerenkt (*Htb.* u. *Tr.*). [CK 694]

Ritzender Schmerz um den linken Daumen und Zeigefinger und darauf kurze Lähmung beider Finger, zwei Abende. [CK 695]

Geschwulst, Röthe und Hitze des rechten Mittelfingers, mit jückenden Buckeln darauf, an den Tagen, wo er keinen Stuhl hat. [CK 696]

Entzündungs-Geschwulst mit Stich-Schmerz am hintersten Gelenke des Zeigefingers. [CK 697]

Jücken zwischen dem 4ten und 5ten Finger der rechten Hand, und nach Kratzen, helle, nicht jückende, Wasserbläschen, so wie an den Fingern zwei lange weisse Streifen (*Htb.* u. *Tr.*). [CK 698]

Eine Fress-Blase am linken Zeigefinger, neben dem Nagel. [CK 699]

Eine Fress-Blase am hintersten Gelenke des linken Zeigefingers (n. 10 T.). [CK 700]

Die Hüften schmerzen beide, meist beim Bewegen. [CK 701]

Heftiges Kneipen in der linken Hüfte und Kreuz-Gegend, nach dem Mittag-Essen, beim Gehen; bald darauf Drang zu Stuhle, und vor und bei diesem arges Schneiden im Mastdarme (*Htb.* u. *Tr.*). [CK 702]

Zucken hinten an der Hüfte, ohne Schmerz, und drauf in der rechten Hypochonder-Gegend (*Htb.* u. *Tr.*). [CK 703]

Schmerzhaftes Reissen im linken Hüft-Gelenke, von Nachmittag bis den andern Morgen (*Htb.* u. *Tr.*). [CK 704]

Stechen in der linken Hüfte, im Gelenke und an der äussern Fläche des Knochens (*Htb.* u. *Tr.*). [CK 705]

Stumpfes Stechen über der rechten Hüfte (*Htb.* u. *Tr.*). [CK 706]

Feine, brennendjückende Stiche, wie von Flöhen, bald in der rechten, bald in der linken Hüfte, linken Kreuz- und rechten Hypochonder-Gegend (*Htb.* u. *Tr.*). [CK 707]

Stechen, Brennen und Zerschlagenheits-Schmerz über der linken Hüfte, bis zur Achsel herauf, drei Tage lang zunehmend, und ärger beim Bücken nach der schmerzhaften Seite; dabei trockner Husten, mit heftigem Seiten-Stechen, was durch zusammen Bücken und Drücken mit der Hand auf die schmerzende Stelle etwas erleichert wird (d. 60. T.) (*Htb.* u. *Tr.*). [CK 708]

Ein jückender Stich über der rechten Hüfte, der nach Kratzen vergeht (*Htb.* u. *Tr.*). [CK 709]

Die Beine schmerzen ihr sehr, besonders in den Knieen (*Htb.* u. *Tr.*). [CK 710]

Ein plötzlicher Ruck im linken Beine, Abends, nach dem Einschlafen, dass sie aufschreckte und lange nicht wieder einschlafen konnte (*Htb.* u. *Tr.*). [CK 711]

Kriebelnde Unruhe in den Beinen, Abends, dass sie immer den Fuss bewegen musste. [CK 712]

Die Oberschenkel schmerzen, bis Abend. [CK 713]

Zerschlagenheits-Schmerz über dem linken Knie, bis an die Mitte des Oberschenkels, im Knochen, beim Gehen (*Htb.* u. *Tr.*). [CK 714]

Reissen vorn im linken Oberschenkel, von der Mitte bis ans Knie (*Htb.* u. *Tr.*). [CK 715]

Anhaltendes, stechendes Reissen von der Mitte des Oberschenkels bis an die Mitte des Unterschenkels, nach Aufstehn vom Sitze vergehend (*Htb.* u. *Tr.*). [CK 716]

Schmerzhaft ziehendes Zucken vom rechten Knie bis in die Mitte des Oberschenkels, im Stehen und beim Biegen des Gliedes (*Htb.* u. *Tr.*). [CK 717]

Reissen vom linken Knie bis über die Mitte des Oberschenkels, nach dem Mittag-Essen (*Htb.* u. *Tr.*). [CK 718]

Die Kniee schmerzen, wie nach Fuss-Strapazen; er konnte kaum ohne Stock gehen (n. 4 T.). [CK 719]

Schwere und Schmerz in den Knieen im Gehen, von Nachmittag bis Abend (*Htb.* u. *Tr.*). [CK 720]

Müdigkeits-Schmerz in den Knieen, im Sitzen und noch mehr im Gehen (d. 3. T.) (*Htb.* u. *Tr.*). [CK 721]

Strammen in der linken Kniebeuge, wie zu kurz, beim Auftreten, als sie aus dem Freien ins Zimmer kam (*Htb.* u. *Tr.*). [CK 722]

Spannung in der Kniekehle (n. 3 T.). [CK 723]

Spannen und Ziehen in der linken Knie-Beuge, im Gehen (*Htb.* u. *Tr.*). [CK 724]

Zieh-Schmerz in den Knieen, bis in die Fussohlen, wie ein Wühlen im Marke der Knochen. [CK 725]

Reissen im rechten Knie, im Stehen (*Htb.* u. *Tr.*). [CK 726]

Ein schmerzhafter Riss im rechten Knie, mehr nach der äussern Fläche zu (*Htb.* u. *Tr.*). [CK 727]

Heftiges Bohren und Reissen im linken Knie, als sollte es ausgerissen werden, Abends (*Htb.* u. *Tr.*). [CK 728]

Feines Bohren im rechten Knie, öfters aussetzend (*Htb.* u. *Tr.*). [CK 729]

Schmerzhaftes Reissen von der linken Knie-Beuge hinab in den Unterschenkel, wie im Knochen, mit Spannen beim Gehen, als wären die Flechsen zu kurz (*Htb.* u. *Tr.*). [CK 730]

Harte Geschwulst in der Kniekehle, vor deren Schmerz er das Bein nicht ausstrecken kann. [CK 731]

Stechen im Knie-Gelenke. [CK 732]

In den Unterschenkeln abwärts ziehender Schmerz, Abends (n. 24 T.). [CK 733]

Schmerzhafte Spannung in der Achill-Senne, bis an die Wade, beim schnell Gehen. [CK 734]

Klamm in der linken Wade, Nachts, beim Umwenden und Aufrichten im Bette (n. 24 T.). [CK 735]

Klamm in beiden Waden, Abends im Bette, sehr schmerzhaft und durch Nichts zu stillen (n. 6 St.). [CK 736]

Heftige Risse in der rechten Wade, Nachmittags (*Htb.* u. *Tr.*). [CK 737]

Schneidender Schmerz im Schienbeine. [CK 738]

Zerschlagenheits-Schmerz der Schienbeine. [CK 739]

Flecke am Schienbeine, welche brennend schmerzen. [CK 740]

Die Füsse schmerzen heftig, als wären sie zu schwer und abgeschlagen, besonders beim Treppen-Steigen, Abends (*Htb.* u. *Tr.*). [CK 741]

Zerschlagenheits-Schmerz im linken Fuss-Gelenke, früh, bis zur Mitte des Schienbeins, bei Gehen und Auftreten; doch durch längeres Gehen vergehend (*Htb.* u. *Tr.*). [CK 742]

Klamm in der Ferse, früh, im Bette. [CK 743]

Zieh-Schmerz in den Fusssohlen. [CK 744]

Durchdringende Stiche in der rechten Ferse, Abends im Bette (*Htb.* u. *Tr.*). [CK 745]

Schmerzhaft zuckendes Reissen in der linken Ferse, Abends im Bette (*Htb.* u. *Tr.*). [CK 746]

Kälte der Füsse, als ob sie in kaltem Wasser wadete. [CK 747]

Kriebeln, wie von Ameisen am rechten Fussrücken und der untern Fläche der Zehen (*Htb.* u. *Tr.*). [CK 748]

In den Zehen des linken Fusses, (der 4ten und 5ten), heftiges Reissen, im Gehen (*Htb.* u. *Tr.*). [CK 749]

Reissen in der rechten grossen Zehe, von Hinten bis in die Spitze (*Htb.* u. *Tr.*). [CK 750]

Ein durchdringender Stich in der Beuge der rechten grossen Zehe bis auf den Rücken derselben, dass sie erschrak und den Fuss in die Höhe zog, Abends (*Htb.* u. *Tr.*). [CK 751]

Brennendes Stechen in der grossen Zehe. [CK 752]

■ Allgemeines und Haut

In allen Theilen des Körpers, Schmerzen, bald hier, bald dort. [CK 753]

Alles am ganzen Körper thut ihr weh. [CK 754]

Steifheit des ganzen Körpers, früh, beim Aufstehen. [CK 755]

Zucken, ohne Schmerz, im Gesässe, den Oberschenkeln, den Achseln und oft auch im Gesichte. [CK 756]

Im Bette ist ihr wohl, beim Aufstehen aber fangen die zuckenden Schmerzen hie und da wieder an (*Htb.* u. *Tr.*). [CK 757]

Die Beschwerden scheinen sich nach 3 Wochen wieder anhaltend zu erneuern (*Htb.* u. *Tr.*). [CK 758]

Im Gehen mindern sich die Beschwerden, die im Sitzen entstanden (*Htb.* u. *Tr.*). [CK 759]

Im Freien scheinen die Beschwerden gelinder, als im Zimmer (*Htb.* u. *Tr.*). [CK 760]

Jücken und Laufen, wie von Flöhen, an verschiedenen Theilen des Körpers, besonders auf den Achseln, mit kleinen hellen Bläschen nach Kratzen, die in 24 bis 48 Stunden vertrocknen; Nachmittags, Abends und früh (*Htb.* u. *Tr.*). [CK 761]

Jücken an verschiedenen Stellen, auch an der Stirn, im Gesichte, auf dem Kopfe, und an fast allen Theilen, meist durch Kratzen vergehend (*Htb.* u. *Tr.*). [CK 762]

Jücken hie und da, zuweilen mit Brennen nach Kratzen (*Htb.* u. *Tr.*). [CK 763]

Heftiges Jücken am ganzen Leibe, auch an einzelnen Stellen, das nach Kratzen auf einer andern Stelle erscheint (*Htb.* u. *Tr.*). [CK 764]

Jücken hie und da, das nach Kratzen wiederkehrt (*Htb.* u. *Tr.*). [CK 765]

Arges Jücken am ganzen Körper. [CK 766]

Ein brennender Nadelstich hie und da am Körper. [CK 767]

Heftiges Jücken, Abends beim Auskleiden, an den Hinterbacken und Vorderarmen, und nach Kratzen; arg jückende Blüthen, deren Jücken durch Kratzen sich immer mehr verschlimmert (*Htb.* u. *Tr.*). [CK 768]

Jücken an den Achseln, den Oberschenkeln und dem Halse, Abends, vor Schlafengehn, und früh, beim Ankleiden, mit jückenden Blüthen nach Kratzen, von 24 Stunden Dauer (*Htb.* u. *Tr.*). [CK 769]

Grosse Ausschlags-Blüthen hie und da am Körper. [CK 770]

Bläschen und Blüthen, zuweilen heftig jückend am Halse, Nacken, unter und vor den Ohren, an den Armen, und zwischen den Fingern (*Htb.* u. *Tr.*). [CK 771]

Grosse Knoten unter der Haut, stechenden Schmerzes, in der Achsel-Grube und über den Ellbogen-Gelenken. [CK 772]

Harte Knoten vor der linken Achsel, tief in der Haut, die nur beim darauf Drücken wie Blutschwär stechend schmerzend mit Röthe (*Htb.* u. *Tr.*). [CK 773]

Jückendes Knötchen an der Handwurzel, das beim darauf Drücken helles Wasser ergiesst (*Htb.* u. *Tr.*). [CK 774]

Kleine, rothe wenig erhabene, glatte, und später sich abschuppende Flechten, ohne Empfindung, auf der Brust und an den Waden (*Htb.* u. *Tr.*). [CK 775]

Kleine Blutschwäre, an der Stirn, dem Halse, der Brust und besonders den Oberschenkeln (*Htb.* u. *Tr.*). [CK 776]

Eine alte Brand-Narbe ward zu einer Fress-Blase, woran er noch 6 Wochen litt. [CK 777]

Grosse Empfindlichkeit der Haut des Kopfes und des Körpers, vorzüglich gegen Kälte, es läuft ihr bei jedem Lüftchen kalt durch die Haut und sie friert durch und durch. [CK 778]

Dürre Trockenheit der Haut, gegen Morgen im Bette (n. 16 T.). [CK 779]

Starker Schweiss am Tage, bei geringer Bewegung. [CK 780]

Leichtes Verheben und Verrenken; beim zurück Biegen des Armes schmerzte die Achsel, wie ausgerenkt, und beim Befühlen, wie zerschlagen; sie konnte den Kopf ohne grossen Schmerz nicht links drehen. [CK 781]

Unruhe in den Gliedern, Abends, nach langem Sitzen. [CK 782]

Schlaffer Körper (n. 7 T.). [CK 783]

Plötzliche Abspannung beim Gehen im Freien. [CK 784]

Leichtes Ermüden beim Spazieren (n. 6 T.). [CK 785]

Schwäche Gefühl, früh, im Bette (n. 17 T.). [CK 786]

Grosse Mattigkeit in den Beinen. [CK 787]

Schwere und Abgeschlagenheit in allen Gliedern, den ganzen Tag (bald.) (*Htb.* u. *Tr.*). [CK 788]

Müde und abgeschlagen in den Oberschenkeln, im Sitzen, im Gehen verschlimmert (*Htb.* u. *Tr.*). [CK 789]

Grosse Mattigkeit in den Untergliedern, im Sitzen und beim Aufstehen vom Sitze; bei Bewegung vergehend (*Htb.* u. *Tr.*). [CK 790]

Abgespannt, matt und schläfrig, Mittags, nach dem Essen (einer etwas schwer verdaulichen Speise), so dass er im Stehen und Sprechen plötzlich einschläft, mit Benommenheit des Kopfes, die zu allem Denken unfähig macht (*Htb.*). [CK 791]

Matt und schläfrig, nach dem Abend-Essen, mit Weichlichkeit im Bauche (*Htb.*). [CK 792]

Matt und müde im ganzen Körper, besonders in den Füssen (n. 7 T.) (*Htb.* u. *Tr.*). [CK 793]

Zerschlagen und wie gerädert an Händen und Füssen, früh, beim Erwachen, mit Zittern und Schwäche; sie muss sich legen, worauf es besser wird, nur fühlt sie ausser dem Bette sogleich Kälte (*Htb.* u. *Tr.*). [CK 794]

Sehr schwach und hinfällig, nach dem Erbrechen (d. 42. T.) (*Htb.* u. *Tr.*). [CK 795]

Grosse Schwäche im ganzen Körper, mit elendem Aussehen und Brecherlichkeit (*Htb.* u. *Tr.*). [CK 796]

Sehr matt, Nachmittags, im Sitzen und Gehen, minder im Stehen (*Htb.* u. *Tr.*). [CK 797]

Schwäche, Abends, dass sie sich legen musste (d. 42. T.) (*Htb.* u. *Tr.*). [CK 798]

Matt, unaufgelegt und unbehaglich, früh (*Htb.* u. *Tr.*). [CK 799]

Abgeschlagen, matt, unbehaglich, mit ängstlicher Wärme und Schweiss (d. 25. T.). [CK 800]

Matt und zittrig, früh, im Bette, was nach dem Aufstehen vergeht (d. 9. T.) (*Htb.* u. *Tr.*). [CK 801]

Früh ist er, bei gutem Schlafe, doch müder, als Abends, beim Niederlegen. [CK 802]

Eine Art Lähmung des linken Beines, mit Schmerz im Hüft- und Knie-Gelenke; den Tag drauf kam es ins rechte Bein und in den Arm; beim Gehen hatte er fortwährend Schmerzen und war genöthigt den Fuss ganz auswärts zu setzen. [CK 803]

■ Schlaf, Träume und nächtliche Beschwerden

Stetes, lästiges Gähnen, früh, nach dem Aufstehen (*Htb.* u. *Tr.*). [CK 804]

Häufiges Gähnen, alle Tage (*Htb.* u. *Tr.*). [CK 805]

Oefteres Gähnen, Nachmittags und Abends (*Htb.* u. *Tr.*). [CK 806]

Ungewöhnlich heftiges und oftes Gähnen (*Htb.* u. *Tr.*). [CK 807]

Oefteres Gähnen, Nachmittags, mit Trägheit und Schläfrigkeit (*Htb.* u. *Tr.*). [CK 808]

Gähnen mit Schlucksen dabei und darnach (*Htb.* u. *Tr.*). [CK 809]

Oefteres Gähnen mit Niesen (d. 27. T.) (*Htb.* u. *Tr.*). [CK 810]

Schläfrig und träge, Vormittags, mit öfterem Gähnen und Renken (*Htb.* u. *Tr.*). [CK 811]

Schläfrig und träge, mit Gähnen und Dehnen, nach dem Mittag-Essen (d. 6. T.) (*Htb.* u. *Tr.*). [CK 812]

Früh, nach gutem Schlafe, doch noch sehr schläfrig (d. 2. T.) (*Htb.* u. *Tr.*). [CK 813]

Viel Neigung zu schlafen, wobei er öfters aufschreckt. [CK 814]

Ungewöhnlicher Weise erwacht sie Nachts nicht (*Htb.* u. *Tr.*). [CK 815]

Schlaf die ersten Nächte immer gut und besser, als gewöhnlich (*Htb.* u. *Tr.*). [CK 816]

Leichtes und baldiges Einschlafen und guter Schlaf (d. 14. T.) (*Htb.* u. *Tr.*). [CK 817]

Schlaflos die ganze Nacht (d. 52. T.) (*Htb.* u. *Tr.*). [CK 818]

Kein Schlaf, mehrere Nächte und stetes Umherwerfen im Bette (n. 22 T.) (*Htb.* u. *Tr.*). [CK 819]

Wenig Schlaf und viele Träume (*Htb.* u. *Tr.*). [CK 820]

Abends wurde sie erst spät schläfrig (*Htb.* u. *Tr.*). [CK 821]

Abends konnte sie lange nicht einschlafen (d. 31. T.) (*Htb.* u. *Tr.*). [CK 822]

Sie kann vor Mitternacht nicht einschlafen (*Htb.* u. *Tr.*). [CK 823]

Sie konnte bis 3 Uhr früh nicht einschlafen (*Htb.* u. *Tr.*). [CK 824]

Sehr unruhiger Schlaf mit öfterm Erwachen (d. 13. T.) (*Htb.* u. *Tr.*). [CK 825]

Viele unruhige Nächte, mit unerquicklichem Schlafe (*Htb.* u. *Tr.*). [CK 826]

Erwachen, Nachts, 12 Uhr, ohne bewusste Ursache; sie konnte vor 2 Uhr nicht wieder einschlafen und schlief dann nur unvollkommen bis 5 Uhr (d. 15. T.) (*Htb.* u. *Tr.*). [CK 827]

Erwacht früh 3 Uhr und kann nicht wieder einschlafen (d. 59. T.) (*Htb.* u. *Tr.*). [CK 828]

Sie erwacht nach 1 Uhr und kann bis 5 Uhr nicht wieder einschlafen, es thaten ihr alle Glieder weh und sie warf sich von einer Seite zur andern (*Htb.* u. *Tr.*). [CK 829]

Sie erwacht schon um 2, 3 Uhr und kann dann nicht wieder einschlafen. [CK 830]

Abends kann sie vor grosser Unruhe im Blute lange nicht einschlafen, schläft dann sehr unruhig und muss sich ohne Ruhe zu finden, immer von einer Seite zur andern werfen (*Htb.* u. *Tr.*). [CK 831]

Nachts, Schläfrigkeit, wegen Aengstlichkeit und Schwere im ganzen Körper (*Htb.* u. *Tr.*). [CK 832]

Viele Nächte ist es ihr ängstlich, und sie liegt hart, wie auf Steinen, das sie sich immer umwenden muss (*Htb.* u. *Tr.*). [CK 833]

Viele Nächte hindurch kann sie wegen Aengstlichkeit nicht einschlafen, und muss sich oft aufdecken, was sie aber, wegen Kälte-Gefühls, nicht lange aushält (n. 4 u. 23 T.) (*Htb.* u. *Tr.*). [CK 834]

Mehrere Nächte ängstlich und zu warm im Bette; sie kann lange nicht einschlafen (n. 29 T.) (*Htb.* u. *Tr.*). [CK 835]

Nachts, von 1 bis 4 Uhr unruhiger Schlaf, mit Hitze und Schweiss, das sie keine Decke leiden kann; nach 4 Uhr Schlaf ohne Schweiss (*Htb.* u. *Tr.*). [CK 836]

Nachts innere starke Hitze, dass er davor kaum unterm Bette bleiben konnte, und dabei doch grosse Scheu vor der mindesten Entblössung (n. 4 T.). [CK 837]

Nachts, Zahnweh, der Zahn ist wie zu lang, mit mehr reissendem, als klopfendem Schmerze. [CK 838]

Die ganze Nacht puckender und ziehender Zahnschmerz. [CK 839]

Nach Mitternacht erwacht sie über heftigem Magenweh, wie Leerheit (*Htb.* u. *Tr.*). [CK 840]

Früh, 4 Uhr erwacht sie zum Harnen, drauf Bauchkneipen und früh Magenweh und Brecherlichkeit (d. 1. T.) (*Htb.* u. *Tr.*). [CK 841]

Nächtliches Bett-Pissen. [CK 842]

Nachts Erwachen mit Durst, den sie schon vorher im Traume empfunden (*Htb.* u. *Tr.*). [CK 843]

Nachts grosse Unruhe im linken Beine, er muss es immer an einen kühlen Ort ausser dem Bette legen. [CK 844]

Abends, beim Einschlafen, Klopfen auf der linken Brust-Seite. [CK 845]

Nachts, entsetzliches Jücken, wie ein Beissen am ganzen Körper, so dass sie oft zusammenfuhr. [CK 846]

Zwei Nächte warf es ihn im Bette hoch in die Höhe, von einer Seite zur andern, und wenn der Körper still lag, zuckten die Arme und Beine, die ganze Nacht, selbst noch im Wachen, doch schmerzlos; beim Erwachen wusste er von den Begegnissen der Nacht nichts (n. 8 T.). [CK 847]

Reden im Schlafe, nach Mitternacht (d. 9. T.) (*Htb.* u. *Tr.*). [CK 848]

Früh im Schlafe, lautes Reden, wobei sie mit dem Kopfe an die Wand schlägt; beim Erwachen weiss sie nichts davon (*Htb.* u. *Tr.*). [CK 849]

Sie wollte reden im Traume, ohne es zu können, worüber sie sich quälte (d. 17. T.) (*Htb.* u. *Tr.*). [CK 850]

Lautes Aufschreien im Schlafe, aus lebhaftem unerinnerlichem Traume (*Htb.* u. *Tr.*). [CK 851]

Aufschrecken aus dem Schlafe, um Mitternacht (*Htb.* u. *Tr.*). [CK 852]

Beim Einschlafen schrickt er auf und bekommt dann Unruhe in den Gliedern. [CK 853]

Aufschrecken im Nachmittags-Schlafe, mehrere Tage. [CK 854]

Wenn er Nachts auf dem Rücken oder auf der rechten Seite liegt, schrickt er auf und schwärmt und schreit über schreckhafte Träume. [CK 855]

Nächtliches Auffahren und Schreien im Traume, worin er sich mit einem Bettler zankte. [CK 856]

Nachts ängstliche Träume. [CK 857]

Aengstliche Träume, als könne er sich in seinem Hause nicht zu recht finden. [CK 858]

Aengstlicher Traum von Streit mit Räubern. [CK 859]

Traum, er habe einen Fallsucht-Anfall. [CK 860]

Träume von Streit, Zank und Aergerniss (*Htb.* u. *Tr.*). [CK 861]

Träume von Geld, Lustbarkeit, Scherz und geschichtlichen Ereignissen (*Htb.* u. *Tr.*). [CK 862]

Aengstliche, traurige Träume von verstorbenen Verwandten, Unglücksfällen u.d.gl. (*Htb.* u. *Tr.*). [CK 863]

Aengstlicher Traum mit Aufschreien, Weinen und Schluchzen (*Htb.* u. *Tr.*). [CK 864]

Aengstliche Träume von Feuer, und Verbrennung (*Htb.* u. *Tr.*). [CK 865]

Träume von Wasser-Gefahr (*Htb.* u. *Tr.*). [CK 866]

■ **Fieber, Frost, Schweiß und Puls**

Frost, von früh bis Abends, 4 Tage lang (n. 60 T.) (*Htb.* u. *Tr.*). [CK 867]

Frost-Schütteln, Abends, 9 Uhr, auch im Bette konnte sie sich eine Stunde lang nicht erwärmen (d. 2. T.) (*Htb.* u. *Tr.*). [CK 868]

Frost, im Bette, Abends, 7 Uhr, zwei Stunden lang (*Htb.* u. *Tr.*). [CK 869]

Frost-Schütteln, Abends, 8 Uhr, ohne äussere fühlbare Kälte, das von den Füssen anfängt; im Bette vergeht es; am folgenden Morgen Schweiss (d. 2. T.) (*Htb.* u. *Tr.*). [CK 870]

Frost, nach einer langen Fussreise, die ganze Nacht, und auch noch früh, bei Ofenwärme (d. 43. T.) (*Htb.* u. *Tr.*). [CK 871]

Frost den Rücken herunter, alle Nachmittage von 4 Uhr bis Schlafengehn. [CK 872]

Fieber-Schauder den Rücken herab, jeden Vormittag, 9 Uhr, mit etwas Uebelkeit, ohne nachfolgende Hitze. [CK 873]

Schauder, Abends, 10 Uhr, im Bette, $1/4$ Stunde lang, ohne Hitze, Schweiss oder Durst darauf (*Htb.* u. *Tr.*). [CK 874]

Kälte, Abends, und Frost-Schütteln, das noch im Bette eine Zeit lang fortdauert (*Htb.* u. *Tr.*). [CK 875]

Kälte-Gefühl, Abends, beim Ausziehn der Kleider, der im Bette vergeht (*Htb.* u. *Tr.*). [CK 876]

Kälte-Gefühl, Abends, vor dem Niederlegen, das im Bette vergeht (*Htb.* u. *Tr.*). [CK 877]

Kälte, Abends im Bette, ¼ Stunde lang, wie von Uebergiessung mit eiskaltem Wasser (*Htb.* u. *Tr.*). [CK 878]

Nach dem Mittag-Essen, Durst; später Frost; Abends brennende Gesichts-Hitze, bei kalten Füssen und starker Geistes Aufregung. [CK 879]

Wärme-Gefühl mit Schweiss am Kopfe, Mittags, bis 2 Uhr (*Htb.* u. *Tr.*). [CK 880]

Wärme-Gefühl durchströmt ihren ganzen Körper (*Htb.* u. *Tr.*). [CK 881]

Vormittags, öfteres vorübergehendes Hitz-Gefühl im Körper, ohne Schweiss oder Durst (*Htb.* u. *Tr.*). [CK 882]

Erhöhtes Wärme-Gefühl, früh, nach dem Aufstehen, bis gegen Mittag (*Htb.* u. *Tr.*). [CK 883]

Nachts vermehrte Wärme im Körper, ohne Schweiss (n. 48 St.) (*Htb.* u. *Tr.*). [CK 884]

Nacht-Schweiss, ungewöhnlich stark (n. 48 St.). [CK 885]

Früh-Schweiss (n. 12 T.). [CK 886]

Schweiss gegen Morgen, 5 Tage lang (n. 48 T.) (*Htb.* u. *Tr.*). [CK 887]

Abends, beim Einschlafen, schwitzt das Kind. [CK 888]

Stinkender Nacht-Schweiss. [CK 889]

Sauer riechender, fettiger, schwer aus der Wäsche gehender Schweiss, die ganze Nacht. [CK 890]

Magnesia muriatica

Magnesia muriatica, Murias magnesiae.
Kochsalzsaure Bittersalzerde [CK IV (1838), S. 178–213]

(In reiner Kochsalzsäure (aus Kochsalz mit gleichem Gewichte, nach glühenden Schmelzen wieder an der Luft zur öligen Konsistenz zerflossener Phosphorsäure durch Destillation ausgetrieben) wird in der Hitze so viel reiner Bittersalzerde aufgelöset, als sich bei 80° Reaum. auflösen kann, die Lauge noch heiss durchgeseihet und in gleicher Wärme eingetrocknet, um diess leicht zerfliessbare Mittelsalz in einem verstopften Glase aufbewahren zu können.)

Es ist wenig, was ich bis jetzt von dieser Arznei vorzulegen habe, aber viel hat sich die chronisch kranke Welt von ihr zu versprechen, wenn man bedenkt, dass der grosse Nutzen, den die Seebäder schon in langwierigen (psorischen) Leiden mancher Art geleistet haben (wenn man die Wirkung der Reise an jene Orte, die Wirkung der Entfernung von, oft lästigen Geschäften, und die Wirkung des Wellen-Schlags des Meeres auf die darin Badenden wegrechnet), einzig durch Einwirkung dieses Salzes auf die Hautnerven ausgerichtet worden ist; denn wenigstens in der Nordsee ist fast eine Unze dieses Salzes in einem Pfunde Seewasser enthalten.

Da man jedoch selten von einem antipsorischen Arzneimittel allein die völlige Heilung entwickelter Psora erwarten kann, so konnten auch diese Bäder, in gehörigem Masse gebraucht, nur soviel von diesem vielgestaltigen Siechthume mindern, als überhaupt von diesem Salze in diesem Siechthume erwartet werden kann, und was davon nicht getilgt wird, hat die Hülfe von den übrigen antipsorischen Heilmitteln zu erwarten.

Nach meinen Erfahrungen kann ich nicht umhin, diese Arznei als antipsorisches Mittel hochzuschätzen und zur ferneren Ausprüfung ihrer eigenthümlichen Symptome aufzumuntern.

Vorzüglich that sie Dienste unter folgenden Umständen:

Tägliche Kopfschmerzen; Pulsiren im Ohre; Spannendes Drücken im Kopfe; Gesichts-Ausschlag; Drückender Leber-Schmerz, selbst im Gehen und beim Befühlen, am schlimmsten beim Liegen auf der rechten Seite; Stete hohe Aufgetriebenheit des Bauches, mit Leib-Verstopfung; Kriebelndes Stechen in den Bauch-Muskeln; Alte, schmerzhafte Härte der rechten Bauch-Seite; Bandwurm-Beschwerden; Knolliger, **harter**, schwieriger, **ungenüglicher**, zögernder Stuhl; Chronische Durchfälligkeit; **Hysterische Mutter- und Unterleibs-Krämpfe**, die selbst in die Oberschenkel sich erstrecken und Abgang von Weissfluss zur Folge haben; Lästige Nasen-Trockenheit; Einschlafen der Arme, früh beim Erwachen; Lähmiges Ziehen in Armen und Knieen; Druckschmerz in den Knieen; Fussschweiss; Verkältlichkeit; Schwäche des Körpers, wie vom Magen aus.

Die Namens-Verkürzungen der Mit-Beobachter sind: *Htb., Hartlaub; Jhr., Jahr; Ng.,* ein Ungenannter in *Hartlaub* u. *Trinks*, Arzneimittellehre; *Sr., Schréter.*

Magnesia muriatica

■ Gemüt

Sehr ängstlich und bange, mit Langerweile, Abends (*Ng.*). [CK 1]

Bang und weinerlich, nach dem Mittag-Essen (*Ng.*). [CK 2]

Bang und wehmüthig einsam; sie hat Heimweh und weint (*Ng.*). [CK 3]

Aengstlichkeit, im Zimmer, besser im Freien; früh (d. 14. T.) (*Ng.*). [CK 4]

Unfreundliche Stimmung (*Ng.*). [CK 5]

Missmuth mit innerer Unruhe. [CK 6]

Missmuth, verdriesslich. [CK 7]

Verdriesslich und übel gelaunt, früh, nach dem Aufstehen (d. 6. T.) (*Ng.*). [CK 8]

Sehr verdriesslich, fast sogleich. [CK 9]

Verdriesslich, ärgerlich (d. 1. u. 2. T.) (*Ng.*). [CK 10]

Verdriesslich und mürrisch (d. 2. T.) (*Sr.*). [CK 11]

Verdriesslich und missmuthig, Abends, den Tag über heiter (*Sr.*). [CK 12]

Verdriesslich, mürrisch, unaufgelegt zum Arbeiten (*Sr.*). [CK 13]

Unheiterkeit, Unaufgelegtheit zu geistigen Arbeiten (*Jhr.*). [CK 14]

Unaufgelegt zur Arbeit (d. ersten Tage.) (*Sr.*). [CK 15]

Freudelos und duldend; was sie nur ansieht, ist ihr zuwider, sie antwortet höchst ungern, früh (d. 21. T.) (*Ng.*). [CK 16]

Unaufgelegt, und wie nicht ausgeschlafen (*Ng.*). [CK 17]

Es verdross ihn zu sprechen; er wollte nur einsam seinen Gedanken nachhängen (*Sr.*). [CK 18]

Unentschlossenheit (d. 30. T.) (*Ng.*). [CK 19]

Phantasie-Täuschung, als ob ihr während des Lesens in einem Buche Jemand nachläse, und sie nöthigte, geschwinder zu lesen, mit Brummen und Summen um sie herum, beim Aufrichten glaubte sie über sich grosse Wolken und Felsen zu sehen, die nach und nach wieder verschwanden; drauf Angst, Bangigkeit, Unruhe, dass sie sich nicht zu lassen wusste; durch weiteres um sich blicken verging Alles, kehrte aber bei erneuertem Lesen noch zweimal zurück (*Ng.*). [CK 20]

■ Schwindel, Verstand und Gedächtnis

Eingenommenheit, als wäre Alles zu voll im Kopfe, früh (d. 1. T.) (*Ng.*). [CK 21]

Taumlig im Kopfe (n. 30 T.). [CK 22]

Betäubung und Eingenommenheit des Kopfes, mit schmerzhafter Empfindlichkeit des linken Schenkels (d. 1. T.) (*Ng.*). [CK 23]

Dummlich und wie berauscht im Kopfe (*Ng.*). [CK 24]

Dumm und schwer im Kopfe, den ganzen Vormittag (*Ng.*). [CK 25]

Dummlich im Kopfe, früh, nach dem Aufstehn (d. 13. T.) (*Ng.*). [CK 26]

Schwindlicht und dumm im Kopfe, beim Mittag-Essen; sie muss ins Freie, wo es vergeht; nach der Rückkehr ins Zimmer, Hitze im Kopfe (*Ng.*). [CK 27]

Schwindel zum vorwärts Fallen, früh, beim Aufstehen (d. 5. u. 28. T.) (*Ng.*). [CK 28]

Schwindelig und taumlicht, nach Bewegung vergehend, früh (*Ng.*). [CK 29]

Schwindel, schon beim Gehen in der Stube, und wenn sie den Kopf nur ein wenig herabsenkt. [CK 30]

■ Kopf

Kopfschmerz, früh, wie nicht ausgeschlafen, mit Mattigkeit und Abgeschlagenheit der Füsse (*Ng.*). [CK 31]

Dumpfer Schmerz im Kopfe, mit Empfindlichkeit der Kopfhaut beim Befühlen, und wundem Brennen in den Augen, nach dem Mittag-Essen (*Ng.*). [CK 32]

Schmerz, wie Schwere, vorn in der Stirn, Nachmittags (*Ng.*). [CK 33]

Schwere im Hinterkopfe. [CK 34]

Schwer im Kopfe und wie taumelig, er ist in Gefahr hinzufallen. [CK 35]

Schwere des Kopfes und Eingenommenheit (n. 3 T.). [CK 36]

Schwere-Gefühl im Kopfe, früh (*Ng.*). [CK 37]

Schmerz, als wenn das ganze Gehirn an die Stirn andrückte (*Ng.*). [CK 38]

Drücken in der Stirn, beim Bücken, als wolle das Gehirn herausfallen, Abends (*Ng.*). [CK 39]

Drücken in der Stirn (n. 6 T.). [CK 40]

Drücken in der Stirn und dem Vorderhaupte, mit Wüstheit und Benebelung des Kopfes, den ganzen Vormittag, am stärksten beim Erwachen (d. 3. T.) (*Sr.*). [CK 41]

Drücken in den Stirnhöhlen, bis in das Vorderhaupt, wo es wühlt; durch starke Bewegung kam er in Schweiss, worauf der Schmerz verging (d. 2. T.) (*Sr.*). [CK 42]

Drücken im Hinterhaupte (n. 15 T.). [CK 43]

Viel Drücken, auch scharfes und klemmendes, besonders auf dem Scheitel und im Hinterhaupte; (die ganze Zeit hindurch) (*Jhr.*). [CK 44]

Zusammen Drücken im Kopfe, von beiden Seiten her, mit Hitz-Gefühl, und mit Klopfen in der Stirne beim Drucke darauf (*Ng.*). [CK 45]

Reissender heftiger Schmerz in der linken Schläfe (d. 29. T.) (*Ng.*). [CK 46]

Reissender Schmerz in der linken Kopf-Seite (n. 10 T.) (*Ng.*). [CK 47]

Reissen im Hinterhaupte nach dem Scheitel hinauf (d. 4. T.) (*Ng.*). [CK 48]

Ein schmerzhafter Riss in die rechte Kopfseite hinein, bis zum Auge, und darauf noch lange Schmerzhaftigkeit der Stelle (*Ng.*). [CK 49]

Reissen und Schwere-Gefühl in der Stirn, Abends (d. 6. T.) (*Ng.*). [CK 50]

Reissen in der linken Stirn-Seite und weiter zurück, Stechen (*Ng.*). [CK 51]

Reissen und Stechen in der Stirn, bei Bewegung, Abends (*Ng.*). [CK 52]

Arges Reissen und Stechen in Stirn und Schläfen, zum Niederlegen, mit grosser Empfindlichkeit des Scheitels, als würden die Haare in die Höhe gezogen; dabei Hitz-Gefühl in der mehr kalt, als warm anzufühlenden Stirn (d. 28. T.) (*Ng.*). [CK 53]

Bald ein Riss, bald ein Stich und Riss in der Stirne, beim Bücken im Sitzen, und auch ausserdem oft Stiche im Kopfe (*Ng.*). [CK 54]

Reissen und Stechen in beiden Kopf-Seiten, den ganzen Tag (n. 4 T.) (*Ng.*). [CK 55]

Schmerzhaft zuckendes Reissen in der rechten Hinterhaupt-Seite (*Ng.*). [CK 56]

Ein klopfendes Reissen, erst im Hinterhaupte, dann im ganzen Kopfe, nach dem Eintritte in das Zimmer; im Sitzen vergehend (*Ng.*). [CK 57]

Ein klopfendes Reissen vom Hinterhaupte nach dem Scheitel zu (*Ng.*). [CK 58]

Stechen, öfters, in der Mitte der Stirn, Abends (*Ng.*). [CK 59]

Stechen hinter dem rechten Stirnhügel und vor dem Ohre hinaus (*Ng.*). [CK 60]

Stechen in der linken Kopfseite und im Hinterhaupte (*Ng.*). [CK 61]

Stiche im rechten Hinterhaupt-Hügel (*Ng.*). [CK 62]

Ein Stich, rechts im Hinterhaupte, drauf Brennen daselbst (*Ng.*). [CK 63]

Heftiges Stechen in der rechten Seite des Scheitels (*Ng.*). [CK 64]

Ein heftiger Stich oben in der rechten Kopf-Seite, zum Schreien, öfters wiederholt, (bei der Regel) (*Ng.*). [CK 65]

Ein heftiger, erschreckender Stich, oben, in der linken Kopf-Seite (*Ng.*). [CK 66]

Stechen und Reissen in der rechten Kopf-Seite, bis an's Auge, das sie deshalb zudrücken muss (*Ng.*). [CK 67]

Stumpfes Stechen in der rechten Kopf-Seite, mit übler Laune (d. 16. T.) (*Ng.*). [CK 68]

Stumpfe Stiche, zum Schreien heftig, in der rechten Kopf-Seite (*Ng.*). [CK 69]

Stumpfes Stechen zur linken Kopf-Seite heraus (*Ng.*). [CK 70]

Ein Paar stumpfe Stiche am linken Seitenbeine, beim Biegen des Rumpfes nach rechts, mit Bohren vor dem linken Ohre (*Ng.*). [CK 71]

Zuckende Stiche rechts im Hinterhaupte und tief in der Stirne (*Ng.*). [CK 72]

Bohren in der linken Kopf-Seite, Abends (*Ng.*). [CK 73]

Klopfen und Schlagen in der linken Kopf-Seite, mit Hitz-Gefühl und Schwere in der Stirn (*Ng.*). [CK 74]

Klopfen und Schwere im Hinterhaupte, früh, nach dem Aufstehen, (bei der Regel) (*Ng.*). [CK 75]

Klopfen im Hinterhaupte und dann im ganzen Kopfe, bei und nach Aufrichten vom Bücken (*Ng.*). [CK 76]

Schmerzhaftes Wallen im Kopfe, mit Drücken im Hinterhaupte, im Freien vergehend, im Zimmer wiederkehrend (*Ng.*). [CK 77]

Sausen in der Kopf-Seite, auf der er lag, wie von Sieden des Wassers, früh, im Bette, nicht schmerzhaft (*Ng.*). [CK 78]

Greifen und Toben in den Schläfen, Abends, nach dem Niederlegen, als wolle Schwindel und Bewusstlosigkeit entstehen; durch Zusammendrücken des Kopfes erleichtert (*Ng.*). [CK 79]

Hitz-Gefühl und Brennen auf einer kleinen Stelle hinter dem rechten Stirnhügel (*Ng.*). [CK 80]

Erhöhte Wärme im ganzen Kopfe (*Ng.*). [CK 81]

Hitz-Gefühl in der Stirn, über dem linken Auge, mit Klopfen im ganzen Kopfe und Trübsichtigkeit (d. 1. T.) (*Ng.*). [CK 82]

Fliegende Hitze im Kopfe, öfters (*Ng.*). [CK 83]

Hitze und Wallen im Kopfe, mit Hitze und Schweiss des ganzen Körpers, Nachmittags und Abends, (bei der Regel) (*Ng.*). [CK 84]

Hitze im Kopfe nach dem Mittag-Essen, wie vom Magen aus, im Freien besser (*Ng.*). [CK 85]

Hitze im Kopfe mit Gesichts-Röthe, ohne äussere Wärme, aber mit innerem Schauder und Stuhldrang (*Htb.* u. *Tr.*). [CK 86]

Stetes Hitz-Gefühl im Kopfe, Munde und Halse, mit heissem Athem, bei Schnupfen; 8 Tage lang (*Ng.*). [CK 87]

Durch Einhüllen des Kopfes werden die Kopfschmerzen erleichtert (*Ng.*). [CK 88]

Taubheits-Gefühl der Stirne. [CK 89]

Wundheits-Schmerz der Scheitel-Gegend, für sich
und bei Berührung (*Ng.*). [CK 90]

Aeusserliche grosse Schmerzhaftigkeit des Kopfes,
bei Berührung und beim Bücken (n. 15 T.). [CK
91]

Aeusserliches Ziehen hie und da am Kopfe, auch in
die Ohren, die Zähne und das halbe Gesicht,
wovon der Kopf ganz wüste wird; die Schmerzen mindern sich nach Niesen. [CK 92]

Ein grosser Knoten am Hinterhaupte, besonders
schmerzhaft bei Berührung, mit Reissen rings
herum (*Ng.*). [CK 93]

■   Augen

In den Augen und deren Winkeln, Druck-Schmerz
(*Jhr.*). [CK 94]

Drücken in den Augen, wie von Staub, mit Trübsichtigkeit (*Ng.*). [CK 95]

Drücken in den Augen, besonders im linken, wie
von einem Sandkorne, durch Reiben nur kurz
vergehend (*Ng.*). [CK 96]

Zerschlagenheits-Schmerz im untern Augenhöhl-
Rande (*Ng.*). [CK 97]

Stechen im rechten innern Augenwinkel, dass es
Thränen auspresste (*Ng.*). [CK 98]

Anhaltendes Stechen und Brennen in den Augen
(*Ng.*). [CK 99]

Jücken im linken obern Augenlide (*Ng.*). [CK 100]

Jücken in den Augen (*Sr.*). [CK 101]

Jücken im innern Winkel des rechten Auges, durch
Reiben vergehend, bald darauf aber in das linke
Auge kommend (*Sr.*). [CK 102]

Brennen in den Augen und grosse Empfindlichkeit,
dass sie dieselben nicht öffnen kann, oder doch
gleich wieder schliessen muss (*Ng.*). [CK 103]

Brennen beider Augen, dass sie nicht in die Sonne
sehen kann (*Ng.*). [CK 104]

Arges Brennen in den Augen, besonders, wenn sie
ins Helle sieht (*Ng.*). [CK 105]

Brennen und Trockenheit der Augen, Abends, beim
Sehen ins Feuer (*Ng.*). [CK 106]

Rothe Blut-Gefässe im Weissen der Augen (*Ng.*).
[CK 107]

Entzündung der Augen, mit Drücken, Beissen,
Brennen, vorzüglich beim Sehen ins Helle, und
Abends thränten sie, waren am Tage voll Eiter-
Schleim; die Lider geschwollen und roth, mit
nächtlichem Zuschwären (*Jhr.*). [CK 108]

Verklebtheit der Augen, früh, mit Brennen beim
Oeffnen (*Ng.*). [CK 109]

Verklebtheit der Augen, früh, dass er sie lange
nicht öffnen kann (*Ng.*). [CK 110]

Grosse Trockenheit der Augenlider, besonders früh
und nach dem Mittags-Schlafe (*Jhr.*). [CK 111]

Zucken in den obern Augenlidern, welche wie
geschwollen, schwer und halb zu waren (*Jhr.*).
[CK 112]

Trübsichtigkeit, mit Brennen in den Augen (*Ng.*).
[CK 113]

Trübsichtigkeit, mit Vergehen der Augen beim
Sehen auf Nahes; in die Ferne sieht sie besser.
[CK 114]

Das Licht hat Abends (bei der Augen-Entzündung)
einen grünen Schein um sich (*Jhr.*). [CK 115]

■   Ohren

Im Ohre, schmerzloses Zucken (*Ng.*). [CK 116]

Zuckendes Reissen im linken Ohre (*Ng.*). [CK 117]

Reissen in und vor dem rechten Ohre (*Ng.*). [CK
118]

Stiche im linken Ohre (*Ng.*). [CK 119]

Stechen im rechten Ohre (n. 27 T.) (*Jhr.*). [CK 120]

Empfindliches Stechen öfters, bald in dem einen,
bald in dem andern Ohre (*Ng.*). [CK 121]

Erschreckende Stiche und Risse im linken Ohre,
beim rechts Neigen des Körpers (*Ng.*). [CK 122]

Stechendes Bohren in den Ohren (*Ng.*). [CK 123]

Bohren und pulsirendes Klopfen im rechten Ohre
(*Ng.*). [CK 124]

Kitzeln in den Ohren, durch hinein Bohren mit
dem Finger vergehend (*Ng.*). [CK 125]

Angenehme Wärme mit Kitzeln im rechten Ohre
(*Ng.*). [CK 126]

Starkes Ohren-Brausen (n. 28 T.). [CK 127]

Flattern im rechten Ohre (*Ng.*). [CK 128]

Gefühl, als wäre es ihr vor das Ohr gefallen, durch
hinein Bohren mit dem Finger nur kurz vergehend, ohne Schwerhörigkeit, (bei der Regel)
(*Ng.*). [CK 129]

Gefühl in den Ohren, als läge Etwas vor, mit
Gehör-Verminderung, und Brennen und Summen im Kopfe (n. 28 T. und öfters.) (*Ng.*). [CK
130]

Fast gänzliche Taubheit auf beiden Ohren, doch
mehr auf dem linken, öfters nachlassend und
wiederkehrend (*Ng.*). [CK 131]

Jücken einer alten Flechte hinter den Ohren, mit
Brennen nach Kratzen (*Ng.*). [CK 132]

Nase

In den Nasenhöhlen, oben, heftiges Reissen, dass die Augen thränen (*Ng.*). [CK 133]

Brennen beider Nasen-Oeffnungen, wie wund (d. 11. T.) (*Ng.*). [CK 134]

Wundheits-Schmerz der Nase, innerlich, für sich und beim Befühlen (d. 21. 22. T.) (*Ng.*). [CK 135]

Röthe und Geschwulst des rechten Nasenflügels, und schmerzhaft beim Befühlen (d. 13.–15. T.) (*Ng.*). [CK 136]

Schorfe in beiden Nasenlöchern, die bei Berührung heftig schmerzen, mit Geruchs-Mangel (*Ng.*). [CK 137]

Geschwürige Nasenlöcher (*Jhr.*). [CK 138]

Kleine Bläschen an der Nase, die bei Berührung spannen (*Ng.*). [CK 139]

Bluten aus der Nase, beim Schnauben (d. 5. T.) (*Ng.*). [CK 140]

Nasenbluten (*Sr.*). [CK 141]

Abgestumpfter Geruch (n. 10-18 T.) (*Jhr.*). [CK 142]

Gesicht

In den Gesichts-Knochen, starker Klamm-Schmerz (n. 17 T.). [CK 143]

Spannendes Gefühl im Gesichte (*Ng.*). [CK 144]

Spann-Schmerz am rechten Jochbeine (*Jhr.*). [CK 145]

Reissen vom linken Jochbeine bis zur Kopf-Seite hinauf (*Ng.*). [CK 146]

Risse in beiden Seiten des Unterkiefers und den Zahnwurzein durch das Gesicht bis vor das Ohr, worin es zuckte (*Ng.*). [CK 147]

Ein Stich in der rechten Wange (*Ng.*). [CK 148]

Bleiches Gesicht, besonders beim Monatlichen, mit Traurigkeit und Reizbarkeit (*Ng.*). [CK 149]

Elendes, leidendes, krankes Aussehen (n. 29 T.) (*Ng.*). [CK 150]

Blässe des Gesichtes (d. 1. T.) (*Sr.*). [CK 151]

Blasse, gelblichte Gesichts-Farbe (*Sr.*). [CK 152]

Starke Gelbheit des Gesichtes, besonders des Augenweisses und um den Mund (n. etl. St.). [CK 153]

Röthe des Gesichtes, mit vermehrter Wärme der Stirn und Handteller, Abends (*Ng.*). [CK 154]

Hitz-Gefühl im Gesichte, ohne äusserlich fühlbare Wärme, Nachmittags (*Ng.*). [CK 155]

Blüthchen auf der Stirn, mit abendlichem Jücken, das durch Reiben ärger wird (*Ng.*). [CK 156]

Ein Fleck voll gelber Ausschlags-Blüthen am Jochbeine, mit ziehenden, kriebelnden, pochenden Schmerzen und sich mit Schorfe überziehend (*Jhr.*). [CK 157]

Drückendes Gefühl unter dem linken Unterkiefer, wie von Drüsen-Geschwulst (*Ng.*). [CK 158]

Entzündliche Geschwulst der linken Unterkiefer-Drüse (*Sr.*). [CK 159]

Die Oberlippe fühlt sich inwendig mit der Zunge rauh an, wie ein Reibeisen, beim Schnupfen (*Ng.*). [CK 160]

Ein Bläschen am Rande des Rothen der Unterlippe, erst jückend, dann brennend (*Jhr.*). [CK 161]

Grosse, helle Blasen im Rothen der Oberlippe, spannend und brennend (*Ng.*). [CK 162]

Weisse Blüthchen an der Inseite der Oberlippe. [CK 163]

Eine Blüthe neben dem Mundwinkel (*Ng.*). [CK 164]

Eine breite Quaddel in der Haut, zwischen Oberlippe und Nase, ohne Schmerz (*Jhr.*). [CK 165]

Aufgesprungene Lippen, besonders Oberlippe (*Sr.*). [CK 166]

Mund und innerer Hals

Zahnweh ziehender Empfindung (*Ng.*). [CK 167]

Zucken in den Zähnen rechter Seite, Abends, mit Gefühl, als wolle der Backen anschwellen (*Ng.*). [CK 168]

Ein Riss öfters in den obern Vorderzähnen (*Ng.*). [CK 169]

Reissen im rechten Augenzahne, bis ins Jochbein, durch Aufdrücken vergehend (*Ng.*). [CK 170]

Risse in einem gesunden Backzahne, beim Mittag-Essen (*Ng.*). [CK 171]

Reissen in einem untern Backzahne, durch darauf Beissen vergehend (*Ng.*). [CK 172]

Reissen und Bohren in einem hohlen Backzahne, mit Stich-Schmerz beim Befühlen des Backens, im Freien und durch Kaltes erleichtert, durch Warmes vermehrt (*Ng.*). [CK 173]

Bohren in mehreren Backzähnen, durch darauf Beissen nur kurz erleichtert (*Ng.*). [CK 174]

Graben im letzten Backzahne, wie von einem Wurme, durch darauf Drücken vergehend; drauf Reissen in einem hohlen Backzahne (*Ng.*). [CK 175]

Wühlen und Graben, öfters aussetzend, und zuweilen ein Riss im vorletzten Backzahne, durch Warmes gebessert; durch Kaltes, so wie beim darauf Beissen und wenn Speise daran kommt, verschlimmert, früh und nach dem Mittag-Essen (*Ng.*). [CK 176]

Klopfen in einer Zahnwurzel (*Ng.*). [CK 177]

Die obern Schneide-Zähne sind wie zu lang und sehr empfindlich (d. 4. T.) (*Ng.*). [CK 178]

Das Zahnfleisch oben ist geschwollen und schmerzhaft, besonders beim Essen, mit Klopfen darin (*Ng.*). [CK 179]

Schmerzhafte Geschwulst des untern Zahnfleisches und des Backens (*Ng.*). [CK 180]

Bluten des Zahnfleisches (d. 6. T.) (*Ng.*). [CK 181]

Bluten des Zahnfleisches (n. 6 St.) (*Jhr.*). [CK 182]

Der Mund ist innerlich wie verbrannt und taub (bei der Regel), früh (*Ng.*). [CK 183]

In der Zunge öfters ein heftiger Nadelstich und darauf Brennen, beim Schnupfen (*Ng.*). [CK 184]

Brennen auf der Zunge, früh und Nachmittags (*Ng.*). [CK 185]

Wie verbrannt auf der Zunge, beim Schnupfen (*Ng.*). [CK 186]

Schrunden über der Zunge, mit heftigem Brenn-Schmerze (*Ng.*). [CK 187]

Weiss belegte Zunge, früh. [CK 188]

Trockenheit im Munde und Halse, ohne Durst, früh (*Ng.*). [CK 189]

Grosse Trockenheit im Munde, mit Gefühl, als sässe Mund und Zunge voll Schleim (*Jhr.*). [CK 190]

Viel Schleim im Munde und an den Zähnen, mit schleimigem Geschmacke (n. 19 T.) (*Jhr.*). [CK 191]

Schleim im Munde und auf der Zunge, fast jeden Morgen (*Ng.*). [CK 192]

Wasser-Zusammenlaufen im Munde, vor und während der Trockenheit (*Jhr.*). [CK 193]

Wasser-Zusammenlaufen im Munde, dass sie nicht genug ausspucken kann (*Ng.*). [CK 194]

Es kommt ihr ganz heiss aus dem Munde. [CK 195]

Trockenheit im Halse, dass sie davor kein Brod essen kann. [CK 196]

Trocken und rauh im Halse, mit heiserer Stimme, dass sie kaum reden konnte (bald.) (*Ng.*). [CK 197]

Halsweh, wie roh und wund am Eingange des Schlundes, mit Stechen bis in die Ohren beim Husten und Speichel-Schlucken; Abends schlimmer (*Jhr.*). [CK 198]

Stechendes Halsweh, oben im Schlunde, beim Athmen und Sprechen, Abends und Nachts (*Jhr.*). [CK 199]

Stechen im Gaumen, wie mit Nadeln (*Ng.*). [CK 200]

Stechen in der linken Hals-Seite, ärger beim Schlingen (*Ng.*). [CK 201]

Wundheits-Schmerz in der Kehle, schlimmer beim Schlingen; (während des Schnupfens) (*Ng.*). [CK 202]

Schleim-Rachsen, früh, einige Morgen nach einander, eines zähen Schleimes (*Sr.*). [CK 203]

Oefteres Ausräuspern sauren Schleimes, der sich im Halse anhäuft (*Ng.*). [CK 204]

Ausrachsen dicken, zähen Schleimes, der sich in Fäden zieht, früh, nach dem Aufstehen (*Ng.*). [CK 205]

Viel zäher Schleim kommt ihr in den Hals, den sie nur mit Mühe ausrachsen kann, früh (*Ng.*). [CK 206]

Schleim im Halse, der beim Ausrachsen blutig schien (*Ng.*). [CK 207]

Geschmack im Munde, stets wässricht, mit viel Wasser-Spucken (*Ng.*). [CK 208]

Pappichter Mund-Geschmack, früh (d. 7. T.) (*Ng.*). [CK 209]

Salziger Geschmack und Zusammenfluss salzichten Speichels (*Ng.*). [CK 210]

Bitter-Geschmack hinten am Gaumen (*Jhr.*). [CK 211]

Bitterkeit im Munde, früh (*Ng.*). [CK 212]

Bitter-Geschmack zu Anfange des Essens, früh, was sich beim weiter Essen verliert (*Ng.*). [CK 213]

Säuerlicher Geschmack im Halse, Nachmittags (d. 7. T.) (*Ng.*). [CK 214]

Saurer oder schleimichter Geschmack, nach mehreren Genüssen. [CK 215]

Faulichter Mund-Geschmack, mit belegter Zunge, früh (*Ng.*). [CK 216]

■ **Magen**

Kein Hunger, Abends (d. 16. T.) (*Ng.*). [CK 217]

Kein Appetit, den ganzen Tag, erst Abends ass sie mit Wohlgeschmack (*Ng.*). [CK 218]

Vermehrter Hunger (d. 3. T.) (*Ng.*). [CK 219]

Heisshunger und fürchterliches Hunger-Gefühl im Magen, und darauf grosse Uebelkeit. [CK 220]

Hunger, ohne dass sie weiss, worauf; nicht zu den gewöhnlichen Speisen (*Ng.*). [CK 221]

Appetit, Mittags, aber gleich satt (*Ng.*). [CK 222]

Neigung zum Naschen; er sieht ein Stück Kuchen und bricht davon verstohlen sogleich ein Stück ab, um es zu essen (*Sr.*). [CK 223]

Durst, früh, 3 Uhr, mit Trockenheit im Munde und Halse (d. 6. T.) (*Ng.*). [CK 224]

Durst, Vormittags (n. 17 u. 27 T.) (*Ng.*). [CK 225]

Durst, nach dem Mittag-Essen (*Ng.*). [CK 226]

Durst, Abends (*Ng.*). [CK 227]

Durst, vor und nach Mitternacht (n. 16 T.). [CK 228]

Heftiger Durst, Tag und Nacht, beim Schnupfen (*Ng.*). [CK 229]

Nach dem Mittag-Essen, viel Säure im Magen. [CK 230]

Nach dem Essen, Bauch-Aufgetriebenheit. [CK 231]

Nach dem Mittag-Essen, Schlaf-Lust, und beim Einschlafen, Aufzucken des ganzen Körpers. [CK 232]

Aufstossen von Luft, nach dem Mittag-Essen (*Ng.*). [CK 233]

Oefters leeres Aufstossen, Nachmittags (d. 4. T.) (*Ng.*). [CK 234]

Leeres Aufstossen, und darauf ein Stich über dem Schwertknorpel (*Ng.*). [CK 235]

Aufstossen weissen Gäsches. [CK 236]

Aufstossen mit Zwiebel-Geschmack (nach dem Krampf-Anfalle) (*Ng.*). [CK 237]

Oefteres Aufstossen mit Geschmack des Genossenen (*Ng.*). [CK 238]

Aufstossen mit Aufschwulken der Speisen, nach Tische, im Gehen (*Sr.*). [CK 239]

Saures Aufschwulken der genossenen Speisen, und besonders der (Nachmittags) genossenen Milch, nach Tische, am meisten im Gehen (*Jhr.*). [CK 240]

Bittersaures Aufstossen (n. 5 T.). [CK 241]

Heftiges Schlucksen, beim Mittag-Essen, dass der Magen schmerzte (*Ng.*). [CK 242]

Starkes Schlucksen, nach dem Mittag-Essen (*Ng.*). [CK 243]

Uebelkeiten, öfters. [CK 244]

Uebelkeiten, früh, nach dem Aufstehen. [CK 245]

Ohnmachtartige Uebelkeit, zwar sehr kurz, aber sehr oft, im Sitzen, Liegen, Stehen und Gehen, bei Tage und bei Nacht (n. 3 T.). [CK 246]

Ohnmachtartige Uebelkeit, drauf Kälte und Schwäche im Magen, mit Wasser-Aufschwulken, früh (*Ng.*). [CK 247]

Oft Uebelkeiten, mit Wasser-Zusammenlaufen im Munde. [CK 248]

Uebelkeit, mit Wasser-Aufsteigen aus dem Magen (*Ng.*). [CK 249]

Ekel im Magen, mit Wasser-Zusammenlaufen im Munde, von früh bis Mittag (*Ng.*). [CK 250]

Brech-Uebelkeit, den ganzen Vormittag (d. 1. T.) (*Ng.*). [CK 251]

Brech-Uebelkeit, mit Aufstossen säuerlichen Wassers, früh, nach dem Aufstehen (*Ng.*). [CK 252]

Im Magen empfindliches Nüchternheits-Gefühl, früh (*Ng.*). [CK 253]

Grosse Weichlichkeit im Magen, mit Kollern und Poltern im Bauche, nach dem Frühstücke vergehend (*Sr.*). [CK 254]

Schmerz und Schüttern in der Magen-Gegend, beim Auftreten und beim Gehen, selbst beim Sprechen, so dass sie damit aufhören musste (*Ng.*). [CK 255]

Drücken im Magen bis in den Hals und Rücken, öfters (d. 1. T.) (*Ng.*). [CK 256]

Drücken im Magen, bis in die Brust und den Hals hinauf, wie von Blähungen, durch Aufstossen immer nur kurz erleichtert (*Jhr.*). [CK 257]

Heftiges Magen-Drücken, mit Uebelkeit. [CK 258]

Drücken im Magen, durch Aufstossen vergehend (*Ng.*). [CK 259]

Spannen in der Magen-Gegend, mit Geschwürschmerz, besonders bei Berührung und Abends nach dem Niederlegen (*Ng.*). [CK 260]

Schmerz, wie zerschnitten, im Magen, weckt sie Nachts 1 Uhr, der beim Strecken des Körpers über den ganzen Bauch und Schooss geht, mit Hitze im Kopfe, Aufsteigen in den Hals, wie eine Kugel, mit Athem-Versetzung bis zum Ersticken, und Umherwälzen im Bette und auf der Erde, zwei Stunden lang; endlich Alles durch Aufstossen erleichtert; bei den Schmerzen musste sie krumm liegen und konnte keine Bedeckung leiden (*Ng.*). [CK 261]

Geschwürschmerz im Magen, durch keine Lage zu erleichtern, Nachmittags (*Ng.*). [CK 262]

Zerschlagenheits-Schmerz im Magen, mit Empfindlichkeit der Magen-Gegend, beim Aufdrücken (*Ng.*). [CK 263]

Zerschlagenheits-Schmerz im Magen, beim Vorbeugen des Körpers; beim Aufrichten, Spannen (*Ng.*). [CK 264]

Stich-Schmerz, öfters, in der linken Magen-Seite (*Ng.*). [CK 265]

Stiche, quer über die Magen-Gegend. [CK 266]

Schneidender Schmerz an der rechten Seite des Magens, der auch beim Aufdrücken weh thut (*Ng.*). [CK 267]

Hitze im Magen (bald.) (*Ng.*). [CK 268]

Umgehen in der Magen-Gegend, dann im Unterbauche, durch Winde-Abgang erleichtert (*Ng.*). [CK 269]

Gluckern in der Herzgrube, durch Reiben und Drücken vergehend (*Ng.*). [CK 270]

Klopfen in der Herzgrube, mit Dummlichkeit im Kopfe (*Ng.*). [CK 271]

Im Hypochonder rechter Seite, brennendes und spannendes Stechen, durch Aufdrücken erleichtert (*Ng.*). [CK 272]

Ein stumpfer Stich an den unteren rechten Ribben, Abends (*Ng.*). [CK 273]

Ein Stich an der untersten rechten Ribbe, dicht am Rücken (n. 4 St.) (*Ng.*). [CK 274]

Stechen, wie von Nadeln, zwischen den rechten Ribben (*Sr.*). [CK 275]

■ Abdomen

Scharfes Ziehen in der Leber-Gegend. [CK 276]

In der linken Hypochonder-Gegend, Stechen (*Ng.*). [CK 277]

Heftiger Stich-Schmerz im linken Hypochonder, wie Milzstechen, Nachmittags, im Gehen, ärger beim Einathmen und vergehend im Sitzen; (während der Regel) (*Ng.*). [CK 278]

Bauchweh um 4 Uhr Nachmittags, zwei Tage nach einander (*Sr.*). [CK 279]

Heftige Bauchschmerzen, früh, mit Drang zu Stuhle, der sehr hart und bröcklich war, unter Brennen am After (d. 11. T.) (*Ng.*). [CK 280]

Schmerz im Unterbauche, Nachmittags, mit Drängen nach dem Mastdarme, und darauf bald weicher mit weissem Schleime umgebener Stuhl (*Ng.*). [CK 281]

Drückendes Gefühl, vorn im Unterbauche; (bei der Regel) (*Ng.*). [CK 282]

Drücken in der linken Bauch-Seite. [CK 283]

Zieh-Schmerz im Bauche, Nachts, und am Tage, bei jeder, selbst kleinen Bewegung, als ob sich da Etwas los lösete (n. 2 T.). [CK 284]

Ziehen und Reissen im Bauche, Nachts, beim Erwachen (*Sr.*). [CK 285]

Reissen im Bauche, Abends, bis zum Einschlafen (*Sr.*). [CK 286]

Reissen im Bauche, den ganzen Vormittag (d. 2. T.) (*Sr.*). [CK 287]

Zusammenzieh-Schmerz in der Nabel-Gegend (n. 17 T.). [CK 288]

Krämpfe im Unterleibe, mit heftigem Pressen auf den Mastdarm und die Geburtstheile, bei verdriesslicher Niedergeschlagenheit (n. 9 T.). [CK 289]

Krämpfe und Reissen im Bauche, mehrere Abends nach einander, bis zum Einschlafen (*Sr.*). [CK 290]

Krampfhaftes Ziehen und Reissen im Bauche von unten nach oben bis in die rechte Brust-Seite, wo es krampfhaft greifend zusammenschnürt, mit Athem-Beengung, fünf Stunden lang; durch Kirschen-Genuss ärger, durch Aufdrücken mit den Händen erleichtert, Abends (*Sr.*). [CK 291]

Krämpfe im Bauche, Abends, zwei Tage hintereinander (*Sr.*). [CK 292]

Vollheit des Bauches, nach dem Essen. [CK 293]

Sehr angespannter Bauch. [CK 294]

Aufgetriebner Bauch, mit erleichterndem Winde-Abgange (*Ng.*). [CK 295]

Starke Auftreibung des Bauches, bis in den Hals, mit Athem-Versetzung und Angst, von Nachmittag bis Abend (*Ng.*). [CK 296]

Härte des Bauches, mit Schmerzhaftigkeit bei Berührung und widrigem Drange nach dem Mastdarme. [CK 297]

Kneipen, erst, im Oberbauche, durch Winde-Abgang erleichtert, dann eiliger Stuhldrang, dem aber bloss Winde folgten (*Ng.*). [CK 298]

Kneipen im Bauche, wie zum Monatlichen (*Ng.*). [CK 299]

Starkes Kneipen um den Nabel, bis gegen den Magen, nach Tische; durch Winde-Abgang erleichtert (*Ng.*). [CK 300]

Kneipen und Schneiden unter dem Nabel, mit Schauder über den Rücken, drauf Hitze im Kopfe und Stuhldrang, Mittags (*Ng.*). [CK 301]

Kneipen und Reissen im Bauche, auch nach dem Stuhle (*Sr.*). [CK 302]

Kneipen um den Nabel und Drängen gegen das Kreuz, dann plötzlicher Stuhldrang, und weicher, gelber Stuhl, mit einem Stücke Bandwurm (*Ng.*). [CK 303]

Kneipen im Bauche, früh, nach dem Aufstehen; drauf Durchfall mit Brennen im After dabei und danach; dann nochmals Durchfall mit Blut gemischt (*Ng.*). [CK 304]

Schneiden im Oberbauche, wie nach einer Purganz, bis ins Kreuz, früh (d. 3. T.) (*Ng.*). [CK 305]

Schneiden auf einer kleinen Stelle der linken Oberbauch-Seite, früh (*Ng.*). [CK 306]

Schneiden und Kneipen im Oberbauche, mit Gefühl, als läge Etwas Hartes über dem Magen (*Ng.*). [CK 307]

Schneiden im Bauche, unter dem Nabel, in öftern Anfällen (*Ng.*). [CK 308]

Schreckhaftes Schneiden, plötzlich, im Unterbauche, dass sie gebückt sitzen musste (*Ng.*). [CK 309]

Schneiden im Unterbauche, früh, im Bette, mit Stuhldrang, durch Winde-Abgang erleichtert (*Ng.*). [CK 310]

Schneiden im Bauche, nach dem Frühstücke, mit häufigem Winde-Abgange; drauf erst vergeblicher Stuhldrang, dann weicher Stuhl, mit Aufhören des Schmerzes (*Ng.*). [CK 311]

Schneiden im ganzen Bauche, fast den ganzen Tag (d. 5. u. 10. T.) (*Ng.*). [CK 312]

Wühlen im Bauche, mit Gefühl, wie zu Durchfall (*Ng.*). [CK 313]

Schwäche-Gefühl im Bauche (n. 12 St.). [CK 314]

Lockerheits-Gefühl und Umgraben im Bauche, als hätten die Därme keinen Halt (Ng.). [CK 315]

Hitz-Gefühl in den Bauch-Decken, mit Brennen im After, und Empfindlichkeit im Mastdarme nach dem Stuhle (Ng.). [CK 316]

Stechen, öfters, in der linken Lenden-Gegend (Ng.). [CK 317]

Im Schoosse, rechter Seite, ein Stich, dann Zerschlagenheits-Schmerz, durch darauf Drücken vermehrt (Ng.). [CK 318]

Stich-Schmerz im linken Schoosse, bei Härte und Aufgetriebenheit des Bauches. [CK 319]

Blähungs-Anhäufung im Bauche. [CK 320]

Die Blähungen gehen nicht ab und treiben den Bauch hie und da auf (Ng.). [CK 321]

Umgehen, beständig, im Oberbauche (Ng.). [CK 322]

Herum Kollern im Bauche, mit Drängen gegen das Kreuz (Ng.). [CK 323]

Umgehen der Blähungen, immer ganz unten im Bauche (n. 10 T.). [CK 324]

Gähren im Bauche. [CK 325]

Kollern und Kneipen im ganzen Bauche, dann weicher Stuhl (Ng.). [CK 326]

Murren im Bauche, vor dem Essen (d. 1. T.) (Sr.). [CK 327]

Stete Blähungs-Erzeugung (Ng.). [CK 328]

■ Rektum

Oefterer Winde-Abgang (Ng.). [CK 329]

Der Stuhl bleibt aus, 24, 48 Stunden (Ng.). [CK 330]

Der Stuhl bleibt 64 Stunden aus, und erfolgt dann leicht, aber mit Nadelstechen im Mastdarme (Ng.). [CK 331]

Der Stuhl bleibt mehrere Tage aus, (bei verschiedenen Versuchs-Personen) (Ng.). [CK 332]

Harter, schwer abgehender Stuhl (d. 1. T.) (Ng.). [CK 333]

Harter Stuhl mit Schründen im After (d. 2. T.) (Ng.). [CK 334]

Harter, knotiger Stuhl, mit Schmerz im Mastdarme beim Abgange (Ng.). [CK 335]

Sehr harter, knotiger Stuhl, dem weicherer, mit gelbem Schleime umzogener folgt (d. 4. T.) (Ng.). [CK 336]

Wenig knotiger Stuhl, wie Schafmist (d. 5. T.) (Ng.). [CK 337]

Harter Stuhl, wie aus Schaflorbern zusammengesetzt. [CK 338]

Schwer abgehender Stuhl, mit kleinen Stücken, wie Schafsmist (n. 6 T.) (Jhr.). [CK 339]

Sie muss eilig zu Stuhle, der bröcklich und wie verbrannt war, mit Stich-Schmerz im Mastdarme und darnach brennen im After (Ng.). [CK 340]

Harter, knotiger, mit dickem Schleime umzogener Stuhl (Ng.). [CK 341]

Der harte Stuhl ist mit Blutstreifen umzogen (d. 25. T.) (Ng.). [CK 342]

Stuhl viele Tage über erst in harten Brocken, und einige Zeit darauf, weich oder dünn. [CK 343]

Stuhl erst wenig und dickgeformt, drauf wieder Nöthigen zum Stuhle, der weich ist; drauf wird ihr unwohl, mit Erschlaffung erst im Bauche und von da aus im ganzen Körper, und sie muss sich oft legen. [CK 344]

Zweimaliger Stuhl, härter als sonst, und das erste Mal musste er mehr drücken (Sr.). [CK 345]

An einem Tage, binnen einer Stunde viermal Stuhl, das erste Mal mehr fest, die übrigen Male durchfallartig unter Wehthun des Afters und schneidendem Bauchschmerze, der auch bis zum nächsten Stuhle anhält. [CK 346]

Nach dem erst festen, dann weichen Stuhle, Brennen im After und heftiges Stechen äusserlich in beiden Oberbauch-Seiten, mit Zusammenzieh-Schmerz im Magen, bis in den Rücken (Ng.). [CK 347]

Nach dem weichen Stuhle, Schründen im Mastdarme (Ng.). [CK 348]

Weicher Stuhl, mit Zwang und Brennen im After darnach (Ng.). [CK 349]

Weicher Stuhl, zum zweiten Male, unter Schaudern am ganzen Körper, und darauf Brennen im After und Empfindlichkeit im Mastdarme (Ng.). [CK 350]

Weicher Stuhl, mit Leibschneiden, früh, nach grosser Aengstlichkeit und Schwindel. [CK 351]

Ungeachtet es sie eilig zu Stuhle treibt, muss sie doch stark drücken, ehe sie etwas weichen Koth los wird, worauf kurzer Schauder eintrat (Ng.). [CK 352]

Stetes Drängen auf den Mastdarm, ohne das Etwas abgeht, es ist, als ginge der Koth stets wieder zurück; dabei Schauder (Ng.). [CK 353]

Pressen zum Stuhle den ganzen Tag, doch gingen nur Winde ab (Jhr.). [CK 354]

Drang zu Stuhl, doch gingen nur sehr brennende Winde ab (Ng.). [CK 355]

Oefteres Drängen zu Stuhle, doch geht nur wenig Dünnes und Schlüpfriges ab (n. 17 T.). [CK 356]

Viel und starkes Drängen zu Stuhle, unter Bauchschmerzen, fast den ganzen Tag (*Jhr.*). [CK 357]

Oefterer Stuhldrang, mit geringem Abgange. [CK 358]

Heftiger Drang zu Stuhle, der flüssig war, Mittags (*Ng.*). [CK 359]

Durchfälliger Stuhl, dreimal bald nach einander, mit Schneiden im ganzen Bauche (d. 7. T.) (*Ng.*). [CK 360]

Heftiger, unaufhaltsamer Stuhldrang; es geht unter starkem Nöthigen erst weicher, dann dünner Stuhl in kleinen Portionen ab, unter Schauder und Leibschmerz (*Ng.*). [CK 361]

Flüssiger Stuhl, der mit Gewalt abspritzte, darauf Zwang und Brennen im After und fortwährender Stuhldrang, worauf noch ein wenig dünner Stuhl erfolgte (d. 2. T.) (*Ng.*). [CK 362]

Oefterer Durchfall-Stuhl täglich, mit Abgang wenigen, dünnflüssigen, braunen Kothes (n. 16, 17 T.) (*Jhr.*). [CK 363]

Mehrmalige, grünliche, breiichte Durchfall-Stühle (n. 18, 19 T.) (*Jhr.*). [CK 364]

Mehrmaliger Durchfall-Stuhl, mit Abgang von Schleim und Blut und Zwang im After (*Ng.*). [CK 365]

Unter dem Gefühle, als wolle ein Wind abgehen, geht öfters weicher Koth ab (*Jhr.*). [CK 366]

Abgang eines Stück Bandwurms mit dem weichen Stuhle (n. 6 T.) (*Ng.*). [CK 367]

Vor dem weichen, gelben Stuhle, Bauchkneipen (*Ng.*). [CK 368]

Bei und nach dem Stuhle, Brennen und Schründen im After (*Jhr.*). [CK 369]

Bei gutem, nicht zu hartem Stuhle, schmerzen die After-Aderknoten. [CK 370]

Nach dem Stuhle, Uebelkeit und Wasser-Zusammenlaufen im Munde. [CK 371]

Nach dem weichen Stuhle, lautes Kollern und Gluckern im Bauche bei jedem Athemzuge (n. 20 St.). [CK 372]

Nach dem Stuhle Zieh-Schmerz in den Lenden (*Jhr.*). [CK 373]

Nach dem Stuhle, Leibweh und Jücken am After. [CK 374]

Nach dem Stuhle, arger Schmerz im Bauche, bei jeder Bewegung. [CK 375]

Nach dem Stuhle, wieder Nöthigen dazu. [CK 376]

Nach dem Durchfall-Stuhle, erneutes Drängen im Mastdarme, als ob noch mehr kommen sollte, doch geht nur Schleim ab (*Jhr.*). [CK 377]

Nach dem (gewöhnlichen) Stuhle, Brennen im After (*Ng.*). [CK 378]

Im Mastdarme, Stechen (n. etl. St.). [CK 379]

Durchdringender Stich im Mastdarme, bis in den Unterleib. [CK 380]

Brennen tief im Mastdarme (*Ng.*). [CK 381]

Vorfall des Mastdarmes bei dem Durchfalle (*Ng.*). [CK 382]

Stechen im Mittelfleische. [CK 383]

■　**Harnwege**

Harnabgang bloss durch Anstrengung der Bauch-Muskeln. [CK 384]

Drängen zum Harnen, mit geringem Abgange unter Brennen in der Harnröhre (n. 2 T.) (*Ng.*). [CK 385]

Oefterer Harndrang mit wenig Harn-Abgang. [CK 386]

Drang zum Harnen bei Tage (d. 4. T.) (*Sr.*). [CK 387]

Oefteres Harnen, am Tage, stets in geringer Menge (*Htb.*). [CK 388]

Nachts weckt ihn Drang zum Harnen, den er aber unterdrückt (*Sr.*). [CK 389]

Sie musste Nachts 5 Mal zum Harnen aufstehen und liess nur wenig Urin (*Ng.*). [CK 390]

Er fühlt beim Harnen den Urin nicht in der Harnröhre. [CK 391]

Empfindung, als könne er den Harn nicht halten. [CK 392]

Unwillkührliches Harnen im Gehen, und als er den Urin, stillstehend, lassen wollte, ging keiner ab. [CK 393]

Der Urin geht selten und in geringer Menge ab (d. 3. T.) (*Ng.*). [CK 394]

Der Harn geht nur tröpfelnd ab und es bleibt immer noch Etwas zurück. [CK 395]

Oefteres Harnen mit Brennen in der Harnröhre und oftmals mit Ruthe-Steifheit (n. 10 T.) (*Ng.*). [CK 396]

Bleichgelber Harn und darauf Brennen in der Harnröhre (*Ng.*). [CK 397]

Harn fast undurchsichtig, wie mit Hefen gemischt und eine Wolke absetzend (*Ng.*). [CK 398]

■　**Geschlechtsorgane**

Um die Schamtheile ungeheures Jücken, und am Hodensacke bis nach dem After hin; Abends und Nachts starker Schweiss des Hodensackes und eine Pollution (d. 1. T.). [CK 399]

Erektion, früh, im Bette (d. 5. T.) (*Ng.*). [CK 400]

Erektion, früh, im Bette, mit Brennen in der Ruthe (*Ng.*). [CK 401]

Stiche im Schamberge gegen Abend (*Sr.*). [CK 402]

Jücken an der Eichel, Abends bei Schlafengehn (*Sr.*). [CK 403]

Jücken am Hodensacke und dem untern Theile der Ruthe; er musste viel reiben, worauf es gelinder wurde (*Sr.*). [CK 404]

Erektionen, früh, mit Neigung zum Beischlafe (*Sr.*). [CK 405]

Erektionen, früh, ohne Geilheit, oder wohllüstige Gedanken; bloss den 3ten Tag Neigung zum Beischlafe (*Sr.*). [CK 406]

Nach abendlichem Beischlafe, entsteht früh ein Brenn-Schmerz im Rücken, der ihn aus dem Schlafe weckt, in der Ruhe immer heftiger wird, durch Bewegung sich mindert, und nach Aufstehen ganz vergeht. [CK 407]

Nach starker Erektion und Unterlassung des Beischlafes, entsteht nach dem Aufstehn, bei Bewegung und Berührung der Hoden, ein dumpfer, empfindlicher Schmerz in diesen, so wie im Samenstrange und Kreuze, den ganzen Tag dauernd. [CK 408]

Schlaff herabhangende Hoden (d. erst. 8 Tage). [CK 409]

Oeftere Pollutionen, auch zwei Tage hinter einander (die letzten Tage) (*Jhr.*). [CK 410]

Regel um 4 Tage zu spät, mit heftigen Kreuzschmerzen, und etwas kürzer, als sonst (*Ng.*). [CK 411]

Regel um 11 Tage zu spät, erst wässricht, dann mehr gefärbt, mit Drängen in den Schössen und häufigem Gähnen (*Ng.*). [CK 412]

Blut-Abgang, etwas, 5 Tage vor der Regel. [CK 413]

Regel um 2 Tage zu früh, 2 Tage länger und stärker als gewöhnlich (*Ng.*). [CK 414]

Die Regel erscheint wieder bei einer Frau von 50 Jahren, bei der sie seit 7 Monaten ausgeblieben, mit etwas Kreuzschmerz (*Ng.*). [CK 415]

Blut Abgang bei der Regel in schwarzen Stücken, mehr im Sitzen als im Gehen (*Ng.*). [CK 416]

Regel stärker, als gewöhnlich, doch ohne Schmerzen, und 5 Tage zu früh (*Ng.*). [CK 417]

Regel die ersten 3 Tage schwach, den 4. und 5. stärker und anhaltend (*Ng.*). [CK 418]

Den Tag vor Eintritt der Regel ist sie sehr aufgeregt (d. 14. T.). [CK 419]

Bei der Regel, die ersten zwei Tage, erstaunlich matt, bis zur Ohnmacht, die Beine sind ihr wie abgeschlagen und sie kann Abends nur spät einschlafen. [CK 420]

Bei der (stärker und länger fliessenden) Regel, Schmerz im Kreuze und den Oberschenkeln, ersterer im Gehen, letzterer im Sitzen am ärgsten (*Ng.*). [CK 421]

Bei der Regel, beständiges Gähnen (*Ng.*). [CK 422]

Weissfluss, früh, nach dem Harnen (*Ng.*). [CK 423]

Starker Weissfluss, 8 Tage lang fast unausgesetzt (*Ng.*). [CK 424]

Weissfluss, gleich nach dem Stuhle abgehend (n. 23 T.). [CK 425]

Weissfluss-Abgang, auf Unterleibs-Krämpfe. [CK 426]

Viel Weissfluss, besonders bei Bewegung des Körpers. [CK 427]

Wässrichter Weissfluss (*Ng.*). [CK 428]

Dicker Weissfluss, und gleich drauf etwas Blut-Abgang, 14 Tage vor der Regelzeit, und 3 Tage vor dem Vollmonde (n. 9 T.) (*Ng.*). [CK 429]

■ **Atemwege und Brust**

Kitzeln in der Nase, mit Thränen der Augen (d. 8. T.) (*Ng.*). [CK 430]

Kitzeln in der Nase, mit Niesen und Schnupfen-Gefühl (n. 17 T.) (*Ng.*). [CK 431]

Oefteres Niesen, mit Wasser-Auslaufen aus der Nase (n. 2, 3 T.) (*Ng.*). [CK 432]

Drückendes Verstopftheits-Gefühl der Nase (*Ng.*). [CK 433]

Verstopfung der Nase, früh (*Jhr.*). [CK 434]

Verstopfung des linken Nasenloches (n. 16 T.) (*Jhr.*). [CK 435]

Schnupfen mit Verstopfung der Nase und schnupfiger Sprache (*Ng.*). [CK 436]

Verstopfung der Nase, dass sie laut schnieben muss (*Ng.*). [CK 437]

Verstopfung der Nase, Abends (*Sr.*). [CK 438]

Viel Nasenschleim-Abfluss, fast wie Schnupfen. [CK 439]

Ausschnauben vielen Schleims, ohne Schnupfen. [CK 440]

Gefühl, wie Schnupfen-Anwandlung, mit vermehrter Schleim-Absonderung in der Nase (*Ng.*). [CK 441]

Heftiger Schnupfen, mit Heiserkeit und Verstopfungs-Gefühl in der Nase, aus der viel Wasser läuft, mehrere Tage lang (n. 23 T.) (*Ng.*). [CK 442]

Starker Schnupfen, bald stockend, bald fliessend, **mit Kopf-Eingenommenheit** und gänzlichem **Verluste des Geruches und Geschmackes**, zwei Tage lang (n. 40 T.) (*Jhr.*). [CK 443]

Heftiger Fliess-Schnupfen (n. 22 T.) (*Ng.*). [CK 444]

Schnupfen mit Geruchs- und Geschmacks-Verminderung und gelbem Nasenschleime (*Ng.*). [CK 445]

Ausfluss widrig riechenden, eiterartigen, gelben Nasen-Schleimes (n. 5 T.) (*Ng.*). [CK 446]

Schnupfen-Schleim mit Blutpünktchen gemischt (*Jhr.*). [CK 447]

Sie muss bei dem Schnupfen Abends im Bette lange aufsitzen, kann nicht liegen und nicht einschlafen, und muss den Mund öffnen, um Luft zu bekommen (*Ng.*). [CK 448]

Heiserkeit, täglich früh, nach dem Aufstehen (*Ng.*). [CK 449]

Heiserkeit mit Wundheits-Gefühl in der Kehle und Brust (*Ng.*). [CK 450]

Arge Heiserkeit, plötzlich, mit trocknem Husten und Drücken auf der Brust, bei rauher Witterung (*Ng.*). [CK 451]

Rauh und trocken im Kehlkopfe (*Ng.*). [CK 452]

Hitze und Trockenheit in der Kehle (d. 4. T.) (*Ng.*). [CK 453]

Husten, mit etwas Auswurf (n. 15 T.) (*Ng.*). [CK 454]

Husten von Kriebeln in der Luftröhre, mit Schleim-Auswurf. [CK 455]

Trockner Husten, meist nur Abends und Nachts (n. 10 T.) (*Ng.*). [CK 456]

Nachts öfters zu trocknem Husten erwacht, wozu sie sich aufrichten muss (n. 11 T.) (*Ng.*). [CK 457]

Kurze Husten-Stösse, mit stumpf drückendem Brust-Schmerze darauf (n. 17, 18 T.) (*Jhr.*). [CK 458]

Trockner Husten mit Schmerzen im Schlund-Kopfe (*Jhr.*). [CK 459]

Husten von Kriebeln im Halsgrübchen, mit zähem Schleim-Auswurfe, fettigen Geschmackes. [CK 460]

Tiefer, rauher, angreifender Husten, mit rauher Sprache, Pfeifen in der Kehle und leichtem Auswurfe, salzig süsslichen Brust-Schleimes; auch Nachts bis zum Brechwürgen (*Jhr.*). [CK 461]

Husten mit Auswurf grauen, salzigen Schleimes, von Kratzen im Halse oder Jücken in der Brust erregt (*Jhr.*). [CK 462]

Blut-Auswurf, vom Seebade. [CK 463]

Beim Husten Geschwür-Schmerz in der Brust, Abends und Nachts (*Ng.*). [CK 464]

Beim Husten, arger Wundheits-Schmerz in der Brust, so dass sie sich fürchtet, zu husten, obschon es ihr darnach leichter wird (*Ng.*). [CK 465]

Beim Husten, heftiges Brennen in der Brust (*Jhr.*). [CK 466]

Im Freien ist ihr schlimmer auf der Brust; jedes Einathmen reizt zum Husten (n. 12 T.) (*Ng.*). [CK 467]

Athem-Mangel beim Bergsteigen (n. 20 T.) (*Ng.*). [CK 468]

Athem-Beengung, mehr nach Tische als Vormittags (d. 2. T.) (*Sr.*). [CK 469]

Zusammenziehung der Brust, mit Athem-Beengung und stumpfem Stechen in die rechte Brust-Seite bei der Warze, nach dem Nacht-Essen (*Sr.*). [CK 470]

Spann-Schmerz des Brustkastens, am empfindlichsten beim tief Athmen, einige Tage hindurch, mit Beengung des Athems (*Sr.*). [CK 471]

Blutdrang nach der Brust, vom See-Bade. [CK 472]

Gefühl von Blutdrang nach der Brust, beim Gehen im Freien (*Ng.*). [CK 473]

Plötzliche Schwere auf der Brust, beim Mittag-Essen, mit Athem-Versetzung, Uebelkeit, Wasser-Zusammenlaufen im Munde, Gesichts-Hitze, krampfhaftes Aufwärts-Drücken unter der Zunge, mit Neigung zum Aufstossen; sie musste die Kleider aufmachen und ins Freie gehen, der Anfall dauerte $\frac{1}{4}$ Stunde und endete mit Frost-Schütteln (d. 6. T.) (*Ng.*). [CK 474]

Arger Druck-Schmerz in der Brust. [CK 475]

Zusammenschnürender Schmerz der Brust und Schulterblätter. [CK 476]

Stumpfe Stiche unter der rechten Brust, ohne Bezug auf Athmen (n. 6 T.) (*Ng.*). [CK 477]

Stechen tief in der rechten Brust, wie von einem spitzigen Körper (n. 3 St.) (*Ng.*). [CK 478]

Stechen, tief in der linken Brust-Seite, ohne Bezug auf Athmen (d. 1. u. 12. T.) (*Ng.*). [CK 479]

Stechen innerlich in die linke Brust-Seite hinein, beim darauf Drücken, Wundweh (*Sr.*). [CK 480]

Starkes Brennen und Klopfen in der Brust, bald hier, bald da (*Ng.*). [CK 481]

Herz-Stiche, die ihr den Athem versetzen (n. 12 T.). [CK 482]

Herzklopfen im Sitzen, 3 Tage lang (n. 12 T.). [CK 483]

Herzklopfen, im Sitzen und beim Aufstehen vom Sitze, bei Bewegung vergehend (*Ng.*). [CK 484]

Herzklopfen (sogleich.) (*Sr.*). [CK 485]

Beklommenheit des Herzens (sogleich.) (*Sr.*). [CK 486]

Starkes Herzklopfen, mit Pulsiren in allen Adern (*Jhr.*). [CK 487]

Dumpfer Druck-Schmerz äusserlich am Schwertknorpel. [CK 488]

Feines Stechen äusserlich, oben an der linken Brust (*Ng.*). [CK 489]

Heraufdrücken, vom linken Schlüsselbeine bis in einen untern Backzahn, in dessen Spitze es kriebelte (*Ng.*). [CK 490]

Spannen über der Brust, von der rechten Achselgrube her (*Ng.*). [CK 491]

■ **Rücken und äußerer Hals**

Kreuzschmerzen. [CK 492]

Bei schneller Wendung des Körpers entsteht plötzlich ein dumpfer Schmerz im Kreuze, der sich den Tag über mehr im Sitzen und Liegen äussert (d. 1. T.). [CK 493]

Schmerz, wie zerschlagen, über das Kreuz und beide Hüften, mit Empfindlichkeit der Theile bei Berührung, mehrere Tage (*Ng.*). [CK 494]

Schmerz, wie wund und zerschlagen im Kreuze (n. 9 T.) (*Ng.*). [CK 495]

Schmerz, wie zerbrochen, im Kreuze, beim Bücken und Ausstrecken (d. 5. T.) (*Ng.*). [CK 496]

Zusammenziehender Krampfschmerz im Kreuze. [CK 497]

Schneidendes Drücken in der Kreuz-Gegend (*Ng.*). [CK 498]

Reissen und Brennen im Kreuze und den Hüften, Nachmittags und Nachts (d. 4. T.) (*Ng.*). [CK 499]

Stumpf stechendes Reissen in der Kreuz-Gegend, durch Aufdrücken vergehend (*Ng.*). [CK 500]

Nagender Schmerz im Kreuze und ganzen Rücken, Abends, nach dem Niederlegen, wie im Marke, bis an den Hals, dass sie vor Schmerz nicht schlafen kann und sich beständig herumwälzen muss (n. 5 T.) (*Ng.*). [CK 501]

Lähmiges Gefühl im Kreuze, Abends. [CK 502]

Im Rücken, grosser Zerschlagenheits-Schmerz, (bei der Regel) (*Ng.*). [CK 503]

Arger Zerschlagenheits-Schmerz in der ganzen Wirbelsäule, Nachts (*Ng.*). [CK 504]

Schmerz, wie zerschlagen, im ganzen Rückgrate, früh, beim Erwachen, im Liegen auf dem Rücken (d. 3. T.) (*Ng.*). [CK 505]

Zerschlagenheits-Schmerz und Brennen zwischen den Schultern (*Ng.*). [CK 506]

Brennen und noch mehr Stechen im ganzen Rücken, wie im Marke, drauf bohrendes Stechen zwischen den Schultern; durch Bewegung erleichtert (*Ng.*). [CK 507]

Arger Brenn-Schmerz und stetes Jücken auf dem Rücken. [CK 508]

Ein Stich in das rechte Darmbein gegen das Kreuz hin (*Ng.*). [CK 509]

Spannen zwischen den Schultern und im Rücken hinunter (*Ng.*). [CK 510]

Reissen zwischen den Schultern (*Ng.*). [CK 511]

Arges Reissen in beiden Schulterblättern (*Ng.*). [CK 512]

Reissen erst im rechten Schulterblatte, dann in der Hüfte (*Ng.*). [CK 513]

Druck-Schmerz auf dem rechten Schulterblatte, über die Achsel hin bis gegen das Schlüsselbein; ärger bei Bewegung des Armes oder des Kopfes; leichter beim darauf Drücken (*Ng.*). [CK 514]

Reissen im Nacken und an der rechten Achsel bis in die Aussenseite des Arms herab (*Ng.*). [CK 515]

Spannender Zieh-Schmerz, in den Flechsen (Muskeln) der rechten Hals-Seite (*Ng.*). [CK 516]

Kleine Drüsen-Geschwülste an der linken Hals-Seite, spannend bei Bewegung und schmerzhaft beim Aufdrücken (*Ng.*). [CK 517]

■ **Extremitäten**

Das Achselgelenk schmerzt so, dass sie den Arm vor Schmerz nicht zum Gesichte bringen kann (n. 16 T.). [CK 518]

Schmerz, wie entzwei, im linken Achsel-Gelenke. [CK 519]

Heftiger Schmerz im linken Achsel-Gelenke, fast wie Schwere; sie getraute sich nicht, den Arm zu bewegen, obschon davon der Schmerz verging; drauf noch lange Empfindlichkeit der Stelle, auch ohne Berührung (d. 1. T.) (*Ng.*). [CK 520]

Drücken auf der linken Achsel (n. 7 T.). [CK 521]

Gefühl, wie ein Keil, in der linken Achsel, dass sie den Arm nicht bewegen zu können glaubt; doch fühlte sie bei Bewegung Nichts (*Ng.*). [CK 522]

Dumpfer Zieh-Schmerz in der linken Achsel. [CK 523]

Ziehen und Reissen im linken Achsel-Gelenke, am empfindlichsten bei Bewegung (*Sr.*). [CK 524]

Ziehende, stechende Schmerzen im linken Achsel-Gelenke, und abwechselnd im rechten, am empfindlichsten beim Heben des Armes (*Sr.*). [CK 525]

Reissen in der rechten Achsel (n. 19 T.) (*Ng.*). [CK 526]

Reissen in der linken Achsel (n. 6 T.) (*Ng.*). [CK 527]

Reissen im rechten Achsel-Gelenke, bis an das Schulterblatt, beim abwärts Drücken des Armes (*Ng.*). [CK 528]

Reissen von der rechten Achsel bis in die Finger-spitzen, so heftig, dass sie den Arm nicht aufheben kann; beim hängen lassen erleichtert (*Ng.*). [CK 529]

Stechen und Brennen an der linken Schulter, bis zur Hüfte (*Ng.*). [CK 530]

Klopfender Schmerz in der rechten Achsel (n. 33 T.) (*Ng.*). [CK 531]

Hüpfen oder Zucken im Zweikopf-Muskel beider Arme, wie von Etwas lebendigem (*Ng.*). [CK 532]

Reissen an der äussern Fläche des rechten Armes, mit Eingeschlafenheits-Gefühl bis in die Finger, früh, beim Liegen auf der linken Seite; durch Reiben vergehend (n. 5 T.) (*Ng.*). [CK 533]

Reissen am Arme herab, von der rechten Achsel bis in die Handfläche (*Ng.*). [CK 534]

Brennen am Arme herab bis in die Finger, von den Achseln, und bis in die Schulterblätter (d. 1. T.) (*Ng.*). [CK 535]

Einschlafen der Arme, früh, im Bette, beim Liegen auf der linken Seite (d. 13. T.) (*Ng.*). [CK 536]

Einschlafen des rechten Armes, beim Liegen auf der linken Seite, fast jede Nacht, besonders gegen Morgen (n. 14 T.) (*Ng.*). [CK 537]

Einschlafen des rechten Armes, meisten der Finger, Abends, beim Niederlegen (*Ng.*). [CK 538]

Im Oberarme linker Seite, Zerschlagenheits-Schmerz, und ein Stich im Ellbogen-Gelenke, mit Gefühl, als ob der Arm aus dem Gelenke wäre, Abends, nach dem Niederlegen (d. 5. T.) (*Ng.*). [CK 539]

Reissen in den Oberarmen wie im Marke (*Ng.*). [CK 540]

Reissen an der Aussenseite des rechten Oberarmes, in den Muskeln (*Ng.*). [CK 541]

Im Ellbogen Gelenke rechter Seite, heftiges Reissen (*Ng.*). [CK 542]

Im Unterarme linker Seite schlängeln sich flüchtige Risse zwischen Haut und Fleisch äusserst schmerzhaft hin und her (*Ng.*). [CK 543]

Reissen um den rechten Unterarm, in einem schmalen Streifen, nahe am Hand-Gelenke, durch Aufdrücken nur kurz vergehend (*Ng.*). [CK 544]

Reissen an der innern Fläche des linken Unterarmes, bis in den Daumen (d. 3. T.) (*Ng.*). [CK 545]

Heftiges Reissen hinter dem linken Hand-Gelenke und nach dem Zeigefinger zu (d. 3. T.) (*Ng.*). [CK 546]

Einschlafen beider Unterarme, früh, nach dem Aufstehen (d. 2. T.) (*Ng.*). [CK 547]

Brenn-Schmerz und stetes Jücken auf den Unterarmen. [CK 548]

Ein rother, brennend schmerzender Fleck hinter dem Handknöchel (*Ng.*). [CK 549]

Ueberbein auf dem rechten Hand-Gelenke. [CK 550]

In der Hand, rechter Seite, Zieh-Schmerz. [CK 551]

Heftiges Reissen im Mittelhandknochen des linken Ringfingers (*Ng.*). [CK 552]

Reissen in der rechten Hand (d. 7. T.) (*Ng.*). [CK 553]

Reissen und Stechen im linken Handballen, Abends im Bette (*Ng.*). [CK 554]

Reissen im rechten Daumen (*Ng.*). [CK 555]

Reissen im rechten Mittel- und Ringfinger (*Ng.*). [CK 556]

Klamm-Schmerz im linken Zeigefinger (*Ng.*). [CK 557]

Stich-Schmerz, wie von vielen Nadeln, in der Spitze des rechten Mittel- und Ringfingers (*Ng.*). [CK 558]

Reissen im hintern Gelenkkopfe des linken Zeigefingers, durch darauf Drücken vergehend (*Ng.*). [CK 559]

Zuckendes Reissen im linken Zeige- und Mittelfinger, vom mittelsten Gelenke bis in die Spitze und den Nagel (*Ng.*). [CK 560]

Stechen in den Fingerspitzen, wie mit Nadeln, durch Reiben vergehend (*Ng.*). [CK 561]

Brennend stichlichtes Kriebeln in den Fingerspitzen. [CK 562]

Taubheit und Gefühllosigkeit der Fingerspitzen, durch Reiben vergehend (*Ng.*). [CK 563]

Die Hüften sind beide gegen Berührung sehr empfindlich, längere Zeit (*Ng.*). [CK 564]

Reissender Schmerz in der rechten Hüfte, bis zum Knie (*Ng.*). [CK 565]

Reissen in der rechten Hüfte, Abends, nach dem Niederlegen, dass sie vor Schmerz nicht weiss, wie sie liegen soll, doch ist ihr am besten beim Liegen auf der guten Seite (*Ng.*). [CK 566]

Reissen im rechten Hüft-Gelenke, nach Drücken und Reiben weiter nach unten gehend, Abends, im Bette (*Ng.*). [CK 567]

Reissen in der rechten Hüfte, und bald drauf im linken Oberschenkel, besonders um das Knie, wie im Knochen-Marke, Abends im Bette (*Ng.*). [CK 568]

Heftiges, zum Schreien nöthigendes, zuckendes Reissen, hinten in den Hüft-Gelenken, öfters absetzend, Abends, im Bette (*Ng.*). [CK 569]

Reissen und Zerschlagenheits-Schmerz in der rechten Hüfte, durch Gehen verschlimmert, früh (*Ng.*). [CK 570]

Klopfen in der linken Hüfte (*Ng.*). [CK 571]

Brennen hinten auf der rechten Hüfte (*Ng.*). [CK 572]

Zerschlagenheits-Schmerz an den Hinterbacken, für sich und beim Befühlen, Tag und Nacht (n. 33 T.) (*Ng.*). [CK 573]

Reissen in den Hinterbacken, im Gehen, minder im Sitzen (*Ng.*). [CK 574]

Starkes Fippern in der rechten Hinterbacke (*Ng.*). [CK 575]

Jückendes Brennen in der linken Schenkel-Beuge (*Ng.*). [CK 576]

Jücken in der Schenkel-Beuge (*Sr.*). [CK 577]

Die Bein-Röhren schmerzen sehr beim Gehen (n. 15 T.). [CK 578]

Zerschlagenheits-Schmerz im linken Schenkel, als sollte er abbrechen, Abends (d. 6. T.) (*Ng.*). [CK 579]

Strammen in den Beinen, als wären die Muskeln zu kurz, was durch weiter Gehen verschwindet. [CK 580]

In den Oberschenkel-Muskeln-Schmerz, wie nach Reiten (*Sr.*). [CK 581]

Heftiger Schmerz in der Mitte der Oberschenkel, früh im Bette (gleich vor der Regel) (n. 11 T.) (*Ng.*). [CK 582]

Krampfhafter Klamm-Schmerz auf der Inseite des rechten Oberschenkels, früh (d. 3. T.) (*Ng.*). [CK 583]

Spannende Risse über der linken Kniekehle (d. 2. T.) (*Ng.*). [CK 584]

Schmerzhaft stechende Rucke im Oberschenkel, dass er das Bein heranziehen muss. [CK 585]

Unruhe und Strammen in den Oberschenkeln, dass er oft die Unterschenkel bewegen musste, um sich zu erleichtern. [CK 586]

Heftiger Zerschlagenheits-Schmerz in der Mitte beider Oberschenkel, Abends, nach dem Niederlegen, lang am Einschlafen hindernd (*Ng.*). [CK 587]

Schwäche in den Oberschenkeln, im Stehen, die sich im Gehen verlor. [CK 588]

Jücken an den Oberschenkeln, mit kleinen Knötchen nach Kratzen (*Ng.*). [CK 589]

Reissen in den Knieen. [CK 590]

In den Knieen, Reissen, bald im rechten, bald im linken (*Ng.*). [CK 591]

Heftige Risse, tief im rechten Knie (*Ng.*). [CK 592]

Stechen unter dem linken Knie (*Ng.*). [CK 593]

Schwäche des rechten Kniees und Gefühl drin, wie umwunden. [CK 594]

Im Unterschenkel, Zieh-Schmerz am Schienbeine herab bis in den Fuss. [CK 595]

Reissen im linken Unterschenkel (bei der Regel) (n. 31 T.) (*Ng.*). [CK 596]

Flüchtiger, sehr empfindlicher Schmerz an der Knochen-Narbe des vor 12 Jahren gebrochenen Schienbeins, als sollte es wieder zerbrechen. [CK 597]

Spannen und Reissen in der rechten Wade (*Ng.*). [CK 598]

Klamm der Wade beim Gehen. [CK 599]

Klamm in den Waden, die ganze Nacht, wovon ein Schmerz darin zurückbleibt, dass er Tags drauf nicht gehen kann. [CK 600]

Zucken in beiden Waden, ohne Schmerz (*Ng.*). [CK 601]

Reissen in den Waden herauf, im Stehen (*Ng.*). [CK 602]

Reissen in der rechten Wade hinab bis zur Ferse, Abends (*Ng.*). [CK 603]

Lähmiger Zerschlagenheits-Schmerz in beiden Waden und am Fussrücken, Abends, im Bette, (bei der Regel) (*Ng.*). [CK 604]

Schwere der Unterschenkel und Füsse, früh, im Bette. [CK 605]

Abends, zeitige Unruhe in den Füssen, dass er sie immer bewegen muss. [CK 606]

Im Fussrücken, Spannen, im Sitzen, bei Bewegung vergehend (*Ng.*). [CK 607]

Ein Riss über den linken Fussrücken und quer hinter den Zehen herüber, im Gehen (*Ng.*). [CK 608]

Brennen auf dem rechten Fussrücken, wie von einem Tropfen heisser Flüssigkeit (*Ng.*). [CK 609]

Reissen an der Inseite des rechten Fussrückens, bis in die grosse Zehe (*Ng.*). [CK 610]

Ein stumpfer Stich am äussern Rande des rechten Fusses (*Ng.*). [CK 611]

Reissen im äussern Knöchel des linken Fusses (*Ng.*). [CK 612]

Schneiden in den Fersen (n. 5 T.). [CK 613]

Fippern und Zucken in der rechten Ferse (d. 3. T.) (*Ng.*). [CK 614]

Stoss-Schmerz in der linken Ferse. [CK 615]

Brennen der Fusssohlen, Abends (*Ng.*). [CK 616]

Ein Riss in der rechten Sohle (*Ng.*). [CK 617]

Heftiges Reissen in der rechten Fusssohle, Abends, nach dem Niederlegen, zum Schreien, dann Reissen über dem rechten Knie, und darauf in der rechten Hüfte, fast die ganze Nacht (*Ng.*). [CK 618]

Kriebeln in den Fusssohlen, beim Sitzen. [CK 619]

Kriebelndes Stechen in den Fusssohlen. [CK 620]

Einschlafen des rechten Fusses und Unterschenkels, durch Bewegung vergehend (*Ng.*). [CK 621]

Zittern der Füsse, im Sitzen, bei Bewegung vergehend (*Ng.*). [CK 622]

Reissen in der grossen Zehe, im Gehen und darauf auch im Sitzen (*Ng.*). [CK 623]

Ein schmerzhafter Riss in der rechten grossen Zehe (*Ng.*). [CK 624]

Heftiges Reissen in der rechten grossen Zehe, Abends, im Bette (d. 4. T.) (*Ng.*). [CK 625]

Reissen in der rechten kleinen Zehe (*Ng.*). [CK 626]

Ein Stich im Ballen der linken grossen Zehe (*Ng.*). [CK 627]

Gefühl, wie einwärts Ziehen der rechten Mittelzehe und des Daumens, mit Schmerz darin, früh, beim Aufstehen und im Gehen (*Ng.*). [CK 628]

Ziehen, Ameisenkriebeln und Hitz-Gefühl an den Zehen des rechten Fusses (*Ng.*). [CK 629]

Reissendes Stechen in den Hühneraugen. [CK 630]

■ **Allgemeines und Haut**

Am Körper hie und da brennendes Spannen, z.B. auf den rechten Ribben, an der linken Schulter u.s.w. (*Ng.*). [CK 631]

Reissen hie und da, nur flüchtig, Nachts (*Ng.*). [CK 632]

Bald hier, bald da ein krampfhafter Nerven-Schmerz, bald bohrend, bald zusammenziehend und vorzüglich in den Schulterblättern und der Brust; dabei arger Nerven-Kopfschmerz, am Vorderhaupte anfangend, mit Ziehen in den Ohren; zuweilen stechende Risse im Kopfe. [CK 633]

Die meisten Beschwerden entstehen im Sitzen und werden gewöhnlich durch Bewegung erleichtert (*Ng.*). [CK 634]

Im Freien scheint ihr, bis auf die Brust-Beschwerden besser zu seyn (*Ng.*). [CK 635]

Sie konnte drei Tage und drei Nächte keine freie Luft vertragen. [CK 636]

Jücken an verschiedenen Körperstellen, bald hier, bald da (*Ng.*). [CK 637]

Arges Jücken am ganzen Körper, hie und da, immer an einer andern Stelle, Abends, vor dem Niederlegen und früh, nach dem Aufstehen (*Ng.*). [CK 638]

Jücken, das durch Kratzen vergeht, an verschiedenen Stellen, auch Abends vor dem Niederlegen (*Ng.*). [CK 639]

Jücken auf der Brust, dem Rücken, dem linken Fussrücken, und am Kreuze, durch Kratzen nicht vergehend (*Ng.*). [CK 640]

Jücken, das nach Kratzen wiederkommt, im rechten Schoosse, am linken Schienbeine und hinten am Oberschenkel, wo es darauf brennt (*Ng.*). [CK 641]

Jücken am ganzen Körper, wie von Läusen, auch Abends nach dem Niederlegen, wo es nach Kratzen immer an andern Stellen wiederkommt (*Ng.*). [CK 642]

Jücken, durch Kratzen verschlimmert, an der äussern Seite des Oberschenkels, und mit Brennen darnach, am Kreuze und den Hüften (*Ng.*). [CK 643]

Laufen und Kriechen wie von Ameisen, im Gesichte, den Fusssohlen und auf der Brust, wo ein starker Stich darauf erfolgt (*Ng.*). [CK 644]

Ameisenlaufen über den ganzen Körper, Nachts, im Bette, mit Schauder über Gesicht, Arme und Schultern, bis zu den Füssen heraus. [CK 645]

Jückende Blüthchen, zuweilen nach Kratzen brennend, zwischen den Schultern, aut der Brust und im Rücken (*Ng.*). [CK 646]

Eiter-Pusteln an der Schläfe und am rechten Schlüsselbeine (*Ng.*). [CK 647]

Kleine, jückende, oder rothe Knöthchen, am Kinne, zwischen den Schultern, am Oberschenkel und am Hinterbacken, wo es nach Kratzen brennt (*Ng.*). [CK 648]

Blutschwäre am Vorderarme, am Oberkopfe, an den falschen Ribben, und an der Nase, wo er nach 24 Stunden eitert (*Ng.*). [CK 649]

Arge Mattigkeit, beim Gehen im Freien, in den Beinen, dass sie sich öfters setzen musste (*Ng.*). [CK 650]

Grosse Mattigkeit in den Untergliedern, selbst im Sitzen, (während der Regel) (*Ng.*). [CK 651]

Grosse Müdigkeit der Beine, fast die ganze Zeit hindurch (*Ng.*). [CK 652]

Plötzliche Mattigkeit der Beine, von Nachmittag bis Abend (*Ng.*). [CK 653]

Gleich Müdigkeit, im Gehen, und in der Ruhe, Schmerz der Hüft-Gelenke, wie ausgerenkt (*Ng.*). [CK 654]

Grosse Mattigkeit (n. 3 T.). [CK 655]

Müde, zerschlagen und nicht ausgeschlafen, früh (*Ng.*). [CK 656]

Schwäche-Gefühl, mit Schwindel, früh (n. 11 T.) (*Ng.*). [CK 657]

Matt und zittrig an Händen und Füssen, nach dem Mittag-Essen (*Ng.*). [CK 658]

Sehr abgeschlagen, matt und verdriesslich, Vormittags (*Ng.*). [CK 659]

Schmerzhaftigkeit des ganzen Körpers, wie zerschlagen (*Ng.*). [CK 660]

Schwere an einzelnen Theilen, in den Oberschenkeln, Knieen, Waden, Hüften u.s.w. [CK 661]

Schwer in den Beinen und müde, wie nach einer grossen Reise (n. 7 T.) (*Ng.*). [CK 662]

Gefühl im ganzen Körper, als wäre Alles zu schwer (d. 11. T.) (*Ng.*). [CK 663]

Schwäche zum Hinfallen und wie gerädert in allen Gliedern, Vormittags (n. 28 T.) (*Ng.*). [CK 664]

Zittern in Händen und Füssen. [CK 665]

Unsicherheit der Füsse, früh und Abends, im Anfange des Gehens. [CK 666]

Taumelnder Gang (n. 28 T.). [CK 667]

Er fühlt sich sehr krank (n. 17 T.). [CK 668]

Auf fünfmünütiges Bad in der Nordsee ward sie so schwach, als wenn ihr alle Lebens-Geister vergingen, sie konnte vor Schwäche kaum sprechen (n. etl. St.). [CK 669]

Grosse Empfindlichkeit; der Kopf thut ihr schon weh vom Redenhören, vom eigenen Sprechen, von jedem Fusstritte; dabei wenig Appetit und verminderter Geschmack und Geruch, früh (n. 28 T.) (*Ng.*). [CK 670]

Ohnmachts-Anfall, beim Mittag-Essen, mit Aengstlichkeit, Uebelkeit und Gesichtsblässe; es wird ihr grün und roth vor den Augen, und sie zittert am ganzen Körper; sodann Aufstossen, worauf ihr besser wurde (d. 27. T.) (*Ng.*). [CK 671]

- ■ Schlaf, Träume und nächtliche Beschwerden

Oefteres Gähnen, mit Schlaffheit und Unlust zu geistigen Arbeiten. [CK 672]

Gähnen, häufig, den ganzen Tag, am stärksten nach dem Mittag-Essen (*Sr.*). [CK 673]

Gähnen und Aufstossen und Wasser im Munde (*Ng.*). [CK 674]

Häufiges Gähnen, unter Frost mit Gänsehaut, und stetem Stuhldrange mit Schneiden im Bauche, eine Stunde nach dem Mittag Essen (*Ng.*). [CK 675]

Tages-Schläfrigkeit. [CK 676]

Sehr schläfrig, träge und arbeitsscheu (n. 25 T.) (*Ng.*). [CK 677]

Vormittags grosse Schläfrigkeit (*Ng.*). [CK 678]

Abends bald schläfrig, und sie schläft Anfangs gut; nach Mitternacht aber hat sie Schweiss mit Durst (*Ng.*). [CK 679]

Der Schlaf ist nicht stärkend; früh ist er müde (n. 17 T.). [CK 680]

Sie kann früh vor Schlaf die Augen nicht aufbringen, längere Zeit (n. 2 T.) (*Ng.*). [CK 681]

Früh ist sie noch immer schläfrig und kann sich schwer ermuntern, längere Zeit hindurch (*Ng.*). [CK 682]

Spätes Erwachen, mit Mühe zerrt er die Augen auf (*Sr.*). [CK 683]

Schweres Erwachen, mit Gähnen, als wenn er nicht ausgeschlafen hätte (d. ersten Tage.) (*Sr.*). [CK 684]

Sie schläft Abends sehr spät ein (n. 5 T.) (*Ng.*). [CK 685]

Konnte erst um 11 Uhr Abends einschlafen, wegen grosser Hitze und Durst; nach Mitternacht Schweiss (*Ng.*). [CK 686]

Abends kann er nur schwer einschlafen und wälzt sich unruhig im Bette hin und her; früh erwacht er spät und sperrt mit Mühe die Augen auf (d. erst. Tage.) (*Sr.*). [CK 687]

Er konnte nur schwer einschlafen, war unruhig und wälzte sich im Bette hin und her (*Sr.*). [CK 688]

Nachts erwacht sie schon um 3 Uhr und kann nicht wieder einschlafen. [CK 689]

Um 2 Uhr Nachts erwachte er und konnte eine Stunde lang nicht einschlafen, Unruhe trieb ihn aus dem Bette und zu beständigem Umhergehen im Zimmer; dabei säuerlicher Mund-Geschmack (*Sr.*). [CK 690]

Vor Mitternacht, Aengstlichkeit und Hitze, nach Mitternacht, Schweiss und Durst (*Ng.*). [CK 691]

Abends im Bette, sobald sie die Augen schliesst, Unruhe im ganzen Körper (n. 11 T.). [CK 692]

Abends im Bette, ein Schütteln, bloss im Oberkörper, fast ohne Frost und Hitze. [CK 693]

Früh, im Bette, bei vollem Erwachen ein Ruck von der Ferse aus durch den ganzen Körper, wie von einem elektrischen Schlage, oder Schreck. [CK 694]

Unruhiger Schlaf mit öfterem Erwachen (n. 12. T.) (*Ng.*). [CK 695]

Nachts konnte sie auf keiner Stelle Ruhe finden und musste sich immer umwenden (n. 27 T.) (*Ng.*). [CK 696]

Nachts grosse Unruhe, sie wältzt sich umher und kann vor Hitze nicht einschlafen (n. 14 T.) (*Ng.*). [CK 697]

Schlaflose Nacht, wegen heftiger Zahnschmerzen (*Ng.*). [CK 698]

Unruhiger Schlaf, wegen Schwere-Gefühl im Bauche. [CK 699]

Nachts, 2 Uhr, Erwachen wegen Schneidens im Unterbauche, und darauf Stechen, erst in der Herzgrube, dann in der Herz-Gegend, ärger beim Einathmen (*Ng.*). [CK 700]

Unruhige, schlaflose Nacht, wegen heftiger Kreuzschmerzen, die ihn zu stetem Bewegen nöthigen (*Ng.*). [CK 701]

Nachts, schmerzhafte Eingeschlafenheit der Hände und Füsse. [CK 702]

Schmerz im Rücken und Kreuze störte den Morgen-Schlaf und kehrt stets zurück, wenn er wieder einschlief. [CK 703]

Oefteres Erwachen wegen grosser Hitze (*Ng.*). [CK 704]

Reden im Schlafe (n. 8 T.) (*Ng.*). [CK 705]

Schnarchen im Schlafe (n. 10 T.) (*Ng.*). [CK 706]

Aufschrecken im Schlafe, vor Mitternacht (n. 9 T.) (*Ng.*). [CK 707]

Aengstlicher Traum, mit Schwere auf der Brust, wie Alp; sie wollte schreien und konnte nicht (n. 2 T.) (*Ng.*). [CK 708]

Viele lebhafte, doch unerinnerliche Träume (*Ng.*). [CK 709]

Beim Einschlafen kommen ihr allerlei Dinge vor, schreckhafte Träume von Fallen u. dergl. (*Ng.*). [CK 710]

Angenehme Träume, von Hochzeiten, Tanzen, u.s.w. (*Ng.*). [CK 711]

Träume von Reisen (*Ng.*). [CK 712]

Schamvolle Träume (*Ng.*). [CK 713]

Viele ängstigende Träume (*Ng.*). [CK 714]

Träume von Todten (*Ng.*). [CK 715]

Schreckhafte Träume von Todes-Gefahr, Unglück, Verstümmelung, Räubern u.s.w. (*Ng.*). [CK 716]

Träume von Verirrung im Walde (*Ng.*). [CK 717]

Träume von Wassers-Noth (*Ng.*). [CK 718]

Träume von Feuer (*Ng.*). [CK 719]

■ **Fieber, Frost, Schweiß und Puls**

Frost, mit Schütteln, auch in der Ofenwärme, Abends (*Ng.*). [CK 720]

Frostigkeit mit Gähnen, Abends (d. 1. T.) (*Ng.*). [CK 721]

Frost, Nachmittags 4 bis 5 Uhr, zwei Tage nach einander (n. 26 T.) (*Ng.*). [CK 722]

Frost, Abends, der nach dem Niederlegen vergeht; dann, vor Mitternacht, Hitze; nach Mitternacht Schweiss mit Durst, bis zum Morgen (n. 6 T.) (*Ng.*). [CK 723]

Schüttel-Frost, Abends, von 6 bis 8 Uhr, der im Bette vergeht (d. 4. T.) (*Ng.*). [CK 724]

Frost, Abends, 9 Uhr, nach dem Niederlegen, dann Schlaflosigkeit (d. 10. T.) (*Ng.*). [CK 725]

Frost, Abends, 8 Uhr, mit Durst und grosser Mund-Trockenheit, eine halbe Stunde lang (*Ng.*). [CK 726]

Oefters Frost mit Hitze wechselnd (d. 7. T.) (*Ng.*). [CK 727]

Schauder, öfters, Vormittags (d. 10. T.) (*Ng.*). [CK 728]

Schauder im ganzen Körper, früh, mit eiskalten Füssen (d. 5. T.) (*Ng.*). [CK 729]

Schauder, früh, beim Aufstehen, dass sie mehrmals wieder ins Bette musste (n. 20 T.) (*Ng.*). [CK 730]

Schauder und Schütteln, Abends 7 Uhr, beim Austritte an die freie Luft; beim Eintritt ins Zimmer, Hitze (n. 6 T.) (*Ng.*). [CK 731]

Schauder im warmen Zimmer und steter Stuhldrang, bald nach dem Mittag-Essen (*Ng.*). [CK 732]

Schauder über den ganzen Körper, mit Sträuben der Haare, etliche Mal, Vormittags (*Ng.*). [CK 733]

Schauder-Gefühl, Abends, vor dem Niederlegen; nach Mitternacht heftiger Schweiss am ganzen Körper, ohne Durst, bis früh (n. 11 T.) (*Ng.*). [CK 734]

Wärme, innerlich, nach dem Frühstücke von warmer Milch; ohne dass sie äusserlich fühlbar war (d. 1. T.) (*Sr.*). [CK 735]

Hitz-Ueberlaufen mit Schwindel (d. ¼ St.) (*Sr.*). [CK 736]

Hitze in den Füssen, vor Mitternacht; sie muss sie aus dem Bette thun, was erleichtert; nach Mitternacht, Schweiss und Durst, bis früh (n. 14 T.) (*Ng.*). [CK 737]

Allgemein erhöhte Wärme, mit Durst, Nachmittags (*Ng.*). [CK 738]

Innere Hitze mit Durst, Nachts (*Ng.*). [CK 739]

Hitze, Abends und Unruhe im ganzen Körper, sie hat keine Rast; selbst noch eine Zeit lang nach dem Niederlegen (*Ng.*). [CK 740]

Hitze am ganzen Körper, Abends, bald nach dem Niederlegen, die bei jedesmaligem Erwachen noch grösser ist (n. 9 T.) (*Ng.*). [CK 741]

Warm und ängstlich im Bette (n. 27 T.) (*Ng.*). [CK 742]

Hitze, vor Mitternacht; nach Mitternacht, Schweiss mit Durst, was sich nach 6 Tagen wiederholt (n. 28 T.) (*Ng.*). [CK 743]

Hitze, nach Mitternacht (n. 11 T.) (*Ng.*). [CK 744]

Starke Hitze, mit Schweiss, beim Mittag-Essen, mehrere Tage hinter einander (n. 11 T.) (*Ng.*). [CK 745]

Schweiss am Kopfe, Abends, 6 Uhr, bei erhöhter Wärme des Körpers (*Ng.*). [CK 746]

Schweiss, nach Mitternacht (n. 13 T.) (*Ng.*). [CK 747]

Schweiss, nach Mitternacht, und öfterer Durst, der, mit Trockenheit im Munde, auch früh noch da ist (n. 10 T.) (*Ng.*). [CK 748]

Schweiss mit Durst, fast jeden Morgen (*Ng.*). [CK 749]

Magnet-Wirkungen

Magnet. **(Magnes artificialis) [RAL II (1833), S. 191–272]**

Den gewöhnlichen mechanischen, materiellen und atomistischen Köpfen – ihrer sind unzählige – schien es nicht bloß paradox, sondern kindisch und unglaublich, daß, nach der homöopathischen Heillehre nur ganz kleine Theile eines Grans zur Gabe von den kräftigern Arzneien gereicht, hülfreich seyn könnten.

Ich gebe es ihnen zu; es mag allerdings **bequemer** seyn, sich die Krankheiten allesammt als Anhäufungen von groben Unreinigkeiten und die Wirkung der Arzneien als derbe Hebel und Fegmaschinen, oder doch als chemische Reagenten, also auf jeden Fall handgreiflich vorzustellen, **bequemer**, sage ich, als jene Abänderungen des Seyns lebender Wesen (die Krankheiten) sich als rein dynamische Affectionen der Lebenskraft und die Wirkungen der Arzneien sich als rein virtuelle Umstimmungskräfte zu denken, wie sie es wirklich sind, und hiernach die Heilungen einzurichten.

Wählt man diesen wahren Gesichtspunkt nicht, sondern jenen allgewöhnlichen materiellen, so müssen freilich die Arzneien in ihrer Hülfskraft nach dem Maße und dem Gewichte ihrer Gabe geschätzt werden und sonach bloß das Nürnberger Gewicht entscheiden, ob die Gabe helfen könne; aber dann müssen wir uns auch vorher nach dem Gewichte der Krankheit erkundigen, um den Ueberschlag machen zu können, ob eine so und so viel Pfunde wiegende Krankheit (sie nannten bisher dergleichen ohnehin schon **schwere** Krankheiten) von einer so oder so schweren Portion Arznei hebelartig überwuchert werden könne.[1]

[1] Die therapeutischen Zwecke nach den Ansichten eines Reil, Ackermann, Reich u. s. w. (sie nennen es Systeme) scheinen feiner, sind aber nicht weniger mechanisch und atomistisch. Denn wie gewichtig müßten nicht die Substanzen seyn, welche, als Arznei angebracht, die geänderte Form der einfachen Theile in einem anderthalb Centner schweren, kranken Körper, wieder zurecht schieben sollten? Welch schwere Portion Sauer-, Wasser- oder Stickstoff würde nicht erforderlich seyn, um einen dieser, angeblich in einer kranken Saftmasse von 40, 50 Pfund fehlenden Stoffe nach Maß und Gewicht zu ersetzen? Oder kann der medicinische Chemismus womit anders im kranken Körper arbeiten, als mit Maßen, durch Zusatz oder Entnehmung materieller Stoffe, nach Maß und Gewicht?

Ich lasse diesen Herren Collegen gern dergleichen atomistische Ansichten, wobei das Curgeschäft recht bequem, wie im halben Schlummer geführt werden kann, da uns Erdenwürmer, wie bekannt, nichts leichter zu begreifen ist, als das Materielle, Wägbare, Palpable und Grobsinnliche, weil das viele Denken (und Beobachten), wie ein israelitischer Lehrer sagt, den Leib müde macht. Ihnen kann ichs daher nicht zumuthen, Krankheiten als immaterielle Abänderungen des Lebens, als rein dynamische Verstimmungen unsers Befindens, die Arzneikräfte aber als bloß virtuelle, fast geistige Potenzen sich zu denken. Sie würden sichs doch nicht ausreden lassen, daß für eine so und so schwere Krankheit ein so und so schweres Gewicht Arznei zur Gabe erforderlich sey, zumal da sie die Observanz von Jahrtausenden für sich anführen können, wo immer handgreifliche Arzneiportionen dem Kranken eingeschüttet werden mußten aus großen Flaschen, Büchsen und Schachteln, wenns in großen Krankheiten etwas wirken sollte und **auch dieß half gewöhnlich noch nicht.** Letzteres glaube ich gar gern; der Erfolg der gewöhnlichen Curen aller Zeiten bestätigt es leider! – Aber wie wollen sie es mit ihren atomistischen, materiellen Begriffen, die sie von Arzneiwirkung und vom Hülfsvermögen derselben haben, reimen, daß ein einziger **unwägbarer** Funke aus der Leidner Flasche den stärksten Menschen erschüttert, ohne daß irgend eine bestimmbare, schwere Substanz seinen Körper mitgetheilt ward? Wie wollen sie mit ihren atomistischen, materiellen Begriffen die ungeheure Kraft des Mesmerismus reimen, wenn ein kräftiger Mann, mit starkem Willen, wohlzuthun, sich der Herzgrube eines Nervensiechen bloß mit seiner Daumenspitze **nähert?** Wie wollen sie endlich mit ihren atomistischen, materiellen Begriffen von den Wirkungen der Arzneien reimen, daß ein gut zubereiteter magnetischer Stahlstab, auch bei nicht völliger Berührung des Körpers, und selbst mit dichten Zwischensubstanzen verdeckt (mit einem Tuche, mit Blase, mit Glas u. s. w.) eine so gewaltige Umstimmung unsers Befindens erzeugen könne, daß wir heftige krankhafte Beschwerden davon erleiden, oder, was eben so viel, daß ein Magnetstab die heftigsten Uebel, denen er als Arznei angemessen ist, schnell und dauerhaft heilen könne, selbst auf obige Art verdeckt, dem Körper genähert, selbst nur auf kurze Zeit genähert? Atomistisch! dich für weise in deiner Beschränktheit dünkender Atomist! sage an, welcher wägbare Magnettheil drang da in den Körper, um jene, oft ungeheuern Veränderungen in seinem Befinden zu veranstalten? Ist ein Centilliontel eines Grans (ein Gran-Bruch, welcher 600 Ziffern zum Nenner hat) nicht noch unendlich zu schwer für den ganz unwägbaren Theil, für die Art **Geist**, der aus dem Magnetstabe in diesen lebenden Körper einfloß? Willst du nun über das, gegen diese unsichtbare Magnetkraft noch allzu grobe Gewicht der homöopathischen Gaben kräftiger Arzneisubstanzen von $^1/_6$tilliontel, $^1/_8$tilliontel, $^1/_{10}$tilliontel eines Grans noch große Augen machen?

Nachfolgende Symptome entstanden bei Berührung verschieden kräftiger Magnete an verschiedentlich empfindlichen Personen, die ohne Unterschied der Pole, entstanden bei halbjährigen Versuchen, um die richtige und kräftigste Bestreichungsart des Stahls durch Magnete ausfindig zu machen, wobei ein, zwölf Pfund ziehendes, magnetisches Hufeisen in den Händen geführt und diese so mit beiden Polen stundenlang in Berührung gebracht wurden.

Die beigefügten Symptome von allgemeiner Berührung aus Andry und Thouret, aus Unzer und aus de Harsu, entstanden ebenfalls durch Auflegung der ganzen Fläche verschiedener Magnetplatten auf die Haut, also auch durch beide Pole zugleich.

Die nachgängigen, von den beiden Polen beobachteten Symptome entstanden durch Berührung gesunder Personen von einer kräftigen Magnetstange, 8 bis 12 Minuten lang auf einmal, seltner mehrmal wiederholt.

Obgleich jeder der beiden Pole, wie man aus den angeführten Symptomen sehen wird, etwas Eignes in seiner Veränderungskraft des menschlichen Befindens hat, so scheint doch jeder bei zwei- und mehrmaliger Anbringung Wechselwirkungen zu äußern, die mit denen des entgegengesetzten Pols Aehnlichkeit haben.

Zur Heilung muß man Magnet weit milder anbringen, da er homöopathisch wirken soll. Dazu ist ein 18 Zoll langer Magnetstab, welcher an jedem Pole ein viertel Pfund zieht, überflüssig kräftig[2], wenn man den nach Aehnlichkeit der Symptome für einen Krankheitsfall gewählten Pol auch nur eine

Minute den Kranken berühren, oder **fast berühren** läßt mit dem kranken Theile oder auch nur mit der Fingerspitze. Doch sah ich Personen, die zur vollen Gabe die Berührung eines solchen Stabes von nur einer halben Minute nöthig hatten.

Man darf aber, wenn die erste Berührung nicht die ganze Krankheit hob, eben so wenig zum zweiten Male die Berührung desselben Pols wiederholen lassen, als man in der übrigen homöopathischen Heilart eine zweite Gabe desselben Arzneimittels unmittelbar und schnell nach der ersten zu geben geeignet findet. Es muß in solchen Fällen nach Befund des übrig gebliebenen Krankheitszustandes eine andre Arznei angewendet werden, oder, wenn zuerst der unrechte Pol gewählt worden war, der entgegengesetzte angebracht werden.

Es ist nämlich hiemit, wie mit andern Arzneien, deren enantiopathische oder palliative Anwendung man vermeiden muß, wo es ein homöopathisches, durch Symptomen-Aehnlichkeit gründlich heilendes Mittel giebt. Findet man daher nur unter den allgemeinen Magnetsymptomen homöopathische Aehnlichkeit mit dem zu heilenden Krankheitsfalle, ohne daß man wüßte, welcher von beiden Polen vorzugsweise hiezu geeignet sey, so nimmt man den zur Berührung, von welchem die meisten, hieher gehörigen Symptomen bekannt sind. Fände man aber bei Anbringung dieses Pols fast augenblickliche Verschwindung der zu heilenden Beschwerden (auch wohl ein Entstehen andrer, noch nicht da gewesener Symptome) wohl eine halbe Stunde, auch nur eine Viertelstunde über, so war es nicht der heilende (homöopathische), sondern der palliative (enantiopathische) Pol gewesen; baldige Wiedererneuerung und dann steigende Verschlimmerung des Uebels würde uns in Kurzem davon überzeugen. Dieß wartet aber der Heilkünstler, wenn er helfen, und nicht experimentiren will, nicht ab, sondern er bringt, wenn die jählinge, palliative Beschwichtigung auch nur eine Viertelstunde gedauert hat (am meisten, wenn sich neue Symptome dagegen eingefunden

---

[2] Ja, ein achtzölliges, ein halbes Loth schweres Stäbchen, welches (am Nordpole) vier Loth Eisen halten kann, (von mir selbst so weit verstärkt und mit weichem, dünnem Saitendrahte umwunden – weil sich so seine Magnetkraft, er liege in welcher Richtung er wolle, unvermindert auf immer erhält) hat mir in neuern Zeiten alle, vom Magnete zu erwartende Hülfskraft erwiesen bei Berührung von einer Minute, auch wohl nur $^1/_2$ Minute.

haben) den entgegengesetzten Pol zur Berührung, doch nicht eben längere Zeit, als er den palliativen angelegt hatte. Dieser wird dann zuerst die neu entstandenen Beschwerden heben, drauf eine kleine homöopathische Verschlimmerung des ursprünglichen Uebels erregen und dann die vollkommene, dauerhafte Heilung durch Homöopathie bewirken, wie es mit allen andern, nach Symptomen-Aehnlichkeit (homöopathisch) gewählten Arzneien geschieht.

Ein milderes Gemüth oder eine Neigung zur Frostigkeit des zu Behandelnden leitet den Künstler zuerst zum Nordpole hin, wenn er die dem zu heilenden Uebel ähnlichen Symptome nur unter den allgemeinen Magnetsymptomen antreffen konnte.

Die Wirkung einer mäßigen Gabe Magnetkraft reicht über 10 Tage.

Bei unrechter Wahl des Magnets werden die entstehenden, oft sehr bedeutenden Beschwerden durch kleine elektrische Doppelfunken von Zeit zu Zeit wenigstens beschwichtigt, anhaltend wirksam aber und noch allgemeiner durch Auflegung der flachen Hand auf eine etwas große Zinkplatte (¹⁄₂ Stunde lang fortgesetzt) gehoben.

Wenn der Arzt seinen entfernten Kranken den Magnet als Heilmittel zu überschicken hat, so kann er, wenn er will, ihn leicht selbst verfertigen nach folgender Anweisung, die ich nach vielfältigen Versuchen als die zweckmäßigste gefunden habe.

Er braucht dazu nur etwa 8 Zoll lange Stahlstäbchen von gutem deutschen oder englischen Stahle, etwa 2 oder 2¹⁄₂ Linien breit und eine Linie dick, welche federhart (nicht glashart) gehärtet sind und ein etwas starkes, magnetisches Hufeisen, was ungefähr zehn bis zwölf Pfund ziehen kann.

Um nun mit letzterm einem Stahlstäbchen die stärkste (ihm hiedurch nur irgend beizubringende) Magnetkraft leicht und schnell zu ertheilen, ist das gewöhnliche Bestreichen ohne Ordnung und gerade über den Stab weg, so daß der Bestreiche-Pol des Hufeisens zuletzt am Ende des Stäbchens gleichsam abgerissen wird, sehr zweckwidrig und nimmt dem Stabe auf diese Art, die ihm während des Strichs mitgetheilte Kraft zum größten Theile wieder weg, was durch öftere Wiederholung des Streichens ihm gar nicht wieder ersetzt werden kann.

Deßhalb muß der jedesmalige Bestreiche-Pol des Hufeisens, wenn er fast ans Ende des Stäbchens kommt, über ein zugeschärftes, das äußerste Ende des Stäbchens bedeckendes, weiches Eisenblech herüber gleiten, wodurch ein unmerklicher, unschädlicher Uebergang vom Stahle aufs Blech bewirkt wird, da man dann das Hufeisen jedesmal ohne Nachtheil des mit seinem Ende drunter liegenden, zu magnetisirenden Stäbchens entfernen kann.

Doch muß das Blech, wo das eine Ende des Stäbchens bedeckt, umgebogen auch unter dem Stäbchen hinlaufen und so auch zugleich das gegenseitige Ende des Stäbchens auf gleiche Art bedecken, damit durch diese Blechstrife eine Verbindung des magnetischen Stroms zwischen beiden Polen des Stäbchens unterhalten werde.

Es wird also eine Strife ganz dünnen, weichen Eisenblechs, welche etliche Linien länger, als das zu magnetisirende Stahlstäbchen ist, hin – und das Stäbchen darauf gelegt, dann die Enden der Blechstrife herauf und um die Enden des Stäbchens herüber hakenförmig gebogen, welche dann die Pole des Stäbchens nur ganz knapp bedecken, aber doch auf denselben dicht aufliegen, und zwar, weil sie an den Enden zugeschärft sind, ganz dünn aufliegen, damit beim Streichen das Hufeisen fast unmerklich, dicht vor dem Ende des Stahlstäbchens, auf die Blech-Enden gelangen, über letztere hinüber gleiten und so vom Blech-Ende unschädlich abgezogen werden könne.

Jedes der beiden, hakenförmig umgebogenen Blech-Enden wird bezeichnet, das eine mit N (Nord), das andre mit S (Süd), um es wagerecht in die Richtung nach Norden mit seinem N-Ende legen und so bis zum Beschlusse der Magnetisirung des Stahlstäbchens liegen lassen zu können.

Das Stäbchen selbst wird mit Kreide, Dinte u. dgl. genau in seiner Mitte bezeichnet, die nun entstandenen beiden Hälften aber, jede noch mit zwei Strichen bezeichnet, deren einer beim zweiten Drittel des noch übrigen Stücks angezeichnet wird nach folgenden Punkten:

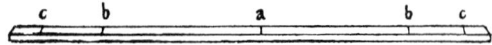

Die Blech-Klammer,

Das Stäbchen in seine Blech-Klammer eingeschoben,

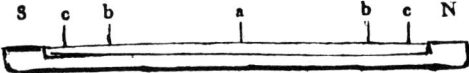

während diese mit ihrem N-Ende nach Norden zugekehrt liegen bleibt. Dann wird der Südpol des Hufeisens bei der Mitte des Stäbchens (bei a) senkrecht aufgesetzt und damit auf dem Stäbchen hingestrichen über die ganze Nord-Hälfte hin bis über das übergebogene Blech-Ende (N), und von da abgezogen, in großem Bogen in der Luft wieder zurück geführt und wieder beim zweiten Punkte des Stäbchens (bei b) aufgesetzt, abermals damit hinausgestrichen bis über das Blech-Ende (N) hinüber, von da abgefahren und, nach nochmaligem Erheben des Hufeisens in einem Bogen, dasselbe zuletzt auch im dritten und letzten Punkte (bei c) mit seinem Südpole aufgesetzt und, diesen kurzen Raum hin, wieder hinaus über das aufliegende Blech-Ende (N) gestrichen und daselbst abgezogen.

Nun nimmt man das Stäbchen heraus aus der Blech-Klammer, welche unverrückt liegen bleibt, und bezeichnet das gestrichene Ende des Stäbchens mit N: es ist Nordpol geworden. Man kehrt hierauf das Stäbchen um und schiebt es so in die Blech-Klammer, daß das schon gestrichene Nord-Ende des Stäbchens unter dem mit S bezeichneten Ende des Blechs zu liegen kömmt, das noch zu streichende Ende des Stäbchens aber unter dem N-Ende des Blechs.

Das nun beginnende Streichen des Südpols des Stäbchens wird dann ebenfalls in der Richtung nach der Nordgegend des Himmels vollführt (ob es gleich der Südpol ist, der nun noch zu streichen ist) über das N-Ende der Blech-Klammer hin; denn diese bleibt, nach wie vor, unverrückt nach Norden zu mit ihrem N-Ende liegen (nur das Stäbchen ward herum gekehrt).

Man nimmt den Nordpol des Hufeisens, setzt ihn an der Mitte (a) an und streicht wieder nach Norden zu auf dem Stäbchen hin und über das N-Ende des Bleches weg, setzt dann wieder bei (b) der Südseite des Stäbchens an, streicht hinaus und setzt zuletzt in c an, um hinaus zu streichen ebenfalls über das N-Ende des Blechs, wodurch nun der Südpol des Stäbchens ebenfalls verfertigt ist, mit S (Südpol) zu bezeichnen.

Das jetzt aus der Blech-Klammer herausgenommene Stahlstäbchen ist nun so magnetisch, als es vor der Hand durch dieses Hufeisen nur irgend werden kann, durch diese sechs Striche geworden (auf jeder Hälfte drei).

In ein Stück Leiste von Tannenholz, welches die Länge des Stäbchens hat, wird vom Tischler eine Nuhde gezogen, in welche Vertiefung dann das Magnetstäbchen passend fest eingelegt und an den Kranken verschickt wird, mit dem äußerlich angezeichneten Nordpole (N) des Stäbchens auf der Leiste.

Der Kranke berührt, auf eine Gabe, den nöthigen Pol eines solchen (allenfalls auch in der Leiste liegen bleibenden) Magnetstäbchens eine halbe, ganze, bis anderthalb Minuten lang, je nachdem der Krankheitsfall und die Kräfte des davon ergriffenen Kranken beschaffen sind.

Magnetis poli ambo

Magnet [RAL II (1833), S. 201–226]

Allgemeine Einwirkung des Magnets, wenn er von allen Seiten berührt wird, bei Beschäftigung der Hände mit beiden Polen, oder beim Plattaufliegen des Magnets mit seiner ganzen Länge auf der Haut.

■ **Gemüt**

Er redet, am Tage in Geschäften, **laut vor sich hin,**[3] **ohne es zu wissen** (sogleich). [RAL 378]

Er ist matt und doch übertrieben sorgsam und eifriger in pünktlicher Vollendung seines Geschäftes. [RAL 379]

Die größte Erschöpfung des Körpers, bei Hitzgefühle und kühlem Gesichtsschweiße, mit rastloser und gleichsam angestrengter übereilter Thätigkeit. [RAL 380]

Eine eifrige Uebereiltheit; hierauf Schmerz im Arme und im Schulterkopfe (in den ersten Stunden). [RAL 381]

Uebereilte Unbesonnenheit mit Vergeßlichkeit; er sagt und thut etwas Andres, als er sagen und thun will, und läßt Buchstaben, Silben und Worte aus. [RAL 382]

Er bestrebt sich, Dinge zu thun, und verrichtet sie ganz wider sein eignes Vorhaben, wider seinen eignen Willen. [RAL 383]

Wankende Entschließung, Unschlüssigkeit, Uebereilung (sogleich). [RAL 384]

Er ist zerstreut und kann seine Aufmerksamkeit nicht auf einen einzigen Gegenstand heften (sogleich). [RAL 385]

Es ist ihm alles umher wie halb im Traume. [RAL 386]

Unwillkührliche Unaufmerksamkeit; er kann seine Aufmerksamkeit, so gern er wollte, nicht auf einen gewissen Gegenstand richten. [RAL 387]

Es ist ihm alles sehr hell auf dem Papiere, wenn er liest, er kann aber den Sinn des Gelesenen nur schwer begreifen. [RAL 388]

Aengstlichkeit (*Andry et Thouret*, Beobacht. über den Gebrauch des Magnets. Leipzig 1785. S. 232.). [RAL 389]

Nachts sehr große Aengstlichkeit mit sehr starkem Herzklopfen (*Andry et Thouret* a. a. O. S. 146.). [RAL 390]

Er erschrickt leicht bei einem Geräusche (*Andry et Thouret* a. a. O. S. 199.). [RAL 391]

Sehr geneigt, böse zu werden und sich zu ereifern, und wenn er sich erbost hat, thut ihm der Kopf mit Wundheitsschmerze weh (sogleich). [RAL 392]

Er ärgert sich leicht und bekommt Beschwerden davon, vorzüglich Kopfschmerz, wie von einem eingedrückten Nagel. [RAL 393]

Zornmüthigkeit. [RAL 394]

Entschlossenheit, Ueberlegung, Kraft des Geistes und Körpers (mit guter Verdauung).[4] [RAL 395]

Früh ruhiges Gemüth, gelassen, ernsthaft.[5] [RAL 396]

Phlegmatisches, träges Gemüth: zu keiner Arbeit ist er aufgelegt, ist lässig und schläfrig[6] (n. 5 St.). [RAL 397]

■ **Schwindel, Verstand und Gedächtnis**

Abends nach dem Niederlegen, im Bette, ein Schwindel, als wenn er fallen sollte (bald vorübergehend). [RAL 1]

Abends nach dem Niederlegen eine Art Schwindel, wie ein jählinger, durch den Kopf fahrender Ruck. [RAL 2]

Beim Gehen wankt er von Zeit zu Zeit aus dem Gleichgewichte und schwankt, ohne sich eines Schwindels bewußt zu seyn. [RAL 3]

Die Gesichtsgegenstände scheinen an einer ungewissen Stelle zu schweben und zu wanken; daher wankt er auch im Auftreten und Gehen. [RAL 4]

Wenn er sich worauf besinnen will und das Gedächtniß angreift, so bekommt er Kopfweh. [RAL 5]

Schwindel (*Andry et Thouret* a. a. O. S. 232.). [RAL 6]

Sausen im ganzen Kopfe (von platt auf Ober- und Unterschenkeln, auch auf der Brust liegenden Magneten) (*Joh. Chstph. Unzer*, Beschreibung eines mit künstlichen Magneten gemachten medizinischen Versuchs, Hamburg 1775. S. 40.). [RAL 7]

Wüstheit des Kopfs, wie von Mohnsaft (*Unzer* a. a. O. S. 14.). [RAL 8]

---

[3] Wie ein Gemüthskranker.

[4] Scheint bloß Heilwirkung nach vorgängigem, entgegengesetzten Gemüthszustande zu seyn.

[5] Scheint bloß Heilwirkung nach vorgängigem, entgegengesetzten Gemüthszustande zu seyn.

[6] Eine seltene Wechselwirkung.

■ **Kopf**

Kopf wüste und Empfindung daran, als wenn ihn Jemand vom Körper abzuziehen suchte (*Unzer* a.a.O. S. 23.). [RAL 9]

Empfindung auf dem Kopfe, als wenn der Kopf und der ganze Körper heruntergedrückt werden sollte (*Unzer* a.a.O. S. 64.). [RAL 10]

Kopfweh (*Andry et Thouret* a.a.O. S. 232.). [RAL 11]

Schlag im Kopfe und der rechten Schulter, mit Schauder (*Unzer* a.a.O. S. 12.). [RAL 12]

Flüchtiger Kopfschmerz, ein einziger Ruck, aus Zucken und Reißen zusammengesetzt. [RAL 13]

In der Mitte der einen Gehirnhälfte ein scharfer Schmerz, so wie er im ersten Augenblicke eines erhaltenen Stoßes ist. [RAL 14]

Kopfweh, früh, gleich nach Eröffnung der Augen, wie zerschlagen; welches nach dem Aufstehen aus dem Bette vergeht. [RAL 15]

Früh, im Augenblicke des Erwachens, ein wüthender, wühlender, betäubender Kopfschmerz, wie bei einem Faulfieber, welcher sogleich verschwindet, wenn Blähungsbewegungen im Unterleibe entstehen. [RAL 16]

(Kopfweh, wie es von Erkältung zu entstehen pflegt.) [RAL 17]

Schon von einer kleinen Aergerniß ein Kopfschmerz, wie von einem scharfen Eindrucke auf einen kleinen Punkt im Gehirne.[7] [RAL 18]

In der Gegend des Wirbels auf einer kleinen Stelle des Gehirns Schmerz, wie von dem Eindrucke eines stumpfen Nagels; auch äußerlich thut die Stelle bei der Berührung weh (n. $\frac{1}{2}$ St.). [RAL 19]

Früh, nach dem Aufstehen aus dem Bette, Kopfweh, fast als wenn sich das Gehirn von seinem Grunde aushöbe, welches nach dem Gähnen verschwindet. [RAL 20]

Blütchen auf dem Haarkopfe (mit Läusesucht) (*Andry et Thouret* a.a.O. S. 219.). [RAL 21]

■ **Gesicht und Sinnesorgane**

Bei kalten Händen Gesichtshitze und beißende Empfindung in der Haut des Gesichts. [RAL 22]

Unerträgliche, brennende Stiche[8] in den Gesichtsmuskeln, Abends. [RAL 23]

Im Auge Brennen, Reißen und Funkeln (*Unzer* a.a.O. S. 20.). [RAL 24]

Brennendes Ziehen und beständige Funken im kranken Auge (*Unzer* a.a.O. S. 18.). [RAL 25]

Feuerfunken vor den Augen, wie fallende Sternschnuppen (*Reichel* a.a.O.). [RAL 26]

Empfindliche Stiche durch das rechte Auge, die sich in der Kinnlade verloren und dann ein Zug durch dieses Auge, den Hals herunter, durch die Brust, den Unterleib und die Hüften nach dem rechten Beine (*Unzer* a.a.O. S. 101.). [RAL 27]

Empfindung im Auge, wie vom Perpendikel einer Uhr (*Reichel* a.a.O.). [RAL 28]

Bei Bewegung des Körpers, vorzüglich der Arme, häufiger Kopf- und Gesichtsschweiß. [RAL 29]

Hitzloser Gesichtsschweiß, früh. [RAL 30]

Erweiterte Pupillen. [RAL 31]

Bei Munterkeit des Geistes und Körpers erweiterte Pupillen (n. 24 St.). [RAL 32]

Bei den besinnungslosen, krampfhaften Anfällen waren die Pupillen nicht erweitert (*Unzer* a.a.O. S. 140.). [RAL 33]

Außer dem Gesichtspunkte und der Sehelinie fippern bei Abenddämmerung weiße Lichtparthien höchst schnell auf der Seite, rings umher, wie im Wiederscheine.[9] [RAL 34]

Abends, nach dem Niederlegen, ein Beißen in den Augen, wie von scharfen Thränen. [RAL 35]

Jücken der Augenlider nach dem äußern Winkel zu. [RAL 36]

Jücken der Augenlider und Augäpfel im innern Winkel. [RAL 37]

Trockenheit der Augenlider und des innern Mundes, früh nach dem Erwachen. [RAL 38]

Entzündung der Augenlider (*Unzer* a.a.O. S. 70.). [RAL 39]

Gefühl von Trockenheit der Augenlider (n. 4 St.). [RAL 40]

Das untere Augenlid fippert (n. 1 St.). [RAL 41]

Es kommt eine Menge Schleim aus Augen, Nase und Ohren (*J. Dan. Reichel*, Diss. de magnetismo in corpore humanol Lips. 1712.). [RAL 42]

Das äußere Ohr deuchtet ihm heiß zu seyn, und ist doch nicht. [RAL 43]

Jücken im Gehörorgane. [RAL 44]

Früh im Bette jückendes Brennen im Gehörgange. [RAL 45]

Ein Blütchen am Gegenbocke des Ohrs, welches jückt; durch Kratzen vergeht dieses Jücken nicht, sondern es entsteht auch noch Schmerz. [RAL 46]

---

[7] Den nahm Ignazsame sogleich weg, vermöge seiner homöopathischen Symptome 35, 284.

[8] Ohne Beimischung von Jücken.

[9] Fast der Zufall, den **Marcus Herz** falschen Schwindel nennt.

Ein feines Pfeifen im Ohre, aber abgesetzt, wie der Pulsschlag. [RAL 47]

Lautes, starkes Sausen in dem einen Ohre und zugleich etwas Kopfweh auf derselben Seite, als wenn ein fremder Körper da im Gehirne wäre, zugleich ist die Pupille dieser Seite um vieles erweitert (nach Berührung der Mitte des Magnetstabes). [RAL 48]

Hitze des Ohres (an welchem der Magnet angebracht war) (*Andry et Thouret* a.a.O. S.234.). [RAL 49]

Sausen vor den Ohren (*Unzer* a.a.O. S.23.). [RAL 50]

Im Ohre Geräusch, wie von siedendem Wasser (*Reichel* a.a.O.). [RAL 51]

Im Ohre elektrische Schläge (*Reichel* a.a.O.). [RAL 52]

Taubhörigkeit ohne Geräusch im Ohre. [RAL 53]

Schmerz in der Backe und im Ohre (*Andry et Thouret* a.a.O. S.252.). [RAL 54]

Auf einem kleinen Punkte unter dem Nasenflügel brennender Schmerz (n. 1 St.). [RAL 55]

Geruchstäuschung: Geruch vor der Nase, wie Mist (n. 1/2 St.). [RAL 56]

Geruchstäuschung: von Zeit zu Zeit glaubt er vor der Nase einen Geruch zu haben, wie aus einer lang verschlossenen Kleiderkiste hervorzukommen pflegt. [RAL 57]

Nahe am rothen Rande der Oberlippe, nicht weit vom Winkel, ein weißes Blütchen, oder ein rothes, entzündetes Knötchen, welches schon für sich wie Wunde schmerzt, doch am meisten bei Bewegung und Berührung der Theile. [RAL 58]

Auf der inwendigen Seite, an der Unterlippe, ein bei Berührung schmerzendes Geschwürchen. [RAL 59]

Schmerzhafte Empfindlichkeit rings um den Lippenrand. [RAL 60]

Metallischer Geschmack an der einen Seite der Zunge. [RAL 61]

Brennen der Zunge und Schmerz derselben beim Essen (*Unzer* a.a.O. S.112.). [RAL 62]

In der Beinhaut des Oberkiefers ein ruckweise reißender Schmerz, wie Rucke, aus Reißen, Bohren, Stechen und Brennen zusammengesetzt, bis an die Augenhöhle hin. [RAL 63]

In den Knochen des Gesichts, vorzüglich der Oberkieferhöhle, ein zuckend reißender Schmerz Abends. [RAL 64]

Stöße an die Kinnladen (*Unzer* a.a.O. S.26.). [RAL 65]

Zittern des Kinnes und Halses (*Unzer* a.a.O. S.25.). [RAL 66]

Im Kiefergelenke Verrenkungsschmerz. [RAL 67]

■ **Mund und innerer Hals**

Schmerz der Vorderzähne beim Kalttrinken; die Kälte fährt in die Zähne beim Kalttrinken. [RAL 68]

Der Zahn schmerzt, von der in den Mund gehenden Luft; die Luft zieht schmerzhaft in den Zahn. [RAL 69]

Ziehender Schmerz in den Kinnladen bis nach der Schläfe, mit einem Gefühle, wie von Klamm in den Kaumuskeln. [RAL 70]

Zähnewackeln. [RAL 71]

Ein Schlag mit Brennen in den Zähnen (*Unzer* a.a.O. S.33.). [RAL 72]

Der Zahn schmerzt beim Kauen. [RAL 73]

Durch Bücken erregter Zahnschmerz (n. 24 St.). [RAL 74]

Zahnweh: ein puckendes oder zuckendes Drücken blos in den einzelnen Rucken. [RAL 75]

Ein heftiges Mucken in den Zähnen auch ohne Veranlassung. [RAL 76]

Das Zahnfleisch eines hohlen Zahns ist angeschwollen und schmerzt bei der Berührung. [RAL 77]

Zahnweh blos der hohlen, cariösen Zähne. [RAL 78]

In den Wurzeln der untern Schneidezähne ein einförmiger Schmerz, wie Zerschlagenheit, Wundheit, oder als wenn sie womit geätzt würden. [RAL 79]

Schmerz in der Gaumendecke, wie nach dem Hinterwurgen eines großen Bissens. [RAL 80]

Früh, in der freien Luft, schmerzt die Unterkieferdrüse, als wenn sie geschwollen wäre (n. 12 St.). [RAL 81]

Spannender Schmerz in der vordern Unterkieferdrüse. [RAL 82]

In den Unterkieferdrüsen einzelne, stumpfe Stiche, Abends. [RAL 83]

Ein harter Druck unten auf dem Schildknorpel am Halse. [RAL 84]

Blütchen unter dem Kinne am Halse mit Jücken für sich, welches durch die Berührung vermehrt wird, und mit einem einfachen Wundheitsschmerze. [RAL 85]

Geschwulst des Halses, Gesichtsröthe und stärkeres Herzklopfen[10] (*Andry et Thouret* a.a.O. S.235.). [RAL 86]

---

[10] Bei einer sich dem Magnete nähernden, schon vorher dem Herzklopfen unterworfenen Person.

Häufiger Zusammenfluß des Speichels im Munde, fast wie ein Speichelfluß, mit Schmerzen der Unterkieferdrüsen. [RAL 87]

Häufiger Speichelzusammenfluß im Munde (*Reichel* a.a.O.). [RAL 88]

Alle Abende Speichelfluß, mit geschwollenen Lippen. [RAL 89]

Bei reiner Zunge, vorzüglich früh, übler Geruch aus dem Munde, den er selbst nicht spürt. [RAL 90]

Früh übler Geruch aus dem Munde, mit vielem Schleim im Halse. [RAL 91]

Anhaltender Mundgestank, ohne daß er es selbst weiß, wie bei einem angehenden mercurialischen Speichelflusse. [RAL 92]

■ **Magen**

Hunger (sogleich). [RAL 93]

Hunger, vorzüglich Abends. [RAL 94]

Er hat Appetit, aber die Speisen haben keinen Geschmack. [RAL 95]

Er hat Hunger und Appetit, aber gar keinen Geschmack an Speisen; Schleim im Munde schien den Geschmack zu verhindern (sogleich). [RAL 96]

Er hat Verlangen auf Tabak, Milch, Bier, und es schmeckt ihm gut; aber kaum hat er angefangen, diese Dinge zu genießen, so ist er sie gleich satt, und kann nur wenig von ihnen zu sich nehmen (n. 16 St.). [RAL 97]

Ueberdruß des Tabakrauchens, als wenn er sich damit gesättigt hätte, ungeachtet er ihm nicht unangenehm schmeckt. [RAL 98]

Er hat keinen Appetit, ohne jedoch Ekel oder üblen Geschmack zu spüren. [RAL 99]

Hungerlosigkeit, ohne Widerwillen, ohne Vollheit und ohne üblen Geschmack (sogleich). [RAL 100]

Der Tabak hat beim Rauchen keinen Geschmack und beißt blos auf der Zunge (sogleich). [RAL 101]

Das Bier hat keinen Geschmack, es schmeckt wie bloßes Wasser. [RAL 102]

Einige Dinge scheinen ihm multerig, dumpfig und schimmlich zu schmecken, ob sie gleich an sich guten, unverdorbenen Geschmacks sind (n. 1 St.). [RAL 103]

Aufstoßen von Geruch und Geschmack, wie geraspelte oder abgedrechselte Hornspäne. [RAL 104]

Das Aufstoßen hat von dem Genossenen den Geschmack, aber einen verdorbenen. [RAL 105]

Anfälle von öfterm Aufstoßen, welches zum Theil versagt und nicht völlig zu Stande kommt. [RAL 106]

Vergebliche Bewegungen zum Aufstoßen, unvollständiges Aufstoßen (n. 1 St.). [RAL 107]

Wenn er sich bückt, schwulkt ihm aus dem Magen Säure in den Mund. [RAL 108]

Schmerz, wie ein drückendes Band über den Magen, in beiden Seiten fühlbar (*Unzer* a.a.O. S. 111.). [RAL 109]

Ein mit Stichen vermischtes Strömen durch den Magen und die Gedärme. [RAL 110]

Drücken im Magen, mit Krämpfen, die nach den obern Theilen zugingen, einer Unruhe, die sie auf keiner Stelle ruhen ließ, einer Schwere der Zunge, Gesichtsblässe und Kälte des Körpers, bei sehr kleinem, gespannten ungleichen Pulse[11] (*Andry et Thouret* a.a.O. S. 155.). [RAL 111]

Ein Knistern und Knarren in der Herzgrube, wie wenn eine Uhr aufgezogen wird (*Andry et Thouret* a.a.O. S. 174.). [RAL 112]

■ **Abdomen**

In der Gegend des Zwergfells Empfindung von einer angenehmen Ausdehnung (*Andry et Thouret* a.a.O. S. 232.). [RAL 113]

Drücken, wie von einem Steine, in der Oberbauchgegend, vorzüglich bei Anstrengung des Nachdenkens (n. 2 St.). [RAL 114]

Spannend drückende und ängstliche Vollheit im Epigastrium (sogleich). [RAL 115]

Bewegung der Blähungen im Unterleibe, mit lautem Knurren, ohne Schmerz. [RAL 116]

Starkes Kollern im Unterleibe (*Unzer* a.a.O. S. 98.). [RAL 117]

Brennen und Gewühl im Leibe, wie ein Heben (*Unzer* a.a.O. S. 23.). [RAL 118]

Die Blähungen treten hie und dahin im Unterleibe mit scharfdrückendem Schmerze und hörbarem Knurren auf kleinen Stellen hie und da.[12] [RAL 119]

Früh, nach dem Erwachen, im Bette, kommen die Blähungen mit Knurren und Heulen im Unterleibe in Aufruhr. [RAL 120]

Lautes, obgleich unschmerzhaftes Kollern, vorzüglich in den dünnen Därmen, bis dicht unter das Schaambein und in den Schooß, was sich auch

---

[11] Diese Reihe von Symptomen kam täglich zu derselben Stunde, doch immer schwächer, zehn Tage lang, wieder bei drei Frauenzimmern.

[12] Nach Berührung des Magnetstabes in der Mitte.

mit der aufgelegten Hand fühlen läßt, wie wenn ein Durchfallstuhlgang abgehen wollte, obgleich nichts, oder nur ein kleiner, kurz abgebrochener Wind erfolgt. [RAL 121]

Es gehen kurz abgebrochene Blähungen mit lautem Geräusche und Schmerzen im After, gleichsam gezwungen, ab.[12] [RAL 122]

Sehr lautes Poltern und Knurren im Bauche, früh im Bette; hierauf Kolik, wie von versetzten Blähungen. [RAL 123]

■ Rektum

Gleich nach dem Essen Flatulenz. [RAL 124]

Faulige Gährung in den Därmen; die Blähungen, welche abgehen, sind sehr stinkend und heiß (n. 12 u. 24 St.). [RAL 125]

Drang und Nöthigung in den Gedärmen zum Stuhlgange (*Andry et Thouret* a.a.O. S. 130.). [RAL 126]

Eine weichliche Empfindung und Schmerzhaftigkeit, wie von einer harzigen Purganz, oder Rhabarber in den Därmen, mit schmerzhaft abgehenden, heißen, faulen Blähungen. [RAL 127]

Es ist ihm übel und wehe in den Gedärmen – Schmerzen der Därme, als wenn sie zerschlagen wären, mit Brechübelkeit, wie nach eingenommenem Purganzen, faul stinkenden Blähungen und Durchfall (n. 16 St.). [RAL 128]

Vor Abgang jeder Blähung Kneipen im Leibe. [RAL 129]

Bald nach dem Stuhlgange Schmerz in der einen Seite des Unterleibes. [RAL 130]

Anstoß von einem hervortretenden Bruche (n. ½ St.). [RAL 131]

Ein spannender und zugleich brennender Schmerz in der Ober- und Unterbauchgegend, und hierauf ein ziehender und spannender Schmerz in den Waden (n. 20 St.). [RAL 132]

Jücken am Nabel selbst. [RAL 133]

Früh öfterer, fast vergeblicher Reiz zum Durchlaufe, abwechselnd mit Knurren der unruhigen Blähungen im Unterleibe. [RAL 134]

Durchfall ohne Leibweh. [RAL 135]

Unschmerzhafter Kothdurchfall, mit Blähungen untermischt (n. 12 St.). [RAL 136]

Mehrtägiger Durchfall (*Andry et Thouret* a.a.O. S. 143.). [RAL 137]

Durchfall (*Andry et Thouret* a.a.O. s. 220.). [RAL 138]

Mehrtägige Leibesverstopfung mit Kopfschmerz, wie von einer Verhinderung im Gehirne, welcher den Kopf gleichförmig einnimmt, bei ärgerlichem, ungeduldigem Gemüthe. [RAL 139]

Leibverstopfung, als wenn der Mastdarm verengt und zusammengezogen wäre (n. 36 St.). [RAL 140]

Nach dem Stuhlgange heftiger Hämorrhoidalschmerz im After, (schründend) **wie von einer Wunde und einer zusammenschnürenden Empfindung mehr im Mastdarme, als im After.** [RAL 141]

Beim Sitzen ein Brennen im After, wie bei einer Art Hämorrhoiden. [RAL 142]

Jückende Goldaderknoten. [RAL 143]

Nach weichen Stuhlgängen blinde Hämorrhoiden, als wenn die Aderknoten am Rande des Afters wund wären, beim Sitzen und Gehen. [RAL 144]

Goldaderfluß (*De Harsu*, Recueil des effets de làimant, Genève, 1782. S. 26.). [RAL 145]

Vorfall des Mastdarms beim zu Stuhlegehen. [RAL 146]

Schmerz, aus Jücken und Wundheit zusammengesetzt, auf beiden Seiten des Afters, beim Gehen in freier Luft. [RAL 147]

■ Harnwege

Häufiger Harnabgang (*Unzer* a.a.O. S. 15.). [RAL 148]

Einige Minuten nach dem Harnen ein Brennen in der Harnblase, vorzüglich am Blasenhalse. [RAL 149]

In der Harnröhre, beim Hahnkopfe, ein Brennen beim Abgange des Samens im Beischlafe. [RAL 150]

■ Geschlechtsorgane

Früh beim Erwachen ein Brennen in der Gegend der Samenbläschen. [RAL 151]

Früh beim Erwachen ein brennendes Jücken in der Gegend der Samenbläschen, oder am Hahnkopfe, in der Harnröhre, welcher zur Begattung reizt; das Brennen vermehrt sich an dieser Stelle beim Harnlassen. [RAL 152]

Früh nach Sonnenaufgang tiefer Schlaf, voll geiler Träume; nach dem Erwachen. [RAL 153]

Neigung der Geschlechtstheile zur Samenergießung und ein Leistenbruch will hervortreten, mit Wundheitsschmerze. [RAL 154]

Schmerz in der Leistengegend, wie bei einem Bruchvorfalle.[13] [RAL 155]

---

[13] Nach Berührung der Mitte des Magnetstabes.

Nächtliche Pollution (n. einigen St.). [RAL 156]

Begattungstrieb (n. 12 St.). [RAL 157]

Beim Gehen Steifigkeit der Ruthe, ohne verliebte Gedanken. [RAL 158]

Früh im Bette heftige, anhaltende Steifigkeiten der Ruthe, ohne verliebte Gedanken. [RAL 159]

Mangel an Geschlechtstrieb, Abneigung vor Beischlaf, [RAL 160]

Die männliche Ruthe bleibt schlaff bei allen verliebten Anreizungen (sogleich). [RAL 161]

Die Vorhaut zieht sich hinter die Eichel zurück und bedeckt sie gar nicht mehr oder nur zum kleinsten Theile. [RAL 162]

Geschwulst des Nebenhoden (epididymis), und einfacher Schmerz desselben bei Bewegung und beim Anfühlen. [RAL 163]

Jückendes Beißen auf der innern Fläche der Vorhaut (n. 2 St.). [RAL 164]

Brennendes Beißen unter der Vorhaut (sogleich). [RAL 165]

Der Mutterblutfluß vermehrte sich[14] (*Andry et Thouret* a.a.O. S. 152.). [RAL 166]

Die vor einigen Tagen verflossene Monatreinigung kam Tags darauf nach Auflegung des Magnets wieder zurück und floß noch 10 Tage lang (*Andry et Thouret* a.a.O. S. 155.). [RAL 167]

Die vor 10 Tagen vergangene Monatreinigung kam den Tag nach Auflegung des Magnets wieder, dauerte aber nur die gewöhnliche Zeit (*Andry et Thouret* a.a.O. S. 155.). [RAL 168]

■ **Atemwege und Brust**

Abends sehr oft Nießen; dann träufelt aus einem Nasenloche Schnupfen, während das andre frei und offen ist. [RAL 169]

Nasenbluten (*Andry et Thouret* a.a.O. S. 73.). [RAL 170]

Schnell entstehender und eben so schnell vergehender Schnupfen. [RAL 171]

(Eine Art Katarrh) (n. 12 Tagen) (*Andry et Thouret* a.a.O. S. 155.). [RAL 172]

Oeftere Anfälle von Husten, die Nacht – welcher nicht aus dem Schlafe weckt. [RAL 173]

Abends, nach dem Niederlegen, ein heftiger Anfall **trocknen Hustens**; auch wohl währenden Schlafes (vor Mitternacht). [RAL 174]

Die Nacht und zu andern Zeiten ein heftiger, aber kurz dauernder Anfall trocknen Hustens, auf welchen nachgehends ein leichter Auswurf des gewöhnlichen Luftröhrschleims erfolgt (n. einigen St.). [RAL 175]

Convulsiver Husten (sogleich). [RAL 176]

Schluchzender Athem (*Unzer* a.a.O. S. 50.). [RAL 177]

Schleim in der Luftröhre, welcher sich leicht durch Kotzen (freiwilliges Hüsteln) auswerfen läßt, Abends und früh (n. 24 St.). [RAL 178]

Nach Mitternacht, beim Wachen und Nachdenken Engbrüstigkeit wegen Schleim auf der Brust, welcher durch Husten sich mindert. [RAL 179]

Nach Mitternacht beim Wachen und Nachdenken krampfhafter Husten. [RAL 180]

Es liegt ihm auf der Brust, d.i. es hängt ihm zäher Schleim im vordern Theile der Luftröhre, welcher sich aber durch starkes, freiwilliges Kotzen loshusten läßt. [RAL 181]

Anfälle von einem heftigen, trocknen Husten, wovon beißende und brennende Thränen aus den Augen gepreßt werden. [RAL 182]

Heftiger Hustenanfall, mit starkem Blutauswurf (n. 6 Tagen) (*De Harsu* a.a.O. S. 27.). [RAL 183]

Krampfhafter Husten, mit Stößen und ängstlichem Athemholen, und sichtbarer Beklemmung der Brust (*Unzer* a.a.O. S. 41.). [RAL 184]

Unerträgliche, brennende Stiche in den Seitenmuskeln der Brust nach dem Rücken zu. [RAL 185]

Drücken auf der Brust (n. 4 Tagen) (*De Harsu* a.a.O. S. 27.). [RAL 186]

Stechen in der Brust, und ein kaltes schauderhaftes Brennen durch den ganzen Körper (Unzer a.a.O. S. 21.). [RAL 187]

Stoß auf den obern Theil des Brustbeins. welcher Husten erregt, und Thränen der Augen (*Unzer* a.a.O. S. 41.). [RAL 188]

Starke Beklemmung auf der Brust, Reißen im Magen und den Gedärmen und Klopfen in den Schultern (*Unzer* a.a.O. S. 85.). [RAL 189]

Reißen, mit untermengtem Stechen in der rechten Seite (*Unzer* a.a.O. S. 12.). [RAL 190]

Reißen von der rechten Seite in die innern Theile des Leibes, mit Stößen und Stechen vermischt, gleich als wenn kleine Stückchen Fleisch herausgerissen würden, oder Feuerfunken sprühten (*Unzer* a.a.O. S. 12.). [RAL 191]

Aus der Mitte der Brust vier brennende Ströme nach beiden Schultern zum Rücken und Kreuze, mit Beängstigung und Gefühl, als wenn die Theile zergliedert und getrennt würden (*Unzer* a.a.O. S. 65.). [RAL 192]

Brennender Zug von der linken Schulter durch die Brust auf die rechte Seite hin, gleich als wenn

---

[14] Bei einer bejahrten Frau.

Theile abgesondert würden (*Unzer* a.a.O. S. 65.). [RAL 193]

■ **Rücken und äußerer Hals**

Brennender Zug vom Magen durch Unterleib und Rücken, wo die Ströme, im Kreuze getheilt, nach dem Untergliedmaßen gingen (*Unzer* a.a.O. S. 20.). [RAL 194]

Stoß oder Ruck im Kreuze, der fast den Athem benimmt (*Unzer* a.a.O. S. 113.). [RAL 195]

Ein Brennen im Rückgrate (*De Harsu* a.a.O. S. 25.). [RAL 196]

Früh eine schmerzhafte Steifigkeit in den Halswirbeln bei der Bewegung (n. 12 St.). [RAL 197]

Früh ein Knacken in den Halswirbeln bei Bewegung. [RAL 198]

Schmerz in dem Halsmuskel, welcher von der Schulter zum Zungenbeine geht, als wenn der Klamm drin entstehen wollte. [RAL 199]

Rückenschmerz beim Stehen und Ruhigsitzen. [RAL 200]

Zucken der Muskeln im Rücken und Empfindung, als wenn was Lebendiges drin wäre. [RAL 201]

Schmerz im Kreuzgelenke früh im Bette beim Liegen auf der Seite und am Tage beim langen Vorbücken. [RAL 202]

Krampfhafter Druck zwischen den Schulterblättern (n. 5 Tagen) (*De Harsu* a.a.O. S. 27.). [RAL 203]

■ **Extremitäten**

Schmerz im Gelenke des Schulterknochens (oder den Gelenkbändern), als wenn er ausgerenkt und ausgefallen wäre (nicht blos wie gestaucht, oder verrenkt und verdreht). [RAL 204]

Klopfen auf der Schulter mit Empfindung, als wenn sie zerrissen würde (*Unzer* a.a.O. S. 37.). [RAL 205]

Stöße auf die Schultern, wodurch die Arme fortgestoßen wurden (*Unzer* a.a.O. S. 21.). [RAL 206]

Stöße in den Gelenken des Arms und im Kopfe, als wenn man mit einem kleinen, leichten Hammer darauf schlüge (*Unzer* a.a.O. S. 11.). [RAL 207]

Ziehender Schmerz in beiden Schultern und den Nacken herunter, mit Klopfen in beiden Armen (*Unzer* a.a.O. S. 100.). [RAL 208]

Zerren in den Gelenken und Muskeln des Arms (*Unzer* a.a.O. S. 13.). [RAL 209]

Ein Zerren im rechten Arme, eine Art Wühlen rund um die Gelenke der Hand, des Ellbogens und der Schulter (*Unzer* a.a.O. S. 12.). [RAL 210]

Schmerz in den Armmuskeln, als würden sie fein von einander getheilt (*Unzer* a.a.O. S. 12.). [RAL 211]

Brennen und Schneiden in den Armen und der Brust, mit kaltem Schauder (*Unzer* a.a.O. S. 98.). [RAL 212]

Brennen im rechten Arme, wie von Feuerfunken (*Unzer* a.a.O. S. 16.). [RAL 213]

Hie und da Brennschmerz auf dem Arme (*Unzer* a.a.O. S. 11.). [RAL 214]

Nadelstechen im Arme (*Unzer* a.a.O. S. 11.). [RAL 215]

Durch Krampf bewirktes, aber sanftes Erheben, auch Uebereinanderlegen der Arme (*Unzer* a.a.O. S. 50.). [RAL 216]

Krampfhaftes Werfen des einen Arms theils vom Leibe weg, theils in die Höhe (*Unzer* a.a.O. S. 47.). [RAL 217]

Schlagen und Klopfen in allen Gelenken der Arme und Finger (*Unzer* a.a.O. S. 74.). [RAL 218]

Ein tief sitzender Schmerz im Arme bis zum Ellbogen, wobei der Arm eingeschlafen ist, und krampfhaft zittert (*Andry et Thouret* a.a.O. S. 220.). [RAL 219]

Beim Verweilen an einem kalten Orte entsteht ein reißendes Zucken in den Muskeln des Arms. [RAL 220]

Unruhe im gesunden Arme. [RAL 221]

Stöße im Ellbogen, ohne Schmerz (*Unzer* a.a.O. S. 10.). [RAL 222]

Brennen im Gelenke des Ellbogens, als wenn es von heißen Zangen zerrissen würde, bei heftigem Brennen und Funkeln der Augen (*Unzer* a.a.O. S. 102.). [RAL 223]

(Vom Entfernen der Magnete von den Armen in der Bewußtlosigkeit sogleich Krümmung der Finger, der Hände, der Arme, und gänzliche Contractheit derselben) (*Unzer* a.a.O. S. 51.). [RAL 224]

Ziehender Schmerz im obern Theile des Unterarms. [RAL 225]

Abends (zwischen der sechsten und siebenten Stunde) ein reißender Schmerz und wie von Zerschlagenheit in den Armgelenken, mehr in der Ruhe, als bei Biegung des Arms – welcher sich nach 24 Stunden erneuert. [RAL 226]

Kältegefühl an den Händen, die Hände sind den ganzen Tag eiskalt[15] (mehrere Tage). [RAL 227]

Schmerz an der Handwurzel, als wenn eine Flechte überspränge, oder eine elektrische

---

[15] Nach Berührung der Mitte des Magnetstabes.

Erschütterung da durchginge (n. 48 St.). [RAL 228]

Ziehen vom Kopfe bis in die Spitze der Finger (*Unzer* a.a.O. S. 11.). [RAL 229]

Gichtischer, wühlend bohrender Schmerz auf einer Stelle im untern Daumengelenke, in der Ruhe. [RAL 230]

Abends nach dem Niederlegen, im Bette, ein Reißen in den Daumengelenken. [RAL 231]

Früh, im Bette, im untern Daumengelenke beim Bewegen und Abbiegen, ein Schmerz wie verrenkt und zerschlagen (n. 48 St.). [RAL 232]

Anhaltender Schmerz im untern Daumengelenke, wie verstaucht oder verrenkt. [RAL 233]

Im ersten und zweiten Daumengelenke ein Knicken und eine Art Ausgerenktheit (n. 24 St.). [RAL 234]

Kriebelnd grabender Schmerz in der Daumenspitze, Abends nach dem Niederlegen. [RAL 235]

Fipperndes Zucken in einem Theile des Thenermuskels am Daumen und in den Muskeln des Kinnes. [RAL 236]

Ein lange anhaltender, brennender Stich, mit Wundheitsempfindung verbunden, im dicksten Theile der Muskeln am Daumenballen und in der Wade; später an dem untern Theile des Schienbeins (n. 1 St.). [RAL 237]

Stechen und Brennen in der Spitze des Mittelfingers (*Unzer* a.a.O. S. 13.). [RAL 238]

Leichtes Verknicken und Umknicken der Finger. [RAL 239]

Abends Eingeschlafenheit der Ober- und Unterschenkel. [RAL 240]

Schmerz von der Hüfte nach dem Beine hinunter, als wenn die Theile fein von einander gesondert würden (*Unzer* a.a.O. S. 24.). [RAL 241]

Ein Ziehen durch die Hüften zu den Füßen, welches überall ein Brennen zurückließ (*Unzer* a.a.O. S. 104.). [RAL 242]

Heftige Stöße des rechten Beines, verursacht von einem brennenden Zuge vom Kinne und Halse her durch die rechte Seite hinunter (*Unzer* a.a.O. S. 25.). [RAL 243]

Brennen und Feuern in den Armen und Beinen, so daß, wenn das rechte Bein an das linke kam, es schien, als wenn dieses von jenem angezündet würde (*Unzer* a.a.O. S. 38.). [RAL 244]

Beim Sitzen ein kriebelnd schmerzhaftes Einschlafen der Ober- und Unterschenkel, welches beim Gehen sich verliert (*Andry et Thouret* a.a.O. S. 149.). [RAL 245]

Brennendes Reißen im linken Schenkel, mit untermengtem Laufen (*Unzer* a.a.O. S. 31.). [RAL 246]

Vom Knie bis zu den Füßen herablaufendes Nadelstechen (*Unzer* a.a.O. S. 66.). [RAL 247]

Stiche im Unterschenkel (*De Harsu* a.a.O. S. 26.). [RAL 248]

Stöße im Knie, die das Bein krampfhaft ausstrecken (*Unzer* a.a.O. S. 20.). [RAL 249]

Schlag am Knie der linken Seite (*Unzer* a.a.O. S. 11.). [RAL 250]

Beim Aufstehen nach dem Sitzen ein Gefühl im obern Theile der Wade, als wenn sie zu kurz wäre. [RAL 251]

Nach dem Erwachen aus dem Schlafe Anfälle von Klamm in den Waden und Fußzehen. [RAL 252]

Klamm in der Wade früh im Bette, bei Biegung des Kniees, und Erschlaffung der Muskeln.[16] [RAL 253]

In den fleischigen Theilen auswärts neben dem Schienbeine Schmerz, wie Zerschlagenheit, Abends beim Gehen. [RAL 254]

Früh, nach dem Aufstehen aus dem Bette, wenn er auftreten und gehen will, schmerzt der Fuß im Gelenke und drüber, wie vertreten. [RAL 255]

Schmerz im äußern Fußknöchel, wie verrenkt oder wie von Podagra, wenn man vom Sitzen aufsteht und zu gehen anfängt, welcher sich aber verliert, wenn man zu gehen fortfährt (n. einigen St.). [RAL 256]

Stiche im Ballen der Ferse. [RAL 257]

In der Ferse ein ruckweise reißender Schmerz, welcher gleich vorübergeht, aber von Zeit zu Zeit wiederkehrt. [RAL 258]

Abends einige Stiche mit etwas Brennen in dem weichen Theile auf der Seite der Ferse (n. 4 Tagen). [RAL 259]

Schmerzhafte Empfindlichkeit und Wundheitsschmerz an der Wurzel des Nagels der großen Zehe und der die Wurzel überziehenden Haut, selbst bei der Berührung. [RAL 260]

Unter dem Nagel der großen Zehe beider Füße Schmerz, als wenn der Schuh gedrückt hätte. wie wund und als wenn er abschwären wollte. [RAL 261]

Das sonst schmerzlose Hünerauge schmerzt im Schuhe beim Anfange des Gehens brennend wund. [RAL 262]

Schmerz auf den Fußgelenken, als wenn der Schuh gedrückt hätte und ein Hünerauge da wäre (n. $^1/_2$ St.). [RAL 263]

---

[16] Unter verliebten Spielen und Reizungen.

Schmerz auf den Fußgelenken wie von Hüneraugen. [RAL 264]

■   **Allgemeines und Haut**

Große Verkältlichkeit; wenn er aus warmer Luft (im Zimmer) ins Kalte kömmt, sogleich Stockschnupfen. [RAL 265]

Früh im Bette, beim Liegen auf der Seite, in allen Gelenken, da wo sich die Knorpel der Gelenkköpfe berühren, ein anhaltender, unerträglicher, einfacher oder Zerschlagenheitsschmerz, welcher aber gleich nachläßt, wenn man sich auf den Rücken legt, mit zurückgelehntem Kopfe und gebogenen, ganz von einander gespreizten Knieen. [RAL 266]

Zerschlagenheitsschmerz in den Gelenken der Seite, auf welcher man nicht liegt, Abends im Bette.[17] [RAL 267]

Zerschlagenheitsschmerz aller Gelenke oder rheumatischer Schmerz der Gelenkbänder der Arme und aller Gelenke der Brust, des Rückens und Nackens, bei Bewegung und beim Athmen[17] (n. 12 St.). [RAL 268]

Schmerz, wie zerschlagen, oder einfacher Schmerz, und schmerzhafte Empfindlichkeit in der Zusammenfügung der Knochen aller Gelenke, früh im Bette. [RAL 269]

Schmerz, wie zerschlagen, in allen Gelenken, wo sich die Gelenkköpfe mit ihren Knorpeln berühren, bei der Ruhe und im Liegen, doch am meisten bei Bewegung und Anstrengung. [RAL 270]

In allen Gelenken, besonders des Kreuzes, der Lenden und der Brust, ein lähmungsartiger Schmerz, oder wie wenn die Gelenke gerädert, zerbrochen, zerschlagen wären – schlimmer bei Bewegung und im Stehen – mit einer ziehenden und reißenden Empfindung, besonders in den Gelenkbändern und in den Muskelflechten, da, wo sie sich an den Knochen anheften, – vorzüglich früh nach dem Aufstehen und Abends vor dem Niederlegen; – beim äußern Angreifen sind die Theile unschmerzhaft; durch Abgang von Winden erleichtern sich die Schmerzen; wenn sich der Schmerz erhöht, muß man die Augen zudrücken. [RAL 271]

Schmerz in allen Gelenken, früh nach der Ruhe im Bette, nach dem Aufstehen und bei der Bewegung. [RAL 272]

Bei Bewegung der Glieder, schmerzen die Gelenke, als wenn sie ausgerenkt worden wären. [RAL 273]

Bei Bewegung eine dröhnende Empfindung in den Gliedmaßen, wie wenn man sich an die Kante des Ellbogens gestoßen hat. [RAL 274]

Einschlafen der Glieder, vorzüglich wenn man vom Sitzen aufgestanden ist und stehet, oder gehet. [RAL 275]

Früh, beim Liegen im Bette, bekommt er auf Anreizungen zum Beischlafe (wenn er ihnen standhaft widersteht) eine Art gichtischer und podagrischer Schmerzen, zum Theil wie von Zerschlagenheit oder Ermüdung im Kreuze, in den Knieen und in allen Gelenken. [RAL 276]

Die frische Wunde fängt wieder an zu bluten. [RAL 277]

Die fast schon geheilte Wunde fängt wieder an, wie eine frische Wunde zu schmerzen. [RAL 278]

An verschiedenen Körperstellen entstehen Blutschwärchen, welche bald vergehen. [RAL 279]

Hie und da, z.B. unter dem Fußknöchel, ätzend fressende Schmerzen. [RAL 280]

An den leidenden Theilen entsteht Jücken, nach dem Kratzen aber erhöhet sich der Schmerz sehr, wie ein Brennen auf einer wunden Stelle. [RAL 281]

Ein einfaches, ziemlich anhaltendes Jücken in den weichen Theilen, welches durch Kratzen sich nicht verändert. [RAL 282]

Nach dem Niederlegen (auch zur Mittagsruhe) hie und da, unterhalb der Gelenke, ein brennendes Jücken, welches sich durch Kratzen nicht stillen läßt. [RAL 283]

Hie und da wie ein anhaltender, jückender Stich, welcher sich in ein Brennen endigt.[18] [RAL 284]

Ein brennend feinstechender Schmerz, welcher mehr oder weniger anhält, in verschiedenen weichen Theilen des Körpers, nicht in Gelenken. [RAL 285]

Hie und da einzelne Stiche in weichen Theilen, z.B. im Ballen des Daumens. [RAL 286]

Wenn er Abends nach dem Niederlegen warm geworden ist, entstehen hie und da einzelne brennende Stiche, die sich in ein Beißen endigen. [RAL 287]

An einer kleinen Stelle, z.B. in den Fußsohlen, ein prickelnder, mürmelnder, wimmernder Schmerz, wie vor dem Einschlafen eines Gliedes vorherzugehen pflegt. [RAL 288]

---

[17] Nach Berührung der Mitte des Magnetstabes.

[18] Nach Berührung der Mitte des Magnetstabes.

Vor dem Einschlafen einzelnes Zucken im Körper. [RAL 289]

Im Geschwüre ein scharfer Schmerz, wie von einer frischen Wunde. [RAL 290]

Brennender Zug vom Kopfe die rechte Seite herunter, und gleich darauf Schweiß über den ganzen Körper mit gemäßigter Wärme (*Unzer* a.a.O. S. 11.). [RAL 291]

Brennende Züge durch alle Theile nach verschiedenen Richtungen hin (*Unzer*, a.a.O. S. 31.). [RAL 292]

Unerträgliches Brennen vom Kopfe bis zu den Füßen mit Schmerz, als würden die Glieder zerschlagen und zerrissen (*Unzer*, a.a.O. S. 108.). [RAL 293]

Brennende und stechende Schmerzen (*Andry et Thouret* a.a.O. S. 26.). [RAL 294]

Bei allen Brennschmerzen in den Theilen war weder äußere Hitze der Theile, noch Röthe zu bemerken (*Unzer* a.a.O. S. 136.). [RAL 295]

Gefühl wie von fliegenden Feuerfunken am Körper (*Unzer* a.a.O. S. 116.). [RAL 296]

Winseln über Zerfleischen aller Theile (*Unzer* a.a.O. S. 32.). [RAL 297]

Schwere in allen Gliedern und Herzklopfen[19] (*Andry et Thouret* a.a.O. S. 152.). [RAL 298]

Dumpfer, tauber Schmerz (*Andry et Thouret* a.a.O. S. 100.). [RAL 299]

(Nächtliche Schmerzen) (*Andry et Thouret* a.a.O. S. 130.). [RAL 300]

Ziehender und stechender, mit Jücken gemischter Schmerz (*Andry et Thouret* a.a.O. S. 219.). [RAL 301]

Ziehender Schmerz (*Andry et Thouret* a.a.O. S. 220.). [RAL 302]

Schauderiges Durchziehen durch den ganzen Körper (*Unzer* a.a.O. S. 14.). [RAL 303]

Ein Zug durch den ganzen Körper, fast wie ein Schauder (*Unzer* a.a.O. S. 12.). [RAL 304]

Gelenke beim Anfühlen schmerzhaft (*Unzer* a.a.O. S. 110.). [RAL 305]

Schmerz der Stellen der Auflegung, wie von nahen glühenden Kohlen (*Unzer* a.a.O. S. 10.). [RAL 306]

Ein Kriebeln, und als wenn an der Stelle (wo der Magnet lag) sich alle Säfte anhäuften (*Andry et Thouret* a.a.O. S. 130.). [RAL 307]

An der Brust, (an der Stelle der Auflegung) kleine Blüthchen (*Andry et Thouret* a.a.O. S. 149.). [RAL 308]

(An der Stelle der Auflegung) ein höchst jückender Ausschlag (*Andry et Thouret* a.a.O. S. 159.). [RAL 309]

Unter dem aufgelegten Magnete ist die Haut schmerzhaft und angefressen, umher aber sind krätzartige, mit Eiter gefüllte Blüthchen (*Andry et Thouret* a.a.O. S. 176.). [RAL 310]

Rother Ausschlag, rothe Flecken (an der Auflegungsstelle?) (*Andry et Thouret* a.a.O. S. 196.). [RAL 311]

Rother Ausschlag, wie Wasserbläschen, in den Handflächen (*Unzer* a.a.O. S. 33.). [RAL 312]

An der Stelle der Auflegung des Magnets ein brennendes Jücken, welches nöthigt, bis Blut kommt, zu kratzen; die Haut ist roth und umher sind kleine Blüthchen, welche bald vergehen (*Andry et Thouret* a.a.O. S. 214. 215.). [RAL 313]

Um die Stelle der Auflegung des Magnets herum Ausschlag von großen Blüthchen (*Andry et Thouret* a.a.O. S. 220.). [RAL 314]

An der Stelle der Auflegung entstehen tiefe Geschwürchen, eine Linse groß (*Andry et Thouret* a.a.O. S. 219.). [RAL 315]

Weit verbreiteter Ausschlag von Blüthchen und selbst von Blattern, mit ziehendem und stechendem Schmerze, – auch rothe Flecken umher (*Andry et Thouret* a.a.O. S. 241. 242. 243.). [RAL 316]

Ausschwitzen einer röthlichen Feuchtigkeit aus der Wunde (*Andry et Thouret* a.a.O. S. 128.). [RAL 317]

Die Stelle, wo der Magnet aufgelegt worden, schläft ein, wird taub und unempfindlich (*Andry et Thouret* a.a.O. S. 220.). [RAL 318]

Zucken (*Andry et Thouret* a.a.O. S. 232.). [RAL 319]

Stoß, daß der Oberkörper bis an die Hüften gewaltsam auf- und vorwärts gebogen wurde, mit Geschrei (*Unzer* a.a.O. S. 23.). [RAL 320]

Der liegende Oberkörper wird (mit einem Schrei) krampfhaft, wie durch einen Stoß, aufgerichtet, so daß der Kopf vorwärts mit der Nase auf das Bett, und dann eben so gewaltsam zurückgeworfen wird (*Unzer* a.a.O. S. 29.). [RAL 321]

Krampfhaftes Aufheben und Vorwärtsstoßen des Oberleibes, mit Zurückwerfen auf die eine Seite (*Unzer* a.a.O. S. 33.). [RAL 322]

(Heftiges Aufschrecken und Auffahren wie von Stößen) heftige Stöße, die allgemeines Zittern des Körpers, Brennen in der Brust, durch beide Arme und Schweiß über und über zur Folge hatten (*Unzer* a.a.O. S. 18.). [RAL 323]

---

[19] Nach Unterlassung der gewohnten Magnetanlegung.

Alle Convulsionen vom Magnete änderten den Puls nicht (*Unzer* a.a.O. S. 136.). [RAL 324]

Erschütterung, wie Schreck durch den Körper, darauf Schweiß an beiden Händen (*Unzer* a.a.O. S. 17.). [RAL 325]

Beim Aufstehen vom (Mittags-)Schlafe Steifigkeit des Körpers beim Bewegen. [RAL 326]

Früh nach dem Aufstehen eine große Ermattung, mit Aengstlichkeit (n. 44 St.). [RAL 327]

Schreckhaftes Auffahren mit Geschrei, darauf Schweiß am ganzen Körper (*Unzer* a.a.O. S. 17.). [RAL 328]

Zehntägige Lähmung mit Gefühlverlust, doch bei gehöriger Wärme und Feuchtigkeit des Gliedes (*Andry et Thouret* a.a.O. S. 214. 215.). [RAL 329]

Stöße benehmen ihm das Bewußtseyn (*Unzer* a.a.O. S. 25.). [RAL 330]

Die krampfhaften Aufhebungen (und Stöße) des Körpers vorwärts aufs Bett haben lange Bewußtlosigkeit zur Folge, darauf (S. 39) ein Blasen mit dem Munde, wie wenn man große Hitze empfindet, worauf dann Besonnenheit und Munterkeit wiederkehrt (*Unzer* a.a.O. S. 32.). [RAL 331]

Bewußtlosigkeit mit starr aufgeschlagenen Augen, offenem Munde, fast unmerklichem Athemzuge und mit einer, dem Herzklopfen ähnlichen Bewegung in der Brust, bei unverändertem, gewöhnlichen Pulse (*Unzer* a.a.O. S. 101.). [RAL 332]

In der Bewußtlosigkeit Bewegung der Finger einzeln nach der Reihe; nach der Rückkehr des Bewußtseyns starker Schweiß (*Unzer* a.a.O. S. 96.). [RAL 333]

Ermattung in allen Gliedern mit einer etliche Mal zurückkehrenden, kurz dauernden Ohnmacht[20] (*Andry et Thouret* a.a.O. S. 155.). [RAL 334]

(Anfälle von Ohnmacht, von Herzklopfen und von Erstickung[21] (*Andry et Thouret* a.a.O. S. 160.). [RAL 335]

Langdauernde Ohnmachten, in denen sie aber ihrer bewußt blieb (*Andry et Thouret* a.a.O. S. 196.). [RAL 336]

Ohnmacht, worin sie die Beschwerden fühlt, sie aber werden Mangel der Sprache und Bewegung nicht klagen kann (*Unzer* a.a.O. S. 232.). [RAL 337]

Ohnmachten (*Andry et Thouret* a.a.O. S. 232.). [RAL 338]

Er wird gleich matt, ohne Schläfrigkeit, und wünscht, etwas Herzhaftes und Kräftiges zu genießen, weiß aber nicht, was (sogleich). [RAL 339]

■　**Schlaf, Träume und nächtliche Beschwerden**

In sehr frühen Stunden ein mehrstündiger, wachender Schlummer, nach Sonnenaufgang aber betäubte Schlummersucht oder tiefer Schlaf, voll schwerer, leidenschaftlicher (z.B. ärgerlicher) Träume, der sich mit einem Kopfweh, als wenn das Gehirn überall wund wäre, endigt, welches nach dem Aufstehen verschwindet. [RAL 340]

Schlaf, mit Träumen, voll Bedrängniß und Aengstigung, dem Alpdrücken ähnlich (n. 30 St.). [RAL 341]

Sehr lebhafte, lebendige Träume, als wenn eine Geschichte wachend sich ereignete. [RAL 342]

Träume voll Schmausereien, Prahlerei und Dickethun. [RAL 343]

Träumevoller Schlaf mit offenem Munde. [RAL 344]

Erwachen die Nacht um 3 Uhr – nach einigen Stunden träumevolle Schlummersucht, **dann, ohne Durst, Hitzeempfindung in den Gliedmaßen, welche anfänglich entblößt, nachgehends sorgfältig zugedeckt seyn wollen.** [RAL 345]

Er schnarcht früh im Schlafe.[22] [RAL 346]

Nachts wacht er von der dritten Stunde an, aber früh bei Sonnenaufgang fallen ihm die Augenlider zu, und er liegt in einem betäubten Schlummer, voll schwerer Träume. [RAL 347]

Früh liegt er im Schlafe auf dem Rücken, die eine flache Hand liegt unter dem Hinterhaupte, die andre über der Magengegend, **mit ausgespreizten Knieen,** unter Schnarchen beim Einathmen, mit halbgeöffnetem Munde und leisen Schlafreden, und träumt von verliebten Dingen und Samenergießung (obgleich keine erfolgt;) nach dem Erwachen Kopfschmerz im Hinterhaupte, wie nach einer Pollution, Engbrüstigkeit und **Zerschlagenheitsschmerz aller Gelenke, welches nach dem Aufstehen und bei Bewegung des Körpers vergeht, während Katarrhschleim in Menge ausgeworfen wird.** [RAL 348]

Geiler Traum, selbst im Mittagsschlafe, unter Ausfluß des Vorsteherdrüsensaftes; nach dem

---

[20] Diese Umstände kamen bei drei Frauenzimmern täglich zu derselben Stunde, zehn Tage lang, wieder, doch immer schwächer.

[21] Nach Unterlassung der gewohnten Magnetauflegung.

[22] Nach Berührung der Mitte des Magnetstabes.

Erwachen sind die Zeugungstheile zu Ergießung des Samens sehr geneigt (n. 2 St.). [RAL 349]

Nachts, gegen Morgen zu, wachende Schlaftrunkenheit (er hört jedes Geräusch und hat einige Denkkraft dabei), welche nach Aufgang der Sonne in eine betäubte Schlummersucht ausartet, in welcher er nichts hört oder fühlt, außer heftige Schmerzen, wie von einer weiten Reise und wie Zerschlagenheit in allen Gelenken, die ihn nöthigen, die Glieder immer in eine andere Lage zu bringen, bei lautem Knurren im Bauche, von Zeit zu Zeit durch Blähungsabgang unterbrochen, und einem widrigen Gefühle von Körperwärme; wobei er meistens auf dem Rücken liegt, mit offenem Munde. Nach dem Aufwachen und Oeffnen der Augen mindern sich die Gliederschmerzen bald; aber dafür entsteht ein ähnlich schmerzendes Kopfweh, welches nach dem Aufstehen in einen Kopfschmerz, wie von bevorstehendem Stockschnupfen, ausartet, aber durch baldiges Nießen und Schleimausfluß aus einem Nasenloche wieder verschwindet. [RAL 350]

Er wacht um ein Uhr nach Mitternacht auf. [RAL 351]

Früh, im Schlafe, hitzloser Schweiß, oder gelinde, reichliche Ausdünstung des ganzen Körpers, welche nicht schwächt (und nach dem Erwachen vergeht). [RAL 352]

Er redet im Schlafe. [RAL 353]

Unempfindlichkeit und (tödtliche) Schlummersucht (*Andry et Thouret* a.a.O. S. 115.). [RAL 354]

Winseln im Schlafe, wie von einem ängstlichen Traume (*Unzer* a.a.O. S. 14.). [RAL 355]

Schlaf durch Aechzen unterbrochen (*Unzer* a.a.O. S. 25.). [RAL 356]

Im Schlafe schnarcht er beim Einathmen, beim Ausathmen aber schniebt er durch die Nase. [RAL 357]

Umherwerfen im Bette währenden Schlafs. [RAL 358]

Er wirft sich die Nacht im Bette herum, und glaubt auf allen Stellen unbequem zu liegen. [RAL 359]

Früh, nach dem vollen Erwachen, häufen sich die Winde im Unterbauche an, mit lautem Knurren; es gehen Blähungen fort, es entsteht starkes Nießen, häufiger Schleimausfluß aus der Nase und Gähnen, welches alles bald wieder vergeht. [RAL 360]

Früh, beim Erwachen aus dem Schlafe, ist der Mund mit dichtem, fast trocknem Schleime überzogen und die Augenlider trocken; beides vergeht aber nach dem Nießen und nach Ausfluß von Nasenschleim. [RAL 361]

■ **Fieber, Frost, Schweiß und Puls**

Ein vermischt kalter und brennender Schauder über den ganzen Körper, der äußerst empfindlich war (*Unzer* a.a.O. S. 28.). [RAL 362]

Abends vor dem Niederlegen ein Anstoß von Zufällen eines Katarrhalfiebers; die Knochenröhren der Glieder schmerzen, wie in der Mitte zerschlagen, dabei stumpfes, benebelndes Kopfweh; er ist heisch und es liegt ihm zäher Schleim auf der Brust (in der Luftröhre) (n. 4 St.). [RAL 363]

Nach Mitternacht Fieber: ohne Schauder, widrige Hitzempfindung im ganzen Körper, vorzüglich in den Handflächen und Fußsohlen, mit Trockenheit im Halse und Schweiß im Gesichte, im Nacken, auch wohl am ganzen Körper. [RAL 364]

Fieber über drei Tage lang (*Andry et Thouret* a.a.O. S. 166.). [RAL 365]

Fieber 14 Tage lang (*Andry et Thouret* a.a.O. S. 176.). [RAL 366]

An der leidenden Stelle Empfindung von Hitze und Kriebeln (*Andry et Thouret* a.a.O. S. 214. 215.). [RAL 367]

Trockne Hitze früh im Bette. [RAL 368]

Die Nacht, Hitze ohne Durst, welche Entblößung sucht und verträgt. [RAL 369]

Unangenehme, widrige Wärme im ganzen Körper, mit Gesichtsschweiß, ohne Durst (sogleich). [RAL 370]

Unmerkliche Ausdünstung des ganzen Körpers von starkem, nicht unangenehmem, bränzlichem Geruche, wie ein gesunder Mensch unter starkem Schweiße duftet. [RAL 371]

Allgemeiner Schweiß nach Mitternacht. [RAL 372]

Starker Schweiß, mit öfterem Schauder (*Unzer* a.a.O. S. 108.). [RAL 373]

Nachts gelinder Schweiß, vorzüglich in der Gegend der Auflegung (*De Harsu* a.a.O. S. 27.). [RAL 374]

Schweiß (an der Stelle wo der Magen liegt (*Andry et Thouret* a.a.O. S. 129. 130.). [RAL 375]

Starke Schweiße (*Andry et Thouret* a.a.O. S. 214. 215.). [RAL 376]

Schweiß am ganzen Körper, vorzüglich auf dem Rücken früh im Schlafe.[23] [RAL 377]

---

[23] Nach Berührung der Mitte des Magnetstabes.

Magnetis polus australis

Südpol des Magnetstabes [RAL II (1833), S. 227-246]

Stf. – Stapf; *Kmr.* – Kummer; *Fz.* – Franz; *Hsch.* – Harnisch.

■   Gemüt

Großer Abscheu vor freier Luft, selbst wenn sie nicht kalt ist, dringt sie ihm durch Mark und Bein, unter ärgerlicher, weinerlicher Laune (n. 12 St.). [RAL 372]

Bei geringer Veranlassung heftiger Zorn; er wird hastig und zitternd, und bricht in heftige Reden aus [*Stf.*]. [RAL 373]

Wild, hastig, barsch, heftig in Reden und Handeln (was er selbst nicht merkt;) er behauptet mit Heftigkeit und schmäht Andre, mit entstellten Gesichtszügen [*Stf.*]. [RAL 374]

Nach dem Gehen in freier Luft zänkisch, mürrisch (n. 20 St.). [RAL 375]

Nach einem Schlafe, gegen Abend, äußerst verdrießlich und mürrisch (n. 24 St.). [RAL 376]

Mürrisch, verdrießlich, ärgerlich (n. 3 Tagen.) [*Stf.*]. [RAL 377]

Er ist still; es verdriesst ihm zu reden (n. 2 Tagen.) [*Stf.*]. [RAL 378]

Gesellschaft ist ihm zuwider, er will einsam seyn [*Stf.*]. [RAL 379]

Heitre Gesichter sind ihm zuwider (n. 3 Tagen.) [*Stf.*]. [RAL 380]

Er ist sehr schreckhaft, wenn man ihn berührt. [RAL 381]

Unheiter, niedergeschlagen, als wenn er einsam wäre, oder etwas Trauriges erfahren hätte, 3 Stunden lang (sogleich). [RAL 382]

Weinen (sogleich). [RAL 383]

Zaghaftigkeit (die ersten Stunden). [RAL 384]

Arger Mißmuth, Unzufriedenheit mit sich selbst, Unlust zur Arbeit und Aergerlichkeit. [RAL 385]

Große Schnelligkeit der Phantasie. [RAL 386]

■   Schwindel, Verstand und Gedächtnis

Eingenommenheit des Kopfs. [RAL 1]

Eine Unfestigkeit und Unstätigkeit des Geistes: die Ideen lassen sich nicht gehörig festhalten, die Gegenstände schweben nur halbbemerkt vor den Sinnen hin und ohne sich gehörig betrachten und würdigen zu lassen und die Urtheile und Entschlüsse sind wankend, welches eine Art ängstlichen und unruhigen Gemüthszustandes erzeugt.[24] [RAL 2]

Phantasie stumpf, Gedächtnis gut (*Hsch.*). [RAL 3]

Schwindelicht im Kopfe, wie von Berauschung, als sollte er beim Gehen torkeln und wanken; auch beim Sitzen etwas schwindelicht. [RAL 4]

■   Kopf

Drang des Blutes nach dem Kopfe, ohne Hitze. [RAL 5]

Schwere des Kopfs und ein feines Kriebeln oder Wühlen darin. [RAL 6]

Ein feines Gewühle und Kriebeln in dem Gehirne, mit Schwere des Kopfs verbunden. [RAL 7]

Kopfweh: oben auf dem Kopfe, oder in beiden Schläfen ein Drücken (ein lebendiger, heftiger Schmerz) wie ein Schnupfen, welches beim Aufrechtsitzen schlimm, beim Schütteln des Kopfs und beim Nachdenken am schlimmsten ist, beim Gehen geringer wird, beim Vorwärtsbücken aber und Rückwärtsbiegen sich mehr erleichtert und fast ganz verschwindet (in den ersten Stunden) [*Stf.*]. [RAL 8]

Kopfweh im Hinterhaupte, welches in der Stube am schlimmsten ist, in freier Luft aber vergeht (in den ersten Stunden) [*Stf.*]. [RAL 9]

Kriebeln auf der linken Seite des Kopfs nach oben zu (*Kmr.*). [RAL 10]

Schwere im obern Theile des Kopfs (*Hsch.*). [RAL 11]

Oben auf dem Kopfe, im Wirbel, ein Kriebeln, als wenn da etwas liefe, und wie etwas Reißen. [RAL 12]

Schläge in beiden Schläfen. [RAL 13]

In der rechten Seite der Stirne ein aus Reißen und Schlag zusammengesetzter Schmerz (n. $^{1}/_{4}$ St.). [RAL 14]

Oben über der Schläfe ein Paar Schläge, mit dem Schmerze eines Reißens verbunden. [RAL 15]

Kopfweh: reißender Schmerz hinter dem linken Ohre (*Fz.*). [RAL 16]

Reißen auf einer kleinen Stelle der linken Schläfe. [RAL 17]

Ein ziehend reißender Schmerz im linken Gehirne, welcher Aehnlichkeit mit einem langsamen, brennenden Stiche hat (n. 3 St.). [RAL 18]

Ein Drücken bald hie, bald da im Hinterhaupte. [RAL 19]

---

[24] Die Berührung des metallischen Zinkes bringt diese Geistesverstimmung wieder in Ordnung.

Vorne, in der Mitte der Stirne, ein Kriebeln, mit Stichen untermischt, Abends (n. 8 St.). [RAL 20]

Ein überhingehender, stumpfstechender Schmerz in der linken Stirnseite (n. 20 St.). [RAL 21]

Ein spitziger scharfer, herauswärts drückender Schmerz, in der linken Seite des Kopfs; ein mit Druck verbundener anhaltender Stich (n. 2 St.) (durch den Nordpol zu heben). [RAL 22]

Kopfweh über das ganze Gehirn, einfachen und spannenden Schmerzes, welcher beim Gehen in freier Luft entstand und in der Stube bald verging. [RAL 23]

(Kopfweh, Abends gleich vor dem Schlafengehen, mit trockner Hitze in den Händen.) [RAL 24]

Nachts, beim Liegen, Klopfen in der rechten Seite des Kopfs, wie Puls. [RAL 25]

Zucken im Kopfe. [RAL 26]

Ein krampfhaft zusammenziehender Kopfschmerz in der Gegend zwischen den Augenbrauen. [RAL 27]

Aeußerlich, auf dem Haarkopfe, eine Stelle, welche wie zerschlagen schmerzt, beim Berühren noch empfindlicher. [RAL 28]

Die Stirnhaut ist wie angetrocknet (*Kmr.*). [RAL 29]

■ Gesicht und Sinnesorgane

(Ein Spannen in der kranken Gesichtsseite).[25] [RAL 30]

(Ein Drüsenknoten im Nacken entzündet sich schnell, rings umher schmerzte die Haut wie wund und konnte die leiseste Berührung nicht ertragen.) [RAL 31]

Die Gegend der Haut um die Augen schmerzt wie wund (*Kmr.*). [RAL 32]

Langsamer, brennender Stich im Augenlidrande (n. 2 St.). [RAL 33]

Ans schwache Auge gehalten, (wenig und kurze Kälte im Auge, aber) starkes [RAL 34]

Jücken in den Augenlidern (*Chstph. Weber,* Wirkung des künstlichen Magnets, *Hannover* 1767.). [RAL 35]

Thränen des (berührenden) Auges. [RAL 36]

Im Auge ein Pucken und Jücken (*Weber* a.a.O.). [RAL 37]

Thränen der Augen. [RAL 38]

Wässerige Augen von Zeit zu Zeit. [RAL 39]

Die Augen sind früh zugeklebt (*Weber* a.a.O.).

Früh und Abends schründender Schmerz, vorzüglich im äußern Augenwinkel und bei Bewegung der Augenlider, als wenn ein Haar im Auge läge: eine Art Entzündung des Randes der Augenlider (n. 16, 24 St.). [RAL 40]

Eine schmerzhafte, schründende Trockenheit der Augenlider, vorzüglich bei Bewegung derselben fühlbar, am meisten Abends und früh. [RAL 41]

Geschwulst einer *Meibom*'schen Drüse am Rande des linken untern Augenlides (früh), als wenn ein Gerstenkorn entstehen wollte, doch bloß drückend schmerzhaft. [RAL 42]

Beißen in den innern Augenwinkeln (früh) (n. 48 St.). [RAL 43]

Drücken im linken Auge eine Minute lang. [RAL 44]

Im linken Auge ein Drücken und stumpfes Stechen. [RAL 45]

Stechen im linken Auge wie Nadelstich (n. 4 St.). [RAL 46]

Krampfhafte Zusammenziehung des einen Auges früh. [RAL 47]

Gesichtsfehler: **die Gegenstände erschienen trübe, dann auch doppelt.** (Südpol im Nacken gehalten) (*De Harsu,* Recueil des effets salutaires de làimant; à Genève 1782. S. 133.). [RAL 48]

Erst ohnmachtartige Benebelung, mit Neigung zum Sitzen; die Gegenstände sind wie verschleiert – nachgehends werden die Gegenstände weit deutlicher und heller (als sie im gesunden Zustande sind); dabei eine ekstatische Gemüthsstimmung [*Stf.*]. [RAL 49]

Lebhaftigkeit in den Augen (*Hsch.*). [RAL 50]

Pupillen anfänglich leichter zu erweitern und schwieriger zusammenzuziehen [*Stf.*]. [RAL 51]

Fliegende Hitze im Gesichte [*Stf.*]. [RAL 52]

Das Gesicht (und der übrige Körper) fühlt ein kaltes Anhauchen, wie von einer kühlen Luft, in der Stube (*Hsch.*). [RAL 53]

Ein fast unschmerzhaftes Ziehen hinter dem Ohre herauf in den Kopf, fast ununterbrochen (n. 40 St.). [RAL 54]

Bisweilen Stiche im Ohre und Klingen (*Kmr.*). [RAL 55]

In dem Ohre ein schmerzhafter Ruck, als wenn er es auseinander treiben wollte: eine Art Ohrenzwang [*Stf.*]. [RAL 56]

Reißende Schmerzen in den äußern und innern Ohrenknorpeln bis nahe an die innern Ohrhöhlen. [RAL 57]

Ohrbrausen, was er mehr oben am Kopfe empfand. [RAL 58]

---

[25] Bei Berührung des Südpols mit der Zungenspitze.

Ohrenbrausen, wie Fauchen mit einem Flügel. [RAL 59]

Brausen vor dem Ohre [*Stf.*]. [RAL 60]

Gefühl, als ob ein kalter Wind an den Ohren ginge (*Kmr.*). [RAL 61]

Empfindung wie von einem warmen Hauche im äußern Ohre [*Stf.*]. [RAL 62]

Fächeln im Ohre, früh, so daß ers bis in die Stirne fühlt, gleich als wenn der Wind sauste. [RAL 63]

(Entzündung des äußern Ohres, woran die Vertiefungen wie wund schmerzende Schrunden sich eröffnen.) [RAL 64]

Klingen im guten Ohre (n. 1 St.). [RAL 65]

Im Backen grobe Stiche. [RAL 66]

An der rechten Seite des Halses, unter dem Ohre, zwei Blätterchen, welche schmerzen (*Kmr.*). [RAL 67]

Im Nacken kleine Blütchen, welche jückend brennen. [RAL 68]

Zahnweh, von warmen Getränken verschlimmert. [RAL 69]

Ein reißendes Zucken in der Oberkinnlade nach dem Auge zu, Abends (n. 12 St.). [RAL 70]

(Schmerz der Drüse unter dem Unterkieferwinkel, als wäre sie geschwollen.) [RAL 71]

Ausschlag am Kinne, bei Berührung schmerzhaft (*Kmr.*). [RAL 72]

Unter dem Kinne ist die Haut schmerzhaft, wie wund (*Kmr.*). [RAL 73]

■　Mund und innerer Hals

Einzelne Stiche am linken Rande der Zunge (n. 5 St.). [RAL 74]

Hitze, mit Schwierigkeit zu reden, in den Sprachorganen; Gefühl von Geschwulst der Zunge (*De Harsu* a.a.O. S. 133.). [RAL 75]

Stumpfer Schmerz mit empfindlichen Stichen in hohlen Zähnen (n. 1 St.) (*Kmr.*). [RAL 76]

Wundheitsempfindung im Halse bei und außer dem Schlingen (n. 3 St.). [RAL 77]

Früh, bei reinem Munde, ohne übeln Geruch und Geschmack selbst zu empfinden, riecht es ihm garstig, faulig aus dem Halse. [RAL 78]

Vieler, wässeriger, geschmackloser Speichel [*Stf.*]. [RAL 79]

Es läuft ihm viel wässeriger Speichel im Munde zusammen, welcher beim Vorbücken ausfließt (*Kmr.*). [RAL 80]

Geschmackloser, wässeriger, häufiger Speichel, den er selten ausspuckt (n. 3 Tagen.) [*Stf.*]. [RAL 81]

Theils metallisch süßlicher, theils metallisch säuerlicher Geschmack bald auf, bald unter der Zunge, mit Kälteempfindung, wie von Salpeter [*Stf.*]. [RAL 82]

Ein kratziges, scharriges Gefühl im Rachen, mit Trockenheits-Empfindung im Munde, ohne Durst [*Stf.*]. [RAL 83]

Der Geschmack vergeht ihm während des Essens warmer Speise, kehrt aber nach dem Essen wieder zurück (n. 3 Tagen.) [*Stf.*]. [RAL 84]

Brennen im Schlunde, ein Herandämmen mit Hitzempfindung. [RAL 85]

■　Magen

Geringe Eßlust, ohne Ekel oder fremdartigen Geschmack, bei übrigem Wohlbefinden (n. 24 St.). [RAL 86]

Gleichgültigkeit gegen Essen, Trinken und Tabakrauchen, es schmeckt ihm gut, aber er hat kein Verlangen darnach und ist schon im Voraus satt (n. 12, 24 St.). [RAL 87]

An Abneigung grenzende Gleichgültigkeit gegen Milch, früh (n. 18 St.). [RAL 88]

Obgleich früh heiter erwacht, schmeckt ihm doch weder Essen noch Kaffee, vielmehr bitterlich. [RAL 89]

Die Speisen haben einen nicht übeln, aber allzu geringen Geschmack. [RAL 90]

Heißhunger, mitten in der Fieberfrostkälte. [RAL 91]

Heißhunger, Mittags und Abends. [RAL 92]

Uebermäßiger Abend Appetit (n. 10 St.). [RAL 93]

Mangel an Hunger (sogleich) [*Stf.*]. [RAL 94]

Speisen sind ihm zuwider [*Stf.*]. [RAL 95]

Weißer Wein schmeckt ihm scharf, und es entsteht nach dem Genusse eines Schluckes heftiger Widerwille dagegen [*Stf.*]. [RAL 96]

Aufstoßen nach bloßer Luft (n. 3 Tagen.) [*Stf.*]. [RAL 97]

Einmaliges, sehr heftiges Aufstoßen. [RAL 98]

Brecherlichkeit früh nach dem Erwachen (n. 36 St.). [RAL 99]

Bald nach dem Mittagessen Brecherlichkeit. [RAL 100]

Nach dem Mittagessen Bewegungen im Unterleibe mit Knurren, darauf Abgang von Blähungen (*Kmr.*). [RAL 101]

Uebelkeiten, wie im Magen beim Vorwärtsbiegen. [RAL 102]

Magenschmerz, als wenn man auf eine zerschlagene Stelle drückt; nach dem Essen geht dieser

Schmerz allmählig in die Gedärme über (n. 18 St.). [RAL 103]

Eine Art drückender, heftiger Schmerz in der Herzgrube, von anhaltender Anstrengung des Geistes (n. 6 St.). [RAL 104]

■ Abdomen

Zucken in der rechten Seite (beim Berühren) (*Kmr.*). [RAL 105]

Vom Nabel bis an die Schaamtheile ein angenehmes Wärmegefühl [*Stf.*]. [RAL 106]

Eine Art Greifen, gleich über dem Nabel. [RAL 107]

Lautes Kollern im Unterleibe. [RAL 108]

Unangenehmes, lautes Kollern und Knurren im Unterleibe, gegen Abend (n. 8 St.). [RAL 109]

Früh, im Bette, Blähungskolik (n. 30 St.). [RAL 110]

Bauchkneipen von Zugluft (n. 2 Tagen). [RAL 111]

Blähungen stemmen sich hierauf unter die kurzen Ribben: Blähungskolik in den Hypochondern, Abends (n. 4 St.). [RAL 112]

Nach dem Abendessen Kolik: in allen Theilen der Gedärme scharfe Drucke hie und da, sie erhöhet sich bei Bewegung bis ins Unerträgliche, und vergeht schnell ohne Blähungsabgang in der Ruhe (n. 4 St.). [RAL 113]

Blähungskolik in der Nacht: Abtheilungen von Blähungen scheinen aus einer Stelle in die andere schmerzhaft überzuspringen, welches eine knubsende, unangenehme Empfindung verursacht, oder einen, an vielen Orten zugleich wundschmerzenden, kneipenden Druck nach außen zu, der nicht schlafen läßt, kurze abgebrochene Blähungen, die etwa dann und wann mühsam abgehen, erleichtern nichts. [RAL 114]

Blähungskolik früh nach dem Aufstehen: die Blähungen gehen nach dem Zwerchfelle herauf, und verursachen grob stechende, sehr empfindliche Schmerzen (n. 16 St.). [RAL 115]

Ziehender Schmerz in der rechten Seite des Unterleibes, daß er kaum gehen konnte. [RAL 116]

Reißende Leibschmerzen durch (Lesen? und) Gehen erregt, und durch Sitzen besänftigt, vorzüglich im Oberbauche (früh) (n. 16 St.). [RAL 117]

Abends, gleich vor Schlafengehen, aufgetriebener Leib mit kolikartigen Schmerzen (n. 2 Tagen). [RAL 118]

Es ist ihm so voll im Unterleibe während der Kurzäthmigkeit. [RAL 119]

■ Rektum

Abends, gleich vor Schlafengehen, Abgang einer Menge Blähungen (n. 3 Tagen). [RAL 120]

Abgang vieler Blähungen (n. 4 St.). [RAL 121]

Ein Paar Stiche in der linken Bauchseite. [RAL 122]

Ein anhaltender Stich im Unterleibe, nach dem Blinddarme hin, welcher nur durch Liegen auf der entgegengesetzten Seite vergeht (n. 8 St.). [RAL 123]

Gefühl von Erweiterung des linken Bauchrings, als wenn ein Bruch heausträte; von jedem Hustenstoße dehnt sich die Stelle schmerzhaft aus (n. 1 St.). [RAL 124]

(Oft Noththun, wobei ihr übel wird, sie kann aber nichts verrichten.) [RAL 125]

(Schneller Drang zum Stuhle, welcher dennoch schwierig abgeht.) [RAL 126]

Erst Schneiden im Bauche, mit Frost, dann Durchfall (n. 5 St.). [RAL 127]

Nach 2 Tagen zweimaliger, weicher Stuhl. [RAL 128]

Abgang dünnen Stuhls unter der täuschenden Empfindung, als gehe eine Blähung ab (n. 14 St.). [RAL 129]

Anhaltende Verengerung und Zusammenschnürung des Mastdarms und Afters, so daß kaum die kleinste Blähung herauskonnte. [RAL 130]

Schleimfasern unter dem derben Stuhlgange. [RAL 131]

Jücken eines Hämorrhoidalknotens am After (n. 6 St.). [RAL 132]

Mitten im Gehen jückendes Kriebeln außen am After. [RAL 133]

■ Harnwege

In der Gegend der rechten Niere etliche große Stiche (sogleich). [RAL 134]

Ein Stich in der Schaambuge. [RAL 135]

(Drückender Schmerz in der Schaambuge.) [RAL 136]

Erschlaffung des Harnblasen-Schließmuskels (sogleich). [RAL 137]

Unaufhaltsamkeit des Urins. [RAL 138]

Urin tröpfelt unwillkürlich ab, wird auch beim willkürlichen Harnen wenig Trieb der Blase, den Urin auszuleeren. [RAL 139]

(Vermehrter, unwillkührlicher Harnfluß) (sogleich). [RAL 140]

Abgang vielen Urins, die Nacht und gegen Morgen (n. 10. 14 St.). [RAL 141]

(Oefteres Harnen einer Menge blassen Urins) [*Stf.*]. [RAL 142]

Er muß um Mitternacht aus dem Schlafe aufstehen, um eine große Menge Urin zu lassen. [RAL 143]

Beim Urinlassen beißender Schmerz vorne in der Harnröhre, als wäre der Urin scharf oder sauer (n. 2 St.). [RAL 144]

■ Geschlechtsorgane

Ein Ziehen im Saamenstrange. [RAL 145]

Früh, wenn der Hode herabhängt, Schmerz im Saamenstrange, als wenn er allzu stark gezogen und ausgedehnt würde; auch beim Befühlen ist es schmerzhaft (n. 4 St.). [RAL 146]

Im Saamenstrange Zucken. [RAL 147]

Im Saamenstrange ein langsames, feines, schmerzhaftes Ziehen. [RAL 148]

Im Saamenstrange Reißen. [RAL 149]

Ein krampfhaftes Heraufziehen der Hoden, die Nacht. [RAL 150]

Reißende, würgende Rucke in den Hoden, welche anschwellen (n. 6 St.). [RAL 151]

Reines Jücken des Hodensacks. [RAL 152]

In der Ruthe Schmerz, als würden mehrere Fleischfasern zerrissen oder zurückgezerrt. [RAL 153]

Eine rothe Stelle, wie ein Blüthchen an der Krone der Eichel und am Innern der Vorhaut ohne Empfindung. [RAL 154]

Die Eichel ist roth und entzündet, mit Jücken und Spannen. [RAL 155]

(Die Feigwarze blutete tröpfelnd) (n. 48 St.). [RAL 156]

Verstärkte Wärme der Geschlechtstheile, die Nacht. [RAL 157]

Ein Kriebeln und Kitzeln in der Eichel; es schien, unbewußt Saamen abzugehen. [RAL 158]

Nachts eine Pollution (bei einem halbseitig Gelähmten, die sich seit Jahren nicht ereignet hatte[26] (n. 48 St.). [RAL 159]

Zwei Nächte nach einander Pollutionen mit vielem Reden im Schlafe. [RAL 160]

Die ersten zwei Tage große Erregung der Geschlechtstheile zur Saamenausleerung: nach mehreren Tagen Herrschaft der Seele über den Geschlechtstrieb. [RAL 161]

Heftig erregter Geschlechtstrieb nach dem Mittagsschlafe (n. 4 St.). [RAL 162]

Impotenz: Beischlaf mit gehöriger Empfindung und Erection; doch wenn der höchste Moment kommen soll, vergeht plötzlich die wohllüstige Empfindung, der Saamen wird nicht ausgespritzt, und das Glied sinkt und wird wieder schlaff (n. 36 St.). [RAL 163]

Das schon seine gewöhnliche Zeit angehaltene Monatliche geht noch sechs Tage länger fort, und zwar bloß bei Bewegung, nicht in der Ruhe, auch schneidet es allemal im Leibe, wenn etwas Blut fortgeht.[27] [RAL 164]

Das ehester Tage zu erwartende Monatliche erschien schon 4 Stunden auf die Berührung des Südpols, ging aber sehr hellfarbig und wässerig ab. [RAL 165]

Hitze und Brennen in den weiblichen Schaamtheilen mit vielen feinen Stichen (n. 3 St.). [RAL 166]

■ Atemwege und Brust

Früh Nießen. [RAL 167]

Starker Fließschnupfen. [RAL 168]

Schnupfen und Husten mit grünem Schleimauswurfe und kurzem Athem. [RAL 169]

Trocknes Hüsteln (n. 5 St.) [*Stf.*]. [RAL 170]

Mehrere Anfälle stinkigen Hustens, die Nacht im Schlafe, welche nicht vollkommnes Aufwachen bewirken. [RAL 171]

Drücken auf der Brust, am untern Theile des Brustbeins, mit Aengstlichkeit und Gedankenstille (sogleich) (*Fz.*). [RAL 172]

Erstickende Brustbeklemmung (*De Harsu* a.a.O. S. 134.). [RAL 173]

Schwermüthigkeit, Zungengeschwulst (*De Harsu* a.a.O. S. 134.). [RAL 174]

Brustbeängstigung im Brustbeine [*Stf.*]. [RAL 175]

Beklemmung des Athemholens, quer an den untern Ribben her. [RAL 176]

Ein Tiefathmen, wie Seufzen, und unwillkührliches Schlingen dabei (wie sonst bei Seufzen) (sogleich). [RAL 177]

Kurzäthmigkeit in der Herzgrube. [RAL 178]

(Oeftere Anfälle von Kurzäthmigkeit.) [RAL 179]

(Abends, nach dem Einsteigen ins Bett, kann er sich von der Kurzäthmigkeit kaum wieder erholen.) [RAL 180]

---

[26] Hierauf ward die Lähmung ärger, die kranken Gliedmaßen deuchteten ihm wie todt.

[27] Sie hielt den Südpol, berührte den Stab aber zugleich in der Mitte. Der Südpol scheint die Blutflüsse, und den Mutterblutfluß insbesondere, in erster Wirkung zu erregen, folglich homöopathisch zu heilen, der Nordpol scheint das Gegentheil zu thun.

Eine Beklemmung auf der Brust, als wenn der Athem zitterte, und als wenn er den, in die Brust einziehenden Athem kühlend fühlte (sogleich). [RAL 181]

Aus Drücken und Ziehen zusammengesetzter Schmerz auf beiden Seiten des Brustbeins zugleich, mit einer Angst, die ihn nirgend bleiben läßt, als wenn er Unrecht gethan hätte. [RAL 182]

Herzklopfen (sogleich). [RAL 183]

Ein scharfer Stich in der rechten Brust, der den Athem versetzt. [RAL 185]

Drücken in der linken Brust, wobei es ihr übel wird. [RAL 186]

Drückender Schmerz auf der Brust, Nachmittags und Abends. [RAL 187]

In der linken Brust ein stumpfes Drücken bei Ruhe und Bewegung. [RAL 188]

Jückendes Stechen in beiden Brustwarzen zugleich (n. 24 St.). [RAL 189]

Ein Kriechen in den linken Brustmuskeln. [RAL 190]

→ Herzklopfen: *Fieber, Frost, Schweiß und Puls*

■ **Rücken und äußerer Hals**

Auf dem Schulterblatte einige schnelle Stiche. [RAL 191]

Unter dem Schulterblatte ein reiner, nicht ganz spitziger Stich (sogleich). [RAL 192]

Eine Hitze von den Halswirbeln an bis durch die ganze Rücken-Wirbelsäule herüber (n. $\frac{1}{2}$ St.). [RAL 193]

Kneipen in den Rückenmuskeln. [RAL 194]

Schauder vom Genicke den Rücken herab [*Stf.*]. [RAL 195]

Hitze im Rücken. [RAL 196]

Fressen und Beißen auf dem Rücken. [RAL 197]

Ein drückender und zugleich brennender Schmerz im Kreuze (n. 6 St.) bis in die Nacht, bei Ruhe und Bewegung. [RAL 198]

Dumpfe Stiche im Kreuze. [RAL 199]

Schmerz, wie verrenkt, in der Zusammenfügung des heiligen Beins mit dem Lendenknochen, nachgehends ein Zerschlagenheitsschmerz daselbst. [RAL 200]

Ueber dem heiligen Beine und zwischen den Lendenwirbeln heftiges Beißen und Stechen, was beim Rücken den Athem versetzt (*Kmr.*). [RAL 201]

Nach dem Aufstehen vom Sitze ist er wie steif im Kreuze, in den Hüften und den Knieen. [RAL 202]

→ Äußerer Hals: *Gesicht und Sinnesorgane*

■ **Extremitäten**

Die Nacht, im Bette, unerträglicher Zerschlagenheitsschmerz im zweiköpfigen Muskel des Oberarms, auf welchem er nicht liegt, besonders wenn man ihn aufwärts und rückwärts hebt, welcher gleich vergeht, wenn man sich auf die schmerzhafte Seite legt (n. 32, 36 St.). [RAL 203]

Ein Krabbeln im linken Arme herab, wie kleine Erschütterungen. [RAL 204]

Kollern und wie Gluckern im linken Arme herab (sogleich). [RAL 205]

Kollern herauf und hinunter in den Adern der beiden Arme, abwechselnd mehrere Stunden. [RAL 206]

Geschwindes Kollern im linken Arme hinab. [RAL 207]

In den Armen schnelles, schmerzhaftes Zucken, unterwärts. [RAL 208]

Ein stechendes Jücken am Oberarme (außer den Gelenken) Abends vor und nach dem Niederlegen; im Bette mußte er kratzen. [RAL 209]

Zucken in dem kranken Arme (sogleich). [RAL 210]

Kälteempfindung im linken Arme, als wenn Eis darauf läge, und doch war er gehörig warm (sogleich). [RAL 211]

Kälte in dem berührenden Arme (n. mehr. St.). [RAL 212]

Ziehend lähmiger Schmerz, früh, erst im linken Arme beim Aufheben desselben, dann im Kreuze beim Vorbücken, dann in der linken Hüfte, und auch in den Muskeln des linken Ober- und Unterschenkels bei Ausstreckung des Kniees (n. 16 St.). [RAL 213]

Abends eine große Mattigkeit im rechten Arme. [RAL 214]

Im Arme eine Empfindung von Vollheit und Aufgetriebenheit, und als wenn die Schlagadern darin klopften. [RAL 215]

Der linke Arm ist viel schwerer als der rechte, und erfordert mehr Kraft beim Heben; dabei Kriebeln in den Fingerspitzen (*Kmr.*). [RAL 216]

Empfindung im Arme, als ob er eingeschlafen gewesen wäre (*Kmr.*). [RAL 217]

Ein Schmerz in den Armen, als wenn das Blut in den Adern stockte, bald an dieser, bald an jener Stelle (*Hsch.*). [RAL 218]

Steifigkeit des Ellbogengelenks (sogleich) (*Hsch.*). [RAL 219]

Schmerzhafte Steifigkeit im Ellbogengelenke des berührenden Arms (n. 8 Minuten). [RAL 220]

Empfindung von Schwere oder wie von allzu starker Arbeit im Vorderarme. [RAL 221]

Gefühl von Eingeschlafenheit der Hand, wobei die Adern anschwellen, bei schnellerem Pulse (sogleich) (*Fz.*). [RAL 222]

Empfindung auf der Hand, wie von einem kalten Hauche [*Stf.*]. [RAL 223]

Empfindung von Kälte in den Händen, die doch warm anzufühlen waren (*Hsch.*). [RAL 224]

Schmerzhaftes Ziehen rückwärts in den Fingern nach der Hand zu. [RAL 225]

Ein Ziehen in den Fingergelenken. [RAL 226]

Zucken in den anfühlenden Fingern (n. 4 Minuten). [RAL 227]

Schmerz des untern Daumengelenkes, wie von Verrenkung (n. 3 St.). [RAL 228]

Ein Ruck mit sichtbarem Zucken im linken Zeigefinger. [RAL 229]

Die (berührende) Fingerspitze ward ihr wie taub und gefühllos. [RAL 230]

Kriebeln in dem berührenden Finger. [RAL 231]

Kriebeln in den Fingerspitzen. [RAL 232]

Empfindung von Hitze und Zucken in dem berührenden Finger. [RAL 233]

Ein Klopfen in dem anrührenden Finger. [RAL 234]

In der Spitze des Daumens Pochen (sogleich). [RAL 235]

An der Wurzel der Nägel (dem weichen hintern Theile derselben) ein Schmerz, als wenn sie abschwären wollten, und wie klopfend stechend. [RAL 236]

Ein lähmiger und Zerschlagenheitsschmerz in den Hüftgelenken, wenn man sich auf die schmerzhafte Seite legt (n. 32, 36 St.). [RAL 237]

Einschlafen des Ober- und Unterschenkels (früh) beim Sitzen, welches beim Aufstehen nicht leicht vergeht (n. 16 St.). [RAL 238]

Ein drückendes Ziehen in den Muskeln der Oberschenkel, am schlimmsten bei Bewegung. [RAL 239]

In den Muskeln der Oberschenkel ein drückendes Ziehen. [RAL 240]

Abends ein lähmiges Ziehen von der Mitte der Oberschenkel an bis in die Füße herab. [RAL 241]

Ein stechendes Jücken am Oberschenkel, Abends, auch im Bette, wo er kratzen mußte. [RAL 242]

Ein stechendes Zucken in den Oberschenkel-Muskeln neben dem Mittelfleische. [RAL 243]

Schmerz in den Muskeln des Oberschenkels beim Treppensteigen. [RAL 244]

Kälteempfindung im rechten Oberschenkel. [RAL 245]

In der äußern Flechse der Kniekehle ein ziehender Schmerz. [RAL 246]

Ein, aus Schlag und Zucken zusammengesetzter Schmerz in den Flechsen der Kniekehle, zum Lautschreien, wobei die Schenkel convulsivisch krumm gezogen werden, bei Ruhe am leidlichsten, bei Bewegung verschlimmert. [RAL 247]

In den Flechsen der Kniekehlen ein heftiges ziehendes Zucken, zum Lautschreien nebst einem Schmerze darin, als wenn drauf geschlagen worden wäre; es zog die Schenkel sichtbar krumm, vorzüglich bei Bewegungen. [RAL 248]

Es kam ihr beim Gehen ins Knie, wie Stechen. [RAL 249]

Ein drückendes Reißen in den Kniescheiben (am schlimmsten bei Bewegungen), welches sich durch Befühlen verschlimmert (n. 3 St.). [RAL 250]

Knicken der Kniee beim Gehen (n. 20 St.). [RAL 251]

Knacken des Kniegelenks bei Bewegung (n. 1 St.). [RAL 252]

Ein sehr schmerzhaftes Ziehen in den Kniekehlflechsen, zuweilen mit schmerzhaftem Zucken in den Waden. [RAL 253]

Gleich nach dem Mittagsessen ein aus Zucken und Reißen zusammengesetzter Schmerz, in dem Kniee, welcher sich durchs Angreifen verschlimmert (n. 3 St.). [RAL 254]

Klammschmerzen vom linken Fußgelenke bis über die Kniee; Ausstrecken half wenig. [RAL 255]

Nach dem Gehen, wie er sich setzte, klopfte es in den Muskeln der Füße (n. 5 St.). [RAL 256]

Ein Drücken oder ziehendes Reißen in den Schienbeinen. [RAL 257]

Ein drückendes Ziehen in den Waden. [RAL 258]

Eine Art Reißen an den Waden nach unten zu, früh (*Kmr.*). [RAL 259]

Ein klammartig ziehender Schmerz in den Waden. [RAL 260]

Am Tage Klamm in der Wade und der großen Fußzehe. [RAL 261]

Ein unerträglich schmerzhaftes Zucken in den Waden, dabei zugleich schmerzhaftes Ziehen in den Kniekehlflechsen. [RAL 262]

Die Füße thun weh, wenn er sie sitzend herabhängen läßt; es puckt drin überall. [RAL 263]

Ein jückend brennender, langsamer Stich an der Seite der Wade (n. 1/4 St.). [RAL 264]

Ein Ziehen oder drückendes Reißen in beiden Fußgelenken und Fußknöcheln (n. 5 St.). [RAL 265]

Erst Stechen unter den Fußknöcheln, dann Ziehen in den Kniekehlflechsen und schmerzhaftes Zucken in den Waden. [RAL 266]

Gefühl von Eingeschlafenheit am Fuße und an den Zehen (n. ¼ St.) (*Fz.*). [RAL 267]

Früh Kälte der Füße (*Kmr.*). [RAL 268]

Kältegefühl in den Füßen und bald darauf Wärme darin (*Hsch.*). [RAL 269]

Leichte Verrenkung des Unterfußgelenkes bei einem Fehltritte (n. 20 St.). [RAL 270]

Bei einem Fehltritte Verrenkungsschmerz im Unterfußgelenke (n. 20 St.). [RAL 271]

Bei Zurückbeugung des Unterfußes Klamm der Fußsohle (n. 24 St.). [RAL 272]

Stechen in den Fußsohlen, vorzüglich bei Bewegung. [RAL 273]

Jücken der Rücken der Fußzehen und an den Seiten der Füße (Abends), gleich als wenn man sie erfroren hätte (n. 12 St.). [RAL 274]

Wundschmerzhaftigkeit an der innern Seite des Nagels der großen Zehe im Fleische, als wenn der Nagel seitwärts ins Fleisch eingewachsen wäre, schon bei geringer Berührung sehr empfindlich (n. 8 St.). [RAL 275]

Der Schuh drückt auf und an den Zehen und an dem Nagel der großen Zehe beim Gehen, wie von Hüneraugen (n. 18 St.). [RAL 276]

Ein Ziehen rückwärts in den mittlern drei Zehen, blos beim Gehen (in freier Luft). [RAL 277]

■ **Allgemeines und Haut**

Kriechende Empfindung in der linken Seite und dem linken Arme (sogleich). [RAL 278]

Fressendes Jücken Abends im Bette, am Rücken und an andern Theilen. [RAL 279]

Ein jückend stechendes Reißen bald hie, bald da, Abends im Bette. [RAL 280]

Reines Jücken hie und da, Abends im Bette und beim Erwachen, was durch Kratzen leicht vergeht. [RAL 281]

Abends im Bette Jücken hie und da (auch auf den Hinterbacken), und nach gelindem Kratzen Wundheitsschmerz (n. 5 St.). [RAL 282]

Etwas Aengstliches in den Gliedern (sogleich). [RAL 283]

Kneipen im Fleische hie und da. [RAL 284]

Ein Kneipen in vielen verschiedenen äußern Theilen des Körpers, Nachmittags. [RAL 285]

Zwicken und Kneipen an verschiedenen Theilen des Körpers (sogleich). [RAL 286]

Bei geringer Kälte erfriert er Nase, Ohren, Hände und Füße; sie werden dann in der warmen Stube heiß, sie kriebeln und jücken (mit Stichen) (n. 4 St.). [RAL 287]

Einiger Schmerz in den Gliedmaßen, wie vom Wachsen. [RAL 288]

Einzelne zuckende Schmerzen hie und da, sogleich wieder verschwindend. [RAL 289]

Zuckende Empfindung überall im Körper, als wenn man schnell gelaufen ist, und dabei ängstlich und äscherig. [RAL 290]

Zuckende Schmerzen hie und da. [RAL 291]

Stechend brennende Schmerzen hie und da am Körper, vorzüglich in den Fingerspitzen. [RAL 292]

Zerschlagenheitsschmerz aller Glieder, so daß, wo er lag, er auf Steinen zu liegen glaubte. [RAL 293]

Steifigkeit aller Gelenke (n. ¼ St.) (*Fz.*). [RAL 294]

Unschmerzhaftes Knacken in allen Gelenken, bei Bewegung (n. 3 Tagen) [*Stf.*]. [RAL 295]

Mattigkeit in allen Gliedern; Zittern und Unruhe in den Gliedern (*Kmr.*). [RAL 296]

Früh im Bette und beim Aufstehen Zerschlagenheitsschmerz in allen Gelenken, selbst in den Juncturen des Beckens, mit Schwächegefühl in beiden Bauchringen, als wenn ein Bruch heraustreten wollte (n. 18 St.). [RAL 297]

(Die Ausschlagblütchen jücken, wenn man sie berührt.) [RAL 298]

(Ein Gelähmter ward sogleich sehr munter darauf.) [RAL 299]

Sehr bald eine große Regsamkeit der Muskeln und Schnelligkeit in allen Bewegungen, bei ruhigem Gemüthe. [RAL 300]

Leichtigkeit des ganzen Körpers (n. 4 St.). [RAL 301]

Sehr matt in den Füßen beim Treppensteigen (n. 6 Tagen). [RAL 302]

Beim Gehen im Freien sind die Unterschenkel wie zerschlagen, wobei ihn jähling ein Schlaf befällt, daß er eilen muß, sich niederzusetzen. [RAL 303]

Mitten auf dem Spaziergange ward er matt, und noch matter drauf beim Sitzen. [RAL 304]

Trägheit und Schwere des ganzen Körpers, mit einer Aengstlichkeitempfindung, als wenn ihm ein Schlagfluß bevorstände, und als wenn er fallen sollte; dabei Hitzempfindung des Gesichts und des ganzen Körpers, mit Schauder untermischt (n. ½ St.). [RAL 305]

Er konnte auf keiner Seite liegen, es war ihm da und dort nicht recht, und wußte selbst nicht warum. [RAL 306]

■ **Schlaf, Träume und nächtliche Beschwerden**

Beim Erwachen liegt er auf dem Rücken, die linke Hand unter dem Hinterhaupte. [RAL 307]

Er kann früh im Bette durchaus nicht niedrig mit dem Kopfe liegen (so sehr er's sonst auch gewohnt ist,) wegen großen Andrangs des Blutes nach dem Gehirne, ohne Hitze im Kopfe dabei zu empfinden (n. 17 St.). [RAL 308]

Oefteres Gähnen (mit Frostigkeit) (n. ½ St.). [RAL 309]

Schläfrigkeit [*Stf.*]. [RAL 310]

Früh munter, doch wenn er die Augen schließt, Lust, zu schlafen (*Kmr.*). [RAL 311]

Abends im Bette Mattigkeit der Augen; sie fielen ihm zu, er konnte aber doch nicht schlafen. [RAL 312]

Die Nacht, wegen Unruhe, nicht geschlafen; blos früh ein wenig (n. 12 St.). [RAL 313]

Schlaflose Munterkeit vor Mitternacht und keine Neigung einzuschlafen (n. 12 St.). [RAL 314]

Er konnte vor Mitternacht nicht einschlafen. [RAL 315]

Früh bei Tagesanbruch großer Drang zu schlafen, ohne einschlafen zu können. [RAL 316]

Oefteres Umwenden und Erwachen, die Nacht im Bette (n. 30 St.). [RAL 317]

Oefteres lautes Reden im Schlafe, mit vielen verwirrten Träumen (n. 8 St.). [RAL 318]

Er erschrickt im Traume und wacht darüber auf. [RAL 319]

Gegen Morgen lebhafte Träume (*Kmr.*). [RAL 320]

Träume von Feuersbrunst. [RAL 321]

Traum, es beiße ihm ein Pferd auf den Oberarm und trete ihm auf die Brust; beim Erwachen thats ihm auch äußerlich auf der Brust weh. [RAL 322]

Im Traume Zank und Prügel. [RAL 323]

Träume, langdauernd fortgesetzten Inhalts, mit Anstrengung der Denkkraft. [RAL 324]

Aergerliche Träume. [RAL 325]

Langsames, laut schniebendes Ausathmen im Schlafe, vor Mitternacht (n. 5 St.). [RAL 326]

Langsames, laut schniebendes Einathmen, nach Mitternacht (n. 12 St.). [RAL 327]

Im Nachmittagsschlafe ein schnelles Schütteln der Arme und Hände. [RAL 328]

■ **Fieber, Frost, Schweiß und Puls**

Herzklopfen (n. 4 St.). [RAL 329]

Ein ungewöhnliches Klopfen am Herzen, nicht als wenn das Herz selbst klopfte. [RAL 330]

Starkes Herzklopfen, mit starker Hitze in der Gegend des Herzens. [RAL 331]

Kleiner kaum fühlbarer Puls (*De Harsu* a.a.O. S. 134.). [RAL 332]

Ein widriges Gefühl in der Beinhaut der Gliedmaßen, wie beim Antritt eines Wechselfiebers (n. 5 St.). [RAL 333]

Scheint zu Verkältung sehr aufgelegt zu machen. [RAL 334]

Nachmittags ein kleiner Schauder (n. 30 St.). [RAL 335]

Nachmittags oft ein kleiner Schauder über und über; beim Gehen in freier Luft ward es ihr schwarz vor den Augen, und es entstand im Stehen ein Schütteln und Werfen der Muskeln der Gliedmaßen, die sie durchaus nicht still halten konnte, mehrere Minuten lang, ohne Frostempfindung, dann erfolgte beim Sitzen Hitze im Kopfe und im Gesichte. [RAL 336]

Allgemeiner Schauder (sogleich). [RAL 337]

Gefühl, als wenn kühles Wasser über den Kopf bis an die Brust gegossen würde (sogleich) (*Hsch*). [RAL 338]

Frösteln in der Stube, den ganzen Tag, vorzüglich nach dem Abendschlafe (n. 24 St.). [RAL 339]

Frost der Unterschenkel bis ans Knie, mit nach dem Kopfe aufsteigender Hitze und Blutandrange nach dem Kopfe. [RAL 340]

Erschütterungsfrost mit Kältegefühl, zwei Stunden lang, ohne Durst und ohne kalt zu seyn; dann starke Wärme (auch beim Gehen im Freien) mit Durst, und Schweiß an der Stirne und Brust, vorzüglich in der Herzgrube (sogleich). [RAL 341]

Frost, Nachmittags, vorzüglich an den Oberarmen (n. 3 St.). [RAL 342]

Kälteempfindung im linken Arme, als wenn Eis darauf läge (sogleich). [RAL 343]

Kälteempfindung an den Knieen (sogleich). [RAL 344]

(Beim Trinken ein Schauder in den Waden.) [RAL 345]

Allgemeiner Schauder, (sogleich). [RAL 346]

Frost, mit Trockenheit im Munde und Durst (sogleich), dann Kopfweh: Pochen auf der einen Seite, drauf Herausdrücken in der Mitte der Stirne und starke Frostigkeit in freier Luft (n. ½ St.). [RAL 347]

Kälteempfindung im linken Schulterblatte (sogleich). [RAL 348]

Kälteempfindung in beiden Armen und der linken Seite. [RAL 349]

Beim Froste viel Jücken auf dem Rücken.

Beim Froste Fauchen in den Ohren. [RAL 350]

(Im Froste mußte er sich zu Bette legen.) [RAL 351]

Abends Kälteempfindung (ohne Schauder) über und über, ohne Durst (außer im Anfange des Frostes), und ohne kalt zu seyn; dabei sehr verdrießlich, es war ihm alles zuwider, selbst das Essen; drauf (n. 2 St.) Hitze und Schweiß über und über ohne Durst. [RAL 352]

Innere Kälte im leidenden Theile. [RAL 353]

Die linke Hand deuchtet ihm weit kälter, ist aber gehörig warm und wohl wärmer als sonst (sogleich). [RAL 354]

Beim Froste gehörige Hautwärme, mit Trockenheit im Munde und großem Durste; nach einigen Stunden heftiger Schweiß über und über, ohne Hitzeempfindung, vielmehr schauderte es ihn über die schwitzenden Theile unterm Bette, als wenn sie mit Gänsehaut überzogen wären. [RAL 355]

Einige Stunden nach dem Kältegefühl eine innere trockne Wärme, beim Spazierengehen (n. 7 St.). [RAL 356]

Auf den Dickbeinen mehr Kälte und Kälteempfindung, bei Hitze der Geschlechtstheile. [RAL 357]

Beim Froste oder der Kälteempfindung war er ganz warm, doch war er genöthigt, sich zu legen und sich fest zuzudecken; er hatte große Trockenheit im Munde; dann kam er in heftigen Schweiß über und über, ohne Hitzempfindung, vielmehr schauderte es ihn immer über die schwitzenden Theile, als wenn sie mit Gänsehaut überliefen; zugleich Fauchen in den Ohren. [RAL 358]

(Erwacht früh mit heftigem Kopfweh, etwas Hitze und abwechselndem Froste, und konnte das Bett nicht verlassen) (n. 86 St.). [RAL 359]

Mehr innerliche Wärme, ohne Durst. [RAL 360]

Nach Tische Gesichtshitze. [RAL 361]

Gefühl von Wärme, die allmählig in Hitze überging (bei einem Frauenzimmer im zoomagnetischen Schlafe von Berührung mit dem Südpole) (*Heinicke*, Ideen und Beobachtungen über den thierischen Magnetismus, *Bremen* 1800. S. 4.). [RAL 362]

Wärmeempfindung an der Stelle der Berührung. [RAL 363]

Heiße Hände nach Mitternacht im Bette. [RAL 364]

Wärme über und über, besonders im Rücken (n. 6 St.). [RAL 365]

Unbehagliche, ungewöhnliche Wärme, mit mürrischem Gemüthe (die ersten 36 St.) (*Fz.*). [RAL 366]

Zu verschiedenen Zeiten, von einem Theile des Körpers zu dem andern überlaufende Hitze, z.B. von dem Oberschenkel über das Schienbein herab (*Hsch.*). [RAL 367]

Beim Liegen, Abends im Bette, Wallung im Blute, als ob es in den Adern hüpfte (*Kmr.*). [RAL 368]

Zwei Morgen nach einander Schweiß im Schlafe. [RAL 369]

Die Nacht allgemeiner Schweiß. [RAL 370]

Durst zwei Tage lang, ohne Hitze. [RAL 371]

Magnetis polus arcticus

Nordpol des Magnetstabes [RAL II (1833), S. 247–272]

Htn. – Hartmann; *L-r.* – Langhammer; *Mchlr.* – Michler; *Fz.* – Franz; *Hpl.* – Hempel; *Hsch.* – Harnisch; *Gthr.* – Günther.

■ **Gemüt**

Sehr mißlaunig und müde (n. 24 St.). [RAL 430]

Weinerliche Laune, zugleich mit Frostigkeit und Frost (n. 1 St.). [RAL 431]

Abends sehr traurig; er mußte wider Willen weinen, worauf ihm die Augen weh thaten. [RAL 432]

Es war ihm (Abends), als ob es ihm sehr schwer fiele, mit Ausführung eines Entschlusses den Anfang zu machen, und es dauerte lange, ehe es dazu kam; dann aber führte er ihn mit Schnelligkeit aus. [RAL 433]

Träge Phantasie; zuweilen war es, als wenn er gar keine Einbildungskraft hätte. [RAL 434]

Es war ihm, im Sitzen, als wenn er alle Bewegkraft verloren hätte und am Stuhle festgewachsen wäre; bei Bewegung aber sah er, daß er sich recht wohl bewegen könne. [RAL 435]

Trägen Gemüths. [RAL 436]

Aengstliches, niedergeschlagenes, zagendes, untröstliches, sich selbst Vorwürfe machendes Gemüth (n. 1 St.). [RAL 437]

Niedergeschlagen am Geiste (sogleich). [RAL 438]

Um 3 Uhr die Nacht war der Schlaf vorüber und die Angst fing an; ängstlich besorgt war er um sich, als sei er gefährlich krank, war düster, jedes Wort, was er sprechen sollte, war ihm zu wider. [RAL 440]

Aengstliche Bedenklichkeit, übertriebene, allzu gewissenhafte Sorgfalt. [RAL 441]

Gereizt ärgerlich; er möchte nicht gern in der Arbeit gestört seyn, und es wird doch nichts fertig unter seinen Händen. [RAL 442]

Er redet in Geschäften laut vor sich hin. [RAL 443]

Er verschreibt sich leicht (n. $\frac{1}{2}$ St.). [RAL 444]

Er möchte gern viel arbeiten, und thut sich nicht genug; es geht ihm zu langsam von Statten. [RAL 445]

Er wollte gern viel arbeiten, und thut sich nicht genug; es geht ihm alles zu langsam von Statten (*L-r.*). [RAL 446]

Laune, abwechselnd traurig und heiter. [RAL 447]

Laune, abwechselnd heiter und traurig, den ganzen Tag über (n. 30 St.) (*L-r.*). [RAL 448]

Wie erschrocken und furchtsam (sogleich). [RAL 449]

Zaghaftigkeit, Muthlosigkeit. [RAL 450]

Aufgeräumtheit und großes Kraftgefühl wechselt ab mit Muthlosigkeit und Schwäche (*Fz.*). [RAL 451]

Zaghaftigkeit, ängstliche Bedenklichkeit (sogleich). [RAL 452]

Hastig, übereilt. [RAL 453]

Hastig, kühn, fest, schnell. [RAL 454]

Dreistes Gemüth, wie nach Weintrinken (*Hsch.*). [RAL 455]

Ganz ruhiges, gelassenes, sorgenloses Gemüth (n. 1$\frac{1}{2}$ St.). [RAL 456]

Ganz ruhiges und gelassenes Gemüth, den ganzen Tag über (n. 48 St.) (*L-r.*). [RAL 457]

Beruhigung des ganzen Gemüths, beruhigte Leidenschaften. [RAL 458]

Ruhig, doch nicht herzhaft. [RAL 459]

■ Schwindel, Verstand und Gedächtnis

(Schwindel, es drehet sich im Kopfe und war, als wenn sie sinken sollte nach allen Seiten hin) (sogleich). [RAL 1]

Schwindel, wie von Trunkenheit, der ihn nöthigt, beim Stehen die Füße zur Unterstützung des Körpers anders zu setzen (n. 5 Min.) (*Htn.*) (*Fz.*). [RAL 2]

Beim Gehen im Freien Schwindel, so daß er keinen festen Tritt hatte (n. 26 St.) (*L-r.*). [RAL 3]

Beim Gehen im Freien wankt er hin und her, wie beim Schwindel (n. 22 St.) (*L-r.*). [RAL 4]

In der einen Kopfseite ein schwindelartiges Ziehen (n. 10 Min.). [RAL 5]

Wenn sie die Treppe gestiegen ist, zieht es ihr im Kopfe von der Mitte nach beiden Ohren abwechselnd, wie das Pendel einer Uhr. [RAL 6]

Er ist seiner nicht recht bewußt, kann nicht genau denken; es ist, als wenn ihm der Verstand still stände, und als wenn etwas im Gehirne von oben herab drückte und die Augen heraus drängte; eine Anwandlung von Ohnmacht. [RAL 7]

Beim Gehen war er wie trunken. [RAL 8]

Empfindung von Trunkenheit, als wenn der Kopf sumsete (n. $\frac{1}{4}$ St.). [RAL 9]

Eingenommenheit des Kopfs und Verlangen nach freier Luft. [RAL 10]

Eingenommenheit des Kopfs (*Mchlr.* – *De Harsu* Recueil des effets salutaires de laimant. Geneve 1782. S. 135.).[28] [RAL 11]

Schwaches Gedächtnis; doch heiter (n. 1 St.). [RAL 12]

■ Kopf

Zwei Tage nach einander wacht er vom Nachmittagsschlafe jedesmal mit heftigem Kopfweh auf, wie wenn das Gehirn zerschlagen und eingenommen wäre; es mindert sich nach dem Erwachen, vergeht auch wohl beim Aufstehen (n. 3 u. 28 St.). [RAL 13]

Ein, aus Wundheit und Zerschlagenheit zusammengesetzter Kopfschmerz auf der Oberfläche des Gehirns im Vorderhaupte und in der einen Schläfe. [RAL 14]

Kopf wie zerschlagen und zertrümmert in der einen Gehirnhälfte (n. $\frac{1}{2}$ St.). [RAL 15]

Ziehender Kopfschmerz auf der linken Seite (n. 27 St.) (*Htn.*). [RAL 16]

In der rechten Schläfe ziehend bohrender Schmerz; dabei ein krampfhafter Schmerz gleich unter dem rechten Jochbeine (*Mchlr.*). [RAL 17]

Ein Seitenstoß im Kopfe, früh im Bette. [RAL 18]

Hinter dem rechten Ohre ein stoßartiges Reißen im Kopfe beim Gehen in freier Luft, welches sich allmählig auch nach vorn zieht (n. $\frac{1}{4}$ St.) (*Htn.*). [RAL 19]

---

[28] Angewendet in der Gegend des vierten bis sechsten Rückenwirbels, vier bis fünf Querfinger vom Körper entfernt.

Hinter dem linken Ohre ein stoßartiges Reißen im Kopfe beim Sitzen (n. ½ St.) (*Htn.*). [RAL 20]

Es ist ihm wie eine Last, die den Kopf herabdrückte. [RAL 21]

In mehrern Theilen des Gehirns ein Drücken, wie von etwas Hartem. [RAL 22]

(Viel Hitze im Kopfe.) [RAL 23]

Im Kopfe ein widriges Gefühl von Zusammenpressen und als wenn ein Theil des Gehirns eingedrückt würde. [RAL 24]

Vom Schalle eines Hammers schütterte es ihr im Kopfe. [RAL 25]

In der rechten Schläfe ein den Kopf einnehmender Druck beim Gehen im Freien (*Fz.*). [RAL 26]

Ein (drückender) Schmerz über der linken Schläfegegend, äußerlich (n. 27 St.) (*L-r.*). [RAL 27]

Im Hinterhauptgelenke ein herauswärts gehendes Drücken, daß er den Kopf immer vorwärts beugen muß (*Fz.*). [RAL 28]

Drückender Kopfschmerz an der linken Stirnseite (n. 22 St.) (*L-r.*). [RAL 29]

Ein drückender Schmerz äußerlich über dem rechten Augenbrauenbogen (n. 28 St.) (*L-r.*). [RAL 30]

Beim Gehen Kopfweh: ein Druck über den Augenhöhlen. [RAL 31]

Kopfweh, vorzüglich beim Aufheben und Bewegen der Augen. [RAL 32]

Eine spannende Empfindung im Gehirne unter der Stirne bis in die Nasenwurzel. [RAL 33]

Früh, nach dem Aufstehen, mehrmals einige Stiche oben in der linken Stirne, bis Nachmittags. [RAL 34]

Kopfweh, als wenn die Schläfen auseinander gepreßt würden. [RAL 35]

Heftiges Kopfweh den ganzen Nachmittag, als wenn das Gehirn auseinandergetrieben würde (n. 3 T.). [RAL 36]

(Große Knoten auf dem Haarkopfe, die blos bei Berührung schmerzen.) [RAL 37]

Spannen der Kopfbedeckungen, als wenn sie zu fest auf dem Schädel anlägen, und davon Eingenommenheit des Kopfs (mehrere Stunden lang) (*Hpl.*). [RAL 38]

Beißendes Jücken auf dem Haarkopfe (n. ½ St.). [RAL 39]

Andrang des Blutes nach dem Kopfe, und Hitzüberlaufen in den Backen (*Fz.*). [RAL 40]

■ Gesicht und Sinnesorgane

Ein Spannen über das Gesicht. [RAL 41]

Blässe des Gesichts. [RAL 42]

Ein kalter Hauch in den Augen. [RAL 43]

Die Augen traten heraus (n. ½ St.). [RAL 44]

Starrer, auf einen Gegenstand gerichteter Blick, im Sitzen. [RAL 45]

Feine Stiche im linken Auge (n. 24 St.). [RAL 46]

Stiche in den Augenlidern (*Weber* a.a.O.). [RAL 47]

Abends Stiche in den linken Augenlidern, mit Trockenheit derselben (*Fz.*). [RAL 48]

Feinstechen im Augenwinkel und in der linken Backe (*Weber* a.a.O.). [RAL 50]

Brennender, anhaltender Stich im obern Augenlide (n. 3 Minuten). [RAL 51]

Am Rande des obern Augenlides ein Bläschen, was aufs Auge drückte. [RAL 52]

Augenlider früh stark zusammengeklebt (*Weber* a.a.O.). [RAL 53]

Schmerzhafte Empfindlichkeit der Augenlider beim Lesen (n. 12 St.). [RAL 54]

Zucken und Ziehen in den Augenlidern (*Weber* a.a.O.). [RAL 55]

Ziehen in den Augenlidern (*Weber* a.a.O.). [RAL 56]

Ziehen in den Augenlidern und Thränen (*Weber* a.a.O.). [RAL 57]

Schleim im äußern Augenwinkel (*Weber* a.a.O.). [RAL 58]

Jücken im innern Augenwinkel und dem Rande der Augenlider (n. ½ St.). [RAL 59]

Jücken über dem rechten Auge, das zum Kratzen nöthigt (*Christoph Weber,* Wirkungen eines Magneten[29] *Hannover* 1767.). [RAL 60]

Jücken in den Augenlidern (*Weber* a.a.O.). [RAL 61]

Jücken im Auge (*Weber* a.a.O.). [RAL 62]

Früh beim Erwachen, im Bette, schmerzhaftes Trockenheitsgefühl der Augenlider (n. 14. 20 St.). [RAL 63]

Empfindung wie von Sandkörnern im Auge (*Weber* a.a.O.). [RAL 64]

Brennen, Röthe und Thränen beider Augen (*Weber* a.a.O.). [RAL 65]

Große Bewegung des Augapfels; in beiden Augen sammelt sich viel Wasser (*Weber* a.a.O.). [RAL 66]

Die Augen thränen früh. [RAL 67]

Die Augen thränen sehr, Unerträglichkeit des Sonnenlichts. [RAL 68]

(Ans schwache, rechte Auge gehalten) (n. ¼ St.) **ein Brennen darin**; es ward **roth** und voll Wasser (*Weber* a.a.O.). [RAL 69]

---

[29] Der ans schwache, rechte Auge gehalten wird.

Ans schwache Auge gehalten, eine 3 bis 4 Minuten anhaltende Kälte (n. 2 Minuten) (*Weber* a.a.O.). [RAL 70]

Kälte des schwachen Auges, als wenn ein Stück Eis, statt des Auges, in der Augenhöhle läge; wie die Kälte verging, ein lang anhaltender Nadelstich im Auge (*Weber* a.a.O.). [RAL 71]

Erst Kälte, dann Hitze im Auge (*Weber* a.a.O.). [RAL 72]

Puckende Empfindung im Auge, wie von einer Taschenuhr (25 Minuten lang) (*Weber* a.a.O.). [RAL 73]

Unruhige Bewegung des Auges (*Weber* a.a.O.). [RAL 74]

Empfindung, wie von einer Spinnwebe vor den Augen (*Weber* a.a.O.). [RAL 75]

Lichtschein im Auge, als wie eine herunterschießende Sternschnuppe (*Weber* a.a.O.). [RAL 76]

Ameisenkriechen zwischen beiden Augen (*Weber* a.a.O.). [RAL 77]

(An's Auge gehalten) über dem Auge, an der Backe, dem Ohre bis in die obere Kinnlade ein starkes Ziehen (*Weber* a.a.O.). [RAL 78]

Die Pupillen sind sehr erweitert, und ziehen sich beim Lichte wenig zusammen (sogleich). [RAL 79]

Die Pupillen verengern sich die ersten Stunden. [RAL 80]

Ein Stich von der Eustachschen Röhre bis ins innere Ohr (beim Bücken). [RAL 81]

Klingen im Ohre derselben Seite (*Weber* a.a.O.). [RAL 82]

Feines Klingen im Ohre der Gegenseite (sogleich). [RAL 83]

Etliche Risse im rechten innern Ohre, wie Ohrzwang (n. 18 St.). [RAL 84]

Ein Zischen und eine ziehende Empfindung im Ohre. [RAL 85]

Ins Ohr gehalten, ein Knistern und Knattern darin (*Weber* a.a.O.). [RAL 86]

(Ins Ohr gehalten) eine Wärme und Brausen darin, als wenn Wasser kocht und Blasen wirft (*Weber* a.a.O.). [RAL 87]

Ins Ohr gehalten, Hitze drin und Picken (*Weber* a.a.O.). [RAL 88]

Eine Art Taubheit, als wenn sich ein Fell vor das rechte Ohr gelegt hätte, worauf Hitze in demselben erfolgte (*L-r.*). [RAL 89]

Spannung im Trommelfelle. [RAL 90]

Empfindlich strammender Schmerz im Gesichte, der sich bis in die Mandeln erstreckte (*Weber* a.a.O.). [RAL 91]

Ziehen in der linken Backe (*Weber* a.a.O.). [RAL 92]

Feines Stechen auf dem Backen, wie von unzähligen feinen Nadeln, mit Hitzempfindung, ohne bei Berührung merkliche Hitze (n. 2½ St.) (*Htn.*). [RAL 93]

Ein Knötchen im Gesichte, nahe an der Nase, welches bei Berührung wie Wunde weh thut; außer der Berührung werden einige seltene, langsame Stiche darin gefühlt. [RAL 94]

Blüthenausschlag am rechten Nasenflügel mit stechend jückender Empfindung (*Fz.*). [RAL 95]

Geruchstäuschung: es riecht ihm in der Stube wie nach faulen Eiern, oder als wenn ein Abtritt gereinigt würde (n. 27 St.) (*Htn.*). [RAL 96]

Geruchstäuschung: in der Stube roch es ihm wie frische Kalktünche und wie nach Staube. [RAL 97]

Drei Nachmittage starkes Nasenbluten, was jeden Nachmittag stärker ward, nach vorgängigem, drückendem Kopfweh in der Stirne (n. 4 Tagen). [RAL 98]

Nachmittags (um 2 Uhr) Nasenbluten aus dem linken Nasenloche (n. 46 St.) (*L-r.*). [RAL 99]

Nachmittags (um 4 Uhr) beim Gehen im Freien, nach dem Schnauben, Nasenbluten, ¾ Stunden lang (n. 23 St.) (*L-r.*). [RAL 100]

Wundheitsschmerz an den Nasenlöchern, auch ohne Berührung und Bewegung derselben (n. 26 St.). [RAL 101]

Zuerst rothe und heiße Nasenspitze, dann rothe, heiße, scharfumgränzte Flecken auf den Backen. [RAL 102]

Knisternd stechender Schmerz in einer (schon früher vorhandenen) Blüthe am rechten Mundwinkel (sogleich) (*Fz.*). [RAL 103]

Ziehen in der linken Kinnlade und in der linken Backe (*Weber* a.a.O.). [RAL 104]

Früh, beim Erwachen, ein spannender Schmerz im linken Oberkiefer (n. 36 St.) (*L-r.*). [RAL 105]

Ein schmerzliches Klemmen im Kiefergelenke bei Bewegung der Unterkinnlade, als wenn sie ausgerenkt würde (n. ½ St.) (*Htn.*). [RAL 106]

Unter dem Warzenfortsatze, zwischen dem Kopfnickmuskel und dem Aste des Unterkiefers, drückend ziehender Schmerz von der Schläfe her (*Fz.*). [RAL 107]

Spannender Schmerz in den linken, vordern Unterkieferdrüsen (n. 19 St.) (*L-r.*). [RAL 108]

In der linken Unterkieferdrüse klemmend drückender Schmerz, unter dem linken Kieferwinkel (n. 2 St.). [RAL 109]

In den Unterkieferdrüsen ein quetschend drückender oder kneipender Schmerz, so für sich, wie bei hitzigen Halsgeschwülsten gefühlt wird (n. 4 St.). [RAL 110]

Reißender Schmerz in den Halsmuskeln, als wenn sie allzu müde wären. [RAL 111]

Schmerzhafter Klamm in den Halsmuskeln von einem Ohre zum andern. [RAL 112]

Klamm in dem einen Halsmuskel beim Gähnen; nachgehends schmerzte der Theil beim Befühlen. [RAL 113]

Im linken Winkel der Lippen, bei Bewegung des Mundes, Wundheitsschmerz, als wollte da ein Geschwür entstehen. [RAL 114]

Langsame, äußerst spitzige und schmerzhafte Stiche in der Unterlippe. [RAL 115]

Kleine Blütchen innerlich an der Oberlippe, dem Zahnfleische gegenüber. [RAL 116]

■ **Mund und innerer Hals**

Zahnschmerz in den obern Schneidezähnen rechter Seite, gleich als drückte etwas Hartes drauf und wollte sie umbrechen (*Fz.*). [RAL 117]

Zahnschmerz beim Essen; alle Zähne deuchten ihm locker, als ob sie sich umlegen wollten (*Fz.*). [RAL 118]

Die Zähne des Oberkiefers deuchten ihm locker zu seyn (n. 28 St.) (*L-r.*). [RAL 119]

Schmerzhaftes Sumsen in den hohlen Zähnen des Unterkiefers, am schlimmsten der rechten Seite; während des Essens schweigt der Zahnschmerz (n. 3 St.) (*Htn.*). [RAL 120]

Klammartiger Zahnschmerz im rechten Unterkinnbacken. [RAL 121]

Zahnschmerz, als wenn der Zahn herausgerissen würde; er wird nach dem Essen, und wenn er sitzt oder liegt, schlimmer, besser aber, wenn er geht. [RAL 122]

Zahnweh nach dem Auge zu, ein sehr schnelles Picken im hohlen Zahne, mit geschwollenem, entzündetem Zahnfleische und rother, brennender Backe; das Zahnweh vermehrte sich sehr gleich nach dem Essen, ward beim Gehen in freier Luft besser, in dumpfiger Stube aber verschlimmert. [RAL 123]

Pochen in dem hohlen Zahne (sogleich) und dann ein Drücken darin, als wenn in die Höhlung sich etwas hineingedrückt hätte, mit Ziehen in den Schläfen. [RAL 124]

Pochen im Zahne, mit Brennen im Zahnfleische, und geschwollenen, rothen, heißen Backen, mit brennendem Schmerze und Pochen darin, Nachmittags. [RAL 125]

Zahnschmerz hört beim Gehen in freier Luft auf, und kommt in der Stube wieder. [RAL 126]

Empfindung von Taubheit und Gefühllosigkeit im Zahnfleische des geschmerzt habenden Zahnes. [RAL 127]

Ziehender Zahnschmerz im hohlen Zahne und in den Vorderzähnen, blos beim Essen vermehrt, wenn er etwas Warmes darauf bringt, und beim Schmerze zugleich Röthe des Backens. [RAL 128]

Geschwulst des Zahnfleisches eines hohlen Zahns, welches bei Berührung mit der Zunge schmerzt. [RAL 129]

Zahnschmerz, als wenn das Zahnfleisch wund oder eingeschnitten wäre, beim Eindringen der Luft in den Mund vermehrt. [RAL 130]

Jücken vorn auf der Zunge, was zum Reiben und Kratzen nöthigt. [RAL 131]

Beim Erwachen aus dem Schlafe ist der Mund voll dicken, fast trocknen, weißen Schleims (n. 18 St.) (*L-r.*). [RAL 132]

Mundgeruch, der dem kranken selbst sehr zuwider ist. [RAL 133]

Wurgen im Schlunde, das, wenns nicht aufstoßen will, heranwärts drückt und Aengstlichkeit verursacht. [RAL 134]

Häufiger Zufluß des Speichels (*Weber* a.a.O.). [RAL 135]

Zusammenlaufen des Speichels im Munde (sogleich). [RAL 136]

Soodbrennen (n. 1/2 St.). [RAL 137]

Lang anhaltendes, ranziges Soodbrennen. [RAL 138]

Die wohlschmeckendsten Speisen haben ihm keinen Geschmack, beim Abendessen (n. 10 St.). [RAL 139]

Beim Tabakrauchen wird es ihm kratzig hinten im Halse, als wenn ihm der Sood brennen wollte, oder gebrannt hätte. [RAL 140]

Früh ein säuerlicher, nüchterner Geschmack. [RAL 141]

Beim Tabakrauchen schmeckts ihm bitter hinten auf der Zunge (n. 2 St.). [RAL 142]

Das Tabakrauchen ist ihm zuwider; Tabak schmeckt ihm übel (n. 2 St.). [RAL 143]

■ **Magen**

Es war ihr Mittags so voll, daß sie nicht essen konnte. [RAL 144]

(Er ist gleich satt.) [RAL 145]

Eßgierde des Abends. [RAL 146]

Chocolate hatte einen lätschig unangenehmen Geschmack, wie von Zusatz eines unreinen Wassers. [RAL 147]

(Das Abendessen schmeckt gut, aber bald darauf entsteht fader Geschmack im Munde und Hitze in den Ohrläppchen.) [RAL 148]

Aufstoßen, wie ein etwas schmerzhafter Ruck. [RAL 149]

Häufiges Aufstoßen nach bloßer Luft. [RAL 150]

Uebelkeit. [RAL 151]

Es scheint saure Magenverderbniß zu begünstigen. [RAL 152]

Die Zunge ist sehr belegt und verschleimt; Ekel vor Milch. [RAL 153]

Der Magen ist ihm wie verdorben; es liegt ihm so schwer im Magen, wenn er etwas gegessen hat. [RAL 154]

Nach dem Abendessen Soodbrennen (n. 24 St.). [RAL 155]

In der Nacht wacht sie auf über dem Drücken im Unterleibe, wie von einem Steine. [RAL 156]

Im Unterleibe Drücken, wie von einem Steine. [RAL 157]

Raffen in der Herzgrube (n. ½ St.). [RAL 158]

(Pochen in der Herzgrube) (sogleich). [RAL 159]

Empfindung in der Oberbauchgegend und im Magen, als wenn die Magenwände schmerzhaft empfindlich wären. [RAL 159a]

Ein Ziehen in der Herzgrube bis in die rechte Brust. [RAL 160]

■ Abdomen

Ziehender Schmerz im Unterleibe (n. 4 St.). [RAL 161]

Ziehender Bauchschmerz (n. wenigen St.). [RAL 162]

In der Nabelgegend Wärme, die ihm Aengstlichkeit verursachte und hierauf ein Gefühl, als wenn Erbrechen folgen sollte. [RAL 163]

Kälte im Unterleibe (gleich nach der Berührung). [RAL 164]

Glucksen im Unterleibe, als ob viel Blähungen eingesperrt wären, was auch ein Umherwinden verursacht, welches bis in die Herzgrube heraufsteigt und Aufstoßen bewirkt (n. 2¾ St.) (*Htn.*). [RAL 165]

Ein Kneipen und Knurren im Bauche, welches durch Blähungen verging (n. 25 St.) (*L.-r.*). [RAL 166]

Beim Gehen im Freien starke schneidende Stiche in der Mitte des Unterleibes, von unten herauf (n. 3½ St.) (*L.-r.*). [RAL 167]

Stöße und Rucke aus dem Unterleibe durch die Brust, heran bis in den Hals (sogleich). [RAL 168]

Ein Paar Rucke wie Poltern im Unterleibe, als ob etwas absatzweise drin herabfiele (sogleich). [RAL 169]

Ein Paar Stiche in der Bauchseite und Bewegung im Unterleibe, wie zum Durchfalle (n. 10 Stunden den folg. Morgen). [RAL 170]

Krampfhaft zusammenziehende Empfindung des Unterbauchs, äußerlich und innerlich, früh. [RAL 171]

Kneipen besonders im Oberbauche, gleich nach dem (Abend-) Essen. [RAL 172]

In der linken Seite des Unterleibes, auf einer kleinen Stelle, ein heftiges, unabgesetztes Kneipen, wie von eingesperrten Blähungen. [RAL 173]

Blähungskolik gleich nach dem Abendessen; ein scharfer Druck in allen Theilen des Unterleibes herauswärts, als wenn der Leib zerplatzen sollte; beim unbewegten Sitzen mindert sichs (n. 30 St.). [RAL 174]

Früh, gleich nach dem Erwachen im Bette, Blähungskolik: die Blähungen stämmten sich herauf nach den Hypochondern, mit hie und da hart drückenden und spannenden Schmerzen im ganzen Unterleibe, bei Ruhe und Bewegung mit einer aus dem Unterleibe entspringenden Wabblichkeit und Uebelkeit. [RAL 175]

Ununterbrochen drückend kneipender Schmerz im ganzen Unterbauche, wie eine Kolik, doch ohne merkbare Blähungen, die weder durch Ruhe, Bewegung, noch durch Genuß von Speisen und Getränken vergeht, wohl aber durch Nachdenken und Anspannung des Geistes ungemein verstärkt und dann mit Uebelkeit begleitet wird; durch strenge Ruhe mindert sich die Kolik etwas, durch Berührung des Zinks vergeht sie aber gänzlich binnen einer Stunde. [RAL 176]

Abends und früh drückt es hie und da, wie von Blähungen, in den Gedärmen, als wenn der Druck auf eine zerschlagene Stelle geschähe, und zugleich hie und da im Gehirne ein Drücken, wie auf eine zerschlagene Stelle; geht eine Blähung ab, so ist Bauchweh und Kopfschmerz zugleich verschwunden; sobald und so lange sich aber wieder eine Blähung im Unterleibe rührt, ist auch das erwähnte Bauch- und Kopfweh zugleich vorhanden und macht ärgerliche

Gemüthsstimmung; dabei stinken die Blähungen sehr.[30] [RAL 177]

(Schmerzhafte Empfindlichkeit der Bauchmuskeln.) [RAL 178]

Unterdrückung des Blähungsabganges, 24 Stunden lang. [RAL 179]

In der Nacht um zwei Uhr wacht er mit der heftigsten Kolik auf; ein unabgesetzter, unausstehlicher harter Druck in der Herzgrube und den Hypochondern, welcher immer höher in die Brust steigt, und immer ärger wird, bis an die Halsgrube, wo er den Athem zu unterdrücken droht; eine Art Brustkolik.[31] [RAL 180]

■ **Rektum**

Früh ziehender, fast ruhrartiger Schmerz im Unterbauche, dann schwierig abgehender, sehr dick geformter Koth (n. 24 St.). [RAL 181]

Mit dem Stuhlgange geht zweimal des Tages Blut ab (n. 4 Tagen). [RAL 182]

Harter, dick geformter, selten und schwierig abgehender Stuhlgang (n. einig. Tagen). [RAL 183]

Ein scharfer Druck im Mastdarme (n. 1 1/2 St.). [RAL 184]

Ein stechendes Kneipen im Mastdarme. [RAL 185]

Nach Mitternacht im Schlummer, ein stundenlanger, drückend pressender Schmerz im Mastdarme (nicht im After), welcher beim vollen Erwachen verschwindet. [RAL 186]

In der linken Weiche, in der Gegend des Bauchringes, ein schneidender Schmerz mit einem Schwächegefühl daselbst. [RAL 187]

Stiche in der rechten Lendengegend (*Mchlr.*). [RAL 188]

Stiche im linken Schooße nach außen an der obern Darmbeinspitze (sogleich.) (*Fz.*). [RAL 189]

Herausbohrender Schmerz über dem linken Bauchringe, als wenn ein Bruch hervortreten wollte, im Sitzen (*Fz*). [RAL 190]

Von Tage zu Tage vermehrte Erschlaffung des Bauchringes; es will ein Bruch hervortreten, am meisten beim Husten (n. 48 St.). [RAL 191]

Schmerz im Bauchringe, wie Wundheit, besonders beim Gehen (n. 3 St.). [RAL 192]

■ **Harnwege**

Dunkler Harn. [RAL 193]

Die ersten Stunden verminderte, nach Tag und Nacht sehr vermehrte, häufige Urinabsonderung. [RAL 194]

Häufiger Harnabgang (n. 18 St.). [RAL 195]

Oefteres Drängen auf den Harn (n. 18 St.) (*L-r.*). [RAL 196]

Sehr reichlicher Urinabgang, mehr als einen Tag lang (n. 6 St.). [RAL 197]

(Erschlaffung des Blasenhalses, von 1 Uhr Mittags bis 8 Uhr Abends, der Harn tröpfelte unwillkührlich ab) (n. 3 St.). [RAL 198]

■ **Geschlechtsorgane**

Nach dem Harnen ein anhaltender, beißender Schmerz am Saume der Vorhaut. [RAL 199]

Jückendes Beißen innerhalb der Vorhaut, was zum Reiben nöthigt, die Nacht im Bette. [RAL 200]

An der innern Fläche der Vorhaut ein schmerzhaftes Jücken (nach dem Aufwachen in der Mitternacht). [RAL 201]

Nächtliche Pollution ohne Steifheit, worüber er ängstlich erwachte. [RAL 202]

Nächtliche Pollution. [RAL 203]

Unbändige Steifigkeit der Ruthe, mit unbändigem Drange zum Beischlafe und zur Saamenausleerung. [RAL 204]

Früh heftige Erectionen. [RAL 205]

Schlaffheit der Zeugungsglieder und verminderter Trieb zum Beischlafe (n. 36 St.). [RAL 206]

Ein wurgender Schmerz im rechten Hoden (n. 3 St.). [RAL 207]

Beim Uebereinanderlegen der Schenkel scharfe Stiche im linken Hoden (n. 18 1/2 St.) (*L-r.*). [RAL 208]

Ein scharfes Ziehen und ein Schneiden in den Hoden. [RAL 209]

Gemäßigter Geschlechtstrieb, er ist Herr darüber (n. 64 St.). [RAL 210]

Das eben zu erwartende Monatliche erschien nach 20 Stunden, vermehrte sich binnen 24 Stunden, bis etwas über die gewöhnliche Stärke des *Menstruums* (welches bisher zu schwach gewesen war) bis zum gesunden Grade, ohne neue Nebenzufälle; also **Heilwirkung**). [RAL 211]

■ **Atemwege und Brust**

Von Stockschnupfen ist das eine Nasenloch verstopft, während aus dem andern dünner Schleim trieft. [RAL 212]

---

[30] Der dann angewendete Südpol macht die schmerzhafte Unruhe im Unterleibe, so wie das Kopfweh, binnen einer Stunde verschwinden.

[31] Die mit starkem Willen, aber leise auf die Brust gelegten flachen Hände (eine Art Selbstmesmerism) halfen bald; der Krampf legte sich, und eine starke, leicht abgehende Blähung stellte Ruhe und Schlaf wieder her.

Früh schnelles Auslaufen flüssigen Schleims aus der Nase. [RAL 213]

Nießen und Fließschnupfen bei verstopfter Nase (n. 38 St.) (*L-r.*). [RAL 214]

Schnupfen und Nießen (n. 18 St.) (*L-r.*). [RAL 215]

Heftiger Schnupfen der Nasenseite, auf welcher der Magnet ans Auge gelegt wurde (*Weber* a.a.O.). [RAL 216]

Ausfluß eines scharfen Wassers aus der Nase (*Weber* a.a.O.). [RAL 217]

Scharfer Nasenfluß, der brennenden Schmerz im Nasenloche erregt (*Weber* a.a.O.). [RAL 218]

Wasserauslaufen aus beiden Nasenlöchern (*Weber* a.a.O.). [RAL 219]

Sehr starker Stockschnupfen, so daß beide Nasenlöcher verstopft sind und er nur beschwerlich athmen kann (n. 20 St.) (*Htn.*). [RAL 220]

Nachts gänzliche Verstopfung des linken Nasenloches, während das rechte offen, aber ganz trocken war, wie im Stockschnupfen (*Htn.*). [RAL 221]

Nach dem Aufstehen, aus dem Bette, Oeffnung der die Nacht über verstopften Nase, doch blieb die Trockenheit derselben (*Htn.*). [RAL 222]

Anfall von Nießen und Schnupfen (n. 2 St.). [RAL 223]

Athmen wird ihr schwer. [RAL 224]

Kurzäthmigkeit beim Treppensteigen (*Fz.*). [RAL 225]

Er mußte krampfhaft (in abgesetzten, tiefen Zügen) athmen, als wenn es ihm, beim Bedürfniß, möglichst viel Athem einzuziehen, die Luft versetzen wollte; dabei schwitzte er über und über (sogleich). [RAL 226]

Augenblickliches, heftiges Husten von drei, vier Stößen. [RAL 227]

Husten wird beim Gehen im Freien immer schlimmer, steckt und dämpfte als wenn er ersticken wollte. [RAL 228]

Jählinge Brustbeklemmung. [RAL 229]

Klemmend zusammenziehender Schmerz quer durch die Brust, der ein zitterndes, ängstliches Athmen, vorzüglich Einathmen verursacht (beim Vorlehnen auf die Arme und Hinaussehen zum Fenster) (n 3½ St.) (*Htn.*). [RAL 230]

Aengstlichkeit und Wabblichkeit um die Brust (n. 5 Minuten.) (*L-r.*). [RAL 231]

Beklemmung der Brust (*Weber* a.a.O.). [RAL 232]

Es deuchtet ihm Hitze über den Schlund gegen die innere Brust hineinzugehen, bei Bewegung im Freien (*Fz.*). [RAL 233]

Eine Empfindung im Halse und in der Luftröhre, wie nach starkem Lachen, d.i. eine Empfindung, die das innere Gefühl von Lachen erregt, und den Speichel im Munde zusammenzieht. [RAL 234]

Beklemmung auf der Brust mit Aengstlichkeit. [RAL 235]

Jücken an den Brustwarzen (n. 1 St.). [RAL 236]

Etliche starke Herzschläge. [RAL 237]

Brennende Stiche am Herzen. [RAL 238]

Brennende Stiche erst an den Rückenmuskeln, dann in der Brustseite, und zuletzt vorn auf der rechten Brust. [RAL 239]

Drücken in der Gegend des Herzens (sogleich). [RAL 240]

Mehrere spitzige Stiche in der Herzgegend. [RAL 241]

Spitzige Stiche in der linken Seite der Brustmuskeln bei Bewegung des Arms. [RAL 242]

Beim Gehen im Freien ein Stechen an der linken Brustseite (n. 10 Minuten.) (*L-r.*). [RAL 243]

Abends ein anhaltender Stich auf der linken Brustseite (*L-r.*). [RAL 244]

Stiche in der linken Seite der Brust (n. ¼ St.). [RAL 245]

Abends im Bette vor dem Einschlafen öfterer trockner Kotzhusten. [RAL 246]

(Trockner Husten, welcher auf der Brust Rohheitsschmerz verursacht, vorzüglich Nachts, wenn sie, nach vorgängigem Froste, im Bette warm geworden ist.). [RAL 247]

Tabakrauchen erregt ihm Husten. [RAL 248]

Mitten im Einschlafen entsteht ein erschütternder Krampfhusten, der jeden Versuch, einzuschlafen, hindert. [RAL 249]

Um Mitternacht erstickender Krampfhusten: der Reiz zum Husten ist in den feinsten und entferntesten Luftröhrästen, wo der Husten noch nicht losstoßen kann, und was an Schleim losgehustet wird, geht in einer höhern Gegend ab, ohne Erleichterung des Hustenkitzels, welcher in einer tiefern Gegend seinen Sitz hat; der Husten wird daher sehr angreifend und erschütternd; selbst der Kopf wird erschüttert, und der ganze Körper geräth in Hitze, worauf eine allgemeine Schweiß-Ausduftung bis gegen Morgen erfolgt, mit Nachlaß des Hustens. [RAL 250]

Abends im Bette, gleich nach dem Niederlegen unaufhörlicher (nicht kitzelnder) Reiz zum Husten, welcher kurz und trocken ist, und den Reiz zum fernern Husten nicht erschöpft, wie andre Hustenarten thun; blos vom Unterdrücken des

Hustens, selbst durch festen, angestrengten Willen, wird dieser Hustenreiz getilgt. [RAL 251]

■ **Rücken und äußerer Hals**

Knistern oder Knacken in den Halswirbeln, besonders im Atlaswirbel, bei Bewegung (n. 3 St.). [RAL 252]

In der Mitte des Rückgrats, beim Zurückbiegen, Schmerz, wie Zerschlagenheit (n. 36 St.). [RAL 253]

Absetzende Stiche auf der rechten Rückenseite (n. 26½ St.) (*L.-r.*). [RAL 254]

Anhaltende Rückenschmerzen im Stehen, Gehen und Sitzen, als wenn er sich lange Zeit gebückt hätte (n. 28½ St.) (*L.-r.*). [RAL 255]

Zwischen den Schulterblättern wie Glucksen und Kriebeln. [RAL 256]

Schwere in den obern Gliedmaßen, als wenn in den Adern Blei wäre (sogleich) (*Hsch.*). [RAL 257]

Schweregefühl in dem berührenden Arme (*Fz.*). [RAL 258]

Bedeutendes Schweregefühl des linken Ober- und Unterarms (n. ¾ St.) (*Htn.*). [RAL 259]

Heftige Kälte in dem gestrichenen Arme (bei einem Frauenzimmer im zoomagnetischen Schlafe, von der Berührung mit dem Nordpole) (*Heinicke,* Ideen und Beobachtungen über d. thier. Magnetism. Bremen 1800. S. 4.). [RAL 259a]

Prickelnd stechender Schmerz im Arme bis zur Achsel, besonders in den Knochenröhren des Vorderarms (*Gthr.*). [RAL 260]

Beim Gehen im Freien ein Schmerz an der rechten Achsel, wie Wundheit (n. 4¼ St.) (*L.-r.*). [RAL 261]

Empfindung im Arme und in der Hand, als wären sie eingeschlafen (sogleich) (*Htn.*). [RAL 262]

Fippern in den hintern Lendenmuskeln. [RAL 263]

→ Äußerer Hals: *Gesicht und Sinnesorgane*

■ **Extremitäten**

Vor Mittag bis nach Mitternacht (4 Uhr) Schmerz im linken Achselgelenke, wie zerschlagen, bei Bewegung und Ruhe, aber unschmerzhaft beim Befühlen (n. 3 St.). [RAL 264]

Zittern des Arms der anfühlenden Hand. [RAL 265]

Arm wie eingeschlafen, klammartig. [RAL 266]

Der linke Arm wird viel schwerer als der andre. [RAL 267]

Der dem anfühlenden entgegengesetzte Oberarm ist sehr schwer. [RAL 268]

Ueber dem Ellbogen ein Jücken, aus feinem Stechen und Beißen bestehend, was sich durch Kratzen nicht mindert, wie von einem Mückenstiche; nach dem Kratzen ein Brennen. [RAL 269]

Schwere im Oberarme (sogleich). [RAL 270]

Einige Mal Zucken im kranken Oberarme (Arm und Fuß deuchtete ihm dabei wie todt). [RAL 271]

Stiche unten am Vorderarme bei dem Handgelenke (n. 25½ St.) (*L.-r.*). [RAL 272]

Abends Drücken auf dem linken Vorderarmknochen, wie nach einem Schlage (*Fz.*). [RAL 273]

Im Ellenbogengelenke Steifheitsempfindung. [RAL 274]

Im Ellbogengelenke hörbares Knacken bei Bewegung (sogleich). [RAL 275]

Süßes Gefühl im Armgelenke, als wenn es nach großer Ermüdung in Ruhe käme. Drücken und Ziehen in der Handwurzel mit Unruhe im Vorderarme (wie bei Freude und Erwartung), die ihn immer zu beugen zwingt (*Fz.*). [RAL 276]

Empfindung in der Hand, als wäre sie eingeschlafen (*Fz.*). [RAL 277]

Zittern in der linken Hand und Steifigkeit des Zeigefingers (n. 9 Min.) (*L.-r.*). [RAL 278]

Beim Gehen im Freien, in den Muskeln der linken hohlen Hand sich verbreitende Stiche (n. 2 St.) (*L.-r.*). [RAL 280]

Steifigkeit und Starrung im rechten Hand- und Fußgelenke, die Nacht im Bette. [RAL 281]

Ein Zittern der angelegten Hand und des Fußes der andern Seite. [RAL 282]

Ein schmerzhaftes und fast brennendes Jücken auf dem Rücken der Mittelphalanx des kleinen Fingers, wie wenn der Theil erfroren gewesen wäre; beim Befühlen schmerzte die Stelle (n. 4 St.). [RAL 283]

Ein feines, häufiges Nadelstechen auf der leidenden Stelle, und in jeder Fingerspitze, am schlimmsten Abends nach dem Niederlegen. [RAL 284]

Ziehen in den Fingern aufwärts, mit Kriebeln darin (sogleich) und gleich darauf am Gemüthe etwas niedergeschlagen. [RAL 285]

Eingeschlafenheit der Finger (*Gthr.*). [RAL 286]

Ein Kriebeln in der Spitze des linken Zeigefingers (n. 4 Min.) (*L.-r.*). [RAL 287]

Ein Zucken im Daumen der Anwendung, als wenn der Puls drin schlüge (*Gthr.*). [RAL 288]

Große Schwere in dem berührenden Finger (sogleich) (*Htn.*). [RAL 289]

Eiskälte in dem berührenden Finger (sogleich) (*Htn.*). [RAL 290]

Schmerz in den Fingergelenken, als wenn sie überbogen würden. [RAL 291]

Sumsen im anfühlenden Finger. [RAL 292]

Erst ein Fippern in dem anfühlenden Finger, und dann bis in den Arm, mit einer Art von Schwere darin. [RAL 293]

(Ein rückwärts ziehender Schmerz in den Fingern, mit einem Kriebeln verbunden.) [RAL 294]

Zerschlagenheitsschmerz in den Hüftgelenken, der sich durch Bücken verschlimmert. [RAL 295]

Mattigkeit der Untergliedmaßen (*Mchlr.*). [RAL 296]

Große Müdigkeit der Untergliedmaßen von 4 bis 8 Uhr Abends (n. 1 St.) (*Hsch.*). [RAL 297]

Die Untergliedmaßen wollen vor Mattigkeit zusammenbrechen, beim Gehen (*Fz.*). [RAL 298]

Ziehen im rechten Schenkel, in beiden Knieen (*Weber* a.a.O.). [RAL 299]

Ein Stich vorn in den Muskeln des rechten Oberschenkels hinab (n. 27 St.) (*L-r.*). [RAL 300]

Früh ein wohllüstiges Jücken, mehr vorne, als einwärts, am linken Oberschenkel (n. 18 St.) (*L-r.*). [RAL 301]

Schwere und Stumpfheit in den Schenkeln, als wenn sie eingeschlafen wären, ohne Kriebel. [RAL 302]

Drückendes und wurgendes Reißen in einigen Stellen der Muskeln des Oberschenkels im Sitzen und Gehen (n. 24 St.). [RAL 303]

Ein drückendes Reißen an der äußern Seite des Kniees herab bis an den äußern Fußknöchel (n. 3 St.). [RAL 304]

Zerschlagenheitsschmerz über dem Knie im Sitzen (*Fz.*). [RAL 305]

Stiche in den Flechsen des linken Oberschenkels nach der Kniekehle zu (n. 19 St.) (*L-r.*). [RAL 306]

Strammen in den Flechsen der Kniekehle beim Aufstehen vom Sitze, als wären sie zu kurz (n. 3 St.) (*Fz.*). [RAL 307]

Schmerzloses Sumsen im linken Unterschenkel, mit Empfindung von Schwere, wie von Eingeschlafenheit (n. 4 St.) (*Htn.*). [RAL 308]

Drücken auf den Schienbeinen im Stehen (*Fz.*). [RAL 309]

Schmerzhaftes Strammen der Wade beim Gehen. [RAL 310]

Brennende Stiche in der Wade, pulsweise. [RAL 311]

Große Mattigkeit in den Unterschenkeln (n. 24 St.). [RAL 312]

Eingeschlafenheit des linken Schenkels nach dem Sitzen, beim Aufstehen und am meisten beim Stehen (n. 3 St.). [RAL 313]

Im Gehen wird der Fuß wie eingeschlafen (n. $\frac{1}{4}$ St.). [RAL 314]

Schmerz oben auf den Zehen, als wenn man sie wund gegangen hätte. [RAL 315]

(Im Sitzen) plötzliche, reißende Stiche in den Fersen, der großen Zehe u. Wade (*Fz.*). [RAL 316]

Stiche in der rechten großen Zehe (*Mchlr.*). [RAL 317]

Schmerzhaftes Krabbeln auf den Zehen des rechten Fußes (n. 27 St.) (*L-r.*). [RAL 318]

Wohllüstiges Jücken unter den Zehen des linken Fußes (n. 27$\frac{1}{2}$ St.). [RAL 319]

Reißender Stich in der großen Zehe. [RAL 320]

Wundartig schmerzender Druck in den bisher unschmerzhaften Hüneraugen, bei der mindesten Einengung der Unterfüße. [RAL 321]

Schmerz auf der einen Zehe, als wenn ein Hünerauge darauf wäre. [RAL 322]

Ein starker Stich in der Ferse. [RAL 323]

Wundheitsschmerz in der Ferse (n. $\frac{1}{2}$ St.). [RAL 324]

(An der Ferse zuweilen ein Schmerz, wie Druck.) [RAL 325]

(Starkes Pressen um den Knöchel des kranken, geschwürigen Fußes.) [RAL 326]

■ **Allgemeines und Haut**

(Stechen in der Balggeschwulst.). [RAL 327]

Ein Krabbeln über die Haut. [RAL 328]

Am ganzen Körper ein feinstechendes Jücken in der Haut, welches nach einigem Kratzen verschwand, aber an einem andern Orte erschien (n. 4$\frac{3}{4}$ St.) (*Htn.*). [RAL 329]

Ein krabbelndes Jücken, wie von einer Fliege oder einem Floh, welches sich mit einer Empfindung von Wundheit endigt, erst an der innern Seite der Gliedmaßen, dann an der äußern Seite, Abends im Bette und früh nach dem Erwachen. [RAL 330]

Anhaltend wühlende Stiche, welche beim immer tiefer und tiefer Dringen desto spitziger und schmerzhafter werden, an verschiedenen Theilen. [RAL 331]

Langsame, anhaltende, sehr schmerzhafte Stiche an verschiedenen Theilen, z.B. auf dem Rücken oder an den Seiten der Finger und Zehen. [RAL 332]

Stechende Rucke in dem berührenden Gliede (sogleich). [RAL 333]

Rucke in dem berührenden Gliede (sogleich). [RAL 334]

Eine zitterige, schwingende, dröhnende Empfindung. [RAL 335]

Empfindung wie von Andrang des Blutes an die berührende Stelle hin, als wenn Blut da heraus dringen wollte (n. ¼ St.). [RAL 336]

In den nahen Theilen ein Fippern. [RAL 337]

Ein Fippern und Klopfen in der Gegend der Anwendung (n. ½ St.). [RAL 338]

In den nahen Theilen spannende Empfindung. [RAL 339]

In den nahen Theilen Schmerz, wie zerschlagen, und als wenn man eine schwere Last getragen hätte. [RAL 340]

In den nahen Theilen ein Kriebeln, als wenn der Theil einschlafen wollte. [RAL 341]

Ein zitteriges Wesen durch den ganzen Körper, am meisten in den Füßen (n. ½ St.). [RAL 342]

Ein Zittern in dem berührenden Theile (sogleich). [RAL 343]

Die anrührende Hand ward bald kälter. [RAL 344]

Kühlende Empfindung an der Stelle der Anwendung. [RAL 345]

Kälteempfindung an der Stelle der Anwendung (n. ½ St.). [RAL 346]

Wärmeempfindung in den nahen Theilen. [RAL 347]

In der (schon vorhandenen) Schwinde Brennschmerz, den ganzen Tag. [RAL 348]

In der (schon vorhandenen) Schwinde schründender, fast reißend brennender Schmerz. [RAL 349]

Ein Ziehen in der Beinhaut aller Knochen, wie beim Antritt eines Wechselfiebers (doch ohne Frost oder Hitze) (n. 2 St.). [RAL 350]

Unschmerzhaft ziehende Empfindung. [RAL 351]

Ein schnelles Ziehen oder Hin- und Herfahren und einem Stechen ähnelnde Rucke auf der rechten Seite der Zunge, am Halse und über den Fuß. [RAL 352]

Schwere in einzelnen Gliedern (mit Gefühl verstärkter Kraft darin) (n. 24 St.). [RAL 353]

Ein Gefühl von Trockenheit und Angespanntheit im Körper, mit Unkräftigkeit. [RAL 354]

Er ist sehr matt, mußte beim Gehen im Freien ausruhen, und war melancholisch und niedergeschlagen. [RAL 355]

Mattigkeit, Zerschlagenheit und Schmerzen in den Gliedern waren schlimmer in freier Luft. [RAL 356]

Früh eine allgemeine Mattigkeit mit Angstschweiß, Mittags Appetitlosigkeit; er mußte sich legen; hierauf Durchfall (n. 48 St.). [RAL 357]

Müdigkeit in allen Gliedern (n. ¼ St.). [RAL 358]

Große Mattigkeit beim Steigen der sonst gewohnten Treppen (*Fz.*). [RAL 359]

Früh so matt, wie von banger, schwüler Luft, daß sie sich kaum fortschleppen konnte. [RAL 360]

■ **Schlaf, Träume und nächtliche Beschwerden**

Uebermäßiges, krampfhaftes Gähnen, und dabei Schmerz im linken Kiefergelenke, als wenn sichs ausrenken wollte. [RAL 361]

Allzu häufiges Gähnen ohne Schläfrigkeit. [RAL 362]

Häufiges Gähnen (sogleich). [RAL 363]

Große Schläfrigkeit; er mußte gähnen (*Weber* a. a. O.). [RAL 364]

Schlafbetäubung; es war mehrmals plötzlich, als wenn es ihm die Augen zuzöge, und ihn jähling in einen angenehmen Schlaf versetzen wollte; eine unwiderstehliche Empfindung, die ihn schnell bewußtlos zu machen strebte. [RAL 365]

Abends überfiel ihn ein arger Schlaf, alle Glieder waren wie gelähmt und zerschlagen. [RAL 366]

Am Tage immer schläfrig; Tagesschlaf. [RAL 367]

Sehr tiefer, fester Schlaf, vorzüglich gegen Morgen; er konnte früh gar nicht genug ausschlafen. [RAL 368]

Lag in der Nacht im Schlafe auf dem Rücken. [RAL 369]

Sie singt Abends im Schlafe, wacht darüber auf, und besinnt sich, daß es unrecht sey, schläft wieder ein, fängt abermals an, zu singen, und wacht wieder drüber auf. [RAL 370]

Historische, sehr lebhafte, aber unschuldige und unleidenschaftliche Träume, deren man sich aber beim Erwachen nicht erinnern kann. [RAL 371]

Die ganze Nacht hindurch geile Träume (n. 8 St.). [RAL 372]

Traumvoller und dennoch sehr fester Schlaf; schon beim Einschlummern träumt er. [RAL 373]

Um Mitternacht Traum, als fiele sie hoch herab, wovon sie erschrack und über und über zitterte. [RAL 374]

Ein Traum (um Mitternacht) von Mord und Todtschlag, worüber sie laut zu weinen und zu heulen anfing. [RAL 375]

Erscheinung einer Person im Traume, die sie Tags darauf wirklich zum ersten Male wachend zu sehen bekommt. [RAL 376]

Er träumt die ganze Nacht nicht unangenehme, sehr lebhafte Vorstellungen, die unter einander keinen Zusammenhang haben; beim Erwachen kann er sich derselben erinnern. [RAL 377]

Nachts betäubter Schlaf; er lag früh auf dem Rücken, und hatte Träume von verunstalteten Menschen, Mißgeburten u. s. w. (*Fz.*). [RAL 378]

Nachts im Traume gelehrte Beschäftigungen (*L-r.*). [RAL 379]

Nachts durch verdrießliche, unerinnerliche Träume unterbrochener Schlaf (*L-r.*). [RAL 380]

Nachts, im Schlafe, sehr unruhiges Umherwerfen mit lebhaften Träumen; das Bett deuchtete ihm zu warm (*Htn.*). [RAL 381]

Oefteres Aufwachen aus dem Schlafe, wie durch Schreck (n. 34 St.) (*L-r.*). [RAL 382]

Nachts erwacht er öfters mit einer brennenden Hitze des ganzen Körpers, und muß zuweilen sich aufdecken und Luft machen; dabei war ihm der Mund sehr trocken, ohne Durst (*Htn.*). [RAL 383]

Er kann Abends nicht unter einigen Stunden einschlafen (n. 3, 4 Tagen). [RAL 384]

Früh um 2 Uhr halbes Erwachen **mit vielem innern Bewußtseyn, großer Gedankenfülle und lebhaftem Gedächtnisse; er denkt einen wichtigen Gegenstand in beßter Form in einer fremden, ihm sonst nicht geläufigen Sprache, fast wie im zoomagnetischen Schlafredner-Zustande, kann sich aber beim vollen Erwachen des Gedachten nicht deutlich mehr erinnern** (n. 16 St.). [RAL 385]

Abends, gleich nach dem Einschlafen, plötzliches Erwachen mit einem heftigen Rucke in den Kopf- und Halsmuskeln, als wenn der Kopf rücklings gestoßen würde. [RAL 386]

Er erwacht um Mitternacht über einen heftigen Druck quer über den Unterleib herüber, gleich über dem Nabel, welcher weder durch Bewegung, noch Ruhe, noch auch durch irgend eine veränderte Lage sich bessert. [RAL 387]

Abends, im Bette, ein heftiger Schmerz im Schlundkopfe, wie nach dem Hinterschlingen eines allzu großen Bissens; da er sich aber auf die linke Seite legte, verging es. [RAL 388]

In der Nacht wirft er sich im Bette herum halbwachend. [RAL 389]

Nachts Zusammenlaufen des Speichels im Munde, so stark, daß bei jedem Erwachen das Kopfkissen sehr naß ist. [RAL 390]

Er erwacht in der Nacht mit vieler lästigen Hitze des ganzen Körpers, und muß von Zeit zu Zeit sich aufdecken und lüften; dabei trockner Mund, ohne Durst. [RAL 391]

Unruhiger Schlaf; er wirft sich im Bette umher und es deuchtet ihm zu warm. [RAL 392]

Nachts eine Wärme, als wenn Schweiß kommen wollte. [RAL 393]

Stark duftender Nachtschweiß, ohne Hitze. [RAL 394]

Er wachte die Nacht auf; es war ihm recht warm, und aufs Trinken eines Glases kalten Wassers ward ihm noch wärmer (n. 16 St.). [RAL 395]

Oefterer Schauder, die Nacht im Bette, und Rucke in den Armen, so daß sie zusammenfuhren. [RAL 396]

Früh Frost mit Gähnen. [RAL 397]

■   **Fieber, Frost, Schweiß und Puls**

Frost, Schauder. Frost, den ganzen Tag, über den ganzen Körper, als wenn sie allzu leicht angezogen wäre, oder sich erkältet hätte, doch ohne Schauder; sie bekam sogleich einen kleinen, weichen Stuhlgang und Drängen hinterdrein (n. $\frac{1}{2}$ St.). [RAL 400]

Im Augenblicke der Berührung des Nordpols mit der Zungenspitze Schauder über und über. [RAL 401]

Kälte der Hände. [RAL 402]

An der berührenden Fingerspitze Kälteempfindung und zugleich Perlschweiß auf den Fingern dieser Hand und dem Rücken derselben (sogleich). [RAL 403]

Schweiß im Innern der Hände, welche kühl sind. [RAL 404]

Kalter Schweiß in den Händen und an den Fußsohlen. [RAL 405]

Kühler Schweiß über und über (n. $\frac{1}{2}$ St.). [RAL 406]

Gegen Morgen ein stark, obgleich nicht unangenehm riechender, dunstiger, gelinder Schweiß, über und über. [RAL 407]

Nachtschweiß, gegen 2 Uhr nach Mitternacht, über und über, selbst im Gesichte (am meisten auf der Brust,) nur nicht in den Kopfhaaren (auch nicht an den Stellen des Haarkopfs, auf denen er lag); blos im Schlafe, beim Erwachen verschwand der ganz durstlose Schweiß. [RAL 408]

Hitze im Gesichte. [RAL 409]

Abends überlaufende Röthe des ganzen Gesichts, ohne Durst (n. 28 St.) (*L-r.*). [RAL 410]

Wärmegefühl (*Hsch.*). [RAL 411]

Auch bei offenen Fenstern überaus große Hitze am ganzen Körper, besonders aber auf dem Rücken und an der Stirne; ohne Schweiß und Durst (n. 2¼ St.) (*Htn.*). [RAL 412]

Eine, sich über den ganzen Körper verbreitende Hitze, besonders am Unterleibe und Gesichte, so daß im Gesichte Schweiß ausbrach (n. 8 Min.) (*L-r.*). [RAL 413]

Hitzgefühl am ganzen Kopfe, bei heißem, doch nicht rothem Gesichte, mit Durst (n. 5½ St.) (*Htn.*). [RAL 414]

Schnell entstehende Hitze und Röthe an der rechten Wange, während die linke kalt anzufühlen war (n. 26 St.) (*L-r.*). [RAL 415]

Feurige Röthe im Gesichte, Beklemmung, stärkerer Puls (*De Harsu* a.a.O.). [RAL 416]

Abends Hitze über den ganzen Körper, mit Aengstlichkeit, die ihn immer umher treibt (*Fz.*). [RAL 417]

Hitze, vorzüglich hinten über den Rücken herab, und am ganzen Körper, mit einem ängstlichen, unstäten Wesen (*Fz.*). [RAL 418]

Abends steigt ihm das Blut in den Kopf, und Hitze ins Gesicht, und zugleich friert er an den Untergliedmaßen, besonders an den Füßen (n. 4 St.). [RAL 419]

Hitze in dem einen Backen, und innerliches Hitzgefühl, Gereiztheit, Redseligkeit (n. ½ St.). [RAL 420]

Empfindung von Wärme in den Füßen. [RAL 421]

Mit schnellem, starkem Pulse, Hitzgefühl am ganzen Körper, ohne äußerliche Wärme, ja selbst bei kalten Händen, die ihm heiß deuchten, ohne Durst (n. 3 St.). [RAL 422]

(Fieber; von Mittag bis Abend Frost im Kreuze, den Rücken herauf, ohne fühlbare Kälte, mit großem Durste; dann um 9 Uhr Abends starke Hitze im Gesichte, ohne Durst; Nachmitternachts heftiger, übelriechender Schweiß bis früh im Schlafe; da sie erwachte, hörte er auf.) [RAL 423]

Fieber: Nachmittags oft fliegende Hitze blos im Kopfe, mit rothem, heißem Gesichte (nur 2, 3 Minuten lang); dabei zog es etwas im Kopfe. [RAL 425]

Fieber: Nachmittags um 3 Uhr, jedesmal erst ein kleiner, brennender Fleck am Unterfuße, eine Minute lang, der jähling verschwindet, und wofür eben so plötzlich eine Hitze im Kopfe mit Backenröthe und Schweiße im Gesichte entsteht, etliche Minuten lang. [RAL 426]

Fieber: Nachmittags um 4 Uhr ein allgemeiner Schauder, eine Viertelstunde lang (n. 4 Tagen). [RAL 427]

Fieber: öfterer Schauder im Rücken von etlichen Minuten, dann eine gleich kurze Hitze, die vom Rücken über den Kopf herüber sich verbreitet, wobei die Adern auf den Händen auflaufen, ohne Schweiß. [RAL 428]

Ueberlaufende, feuchte Wärme über den ganzen Körper (sogleich). [RAL 429]

Manganum

Manganum (Magnesium, Manganesium), Braunstein [CK IV (1838), S. 214–239]

Der gegrabene Braunstein, oder das schwarze Braunstein-Oxyd wird mit gleichen Theilen an Gewichte krystallinischem, reinem Eisenvitriol (schwefelsauerm Eisen) genau in der steinernen Reibeschale zusammen gerieben, und dann, mit etwas Zuckersyrop gemischt, zu Hünerei grossen Kugeln geformt, welche zwischen scharf glühenden Holzkohlen erhitzt und zehn Minuten im Weissglühen erhalten werden. Die nachgängige Auflösung derselben in reinem (destillirtem oder Regen-) Wasser enthält reinen, schwefelsauren Braunstein, während der Satz das überschüssige Braunstein-Oxyd mit Eisen-Oxyd vermischt enthält.

Der mit Natron aus der hellen Auflösung gefällte und mit Wasser oft genug abgespülte, **kohlensaure Braunstein** ist ein weisses Pulver, das getrocknet, gepülvert und einige Zeit, auf Papier an der Luft ausgebreitet leicht, wenn mit seiner Verfertigung nicht genau verfahren worden ist, eine gilbliche Farbe annimmt, was ein Zeichen von noch einigem, darin vorhandenem Eisenoxyd ist. Um diess daraus zu entfernen, wird das gilbliche Pulver in verdünnter Salpetersäure bis zur Sättigung derselben aufgelöset, durch Papier filtrirt, mit Natron gefället, dieser Niederschlag aber mit destillirtem Wasser gehörig entsalzet und dann getrocknet.

Von diesem weissen kohlensauern Braunstein (*Manganum carbonicum*) wird ein Gran zu homöopathischem Gebrauche wie andre trockne Arznei-Substanzen dynamisirt oder mit destillirtem Essige durch Kochen aufgelöset bis zur Sättigung und dann bis zur Syrups-Konsistenz eingedickt (*Manganum aceticum*), wovon ein Tropfen, als Einheit angenommen, wie andre flüssige Arznei-Substanzen, mit hundertfachem Weingeiste, mittels 30 Verdünnungs-Gläser homöopathisch dynamisirt wird.

Die eine wie die andere Bereitung ist zu nachfolgenden Prüfungen ihrer reinen Wirkung angewendet worden.

Diess Metall bewies sich besonders hülfreich, wo unter andern auch folgende Zeichen zugegen waren und vorherrschten.

Sinnen-Verminderungen; Brennen der Augen und Trübsichtigkeit bei Tage; Morgentliches Zuschwären der Augen; Allzuhäufiger Winde-Abgang; Knotiger, schwieriger Stuhl; Täglich öfterer Brei-Stuhl; Krankheiten des Kehlkopfs und der Luftröhre; **Langwierige Heiserkeit; Kehlkopf-Schwindsucht**; Unerträgliche Schmerzen der Beinhaut und Gelenke; Langwierige Entzündungs-Geschwulst und Verschwärung des kleinen Fingers; Herz-Stösse; Gähnen; Sohlen-Brennen.

Die Namens-Verkürzungen meiner Mit-Beobachter sind: *Ahr., Ahner; Frz., Dr. Franz; Hl., Haynel; Hbg., Hornburg; Gr., Dr. Gross; Lgh., Dr. Langhammer; Rkt., Dr. Rückert; Stf., Dr. Stapf; Tth., Teuthorn; Whl., Wahle*, und *Ng.*, der bekannte Ungenannte in der reinen Arzneimittellehre von den *DD. Hartlaub und Trinks.*

Braunstein, essigsaurer (Magnesium, Manganesium, Manganum aceticum) [RAL VI (1827), S. 53–82]

Der Braunstein, oder das schwarze Braunstein-Oxyd wird mit gleichen Theilen an Gewichte krystallinischem, reinem Eisenvitriol (schwefelsauerm Eisen) genau in der steinernen Reibeschale zusammen gerieben, und dann, mit etwas Zuckersirop gemischt, zu Hünerei großen Kugeln geformt, welche zwischen scharf glühenden Holzkohlen erhitzt und etliche Minuten im Weißglühen erhalten werden. Die nachgängige Auflösung derselben in reinem (destillirtem oder Regen-) Wasser enthält reinen, schwefelsauern Braunstein, während der Satz das überschüssige Braunstein-Oxyd mit Eisen-Oxyd vermischt enthält.

Der mit Natron aus der hellen Auflösung gefällte und mit Wasser oft genug abgespülte, kohlensaure Braunstein – ein weißes Pulver – wird in destillirtem Essige durch Kochen aufgelöst bis zur Sättigung, das ist, so, daß noch einiges Pulver am Boden bleibt, die helle Flüssigkeit aber (**essigsaurer Braunstein**) wird zur Siropsdicke abgedünstet, wovon jeder Tropfen, als eine Einheit angenommen, mit hundert Tropfen Weingeist (mittels zweier Armschläge) durch zweimaliges Schütteln verdünnt und diese Verdünnung so weiter fortgesetzt wird, bis zum homöopathisch arz-

neilichen Gebrauche eine decillionfache Verdünnung entsteht, wie ich mich ihrer in der letztern
Zeit bedient habe.

Auch diese würde für die meisten Fälle noch allzu
kräftig seyn, wenn man nicht einen sehr kleinen
Theil eines Tropfens derselben zur Dosis gäbe.

Man wird aus folgenden Symptomen abnehmen,
wie hochkräftig diese Arznei sei, und wenn sie,
wie ich wünsche, noch von mehren treuen
Beobachtern wird geprüft worden seyn, wird man
inne werden, wie unentbehrlich sie für manche
der schlimmsten, chronischen Krankheitszustände
sei, wozu die übrigen Arzneien nicht so vollkommen homöopathisch passen.

Vorzüglich einige unerträgliche Schmerzen der
Beinhaut und der Gelenke, Sinnen-Verminderungen und Krankheiten des Kehlkopfs und der Luftröhre werden wirksame Hülfe in ihr finden.

Sie wirkt in kleinen Gaben einige Wochen lang.

Man findet viele Wechselwirkungen unter ihren
Symptomen.

Manganum [CK], Braunstein, essigsaurer [RAL]

- ### Gemüt

Weinerliches Gemüth (*Frz.*). [CK 1] Gemüth weinerlich. [RAL (235)]

Anhaltende Unruhe, als befürchte er Trauriges (*Lgh.*). [CK 2] Anhaltende Gemüthsunruhe, gleich als wenn er eine traurige Nachricht erfahren sollte. [RAL (238)]

Grosse Unruhe im Körper und Gemüthe, wie Etwas Quälendes. [CK 3; RAL 89]

Ueble Laune. [CK 4]

Missmuth (n. 6 T.). [CK 5; RAL 87]

Missmüthig und verdriesslich (n. 36 St.). [CK 6; RAL 88]

Es verdriesst sie Alles, woran sie nur denkt (n. 2 St.) (*Ng.*). [CK 7]

Sehr verdriesslich, niedergeschlagen und traurig (*Ng.*). [CK 8]

Misslaunig, so dass er durch die freudigste Musik nicht aufgeheitert, durch die traurigste aber gleichsam erquickt wird (*Ahr.*). [CK 9; RAL (239)]

Verdriesslich, nachdenkend, still vor sich hin, mit Missbehagen im ganzen Körper, vier Nachmittage nach einander (*Ahr.*). [CK 10] Verdrießlich, nachdenkend, stille vor sich hin, in sich gekehrt, mit Mißbehagen im ganzen Körper, vier Nachmittage nach einander, von 1 bis 6 Uhr. [RAL (236)]

Verdriesslich, unzufrieden mit sich selbst und wegen der Zukunft besorgt; er redet wenig, hält sich für geistesschwach und verspricht sich in jeder Rede (*Frz.*). [CK 11] Verdrießlich und unzufrieden mit sich selbst und wegen der Zukunft besorgt; er spricht nicht viel, hält sich für sehr geistesschwach und verspricht sich in jeder Rede. [RAL (237)]

Mürrisch und ärgerlich über jede Kleinigkeit, früh, und gerunzelte Stirn; schon das blosse Sprechen Anderer brachte ihn auf (*Hl.*). [CK 12] Früh, gerunzelte Stirne, und mürrisch und ärgerlich über jede Kleinigkeit; selbst das bloße Sprechen Andrer brachte ihn auf. [RAL (240)]

Erbittertes Gemüth; Unversöhnlichkeit und langer Groll gegen Beleidiger (*Lgh.*). [CK 13] Erbittertes Gemüth: er war nicht im Stande, ihm angethanes Unrecht zu vergessen; er hegte länger Groll. [RAL (241)]

Gemüthsruhe;[1] er konnte sich leicht über alles Unangenehme hinaussetzen (*Langhammer*). [RAL (242)]

---

[1] Heilwirkung.

- ### Schwindel, Verstand und Gedächtnis

Schwaches Gedächtniss. [CK 14]

Zerstreutheit. [CK 15]

Eingenommenheit und Schwere, erst im Hinterhaupte, dann in der Stirn (*Hl.*). [CK 16; RAL (2)]

Düsterheit und Befangenheit des Kopfes, mit allgemeiner Ermattung, im Sitzen (*Hl.*). [CK 17] Kopf düster und befangen, mit allgemeiner Ermattung, im Sitzen. [RAL (1)]

Schwindel, im Sitzen und Stehen; er muss sich anhalten, um nicht vorwärts zu fallen. [CK 18] (Schwindel im Sitzen und Stehen; er muß sich anhalten; er will vorwärts fallen.) [RAL 1]

- ### Kopf

Halbseitiges Kopfweh (n. 4 St.) (*Hbg.*). [CK 19; RAL (3)]

Dumpfer Kopfschmerz in der Stube. [CK 20] In der Stube, eine dumpfe Empfindung im Kopfe. [RAL 4]

Betäubende, drückende Schmerzen an der Stirn, welche zuletzt innerlich stechend und bohrend werden (*Lgh.*). [CK 21] Drückend betäubender Schmerz an der Stirne, welcher zuletzt auf der rechten Seite derselben in Nadelstiche übergeht (n. ½ St.). [RAL (6)] Drückend betäubende Schmerzen äußerlich an der Stirne, welche zuletzt auf der linken Seite derselben in bohrende, innerliche Stiche ausarteten (n. 5¼ St.). [RAL (7)]

Dumpfdrückender Kopfschmerz im Hinterhaupte, mit Leerheits-Gefühl darin, welches die Besinnung nimmt und durch Auflegen der Hand gemindert wird (*Frz.*). [CK 22; RAL (9)]

Stumpfer Druck-Schmerz, oben am Stirnbeine (*Frz.*). [CK 23] Stumpf drückender Kopfschmerz oben am Stirnbeine (n. 1 St.). [RAL (8)]

Scharfer Druck-Schmerz über der linken Schläfe, beim Aufstehen vom Sitze und Gehen; beim Niedersetzen wieder nachlassend (*Stf.*). [CK 24] Beim Aufstehn vom Sitze und Fortgehen, ein plötzlicher, scharfdrückender Kopfschmerz über der linken Schläfe, welcher beim wieder Niedersetzen völlig nachließ und beim Aufstehn nicht wieder kam, Abends. [RAL (4)]

Druck-Schmerz über das ganze Gehirn von oben herab, Abends spät und selbst bis in die Nacht beim Erwachen (n. 4 St.). [CK 25]

Ein brennender Druck-Schmerz in den Kopf-Seiten und im Hinterhaupte, beim Gehen im Freien sich mindernd. [CK 26] Ein brennend drückender Kopfschmerz in den Kopfseiten und im Hinterhaupte, welches beim Gehen im Freien sich minderte. [RAL 5]

Schmerzhaftes hervor Drängen vom Hinterhaupte über den Scheitel bis in die Stirn, als wenn da Alles heraus wollte; Mittags, 1 Uhr am ärgsten (*Ng.*). [CK 27]

Zusammenzieh-Schmerz im Ober- und Hinterkopfe. [CK 28]

Zieh-Schmerz im Hinterhaupte, den Augenhöhlen und der Stirn, wo er sich beim Bücken verschlimmert und beim Aufdrücken der Hand vergeht (*Frz.*). [CK 29] Ziehender Kopfschmerz im Hinterhaupte, den Augenhöhlen und der Stirne, welcher letztere sich beim Bücken verschlimmert und beim Aufdrücken mit der Hand vergeht. [RAL (10)]

Zieh-Schmerz an den Schläfen, wie in den Knochen (*Hl.*). [CK 30] Ziehender Schmerz erst an der linken, dann an der rechten Schläfe, fast wie im Knochen. [RAL (12)]

Ziehender, spannender Schmerz hie und da im Kopfe (*Stf.*). [CK 31; RAL (11)]

Ziehendes Reissen in der linken Kopf-Seite (n. 8 St.) (*Ahr.*). [CK 32] Ziehend reißende Schmerzen in der linken Kopfseite, 1/4 Stunde lang (n. 8 St.). [RAL (14)]

Ziehendes Reissen über dem rechten Auge hin (n. 18 T.). [CK 33] Ziehend reißender Schmerz über dem rechten Auge hin (n. 18 Tagen). [RAL 10]

Reissen in der linken Stirn, wie im Knochen, vorzüglich bei Bewegung der Stirn-Muskeln (*Hl.*). [CK 34; RAL (13)]

Reissen, von dem linken Stirnhügel nach der Schläfe zu, beim Sprechen (*Ng.*). [CK 35]

Reissen in der linken Schläfe, bei Bewegung im Freien (*Ng.*). [CK 36]

Reissen in der rechten Kopf-Seite, und besonders tief im rechten Ohre, beim Aufrichten des Kopfes, nach Bücken (*Ng.*). [CK 37]

Ein heftig stechender Riss vom linken Seitenwandbeine gegen den Scheitel, tief innerlich, im Stehen, früh um 8 Uhr, den folgenden Tag zur selben Stunde wiederkehrend (*Ng.*). [CK 38]

Risse und reissende Rucke äusserlich am Hinterkopfe, drei Nachmittage nach einander; ausser dieser Zeit Schmerz der Stelle für sich und noch mehr beim Befühlen. [CK 39] Risse und reißende Rucke am Hinterkopfe, äußerlich, drei Nachmittage nach einander; außer dieser Zeit war diese Stelle, für sich, einfach schmerzhaft, that aber beim Befühlen weher. [RAL 9]

Stechender Kopfschmerz, äusserlich unter dem linken Seitenbeine, nach allen Seiten des Schädels hin (*Whl.*). [CK 40] Ein stechender, äußrer Kopfschmerz unter dem linken Seitenbeine, der sich nach allen Seiten des Schädels verbreitete. [RAL (17)]

Nadelstich-Schmerz äusserlich am rechten Hinterhauptbeine, früh, im Bette, bis zum 5. Halswirbel herab und beim Drehen des Halses vermehrt (*Whl.*). [CK 41] Früh, im Bette, ein äußerer Kopfschmerz von feinen Nadelstichen am rechten Hinterhauptsbeine, welcher sich bis zum fünften Halswirbel erstreckt, und beim Drehen des Halses vermehrt, 1 1/2 Stunden lang. [RAL (18)]

Flüchtige Stiche, äusserlich über der rechten Schläfe, mit einer Art Sumsen abwechselnd (*Ng.*). [CK 42] Flüchtige Stiche oberhalb der rechten Schläfegegend äußerlich, mit einer Art Sumsen abwechselnd. [RAL (19)]

Anhaltende Stiche im linken Schläfe-Knochen (*Hl.*). [CK 43] Anhaltende Stiche im Knochen der linken Schläfe. [RAL (20)]

Stiche, wie mit Messern an der linken Stirn-Seite, oder wie mit Nadeln, in Absätzen (*Lgh.*). [CK 44] Einzelne Messerstiche an der linken Stirnseite, in Ruhe und Bewegung (n. 33 St.). [RAL (21)] Absetzende Nadelstiche an der linken Stirnseite (n. 15 St.). [RAL (22)]

Heftige Stiche im linken Seitenbeine, beim Bücken (*Ng.*). [CK 45]

Langsam ziehende, selten drückende, Stiche im Vorderhaupte, bloss beim Ausgehen an die freie Luft, und im Zimmer nach einer Weile aufhörend; dabei Schüttelfrost ohne Gänsehaut über den ganzen Körper, ebenfalls nur im Freien, und im Zimmer gebessert (n. 24 St.). [CK 46] Jedesmal bloß beim Ausgehen an die freie Luft,[2] langsam ziehende Stiche – seltner, stechendes Drücken – im Vorderhaupte (wenn er eine Weile in der Stube war, hörte dieser Schmerz im Kopfe auf); dabei zugleich Schüttelfrost, ohne Gänsehaut, über den ganzen Körper, ebenfalls nur im Freien, welcher sich in der Stube legte (n. 24 St.). [RAL 2]

Ein zusammenziehender Stich-Schmerz im ganzen Vorderhaupte, bald hier, bald da, vorzüglich in der Schläfe; am meisten im Freien. [CK 47] Zusammenziehend stechender Kopfschmerz im ganzen Vorderhaupte, bald hie, bald da, vorzüglich in der Schläfe – am meisten im Freien. [RAL 3]

---

[2] 2. Wechselwirkung mit 5. und 16.

Im Freien vergeht der im Zimmer anhaltende
   Kopfschmerz (*Frz.*). [CK 48] In der freien Luft
   vergeht der in der Stube anhaltende Kopf-
   schmerz und er befindet sich auch von den übrigen Beschwerden frei und wohl. [RAL (16)]
Bohren in das Stirnbein hinein, zwischen der
   Nasenwurzel und Augenbraue (*Ng.*). [CK 49]
Ein drückendes Wühlen in den Schläfen, bis nach
   den Augen und der Stirn hin, beim Vorbücken
   besser, beim aufrecht Sitzen und rückwärts Bie-
   gen aber wiederkehrend (n. 4 St.) (*Tth.*). [CK 50]
   Drückend wühlender Kopfschmerz in den
   Schläfen, welcher sich nach den Augen und der
   Stirne hinzieht, durch äusseres Aufdrücken mit
   der Hand nicht vergeht, beim Vorbücken sich
   verliert,[3] **aber beim aufrecht Sitzen und rück-**
   wärts Biegen wiederkehrt (n. 4 St.). [RAL (15)]
Klopfender Schmerz an der rechten Hinterhaupt-
   Seite, wie ein Geschwür, in Ruhe und Bewegung
   (*Ng.*). [CK 51]
Klopfender Schmerz im ganzen Kopfe, als wenn
   das Gehirn eitern wollte, im Freien vergehend,
   im Zimmer wiederkehrend (*Ng.*). [CK 52]
Schmerzhafte Erschütterung im Gehirne von Kopf-
   schütteln. [CK 53] Vom Kopfschütteln, eine
   schmerzhafte Erschütterung im Gehirne. [RAL
   7]
Erschütterung, wie heftiges Stechen, über dem
   rechten Auge, beim stark Gehen, selbst in der
   Stube (n. 20 T.). [CK 54] Beim Gehen, selbst in
   der Stube, eine stechende Erschütterung über
   dem rechten Auge. [RAL 6] Beim stark Gehen,
   eine Erschütterung, wie heftiges Stechen im
   Kopfe, über dem rechten Auge (n. 20 Tagen).
   [RAL 8]
Erschütterung des Gehirns bei Bewegung, mit
   Druck-Schmerz im Kopfe und zugleich im Ober-
   bauche (*Frz.*). [CK 55] Bei Bewegung, eine
   Erschütterung[4] des Gehirns und ein drückender
   Kopfschmerz; zugleich drückendes Leibweh im
   Oberbauche. [RAL (23)]
Wallen vom Genick herauf über den Scheitel, nach
   der Stirn zu, bei Bewegung, mit Betäubung und
   Sinnen-Verwirrung im Stehen (*Ng.*). [CK 56]
Blutdrang nach dem Kopfe, beim Sitzen, Stehen,
   Gehen und Liegen, mit Hitz-Gefühl im Gesichte,
   ohne Röthe und äussere Hitze (*Tth.*). [CK 57] Das
   Blut steigt ihm nach dem Kopfe, beim Sitzen,
   Stehen, Gehen und Liegen, mit Hitzgefühle im

Gesichte, ohne äussere Röthe und Hitze (n. 3 St.).
   [RAL (24)]
Hitz-Gefühl im Kopfe, Nachmittags (*Ng.*). [CK 58]
Oefteres Hitz-Aufsteigen im Kopfe, mit Durst (d.
   6. T.) (*Ng.*). [CK 59]
Brenn-Gefühl auf einem Punkte des rechten Stirn-
   beines (*Hbg.*). [CK 60] Im rechten Stirnbeine,
   eine brennende Empfindung auf einem Punkte
   (n. 4 St.). [RAL (5)]
Brennen am Stirnbeine, über der rechten Schläfe
   (*Ng.*). [CK 61]
Der Kopf ist schwer und dünkt sie grösser (*Ng.*).
   [CK 62]
Schwere des Kopfes, dass sie ihn kaum aufrecht
   erhalten kann, bei verdriesslicher Stimmung
   (*Ng.*). [CK 63]
Schwere und schmerzhafte Eingenommenheit des
   Kopfes, mit Hitze darin, im Freien gebessert und
   im Zimmer nicht wiederkehrend (*Ng.*). [CK
   64]
Schwere des Kopfes und solche Empfindlichkeit
   der Kopfhaut, dass sie kaum das Kämmen erlei-
   den kann, früh und Abends (*Ng.*). [CK 65]
Kälte-Gefühl, auf einer kleinen Stelle des Wirbels,
   selbst bei bedecktem Haupte, mit Sträuben der
   Haare (*Frz.*). [CK 66] Kälte-Empfindung in einem
   kleinen Umfange am Wirbel, mit Haar-Sträuben, selbst bei bedecktem Haupte. [RAL (25)]
Jücken und Brennen am rechten Seitenbeine, beim
   Bücken; durch Kratzen vergehend (*Ng.*). [CK 67]

■ Augen

Die Augenlider schmerzen bei der geringsten
   Bewegung, und wenn er ins Helle sieht, sind sie
   zu trocken, mit Gefühl, wie beim Erwachen aus
   dem Schlafe (*Frz.*). [CK 68] Die Augenlider
   schmerzen bei der geringsten Bewegung derselben, und wenn er in's Helle sieht, sind sie zu trocken[5] und wie wenn man früh zuerst vom
   Schlafe erwacht. [RAL (38)]
Drücken in den Augen, während des Lesens bei
   Lichte, wie von zu vielem Lesen, mit unüberwindlicher Schläfrigkeit (*Whl.*). [CK 69] Während dem Lesen bei Lichte, ein Drücken in den
   Augen, wie von zu vielem Lesen, mit unüberwindlicher Schläfrigkeit (n. 12 St.). [RAL
   (30)]
Scharfes Drücken am Augapfel, bei Bewegung des
   Auges nach innen und oben (*Hl.*). [CK 70] Bei

---

[3] (15.) Wechselwirkung mit (10.).
[4] (23.) Vergl. mit 6. 7. 8.

[5] (33.) Vergl. mit 31. 32.

Bewegung des Auges nach innen und oben, ein scharfes Drücken am Augapfel. [RAL (29)]

Hin und her laufendes Zucken im rechten Auge, welches einen angenehmen Kitzel verursacht (*Rkt.*). [CK 71] Hin und her laufendes Zucken im rechten Auge, welches einen fast angenehmen Kitzel verursacht. [RAL (28)]

Zuckende Stiche in beiden obern Augenlidern (*Ahr.*). [CK 72; RAL 39]

Ein Nadelstich im rechten Augenbrau-Bogen, einwärts (*Whl.*). [CK 73] Im rechten Augenbrau-Bogen, ein Nadelstich, einwärts (n. 32 Tagen). [RAL (27)]

Beissender und beizender Schmerz im äussern Augenwinkel. [CK 74]

Klopfen im rechten obern Augenlide (*Frz.*). [CK 75; RAL (40)]

Aufgeschwollne Augenlider (*Tth.*). [CK 76; RAL (33): mit Hervorhebung]

Hitz-Gefühl und Trockenheit der Augen (*Rkt.*). [CK 77] Gefühl von Hitze der Augen und Trockenheit derselben. [RAL (32)]

Anhaltende Trockenheit der Augen, Abends (*Hl.*). [CK 78; RAL (31)]

Pupillen sehr erweitert; das Licht blendet ihn und macht Schmerz in den Augen; bei vorgehaltnem Lichte verengern sich zwar die Pupillen allmälig, erweitern sich aber schnell wieder nach Entfernung desselben. [CK 79] **Sehr erweiterte Pupillen**; das Licht blendet ihn, es thut ihm in den Augen weh; bei vorgehaltnem Lichte verengern sich zwar die Pupillen allmälig, erweitern sich aber sehr schnell wieder nach Entfernung des Lichtes (n. 18 St.). [RAL 11]

Die rechte Pupille ist mehr erweitert, als die linke. [CK 80; RAL 12]

Erweiterte Pupillen (*Hbg.* n. 25 St. u. *Lgh.*). [CK 81; RAL (35): ohne Hervorhebung]

Verengerte Pupillen (n. 1½ St.) (*Lgh.*). [CK 82; RAL (34): mit Hervorhebung]

Sehr verengerte Pupillen, während der ganzen Versuchs-Zeit, und nur zuweilen, meist Abends, etwas erweitert (*Stf.*). [CK 83] Während der ganzen Wirkungsdauer der Arznei, **sehr verengerte Pupillen**, und nur einige kurze Zeiten, meist Abends, zuweilen etwas erweitert. [RAL (36)]

Bei Verengerung der Pupillen, Verdunkelung des Gesichtes; er kann die Gegenstände in der Entfernung nicht mehr recht erkennen (*Frz.*). [CK 84; RAL (37)]

Grosse Kurzsichtigkeit, viele Tage über. [CK 85]

Große Kurzsichtigkeit; er konnte in einer kleinen Entfernung nichts deutlich erkennen[6] – viele Tage über. [RAL 13]

Die Augen vergehen ihr, wenn sie einen Gegenstand lange ansieht (*Ng.*). [CK 86]

Sieht er nahe gehaltene (auch nicht helle) Gegenstände genau an, so schmerzen ihm die Augen weh und er muss sie schliessen; von nahem Lichte thun sie noch weher. [CK 87] Sieht er nahe gehaltene Gegenstände genau an, wenn sie auch nicht hell sind, so thun ihm die Augen weh[7] und er muß sie schließen; von nahem Lichte thun sie ihm noch weher. [RAL 15]

Feuerfunken, wie Räder, Abends, beim Schliessen der Augen, welche schwarz erschienen, sobald er ins Licht sah. [CK 88] (Abends, beim Verschließen der Augen, erschienen ihm Feuerfunken, wie Feuerräder; wenn er aber in's Licht sah, waren alle diese Erscheinungen schwarz.) [RAL 14]

■ Ohren

Ohrenzwang im linken Ohre (*Hbg.*). [CK 89] Eine Art Ohrzwang im linken Ohre (n. 1 St.). [RAL (46)]

Ungeheurer Schmerz kommt aus den Zähnen plötzlich in das innere Ohr (*Stf.*). [CK 90] Ein ungeheurer Schmerz in den Zähnen verläßt sie plötzlich und nimmt das innere Ohr ein. [RAL (47)]

Schmerzhaftigkeit des äusseren Ohres beim Befühlen. [CK 91]

Scharfes Drücken zuweilen im rechten Ohre, beim Gehen im Freien, als wolle Ohrzwang entstehen (*Hl.*). [CK 92] Von Zeit zu Zeit, scharfes Drücken im rechten Ohre – beim Gehen im Freien – als wenn Ohrzwang entstehen wollte, Abends. [RAL (50)]

Klammartiger Druck-Schmerz hinter dem linken Ohre, beim Gehen im Freien, durch Berührung vergehend (*Lgh.*). [CK 93] Klammartiger, drückender Schmerz hinter dem linken Ohre, welcher durch Berührung verschwand, beim Gehen im Freien (n. 34 St.). [RAL (52)]

Ein zuckend stechendes Kneipen im äussern linken Ohre, durch starkes Reiben nur allmählig vergehend (*Ahr.*). [CK 94] Zuckend stechend kneipender Schmerz im äußern Theile des lin-

---

[6] 13. Vergl (37.)
[7] 15. Vergl (30.)

ken Ohres, welcher durch starkes Reiben nur allmälig verging. [RAL (45)]

Zuckendes Reissen im rechten Ohre, früh (*Ng.*). [CK
95]

Zuckendes Reissen in der rechten Ohrmuschel,
Abends, beim Niederlegen; im Bette vergehend
(*Ng.*). [CK 96]

Reissen im Warzenfortsatze unter dem rechten
Ohre (*Hl.*). [CK 97; RAL 55]

Geschwür-Schmerz in der rechten Ohrmuschel,
Abends (*Ng.*). [CK 98]

Wühlen im innern Ohrknochen, Nachts (*Gr.*). [CK
99] Im innern Ohrknochen, ein Wühlen, Nachts.
[RAL (49)]

**Stumpfer Stich-Schmerz im Ohre, bei jedem
Sprechen.** [CK 100] Jedesmal beim Sprechen, ein
stumpf stechender Schmerz im Ohre.[8] [RAL 18]

Ein heftig ziehender Stich-Schmerz, bei jedem
Lachen, vom Magen bis in das linke Ohr, in die
Gegend des Trommelfelles. [CK 101] Jedesmal
beim Lachen, ein heftiger, ziehend stechender
Schmerz vom Magen bis in's linke Ohr in der
Gegend des Trommelfells. [RAL 17]

Ein heftig ziehender Stich-Schmerz, vorzüglich
Vormittags, bei starkem Gehen, von der Stirne
bis an das Ohr, am Trommelfelle als ein herausstechender Stich endend und anhaltend während des Gehens; nach Stillstehen sich allmählig
legend (n. 48 St.). [CK 102] Vorzüglich Vormittags, bei starkem Gehen, ein heftig stechend ziehender Schmerz von der Stirne an, bis in's Ohr,
der sich am Trommelfelle als ein anhaltender,
herausstechender Stich endigte, so lange das
Gehen dauerte; nach dem Stillstehen legt sich
dieser Schmerz allmälig (n. 48 St.). [RAL 16]

Kratzendes Stechen in der Gegend des Trommel-
felles (*Hbg.*). [CK 103] Eine kratzend stechende
Empfindung in der Gegend des Trommelfells.
[RAL (51)]

Krabbelndes Kitzeln in der Gegend des Trommelfelles, durch Einbohren mit dem Finger nicht zu
tilgen (*Hbg.*). [CK 104] **Im Ohre, eine krabbelnd
kitzelnde Empfindung in der Gegend des
Trommelfells, wie von einer Federfahne verursacht und durch Einbohren mit dem Finger nicht zu tilgen.** (n. 1½, 12, 15 St.). [RAL
(48)]

Jücken im linken Ohre. [CK 105]

Kälte-Gefühl im rechten Ohre, wie ein kalter
Hauch hinein (*Stf.*). [CK 106; RAL 54]

Getön im Ohre, früh, wie Glocken-Geläute. [CK
107] Früh, Getön im Ohre, wie von Glockenge-
läute.[9] [RAL 19]

Tönen im rechten Ohre, beim Gehen, wie von
einem Unke-Frosch (*Hbg.*). [CK 108] Beim
Gehen, eine Empfindung im rechten Ohre, als
wenn ein Unke-Frosch drin ertönte. [RAL 53]

Brausen in den Ohren, nach Bücken und auf einen
Augenblick Gehör-Verminderung, als würden
die Ohren zugehalten (*Frz.*). [CK 109] Nach dem
Bücken, Ohrensausen und, auf einen Augen-
blick, Verminderung des Gehörs, als würden die
Ohren zugehalten. [RAL 43]

Taubheit, als wären die Ohren verstopft (*Lgh.*). [CK
110] **Taubheit: es war ihm, als wären die Ohren
mit Baumwolle verstopft** (n. 12 St.). [RAL (44)]

Flattern vor dem linken Ohre, mit Wärme-Gefühl
daran, als stünde sie an einem heissen Ofen
(*Ng.*). [CK 111]

In den Ohr-Drüsen drückendes Zusammenziehn
(*Hl.*). [CK 112] Eine drückend zusammenzie-
hende Empfindung in den Ohrdrüsen (n. ¾ St.).
[RAL (56)]

■ **Nase**

In der linken Nasenhöhle ein Riss und Kriebeln,
wie Niese-Reiz, ohne Niesen (*Ng.*). [CK 113]

Schmerzhaftes klemmendes Reissen zwischen der
Nasenwurzel und Augenbraue (*Ng.*). [CK 114]

Ein Eiter-Blüthchen am rechten Nasen-Winkel
(*Lgh.*). [CK 115] Ein eiterndes Blüthchen am
rechten Nasenflügelwinkel (n. 3 St.). [RAL (57)]

■ **Gesicht**

Gesicht elend, bleich und eingefallen, wie nach
Ausschweifungen, während der ganzen Versuchs-Zeit (*Stf.*). [CK 116] Während der ganzen
Wirkungsdauer, ein elendes, bleiches, eingefallenes Ansehn des Gesichts, wie nach übertrieb-
nem Beischlafe. [RAL (26)]

Schmerz am Jochbeine, als sollte da Etwas Böses
aufbrechen (*Stf.*). [CK 117] Schmerz am Jochbeine, unter dem Auge, als sollte da etwas Böses
aufbrechen. [RAL 42]

Drückendes Wühlen an einer kleinen Stelle des
Jochbeines, Nachts, im Bette, in Absätzen (*Gr.*).
[CK 118] An einer kleinen Stelle im linken Joch-
beine, ein drückend wühlender Schmerz in
Absätzen, die Nacht im Bette. [RAL 41]

---

[8] 18. Vergl. mit 27 (50. 51.)

[9] 19. Von kochsalzsauerm Braunstein. (Vergl. mit (43. 53.)

Schmerz, wie nach Stoss, im linken Oberkiefer (*Hbg.*). [CK 119] Im linken Oberkiefer, ein Schmerz, wie nach einem Stoße oder Schlage (n. 2 St.). [RAL (71)]

Ziehender Klamm im Muskel am linken Warzenfortsatze, dass er den Kopf auf die rechte Seite halten musste (*Frz.*). [CK 120] Früh, ziehender Klamm im Muskel am linken Warzenfortsatze, daß er den Kopf auf die rechte Seite halten mußte. [RAL (72)]

Klamm-Gefühl an beiden Ober- und Unterkiefern, nach dem Essen (*Lgh.*). [CK 121] Nach dem Essen, ein sonderbares Gefühl am rechten und linken Ober- und Unterkiefer, wie Klamm, einige Zeit anhaltend (n. 7½ St.). [RAL (60)]

Schründen und Wundheits-Schmerz im Unterkiefer (*Hbg.*). [CK 122] Im Unterkiefer, eine Empfindung, als ob man den frischen Schorf eines Geschwürs abgerissen hätte, aus Schründen und Wundheit zusammengesetzt (n. 13 St.). [RAL (61)]

Stiche im Unterkiefer-Winkel, nach der Ohr-Drüse zu (*Hl.*). [CK 123] Stiche im rechten Unterkieferwinkel nach der Ohrdrüse zu. [RAL (62)]

Heftig juckendes Stechen von der rechten Seite des Unterkiefers bis über die Schläfe, beim Lachen. [CK 124] Beim Lachen, ein heftig zuckend stechender Schmerz von der rechten Seite des Unterkiefers bis über die rechte Schläfe (n. 6 Tagen). [RAL 24]

Schmerz am Kinne, wie nach Schaben mit einem schartigen Rasirmesser, oder wie böse und geschwürig (*Stf.*). [CK 125] Am Kinne, ein Schmerz, als hätte er sich da mit einem schartigen Barbiermesser geschabt, oder als sollte da etwas Böses und Geschwüriges ausbrechen. [RAL (64)]

Brennen äusserlich am Kinne (*Ng.*). [CK 126]

Ein Eiter-Blüthchen am Kinne, mit Spann-Schmerz und einen rothen Fleck hinterlassend (*Lgh.*). [CK 127] Ein eiterndes Blüthchen am Kinne, welches für sich spannend schmerzt und einen rothen Fleck hinterläßt (n. 4 St.). [RAL (63)]

In den Lippen-Winkeln, Geschwür-Schmerz, wie von einem bösen Ausschlage (*Stf.*). [CK 128] In beiden Lippenwinkeln, Geschwürschmerz, als wäre da ein böser Ausschlag, obwohl nichts Geschwüriges in den Lippenwinkeln zu sehen ist. [RAL (58)]

Jücken unter den Mundwinkeln, mit Bläschen nach Kratzen (*Ng.*). [CK 129]

Helle Bläschen auf der Oberlippe, die besonders Abends heftig jücken (*Ng.*). [CK 130]

Helle Bläschen an der rechten Seite beider Lippen, mit Spann-Schmerz bei Berührung, an der Oberlippe, die zugleich geschwollen ist (*Ng.*). [CK 131]

Ein rothes Blüthchen an der Unterlippe, nahe beim rechten Mundwinkel, mit Spann-Schmerz (*Lgh.*). [CK 132] Ein rothes Blüthchen an der Unterlippe, nahe beim rechten Mundwinkel, welches für sich spannend schmerzt (n. 3½ St.). [RAL (59)] Ein eiterndes Blüthchen an der Unterlippe, nahe am rechten Mundwinkel, mit rothem Umkreise, welches schon für sich, doch noch mehr beim Berühren brennend spannend schmerzt (n. 25 St.). [RAL (65)]

Eine Blüthe im rechten Lippenwinkel, mit spannendem und fressend stechendem Schmerze, beim Berühren, und beim Bewegen des Mundes. [CK 133] Im rechten Lippenwinkel, eine Ausschlags-Blüthe,[10] welche beim Bewegen des Mundes und beim Drauffühlen spannend und fressend stechend schmerzt. [RAL 20]

Trockne, dürre Lippen, mit zusammengeschrumpfter Oberhaut, viele Tage lang, ohne Durst. [CK 134] Viele Tage lang, trockne, ganz dürre Lippen, mit zusammen geschrumpfter Oberhaut, ohne Durst. [RAL 21]

Eine ätzende Schärfe an der Oberlippe, dicht unter der Nase. [CK 135]

■ Mund und innerer Hals

Zahnschmerz, der heftigsten Art, erst jähling in zwei hohle Backzähne fahrend, dann von da bald in den Arm, das Jochbein, den Hals, oder das Ohr gehend, und wieder zurückkehrend, mit Abspannung aller Kräfte, dass er kaum gehen kann, sich legen muss, bei grosser innerer Unruhe und Beklommenheit; durch Beissen auf Elastisches oder Auflegen der Stirne auf den Tisch ward der Schmerz etwas gemindert, durch aufrecht Sitzen aber sehr vermehrt, bei grosser Erweiterung der Pupillen (*Stf.*). [CK 136] Zahnschmerz ungeheurer Art: es fährt jähling in zwei, etwas hohle, einander gegenüber stehende Backzähne – mehr in den obern –, wo es unbeschreiblich schmerzt, von wo es aber bald in den Arm, das Jochbein, den Hals oder in das Ohr, von Zeit zu Zeit, übergeht und wieder zurückkehrt, mit gänzlicher Abspannung aller Kräfte – er kann kaum gehen, er muß sich legen,

---

[10] 20. Vergl. mit (58. 59.)

bei ungemeiner, innerer Unruhe, und Beklommenheit; durch einige Schlucke Kaffee ward der Schmerz in seiner höchsten Größe augenblicklich getilgt, kehrte aber nach einer Minute in voriger Stärke zurück – bei mehr erweiterten Pupillen; durch Beißen auf etwas Elastisches, oder Auflegen der Stirne auf den Tisch ward es etwas gemindert, durch aufrecht Sitzen aber sehr vermehrt. [RAL (68)]

Die Zahnschmerzen dauern, 4, 5 Tage und kommen vorzüglich Vormittags und Abends von 10 bis 12 Uhr; durch Ziehen mit der Zunge entsteht dann ein empfindlicher Ruck darin, wornach die Schmerzen auf einige Zeit aufhören (*Stf.*). [CK 137] Die Zahnschmerzen dauern vier, fünf Tage, und kommen vorzüglich Vormittags von 10 bis 12 Uhr und Abends; durch eine Art Ziehen (Nutschen) mit der Zunge am schmerzhaften Zahne entsteht ein sehr empfindlicher Ruck darin, worauf sogleich die Schmerzen einige Zeit aufhören. [RAL (69)]

Der Zahn ist bei der geringsten Berührung schmerzhaft empfindlich, wie geschwürig, weniger für sich (*Stf.*). [CK 138] Der Zahn ist bei der gelindesten Berührung sehr schmerzhaft empfindlich (wie innerlich geschwürig), außer dem Berühren weniger. [RAL (70)]

Schmerz in einer Zahnwurzel der rechten untern Reihe, als wenn sie herausgedrehet würde, öfters wiederkehrend (*Ng.*). [CK 139]

Schründendes Zahnweh in einem untern und obern Backzahne, durch das geringste kühle Getränk bis zum Unerträglichen erhöht (*Stf.*). [CK 140] In einem untern und obern Backzahne, rechter Seite, (schründendes) Zahnweh, durch das geringste kühle Getränk bis zum Unerträglichen erhöht. [RAL (66)]

Zahnschmerz (ziehender Art) in einem Backzahne rechter Seite, der oft plötzlich verschwindet und (ziehenden) Schmerzen in andern nahen Theilen Platz macht (*Stf.*). [CK 141] In einem Backzahne, rechter Seite, ein (ziehender) Schmerz, welcher oft plötzlich verschwindet, und (ziehenden) Schmerzen in andern Theilen, dem Gesichte, dem Halse und rechten Arme Platz macht. [RAL (67)]

Ziehend reissendes Zahnweh, früh im Bette (n. 4 T.). [CK 142] Reißend ziehendes Zahnweh,[11] früh im Bette (n. 4 Tagen). [RAL 23]

Reissen in 3, 4 Zähnen der untern linken Reihe (*Ng.*). [CK 143]

Ein Stich, bald in diesem, bald in jenem oberen Zahne, jedes Mal beim Zusammenklappen der Zähne. [CK 144] Beim Zusammenklappen der Zähne, jedesmal ein Stich in einem der obern Zähne, bald in diesem, bald in jenem. [RAL 22]

Mund-Geruch, wie nach Erde oder Thon, früh, nach dem Aufstehn, ihm selbst nicht bemerkbar (*Stf.*). [CK 145] Früh, nach dem Aufstehn, roch es ihm so erdig, wie Thon aus dem Munde, den Umstehenden, aber nicht ihm selbst bemerkbar. [RAL (84)]

An der Zungen-Seite, links, brennende Bläschen (*Ng.*). [CK 146]

Zwei Knötchen an der rechten Zungen-Seite, bei Berührung schmerzend (*Ng.*). [CK 147]

Ein Knoten hinten, an der linken Seite der Zunge, bei äusserem Drucke wund schmerzend, von früh bis Abend (*Ng.*). [CK 148]

Wundheits-Gefühl hinten am Gaumen, und als wenn ein harter Körper vorläge, ausser dem Schlingen; nach Brod-Essen vergehend, früh (*Ng.*). [CK 149]

Trockenheit des Gaumens und der Lippen, fast den ganzen Tag (*Frz.*). [CK 150] Trockne Lippen und Gaumen, fast den ganzen Tag. [RAL (78)]

Trockenheit des Mundes, früh, nach dem Erwachen, dass sie kaum schlingen kann, mit weisser Zunge und säuerlichem Geschmacke (*Ng.*). [CK 151]

Zusammenlaufen bittern Wassers im Munde, mit Brecherlichkeit (*Ahr.*). [CK 152] Zusammenlaufen bitter schmeckenden Wassers im Munde, mit Brecherlichkeit. [RAL (81)]

Speichel-Zusammenfluss im Munde (*Hbg.*). [CK 153] Zusammenfluß des Speichels im Munde, wie vom Rauchen eines allzu starken Tabaks (n. $4^{1}/_{4}$ St.). [RAL (82)]

Speichelfluss (Kapp, Syst. Darst. d. Verbess. d. Arzn. d. Chemie). [CK 154] Speichelfluß[12]. [RAL (83)]

Trockner Hals, früh, ohne Durst (*Frz.*). [CK 155] Früh, trockner Hals, ohne Durst. [RAL 80)]

Trocken, scharrig und kratzig im Halse, was oft zum Rachsen nöthigt (*Stf.*). [CK 156] Trocken, scharrig und kratzig im Halse, welches ihn oft zum Rahksen nöthigt. [RAL (79)]

Sehr rauh im Halse, Abends (*Ng.*). [CK 157]

---

[11] 23. Vergl. mit (67.–70.)

[12] Von kochsalzsauerm Braunstein.

Rauhheit im Halse, mit Gefühl, als ob ein Blättchen die Luftröhre zuhielte, beim Rachsen (*Ng.*). [CK 158]

Ein stumpfer Stich tief im Halse bei jedem leer Schlingen, nicht beim Speiseschlucken. [CK 159] Beim leer Schlingen, jedesmal ein stumpfer Stich tief im Halse; beim Schlingen der Speisen fühlte er nichts.[13] [RAL 25]

Ein stumpfer Stich, beim leer Schlingen, auf beiden Seiten im Halse. [CK 160] Auf beiden Seiten im Halse, ein stumpfer Stich, bloß beim leer Schlingen. [RAL 26]

Ein stumpfer Stich auf jeder Seite des Kehlkopfs, bei jedem Schlucken auch von Speise und Trank, welches Stechen bis ins linke Ohr geht. [CK 161] Beim Schlucken, jedesmal ein stumpfer Stich von beiden Seiten des Kehlkopfs – jedesmal zwei Stiche, auf jeder Seite einer – auch beim herunter Schlingen der Speisen und Getränke, welches Stechen auch jedesmal bis in's linke Ohr geht. [RAL 27]

Geschmack im Munde ölicht. [CK 162] Ein ölichter Geschmack im Munde. [RAL 28]

Mehr Lätschigkeit, als Bitterkeit im Munde bleibt den ganzen Tag trotz des Essens. [CK 163] Mehr Lätschigkeit als Bitterkeit im Munde bleibt den ganzen Tag, ungeachtet des Essens. [RAL 30]

Lätschigkeit mit Bitterkeit im Munde, gleich nach Genuss von Speise und Trank; so lange er dieselben im Munde hat schmecken sie gut. [CK 164] Nur so lange er, beim Essen, die Speisen im Munde hatte, empfand er guten Geschmack davon, und beim Trinken, guten Geschmack des Getränks, so lange er es im Munde hatte, aber gleich nach dem Essen oder Trinken war Lätschigkeit mit etwas Bitterkeit wieder da. [RAL 31]

Bitter-Geschmack, früh, beim Erwachen, bei trocknen Lippen ohne Durst. [CK 165] Früh, beim Erwachen, bittrer Geschmack im Munde, bei trocknen Lippen, ohne Durst (n. 6 St.). [RAL 29]

Bitter-Geschmack aller Genüsse, früh, bei richtigem Mund-Geschmacke. [CK 166] Früh schmeckte alles bitter, aber der Geschmack im Munde war richtig (n. 48 St.). [RAL 34]

Saurer Geschmack, früh, nach dem Erwachen (d. 6. u. 7. T.) (*Ng.*). [CK 167]

Saurer Geschmack, hinten auf der Zunge, wie von Salz, (?) früh, nach dem Erwachen; nach dem Essen vergehend (*Ng.*). [CK 168]

Hunger-Gefühl im Halse, drückender Art. [CK 169] Ein drückendes Hungergefühl im Halse. [RAL 32]

▪ Magen

Ohne Appetit, Mittags und wie satt, dass ihm das Essen widerstand, welches jedoch richtig schmeckte (n. 30 St.). [CK 170] Mittags war er ohne Appetit und wie satt; das Essen widerstand ihm, wie aus Sattheit; die Speisen schmeckten aber richtig (n. 30 St.). [RAL 33]

Sattheit und Vollheits-Gefühl, doch hatte das Essen einen guten Geschmack und minderte die Vollheits-Empfindung (*Hl.*). [CK 171] Sattheits- und Vollheits-Gefühl; als er aber aß, hatte das Essen einen guten Geschmack und die Vollheits-Empfindung minderte sich durch das Essen. [RAL (87)]

Weder Hunger, noch Appetit, die Speisen ekelten ihn an, obgleich sie ihm gut schmeckten (*Whl.*). [CK 172] Weder Hunger, noch Appetit; sah er die Speisen, so ekelten sie ihm an und doch schmeckten sie ihm sehr gut. [RAL (88)]

Durst nach Bier oder saurer Milch, bei Trockenheit im Halse, Nachmittags (*Ng.*). [CK 173]

Gänzliche Durstlosigkeit und allzugeringe Trink-Lust, viele Tage lang. [CK 174] Gänzlicher Mangel an Durst, allzu wenig Verlangen zu trinken, viele Tage lang. [RAL 35]

Aufstossen mit Geschmack des genossenen Frühstücks (*Ng.*). [CK 175]

Aufstossen (*Ahr.*). [CK 176; RAL (85)]

Oefteres Aufstossen, früh, mit Gähnen und grosser Misslaunigkeit (*Ng.*). [CK 177]

Weichliche Wärme vom Magen, bis in den Mund, bei säuerlich bittrer Trockenheit im Munde, früh (n. 11 T.). [CK 178] Säuerlich bittre, trockne Empfindung im Munde, und weichliche Wärme vom Magen bis in den Mund, früh (n. 11 Tagen). [RAL 36]

Saures Brennen, wie Sood, vom Magen bis fast in den Mund, Abends (n. mehrern Tagen). [CK 179] Sauer brennende Empfindung, wie Soodbrennen, vom Magen bis fast in den Mund, Abends (n. mehren Tagen). [RAL 37]

Säuerliches Brennen, wie Sood, mit Brecherlichkeit, vom Magen bis in den Mund, früh, beim Aufstehen (n. 9 T.). [CK 180] Früh, beim Aufstehn, säuerlich brennende, brecherliche Empfindung aus dem Magen bis in den Mund, wie Sood (n. 9 Tagen). [RAL 38]

---

[13] 25. Wechselw. mit 27.

Gefühl im Magen von Zeit zu Zeit, als wenn er sich erbrechen sollte (*Hl.*). [CK 181] Von Zeit zu Zeit, Empfindung im Magen, als wenn er sich erbrechen sollte. [RAL (86)]

Widriges Gefühl im Magen, mit Verlangen nach Aufstossen, und öftern Uebelkeits-Anfällen, nach dem Mittag-Essen vergehend (*Ng.*). [CK 182]

Im Magen, Hitz-Gefühl, wie nach langem Hunger, den Schlund herauf bis in den Kopf steigend, wo dann ein zuckendes oder spannendes Stechen in den Schläfen und der Stirn entsteht. [CK 183] Im Magen, Gefühl von Hitze, wie nach langem Hunger, welches im Schlunde herauf steigt bis in den Kopf, wo dann ein stechend zuckender, zuweilen spannend stechender Schmerz in den Schläfen und in der Stirne entsteht. [RAL 39]

Brennen im Magen, bis in die Brust (*Ng.*). [CK 184]

Brennen und Wundheits-Gefühl von der Herzgrube unter dem Brustbeine herauf, bis in den Gaumen, mit grosser Unruhe. [CK 185; RAL 40]

Druck, wie von einem Steine auf der rechten Magen-Seite (*Hbg.*). [CK 186] Druck auf der rechten Seite des Magens, als läge außen drauf ein Stein (n. 1 St.). [RAL (89)]

Druck in der Herzgrube und auf der Brust, durch Berührung verschlimmert (*Hbg.*). [CK 187] Drücken in der Herzgrube und auf der Brust, was sich durch Berührung verschlimmert[14]. [RAL (94)]

Drücken in der Magen-Gegend während des Essens, durch Auflegen der Hände vergehend (*Hbg.*). [CK 188] Drücken in der Magengegend, während des Essens, welches durch Auflegung der Hände verschwindet. [RAL (95)]

Drücken unter der Herzgrube, während des Essens und besonders beim Gehen, nicht beim Berühren (*Frz.*). [CK 189] Während des Essens und besonders beim Gehen, ein Drücken unter der Herzgrube, und doch ist die Stelle beim Berühren unschmerzhaft. [RAL (92)]

Drückender Zusammenzieh-Schmerz im Magen, früh, nach dem Aufstehen, bei jeder Lage (n. 24 St.). [CK 190] Früh, nach dem Aufstehn, drückend zusammenziehender Schmerz im Magen, bei jeder Körperlage (n. 24 St.). [RAL 41]

Ziehen und Uebelkeit in der Magen-Gegend, als erweitere sich die Herzgrube von innen (*Frz.*). [CK 191] Ziehen in der Magengegend, mit Uebelkeit daselbst, als erweiterte sich auf einmal die Herzgrube von innen. [RAL (93)]

Stiche in der Herzgrube, an der linken untersten Ribbe, bei jedem Aufrichten und Ausdehnen des Körpers (*Frz.*). [CK 192] Beim Aufrichten und Ausdehnen des Körpers, jedesmal Stiche in der Herzgrube an der linken untersten Ribbe. [RAL (90)]

■ **Abdomen**

Unter den letzten Ribben ein drückender Wundheits-Schmerz, durch Berührung und Bewegung vermehrt. [CK 193] (Unter den letzten Ribben, ein drückender Wundheitsschmerz, der sich von Bewegung und Berühren vermehrt.)[15] [RAL 42]

Zerschlagenheits-Schmerz unter den letzten Ribben. [CK 194] Unter den letzten Ribben, Zerschlagenheitsschmerz. [RAL 43]

Ein Stich auf der rechten untersten Ribbe, beim Bücken (*Ng.*). [CK 195]

Im Bauche ein unbeschreibliches Weh (*Stf.*). [CK 196] Ein unbeschreibliches Weh im Unterleibe. [RAL (102)]

Der ganze Bauch schmerzt Abends, wie geschwürig, mit Drücken in den Hypochondern (*Frz.*). [CK 197] Der ganze Unterleib schmerzt, Abends, für sich, wie geschwürig; dabei Drücken in den Hypochondern. [RAL (105)]

Unbehaglichkeit vom Bauche, bis zum Kopfe, wie nach Tabakrauchen bei einem dessen Ungewohnten. [CK 198] Unbehaglichkeit vom Unterleibe aus bis zum Kopfe, als wenn ein des Tabaks Ungewohnter Tabak geraucht hätte. [RAL 44]

Rauhheits-Gefühl vom Oberbauche bis zum Brustbeine (*Hbg.*). [CK 199] Rauhe Empfindung vom Oberbauche bis zum Brustbeine (n. 1½ St.). [RAL (91)]

Zusammenziehen, Uebelkeit und Wärme, von der Mitte des Bauches bis zur Brust (dem Schlunde) heraufsteigend. [CK 200] **Von der Mitte des Unterleibes bis zur Hälfte der Brust (des Schlundes) heraufsteigende Empfindung, aus Uebelkeit, Wärme und Zusammenziehen bestehend. [RAL 45]**

Zusammenzieh-Schmerz bald in der rechten, bald in der linken Bauch-Seite, dass sie nur gebückt sitzen kann, öfters wiederkehrend (*Ng.*). [CK 201]

Aufblähung und Spannen im Bauche, durch Winde-Abgang etwas erleichtert, aber öfters wiederkehrend (*Ng.*). [CK 202]

---

[14] (94.) Vergl. mit 42. 43.

[15] 42. Von kochsalzsauerm Braunstein; vergl. mit (105.)

Dicker, grosser Bauch. [CK 203]

Ziehend drückendes Bauchweh beim Essen, nach demselben verschwindend (*Frz.*). [CK 204] Während des Essens, ziehend drückendes Bauchweh, was nach Essen gleich verschwindet. [RAL (96)]

Drückender, mehr noch spannender Schmerz um und über dem Nabel; darauf Schmerz, wie von Blähungen, mit Winde-Abgang (*Urb.*). [CK 205] Ein drückender, mehr spannender Schmerz um und über dem Nabel; hierauf einiger Schmerz, wie von Blähungen, mit Abgang von Winden. [RAL (97)]

Ziehend drückendes Bauchweh in der Nabel-Gegend, früh (*Frz.*). [CK 206] Im Unterleibe, in der Nabelgegend, ziehend drückendes Bauchweh, früh. [RAL (98)]

Sehr erhöhtes Drücken im Bauche von kaltem Essen (*Frz.*). [CK 207] Ungemein erhöhetes Drücken im Unterleibe von kaltem Essen. [RAL (101)]

Schneiden in der Nabel-Gegend beim tief Athmen (*Hl.*). [CK 208] Beim Tiefathmen, schneidende Schmerzen innerlich in der Gegend des Nabels, 1 Stunde lang. [RAL (99)]

Schneiden in der Nabelgegend vor dem Mittagsessen. [RAL (100)]

Schneiden im Bauche, Abends (*Frz.*). [CK 209] Abends, Schneiden im Unterleibe. [RAL (103)]

Ein Stich in der linken Nieren-Gegend und gleich darauf zuckender Zusammenzieh-Schmerz (*Urb.*). [CK 210] Ein Stich in der linken Seite, der Nierengegend, mit gleich drauf folgendem, zusammenziehendem, zuckungsartigem Schmerze. [RAL (106)]

Schwappern im Bauche beim Gehen, als wären die Gedärme los (*Frz.*). [CK 211] Schwappern im Unterleibe beim Gehen, als wenn die Gedärme schwapperten. [RAL (104)]

Wärme, im Bauche, besonders um den Nabel und im Unterbauche, wie von heissen Getränken; es geht im Bauche hin und her und nach dem Magen hinauf (*Ng.*). [CK 212]

Im Schoosse, Spann-Schmerz, als sey da eine Senne geschwollen, mit Schmerz bei Berührung. [CK 213]

Ein Stich im rechten Schoosse. [CK 214]

Umgehn und Kneipen im ganzen Bauche, als sollte Stuhl kommen (*Ng.*). [CK 215]

Blähungs-Kolik, früh, im Bette, nach dem Erwachen; die abgehenden geruchlosen Winde erleichtern nicht (n. 12 St.). [CK 216]

■ Rektum

Viel Knurren den Mastdarm entlang, bis an den After (*Wzl.*). [CK 217] Häufiges Knurren längst dem Mastdarme bis an den After (n. 1 St.). [RAL (107)]

Stuhl aussetzend (d. 1. T.) (*Frz.*). [CK 218] Der Stuhlgang erfolgte am ersten Tage gar nicht. [RAL (108)]

Stuhl-Verstopfung, 48 Stunden lang (*Tth.*). [CK 219] **Leibverstopfung**, 48 Stunden lang. [RAL (109)]

Seltner, trockner, schwieriger Stuhl (*Hl.*). [CK 220] Seltner, trockner, schwierig abgehender Stuhl. [RAL (110)]

Gelber, grieseliger Stuhl, mit Zwängen und Zusammenschnüren des Afters, nach 24 stündiger Verstopfung (*Frz.*). [CK 221] Gelber, grieseliger Stuhl, mit Zwängen und Zusammenschnüren des Afters, nachdem die Leibesöffnung einen Tag ausgesetzt hatte. [RAL (111)]

Sehr blassgelber, geringer Stuhl, mit Bauchkneipen zuvor (*Stf.*). [CK 222] Sehr blaßgelber und, im Verhältnisse zu dem Genossenen, geringfügiger Stuhlgang, mit etwas kneipendem Leibweh vorher. [RAL (113)]

Zweimaliger weicher Stuhl, und jedesmal Stiche zuvor im Unterbauche. [CK 223] Zweimaliger weicher Stuhl und jedesmal vorher einige Stiche im Unterbauche. [RAL 46]

Zweimal weicher Stuhl, Abends (*Ng.*). [CK 224]

Vor dem (gewöhnlichen Früh-) Stuhle, Kneipen im Bauche, und bei demselben, Schneiden im Mastdarme (*Ng.*). [CK 225]

Vor und bei dem lockern und zähen Stuhle, Kneipen im Bauche, und in der Seite, das nur durch Zusammenhalten des Bauches mit den Händen vergeht, und nach dem Stuhle verschwindet; dabei Schüttel-Frost (*Frz.*). [CK 226] Einige Minuten vor dem Stuhlgange und dann während des Stuhls, ein Kneipen im Bauche und in der Seite, welches nur durch Zusammenhalten des Unterleibes mit den Händen vergeht, und nach dem Abgange eines mehr lockern und zähen Stuhles gänzlich verschwindet; dabei Schüttelfrost. [RAL (112)]

Im Mastdarme schmerzhafte Risse, nach dem Mittag-Essen (*Ng.*). [CK 227]

Zusammenzieh-Schmerz im After, beim Sitzen. [CK 228]

■ **Harnwege**

Oefteres Drängen zum Harnen. [CK 229] Oefteres Drängen zum Harnen.[16] [RAL 47]

Oefterer Harndrang bei Tage. [CK 230]

Drang zum Harnen (*Hbg.*). [CK 231] Drang zum Uriniren. [RAL (114)]

Gleich Harndrang, während des Essens nur eines Apfels (*Frz.*). [CK 232] Während des Essens eines (einzigen) Apfels, sogleich Drang zum Uriniren. [RAL (115)]

Häufiges Drängen zum Harnen, mit geringem Abgange (*Lgh.*). [CK 233] **Häufiges Drängen zum Harnen, mit wenigem Urinabgange** (n. 2 St.). [RAL (116)]

Oefteres Drängen zum Harnen mit viel Abgang (n. 27 St.) (*Lgh.*). [CK 234] **Oefterer Drang zum Harnen mit vielem Urinabgange** (n. 27 St.). [RAL (118)]

Oefteres Lassen goldgelben Harns, gleich vom Anfange an (*Stf.*). [CK 235] Oefteres Harnen goldgelben Urins – gleich vom Anfange an. [RAL (117)]

Der Harn trübt sich und setzt erdigen Satz ab (*Ng.*). [CK 236]

Violetter Satz im Harne (*Ng.*). [CK 237]

Schneiden in der Blasen-Gegend, im Sitzen, sehr vermehrt beim Aufstehen und Bewegen, Abends; doch konnt er den Harn ohne Beschwerde lassen (*Hl.*). [CK 238] Ungeheures Schneiden in der Blasengegend, ohne Harndrang, einige Stunden lang, im Sitzen, beim Aufstehn und Bewegen sehr vermehrt, so daß er still zu sitzen genöthigt war, Abends; doch konnte er den Harn ohne Beschwerde lassen, als das Schneiden in der Blasengegend noch nicht vorüber war. [RAL (119)]

Wie ein stumpfer Stich fährt es ihm schmerzlich in die Harnröhre, wenn er im Sitzen einen stillen Wind lässt (*Stf.*). [CK 239] Wenn er, während des Sitzens, eine stille Blähung läßt, fährt's ihm sehr schmerzlich, wie ein stumpfer Stich, in den hintern Theil der Harnröhre. [RAL (120)]

Schneiden in der Mitte der Harnröhre, ausser dem Harnen (*Hl.*). [CK 240; RAL (121)]

Feiner Stich-Schmerz an der Harnröhr-Mündung, ausser dem Harnen. [CK 241] Fein stechender Schmerz an der Mündung der Harnröhre, außer dem Harnen.[17] [RAL 48]

■ **Geschlechtsorgane**

Ein brennendes Zucken zuweilen **von den Samenbläschen bis in die Eichel** (n. 12 T.). [CK 242] **Zuweilen eine brennend zuckende Empfindung von der Gegend der Samenbläschen her bis in die Eichel** (n. 12 Tagen). [RAL 49]

Wohllüstiges Jücken an der Eichelkrone (n. 3, 5 St.) (*Hbg.*). [CK 243] **An der Krone der Eichel, wohllüstiges Jücken** (n. 3, 5 St.). [RAL (122)]

Stiche in der Vorhaut (*Hl.*). [CK 244; RAL (123)]

Jücken im Innern des Hodensackes, wogegen kein Kneipen oder Wurgeln der Haut desselben hilft. [CK 245]

Drückender Zieh-Schmerz und Schwäche im Hoden und Samenstrange, als würde dieser herausgezogen, mit Schwäche-Gefühl in den ganzen Zeugungstheilen (*Hl.*). [CK 246] Drückend ziehende Schmerzen und Schwäche-Gefühl in den Hoden und im Samenstrange, als würde dieser herausgezogen; dabei Schwäche-Gefühl in den ganzen Zeugungstheilen, 2 Stunden lang. [RAL (124)]

Regel ausser der Zeit (n. 48 St.). [CK 247] Monatliches außer der Zeit (n. 48 St.). [RAL 50]

Regel um 6 Tage zu früh, schwach und nur 2 Tage (*Ng.*). [CK 248]

Drücken in den Geburtstheilen. [CK 249]

Weissfluss. [CK 250]

Weissfluss, zwei Tage lang, doch nicht anhaltend (*Ng.*). [CK 251]

■ **Atemwege und Brust**

Schnupfen (n. 36 St.). [CK 252; RAL 51]

Schnupfen im linken Nasenloche, mit Luft-Mangel und Geruchs-Verlust (*Ng.*). [CK 253]

Schnupfen und Nasen-Verstopfung, bei Absonderung dicken Schleims (*Ng.*). [CK 254]

Verstopfung der Nase und keine Luft durch. [CK 255] Verstopfung der Nase;[18] er hatte keine Luft durch die Nase. [RAL 52]

Heftiger Stock-Schnupfen (n. 4 T.). [CK 256; RAL 53]

Bald Verstopfung der Nase, bald sich lösender Schnupfen (*Ng.*). [CK 257]

Stock-Schnupfen mit rother, entzündeter, wund schmerzender Nase und Oberlippe, Abends (*Frz.*). [CK 258] Stockschnupfen, mit entzündeter, rother und wund schmerzender Nase und Oberlippe, Abends. [RAL (128)]

---

[16] 47. Vergl. mit (114.) bis (118.)

[17] 48. Vergl. mit (120. 121.)

[18] 52. 53. Vergl. mit (133. 134.)

Auslaufen milden, wasserhellen Schleimes aus der Nase und öfteres Niesen (*Stf.*). [CK 259] Oefteres Nießen und Auslaufen wasserhellen, milden Schleims aus der Nase. [RAL (129)]

Rauher Hals, früh, beim Aufstehen aus dem Bette, mit heiserer, hölzerner Stimme (*Rkt.*). [CK 260] Früh, beim Aufstehn aus dem Bette, rauher Hals, mit heiserer, hölzerner Stimme. [RAL (125)]

Rauhe Sprache, früh, ohne Empfindung im Halse; beim Tabakrauchen vergehend (*Frz.*). [CK 261] Früh, rauhe Sprache, ohne Empfindung, im Halse; die Rauhheit vergeht beim Tabakrauchen. [RAL (126)]

Früh liegt es ihm auf der Brust und beengt ihm den Athem. [CK 262]

Trockner Hals und rauhe Sprache, gleich, sobald er ins Freie kömmt, mit schneidendem Drücken im Bauche und Uebelkeit auf der Brust (*Frz.*). [CK 263] In freier Luft bekömmt er sogleich trocknen Hals und rauhe Sprache, mit schneidendem Drücken im Unterleibe und Uebelkeit auf der Brust. [RAL (127)]

Jückende Trockenheit im Halse, die zum Hüsteln reizt, früh (*Ng.*). [CK 264]

Neigung zu Husten, früh. [CK 265] Früh, Neigung zu husten.[19] [RAL 54]

Zwei trockne Husten-Stösse (n. 1 St.) (*Ng.*). [CK 266]

Husten-Reiz; er will das auf dem Kehlkopfe Festsitzende los Husten; aber es geht schwer, und mehr durch scharfes Aushauchen, als durch eigentlichen Husten, etwas Schleim los (*Stf.*). [CK 267] Hustenreiz: er will los husten was fest sitzt auf dem Kehlkopfe; aber es geht schwer und mehr durch eine gewisse, scharf aushauchende Bewegung der Brust, als durch eigentlichen Husten etwas Schleim los. [RAL (145)]

Trockner Husten, wobei es ihm jedes Mal in die Seitentheile des Kopfes fährt (*Stf.*). [CK 268; RAL (151)]

Trockner Husten von laut Lesen und Sprechen, mit schmerzhafter Trockenheit, Rauhheit und Zusammenschnüren im Kehlkopfe, wodurch höchst empfindlicher Husten erregt wird, bei dem erst nach langem Räuspern etwas Schleim los geht (*Stf.*). [CK 269] Laut Lesen und Sprechen erregt einen trocknen Husten; es entsteht eine schmerzhafte Trockenheit und Rauhigkeit im Kehlkopfe, welcher, verbunden mit einem Zusammenschnüren des Kehlkopfs, einen höchst empfindlichen Husten erregt, wobei erst nach langem Räuspern etwas Schleim losgeht. [RAL (146)]

Tiefer Husten, ohne Auswurf, beim Liegen aufhörend, und den folgenden Tag wiederkehrend, mit fest schleimigem Auswurfe und Erschütterungs Schmerz in der Herzgrube und Brust, und Mittags schnell verschwindend (*Rkt.*). [CK 270] Tiefer Husten, ohne Auswurf, den ganzen Tag, welcher beim Liegen aufhörte, den folgenden Tag wiederkam, mit fest schleimigem Auswurfe und Erschütterungs-Schmerze in der Herzgrube und in der Brust, Mittags aber schnell verschwand. [RAL (150)]

Früh-Husten mit Auswurf (n. 21 St.) (*Hbg.*). [CK 271; RAL (147)]

Auswurf vielen mattgrünen, gelblichen Schleimes in Klümpchen, fast ohne Husten, früh (*Stf.*). [CK 272] Er wirft früh, fast ohne Husten, eine Menge mattgrün gelblichen Schleims in Klümpchen aus. [RAL (148)]

Blutiger Brust-Auswurf (n. 48 St.). [CK 273; RAL 60]

Beim Husten, stumpfer Schmerz auf der Brust (*Stf.*). [CK 274; RAL (149)]

Brust-Schmerz, wie zerschlagen. [CK 275] Zerschlagenheits-Schmerz auf der Brust. [RAL 59]

Zerschlagenheits-Schmerz am obern Theile der Brust, beim Kopf-Bücken, beim Aufrichten erleichtert, beim Bücken aber wiederkehrend. [CK 276]

Ziehend knorpelnde Empfindung, abwärts am untern Theile der Brust. [CK 277] Eine knorpelnd ziehende Empfindung am untern Theile der Brust runterwärts. [RAL 61]

Stechen, schmerzhaft und anhaltend, in der obern linken Brust-Seite, beim Schlüsselbeine und zugleich in der linken Achselhöhle (*Ng.*). [CK 278]

Ein feiner Stich in der linken Brust-Seite, unter der Achselhöhle, bei Bewegung des Rumpfes (*Ng.*). [CK 279]

Feine Nadel-Stiche, früh, bald auf der linken, bald auf der rechten Brust-Seite (*Whl.*). [CK 280] Früh, mehre feine Nadelstiche bald auf der linken, bald auf der rechten Brustseite. [RAL (143)]

Flüchtige Stiche, auf dem obern Theile des Brustbeins (*Urb.*). [CK 281; RAL (142)]

Heftige Stiche in der rechten Brust, neben dem Brustbeine, wie von aussen her, durch Nichts zu erleichtern (*Wzl.*). [CK 282] Heftige, unmittelbar auf einander folgende Stiche in der rechten

---

[19] 54. Von kochsalzsauerm Braunstein.

Brust, neben dem Brustbeine, von der zweiten bis zur vierten, fünften Ribbe, wie von außen herkommend, weder durch Bewegung, noch durch Ruhe zu vertreiben, eine halbe Stunde lang. [RAL (144)]

Stechen oben auf der Brust, beim Ausathmen (n. 10 T.). [CK 283] Beim Ausathmen, Stechen oben auf der Brust (n. 10 Tagen). [RAL 56]

Ein aufwärtsziehender Stich-Schmerz in der Brust, beim Ausathmen zuweilen. [CK 284] Zuweilen, beim Ausathmen, ein raufwärts ziehend stechender Schmerz in der Brust. [RAL 57]

Ein beständig auf- und abwärts fahrender, ziehender Stich in der linken Brust. [CK 285] Ein beständig runter und nauf fahrender, ziehender Stich in der linken Brust. [RAL 55]

Zusammenziehender Stich-Schmerz auf der Brust, beim tief Athmen, den ganzen Vormittag (n. 9 T.). [CK 286] Zusammenziehend stechender Schmerz auf der Brust beim tief Athmen, den ganzen Vormittag (n. 9 Tagen). [RAL 58]

Dumpfer Schmerz, wie nach einem Stosse, im Brustbeine, früh (Whl.). [CK 287; RAL (138)]

Ein plötzlicher Stoss in der linken Brust-Seite, im Sitzen, von oben herab, bis an die letzte wahre Ribbe (Frz.). [CK 288] Im Sitzen, ein jählinger Stoß in der linken Seite der Brust, von oben herab, bis an die letzte wahre Ribbe. [RAL (141)]

Drückendes Schneiden, wie Wühlen, Abends, zu beiden Seiten des Brustbeins, etwas über der Herzgrube (Gr.). [CK 289] Zu beiden Seiten des Brustbeins, etwas über der Herzgrube, ein drückend schneidender Schmerz, wie ein Wühlen, Abends (n. 8 St.). [RAL (137)]

Wühlen und Nagen im rechten Schlüsselbeine (n. 36 St.) (Gr.). [CK 290] Im rechten Schlüsselbeine, ein Nagen und Wühlen (n. 36 St.). [RAL (130)]

Uebelkeits-Wärme auf der Brust und Schnupfen, mit erst gelinder Wärme, dann Brennen in dem Backen, anfangs ohne, zuletzt mit äusserlich fühlbarer Hitze (Frz.). [CK 291] Erst, gelinde Wärme, hernach brennende Empfindung in den Backen, welche anfangs ohne äußerlich fühlbare Hitze, zuletzt aber fühlbarer zugegen war, mit Schnupfen und Uebelkeits-Wärme auf der Brust. [RAL (131)]

Widrige Wärme auf der Brust, mit heissem in der Luftröhre brennendem Athem (Frz.). [CK 292] Auf der Brust, widrige Wärme; der Athem ist heiß und brennt in der Luftröhre. [RAL (132)]

Widrige Wärme in der Brust, mit fieberhaftem Schwäche-Gefühl auf derselben, bei Schnupfen und Nasen-Verstopfung (Frz.). [CK 293] Empfindung von fieberhafter Schwäche auf der Brust und widriger Wärme in derselben, mit Schnupfen und verstopfter Nase. [RAL (133)]

Wärme in der Brust, Abends, mit Stock-Schnupfen und heissem Athem, den er beim Ein- und Ausathmen im Rachen fühlt: zuvor innerer Frost, ohne äussere Kälte (Frz.). [CK 294] Abends, erst innerlicher Frost, ohne äußere Kälte, dann gelinde Wärme in der Brust und Stockschnupfen, mit heißem Athem, den er beim Ein- und Ausathmen im Rachen fühlt. [RAL (134)]

Innere Wärme in der Brust; die andern Glieder deuchten ihm auch warm und waren auch nicht kalt anzufühlen (Hbg.). [CK 295] Innere Wärme, besonders in der Brust; die andern Glieder deuchteten ihm auch warm und waren auch ziemlich warm anzufühlen (n. 7½ St.). [RAL (136)]

Brennen unterm Brustbeine, dann auch im Magen (Ng.). [CK 296]

Brennen an der linken Brust, mehr äusserlich, nahe an der Achsel, ärger beim Reiben oder drauf Drücken (Ng.). [CK 297]

Ein stechender Brenn-Schmerz unter der linken zweiten Ribbe, durch Ausathmen und Bewegung verstärkt, in der Ruhe aber und beim Einathmen etwas nachlassend (Ahr.). [CK 298] **Brennend stechender Schmerz unter der linken zweiten Ribbe**, der durch Ausathmen und Bewegung verstärkt wird, in der Ruhe aber und beim Einathmen etwas nachließ. [RAL (135)]

Pochen in der rechten Brust, als wäre der Herzschlag daselbst, Abends, im Bett (Frz.). [CK 299] Abends im Bette, Pochen in der rechten Brust, gleich als wäre der Herzschlag daselbst. [RAL (139)]

Herzklopfen (Frz.). [CK 300; RAL (140)]

An der rechten Brustwarze ein jückender Stich (Ng.). [CK 301]

Kriechen über der linken weiblichen Brust (Ng.). [CK 302]

Kleine Knötchen auf der Brust (Ng.). [CK 303]

■ **Rücken und äußerer Hals**

Kreuzschmerz beim zurück Biegen des Körpers. [CK 304]

Brenn-Schmerz auf einer kleinen Stelle über der linken Becken-Gegend, nach dem ersten Lendenwirbel hin (Hbg.). [CK 305] Ueber der linken Beckengegend, nach dem ersten Lendenwirbel hin, ein kleiner Punkt brennenden Schmerzes (n. 4 St.). [RAL (152)]

Reissen an dem ganzen Rückgrat hinab, in Ruhe und Bewegung (*Ahr.*). [CK 306] Reißender Schmerz im ganzen Rückgrate herab, 6 Stunden lang, in Ruhe und Bewegung. [RAL (154)]

Reissen im linken Schulterblatte, im Sitzen (*Lgh.*). [CK 307] Reißen in den Muskeln des linken Schulterblattes, beim Sitzen (n. ¾ St.). [RAL (155)]

Ein Stich zwischen den Schulterblättern (n. 2 St.) (*Ng.*). [CK 308]

Jückender Stich-Schmerz in der Mitte des Rückens, durch Reiben vergehend (*Ahr.*). [CK 309] Jückend stechender Schmerz in der Mitte des Rückens, nach der linken Seite zu, welcher durch Reiben mit der Hand verging. [RAL (153)]

Genick-Steifigkeit (*Rkt.*). [CK 310] Eine Steifheit des Genicks. [RAL (76)]

Ziehend spannende Nacken-Steifheit, mit Zahnschmerz wechselnd (*Stf.*). [CK 311] Ziehend spannende Steifheit des Nackens, welche mit Zahnschmerz wechselt. [RAL (75)]

Ziehend spannender Schmerz über den Nacken von beiden Schultern an, als wäre ein Band darüber geschnürt (*Stf.*). [CK 312] Ziehend spannender Schmerz von beiden Schultern an, über den Nacken herüber, als wäre da ein Band festgeschnürt. [RAL (156)]

Klamm-Schmerz in den Genick-Muskeln, Abends, bei Bewegung derselben (*Frz.*). [CK 313] Abends, ein klammartiger Schmerz in den Genickmuskeln, bei Bewegung derselben. [RAL (74)]

Wühlen in den innersten Halswirbeln, Nachts (*Gr.*). [CK 314] Nachts, ein Wühlen in den innersten Halswirbeln. [RAL (77)]

Wohllüstiges Jücken im Genicke, bis zum blutig Kratzen (*Ng.*). [CK 315]

Hals wie geschwollen und steif, mit Schmerz in den Muskeln aus den Zähnen her (*Stf.*). [CK 316] Ein ungeheurer Schmerz der Zähne verläßt dieselben plötzlich und nimmt die Halsmuskeln ein; der Hals deuchtet wie geschwollen und steif. [RAL (73)]

Rother, geschwollener Streif an der linken Hals-Seite, 20 Tage lang (*Ng.*). [CK 317]

■ Extremitäten

Vor der Achselgrube ein Zwängen, als zöge man die Haut in die Höhe (*Ng.*). [CK 318]

Im Achsel-Gelenke, Verrenkungs-Schmerz. [CK 319]

Verrenkungs-Schmerz im Achseln- und Ellbogen-Gelenke mit vielem Gähnen. [CK 320]

Glucksen im Achsel-Gelenke, mit Schmerz beim Berühren, wie Blutschwär; er durfte nicht daran greifen. [CK 321] Erst im Schultergelenke, dann im Ellbogengelenke, Empfindung, wie ein inneres Glucksen, äußerlich aber an beiden Gelenken, beim Berühren, ein unleidlicher Schmerz, wie Blutschwär; er durfte nicht drauf greifen. [RAL 62]

Ein heftiger Riss äusserlich in der rechten Achsel, mit Jücken darnach (*Ng.*). [CK 322]

Der Arm schmerzt wie lähmig von einem ungeheuren Schmerze, der plötzlich aus den Zähnen hinein fährt (*Stf.*). [CK 323] Ein ungeheurer Zahnschmerz verläßt ihn plötzlich und fährt in den Arm, der ihm dann wie lähmig schmerzt. [RAL (164)]

Schwäche des Armes. [CK 324; RAL 65]

Spann-Schmerz in den Arm- und Hand-Gelenken hie und da, weder durch Ruhe, noch durch Bewegung zu erregen oder zu mildern (*Stf.*). [CK 325] Ein spannender Schmerz hie und da in den Gelenken der Hand und der Arme, welcher weder durch Ruhe, noch Bewegung zu erregen oder zu besänftigen ist. [RAL (165)]

Anfallsweise Schmerz in den Arm-Gelenken. [CK 326; RAL 66]

Kranke, traurige Empfindung im Arme. [CK 327; RAL 67]

Ziehen und Reissen von der Schulter an durch den ganzen Arm. [CK 328] Ziehen und Reißen von der Schulter an durch den ganzen Arm.[20] [RAL 63]

Im Oberarme plötzliches Schwäche-Gefühl, dass er ihn sinken lassen muss, mit Ziehen im Zweikopf-Muskel (*Frz.*). [CK 329] Jählinges Gefühl von Schwäche im Oberarme, daß er ihn sinken lassen muß; dabei Ziehen im zweiköpfigen Muskel. [RAL (163)]

Ziehend reissender Schmerz an der Inseite des Oberarmes (*Ahr.*). [CK 330] Ziehend reißender Schmerz an der innern Seite des linken Oberarms. [RAL (159)]

Plötzliches schmerzhaftes Zucken an der Aussenseite des rechten Oberarmes (*Ahr.*). [CK 331] Plötzlicher zuckender Schmerz in der äußern Seite des rechten Oberarms. [RAL (160)]

Stiche im rechten Oberarme, nach der Achsel zu (*Ahr.*). [CK 332] Einzelne Stiche oben im rechten Oberarme, nach der Achsel zu. [RAL (158)]

---

[20] 63. Vergl. mit (155. 158.)

Nach aussen bohrender Stich-Schmerz an der Inseite des rechten Oberarmes (*Ahr.*). [CK 333] Ein nach außen bohrend stechender Schmerz an der Inseite des rechten Oberarms, ¼ Stunde lang (*Ahner*). [RAL (157)]

Bohren im rechten Oberarm-Knochen, wie im Marke, oft stärker, oft schwächer, und bis in die Achsel gehend, durch Bewegung des Armes erleichtert, beim darauf Drücken vergehend, öfters aber wiederkehrend (*Ng.*). [CK 334]

Wühlen im Oberarm-Knochen, in Absätzen, Nachts, im Bette, beim Liegen auf dieser Seite (*Gr.*). [CK 335] In der Knochenröhre des Oberarms, ein in Absätzen umherwühlender Schmerz, die Nacht, beim Liegen im Bette auf dieser Seite. [RAL (162)]

Nagender Schmerz am unteren Ende des Oberarm-Knochens, Nachts (*Gr.*). [CK 336] In dem untern Ende der Oberarm-Knochenröhren, ein nagender Schmerz, Nachts (n. 12 St.). [RAL (161)]

Brennen an der Unterfläche des rechten Oberarmes, gegen die Achsel zu, mit Gähnen (*Ng.*). [CK 337]

Jücken am Oberarme, gleich über dem Ellbogen (*Ng.*). [CK 338]

Das Ellbogen-Gelenk schmerzt wie verrenkt, mit vielem Gähnen. [CK 339]

Glucksen im Ellbogen-Gelenke, mit Schmerz, beim Berühren, wie Blutschwär. [CK 340]

Zwängen und Stechen am linken Ellbogen-Knorren, und vorher unter der linken Achselgrube (*Ng.*). [CK 341]

In den Vorderarm-Muskeln, harter Druck, dicht am Hand-Gelenke, in jeder Lage (*Lgh.*). [CK 342] **Harter Druck in den Muskeln bald des rechten, bald des linken Vorderarms, dicht an dem Handgelenke, in jeder Lage** (n. 1 St.). [RAL (166)]

Strammender Schmerz unter dem Ellbogen, wie zu kurz, beim Ausstrecken des Armes. [CK 343] Beim Ausstrecken des Arms, ein Spann-schmerz²¹ unter dem Ellbogen, als wenn's da zu kurz wäre; beim krumm Halten fühlt er nichts. [RAL 64]

Zwängen an der Inseite des rechten Vorderarmes, als wolle es die Haut in die Höhe ziehen, durch darauf Drücken nur eine Zeit lang beseitigt (*Ng.*). [CK 344]

Reissen am untern Ende des Vorderarmes, wie im Speiche-Knochen, durch Nichts gemildert (*Ahr.*).

[CK 345] Reißender Schmerz am untern Ende der Speiche des linken Vorderarms, wie im Knochen, der durch nichts geändert wird, drei Minuten lang. [RAL (167)]

Ziehender Stich-Schmerz auf dem Rücken des rechten Vorderarmes (*Ahr.*). [CK 346] Ziehend stechender Schmerz²² auf dem Rücken des rechten Vorderarms. [RAL (168)]

Reissender Stich-Schmerz über der rechten Handwurzel, nach dem Vorderarme zu (*Hl.*). [CK 347] Reißende Stiche über der rechten Handwurzel, nach dem Vorderarme zu. [RAL (169)]

Heftig jückende Flechte an der Inseite des linken Vorderarmes (*Ng.*). [CK 348]

Die Hände spannen, als wären sie geschwollen, wenn sie sie zur Faust ballen, oder ausstrecken will (*Ng.*). [CK 349]

Streng ziehender Spann-Schmerz in den Knochen und Gelenken der rechten Hand, fast wie geschnürt und nach Verschwinden desselben, Hitze über die Hand (*Stf.*). [CK 350] Ein streng ziehend spannender Schmerz in den Knochen der rechten Hand und im Handgelenke, fast wie geschnürt, nach dessen Verschwinden sich eine Hitze über die Hand verbreitete. [RAL (172)]

Reissender Klamm-Schmerz in den Muskeln der rechten Hand, besonders im Daumen und Zeigefinger, in Ruhe und Bewegung (*Lgh.*). [CK 351] **Klammartiges Reißen²³ in den Muskeln der rechten Hand, besonders denen des Daumens und Zeigefingers, bei Ruhe und Bewegung** (n. 2¼ St.). [RAL (173)]

Reissend stechendes Kneipen in der linken Handfläche am Daumenballen, durch Nichts zu ändern (*Ahr.*). [CK 352] Reißend stechend kneipender Schmerz in der linken hohlen Hand, am Daumenballen, durch nichts zu ändern, 4 Minuten lang. [RAL (171)]

Reissen und Stechen am Daumenrande der linken Hand, so heftig als wollte es die Flechsen herausreissen (*Ng.*). [CK 353]

Stiche in den rechten Handwurzel-Knochen, dann Schmerz, als würde die Gelenk-Kapsel erweitert und die Knochen gepackt und herausgezogen (*Whl.*). [CK 354] Stiche in den rechten Handwurzelknochen, dann Schmerzgefühl, als wenn die

---

²¹ 64. Vergl. mit (156. 175.) und (191.)

²² (168.) Der ziehend stechende Schmerz scheint mit dem zuckend stechenden in 73. 74. verwandt zu seyn, so wie mit dem reißenden Stiche (197.).

²³ Das klammartige Reißen scheint mit dem ziehenden Spannen (156.) und (172.) auch wohl mit (191.) ziemlich überein zu kommen, so auch mit dem klammartigen Ziehen (183.).

Gelenk-Kapsel erweitert und die Knochen gepackt und heraus gezogen würden. [RAL (170)]

Kitzelndes Jücken in der Handfläche, nach Kratzen ärger wiederkehrend und nur durch Belecken mit der Zunge dauernd gemildert, Abends (*Frz.*). [CK 355] Kitzelndes Jücken – mehr Kitzeln, als Jücken – in der linken hohlen Hand durch Kratzen nur auf einen Augenblick besänftigt, dann aber desto ärger sich erneuernd; nur vom Belecken mit der Zunge minderte es sich dauernd, Abends. [RAL (174)]

Beim Finger-Ausspreizen, Spannen in der Haut des Ringfingers (*Frz.*). [CK 356] Beim Ausspreizen der Finger, Spannen in der Haut des Goldfingers. [RAL (175)]

Oefters heftiger Klamm-Schmerz am hintern Gelenke des linken Ring- und Mittelfingers, als wollte es die Flechsen zusammenziehen (*Ng.*). [CK 357]

Zuckender oder ziehender Schmerz im Zeigefinger, Abends. [CK 358] Ein Ziehen, oder zuckender Schmerz im Zeigefinger (Abends). [RAL 68]

Ziehendes Reissen im linken Mittelfinger (*Hl.*). [CK 359] Ziehendes Reißen im ganzen linken Mittelfinger. [RAL (176)]

Reissen am Rücken des linken Mittelfingers, als wollte es die Flechsen herausreissen (*Ng.*). [CK 360]

Zuckendes Reissen hinter dem rechten Ringfinger, wie im Marke, nach dem Arme zu (*Ng.*). [CK 361]

Schneiden im hintern Gliede des rechten Zeigefingers, mit Wärme-Gefühl darin (*Frz.*). [CK 362] Schneidender Schmerz in der untersten Phalanx des rechten Zeigefingers, mit Wärmegefühl darin. [RAL (178)]

Stechen im hintern Gelenke des Ring- und Mittelfingers, ärger beim darauf Drücken (*Ng.*). [CK 363]

Lähmiger Schmerz, wie nach einem Schlage, im hintersten Gelenke des linken Zeigefingers, mehr in der Ruhe (*Gr.*). [CK 364] Im hintersten Gelenke des linken Zeigefingers, Schmerz, als hätte er einen Schlag drauf bekommen, – ein lähmiger Schmerz, mehr in der Ruhe fühlbar (n. 1 St.). [RAL (177)]

Plötzliches Kälte-Gefühl im weichen Theile der Spitze des linken Daumens (*Stf.*). [CK 365] Im linken Daumen, dem Nagel gegen über, ein schnell entstehendes Kältegefühl. [RAL (181)]

Brennendes Jücken am äussern Rande des rechten Daumens, darauf nach Kratzen ein rother Fleck und später eine, bei Berührung beissend schmerzende Blase voll Feuchtigkeit, an der Stelle (*Lgh.*). [CK 366] Brennendes Jücken am äußern Rande des rechten Daumens, das zum Kratzen reizt, worauf dann ein rother Fleck entsteht von langer Dauer (n. 11 St.). [RAL (179)] Brennendes Jücken am äußern Rande des rechten Daumens, welches zum Kratzen nöthigte, worauf dann eine Blase entstand, welche eine Feuchtigkeit enthielt und beim Befühlen beißend schmerzte (n. 30 St.). [RAL (180)]

Starkes Jücken an den Fingern, und nach Reiben durchsichtige Bläschen. [CK 367]

Tiefe, sehr schmerzende Schrunden in beiden Gelenk-Beugen des Daumens und der mittleren des Mittelfingers. [CK 368]

Von einem kleinen Ritze am hinteren Gelenke des kleinen Fingers entsteht ein bösartiges Eiter-Geschwür mit blauem Umkreise und stechenden Schmerzen, vorzüglich Nachts. [CK 369] Von einem kleinen Ritze (am hintersten Gelenke des kleinen Fingers) entsteht ein bösartiges Geschwür, voll Eiter, mit einem blauen Umkreise und stechenden Schmerzen darin, vorzüglich die Nacht. [RAL 69]

Im Sitz-Knochen, anhaltender Stich-Schmerz beim Sitzen. [CK 370] Im Sitzknochen, Schmerz beim Sitzen, ein anhaltender Stich. [RAL 70]

Links im Hinterbacken, nach dem After zu, ein klammartiges Ziehen, durch Ausstrecken des Oberschenkels, durch Stehen auf dem einen Beine und beim Niedersetzen vermehrt, beim heran Ziehen des Fusses aber und im Sitzen fast ganz vergehend, am ärgsten ist es beim Aufstehen vom Sitze, so dass er nicht gehen kann, wenn er nicht mit der Hand auf die schmerzhafte Stelle drückt (*Frz.*). [CK 371] Links im Hinterbacken, nach dem After zu, ein klammartiges Ziehen, welches beim Ausstrecken des linken Oberschenkels, beim Stehn allein auf diesem Fuße, und während des Niedersetzens sich vermehrt, beim heran Biegen des Fußes aber und im Sitzen fast ganz vergeht; am ärgsten beschwert es beim Aufstehen vom Sitze, so daß er gar nicht gehen kann, wenn er nicht mit der Hand drauf drückt. [RAL (183)]

Brenn-Schmerz auf einer Stelle des linken Gefässes, als wolle ein Eiter-Blüthchen da entstehen, am meisten beim Sitzen (*Hbg.*). [CK 372] In den linken Gesäßmuskeln, ein brennender Punkt, als ob ein Eiterblüthchen da entstehen wollte, am meisten beim Sitzen (n. 4 St.). [RAL (182)]

Spannend schmerzende Knöthchen auf den Hinterbacken, die beim Drücken wie geschwürig wehthun (*Ng.*). [CK 373]

Im Hüft-Gelenke rechter Seite, früh, lähmige Schwäche, mit Stichen beim Auftreten, dass er hinken muss (*Hl.*). [CK 374] Früh, lähmige Schwäche im rechten Hüftgelenke und Stiche darin beim Auftreten; er muß hinken. [RAL (186)]

Zerschlagenheits-Schmerz der Muskeln am Gelenkkopfe des rechten Oberschenkels, besonders im Sitzen (*Frz.*). [CK 375] Schmerzhaft, wie zerschlagen, besonders im Sitzen, ist am Kopfe des Oberschenkels der Rand der Hinterbacken-Muskeln. [RAL (189)]

Brennende Wundheit in der rechten Schenkel-Beuge (*Ng.*). [CK 376]

In den Untergliedern, Zucken aller Muskeln, bei der geringsten Bewegung (*Frz.*). [CK 377] In den Untergliedmaßen, Zucken aller Muskeln bei der geringsten Bewegung. [RAL (185)]

Mattigkeit in den Ober- und Unterschenkeln, mit Schläfrigkeit (*Ahr.*). [CK 378]

Spann-Gefühl im rechten Beine, beim Gehen im Freien, als wenn es steif wäre (*Lgh.*). [CK 379] Beim Gehen im Freien, ein besondres Spanngefühl des rechten Beins, als wenn es steif wäre (n. 13 St.). [RAL (191)]

Im Oberschenkel ein kneipendes Zwängen an der vordern Fläche, als wollte es die Haut in die Höhe ziehen, im Freien; die Stelle schmerzt noch lange (*Ng.*). [CK 380]

Kneipender Stich-Schmerz an der Aussenseite des Oberschenkels, der im Sitzen verging, beim Gehen aber so zunahm, dass er still stehen musste (*Tth.*). [CK 381] Stechend kneipender Schmerz an einer kleinen Stelle der äußern Seite des Oberschenkels, welcher beim Sitzen verging, beim Gehen aber so zunahm, daß er still stehn mußte. [RAL (187)]

Zuckend stechender Schmerz, Abends, oberhalb des Kniees, bis zum obern Theile des Oberschenkels. [CK 382] **Abends, zuckend stechender Schmerz von oberhalb des Kniees** bis zum obern Theile des Dickbeins (n. 12, 36 St.). [RAL 73]

Zucken der Muskeln an der Inseite der Oberschenkel, nach Gehen, was ihm eine Aengstlichkeit und ohnmachtartige Empfindung erzeugt, als wenn er zusammensinken sollte (*Frz.*). [CK 383] Nach dem Gehen, ein Zucken der Muskeln inwendig an den Oberschenkeln, welches ihm

Aengstlichkeit und eine ohnmachtartige Empfindung erzeugt, als wenn er zusammensinken sollte. [RAL (188)]

Zerschlagenheits-Schmerz, quer über die Oberschenkel. [CK 384; RAL 71]

Brennendes Jücken an der Inseite des linken Oberschenkels; nach Kratzen, Wundheits-Gefühl und beim Betasten, Zerschlagenheits-Schmerz (*Ng.*). [CK 385]

Blüthchen an den Oberschenkeln, die sich an der Spitze mit Schorfe bedecken, früh und Abends brennend jücken, und nach Reiben wie wund und geschwürig schmerzen. [CK 386] Ausschlag an den Oberschenkeln, Blüthchen, die sich mit einem Grinde an ihrer Spitze bedeckten, brennenden Jückens, früh und Abends; nach Reiben schmerzte es wie wund und geschwürig. [RAL 72]

Die Kniee sind unstät, und zittern, Abends, im Gehen (*Frz.*). [CK 387] Abends, im Gehen, Zittern der Kniee und Unstetigkeit derselben. [RAL (195)]

Reissen um das Knie, eine Hand breit über und unter demselben, an der äussern Fläche (*Ng.*). [CK 388]

Stechen in der Knie-Beuge, beim Gehen und Sitzen (n. 17 T.). [CK 389; RAL 75]

Jücken an den Knien, Abends. [CK 390]

Jücken in der Kniekehle, das ihm die Nacht-Ruhe raubte. [CK 391; RAL 74]

Im Unterschenkel linker Seite, harter Druck in den Muskeln, nahe am Fuss-Gelenke (*Lgh.*). [CK 392] **Hartes Drücken in den Muskeln des linken Unterschenkels, nahe am Fußgelenke** (n. ³/₄ St.). [RAL (198)]

Arges Greifen und Packen in der linken Wade, und von der Knie-Beuge bis zum äusseren Fussknöchel (*Ng.*). [CK 393]

Reissen und Jücken an der Aussenseite der linken Wade (*Ng.*). [CK 394]

Reissen in der rechten Wade, mit Brennen äusserlich (*Ng.*). [CK 395]

Reissender Stich in der linken Wade, im Sitzen (*Hl.*). [CK 396; RAL (197)]

Ziehendes Reissen auf dem rechten Schienbeine, im Sitzen, durch Aufstehen ganz vergehend (*Ahr.*). [CK 397] Ziehend reißender Schmerz auf dem rechten Schienbeine, beim Sitzen, welcher durch Aufstehn verging, in der Ruhe aber nicht zurückkehrte. [RAL (193)]

Ziehen und Wundheits-Schmerz im linken Schienbeine, als wäre es entzwei, im Stehen; im Sitzen vergehend (*Frz.*). [CK 398] Ziehen und Wundheitsschmerz im linken Schienbeine, beim Stehen, als wäre es entzwei; im Sitzen vergeht dieser Schmerz. [RAL (192)]

Schründendes Gefühl am rechten Schienbeine, als wäre es zerschlagen (*Frz.*). [CK 399] (Schründende) Empfindung am rechten Schienbeine, als wäre es zerschlagen. [RAL (194)]

Erstarrung und Kälte des rechten Unterschenkels, besonders der Wade, und Gefühl darin beim Sitzen, wie Schründen, was beim Aufstehn vom Sitze vergeht, Abends (*Frz.*). [CK 400] Erstarrung, wie von Kälte und Kälte des rechten Unterschenkels, besonders der Wade und Empfindung darin, beim Sitzen, wie von Schründen, welches bei Aufstehn vom Sitze vergeht; Abends. [RAL (196)]

Sonderbar laulichte Empfindung am linken Unterschenkel, vom Knie bis zum Fuss-Gelenke (*Hbg.*). [CK 401] An der innern Seite des linken Beins, vom Knie an bis zum Fußgelenke, eine laulichte, sonderbare Empfindung (n. 7 St.). [RAL (190)]

Jücken am Schienbeine. [CK 402]

Füsse so schwer, dass sie sie kaum erheben kann (*Ng.*). [CK 403]

Kriebelndes Einschlafen des rechten Fusses im Stehen (*Ng.*). [CK 404]

Ziehen auf dem linken Fussrücken, am Gelenke, bei Bewegung vergehend (*Frz.*). [CK 405; RAL (199)]

Anhaltendes Kitzeln in der Höhlung der rechten Sohle (*Hl.*). [CK 406] Lang anhaltendes Kitzeln in der Höhlung der rechten Fußsohle. [RAL (200)]

Stete Kälte und Kälte-Gefühl der Füsse, vorzüglich beim Gehen; im Sitzen vergeht die Kälte, erneuert sich aber im Gehen wieder. [CK 407]

Entzündung und Geschwulst der beiden Knöchel des linken Fusses, mit Stechen im Unterschenkel herauf vom äussern Knöchel an, zuweilen für sich, stets aber beim Gehen. [CK 408] Geschwulst und Entzündung des äußern und innern linken Fußknöchels; es stach vom äußern Knöchel herauf in den Unterschenkel, beim Gehen; für sich war nur zuweilen Stechen darin. [RAL 76]

Wundheit mit Jücken zwischen den zwei letzten Zehen des rechten Fusses, zehn Tage lang (*Ng.*). [CK 409]

■ **Allgemeines und Haut**

An mehreren Theilen des Körpers, ein zwickendes Stechen, besonders im Innern der Oberschenkel (*Hl.*). [CK 410] Ein dem Zwicken ähnliches Stechen an mehren Theilen des Körpers, besonders im Innern der Oberschenkel (*Ders.*). [RAL (201)]

Die meisten Stiche vom Braunstein sind stumpf (*Whl.*). [CK 411; RAL (210)]

Glucksen und Quellen in verschiednen Muskeln (*Hl.*). [CK 412] Ein Glucksen und Quellen in verschiednen Muskeltheilen am Körper. [RAL (205)]

Ziehende, zuckende, reissende Stiche an verschiednen Theilen. [CK 413]

Ziehend spannende Schmerzen, wie von einem festgeschnürten Bande, an mehreren Stellen (*Stf.*). [CK 414] Ziehend spannende Schmerzen, wie von einem festgeschnürten Bande, in mehren Theilen des Körpers. [RAL (209)]

Spannendes oder klammartiges **Ziehen** und Reissen an verschiedenen Theilen. [CK 415]

Nächtliche in den Knochen wühlende Schmerzen (*Gr.*). [CK 416] Nächtliche, in mehren Knochen wühlende Schmerzen. [RAL (208)]

Die meisten Beschwerden erscheinen Nachts (*Gr.*). [CK 417] Die meisten Beschwerden ereignen sich in der Nacht. [RAL (206)]

Die meisten Beschwerden verschlimmern sich beim Bücken (*Frz.*). [CK 418; RAL (207)]

Die im Zimmer entstandenen Beschwerden bessern sich im Freien (*Frz.*). [CK 419]

Viele Beschwerden entstehen im Freien und bessern sich im Zimmer (*Frz.*). [CK 420]

Jücken, das durch Kratzen vergeht, an verschiedenen Körper-Stellen (*Ng.*). [CK 421]

Arges Jücken, mit Brennen und kleinen Bläschen oder tief sitzenden Knöthchen nach Kratzen an der Achsel, den Armen und Waden, zuweilen mit rosenrother, beim Drucke weiss werdender Haut umher (*Ng.*). [CK 422]

Beissendes Jücken am ganzen Körper, nur nach Erhitzung und Schweisse. [CK 423] (Beißendes Jücken am Körper, nur nach Erhitzung und Schweiße.)[24] [RAL 77]

Arges Brennen über die ganze Haut, Abends, beim Aufstehn aus dem Bette; nach wieder Niederlegen vergehend. [CK 424] Beim Aufstehn, Abends, aus dem Bette, ein arges Brennen über die Haut des ganzen Körpers, was nach dem

---

[24] 77. Von kochsalzsauerm Braunstein.

wieder Niederlegen in's Bett verging (n. 8 St.). [RAL 78]

Jählinge Erschütterung durch den Körper, früh, wie Schreck. [CK 425] Früh, eine jählinge Erschütterung durch den ganzen Körper, wie ein Schreck in den Gliedern (n. 14 St.). [RAL 79]

Alle Theile des Körpers schmerzen bei der geringsten Berührung, wie unterköthig, doch nur bei Fieber-Wärme der Brust und auf den Backen (*Frz.*). [CK 426] Alle Theile des Körpers schmerzen bei der geringsten Berührung, wie unterköthig, doch nur während einer fieberhaften Wärme in der Brust und auf den Backen. [RAL (203)]

Kopf, Hände und Füsse dünken ihr geschwollen und grösser geworden, nach Gehen im Freien (*Ng.*). [CK 427]

Uebelbehagen im ganzen Körper, besonders im Magen, mit Verdriesslichkeit (*Ahr.*). [CK 428; RAL (204)]

Mattigkeit in allen Gelenken, die ihm wie ausgedehnt scheinen, mit Zittern in den Gliedern und zittrigem Gefühle in den Knie- und Arm-Gelenken, unter Aengstlichkeit, als wenn es aus mit ihm wäre (*Frz.*). [CK 429] Mattigkeit in allen Gelenken – sie scheinen ihm wie ausgedehnt; dabei Zittern in den Gliedern und zitteriges Gefühl in den Knie- und Arm-Gelenken, mit Aengstlichkeit, als ob's aus mit ihm wäre. [RAL (202)]

Grosse Müdigkeit, Abends, 8 Uhr, dass er sich nur mit Mühe wach erhalten kann, zwei Abende nach einander (*Hl.*). [CK 430] Abends, nach 8 Uhr, befällt ihn eine so große Müdigkeit, da er sich nur mit Mühe wach erhalten kann, zwei Abende nach einander. [RAL (211)]

Viel Neigung zum Dehnen, den ganzen Tag. [CK 431]

■ **Schlaf, Träume und nächtliche Beschwerden**

Oefteres Gähnen, obgleich sie gut ausgeschlafen hat (*Ng.*). [CK 432]

Viel Gähnen. [CK 433]

Er träumt gleich, wenn er einschläft (*Tth.*). [CK 434; RAL (212)]

Lebhafte Träume in schnellen Abwechslungen der Gegenstände, bei öfterem Erwachen mit vollem Bewusstseyn des Geträumten, dessen er früh sich nur noch dunkel erinnerte (*Frz.*). [CK 435] Lebhafte Träume in schnellen Abwechselungen

der Gegenstände, bei öfterm Erwachen mit vollem Bewußtseyn des Geträumten, was ihm aber früh nur noch dunkel vorschwebte. [RAL (213)]

Um Mitternacht wurde er halb wach und konnte vor ängstlicher peinlicher Unruhe ohne besondere Gedanken erst gegen Morgen wieder völlig einschlafen; dabei Umherwerfen im Bette (*Hl.*). [CK 436] Um Mitternacht wurde er halb wach und konnte (ohne besondre Gedanken zu haben) vor ängstlicher peinlicher Unruhe erst gegen Morgen wieder völlig einschlafen; dabei Umherwerfen im Bette. [RAL (214)]

Verwirrte, ängstliche, lebhafte Träume die ganze Nacht (*Frz.*). [CK 437] Die ganze Nacht, verwirrte und selbst mitunter ängstliche, sehr lebhafte Träume. [RAL (215)]

Fester Schlaf mit ängstlichen Träumen von Lebens-Gefahr (*Tth.*). [CK 438] Er schläft fest, doch mit ängstlichen Träumen von Soldaten, welche ihn durchschießen, wodurch er Lebensgefahr auszustehen glaubt. [RAL (216)]

Unruhiger Schlaf, mit schweren Träumen und Ermattung beim Erwachen. [CK 439]

Aengstlicher, fürchterlicher, lebhafter Traum (*Lgh.*). [CK 440] Lebhafter, ängstlicher, fürchterlicher Traum. [RAL (217)]

Traum ängstlichen, und abwechselnd angenehmen Inhalts. [RAL (219)]

Lebhafte, ängstliche Träume, als geschähe Alles im Wachen; in allen Stücken erinnerlich; beim Erwachen war er kräftig. [CK 441] Sehr lebhafte, ängstliche Träume, als geschähe alles im Wachen, in allen Stücken erinnerlich; beim Aufwachen war er kräftig. [RAL 81]

Nach Mitternacht um 3 Uhr glaubte er wachend und bei seinem Arzte zu seyn, wie im lebhaftesten Bewusstseyn und wusste sich dann aller Worte des Gespräches zu erinnern, als wäre Alles im Wachen vorgefallen. [CK 442] Nach Mitternacht (um 3 Uhr), im Bette, glaubte er wachend und bei seinem Arzte zu seyn, wie im lebhaftesten Bewußtseyn, und wußte sich nachgehends aller Worte des Gesprächs zu entsinnen, gleich als wäre alles wachend vorgefallen[25] (n. wenigen Stunden.). [RAL 80]

Lebhafte, verwirrte Träume, die ganze Nacht, von immer andern Gegenständen (*Rkt.*). [CK 443] Die ganze Nacht, ununterbrochen, sehr lebhafte, aber verwirrte Träume, von einem Orte und von

---

[25] 80. 81. Vergl. mit (212.) bis (221.)

einem Gegenstande zu dem andern überspringend. [RAL (218)]

Lebhafter Traum von Etwas, das den andern Tag wirklich geschah (*Lgh.*). [CK 444] Er träumte sehr lebhaft von zwei Personen, die den folgenden Tag kommen sollten und welche dann auch wirklich kamen. [RAL (220)]

Lebhafter Traum von einer Versöhnung (*Lgh.*). [CK 445; RAL (221)]

Aergerliche Träume. [CK 446]

In den Träumen, Nachts, liegt er stets auf dem Rücken, obgleich er sonst immer bloss auf der rechten Seite zu liegen gewohnt war. [CK 447]

Traum lustigen Inhaltes (*Ng.*). [CK 448]

Erwachen früh, 4 Uhr, mit Kneipen und Umgehn im Bauche und weichem Stuhle darauf (*Ng.*). [CK 449]

Nachts, 1 Uhr, erwacht sie unter heftigem Klemmen und Greifen über dem Schambeine, mit Eiskälte am ganzen Rumpfe, dem Kopfe und den Armen, und heftigem kaltem Schweisse, bei grosser innerer Hitze, Trockenheits-Gefühl der feuchten Zunge, warmen Untergliedern, grosser Bangigkeit und Unruhe, dass sie sich von einer Seite stets auf die andere wirft, mit Unerträglichkeit der Entblössung; nach ¼ Stunde, Neigung zum Aufstossen, ohne es zu können, dann leeres Aufstossen und kleine Winde-Abgänge ohne Erleichterung, Durst, Wasseraufsteigen im Schlunde, mit Uebelkeit und Gesichts-Blässe, warmer Schweiss an den Untergliedern und grosse Ermattung in den Füssen, Neigung zu Stuhl, Härte und Empfindlichkeit des Unterbauches beim Reiben; dann, nachdem der Zufall und die Schmerzen, die sie schon lange zuvor im Schlafe gefühlt, durch Ipecacuanha gestillt worden, fester Schlaf; früh, beim Erwachen, Schwere des Kopfes und Eintritt der Regel mit dickem, schwarzem Blute (d. 4. T.) (*Ng.*). [CK 450]

■ Fieber, Frost, Schweiß und Puls

Frostig den ganzen Tag, sobald sie aus dem Zimmer ins Freie kommt (*Ng.*). [CK 451]

Frost, mit Gänsehaut, früh nach dem Aufstehen, ½ Stunde lang, und Abends, 7 Uhr, 2 Stunden lang, worauf um 9 Uhr Durst folgt (d. 3. T.) (*Ng.*). [CK 452]

Frost, alle Abende. [CK 453]

Schüttel-Frost, früh, mit kalten Händen und Füssen (*Frz.*). [CK 454] Früh, Schüttelfrost, mit kalten Händen und Füßen. [RAL (224)]

Schüttel-Frost und Kälte, beim Gehen in freier, nicht kalter Luft; beim stark Gehen minderte sich der Frost, doch blieb die Kälte an Händen und Füssen, die erst im Zimmer warm wurden. [CK 455] Schüttelfrost und Kälte beim Gehen im Freien – in temperirter Luft –; beim stark Gehen minderte sich der Frost, doch blieb die Kälte an Händen und Füßen, bis er in die Stube kam, wo sie warm wurden. [RAL 82]

Kalte Hände und Füsse, selbst noch in der Stube, doch ohne Frost (n. 36 St.). [CK 456] Kalte Hände und Füße, selbst in der Stube fortwährend, doch ohne Frost (n. 36 St.). [RAL 84]

Schüttel-Frost, Abends spät, mit Kälte der Füsse, im rechten Beine bis ans Knie, ohne Durst und ohne Hitze darauf. [CK 457] Abends spät, Schüttelfrost und Kälte der Füße – der rechte Unterschenkel war bis an das Knie kalt – ohne Durst und ohne drauf folgende Hitze. [RAL 83]

Schüttel-Frost, Abends im Freien und in der Stube, mit Kälte mehr der Füsse, als der Hände, dass er sie nicht erwärmen konnte, mit drückend stechendem Schmerze im Vorderhaupte, der auch im Zimmer, wo der Frost aufhörte, nicht nachliess (n. 60 St.). [CK 458] Abends, ein Schüttelfrost,[26] im Freien und in der Stube; er konnte die Füße nicht erwärmen (doch waren die Hände weniger kalt), mit drückend stechendem Kopfschmerze im Vorderhaupte; in der Stube hörte wohl der Frost, aber der Kopfschmerz nicht auf (n. 60 St.). [RAL 86]

Schauder über den Rücken, mit Stichen im Kopfe (*Frz.*). [CK 459] Schauder über den Rücken und zugleich Stiche im Kopfe. [RAL (226)]

Schauder über den ganzen Körper (*Whl.*). [CK 460; RAL (225)]

Arge Hitze im Kopfe, mit einigem Froste am übrigen Körper. [CK 461; RAL 85]

Plötzlich fliegende Hitze und Röthe des Gesichtes, vorzüglich beim Stehen, ohne Durst (*Lgh.*). [CK 462] **Plötzlich, fliegende Hitze und Röthe des Gesichts, vorzüglich beim Stehen, ohne Durst – bald vorüber gehend** (n. ¾ St.). [RAL (230)]

Plötzliche Hitze am ganzen Rücken, im Sitzen, und bald drauf Schweiss-Ausdünstung, bei sehr engen Pupillen (*Stf.*). [CK 463] Es wird ihm (im Sitzen) auf einmal so heiß am ganzen Rücken, mit bald drauf folgender Schweiß-Ausdünstung, bei sehr verengerten Pupillen. [RAL (228)]

---

[26] 86 Vergl. mit (226.)

Unregelmässiger, kaum fühlbarer Puls, bald schneller, bald langsamer (*Ahr.*). [CK 464] Unregelmäßiger und kaum fühlbarer Puls, bald 50, bald 42, bald 62 Schläge in einer Minute. [RAL (222)] Unregelmäßiger Puls, bald 70, bald 60, bald 55, bald 49 Schläge in einer Minute. [RAL (223)]

Aengstlichkeit mit kurzem Athem und starkem Schweisse über und über (*Ahr.*). [CK 465] Aengstlichkeit, mit kurzem Athem und starkem Schweiße über und über. [RAL (227)]

Schweiss, beim Erwachen aus dem Schlafe, bloss am Halse (*Lgh.*). [CK 466] Beim Erwachen aus dem Schlafe, Schweiß bloß am Halse. [RAL (231)]

Nachts, Schweiss, beim Erwachen, über und über (n. 24 St.) (*Lgh.*). [CK 467] Beim Erwachen, Nachts, Schweiß über und über (n. 66 St.). [RAL (232)]

Nacht-Schweiss am ganzen Körper, beim Erwachen, der zum Kratzen nöthigte (n. 66 St.) (*Lgh.*). [CK 468] Nachts, beim Erwachen, Schweiß am ganzen Körper, welcher zu kratzen nöthigte (n. 24 St.). [RAL (233)]

Nacht-Schweiss an den Unterschenkeln, besonders an den Füssen, beim Erwachen (*Lgh.*). [CK 469] Beim Erwachen aus dem Schlafe, Schweiß an den Unterschenkeln, vorzüglich aber an den Unterfüßen. [RAL (234)]

Angenehme Wärme durch den ganzen Körper[27] (*Kapp*). [RAL (229)]

---

[27] (229.) Von kochsalzsauerm Braunsteine.

Menyanthes trifoliata

Bitterklee **(Menyanthes trifoliata.) [RAL V (1826), S. 15–40]**

(Der frisch ausgepreßte Saft der eben zur Blüthe aufbrechenden, ganzen Pflanze, mit gleichen Theilen Weingeist gemischt.)

Die gemeine Medicin wußte bisher keinen einzigen, ächten Weg, die eigenthümlichen Kräfte jeder einzelnen Arzneisubstanz auszuspähen, um zu finden, wozu jede derselben heilsam sey. Sie wußte sich, in ihrer Armseligkeit, zu dieser Absicht nur an äußere Aehnlichkeit derselben zu halten. Da sollte selbst der Geschmack die innere Arzneikraft offenbaren.

Hiernach wurden die **bitter** schmeckenden Kräuter für **gleichwirkend** angesehen und zusammen in eine Brühe geworfen. Sie sollten **alle** die Eigenschaft besitzen und mit einander gemein haben – und zwar **einzig diese: gelinde Tonica** zu seyn und **den Magen** (sey's auch, in welcher der unzählbar verschiednen Krankheitszustände es wolle) **zu stärken.** Daher ward von den neuern Aerzten zu dieser Absicht (die einsichtvollere Nachwelt wirds kaum glauben), ohne dazu ein bitteres Kraut nahmhaft zu machen, schlechtweg *Extractum amarum* verordnet, so daß es dem Apotheker ins Belieben gestellt ward, welche Kräuter er, mochten sie auch noch so verschiedner Arzneikraft seyn, **wenn sie nur bitter schmeckten**, auszukochen und die Brühe zu einem solchen Extracte einzukochen, für gut finden – möchte, um der erträumten Absicht des Herrn Doctors, (Gott weiß, welche?) Stärkung mit diesen unbekannten Kräutersäften zu bewirken, Genüge zu leisten.

Unbesonner konnte man nicht zu Werke gehen, verächtlicher konnte man das edle Menschenleben nicht behandeln. Denn da jedes Kraut, indem es von jedem andern Kraute schon in seinem Aeußern so auffallend abweicht, daß die Botaniker ihre sichtbare Verschiedenheit nicht sorgfältig genug aufzählen zu können glauben, auch in seinem innern Wesen und daher auch in seinen arzneilichen Eigenschaften verschieden seyn muß, eine so dunkle Aeußerung ihres innern Gehalts aber, wie der (bittre) Geschmack derselben ist, am allerwenigsten den merkwürdig verschiednen innern Arzneigeist jedes derselben auszusprechen bestimmt seyn kann; so folgt, daß wir aus dem bloßen bittern Geschmacke gar nichts weder auf ihre allgemeine, noch auf ihre besondern Arzneiwirkungen, noch auf Gleichheit derselben, also auch nicht auf eine unbedingte tonische Wirkung aller bittern Kräuter ohne Unterschied, als angeblich einzige Arzneikraft derselben schließen dürfen – nicht zu gedenken, daß jedes dieser Kräuter immer etwas Eigenthümliches von Bitterkeit, auch wohl noch einen andern Beigeschmack besitzt, was ohne innere Verschiedenheit der Arzneiwirkung nicht gedacht werden kann, die jedoch kein menschlicher Verstand aus dem bloßen Geschmacke errathen kann.

Auch folgt aus jener Behauptung, wenn wir von Bitterkeit auf magenstärkende Wirkung zu schließen thörig genug seyn wollten, lauter Ungereimtheit und Unsinn. Denn warum sollten dann (sie sind ja bitter genug!) nicht eben so gut das Ohrschmalz, die Galle der Thiere, die Squille, der Lerchenschwamm, die Staphisagria, die Krähenaugen, die Ignazbohne, die Koloquinte, das Elaterium u.s.w. tonische, Magenstärkende Arzneien seyn, wovon doch mehre den Menschen in mäßigen Gaben um's Leben zu bringen im Stande sind?

So blind verkannt, und auch so mit andern bittern Pflanzen für gleichbedeutend angesehen ward von der gemeinen Medicin auch die Bitterklee-Zottenblume, ein Kraut, was schon in seinem merkwürdigen Aeußern, seinem Standorte und selbst in seinem eignen bittern Geschmacke von allen andern bittern Gewächsen in der Natur abweicht. Daher sind auch in der That seine wahren, reinen, eigenthümlichen Arzneiwirkungen und die krankhaften Symptome, die es im gesunden menschlichen Körper hervorbringt, wodurch es ähnliche, natürliche Krankheitszustände (homöopathisch) heilen kann, so besonders und so sehr von denen jedes andern, bittern Krautes verschieden, daß es lächerlich wäre, dieses Kraut mit den übrigen bittern Kräutern für gleichbedeutend zu halten.

Wie von andern bittern Kräutern fabelt die gemeine Medicin auch von einer Gicht vertreibenden Kraft des Bitterklees, ohne auf den unausbleiblichen Nachtheil und die Lebensverkürzung[1]

---

[1] M. s. **W. Cullen's** Materia medica, II. S. 79 (Leipz. b. Schwickert 1790).

zu achten, welche der anhaltende Gebrauch solcher unpassenden Arzneien in dergleichen Fällen nach sich gezogen hat. Auch weiß man selbst nicht genau, was man unter dem vieldeutigen Worte Gicht verstehen soll, da man eine Menge sehr verschieden schmerzhafter, von mehrerlei Nebensymptomen begleiteter Glieder- und Gelenk-Krankheiten mit einem und demselben Namen bezeichnet.

Und so soll, wie die nichts unterscheidende, gemeine Medicin uns vorgaukelt, der Bitterklee noch eine Menge andrer pathologischen (nie in der Natur auf gleiche Art erscheinenden) Krankheiten geheilt haben, und dennoch waren, wenn man die sogenannten Beobachtungen selbst ansieht, noch 20, 30, 50 andre wirksame Mittel daneben gebraucht oder dazu gemischt worden, um die Unwahrheit der Behauptung, Bitterklee habe geholfen, recht handgreiflich zu machen. Selbst wenn es in einigen Krankheitsfällen, wie höchst selten, allein gebraucht, auch allein zu helfen schien, so ist selbst dann nichts Nachahmungswürdiges daraus zu lernen, da es nicht aus einleuchtenden Gründen, sondern aufs Gerathewohl gegeben ward, und der angeblich geheilte Krankheitsfall, wie jeder andre, einzeln in der Natur dasteht, daher ganz genau sich nie wieder so ereignet, folglich nie wieder zu heilen vorkömmt.

Bloß die genaue Kenntniß der reinen, eigenthümlichen krankhaften Einwirkungen der einzelnen Arzneistoffe auf das gesunde Befinden des Menschen lehrt uns **untrüglich**, welchen, auch nie vorher erschienenen Krankheitszuständen ein Arzneistoff, nach Symptomen-Aehnlichkeit passend ausgewählt, als unfehlbares Heilmittel entgegen zu setzen sey, um sie zu überstimmen und dauerhaft auszulöschen.

Den kleinsten Theil eines Tropfens des unverdünnten Saftes habe ich als eine, in jedem Falle genügende Gabe zu homöopathischem Gebrauche gefunden; fernere Anwendung wird vielleicht zeigen, daß für zärtliche Personen oder Kinder auch eine weitere Verdünnung nöthig seyn wird.

Bitterklee

■ Gemüt

◇ (Unter Verstärkung der Hitze, Irrereden, bei kleinem, schnellem, gereiztem Pulse)[2] (*Schlegel*, in *Huf.* Journ. VII, IV. S. 163.). [RAL (255)]

Banges Gefühl ums Herz, als wenn ihm etwas Böses bevorstände und er ein Ungemach auszustehen hätte (n. 1 St.) (*Ders.* a.a.O.). [RAL (256)]

Verdrießlich, übelgelaunt und unzufrieden mit sich selbst und mit seiner Lage; Bangigkeit trieb ihn von einem Orte zum andern (n. 16 St.) (*Ders.* a.a.O.). [RAL (257)]

Düster, unaufgelegt und verdrossen (n. 1 St.) (*A. F. Möckel*, in einem Aufsatze). [RAL (258)]

Untheilnehmend an Vergnügungen (n. 12 St.) – eine halbe Stunde drauf, zum Spaßmachen aufgelegt (*S. Gutmann*, in einem Aufsatze). [RAL (259)]

Weinerliches Gemüth (*J. Chr. Dav. Teuthorn*, in einem Aufsatze). [RAL (260)]

Wehmüthige Stimmung; er hängt gern den Gedanken an vergangene, traurige, unangenehme Dinge nach (n. 80 St.) (*W. E. Wislicenus*, in einem Aufsatze). [RAL (261)]

Er ist lieber für sich allein – obgleich nicht mislaunig – weil er lieber schweigt, als spricht (n. 7 St.) (*Franz Hartmann*, in einem Aufsatze). [RAL (262)]

Unlust zur Arbeit (*Ders.* a.a.O.). [RAL (263)]

Uebertriebne Fröhlichkeit[3] (n. 11 St.) (*Hartmann*, a.a.O.). [RAL (265)]

Den ganzen Tag stilles, in sich gekehrtes Wesen, mit Selbstzufriedenheit[4] (*Fr. Chr. Langhammer*, in einem Aufsatze). [RAL (266)]

Ruhiges Gemüth; er wußte sich in seine Lage zu finden[5] (*Ders.* a.a.O.). [RAL (267)]

■ Schwindel, Verstand und Gedächtnis

(Schwindel beim Bücken und wieder Aufrichten.) [RAL 1]

◇ Benommenheit des Kopfs, im Zimmer, wie Düsternheit; die Gedanken folgen schwerer, ob er sich gleich auf alles besinnen kann; aber im Freien ists ihm weit leichter und freier (n. 2 St.) (*Carl Franz*, in einem Aufsatze). [RAL (1)]

Dumm im Kopfe (n. 17 St.) (*A. F. Haynel*, in einem Aufsatze). [RAL (2)]

---

[2] Bei einem Wechselfieber.
[3] Wechselwirkung.
[4] Mehr Heilwirkung.
[5] Heilende Gegenwirkung des Organismus.

■ Kopf

Beim Lehnen des Kopfes auf die Seite, dumpfes Kopfweh. [RAL 2]

Spannender Kopfschmerz um den ganzen Scheitel. [RAL 3]

◇ Drücken im vordern Theile der Stirne von innen heraus (n. 2½ St.) (*Hartmann*, a.a.O.). [RAL (3)]

An der linken Schläfe ein anhaltendes Drücken, mit untermischten, scharfen Stichen (*Ders.* a.a.O.). [RAL (4)]

Drückender Kopfschmerz, heftiger in der freien Luft (n. 12 St.) (*Gutmann*, a.a.O.). [RAL (5)]

Drückender Schmerz in der rechten Kopfseite (n. ¼ St.) (*Ders.* a.a.O.). [RAL (6)]

Ein von oben herabdrückendes Pressen im Kopfe, welches während starken Aufdrückens mit der Hand nachläßt, dann aber wiederkömmt – viele Stunden lang (n. 5½ St.) (*Hartmann*, a.a.O.). [RAL (7)]

Drückender Kopfschmerz, der sich beim Auf- und Absteigen der Treppe noch mehr verschlimmert, wobei es ihm deuchtet, als ob ein schweres Gewicht auf dem Gehirne läge, welches an der Stirne herausdrückte (n. 5½ St.) (*Ders.* a.a.O.). [RAL (8)]

Drückender Kopfschmerz über der rechten Stirnseite, beim Auflegen der flachen Hand sogleich vergehend (n. 2½ St.) (*Gutmann*, a.a.O.). [RAL (9)]

Kopfweh in den Schläfen, als wenn sie von beiden Seiten zusammengepreßt würden, welches während des Zusammendrückens mit der Hand nachließ, dann aber wieder kam (*Teuthorn*, a.a.O.). [RAL (10)]

Kopfweh, wie Zusammenpressen auf beiden Seiten, und zugleich einige Stiche im Hinterhaupte (*Ders.* a.a.O.). [RAL (11)]

Anhaltende Schwere des Kopfs (sogleich) (*Gutmann*, a.a.O.). [RAL (12)]

Schwere, mit Drücken, im ganzen Kopfe, zuweilen auch heftige Stiche im linken Stirnhügel – ein Kopfschmerz, der sich ganz verliert, wenn man den Kopf auf die Seite legt (*Hartmann*, a.a.O.). [RAL (13)]

Stumpf drückender Schmerz in der Stirne von innen heraus, mehre Stunden lang (n. 27 St.) (*Haynel*, a.a.O.). [RAL (14)]

Von beiden Seiten zusammenpressendes Kopfweh im Scheitel, nebst Empfindung beim Treppensteigen, als drückte bei jedem Tritte ein Gewicht auf das Gehirn (n. 2 St.) (*Wislicenus*, a.a.O.). [RAL (15)]

Drückend betäubendes Kopfweh, welches am meisten die Stirne einnahm, in Ruhe und Bewegung (n. ¹/₂ St.) (*Langhammer*, a.a.O.). [RAL (16)]

Drückend ziehender Kopfschmerz in der Stirne gleich über der Nasenwurzel (n. 2 St.) (*Franz*, a.a.O.). [RAL (17)]

Ziehender Schmerz im rechten großen Hirnlappen, von unten nach oben, der sich im Hinterkopfe endet (n. 4 St.) (*Haynel*, a.a.O.). [RAL (18)]

Ziehender Kopfschmerz in der rechten Stirnseite (n. 3¹/₂ St.) (*Ders.*a.a.O.). [RAL (19)]

Ziehendes Kopfweh in der Stirne (*Franz*, a.a.O.). [RAL (20)]

Ziehendes, inneres Kopfweh längs dem linken Seitenbeine (*Ders.*a.a.O.). [RAL (21)]

Klemmendes Ziehen an der Seite des Hinterhauptes (*Ders.*a.a.O.). [RAL (22)]

Beim Sitzen, Ziehen im Hinterkopfe (n. 2 St.) (*Ders.*a.a.O.). [RAL (23)]

Zuckendes Kopfweh oben im Scheitel, besonders nach dem Bücken (n. 5 St.) (*Wislicenus*, a.a.O.). [RAL (24)]

Einzelne Stiche in der linken Seite des Gehirns nach dem Scheitel zu (n. 2 St.) (*Möckel*, a.a.O.). [RAL (25)]

Einzelne Stiche in der Stirne nach dem Scheitel zu (n. 6 St.) (*Ders.*a.a.O.). [RAL (26)]

Gefühl von Wundheitsschmerz in der linken Schläfehaut, bei Berührung (n. 26 St.) (*Gutmann*, a.a.O.). [RAL (27)]

Nagendes Kopfweh äußerlich auf dem Scheitel (n. 16 St.) (*Wislicenus*, a.a.O.). [RAL (28)]

Brennen in der Kopfhaut über der rechten Stirnseite (n. 7 St.) (*Gutmann*, a.a.O.). [RAL (29)]

Brennen über dem linken Augenbraunbogen (*Ders.*a.a.O.). [RAL (30)]

Brennende Stiche in der Stirne, weniger am Haarkopfe, bei Hitze des Gesichts, ohne erhöhete Wärme des übrigen Körpers (n. 12 St.) (*Wislicenus*, a.a.O.). [RAL (31)]

Stichartiges Reißen an der rechten Stirnseite, nahe an der Schläfegegend (n. 1¹/₄ St.) (*Langhammer*, a.a.O.). [RAL (32)]

■ Gesicht und Sinnesorgane

In beiden Augenlidern ein Fippern, und ein Drücken auf beiden Augäpfeln, was sich aber bald nach dem Essen wieder legt. [RAL 4]

Spannen in der Nasenwurzel. [RAL 5]

Er schnaubt früh Blut aus der Nase. [RAL 6]

Spannen in den Kinnbacken. [RAL 7]

◇ Sichtbares, doch nicht schmerzhaftes Zucken in den Gesichtsmuskeln, besonders der rechten Seite, stärker in der Ruhe, als im Gehen (n. 6¹/₂ St.) (*Möckel*, a.a.O.). [RAL (33)]

Trübheit der Augen, bloß in der freien Luft (n. 6 St.) (*Ders.*a.a.O.). [RAL (34)]

Beim Nachdenken im Lesen, öfteres Schwarzwerden vor den Augen (n. 8 St.) (*Ders.*a.a.O.). [RAL (35)]

Flackern vor den Augen, so daß alle Gegenstände in hüpfender Bewegung erscheinen – 4 Minuten lang (n. 4 St.) (*Ders.*a.a.O.). [RAL (36)]

Verengerte Pupillen (n. ³/₄, 1 St.) (*Langhammer*, a.a.O.). [RAL (37)]

Erweiterte Pupillen (n. 4¹/₂ St.) (*Ders.*a.a.O.). [RAL (38)]

Brennendes Spannen über dem linken obern Augenlide, was bei Berührung verging (*Gutmann*, a.a.O.). [RAL (39)]

Drücken auf einem kleinen Punkte im Auge, gleichsam wie in der Krystalllinse, mit der Empfindung wie Schwindel oder Uebergehen der Augen oder Verdrehung (Schielen) derselben, doch ohne Verdunkelung der Sehkraft (im Sitzen) (*Franz*, a.a.O.). [RAL (40)]

Empfindung innerhalb des linken untern Augenlides, als wenn ein nicht ganz harter Körper darunter läge (n. 4¹/₂ St.) (*Gutmann*, a.a.O.). [RAL (41)]

Stumpfe Stiche in den Augäpfeln (*Franz*, a.a.O.). [RAL (42)]

In den Augen Empfindung, wie von Geschwulst der Augenlider, oder einem Gerstenkorne daran, beim ruhig Halten der Augenlider (*Ders.*a.a.O.). [RAL (43)]

Reissende Stiche in den innern Augenwinkeln, wobei die Augen voll Wasser laufen (n. 12 St.) (*Wislicenus*, a.a.O.). [RAL (44)]

Von Zeit zu Zeit Thränen der Augen (*Gutmann*, a.a.O.). [RAL (45)]

Zuweilen Erstarren des einen oder des andern Augenlides, wie tonischer Krampf, daß er es nicht bewegen kann (*Franz*, a.a.O.). [RAL (46)]

Häßlicher, Ekel erregender Geruch, wie von faulen Eiern vor der Nase, er mochte nun im Zimmer oder in der freien Luft seyn, ¹/₄ Stunde lang (n. 9 St.) (*Möckel*, a.a.O.). [RAL (47)]

Anhaltendes Klingen des rechten Ohres, welches, wenn das Ohr inwendig gerieben wird, zwar aufhört, doch gleich wieder kömmt (n. 4 St.) (*Ders.*a.a.O.). [RAL (48)]

Es war im rechten Ohre, als wenn er lauten hörte (sogleich) (*Haynel*, a.a.O.). [RAL (49)]

Erst im rechten, dann im linken Ohre einige feine Stiche (*Ders.*a.a.O.). [RAL (50)]

Stumpfe Stiche durch das Ohr in den Kopf hinein und in den Gesichtsmuskeln derselben Seite, unter dem Auge (n. 1 St.) (*Wislicenus*, a.a.O.). [RAL (51)]

Kleine, schnell auf einander folgende Stiche im linken innern Ohre (n. 7$\frac{1}{2}$ St.) (*Möckel*, a.a.O.). [RAL (52)]

Zwängen im rechten und linken Ohre (*C. G. Hornburg*, in einem Aufsatze.). [RAL (53)]

Jücken im Innern des rechten Ohres, 3 Tage lang (*Gutmann*, a.a.O.). [RAL (54)]

Kältegefühl im innern Ohre, gleich als wäre ihm Wasser hineingekommen (n. 1 St.) (*Wislicenus*, a.a.O.). [RAL (55)]

Beim Schnauben Brausen im linken Ohre, gleich als ob Luft durch dasselbe herausführe (n. 26 St.) (*Ders.* a.a.O.). [RAL (56)]

Leises Schwirren vor den Ohren, wie von Heimchen (n. 48 St.) (*Ders.* a.a.O.). [RAL (57)]

Stechendes Reißen an der hintern Seite der Ohrknorpel und an den Warzenfortsätzen (n. 14 St.) (*Ders.* a.a.O.). [RAL (58)]

Schmerzhafter Klamm in den rechten Backenmuskeln, in der Ruhe (*Hartmann*, a.a.O.). [RAL (59)]

Ausgetrocknete, aufgesprungene Lippen, ohne Durst und ohne fühlbare Hitze (n. 3 St.) (*Möckel*, a.a.O.). [RAL (60)]

Stichartiges Reißen im linken Oberkiefer, bei Ruhe und Bewegung (n. 2 St.) (*Langhammer*, a.a.O.). [RAL (61)]

Flüchtiger, höchst feiner Stich an der rechten Seite des Halses (n. 1 St.) (*Haynel*, a.a.O.). [RAL (62)]

Schwerheitsgefühl in den Halsmuskeln; er muß den Hals hinterbeugen (*Hornburg*, a.a.O.). [RAL (63)]

Klammartiger, in einen Stich endigender Schmerz in den rechten Halsmuskeln, der nach Berührung verging, dann aber wiederkam (n. 2$\frac{3}{4}$ St.) (*Langhammer*, a.a.O.). [RAL (64)]

Beim Bewegen des Halses, Steifigkeits-Empfindung der Nackenmuskeln (n. 9 St.) (*Wislicenus*, a.a.O.). [RAL (65)]

Reißender Druck im Nacken (n. 8 St.) (*Ders.* a.a.O.). [RAL (66)]

Beim Gehen im Freien, Schmerz in den Nackenmuskeln, wie verdrückt, lähmig und spannend, wie nach langer Rückbeugung (n. 6 St.) (*Langhammer*, a.a.O.). [RAL (67)]

Ziehende Steifigkeits-Empfindung im Nacken, mit Eingenommenheit des Hinterhaupts (*Franz*, a.a.O.). [RAL (68)]

■ **Mund und innerer Hals**

Ein Brummen in den obern Zähnen, was sich durch Beißen nicht vermehrt. [RAL 8]

Drücken oben im Gaumen. [RAL 9]

Beim Gähnen und Husten Empfindung, als wäre die linke Seite des Gaumens gelähmt. [RAL 10]

◇ Feine Stiche in der untern Fläche der Zunge, welche bei ihrer Bewegung vergingen (n. $\frac{3}{4}$ St.) (*Gutmann*, a.a.O.). [RAL (69)]

Trockenheit des Gaumens, welche beim Schlingen ein Stechen verursacht, ohne Durst und mit gehörigem Speichel im Munde (n. 1 St.) (*Franz*, a.a.O.). [RAL (70)]

Trocken und zugleich so rauh im Schlunde, daß ihm das Verschlingen des Speichels schwer wird, zwei Tage lang sich vermehrend (*Gutmann*, a.a.O.). [RAL (71)]

Gefühl von Trockenheit im Halse (n. 20 Minut.) (*Haynel*, a.a.O.). [RAL (72)]

Von früh an Trockenheit im Schlunde, zwei Tage lang (*Gutmann*, a.a.O.). [RAL (73)]

Vermehrte Speichelabsonderung (sogleich) (*Haynel*, a.a.O.). [RAL (74)]

Speichel läuft ihm im Munde zusammen, ohne Uebelkeit (n. 8 Minut.) (*Ders.* a.a.O.). [RAL (75)]

Wasser läuft ihm im Munde zusammen, mit Uebelkeit (n. 1$\frac{1}{4}$ St.) (*Ders.* a.a.O.). [RAL (76)]

Anhaltender Stich in der Kehle, vorne am Luftröhrkopfe, bloß beim Schlingen, was dadurch verhindert wird (n. 8 St.) (*Langhammer*, a.a.O.). [RAL (77)]

Bitter süßlicher Geschmack im Munde (n. 2 St.) (*Franz*, a.a.O.). [RAL (78)]

■ **Magen**

Leeres Aufstoßen. [RAL 11]

Nach dem Essen Wüstheit im Kopfe. [RAL 12]

◇ Butterbrod schmeckt ihm nicht; bloß zu Fleisch hat er Appetit und es schmeckt ihm (*Hornburg*, a.a.O.). [RAL (79)]

Ob er gleich keinen Hunger hat, so schmeckt es ihm dennoch, wie gewöhnlich, und er ißt fast noch mehr (*Franz*, a.a.O.). [RAL (80)]

Nach dem Essen Vermehrung des Kopfschmerzes, wie schmerzhafte Eingenommenheit desselben (*Ders.* a.a.O.). [RAL (81)]

Nach dem Essen, ziehender Schmerz in der Gegend des Herzens (*Haynel*, a.a.O.). [RAL (82)]

Nach dem Mittagsessen, Drücken auf der Brust (*Franz*, a.a.O.). [RAL (83)]

Leeres Aufstoßen (sogleich) (*Hartmann*, a.a.O.). [RAL (84)]

Oefteres, leeres Aufstoßen (sogleich n. $^1/_4$ St.) (*Langhammer*, a.a.O.). [RAL (85)]

Oefteres Schlucksen (n. $4^3/_4$ St.) (*Ders.* a.a.O.). [RAL (86)]

Schnell vorübergehende Uebelkeit, ohne Aufstoßen (n. 10 St.) (*Möckel*, a.a.O.). [RAL (87)]

Plötzlich entstehende, $^1/_3$ Stunde dauernde Hitze im Magen; hierauf heftiger Hunger (n. 3 St.) (*Ders.* a.a.O.). [RAL (88)]

Nach Drücken im Magen, eine Kälteempfindung in der Speiseröhre herauf, mit starker Uebelkeit, 20 Minuten lang (n. $10^1/_2$ St.) (*Ders.* a.a.O.). [RAL (89)]

Schnell entstandner, eine halbe Stunde dauernder Heißhunger, der nach wenigem Essen aufhört (n. 5 St.) (*Ders.* a.a.O.). [RAL (90)]

Große Neigung zum Erbrechen, verbunden mit schmerzhaftem Wurgen und Zusammenziehen im Magen, doch ohne Aufstoßen (n. $10^1/_2$ St.) (*Ders.* a.a.O.). [RAL (91)]

Zusammenziehendes Gefühl im Magen (n. $^1/_4$ St.) (*Hornburg*, a.a.O.). [RAL (92)]

Ein druckartiges Kneipen in der Gegend des Magens, was sich langsam nach dem Mastdarme zusenkt und nach Abgang einiger Blähungen verschwindet, kurz nachher aber wieder kömmt, zum Stuhle zwingt und sich dann verliert (n. $^1/_2$ St.) (*Hartmann*, a.a.O.). [RAL (93)]

Ein immerwährendes Knurren in der Magengegend, wie oft bei Leerheit des Magens zu entstehen pflegt, bei nicht leerem Magen (n. 2 St.) (*Ders.* a.a.O.). [RAL (94)]

■ Abdomen

Kälte-Empfindung im Unterleibe, besonders beim Aufdrücken mit der Hand. [RAL 13]

Beim Aufstehen früh aus dem Bette, Kältegefühl im Unterleibe; es läuft ihm auch kalt über den Rücken und über die Seite, wie Schauder bei Anhörung einer grausigen Geschichte. [RAL 14]

Spannung und Drücken in einem Theile des Unterleibes. [RAL 15]

(Im Schamberge ein spannend drückender Schmerz, beim Gehen und Sitzen.) [RAL 16]

Starker Druck im Schooße, wie im Samenstrange, der auch bei Berührung schmerzhaft ist. [RAL 17]

◇ Stechender Schmerz unter den kurzen Ribben, im Sitzen, durch Ein- und Ausathmen ungeändert, vom äußern Aufdrücken mit der Hand auf einen Augenblick zu vertreiben (n. 3 St.) (*Teuthorn*, a.a.O.). [RAL (95)]

Drückendes Schneiden in der Unterribbengegend (n. 8 St.) (*Wislicenus*, a.a.O.). [RAL (96)]

Wundheitsschmerz der äußern Bauchbedeckungen beim Berühren und Reiben der Kleider, gleich als wären sie mit Blüthchen besetzt (n. 72 St.) (*Ders.* a.a.O.). [RAL (97)]

Wundheitsschmerz in der Haut des Oberbauchs, beim Liegen, wie bei Bewegung, doch beim Bücken am schlimmsten (n. 2 St.) (*Gutmann*, a.a.O.). [RAL (98)]

Lang anhaltendes Kneipen in der Gegend des Nabels, was sich wie ein Gewicht nach dem Unterbauche zusenkt, und nach Abgang von Blähungen vergeht (n. $^1/_2$ St.) (*Hartmann*, a.a.O.). [RAL (99)]

Kneipen im Unterbauche (n. $^1/_2$ St.) (*Gutmann*, a.a.O.). [RAL (100)]

Blähungen gehen im Unterleibe herum, wobei es ihm ganz weichlich ist (*Hornburg*, a.a.O.). [RAL (101)]

Hörbares Kollern in den Gedärmen (nach dem Essen) (*Ders.* a.a.O.). [RAL (102)]

Den ganzen Tag hindurch, Aufgetriebenheit des Unterleibes und Vollheit desselben, wie von Ueberladung mit Essen, bei unvermindertem Appetite; dabei Empfindung, wie von eingeklemmten Blähungen und öfters vergeblichem Drängen zum Blähung-Lassen; Abends ward die Vollheit des Unterleibes durch Tabakrauchen sehr vermehrt (*Teuthorn*, a.a.O.). [RAL (103)]

Auftreibung des Unterleibes (n. 14 St.); zwei Stunden drauf, häufig abgehende Winde (*Möckel*, a.a.O.). [RAL (104)]

Ein schneidender Schmerz fährt plötzlich vom Rückgrat aus durch den Unterleib (n. 12 St.) (*Wislicenus*, a.a.O.). [RAL (105)]

Im Gehen, ein anhaltender, scharfer Stich in der linken Unterbauchseite, welchem, beim ruhig Stehen, kleine, schnelle, ruckartige folgen (n. 12 St.) (*Franz*, a.a.O.). [RAL (106)]

Schnelles Stechen in der Unterbauchseite, im Sitzen; während der Berührung verschwindets, kehrt aber gleich wieder zurück (*Ders.* a.a.O.). [RAL (107)]

Muskelzucken in der rechten Lende (im Sitzen) (n. 3 St.) (*Gutmann*, a.a.O.). [RAL (108)]

Zerschlagenheitsschmerz der linken Lende in der Nierengegend, Abends, beim ruhig Sitzen (*Franz*, a.a.O.). [RAL (109)]

In der linken Seite des Unterbauchs erschütternde, zuckende, schnelle Stiche im Sitzen (*Ders.* a.a.O.). [RAL (110)]

Buttelnde Bewegungen in der rechten Seite des Unterleibes, mit Hitzgefühl am ganzen Unterleibe und innerer Empfindung, als wenn Durchfall entstehen sollte, in Ruhe und Bewegung (n. $\frac{1}{2}$ St.) (*Langhammer*, a.a.O.). [RAL (111)]

Bei vorgebeugtem Körper, Drücken in den Drüsen um den Bauchring herum (*Franz*, a.a.O.). [RAL (112)]

■ **Rektum**

Zurückgehaltener Stuhl. [RAL 18]

Zwei Tage lang verstopfter Leib. [RAL 19]

◇ Unter Drängen im Mastdarme zum Stuhle, ein Kneipen im Unterbauche (*Ders.* a.a.O.). [RAL (113)]

Empfindliches Jücken im innern Mastdarme (n. 13 St.) (*Möckel*, a.a.O.). [RAL (114)]

Zücken am After (*Gutmann*, a.a.O.). [RAL (115)]

Verhaltung des Stuhls, 32 Stunden lang; dann Abgang harten Kothes (*Wislicenus*, a.a.O.). [RAL (116)]

Stuhlverhaltung den ersten Tag, den zweiten aber, unter schwierigem Abgang eines harten Stuhls, ziehend kneipende Schmerzen im Unterbauche (*Franz*, a.a.O.). [RAL (117)]

Stuhlverhaltung den ersten Tag und erst am dritten, zweimaliger, leichter Stuhlabgang (*Ders.* a.a.O.). [RAL (118)]

Bauchkneipen, und drauf ein nicht ganz harter Stuhl, welcher mehre Stunden zeitiger, als gewöhnlich erfolgte[6] (n. $\frac{1}{4}$ St.) (*Gutmann*, a.a.O.). [RAL (119)]

Bauchkneipen, und gleich drauf harter Stuhlgang (*Ders.* a.a.O.). [RAL (120)]

■ **Harnwege**

◇ Oefteres Drängen zum Harnen, mit wenigem Urinabgange (n. 4, $9\frac{1}{2}$ St.) (*Langhammer*, a.a.O.). [RAL (121)]

■ **Geschlechtsorgane**

◇ Starker Begattungstrieb, ohne Phantasie-Erregung und ohne Ruthesteifigkeit (n. 5 St.) (*Ders.* a.a.O.). [RAL (122)]

Schmerzhaftes Zucken im rechten Hoden, stärker in Ruhe (n. $6\frac{1}{2}$ St.) (*Möckel*, a.a.O.). [RAL (123)]

Beide Hoden sind heraufgezogen, doch der rechte mehr (n. $1\frac{1}{2}$ St.) (*Ders.* a.a.O.). [RAL (124)]

An der rechten Seite des Hodensacks, drückend ziehend schneidender Schmerz, oder als würde er an der einen Seite eingeklemmt (n. 14 St.) (*Hornburg*, a.a.O.). [RAL (125)]

Anhaltende, brennende Stiche am Hodensacke und an der Schambeinvereinigung (n. $1\frac{1}{2}$ St.) (*Haynel*, a.a.O.). [RAL (126)]

In der linken Seite des Hodensacks, feine Stiche (n. 3 St.) (*Wislicenus*, a.a.O.). [RAL (127)]

■ **Atemwege und Brust**

Oefteres Drücken auf der linken Brustseite, wie von Blähungen. [RAL 20]

◇ Nießen ohne Schnupfen (n. $6\frac{1}{2}$ St.) (*Langhammer*, a.a.O.). [RAL (128)]

Starker Fließschnupfen, den ganzen Tag; es lief ihm unwillkührlich aus der Nase (*Gutmann*, a.a.O.). [RAL (129)]

Beim Fließschnupfen schien ihm die Nase verstopft zu seyn, ob er gleich gehörige Luft durch dieselbe hatte (n. $2\frac{1}{2}$ St.) (*Langhammer*, a.a.O.). [RAL (130)]

Kriebelndes Kitzeln, öfters wiederkehrend, im Kehlkopfe (n. 15 St.) (*Gutmann*, a.a.O.). [RAL (131)]

Heiserkeit (*Joh. Francus*, Trifolii fibrini historia, Francofurti 1701.). [RAL (132)]

Rauhe Sprache (*Gutmann*, a.a.O.). [RAL (133)]

Beim Sprechen ist die Stimme rauh, fast heischer und dabei die Ohren so verstopft, als wenn sich etwas vorgeschoben hätte (n. 3 St.) (*Langhammer*, a.a.O.). [RAL (134)]

Beschleunigtes Athemholen, selbst im Stehen, mit vermehrtem Pulse und Röthe und Hitze im Gesichte (n. 2 St.) (*Teuthorn*, a.a.O.). [RAL (135)]

Krampfhafte Verengerung des Kehlkopfes; die Anstrengung, um Luft einzuziehen, reizte zum

---

[6] Heilende Nachwirkung des Organismus bei einer Person, die zu Stuhlverhaltung geneigt war und gewöhnlich nicht unter 32, 36 Stunden Leibesöffnung hatte.

Husten, 1/8 Stunde lang (n. 9 St.) (*Möckel*, a.a.O.). [RAL (136)]

Flüchtiger Stich in der rechten Brust (n. 11/4 St.) (*Haynel*, a.a.O.). [RAL (137)]

Bloß bei Bewegung heftige Stiche in der Brust (n. 31/2 St.) (*Ders.* a.a.O.). [RAL (138)]

Stumpf stechender Schmerz in der Brust, in der Gegend des Herzens und an derselben Stelle auf der rechten Seite, der beim Aufdrücken und Anspannen der Theile sich vermehrt (n. 211/2 St.) erst nach 26 Stunden kam er mehre Stunden anhaltend wieder (*Ders.* a.a.O.). [RAL (139)]

Heftiger, anhaltender Stich in der Gegend des Herzens; beim Anhalten des Athems wurden der Stiche mehre (n. 15 St.) (*Ders.* a.a.O.). [RAL (140)]

Bohrendes Stechen in der linken Brust, im Sitzen und bei Bewegung, doch beim Ein- und Ausathmen heftiger (n. 31/2 St.) (*Gutmann*, a.a.O.). [RAL (141)]

Auf der linken Brust, dicht am Schlüsselbeine, lange, feine Stiche, beim Einathmen (n. 11/2 St.) (*Hartmann*, a.a.O.). [RAL (142)]

Mit untermischten Stichen, anhaltendes Drücken auf der linken Brust, beim Ein- und Ausathmen gleich (n. 11/2 St.) (*Ders.* a.a.O.). [RAL (143)]

Druck, nebst einzelnen scharfen Stichen, auf dem Brustbeine (n. 12 St.) (*Wislicenus*, a.a.O.). [RAL (144)]

Auf beiden Brustseiten, ein Zusammenpressen, mit scharfen Stichen, durch Einathmen sehr verstärkt (n. 9 St.) (*Ders.* a.a.O.). [RAL (145)]

Zusammenraffender Schmerz von beiden Seiten der Brust, mit scharfen Stichen (n. 12 St.) (*Ders.* a.a.O.). [RAL (146)]

Es preßt ringsum die Brust zusammen, im Sitzen, Gehen und Stehen; eine sehr unangenehme, ängstliche Empfindung (n. 61/2 St.) (*Haynel*, a.a.O.). [RAL (147)]

Engbrüstigkeit (*J. Franeus*, a.a.O.). [RAL (148)]

Pochen in der linken Brust, beim Ein- und Ausathmen anhaltend, doch bloß im Liegen (n. 14 St.) (*Gutmann*, a.a.O.). [RAL (149)]

Ziehender Schmerz in der rechten Brust, nach der Achselhöhle zu (n. 11/2 St.) (*Haynel*, a.a.O.). [RAL (150)]

Beim gebückt Sitzen, Wehthun der Brust, wie zerschlagen (*Franz*, a.a.O.). [RAL (151)]

■ Rücken und äußerer Hals

Im Kreuze ein zusammenziehender Schmerz, später Abends, wie ein Druck mit dem Daumen drauf und, wenn es schlimmer wird, kriebelts drin. [RAL 21]

Abends Steifigkeit im Nacken. [RAL 22]

◇ Jückender Stich in den linken falschen Ribben, beim Ein- und Ausathmen anhaltend (n. 21/2 St.) (*Gutmann*, a.a.O.). [RAL (152)]

Zerschlagenheitsschmerz im Kreuze, meist beim ruhig Sitzen, der bei Berührung verschwindet (*Franz*, a.a.O.). [RAL (153)]

Zerschlagenheitsschmerz des Kreuzes beim ruhig Sitzen, Abends (*Ders.* a.a.O.). [RAL (154)]

Drückender Schmerz im Kreuze, beim Bücken (*Gutmann*, a.a.O.). [RAL (155)]

Beim Bücken, im Kreuze ziehend drückender Schmerz (*Franz*, a.a.O.). [RAL (156)]

Beim jedesmaligen Bücken, drückender Schmerz über dem Kreuzbeine (n. 8 St.) (*Haynel*, a.a.O.). [RAL (157)]

Heraufziehend drückender Kreuzschmerz, im Sitzen (*Franz*, a.a.O.). [RAL (158)]

Muskelzucken in den rechten Rückenmuskeln (n. 11 St.) (*Gutmann*, a.a.O.). [RAL (159)]

Im Sitzen, Schmerz neben den untern Rückenwirbeln, ein dumpfes Ziehen, beim Vorbücken des Körpers (*Franz*, a.a.O.). [RAL (160)]

Scharfes Kneipen neben dem Rückgrate, in der Gegend der Schulterblätter (n. 24 St.) (*Wislicenus*, a.a.O.). [RAL (161)]

Stumpfes, bohrendes Stechen am linken Schulterblatte, nach dem Rückgrate herüber (*Hornburg*, a.a.O.). [RAL (162)]

Gefühl einer Schwere zwischen den Schulterblättern, im Gehen, er muß sich immer vor- und rückwärts biegen, um es zu lindern (*Ders.* a.a.O.). [RAL (163)]

Höchst schmerzhaftes Reißen zwischen den Schulterblättern herab, besonders beim Tiefathmen im Sitzen verschwindend, beim Gehen sogleich zurückkehrend; in der Ruhe blieb eine Wundheitsempfindung zurück (*Ders.* a.a.O.). [RAL (164)]

→ Äußerer Hals: *Gesicht und Sinnesorgane*

■ Extremitäten

◇ Oben auf der Achsel, eine brennend kratzige Empfindung (*Franz*, a.a.O.). [RAL (165)]

Viele feine Stiche in der rechten Achselhöhle, nach der Brust zu (n. 71/2 St.) (*Möckel*, a.a.O.). [RAL (166)]

Feine Stiche fahren in der Achselgrube hin, beim Bewegen des Arms (n. 4 St.) (*Wislicenus*, a.a.O.). [RAL (167)]

Schmerzhaftes, sichtbares Zucken im linken Arme, stärker in der Ruhe (n. 61/2 St.) (*Möckel*, a.a.O.). [RAL (168)]

Stiche im dreieckigen Muskel, am Oberarmgelenke (*Franz*, a.a.O.). [RAL (169)]

Im Oberarme schnelles, klammartiges Reißen, im Sitzen (*Ders.* a.a.O.). [RAL (170)]

Muskelzucken im rechten Oberarme (n. 24 St.) (*Gutmann*, a.a.O.). [RAL (171)]

Zucken der Muskeln am rechten Oberarme (n. 16½ St.) (*Haynel*, a.a.O.). [RAL (172)]

Wiederholtes, krampfhaftes Ziehen im innern linken Unterarme; zuletzt werden die vier Finger unwillkührlich eingebogen, der Arm selbst aber krampfhaft steif, welcher auch mit aller Anstrengung nicht bewegt werden konnte (n. 8½ St.) (*Möckel*, a.a.O.). [RAL (173)]

Klammartiger Schmerz in den Muskeln des linken Unterarmes, welcher bis zum linken Handteller zog, fast wie Lähmung (n. 2 St.) (*Langhammer*, a.a.O.). [RAL (174)]

Klammartiges Drücken im Unterarme, gleich bei der Ellbogenbeuge, welches beim Berühren verschwindet, aber gleich wiederkömmt (*Franz*, a.a.O.). [RAL (175)]

Scharfe Stiche unter dem Ellbogen und am Handgelenke (n. 12 St.) (*Wislicenus*, a.a.O.). [RAL (176)]

Klammartiger Druck am rechten Handgelenke und auf der Mittelhand, in Ruhe und Bewegung (n. 1¾ St.) (*Langhammer*, a.a.O.). [RAL (177)]

Stechender Schmerz in der linken Handwurzel (n. ½ St.) (*Haynel*, a.a.O.). [RAL (178)]

Lähmiges Reißen in den Handgelenken, vorzüglich beim Bewegen derselben (n. 2 St.) (*Ders.* a.a.O.). [RAL (179)]

Beim Schreiben und bei Bewegung der Hand, ein ziehender Schmerz, welcher bei Ruhe der Hand vergeht (n. 2 St.) (*Franz*, a.a.O.). [RAL (180)]

Klammartiges Ziehen auf den Daumenmuskeln des Handrückens (*Ders.* a.a.O.). [RAL (181)]

Stechendes Kneipen an der äußern Seite des hintern Daumengliedes (n. 3 St.) (*Wislicenus*, a.a.O.). [RAL (182)]

Klammartiger Druck am rechten Daumenballen (n. 5 St.) (*Langhammer*, a.a.O.). [RAL (183)]

Ein Stich aus dem rechten Daumen und Zeigefinger heraus (n. 1½ St.) (*Haynel*, a.a.O.). [RAL (184)]

Schmerzhaftes Zucken im linken vierten Finger (n. 9 St.) (*Ders.* a.a.O.). [RAL (185)]

Klammartiger Schmerz am linken Zeigefinger, mehr auswärts, welcher bei Bewegung verging (n. 2¾ St.) (*Langhammer*, a.a.O.). [RAL (186)]

An den hintersten Fingergelenken feine Stiche durch Bewegung etwas beschwichtigt (n. 3 St.) (*Wislicenus*, a.a.O.). [RAL (187)]

Schnell fahrende Stiche in den Gesäßmuskeln der rechten Seite (n. 7 St.) (*Ders.* a.a.O.). [RAL (188)]

Zuckende Stiche am obern Rande des linken großen Hinterbackenmuskels (*Franz*, a.a.O.). [RAL (189)]

Stechend zusammenziehender Schmerz am Hüftgelenke, um die Pfanne herum, bloß im Gehen (n. 3 St.) (*Teuthorn*, a.a.O.). [RAL (190)]

Beim Gehen und Stehen sehr empfindliche, feine Stiche im rechten Hüftgelenke (n. 13 St.) (*Möckel*, a.a.O.). [RAL (191)]

Beim Sitzen, ein viermaliges, krampfhaftes Emporwerfen des ausgestreckten, rechten Ober- und Unterschenkels, beim Stehen aber, oder wenn er im Sitzen das Knie an sich zog, nicht bemerkbar (n. 8 St.) (*Ders.* a.a.O.). [RAL (192)]

Beim Ruhigsitzen, Abends, ein ziehender Zerschlagenheitsschmerz an der äußern Seite des Oberschenkels, des Kreuzes und der linken Lende, in der Nierengegend (*Franz*, a.a.O.). [RAL (193)]

Vorne auf dem Oberschenkel, ein klammartiges Ziehen im Sitzen (n. 2 St.) (*Ders.* a.a.O.). [RAL (194)]

Klammartig ziehende Zerschlagenheitsschmerzen auf den Röhrknochen der Oberschenkel, mit Hitzgefühl im Rücken und dem ganzen Oberkörper, meist im Sitzen (*Ders.* a.a.O.). [RAL (195)]

Auf beiden Oberschenkeln, ein tauber, spannend drückender Zerschlagenheitsschmerz, im Gehen und Sitzen (*Ders.* a.a.O.). [RAL (196)]

Ein Fippern der Muskeln des linken Oberschenkels (*Haynel*, a.a.O.). [RAL (197)]

Heftiger, brennender Stich an der vordern Seite des linken Oberschenkels, etwas über dem Knie, im Sitzen (n. 15 St.) (*Ders.* a.a.O.). [RAL (198)]

Oben an der innern Seite des Oberschenkels, ein absetzendes Kneipen, mit Glucksen, wie von etwas Lebendigem, am stärksten im Sitzen (n. 5 St.) (*Wislicenus*, a.a.O.). [RAL (199)]

Spannen, mit Stichen, an der hintern Seite des Ober- und Unterschenkels, in der Nähe des Kniees (n. 10 St.) (*Ders.* a.a.O.). [RAL (200)]

Stumpfe Stiche an den Kniescheiben heraus, mit Hitzgefühl in den Knien (n. 12 St.) (*Ders.* a.a.O.). [RAL (201)]

Verrenkungsschmerz am Kniegelenke, nach innen zu, in Ruhe und Bewegung (n. ¾ St.) (*Langhammer*, a.a.O.). [RAL (202)]

Ziehen in der rechten Kniekehle durch die Wade, im Stehen und Sitzen (*Franz*, a.a.O.). [RAL (203)]

Scharfe Stiche unter dem Knie (n. 12 St.) (*Wislicenus*, a.a.O.). [RAL (204)]

Jückender, bohrender Stich im rechten Kniegelenke der innern Seite, in Bewegung und Ruhe (n. 11½ St.) (*Gutmann*, a.a.O.). [RAL (205)]

Ein nicht eben schmerzhaftes Zucken im linken Unterschenkel, stärker in der Ruhe, als im Gehen (n. 6½ St.) (*Möckel*, a.a.O.). [RAL (206)]

Zitternde Empfindung in beiden Waden, eine viertel Stunde lang, heftiger beim Sitzen, als beim Stehen (n. 2 St.) (*Ders.* a.a.O.). [RAL (207)]

Im Ruhigsitzen, ein klammartiges Ziehen aufwärts in der äußern Seite des linken Unterschenkels (*Franz*, a.a.O.). [RAL (208)]

Auf dem Schienbeine ein scharfer Druck (*Ders.* a.a.O.). [RAL (209)]

In der Ruhe stumpfe, pulsirende Stiche unter der Mitte des Schienbeins, welche bei Bewegung vergehen, in der Ruhe aber wieder kommen (n. 2 St.) (*Ders.* a.a.O.). [RAL (210)]

Klammartiger Schmerz in den Muskeln des rechten Unterschenkels, der von unten nach oben hinzog, wie Lähmungsschmerz (n. 2½ St.) (*Langhammer*, a.a.O.). [RAL (211)]

Scharfe Stiche in der Mitte des Schienbeins, nebst zuckendem Zusammenraffen, gleich als hätte er den Fuß lange in einer beschwerlichen Lage gehalten (in der Ruhe) (n. 2 St.) (*Wislicenus*, a.a.O.). [RAL (212)]

Im Gehen ein Verrenkungsschmerz, bald am linken, bald am rechten Unterschenkel, nahe beim innern Fußknöchel (n. 7½ St.) (*Langhammer*, a.a.O.). [RAL (213)]

Beim Gehen im Freien, ein Verrenkungsschmerz im linken Unterschenkel, von einem Fußknöchel zum andern (n. 10½ St.) (*Ders.* a.a.O.). [RAL (214)]

Schneiden an beiden äußern Fußknöcheln, in der Ruhe, was in Bewegung verging (n. 12 St.) (*Wislicenus*, a.a.O.). [RAL (215)]

Brennendes Stechen über dem Fußgelenke beider Füße, im Gehen (n. 1½ St.) (*Haynel*, a.a.O.). [RAL (216)]

Anhaltend, ätzend fressender Schmerz auf einer sehr kleinen Stelle, zwischen dem äußern Knöchel und der Achillssenne des rechten Fußes, mehrmals wiederkehrend, im Sitzen; bei Bewegung erneuert er sich (n. 14 St.) (*Ders.* a.a.O.). [RAL (217)]

In der rechten Ferse stechender Schmerz (n. 2¾ St.) (*Ders.* a.a.O.). [RAL (218)]

Große Stiche in den Fußsohlen, beim Gehen (n. 3½ St.) (*Möckel*, a.a.O.). [RAL (219)]

■ **Allgemeines und Haut**

Müdigkeit und Abgespanntheit (sogleich). [RAL 23]

◇ Nicht eben schmerzhaftes, sichtbares Zucken in verschiednen Theilen zugleich, stärker in der Ruhe, als im Gehen (n. 6½ St.) (*Ders.* a.a.O.). [RAL (220)]

Zuckungen kleiner Theile der Muskeln, an mehrern Stellen des Körpers, zu verschiednen Zeiten (*Haynel*, a.a.O.). [RAL (221)]

Stechendes Kneipen bald hie, bald dort am Körper (n. 8 St.) (*Wislicenus*, a.a.O.). [RAL (222)]

Mattigkeit in allen Gliedern, bei Ruhe und Bewegung, eine Stunde lang (n. 28 St.) (*Möckel*, a.a.O.). [RAL (223)]

Große Schwäche des ganzen Körpers; dabei drückender Schmerz über dem Kreuzbeine, beim Stehen, durch Sitzen vermindert (n. 17 St.) (*Haynel*, a.a.O.). [RAL (224)]

Beim Gehen, Schwäche des Körpers, nebst Frost über und über (n. 1¼ St.) (*Ders.* a.a.O.). [RAL (225)]

(Höchste Schwäche mit Hitze und argem Kopfweh)[7] (*Schlegel*, a.a.O.). [RAL (226)]

Lebensthätigkeit übermäßig erhöht, Hastigkeit in allen Bewegungen[8] (n. 32 St.) (*Möckel*, a.a.O.). [RAL (227)]

■ **Schlaf, Träume und nächtliche Beschwerden**

Während des Schlafs Röthe und Hitze im Gesichte; er wacht auf und schreit: Da! Da! und weist mit dem Finger, und schläft wieder ein. [RAL 24]

◇ Oefteres Gähnen, als ob er nicht ausgeschlafen hätte (n. 2 St.) (*Langhammer*, a.a.O.). [RAL (228)]

Geile, lebhafte, unerinnerliche Träume, ohne Samenergießung (*Gutmann*, a.a.O.). [RAL (229)]

Unruhiger Schlaf; er warf sich von einer Seite auf die andere (*Ders.* a.a.O.). [RAL (230)]

Lebhafte, unerinnerliche Träume (*Langhammer*, a.a.O.). [RAL (231)]

■ **Fieber, Frost, Schweiß und Puls**

Schauder, früh, im Rücken, wie von Anhörung grausiger Erzählungen, nicht wie Frost. [RAL 25]

---

[7] Bei einem Wechselfieber.
[8] Wechselwirkung.

Frostgefühl, vorzüglich in den Fingern. [RAL 26]

Schweiß von Abend bis früh. [RAL 27]

Schweiß Abends, gleich nach dem Niederlegen. [RAL 28]

◇ Frostgefühl am ganzen Rumpfe, bei übrigens gleichmäßiger Temperatur (n. 8¼ St.) (*Haynel*, a.a.O.). [RAL (232)]

Schauder über den obern Theil des Körpers, mit Gähnen (sogleich) (*Hartmann*, a.a.O.). [RAL (233)]

Schauder, wie nach einer starken Fußreise (*Hornburg*, a.a.O.). [RAL (234)]

Ueberlaufen von äußerm Schauder, ohne innern Frost, besonders an den Unterschenkeln, im warmen Zimmer (n. 3 St.) (*Wislicenus*, a.a.O.). [RAL (235)]

In der warmen Stube, Sträuben der Haare, ohne Frost, 10 Minuten lang (n. 7 St.) (*Möckel*, a.a.O.). [RAL (236)]

(Beim Sitzen) Schauder, ohne Frost, über den Rücken, als wenn er sich vor etwas äußerte, oder es ihn vor etwas grauete – ohne nachfolgende Hitze (n. 1½ St.) (*Langhammer*, a.a.O.). [RAL (237)]

Kälte im Rückgrate mit Schütteln (n. 4 St.) (*Möckel*, a.a.O.). [RAL (238)]

Eiskalte Hände und Füsse, bei übrigens warmem Körper (n. ½ St.) (*Hartmann*, a.a.O.). [RAL (239)]

Kalte Füße, 48 Stunden lang (*Ders.* a.a.O.). [RAL (240)]

Aufgeschwollene Adern an den Händen und etwas drüber, an den Unterarmen, bei gewöhnlicher Körperwärme, mit eiskalten Füßen (n. 5 St.) (*Ders.* a.a.O.). [RAL (241)]

Kälte der Füße bis in die Nacht; auch im Bette ließen sie sich nicht erwärmen (n. 3 St.) (*Teuthorn*, a.a.O.). [RAL (242)]

Kalte Füße bis an die Knie, als ständen sie im kalten Wasser (*Hornburg*, a.a.O.). [RAL (243)]

Frost am ganzen Körper, welcher durch Ofenwärme verging, aber in einiger Entfernung vom Ofen wieder kam, eine halbe Stunde anhaltend (n. ¼ St.) (*Haynel*, a.a.O.). [RAL (244)]

Frost am ganzen Körper, vorzüglich am Rücken, welcher nicht durch Ofenwärme verging (n. ¾ St.) (*Ders.* a.a.O.). [RAL (245)]

Fieberschauder über den ganzen Rücken, als wenn er bei kühler Luft lange entblößt gegangen wäre (n. ¼ St.) (*Langhammer*, a.a.O.). [RAL (246)]

Langsamer Puls, in einer Minute 52 Schläge (n. 1¼ St.) (*Ders.* a.a.O.). [RAL (247)]

Hitze der Ohren (n. ¾ St.) (*Haynel*, a.a.O.). [RAL (248)]

Hitzgefühl am Rumpfe, besonders im Rücken, zuweilen mit Kältegefühl gemischt, ohne Durst und ohne Gesichtshitze oder Röthe (n. 8 St.) – mehre Stunden drauf (n. 16½ St.) Röthe der Wangen (*Ders.* a.a.O.). [RAL (249)]

Hitze, besonders im Gesichte; kurz darauf ein allgemeiner Frost, beides ohne Durst (n. 3 St.) (*Möckel*, a.a.O.). [RAL (249a)]

Gegen Abend, Hitzüberlaufen der Backen (*Franz*, a.a.O.). [RAL (250)]

Abends, erhöhete Körperwärme, ohne Durst, mit Freiheit und Leichtigkeit des Geistes (*Ders.* a.a.O.). [RAL (251)]

Nach Gehen im Freien, Abends, Hitze ohne Durst und gelinder Schweiß am ganzen Körper (*Ders.* a.a.O.). [RAL (252)]

Unangenehmes Hitzgefühl am Rumpfe, besonders auf dem Rücken, sechs Stunden nach dem Froste (n. 7 St.) (*Haynel*, a.a.O.). [RAL (253)]

Sehr große Hitze über den ganzen Körper, ohne Schweiß und ohne Durst, bei kalten Füßen (n. 2¾ St.) (*Hartmann*, a.a.O.). [RAL (254)]

Mercurius-Verbindungen

Quecksilber. Mercurius, Argentum vivum [RAL I (1830), S. 348–435]

Dieses Metall ist im Handel oft mit einem Zusatze von Blei, auch wohl Wismuth verfälscht, wovon es am beßten dadurch gereinigt wird, daß man eine wässerige Auflösung von salpetersaurem Quecksilber über demselben in einer Porcelan-Schale, etwa eine Stunde lang, über Kohlenfeuer sieden läßt, unter steter Ersetzung der verdampfenden Wässerigkeit. Da nimmt diese Auflösung das Blei und Wismuth in ihre Säure auf und läßt dagegen ihr Quecksilber fahren, als einen Zusatz zu dem zu reinigenden Quecksilber.

Im fließenden Metallzustande hat Quecksilber wenig dynamische Einwirkung auf das Befinden des Menschen, bloß die Zubereitungen desselben haben große Wirkungen.

Unter den salzigen Verbindungen desselben sind die mit einem kleinen Antheile Kochsalzsäure (*versüßtes Quecksilber, Mercurius dulcis, Calomel hydrargyrum muriaticum mite*) und das vollständige kochsalzsaure Quecksilbersalz (*Aetzsublimat, mercurius sublimatus corrosivus, hydrargyrum muriaticum corrosivum*) zum innern Gebrauche, seine Verbindung mit Fetten aber (*unguentum mercuriale, s. neapolitanum, unguentum hydrargyri cinereum*) zur äußern Einreibung seit mehrern Jahrhunderten die am häufigsten in Krankheiten angewendeten geblieben. Ich übergehe die unzähligen übrigen Quecksilberpräparate meist mit den übrigen Säuren oder durch andre Zusätze bereitet, welche, seltner gebraucht, keinen dauernden Ruf erlangten.

Es ist hier nicht der Ort, alle diese Präparate nach ihrem arzneilichen Werthe zu beurtheilen, auch deßhalb unmöglich, weil auch die gebräuchlichsten derselben nur wenig nach ihrer wahren, eigenthümlichen Wirkung auf den gesunden menschlichen Körper, die seltner angewandten aber gar nicht geprüft worden sind, folglich nie mit Gewißheit eines heilbringenden Erfolgs homöopathisch für besondere Krankheitszustände gewählt werden können. Nur so viel läßt mich sorgfältige Prüfung in der Erfahrung aussprechen, daß sie wohl sämtlich etwas Gemeinsames in ihrer Wirkung als Quecksilbermittel bewirken, im Besondern hin-

gegen ungemein von einander abweichen und auch sehr in der Heftigkeit ihres Eingriffs auf das menschliche Befinden; vorzüglich aber muß man bemerken, daß alle salzhafte Präparate des Quecksilbers eine Menge wenig gekannte, gewöhnlich sehr angreifende Nebenwirkungen, nach der Natur der dasselbe bindenden Säure, ausüben, die gar sehr von der milden, selbständigen Wirkung des ganz reinen, durch keine Säure veränderten Quecksilbers abweichen.

Selbst Quecksilber bloß mit Fetten zu einer Salbe vereinigt, erzeugt andre als die dem innerlich gegebenen milden, reinen Quecksilber-Halbkalke (aethiops per se) eigenthümlichen Wirkungen im menschlichen Körper[1], vermuthlich weil es in der Salbe durch die Fettsäure gebunden wird.

Es ward mir daher, weil die homöopathische Heilkunst alle Arzneisubstanzen verschmäht, die durch irgend einen Zusatz fremde Nebenwirkungen erhalten, längst schon zur Aufgabe, das reine Quecksilbermetall in einen Zustand zu versetzen, daß er bloß seine wahren, reinen, eigenthümlichen Wirkungen auf den menschlichen Organism und zwar heilkräftiger äußern könne, als die übrigen bekannten Zubereitungen und salzigen Verbindungen desselben.

Was ein lang fortgesetztes, mechanisches Schütteln des laufenden Quecksilbers, oder wie in ältern Zeiten das Reiben desselben mit Krebssteinen oder Gummi-Schleimen nur sehr unvollkommen leistete, nämlich dessen Umänderung in ein, von fremden Säuren freies Halb-Oxyd, dieß suchte ich schon den Jahren 1787 und 1788 durch Niederschlag seiner im Kalten bereiteten Auflösung von Salpetersäure mittels ätzenden Ammoniums zu erreichen. Dieses an seiner Schwärze kennbare Quecksilber-Präparat ward, unter dem Namen *mercurius solubilis Hahn.* (*mercurius oxydulatus niger*), zwar seiner weit mildern, hülfreichern,

---

[1] *John Bell* beklagt sich, daß es ihm nie gelungen sei, die venerische Schankerkrankheit bloß durch Einreiben der Quecksilbersalbe zu heilen, ohne genöthigt zu seyn, den Schanker durch Hülfe äußerer Mittel zu zerstören, (da man doch beim innern Gebrauche eines von aller Verbindung mit einer Säure freien Quecksilber-Präparats, wie schon meist der mercurius solubilis (Hydrargyrum oxydulatum nigrum) war, die ganze Krankheit samt dem Schanker heilt, ohne das mindeste äußere Mittel für letztern nöthig zu haben).

antisyphilitischen Wirkung wegen allein übrigen, mit Säuren verbundnen, bisher gebräuchlichen Quecksilber-Mitteln in fast allen Ländern vorgezogen, aber eine sorgfältigere Untersuchung zeigte mir, daß auch dieses noch nicht den höchsten Grad von Reinheit erlangt habe, sondern daß die dunkle Schwärze desselben mehr von einem Uebermaße des zum Niederschlage eines etwas übersauern Quecksilber-Salpeters erforderlichen, ätzenden Ammoniums herrühre – übersaurer Quecksilber-Salpeter aber gewöhnlich noch einige Kochsalz- und schwefelsaure Quecksilber-Salze (die auch in der kleinsten Menge eine angreifende Schärfe besitzen) zu enthalten pflege, welche durch die dunkle Farbe des schwarzen Oxyduls den Augen entzogen, mit letztern zugleich niederfallen und es einigermaßen verunreinigen.

Dieß zu vermeiden, beschrieb ich im Vorworte zum Quecksilber in der zweiten Ausgabe dieses ersten Theils der reinen Arzneimittellehre, im Jahre 1822 die Verfertigung des **ganz reinen** Quecksilber-Niederschlags aus völlig von überschüssiger Säure freiem Quecksilber-Salpeter durch Aetz-Ammonicum, welcher nur dunkelgrau an Farbe ist – ein völlig reines Quecksilber-Oxydul, wie das durch langwieriges Schütteln des laufenden Quecksilbers entstehende Pulver, *Aethiops perse* genannt.

Dieses Präparat läßt als vollkommen reine Quecksilber-Arznei nichts zu wünschen übrig, wenn es nicht die umständliche, mühsame Bereitung wäre.

Da aber eins der Gesetze der Homöopathik, so wie des gesunden Verstandes befiehlt, daß wir unsre Zwecke auf dem einfachsten und kürzesten Wege erreichen sollen (quod fieri potest per pauca, non debet fieri per plura), so wird auch hier die Absicht am kürzesten, leichtesten und vollkommensten erreicht, wenn nach der Vorschrift im zweiten Theile der chronischen Krankheiten, S. 5. Ein Gran ganz reinen Quecksilbers (wie zur Verfertigung der Thermometer genommen wird), eben so, wie man bei andern trocknen Arzneisubstanzen verfährt, mit drei Mal 100 Granen Milchzucker binnen drei Stunden zur millionfachen Pulver-Verdünnung (wie an jener Stelle umständlich beschrieben ist)[2] gerieben und ein Gran von letzterm, in gewässertem Weingeiste aufgelöst, diese Auflösung zweimal geschüttelt, und ein Tropfen von dieser Auflösung sofort noch durch 26 Verdünnungs-Gläschen zur decillionfachen Kraft-Entwickelung (*hydrargyrum purum potentiatum* $\overline{X}$.) erhöhet wird.

Ein mit letzterer Flüssigkeit befeuchtetes, feinstes Streukügelchen (wovon 300 einen Gran wiegen) ist die für alle geeigneten Fälle hinreichende Gabe dieses so sehr arzneilichen Metalls.

Die hierunten folgenden Symptomen entstanden von der Anwendung des (mercurius solubilis) schwarzen Quecksilber-Oxyduls, welches doch meist rein genug war, um größtentheils reine Quecksilber-Symptome zu liefern, wodurch, wie ich hoffe, die Kenntniß der eigenthümlichen Kräfte dieses Metalls nicht wenig gewonnen hat.

Es leuchtet aus ihnen hervor, daß wenn wir es bloß für solche Krankheitszustände wählen, deren Inbegriff bei den Symptomen des Quecksilbers in treffender Aehnlichkeit vorhanden sind; – wenn wir ferner nur die vollkommenste, reinste, hoch potenzirte Zubereitung desselben zum Gebrauche nehmen und eine so kleine Gabe von oben beschriebener Verdünnung, wir ein in sehr vielen Fällen unentbehrliches, höchst hülfreiches Heilmittel in demselben antreffen.

Doch, nur gar zu oft ward das Quecksilber in Krankheiten aller Art in der allöopathischen Praxis gemißbraucht, wo man entweder überhaupt mit keinem gelindern Mittel helfen zu können glaubte, oder, wo man Verhärtungen und Verstopfungen voraussetzte und mit diesem, Alles auflößen sollendem Metalle aufzulösen trachtete, oder wo man in lästigen Uebeln, wie sogar oft, ohne Grund, ein verstecktes, venerisches Miasm zum Grunde zu liegen wähnte. Wenn nun da bei den täglichen Gaben nach und nach Verschlimmerung der Zufälle erfolgte, so schob der Allöopathiker dieselben nicht auf die Unangemessenheit der Arznei für diese Krankheit, sondern gewöhnlich darauf, daß für die große Krankheit die Gabe des Mittels noch zu klein sei, und stürmte dann mit verstärktern und öfter wiederholten Gaben angreifender Quecksilber-Präparate (wenn er's recht mit Gewalt erzwingen wollte, mit dem Sublimate) auf die Kranken los, rieb wohl auch noch eine Menge

---

[2] Nach der Reibung des Granes Quecksilber mit den ersten 100 Granen Milchzucker bleibt auf dem noch so fein matt geriebenen Boden der porcelänenen Reibschale, trotz allem, sorgfältigem Aufscharren, doch noch eine ziemliche Schwärze zurück, welche aber von den zweiten 100 Granen Milchzucker beim Reiben mit einem Grane der ersten Verreibung binnen der zweiten Stunde fast gänzlich aufgenommen und von der dritten Reibung vollends vernichtet wird.

Quecksilber-Salbe in die Haut und zernichtete so das Leben in unzähligen Fällen, wenigstens die Gesundheit unwiederbringlich.

Da wir nunmehr aber wissen, daß, fast ohne Ausnahme, alle langwierigen Krankheiten (reine Syphilis und Sykosis ausgenommen) aus mehr oder weniger entwickelter Psora entspringen, und selbst da, wo Syphilis oder Sykosis noch ungetilgt mit entwickelter Psora complicirt war, die letztere mehr und zuvörderst bei der Heilung zu berücksichtigen ist, Quecksilber aber (und am schlimmsten dessen unreine, schärfere Präparate) nie zur gründlichen Hülfe für die Psora dienen, sondern stets nur sie desto unheilbarer machen, so wird man sich die vielen, mit verdienter Schande zu brandmarkenden Curen aller Arten von chronischen Krankheiten leicht erklären können.

Wenn ich also die medicinischen Blut-Vergießungen, die ewigen Abführungs-Mittel, den häufigen Mißbrauch des Mohnsafts, um Schmerzen aller Art zu unterdrücken, Schlaf zu erzwingen und Durchfälle und Krämpfe zu stillen und den der Chinarinde, um Fieber-Typen zu stopfen und angeblich zu stärken, wo ungeheilte Krankheit und ärztliche Verschleuderung der Säfte und Kräfte einziger Grund der Schwäche waren – wenn ich diese zweckwidrigen Vorkehrungen ausnehme, so finde ich kein Mittel in den Händen der sich als Heilkünstler brüstenden Allöopathiker, womit sie den chronisch Leidenden den Lebensfaden sicherer abkürzten, als ihr beliebtes Calomel und das Quecksilber-Sublimat. Wie viel anders die der Heilung der kranken Menschheit sich widmende Homöopathik!

Bei ihr erfordert auch die feinste Gabe des zur oben angegebnen, größten Kraft-Entwickelung erhöheten, reinsten Quecksilbers von Seiten des ächten Jüngers dieser Heilkunst die sorgfältigste Wahl des Falles, wo dieß Mittel in chronischen Fällen unbedenklich und als unentbehrlich anzuwenden sei, außer wo reine, nicht mit Psora complicirte, venerische Schanker-Krankheit (Syphilis) dessen Anwendung unbedingt befiehlt – da dann aber auch jedesmal eine einzige der feinsten Gaben zur völligen Heilung dieses chronischen Miasms hinreicht.

Mit diesem einzig vernünftigen Gebrauche dieses edeln Metalls hat jener, seit mehrern Jahren in der gewöhnlichen Cur-Praxis eingerissene Mißbrauch nichts gemein, nach welchem man das sogenannte

versüßte Quecksilber (calomel, mercurius dulcis) (worin das Quecksilber wegen seiner Verbindung mit etwas Kochsalzsäure an seinen ursprünglichen, eigenthümlichen Eigenschaften ungemein abgeändert erscheint) fast in allen Krankheiten ohne Unterschied, in großen Gaben, gewöhnlich zugleich mit Opium, blindlings anwendet, ohne genaue Kenntniß weder des Calomels, noch des Opiums nach deren wahren Wirkungen und ohne die Fälle zu unterscheiden, wo entweder das erstere, oder das zweite, oder beide zusammen hinpassen. Man kann wohl sagen, daß hier die vernunftlose Praxis, die Allöopathie, ihren Gipfel erreicht. Dieses menschenverderbliche Verfahren eignet sich bloß zu einer Rüge und ist keiner genauern Beurtheilung werth.

Etwas genauer durch seinen Mißbrauch bekannt ist die vollkommen salzhafte Verbindung des Quecksilbers mit muriatischer Säure, das **Quecksilber-Sublimat** (Aetzsublimat, mercurius sublimatus corrosivus), das wegen seiner Auflösbarkeit in Wasser und Weingeist, folglich wegen seiner Verdünnbarkeit zu allen Graden, des homöopathischen Gebrauchs fähiger ist. Zur Kenntniß seiner eigenthümlichen Wirkung (denn diese weicht gar sehr von der des reinen Quecksilbers ab) folgen unten einige Symptomen, die der Vermehrung werth sind. Einen sehr kleinen Theil eines Tropfens seiner quintillion- besser der decillion-fachen Verdünnung habe ich fast specifisch in den gewöhnlichen Herbst-Ruhren, in einer einzigen Gabe **allein** gereicht, heilbringend gefunden; die Wahrheit des homöopathischen Heilgesetzes wird auch hier handgreiflich bestätigt.

So hat auch die schweflichte Verbindung des Quecksilbers, der Zinober (cinnabaris) seine eigenthümlichen, von denen des reinen Quecksilbers abweichenden, doch nicht genau genug gekannten Eigenschaften. Ich habe durch unten folgende Symptomen einen kleinen Anfang zur Kenntniß seiner arzneilichen Bedeutung gemacht.

Wann selbst die reinste Quecksilber-Bereitung für den unrechten Krankheitsfall, also unhomöopathisch gewählt, – Nachtheile bringt, so dient nach Beschaffenheit der entstandnen, widrigen Symptome, als Gegenmittel entweder Schwefelleber, oder Schwefel, oder Kampher, oder Mohnsaft, oder Chinarinde, oder Salpetersäure, alle diese jedoch schon in sehr kleiner Gabe, und nach den vorhandnen Symptomen ausgewählt.

Langsame Vergiftungen durch Quecksilber, besonders das Zittern der Vergolder, sollen ihre Hülfe auch in der Elektrisität gefunden haben.

Die vom schwarzen Quecksilber-Oxyd beobachteten und hier verzeichneten Symptomen sind größtentheils Erstwirkungen. Nur wenige lassen sich mit Gewißheit unter die Nachwirkungen zählen, welche sich aber durch Unschmerzhaftigkeit und Entzündungslosigkeit auszeichnen, worunter ich z.B. eine Art harter, kalter, unschmerzhafter Drüsengeschwülste und eine gewisse, kataleptische Lähmungs-Schwäche der Muskeln rechne.

Die Abkürzungen der Namen folgender, beitragender Beobachter sind: *Groß* [*Gß.*], *Gutmann* [*Gn.*], *Fr. Hahnemann* [*F. H-n.*], *Hartmann* [*Htn.*], *Hornburg* [*Hbg.*], *Langhammer* [*Lr.*], *Rummel* [*Rl.*], *Stapf* [*Stf.*].

Mercurius solubilis Hahnemanni

Schwarzes Quecksilberoxyd [RAL I (1830), S. 357–422]

■ **Gemüt**

Herzklopfen. [RAL 1218]

Auf kleine Ueberraschung höchster Schreck, sie zittert am ganzen Leibe, ist wie gelähmt, es steigt ihr eine ungeheure Gluth in die rechte Wange, welche sogleich schwoll und blauroth ward und zwei Stunden blieb; sie war so angegriffen, daß sie sich gar nicht wieder beruhigen konnte, alle Glieder waren wie zerschlagen, heftiges Frostschütteln, Schwanken der Kniee nöthigte sie, sich vor der Zeit zu legen. [RAL 1219]

Unruhe, auf keiner Stelle hat er Ruhe; er kann weder stehen, noch liegen, und ist wie wahnsinnig, oder als ob er ein großes Verbrechen begangen hätte. [RAL 1220]

Gemüth, unruhig, niedergeschlagen; Angst, ohne besondre Gedanken. [RAL 1221]

Unaussprechliches Gefühl eines innern, unerträglichen Uebels, wobei er Stillschweigen beobachtet und das Bett nicht verlassen will. [RAL 1222]

Glaubt Höllenmarter auszustehen, ohne sich darüber erklären zu können. [RAL 1223]

Angst. [RAL 1224]

Viel Aengstlichkeit und Wallung im Blute die Nacht und Stechen in den Adern. [RAL 1225]

Sie ist immer so ängstlich und bänglich; es kommt ihr dann jähling in die Herzgrube, die Hände fangen an zu schwitzen und es wird ihr heiß im Gesichte. [RAL 1226]

Angst, als wenn er etwas verbrochen hätte [*Hbg.*]. [RAL 1227]

Nirgends Ruhe, immer ängstlich [*Hbg.*]. [RAL 1228]

Er hat keine Ruhe, und muß bald dahin, bald dorthin gehen und kann nirgend lange bleiben [*F. H-n.*]. [RAL 1229]

Höchste Unruhe die Nacht hindurch von Abend bis früh, bald stand er auf, bald legte er sich, er fand nirgends Ruhe [*Stf.*]. [RAL 1230]

Höchste Unruhe die ganze Nacht hindurch, gegen 8 Uhr Abends beginnend und bis früh dauernd; er stand bald auf, weil er keine Ruhe im Liegen hatte, legte sich wieder nieder, weil es ihm im Gehen unerträglich war, und hatte nirgends Ruhe [*Stf.*]. [RAL 1231]

Angst und Bangigkeit im Blute, er wußte sich nicht zu lassen; es war, als wenn er ein Verbrechen begangen hätte, ohne Hitze, auch dabei, als wenn er seiner Sinne nicht mächtig wäre, den ganzen Tag. [RAL 1232]

Angst, die ihn weit jagen konnte, als wenn er etwas verbrochen hätte oder ihm ein Unglück bevorstände. [RAL 1233]

Er glaubt, seinen Verstand zu verlieren, glaubt zu sterben; mit Täuschungen der Phantasie, sieht z.B. Wasser fließen, wo keins fließt (früh). [RAL 1234]

Unter Gedankenlosigkeit, als wenn er etwas Böses begangen hätte. [RAL 1235]

Keine Lust zu einer ernstlichen Arbeit [*Gn.*]. [RAL 1236]

Abends sehr schreckhaft zum Zusammenfahren [*F. H-n.*]. [RAL 1237]

Er hatte keinen Muth zu leben [*F. H-n.*]. [RAL 1238]

Er wünschte lieber den Tod, war gegen Alles, auch das Liebste gleichgültig [*Hbg.*]. [RAL 1239]

Den ganzen Tag über große Ernsthaftigkeit mit vieler Gleichgültigkeit; er ärgerte sich sogar, wenn andere über eine Kleinigkeit lachten, und war dabei höchst gleichgültig gegen alles, was ihn umgab [*Lr.*]. [RAL 1240]

Er ist gleichgültig gegen alles in der Welt, hat kein Verlangen zu essen, und doch, wenn er ißt, schmeckt es ihm und er kann das Gehörige zu sich nehmen. [RAL 1241]

Höchste Gleichgültigkeit. [RAL 1242]

Er achtet nichts und ist gleichgültig gegen Alles. [RAL 1243]

Es ist ihm alles zuwider, selbst Musik. [RAL 1244]

Mehr gleichgültiges Gemüth [*Gß.*]. [RAL 1245]

Er ist ohne Ursache sehr unzufrieden mit sich selbst und mit seiner Lage [*Gn.*]. [RAL 1246]

Den ganzen Tag Mißmuth mit Aengstlichkeit verbunden; er glaubte immer etwas unangenehmes erfahren zu müssen [*Lr.*]. [RAL 1247]

Den ganzen Tag hindurch mürrisch; er war äußerst einsylbig und ernsthaft dabei [*Lr.*]. [RAL 1248]

Den ganzen Tag verdrießlich und ärgerlich; er glaubte, daß alle seine Bemühungen endlich noch scheitern würden [*Lr.*]. [RAL 1249]

Gemüth, reitzbar, zornig, unternehmend. [RAL 1250]

Sehr ärgerlich und unverträglich, leicht reitzbar, sehr argwöhnisch. [RAL 1251]

Mit Jedermann zänkisch, wollte überall recht haben, zanksüchtig. [RAL 1252]

Streitsüchtig, zanksüchtig. [RAL 1253]

Den ganzen Tag über mürrisch und mißtrauisch; er behandelte die Menschen, mit denen er umging, fast beleidigend, und sah sie alle als seine ärgsten Feinde an [*Lr.*]. [RAL 1254]

Während des ganzen Tages verdrießlich, wie mit sich selbst uneinig und unzufrieden, und hatte durchaus keine Lust zum Sprechen und Scherzen [*Lr.*]. [RAL 1255]

Sehnsüchtiges Heimweh [*Gn.*]. [RAL 1256]

Ein fast unwiderstehlicher Trieb, in die Entfernung zu reisen [*Gn.*]. [RAL 1257]

Hastigkeit und Geschwindigkeit im Reden [*F. H-n.*]. [RAL 1258]

Er sprach ungereimt; siehe da schlägst du eine Fliege von deiner Hand und vorhin hast du mir's verboten (welches nicht an dem war). [RAL 1259]

Er ist albern, macht Faxen und dummes, widersinniges Zeug; er machte sich Abends (im heißen Sommer) Feuer in den Ofen, legte Degen kreuzweise zusammen und stellte in den einem Winkel der Stube Lichter, in den andern Stiefeln, und das alles im vollen Ernste, wobei er völlig gleichgültig gegen Wärme und Kälte war, im Kopfe aber war es ihm düster und schwer. [RAL 1260]

Wahnsinn; sie deckt sich des Nachts auf, reißt das Stroh umher und schimpft dabei; am Tage springt sie hoch in die Höhe (wobei sie einer muthwilligen, ausgelassenen Person gleicht) im Freien sowohl als in der Stube; sie redet und schimpft viel vor sich hin, kennt ihre nächsten Anverwandten nicht, schmiert den häufig ausgeworfenen Speichel mit den Füßen aus einander, und leckt es zum Theil wieder auf; auch leckt sie oft Kuhmist und den Schlamm aus Pfützen auf; sie nimmt oft kleine Steine in den Mund, ohne sie zu verschlucken, und klagt dabei, daß es ihr die Gedärme zerschneide; es geht viel geronnenes Blut mit dem Stuhlgange fort; sie thut niemand etwas Leides, wehrt sich aber heftig, wenn man sie anrührt; sie folgt keinem Geheiße, stellt sich nicht zum Essen ein, ob sie wohl unordentlich die meisten Tage Speise und Trank zu sich nimmt; sie sieht sehr blaß und verfallen aus und scheint viel matter als ehedem zu seyn [*F. H-n.*]. [RAL 1261]

Beim Spazierengehen hatte er große Neigung, die ihm begegnenden, fremden Leute, mit zwei Fingern bei der Nase zu fassen. [RAL 1262]

Bei dem ungereimten Beginnen war er dennoch zum Weinen aufgelegt, und da dieser Paroxism verging, fühlte er eine große Mattigkeit. [RAL 1263]

Fast unwillkürliches Weinen mit Erleichterung. [RAL 1264]

■ Schwindel, Verstand und Gedächtnis

Im Kopfe ein Schwindel, am Tage. [RAL 1]

Schwindel in der Stube, daß sie sich beim Gehen anhalten mußte, um nicht umzufallen. [RAL 2]

Selbst im Sitzen ist ihr schwindlicht. [RAL 3]

Schwindel mehr im Sitzen als im Stehen, es ward ihr so trübe und schwarz vor den Augen, vorzüglich gegen Abend. [RAL 4]

Schwindel; beim Sitzen am Schreibtische wirds ihm drehend im Kopfe, als wäre er betrunken, er steht auf und geht in der Stube herum wie ein Taumelnder, dann bricht ihm eine ängstliche Hitze aus, mit Uebelkeit, doch kömmts nicht zum Erbrechen; dabei etwas Kopfweh (3 Tage nach einander, Mittags und Nachmittags). [RAL 5]

Wenn er gebückt gesessen hat, und sich aufrichtet, so fühlt er im ersten Augenblick einen Schwindel. [RAL 6]

Wenn sie sich auf den Rücken legt, so wird's ihr so drehend und weichlich; auf der Seite liegend, giebt es sich. [RAL 7]

Schwindel, kalte Hände mit Fieberschauder, dann Eingenommenheit des Kopfs. [RAL 8]

(Beim Stehen) heftiger Schwindel, während er den Kopf vorwärts beugte [*Lr.*]. [RAL 9]

Schwindel zum Niederlegen [*F. H-n.*]. [RAL 10]

Beim jählingen Herumdrehen, Schwindel; es geht alles mit ihm herum [*Stf.*]. [RAL 11]

Schwindel beim Gehen im Freien, dabei Uebelkeit und eine Empfindung, als wenn ein Wurm in der Brust den Hals heran in die Höhe stiege [*F. H-n.*]. [RAL 12]

Schwindel und Wanken, wenn sie aus der freien Luft in die Stube kömmt [*F. H-n.*]. [RAL 13]

Schwindlicht und wankend beim Gehen im Freien, in der Stube aber bloß Schwere des Haupts (n. 48 St.) [*Gn.*]. [RAL 14]

Art Schwindel; beim Liegen ist es ihm, als wenn er der Länge nach geschaukelt würde [*F. H-n.*]. [RAL 15]

In der Stirne wie drehend [*Stf.*]. [RAL 16]

Dumm und dämisch im Kopfe [*F. H-n.*]. [RAL 17]

Sie ist nach dem Essen wie betrunken; es steigt ihr eine Hitze und Röthe ins Gesicht, welches anschwillt. [RAL 18]

Am Tage duttend und schläfrig. [RAL 19]

Schwäche im Kopfe wie Duttenheit und als wenn es in der Stirne herumfisperte und um den Ring herum ginge. [RAL 20]

Wenn sie gegessen hat und aufsteht, so dumm, so drehend und schwarz vor den Augen, über der

Nase, am schlimmsten in der warmen Stube und gebessert in der freien Luft. [RAL 21]

Kopfweh, wie Düseligkeit und Vollheit im Gehirne. [RAL 22]

Etwas düster im Kopfe, früh beim Aufstehen, ein dumpfer Kopfschmerz. [RAL 23]

Düsterheit des Kopfs, früh beim Erwachen. [RAL 24]

In der Stube, Schwere und Eingenommenheit des Kopfs, auch beim Sitzen und Liegen. [RAL 25]

Der Kopf ist schwer und wie von einem dumpfen Schmerze eingenommen und verdüstert. [RAL 26]

Früh nach dem Aufstehen, wüste und übernächtig im Kopfe, welches in freier Luft verging. [RAL 27]

Es benimmt ihm die Schärfe des Geistes, macht ihn düselig; er hört nicht, was gefragt wird, kann das Gelesene nicht gut behalten und verspricht sich leicht. [RAL 28]

Das Sprechen wird ihm sauer, er kann nicht lesen, der Kopf ist ihm wüste, er kann nichts arbeiten und schläft ein, wenn er sitzt. [RAL 29]

Gedanken sehr schwach; er kann sich äußerst schwer besinnen, und antwortet auf die Fragen verkehrt (– was er auch selbst merkt). [RAL 30]

Die Gedanken vergehen ihm ganz [*F. H-n.*]. [RAL 31]

Die Gedanken verschwinden zuweilen, etliche Minuten lang [*F. H-n.*]. [RAL 32]

Er weiß nicht, wo er ist [*F. H-n.*]. [RAL 33]

Er konnte nichts berechnen, nichts überlegen [*F. H-n.*]. [RAL 34]

Bewußtlosigkeit und Sprachlosigkeit; sie schien zu schlafen, war aber pulslos, bei gehörig warmem Körper und von völligem Leichen-Ansehen; nach einer Stunde kam der Verstand wieder und einiger Ton der Stimme; sie wollte sprechen und konnte nicht; erst nach 12 Stunden kehrte die Sprache zurück [*F. H-n.*]. [RAL 35]

Zerstreutheit; während er etwas arbeiten will, kömmt ihm immer etwas anderes zu thun in den Sinn; immer verdrängte ein Gedanke den andern, – von Zeit zu Zeit (ein paar Tage lang) [*Gn.*]. [RAL 36]

■   Kopf

Hitze und Schmerz im ganzen Kopfe (*F. H-n.*). [RAL 37]

Abends, eine unruhige schmerzhafte Empfindung im Kopfe bis zum Schlafengehen; das starke Reden beschwerte ihn, man mußte gedämpft reden; gemindert durch Sitzen und Kopf-Auflegen. [RAL 38]

Brennen im Kopfe. [RAL 39]

Schmerz im Kopfe, wie eine ringförmige heftige Ausdehnung in einem Streifen, nie bis drei Finger breit, welcher dicht über den Augen und Ohren herum zu gehen scheint. [RAL 40]

Drückendes Kopfweh, als wenn der Kopf recht fest zusammen gebunden wäre. [RAL 41]

Abends, Kopfweh, als wenn der Kopf ringsum mit einem Bande zusammen geschnürt wäre. [RAL 42]

Kopfweh, wie dicht unter der Hirnschale, als wenn es darin zu schwer und zu enge wäre. [RAL 43]

Kopfweh, ein Drängen nach außen. [RAL 44]

Kopfweh, wie Pressen nach außen zu in den Seitenbeinen. [RAL 45]

Kopf thut weh, als wenn er auseinander gepreßt würde. [RAL 46]

Kopfweh, als wenn das Gehirn auseinander gedrängt würde. [RAL 47]

Vollheit im Gehirne, als wenn der Kopf zerspringen sollte. [RAL 48]

Drückendes Kopfweh im Hinterhaupte. [RAL 49]

Kopfschmerz, Herausdrücken in die Stirne und Knochenschmerz unter den Augenbrauen, selbst bei Berührung. [RAL 50]

Heftiges Kopfweh, als wenn der Kopf oben aus einander fallen sollte und drückte, als wenn alles zur Nase herunter wollte. [RAL 51]

Abends Kopfweh; im vordern und obern Theile des Hauptes ein schmerzhaftes Düsterheits-Gefühl mit Verdrießlichkeit [*F. H-n.*]. [RAL 52]

Drückender Kopfschmerz zur Stirne heraus [*Gn.*]. [RAL 53]

Drückender Kopfschmerz zur Stirne heraus, am meisten im Liegen; beim darauf Drücken mit der flachen Hand fühlte er Linderung (n. 41 St.) [*Gn.*]. [RAL 54]

Spannend drückender Schmerz im Vorderkopfe; beim darauf Halten mit der flachen Hand fühlte er Erleichterung [*Gn.*]. [RAL 55]

Wallen und Pochen im ganzen Vorderkopfe [*F. H-n.*]. [RAL 56]

Vom Hinterhaupte her, ein stark reißender, anhaltender Schmerz, der vor bis in die Stirne ging und da drückte [*Hbg.*]. [RAL 57]

Stechen in der Stirne während dem Gehen in freier Luft [*F. H-n.*]. [RAL 58]

Reißen in der Hirnschale, besonders in den Stirnknochen. [RAL 59]

Reißendes Kopfweh, im Vorderkopfe bis zum Wirbel. [RAL 60]

Reißender Kopfschmerz im untern Theile des Hinterkopfs. [RAL 61]

Kopfweh wie ein reißender langsamer Stich und wie Zerschlagenheit. [RAL 62]

Stiche durch den ganzen Kopf. [RAL 63]

Stechendes Kopfweh in der Stirne (sogleich). [RAL 64]

(Beim Sitzen) absetzend bohrende Stiche in der linken Stirn-Seite, sehr schmerzhaft [*Lr.*]. [RAL 65]

(Beim Stehen) schmerzhaft reißende Stiche in der linken Seite der Stirne [*Lr.*]. [RAL 66]

(Beim Sitzen) reißende Stiche in der linken Gegend der Stirn, mit Frostschauder über den ganzen Körper, kalten Händen, heißen Wangen und lauwarmer Stirne, ohne Durst [*Lr.*]. [RAL 67]

Ziehendes Wühlen im vordern Theile des Haupts [*Gn.*]. [RAL 68]

Beim Bücken Kopfweh, wie Wühlen in der Stirne und wie eine Schwere darin. [RAL 69]

Schmerz oben am Hinterhauptknochen. [RAL 70]

Ein bohrender Schmerz am Hinterhaupte. [RAL 71]

Zusammenziehender Kopfschmerz, der Kopf ist wie eingeschraubt, bald im Vorder- bald im Hinterhaupte, bald auf der linken Seite; dabei wässern die Augen [*F. H-n.*]. [RAL 72]

Früh, wenn er im Bette unrecht gelegen hat, zieht's ihm vom Gaumen bis in's Gehirn, wo es ihm sehr weh thut, als wenn alles zerschlagen wäre [*Stf.*]. [RAL 73]

Prellende Stöße im Gehirne, besonders bei Bewegung und beim Vorbücken. [RAL 74]

Drückender Schmerz an der linken Schläfe [*Gn.*]. [RAL 75]

Drückender Schmerz an der rechten Stirn-Seite [*Gn.*]. [RAL 76]

Heftiges Ziehen in der rechten Schläfe (d. 5. Tag.) [*Rl.*]. [RAL 77]

Zuckendes Ziehen und Kneipen in der rechten Schläfe, am Hinterkopfe den Nacken hinunter [*Rl.*]. [RAL 78]

Reißender Kopfschmerz äußerlich. [RAL 79]

Der ganze äußere Kopf ist schmerzhaft bei Berührung. [RAL 80]

Reißender Schmerz äußerlich an der Stirne, in allen Lagen [*Lr.*]. [RAL 81]

Brennen an der linken Schläfe [*Gn.*]. [RAL 82]

Brennen in der linken Stirnhaut [*Gn.*]. [RAL 83]

Jücken an der Stirne [*F. H-n.*]. [RAL 84]

An der Stirne und auf dem Kopfe, brennendes Jücken [*F. H-n.*]. [RAL 85]

Ueber der linken Stirne, in der Kopfhaut, brennender Schmerz, der nach Berührung verging [*Gn.*]. [RAL 86]

Jückendes Beißen im Nacken und auf dem Haarkopfe [*F. H-n.*]. [RAL 87]

Brennen und Jücken auf dem Haarkopfe [*F. H-n.*]. [RAL 88]

Jücken auf dem Haarkopfe, Tag und Nacht [*F. H-n.*]. [RAL 89]

Jückender, zum Kratzen nöthigender Kopf-Ausschlag [*F. H-n.*]. [RAL 90]

Trockner Ausschlag auf dem ganzen Kopfe, der über und über beim darauf Greifen weh thut [*F. H-n.*]. [RAL 91]

Kleine, erhabne, fest sitzende Grindchen, zwischen den Kopfhaaren [*F. H-n.*]. [RAL 92]

Viele Grinde auf dem Haarkopfe, welche jückten und nach dem Kratzen brannten [*F. H-n.*]. [RAL 93]

Nässender Ausschlag auf dem Haarkopfe, welcher gleichsam die Haare wegfrißt, mit empfindlichem Drücken, besonders an den wunden Stellen [*F. H-n.*]. [RAL 94]

Ohne Kopfweh, Ausfallen der Kopfhaare [*F. H-n.*]. [RAL 95]

Gefühl unter der Kopfhaut, beim Anfühlen mit der flachen Hand, als wenn sie unterschworen wäre [*Gn.*]. [RAL 96]

Schauder auf dem Haarkopfe, wobei sich die Haare zu sträuben, oder die Kopfbedeckungen sich zusammenzuziehen und zu zittern scheinen [*Gß.*]. [RAL 97]

■ ### Gesicht und Sinnesorgane

Brennendes Gefühl im rechten Augenbraubogen [*Gn.*]. [RAL 98]

Erweiterte Pupillen (n. 1 St.) [*Lr.*]. [RAL 99]

Ein schwarzer Punkt vor den Augen, welcher unterwärts immer vor ihm hin zu gehen scheint [*F. H-n.*]. [RAL 100]

Schwarze Punkte vor den Augen [*F. H-n.*]. [RAL 101]

Es fliegt ihm immer vor dem Gesichte, wie schwarze Insekten, oder wie Fliegen [*F. H-n.*]. [RAL 102]

Es sieht ihr alles grün und schwarz vor den Augen, die Stube geht mit ihr um den Ring; sie muß sich legen (während der Mahlzeit) [*F. H-n.*]. [RAL 103]

Das Gesicht vergeht ihm völlig, fünf Minuten lang, und alle halbe Stunden entsteht ein solcher Anfall, wo er fünf Minuten der Sehkraft gänzlich beraubt ist [*F. H-n.*]. [RAL 104]

Feurige Punkte vor dem Gesichte oberwärts nach den Wolken zu, besonders Nachmittags [*F. H-n.*]. [RAL 105]

Feuerfunken vor den Augen [*F. H-n.*]. [RAL 106]

Nebel vor dem einen, oder vor beiden Augen [*F. H-n.*]. [RAL 107]

Amaurotische Trübheit vor dem linken Auge, welche allmälig zunahm, von 10 Minuten Dauer. [RAL 108]

(Abends beim Lesen, Buchstaben wie beweglich). [RAL 109]

Amaurotische Blindheit des linken Auges ohne Schmerz, auf einige Minuten, beim Gehen in freier Luft. [RAL 110]

Blödigkeit der Augen [*F. H-n.*]. [RAL 111]

Trübsichtigkeit beider Augen [*F. H-n.*]. [RAL 112]

Gesichts-Täuschung; es deuchtet ihm, als wenn ein Strohhalm vor beiden Augen herabhinge [*F. H-n.*]. [RAL 113]

Er sieht spitzige Dinge (z.B. eine Pfrieme) als mit doppelter Spitze [*F. H-n.*]. [RAL 114]

Wenn sie etwas sehen will, kann sie es nicht recht erkennen, und da ihr die Augen fast immer unwillkürlich zugezogen sind, so kann sie, je mehr sie das Zuziehen abwehren will, es desto weniger hindern; sie muß sich legen und die Augen schließen [*F. H-n.*]. [RAL 115]

Er kann die Augen nicht gut öffnen, gleich als wären die Augäpfel angeklebt [*F. H-n.*]. [RAL 116]

Die Augen werden ihm beim Sitzen, Stehen und Gehen wie mit Gewalt zugezogen, wie bei einem lang entbehrten Schlafe [*F. H-n.*]. [RAL 117]

Feuer-Licht blendet Abends sehr [*F. H-n.*]. [RAL 118]

Ein Brennen in den Augen, als wenn man die Nacht viel gelesen hat; das eine Auge ist roth. [RAL 119]

Die Augen können den Feuer-Schein und das Tageslicht nicht vertragen [*F. H-n.*]. [RAL 120]

Brennen in den Augen [*F. H-n.*]. [RAL 121]

Brennen und Beißen in den Augen, wie von Märrettig [*F. H-n.*]. [RAL 122]

Im Weißen des Auges werden viele rothe Adern sichtbar [*F. H-n.*]. [RAL 123]

Entzündung beider Augen mit brennend beißendem Schmerze; in der freien Luft schlimmer [*F. H-n.*]. [RAL 124]

Hitze in den Augen und Thränen derselben [*F. H-n.*]. [RAL 125]

Wässern beider Augen, früh [*F. H-n.*]. [RAL 126]

Wässern und Thränen der Augen [*F. H-n.*]. [RAL 127]

Starkes Thränen des rechten Auges [*F. H-n.*]. [RAL 128]

Die Augen thränen in freier Luft. [RAL 129]

Das Auge ist voll Thränen. [RAL 130]

Brennender Schmerz im rechten obern und untern Augenlide [*Gn.*]. [RAL 131]

Das linke Unteraugenlid ist sehr geschwollen, besonders nach dem äußern Winkel zu, mit brennenden Schmerzen, fünf Tage lang, unter vielem Wässern des Auges, dem viel Niesen drei Tage lang, vorausging [*F. H-n.*]. [RAL 132]

Früh kleben die Augenlider zu. [RAL 133]

Das obere Augenlid ist dick und roth wie ein Gerstenkorn. [RAL 134]

Beständiges Fippern im untern Augenlide. [RAL 135]

Starke Geschwulst, Röthe und Zuschnüren der Augenlider, welche beim Berühren sehr empfindlich waren [*F. H-n.*]. [RAL 136]

Drücken in den Augen [*F. H-n.*]. [RAL 137]

Drücken in beiden Augen, wie von Sand [*F. H-n.*]. [RAL 138]

Drücken im Auge, wenn man es bewegt; auch bei Berührung thut es drückend weh. [RAL 139]

Jücken in den Augäpfeln [*F. H-n.*]. [RAL 140]

Im linken Auge, stichlichter Schmerz, einige Minuten lang (d. 7. Tag.) [*Rl.*]. [RAL 141]

Stechen in den Augen [*F. H-n.*]. [RAL 142]

Gefühl unter dem linken obern Augenlide, als wäre ein schneidender Körper dahinter [*Gn.*]. [RAL 143]

Fippern und Zucken in den Augenlidern [*F. H-n.*]. [RAL 144]

Blaurothe Ränder um die Augen, besonders unter denselben [*F. H-n.*]. [RAL 145]

Entzündungs-Geschwulst in der Gegend des Thränenbeins. [RAL 146]

Gesichtszüge verfallen, Augen trübe und düster, das Gesicht weiß und erdfahl; länglichte Gesichtszüge [*Hbg.*]. [RAL 147]

Die rechte Seite des Gesichts ist besonders unter dem Auge geschwollen und heiß [*F. H-n.*]. [RAL 148]

Dumpfer Stich im linken Oberkieferknochen, nahe beim Auge [*F. H-n.*]. [RAL 149]

Rothe Flecken im Gesichte [*F. H-n.*]. [RAL 150]

Ein rauhhäutiger, theils röthlicher, theils weißlicher flechtenartiger Fleck auf der Haut des linken Jochbeins [*Lr.*]. [RAL 151]

Drückender Schmerz zu den beiden Jochbogen heraus [*Gn.*]. [RAL 152]

Reißen im rechten Backenmuskel [*Gß.*]. [RAL 153]

Starke Geschwulst der linken Wange [*F. H-n.*]. [RAL 154]

Auf dem linken Backen, ein großer Ausschlags-Knoten unter der Haut (d. 10. Tag.) [*Rl.*]. [RAL 155]

Einzelne spitzige Stiche, jeder 5 Minuten anhaltend, im Jochbeine (auch in der Brust, im Knie und im äußern Ellbogen-Knorren) mehr Vormittags und beim Gehen. [RAL 156]

Reißen auf der linken Backen-Seite, es reißt das ganze Ohr zusammen. [RAL 157]

Er kann fast gar nichts hören und doch schallt alles sehr im Ohre [*Rl.*]. [RAL 158]

Ohren wie verstopft und ein Brausen darin. [RAL 159]

Früh, Ohrensausen. [RAL 160]

Brausen und Sausen im Ohre, als wenn etwas darin stäcke. [RAL 161]

Brausen im Ohre, als wenn etwas hineingestopft wäre. [RAL 162]

Surren vor den Ohren, als wenn Ohnmacht erfolgen sollte. [RAL 163]

Brausen vor den Ohren, pulsweise. [RAL 164]

Schwerhörigkeit auf beiden Ohren [*F. H-n.*]. [RAL 165]

Ohrenbrausen [*F. H-n.*]. [RAL 166]

Brausen vor beiden Ohren, beim Liegen im Bette [*F. H-n.*]. [RAL 167]

Ohrenbrausen mit Schwerhörigkeit auf beiden Ohren [*F. H-n.*]. [RAL 168]

Sausen vor dem linken Ohre [*F. H-n.*]. [RAL 169]

Sumsen, wie von Wespen im linken Ohre (n. 5 Min.) [*F. H-n.*]. [RAL 170]

Flattern vor dem linken Ohre [*F. H-n.*]. [RAL 171]

Flattern und Krabbeln im linken Ohre [*F. H-n.*]. [RAL 172]

Ohrenklingen, wie von verschiednen hochklingenden Gläsern, vorzüglich Abends [*F. H-n.*]. [RAL 173]

Vielerlei Klingen vor beiden Ohren, Abends am ärgsten, viele Tage lang [*F. H-n.*]. [RAL 174]

Tief im linken Ohre Reißen, beim Eintritt des Monatlichen [*F. H-n.*]. [RAL 175]

Drückend stechender Schmerz im Ohre; je wärmer sie im Bette ward, desto kälter und nässer ward's ihr im Ohre, zuletzt, als hätte sie Eis im Ohre. [RAL 176]

Stiche im innern Ohre, beim Bücken. [RAL 177]

Das linke Ohr ist schmerzhaft, wie entzündet; auch der Gehörgang schmerzt wie entzündet [*Rl.*]. [RAL 178]

Heftiger Schmerz im Ohre, als drängte sich etwas heraus [*Rl.*]. [RAL 179]

Das Ohr ist wie äußerlich und inwendig entzündet, mit theils klammartigen, theils stechenden Schmerzen und wie von Geschwulst verstopft [*Rl.*]. [RAL 180]

Zwängen im Ohre. [RAL 181]

Ohren-Zwicken und Zerren darin. [RAL 182]

Stechen und Brennen tief in beiden Ohren; im linken schlimmer [*F. H-n.*]. [RAL 183]

Beide Ohren sind innerlich wund und hautlos; das rechte schlimmer [*F. H-n.*]. [RAL 184]

Täglich mehrmals im innern rechten und linken Ohre ein Gefühl, als wenn kaltes Wasser herausliefe, welches jähling kömmt und nach etlichen Minuten vergeht; dazwischen jückt es sehr in beiden Ohren [*F. H-n.*]. [RAL 185]

Es läuft eine Feuchtigkeit aus beiden Ohren [*F. H-n.*]. [RAL 186]

Blut kömmt früh aus dem linken Ohre [*F. H-n.*]. [RAL 187]

Blut mit übelriechendem Eiter kömmt aus dem rechten Ohre geflossen und reißender Schmerz darin [*F. H-n.*]. [RAL 188]

Aus beiden Ohren fließt Eiter; vorne im rechten Ohre ist ein Eiterbalg, der beim Befühlen Eiter aus dem Ohre ergoß; dabei Schmerzen in der ganzen rechten Hälfte des Kopfs und Gesichts, wovor sie auf dieser Seite nicht liegen kann [*F. H-n.*]. [RAL 189]

Gelblicher Eiter kömmt aus dem linken Ohre [*F. H-n.*]. [RAL 190]

Flüssiges Ohrschmalz läuft aus beiden Ohren [*F. H-n.*]. [RAL 191]

Brennender Schmerz im linken Ohrknorpel [*Gn.*]. [RAL 192]

Das Ohrläppchen schmerzt sehr, acht Tage lang, und ist roth und heiß; zwei Tage darauf entsteht ein Knötchen im Ohrläppchen von zwölf Wochen Dauer [*F. H-n.*]. [RAL 193]

Knoten im Ohrläppchen, der sich nicht schieben läßt, bloß Anfangs schmerzt und vier Wochen dauert (n. 34 Tag.) [*F. H-n.*]. [RAL 194]

Brennend fressendes jückendes und feuchtendes Blüthchen, schuppigen Ansehens, wie eine kleine Flechte, am rechten Ohrläppchen; es nöthigt zum Kratzen [*Lr.*]. [RAL 195]

Zerren und Zucken hinter dem linken Ohre, welches den Schlaf hindert; die Stelle thut beim Betasten weh [*F. H-n.*]. [RAL 196]

Auftreibung der Nasenwurzel [*F. H-n.*]. [RAL 197]

Krabbelnde und nagende Empfindung in der Haut der Nasenwurzel [*F. H-n.*]. [RAL 198]

Spannen quer über die Nase [*F. H-n.*]. [RAL 199]

Das Nasenbein ist beim Anfassen schmerzhaft [*F. H-n.*]. [RAL 200]

Die ganze Nase, vorzüglich linker Seite, ist geschwollen, sehr roth und glänzend, mit Jücken, vorzüglich im Innern der Nasenflügel [*F. H-n.*]. [RAL 201]

Eine sehr schmerzhafte Blatter an der Nase. [RAL 202]

Entzündungs-Geschwulst an der Nase. [RAL 203]

Nasenspitze geschwollen, roth, entzündet, jückend. [RAL 204]

Starkes Jücken an der rechten Nasen-Seite; er muß darin reiben. [RAL 205]

Von der Nase herab, ein Drücken, als wäre etwas Schweres darauf gebunden [*Hbg.*]. [RAL 206]

Anschwellen und Aufspringen der Nasenscheidewand [*F. H-n.*]. [RAL 207]

Geschwulst am linken Nasenflügel, wie bei starkem Fließ-Schnupfen [*Lr.*]. [RAL 208]

Mangel an Luft durch die Nase [*F. H-n.*]. [RAL 209]

Nasenbluten von verschiedner Heftigkeit [*F. H-n.*]. [RAL 210]

Bluten aus dem linken Nasenloche; das Blut gerann beim Herauströpfeln, so daß es in Zapfen an der Nase hängen blieb [*F. H-n.*]. [RAL 211]

Die Nase ist inwendig schorfig, und blutet beim Reinigen [*Rl.*]. [RAL 212]

Nasenbluten während des Schlafes [*F. H-n.*]. [RAL 213]

Während des Hustens, starkes Nasenbluten [*F. H-n.*]. [RAL 214]

Schmerz bei Berührung der Lippen mit den Fingern, als wenn sie feuerten und brennten, wie von Brennesseln [*Stf.*]. [RAL 215]

Trockenheit der Lippen [*F. H-n.*]. [RAL 216]

Rauheit und Trockenheit der Unterlippe, wie von kalter, rauher Luft (n. 7 St.) [*Lr.*]. [RAL 217]

Ausschlag an der obern Lippe, mehr am Rande derselben, mit gelben Krusten besetzt, von beißend brennendem Schmerze [*F. H-n.*]. [RAL 218]

Innerliche Geschwulst der Oberlippe. [RAL 219]

Auf der innern Fläche der Unterlippe, den Schneidezähnen gegenüber, schmerzhafte Geschwüre. [RAL 220]

Unter dem Rothen der Unterlippe und weiter nach dem Mundwinkel zu, Ausschlags-Blüthchen, die beim Berühren beißend schmerzen. [RAL 221]

Weiche, rothe Geschwulst der Oberlippe, die sich innerlich vom Zahnfleische trennt und da wie zerzupft aussieht; es entstehen an ihrer innern und äußern Fläche tief schwärende Laschen, mit stechendem Schmerze, zuweilen mit Jücken [*F. H-n.*]. [RAL 222]

Starke Geschwulst der Oberlippe und der untern Backe, welche weich und doch sehr roth ist, worin zolltiefe (wie ausgebohrte) Löcher einfielen, wie mit graulich gelber Materie ausgestrichen, unter Ausfluß einer nur wässerigen, gelben Feuchtigkeit; sie rochen etwas faulig und bluteten beim Berühren, doch nur am Rande [*F. H-n.*]. [RAL 223]

Geschwüriger Mundwinkel, der wie wund schmerzt. [RAL 224]

Am Innern der Lippen, ein weißblaulichter Fleck [*F. H-n.*]. [RAL 225]

In den Mundwinkeln, Schmerz, als hätte man sich hinein geschnitten [*F. H-n.*]. [RAL 226]

Risse im Mundwinkel [*F. H-n.*]. [RAL 227]

Risse und Schrunden im Mundwinkel [*F. H-n.*]. [RAL 228]

Die Muskeln zwischen Unterlippe und Kinn wurden sichtbar krampfhaft hin und hergezogen. [RAL 229]

Früh, um 3 Uhr, Verzerrung des Mundes auf die Seite, mit mangelndem Athem [*F. H-n.*]. [RAL 230]

Brennen in der Haut der Backe, vor dem Kinne [*Gn.*]. [RAL 231]

Rothe, hirsekorngroße Geschwürchen an der rechten Seite des Kinnes, beim Berühren schmerzlos [*Lr.*]. [RAL 232]

Am Kinn eine Pustel voll Eiter einer Erbse groß. [RAL 233]

Eiternde, rothe Geschwürchen an der linken Seite des Kinnes, schmerzlos (d. dritten Tag.) [*Lr.*]. [RAL 234]

Er kann die Kinnbacken nicht aus einander bringen [*F. H-n.*]. [RAL 235]

Ein Spannen im Kinnbacken-Gelenke beim Aufsperren des Mundes. [RAL 236]

Fast völlige Unbeweglichkeit der Kinnlade, so daß er den Mund kaum etwas weniges öffnen kann, unter den heftigsten Schmerzen [*F. H-n.*]. [RAL 237]

Sie kann die Kinnladen nicht aus einander bringen; dabei spannender Schmerz an der rechten Seite des Zungenbeins, Bitterkeit aller Genüsse (außer Milch, die gut schmeckt), Reißen und Schwerhörigkeit im rechten Ohre, Abgang vieler lauten, sehr übel riechenden Blähungen und nässender Kopf-Ausschlag [*F. H-n.*]. [RAL 238]

Schmerz unter dem Unterkiefer. [RAL 239]

Gegen Abend, Reißen in der Unterkinnlade. [RAL 240]

Unterm Kinne gelbkrustiger Ausschlag, einen Viertelzoll hoch, fast unschmerzhaft [*F. H-n.*]. [RAL 241]

■ Mund und innerer Hals

Das Zahnfleisch schmerzt bei Berührung und beim Kauen, zumal harter Speisen [*Stf.*]. [RAL 242]

Jücken am Zahnfleische [*F. H-n.*]. [RAL 243]

Das Zahnfleisch trennt sich von den Zähnen los [*F. H-n.*]. [RAL 244]

Im Zahnfleische reißt es an verschiednen Stellen; es ist wund und geschwollen [*Gß.*]. [RAL 245]

Zahnfleisch ist geschwollen, steht von den Zähnen ab. [RAL 246]

Der obere Rand des Zahnfleisches steht wie in Zacken empor, welche weiß und geschwürig sind. [RAL 247]

Schwärendes Zahnfleisch. [RAL 248]

Schmerzhaftes, geschwollenes Zahnfleisch. [RAL 249]

Geschwulst des Zahnfleisches die Nacht; am Tage besser. [RAL 250]

Alle Nächte Zahnfleisch-Geschwulst. [RAL 251]

Vorüber gehende Geschwulst des Zahnfleisches, früh bloß. [RAL 252]

Die Nacht jedesmal, wenn er einschlafen will, brennender Schmerz im Zahnfleische, der ihn aufweckt. [RAL 253]

Brennend klopfender Schmerz des Zahnfleisches, welcher sich nach Mittage vermehrt, durch Niederlegen sich besänftigt und in der Nacht vergeht. [RAL 254]

Das stark geschwollene und schmerzhafte Zahnfleisch zieht sich zurück [*Hbg.*]. [RAL 255]

In dem schwammigen, von den Zähnen abgelösten und blutenden Zahnfleische, ein feines Reißen, so wie auch in den Wurzeln der entblößten Zähne, fast den ganzen Tag und früh beim Aufstehen; Abends wird es etwas milder durch Tabakrauchen [*Gß.*]. [RAL 256]

Das von den Zähnen abstehende Zahnfleisch sieht mißfarbig aus und an den Spitzen weiß [*Gß.*]. [RAL 257]

Schmerzlose Zahnfleisch-Geschwulst, mehre Tage über [*Lr.*]. [RAL 258]

Bluten des Zahnfleisches beim leisesten Berühren, 56 Tage lang [*F. H-n.*]. [RAL 259]

Schreckliches Reißen in den Zähnen, besonders durch Essen vermehrt; die Zähne fangen an zu wackeln [*Gß.*]. [RAL 260]

Schmerz in den Zähnen, besonders nach dem Essen, als wären sie angefressen [*Gß.*]. [RAL 261]

Die Zähne werden schwarzgrau – schwarz [*F. H-n.*]. [RAL 262]

Bei Bewegung des Mundes, Gefühl, als wenn die Zähne los wären, vorzüglich die untern Vorderzähne [*Lr.*]. [RAL 263]

Gefühl, als wären alle Zähne los [*Stf.*]. [RAL 264]

Wackeln der Zähne, welche von der Zunge berührt schmerzten [*Hbg.*]. [RAL 265]

Schwäche in den Zähnen. [RAL 266]

Zähne vorne wie ausgerenkt. [RAL 267]

Schmerz der Schneidezähne. [RAL 268]

Schmerz der Vorderzähne; wenn er Luft in den Mund zieht, so fährts ihm schmerzhaft in die Zähne. [RAL 269]

Schmerz der vordern Schneidezähne, wenn er kalte Luft in den Mund zieht oder kalt oder warm trinkt, doch nur so lange, als dies geschieht. [RAL 270]

Zahnweh, wie von stumpfen Zähnen. [RAL 271]

Die Nacht **arger Zahnschmerz, und wie er verging, großer Frost darauf durch den ganzen Körper.** [RAL 272]

Reißen in den Wurzeln aller Zähne den ganzen Tag. [RAL 273]

Reißender Zahnschmerz nach Mitternacht und vorzüglich früh. [RAL 274]

Reißender Zahnschmerz, der in die Ohren hineinsticht, vorzüglich des Nachts, er kann dafür nicht im Bette bleiben; er muß aufsitzen die ganze Nacht. [RAL 275]

Ziehender Zahnschmerz, selbst in den Vorderzähnen, früh. [RAL 276]

Zuckender Zahnschmerz, vorzüglich die Nacht. [RAL 277]

Zahnweh, pulsartige Rucke von den Zähnen des Unterkiefers aus bis ins Ohr und vom Oberkiefer aus bis in den Kopf, mit Schmerzhaftigkeit des Zahnfleisches, von Abends 9 Uhr an, die nur beim Niederlegen und Einschlafen nachlassen. [RAL 278]

Zahnschmerz, wie starke Stiche. [RAL 279]

Abends fürchterliche Stiche im Zahne. [RAL 280]

Sie knirscht die Nacht im Schlafe mit den Zähnen und beißt sie so heftig gegen einander, daß es sehr schmerzt und sie über den Schmerz aufzuwachen genöthigt ist. [RAL 281]

Verlust der Sprache und des Bewußtseyns, zwölf Stunden lang [*F. H-n.*]. [RAL 282]

Verlust der Sprache und Stimme;[3] sie hört alles gut, kann aber bloß mit Zeichen und Geberden antworten, und ob sie sich gleich bemüht, die Sprachwerkzeuge in Thätigkeit zu setzten, so vermag sie doch keinen Buchstaben auch nur leise zu sprechen und eben so wenig einen Laut von sich zu geben, bei verfallenem Gesichte und weinend über ihren Zustand; sie kann nicht schlafen und fühlt sich sehr matt; doch hat sie Appetit auf alle Speisen und Durst auf Bier; Stuhl und Harn gehen gut ab [*F. H-n.*]. [RAL 283]

Die freie Luft ist der Zunge sehr empfindlich und auffällig [*F. H-n.*]. [RAL 284]

Weißbelegte Zunge, mit weißlichem, geschwollenem Zahnfleische, das bei Berührung blutet [*Lr.*]. [RAL 285]

Stark belegte Zunge [*Hbg.*]. [RAL 286]

Wie mit Pelz belegte, weiße Zunge, besonders früh [*F. H-n.*]. [RAL 287]

Die Zunge ist gefühllos und wie pelzig [*F. H-n.*]. [RAL 288]

Sehr rauhe Zunge [*F. H-n.*]. [RAL 289]

Starke Geschwulst der Zunge [*F. H-n.*]. [RAL 290]

Geschwulst der Zunge. [RAL 291]

Geschwulst der weiß belegten Zunge. [RAL 292]

Zunge stark geschwollen, weiß belegt. [RAL 293]

Ein Kriebeln auf der Zunge. [RAL 294]

Schmerz wie Nadelstiche, in der Zungenspitze. [RAL 295]

Oben auf der Zunge her eine Längenfurche, worin es sticht, wie mit Stecknadeln. [RAL 296]

Die Zunge schmerzt, als wäre sie aufgesprungen und brennenden Schmerzes. [RAL 297]

Höchst schmerzhafter, geschwüriger Rand der geschwollenen Zunge. [RAL 298]

Geschwollene, innerlich hohle, schwärende Zunge [*F. H-n.*]. [RAL 299]

Die Zunge ist geschwollen und an den Rändern so weich, daß sie sich nach den Zwischenräumen der Zähne formt, in Zacken, die schwürig aussehen [*F. H-n.*]. [RAL 300]

Die vordere Hälfte der Zunge ist so hart, daß es beim daran Schlagen mit den Fingernägeln ein Klappern verursacht, und ganz trocken [*F. H-n.*]. [RAL 301]

Die Zunge ist am rechten Zungenbeine wie wund und steif (d. 6. Tag.) [*Rl.*]. [RAL 302]

---

[3] Dieser Zustand dauerte drei Tage und ward durch Bilsen fast gänzlich gehoben, so daß sie den vierten Tag alles sprechen konnte, auch mit gehöriger Stimme, nur noch etwas schwerfällig.

Der innere Mund, vorzüglich das Innere der Backen, bekömmt eine bläulichte Farbe [*F. H-n.*]. [RAL 303]

Geschwüre des innern Backens. [RAL 304]

Nachts, Brennen im Munde. [RAL 305]

Bläschen im Munde [*F. H-n.*]. [RAL 306]

Alles war wund im Munde [*Stf.*]. [RAL 307]

An den innern Backenflächen, runde, erhabne, weiße Blasen; wovon sich die Haut selbst ablösete, mit brennendem Schmerze [*Hbg.*]. [RAL 308]

Geschwüre und Laschen im Munde, die, besonders Abends, heftig brennend beißend schmerzen [*F. H-n.*]. [RAL 309]

Eine Art Schwämmchen im Munde [*F. H-n.*]. [RAL 310]

Schwämmchen im Munde. [RAL 311]

Immer Trockenheit im Munde. [RAL 312]

Es zieht sich viel Schleim aus den hintern Nasen-Oeffnungen in den Hals; er muß ihn ausrachsen. [RAL 313]

Halsweh; Empfindung als wenn etwas im Halse stäcke. [RAL 314]

Schmerz im Halse, als wenn ein Apfelkröbs darin stäcke. [RAL 315]

Empfindung, als hätte er etwas im Halse, was er herabschlucken müßte [*Stf.*]. [RAL 316]

Schwieriges Schlingen; mit großer Beschwerlichkeit und nur mit gewaltsamem Drücken brachte er etwas hinunter [*Hbg.*]. [RAL 317]

Schmerz im Halse beim Schlingen und Heiserkeit [*F. H-n.*]. [RAL 318]

Rauhigkeit an der Gaumendecke, die bei Berührung mit der Zunge beißend schmerzt, als wenn der Gaumen wund wäre [*Lr.*]. [RAL 319]

Trockenheit im Gaumen, wie von Hitze erzeugt [*Lr.*]. [RAL 320]

Es kömmt ihr heiß zum Halse heran [*F. H-n.*]. [RAL 321]

Schmerz im Halse, wie Drücken. [RAL 322]

Erst Brennen im Schlunde herab, dann im Unterleibe. [RAL 323]

Schlucken wird ihm sauer und schmerzt, als wenn er sich hinten im Halse verbrannt oder kochendes Oel verschluckt hätte. [RAL 324]

Nach dem mäßigen Mittagessen stieg ihr ein glühend heißer Dampf aus dem Leibe in den Hals, wobei der Hals immer schmerzhafter ward und heftiger Durst entstand. [RAL 325]

Es kömmt ihr so heiß zum Halse heran. [RAL 326]

Schmerz im Halse, wie von Trockenheit. [RAL 327]

Vorne auf der Zunge sehr schleimig und hinten im Halse sehr trocken. [RAL 328]

Schmerz hinten im Halse, wie von allzu großer Trockenheit. [RAL 329]

So trocken in der Kehle, daß er immer schlucken muß. [RAL 330]

Hals immer trocken, er that weh, als wenn er hinten enger wäre, es drückte darin, wenn er schluckte, und doch mußte er immer schlingen, weil er immer den Mund voll Wasser hatte. [RAL 331]

Fein stechendes Halsweh, als wenn eine Nadel im Schlunde hinge. [RAL 332]

Beim Schlingen, hinten im Halse Stiche, die selbst in die Ohren dringen. [RAL 333]

Stechen hinten am Gaumen. [RAL 334]

Beim Schlingen stechender Schmerz in den Mandeln des Halses. [RAL 335]

Große Verlängerung und Anschwellung des Zäpfchens [*F. H-n.*]. [RAL 336]

Beim Schnauben, Schmerz auf der Seite im Halse, auch innen im Schlunde, drückend, und wie geschwollen [*Stf.*]. [RAL 337]

Wenn das Getränk bis in die Gegend des Kehlkopfs kömmt, so bringt sie es nicht weiter hinunter, sondern es fließt wieder durch die Nase heraus [*Htn.*]. [RAL 338]

Immerwährend drückender Schmerz in der Speiseröhre, in der Gegend des Kehlkopfs, der beim Essen heftiger wird und die Empfindung verursacht, als müßte sie über ein Stück rohes Fleisch hinweg schlucken, unter brennendem Schmerze daselbst [*Htn.*]. [RAL 339]

Es kömmt ihm wie ein Wurm in die Höhe gestiegen, daß er immer schlingen muß, wodurch es etwas vergeht, ohne daß er jedoch etwas hinunter rutschen fühlt [*F. H-n.*]. [RAL 340]

Blut kommt ohne Erbrechen und ohne Husten zum Halse heran und zum Munde heraus [*F. H-n.*]. [RAL 341]

Verschwärung der Mandeln, mit scharf stechenden Schmerzen im Rachen beim Schlingen. [RAL 342]

Die Mündung des Ausführungskanals der Speicheldrüse zwischen den hintersten Zähnen ist geschwollen, weiß, geschwürig und höchst schmerzhaft. [RAL 343]

Ausfluß eines zähen, stinkenden, häufigen Speichels, vorzüglich zu gewissen Stunden der Nacht oder des Abends. [RAL 344]

Schmerz und Geschwulst der Speicheldrüsen. [RAL 345]

Geschwulst der Hals- und Ohr-Drüsen, so daß die Kinnbacken geschlossen sind und für Schmerz nicht bewegt werden können. [RAL 346]

Geschwulst und brennend drückender Schmerz in der Ohrdrüse, welcher in der Kälte verging und in der Wärme wiederkam; berührt er sie mit etwas Schaafwollenem, so bekam er allemal Reitz zum Husten. [RAL 347]

Stechender Schmerz der Halsdrüsen. [RAL 348]

Anfallsweise ein drückender Schmerz in der Speiseröhre, als wenn da ein Geschwür entstehen wollte. [RAL 349]

Empfindung im Schlunde, wie wund, auf der rechten Hals-Seite, auch außer dem Schlingen. [RAL 350]

Er spuckt viel aus [*F. H-n.*]. [RAL 351]

Beständiges Spucken [*Stf.*]. [RAL 352]

Zufluß eines sehr sauern Speichels [*Stf.*]. [RAL 353]

Ausspucken eines sehr schleimigen Speichels [*Stf.*]. [RAL 354]

Zusammenfluß seifenartigen Speichels, der oft mehr schleimig war und sich in lange Fäden dehnte. [*Hbg.*]. [RAL 355]

Sehr starker fauliger Geruch aus dem Munde, den Andre weit mehr merken, als der Kranke selbst [*F. H-n*]. [RAL 356]

Geschmack der Speisen wohl nicht übel, doch wie wenn man Wechselfieber hat. [RAL 357]

Butter hat ihm einen häßlichen Geschmack. [RAL 358]

Das geschmacklose Quecksilberoxyd fängt an einen merkbaren, dann einen auffallenden, widrigen (metallischen, erdigen, thonigen, seifenartigen, fauligen, säuerlichen) Geschmack zu bekommen – endlich unerträglich zu werden. [RAL 359]

Früh bitter im Munde. [RAL 360]

Früh starke Bitterkeit im Munde. [RAL 361]

Vorzügliche Bitterkeit im Munde, nach Kaffee-Trinken. [RAL 362]

Auswurf zähen Schleims, der bitter schmeckte. [RAL 363]

Bitterkeit im Munde, vorzüglich außer der Mahlzeit und wenn sie nichts ißt und trinkt. [RAL 364]

Essen schmeckt nicht bitter, aber vor und nachher ist's ihm bitter im Munde. [RAL 365]

Anhaltende Bitterkeit im Munde, während das Brod sauer aufstößt. [RAL 366]

Bitterkeit auf der Lippe und auf der Zunge während und außer dem Essen [*F. H-n.*]. [RAL 367]

Roggenbrod schmeckt bitter [*F. H-n.*]. [RAL 368]

Fauliger Geschmack im Munde, am meisten des Morgens [*F. H-n.*]. [RAL 369]

Geschmack im Munde wie von Metall, der fast Erbrechen machte [*Hbg.*]. [RAL 370]

Schleimiger und salziger Geschmack aller Speisen und Getränke, auch des Wassers [*F. H-n.*]. [RAL 371]

Sehr salzig auf der Mund-Lippe [*F. H-n.*]. [RAL 372]

Salziger Geschmack auf der Zunge mehre Tage lang [*F. H-n.*]. [RAL 373]

Salziger Auswurf [*F. H-n.*]. [RAL 374]

Es schmeckt wie Eiter im Halse. [RAL 375]

Salziger Geschmack im Munde. [RAL 376]

Süßer Geschmack im Munde [*Rl.*]. [RAL 377]

Süßer Geschmack auf der Zungenspitze [*Rl.*]. [RAL 378]

Süßer Geschmack im Munde und täuschendes Gefühl im Körper, als wenn er aus lauter Süßigkeit bestände. [RAL 379]

Fauliger, sehr unangenehmer Geschmack im Halse. [RAL 380]

Geschmack wie faule Eier im Munde, sobald er die Zunge bewegt und dann unwillkürliches Schlingen. [RAL 381]

Kothiger, fauler Geschmack im Munde und der Speichel schmeckt salzig. [RAL 382]

Gehopftes Bier schmeckt sauer. [RAL 383]

Früh nüchtern schmeckt's ihr sauer im Munde, welches nach dem Essen vergeht. [RAL 384]

Schleimiger Geschmack im Munde. [RAL 385]

Säuerlicher Geschmack im Munde [*F. H-n.*]. [RAL 386]

Saurer Geschmack im Munde während und außer dem Essen [*F. H-n.*]. [RAL 387]

Das Brod schmeckt süß [*F. H-n.*]. [RAL 388]

■ Magen

Uebertrieben ist Eßlust und Hunger, wobei er jedoch fast gar nichts essen kann, weil alles nicht schmeckt, zwar ohne einen garstigen Geschmack, doch geschmacklos [*F. H-n.*]. [RAL 389]

Heißhunger; sie fühlt, daß es kein wahrer Hunger sei (n. 1 St.) [*F. H-n.*]. [RAL 390]

Kurz dauernder Heißhunger, bald nach hinreichender Mahlzeit (sogleich) [*F. H-n.*]. [RAL 391]

Wilder Heißhunger (n. 1/2, 1 St.) [*F. H-n.*]. [RAL 392]

Anhaltende Freßgier, wobei er immer matter wird [*F. H-n.*]. [RAL 393]

Er hat keinen Appetit zu trocknen Speisen, flüssige ißt er gern [*Stf.*]. [RAL 394]

Vorzüglich früh appetitlos [*Stf.*]. [RAL 395]

Appetit wenig, aber viel Hunger. [RAL 396]

Das Süße ist ihm zuwider. [RAL 397]

Rindfleisch widerstand ihm, und schmeckte ihm nicht. [RAL 398]

Höchster Abscheu vor Fleische. [RAL 399]

Widerwillen gegen Kaffee. [RAL 400]

Widerwillen gegen Butter. [RAL 401]

Verlorner Geschmack an allen Genüssen und Appetitlosigkeit. [RAL 402]

Zu keinem warmen Essen Appetit, bloß zu kaltem, Butterbrod u.s.w. [RAL 403]

Kein Verlangen nach Speisen; wenn's ihm aber vorgesetzt ward, so schmeckte es. [RAL 404]

Gänzliche Appetitlosigkeit. [RAL 405]

Mehr Appetit zu trinken, als zu essen. [RAL 406]

Mehr Durst als Hunger und immerwährendes Frösteln. [RAL 407]

Er ist gleich satt und wenn er auch nur ein Paar Bissen ißt. [RAL 408]

Der Geruch der Speisen ist ihm angenehmer als das Essen. [RAL 409]

Kein Appetit zu Wein und Branntwein, wozu er vorher gewöhnt war [*Stf.*]. [RAL 410]

Ekel vor Fleische und Erbrechen darauf [*F. H-n.*]. [RAL 411]

Uebelkeit [*Gn.*]. [RAL 412]

Es ist ihm sehr übel in der Brust, wo er schneidendes Drücken fühlt; es ist ihm, als müsse er sich übergeben und hat in keiner Lage und Stellung Ruhe, weil ihn große Angst hier und dorthin treibt [*Gß.*]. [RAL 413]

Beim gewohnten Tabakrauchen spürt er Brechübelkeit in der Brust, vom Herzgrübchen an bis fast zum Halsgrübchen, mit Bedrücken und Schneiden daselbst [*Gß.*]. [RAL 414]

Fortdauernde Brechübelkeit mit drückendem Schneiden in der Brust, und hier und dort (nach den Seiten der Brust hin) stumpfe Stiche, Schneiden im Unterleibe und schneidender Druck in der Herzgrube [*Gß.*]. [RAL 415]

So süß im Halse und zugleich brecherlich. [RAL 416]

Empfindung, als wenn er eine Süßigkeit gegessen hätte, die ihm Ekel erregte und davon Uebelkeit. [RAL 417]

Uebelkeiten, die sich nach dem Essen vermehren. [RAL 418]

Den ganzen Tag, Uebelkeit und Schauder. [RAL 419]

Bei jeder Uebelkeit, Kopfweh. [RAL 420]

Uebelkeit, ganz oben im Schlunde und nicht im Magen, so daß er sich nicht erbrechen konnte (vorzüglich nach dem Essen). [RAL 421]

Es ist ihm so übel und brecherlich, daß ihm Hören und Sehen vergeht. [RAL 422]

Brecherlichkeit mit Gesicht verdunkelndem Schwindel und fliegender Hitze begleitet. [RAL 423]

Brecherlichkeit gleich nach dem Essen, bei vollem gutem Appetite und Geschmacke. [RAL 424]

Er empfindet Uebelkeit in der Herzgrube, dann stößt's ihm auf und das Aufstoßen versetzt ihm zuweilen den Odem [Htn.]. [RAL 425]

Uebelkeit in der Magen-Gegend (sogleich) und dann Zerschlagenheits-Schmerz in der rechten Seite, gleich über den Hüften, welcher durch Bewegung und Berührung schlimmer wird [F. H-n.]. [RAL 426]

Nachts (1 Uhr) läuft ihr viel Wasser im Munde zusammen, dabei Uebelkeit, daß sie darüber aufwacht und sich erbrechen muß; es kömmt sehr Bitteres heraus [F. H-n.]. [RAL 427]

Es stieg ihr bisweilen eine Flüssigkeit in den Hals von einer Schärfe, wie Branntwein, nicht wie Säure. [RAL 428]

Heftiges, bittres Schleim-Erbrechen [F. H-n.]. [RAL 429]

Nicht lautes Aufstoßen [F. H-n.]. [RAL 430]

Aufstoßen bald nach dem Mittagessen, mit fauligem Dunste im Munde [F. H-n.]. [RAL 431]

Beständiges Aufstoßen von Luft. [RAL 432]

Aufstoßen oft ohne Geschmack, zuweilen mit einem sauern Geschmacke. [RAL 433]

Aufstoßen eines bittern Wassers. [RAL 434]

Aufstoßen schmeckt bitter und riecht ihm faul an. [RAL 435]

Gallichtes Aufstoßen, Nachmittag. [RAL 436]

Aufstoßen, wie nach frisch gebackenem Brode. [RAL 437]

Nach Essen und Trinken schwulkt es ihm herauf. [RAL 438]

Soodbrennen. [RAL 439]

Ranzig kratziges Soodbrennen nach einfachem Abend-Essen (d. 1. Tag.) [Rl.]. [RAL 440]

Beim Essen, Aufstoßen, so daß eine scharfe Feuchtigkeit in den Mund kömmt (d. 9. Tag.) [Rl.]. [RAL 441]

Beim Mittags-Essen, schlucksendes Aufstoßen (d. 9. Tag.) [Rl.]. [RAL 442]

Nach dem Essen, starker Schlucksen. [RAL 443]

Oefteres Schlucksen, vorzüglich Vormittags. [RAL 444]

Schlucksen [F. H-n.]. [RAL 445]

Oefteres Schlucksen [Lr.]. [RAL 446]

Bei mäßig schnellem Gehen, ein Drücken von der linken Seite der Herzgrube bis heran an den Schildknorpel, wo es dann am ärgsten schmerzt [F. H-n.]. [RAL 447]

In der Herzgrube ein zuschnürendes Reißen; dann geht's in die Brust [F. H-n.]. [RAL 448]

Wagerecht mit der Herzgrube, rechts neben der Herzgrube fühlt er eine Arterie heftig schlagen und fühlte und sah es durch die Kleider [Gß.]. [RAL 449]

Brennender Schmerz in der Herzgrube (sogleich). [RAL 450]

Geschwür-Schmerz im Magen und Bauche. [RAL 451]

Heftiger Magenschmerz, als wenn man sich stark erbrochen hätte. [RAL 452]

Starkes Stechen in der Leber-Gegend, wovor er nicht einathmen noch aufstoßen kann. [RAL 453]

Ein empfindliches Wehthun im Magen, vorzüglich beim Tiefathmen und beim Anfühlen. [RAL 454]

In der Herzgrube, ein Schmerz, wie ein Kreuzschnitt. [RAL 455]

Wenn sie niedrig sitzt, kömmt's ihr heiß in die Herzgrube und es wird ihr schwarz vor den Augen, welches durch Aufstehen vergeht. [RAL 456]

Wenn er sitzt, liegt ihm das Essen in der Herzgrube wie ein Stein, als wenn es auf einem Klump zusammen käme. [RAL 457]

Vollheit und Spannung in der Herzgrube, welche den Athem verengt, bei unvermindertem Appetit. [RAL 458]

Nach dem Essen, ein Drücken in der Herzgrube und Uebelkeit zugleich. [RAL 459]

Brod drückt im Magen. [RAL 460]

Ißt er wenig, so zieht's ein Paar Stunden den Magen herab und er hat eine Art Krampf darin. [RAL 461]

Er kann auch das Leichtverdaulichste nicht vertragen; schon ein wenig Brod liegt ihm im Magen und zieht ihm den Magen herab, und doch hat er starken Hunger; ißt er nur etwas mehr, so wird er mißlaunig, daß er's kaum aushalten kann. [RAL 462]

Magen ist voll und zugeschnürt. [RAL 463]

→ Durst: *Fieber, Frost, Schweiß und Puls*

▪ Abdomen

Beim Vorbiegen wird gleich die Verdauung gehindert. [RAL 464]

Wenn er etwas Kaltes (z.B. ein Stück kaltes Holz) anfaßt, bekömmt er Leibweh [F. H-n.]. [RAL 465]

Leibschmerz und viel laute Blähungen [*F. H-n.*]. [RAL 466]

Brennen um den Nabel herum [*F. H-n.*]. [RAL 467]

Brennen im Unterleibe [*F. H-n.*]. [RAL 468]

Kneipen im Leibe weckte sie die Mitternacht auf, zwei Nächte nach einander, eine Stunde lang [*F. H-n.*]. [RAL 469]

Ueber der linken Nieren-Gegend, ein schneidendes Reißen [*Gß.*]. [RAL 470]

Beim Harnen Schneiden im Unterleibe [*F. H-n.*]. [RAL 471]

Drückend spannender Schmerz im Unterbauche; beim darauf Drücken wurde es schlimmer, beim Ausathmen verging es; während dem Gehen wurde es schlimmer, besonders beim Treppen-Steigen ward er zu einer Art schneidendem Schmerze [*Gn.*]. [RAL 472]

Empfindung in den Därmen, als wären sie zu locker und zu schlaff; beim Gehen schütterten die Därme, als hätten sie keine Festigkeit. [RAL 473]

Beim Gehen Schmerz im Unterleibe, als wenn die Gedärme erschlafft wären. [RAL 474]

Frostig im Unterleibe. [RAL 475]

Ueber dem Nabel, ein spannender Schmerz, tief darin, durch Essen gemildert [*F. H-n.*]. [RAL 476]

Ein bohrender Stich senkrecht von der Mitte des Unterbauchs bis zum After heraus [*Gn.*]. [RAL 477]

Tief unten im Unterbauche Schnitt-Stiche, wie mit einem Messer von der rechten zur linken Seite, während dem Gehen ärger, als beim Stehen und Sitzen; zugleich zwängt es sie schmerzhaft zum Stuhle, ohne den mindesten Abgang, vier Tage lang [*F. H-n.*]. [RAL 478]

Im Unterbauche dicht über den Zeugungstheilen, Gefühl, als wenn etwas sehr Schweres nach den Schaamtheilen herabzerrte, 48 Stunden lang; dabei zerrender Schmerz in beiden Oberschenkeln, als wenn die Muskeln und Flechsen zu kurz wären [*F. H-n.*]. [RAL 479]

Schmerzhaftes Zusammenziehen im Unterbauche [*F. H-n.*]. [RAL 480]

Abendluft erregt ihm Leibweh und Durchfall. [RAL 481]

Beim Gehen in freier Luft ist's ihm im Unterleibe, als wenn er sich verkältet hätte. [RAL 482]

Bauchweh wie von Verkältung. [RAL 483]

Erst Kneipen in der Herzgrube, dann weicher Stuhl und hinterdrein doch noch Kneipen und Kollern im Unterleibe, Abends. [RAL 484]

Kneipen im Unterleibe. [RAL 485]

Erst Röthe und Hitze in den Backen, dann brennend kneipende Schmerzen im Oberbauche. [RAL 486]

Bloß beim Kneipen im Bauche ist er frostig. [RAL 487]

Beim Kneipen im Unterleibe überläuft ihn Frost und Schauder. [RAL 488]

Schneidender Schmerz im Oberbauche. [RAL 489]

Winden und Schneiden im Unterleibe mit Weichlichkeits-Gefühl. [RAL 490]

Abends, Schneiden im Unterbauche, mit drückendem Schmerze im Oberbauche, welcher nöthigt, die Kleider-Befestigung in dieser Gegend zu lösen (n. 24 St.). [RAL 491]

Die Nacht Schneiden, oder vielmehr Reißen im Unterleibe, welcher äußerlich kalt anzufühlen war. [RAL 492]

Unsägliche Bauchschmerzen, die bloß im Liegen vergehen. [RAL 493]

Er kann nicht auf der rechten Seite schlafen, denn es thun ihm die Gedärme weh, als wenn sie gedrückt würden. [RAL 494]

Heftiges Drücken in der rechten Bauch-Seite, als wenn ihm die Gedärme heraus gedreht würden. [RAL 495]

Druck im Unterleibe (sogleich). [RAL 496]

Drückender Schmerz im Unterleibe, welcher bis zur Kehle heraufsteigt, als wenn eine Brodrinde im Schlunde kratzte und als wenn Sood oder Aufstoßen kommen wollte. [RAL 497]

Drücken im Unterleibe, wie von einem Steine. [RAL 498]

Früh, schon im Bette ein schmerzhafter Druck in der rechten Seite des Unterleibes. [RAL 499]

Ein stämmender, herausdrückender Schmerz in der Gegend der Leber. [RAL 500]

Auftreibung des Unterleibes. [RAL 501]

Nach dem Essen, Glucksen im Unterleibe oder den Unterleibsmuskeln, nach der Zeitfolge des Pulses. [RAL 502]

Auf jedes Trinken, Kollern im Unterleibe. [RAL 503]

Häufiger Abgang von Blähungen. [RAL 504]

Abends ein stechendes Jücken am Unterleibe, nach dem Kratzen brennt's, auf der Haut sieht man keinen Ausschlag. [RAL 505]

Aufgetriebner harter Unterleib [*F. H-n.*]. [RAL 506]

Kollern und Knurren im Unterleibe vor jedem Stuhlgange (n. 2 Tagen) [*Hbg.*]. [RAL 507]

Abends eine Stunde vor Niederlegen in's Bett und bei jedesmaligem Urinlassen plagen ihn Blähungen, treiben den Leib sehr auf und gehen dann geruchlos ab [*Htn.*]. [RAL 508]

Häufiger Abgang von Blähungen [*Lr.*]. [RAL 509]

Schoßbeule [*F. H-n.*]. [RAL 510]

Kleine Beulen im linken Schoße und Brennen beim Harnen [*F. H-n.*]. [RAL 511]

Drückend bohrender Schmerz im rechten Schoße, im Liegen und Gehen (n. 12 St.) [*Gn.*]. [RAL 512]

Drückender Schmerz im linken Schoße (n. 30 St.) [*Gn.*]. [RAL 513]

Spannen in der linken Schoß-Gegend [*Htn.*]. [RAL 514]

Empfindliche Stiche im linken Schoße, die beim Einathmen schlimmer sind [*Gß.*]. [RAL 515]

Schmerz wie von Geschwulst der Leisten-Drüsen (d. 1. Tag.) [*Rl.*]. [RAL 516]

Drückender Schmerz in der Leisten-Drüse, von Zeit zu Zeit. [RAL 517]

Stiche in der Schamleiste (und Ferse) gegen Abend. [RAL 518]

Kriebeln in der Leisten-Drüse. [RAL 519]

Ziehender Schmerz im Schoße und in den Hoden. [RAL 520]

Geschwulst der Leisten-Drüse (Schoßbeule), erst mit Röthe darum herum, schmerzhaft beim Gehen und darauf Drücken, dann selbst roth auf ihrer Erhabenheit und entzündet; er konnte ohne große Schmerzen weder stehen, noch gehen und mußte liegen. [RAL 521]

Die Schoß-Drüse schwillt an und wird roth und entzündet und ist beim Befühlen und starkem Gehen schmerzhaft. [RAL 522]

Geschwulst der Leisten-Drüse, die Haut darum herum roth, für sich ohne große Schmerzen, aber beim Druck und anhaltendem Gehen schmerzhaft. [RAL 523]

Nadelstichartiger Schmerz im rechten Schoße, am Darmbeine [*Gn.*]. [RAL 524]

In der rechten Schoß-Gegend, heftige große Messer-Stiche, wovor er jedesmal erschrickt [*F. H-n.*]. [RAL 525]

■ Rektum

Oefterer Stuhldrang, wonach mit vieler Anstrengung wenig harter, dicker Koth, in langen Zwischenperioden abgeht [*Gß.*]. [RAL 526]

Nach einigem Leibschneiden, Stuhlgang (d. 2. Tag.) [*Rl.*]. [RAL 527]

Nach Kneipen und Winden im Bauche, Stuhlgang (d. 10. Tag.) [*Rl.*]. [RAL 528]

Es thut ihm alle Augenblicke Noth zu Stuhle zu gehen, mit einem Zwängen auf den Mastdarm,

ohne etwas verrichten zu können [*F. H-n.*]. [RAL 529]

Beständiger Drang zum Stuhle, es ging aber immer nur wenig ab, mit Kneipen im Bauche [*Stf.*]. [RAL 530]

Stuhlgang nur alle 3 Tage einmal (n. 14 Tagen) [*Hbg.*]. [RAL 531]

Mehrtägige Leibesverstopfung mit Schnupfenfieber, hypochondrischer Niedergeschlagenheit und Ekel für allen Genüssen, außer Biere. [RAL 532]

Leerer Drang zum Stuhle, früh. [RAL 533]

Vergebliches Pressen zum Stuhle und austretende Goldaderknoten, welche wie wund schmerzen. [RAL 534]

Aengstliches Drängen zum Stuhle, jedesmal mit großer Uebelkeit und Pressen in den Schläfen, dabei und vorher. [RAL 535]

Kalter Angst-Schweiß im Gesichte mit höchster Unbehaglichkeit eine Viertelstunde lang, dann durchfälliger Stuhl. [RAL 536]

Vor dem durchfälligen Stuhle, viel Drang, Angst und Zittern am ganzen Leibe, nach dem Stuhle bitter kratziges Aufstoßen und etwas Soodbrennen. [RAL 537]

Viel Drängen beim Stuhlgang und wenig Ausleerung (d. 3. Tag.) [*Rl.*]. [RAL 538]

Heftiges Noththun, was ihn oft jählings zu Stuhle treibt. [RAL 539]

In kleinen Stückchen, wie Schafkoth, abgehender Stuhlgang. [RAL 540]

Zäher Stuhlgang. [RAL 541]

Stuhlgang sauern Geruchs. [RAL 542]

Frost vor jedem Stuhlgange. [RAL 543]

Vor jedem Stuhlgange, Schauder. [RAL 544]

Vor dem durchfälligen Stuhlgange, Frost und Drängen und während des Frostes, überlaufende Hitze. [RAL 545]

Von einem durchfälligen Stuhlgange bis zum andern, Frost; beim zu Stuhle gehen selbst aber überlief ihn eine Hitze, vorzüglich im Gesichte. [RAL 546]

Nach einem mit vielem Kneipen verbundenen Stuhlgange ist er sehr erschöpft. [RAL 547]

Beim Laxiren wird ihm übel und er bekömmt viel Aufstoßen. [RAL 548]

Mit Leibschneiden und Zwängen begleitete kleine Abgänge blutigen Schleims. [RAL 549]

Sehr fester Stuhlgang, der bei ungeheuern Schmerzen im After und erst in langer Zeit herauszubringen war [*F. H-n.*]. [RAL 550]

Stuhlgang wenigen harten Koths, ohne Pressen (d. 24. Tag.) [*Lr.*]. [RAL 551]

Harter Stuhlgang [*F. H-n.*]. [RAL 552]

Mehrere den After angreifende, brennend beißende Stuhlgänge den Tag über, ohne doch etwas bedeutendes auszuleeren [*Hbg.*]. [RAL 553]

Schleim und Blut am Kothe, der doch nicht hart war [*F. H-n.*]. [RAL 554]

Breiartiger Stuhl mit Schleim [*F. H-n.*]. [RAL 555]

Schwefelgelber Stuhl [*F. H-n.*]. [RAL 556]

Gelblicher, durchfälliger Stuhl, zweimal täglich, ohne Empfindung, mehrere Tage [*F. H-n.*]. [RAL 557]

Weißgrauer Stuhl [*F. H-n.*]. [RAL 558]

Schleimabgang durch den Stuhl mit wenigem Kothe, vier bis fünf Mal [*F. H-n.*]. [RAL 559]

Der Stuhlgang kömmt bloß die Nacht [*F. H-n.*]. [RAL 560]

Er kann den Stuhlgang oft nicht schnell genug los werden, wenn er's versieht, geht er unwillkürlich ab, ob er gleich nur breiartig ist [*F. H-n.*]. [RAL 561]

Durchfall [*F. H-n.*]. [RAL 562]

Durchfall Abends [*F. H-n.*]. [RAL 563]

Nacht-Durchfall [*F. H-n.*]. [RAL 564]

Blutstreifiger Durchfall [*F. H-n.*]. [RAL 565]

Rothschleimiger Stuhl (n. einigen St.). [RAL 566]

Blutige Stühle mit schmerzhafter Empfindung von Schärfe am After. [RAL 567]

Nach Druck im Unterleibe wie von einer Kugel, erfolgen Stühle dunkelgrünen Schleims. [RAL 568]

Dunkelgrüne, gallige, schäumige Stühlgänge. [RAL 569]

Grüne, schleimige, scharfe Stühle, welche den After anfressen. [RAL 570]

Durchfall grünen Schleims mit Brennen am After und Heraustreten des Afters. [RAL 571]

Weicher, bräunlicher, leichter Stuhlgang, welcher oben auf dem Wasser schwamm. [RAL 572]

Durchfall mit Schneiden und Pressen im Mastdarm. [RAL 573]

Brennender Durchfall. [RAL 574]

Brennen im After. [RAL 575]

Durchfall mit vielem Blute mehrere Tage, dann harter Stuhl mit Blute [*F. H-n.*]. [RAL 576]

Grüner Durchfall mit heftigem Kneipen und Schneiden [*Stf.*]. [RAL 577]

Bei weichen Stühlen, brennender Schmerz im After. [RAL 578]

Nach dem Stuhlgange jedesmal Brennen im After. [RAL 579]

Ein Blutaderknoten tritt vor den After, und schmerzt beim Stuhlgange, auch beim Berühren, stechend. [RAL 580]

Beim Harnen, Blutausfluß aus dem Mastdarme [*F. H-n.*]. [RAL 581]

Blutabgang nach dem Kothabgange [*F. H-n.*]. [RAL 582]

Kneipendes Gefühl im After, wie beim Durchfalle, mit vielem Blähungsabgange [*Lr.*]. [RAL 583]

Scharfe Stiche im After, wobei er zusammenfährt [*Gß.*]. [RAL 584]

Jücken im After, wie von Madenwürmern. [RAL 585]

Wundheit am After (d. 10. Tag.) [*Rl.*]. [RAL 586]

Madenwürmer (Ascariden) dringen kriebelnd zum Mastdarme heraus (n. ¹/₂ St.) [*F. H-n.*]. [RAL 587]

Abgang mehrerer und großer Spuhlwürmer [*F. H-n.*]. [RAL 588]

■   Harnwege

Oefteres Drängen zum Harnen mit wenigem Urinabgange (n. 2 St.) [*Lr.*]. [RAL 589]

Beständiges Drängen auf den Harn, es geht aber keiner ab [*F. H-n.*]. [RAL 590]

Drängen auf den Harn, daß er Tag und Nacht wenigstens alle Stunden harnen mußte, mit starkem Brennen in der Harnröhre beim Anfange des Harnabgangs [*F. H-n.*]. [RAL 591]

Ungemein schwacher Strahl des Urins [*F. H-n.*]. [RAL 592]

Beständig Drang zum Harnen, wohl alle 10 Minuten, es ging aber nur wenig ab. [RAL 593]

Oefteres Pressen zum Uriniren (nach einer nächtlichen Samen-Ergießung). [RAL 594]

Nach dem Wasserlassen, Pressen. [RAL 595]

Während des Harnens, eine entfernt brecherliche Weichlichkeit. [RAL 596]

Pressen in den Geburtstheilen, worauf sie viel harnen muß. [RAL 597]

Es treibt ihn, früh um 4 Uhr im Bette, auf den Urin. [RAL 598]

Sie muß dreimal die Nacht zum Harnen aufstehen und es geht jedesmal viel Urin. [RAL 599]

Viel Harnabgang, auch die Nacht etliche Mal. [RAL 600]

Dunklerer Harn [*F. H-n.*]. [RAL 601]

Viel rother und brauner Urin [*F. H-n.*]. [RAL 602]

Oftes und vieles Uriniren (d. 3. Tag.) [*Rl.*]. [RAL 603]

Harn mit flockigen, weißen Wolken. [RAL 604]

Harn gleich beim Abgange höchst trübe und macht Bodensatz. [RAL 605]

Harn wie mit Mehl angerührt, mit dickem Satze. [RAL 606]

Urin röthlich, wird dick beim Stehen und schneidet, wenn er ihn läßt. [RAL 607]

Ganz dunkler Urin mehre Wochen lang [*Rl.*]. [RAL 608]

Harn geht zuerst hell, weiterhin aber weiß, wie mit Kreide vermischt ab und kurz darauf schmerzt, nach bloßer Berührung des Gliedes, die Harnröhre wie brennend. [RAL 609]

Braunrother Harn [*F. H-n.*]. [RAL 610]

Er läßt weit mehr Harn, als er getrunken hat [*F. H-n.*]. [RAL 611]

Allzu oftes, übermäßiges Harnen [*F. H-n.*]. [RAL 612]

Allzu häufiges Harnen mit brennend beißendem Schmerze [*F. H-n.*]. [RAL 613]

Stückchen verhärteten Schleims gehen mit dem Harne ab wie Stückchen Fleisch. [RAL 614]

Ganze Stücken weißer Fasern und Flocken gehen nach dem Urine fort, ohne Schmerz. [RAL 615]

Urin riecht sauer. [RAL 616]

Es geht sehr wenig, wie mit Blut gemischter Harn ab. [RAL 617]

Selten abgehender, feuerrother Harn. [RAL 618]

Dunkelrother Harn, wie mit Blut gemischt. [RAL 619]

Er kann das Wasser nicht halten, wenn ihm das Harnen ankömmt [*F. H-n.*]. [RAL 620]

Wenn ihm das Uriniren ankömmt, muß er eilen; er könnte es sonst nicht halten. [RAL 621]

Brennen in der Harnröhre außer dem Uriniren [*Rl.*]. [RAL 622]

Brennen in der Harnröhre beim Anfange des Urinirens [*Rl.*]. [RAL 623]

Früh, Schneiden beim Harnlassen (d. 8. Tag.) [*Rl.*]. [RAL 624]

Schneiden beim Anfange des Harnens (d. 10. Tag.) [*Rl.*]. [RAL 625]

Beim Harnen, erst brennender, dann beißender Schmerz. [RAL 626]

Brennen beim Urinlassen. [RAL 627]

Scharfer Urin [*F. H-n.*]. [RAL 628]

Brennen beim Wasserlassen [*F. H-n.*]. [RAL 629]

Blutausfluß aus der Harnröhre [*F. H-n.*]. [RAL 630]

Jücken an den Schambeinen über der Ruthe (n. 2 St.) [*Gn.*]. [RAL 631]

Ein Glucksen in der Harnröhre, welches eine Aehnlichkeit mit Stechen hat. [RAL 632]

In der Harnröhre, mehr ein Klopfen, als ein Stechen. [RAL 633]

Stiche vorne in der Harnröhre, außer dem Uriniren. [RAL 634]

Stiche in der Harnröhre nach dem Unterleibe, gegen Abend. [RAL 635]

Ein stumpfes Stechen (etliche Mal) in der Harnröhre. [RAL 636]

■ Geschlechtsorgane

Eingeschlafenheit (Absterben) der männlichen Ruthe, eine Viertelstunde lang [*F. H-n.*]. [RAL 637]

Schneidend beißender Schmerz in der ganzen Harnröhre während des Harnens, besonders gegen das Ende, bis zum letzten Tropfen, und dabei kann er nicht schnell genug das Wasser abschlagen; gewöhnlich ist schon etwas unwillkürlich abgegangen, ehe er dazu gelangt [*F. H-n.*]. [RAL 638]

Bläschen vorne auf und an der Seite der Eichel; sie fraßen tiefer und griffen weiter um sich; mehrere kleine weiße Bläschen, die auch sieperten, aber bald wieder verschwanden [*Hbg.*]. [RAL 639]

Ein ziehendes Stechen in der Harnröhre, außer dem Uriniren. [RAL 640]

Abends, Brennen um die Eichel, dann Bläschen auf der innern Fläche der Vorhaut, welche ausbrechen zu (bald von selbst heilenden) Geschwürchen. [RAL 641]

Jücken der Eichel. [RAL 642]

Ein jückendes Stechen in der Eichel, wenn sie gedrückt wird. [RAL 643]

Jückendes Stechen in der Eichel nach dem Harnen. [RAL 644]

Ein Kriebeln am Fleischbändchen der Eichel und im Hodensacke. [RAL 645]

Eichel sehr kalt und eingeschrumpft (n. 3 St.). [RAL 646]

Kriebelndes Jücken an der Eichel [*Gn.*]. [RAL 647]

Geschwulst des vordern Theils der Harnröhre mit Eiterung zwischen der Eichel und Vorhaut; sie ist roth und heiß anzufühlen, und beim Berühren, so wie während dem Gehen, sehr schmerzhaft; dabei tobender Schmerz in der Stirne und rauher krätziger Ausschlag an den Händen, besonders da, wo der Daumen angefügt ist, mehr auf der obern Seite, sehr jückend des Nachts [*F. H-n.*]. [RAL 648]

Reißend stechender Schmerz vorne an der Eichel, der durch das ganze Glied bis hinter zum After sich zieht, auch zuweilen bis in die Weichen [*Htn.*]. [RAL 649]

Entzündung der Vorhaut mit brennendem Schmerze daran [*F. H-n.*]. [RAL 650]

Starke Geschwulst der Vorhaut, als wenn sie mit Luft oder Wasser zu einer Blase ausgedehnt wäre [*F. H-n.*]. [RAL 651]

Geschwulst der Vorhaut und an ihrer innern Fläche Entzündungs-Röthe und schmerzhafte Empfindlichkeit. [RAL 652]

Eicheltripper. [RAL 653]

Grünlicher, schmerzloser Harnröhr-Tripper, vorzüglich Nachts. [RAL 654]

Wohllüstiges Jücken an und in der Vorhaut des männlichen Gliedes, das zu kratzen nöthigt [*Lr.*]. [RAL 655]

Geschwulst der Vorhaut, mit Brennen, Beißen und Röthe, und auf der innern Fläche derselben Risse und Schrunden, äußerlich aber ein rother, feiner Ausschlag [*F. H-n.*]. [RAL 656]

Mehrere kleine rothe Bläschen am Ende der Eichel unter der Vorhaut, welche nach 4 Tagen zu Geschwürchen aufbrachen und eine gelblich weiße, das Hemde färbende stark riechende Materie ergossen; später bluteten die größern Geschwürchen, und erregten beim Anfühlen einen Schmerz, der den ganzen Körper angriff; sie waren rund, ihre Ränder, wie rohes Fleisch, lagen über, und ihr Boden war mit einem käsigen Ueberzuge bedeckt [*Hbg.*]. [RAL 657]

Stechendes Jücken am Vorhautbändchen [*F. H-n.*]. [RAL 658]

Wohlthuendes, kitzelndes Jücken vorn an der Eichel des männlichen Gliedes, das zu kratzen reizte (n. 9 St.) [*Lr.*]. [RAL 659]

Kälte-Gefühl in den Hoden, Nachmittag und Abend, 14 Tage lang [*F. H-n.*]. [RAL 660]

Ehe die Blähungen abgehen, ist der geschwollene Hode empfindlich, doch nicht schmerzhaft [*Htn.*]. [RAL 661]

Heftige Stiche im Hodensacke. [RAL 662]

Ein drückendes Ziehen in den Hoden, doch mehr Ziehen als Drücken. [RAL 663]

Ziehender Schmerz in den Hoden und im Schoße. [RAL 664]

Ein Ziehen im Samenstrange, ruckweise. [RAL 665]

Jücken im rechten Hoden [*Gn.*]. [RAL 666]

Krampfhaft reißender Schmerz, der zwischen den Hoden anfängt, dann in das Glied dringt und in den Geschwüren bedeutendes Jücken erregt [*Htn.*]. [RAL 667]

Samenergießung ohne wohllüstige Träume [*Lr.*]. [RAL 668]

Unvollkommne Erectionen mit Spannen in der Scham-Gegend, entstanden, wie ihm deuchtet, von vielen Blähungen [*Htn.*]. [RAL 669]

Bohrender Stich im Mittelfleische im Gehen und Sitzen [*Gn.*]. [RAL 670]

Samenergießung im Mittags-Schlafe, darauf in der Harnröhrmündung brennender Schmerz beim uriniren. [RAL 671]

Schmerzhafte Erectionen. [RAL 672]

Nächtliche Samenergießung. [RAL 673]

Nächtliche Samenergießung mit Blut gemischt. [RAL 674]

Auf eine nächtliche Pollution ist er, früh nach dem Aufstehen, über und über kalt, doch aber nicht matt. [RAL 675]

Brennen in der männlichen Harnröhre im Beischlafe (d. 7. Tag.) [*Rl.*]. [RAL 676]

Beim Gehen, starker Schweiß an den Geschlechtstheilen und den nahen Theilen. [RAL 677]

Wundheit zwischen den Zeugungstheilen und den Oberschenkeln. [RAL 678]

Beißen in der weiblichen Harnröhre beim Harnen [*F. H-n.*]. [RAL 679]

Milder Weißfluß [*F. H-n.*]. [RAL 680]

Weißfluß, besonders Abends von 8 bis 10 Uhr, der nicht tröpfelt, grünlich aussieht und Beißen vorne in den Geburtstheilen verursacht, so daß sie besonders Abends und die Nacht viel kratzen muß; nach dem Kratzen brennt es heftig [*F. H-n.*]. [RAL 681]

Abgang von Flocken, Schleim und Eiter, wie Haselnüsse groß aus der Mutterscheide [*F. H-n.*]. [RAL 682]

Jückend an den Schamlippen. [RAL 683]

Langwieriges Jücken an den Schamlippen, kurz vor dem Monatlichen. [RAL 684]

Blüthchen an den Schamlippen. [RAL 685]

Innere Entzündungs-Geschwulst der Mutterscheide, als wenn sie roh und wund wäre [RAL 686]

Weißfluß mit beißender Empfindung. [RAL 687]

Eiterartiger weißer Fluß. [RAL 688]

Fressender weißer Fluß. [RAL 689]

Beim Beischlafe, ungemein leichte und gewisse Empfängniß und Schwangerschafts-Entstehung [*F. H-n.*]. [RAL 690]

Beim Monatlichen, Aengstlichkeit, daß sie sich nicht zu lassen weiß. [RAL 691]

Sechs Tage nach dem Monatlichen, wieder Blutabgang [*F. H-n.*]. [RAL 692]

Das Monatliche geht zu stark und mit Leibschmerz begleitet [*F. H-n.*]. [RAL 693]

Mutterblutfluß bei einer alten Frau, deren Monatzeit schon vor 11 Jahren aufgehört hatte [*F. H-n.*]. [RAL 694]

Mutterblutfluß drei Wochen lang [*F. H-n.*]. [RAL 695]

Monatliches wird unterdrückt [*F. H-n.*]. [RAL 696]

Großer Vorfall der Mutterscheide [*F. H-n.*]. [RAL 697]

Knäutel an den Schamlefzen [*F. H-n.*]. [RAL 698]

■ Atemwege und Brust

Sehr öfteres Nießen, vorzüglich früh. [RAL 699]

Ein sehr heftiges Nießen (sogleich). [RAL 700]

Nießen (nach 5 Minuten) [*F. H-n.*]. [RAL 701]

Oefteres Nießen [*F. H-n.*]. [RAL 702]

Oefteres Nießen, ohne Fließ-Schnupfen [*Lr.*]. [RAL 703]

Sie mußte täglich einmal, zwölf Tage hinter einander nießen [*F. H-n.*]. [RAL 704]

Drei Tage lang fast beständiges Nießen, dann starke Geschwulst des linken untern Augenlides, vorzüglich nach dem äußern Winkel zu, mit brennendem Schmerze und Wässern, 5 Tage lang [*F. H-n.*]. [RAL 705]

Geruch aus der Nase, wie bei einem heftigen Schnupfen, fauliger Art [*F. H-n.*]. [RAL 706]

Schnupfen mit vielem Nießen [*F. H-n.*]. [RAL 707]

Schnupfen zwei Tage lang [*F. H-n.*]. [RAL 708]

Es tröpfelt den ganzen Tag viel Feuchtigkeit aus der Nase, ohne daß sie Schnupfen hat [*F. H-n.*]. [RAL 709]

Scharfes, wie alter Käse riechender Eiter fließt aus der Nase [*F. H-n.*]. [RAL 710]

Trockner Husten [*F. H-n.*]. [RAL 711]

Husten mit Auswurf [*F. H-n.*]. [RAL 712]

Angreifender Husten, kurzer, trockner Husten, dessen kitzelnder Reiz unter dem Obertheile der Brust gefühlt wird und welcher vorzüglich unter dem Reden entsteht und fast nicht zu Worte kommen läßt. [RAL 713]

Manche Nächte, starker Husten, und Reitz dazu von unten herauf, wie aus dem Magen; er kömmt beim Wachen und im Schlafe, und er braucht sich nicht dabei aufzurichten. [RAL 714]

Husten, welcher klingt und ihm deuchtet, als wenn alles trocken in der Brust wäre, mit Schmerz in der Brust und im Kreutze [*F. H-n.*]. [RAL 715]

Einen Abend um den andern, heftigster, erschütternder Husten-Anfall, Abends, da er einschlafen wollte, als wenn Brust und Kopf zerspringen sollten, eine halbe Stunde lang; nach dem Husten arges Dehnen. [RAL 716]

Schurr-Husten. [RAL 717]

Beim Husten ist's, als wenn's ihm den Athem versetzen wollte. [RAL 718]

(Der Husten weckt ihn früh, um 2, 3 Uhr, auf). [RAL 719]

Beim Husten Brecherlichkeit. [RAL 720]

Blut-Husten [*F. H-n.*]. [RAL 721]

Blut-Auswurf beim Gehen im Freien [*F. H-n.*]. [RAL 722]

Blut-Auswurf beim Arbeiten [*F. H-n.*]. [RAL 723]

Er hustete während des Liegens, 3 Stunden lang (Vormittags) über ein Pfund Blut aus [*F. H-n.*]. [RAL 724]

Schwerathmen wie von Mangel an Luft, früh [*F. H-n.*]. [RAL 725]

Kurzäthmigkeit, Dämpfigkeit. [RAL 726]

Beim Treppen-Steigen, Kurzäthmigkeit. [RAL 727]

Kurzäthmigkeit beim Gehen, als wenn er nicht genug Athem einziehen könnte. [RAL 728]

Eine Beängstigung unter dem Brustbeine; er muß tief athmen. [RAL 729]

In der Gegend des Brustbeins, Beengung. [RAL 730]

Die Brust schmerzt wie beklommen [*F. H-n.*]. [RAL 731]

Aengstlich um die Brust herum; eine Art Engbrüstigkeit [*Stf.*]. [RAL 732]

Legt er sich (Abends im Bette) auf die linke Seite, so ist er engbrüstig und muß recht tief athmen, wobei er aber in der linken Schoß-Gegend einen unerträglichen Schmerz fühlt [*Gß.*]. [RAL 733]

Engbrüstigkeit nach dem Essen [*F. H-n.*]. [RAL 734]

Ein drückender Schmerz an der Seite des Brustbeins, welcher durch den Rücken geht, auch in der Ruhe, doch schlimmer im Gehen, Abends; nachgehends schmerzte die Stelle wie zerschlagen. [RAL 735]

Brennende Empfindung in der Brust bis in den Hals heran [*F. H-n.*]. [RAL 736]

Brennen in der linken Seite, wo die Ribben aufhören [*F. H-n.*]. [RAL 737]

Drücken in der linken Brust, welches das Tiefathmen hindert [*F. H-n.*]. [RAL 738]

Drückender Schmerz in der rechten Brusthöhle, wenn er den Odem an sich hielt, und weder ein- noch ausathmete, vergehend beim Ein- und Ausathmen [*Gn.*]. [RAL 739]

Ein Klemmen und Spannen in der linken Seite gleich unter den Ribben, eine Empfindung, die, obgleich wenig schmerzhaft, doch das Leben befährdet; es mangelt ihm sehr an Athem, und er durfte sich nicht rühren, denn bei der mindesten Bewegung, z.B. des Arms, oder beim Sprechen eines Worts, drohte die Seele den Körper zu verlassen (n. 1 St.) [*F. H-n.*]. [RAL 740]

Beim Bücken, Brustschmerz, einzelne Stiche. [RAL 741]

Außer dem Athmen, bloß beim Nießen und Husten, ein Stich vorne und oben in der Brust durch und durch bis in den Rücken; es sticht und klemmt die Brust zusammen. [RAL 742]

Einzelne spitzige Stiche (jeder 5 Minuten anhaltend) in der Brust, (im Knie, im Jochbeine und im äußern Ellbogenknorren) mehr Vormittags und beim Gehen. [RAL 743]

Beim Athmen Stiche oben und vorne auf der Brust durch und durch bis in den Rücken, es sticht und klemmt die Brust zusammen. [RAL 744]

Auf der linken Brust, außer und während des Athmens, 5, 6 starke Stiche. [RAL 745]

Stechen in der linken Seite [*F. H-n.*]. [RAL 746]

Stiche in der rechten Brust beim Nießen und Husten [*F. H-n.*]. [RAL 747]

Beim Einathmen, während des Gehens im Freien, Stechen an der letzten rechten Ribbe und in der Leisten-Gegend, mit Beengung des Athems. [RAL 748]

Stumpfe Stiche in der rechten Brusthöhle, einige Minuten lang, bloß beim Ausathmen, im Liegen und Bücken [*Gn.*]. [RAL 749]

Bei jedem Einathmen, ein Stich unter den kurzen linken Ribben in der Seite, wie mit einem Messer [*Gß.*]. [RAL 750]

In der Brust, ein Wundheits-Schmerz. [RAL 751]

Zerschlagenheits-Schmerz in der linken Seite der Brust beim Befühlen [*F. H-n.*]. [RAL 752]

Schmerz wie von einem Stoße im obern Theile der Brust, Abends [*F. H-n.*]. [RAL 753]

In der linken Seite unter den letzten Ribben, schmerzhaftes Gefühl, als wenn's da geschwollen wäre [*F. H-n.*]. [RAL 754]

Fippern in den rechten Brustmuskeln (n. 24 St.) [*Gn.*]. [RAL 755]

Schmerz in beiden Brüsten [*F. H-n.*]. [RAL 756]

Unnatürliche Anschwellung der weiblichen Brüste, vorzüglich der Warzen, welche auch härter als gewöhnlich waren [*F. H-n.*]. [RAL 757]

Periodischer Schmerz in den Brüsten, als wenn etwas darin zum Schwären kommen wollte [*F. H-n.*]. [RAL 758]

Nach dem Essen, unter den Brüsten, ein ruckweises Greifen [*F. H-n.*]. [RAL 759]

Schreckliches Reißen in den Brustmuskeln, neben der linken Achsel [*Gß.*]. [RAL 760]

(Beim Sitzen) Spann-Schmerz vorne um die Brust, das den Athem vermindert (mehrere Tage lang.) [*Lr.*]. [RAL 761]

Heftiger Zerschlagenheits-Schmerz vorne über die Brust; er wußte nicht, wie er sitzen und sich regen sollte, um sich wieder davon zu befreien [*Lr.*]. [RAL 762]

■ **Rücken und äußerer Hals**

Pockenartiger Ausschlag gleich über dem After, drückenden Schmerzes, im Sitzen mehr [*F. H-n.*]. [RAL 763]

Auf dem Steißbeine, reißender Schmerz, der durch Andrücken an den Unterleib gemindert wird [*F. H-n.*]. [RAL 764]

Greifender Schmerz im Kreutze, vorzüglich beim Stehen, vom Gehen etwas gemildert [*F. H-n.*]. [RAL 765]

Schmerz im Kreutze, wie zerschlagen. [RAL 766]

Im Kreutzknochen Schmerz, wie von einem harten, unbequemen Lager. [RAL 767]

Kreutzschmerz, welcher beim Sitzen sich mindert. [RAL 768]

Greifender Schmerz im Kreutze, besonders beim Stehen; durch Gehen gemindert. [RAL 769]

Zerschlagenheits-Schmerz im Kreutze, besonders schlimm beim Sitzen (mehrere Tage über) [*Lr.*]. [RAL 770]

Jücken am Kreutzbeine, beim Gehen [*Gn.*]. [RAL 771]

Stechendes Jücken im Kreutzbeine, beim Gehen [*Gn.*]. [RAL 772]

Stechen im Kreutze beim gewöhnlichen Athmen (n. 1 St.) [*F. H-n.*]. [RAL 773]

Im Kreutze und in den Schenkeln stechender Schmerz mit Unhaltbarkeit im Kreutze, in den Knieen und Füßen [*F. H-n.*]. [RAL 774]

Feine Stiche, rechts neben den falschen Stachelfortsätzen des Kreutzknochens [*Gß.*]. [RAL 775]

Im Kreutze und in den Beinen, stechender Schmerz bei der Berührung; es deuchtete ihm kein Halt und keine Kraft im Kreutze und in den Unterschenkeln zu seyn, vom Knie bis in die Fußsohlen [*F. H-n.*]. [RAL 776]

Scharfe Nadelstiche im Rückgrate, zwischen den Schulterblättern [*Gß.*]. [RAL 777]

Feine und grobe Stiche in den Muskeln des Rückens während des Gehens [*F. H-n.*]. [RAL 778]

Beißender Rückenschmerz, besonders während des Sitzens [*F. H-n.*]. [RAL 779]

Jücken auf dem Rücken, Abends im Bette [*F. H-n.*]. [RAL 780]

Kitzelndes Jücken auf der linken Seite des Rückens, das zum Kratzen nöthigte [*Lr.*]. [RAL 781]

(Ein brennendes Jücken und eine Hitze des ganzen Rückens, am meisten beim Gehen im Freien). [RAL 782]

Schmerz im Rücken, wie zerschlagen. [RAL 783]

Brennend heiße Empfindung auf dem ganzen Rücken [*F. H-n.*]. [RAL 784]

Der Rücken schmerzt wie zerschlagen [*F. H-n.*]. [RAL 785]

Bei Bewegung, vorzüglich in freier Luft, Zerschlagenheits-Schmerz auf der linken Seite des Rückens, wie von vielem Bücken, mehrere Tage lang [*Lr.*]. [RAL 786]

Auf der rechten Schulter bis in den Nacken, brennender Schmerz (während des Sitzens) [*F. H-n.*]. [RAL 787]

Brennen zwischen den Schultern den Rücken herab. [RAL 788]

Zwischen den Schultern, wo der Hals anfängt, beim Drehen des Kopfs und wenn er (beim Liegen) den übrigen Körper wendet, heftiger Schmerz, der, wenn er etwas aufhob, so heftig ward, daß er die Zähne zusammenbeißen mußte [*F. H-n.*]. [RAL 789]

Fippern im rechten Schulterblatte [*Gn.*]. [RAL 790]

Reißen in den Schulterblättern. [RAL 791]

Im Schulterblatte ein unschmerzhaftes Pochen, was sich in Zittern endigt. [RAL 792]

Unter den Schulterblättern ein klemmender Schmerz beim Bewegen, nach Mitternacht im Bette. [RAL 793]

Im linken Schulterblatte, Zerschlagenheits-Schmerz mit Stechen und Spannen darin, beim Kopfwenden so heftig, daß er weint und schreit (früh gleich nach dem Erwachen) [*F. H-n.*]. [RAL 794]

Bückelchen und Schwärchen auf den Schulterblättern und am Bauche [*F. H-n.*]. [RAL 795]

Jücken im Rücken, am rechten Schulterblatte [*Gn.*]. [RAL 796]

Auf der rechten Schulter bis an den Nacken, brennender Schmerz, im Sitzen [*F. H-n.*]. [RAL 797]

Steifigkeit im Nacken und beim Bewegen, Stechen darin [*F. H-n.*]. [RAL 798]

Rheumatism im Nacken, wie Drücken, selbst in Ruhe, am meisten beim Zurückbiegen des Kopfs. [RAL 799]

Geschwollener und so steifer Hals, daß er ihn nur mit Mühe umdrehen konnte [*Hbg.*]. [RAL 800]

Schmerzhafte Steifigkeit des Halses, daß sie den Kopf nicht umdrehen kann, mit Schwerheits-Gefühl darin [*F. H-n.*]. [RAL 801]

■ **Extremitäten**

Die linke Achsel wird beträchtlich höher, als die rechte, ohne jedoch an den Seiten ihren Umfang zu vergrößern, mit Schmerz darin, der ihn sogar aus dem Schlafe weckt, besonders beim Bewegen [*F. H-n.*]. [RAL 802]

Die Achseln sammt dem Oberarme sind ihm wie eingeschlafen, früh im Bette [*F. H-n.*]. [RAL 803]

Fürchterliche Stiche am Schulter-Gelenke, Abends. [RAL 804]

Knacken in den Achsel- und Ellbogen-Gelenken. [RAL 805]

Mehr Zucken als Pucken im Achsel-Gelenke, alle Viertelstunden einmal. [RAL 806]

Reißen im rechten Schulter-Gelenke, den Oberarm-Röhren und im Hand-Gelenke (im Knie- und Hüft-Gelenke und den Röhrknochen des Oberschenkels). [RAL 807]

In den Achseln Schmerz wie eine niederdrückende Empfindung. [RAL 808]

In den Oberarmknochen ein quetschender Schmerz. [RAL 809]

Ein zuckendes Reißen in beiden Oberarmen; dann thut auch das Fleisch davon beim Befühlen weh. [RAL 810]

Brennen auf beiden Armen, daß ihm alles aus den Händen fällt und er die Arme sinken lassen muß [*F. H-n.*]. [RAL 811]

Der rechte Arm und die Hand war wie eingeschlafen, welches sich durch Bewegung minderte [*F. H-n.*]. [RAL 812]

Reißen im rechten Arme auf der innern Fläche [*Gß.*]. [RAL 813]

Lange kann er den Arm nicht auf einer Stelle liegen lassen, es entsteht ein unerträglicher Müdigkeits-Schmerz darin; er muß ihn bald ausstrecken, bald krumm machen, doch ist ihm wohler beim Ausstrecken. [RAL 814]

Zucken ganzer Muskeln am rechten Arme [*Rl.*]. [RAL 815]

Der rechte Arm wird geschüttelt und geworfen, die ganze Nacht hindurch [*F. H-n.*]. [RAL 816]

Der linke Arm deuchtet schwer beim Hochheben und schmerzt wie verstaucht [*F. H-n.*]. [RAL 817]

Reißen im Ellbogen-Gelenke. [RAL 818]

Einzelne, spitzige Stiche, jeder 5 Minuten anhaltend, im äußern Ellbogenknorren (auch im Jochbeine, in der Brust und am äußern Knieknorren) mehr Vormittag und beim Gehen. [RAL 819]

Langsamer, reißender Stich im Ellbogen-Gelenke. [RAL 820]

Am linken Arme, besonders auf dem Ellbogen, Ausschlag von kleinen, rothen, nicht entzündeten Erhöhungen, deren Spitzen weiß schulferig wurden und jückten; nach dem Kratzen brannten sie [*F. H-n.*]. [RAL 821]

Rothe, starke, heiße Geschwulst des linken Ellbogens, die sich bis in die Hand vor erstreckt und äußerst brennend und reißend, auch zugleich wie von Ameisen kriebelnd schmerzt (n. 6 St.) [*F. H-n.*]. [RAL 822]

Brennen in den Ellbogen-Gelenken [*F. H-n.*]. [RAL 823]

Jücken am linken Ellbogen [*F. H-n.*]. [RAL 824]

Stechen am Ellbogen [*F. H-n.*]. [RAL 825]

In den Vorderarmknochen (und den Schienbeinröhren), Schmerz, wie von Ermüdung, für sich, aber nicht beim Befühlen. [RAL 826]

Jückender Friesel-Ausschlag am Vorderarme. [RAL 827]

Flechte am rechten Vorderarme, welche rund ward, die Haut abgehen ließ, wohllüstiges Jücken verursachte und 18 Tage dauerte (n. 6 St.) [*F. H-n.*]. [RAL 828]

Große, rothe, runde, schuppige Flecken mit brennendem Schmerze, einen Zoll im Durchschnitte, auf dem Vorderarme und der Handwurzel [*F. H-n.*]. [RAL 829]

In den Hand-Gelenken, Anfälle von unschmerzhaftem Klopfen. [RAL 830]

Auf dem Handrücken, ein rothes Knötchen, bei seinem Entstehen von brennender Empfindung. [RAL 831]

(Beim Gehen) dumpf stechender Klamm-Schmerz in der Knochenhaut des rechten innern Vorderarms [*Lr.*]. [RAL 832]

Dumpf stechender Klamm-Schmerz des rechten untern Vorderarms, in allen Lagen (n. 3 St.) [*Lr.*]. [RAL 833]

In allen Lagen, dumpf stechender Klamm-Schmerz in den Muskeln des linken äußern Vorderarms [*Lr.*]. [RAL 834]

In der innern Seite der Handwurzeln, Bläschen voll wässeriger Feuchtigkeit [*F. H-n.*]. [RAL 835]

Schmerzhafte Steifigkeit des rechten Hand-Gelenks [*F. H-n.*]. [RAL 836]

Eine Kraftlosigkeit und Lähmigkeit im linken Hand-Gelenke und Knacken und Stechen darin [*F. H-n.*]. [RAL 837]

Schmerz in der linken Hand (in den Knochen), beim Ausstrecken, Zugreifen darauf Drücken, wie lähmig und starr [*Rl.*]. [RAL 838]

Die Hand ist wie starr und steif [*Rl.*]. [RAL 839]

Im Hand-Gelenke Knacken, Stechen und Kraftlosigkeit [*F. H-n.*]. [RAL 840]

Das linke Hand-Gelenk ist geschwollen und schmerzt beim derb Anfassen und Bewegen [*F. H-n.*]. [RAL 841]

Tiefe Schrunden an den Händen, wie Einschnitte (aufgesprungene Hände) [*F. H-n.*]. [RAL 842]

Beträchtliche Geschwulst der linken Hand [*F. H-n.*]. [RAL 843]

Spannen in der ganzen Hand [*F. H-n.*]. [RAL 844]

Ziehender Schmerz in den Händen bei Kälte der Finger [*F. H-n.*]. [RAL 845]

(Bei Regung der Hände), starker Klamm-Schmerz in der linken Hand, besonders in den Fingern [*Lr.*]. [RAL 846]

Hände und Finger erstarren leicht bei Arbeit, und schmerzen klammartig (d. 7. Tag.) [*Rl.*]. [RAL 847]

Der Handrücken schält sich ab [*F. H-n.*]. [RAL 848]

Abends im Bette, an den Handrücken, fressendes Jücken, das nach dem Kratzen vergeht, aber bald wiederkömmt [*Gß.*]. [RAL 849]

Starkes Kitzeln im linken Handteller, das zum Kratzen nöthigt (n. 6 St.) [*Lr.*]. [RAL 850]

Feines Kitzeln im rechten Handteller, das zu kratzen reizt (n. 5 St.) [*Lr.*]. [RAL 851]

Es zieht ihm die Finger beider Hände krumm zusammen, am meisten den Daumen, so daß er ganz eingeschlagen ist, wie bei der Fallsucht; ohne Beihülfe kann er mit vieler Anstrengung doch die Finger, unter Zittern der Hände, nicht weiter als bis zu zwei Dritteln gerade machen [*F. H-n.*]. [RAL 852]

Klammartige Zusammenziehung der Finger und der Hand; sie werden krumm gezogen. [RAL 853]

Schmerzhafter Klamm der Finger und der Hand, erst ausstreckend, daß er sie nur schwierig einbiegen konnte; nach dem Zusammenbiegen aber Klamm, der die Finger fest einwärts zog. [RAL 854]

Absterben der Finger [*F. H-n.*]. [RAL 855]

Tiefe Schrunden an den Fingern, die im Grunde wund und blutig sehen [*F. H-n.*]. [RAL 856]

Tiefes Aufspringen der Finger wie im Schnitte, besonders an der innern Seite [*F. H-n.*]. [RAL 857]

Eine tiefe Schrunde wie ein Schnitt, zwischen Daumen und Zeigefinger, blutig und schmerzend [*F. H-n.*]. [RAL 858]

Auf den Finger-Gelenken, kleine Laschen, welche etwas schwären [*F. H-n.*]. [RAL 859]

Früh Einschlafen der Finger, dann Sumsen darin, dann Reißen bis in den halben Vorderarm [*F. H-n.*]. [RAL 860]

Geschwulst (schmerzhafte) der hintersten Fingerknöchel [*F. H-n.*]. [RAL 861]

Reißen hie und da in den Finger-Gliedern [*Gß.*]. [RAL 862]

Kitzelnd stechendes Jücken an der innern Seite des hintersten Daumen-Gliedes der rechten Hand, das zu kratzen nöthigt [*Lr.*]. [RAL 863]

(Zur Nachmittagszeit) zieht es den Daumen an den Zeigefinger (an der linken Hand, welche während dem Sitzen horizontal gehalten ward); dieser Daumen und Zeigefinger blieben mehrere Minuten lang wie durch einen heftigen Klamm (Krampf) ganz fest an einander gequetscht; dabei stach's fein im Daumen; dann wich der Daumen von selbst vom Zeigefinger ab, da er doch zuvor durch starke Beihülfe nicht zu trennen war [*F. H-n.*]. [RAL 864]

Beim Zubiegen des Mittelfingers, ein drückender Schmerz im Mittelgelenke. [RAL 865]

Unter dem Daumennagel, beim Schreiben, ein brennendes Zucken. [RAL 866]

Sichtbares Zucken in den Flechsen der Finger (der Zehen und der Achillsenne), Abends, mit starkem Frostschauder, der ihn hoch in die Höhe warf. [RAL 867]

Dumpf stechender Klamm-Schmerz in dem linken Zeigefinger [*Lr.*]. [RAL 868]

Am Ballen der Hand herab, unter dem kleinen rechten Finger, an der äußern Seite, ein wühlender Schmerz, in der Ruhe am schlimmsten [*Gn.*]. [RAL 869]

Abschulfern, Abblättern und Abstoßen der Fingernägel [*F. H-n.*]. [RAL 870]

Scharfe Stiche hinten im rechten Darmbeine (n. 2 St.) [*Gß.*]. [RAL 871]

In der vordern, untern Spitze des linken Darmbeins, empfindliche, tacksmäßige, scharfe Stiche (n. 24 St.) [*Gß.*]. [RAL 872]

Bohrender Schmerz in den rechten Gesäßmuskeln (im Sitzen) [*Gn.*]. [RAL 873]

Brennen in den Hinterbacken [*F. H-n.*]. [RAL 874]

Stechen im rechten Hüft-Gelenke beim Gehen [*F. H-n.*]. [RAL 875]

Ein rothes Blütchen mit weißer Spitze auf dem Hinterbacken, welches stechend schmerzt. [RAL 876]

Reißen im Hüft-Gelenke (die Nacht?) im Knie und in den Röhrknochen des Oberschenkels (im rechten Schulter-Gelenke, dem Hand-Gelenke und dem Oberarm-Röhrknochen). [RAL 877]

An den Unter-Gliedmaßen Jücken, Abends. [RAL 878]

Schmerz des rechten Oberschenkels, als wenn er zerschlagen wäre, vorzüglich beim darauf Fühlen und vom Gehen verschlimmert [*F. H-n.*]. [RAL 879]

Jücken, welches vom Kratzen angenehm wird, an den innern Seiten des Oberschenkels, wobei kleine Hübelchen erscheinen [*F. H-n.*]. [RAL 880]

Kälte beider Oberschenkel [*F. H-n.*]. [RAL 881]

(Beim Sitzen) klammartiger Schmerz in den Flechsen des linken äußern Oberschenkels, nahe beim Knie [*Lr.*]. [RAL 882]

Beim derb Auftreten viel Stechen im Beine, als wenn's zu kurz wäre. [RAL 883]

Das Bein ist beim Gehen wie steif. [RAL 884]

Stichartiges Reißen in den Muskeln des rechten Oberschenkels, in allen Lagen [*Lr.*]. [RAL 885]

Spannender Schmerz im rechten Oberschenkel (im Sitzen) [*Gn.*]. [RAL 886]

Bei nächtlichem Schlummer, ohne Schlaf, heftig spannender Schmerz am hintern Theile des linken Oberschenkels, in dem Hinterbacken bis in die Kniekehle (wo der Hinterbacken vom Oberschenkel durch die Kehlung sich abschneidet, am schlimmsten), der bloß in der Lage auf dem Rücken, wenn etwas unter den hintern Oberschenkel gelegt wird, was ihn unterstützt, am beßten gemindert wird; sie darf auf dem Stuhle wegen vermehrten Schmerzes nicht auf dem hintern Oberschenkel sitzen, periodisch schlimmer [*F. H-n.*]. [RAL 887]

Ziehender Schmerz auf der vordern Fläche des linken Oberschenkels [*Gß.*]. [RAL 888]

Schmerz des rechten Oberschenkels, als wenn er zerschlagen wäre, besonders verschlimmert beim Anfassen und Gehen. [RAL 889]

Ziehen und Schwere in den Beinen. [RAL 890]

Oeftere eingeschlafene Lähmigkeit der Schenkel. [RAL 891]

Früh, in den Oberschenkeln, ein schmerzhafter, herabziehender Druck, tiefer als die Muskeln sind. [RAL 892]

Wundheit zwischen den Oberschenkeln und den Zeugungstheilen. [RAL 893]

Jücken an den Oberschenkeln. [RAL 894]

Abends (nach Hitze des Kopfs und auf dem Fußrücken), Ausschlag an beiden Oberschenkeln, welcher jückte und nach dem Kratzen ein brennendes Wasser aussieperte, als wenn man in eine Wunde Branntwein gießt; nach dem Jücken, um Mitternacht Schweiß am Unterleibe und den Oberschenkeln; alles ohne Durst. [RAL 894a]

Stechen und Jücken in der Haut der Oberschenkel, was ihn nach Mitternacht um 3 Uhr aufweckt. [RAL 895]

Stiche in den Ober- und Unterschenkeln bei Bewegung. [RAL 896]

Jückender Ausschlag an den Schenkeln, besonders an der innern Fläche der Oberschenkel [*F. H-n.*]. [RAL 897]

Kleine Ausschlags-Knötchen an der innern Seite der Oberschenkel [*F. H-n.*]. [RAL 898]

Eine Flechte am hintern Theile des Oberschenkels, welche beim Kratzen die Oberhaut gehen ließ, und bei jedem Kratzen schmerzte, 30 Tage lang (n. 5 Wochen.) [*F. H-n.*]. [RAL 899]

Oben am linken Oberschenkel, eine Beule, beim Gehen und darauf Greifen schmerzhaft [*F. H-n.*]. [RAL 900]

Fressend jückende Geschwürchen am rechten äußern Oberschenkel, die zu kratzen nöthigten [*Lr.*]. [RAL 901]

Glänzende, durchsichtige Geschwulst der beiden Ober- und Unterschenkel [*F. H-n.*]. [RAL 902]

Zusammenknicken der Beine [*F. H-n.*]. [RAL 903]

Die Beine wurden wider Willen fortgerückt [*F. H-n.*]. [RAL 904]

Unwillkürliches Zucken in den Beinen [*F. H-n.*]. [RAL 905]

Klamm am untern Theile des Oberschenkels, gleich über der Kniekehle. [RAL 906]

Sie kann die Beine kaum erschleppen, so schwer deuchten sie ihr [*F. H-n.*]. [RAL 907]

Mattigkeit in den Füßen, sie wollen nicht fort, die Schwierigkeit ist ganz unten um die Fußknöchel der Unterfüße [*Stf.*]. [RAL 908]

Zittern der Beine beim Gehen [*F. H-n.*]. [RAL 909]

Feines Zittern der Beine beim Gehen, besonders um die Kniee und in der Leisten-Gegend am stärksten [*F. H-n.*]. [RAL 910]

Beide Kniee deuchten ihm zu groß und zu dick, und er empfindet darin ein Zucken, 36 Stunden lang [*F. H-n.*]. [RAL 911]

Kriebeln wie vom Kriechen eines großen Käfers vom rechten Knie an, vorne, bis in die Mitte des Oberschenkels aufwärts [*F. H-n.*]. [RAL 912]

Die Knie-Gelenke schmerzen im Liegen wie zerbrochen [*F. H-n.*]. [RAL 913]

Ziehender Schmerz in den Oberschenkeln durch die Unterschenkel herab. [RAL 914]

Langsamer, reißender Stich im Sitzen und Gehen, im rechten Kniee. [RAL 915]

Beim Spazieren, eine große Müdigkeit über dem Kniee. [RAL 916]

Reißen im Knie-Gelenke. [RAL 917]

Einfacher Schmerz des rechten Kniees und als wäre es steif (d. 1. Tag.) [*Rl.*]. [RAL 918]

In den Knie-Gelenken, Anfälle unschmerzhaften Pochens. [RAL 919]

Schwäche in den Knieen und den Fuß-Gelenken, am schlimmsten beim Stehen, als wenn die Flechsen ohne Kraft und Festigkeit wären. [RAL 920]

Gefühl, als wenn die Kniekehle zu kurz wäre. [RAL 921]

Beim Gehen im Freien, ein Stechen im Knie-Gelenke. [RAL 922]

Einzelne spitze Stiche (jeder 5 Minuten anhaltend), am äußern Knorren des Kniees, nicht im Gelenke (auch im Jochbeine, in der Brust und am äußern Ellbogenknorren) mehr Vormittag und beim Gehen. [RAL 923]

Müdigkeit und Unruhe in den Unterschenkeln, Abends. [RAL 924]

Krampfhafte Heraufgezogenheit der Unterschenkel; sie blieben die ganze Nacht heraufgezogen, ob er sie wohl auszustrecken wünschte [*F. H-n.*]. [RAL 925]

Geschwulst beider Unterschenkel [*F. H-n.*]. [RAL 926]

Wasser-Geschwulst der beiden Unterschenkel und Füße [*F. H-n.*]. [RAL 927]

Ungemein starke Geschwulst des einen Unterschenkels [*F. H-n.*]. [RAL 928]

Viele schwärende Laschen, aus kleinen, sehr jückenden Blüthchen entstanden, am linken Unterschenkel, die 8 bis 10 Tage offen blieben; beim Abheilen ging die Haut, darum herum sich blätternd, ab [*F. H-n.*]. [RAL 929]

Steifheits-Gefühl im linken Unterschenkel bis in die Kniekehle [*F. H-n.*]. [RAL 930]

Jücken an den Unterschenkeln [*F. H-n.*]. [RAL 931]

(Beim Gehen im Freien) stichartiges Reißen in den Muskeln des rechten Unterschenkels [*Lr.*]. [RAL 932]

Auf der innern Seite des linken Unterschenkels über der Wade, ziehender Schmerz [*Gß.*]. [RAL 933]

Auf dem rechten Schienbeine, eine harte Erhabenheit, die roth und glänzend aussieht und spannend schmerzt [*F. H-n.*]. [RAL 934]

Ein bohrender Schmerz im Schienbeine. [RAL 935]

Ein ziehender Schmerz in den Schienbeinen. [RAL 936]

In den Schienbeinen (und Vorderarmknochen) Schmerz, wie von Ermüdung für sich, aber nicht beim Befühlen. [RAL 937]

Beim Gehen im Freien ein Stechen in der Wade. [RAL 938]

Es zog die Wade krampfhaft zusammen und trieb da große Knäutel auf. [RAL 939]

Ungeheures Wachsen der einen Wade [*F. H-n.*]. [RAL 940]

Zieht längliche Vertiefungen, tiefe Furchen in die Waden [*F. H-n.*]. [RAL 941]

Drückender Schmerz in der Beinhaut des rechten Schienbeins, fast wie Klamm (beim Stehen) [*Lr.*]. [RAL 942]

Schmerzhafter Klamm in der rechten Wade [*F. H-n.*]. [RAL 943]

(Beim Stehen) dumpf stechender Klamm-Schmerz, fast wie Reißen, in der Beinhaut des linken vordern Schienbeins (n. 2 Tag.) [*Lr.*]. [RAL 944]

Heftiges Drücken unter den Fußknöcheln und im Fuß-Gelenke oben in der Biegung beim Gehen, so daß er stehen bleiben mußte [*F. H-n.*]. [RAL 945]

Starke Geschwulst des rechten Fuß-Gelenks, mit stechenden Schmerzen darin, besonders beim Gehen und Abends [*F. H-n.*]. [RAL 946]

Das rechte **Unterfuß-Gelenk schmerzt wie verstaucht** (d. 4. Tag.) [*Rl.*]. [RAL 947]

Stechen vom äußern Fußknöchel bis in die Kniekehle. [RAL 948]

Reißen in den Fußknöcheln bis in den Fußrücken, mit Geschwulst umher. [RAL 949]

Unter dem äußern Fußknöchel im Fuß-Gelenke ein schmerzhaftes langsames Ziehen, was auch in die Höhlung der Fußsohle kam; wenn es anfing, hatte es eine Aehnlichkeit mit Stechen und Greifen. [RAL 950]

Kalte Füße, Abends nach dem Niederlegen, im Bette. [RAL 951]

Gegen Morgen kaltschweißige Füße. [RAL 952]

Stiche in der Ferse (und Schamleiste), Abends. [RAL 953]

(Brennen in den Fußsohlen, Abends). [RAL 954]

Geschwulst der Fußrücken [*F. H-n.*]. [RAL 955]

An den Fußsohlen Empfindung, als wenn sie in kaltem Wasser stäcken mit einem gleichzeitigen Gefühl von Brennen darin [*F. H-n.*]. [RAL 956]

(Beim Stehen) wühlender Schmerz in der rechten Fußsohle [*Lr.*]. [RAL 957]

Dumpf stechender Klamm-Schmerz in der rechten Fußsohle, nahe bei der Ferse, bloß beim Sitzen bemerkbar [*Lr.*]. [RAL 958]

(Beim Sitzen) reißender Schmerz in der linken Ferse, wie Verrenkungs-Schmerz [*Lr.*]. [RAL 959]

Reißend ziehender Schmerz von der Ferse bis zu den Hinterbacken, bloß hinten herauf, die Nacht fast ärger als am Tage; er konnte dann nicht gehen, weil es ihm die Kniee einknickte und so zusammenzog [*F. H-n.*]. [RAL 960]

Beim Gehen schmerzt die Achilles-Senne. [RAL 961]

Sichtbares Jücken in der Achilles-Senne, und in den Flechsen der Fußzehen, Abends, mit starkem Frostschauder, der ihn hoch in die Höhe warf. [RAL 962]

Starke Geschwulst der Ferse, daß sie kaum auf die Zehen treten konnte, dabei brannte und biß es heftig im ganzen Fuße; selbst im Bette schmerzte es darin so sehr, daß sie aus dem Bette steigen mußte [*F. H-n.*]. [RAL 963]

Klammartiges Zusammenziehen der Fußzehen, die Nacht. [RAL 964]

Anfallsweise, Reißen von der großen Fußzehe bis über's Knie. [RAL 965]

Geschwulst aller Zehen [*F. H-n.*]. [RAL 966]

Bald kommende, bald vergehende, bald wiederkehrende Geschwulst dreier Zehen, die Nachts schmerzen [*F. H-n.*]. [RAL 967]

Bohrender Schmerz in der Spitze der dritten Zehe; in Ruhe und Bewegung [*Gn.*]. [RAL 968]

Brennender Schmerz unter der linken großen Zehe (in der Ruhe) (n. 25 St.) [*Gn.*]. [RAL 969]

Jücken zwischen den Fußzehen, am meisten Nachmittag und Abend [*F. H-n.*]. [RAL 970]

Jückender Stich an der Wurzel der zwei letzten linken Zehen (in der Ruhe) [*Gn.*]. [RAL 971]

Angefressene Nägel der Finger und Zehen mit Jücken [*F. H-n.*]. [RAL 972]

■ **Allgemeines und Haut**

Das (vorhandene) Geschwür blutet. [RAL 973]

Krätzähnlicher, jückender Ausschlag am Unterleibe und den Schenkeln [*F. H-n.*]. [RAL 974]

Ausschlag an den Beinen, den Geschlechtstheilen, Kniekehlen, am Halse und Unterleibe, welcher roth, wie wund, nässend jückend, beträchtlich erhaben und an mehrern Stellen vom Ansehen der fetten Krätze ist [*F. H-n.*]. [RAL 975]

Kleine runde Stippchen, die allmälig zu rundlichen, schwärigen Flecken und endlich schorfig werden, vorzüglich an den Ober- und Unterschenkeln [*F. H-n.*]. [RAL 976]

Ausschlag rother, erhabener Fleckchen, mit jückend stechendem Schmerze. [RAL 977]

Nessel-Ausschlag, welcher nach 2 Tagen zu rothen Flecken wird. [RAL 978]

Flechten, welche beim Berühren ein Brennen verursachen. [RAL 979]

Ganz kleine, wässerige Feuchtigkeit enthaltende, durchsichtige (Bläschen) Hübelchen kamen an verschiedenen Stellen des Körpers hervor, früh vor Tage [*F. H-n.*]. [RAL 980]

Dürre, erhabene, brennend jückende Flechten am ganzen Körper, besonders an den Beinen, Armen, Hand-Gelenken und Händen, selbst zwischen den Fingern [*F. H-n.*]. [RAL 981]

Aus kleinen, sehr jückenden Blüthchen entstanden Geschwürchen, drei Linien im Durchmesser, welche nach 8 bis 14 Tagen heilten, worauf die Haut darum herum sich abblätterte [*F. H-n.*]. [RAL 982]

Jücken, welches durch Kratzen angenehm wird [*F. H-n.*]. [RAL 983]

Jücken in den Gelenken, wie von Krätze, Tag und Nacht, Abends ärger, doch ohne sichtbaren Ausschlag [*F. H-n.*]. [RAL 984]

Unerträgliches, stichlichtes Jücken am Körper, als wenn hie und da ein Floh stäche, Abends (d. 7. Tag.) [*Rl.*]. [RAL 985]

Arges Jücken an allen Theilen des Körpers, daß sie viel kratzen muß, zumal Nachts; dabei hohe Röthe und Hitze im Gesichte [*F. H-n.*]. [RAL 986]

Pusteln an den Ober- und Untergliedmaßen mit Eiter in der Spitze und Jücken [*F. H-n.*]. [RAL 987]

Reißen an verschiedenen Stellen des Körpers [*Gß.*]. [RAL 988]

Reißen hie und da in den Gliedmaßen, mehr in den Muskeln, durch darauf Drücken sehr erhöhet [*Gß.*]. [RAL 989]

Zucken und Reißen in den Gliedern, bald hie bald da [*Stf.*]. [RAL 990]

Von geringer Hand-Arbeit ward er angegriffen, und heiß und das Blut wallte lebhafter (d. 5. Tag.) [*Rl.*]. [RAL 991]

Nach einer kleinen Hände-Arbeit, große Erschöpfung, Mattigkeit, Zittern, Hitz-Empfindung (d. 9. Tag.) [*Rl.*]. [RAL 992]

Beim Fuß-Waschen wird es ihm ganz matt, zitterig und schwindlig [*Rl.*]. [RAL 993]

Reißender Schmerz in den Händen, im Rücken und in der Brust-Seite mit innerm Kopfweh. [RAL 994]

Ziehen und Reißen in allen Gliedern. [RAL 995]

Ziehende Schmerzen in den Gliedmaßen, vorzüglich Nachts. [RAL 996]

Wie zerschlagen in den Gliedern, Mattigkeit in den Dickbeinen. [RAL 997]

Zuckender Schmerz an der leidenden Stelle. [RAL 998]

Zuckungen [*F. H-n.*]. [RAL 999]

Unwillkürliches Zucken der Glieder [*F. H-n.*]. [RAL 1000]

Wegen Zucken und Schwere der Oberschenkel und wegen heftigem Schweiße am ganzen Körper und im Gesichte muß er sich Vormittags niederlegen [*F. H-n.*]. [RAL 1001]

Viel Gähnen und eine Viertelstunde Kreuzschmerz; dann steifes Ausstrecken der Unter- und Obergliedmaßen mit eingeschlagenen Daumen und Mattigkeit darauf [*F. H-n.*]. [RAL 1002]

Blässe mit Kälte; dabei Schwere, Trägheit und Schläfrigkeit [*F. H-n.*]. [RAL 1003]

Gelbsucht mit beißendem Jücken über den Unterleib. [RAL 1004]

Safrangelb wird die Wäsche durch die unmerkliche Ausdünstung gefärbt, eine Gilbe, die das Waschen nicht wieder hinwegnimmt [*F. H-n.*]. [RAL 1005]

Geschwollene Stelle, auf welcher, ohne vorgängiges Nässen, ein grauer platter Grind entstand, nach dessen Entstehung sich Geschwulst und Schmerz legte [*F. H-n.*]. [RAL 1006]

(Knacken in allen Gelenken). [RAL 1007]

In mehrern Theilen Klamm bei Bewegung. [RAL 1008]

In den Gelenken, Anfälle von unschmerzhaftem Pochen. [RAL 1009]

Eingeschlafenheit des Kopfs, beider Arme und beider Oberschenkel während dem Liegen [*F. H-n.*]. [RAL 1010]

Sobald sie sich niedersetzt, schlafen ihr gleich alle Theile ein, die Ober- und Unterschenkel, die Ober- und Vorderarme sammt den Händen, sogar, doch im mindern Grade, der Unterleib, Rücken und Brust, so daß sie fast gar nichts an sich fühlt; alles ist wie taub und abgestorben; bewegt sie sich, so kriebelt es in dem bewegten Theile, wie nach Eingeschlafenheit zu geschehen pflegt [*F. H-n.*]. [RAL 1011]

Großer Zerschlagenheits-Schmerz im ganzen Körper, vorzüglich in den Oberschenkeln; es war ihm als wäre er durchgeprügelt worden, viele Tage lang. [RAL 1012]

Alle Glieder schmerzen wie ausgerenkt, mehr beim Sitzen. [RAL 1013]

Gichtähnlicher Schmerz der Gelenke, mit Geschwulst derselben. [RAL 1014]

An mehrern Stellen des Körpers ganz feine, kurze Nadelstiche, zwei, drei Minuten auf derselben Stelle, schnell hinter einander, wie im Knochen (n. 8 St.). [RAL 1015]

Erstarrung aller Glieder, so daß er sie Stunden lang nicht im mindesten rühren kann, und daß sie doch leicht von Andern bewegt werden können [*F. H-n.*]. [RAL 1016]

Sie reibt mit beiden Händen die Schläfe und Backen und wird ohnmächtig [*F. H-n.*]. [RAL 1017]

Alle Knochen thun ihm weh, beim Sitzen, Liegen, Gehen und Stehen [*F. H-n.*]. [RAL 1018]

Die Zufälle verschlimmern sich gewöhnlich Abends [*F. H-n.*]. [RAL 1019]

Abendluft ist ihm zuwider. [RAL 1020]

Frostigkeit beim Gehen in freier Luft. [RAL 1021]

Beim Gehen, Herzklopfen. [RAL 1022]

Beim Gehen im Freien gleich Stirn-Schweiß. [RAL 1023]

Beim Gehen ist er immer in gelindem Schweiße. [RAL 1024]

Starker Schweiß im Gehen. [RAL 1025]

Schweiß bei jeder Bewegung. [RAL 1026]

Beim Trinken von etwas Warmen, gleich Schweiß. [RAL 1027]

Die Beschwerden sind häufiger auf der linken Seite des Körpers (wie in der Lustseuche?) [*F. H-n.*]. [RAL 1028]

Es ist ihm wohler beim Gehen, als im Liegen oder Sitzen [*F. H-n.*]. [RAL 1029]

Sogenannte Wassersüchtige verloren sehr schnell die Geschwulst und bekamen übelriechende, schnell faulende Schenkel-Geschwüre dafür [*F. H-n.*]. [RAL 1030]

Alle Bedeckungen sind ihm zu schwer, Kleider und Betten [*F. H-n.*]. [RAL 1031]

Abends eine immerwährende Unruhe in allen Gliedern, als wenn's darin zuckte, wie nach allzu großer Strapaze; er kann die Glieder nicht still liegen lassen. [RAL 1032]

Gegen Abend eine Unruhe, daß er nirgends bleiben konnte; er konnte nicht zwei Minuten sitzen bleiben; es trieb ihn weg; auch liegen konnte er nicht, da bekam er Zucken in den Beinen, sie wurden schwer, er mußte wieder auf; auch in der Nacht fuhr er immer auf, mit Zucken, selbst des Kopfes und schlug im Schlafe mit den Armen um sich. [RAL 1033]

Fast ununterbrochener Schmerz in den Gelenken, wie aus Verrenkung, Zusammendrücken und Zusammenbrechen zusammengesetzt, welcher auf keiner Stelle ruhen läßt, so daß er im Sitzen und Liegen die Glieder bewegen und sich nach allen Seiten drehen und wenden muß. [RAL 1034]

Müdigkeit mit reißend ziehendem Schmerze beider Oberschenkel, Nachmitternacht im Bette; nach dem Aufstehen aus dem Bette, beim Auftreten, Schmerz von der Leisten-Gegend an bis ans Knie, als wenn das Fleisch des vordern Oberschenkels los geschlagen wäre [*F. H-n.*]. [RAL 1035]

Mattigkeit und Müdigkeit in allen Gliedern [*F. H-n.*]. [RAL 1036]

Matt vorzüglich im Sitzen, als wenn ihm alle Glieder abfallen wollten. [RAL 1037]

Anfälle wie von innerer Erschlaffung an Geist und Körper. [RAL 1038]

Im Sitzen ist er gar nicht matt, aber sehr beim geringsten Gehen, da thun ihm die Beine oben und unten sehr weh, als wenn er schon weit gegangen wäre. [RAL 1039]

Früh nicht matt, und doch greift ihn das geringste Gehen an. [RAL 1040]

Nach einem mit vielem Kneipen verbundenem Stuhlgange ist er sehr erschöpft. [RAL 1041]

Lässigkeit und wie Blei in den Adern, mehr beim Sitzen. [RAL 1042]

Schwäche weniger beim Gehen als beim Stehen. [RAL 1043]

Es fehlt ihm überall, ohne daß ihm etwas weh thut, er ist matt, zu nichts aufgelegt und verdrießlich. [RAL 1044]

Hinfälligkeit mit einem unaussprechlichen Uebelbefinden Leibes und der Seele, welches zum Niederliegen zwingt. [RAL 1045]

Das Sprechen wird ihm sauer, er kann nicht lesen, der Kopf ist ihm wüste; er kann nichts arbeiten und schläft ein, wenn er sitzt. [RAL 1046]

Starke Mattigkeit, er kann sich kaum forttragen (*Hbg.*). [RAL 1047]

Ungeheure Mattigkeit und Zusammenknicken der Kniee [*Stf.*]. [RAL 1048]

Eine Art Ohnmacht, wobei doch das Bewußtseyn bleibt, am meisten beim Liegen; dabei schnappt er sehr nach Athem, bei Trägheit und Mattigkeit in allen Gliedern [*F. H-n.*]. [RAL 1049]

Früh weichlich (üblig), Schwere in den Beinen, Mattigkeit und Schläfrigkeit. [RAL 1050]

Große Müdigkeit. [RAL 1051]

Alle Nachmittage, um 5, 6 Uhr überfällt ihn eine große Mattigkeit. [RAL 1052]

Sehr matt von einer kleinen Bewegung. [RAL 1053]

Mattigkeit mit Schwermuth. [RAL 1054]

Große Mattigkeit, Abends. [RAL 1055]

Kurze Ohnmacht, die in einen fünf Minuten langen Schlaf überging; vor der Ohnmacht war es ihr ganz süßlicht in der Brust herangestiegen [*F. H-n.*]. [RAL 1056]

Ohnmacht bei ziemlich gutem Pulse, zehn Stunden lang [*F. H-n.*]. [RAL 1057]

■ **Schlaf, Träume und nächtliche Beschwerden**

(Beim Sitzen) Schläfrigkeit, die beim Gehen sogleich wieder verging [*Lr.*]. [RAL 1058]

Vor dem Mittag- und Abendessen viel Gähnen. [RAL 1059]

Mitten im Stehen überfiel sie ein unüberwindlicher Schlaf. [RAL 1059a]

Erst Schläfrigkeit dann Schlaflosigkeit. [RAL 1060]

Große Neigung zum Schlafen [*F. H-n.*]. [RAL 1061]

Immer Schlummer, aber gar kein fester Schlaf [*F. H-n.*]. [RAL 1062]

Der Nacht-Schlaf ist nur wie Düseligkeit; er wirft sich herum, als wenn ihm die Betten lästig wären und wacht immer auf. [RAL 1063]

Er kann nicht auf der rechten Seite schlafen, denn es thun ihm die Gedärme weh, als wenn sie gedrückt würden. [RAL 1064]

Schläfrigkeit von schreckhaftem Auffahren, Herzklopfen und Schrecken der Phantasie (z.B. als wenn er einen epileptischen Anfall zu befürchten hätte) unterbrochen. [RAL 1065]

Nächtlicher Schlaf mit offenem Munde, ohne Schnarchen, aber öfterm Hin- und Herwerfen im Bette, als wenn er keine Ruhe finden könnte (n. 23 St.) [*Lr.*]. [RAL 1066]

Allzusehr zum Schlafe geneigt, allzu viel und allzu fester Schlaf [*F. H-n.*]. [RAL 1067]

Große Tages-Schläfrigkeit [*F. H-n.*]. [RAL 1068]

Er schläft ungeheuer lange, 12 Stunden lang, und schliefe länger, wenn ihn niemand weckte [*Htn.*]. [RAL 1069]

Er schläft Tag und Nacht alle Augenblicke ein, und wacht auch alle Minuten wieder auf, so daß es

kein ordentlicher Schlaf und kein ordentliches Wachen war [*F. H-n.*]. [RAL 1070]

Zu **viel** und zu fester **Schlaf** [*F. H-n.*]. [RAL 1071]

Zu viel Schlaf bei Tag und Nacht [*F. H-n.*]. [RAL 1072]

Sie kann nie ausschlafen; auch Nachmittag um 3 Uhr zieht es ihr die Augen mit Gewalt zu, daß sie zwei, drei Stunden wider Willen schlafen muß [*F. H-n.*]. [RAL 1073]

Sie kann Nachmitternacht nicht fest schlafen und fühlt in der Nacht heftig spannenden Schmerz im linken Beine [*F. H-n.*]. [RAL 1074]

Viel Schlaf am Tage und die Nacht Schlaflosigkeit [*F. H-n.*]. [RAL 1075]

Schlaflosigkeit mit ungeheurer Unruhe, Aengstlichkeit und Mißgefühl. [RAL 1076]

Unter höchster Kraftlosigkeit und beständiger Schläfrigkeit ist er unvermögend einzuschlafen. [RAL 1077]

Schlaflosigkeit und Munterkeit die Nacht bis 3 Uhr und dann vor dem Einschlafen, Schweiß (von 2 bis 3 Uhr). [RAL 1078]

Er schläft vor Mitternacht nicht ein und wacht schon ganz früh, noch im Dunkeln, wieder auf, mit etwas Schweiß. [RAL 1079]

Er kann die Nacht vor 1 Uhr nicht einschlafen vor Munterkeit. [RAL 1080]

Er kann Nachts nur spät und schwer einschlafen. [RAL 1081]

Es dauert Abends lange, ehe er einschläft. [RAL 1082]

Kann Abends vor 2 Stunden nicht einschlafen. [RAL 1083]

Er wacht jede Nacht von 2 bis 4 Uhr. [RAL 1084]

Er kann nicht einschlafen, wirft sich umher, ohne zu wissen warum und früh kann er nicht aufstehen für Lässigkeit. [RAL 1085]

Wirft sich bis nach Mitternacht (1 Uhr) im Bette herum und kann nicht einschlafen. [RAL 1086]

Sobald er Abends in's Bett kömmt, fängt der Schmerz wieder an und vertreibt den Schlaf. [RAL 1087]

Wenn er eben im Einschlafen begriffen ist, so wird der Schmerz stärker und er wacht wieder auf. [RAL 1088]

Er wacht alle Nächte um 4 Uhr auf und es treibt ihn zum Harnen. [RAL 1089]

Er schläft spät ein [*F. H-n.*]. [RAL 1090]

Er kann nur gegen Morgen schlafen [*F. H-n.*]. [RAL 1091]

Er wacht die Nacht ungemein leicht auf [*F. H-n.*]. [RAL 1092]

In der Nacht wacht er auf und schwitzt bloß an den Unterschenkeln, vom Knie bis zu dem Unterfuße hin, nicht an den Oberschenkeln und Unterfüßen; entblößt er die Füße, so ist der Schweiß augenblicklich weg [*Gß.*]. [RAL 1093]

(Nach 2 Stund.) Sie erwacht um 11 Uhr aus dem Schlafe, wie von einem Schreck und heult laut mit Thränen einige Minuten lang, ehe sie sich besinnen und wieder ruhig werden konnte [*F. H-n.*]. [RAL 1094]

Oefteres Erwachen aus dem Schlafe, wie von Schreck [*Lr.*]. [RAL 1095]

Oefteres Aufwachen, wie von Lärm [*Lr.*]. [RAL 1096]

Oefteres Aufwachen aus dem Schlafe wie von Munterkeit (n. 22 St.) [*Lr.*]. [RAL 1097]

Er wacht die Nacht alle Viertelstunden auf und träumt nicht. [RAL 1098]

In der Nacht, während öfteren Aufwachens, Dehnen und Renken. [RAL 1099]

Er wacht sehr zeitig auf und kann dann nicht wieder einschlafen, ohne daß ihm sonst etwas fehlt. [RAL 1100]

Beim Einschlafen fährt sie von einem heftigen Schrecke zusammen, wovon es ihr in die Zähne fuhr und ein derber Stich durch's Knie mit Schauder. [RAL 1101]

Oefteres Erwachen aus den Schlafe, als ob er schon ausgeschlafen hätte mit vielem Herumwerfen im Bette [*Lr.*]. [RAL 1102]

Sie fährt im Schlafe oft auf, indem sie mit den Armen in die Höhe fährt [*F. H-n.*]. [RAL 1103]

Sehr unruhiger Schlaf durch öfteres Erwachen aus dem Schlafe unterbrochen [*Lr.*]. [RAL 1105]

Viel Träume [*F. H-n.*]. [RAL 1106]

Viel Phantasiren im Schlafe [*F. H-n.*]. [RAL 1107]

Konnte Abends vor schrecklichen Bildern nicht einschlafen [*Hbg.*]. [RAL 1108]

Im Schlafe, Stöhnen, Wimmern, Schwatzen, bei sehr schnellem Odem und Kälte der Hände (nicht aber der Füße) (n. 2 St.). [RAL 1109]

Viel Aengstlichkeit und Wallung im Blute die Nacht und Stechen in den Adern. [RAL 1110]

Unruhige Nacht voll Hitze; er glaubt, halbwachend, Diebe einbrechen zu hören. [RAL 1111]

Hat fast gar keinen Schlaf, fürchtet sich einzuschlafen. [RAL 1112]

Schlaf; wenn er aber aufwacht, geht ihm alles im Kopfe rings herum; der Schlaf ist ihm mehr zuwider als angenehm. [RAL 1113]

Vor Mitternacht, bald nach dem Einschlafen, Beängstigung im Schlafe, er fuhr schreckhaft auf und war beängstigt, bis er erwachte. [RAL 1114]

Den meisten Theil der Nacht bringt er mit Wachen und Träumen zu. [RAL 1115]

Angenehme Träume, nach Mitternacht.[4] [RAL 1116]

Historische Träume in Menge, die Nacht. [RAL 1117]

Aengstliche Träume mit Herzklopfen, und kann doch nicht aufwachen. [RAL 1118]

Schreckhafte Träume die Nacht, als fiele er von einer Höhe herab. [RAL 1119]

Unruhige Nächte, Träume von Straßenräubern. [RAL 1120]

Lebhafte Träume von Tages-Geschäften, da er doch in gesunden Tagen gar nichts träumt [*Htn.*]. [RAL 1121]

Aengstliche Träume (z.B. vom Verschlucken einer Nadel), worüber sie nicht ganz aufwacht [*F. H-n.*]. [RAL 1122]

Beängstigende Träume; vom Beißen eines Hundes, vom Anstiften eines Aufruhrs, Nachmitternacht [*Gn.*]. [RAL 1123]

Lebhafte, angenehme und unangenehme Träume [*Lr.*]. [RAL 1124]

Sie träumt von Leuten, die vor dem Fenster wären, und darüber aufgewacht, läßt sie sich's nicht ausreden, daß sie da wären [*F. H-n.*]. [RAL 1125]

Träume von Wasser-Noth. [RAL 1126]

Furchtbare Träume von Schießen. [RAL 1127]

Schreckliche Träume, in welchen er auffuhr; er glaubte nicht in seiner Wohnung zu seyn, setzte sich im Bette auf und sprach von einem ganz entfernten Dorfe [*Hbg.*]. [RAL 1128]

Lebhafte Träume, auf die er sich aber nicht besinnen kann [*Gn.*]. [RAL 1129]

Lebhafte unerinnerliche Träume [*Lr.*]. [RAL 1130]

Verliebte Träume und Ruthe-Steifigkeit die zweite Nacht, ohne Samenergießung [*Gn.*]. [RAL 1131]

Gähnen [*F. H-n.*]. [RAL 1132]

Viel Gähnen [*F. H-n.*]. [RAL 1133]

Oefteres Gähnen, als wenn er nicht ausgeschlafen hätte [*Lr.*]. [RAL 1134]

■ Fieber, Frost, Schweiß und Puls

Viel Durst [*F. H-n.*]. [RAL 1135]

Er will immer trinken [*F. H-n.*]. [RAL 1136]

Wasser-Durst (gegen Abend) [*F. H-n.*]. [RAL 1137]

Viel Durst Tag und Nacht [*F. H-n.*]. [RAL 1138]

---

[4] Vielleicht Heil-Erfolg nach vorgängigem, entgegengesetzten Zustande.

Sehr viel Durst auf eiskaltes Wasser [*F. H-n.*]. [RAL 1139]

Heftiger Durst nach kaltem Getränke, besonders nach frischem Wasser [*Lr.*]. [RAL 1140]

Außerordentlich arger Durst [*F. H-n.*]. [RAL 1141]

Frost-Schauder über den ganzen Körper, ohne Hitze und Durst, in jeder Lage [*Lr.*]. [RAL 1142]

Er friert beim Herausgehen an die freie Luft [*F. H-n.*]. [RAL 1143]

Im Freien friert sie mehr als im Zimmer, ob es gleich derselbe Wärmegrad war [*F. H-n.*]. [RAL 1144]

Früh und Abends, Frösteln am ganzen Körper; es schüttelt ihn durch [*Stf.*]. [RAL 1145]

Beständig kalte Hände und Füße [*Hbg.*]. [RAL 1146]

Kälte und Kälte-Gefühl und Frost und Schütteln mit Bläue des Körpers, den ganzen Tag über; dabei mußte sie sich vorwärts krümmen [*F. H-n.*]. [RAL 1147]

Er hat Frost und es überläuft ihn kalt, am meisten aber über die Hände; hinter den Ohren ist ihm eine trockne Hitze [*Htn.*]. [RAL 1148]

Kalte Füße, Abends im Bette, nach dem Niederlegen. [RAL 1149]

Frösteln im Rücken mit Hitze in beiden Ohrläppchen [*Rl.*]. [RAL 1150]

Früh, beim Erwachen, Frost im Bette. [RAL 1151]

Schauder, früh im Bette. [RAL 1152]

Innerlicher Frost, auch früh im Bette. [RAL 1153]

Früh Frost und Schauder gleich beim Aufstehen. [RAL 1154]

Vormittag, innerlicher Frost des ganzen Körpers. [RAL 1155]

Früh, Frost und gegen Mittag Hitze. [RAL 1156]

Nach dem Mittags-Schlafe, Frost. [RAL 1157]

Frost gegen Abend; je mehr er sich am warmen Ofen wärmen wollte, desto mehr fror ihn. [RAL 1158]

Früh im Bette und Abends im Bette, Frost. [RAL 1159]

Schauder Abends im Bette, eine halbe Stunde lang, ohne Hitze darauf. [RAL 1160]

Frost, Abends, nach dem Niederlegen im Bette. [RAL 1161]

Abends, im Bette, eine halbe Stunde lang, Frost im ganzen Körper unter der Haut. [RAL 1162]

Frost, Abends im Bette, bis Mitternacht, dann Hitze mit heftigem Durste. [RAL 1163]

Abends, starker Schüttelfrost; es wirft ihn im Bette hoch in die Höhe (zugleich Flechsenzucken der Achillsenne und der gemeinsamen Zehen-Biegungssenne). [RAL 1164]

Die Nacht, Anfangs, mehr Frost, dann abwechselnd Frost und Hitze. [RAL 1165]

Fieberanfälle, vorzüglich Nachts. [RAL 1166]

Eiskalte Hände. [RAL 1167]

Über und über Frostigkeit, mit eiskalten Händen. [RAL 1168]

Frost, wie mit kaltem Wasser überschüttet. [RAL 1169]

Frost liegt in allen Gliedern, wie starkes Schnupfenfieber; er muß sich legen. [RAL 1170]

Nach dem Froste, Zittern aller Glieder. [RAL 1171]

Durst am Tage. [RAL 1172]

Schauder, mit öfterer fliegender Hitze untermischt. [RAL 1173]

Schauder von oben bis herunter bei der geringsten Bewegung; zwischendurch Hitz-Anfälle. [RAL 1174]

Starker Frost von der Nase und den von Augen an bis an den Hinterkopf, mit äußerlich reißendem Schmerze, Vormitternacht beim Liegen im Bette [*F. H-n.*]. [RAL 1175]

Abends 9 Uhr, Frost über und über und die Nacht durch; dabei alle Stunden Harnen und während des Liegens und Schlummerns unwillkürliches Zucken. Werfen und Rucken des Kopfs, der Arme und Beine [*F. H-n.*]. [RAL 1176]

Abends im Bette, heftiges Schütteln für Frost; sie konnte sich nicht erwärmen [*Hbg.*]. [RAL 1177]

Langsamer, matter Puls [*Lr.*]. [RAL 1178]

Schnelles, heftiges Schlagen aller Pulse. [RAL 1179]

Doppelt geschwinderer Puls. [RAL 1180]

Bei Hitze im Gesichte, Frost am ganzen Körper. [RAL 1181]

Er friert innerlich, bei Gesichts-Hitze und brennender Empfindung in den Backen. [RAL 1182]

Zuweilen Hitze im Gesichte, zuweilen ein Schauder. [RAL 1183]

Frost, und abwechselnde Hitze im Kopfe und Gesichte. [RAL 1184]

Fieber; erst Hitze und Röthe im Gesichte und Hitz-Gefühl im ganzen Körper, besonders in den inwendigen Händen, ohne äußerlich fühlbare Wärme, dann abwechselnd innerlicher Frost, der zum Hinlegen nöthigt, ein Frostschütteln selbst bis in die Nacht hinein und selbst bei diesem Schüttelfroste, Hitz-Gefühl in den Handtellern bei eiskalten Fingerspitzen. [RAL 1185]

Oeftere Fieberanfälle von allgemeiner fliegender Hitze und öfters wiederkehrendem Froste und Schauder (besonders über Gesicht, Rücken, Brust und Arme) zusammengesetzt. [RAL 1186]

Abwechselnde Empfindung von Hitze und Frost; durch äußere Berührung nicht fühlbar. [RAL 1187]

Hitze und Hitz-Empfindung im Gesichte, mit Gesichts-Blässe. [RAL 1188]

Nach Mitternacht Hitze und Röthe der linken Backe und Schweiß der innern Handflächen; nachgehends Durchfall und Ekel vor Speisen. [RAL 1189]

Anfälle von Hitze mit größter Angst, wie von Zusammenpressen der Brust, ohne Durst, abwechselnd mit Kälte-Empfindung über den ganzen Körper und großer Hinfälligkeit. [RAL 1190]

Hitze, Röthe und Drücken in beiden Augen [*F. H-n.*]. [RAL 1191]

Wenn er einige Zeit sitzt, kömmt ihm Hitze in die Backen und den Kopf, mit Gesichts-Röthe, ohne Durst [*Stf.*]. [RAL 1192]

Es kömmt ihm in kalter und rauher Luft sehr warm vor, in allen Theilen des Körpers, vier Tage lang (sogleich) [*F. H-n.*]. [RAL 1193]

Von Zeit zu Zeit, Hitze im Kopfe und Gesichte [*Stf.*]. [RAL 1194]

Beständige untermischte Hitze und Frost; außer dem Bette Frost, im Bette Hitze, mit ungeheurem nächtlichem Milch-Durst; (er trinkt in Einer Nacht auf drei Kannen Milch) [*Stf.*]. [RAL 1195]

Fieberschauder über den ganzen Körper, ohne Hitze und ohne Durst, in allen Lagen (n. 7½ St.) [*Lr.*]. [RAL 1196]

Schweiß, welcher brennende Empfindung in der Haut verursacht [*F. H-n.*]. [RAL 1197]

Tag und Nacht sehr zum Schweiße geneigt, die Nacht noch mehr [*F. H-n.*]. [RAL 1198]

Starker Schweiß die ganze Nacht, von Abend bis früh [*F. H-n.*]. [RAL 1199]

Stinkender Schweiß viele Nächte hindurch [*F. H-n.*]. [RAL 1200]

Heftiger Nacht-Schweiß [*F. H-n.*]. [RAL 1201]

Nachts sehr starker, wie fettiger und öliger Schweiß, wovon die Wäsche wie steif oder gestärkt und gelblich anzufühlen wird [*F. H-n.*]. [RAL 1202]

Heftige stinkende Schweiße, so daß Unter- und Deckbette wie durch's Wasser gezogen waren [*Hbg.*]. [RAL 1203]

Schweiß im Gesichte und auf der Brust [*F. H-n.*]. [RAL 1204]

Häufiger kalter Schweiß im Gesichte, wobei der übrige Körper trocken ist [*F. H-n.*]. [RAL 1205]

Ungemein starker Schweiß, der sauer und widerlich riecht und die Finger gleichsam aufweicht und schwammicht und runzlicht macht, wie bei Waschweibern [*F. H-n.*]. [RAL 1206]

Sauer riechender Schweiß, und wenn sie ein Glied aus dem Bette vorstreckte, erfolgte gleich darin das heftigste Reißen. [RAL 1207]

Schweiß alle Abende, 1½ Stunde nach dem Niederlegen. [RAL 1208]

Starker Früh-Schweiß. [RAL 1209]

Während des Früh-Schweißes, Durst, Uebelkeit bis zum Erbrechen und unausstehliches unbändiges Herzklopfen. [RAL 1210]

Tages-Schweiß mit Uebelkeit. [RAL 1211]

Starker Schweiß Abends im Bette; er schläft im Schweiße ein. [RAL 1212]

Starker Nacht-Schweiß. [RAL 1213]

Schweiß in den Handtellern und an den Fußsohlen. [RAL 1214]

Theilweiser Schweiß; er schwitzt die Nacht an verschiednen Stellen und an andern Theilen ist er trocken; die schwitzenden Stellen waren nicht über 6 Zoll groß, der Schweiß aber triefend stark; der Kopf und das ganze Gesicht waren trocken [*F. H-n.*]. [RAL 1215]

Sobald sie ißt, bekömmt sie eine große Aengstlichkeit mit Schweiß auf dem Kopfe und an der Stirne, die ihr eiskalt deuchtet; sie muß an die freie Luft gehen, ehe der Schweiß vergeht, Athem mangelt und dabei sticht's in der rechten Seite dicht unter den Ribben [*F. H-n.*]. [RAL 1216]

Anfallsweise Zittern. [RAL 1217]

Mercurius dulcis

(Versüßtes Quecksilber) [RAL I (1830), S. 422]

Unter einem anhaltenden, von beständiger Hitze begleiteten Fieber mit Nacht-Schweißen, Sinken der Kräfte, reißenden Gliederschmerzen und Zittern, häufige, runde, tiefe, um sich fressende Geschwüre im Munde und Rachen, im Gesichte, an den Geschlechtstheilen und an dem übrigen Körper, mit weißem Boden und entzündeten, höchst schmerzhaften Rändern. [RAL 1]

Mercurius corrosivus

(Quecksilber-Sublimat) [RAL I (1830), S. 422–424]

■ Gemüt

Er kann Nachts auf keiner Stelle ruhen, wegen Gefühl von Hitze und Aengstlichkeit. [RAL 50]
Oeftere mißmuthige Laune, daß man ihm nichts zu Danke gemacht haben soll, – mit Heiterkeit abwechselnd. [RAL 51]

■ Schwindel, Verstand und Gedächtnis

Schwäche des Verstandes; er sieht uns mit großen Augen an und versteht uns nicht (n. 2 St.). [RAL 1]

■ Kopf

Kopfschmerz, Stechen mit Drücken gemischt, über dem linken Auge, durch Vorbücken verschlimmert. [RAL 2]

■ Gesicht und Sinnesorgane

Ein Wuwwern im linken Ohre, so wie der Puls geht. [RAL 3]
Entzündung der Augen, die aus ihren Höhlen hervortreten [Schwarze⁵]. [RAL 4]
Stierer Blick [Schw.]. [RAL 5]
Verzerrung des Gesichts [Schw.]. [RAL 6]
Reißen in der obern Kinnlade (der Highmorischen Höhle) gegen das Auge zu, mit darauf folgender Geschwulst. [RAL 7]

■ Mund und innerer Hals

Am Zahnfleische und im Munde, ein brennender Schmerz. [RAL 8]
Die Unterlippe sehr aufgeschwollen und die innere Seite so nach außen gekehrt, daß der Rand derselben auf dem Kinne ruhete [Schw.]. [RAL 9]
Geschwulst der Lippen, der Zunge, des Halses [Schw.]. [RAL 10]
Rauhigkeit im Halse, welche das Reden, aber nicht das Schlingen beschwerlich macht. [RAL 11]
Salziger Geschmack im Munde (n. 2 St.). [RAL 12]
Speichelfluß [Schw.]. [RAL 13]

■ Magen

Unauslöschlicher Durst [Schw.]. [RAL 14]
Erbrechen [Schw.]. [RAL 15]
Drückendes Gefühl in der Magen-Gegend und der Brust [Schw.]. [RAL 16]

■ Abdomen

Gleich nach dem Stuhlgange, Herabpressen vorne unter dem Nabel, welches einige Zeit anhält. [RAL 17]
Schneiden im Leibe (sogleich) mit Frostigkeit in freier, obgleich warmer Luft. [RAL 18]
Schmerzhaftes Brennen vom Munde bis in die Magen-Gegend [Schw.]. [RAL 19]
Sehr aufgetriebner, schmerzhafter Unterleib [Schw.]. [RAL 20]
Ungemeine Auftreibung des Unterleibes (n. 12 St.). [RAL 21]

■ Rektum

Stuhlgang zähen Kothes. [RAL 22]
Stuhlgang dünn geformten Kothes. [RAL 23]
Unter fast stetem Leibschneiden und unerträglichem, schmerzhaftem fast vergeblichem Pressen, Drängen und Stuhlzwange, öfterer Abgang wenigen blutigen Schleimes, bei Tag und Nacht. [RAL 24]
Ausleerung von Koth mit Schleim und dunklem, geronnenem Blut vermischt [Schw.]. [RAL 25]
Durchfall [Schw.]. [RAL 26]
Tenesmus [Schw.]. [RAL 27]

■ Harnwege

Harnstrenge [Schw.]. [RAL 28]
Jücken vorne in der Harnröhre. [RAL 29]
Harnröhrtripper, erst dünn, dann dicker; zuletzt beißender Schmerz beim Harnlassen und Stiche durch die Harnröhre hin. [RAL 30]

■ Geschlechtsorgane

Weißer Fluß, blaßgelb von ekelhaft süßlichem Geruche. [RAL 31]
(Bei Berührung des Muttermundes im Beischlafe, wie drückender Schmerz, worauf ein Pressen erfolgt). [RAL 32]

■ Atemwege und Brust

Ungeheurer Schnupfen. [RAL 33]
Trockner Husten. [RAL 34]

---

⁵ C. Fr. Schwarze, Beob. und Erfahr., i. d. Med. Dresden, 1827. S. 322.

Hohler, angreifender, trockner Husten (n. 2 St.). [RAL 35]

Nächtlicher stechender Schmerz quer durch die ganze Brust. [RAL 36]

Beklemmung auf der Brust. [RAL 37]

Um die Brustwarzen herum, schmerzhafte Drüsengeschwülste. [RAL 38]

■ **Extremitäten**

Stechender Schmerz im Hüft-Gelenke bei Bewegung und Ruhe. [RAL 39]

Empfindung von Eingeschlafenheit des Unterschenkels. [RAL 40]

Eiskalte Füße (n. 2 St.). [RAL 41]

■ **Allgemeines und Haut**

Gegen Abend, unangenehmes Gefühl in der Beinhaut aller Knochen, wie beim Eintritt eines Wechselfiebers, mit Hitz-Gefühl im Kopfe (n. 6 St.). [RAL 42]

(Früh, auf den Armen und am Leibe unschmerzhafte Blasen, die am Tage vergehen). [RAL 43]

Fein stechender Schmerz hie und da in den Muskeln, bei Tage. [RAL 44]

■ **Schlaf, Träume und nächtliche Beschwerden**

Er fährt beim Einschlafen heftig zusammen mit einer Erschütterung des ganzen Körpers (n. 8 St.). [RAL 45]

■ **Fieber, Frost, Schweiß und Puls**

Er friert an den Kopf. [RAL 46]

Bei der mindesten Bewegung, schon im Aufstehen vom Sitze, Frost und Leibschmerzen. [RAL 47]

Von freier, obgleich warmer Luft, die ihr sehr zuwider ist, Frost, Leibschneiden und Stuhlzwang. [RAL 48]

Beim Vorbücken Hitze, beim Wiederaufrichten Kühlung. [RAL 49]

Mercurius aceticus

(*Essigsaures Quecksilber*, Acetas mercurii) [RAL I (1830), S. 425]

■ **Gesicht und Sinnesorgane**

(Augen in den Winkeln entzündet, mit brennend jückendem Schmerze, früh und Abends). [RAL 1]

■ **Mund und innerer Hals**

Trockenheit im Halse, die im Sprechen hindert, mit einem kralligen Husten. [RAL 2]

■ **Atemwege und Brust**

Beim Husten mehr als beim Schlingen, hinten im Halse ein drückendes Stechen. [RAL 3]

■ **Harnwege**

Oefteres Harnen. [RAL 4]

Früh geht der Harn in Menge, aber langsam ab (Harnröhr-Enge?) mit Zwängen. [RAL 5]

Ein Brennen in der Harnröhre, beim Uriniren und außerdem. [RAL 6]

Schneiden in der Harnröhre beim letzten Tropfen Urin. [RAL 7]

■ **Geschlechtsorgane**

Geschwulst und Entzündung des vordern Theils der Ruthe (mit brennenden und feinstechenden Schmerzen, die Nachts aus dem Schlafe wecken); kaltes Wasser vermehrt die Schmerzen, laues vermindert sie. [RAL 8]

Zusammenziehender Schmerz im Hoden. [RAL 9]

Innere Geschwulst innerhalb der Schamlefzen. [RAL 10]

(Monatszeit vier Tage zu früh, zum Neumonde). [RAL 11]

■ **Atemwege und Brust**

In der Brust Schmerz, als wenn sie unterschworen, wie roh und wund wäre. [RAL 12]

Auf dem Brustbeine, gleich über der Herzgrube, ein Drücken und Engigkeit des Odems im Stehen, auch wenn er nicht ging. [RAL 13]

■ **Extremitäten**

Reißen in den Händen, wovon die Knöchel roth und dick werden. [RAL 14]

Allgemeines und Haut

Die Ränder des Geschwürs werden sehr schmerzhaft. [RAL 15]

Ausschlag von jückenden, aufspringenden Blüthchen; nach dem Kratzen brennt's wie Feuer. [RAL 16]

Vormittag ziehender Schmerz in den Gliedern und Schauder, ohne Hitze darauf. [RAL 17]

Schlaf, Träume und nächtliche Beschwerden

Schwere Träume Nachmitternacht z.B. von Ertrinken, von Räubern, welche ihn umbringen wollen, von Wasser- und Feuersgefahr. [RAL 18]

Fieber, Frost, Schweiß und Puls

Nachts, vorzüglich Nachmitternacht, Hitze ohne Durst und ohne Schweiß, aber Gefühl, als wenn er schwitzte. [RAL 19]

Bei Bewegung viel Schweiß. [RAL 20]

Mercurius praecipitatus ruber

(Rothes Quecksilberoxyd, merc. praecipit. ruber.) [RAL I (1830), S. 426]

(Erstickungs-Anfälle, die Nacht beim Liegen, während des Einschlafens; er mußte jähling aufspringen, wovon es jedesmal verging). [RAL 1]

(Heftiges Herzklopfen, welches die Brust zu zersprengen drohte). [RAL 2]

Cinnabaris

(Vom innern Gebrauche des Zinnobers.[6]) [RAL I (1830), S. 426–428]

Schwindel, Verstand und Gedächtnis

Brausen im Kopfe, eine halbe Stunde nach dem Mittagessen und Abends vor Schlafengehen, was ihn düselig macht. [RAL 1]

Kopf

Ein Herausstehen in den äußern Theilen des Kopfs, bloß am Tage. [RAL 2]

---

[6] Die Wirkung dauerte neun Tage.

Beim Befühlen des Kopfs thut die äußere Hirnschale weh und selbst die Haare schmerzen. [RAL 3]

Gesicht und Sinnesorgane

(Entzündung des rechten Auges; es jückt, drückt und sticht im innern Winkel und am untern Lide, unter beständigem Thränen, wenn er worauf sieht, mit argem Fließ-Schnupfen). [RAL 4]

Mund und innerer Hals

Im Gaumen eine zusammenziehend brennende Empfindung. [RAL 5]

Im Halse, drückend zusammenziehender Schmerz, beim leeren Schlingen des Speichels. [RAL 6]

Nachts viel Trockenheit und Hitze im Munde und Halse, er muß öfters trinken; dabei hinten unter der Zunge etwas Stechen. [RAL 7]

Ein stechendes Jücken am vordern Halse, mit aufgelaufenen Halsdrüsen und vorne auf der Brust; es erscheinen rothe Pünktchen, die sich in runde Flecken, mit harten körnigen Blüthchen besetzt, zusammenziehen; beim Kratzen brennt der Ausschlag und jückt noch mehr; zuletzt schmerzen die Stellen. [RAL 8]

Magen

Viel Appetit zum Essen und Trinken und viel Reitz zum Beischlafe. [RAL 9]

Großer Appetit zum Essen und zum Beischlafe. [RAL 10]

Kein Appetit; alle Speisen sind ihm zuwider. [RAL 11]

Sogleich Brecherlichkeit. [RAL 12]

Es stieg die Nacht beim Liegen im Bette eine Hitze herauf aus dem Magen in den Hals und Kopf, die beim Aufsitzen verging. [RAL 13]

Rektum

Alle Tage zweimal gelinder, weicher Stuhl und jedesmal Kneipen vorher, weniger hinterdrein. [RAL 14]

Täglich zweimal offener Leib. [RAL 15]

Harnwege

Ein Schmerz wie Wundheit in der Harnröhre beim Uriniren, obgleich die Harnröhre beim Druck unschmerzhaft ist. [RAL 16]

- **Geschlechtsorgane**

Die Ruthe ist geschwollen. [RAL 17]

Zucken in der Ruthe. [RAL 18]

In der Vertiefung hinter der Eichel, jückender Schmerz; es schwitzt da Eiter aus von ekelhaft süßlichem Geruche. [RAL 19]

Kleine, rothe Fleckchen an der Eichel. [RAL 20]

Reißende Stiche in der Eichel. [RAL 21]

An der Eichel schimmern rothe Pünktchen, wie wenn Körnchen ausblühen wollten. [RAL 22]

Abends an der Krone der Eichel, brennend stechendes Jücken, was auf Reiben wohl nachließ, aber bald darauf stärker wieder anfing. [RAL 23]

Röthe und Geschwulst der Vorhaut; sie sieht wie wund aus, mit jückendem Schmerze. [RAL 24]

(Hie und da an der Vorhaut Wärzchen, welche bei der Berührung bluten). [RAL 25]

Weißer Fluß, welcher beim Abgange ein Pressen in der Mutterscheide erregt. [RAL 26]

Abends im Bette, starke Erectionen. [RAL 27]

- **Atemwege und Brust**

Viel Schnupfen. [RAL 28]

(Wenn sie sich legt, muß sie unabgesetzt forthusten, wenn sie sitzt, weniger; einzelne, ganz trockne Husten-Stöße). [RAL 29]

Pochen, wie Puls, und Stechen hie und da neben dem Brustbeine und unter den kurzen Ribben, am meisten im Gehen, am wenigsten beim Sitzen und Liegen. [RAL 30]

- **Rücken und äußerer Hals**

Reißender Schmerz und als wenn alles entzwei wäre, in der Seite des Rückens, besonders Nachts, bei der mindesten Bewegung im Bette und im Arme beim Schreiben; beides durch Ofen-Wärme zu mindern. [RAL 31]

- **Extremitäten**

Starke Stiche zuweilen im Arme. [RAL 32]

Schweiß zwischen den Oberschenkeln beim Gehen, welcher übel riecht und wund frißt. [RAL 33]

Abends, nach dem Einschlafen ein schmerzhaftes Zucken im Unterschenkel, was ihn aufweckte. [RAL 34]

Im Fuße eine drückende Empfindung, als wenn der Fuß einschlafen wollte. [RAL 35]

(Rheumatischer Schmerz in der großen Zehe). [RAL 36]

- **Allgemeines und Haut**

Nach dem Essen, eine sehr unbehagliche Empfindung im Körper, als wenn er aufgebläht und aufgeblasen wäre: – über Brust und Magen wie beklommen. [RAL 37]

Kälte in den Gelenken; Schauder und Ziehen in den Armen und Beinen. [RAL 38]

Lähmige Empfindung in allen Gliedern; er ist träge und schläfrig. [RAL 39]

- **Schlaf, Träume und nächtliche Beschwerden**

Nächtliche Schlaflosigkeit, ohne Schmerzen und ohne Ermattung; es war ihm früh, als wenn er gestärkt wäre und keinen Schlaf nöthig hätte. [RAL 40]

Nach Mitternacht erwacht er plötzlich, wie aus einem Traume und hat keinen Odem, dem Alpdrücken gleich. [RAL 41]

(Von Räucherung mit Zinnober.) [RAL I (1830), S. 428]

Unbändiges Kopfweh. [RAL 1]

Schmerz in den Halswirbeln wie verrenkt. [RAL 2]

Zweiwöchentlicher, nächtlicher Durchfall, ohne Bauchweh. [RAL 3]

(Rand der Geschwüre wird schmerzhaft und sperrt). [RAL 4]

Verschiedene Mercurius-Verbindungen

Verschiedne Quecksilbermittel. [RAL I (1830), S. 429–435]

- **Gemüt**

Sehr beklemmendes Athemholen, großer Abscheu vor flüssigen Dingen, dann eine Art Wuth, in welcher er alles zerrissen hatte, dessen er sich bemächtigen konnte.[7] [Anmerk. des französischen Uebersetzers von *Cullen's* first lines.]. [RAL 116]

---

[7] Neun Tage nach Einreibung der Quecksilbersalbe gegen vermeintliche Lustseuche bei einem Jünglinge.

Schwindel, Verstand und Gedächtnis

Verstandes-Schwäche [*Swedjaur*,[8] traité des malad. vénér. Tom. II. S. 368]. [RAL 1]

Selbsttäuschung; er hält sich für gesund [*Jac. Hill*[9] In Edinb. Essays IV.]. [RAL 2]

Verrücktheit [*Larrey*[10] in Description de l'Egypte, T. 1. Memoires et obs.]. [RAL 3]

Klage: sie sei von Verstande und wisse nicht, was sie thue [*Degner*[11] in Acta Nat. Cur VI, obs. 600]. [RAL 4]

Großer Gedächtniß-Mangel; er hatte oft den ersten Theil eines Satzes vergessen, wenn er den letzten Theil desselben vorbringen wollte (*Hufeland's*[12] Journal d. pr. A. X. 1. S. 62]. [RAL 5]

Kopf

Kopfweh in den Schläfen [*Degner*, a.a.O.]. [RAL 6]

Anfälle von unbändigem Kopfschmerz, welcher äußeres Zusammendrücken des Kopfs zur Linderung verlangt [*Pet. Schenk*,[13] VII, obs. 213]. [RAL 7]

Geschwulst des Kopfs, der Halsdrüsen, des Zahnfleisches [*Schlegel*, in Hufel. Journ. VII, 4]. [RAL 8]

Starke Kopf- und Hals-Geschwulst [*Degner*, a.a.O.]. [RAL 9]

Die Haare fallen aus (*Heuermann*,[14] Bemerk. und Untersuch. II. S. 29, 30]. [RAL 10]

Gesicht und Sinnesorgane

Veränderte Gesichtszüge [*Swedjaur*,[15] a.a.O.]. [RAL 11]

Das Gesicht wird bleifarbig [*Swedjaur*, a.a.O.]. [RAL 12]

Geschwulst des Gesichts, des Halses und aller innern Theile des Mundes [*Swedjaur*, a.a.O.]. [RAL 13]

Ueberempfindlichkeit des Gehörorgans; er fährt durch das geringste Geräusch zusammen [*Fourcroy*,[16] in der Uebersetzung von *Ramazzini* Maladies des artisans, S. 42]. [RAL 14]

Nasenbluten [*Pet. Schenk*, a.a.O.]. [RAL 15]

Heftiges Nasenbluten [*Heuermann*, a.a.O.]. [RAL 16]

Beinfraß am Oberkiefer [*Michaelis* in Hufel. Journ. XXVIII, 4. S. 57]. [RAL 17]

Krampfhafte Bewegung der Lippen [*Louvrier*,[17] in Annalen der Heilkunde, 1810, December, S. 1123, 1126]. [RAL 18]

Die Sennen der Kinbackenmuskeln werden angegriffen und machen ihrer Wundheit wegen die Oeffnung des Mundes schmerzhaft [*Heuermann*, a.a.O.]. [RAL 19]

Mund und innerer Hals

Das Zahnfleisch ist geschwollen und blutet bei der geringsten Berührung [*Heuermann*, a.a.O.]. [RAL 20]

Geschwulst des Zahnfleisches und Rachens (Misc. Nat. Cur.[18] Dec. III. ann. 5, 6]. [RAL 21]

In den Nerven der Zähne, ein heftig brennender Schmerz [*Heuermann*, a.a.O.]. [RAL 22]

Die Zähne treten in die Höhe, werden locker und los und fallen aus [*Heuermann*, a.a.O.]. [RAL 23]

Wackelnde Zähne [*Degner*, a.a.O.]. [RAL 24]

Die Zähne werden schwarz, wackeln und fallen endlich aus [*Swedjaur*, a.a.O.]. [RAL 25]

Zittern der Zunge und Stammeln hievon, was nicht durch Elektrisität zu heben war [*Fourcroy*, a.a.O.]. [RAL 26]

Geschwulst der Zunge [*Schlegel*, a.a.O.]. [RAL 27]

Starre, geschwollene Zunge [*Degner*, a.a.O.]. [RAL 28]

Geschwulst der Zunge, daß sie kaum im Munde Platz hat [*Engel*, Specimina med. Berol. 1781, S. 99]. [RAL 29]

Geschwollene, höchst empfindliche, eine Hand breit aus dem Munde hervorragende und zwischen den Zähnen gleichsam eingeklemmte Zunge [*Friese*,[19] in Geschichte und Versuche einer chirurg. Gesellschaft. Kopenh. 1774]. [RAL 30]

Zunge weiß belegt, dick, fast unbeweglich, an den Rändern geschwürig angefressen [*Heuermann*, a.a.O.]. [RAL 31]

Schwämmchen auf der Zunge [*Thom. Acrey*,[20] in Lond. med. Journ. 1788]. [RAL 32]

Schwämmchen im Munde [*Schlegel*, a.a.O.]. [RAL 33]

---

[8] Von Quecksilberrauch.

[9] Vom Rauche eines Quentchens Zinnober.

[10] Vom innern Gebrauche verschiedner Quecksilbermittel in Egypten.

[11] Von äußerer Auflegung des Sublimats in Pflaster.

[12] Vom Gebrauche des Quecksilberoxyds, – dabei Gurgelwasser von Nußschalen.

[13] Von Zinnoberrauch.

[14] Von verschiednen Quecksilbermitteln, besonders Calomel.

[15] Vom innern Gebrauche der Quecksilber-Oxyde und Salze.

[16] Vom Rauche des Quecksilbers.

---

[17] Vom Einreiben der Quecksilbersalbe.

[18] Von Einreibung der Quecksilbersalbe.

[19] Vom Einreiben vieler Quecksilbersalbe.

[20] Innerlich Calomel, äußerlich Einreibung der Quecksilbersalbe.

Viele fressende Geschwüre im Munde [*Fourcroy*, a.a.O.]. [RAL 34]

Sehr schmerzhafte, um sich fressende Geschwüre im Munde [*Fourcroy*, a.a.O.]. [RAL 35]

Die Geschwüre des innern Mundes bluten, besonders zur Nachtzeit [*Heuermann*, a.a.O.]. [RAL 36]

Gestank des Mundes [*Degner*, a.a.O.]. [RAL 37]

Aashafter Gestank des Mundes [*Schlegel*, a.a.O.]. [RAL 38]

Großer Gestank des Mundes [*Jac. Hill*, a.a.O. – *Fourcroy*, a.a.O.]. [RAL 39]

Oft gehen die Gaumenknochen, oder die Kieferknochen verloren [*Swedjaur*, a.a.O.]. [RAL 40]

Anfangender Speichelfluß [*Oettinger*,[21] Diss. Cinabris exul. redux. Tübing. 1760. S. 22]. [RAL 41]

Sogleich heftigster Speichelfluß [*Jac. Hill*, a.a.O.]. [RAL 42]

Speichelfluß (*Wedel*,[22] Amoenit. Mat. med. S. 153]. [RAL 43]

Starker Speichelfluß [*Schlegel*, a.a.O.]. [RAL 44]

Blutiger Speichelfluß [*Degner*, a.a.O.]. [RAL 45]

Verblutungen mit dem Speichelflusse [*Heuermann*, a.a.O.]. [RAL 46]

Die Oeffnungen der Speichelgänge der Parotis sind angefressen [*Heuermann*, a.a.O.]. [RAL 47]

Der unerträglich stinkende Speichel, frißt die Lippen und Backen an, zerfrißt sie auch wohl [*Heuermann*, a.a.O.]. [RAL 48]

Eustach's Röhre im Schlunde oft durch Geschwulst zusammengedrückt und davon Taubheit [*Heuermann*, a.a.O.]. [RAL 49]

Rachen entzündet, daß sie fast nicht schlingen kann [*Degner*, a.a.O.]. [RAL 50]

Brennender Schmerz im Rachen, wie von glühenden Kohlen [*Degner*, a.a.O.]. [RAL 51]

Zittern des Schlundes und der Speiseröhre; er schluckte bloß krampfhaft, oft mit Gefahr zu ersticken [*Fourcroy*, a.a.O.]. [RAL 52]

■ **Magen**

Mangel an Appetit [*Huber*,[23] in Nov. Acta Nat. Cur. III. obs. 100]. [RAL 53]

Brecherlichkeit [Misc. Nat. Cur. a.a.O.]. [RAL 54]

Erbrechen mit konvulsivischen Bewegungen [*Hoffmann* in *Baldinger's* Magaz. S. 963]. [RAL 55]

Aengstlichkeit um die Herzgrube (Misc. Nat. Cur. a.a.O.). [RAL 56]

■ **Abdomen**

Große Aufspannung des Unterleibes (*Riverius*,[24] Obs. med. S. 92]. [RAL 57]

Ungeheures Bauchkneipen [*Jac. Hill*, a.a.O.]. [RAL 58]

Unerträglich stechendes Bauchweh [Misc. Nat. Cur. a.a.O.]. [RAL 59]

Leberkrankheiten [*Larrey*, a.a.O.]. [RAL 60]

Vollkommne Gelbsucht [*J. Cheyne*, in Dublin hospital reports and communications in med. and Surgery. Dublin, 1816. Vol. I.]. [RAL 61]

■ **Rektum**

Gefährliche Durchfälle [*Heuermann*, a.a.O.]. [RAL 62]

Grüne Stühle [*Michaelis*, in Hufel. Journ. VI. S. 22, 24]. [RAL 63]

Stuhlgänge gehen mit Brennen und Beißen im After ab [*Felix Plater*, Obs. I.]. [RAL 64]

Oeftere Stuhlgänge vom Geruche des Mund-Gestanks [*Degner*, a.a.O.]. [RAL 65]

Beständiger Stuhlzwang mit sehr häufigem Blutabgange durch den Stuhl [Mis. Nat. Cur. a.a.O.]. [RAL 66]

■ **Harnwege**

Der Harn geht bloß tröpfelnd ab, mit Brennen [*Fel. Plater*,[25] Obs. 1. Basil. 1614]. [RAL 67]

Beim Harnen, brennende Schärfe [*Plater*, a.a.O.]. [RAL 68]

Ungeheurer Harnfluß (diabetes), mit höchster Abmagerung [*Schlichting*, in Act. Nat. Cur. VIII.]. [RAL 69]

Entzündung der Harnröhröffnung [*Hufel*. Journ.[26] XXXVI. 4]. [RAL 70]

Harnröhrtripper [*Hufel*. Journ. a.a.O.]. [RAL 71]

■ **Atemwege und Brust**

Anhaltende Heiserkeit [*Fourcroy*, a.a.O.]. [RAL 72]

Husten [*Jac. Hill*, a.a.O.]. [RAL 73]

Blutspeien [*Swedjaur*, a.a.O.]. [RAL 74]

Heftiges Blutspeien [*A. Gottl. Richter*,[27] chirurg. Bibl. VI. S. 277]. [RAL 75]

Heftige Beklemmung in der Brust und um das Herz [*Heuermann*, a.a.O.]. [RAL 76]

---

[21] Vom künstlichen Zinnober innerlich gebraucht.
[22] Vom innern Gebrauche des Bergzinnobers.
[23] Bei mehrwöchentlichem, innern Gebrauche der Sublimatauflösung.

[24] Vom Einreiben der Quecksilbersalbe.
[25] Von rohem Quecksilber mit Süßholzpulver gerieben.
[26] Vom innern Gebrauche des Sublimats.
[27] Von Sublimat innerlich.

Große, in Anfällen wiederkehrende Engbrüstigkeit; er konnte vor Erstickungs-Furcht weder gehen, noch sich bücken [*Fourcroy*, a.a.O.]. [RAL 77]

Erstickung [*Riverius*, a.a.O.]. [RAL 78]

■ Allgemeines und Haut

Zittern [*Swedjaur*, a.a.O.]. [RAL 79]

Heftigstes Zittern zuerst der Hände, dann des ganzen Körpers [*Fourcroy*, a.a.O.]. [RAL 80]

Anfälle von krampfhafter Zusammenziehung der Arme und Schenkel [*Riverius*, a.a.O.]. [RAL 81]

Oertlicher oder allgemeiner Starrkrampf [*Swedjaur*, a.a.O.]. [RAL 82]

Erst flüchtige, nachgehends fixe, höchst durchdringende Schmerzen in den Lenden und Knieen, dann auch in den übrigen Gliedmaßen [*Huber*, a.a.O.]. [RAL 83]

Die gewaltigsten Schmerzen in den Muskeln, den Flechsen oder Gelenken, den rheumatischen oder arthritischen Schmerzen gleich [*Swedjaur*, a.a.O.]. [RAL 84]

Leichtzerbrechlichkeit der Knochen, nach vorgängigen rheumatischen Schmerzen [*Fourcroy*, a.a.O.]. [RAL 85]

Fressende Geschwüre [*Swedjaur*, a.a.O.]. [RAL 86]

Schwammige, blaulichte Geschwüre, welche leicht bluten [*Swedjaur*, a.a.O.]. [RAL 87]

Geschwüre, bei der geringsten Berührung äußerst schmerzhaft, welche eine scharfe, fressende Jauche von sich geben, schnell um sich greifen und ungleiche Erhabenheiten und Höhlungen bilden, wie von Insekten angefressen, mit ungleichem, schnellem Pulse; der Kranke verliert den Schlaf, hat keine Ruhe, zerfließt Nachts in Schweiß; das Geringste reitzt ihn und macht ihn ungeduldig [*Swedjaur*, a.a.O.]. [RAL 88]

Ausschlag auf der Brust wie Friesel, der den Masern etwas ähnelt, mit Brennen und Jücken begleitet [*Bell*,[28] über bösart. Tripper und vener. Krankh. Leipzig 1794, II. S. 236]. [RAL 89]

Die Haut überall, besonders auf der Brust, den Oberschenkeln und dem untern Theile des Rückens mit Ausschlag wie Friesel überzogen [*Engel*, a.a.O.]. [RAL 90]

Flecke über den ganzen Körper vom Ansehen der skorbutischen, und zwischen ihnen krätzartiger Ausschlag, Flechten und Blutschwären [*Huber*, a.a.O.]. [RAL 91]

Die Oberhaut schält sich, besonders an den Händen und Füßen, ab [*Heuermann*, a.a.O.]. [RAL 92]

Rothlauf [*Clare.*][29]. [RAL 93]

Verdickung der Beinhaut [*J. Hunter*, Abh. über d. vener. Krankh. S. 632]. [RAL 94]

Knochen-Geschwülste [*Louvrier*, a.a.O.]. [RAL 95]

Beinfraß und Abscesse in den Gelenken [*Bethke*, Schlagfluß, S. 406]. [RAL 96]

Höchste Abmagerung [*Fourcroy*, a.a.O.]. [RAL 97]

Austrocknung des ganzen Körpers [*Richter*, a.a.O. – und *Louis* bei *Pibrac* in Memoires de l'acad. royale de Chirurgie T. IV.]. [RAL 98]

Allgemeine Magerkeit und Erschöpfung der Kräfte [*Swedjaur*, a.a.O.]. [RAL 99]

Höchste Empfindlichkeit gegen Elektrisität [*Hunter*, a.a.O.]. [RAL 100]

Allgemeine Unbeweglichkeit; eine Art kataleptischer Zustand [*Swedjaur*, a.a.O.]. [RAL 101]

Lähmungen verschiedner Glieder [*Swedjaur*, a.a.O.]. [RAL 102]

Schlagfluß [*Swedjaur*, a.a.O.]. [RAL 103]

Ohnmachten [*Swedjaur*,[30] a.a.O.]. [RAL 104]

Innere wiederholte Ohnmachten [Miscell. Nat. Cur. a.a.O.]. [RAL 105]

Mangel an Kräften [*Huber*, a.a.O.]. [RAL 106]

■ Schlaf, Träume und nächtliche Beschwerden

Fortwährende Schlaflosigkeit [*Degner*, a.a.O.]. [RAL 107]

■ Fieber, Frost, Schweiß und Puls

Erst schneller, aussetzender, starker Puls, dann zitternder schwacher Puls [*Jac. Hill*, a.a.O.]. [RAL 108]

Fieber; allgemeine Reitzbarkeit des Nervensystems [*Swedjaur*, a.a.O.]. [RAL 109]

Fieber, mit sehr schmerzhaften Lokal-Entzündungen, die sich in Brand endigen [*Swedjaur*, a.a.O.]. [RAL 110]

Schleichende Fieber [*Swedjaur*, a.a.O.]. [RAL 111]

Schleichendes Fieber mit merklicher Abzehrung des Körpers[31] [*Richter*, a.a.O.]. [RAL 112]

Hektisches Fieber [*Richter*, a.a.O. I. 1. S. 40]. [RAL 113]

Hitzige, faulige Fieber [*Heuermann*, a.a.O.]. [RAL 114]

Abmattende Schweiße [*Wedel*, a.a.O.]. [RAL 115]

---

[28] Von Einreibung der Quecksilbersalbe.

[29] Bei äußerer Anwendung der Quecksilbersalbe.

[30] Vom Quecksilberdunste.

[31] Durch Selterwasser und Milch gehoben.

Mezereum

***Mezereum, Daphne Mezereum.* Kellerhals [CK IV (1838), S. 240–269]**

Im zeitigen Frühling wird die Rinde dieses im Aufblühn begriffenen Strauches gesammelt. Anfänglich presste man den Saft der frischen grünen Rinde aus, um ihn mit gleichen Theilen Weingeist vermischt aufzubewahren und zu den homöopathischen Dynamisationen durch Schütteln anzuwenden. Dieser Saft macht, wenn er die Haut berührt, ein langdauerndes, sehr schmerzhaftes Brennen. Besser ist es, da die Arzneikraft dieser Rinde nicht in flüchtigen Theilen besteht, sie zu trocknen und gepülvert mit 100 Theilen Milchzukker auf die Art zu reiben und zu dynamisiren, wie andre trockne Arznei-Substanzen, nach der Anleitung zu Ende des ersten Theiles dieses Buchs.

Herr Medicinalrath und Ritter, Dr. Stapf hat im zweiten Hefte des vierten Bandes des Archivs, eine gedrängte Uebersicht der Haupt-Eigenschaften dieser höchst kräftigen Arznei-Substanz geliefert.

Bisher erwies sich diese Arznei dienlich in Krankheiten, in denen auch folgende Beschwerden zugegen waren:

Nässend jückender Ausschlag auf dem Kopf und hinter den Ohren; Augen-Entzündung; Langjähriger Weissfluss; Verkürzung des Beines; Nächtliches Jücken am Körper.

Die Namens-Verkürzungen meiner Mit-Beobachter sind: *Frz., Dr. Franz; C., Dr. Caspari; Gff., Dr. Aug. Freiherr v. Gersdorff; Gr., Dr. Gross; Htb., Dr. Hartlaub; Rkt., Th. Rückert; Schk., Dr. Schönke; Tth., Dr. Teuthorn*; und *H.* und *W.* zwei stud. Med. in Leipzig.

Mezereum

■ **Gemüt**

Sehr traurig, jede Kleinigkeit ergriff ihn unangenehm; für die ganze Welt abgestumpft, hat für Nichts Sinn, Unlust zur Arbeit. [CK 1]

Hypochondrisch und wehmüthig, hat er an Nichts Gefallen, es schien ihm Alles wie abgestorben, und es machte Nichts einen lebhaften Eindruck auf ihn (*Frz.*). [CK 2]

Vierzehntägiges Weinen. [CK 3]

Bangigkeit in der Herzgrube, wie von unangenehmer Erwartung (*C.*). [CK 4]

Aengstlichkeit, Abends, mit Zittern der Glieder und am ganzen Körper. [CK 5]

Grosse Angst, mit argem Herzklopfen, Mittags, vor dem Essen; sie musste sich legen, und konnte nicht aufdauern. [CK 6]

Keine Ruhe, wenn er einsam ist, er will in Gesellschaft seyn (*H.*). [CK 7]

Still vor sich hin, des Lebens überdrüssig und Sehnsucht nach dem Tode. [CK 8]

Er sieht immer vor sich hin mit mürrischem Gesichte und ist sehr ärgerlich (*Tth.*). [CK 9]

Es fällt ihm Nichts, als unangenehme, verdriessliche Gedanken ein. [CK 10]

Empfindliche, verdriessliche Stimmung (*Gff.*). [CK 11]

Er sieht höchst verdriesslich, blass, elend und abgefallen aus (*Gr.*). [CK 12]

Anhaltend verdriesslich und ärgerlich (*Gr.*). [CK 13]

Aufgelegt, Andern Vorwürfe zu machen (*Htb.*). [CK 14]

Zum Zanken aufgelegt (*C.*). [CK 15]

Heftiges Zorn-Aufbrausen über Kleinigkeiten, was ihn bald reut (*Gr.*). [CK 16]

Es wird ihm schwer, einen Entschluss zu fassen (*H.*). [CK 17]

■ **Schwindel, Verstand und Gedächtnis**

Sehr zerstreut, konnte er nicht lange auf einem Gegenstande verweilen; die Gedanken rissen ihn mit sich fort. [CK 18]

Während sie mit Jemand spricht, vergehen ihr die Gedanken (*Gr.*). [CK 19]

Er kann sich auf das kurz vorher Vernommene nicht besinnen; jede Zwischenrede Anderer stört und verwirrt seine Gedanken (*Gr.*). [CK 20]

Er arbeitet nicht mit der gehörigen Geistes-Freiheit, die Gedanken vergehn ihm, und er muss sich sehr sammeln, um nicht auf andere Gedanken zu kommen (*C.*). [CK 21]

Er kann Nichts gehörig fassen, über Nichts nachdenken, nicht einmal Gedächtniss-Sachen wiederholen; es schwinden ihm die Gedanken, so oft er zu denken anfängt, und es tritt eine Düsterheit mit Drücken im Vorderhaupte ein (*Frz.*). [CK 22]

Gedankenlos sah er stundenlang durchs Fenster, ohne zu wissen, was er sehe, und ohne dabei Etwas zu denken (*H. – Tth.*). [CK 23]

Das Denken wird ihm schwer; beim Lesen oder Hören empfindet er kein Mit-Gefühl; was ihm begegnet, rührt ihn weniger, als sonst; geistige Abstumpfung (*H.*). [CK 24]

Dumm im Kopfe, dass er oft nicht wusste, was er wollte (*Htb.*). [CK 25]

Dumm, duselig, drehend im Kopfe, dass er nicht weiss, was er macht (*Schk.*). [CK 26]

Dumm und schwer im Kopfe (*W.*). [CK 27]

Dumm im Kopfe, das Lesen wird ihm schwer und er muss Manches wiederholt lesen, um es zu verstehen (*Htb.*). [CK 28]

Dumm, berauscht und übernächtig im Kopfe, wie nach übermässigen Pollutionen (*Htb.*). [CK 29]

Sehr berauscht, spricht er ohne Ueberlegung; doch gut gelaunt dabei und überaus lustig (d. 1. T.) (*Htb.*). [CK 30]

Eingenommenheit des Kopfes; freier nach dem Essen (*H.*). [CK 31]

Eingenommenheit des Vorder- und Hinterhauptes, Abends, wie eine dumpfe Betäubung (*Gff.*). [CK 32]

Eingenommenheit des Kopfes, den ganzen Tag, mit Pressen in den Schläfen (*Rkt.*). [CK 33]

Wüstheit und Gefühl von Druck im ganzen Kopfe, besonders über den Augen (*Rkt.*). [CK 34]

Taumelig mit verengter Pupille (*C.*). [CK 35]

Schwindelichte Eingenommenheit des Kopfes, mit schwerem Nachdenken (*Gff.*). [CK 36]

Schwindel (*Lange, domest. Brunvic.*). [CK 37]

Schwindel, er will auf die linke Seite fallen (*W.*). [CK 38]

Schwindel mit Flimmern vor den Augen, er konnte nicht recht gehen. [CK 39]

Ohnmachtartiger Schwindel. [CK 40]

■ **Kopf**

Kopfschmerz nach Bewegen und vielem Sprechen, besonders in den Schläfen und zu beiden Seiten des Wirbels (*W.*). [CK 41]

Kopfweh im Genicke, das sich nach der Stirn zieht. [CK 42]

Dumpfes Kopfweh auf dem linken Scheitelbeine, durch Druck besser, beim Nachlasse aber verstärkt (*C.*). [CK 43]

Schmerz im rechten Stirnhügel, mehrere Stunden (*Schk.*). [CK 44]

Kopfweh von der Nasenwurzel bis in die Stirn, als wenn Alles entzwei gehen sollte, mit Schmerz der Schläfe bei Berührung, unter starker Hitze und Schweiss am Kopfe, bei Frost und Kälte des übrigen Körpers, früh. [CK 45]

Kopfweh, das sich durch tief Bücken mindert. [CK 46]

Kopfschmerzen, die sich im Freien mehren (*Tth.*). [CK 47]

Kopfschmerz, den ganzen Nachmittag, bei schneller Bewegung des Kopfes, als würde das Gehirn erschüttert (*Rkt.*). [CK 48]

Betäubender, drückender Schmerz durch die rechte Gehirnhälfte, vom Hinterhaupte nach der Stirn hin (*H.*). [CK 49]

Kopfweh dicht unter der Hirnschale, als würde das Gehirn scharf an die Knochen angedrückt (*W.*). [CK 50]

Drücken in der Stirn, früh, als wenn das Gehirn dadurch zu hart würde, mit Unbesinnlichkeit (*Frz.*). [CK 51]

Drückender Kopfschmerz, sehr empfindlich, als wenn Alles zur Stirn heraus drängte (n. 8 St.) (*W.*). [CK 52]

Drücken und Pressen unterm Stirnbeine, bis in die Nasenknochen (*W.*). [CK 53]

Druck-Schmerz auf dem rechten Stirnhügel (*Htn.*). [CK 54]

Druck-Schmerz unter dem linken Scheitelbeine (*Htb.*). [CK 55]

Drückendes Kopfweh mit öfterem Frostschaudern (*Rkt.*). [CK 56]

Druck-Schmerz, quer durch das Vorderhaupt (*W.*). [CK 57]

Druck-Schmerz im Hinterhaupte, besonders beim Eintritt in das Zimmer aus dem Freien (*W.*). [CK 58]

Druck-Schmerz im Hinterhaupte und im Genicke, bei Bewegung des Kopfes (*Gff.*). [CK 59]

Drückender, nach aussen pressender Schmerz in der linken Schläfe (*Htn. – W.*). [CK 60]

Empfindlicher Druck an der linken Schläfe, als würde sie in den Kopf hineingedrückt, bis über die Augenhöhlen; im Sitzen, beim Lesen; durch Bewegung gemildert scheinend (*Htb.*). [CK 61]

Dumpfes Drücken nach aussen in der linken Seite des Hinterhauptes, Abends (*Htb.*). [CK 62]

Scharfer Druck-Schmerz und Spannen am linken Hinterhaupte (*Gff.*). [CK 63]

Heftiges auseinander Pressen im ganzen Vorderkopfe, allmählig entstehend und vergehend (*Htn.*). [CK 64]

Schwerheits-Gefühl im ganzen Hinterhaupte (*H.*). [CK 65]

Klemmendes Gefühl in den Schläfen und der Stirn, mit Druck auf die Augen und Kinnbacken, wie vor einem heftigen Schnupfen (*Gff.*). [CK 66]

Zusammenklemmen in den Schläfen von beiden Seiten her, nach einer starken Bewegung; dabei vergisst er das Wort im Munde und kann nur mit Mühe die Gedanken sammeln (*Gff.*). [CK 67]

Zusammenklemmender, kneipender, anhaltender Kopfschmerz von der Schläfe bis in die Stirn und Nase (*Tth.*). [CK 68]

Reissen vorn in der Stirn, mit zuckenden Stichen (*Gff.*). [CK 69]

Reissend stechendes Kopfweh im linken Stirnhügel (*Gff.*). [CK 70]

Ein drückendes Reissen in der Stirn (*Gff.*). [CK 71]

Stechender Kopfschmerz im Wirbel und der Stirn. [CK 72]

Stich-Schmerz in der linken Gehirnhälfte (*W.*). [CK 73]

Ein langer stumpfer Stich, links über der Stirn, früh im Bette (*Gff.*). [CK 74]

Anhaltender, sehr spitzer Stich neben dem Wirbel (*Gff.*). [CK 75]

Ein drückender Wundheits-Schmerz im Hinterhaupte (*Gff.*). [CK 76]

Ein drückend wühlender Kopfschmerz mitten im Vorderhaupte, oberflächlich (d. 1. T.) (*Htb.*). [CK 77]

Ein drückendes Klopfen in der Stirn. [CK 78]

Ein reissendes Klopfen auf einer Stelle des Hinterhauptes über dem Genicke (*Gff.*). [CK 79]

Pochen und Drücken hinter dem rechten Ohre, ausartend in den heftigsten Schmerz im ganzen Kopfe, der Stirn, der Nase und den Zähnen, bei der geringsten Bewegung des Kopfes verschlimmert, mehre Stunden. [CK 80]

Knochenschmerz der Schädel-Knochen, durch Befühlen am meisten verschlimmert. [CK 81]

Bollheits-Gefühl auf dem Kopfe (*W.*). [CK 82]

Die Kopfhaut schmerzt beim darauf Fühlen, zu beiden Seiten des Wirbels (*H.*). [CK 83]

Bei Befühlen thun die Haare wie wund weh (*Gff.*). [CK 84]

Die Haare scheinen sehr zum Sträuben geneigt (*C*.). [CK 85]

Heisser Haarkopf; er muss kratzen (*H*.). [CK 86]

Fein stechendes Jücken auf dem Kopfe, das durch Kratzen vergeht (*Htb*.). [CK 87]

Jücken auf dem Scheitel und Hinterkopfe, zum Kratzen reizend (*Htb*.). [CK 88]

Arges Beissen auf dem Kopfe, wie von Läusen, durch Kratzen nur kurz getilgt und immer wo anders wiederkehrend, Abends (*Gr*.). [CK 89]

Jücken auf dem Kopfe und am ganzen Leibe, wie von Ungeziefer, nach Kratzen bald anderswo wiederkehrend (*Gr*.). [CK 90]

Trockne Grinder auf dem Haarkopfe (*Htb*.). [CK 91]

Die Kopfhaut-Schuppen sind weisser, einfacher und trockner, als sonst (*Htb*.). [CK 92]

■ **Augen**

Die Augen schmerzen Abends unterm Lesen bei Lichte; er konnte auch nicht mehr so hell sehen (*Htb*.). [CK 93]

Druck auf den Augäpfeln und Hitze in den Augen (*H*.). [CK 94]

Druck-Schmerz um das linke Auge herum (*C. W*.). [CK 95]

Drücken in den Augen, als wären die Aepfel zu gross, er muss oft blinzeln (*W*.). [CK 96]

Drücken und Reissen auf und in den Augen, besonders den Augenhöhlen (*Gff*.). [CK 97]

Jücken am untern Augenlid-Rande (*W*.). [CK 98]

Beissen in den Augenwinkeln, besonders den innern (*Gff*.). [CK 99]

Brennend brickelnde Stiche am Rande der untern Augenlider (*Gr*.). [CK 100]

Die Augen fallen ihm beim Schreiben mehrmals zu (*C*.). [CK 101]

Lästiges Muskel-Zucken auf dem linken obern Augenlide, acht Wochen lang (*Gff*.). [CK 102]

Pupille verengert. [CK 103]

Erweiterte Pupille (n. 1 St.) (*Tth*.). [CK 104]

Weitsichtigkeit. [CK 105]

Kurzsichtiger, als sonst (*H*.). [CK 106]

Feuerfunken vor den Augen. [CK 107]

■ **Ohren**

Ohrenzwängen und schmerzhaftes Ziehen, im linken Ohre (*Gff*. – *W*.). [CK 108]

Reissen tief im Innern des linken Ohres (*Gff*.). [CK 109]

Jückender Stich im Innern des rechten Ohres (*Gff*.). [CK 110]

Jücken im rechten Ohre, wogegen Reiben wohl thut (*W*.). [CK 111]

Verstopftheits-Gefühl des linken Ohres, doch hört er gut (*C*.). [CK 112]

Schwerhörigkeit. [CK 113]

Klingen der Ohren, bei grosser Schläfrigkeit (*Htb*.). [CK 114]

Lautes Klingen im linken Ohre, früh, nach dem Anziehen (n. 22 St.) (*C*.). [CK 115]

Spannen hinter dem linken Ohre, mit Reissen, in abwechselnden Rücken (*Gff*.). [CK 116]

■ **Nase**

Die Nase ist innerlich rauh und wund. [CK 117]

Geruchs-Verminderung bei fast steter Trockenheit der Nase (*W*. u. *Htb*.). [CK 118]

■ **Gesicht**

Gesichts-Blässe, abgefallen, elendes Ansehen (*Gr*.). [CK 119]

Starkes, häufiges, lästiges Muskelzucken auf der Mitte der rechten Wange, 8 Wochen lang (*Gff*.). [CK 120]

Stumpfer Klamm-Schmerz und Reissen auf dem rechten Backen-Knochen (*Gff*.). [CK 121]

Ziehen vom rechten Warzenfortsatze, tief im Unterkiefer herab, bis in die Zähne (*Gr*.). [CK 122]

Blutschwäre im Gesichte. [CK 123]

An der Oberlippe heisses Brenn-Gefühl (*W*.). [CK 124]

Wundheits-Schmerz und entzündliche Röthe am Rothen der Unterlippe, mit Brennen bei Berührung, durch Benetzen mit Speichel, oder beim Trinken, nachlassend; Abends ärger; 2 Tage lang (*Gr*.). [CK 125]

Brennen in der Unterlippe am Rothen, besonders beim Schliessen des Mundes, als wollte sie aufspringen, meist nur Abends, oder dann doch ärger (*Gr*.). [CK 126]

Dicke, dürre, rissige, sich abschälende Unterlippe (*H*.). [CK 127]

Brennen im rechten Mundwinkel, Abends, als wäre die Haut los (*Frz*.). [CK 128]

Geschwulst an der Oberlippe, unter dem linken Nasenloche, mit Brenn-Schmerz. [CK 129]

Ausschlag an beiden Lippen, ausser dem Rothen, mit argem Fliess-Schnupfen. [CK 130]

Kleine weisse Bläschen, wie Geschwüre, am innern Mundwinkel und der rechten Wange, ohne Schmerz (*W*.). [CK 131]

Geschwür an der Oberlippe, das sich nach der Nase zu ausbreitete (*Russel*, in med. Bemerk. Bd. 3.). [CK 132]

In den Unterkiefer-Drüsen, stechender Schmerz. [CK 133]

■ Mund und innerer Hals

Zahnweh, ziehend, brennend und stechend in einem obern Backzahne, der seit dem Einnehmen auffallend schnell hohl geworden, den ganzen Tag, besonders Abends, viele Wochen hindurch (*Gff.*). [CK 134]

Zahnweh einfachen, fixen Schmerzes in einem hohlen Backzahne (*Htb.*). [CK 135]

Schmerz im hintersten Backzahne des linken Unterkiefers, als sollte er herausgehoben werden (*W.*). [CK 136]

Drückend stechender Schmerz in den linken obern Backzähnen (*W.*). [CK 137]

Scharfe Stiche in den Wurzeln der rechten und linken untern Schneidezähne (*Gff.*). [CK 138]

Reissendes Zucken vom rechten obern, hohlen Backzahne in die Schläfe hinein (*Gff.*). [CK 139]

Schmerzliches Zucken in den obern Schneide-Zähnen (*Gff.*). [CK 140]

Bohren und Stechen in diesem oder jenem Zahne, doch mehr der rechten Seite, zuweilen in schmerzhaftes Stechen im rechten Backen-Knochen verwandelt; dabei der Kopf auf der rechten Seite so angegriffen, dass sogar die Berührung der Haare schmerzt, mit Unruhe, höchster Verdriesslichkeit und Widerwillen gegen Alles (*Rkt.*). [CK 141]

Heftiges Schneiden in den hohlen Zähnen, wie Wundheit, früh, im Halbschlafe; auch nach dem Erwachen noch Schmerz der Zähne, besonders beim Beissen; die Nacht drauf ebenso wiederkehrend und aus dem Schlafe weckend, (dagegen Nux-v. dienlich) (*Htb.*). [CK 142]

Stumpfheits-Gefühl in den Zähnen (*Htb.*). [CK 143]

Stumpfheit der Zähne, wie von Säuren, Nachts (*H.*). [CK 144]

Zähne linker Seite wie zu lang (*H.*). [CK 145]

Uebelriechender Schleim an den Zähnen (*H.*). [CK 146]

Im Munde heftiges Brennen (*Hoffmann*, Ephem. Nat. Cur. Cent. 5. 6.). [CK 147]

Brennen auf der Zunge, bis in den Magen (Acta Helvet. 3.). [CK 148]

Brennen im Munde bis in den Magen (*Schk.*). [CK 149]

Viel Speichel immer im Munde, und stetes Ausspucken wässrichter Feuchtigkeit (*H.*). [CK 150]

Hitz-Gefühl und trockne Rauhheit vorn auf der Zunge (*C.*). [CK 151]

Fein stechender Schmerz auf der Zunge (n. $1/2$ St.). [CK 152]

Beissen hinten an der Zunge (*Gff.*). [CK 153]

Pfeffer-Geschmack auf der Zunge. [CK 154]

Schnupfen-Geschmack auf der Zunge. [CK 155]

Gefühl auf der Zunge, vorn, bei Bewegung, als wäre sie weich, wie Butter (*Frz.*). [CK 156]

Sprache schwierig und weniger geläufig, bald, als fehlte der Athem, oder der Speichel, bald, als sey die Zunge zu dick (*H.*). [CK 157]

Weissgelb belegte Zunge (*Gff.*). [CK 158]

Weisslich belegte Zunge (*C.*). [CK 159]

Brennend schmerzende Bläschen auf der Zunge und dem Zahnfleische. [CK 160]

Halsweh beim Schlucken, wie Drücken von einem Pflocke (*W.*). [CK 161]

Drückendes Halsweh, mehr ausser, als beim Schlingen. [CK 162]

Heftiger Druck-Schmerz hinten am Schlunde, ausser dem Schlucken, zuweilen bloss auf einer Seite (*Gff.*). [CK 163]

Druck-Schmerz im Halse, beim Schlucken, als wäre der Gaumen-Knochen entzwei (*W.*). [CK 164]

Druck-Schmerz im Schlunde, sobald er nur einen Bissen schluckt, und plötzliches Aufschaudern wie aus der Herzgrube, mit Ekel und Erschütterung des Kopfes und der Brust (*C.*). [CK 165]

Spann-Schmerz beim leeren Schlingen, wie von einem bösen Halse, an der linken Seite des Schlundes (*C.*). [CK 166]

Zusammenschnürung und Verengerung des Schlundkopfes. [CK 167]

Schlund wie verengert; der Bissen drückt beim hinabschlucken (*Gff.*). [CK 168]

Zusammenschnürungs-Gefühl im Schlunde, mit Kriebeln, am Essen nicht hindernd (*Gff.*). [CK 169]

Leises Ziehen und Kitzeln hinten im Rachen und Schlunde (*Gff.*). [CK 170]

Kratziges Beissen hinten im Rachen und Schlunde, wie bei starkem Schnupfen, durch leeres Schlingen ärger (*Gff.*). [CK 171]

Kratzen und Brennen im Gaumen und Rachen (*Htm.*). [CK 172]

Scharrig im Rachen und zäher Schleim daran, den er durch Räuspern lösen muss, dabei Brennen im Schlunde (*Htb.*). [CK 173]

Rauheit im Rachen (auch nach 24 St.). [CK 174]

Wie wund im Rachen, beim Zutritt der freien Luft (*Frz.*). [CK 175]

Wund und rauh im Rachen und am Gaumen. [CK 176]

Wund und roh, hinten im Halse, schon beim Einathmen, doch am meisten beim Schlingen fühlbar. [CK 177]

Anhaltendes Brennen im Schlunde und der Speiseröhre (sogleich.) (*Htb.*). [CK 178]

Brennen im Schlunde und Halse (*Schk.*). [CK 179]

Brennen im Halse (*C.*). [CK 180]

Brennen im Rachen, als hätte er Pfeffer verschluckt (*W.*). [CK 181]

Heftiges Brennen im Schlunde (*Hoffmann.*). [CK 182]

Kühlendes Brennen im Halse und auf der Zunge, bis in den Magen, wie von Pfefferminz-Kügelchen (*Schk.*). [CK 183]

Entzündung des Schlundes (Gazette salutaire. 1761. Dec.). [CK 184]

Feuriger Geschmack im Munde, nach jedem Essen, mehrere Tage (*Rkt.*). [CK 185]

Süsslichsalziger Mund-Geschmack, besonders nach einiger Körper-Erhitzung (*Gff.*). [CK 186]

Fader, säuerlicher Mund-Geschmack, bei richtigem Geschmack der Speisen (*Tth.*). [CK 187]

Widerlicher Geschmack, nur in hohlen Zähnen (hinten im Rachen?) mit gleichem Geruche in der Nase (*H.*). [CK 188]

Sehr bitterer Geschmack und Wasser-Zusammenlaufen im Munde, welches das kratzige Brennen mindert (*Htn.*). [CK 189]

Bitter-Geschmack im Munde und Uebelkeit den ganzen Tag. [CK 190]

Bier schmeckt bitter; er bricht es weg, aber Wasser nicht. [CK 191]

Taback schmeckt wie Stroh (*Htb.*). [CK 192]

■ Magen

Beim Essen schmeckt gleich der erste Bissen nicht; Fleisch, wovor es ihm ekelte, wollte er gar nicht. [CK 193]

Widerwille gegen Fleisch. [CK 194]

Appetitlosigkeit, wie von zu vielem Schleim im Halse. [CK 195]

Starker Hunger und Appetit, Mittags und Abends (*Gr.*). [CK 196]

Ohne wahren Appetit und Hunger, doch fortwährend Begierde zu essen und Etwas in den Magen zu bringen, damit er nicht so weh thut (*H.*). [CK 197]

Gefühl wie von zu langem Hunger; der Magen hängt herab (*H.*). [CK 198]

Starkes, in Absätzen wiederkehrendes Hunger-Gefühl, mit Wasser-Zusammenlaufen im Munde (sogleich.) (*C.*). [CK 199]

Durstlosigkeit, sogleich, den Tag darauf aber grosse Trink-Lust, ohne Mund-Trockenheit oder eigentlichen heftigen Durst. [CK 200]

Aufstossen, öfters, leer und ohne Geschmack (*Gff. Htn. Rkt.*). [CK 201]

Aufstossen von Luft und scharfer Feuchtigkeit (*Schk.*). [CK 202]

Aufstossen leerer Luft, mit Brennen und Angstschweiss (*H.*). [CK 203]

Aufstossen von Trinken kalten Wassers (*Gff.*). [CK 204]

Aufstossen in zwei Absätzen, erst ein Stoss, dann rülpsendes Luft-Herauspressen (*H.*). [CK 205]

Aufschwulken der genossenen Speissen und Getränke mit reinem Geschmacke (*H.*). [CK 206]

Uebelkeit (*Gr., Gff., Htb., Home,* clin. exper. S. 466.). [CK 207]

Oeftere Uebelkeit, Nachmittags. [CK 208]

Uebelkeit mit Magenschmerz, wie von Ueberfüllung (*C.*). [CK 209]

Brech-Uebelkeit mit Schütteln und Schaudern am ganzen Körper und Wasser-Zusammenlaufen im Munde, dass er nicht genug ausspucken kann (*Schk.*). [CK 210]

Heftige Brech-Uebelkeit, beim Spazieren, mit brennender Hitze an der Stirn (*C.*). [CK 211]

Brech-Uebelkeit, Nachmittags, die durch Essen vergeht (*W.*). [CK 212]

Grosse Brecherlichkeit, mit Heben zum Erbrechen und Wasser-Aufsteigen aus dem Magen in den Mund; durch Bewegung gemindert (*Schk.*). [CK 213]

Erbrechen heftiger Art (*Gmelin,* Pflanzen-Gifte, S. 362.). [CK 214]

Ungeheures Erbrechen, täglich, 6 Wochen lang (*Wedel.* Min. Nat. Cur. Dec. II. ann. 2. S. 140.). [CK 215]

Leichtes Erbrechen eines grünen, bittern Schleimes, mit grosser Dämischkeit im Kopfe, und hämmerndem Schmerze im rechten Stirnhügel, der mehrere Stunden dauert (*Schk.*). [CK 216]

Blutiges (tödtliches) Erbrechen (*Linnaeus,* flor. Suec. S. 181.). [CK 217]

Magen-Drücken nach dem Essen, wie von Vollheit. [CK 218]

Magenschmerz, mit Gefühl, als wenn die Arterien an die Bauchmuskeln anklopften, bis in die Herz-Gegend herauf (*C.*). [CK 219]

Druck in der Magen-Gegend (*Rkt. v. Gff.*). [CK 220]

Druck im Magen, nach dem Essen, und lange darnach noch Gefühl wie von unverdauten Speisen darin (*H.*). [CK 221]

Druck in der Herzgrube, Abends, anfallsweise verstärkt (*v. Gff.*). [CK 222]

Zerrender Spann-Schmerz in der Herzgrube, beim Einathmen, als sey ein Theil des Zwergfells angewachsen (*W.*). [CK 223]

Muskelhüpfen in der Herzgrube und neben derselben flüchtiges Rucken (*Gr. – Gff.*). [CK 224]

Brennen und Drücken in der Herzgrube, beim darauf Drücken (*Schk.*). [CK 225]

Brennen und Drücken quer über den Magen, in Absätzen, durch darauf Drücken ärger (*H.*). [CK 226]

Brennen im Magen (*Acta Helvetia. – Schk.*). [CK 227]

Entzündung des Magens (*Gazette salutaire* u. *Lange.*). [CK 228]

■ Abdomen

Zuweilen ein Zusammenziehen des Zwergfells unter den Ribben. [CK 229]

Bauchschmerz, zu dessen Milderung er sich in die Höhe richten und ausstrecken muss. [CK 230]

Bauchweh einfachen Schmerzes. [CK 231]

Langwierige Bauchschmerzen (*Ritter*, Nov. Act. N. C. III. App. S. 204.). [CK 232]

Leibweh, einen Monat lang (*Haller*, C. Vicat. mat. med.). [CK 233]

Druck-Schmerz im Bauche, mit Aengstlichkeit, dass er sich nicht zu lassen weiss. [CK 234]

Allgemeiner Druck auf dem ganzen Oberbauche, mit Anspannung desselben, Tag und Nacht (*Gff.*). [CK 235]

Drücken, Nachts, im hart gespannten Bauche, durch jede andere, als die Rückenlage, erhöht, mit beengtem Athem und schnellerem Pulse (*Gff.*). [CK 236]

Schmerzlicher Druck im Bauche weckt ihn Nachts, nach sehr lebhaften Träumen, aus dem Schlafe, mit ängstlichem Gefühle, als sey der Bauch erstarrt, hart und mit der Brust verwachsen, doch geht es darin umher, wie von Blähungen, die sich lösen (*Gff.*). [CK 237]

Drückendes Bauchweh, auf Gehen im Freien nach Essen; drauf Schweiss und Angst, als ränge er mit dem Tode; nach Aufstossen besser. [CK 238]

Auftreibung des Bauches, mit Kneipen und Abgang vieler Winde (*C.*). [CK 239]

Schmerzhafte Auftreibung des Bauches, mit kurzem, ängstlichem Athem, dass er die Kleider öffnen muss, dabei Aufstossen, Kollern im Leibe, schwierigem Abgange lauter Winde, Frostigkeit und Schauder mit heftigem Gähnen, Abends (d. 1. T.) (*Htb.*). [CK 240]

Schwere im Bauche, mit Aengstlichkeit. [CK 241]

Harter Bauch (n. 24 St.). [CK 242]

Zusammendrücken im Bauche und wie eine Last darin. [CK 243]

Klemmendes, krampfhaft zu- und abnehmendes, in kurzen Pausen wiederkehrendes Bauchweh, drückend stechenden Schmerzes, tief im Unterbauche, von der Mitte des Bauches aus, zuweilen in die linke Seite ziehend mit harter Anspannung des Bauches, durch abgehende Winde kurz erleichtert, mit Mattigkeit des Körpers, besonders der Beine, oft verstärkt wiederkehrend und dann unerträglich (*Gff.*). [CK 244]

Kolik-Schmerzen, als wenn die Därme einzeln angepackt und zusammengezogen würden (*W.*). [CK 245]

Kolik-Schmerzen auf einer kleinen Stelle der rechten Bauch-Seite, als wenn ein Stück Darm eingeklemmt wäre, nach Tische (*W.*). [CK 246]

Heftige Kolik, zwei Tage lang (*Vekos krift for Läkare, III.* S. 58.). [CK 247]

Reissende Bauchschmerzen. [CK 248]

Kneipen in der Oberbauch-Gegend (*Schk. – H.*). [CK 249]

Kneipen und Ziehen im Bauche, besonders um den Nabel (*Htb.*). [CK 250]

Windendes Kneipen in der Nabel-Gegend, durch Winde-Abgang verschwindend (*Htn.*). [CK 251]

Schneidendes Leibweh, unter der Nabel-Gegend, mehrere Tage lang (*H.*). [CK 252]

Ein drückendes Schneiden im Bauche, immer gegen Abend (*Gff.*). [CK 253]

Stumpfe Stiche öfters tief im Unterbauche, besonders dicht über der Ruthe (*Gff.*). [CK 254]

Anhaltendes stumpfes Stechen in der linken Unterbauch Seite, durch Aufdrücken und Gehen erhöht (*Gff.*). [CK 255]

Reissende Stiche in der rechten Hälfte des Oberbauches, mit Drücken darnach (*Gff.*). [CK 256]

Brennen und Hitz-Gefühl im Bauche (bald.) (*Htb. – Schk.*). [CK 257]

Entzündung der Gedärme (*Gazette salutaire.*). [CK 258]

Bauchweh, früh, im Bette, wie von nasskalter Witterung (*W.*). [CK 259]

Gefühl als seyen die Därme und der Magen leer, und schwapperten beim Gehen, früh, nach hinreichendem Frühstücke (*C.*). [CK 260]

Es geht ihr schmerzhaft im Bauche umher, als sollte Durchfall entstehen (*Gr.*). [CK 261]

Stumpfer Schmerz unter den linken Ribben, wie von versetzten Blähungen, durch Aufdrücken erhöht, und darauf milderndes Aufstossen (*Gff.*). [CK 262]

Gefühl, als wenn sich im Oberbauche, zwischen Herzgrube und Nabel, Luft-Bläschen entwickelten (*C.*). [CK 263]

Kollern und Poltern im Bauche, bald mit mehr, bald mit weniger Blähungen (*Gff. – Htb. – Schk.*). [CK 264]

Gefühl, als wenn der ganze Bauch voll Blähungen wäre (*Gff.*). [CK 265]

Schmerzhaft kneipende Blähungen stämmen sich in beiden Bauch-Seiten (*Htn.*). [CK 266]

Blähungen gehen stets nur kurz und abgebrochen ab (*Gr., W.*). [CK 267]

Nach heftigen Kolikschmerzen in den dünnen Därmen geht ein Wind ab (*W.*). [CK 268]

Im Schoosse, Stich-Schmerz, nach dem Darmbeine zu (*W.*). [CK 269]

Stumpfe Stiche in der rechten Dünnung von innen heraus, oft wiederholt (*Gff.*). [CK 270]

Heftige Stiche auf der linken Seite über dem Hüftbein-Kamme, mehr nach dem Rücken zu, die ihm den Athem versetzen (*W.*). [CK 271]

Stumpfer Stich-Schmerz in der rechten Leisten-Gegend, dann Reissen daselbst (*Gff.*). [CK 272]

Schmerz plötzlich im linken Schoosse, wie Druck auf eine wunde Stelle, ärger beim Ausathmen und Beugen (*Gr.*). [CK 273]

Auseinander Pressen im rechten Bauchringe, beim Harnen; durch Kniebeugen vergehend, beim Aufrichten wiederkehrend (*C.*). [CK 274]

In den Drüsen der Weichen, ziehender Schmerz. [CK 275]

■ Rektum

Zäher Stuhl, täglich, doch sparsam (*Gff.*). [CK 276]

Kleine, weiche, öftere Stühle. [CK 277]

Durchfälliger Stuhl, mit Aengstlichkeit in der Herzgrube zuvor (*Frz.*). [CK 278]

Im braunen Kothe, kleine, weisse glänzende Körner (*Frz.*). [CK 279]

Nach Noththun geht in kleinen, schnellen Absätzen reichlicher, breiartiger Stuhl ohne alle

Beschwerde ab; gleich darauf Zwängen im After, wie bei Durchfall (n. ½ St.) (*Gr.*). [CK 280]

Harter, langsam erfolgender Stuhl, Abends, mit starkem Pressen (*Gr.*). [CK 281]

Ziemlich harter Stuhl, früh, in kurzen Absätzen und erst nach langem Sitzen; gleich nach dem Essen wieder in kurzen Absätzen breiige Ausleerungen, und Abends wieder Drang, wie zum Durchfalle, ein Drang, der aber unter Abgang von Winden wiederholt verschwindet, bis zuletzt ein kleiner, erst natürlicher, dann breiartiger Stuhl folgt, bei dessen Abgang der Drang sich sehr mehrt, aber gleich nachlässt (*Gr.*). [CK 282]

Dick breiige schwierige Koth-Stühle, nach heftigem Drängen, und mit Beissen im After darnach (*H.*). [CK 283]

Mehrmaliger Stuhl täglich, doch sehr gering (*Frz.*). [CK 284]

Durchfall beständig mit unerträglichem Bauchschmerze (*W.*). [CK 285]

Ungeheures Abführen (*Hoffmann.*). [CK 286]

Vor dem (gewöhnlichen) Stuhle, schmerzhaftes Winden im Bauche; der Stuhl ist breiicht und reichlich; nachher noch Bauchweh und Drang im After, als sollte noch mehr erfolgen (d. 1. T.) (*Htb.*). [CK 287]

Vor und nach dem Stuhle, Frost-Schauder, Hinfälligkeit und grosse Empfindlichkeit gegen freie, kalte Luft (*H.*). [CK 288]

Nach dem Stuhle, Schauder über den ganzen Körper. [CK 289]

Nach dem Stuhle schnürt sich der After über den hervortretenden Mastdarm zu, der dann eingeklemmt und bei Berührung wie wund schmerzhaft ist (*Frz.*). [CK 290]

Im After, beim Gehen, ein beissender Wundheits-Schmerz, und im Mastdarme Brennen (*Rkt.*). [CK 291]

Empfindliches Zwängen, Reissen und Ziehen im After und Mittelfleische, und von diesem aus durch die ganze Harnröhre (*Gff.*). [CK 292]

■ Harnwege

Harn weit geringer, als gewöhnlich, auch nach vielem Trinken (*H.*). [CK 293]

Oefteres Harnen. [CK 294]

Dunkler Harn, weingelb, nach einer Stunde sich trübend (*W.*). [CK 295]

Der Harn bekommt später fliegende Flocken und röthlichen Satz (*W.*). [CK 296]

Heisser Harn, mit röthlichem Satze (*W.*). [CK 297]

Harnbrennen. [CK 298]

Brennen beim Harnen, vorn an der Gegend der Eichel. [CK 299]

Nach dem Harnen kommen etliche Blut-Tropfen nach. [CK 300]

Blut-Harnen. [CK 301]

Auf der Blase klemmende Empfindung (*Gff.*). [CK 302]

In der Harnröhre, Abends, anhaltendes, stechend-schmerzendes Jücken. [CK 303]

Stechend kriebelnder Schmerz in der Harnröhre und Abgang einiger Feuchtigkeit. [CK 304]

Wundheits-Schmerz in der Harnröhre, bei Berührung derselben, theils für sich, theils beim Harnen. [CK 305]

Jückendes Wundheits-Gefühl in der Harnröhre, durch Druck vermehrt (*Gff.*). [CK 306]

Schleim-Ausfluss aus der Harnröhre. [CK 307]

Wässrichter Schleim-Ausfluss aus der Harnröhre, bei Bewegung. [CK 308]

■ **Geschlechtsorgane**

Ruckweises Reissen in der Ruthe, mit wellenartigem Schmerze über derselben rechts im Bauche (*Gff.*). [CK 309]

Stechende Rucke auf dem Rücken der Ruthe (*Htb.*). [CK 310]

Reissen und zuckendes Reissen in der Eichel (*Gff.*). [CK 311]

Jücken in der Eichel. [CK 312]

Feine-brickelnde Stiche in der Ruthe und an der Spitze der Eichel (*C., Gff., Gr., Htb.*). [CK 313]

Eicheltripper, mit dunkelrother, geschwulstloser Entzündung der innern Vorhaut unter heftigem Jücken und abendlichem Wundheits-Gefühle und Reissen und Ziehen in der Eichel (n. 3 W.) (*Gff.*). [CK 314]

Drückender Stich auf der rechten Seite des Hodensackes (*W.*). [CK 315]

Schmerzlose Geschwulst des linken Hodensackes (*Htb.*). [CK 316]

Erektionen öfters am Tage (*Htb.*). [CK 317]

Nach einer Pollution heftige Aufregung des Geschlechtstriebes, mit Kriebeln im ganzen Körper, wie von übertriebner Geilheit (n. 3 W.) (*Gff.*). [CK 318]

Schleim-Ausfluss aus der Scheide. [CK 319]

Weissfluss, wie Eiweiss. [CK 320]

■ **Atemwege und Brust**

Vergeblicher Niese-Reiz. [CK 321]

Beissendes Trockenheits-Gefühl und Kriebeln in der linken Nasenhälfte, bei Verstopftheit der rechten, und umgekehrt (*Gff.*). [CK 322]

Fast stete Trockenheit der Nase, mit Geruchs-Verminderung (*Htb., W.*). [CK 323]

Häufiges Niesen und Schnupfen-Fluss (*Gff., W.*). [CK 324]

Niesen mit Wundheits-Schmerz in der Brust (*C., W.*). [CK 325]

Stock-Schnupfen. [CK 326]

Heftigster Fliess-Schnupfen (n. 48 St.). [CK 327]

Schnupfen blutigen, sehr zähen Nasenschleimes. [CK 328]

Schnupfen mit Wundheits-Schmerz des rechten innern Nasenflügels (*W.*). [CK 329]

Ausfluss gelber, dünner, zuweilen blutigen Feuchtigkeit aus der Nase, die davon wund wird und brennend schmerzt. [CK 330]

Heiserkeit (d. 5. T.). [CK 331]

Heiserkeit bis zum Halsgrübchen herab. [CK 332]

Brennen im Halse, mit Reiz zum Hüsteln im Kehlkopfe, wie von Trockenheit, mit ängstlicher Athembeklemmung und Ablösung wenigen Schleimes beim Husten (*Htb.*). [CK 333]

Heftiger Husten-Reiz, Abends im Bette und früh, tiefer in der Luftröhre, als wohin der Husten stossen kann, daher die Heftigkeit desselben und Unmöglichkeit, Etwas los zu husten. [CK 334]

Husten, dessen Anreizung tief in der Brust entsteht, und der nicht nachlässt, bis Erbrechen und Ausfluss wässrichten Speichels erfolgt. [CK 335]

Einige Stunden lang heftiger, unabgesetzter, Erbrechen erregender Husten (n. 1 St.). [CK 336]

Trockner Husten, mit Würgen zum Erbrechen, Nachmittags und gegen Abend. [CK 337]

Trockner Husten mit Kratzen im untern Theile des Brustbeins und Stichen im rechten Stirnhügel (*Schk.*). [CK 338]

Nächtlicher Husten, vorzüglich nach Mitternacht. [CK 339]

Blut-Auswurf, Nachmittags und Nachts, bei mässigem Husten und unruhigem Schlafe, mit schweren schreckhaften Träumen. [CK 340]

Athem beengt, weil die Brust von beiden Seiten wie zusammengezogen ist (*Htb.*). [CK 341]

Langsames, schwieriges Athmen, mit Aengstlichkeit, er kann nicht genug Luft einziehen und glaubt, ersticken zu müssen (*Frz.*). [CK 342]

Aengstlichkeit auf der Brust (*C.*). [CK 343]

Beim Sprechen geht der Athem leicht mitten im Worte aus und er muss von vorn anfangen (*H.*). [CK 344]

Engbrüstigkeit, mehrere Stunden lang. [CK 345]

Ruckweise Engbrüstigkeit, als läge Etwas schweres auf der Brust. [CK 346]

Beim Bücken und im Sitzen ist die Brust sehr beengt, sie muss die Kleider aufmachen; Athem langsamer und kürzer (*H.*). [CK 347]

Beim Einathmen Gefühl, als wäre Brust und Luftröhre zu eng, durch Laufen und Treppensteigen nicht vermehrt (*H.*). [CK 348]

Beim tief Athmen, als wäre es in der Gegend der dritten und vierten Ribbe zu eng (*W.*). [CK 349]

Beim tief Athmen Schmerz in der Brust-Seite, als wären die Lungen angewachsen und könnten sich nicht frei ausdehnen. [CK 350]

Der Athem-Hauch aus den Lungen stinkt wie fauler Käse. [CK 351]

Brust-Drücken mit Herzklopfen. [CK 352]

Druck-Schmerz im Innern der Brust, auf einer kleinen Stelle erst nach der rechten, dann nach der linken Seite hin, ein stumpfer Druck (*Gff.*). [CK 353]

Drückender, beengender Schmerz im hintern Theile der Brust, bei aufgerichtetem Körper, durch tief Athmen sehr erhöht und dann durch die ganze untere Brust gehend; beim Vorbeugen ist der Schmerz kaum merkbar, erscheint aber wie eine Art Rheumatismus, wenn er unter Bewegung der Arme sich stark hinter beugt (*Htn.*). [CK 354]

Spannendes Drücken an verschiedenen Stellen der Brust (*W.*). [CK 355]

Ein klammartiger Druck auf einer kleinen Stelle zu beiden Seiten des Brustbeines, im Sitzen; im Gehen sich verlierend (*Htb.*). [CK 356]

Klammartiger Zusammenzieh-Schmerz über den untern Brust-Muskeln, dem untern Rücken und den Oberarmen, beim Gehen im Freien. [CK 357]

Spannen der Brust-Muskeln beim Ausdehnen der Arme. [CK 358]

Zucken in der linken Brust-Seite, flüchtig und schmerzlich, wie elektrische Stösse (*Gr.*). [CK 359]

Stiche auf der linken Brust-Seite, unter dem Schlüsselbeine, in taktmässigen Absätzen, tief in die Brust hinein; bald darauf bloss stumpfes Wehthun, bei jedem Einathmen verschlimmert, und einige Tage hindurch wiederkehrend (d. 3. T.) (*Gr.*). [CK 360]

Starke Stiche in der Brust. [CK 361]

Stechender Knochen-Schmerz im Schlüsselbeine. [CK 362]

Ein Stich tief in der Brust, beim Lachen (*Htb.*). [CK 363]

Stumpfer Stich unter dem Herzen, beim tief Athmen (*H.*). [CK 364]

Heftige, absetzende Stiche in der rechten Brust, mehr nach der rechten Seite hin, welche kaum zu athmen verstatten (*Gff.*). [CK 365]

Feiner Stich-Schmerz in der Brust. [CK 366]

Feiner Stich-Schmerz in der rechten Brust-Seite, meist beim Athmen (n. 9 T.). [CK 367]

Ein drückendes Brennen hinter dem Schwertknorpel, in Absätzen wiederkehrend (*Htn.*). [CK 368]

Wundes Brennen auf dem Brust-Knochen, auf einer kleinen Stelle rechts neben der Herzgrube (auch *Gff.*). [CK 369]

Zur weiblichen rechten Brust heraus jähling ein empfindlicher Stich (*Gr.*). [CK 370]

Brenn-Schmerz plötzlich zwischen den weiblichen Brüsten (*Gr.*). [CK 371]

Drücken in der Warzen-Gegend der linken Brust (*Gff.*). [CK 372]

Ausschlag rother Flecke auf der Brust, wie von Flohbiss, mit heftigem Brennen und Reiz zum Kratzen; auch nach Verschwinden der Flecke blieb das Brennen noch viele Tage (*Rkt.*). [CK 373]

■ Rücken und äußerer Hals

Kreuzschmerzen auf der rechten Seite (*W.*). [CK 374]

Schmerz im Kreuze, der sich über alle Theile des Körpers verbreitet (n. 44 St.). [CK 375]

Schmerz im Kreuze, mehr im Gehen, als in der Ruhe (*Schk.*). [CK 376]

Heftig ziehender Druck-Schmerz, links neben dem Kreuze (*Gff.*). [CK 377]

Schneidendes Reissen, tief unten, zu beiden Seiten des Kreuzes (*Gff.*). [CK 378]

Im Rücken, stumpfer, pulsirender Schmerz, gleich neben der Mitte des Rückgrates (*Gff.*). [CK 379]

Spannender Zusammenzieh-Schmerz im Rücken, bis zum Kreuze herab (*Schk.*). [CK 380]

Stechender Schmerz von der linken Rücken-Seite durch die Brust, beim Einathmen (*W.*). [CK 381]

Stumpfer Stich im Rücken, nach am rechten Schulterblatte, der das Athmen hindert, bei Bewegung am meisten fühlbar (*Frz.*). [CK 382]

Spitze Stiche, plötzlich, Abends, neben dem Rückgrate, durch die Brust, bis in die linken Rippenknorpel vor (*Gr.*). [CK 383]

Ein drückender Stich-Schmerz auf der äussern rechten Seite der Lenden-Wirbel, durch Bewegung vermehrt (*W.*). [CK 384]

Stumpfes, ziehendes Stechen zwischen den Schultern herab, weniger beim Bewegen der Theile (*Gr.*). [CK 385]

Ein brennender Stich und starkes Muskel-Zucken unter dem linken Schulterblatte (*Gff.*). [CK 386]

Reissen an der rechten Seite des Schulterblattes (*Gff.*). [CK 387]

Brennendes Brickeln auf dem linken Schulterblatte und der Achsel, fortwährend (*Gr.*). [CK 388]

Kleine Erhöhungen der Haut, nach vorgängigem Jücken, um die Schulterblätter und am rechten Hinterbacken, beissenden Schmerzes bei Berührung, durchs Reiben bald auf gehend und etwas Blut auslassend (d. 3. T.) (*Htb.*). [CK 389]

Im Nacken, arg jückendes Friesel. [CK 390]

Rheumatischer Schmerz im Genicke, Halse und Hinterhaupte (*Gff.*). [CK 391]

Steifheits-Schmerz im Genicke und den äussern Hals-Muskeln (*C., W.*). [CK 392]

Steifheits-Schmerz in der rechten Nacken- und Hals-Seite, am meisten bei Bewegung (*Htb.*). [CK 393]

Auf der linken Hals-Seite, reissende Rucke (*Gff., Gr.*). [CK 394]

Reissen auf der linken Hals-Seite ins linke Ohr hinein und nahe am Schlüsselbeine (*Gff.*). [CK 395]

Ein rothes, glattes Blüthchen an der rechten Hals-Seite, wund schmerzhaft bei Berührung, nach mehreren Tagen platt unter die Haut gehend und so mehrere Wochen bleibend (*Gff.*). [CK 396]

■ **Extremitäten**

In der Achselgrube Brickeln und Fressen, nach Kratzen ärger wiederkehrend (*Gr.*). [CK 397]

Wundheits-Gefühl in der rechten Achselgrube (*Gr. u. Gff.*). [CK 398]

Das Achsel-Gelenk schmerzt, als wenn der Kopf des Oberarm-Knochens für die Gelenk-Kapsel zu gross wäre (*W.*). [CK 399]

Schmerz im Achsel-Gelenke, als wenn es von einander reissen wollte, mit Klopfen, Wühlen und Reissen, Abends, durch Bewegung vermehrt (auch *Tth.*). [CK 400]

Stumpfer Schmerz und Zucken in der Achsel, als hätte er eine schwere Last getragen (*Gr.*). [CK 401]

Spannen in der rechten, Ziehen in der linken Achsel (*Gff.*). [CK 402]

Druck-Schmerz am Rande der Achsel-Gelenke (*Gff.*). [CK 403]

Klemmen und Bohren an der untern Seite des rechten Achsel-Gelenkes (*Gff.*). [CK 404]

Anhaltender brennender Stich auf der rechten Achsel (*Htb.*). [CK 405]

Schmerzloses Knacken im linken Schulter-Gelenke, mit Lähmigkeits-Gefühl im Oberarme beim Aufheben des Armes und Reissen im Ellbogen-Gelenke beim Beugen desselben, Abends im Bette (*Htb.*). [CK 406]

Lähmiger Schmerz im rechten Achsel-Gelenke, mit Druck-Schmerz auf den Schulter-Knochen (sogleich.) (*W.*). [CK 407]

Ermüdungs-Schmerz in den Armen, besonders im Achsel-Gelenke. [CK 408]

Zerschlagenheit der Arme. [CK 409]

Schwäche, Lässigkeit der Arme, beim Schreiben (*C.*). [CK 410]

Ein Blutschwär am linken Arme. [CK 411]

Reissende Rucke am rechten Arme und den Fingern (*Gr.*). [CK 412]

Der Oberarm schmerzt wie von einem Schlage, mit Schwere und herab Ziehen in den Knochenröhren (*Gr.*). [CK 413]

Ziehen im Oberarme (*Gff.*). [CK 414]

Stumpfer Schmerz am untern Theile des Oberarmes (*Gr.*). [CK 415]

Zucken, öfters, im linken Oberarme, schlimmer beim Berühren. [CK 416]

Stechender Druckschmerz von Zeit zu Zeit auf dem linken Oberarm-Knochen (*W.*). [CK 417]

Lähmiger Druck-Schmerz im linken Oberarme bis ins Ellbogen-Gelenk, durch auswärts Beugen des Armes vermehrt (*W.*). [CK 418]

Zerschlagenheits-Schmerz beider Oberarme und Schultern (*W.*). [CK 419]

Zerschlagenheits-Schmerz der Oberarme beim Befühlen. [CK 420]

Im Ellbogen-Gelenke, beim Aufheben des Armes, spannende Lähmung, beim gerade Strecken, Stich-Schmerz. [CK 421]

Rheumatisches Ziehen und Spannen in der Ellbogen-Gegend des rechten Armes (*Gff.*). [CK 422]

Drückendes Ziehen im Ellbogen, bis in die Finger (*Gff.*). [CK 423]

Heftiges Reissen in der Ellbogenröhre des linken Unterarmes (*Gff.*). [CK 424]

Im Vorderarme und Ellbogen Reissen (*Gff.*). [CK 425]

Ziehendes Reissen am rechten Vorderarme, dicht am Hand-Gelenke (*Htn.*). [CK 426]

Reissen und Stechen am linken Vorderarme und den Fingern früh (*Htb.*). [CK 427]

Schmerzen der Beinhaut am rechten Speiche-Knochen, durch darauf Drücken verstärkt (*W.*). [CK 428]

Zusammenziehender Schmerz in den Vorderarm-Muskeln, bei und nach Gehen im Freien. [CK 429]

Linsen grosse Haut-Erhöhungen am rechten Vorderarme, mit argem Jücken und hart Werden nach Kratzen (*H.*). [CK 430]

Im Hand-Gelenke und ganzen rechten Arme mehr in den Muskeln, lähmiger Verrenkungs-Schmerz, bloss bei Bewegung (sogleich.) (*Htb.*). [CK 431]

Lähmigkeits-Gefühl im rechten Hand-Gelenke, in Ruhe und Bewegung (d. 1. T.) (*Htb.*). [CK 432]

Lähmiger und drückender Schmerz in den Mittelhand-Knochen der rechten Hand (*W.*). [CK 433]

Zittern an den Händen, gegen Abend (*Rkt.*). [CK 434]

Arges, Schwäche erregendes Drücken in der ganzen Hand, mit Gefühl, als schwölle sie auf. [CK 435]

Zieh-Schmerz im linken Hand-Gelenke (*W.*). [CK 436]

Reissen in der linken Hand-Wurzel (*Gff.*). [CK 437]

Reissen auf dem linken Handrücken und zwischen den Fingerknöcheln (*Gff.*). [CK 438]

Wellenartiges, stumpfes Reissen auf dem linken Handrücken (*Gff.*). [CK 439]

Feine, langsam zuckende Stiche auf der linken Hand (*Gr.*). [CK 440]

Drückender Brenn-Schmerz im linken Handwurzel-Knochen, früh, nach dem Aufstehen (*Htn.*). [CK 441]

Grosse Hitze und Wärme durch die ganze Hand und den Arm, auch beim Befühlen bemerkbar. [CK 442]

Geschwulst der Hand, mit Kriebeln darin, wie Eingeschlafenheit. [CK 443]

Geschwulst und Hitze der Hand und des Armes, mit Muskel-Zucken und Picken darin. [CK 444]

Geschwulst des Handrückens, und Zerschlagenheits-Schmerz des Mittelhandknochens und kleinen Fingers. [CK 445]

Hitz-Bläschen am Ballen der rechten Hand, mehrere Tage lang (*H.*). [CK 446]

In den Finger-Knochen, schmerzliches Zucken und Mucken, in Absätzen (*Gr.*). [CK 447]

Reissen im linken Zeigefinger, Abends, im Bette (*Htb.*). [CK 448]

Reissendes Bohren im 3ten Gliede des rechten Mittelfingers (*Htn.*). [CK 449]

Reissen und beissendes Brennen auf dem innern Rande des linken Zeige- und Mittelfingers (*Gff.*). [CK 450]

Feines Nadelstechen in der Daumen-Spitze, beim Anfassen besonders fühlbar (*Gff.*). [CK 451]

Lähmiger Schmerz der Daumen-Knochen, von hinten nach vorn zu (*W.*). [CK 452]

Wundheits-Schmerz unter dem Nagel des rechten Daumens, vorzüglich beim Aufdrücken bemerkbar (*Gff.*). [CK 453]

In den Gesäss-Muskeln, Drücken, früh, im Bette (*W.*). [CK 454]

Reissen im rechten Hinterbacken (*Gff.*). [CK 455]

Brennen auf der Haut des Hinterbackens (*Gff.*). [CK 456]

Im Hüft-Gelenke zuckender Schmerz bis ins Knie herab (*W., Gr.*). [CK 457]

Reissen und spannender Druck über und auf der rechten Hüfte (*Gff.*). [CK 458]

Stumpfer Schmerz, plötzlich, als sie gehen will, **wie nach Vertreten, unter dem rechten Hinterbacken,** und dann auch bei jedem Tritte, mehrere Tage wiederkehrend (*Gr.*). [CK 459]

Knochenschmerz der Ober- und Unterschenkel. [CK 460]

Langdauernder Zerschlagenheits-Schmerz an der Inseite der Schenkel, bei schnell Gehen (*H.*). [CK 461]

Lähmiges Reissen im Oberschenkel, ganz oben an der Aussenseite, im Stehen (*Htb.*). [CK 462]

Reissen im dünnen Theile des rechten Oberschenkels (*Gff.*). [CK 463]

Reissen im rechten und Ziehen in der Mitte des linken Oberschenkels (*Gff.*). [CK 464]

Reissen mit Stechen im obern Theile des rechten Oberschenkels, und zugleich in der rechten Unterbauchs-Hälfte (*Gff.*). [CK 465]

Ziehen im obern Theile des Oberschenkel-Knochens und im Hinterbacken, mit Leibweh (*Gff.*). [CK 466]

Wellenförmiger Zieh-Schmerz den ganzen Oberschenkel hinab, der dann eine schmerzliche, im Gehen hindernde Schwäche zurücklässt (*Gr.*). [CK 467]

Unruhe des rechten Schenkels, dass er ihn immer ausstrecken und heranziehen muss, Abends, im Bette (d. 2. T.) (*Htb.*). [CK 468]

Einzelne erhabene Blüthen an den Schenkeln, mit Stich-Schmerz bei Berührung (n. 1 St.) (*W.*). [CK 469]

Brennender Wundheits-Schmerz auf der hintern Seite des rechten Oberschenkels, wie in einer frischen Quetsch-Wunde (*Gr.*). [CK 470]

Muskel-Zucken im linken Oberschenkel, als wenn sich Luftblasen entwickelten (*Gff.*). [CK 471]

Stumpfes Zucken unten am Oberschenkel und an der linken Kniescheibe, im Stehen (*Gr.*). [CK 472]

Empfindliches Zucken im linken Knie, im Sitzen (*Gr.*). [CK 473]

Am Knie plötzlich empfindlicher Schmerz, wie nach Schlag oder in einer Quetsch-Wunde (*Gr.*). [CK 474]

Scharfer Druck-Schmerz aussen über dem linken Knie, beim darauf Drücken vergehend, gleich aber am innern Fussknöchel wieder erscheinend (*W.*). [CK 475]

Steifigkeit in den Sennen der linken Kniekehle (*W.*). [CK 476]

Strammen im linken Knie-Gelenke und Schenkel, als wäre er zu viel gegangen (*W.*). [CK 477]

Rheumatisches Spannen und Ziehen über den Knieen und unten in den Unterschenkeln (*Gff.*). [CK 478]

Heftiges Reissen in der rechten Kniekehle und am Oberschenkel hinauf (*Gff.*). [CK 479]

Plötzlicher stumpfer Stich im rechten Knie, das dann eine kurze Zeit darauf wehthut (*Gr.*). [CK 480]

Im Unterschenkel ein stumpfer Schmerz, als wäre das Schienbein in der Mitte zerbrochen, bei jedem Tritte (*Gr.*). [CK 481]

Heftiger Schmerz, nach Mitternacht, im Schienbeine, wie zerschlagen, oder, als wenn die Beinhaut abgerissen würde, Schlaf stöhrend mit schnell den ganzen Körper durchdringendem Froste und anhaltendem, starkem Durste. [CK 482]

Druck-Schmerz am rechten Schienbeine, oft wiederkehrend (auch *W.*). [CK 483]

Klemmen am untern Theile des rechten Schienbeines (*Gff.*). [CK 484]

Rheumatisches Ziehen unten im rechten Unterschenkel, nach dem Fuss-Gelenke zu (*Gff.*). [CK 485]

Zuckendes Ziehen in der Wade, zwar sehr kurz, aber sehr oft (n. 1 St.) [CK 486]

Ziehen und Muskel-Zucken im untern Theile der Wade (*Gff.*). [CK 487]

Stumpfes Zucken und schmerzhaftes Ziehen in der Mitte des Schienbeins (*Htn.*). [CK 488]

Langsames Zucken unten im linken Schienbeine (*Gr.*). [CK 489]

Langsam zuckende Nadelstiche auf dem rechten Schienbeine (*Gr.*). [CK 490]

Flüchtig stechendes Zucken oben am linken Schienbeine im Sitzen, mit gebogenem Knie (*Gr.*). [CK 491]

Reissen im Unterschenkel, mehr über den Knöcheln (*Gff.*). [CK 492]

Lähmiges Reissen unten im Schienbeine, Abends im Bette (*Htb.*). [CK 493]

Jücken auf der Inseite der Waden, dass er kratzen muss, wonach es schründet (*W.*). [CK 494]

Jücken auf der Inseite der Waden, durch Kratzen nicht zu tilgen, und nicht eher aufhörend, bis er sich blutig gekratzt, mit Brennen darnach; nach 12 Stunden Geschwulst der Wade, und an der gekratzten Stelle eine Blut-Kruste mit gelblichem Eiter darunter und Zerschlagenheits-Schmerz (*W., C.*). [CK 495]

Harte Geschwulst der Wade, beim Gehen im Freien, mit Brenn-Schmerz. [CK 496]

Die Fuss-Gelenke sind beim Ansetzen zum Laufen schwach und schmerzhaft, als wollten sie brechen (*H.*). [CK 497]

Lähmige Schwäche an der äussern Seite des Fuss-Gelenkes, beim Gehen im Freien (d. 1. T.) (*Htb.*). [CK 498]

Klamm- und Vertretungs-Schmerz um die äussern Knöchel des linken Fusses (*W.*). [CK 499]

Druck-Schmerz um den äussern Knöchel des linken Fusses, durch Ruhe vergehend (*W.*). [CK 500]

Zerschlagenheits-Schmerz im linken Fuss-Gelenke, in der Ruhe (*W.*). [CK 501]

Schmerzhaftes Dehnen und Zerren unter dem innern Knöchel des linken Fusses, bis unter die Sohle (*W.*). [CK 502]

Reissen in beiden Fersen und in der rechten Achill-Senne (*Gff.*). [CK 503]

Reissen in der rechten Seite des linken Fusses, nach der Sohle und Ferse hin (*Gff.*). [CK 504]

Reissen auf dem rechten Fussrücken (*Gff.*). [CK 505]

Fippern um den äussern Knöchel des rechten Fusses (*W.*). [CK 506]

Kriebeln im Fusse. [CK 507]

Hitz- oder Brenn-Schmerz, wie von glühenden Kohlen, am rechten Fusse, augenblicklich und oft wiederkehrend. [CK 508]

Brennen am linken Fussballen, wie Feuer, mit Stichen, mehr beim Stehen, als beim Gehen (d. 4. T.) (*Gr.*). [CK 509]

Kalte, feuchte Füsse beim Sitzen in der warmen Stube (*Gff.*). [CK 510]

Die Zehen schmerzen selbst bei geringem Gehen wie vom Drucke harter Stiefeln (*Gr.*). [CK 511]

Fippern im Knöchel der rechten grossen Zehe, wie Muskelzucken, oder, als wenn Bläschen aufplatzten (*Gff.*). [CK 512]

Schmerzliches, wie nervöses Zucken in der grossen Zehe, früh, im Bette (*Gr.*). [CK 513]

Schmerz, wie gequetscht, zuweilen muckend, in der Spitze der mittelsten linken Zehe (*Gr.*). [CK 514]

Reissen in der Mittelzehe des linken Fusses (*Gff.*). [CK 515]

Reissen im untern Gliede der linken grossen Zehe und rechts auf dem linken Fussblatte (*Gff.*). [CK 516]

Heftiges Reissen im Ballen der linken kleinen Zehe und von da in die Sohle hinein (*Gff., Htb.*). [CK 517]

Taktmässige brickelnd brennende Stiche an der Spitze der linken grossen Zehe (*Gr.*). [CK 518]

■   Allgemeines und Haut

Alle Gelenke schmerzen wie zerschlagen, oder ermüdet (*W.*). [CK 519]

Unstetigkeit der Gelenke, als wollten sie zusammenbrechen (*W.*). [CK 520]

Ziehen und Abgeschlagenheits-Gefühl in den Gelenken, besonders der Kniee, Füsse und Handwurzeln. [CK 521]

Lähmig ziehende Schmerzen an verschiedenen Stellen der Hände und Beine (*W.*). [CK 522]

Kurzes Ziehen oder Zucken, bald hier, bald da, wonach dann ein stetes Wehthun zurückbleibt (*Gr.*). [CK 523]

Heisse zuckende Stiche an verschiedenen Theilen des Körpers (*W.*). [CK 524]

Abends ist's ihm am unwohlsten (*H.*). [CK 525]

Wein und Kaffee scheinen die Wirkung nicht aufzuheben (*Htb.*). [CK 526]

Jücken über den ganzen Körper, sehr hartnäckig, mehrere Tage hindurch. [CK 527]

Jücken, wie von Flöhen, meist an kleinen Stellen, nach einiger Zeit vergehend und anderswo erscheinend, vorzüglich Abends, weniger am Tage, Nachts kaum (*Gr.*). [CK 528]

Jücken am Kreuze, auf der Brust, am Halse und im Nacken, mit Wundheits-Schmerz und Wundheit nach Kratzen (*H.*). [CK 529]

Jücken und Brennen, Abends, bald hier, bald da, bei erhöhter Körper-Wärme (*Gff.*). [CK 530]

Feine, zuweilen jückende Stiche in der Haut, hie und da, besonders Abends im Bette (*Htb.*). [CK 531]

Abschälung der Haut des ganzen Körpers (*Hoffmann.*). [CK 532]

Arg jückendes Friesel am Nacken, dem Rücken und den Oberschenkeln, nach Kratzen immer ärger und fressender, und stechend wie von Nadeln hinterdrein. [CK 533]

Rothe, jückende Friesel-Ausschläge, an den Armen, Kopf und dem ganzen Körper, theils einzeln, theils in Flecken und sehr beschwerlich und hartnäckig (*Bergius, M. M.* p. 320.). [CK 534]

Ausschlag rother Pusteln an der Aussenseite der Arme und Beine, bloss beim Ausziehen der Kleider kitzelnd brennend. [CK 535]

Blüthenartiger, geschwüriger Ausschlag (an den Finger-Gelenken), Abends am meisten jückend. [CK 536]

Eine frische Wunde (am Knie) entzündet sich, brennt sehr und es giebt von Zeit zu Zeit scharfe Stiche in das Glied hinein (*Gr.*). [CK 537]

In einer Quetsch-Wunde arges Fressen und Pochen (*Gr.*). [CK 538]

Um das Geschwür, Jücken, mit Röthe (*W.*). [CK 539]

Um das Geschwür Jücken und Schmerzen bei der geringsten Berührung (*W.*). [CK 540]

Im (vorhandenen) Geschwüre entstehen Stiche, besonders Abends. [CK 541]

Im Geschwüre ziehender, am Rande desselben, stechender Schmerz. [CK 542]

Müdigkeit und Unruhe in den Beinen; er muss sie von einem Orte zum andern legen (*W.*). [CK 543]

Zieh-Schmerz durch die ganze linke Körper-Seite, mit Eingeschlafenheits-Gefühl, besonders empfindlich an der Hand und dem Fusse (*Gff.*). [CK 544]

Schwere und Zerschlagenheit aller Glieder, wie bei zurückgetretenem Schnupfen (n. 96 St.). [CK 545]

Schwere in allen Gliedern bei Bewegung (*H.*). [CK 546]

Schwere in den Gliedern; er scheut die Bewegung und kann sich zu Nichts entschliessen (*Frz.*). [CK 547]

Träge, phlegmatisch und müde in den Beinen; Gehen behagt ihm nicht (*Htb.*). [CK 548]

Beim Gehen geneigt, mit vorn überhangendem Oberbauche zu eilen und dabei zu singen, doch Alles schwerfällig und mit Gezwungenheit (*H.*). [CK 549]

Grosses Leichtigkeits-Gefühl im Körper. [CK 550]

Schwäche, Ermattung. [CK 551]

Grosse Ermattung in den Gliedern (*Schk.*). [CK 552]

Grosse Mattigkeit beim Gehen (*Rkt.*). [CK 553]

Ungemeines Sinken der Kräfte (*Act. Helvet.*). [CK 554]

Unbehaglichkeits-Gefühl im ganzen Körper, mit Gähnen und Dehnen, Weh im Unterleibe und Aufstossen (*Rkt.*). [CK 555]

Sehr faul, keine Lust zur Arbeit, mit stetem Gähnen (*Rkt.*). [CK 556]

Sehr übernächtig und blass, als hätte er nicht ausgeschlafen, den ganzen Tag (*Htb.*). [CK 557]

■ **Schlaf, Träume und nächtliche Beschwerden**

Starkes Gähnen und Dehnen (sogleich.) (*Htb.*). [CK 558]

Tages-Schläfrigkeit. [CK 559]

Unwiderstehliche Schläfrigkeit, 5 Stunden vor der gewohnten Schlaf-Zeit (*Frz.*). [CK 560]

Unruhiger, nicht erquickender Schlaf. [CK 561]

Unruhiger, durch verworrene Träume gestörter Schlaf. [CK 562]

Spätes Einschlafen, und nach kurzem Schlummer, Erwachen kurz vor Mitternacht mit Gefühl verminderter äusserer Empfindung aller Glieder, selbst der Ruthe und des Bauches (*Gff.*). [CK 563]

Nach festem Schlafe erwacht sie wie betäubt. [CK 564]

Er erwacht Nachts mit Brecherlichkeit. [CK 565]

Erwachen, 3 Uhr Nachts mit starkem Schwere-Gefühl in allen Gliedern, und dem Kopfe; er kann lange nicht einschlafen und wird dann von ängstlichen Träumen geplagt (*Gff.*). [CK 566]

Alpdrücken nach Mitternacht, und nach dem Erwachen, Eingeschlafenheit der Glieder und Kraftlosigkeit der Hände (*Gff.*). [CK 567]

Oefteres Erwachen nach Mitternacht bis gegen Morgen; er liegt dann auf dem Rücken, mit offnem Munde, trockner Zunge, Spann-Schmerz und Schwere im Hinterkopfe (*H.*). [CK 568]

Im Schlafe heftige Erschütterungen des Körpers, dass er sich dabei sogar in die Zunge beisst. [CK 569]

Oefteres Aufschrecken im Schlafe (*Gr.*). [CK 570]

Nach dem Schlafe, höchste Verdriesslichkeit. [CK 571]

Er erwacht, nach lebhaften Träumen, Nachts, 2 Uhr, und kann wegen Ueberreiztheit nicht mehr schlafen (*C.*). [CK 572]

Wegen grosser Munterkeit konnte er vor 3 Uhr früh nicht einschlafen (*Rkt.*). [CK 573]

Schlaf voll Träume. [CK 574]

Schreckliche Träume. [CK 575]

Viel erinnerliche Träume gegen Morgen (*H.*). [CK 576]

Unerinnerliche Träume (*W.*). [CK 577]

Traum, sein Rücken sey mit Warzen und Auswüchsen übersäet (*W.*). [CK 578]

Schreckhafter Traum mit Zusammenfahren, als stürze er von einer Höhe herab (*W.*). [CK 579]

Sehr lebhafte Träume, vor Mitternacht ängstlich, nach Mitternacht, lächerlich (*Gff.*). [CK 580]

Wohllüstige Träume und als habe er eine Pollution gehabt (*Gff.*). [CK 581]

■ **Fieber, Frost, Schweiß und Puls**

Empfindlich gegen kalte Luft (*Gff., C.*). [CK 582]

Frostig in der warmen Stube, mit Schläfrigkeit (*Gff.*). [CK 583]

Schaudern und Grausen im Rücken, der Brust und dem Oberbauche (*W.*). [CK 584]

Schauder, öfters über den ganzen Körper, mit Gänsehaut und eiskalten Händen und Füssen, im warmen Zimmer (*Htn.*). [CK 585]

Schauder über den Rücken und die Arme. [CK 586]

Frost bei Bewegung. [CK 587]

Frost über den Unterleib und die Arme bei erweiterten Pupillen (n. 35 St.). [CK 588]

Frost und Kälte der Arme und Beine. [CK 589]

Frost, als würde sie wiederholt mit kaltem Wasser übergossen, besonders über Arme, Leib, Hüften und Füsse, bei Gähnen, Augenthränen und völliger Wärme des Gesichtes und der Hände (*Gr.*). [CK 590]

Ganz kalt, äusserlich, 36 Stunden lang bei grossem Durste, ohne nach Erwärmung zu verlangen, ohne die freie Luft zu scheuen, und ohne nachfolgende Hitze. [CK 591]

Sehr frostig den ganzen Tag, verdriesslich und unbehaglich, angegriffen und elend, wie vor schwerer Krankheit; dabei zwar etwas Appetit, doch Unbehaglichkeit nach dem geringsten Genusse; bloss im Freien ist's leidlich (*Gr.*). [CK 592]

Starker Frost im ganzen Körper (*Schk.*). [CK 593]

Schüttelfrost (*Schk.*). [CK 594]

Frost und Kälte des ganzen Körpers, mit engbrüstiger Zusammenziehung und Beklemmung der Brust vorn und hinten. [CK 595]

Fieber-Frost, mit Durst auf kaltes Wasser. [CK 596]

Frost, ausser dem Bette; im Bette Hitze. [CK 597]

Inneres Frieren (*Gr.*). [CK 598]

Kälte-Gefühl und Schweiss an den Unterschenkeln, darnach Hitze über und über, am meisten im Kopfe. [CK 599]

Kälte der Arme und Beine, ohne dass er daran friert (*Mr.*) (*Meyer?*). [CK 600]

Kalte Hände und Füsse, wie eines Todten (*Schk.*). [CK 601]

Kalte Füsse, die sich jedoch im Bette erwärmen (*Gr.*). [CK 602]

Kalte Hände mit Frost über und über, ohne Schauder, mit Trockenheit im hintern Munde bei Speichel-Zusammenfluss im vordern, ohne Verlangen auf Getränke, zwei Stunden lang (*Tth.*). [CK 603]

Kaltes Rieseln zu beiden Seiten des Oberarms, über den Rücken und die Füsse, beim Gähnen (*Gr.*). [CK 604]

Nach dem Essen, schnellerer Puls und Gefühl, als gesche der Herzschlag links neben dem Magen, Fippern im Augenlide, ungewöhnlich deutlicheres Sehen, doch so, wie durch Hohlgläser, und eine Art Schwimmen vor den Augen (*C.*). [CK 605]

Voller, gespannter, harter, aussetzender Puls (*Gmelin.*). [CK 606]

Puls gegen Abend um 20 Schläge schneller, mit erhöhter Körper-Wärme und Aufgeregtheit (*Gff.*). [CK 607]

Erhöhte Wärme über den ganzen Körper (*Schk.*). [CK 608]

Heftiges hitziges Fieber (*Hoffmann, Act. Helvet.*). [CK 609]

Abends viel Durst, bei grosser Trockenheit des Mundes, die sich durch Trinken auf Augenblicke verliert (*Gr.*). [CK 610]

Moschus

Moschus. Bisam [RAL I (1830), S. 314–325]

(Die in einem hinter dem Nabel des im gebirgichten Asien wohnenden Moschusthieres (Moschus moschiferus) befindlichen, behaarten Beutel anzutreffende, salbenartige Substanz wird getrocknet zu dem grünlichen, käuflichen *Moschus*.)

Schon beifolgende Symptome, die man zu größerer Vollständigkeit vermehrt zu sehen wünschen muß, lassen uns eine höchst kräftige Substanz von Eigenschaften, die man sonst bei keinem andern Arzneimittel antrifft, ahnen.

Bisher hat man meist nur einen sehr empirischen Gebrauch vom Moschus gemacht und ihn, vorzüglich in neuern Zeiten, so allgemein bei allen Arten von Sterbenden in großen, theuren Gaben gemißbraucht, daß es zum Spotte beim Publikum geworden ist.

Kennten wir die Arten von Konvulsionen genau, die Moschus zuwege bringen soll, welche aber von den Schriftstellern, nach ihrer Weise, nur mit diesem einzelnen Worte angedeutet werden, so könnte man die Fälle bestimmen, in denen diese Arznei bei einigen Kinderkonvulsionen homöopathisch am hülfreichsten wäre.

Daß er aber in mehrern Arten von Starrkrampf ein heilbringendes Mittel sei, dieß haben schon die bestimmtesten Erfahrungen eines *Lentin, Zanetti, Morgenstern, Röbol* und Andrer gelehrt. Moschus wirkt hier homöopathisch, wie man aus seinen eigenthümlichen Symptomen sieht.

Man wird große Heilkräfte von ihm erfahren in dem gespannten, tonisch krampfhaften Zustand der meisten hypochondrischen Personen, wenn man ihn nicht, wie bisher, in großen, sondern in den kleinsten, hoch potenzirten Gaben, wenigstens als ein homöopathisches Zwischen-Mittel, bei ihnen gebraucht wird.

Zu dieser Absicht wird ein Gran guter Moschus mit 3 Mal 100 Granen Milchzucker binnen 3 Stunden zur millionfachen Pulver-Verdünnung gerieben und die Auflösung eines Granes derselben in 100 Tropfen gewässertem Weingeiste, nach zwei Schüttel-Schlägen, ferner durch noch 25 Verdünnungs-Gläser (jedes zu zwei Dritteln mit 100 Tropfen Weingeist gefüllt) zur decillionfachen Kraft-Entwickelung gebracht (nach der Anleitung im zweiten Theile des Buchs von den chron. Krankh.), womit ein feinstes Streukügelchen befeuchtet wird zur Gabe beim homöopathischen Gebrauche.

Seine Geschlechtstrieb erregenden Kräfte sind Erstwirkung und bringen das gerade Gegentheil in der Nachwirkung hervor, so wie Personen, die Moschus an sich tragen, um sich wohlriechend zumachen, durch den ersten Einfluß dießes heftigen Geruchs auf ihre Nerven, sich schwächen und eine Menge Nerven-Erregungen zuziehn.

Der Geruch des Moschus, Kleidern und Geräthen mitgetheilt, vergeht auch in noch so vielen Jahren nicht, und wird kaum durch Hülfe von Hitze vertrieben, weßhalb dergleichen Dinge von langwierig Kranken sorgfältig entfernt werden müssen.

Die Namens-Verkürzungen der Mit-Beobachter sind: *Groß [Gß.], Friedr. Hahnemann [Fr. H-nn.], Stapf [Stf.].*

Moschus

- ### Gemüt

Herzklopfen, wie von ängstlicher Erwartung (n. 4 St.) [*Stf.*]. [RAL 150]

Große Aengstlichkeiten [*Fr. Hoffmann,* Med. rat. syst. III. S. 92 – *Cartheuser,* Fundam. Mat. med. S. 380]. [RAL 151]

Verdrießlich (die ersten St.) [*Stf.*]. [RAL 152]

- ### Schwindel, Verstand und Gedächtnis

Schwindel [*Cartheuser,* a.a.O. S. 380]. [RAL 1]

Im Kopfe deuchtet's ihm wie Schwindel[1] [*Gß.*]. [RAL 2]

Bei der geringsten Bewegung des Kopfs, schwindelartiges Wanken vor den Augen, als bewegte sich etwas schnell auf und ab (sogleich, schon vom Riechen)[2] [*Stf.*]. [RAL 3]

Drehend in der Stirne und vor den Augen, beim Bücken schlimmer (n. $\frac{1}{8}$ St.) [*Stf.*]. [RAL 4]

Schwindel mit Uebelkeit, daß er sich legen mußte, dabei Verlangen auf schwarzen Kaffee (n. 30 St.) [*Fr. H-nn.*]. [RAL 5]

Gehirnbetäubung [*B. L. Tralles,* de Moschi laudibus et abusu limitandis in medela morborum. Vratisl. 1783. 8]. [RAL 6]

Dumm machender, zusammendrückender Kopfschmerz auf einer kleinen Stelle, dicht über der Nasenwurzel (n. 1 St.) [RAL 7]

Es ist ihm bisweilen, als wollten ihm die Sinne vergehen, mit allgemeinem betäubendem Drucke des Gehirns, einem Zusammendrücken ähnlich [*Gß.*]. [RAL 8]

Eingenommenheit des Kopfs, mit betäubendem Drucke des Gehirns [*Gß.*]. [RAL 9]

Benommenheit des Kopfs; der obere Theil desselben deuchtet ihm gespannt, doch schmerzlos [*Gß.*]. [RAL 10]

Nimmt den Kopf ein [*H. J. N. Cranz,* Mat. med. I. S. 252]. [RAL 11]

Eingenommenheit des Kopfs, wie von Trunkenheit [*Tralles,* a.a.O.]. [RAL 12]

- ### Kopf

Kopfweh [*Cartheuser,* a.a.O. – *Lucas Schroeck,* hist. Moschi, Aug. Vindel. 1682. – *Rolfinck,* Epit. Meth. cogn. et curand. m. Cap. de Cap. dol.]. [RAL 13]

Heftiges Kopfweh [*Rob. Boyle,* de insigni effl. effic. Cap. 6]. [RAL 14]

Bei stärkerer Bewegung des Kopfs, z.B. Treppen-Steigen, eine Schmerzhaftigkeit darin (n. 4 St.) [*Stf.*]. [RAL 15]

Schwere im Kopfe [*Tralles,* a.a.O. – *Fr. H-nn.*]. [RAL 16]

Schwerheits-Gefühl im Kopfe (n. $\frac{1}{2}$ St.) [*Stf.*]. [RAL 17]

Der ganze Kopf thut ihr weh; es zieht bald da, bald dorthin, bis in den Nacken, wo es spannt; in der freien Luft besser, im Zimmer viel schlimmer (n. 1 St.) [*Stf.*]. [RAL 18]

Schmerzhaftes Ziehen im Kopfe, vom Hinterhaupte in die Ohren und von den Ohren in die Zähne, mehr in der rechten Seite (n. 3 St.) [*Stf.*]. [RAL 19]

In der Schläfe, leises, schnelles Ziehen [*Gß.*]. [RAL 20]

Krampfhaftes Ziehen durch den ganzen Kopf [*Gß.*]. [RAL 21]

Flüchtig ziehendes Drücken in der rechten Schläfe [*Gß.*]. [RAL 22]

Auf dem Kopfe und oben in der Stirne, allgemeiner Druck [*Gß.*]. [RAL 23]

Gleich über dem Augenhöhlrande, als drückte man mit einem dumpfen Körper da ins Hirn [*Gß.*]. [RAL 24]

Auf dem linken Augenbraubogen, betäubender Druck [*Gß.*]. [RAL 25]

Das Blut steigt nach dem Kopfe [*Sanctorius,* Comment. in artem med. Gal. §. 71]. [RAL 26]

In der Stirne, gelindes Stechen [*Stf.*]. [RAL 27]

Jücken hie und da auf dem Haarkopfe, nach Kratzen vergehend [*Gß.*]. [RAL 28]

- ### Gesicht und Sinnesorgane

Es beißt ihr in den Augen, wie vom Rauche, mit Wasser-Auslaufen (sogleich vom Geruche) [*Stf.*]. [RAL 29]

Jücken in den Augen, daß sie reiben muß (n. $\frac{1}{2}$ St.) [*Stf.*]. [RAL 30]

Trübe vor den Augen [*Stf.*]. [RAL 31]

Heiß im Gesichte, mit Trübheit vor den Augen [*Stf.*]. [RAL 32]

Flüchtiges Drücken auf dem linken Jochbeine, öfters wiederkehrend [*Gß.*]. [RAL 33]

Auf dem rechten Jochbeine flüchtiges, kältendes Brennen (n. 28 St.) [*Gß.*]. [RAL 34]

Plötzliches, flüchtig vorübergehendes Rauschen im Ohre, wie vom rauschenden Fittig eines gro-

---

[1] Von zwei Granen in Pulver.

[2] Von zwei Granen mit Zucker und Wasser gerieben, auf drei Mal in zwei Tagen gegeben.

ßen Vogels, bald im rechten, bald im linken (n. 60 St.) [*Gß.*]. [RAL 35]

Nasenbluten [*Schroeck,* a.a.O. – *Boecler,* Adnot. ad Herrmanni Cynos. Mat. med. S. 10]. [RAL 36]

Augenblickliches Nasenbluten, vom Geruche (*H. Mercurialis,* de compos. med. I. Cap. 15). [RAL 37]

Gefühl auf der Nasenspitze, wie vom Krabbeln eines Insekts, wogegen er öfters ohne Erfolg wischt, bis es von selbst vergeht (n. 28 St.) [*Gß.*]. [RAL 38]

▪ Mund und innerer Hals

Es schmeckt ihr alles gerade weg; Milch hat ihr keinen Geschmack [*Stf.*]. [RAL 39]

▪ Magen

Wiederholtes, gewaltsames, hörbares Aufstoßen von Luft [*Gß.*]. [RAL 40]

Aufstoßen von Luft, verbunden mit Herankommen geschmackloser Feuchtigkeit in den Mund [*Gß.*]. [RAL 41]

Scharrige Empfindung im Schlunde herauf, wie Sood, mit einiger Uebelkeit, wie beim Würmer-beseigen [*Gß.*]. [RAL 42]

Uebelkeit schien ihr in die Herzgrube heran zu kommen, wobei ihr der Nabel eingezogen ward, mit klammartiger Empfindung [*Fr. H-nn.*]. [RAL 43]

Wegen Uebelkeit und Kopfweh muß sie zwei Nachmittage zu Bette liegen [*Fr. H-nn.*]. [RAL 44]

Anfallweise Uebelkeit, sechs Tage nach einander [*Fr. H-nn.*]. [RAL 45]

Brecherlichkeit früh (n. 22 St.) und Abends (n. 9 St.) [*Stf.*]. [RAL 46]

Erbrechen [*Morgenbesser,* in Nova Acta Nat. Cur. IV. 1770]. [RAL 47]

Es ist ihm um die Herzgrube alles zu eng, mit bei-ßend brennender Wundheits-Empfindung, jedesmal nach dem Mittagessen, drei Tage nach einander [*Fr. H-nn.*]. [RAL 48]

Magendrücken [*Morgenbesser,* a.a.O.]. [RAL 49]

Vollheits-Gefühl in der Magen-Gegend, schon durch mäßiges Essen vermehrt (n. 3 St.) [*Stf.*]. [RAL 50]

Links neben der Herzgrube einiger Druck [*Gß.*]. [RAL 51]

In und über der Herzgrube (in der Brust) Weh-thun, besonders beim Einathmen, verbunden mit einer Aengstlichkeit in der Brust (n. 6 St.) [*Gß.*]. [RAL 52]

Spannendes Drücken in der Magen-Gegend, mit einiger Schmerzhaftigkeit des Unterleibes; das spannende Drücken zog sich nach 1/2 Stunde in den ganzen Unterleib (n. 1 1/2 St.) [*Stf.*]. [RAL 53]

▪ Abdomen

In der rechten Seite, unter den kurzen Ribben, feine, scharfe, flüchtige Stiche, fast wie feines Zwicken, was zu Reiben nöthigt [*Gß.*]. [RAL 54]

Jückender, feiner Stich in der rechten Bauch-Seite unter den kurzen Ribben; das Jücken hält nach dem Stiche noch an und zwingt zum Reiben [*Gß.*]. [RAL 55]

Einzelne, heftige Stiche in der Nabel-Gegend, tief innen, vorzüglich beim Einathmen (n. 1/2 St.) [*Stf.*]. [RAL 56]

Ruckweises Zusammenraffen über dem Nabel, das ihr den Athem versetzt [*Stf.*]. [RAL 57]

Schmerz in der Nabel-Gegend [*Morgenbesser,* a.a.O.]. [RAL 58]

In der rechten Bauch-Seite, unterhalb des Nabels, einfaches Wehthun [*Gß.*]. [RAL 59]

Es ist ihr zu eng im Unterleibe, ohne Schmerz, mit Aengstlichkeit, daß sie keine Arbeit vornehmen und nirgends bleiben konnte, sondern umher laufen mußte; sie lief zu mehrern Bekannten, verweilte sich aber nirgend über etliche Minu-ten (sogleich) [*Fr. H-nn.*]. [RAL 60]

Lautes Knurren, ohne Aufhören im Bauche, ohne Blähungs-Beschwerden; es schweigt nach Ti-sche und schon beim Essen [*Gß.*]. [RAL 61]

▪ Rektum

Durchfall [*Morgenbesser,* a.a.O.]. [RAL 62]

Es drängt ihn zu Blähungs- und Stuhl-Abgang; der Stuhl ist natürlich; vor demselben, doch nicht mit demselben, gehen leise Blähungen ab [*Gß.*]. [RAL 63]

Verschlossener Leib mehre Tage [*Fr. H-nn.*]. [RAL 64]

Kriebeln am Ausgange des Mastdarms, was durch Reiben vergeht [*Gß.*]. [RAL 65]

▪ Geschlechtsorgane

Es scheint den Geschlechtstrieb zu erregen [*Gß.*]. [RAL 66]

Erregter Geschlechtstrieb [*Vogel,* hist. Mat. med. S. 356. – *Piderit,* Pharm. rat. S. 268]. [RAL 67]

Rege Begattungskraft, bei einem abgelebten Greise [*Weickard,* [RAL 68]

Med. pract. Handbuch. Heilbronn und Rothenb.
   1789, 1799].³ [RAL 69]
Erregt das Monatliche [*Schroeck*, a.a.O.]. [RAL 69a]
Ausbruch des Monatlichen, schon vom Geruche
   [*Vogel*, a.a.O. – *Th. Bartholin*, Epist. med. Cent. II.
   S. 87]. [RAL 70]
**Ein Ziehen und Drängen nach den Geschlechts-
   theilen zu; Gefühl, als sollte das Monatliche
   erscheinen** (n. 9, 22 St.) [*Stf.*]. [RAL 71]
Das Monatliche kam 6 Tage zu früh und sehr stark
   (n. 5 Tagen) [*Stf.*]. [RAL 72]

■   **Atemwege und Brust**

Starkes Niesen [*Gß.*]. [RAL 73]
Die vorher vom Stock-Schnupfen verstopfte Nase
   wird nach reichlichem Ausschnauben plötzlich
   frei [*Gß.*]. [RAL 74]
In der Kehle Gefühl wie von Schwefeldampf, mit
   Zusammenschnürung der Luftröhre, vom Geru-
   che (sogleich) [*Stf.*]. [RAL 75]
Beim Einathmen, welches ganz frei ist, hat er fast
   die Empfindung, als hätte er vorher in Schwefel-
   dampf geathmet [*Gß.*]. [RAL 76]
Oben in der Kehle, plötzliches Gefühl, als wollte es
   ihm den Athem verschließen, fast wie wenn
   man Schwefeldampf eingeathmet hat [*Gß.*].
   [RAL 77]
Erstickende Zusammenschnürung der Brust [*Fr.
   Hoffmann*, a.a.O.]. [RAL 78]
Beengtes Athmen: sie muß tief athmen [*Stf.*]. [RAL
   79]
Zusammenpressung der Brust [*Tralles*, a.a.O.].
   [RAL 80]
In der linken Seite unter den kurzen Ribben, beim
   Tiefathmen, Klemmen [*Gß.*]. [RAL 81]
Vollheit in der Brust [*Tralles*, a.a.O.]. [RAL 82]
In der Seite, an den kurzen Ribben, jückendes Zwi-
   cken [*Gß.*]. [RAL 83]
In der linken Seite, unter den kurzen Ribben,
   absetzende, stumpfe Stiche [*Gß.*]. [RAL 84]
In der linken Brust-Hälfte, stumpfe, absetzende
   Stiche (n. 28 St.) [*Gß.*]. [RAL 85]

■   **Rücken und äußerer Hals**

Links, über dem Steißbeine, im Kreutzknochen,
   empfindlicher Druck, wie mit einem stumpfen
   Körper [*Gß.*]. [RAL 86]
Heftiges Ziehen im Rücken; sie ist das wie eingespannt; wie vor dem Monatlichen [*Stf.*]. [RAL 87]

Links neben dem Rückgrate, in der Mitte des
   Rumpfs, absetzende, stumpfe Stiche [*Gß.*]. [RAL
   88]
Ziehender Druck in einem Nackenmuskel [*Gß.*].
   [RAL 89]

■   **Extremitäten**

Abends, nach dem Niederlegen, im Bette kam ein
   Ziehen und Stechen in den linken Vorder-Arm
   von der Handwurzel bis ins Ellbogen-Gelenk,
   was sie am Einschlafen hinderte; sie mußte ihn
   aus dem Bette herauslegen und ihn auf und ab
   bewegen, um den Schmerz zu mindern, ¹/₂
   Stunde lang (n. 6 St.) [*Stf.*]. [RAL 90]
Klemmender Druck auf der untern Seite des linken
   Vorderarms, nahe am Ellbogen [*Gß.*]. [RAL 91]
Lähmiges Ziehen im rechten Vorderarme, gleich
   über der Handwurzel [*Gß.*]. [RAL 92]
Klammartiges Ziehen in den Händen und Fingern,
   als sollte Krampf (Starrkrampf) darin entstehen
   [*Gß.*]. [RAL 93]
In der linken Hand halbstumpfes Stechen [*Gß.*].
   [RAL 94]
Lähmiges Ziehen im linken Daumen, als sollte
   Klamm-Krampf darin entstehen [*Gß.*]. [RAL 95]
Im linken Daumen, lähmiges Zucken [*Gß.*]. [RAL 96]
Eine Art kältendes Brennen im vordersten Gelenke
   des rechten Zeigefingers [*Gß.*]. [RAL 97]
Im vordern Gliede des linken Zeigefingers, ein
   innerer, einfacher Schmerz; der Finger zittert
   davon (sogleich) [*Gß.*]. [RAL 98]
An der innern Seite des linken Oberschenkels, läh-
   miges Zucken [*Gß.*]. [RAL 99]
An der innern Seite des linken Oberschenkels
   plötzliches Drücken [*Gß.*]. [RAL 100]
Klemmender, stumpfer Druck im Fleische des
   rechten Oberschenkels auf seiner hintern Flä-
   che, mehr nach außen zu [*Gß.*]. [RAL 101]
Jückendes Feinstechen, zum Reiben nöthigend, an
   der Vorderseite des Oberschenkels [*Gß.*]. [RAL
   102]
Ueber dem rechten Knie, scharfes Zwicken [*Gß.*].
   [RAL 103]
An der äußern Seite des linken Oberschenkels,
   unweit des Kniees, einfaches Drücken mit
   Schwäche-Gefühl [*Gß.*]. [RAL 104]
Auf dem linken Schienbeine, plötzliches Kälte-
   Gefühl [*Gß.*]. [RAL 105]
An der äußern Seite des linken Schienbeins nach
   der Wade zu, scharfes Jücken, was durch Reiben
   verschwindet [*Gß.*]. [RAL 106]

---

³ 66, 67, 68 bloße Erstwirkungen.

Ein lähmiger Schmerz (schmerzliche Ohnmächtigkeit) zieht durch den linken Unterschenkel
herab, als wenn er erstarren wollte, im Sitzen
[*Gß.*]. [RAL 107]

Unruhe im linken Unterschenkel, daß er ihn bald
hinterziehen, bald vorstrecken muß – ein lähmiges (Erstarrungs-) Gefühl, das ihn nöthigt, den
Schenkel abwechselnd zu bewegen, um es auf
Augenblicke zu beruhigen [*Gß.*]. [RAL 108]

Er muß beim Sitzen die Beine immer bewegen,
sonst deuchten sie ihm ganz matt und er fühlt
dann eine Unruhe darin, wie nach einer starken
Fuß-Reise [*Gß.*]. [RAL 109]

Hält er beim Sitzen die Beine still, so drohen sie
einschlafen zu wollen; eine surrende Empfindung [*Gß.*]. [RAL 110]

Zieht er beim Sitzen die Füße hinter, so hat er in
den Unterschenkeln, zum Theil auch in den
Oberschenkeln ein schwirrendes (dröhnendes)
Gefühl, als wären sie von einer weiten Reise
ermüdet, oder als wollten sie einschlafen [*Gß.*].
[RAL 111]

In der rechten kleinen Zehe, ein Klemmen, als
hätte man ihn darauf getreten [*Gß.*]. [RAL 112]

Brennendes Drücken in den Zehspitzen des rechten Fußes [*Gß.*]. [RAL 113]

■   Allgemeines und Haut

Brickeln in allen Muskeln [*J. A. Hemann,* med. Aufsätze, Berlin, 1778]. [RAL 114]

Jücken, Zwicken und feines Nadelstechen an verschiedenen Stellen des Körpers, was zum Reiben
nöthigt [*Gß.*]. [RAL 115]

(In venerischen Flechten, die sich gewöhnlich
ruhig verhielten, ein heftiges, unerträgliches
Brennen) [*Fr. H-nn.*]. [RAL 116]

Blutflüsse [*Piderit,* a.a.O.]. [RAL 117]

Zerschlagenheits-Schmerz im ganzen Körper [*Stf.*].
[RAL 118]

Er weiß nicht, was ihm fehlt, doch wandelt ihn bis-
weilen eine gewisse Unbehaglichkeit, eine leise
Ohnmächtigkeit an, die gleich wieder vergeht
[*Gß.*]. [RAL 119]

Starrkrampf [*F. C. Medicus,* Samml. v. Beobacht. a.d.
Arzn. II. S. 605. 618]. [RAL 120]

Konvulsionen [*Fr. Hoffmann – Morgenbesser,*
a.a.O.]. [RAL 121]

Die heftigsten Konvulsionen bei Frauen und Männern [*Boerhave,* de morb. nerv. S. 744]. [RAL 122]

Hysterische Beschwerden [*Schroeck,* a.a.O. – *Sen-
nert,* Med. pr. lib. 4. S. 125. – *G. W. Wedel,* Amoen.

Mat. med. S. 198. – *Jac. Sylvius,* Meth. medic.
comp. et simpl. I. Cap. de Animalibus.]. [RAL
123]

Hypochondristen werden davon angegriffen
[*Wedel,* a.a.O.]. [RAL 124]

Hysterische Beschwerden selbst bei Mannsperso-
nen [*Riedlin,*[4] Lin. med. S. 856]. [RAL 125]

Ohnmachten (*Fr. Hoffmann – Cartheuser,* a.a.O. –
Mead, Monita med. S. 123. – Pelargus,[5] Obs. II.
S. 492. – *Fuller,* Pharm. extemp. S. 302]. [RAL 126]

Ohnmacht mit nachfolgenden Kopfschmerzen
[*Schroeck,* a.a.O.]. [RAL 127]

Beim Gehen fühlt er eben keine Schwäche, setzt er
sich aber, so fühlt er gleich in den Knien lähmige Schwäche, wie von großer Entkräftung
und Ermattung [*Gß.*]. [RAL 128]

Schlummersucht (Coma) [*Tralles,* a.a.O.]. [RAL
129]

■   Schlaf, Träume und nächtliche
    Beschwerden

Schlaf [*Cullen,* Mat. med. II. S. 644]. [RAL 130]

Unruhige Nacht; er träumt unaufhörlich, Träume
alle voll Drängens und Treibens; auch konnte er
nicht lange auf einer Stelle liegen, denn der Theil,
auf welchem er gelegen, schmerzte wie verrenkt
oder zerbrochen (n. 24 St.) [*Gß.*]. [RAL 131]

Nacht voll lebhafter, ehrenrühriger Träume, worin
ihm alles fehl schlägt, und worüber er sehr aufgebracht wird (n. 48 St.) [*Gß.*]. [RAL 132]

■   Fieber, Frost, Schweiß und Puls

Es ist, als wehete ihn plötzlich eine kühle Luft an,
besonders an unbedeckten Theilen, an den Händen vorzüglich [*Gß.*]. [RAL 133]

Wie er in die freie, eben nicht kalte Luft trat,
deuchtete ihm kalt und er suchte den Ofen (n.
1$\frac{1}{2}$ St.) [*Gß.*]. [RAL 134]

Leiser Schauder auf dem Haarkopfe, von wo aus er
sich noch leiser herab über den ganzen Körper
verbreitet (sogleich) (*Gß.*). [RAL 135]

Während ihm die Hände natürlich warm deuchten, fühlt sich die linke warm, die rechte kalt an;
dem Gesichte deuchten beide kühl (n. 2 St.)
[*Gß.*]. [RAL 136]

Vollerer und dennoch um 4, 5 Schläge langsamerer
Puls (n. $\frac{1}{4}$ St.) [*Lor. Crell,* in *Baldingers* Magaz.
VII. St. S. 656]. [RAL 137]

---

[4] Moschus war mit Ambra gemischt.

[5] Moschus in einem Mutter-Zäpfchen.

Der Puls ist weniger voll und weit schneller, von 72 bis 88 Schlägen vermehrt (n. 6 St.) [*Gß.*]. [RAL 138]

Kein Durst weder im Schauder noch nachher [*Gß.*]. [RAL 139]

Nach dem Schauder behagliches Gefühl von natürlicher Wärme durch den ganzen Körper (n. 10 Min.) [*Gß.*]. [RAL 140]

Nach dem natürlichen, angenehmen Wärme-Gefühl rieselt leiser Schauder wieder vom Kopfe durch den Körper herab (n. 15 Min.) [*Gß.*]. [RAL 141]

Sehr vermehrte Wärme des ganzen Körpers, mit reichlicher Dünstung und erhöheter Lebhaftigkeit (sogleich) [*Stf.*]. [RAL 142]

Hitze [*Schroeck,* a.a.O. – *Loeseke,* Mat. med. S. 529. – *Rob. Whytt,* Schriften, S. 504]. [RAL 143]

Erhöhet die Blut-Bewegung auf das äußerste [*Piderit,* a.a.O.]. [RAL 144]

Als sie Abends (9 Uhr) in's Bette kam, brennende Hitze am ganzen Körper (die rechte Seite schien heißer zu seyn), mit Trockenheits-Gefühl und Kratzen im Halse und Munde und mäßigem Durste; das Bette war ihr unerträglich, sie mußte sich blos legen; dabei stechendes (?) Kopfweh in der Stirne, schwindlicht vor den Augen, zerschlagen am ganzen Körper, schlaflos, unruhig; sie warf sich herum, empfand ein ruckweises Zusammenraffen über dem Nabel und ein Drängen nach den Geschlechtstheilen, mit äußerster Verdrießlichkeit; der Anfall dauerte 1 Stunde (n. 9 St.) [*Stf.*]. [RAL 145]

Alle Morgen gelinder Schweiß. [RAL 146]

Schweiß [*Piderit – Cullen,* a.a.O.]. [RAL 147]

Gelinde Ausdünstung [*Wall,* in Philos. Transact. Nr. 474]. [RAL 148]

Schweiß ohne Hitze [*Reil,* Erkenntniß u. Kur d. Fieb. IV. S. 174]. [RAL 149]

Muriaticum acidum

Muriaticum acidum, acidum hydrochloricum. Kochsalzsäure [CK IV (1838), S. 270–296]

Die käufliche, aus Kochsalz durch Destillation mittels Schwefelsäure erlangte, **farblose** Kochsalzsäure enthält eine nicht geringe Menge Schwefelsäure. Um sie zum Gebrauche des homöopathischen Arztes davon zu befreien und ganz rein darzustellen, muss sie durch den nöthigen Zusatz von kochsalzsaurem Baryt gefällt, dann von dem so entstandenen Bodensatze (schwefelsaurem Baryt) abgegossen und so nochmals überdestillirt werden.

Die gelbe Kochsalzsäure, mittels Eisenvitriol übergetrieben, enthält zwar keine Schwefelsäure, ist aber ihres Gehaltes an Eisen wegen unbrauchbar zu unsern Heilungen, die nur reine Arznei-Substanzen erheischen.

Sie erwies sich bisher hülfreich in Krankheiten bei übrigens passender Symptome-Wahl, wo folgende Beschwerden mit zugegen waren: Senkrechte Halbsichtigkeit; Gefühlosigkeit im innern Gehörgange; Pochen im Ohre; Taubheit; Blüthen-Ausschlag im Gesichte; Sommersprossen; Halsweh; Aufstossen; **Widerwille gegen Fleisch; Aufgetriebenheit** und Vollheit **des Bauches;** Unterleibs-Krämpfe; Stuhl zu dünn geformt; Nasen-Verstopfung; Drückendes Ziehen in den Oberarmen und Knieen; Kälte der Füsse; Empfindlichkeit gegen feuchte Witterung.

Die Namens-Verkürzungen meiner Mit-Beobachter sind: *Gtm., Gutmann; Htm., Hartmann; Hl., Haynel; Lgh., Langhammer; Ng.,* der Ungenannte in *Hartlaub* und *Trinks* reiner Arzneimittellehre; *Rl., Rummel; Stf., Stapf; Wsl., Wislicenus.*

Kochsalzsäure, (Acidum muriaticum) [RAL V (1826), S. 98–121]

(Sie muß von der ihr gewöhnlich häufig beigemischten Schwefelsäure sorgfältig befreit seyn mittels nochmaliger Uebertreibung über Kochsalz, oder (besser) sie muß mit kochsalzsaurem Baryt gefällt und, auf diese Art von der Schwefelsäure befreit, nochmals überdestillirt worden seyn.)

Zum arzneilichen Gebrauche wird ein Tropfen davon zuerst mit 100 Tropfen gewässertem Weingeiste (aus gleicher Zahl Tropfen destillirtem Wasser und starkem Weingeiste durch zehnmaliges Schütteln bereitet) mittels zweimaligen Schüttelns verdünnt und hievon ein Tropfen mit 100 Tropfen unverdünntem Weingeiste zweimal (mit zwei Armschlägen) zusammengeschüttelt $(\frac{1}{10000})$ und dann hievon wieder ein Tropfen mit 100 Tropfen Weingeiste ebenfalls zweimal geschüttelt $(\frac{1}{1})$. Mit dieser millionfachen Verdünnung wird ein Mohnsamen-großes Streukügelchen befeuchtet zur homöopathischen Gabe gereicht, als der kleinste Theil eines Tropfens; denn mit einem solchen Tropfen werden wohl 200 solcher Kügelchen hinreichend befeuchtet. Doch wird man auch diese millionfache Verdünnung, obgleich in so kleinem Volumen eingegeben, wo die Kochsalzsäure homöopathisch angezeigt ist, noch in vielen Fällen allzu kräftig befinden, indem diese Arznei eine hohe Wirksamkeit besitzt.

Ungeachtet nach den hier folgenden, von dieser Säure beobachteten Befindens-Veränderungen schon ziemlich homöopathische Anwendung in geeigneten Krankheitszuständen gemacht werden kann, so wäre doch eine noch vollständigere Ausprüfung derselben auf ihre reinen Wirkungen noch sehr wünschenswerth.

Muriaticum acidum [CK], *Kochsalzsäure* [RAL]

- **Gemüt**

Traurig, still und unzufrieden mit seinem Schicksale. [CK 1] Traurigstill und unzufrieden mit seinem Schicksale. [RAL 60]

Traurig und in sich gekehrt, als sey gar kein Leben in ihr, während der Regel (*Ng.*). [CK 2]

Traurige Stimmung (*Gtm.*). [CK 3] **Traurig gestimmt, ohne anzugebende Ursache** (n. 6 Tagen.). [RAL (214)]

Tiefes Nachdenken und in sich gekehrte Stille, als stände ihm Unangenehmes bevor, doch Lust zur Arbeit (*Lgh.*). [CK 4] In sich selbst gekehrte Stille, mit ängstlicher Besorgniß über Gegenwart und Zukunft. [RAL (211)] In tiefes Nachdenken versunken, als stünde ihm etwas Unangenehmes bevor, was ihn jedoch nicht an der Arbeit hinderte. [RAL (212)]

Aengstliche Bedenklichkeit; er kann sich über die geringsten Uebel nicht hinaussetzen (sogleich.) (*Lgh.*). [CK 5] Aengstliche Bedenklichkeit (sogleich), den ganzen Tag; er kann sich über die geringsten Uebel nicht hinaussetzen oder zufrieden geben; nach 72 Stunden heiterer, weniger bedenklich und getrostern Muthes, als in gewöhnlichen Tagen. [RAL 213]

Aengstlichkeit mit kaltem Gesichts-Schweisse. [CK 6]

Kurzsylbig, still vor sich hin, mürrisch (n. 4 St. u. 3 T.) (*Gtm.*). [CK 7] Kurzsylbig, still und mürrisch (n. 3 Tagen.). [RAL 215] Still vor sich hin, kurzsylbig (n. 4 St.). [RAL 216]

Unwillig, verdrossen; es will ihm gar keine Arbeit gerathen, Abends (*Ng.*). [CK 8]

An Nichts Freude; Alles verdriesst sie; bei grosser Abspannung, Nachmittags im Freien (*Ng.*). [CK 9]

Mürrisches Wesen. [CK 10; RAL 58]

Sehr verdriesslich. [CK 11]

Kleinmüthig, verzagt und ärgerlich über Alles. [CK 12; RAL 59]

Die Heiterkeit des Gemüthes nimmt immer ab, bis er Abends sehr verdriesslich wird. [CK 13]

Aergerliche, verdriessliche Stimmung. [CK 14]

Sehr reizbar und zu Zorn und Aerger geneigt. [CK 15]

Leichte Aufregbarkeit. [CK 16]

Neigung zum Aufschrecken. [CK 17; RAL 57]

Unlust zu geistigen Beschäftigungen (n. 3 T.) (*Gtm.*). [CK 18; RAL (217)]

Bei der Arbeit drängen sich ihm Ideen auf von kürzlich vorgefallenen Ereignissen, die ihm lebhaft vorschweben. [CK 19] Bei der Arbeit drängen sich ihm Ideen auf von kürzlich sich ereigneten Vorfällen, die ihm lebhaft vorschweben. [RAL 61]

Heiterer, getroster Muth (n. mehr. St.) (*Lgh.*) (Heilwirkung). [CK 20] Aengstliche Bedenklichkeit (sogleich), den ganzen Tag; er kann sich über die geringsten Uebel nicht hinaussetzen oder zufrieden geben; nach 72 Stunden heiterer, weniger bedenklich und getrostern Muthes, als in gewöhnlichen Tagen. [RAL (213)]

Ganz ruhiges, gelassenes und sorgenfreies Gemüth (nach mehren Stunden am meisten)[1] (*Langhammer.*). [RAL (218)]

- **Schwindel, Verstand und Gedächtnis**

Drehend im Freien und unfest im Gehen (*Gtm.*). [CK 21] Drehend in der freien Luft und unfest im Gehen (n. 1½ St.). [RAL (1)]

Dumm im Kopfe, vor der Stirn (*Stf.*). [CK 22; RAL (5)]

Drehend im Kopfe, mehr im Zimmer, mit Trübsichtigkeit (*Stf.*). [CK 23] Drehend im Kopfe, mehr in dem Zimmer, als im Freien, mit Trübheit vor den Augen. [RAL (2)]

Schwindel, plötzlich im Freien; die Gegenstände gingen mit ihr herum (d. 2. T.) (*Ng.*). [CK 24]

Schwindel im Kopfe mit Reissen im Scheitel und Gefühl, als wenn die Haare in die Höhe gezogen würden (d. 6. T.) (*Ng.*). [CK 25]

Schwere in der Stirn, zu den Augen herab drückend, mit Eingenommenheit; durch Aufdrücken vergehend (*Ng.*). [CK 26]

Eine drückende Schwere im Kopfe, früh, nach dem Aufstehen, durch stark angestrengtes Sehen bis zur Verwirrung der Gegenstände vor den Augen erhöht, mit Taumel und Schläfrigkeit (*Ng.*). [CK 27]

Schwere im Hinterhaupte, als wollte der Kopf nach hinten sinken, wie von Schwäche der Halsmuskeln (*Gtm.*). [CK 28] Schwere im Hinterhaupte, als wenn es ihr den Kopf nach hinten zöge, oder als wenn die vordern Halsmuskeln ihre Festigkeit verloren hätten (n. 1¾ St.). [RAL (14)]

Schwere-Gefühl im Hinterhaupte, mit ziehenden Stichen daran, nach dem Nacken zu, Geschwulst einer bei Berührung schmerzenden Nacken-Drüse, und Schwere und Schwindel im Kopfe, mit Düsterheit der Augen (*Htm.*). [CK 29]

---

[1] Gegenwirkung des Organismus, Heilwirkung.

Schwerheitsgefühl im Hinterhaupte, mit ziehenden Stichen daran, mehr rechts, dicht am Nacken, mit Geschwulst einer Nackendrüse, welche beim Drauffühlen schmerzt; dabei Schwere und Schwindel im Kopfe, mit Düsterheit der Augen, wie bei einem Rausche (im Sitzen) (n. 3/4 St.). [RAL (15)]

■ Kopf

Kopfweh in der Stirn und dem Hinterhaupte, das sich, besonders in der Stirn, beim Aufrichten, im Bette vermehrt. [CK 30; RAL 1]

Kopfschmerz vom Gehen im Freien. [CK 31]

Schmerz am linken Hinterhaupts-Höker von Gehen in rauhem Winde. [CK 32]

Schmerz in der Stirne, der später den ganzen Kopf einnimmt (Ng.). [CK 33]

Betäubender, drückender Schmerz an der Stirn, in allen Lagen, durch Berührung vergehend (Lgh.). [CK 34] Ein drückender, betäubender Schmerz an der Stirne, in jeder Lage des Körpers, welcher bei Berührung wieder verging (n. 1½ St.). [RAL (4)] Drückendes, betäubendes Weh an der Stirne, in allen Lagen (n. 1 St.). [RAL (19)]

Kopfweh im ganzen Kopfe, als wenn das Gehirn zerrissen und zertrümmert wäre, wie in Faulfiebern. [CK 35] (Kopfweh oben im Kopfe und in den Schläfen, bald auch im Hinterhaupte und in der Stirne, als wenn das Gehirn zerrissen und zertrümmert wäre, wie in den Typhusarten, die man Faulfieber nennt.) (n. 4 St.). [RAL 3]

Kopfweh, wie zum Schnupfen, nach den Augen zu drückend, was im Liegen, nach öfterem Niesen, verschwindet. [CK 36]

Druck im linken Kopfe. [CK 37]

Druck-Schmerz in der linken Schläfe (Gtm.). [CK 38] Drückender Schmerz in der linken Schläfe (n. 4¼ St.). [RAL (9)]

Drückender Kopfschmerz von innen heraus, in Stirn und Schläfen (Wsl.). [CK 39] Von innen heraus drückender Kopfschmerz in Stirne und Schläfen (n. einigen Min.). [RAL (3)]

Drücken von der Mitte des Gehirns zur linken Stirnseite heraus (Gtm.). [CK 40] Drückender Kopfschmerz von der Mitte des Gehirns an zu der linken Stirnseite heraus (n. 6 St.). [RAL (10)]

Drückender Schmerz im vordern Gehirn, durch Bewegung der Augen erhöht (Gtm.). [CK 41] Drückender Kopfschmerz im vordern Gehirn, bei Bewegung der Augen heftiger (n. 3 Tagen). [RAL (11)]

Spannend drückender Kopfschmerz vom Hinterhauptbeine durch das Gehirn bis in die Stirne (Gtm.). [CK 42] Spannender drückender Kopfschmerz, von dem Hinterhauptbeine her durch das Gehirn sich verbreitend und in der Stirne endigend (n. 2¼ St.). [RAL (12)]

Spann-Schmerz in der rechten Schläfe (Gtm.). [CK 43] Spannende Empfindung in der rechten Schläfe (n. 7½ St.). [RAL (18)]

Spannen und Stechen im Hinterhaupte, Abends (Ng.). [CK 44]

Zuckender Schmerz im Scheitel, einige Mal, Abends (Ng.). [CK 45]

Reissender Kopfschmerz in der Stirne. [CK 46; RAL 2]

Arges Reissen im Scheitel, zuweilen mit Gefühl, als wenn die Haare in die Höhe gezogen würden (d. 6. T.) (Ng.). [CK 47]

Reissen im rechten Seitenbeine, zuweilen mit Stechen bis an die Stirn, zuweilen bis in den Augenhöhlrand ziehend, zuweilen mit Kitzeln im linken Ohre und Brennen in der Ohrmuschel (Ng.). [CK 48]

Arges Reissen und Stechen im Hinterhaupte (Ng.). [CK 49]

Stossweises Reissen und Pressen in der Stirn, nach der rechten Augenhöhle zu (n. 5 St.) (Htm.). [CK 50] Stoßweise lang hinfahrender, reißend pressender Schmerz in der Stirne, nach der rechten Augenhöhle zu (n. 5¼ St.). [RAL (8)]

Stossendes, ruckweises Reissen in den Hinterhaupt-Hälften, bis in die Stirn (Htm.). [CK 51] Ruckweise stoßend reißender Schmerz von der linken Hälfte des Hinterhaupts bis in die Stirne; bald darauf ein ähnlicher Schmerz in der rechten Hälfte (n. 7 St.). [RAL (13)]

Stechender Kopfschmerz. [CK 52]

Arges Stechen im Oberkopfe und der Stirn, von Mittag bis Schlafengehn. [CK 53]

Ein Stich im Kopfe, beim Schnauben. [CK 54]

Lange, oft wiederholte Stiche an beiden Stirnhügeln, nach der Mitte zu (Htm.). [CK 55] Lange, oft wiederholte Stiche von beiden Stirnhügeln nach der Mitte der Stirne zu (n. 7 St.). [RAL (6)]

Stechen in der Stirn, bis in die Schläfe, durch Vorbücken und Aufdrücken vermehrt (Stf.). [CK 56; RAL (21)]

Stechen im rechten Seitenbeine, und darnach heftiges Reissen im rechten Ohrläppchen und um das Ohr (Ng.). [CK 57]

Ein Stich im Kopfe, über der linken Schläfe (n. 1 St.) (Ng.). [CK 58]

Ein durchdringender Stich in den Kopf hinein nach Aufrichten vom Bücken, nach dem Mittag-Essen (*Ng.*). [CK 59]

Kopfweh, früh, 5 Uhr, das sie aus dem Schlafe weckt, mit starkem Stechen darnach über dem rechten Ohre (*Ng.*). [CK 60]

Bohrender Schmerz im Wirbel, wie vom Schädel-Knochen an in das Gehirn hinein (*Wsl.*). [CK 61] Kopfweh, als bohrte es im Wirbel an einem Paar Stellen, vom Schädelknochen an, in das Gehirn hinein (n. 10 St.). [RAL (7)]

Lockerheits-Gefühl des Gehirns beim Ziehen einer schweren Last (*Ng.*). [CK 62]

Brenn-Gefühl im Kopfe, besonders in der Stirn, früh, beim Bücken (*Ng.*). [CK 63]

Sausen im Kopfe. [CK 64]

Aeusserlich auf der Kopf-Haut, Gefühl wie Sträuben der Haare nach einem Schrecke (*Gtm.*). [CK 65] Empfindung in der Kopf- und Stirnhaut, wie nach einem Schreck, als wenn die Haare sich sträubten (n. 5, 7 St.). [RAL (16)]

Spannung der Haut der linken Kopf-Seite. [CK 66]

Stichartiges Reissen an der rechten Schläfe, (im Stehen) das bei Berührung und im Gähnen verging (*Lgh.*). [CK 67] Beim Gähnen, ein stichartiges Reißen an der rechten Schläfe, das bei Berührung und im Gehen wieder verschwand (beim Stehen) (n. 1 St.). [RAL (20)]

Geschwür-Schmerz äusserlich in beiden Schläfen und der Stirn (*Ng.*). [CK 68]

Brennender Druck-Schmerz äusserlich, über dem linken Auge (*Htm.*). [CK 69] Brennend drückender Schmerz über dem linken Auge, äußerlich (n. 2½ St.). [RAL (25)]

Brenn-Schmerz auf dem Haarkopfe, über der Schläfe (*Gtm.*). [CK 70] Brennender Schmerz auf dem Haarkopfe, über der linken Schläfe (n. 7½ St.). [RAL (17)]

Pulsiren der rechten Schläfe-Ader, beim darauf Liegen. [CK 71]

Abgestorbenheit und **Eingeschlafenheit der Stirn**. [CK 72]

Heftiges Jücken auf dem Scheitel, bis zum Aufkratzen der Haut, doch nicht durch Kratzen getilgt (*Ng.*). [CK 73]

Eiter-Blüthchen an der Stirn und den Schläfen, ohne Empfindung (*Lgh.*). [CK 74] In der Mitte der Stirne, zwei kleine Blüthchen, welche ohne Jücken oder Schmerzen eitern (n. 11 St.). [RAL (22)] Eiterndes Blüthchen an der linken Schläfe, für sich und bei Berührung, ohne Empfindung (n. 9 St.). [RAL (24)]

Blüthen-Ausschlag an der Stirn, der binnen Tag und Nacht zu einem Schorfe zusammenfliesst (Schmidtmüller in Horns Archiv IX., 11.). [CK 75] Blüthenausschlag an der Stirne, welcher binnen Tag und Nacht zu einem Schorfe zusammen-fließt[2]. [RAL (23)]

Blutschwär auf der rechten Schläfe. [CK 76]

■ Augen

Im Augenhöhl-Rande feines Reissen (*Ng.*). [CK 77]

Ein Zug in das linke Auge vom Hinterhaupt-Höcker her, ohne Schmerz, aber Fippern im obern Lide verursachend (n. 4 St.) (*Htm.*). [CK 78] Vom linken Hinterhaupt-Höcker her ein unschmerzhafter Zug bis in's linke Auge, welcher in dem obern Lide ein Fippern verursacht (n. 4 St.). [RAL (30)]

Zucken durch das obere Augenlid nach dem Jochbeine hin, wie mit einem durchgezogenen Faden (sogleich.) (*Wsl.*). [CK 79; RAL (34)]

Jücken in den Augen (*Ng.*). [CK 80]

Jückendes Beissen im rechten innern Augenwinkel, durch Reiben nicht zu tilgen (*Ng.*). [CK 81]

Fressendes Beissen im äussern, linken Augenwinkel, Abends. [CK 82] Im äußern Winkel des linken Auges, ein fressendes Beißen, Abends. [RAL 4]

Ein jückender Stich im rechten äussern Augenwinkel, in der Ruhe (*Gtm.*). [CK 83; RAL (33)]

Stechen zu den Augen heraus, welche roth sind. [CK 84]

Schneiden im rechten Augapfel, in der Ruhe (*Gtm.*). [CK 85] Schneidender Schmerz im rechten Augapfel, in der Ruhe (n. 5¼ St.). [RAL (32)]

Brennen und Drücken in den Augen, wie nach angestrengtem Sehen, Abends (*Ng.*). [CK 86]

Brennen in den Augen, früh, beim Waschen mit Wasser (*Ng.*). [CK 87]

Brennen der früh verklebten Augen (*Ng.*). [CK 88]

Leichte Entzündung der Augen. [CK 89]

Geschwulst und Röthe des obern und untern Augenlides, ohne Schmerz (*Gtm.*). [CK 90] Geschwulst des obern und untern Augenlides, mit Röthe, doch unschmerzhaft (n. 7 St.). [RAL (31)]

Verklebtheit der Augen, früh (*Ng.*). [CK 91]

Pupillen bald erweitert, bald verengert, in Zeiträumen von 4, 5 Stunden (*Lgh.*). [CK 92] Bald mehr, bald weniger erweiterte, bald verengerte Pupillen, in Perioden von 4, 5 Stunden. [RAL (29)]

---

[2] Von Drachmen-Gaben sogenannter oxygenirter Kochsalzsäure (*aqua oxymuriatica*).

Sehr erweiterte Pupillen (n. 11, 15 St.) (*Lgh.*). [CK 93; RAL (28)] Erweiterte Pupillen (n. 11 St.). [RAL (27)]

Verengerte Pupillen (n. 1 bis 3 St.) (*Lgh.*). [CK 94; RAL (26)]

Flimmern vor den Augen und Halbsichtigkeit, bei der er nur die eine Hälfte der Dinge senkrecht von der andern abgeschnitten sieht. [CK 95] (Flimmern vor den Augen und Halbsichtigkeit; er sieht nur die eine Hälfte des Gegenstandes, senkrecht von der andern abgeschnitten.) [RAL 5]

Grosse Empfindlichkeit der Augen gegen das Licht (*Ng.*). [CK 96]

■ Ohren

Ohrenschmerz wie ein taktweises heraus Drücken aus dem rechten Ohre, mit Empfindlichkeit des äussern Ohres beim Befühlen (*Ng.*). [CK 97]

Ziehendes Drücken am vordern Ohrbocke, der beim darauf Drücken bis ins innere Ohr hinein schmerzt (*Htm.*). [CK 98] Ziehendes Drücken am vordern Ohrbocke, welcher beim Aufdrücken schmerzt bis ins innere Ohr hinein (n. 6½ St.). [RAL (40)]

Anhaltendes Kneipen, tief im rechten Ohre, zuweilen mit starken Stichen bis hinter das Ohr, wo es dann beim Aufdrücken schmerzt (n. 8 St.) (*Htm.*). [CK 99] Anhaltendes Kneipen tief im rechten Ohre, zuweilen von starken Stichen unterbrochen, die sich bis hinter das äußere Ohr erstrecken, wo dann die Stelle beim Aufdrücken schmerzhaft ist (n. 3 St.). [RAL (41)]

Zuckendes Kneipen tief im linken Ohre, nach öfterem Wiederkehren klammartig, wie Ohrenzwang (*Htm.*). [CK 100] **Zuckendes Kneipen tief im linken Ohre (n. 4 St.), welches nach öfterm Wiederkehren klammartig, fast wie Ohrenzwang, wird** [RAL (39)]

Reissen im linken Ohre, wie Ohrzwang (*Htm.*). [CK 101] Reißender Schmerz im linken Ohre, dem Ohrenzwange ähnlich (n. 8¼ St.) (*Wislicenus.*). [RAL (42)]

Reissen im linken Ohre, öfters wiederholt (d. 4. T.) (*Ng.*). [CK 102]

Reissen im rechten äussern Ohre (d. 1. T.) (*Ng.*). [CK 103]

Reissen im linken Ohrläppchen (*Ng.*). [CK 104]

Ziehendes Reissen hinter den Ohren, langsam nach dem Nacken gehend und da eine beim Bewegen schmerzhafte Steifheit des Halses verursachend (*Htm.*). [CK 105] Ziehend reißender Schmerz hinter beiden Ohren, der sich langsam nach dem untern Theile des Nackens hinzieht und hier eine beim Bewegen des Halses schmerzhafte Steifheit verursacht, 20 Minuten lang (n. 8¼ St.). [RAL (44)]

Stumpf drückendes Schneiden hinten am Warzenfortsatze mit Schmerz der Stelle, wie unterschworen, beim Berühren (*Wsl.*). [CK 106] Stumpf drückendes Schneiden hinten am Warzenfortsatze; bei Berührung schmerzt die Stelle wie unterschworen (n. 8 St.). [RAL (43)]

Schmerz, wie von einem Geschwüre, im linken Ohre, durch Bohren mit dem Finger verschlimmert (*Ng.*). [CK 107]

Schmerz des Ohrläppchens bei Berührung, als wolle es geschwürig werden (*Ng.*). [CK 108]

Nagender Schmerz im rechten Ohre, Abends (*Ng.*). [CK 109]

Ein jückender Stich im linken Ohre, beim hinein Fühlen vergehend (*Gtm.*). [CK 110] Feiner, jückender Stich im linken Ohre, welcher beim Hineinfühlen verging (n. 31 St.). [RAL (38)]

Jücken im linken Ohre (n. 2 St.) (*Ng.*). [CK 111]

Hitze, erst im linken, dann auch im rechten Ohre, als wenn Dampf herausginge; dann Röthe und Geschwulst der Handrücken, mit Runzeln, wie Schrunden, mit Thränen der Augen und Verminderung des Geruches und Gehöres; darnach Röthe und Brennen des Gesichtes, 4 Stunden lang (*Ng.*). [CK 112]

Blüthen-Ausschlag an der Ohrmuschel, welcher binnen Tag und Nacht zu einem Schorfe zusammenfliesst (*Schmidtmüller.*). [CK 113; RAL (37)]

Heftig jückende Blüthen, dicht hinter und unter dem linken Ohrbocke, welches trotz des Reibens heftig fortjückt, mit Schründe-Schmerz. [CK 114]

Das Ohrschmalz wird trocken, das Gehör minder; drauf entsteht (nach einigen Tagen) ein Knall im Ohre und er hört besser und leiser. [CK 115]

Er hört besser die Uhr, als er die Menschen-Sprache versteht. [CK 116]

Schärferes und feineres Gehör (Nachwirkung). [CK 117] Schärferes und feineres Gehör.[3] [RAL 6]

Leises Gehör und sehr empfindlich gegen Geräusch. [CK 118]

Sehr empfindlich für Geräusch. [CK 119]

Singen im Ohre, oft und lang (d. 3. T.) (*Ng.*). [CK 120]

---

[3] Heilende Nachwirkung des Organismus.

Klingen, öfteres, und Sausen und Pfeifen im Ohre (d. 5. T.). [CK 121]

Sausen und Pfeifen im rechten Ohre (d. 1. T.). [CK 122]

Pfeifen im Ohre. [CK 123]

Zwitschern im Ohre, Nachts. [CK 124]

■ Nase

Sehr anhaltendes Nasenbluten (n. 1 St.). [CK 125]

In den Nasenlöchern stechender Schmerz, als wenn sie geschwürig werden wollten (d. 2. T.). [CK 126] Stechender Schmerz in den Nasenlöchern, als wenn sie geschwürig werden wollten (n. 2 St.). [RAL 7]

Heftiges Jücken an der Nasenspitze, das nach Kratzen wiederkömmt (*Ng.*). [CK 127]

■ Gesicht

Im Gesichte, Klamm-Schmerz, neben dem linken Kiefer-Gelenke, beim darauf Drücken stechend in das Ohr gehend (*Htm.*). [CK 128] Klammschmerz neben dem linken Kinnbackengelenke, beim Draufdrücken als ein stechender Schmerz in das innere Ohr sich erstreckend (n. 5 St.). [RAL (35)]

Reissen im linken Oberkiefer, wie im Knochen, dicht unter der Augenhöhle (*Htm.*). [CK 129] Reißender Schmerz im linken Oberkiefer, wie im Knochen, dicht unter der Augenhöhle (n. 2½ St.). [RAL 36)]

Glühend rothe Backen, beim Gehen im Freien, ohne Durst (*Lgh.*). [CK 130] Beim Gehen im Freien, glühend rothe Backen, ohne Durst (n. 14 St.). [RAL 45)]

Um die Lippen, Blüthen-Ausschlag, der binnen Tag und Nacht zu einem Schorfe zusammenfliesst (*Schmidtmüller.*). [CK 131] Blüthenausschlag um die Lippen, welcher binnen Tag und Nacht zu einem Schorfe zusammenfließt. [RAL (46)]

Bläschen an der Oberlippe, dicht am Mundwinkel, mit Geschwürschmerz bei Berührung und Spannen bei Bewegung der Lippen (*Gtm.*). [CK 132] Ein Bläschen an der Oberlippe, dicht am linken Mundwinkel, welches bei Berührung geschwürig schmerzt, und spannend bei Bewegung der Lippen, zwei Tage anhaltend (n. ½ St.). [RAL (47)]

Zwei Erbsen grosse, gelbe, brennende Blasen links an der Unterlippe (*Ng.*). [CK 133]

Ein Bläschen an der linken Seite der Oberlippe (*Ng.*). [CK 134]

Eiter Blüthchen im Rothen der Unterlippe. [CK 135] Im Rothen der Unterlippe, ein Eiterblüthchen. [RAL 8]

Brennendes Spannen in der Oberlippe, rechts (*Gtm.*). [CK 136] Brennendes Spannen in der Oberlippe, rechter Seite (n. 7 St.). [RAL (48)]

Brennen der Lippen, lange Zeit hindurch (n. 10 T.) (*Ng.*). [CK 137]

Rauhe Ränder der Lippen und trockne, rissige Haut (*Ng.*). [CK 138]

Wulstige Unterlippe, sie dünckt ihm schwer und brennt, besonders bei Berührung (*Ng.*). [CK 139]

Ein Bläschen am rechten Unterkiefer, mit Schmerz beim Befühlen (*Ng.*). [CK 140]

Sumsende Empfindung im linken Unterkiefer, welche in unangenehmes Kriebeln in den Zähnen desselben übergeht (*Gtm.*). [CK 141] Sumsende Empfindung im linken Unterkiefer, welche in ein unangenehm kriebelndes Gefühl in den untern linken Zähnen übergeht (n. 1 St.) (*Hartmann.*). [RAL (50)]

■ Mund und innerer Hals

Zahnweh mit Schmerz in den Backen-Knochen, Ohren und Schläfen, durch Wärme und Zubinden gebessert. [CK 142]

Kaltes Getränk zieht schmerzhaft in den kranken Zahn. [CK 143; RAL 9]

Auseinander pressender Schmerz in einem Spitzzahne des Unterkiefers, durch zusammen Drücken gemindert (*Htm.*). [CK 144] Auseinander pressender Schmerz im linken Spitzzahne des Unterkiefers, durch Zusammendrücken mit zwei Fingern sich verlierend (n. ¼ St.). [RAL (49)]

Zucken, öfters in den Zähnen, mit Brennen am Zahnfleische (d. 4. T.) (*Ng.*). [CK 145]

Reissen in den rechten Oberzähnen und im Jochbeine (*Ng.*). [CK 146]

Reissen in einem rechten obern Backzahne, mit Wundheits-Schmerz am Zahnfleische (*Ng.*). [CK 147]

Bohren in den Zahnwurzeln des linken Unterkiefers, als sollten die Zähne herausgehoben werden (*Ng.*). [CK 148]

Klopfendes Zahnweh durch kalt Trinken verschlimmert, in der linken untern Reihe, zwei Morgen nach einander (*Ng.*). [CK 149]

Leichte Entzündung am Zahnfleische. [CK 150]

Zahnfleisch-Geschwulst. [CK 151]

Geschwulst des Zahnfleisches, früh, bis Mittag (*Ng.*). [CK 152]

Mund-Trockenheit, dass sie kaum reden kann, früh (*Ng.*). [CK 153]

Gefühl im Munde, wie verklebt, von unschmackhaftem Schleime (*Ng.*). [CK 154]

Hinten im Munde festsitzender Schleim. [CK 155]

Schleimig im Munde, früh, nach dem Aufstehen, was nach dem Frühstücke vergeht (d. 2. T.) (*Ng.*). [CK 156]

Häufiger Speichel-Zufluss im Munde, der vom Halse zu kommen scheint (*Ng.*). [CK 157]

Sie hat den Mund immer voll Wasser (*Ng.*). [CK 158]

Die Zunge ist schwer und wie zu lang, dass er sie kaum heben kann, vorzüglich beim Sprechen, bei grosser Trockenheit im Munde und Rachen (*Htm.*). [CK 159] Die Zunge ist ihm zu schwer und wie zu lang; es war ihm, da er sprechen wollte, als wäre Blei in der Zunge, und nur mit Anstrengung konnte er sie heben; dabei große Trockenheit im Munde und Rachen – beides 5 Minuten anhaltend – (n. 1 St.). [RAL (51)]

Die Zunge wird wund und bläulich (*Letocha* in Hufel. Journ.). [CK 160; RAL (52)]

Rothes, brennendes Bläschen auf der Zungenspitze (*Ng.*). [CK 161]

Schmerzhafte Blatter auf der Zunge, mit Brennen (*Letocha.*). [CK 162] Eine Blatter mitten auf der Zunge, brennenden Schmerzes. [RAL (53)]

Tiefes Geschwür auf der Zunge mit schwarzem Boden und überlegten Rändern (*Letocha.*). [CK 163] Die Zunge bekommt ein tiefes Geschwür mit schwarzem Boden und übergelegten Rändern. [RAL (54)]

Die Zunge verzehrt sich (*Letocha.*). [CK 164; RAL (55)]

Am Gaumen, zu beiden Seiten, ein schmerzhaftes Blüthchen. [CK 165]

Rohheit und Wundheit der Haut am Gaumen, auf einer kleinen Stelle. [CK 166]

Wundes brennen am Gaumen, Abends und die Nacht (d. 8. T.) (*Ng.*). [CK 167]

Im Schlunde, Rohheit und Schründen, Nachts und früh, auch ohne Schlingen. [CK 168]

Scharfes Kratzen im Schlunde. [CK 169] Im Schlunde, ein scharfes Kratzen. [RAL 10]

Trockenheit im Halse, mit Brennen auf der Brust (*Ng.*). [CK 170]

Rauh und brennend im Halse, wie von Sood, mit Husten (*Ng.*). [CK 171]

Gefühl eines aufsteigenden harten Körpers von der Brust zum Halse, wo es kitzelt und zu trocknem Husten reizt, im Sitzen (*Ng.*). [CK 172]

Schleim-Ansammlung im Halse, den er hinabschlucken muss (*Ng.*). [CK 173]

Uebler Geschmack im Halse, wie von ranzigem Fette. [CK 174; RAL 11]

Bitter-Geschmack, früh, nach dem Erwachen, mit weissbelegter Zunge (d. 8. T.) (*Ng.*). [CK 175]

Herber und fauler Geschmack im Munde, wie faule Eier, mit Speichelflusse (*Lgh.*). [CK 176] Ein zugleich herber und fauler Geschmack im Munde, fast wie faule Eier, mit Speichelflusse (n. 4½ St.). [RAL (57)]

Bier schmeckt ihm süss, wie Honig, und erregt Ekel (*Ng.*). [CK 177]

■ Magen

Trinksucht (*Ramazzini*, de morbis artificium. Cap. 31.). [CK 178] Freßgierde, Trinksucht[4]. [RAL (56)]

Fresssucht (*Ramazzini.*). [CK 179] Freßgierde, Trinksucht[4]. [RAL (56)]

Gänzliche Appetitlosigkeit gegen alle Genüsse, bei richtigem Geschmacke und ohne Uebelkeit. [CK 180; RAL 12: in Klammern]

Ekel vor Allem; er will Nichts essen, mit viel Gähnen (*Ng.*). [CK 181]

Weder Hunger noch Appetit, und Widerwille gegen Essen, weil die Speisen fast alle süss schmecken (*Ng.*). [CK 182]

Kein Appetit, und isst sie Etwas, so bekommt sie Aufstossen darnach (*Ng.*). [CK 183]

Es ist, als wolle das Essen (Mittags) nicht recht hinunter und drücke sie (*Ng.*). [CK 184]

Widerwille gegen Fleisch. [CK 185]

Bei und nach dem Essen, Kollern und dumpfer Schmerz im Bauche. [CK 186]

Aufstossen. [CK 187]

Immerwährendes Aufstossen. [CK 188; RAL 13]

Sehr bitteres Aufstossen, öfters (d. 4. T.) (*Ng.*). [CK 189]

Häufiges Aufstossen mit faulichtem Geschmacke (d. 6. 7. T.) (*Ng.*). [CK 190]

Aufschwulken saurer Flüssigkeit aus dem Magen (*Ng.*). [CK 191]

Starkes Schlucksen vor und nach dem Mittag-Essen (d. 3. T.) (*Ng.*). [CK 192]

Brecherlich und weichlich in der Magen-Gegend (*Stf.*). [CK 193] In der Magengegend ist's ihm weichlich und brecherlich (n. 1 St.). [RAL (58)]

Heftige Neigung zum Erbrechen (*Ng.*). [CK 194]

Erbrechen des Genossenen. [CK 195; RAL 14]

---

[4] Bei den Arbeitern in Salinen, von den aufsteigenden salzsauern Dämpfen beim Kochen der Sole.

Magenschmerz zusammenziehender Empfindung (*Crawford*, in Sammlung f. prakt. Aerzte. XV. 3.). [CK 196] Stumpfer Schmerz im Magen und in den Eingeweiden, mit einer zusammenziehenden Empfindung verbunden, mehre Tage lang[5]. [RAL (59)]

Schmerzhaftes Gefühl von Hineinziehen im Magen, auf einer kleinen Stelle, nach dem Mittag-Essen (*Ng.*). [CK 197]

Mehrmals heftiges Magen-Drücken. [CK 198]

Drücken im Magen, als sey er zu voll, mit vergeblicher Neigung zum Aufstossen (*Ng.*). [CK 199]

Vollheits-Gefühl im Magen, obgleich er Nichts gegessen hat (*Ng.*). [CK 200]

Leerheits-Gefühl in der Magen-Gegend, besonders in der Speiseröhre, durch Essen nicht vergehend, mit Kollern in den Därmen (*Wsl.*). [CK 201] **Leerheits-Empfindung in der Magengegend, besonders in der Speiseröhre, welche nicht durch Essen vergeht, nebst Kollern in den Därmen** (n. 1 St.). [RAL (60)]

Leerheits-Gefühl im Magen, in Absätzen (*Ng.*). [CK 202]

Hitze und Brennen im Magen, lange Zeit hindurch (bald.) (*Ng.*). [CK 203]

Brennen und Klopfen auf einer kleinen Stelle links neben der Herzgrube (*Ng.*). [CK 204]

■ Abdomen

Im rechten Hypochonder brennendes Spannen auf einer kleinen Stelle (*Ng.*). [CK 205]

Spann- und Wundheits-Schmerz in der rechten Hypochonder-Gegend, bald auf, bald abwärts gehend, im Sitzen (*Ng.*). [CK 206]

Brennen und Zerschlagenheits-Schmerz im rechten Hypochonder (d. 4. T.) (*Ng.*). [CK 207]

Ein Stich in der rechten Hypochonder-Gegend, dann Brennen, das durch darauf Drücken vergeht, bald aber nicht weit davon wieder erscheint, Abends (d. 3. T.) (*Ng.*). [CK 208]

In der linken Hypochonder-Gegend, ein heftiger Stich, beim Bücken, dass sie erschrak (*Ng.*). [CK 209]

Stechen unter den linken Ribben, in der Seite (*Stf.*). [CK 210] Stechen in der linken Seite, unter den Ribben. [RAL (67)]

Drückendes Klemmen unter den linken kurzen Ribben, durch Athmen nicht verändert (*Htm.*). [CK 211] **Drückendes Klemmen unter den lin-**

ken kurzen Ribben, weder durch Ein- noch durch Ausathmen verändert (n. 1 3/4 St.). [RAL (72)]

Klemmendes Spannen unter den kurzen Ribben, mehrmals zum tief Athmen nöthigend, und nach Winde-Abgang vergehend (*Htm.*). [CK 212] Klemmendes Spannen unter den kurzen Ribben, ein mehrmaliges Tiefathmen verursachend und nach Abgang einiger Blähungen sich verlierend (n. 2 3/4 St.). [RAL (74)]

Bauchweh, früh, im Bette. [CK 213]

Unangenehmes, ängstliches Gefühl im ganzen Bauche, durch Winde-Abgang gemindert und durch Stuhlgang ganz beseitigt (*Htm.*). [CK 214] Unangenehmes, Aengstlichkeit verursachendes Gefühl im ganzen Unterleibe, welches durch Abgang einiger Blähungen sich mindert und durch Stuhlgang sich ganz verliert (n. 3 St.). [RAL (75)]

Aufgetriebner, angespannter Bauch, der sie den ganzen Tag sehr quälte. [CK 215]

Auftreibung des Bauches und darnach starker Winde-Abgang (*Ng.*). [CK 216]

Starke Auftreibung des Bauches, Abends; nach dem Niederlegen vergehend (*Ng.*). [CK 217]

Vollheits-Gefühl im Bauche, nach mässigem Essen, mit Auftreibung des Bauches (*Stf.*). [CK 218] Nach sehr mäßigem Essen, Vollheits-Gefühl im Unterleibe, als hätte er zu viel gegessen, mit Auftreibung des Unterleibes. [RAL (63)]

Dicker Leib, bis an den Magen, was ihr sehr beschwerlich ist. [CK 219]

Druck-Schmerz im aufgetriebnen Bauche und bei jedem Tritte fährt es ihr in den Leib (*Stf.*). [CK 220] Der aufgetriebene Leib thut drückend weh, und bei jedem Tritte fährt es ihr in den Leib. [RAL (73)]

Zusammenziehende Empfindung in den Därmen, mit stumpfem Schmerze (*Crawford*). [CK 221]

Kolikartiges Kneipen im Bauche, bei Bewegung und Winde-Abgang. [CK 222] (Kolik: Kneipen bei Bewegung und bei Abgang der Blähungen.) [RAL 15]

Kneipen von der Nabel-Gegend nach beiden Seiten zu, sehr heftig, mit Knurren (*Htm.*). [CK 223] **Heftiges Kneipen von der Nabelgegend nach beiden Seiten zu, mit Knurren** (n. 1/2 St.). [RAL (70)]

Kneipen im Bauche, bald hier, bald da, ohne Gefühl von Blähungen (d. 4. T.) (*Ng.*). [CK 224]

Kneipen unter dem Nabel und darnach harter Stuhl (d. 12. T.) (*Ng.*). [CK 225]

---

[5] Von 20 Tropfen oxygenirter Kochsalzsäure, mit Wasser verdünnt, eingenommen.

Heftiges Kneipen in der Nabel-Gegend, mit Leerheits-Empfindung, die bis in die Herzgrube geht und da beklemmt (*Htm.*). [CK 226] Heftig kneipender Schmerz in der Nabelgegend, mit einer Leerheits-Empfindung, welche sich bis in die Herzgrube erstreckt und da beklemmt (n. 1½ St.). [RAL (71)]

Kneipen im Bauche, mehrmals täglich und darauf ungemein viel Abgang heftig stinkender Winde. [CK 227]

Ruckweises heftiges Kneipen, äusserlich an einer kleinen Stelle der linken Bauch-Seite, heftiger bei jedem Ausathmen (*Htm.*). [CK 228] Ein ruckweise heftig kneipender Schmerz äußerlich an einer kleinen Stelle auf der linken Seite des Unterleibes, während des Ausathmens jedesmal heftiger (n. 11 St.). [RAL (76)]

Heftig schneidendes Kneipen vom Mastdarme zum Oberbauche herauf, dann Drängen zum Stuhle, der etwas weicher, als gewöhnlich, war (*Gtm.*). [CK 229; RAL (77)]

Schneidendes Kneipen im Bauche beim Stehen und Gehen, das im Sitzen verging (*Lgh.*). [CK 230] Beim Stehen oder Gehen, ein schneidendes Kneipen im Unterleibe, das sich beim Sitzen wieder verlor (n. 1 St.). [RAL (78)]

Schneidender Schmerz unter dem Nabel, mitten durch den Bauch (*Htm.*). [CK 231] Schneidender Schmerz unter dem Nabel, mitten durch den ganzen Unterleib (n. 1 St.). [RAL (69)]

Heftiges Schneiden im Unterbauche, im Sitzen, Gehen und Stehen (*Hl.*). [CK 232] Im Unterbauche, heftiges Schneiden im Sitzen, Gehen und Stehen (n. 4 Tagen.). [RAL (68)]

Anhaltender Stich-Schmerz um den Nabel, wie von Nadeln (*Gtm.*). [CK 233] Nadelstichartiger Schmerz um den Nabel herum, anhaltend (n. 24 St.). [RAL (66)]

Leerheits-Gefühl im Bauche, mit Knurren (n. 1 St.) (*Htm.*). [CK 234] Leerheits-Empfindung im Unterleibe, mit Knurren (n. 1 St.). [RAL (61)]

Schmerzhaftes Leerheits-Gefühl im Bauche, früh, nach dem gewöhnlichen Stuhle (d. 5. T.) (*Hl.*). [CK 235] Nach dem gehörigen, natürlich beschaffenen Stuhlgange, schmerzhaftes Leerheitsgefühl im Unterleibe, früh (den 5ten Tag). [RAL (62)]

Kollern im Bauche, wie von Leerheit, im Sitzen (*Lgh.*). [CK 236] Lautes Kollern im Unterleibe, wie von Leerheit (im Sitzen) (n. 3½ St.). [RAL (64)]

Kollern und Knurren im Bauche (*Stf.*). [CK 237] Kollern und Knurren im Unterleibe. [RAL (65)]

Kollern im Bauche. [CK 238]

Stetes Gähren im Leibe, das sich zuweilen ganz unten im Bauche festsetzte, mit pfeifendem Tönen. [CK 239]

Häufiger Abgang stinkender Winde (d. ersten Tage.) (*Ng.*). [CK 240]

In den Bauch-Muskeln in und unter der Nabel-Gegend feines Kneipen (*Wsl.*). [CK 241] Feines Kneipen in und unter der Nabelgegend, mehr in den Bauchmuskeln (n. ½ St.). [RAL (82)]

Stich-Schmerz in der untern Bauchhaut, wie von Nadeln (*Gtm.*). [CK 242] Nadelstichartige Schmerzen in der untern Bauchhaut (n. 1½ St.). [RAL (81)]

Im Bauchringe, Stich-Schmerz, wie von Nadeln (*Gtm.*). [CK 243] Nadelstichartiger Schmerz in der Gegend des Bauchringes (n. 3 Tagen.). [RAL (80)]

Stumpfes Stechen in der rechten Leisten-Gegend, beim Mittag-Essen (*Ng.*). [CK 244]

Brennender Stich im linken Schoosse (n. 11 St.) (*Gtm.*). [CK 245; RAL (79)]

Brennender Stich in der rechten Weiche; Abends (*Ng.*). [CK 246]

■ Rektum

Stuhl in kleinen Stücken, mit Pressen (d. 3. T.) (*Ng.*). [CK 247]

Unthätigkeit des Mastdarms; er kann den Stuhl nur zum Theil durch starkes Pressen loswerden. [CK 248]

Starker Drang zum Stuhle, früh, und doch schwieriger Abgang. [CK 249]

Harter, schwieriger Stuhl, früh, Nachmittags weicher (d. 6. T.) (*Ng*) [CK 250]

Bald harter, bald weicher Stuhl (*Ng*). [CK 251]

Weicher Stuhl (d. erst. 3. Tage) (*Ng*). [CK 252]

Harter Stuhl (d. 4. T.) (*Ng*). [CK 253]

Weicher Stuhl, mit Schneiden und Weichlichkeit im Bauche, wie von Erkältung; nach dem Stuhle wird ihm wieder besser (n. 24 St.) (*Wsl.*). [CK 254] (Weicher Stuhlgang mit Schneiden und einer Weichlichkeit im Bauche, wie von Erkältung; nach dem Stuhlgange wird es ihm wieder wohl) (n. 24 St.). [RAL (85)]

Weicher Stuhl, mit Winde-Abgang, unter Zusammen-Ziehen, Brennen und Stechen im Mastdarme, mit Gefühl, als ob Stuhl und Winde zurückgingen. [CK 255]

Flüssiger Stuhl, nach dem Essen (*Hl.*). [CK 256] Nach dem Essen, Abgang flüssigen Stuhls. [RAL (86)]

Durchfall mit heftigem Brennen im After darauf, Abends und den folgenden Morgen (n. 6 T.) (*Ng.*). [CK 257]

Durchfälliger Stuhl, mit Schründen im Mastdarme. [CK 258]

Viermaliges Abführen (nach erst hartem Stuhle) mit Zwang und unter Poltern und Knurren im Bauche (d. 4. T.) (*Ng.*). [CK 259]

Koth-Durchfall (n. 10 St.). [CK 260; RAL 19]

Dünner, wässrichter Stuhl geht ihm unversehens beim Harnen ab, ohne vorheriges Noththun (*Hl.*). [CK 261] Beim Harnen geht ihm, unversehens, dünner, wässeriger Stuhl ab, ohne vorgängiges Noththun. [RAL 87]

Bei nicht hartem Stuhle, Schründen im Mastdarme und After. [CK 262]

Beim Abgange des (nicht harten) Stuhles, Schneiden im After (*Ng.*). [CK 263]

Nach (gehörigem) Stuhle, Brennen im After (*Ng.*). [CK 264]

Im After viel Jücken und Kitzeln (d. 2. T.). [CK 265]

Jücken am After, mit Wundheits-Schmerz und kriebelndem Stechen. [CK 266] Am After, ein kriebelnd stechendes Jücken, mit Wundheitsschmerz verbunden (n. 1 St.). [RAL 16]

Arges Jücken im Mastdarme; wie von Maden. [CK 267]

Brennende Stiche im After (*Hl.*). [CK 268; RAL (83)]

Stich-Schmerz im Mastdarme. [CK 269]

Drücken am After. [CK 270]

Vorfall des Mastdarms, wie umgestülpt, beim Harnen. [CK 271]

Geschwollene Blut-Knoten am After, mit brennendem Wundheits-Schmerze. [CK 272] Geschwollene Aderknoten am After (blinde Goldader) mit brennendem Wundheitsschmerze. [RAL 17]

Geschwollene, blaue Aderknoten am After, mit Schmerz beim Aufdrücken. [CK 273] Geschwollene, blaue Aderknoten am After, welche beim Aufdrücken schmerzen. [RAL 18]

Blut beim Stuhle, mehrere Morgen. [CK 274]

Heftiger Blut-Abgang beim Stuhle. [CK 275]

Brennendes, wohllüstiges Jücken im Mittelfleische; dicht am After, mit Reiz zum Kratzen und nicht gleich dadurch getilgt (*Lgh.*). [CK 276] Ein brennendes, wohllüstiges Jücken im Mittelfleische, dicht am After, welches zum Kratzen nöthigte, eine Viertelstunde lang, in jeder Lage des Körpers, und vom Kratzen nicht gleich verging (n. 15 St.). [RAL (84)]

■ Harnwege

Zum Harnen öfterer Drang, und viel Urin-Abgang. [CK 277] Oefterer Reiz zum Harnen, und er läßt viel Urin. [RAL 20]

Stetes Noththun zum Harnen, mit geringem, doch öfterem Urin-Abgange und Zwängen nach dem lassen (*Stf.*). [CK 278] Beständiges Noththun zum Urinlassen, wobei wenig, doch oft etwas Urin abgeht, zwar ohne Schmerz, doch, nach dem Lassen, Zwängen. [RAL (88)]

Drang zum Harnen, und doch muss er eine Weile warten, ehe das Wasser kommt. [CK 279] Es treibt ihn zum Harnen, und es geht doch kein Wasser; er muß eine Weile warten, ehe es kommt (n. 6 St.). [RAL 22]

Oft Harndrang, mit geringem Abgange (n. 72 St.) (*Lgh.*). [CK 280] Häufiges Drängen zum Harnen, mit sehr wenigem Urinabgange (n. 72 u. mehren darauf folgenden St.). [RAL (95)]

Harnzwang; bei Drang zum Harnen kommt fast Nichts, doch was kommt, geht ohne Schmerzen ab (*Stf.*). [CK 281] Harnzwang: es ist ihr immer, als sollte Harn kommen, es kommt aber nichts, doch kommt es ohne Schmerzen, wenn etwas abgeht. [RAL (96)]

Verminderter Harn mit Brennen (d. ersten Tage.) (*Ng.*). [CK 282]

Oefterer Harndrang und viel Urin-Abgang. [CK 283] **Oefteres Drängen zum Harnen, mit vielem Urinabgange** (n. 3³/₄ St.) (*Langhammer.*). [RAL (90)]

Oefteres Harnen mit Drang und reichlichem Abgange (*Lgh.*). [CK 284] Oefteres Harnen mit Drang[6] (n. 1³/₄ St.). [RAL 89]

Oefterer Harndrang und weit mehr Urin, als er Getränk zu sich genommen (*Hl.*). [CK 285] Er ließ, unter öfterm und heftigem Harndrängen, wenigstens sechs Mal mehr Urin, als er seit dem Morgen Wasser getrunken hatte (n. ¼ St.). [RAL (92)]

Ungemein reichlicher Abgang wässrichten Harnes (*Stf.*). [CK 286] Ein ungemein reichlicher Harnfluß wässerigen Urins. [RAL (91)]

Harn sichtbar vermehrt und blassgelb (d. 1. u. 2. T.) (*Ng.*). [CK 287]

---

[6] Wenn gleich die Kochsalzsäure bald nach Einnahme einer allzu großen Gabe zuweilen, auf eine kurze Zeit, fast vergebliches Harndrängen zu erzeugen scheint, so erfolgt doch bald die eigentliche Erstwirkung derselben, häufiger Urinabgang, wovon die Nachwirkung (Gegenwirkung des Organism) jederzeit verminderte Urinabsonderung, bei öftern Nöthigen zum Harnen, ist, oder, endlich, Erschlaffung des Blasenhalses, oder der Blase.

Harn vermehrt und bleich, wie Wasser (d. 1. T.) (*Ng.*). [CK 288]

Häufiges, reichliches Harnen, obgleich sie wenig getrunken hat (d. 4. T.) (*Ng.*). [CK 289]

Sie muss des Nachts öfters zum Harnen aufstehen, doch lässt sie nur wenig auf einmal, ohne Schmerz (*Ng.*). [CK 290]

Langsamer Abgang des Harns, als hätte die Blase keine Kraft, ihn hervorzutreiben (*Wsl.*). [CK 291] Der Urin geht langsam ab, gleich als hätte die Blase keine Kraft, ihn hervorzutreiben (n. 12 St.). [RAL (94)]

Schwäche der Harnblase (*Samml. f. prakt. Aerzte.*). [CK 292; RAL (93)]

Unwillkührlicher Harn-Abgang, öfters. [CK 293] (Der Urin ging öfters und wider Willen ab.) [RAL 21]

Der Harn geht gleich beim Lassen weisstrübe, wie Milch, ab. [CK 294] Der Urin geht gleich beim Lassen weißtrübe wie Milch ab. [RAL 23]

Beim Harnen, während des Stuhlganges, Schneiden ganz hinten in der Harnröhre. [CK 295] Schneiden ganz hinten in der Harnröhre, beim Wasserlassen (während des Stuhlgangs). [RAL 24]

Gleich nach dem Harnen, stechendes Beissen in der Mündung der Harnröhre (*Lgh.*). [CK 296] Gleich nach dem Urinlassen, ein stechender, beißender Schmerz in der Mündung der Harnröhre (n. 4 St.). [RAL (97)]

■ **Geschlechtsorgane**

In der Ruthe, ein heftig brennender Stich, im hintern Theile derselben (*Hl.*). [CK 297] Heftiger, brennender Stich im hintern Theile der Ruthe, rechts. [RAL (98)]

Schmerz am Rande der Vorhaut, wie eingerissen und verwundet. [CK 298] Schmerz am Rande der Vorhaut, als wenn er eingerissen und verwundet wäre. [RAL 25]

Leichte Entzündung der Vorhaut. [CK 299]

Bohrendes Spannen vom rechten Hoden bis in die Mitte der Ruthe (*Gtm.*). [CK 300] Bohrend spannender Schmerz von dem rechten Hoden bis in die Mitte der Ruthe (n. 4½ St.). [RAL (99)]

Jücken am Hodensacke, das sehr zum Kratzen reizt, dadurch aber nicht getilgt wird (*Ng.*). [CK 301]

Viel Jücken um den Hodensack. [CK 302]

Schwäche-Gefühl in den Zeugungstheilen, gar keine Erektion und schlaffes Herabhangen der Ruthe (n. 24 St.) (*Wsl.*). [CK 303] Gefühl von

Schwäche in den Zeugungstheilen; die Ruthe hängt schlaff herab; gänzlicher Mangel an Steifheit (n. 24 St.). [RAL (100)]

Erhöhung des Geschlechtstriebes (in der Erstwirkung?) (*Ng.*). [CK 304]

Oeftere, doch schwache Erektionen (d. 4. T.) (*Ng.*). [CK 305]

Erektionen, früh im Bette (d. 2. T.) (*Ng.*). [CK 306]

Gefühl, als komme eine Pollution, weckt ihn früh; drauf, bei geringer Erektion, Erguss einer wässricht schäumigen Feuchtigkeit, ohne Geruch, mit langer spannend schmerzender Ruthe-Steifheit darnach (*Stf.*). [CK 307] Er erwacht früh mit dem Gefühle, als komme eine Samenergießung, bei geringer Steifheit der Ruthe, während sich eine wässerig schäumige Feuchtigkeit, ganz ohne Geruch, ergießt, mit darauf folgender, langer Steifheit der Ruthe unter spannendem Schmerze. [RAL (101)]

In den Geburtstheilen, Zwängen, wie zum Monatlichen (*Stf.*). [CK 308] Ein Zwängen in den Geburtstheilen, als wenn das Monatliche kommen sollte (n. 6 St.). [RAL (102)]

Stich-Schmerz in der Scheide. [CK 309]

Regel um 10 Tage zu früh, mit Bauchweh (*Ng.*). [CK 310]

Regel um 6 Tage zu früh, ohne weitere Beschwerden (*Ng.*). [CK 311]

Bei der Regel, in sich gekehrt, traurig, als sey gar kein Leben in ihr (*Ng.*). [CK 312]

Weissfluss (d. 10. 11. T.) (*Ng.*). [CK 313]

■ **Atemwege und Brust**

Anhaltende Neigung zum Niesen, mit Jücken und Kitzeln in der Nase (*Theiner*, in Annal. d. Heilk. 1811. Apr.). [CK 314] Ein Jücken und Kitzeln in der Nase und anhaltende Neigung zum Nießen[7]. [RAL (103)]

Viel Niesen, ohne Schnupfen, Nachmittags und Abends (*Ng.*). [CK 315]

Niesen, öfters. [CK 316]

Schnupfen. [CK 317]

Schnupfen (*Samml. f. pr. Aerzte.*). [CK 318; RAL (104)]

Schnupfen-Gefühl mit lästiger Trockenheit der Nase. [CK 319] Bei Schnupfengefühl, lästige Trockenheit in der Nase. [RAL 26]

Schnupfen mit scharfem, wundfressendem Wasser (*Ng.*). [CK 320]

---

[7] Von entfernten Dünsten der Kochsalzsäure, bei mehren Personen.

Schnupfen mit dicker Schleim-Absonderung (*Ng.*). [CK 321]

Viel Schleim-Absonderung aus der Nase (*Ng.*). [CK 322]

Verstopfungs-Gefühl oben in der Nase, und wie trocken; doch viel Schleim-Absonderung dabei, lang anhaltend (n. 2 T.) (*Ng.*). [CK 323]

Nasen-Verstopfung, wie Stock-Schnupfen. [CK 324]

Heiserkeit, acht Tage lang (*Du Menil* bei *Sachse* in Hufel. Journ.). [CK 325] Achttägige Heiserkeit[8]. [RAL (106)]

Ungemeine katarrhalische Heiserkeit (*Schmidtmüller.*). [CK 326; RAL (105)]

Rauh und heiser im Halse, mit Wundheits-Gefühl auf der Brust (d. 1. T.) (*Ng.*). [CK 327]

Kratzig und rauh im Halse, und etwas Husten mit Wundheits-Schmerz auf der Brust, ohne Heiserkeit, Abends und früh (*Ng.*). [CK 328]

Kratzen auf der Brust, mit Husten und Auswurf (ungekochten, sic!) Schleimes (*Ng.*). [CK 329]

Kitzeln im Halse und davon kurzes Hüsteln (d. 5. T.) (*Ng.*). [CK 330]

Trockner Husten, öfters, von Kitzel in der Brust (d. 4. T.) (*Ng.*). [CK 331]

Kurzes, trocknes Hüsteln, mit Brennen im Halse (*Ng.*). [CK 332]

Trockner Husten, mit Anstrengung, Tag u. Nacht (n. 6 T.) (*Ng.*). [CK 333]

Heftiger Husten, als wolle er das Brustbein sprengen, welches vom Mittag-Essen bis gegen Abend, besonders beim Reden, Lachen und Gähnen, wie wund und zerschlagen schmerzt (*Ng.*). [CK 334]

Starker, keuchender Husten und nach demselben, hörbares Kollern in der Brust hinab. [CK 335] (Starker, keichender Husten, und nach dem Husten kollerte es hörbar in der Brust herunter.) [RAL 29]

Lockerer Husten, mit etwas Schleim-Auswurf, Abends und früh (d. 6. u. 7. T.) (*Ng.*). [CK 336]

Blut-Husten (*Westrumb* bei *Sachse*, a. a. O.). [CK 337] Bluthusten[9]. [RAL (107)]

Tiefes Athmen mit Stöhnen (*Hufel.* Journ.). [CK 338] Er athmet tief und mit Stöhnen[10]. [RAL (108)]

Seufzen (*Hufel.* Journ.). [CK 339; RAL (109)]

Beklemmung quer über die Brust, Abends, beim Gehen und Sitzen. [CK 340]

Engbrüstiges Drücken auf der Brust in Anfällen. [CK 341] Engbrüstiges Drücken auf der Brust, anfallsweise. [RAL 27]

Schmerzhafte Beklemmung der Brust, vorzüglich auf der rechten Seite (*Htm.*). [CK 342] Sehr schmerzhafte Beklemmung über die Brust, vorzüglich auf der rechten Seite (n. 16 St.). [RAL (111)]

Spann-Schmerz auf dem Brustbeine, der das Athmen hindert, als wenn er aus dem Magen käme; mit Schmerz der Stelle, auch beim Betasten. [CK 343] Spannender Schmerz auf dem Brustbeine, welcher das Athmen hindert, als wenn er aus dem Magen käme; auch beim Betasten ist die Stelle schmerzhaft (n. 20 St.). [RAL 28]

Druck-Schmerz in der rechten Brust, der immer heftiger wird, durch kein Athmen verändert (*Htm.*). [CK 344] Schmerzhaftes Drücken in der rechten Brust, was für sich allmälig heftiger wird, durch kein Ein- und Ausathmen verändert (n. 5 St.). [RAL (112)]

Arges Drücken im Brustbeine, über der Herzgrube, die Brust hinauf, Abends. [CK 345]

Druck- und Zerschlagenheits-Schmerz auf der linken Brust-Seite. [CK 346]

Drückendes Klemmen in der Brust, ohne Athem-Beengung (*Htm.*). [CK 347] Klemmend drückendes Gefühl in der Brust, doch ohne Athembeengung (n. 4 St.). [RAL (113)]

Drückendes Klemmen in der rechten Brust, beim Einathmen immer mehr verstärkt (*Htm.*). [CK 348] Drückend klemmende Empfindung in der rechten Brust, bei der vierten und fünften Ribbe, beim Einathmen sich immer mehr verstärkend (n. 1 St.). [RAL (114)]

Druck-Schmerz in der linken Brust, hinten dicht neben dem Rückgrate, beim Einathmen (*Htm.*). [CK 349] Beim Einathmen, drückender Schmerz in der linken Brust, dicht neben dem Rückgrate (n. ¼ St.). [RAL (128)]

Ein stechendes Drücken in der rechten Brust, unter der Warze, allmählig zu- und abnehmend (*Htm.*). [CK 350] Stechendes Drücken in der rechten Brust, unter der Brustwarze, sich allmälig verstärkend und allmälig wieder verschwindend (n. 3¾ St.). [RAL (117)]

Ziehende Empfindung in der rechten Brust, unter der Warze, nach dem Halse zu ziehend (*Htm.*). [CK 351] **In der rechten Brust, eine ziehende Empfindung, welche unter der Brustwarze anfing und, sich nach dem Halse zu ziehend, schwächer ward und da verschwand** (n. 2½ St.). [RAL (115)]

---

[8] Von verschluckter oxygenirter Kochsalzsäure.
[9] Von demselben Mittel.
[10] Vom Dunste.

Schneidende Stösse mitten innerhalb des Brustbeines, mit stumpfem Drücken hinten in der Brusthöhle, allgemeiner Brust-Beklemmung und Athem-Beengung, den ganzen Tag in Anfällen (*Wsl.*). [CK 352] **Schneidende Stöße in der Mitte, innerhalb des Brustbeins, nebst stumpfem Drücken hinten in der Brusthöhle, allgemeiner Beklommenheit derselben und beengtem Athemholen, den ganzen Tag lang, von Zeit zu Zeit** (n. 4 St.). [RAL (120)]

Ein spannend zuckender Stich von den linken falschen Ribben zu den rechten Ribben heraus (*Gtm.*). [CK 353] Spannend zuckender Stich von den linken falschen Ribben an, zu den rechten Ribben heraus (n. 3 St.). [RAL (122)]

Stich-Schmerz in der Brust, bei starkem Bewegen und Athmen. [CK 354]

Stechen tief in der Herz-Gegend, bis nach der Achselgrube und dem Rücken zu, mit Stechen im Oberschenkel bis ans Knie im Sitzen, was beim Aufstehen verging, Abends (*Ng.*). [CK 355]

Stechen in der Herzgegend, dass sie sich nur mit Mühe aufrichten konnte, mit Athem-Versetzung, durch Reiben vergehend (d. 7. T.) (*Ng.*). [CK 356]

Feine Stiche unter der Herzgegend und darauf in der linken Ribben-Gegend, mit Reissen hinter dem linken Ohre (*Ng.*). [CK 357]

Ein stumpfer Stich in die linke Brust-Seite, mit Husten, Abends (*Ng.*). [CK 358]

Scharfe Stiche in der linken Brust-Seite, an den untersten wahren Ribben, ohne Bezug auf Athmen (*Wsl.*). [CK 359] Scharfe Stiche in der linken Brustseite, an den untersten wahren Ribben, ohne Bezug auf Ein- oder Ausathmen (n. 4 St.). [RAL (116)]

Stechen unter dem Brustbeine, gleich über der Herzgrube (*Stf.*). [CK 360; RAL (119)]

Stiche zwischen zwei wahren Ribben der linken Brust-Seite, beim Ausathmen (*Lgh.*). [CK 361] Beim Ausathmen, Nadelstiche in der linken Seite der Brust, zwischen zwei wahren Ribben (im Sitzen), welche beim Stehen und Gehen und bei Berührung wieder verschwinden (n. ³⁄₄ St.). [RAL (121)]

Ein spannendes Bohren in der Brust, beim Ein- und Ausathmen anhaltend (*Gtm.*). [CK 362] Spannend bohrender Schmerz in der Brust, anhaltend beim Ein- und Ausathmen (n. 51 St.). [RAL (125)]

Wundheits-Schmerz und Schneiden in der Brust, auch mit Reiz zum Husten (*Ng.*). [CK 363]

Herzschlag während des Nacht-Fiebers so heftig, dass er ihn im Gesichte fühlte (*Hl.*). [CK 364] Der Herzschlag war so heftig während des Nachtfiebers, daß er ihn im Gesichte fühlte. [RAL (110)]

In den Ribben-Muskeln rechter Seite, ein bohrender Stich, ohne Bezug auf Athmen, im Sitzen (*Gtm.*). [CK 365] Bohrender Stich in den rechten Ribbenmuskeln, außer dem Athmen und beim Ein- und Ausathmen anhaltend (im Sitzen) (n. 8¹⁄₂ St.). [RAL (123)]

Stiche, wie von Nadeln, an den wahren Ribben der rechten Brust-Seite, beim Ausathmen, im Sitzen (*Lgh.*). [CK 366] Im Sitzen, beim Ausathmen, Nadelstiche an der rechten Brustseite, unter den wahren Ribben, welche bei Berührung, beim Gehen und Stehen wieder vergingen (n. 3 St.). [RAL (124)]

Langsam heraufgehende, breite Stiche, äusserlich an den Brust-Seiten (*Wsl.*). [CK 367] Aeußerlich an den Brustseiten langsam heraufgehende, breite Stiche (n. 1 St.). [RAL (126)]

Feine, brennende Stiche, äusserlich unter der linken weiblichen Brust (*Ng.*). [CK 368]

Brennen äusserlich an der rechten Brust; auch auf einer kleinen Stelle der Mitte des Brustbeins, mit Gefühl, als wenn daselbst innerlich Etwas steckte; später nur Stechen an der Stelle (*Ng.*). [CK 369]

Starke Stiche in der rechten Brustwarze (*Htm.*). [CK 370] Heftige, starke Stiche in der rechten Brustwarze (n. 14 St.). [RAL (118)]

■ Rücken und äußerer Hals

Vom Steissbeine her ziehendes Brennen den Rücken hinauf, wie unter der Haut (d. 4. T.) (*Ng.*). [CK 371]

Drückender Kreuzschmerz im Stehen und Sitzen, wie von vielem Bücken (*Lgh.*). [CK 372] Im Stehen und Sitzen, ein drückender Schmerz im Kreuze, wie von vielem Bücken, welcher bei Berührung und im Gehen wieder verschwindet (n. 3 St.). [RAL (137)] **Beim Sitzen, ein drückender Schmerz auf der linken Seite des Rückens, wie von vielem Bücken, welcher bei Berührung, beim Gehen oder Stehen nicht verging** (n. 9 St.). [RAL (131)]

Feines, ziehendes Reissen von der Mitte des Kreuzbeines gegen die Lendenwirbel hin (*Hl.*). [CK 373] Feines ziehendes Reißen von der linken Seite des Kreuzbeins gegen die Lendenwirbel. [RAL (127)]

Stechen, öfters, im Kreuze, bei Aufrichten vom Bücken (d. 4. T.) (*Ng.*). [CK 374]

Ein brennender, erschreckender Stich im Kreuzbeine (*Ng.*). [CK 375]

Rückenschmerz, wie verhoben, im Rücken und den Schulterblättern, nach anhaltendem Schreiben mit gekrümmtem Rücken (*Hl.*). [CK 376] Nach anhaltendem Schreiben, mit etwas gekrümmtem Rücken, heftiger Schmerz im Rücken und in den Schulterblättern, als wenn er sich verhoben hätte (n. 33 St.). [RAL (133)]

Ziehender Spann-Schmerz abwechselnd zwischen den Schulterblättern und den untersten kürzern Ribben, ohne Erschwerung des Athmens (*Htm.*). [CK 377] Ziehend spannender Schmerz zwischen den Schulterblättern, der mit einem ähnlichen in den untersten kurzen Ribben wechselt, doch das Athemholen nicht erschwert (n. $^1/_2$ St.). [RAL (136)]

Drücken am Rückgrate hin, beim Gehen im Freien; im Stehen und Sitzen vergehend (*Lgh.*). [CK 378] Beim Gehen im Freien, drückende Schmerzen längs dem Rückgrate hin, welche beim Stehen oder Sitzen wieder vergingen (n. 4$^1/_2$ St.). [RAL (129)]

Drücken in der Mitte und auf der linken Seite des Rückens, wie von vielem Bücken (*Lgh.*). [CK 379] **Beim Sitzen, in der Mitte des Rückens, ein drückender Schmerz, wie von vielem Bücken, welcher beim Stehen oder Gehen wieder verschwand** (n. $^3/_4$ St.). [RAL (130)] **Beim Sitzen, ein drückender Schmerz auf der linken Seite des Rückens, wie von vielem Bücken, welcher bei Berührung, beim Gehen oder Stehen nicht verging** (n. 9 St.). [RAL (131)]

Stechen in den Schulterblättern. [CK 380]

Scharfe Stiche mit feinem Ziehen und Hitz-Gefühl in den Schulterblättern (*Wsl.*). [CK 381] Scharfe Stiche, mit feinem Ziehen, an den Schulterblättern und Hitzempfindung in diesen Theilen (n. 1 St.). [RAL (134)]

Schmerzhafte Stiche auf der linken Rücken-Seite im Sitzen (*Lgh.*). [CK 382] Beim Sitzen, auf der linken Seite des Rückens, schmerzhafte Stiche, welche beim Stehen oder Gehen wieder verschwinden (n. 1$^1/_2$ St.). [RAL (132)]

Heftiges Stechen an der linken Rücken-Seite, dass sie sich nicht zu bewegen träute, wovon es jedoch besser ward (*Ng.*). [CK 383]

Heftiges Stechen im untern Theile des rechten Schulterblattes, unter der Achselgrube. [CK 384]

Stechen auf der rechten Schulter, das sich bald in Zwängen umwandelt (*Ng.*). [CK 385]

Feines, drückendes Stechen am untern Rande des rechten Schulterblattes (*Htm.*). [CK 386; RAL (135)]

Kleine Blutschwäre im Rücken, mit Stich-Schmerz bei Berührung (*Ng.*). [CK 387]

Die Nacken-Drüsen sind geschwollen, mit Spann-Schmerz beim Drehen des Kopfes (*Ng.*). [CK 388]

An der rechten Hals-Seite, rothe, spannende Knöthchen (*Ng.*). [CK 389]

■ **Extremitäten**

Auf der Achsel, Drücken. [CK 390]

Reissen in der rechten Achsel, mit Schmerz bei Berührung (*Ng.*). [CK 391]

Brennende Stiche in der linken Achsel, Abends (*Ng.*). [CK 392]

Verrenkungs-Schmerz in der linken Achsel, in der Ruhe, mit Gefühl beim Aufheben des Armes, als wolle es im Gelenke knacken (*Ng.*). [CK 393]

Ermüdungs-Schmerz im rechten Achsel-Gelenke, mehr bei Bewegung, als in der Ruhe. [CK 394]

Klopfen in der rechten Achsel, mit lähmigem Schmerze darin (*Ng.*). [CK 395]

Die Arme sind sehr schwer und beim Aufheben wie voll Blei (*Htm.*). [CK 396] Schwerheits-Empfindung in beiden Armen; es deuchtet ihm beim Aufheben, als ob die ganzen Arme voll Blei wären. [RAL (139)]

Im Oberarme Klamm, bei Anstrengung des Armes (*Hl.*). [CK 397] Bei einiger Anstrengung des linken Arms, Klamm im Oberarme, beim Einbiegen des Arms aber im Vorderarme (n. $^1/_4$ St.). [RAL (140)]

Pulsartige, aussetzende, heftige Zuckungen einzelner Muskeltheile am rechten Oberarme (*Hl.*). [CK 398] Pulsartige, zuweilen aussetzende, heftige Zuckungen einzelner Muskeltheile am rechten Oberarme (n. 25 St.). [RAL (141)]

Ziehen im linken Oberarme. [CK 399]

Ziehendes Reissen im rechten Oberarme beim Schreiben im Sitzen; bei Bewegung und Ausstrecken des Oberarmes vergehend (*Lgh.*). [CK 400] **Beim Sitzen und Schreiben, in den Muskeln des rechten Oberarms, ein ziehendes Reißen, welches bei Bewegung und beim Ausstrecken des Arms wieder verging** (n. $^1/_4$ St.). [RAL (142)]

Reissen von der Mitte des Ober- und Vorderarmes schmerzhaft gegen einander zu (d. 4. T.) (*Ng.*). [CK 401]

Reissen in beiden Oberarmen und Waden (d. 2. T.) (*Ng.*). [CK 402]

Lähmiger Schmerz in der Mitte des rechten Oberarmes, bis zum Ellbogen herab (*Ng.*). [CK 403]

Brenn-Gefühl an den hintern Muskeln des linken Oberarmes, dicht am Ellbogen-Gelenke (*Htm.*). [CK 404] Brennende Empfindung an den hintern Muskeln des linken Oberarms, dicht am Ellbogengelenke (n. ³/₄ St.). [RAL (138)]

Im Ellbogen-Gelenke öfters ein ziehendes Spannen (*Hl.*). [CK 405] **Im rechten Ellbogengelenke, ein ziehend spannender Schmerz, öfters.** [RAL (145)]

Dumpfes Reissen, gleich über den Gelenken des Ellbogens und der Hand, mehr in der Ruhe (*Wsl.*). [CK 406] Dumpfes Reißen gleich über den Gelenken des Ellbogens und der Hand, mehr in der Ruhe, als bei Bewegung (n. 24 St.). [RAL (146)]

Ein stechendes Reissen an der Spitze des rechten Ellbogen-Gelenkes (*Htm.*). [CK 407] Stechend reißender Schmerz an der Spitze des rechten Ellbogengelenks (n. 9¹/₂ St.). [RAL (143)]

Schneiden in der Ellbogen-Beuge, stärker beim Einbiegen des Armes; durch Ausstrecken gemindert (*Wsl.*). [CK 408] Schneiden in der Ellbogenbeuge, stärker beim Einbiegen des Arms, durch Ausstrecken desselben gemindert (n. 4 St.). [RAL (144)]

Im Vorderarme, klammartiges Schwere-Gefühl, dicht am Hand-Gelenke (*Htm.*). [CK 409] Klammartige Schwerheits-Empfindung im rechten Vorderarme, dicht am Handgelenke (n. ¹/₂ St.). [RAL (152)]

Klamm-Schmerz im Vorderarme, beim Einbiegen des Armes (*Hl.*). [CK 410] Bei einiger Anstrengung des linken Arms, Klamm im Oberarme, beim Einbiegen des Arms aber im Vorderarme (n. ¹/₄ St.). [RAL (140)]

Ziehendes Reissen in den hintern Muskeln des linken Vorderarmes, bis in die Finger (*Htm.*). [CK 411] Ziehend reißender Schmerz in den hintern Muskeln des linken Vorderarms, bis vor in die Finger (n. 7¹/₂ St.). [RAL (150)]

Schneidendes Reissen in den hintern Muskeln des rechten Vorderarmes, ruckweise wiederkehrend (*Htm.*). [CK 412] Schneidend reißender Schmerz in den hintern Muskeln des rechten Vorderarms, ruckweise zurückkehrend (n. 7¹/₂ St.). [RAL (151)]

Schneiden am rechten Vorderarme, vor dem Ellbogen-Gelenke (sogleich.) (*Wsl.*). [CK 413; RAL (147)]

Zerschlagenheits-Schmerz, oder wie nach Stoss, an der Inseite des rechten Vorderarmes, am schlimmsten in der Ruhe (*Gtm.*). [CK 414] Zerschlagenheitsschmerz an der innern Seite des rechten Vorderarms, als wenn er sich daran gestoßen hätte, in der Bewegung, am schlimmsten aber in der Ruhe, eine Viertelstunde anhaltend (n. 10¹/₂ St.). [RAL (149)]

Knoten, wie Erbsen und grösser, an den Vorderarmen und Ellbogen, mit heftigem Jücken und Brennen (*Ng.*). [CK 415]

Brenn-Schmerz äusserlich am rechten Vorderarme (*Gtm.*). [CK 416] Brennende Schmerzen am rechten Vorderarme, äußerlich. [RAL (148)]

Im linken Handteller, Klamm, der bei Bewegung der Hand verging (*Lgh.*). [CK 417] Klamm im linken Handteller, welcher sich aber bei Bewegung der Hand wieder verlor (n. 5 St.). [RAL (156)]

Zieh-Schmerz in der linken Hand. [CK 418]

Gichtisches Reissen an der Aussen-Seite der Hand hinter dem Knöchel des kleinen Fingers. [CK 419]

Wohllüstiges Jücken und stechendes Kitzeln in den Handtellern, zum Kratzen nöthigend (*Lgh.*). [CK 420] **Im linken Handteller, ein wohllüstiges Jücken, was zum Kratzen nöthigt** (n. ¹/₄ St.). [RAL (154)] **Im rechten Handteller, ein wohllüstiges, stechendes Kitzeln, was zum Kratzen nöthigt, aber nicht sogleich dadurch getilgt wird** (n. 4 St.). [RAL (155)]

Ausschlag an den Händen, der beim Warmwerden im Bette sehr jückt. [CK 421]

Blüthen-Ausschlag auf den Hand- und Finger-Rücken, der binnen Tag und Nacht zu einem Schorfe zusammenfliesst (*Schmidtmüller.*). [CK 422] Blüthenausschlag auf dem Rücken der Hände und Finger, welcher binnen Tag und Nacht zu einem Schorfe zusammenfließt. [RAL (153)]

Die Finger der rechten Hand kriebeln wie eingeschlafen (*Ng.*). [CK 423]

Taubheit, Kälte und Abgestorbenheit beider Mittelfinger, Nachts. [CK 424]

Erstarrung der zwei letzten Finger der linken Hand, Nachts. [CK 425]

Klamm-Schmerz am Ballen des rechten Daumens, beim Schreiben, der bei Bewegung desselben verging (*Lgh.*). [CK 426] **Beim Schreiben, ein krampfhafter Schmerz, wie Klamm, am Ballen des rechten Daumens, welcher sich bei Bewegung desselben wieder verlor** (n. ³/₄ St.). [RAL (157)]

Ziehendes Reissen vom Mittelgelenke des linken
vierten Fingers an bis zum Mittelhand-Knochen,
durch Biegung des Fingers vergehend, gleich
nach dem Ausstrecken aber in der Ruhe, heftiger
wiederkehrend (*Htm.*). [CK 427] Ziehend reißender Schmerz am vierten Finger der linken
Hand, der im mittlern Gelenke anfängt und sich
bis zum Mittelhandknochen erstreckt, durch
Biegung des Fingers vergeht, aber gleich nach
Ausstreckung desselben, in der Ruhe, heftiger
wiederkehrt (n. 1 St.). [RAL (159)]

Schneidendes Reissen im Ballen des linken kleinen
Fingers (*Htm.*). [CK 428; RAL (160)]

Stich-Schmerz, wie von Nadeln, in der Spitze des
linken Zeigefingers, bloss bei Berührung (*Gtm.*).
[CK 429] Nadelstichartige Schmerzen in der
Spitze des linken Zeigefingers, bloß bei Berührung, einige Minuten anhaltend (n. 52 St.). [RAL
(158)]

Geschwulst und Röthe der Fingerspitzen, mit
Brenn-Schmerz. [CK 430]

In den Gesäss-Muskeln rechter Seite ein anhaltend
jückender Stich, der nach Reiben noch ärger
jückt (*Wsl.*). [CK 431] Anhaltender, jückender
Stich in den Gesäßmuskeln der rechten Seite,
welcher nach Reiben noch heftiger jückt (n.
5 St.). [RAL (161)]

An der rechten Hüfte ein schneidendes Kneipen,
nur im Sitzen (*Lgh.*). [CK 432] Beim Sitzen, an
der rechten Hüfte, ein schneidendes Kneipen,
welches beim Gehen oder Stehen wieder verschwindet (n. 1³/₄ St.). [RAL (162)]

Die Oberschenkel-Muskeln schmerzen. [CK 433]
Schmerz der Oberschenkel-Muskeln. [RAL 30]

Zuckungen einzelner Muskeltheile, bald am rechten, bald am linken Oberschenkel (*Hl.*). [CK 434;
RAL (163)]

Schmerzhafter Krampf in den Muskeln des linken
Oberschenkels, beim Liegen im Bette (*Lgh.*). [CK
435] Beim Liegen im Bette, ein schmerzhafter
Krampf in den Muskeln des linken Oberschenkels, gleich über dem Knie, seiteinwärts, der bei
Berührung wieder nachließ (n. 16 St.). [RAL
(167)]

Krampfhafter Ziehschmerz im linken Oberschenkel herab, nur im Sitzen (*Lgh.*). [CK 436] **Beim
Sitzen, ein krampfartig ziehender Schmerz in
den Muskeln des linken Oberschenkels herab,
nahe ans Knie, welcher sich bei Bewegung und
beim Stehen wieder gab** (n. ¹/₂ St.). [RAL (169)]

Krampfhaft zusammenziehendes Reissen in den
vordern Muskeln des linken Oberschenkels

(*Lgh.*). [CK 437] Im Sitzen, krampfartig zusammenziehendes Reißen in den vordern Muskeln
des linken Oberschenkels, das sich beim Berühren oder Bewegen und im Stehen wieder verlor
(n. 6¹/₂ St.). [RAL (171)]

Ein stichartiges Drücken in den Muskeln des linken Oberschenkels, nur im Sitzen (*Lgh.*). [CK
438] **Beim Sitzen, in den Muskeln des linken
Oberschenkels, ein stichartiges Drücken, welches sich beim Stehen oder Gehen wieder verlor** (n. 12¹/₂ St.). [RAL (168)]

Reissen im linken Oberschenkel und in den
Schienbeinen, im Sitzen (*Ng.*). [CK 439]

Stechendes Reissen im rechten Oberschenkel-Kno-
chen, im Gehen (*Htm.*). [CK 440] Stechend reißender Schmerz im rechten Oberschenkelkno-
chen, beim Gehen (n. 1³/₄ St.). [RAL (166)]

Ziehend drückender Stich-Schmerz in den Muskeln des linken Oberschenkels, dicht am
Schoosse, im Sitzen (*Lgh.*). [CK 441] **Beim Sitzen,
ein mit Drücken und Ziehen verbundener,
stichartiger Schmerz in den Muskeln des linken Oberschenkels, dicht am Schooße,** welcher
bei Berührung, Bewegung und beim Stehen wieder verschwindet (n. 2³/₄ St.). [RAL (164)]

Heftig brennendes Stechen an der Aussenseite des
rechten Oberschenkels, im Gehen und Sitzen
(*Hl.*). [CK 442] An der äußern Seite des rechten
Oberschenkels, ein heftig brennendes Stechen,
im Gehen und Sitzen (den vierten Tag). [RAL
(165)]

**Schwäche der Oberschenkel und wankender
Gang daher** (*Gtm.*). [CK 443] **Wankend im
Gehen, aus Schwäche der Oberschenkel.** [RAL
(170)]

Viel Jücken an den Oberschenkeln. [CK 444]

Runde, rauhe, jückende Flechten-Flecke an den
innern Oberschenkeln. [CK 445]

Das Knie linker Seite ist steif, beim Aufstehn vom
Sitze. [CK 446]

Spann-Schmerz im linken Knie. [CK 447]

Fippern neben der rechten Kniescheibe (*Hl.*). [CK
448] Neben der rechten Kniescheibe, ein Fippern (den vierten Tag). [RAL (172)]

Reissen in der Kniekehle und Wade, mehr Nachts
und mehr im Sitzen, als im Gehen. [CK 449; RAL
31]

Reissen in den Knie-Gelenken, im rechten so heftig, als würde es herausgerissen, im Sitzen (*Ng.*).
[CK 450]

Reissen in der Kniebeuge bis in die Hüfte beim
Aufstehn vom Sitze; mit Stichen zuweilen am

linken Knie-Gelenke; beim Biegen und Gehen verschlimmert, beim Ausstrecken und Sitzen erleichtert (*Ng.*). [CK 451]

Stechendes Reissen im rechten Knie, wenn er das linke Bein über das rechte legt (*Htm.*). [CK 452] Wenn er das linke Bein über das rechte legt, so empfindet er im rechten Knie einen stechend reißenden Schmerz mitten durch (n. 1 St.). [RAL (174)]

Brennender Stich-Schmerz aussen am rechten Knie (*Hl.*). [CK 453] Brennend stechender Schmerz am rechten äußern Knie. [RAL (173)]

Zerschlagenheits-Schmerz des rechten Kniees, nur beim Gehen und Treppensteigen (*Ng.*). [CK 454]

Brennendes Jücken an den Knieen, Fussknöcheln und Zehen beim Einschlafen. [CK 455] Beim Einschlafen, ein brennendes Jücken an den Knieen, den Fußknöcheln und Zehen. [RAL 32]

Geschwulst der Kniee. [CK 456]

Am Unterschenkel, ein schmerzhaftes Spannen nahe an der Kniekehle, in der linken Wade, im Sitzen (*Ng.*). [CK 457]

Ziehen und Spannen in der Achill-Senne, im Gehen, wodurch der Fuss wie gelähmt und das Gehen gehindert wird. [CK 458] Im Gehen, ein Ziehen und Spannen in der Achillsenne, wodurch der Fuß wie gelähmt wird, daß er nicht damit gehen kann. [RAL 34]

Druck-Schmerz in der linken Wade, in Ruhe und Bewegung (*Gtm.*). [CK 459] Drückender Schmerz in der linken Wade, bei Ruhe und Bewegung (n. 25 St.). [RAL (176)]

Stechendes Schneiden in der rechten Wade, im Sitzen (*Htm.*). [CK 460; RAL (175)]

Reissen, öfters, in beiden Schienbeinen, bis in die Knie herauf, im Sitzen besser (*Ng.*). [CK 461]

Reissen am untern Theile des rechten Schienbeines hinab, im Sitzen (*Ng.*). [CK 462]

Langsame, grosse Stiche in der Achill-Senne, von aussen hinein theils, theils quer durch, auch Nachts im Schlafe störend, absatzweise kommend, und im Gehen hindernd. [CK 463] Langsame, große Stiche in der Achillsenne, theils von aussen herein, theils querdurch, die ihn auch die Nacht aus dem Schlafe stören, absatzweise kommen und am Gehen hindern. [RAL 33]

Viel Jücken an den Waden. [CK 464]

Der linke Fuss schmerzt, als wäre ein Tuch fest darum gebunden. [CK 465]

Schneidender Klamm-Schmerz in der rechten hohlen Fusssohle (*Htm.*). [CK 466] Schneidend

klammartiger Schmerz in der rechten, hohlen Fußsohle, im Sitzen (n. 2³/₄ St.). [RAL (183)]

Reissen in der rechten Fusssohle, an der Ferse, beim Spinnen; auch (nach einigen Tagen) im Sitzen (*Ng.*). [CK 467]

Ziehende Stiche auf dem rechten Fussrücken, im Stehen, die im Gehen verschwanden, im Sitzen aber wiederkehrten (*Lgh.*). [CK 468] Beim Stehen, auf dem Rücken des rechten Unterfußes, nahe am Gelenke, ziehende Stiche, die zwar beim Gehen verschwanden, beim Sitzen aber wiederkehrten (n. 1³/₄ St.). [RAL (179)]

Anhaltender drückender Stich im linken Fussrücken, am schlimmsten in der Ruhe (*Gtm.*). [CK 469] Anhaltender, drückender Stich im linken Fußrücken bei Bewegung, am schlimmsten in der Ruhe. [RAL (178)]

Ein drückendes Stechen am innern Rande der rechten Fusssohle, im Sitzen; im Gehen und Stehen vergehend (*Lgh.*). [CK 470] Beim Sitzen, am innern Rande der rechten Fußsohle, ein drückendes Stechen, welches sich beim Gehen und Stehen verlor (n. 1¹/₂ St.). [RAL (182)]

Anhaltender jückender Stich im linken Fussrücken, am schlimmsten in der Ruhe (*Gtm.*). [CK 471] **Jückender, anhaltender Stich im linken Fußrücken bei Bewegung, am schlimmsten aber in der Ruhe** (n. 55 St.). [RAL (177)]

Schmerz in der linken Fusssohle, beim Bergsteigen, als habe er sich den Fuss übergangen, von der Sohle bis nach dem Oberschenkel hinziehend (*Ng.*). [CK 472]

Wundheits-Schmerz unter dem linken äussern Fussknöchel, in der Ruhe, die ganze Nacht, durch Berührung und darauf Liegen verschlimmert (*Gtm.*). [CK 473] Wundheitsschmerz unter dem linken äußern Fußknöchel, in der Ruhe, am schlimmsten bei Berührung und beim Draufliegen, die ganze Nacht anhaltend (n. 6 St.). [RAL (180)]

Brennen der Fusssohlen, im Sitzen, durch Aufsetzen des Fusses auf den Boden verschlimmert (*Gtm.*). [CK 474]

Kitzeln im linken Fersen-Ballen, durch Reiben vergehend (*Ng.*). [CK 475]

Wühlendes Fippern im rechten Fussballen, in der Ruhe (*Gtm.*). [CK 476; RAL (184)]

Jücken in der linken Fusssohle, im Gehen und in der Ruhe (*Gtm.*). [CK 477; RAL (181)]

Heftige Risse in der rechten grossen Zehe, beim Spinnen (*Ng.*). [CK 478]

Jückender Stich im Ballen der rechten grossen Zehe, in der Ruhe (*Gtm.*). [CK 479; RAL (185)]

Geschwulst und Röthe der Zeh-Spitzen, mit Brenn-Schmerz. [CK 480]

Wundheits-Schmerz und Geschwulst-Gefühl in der linken kleinen Zehe (*Ng.*). [CK 481]

Heftigst pochender Schmerz in den drei Mittelzehen des linken Fusses, in der Ruhe (*Gtm.*). [CK 482] Heftigst pochender Schmerz in den linken drei mittlern Zehen, in Ruhe (n. 3 Tagen.). [RAL (186)]

■ **Allgemeines und Haut**

Stechendes Jücken hie und da am Körper, durch Kratzen vergehend, Abends (*Ng.*). [CK 483]

Kitzelndes, fein stechendes Jücken am Körper, durch Reiben nur kurz vergehend. [CK 484] (Fein stechendes, kitzelndes Jücken am Körper, was auf Reiben nur kurze Zeit verging.) [RAL 40]

Jücken und Beissen auf dem Rücken, den Achseln, auch am ganzen Leibe, meist Abends, nach dem Niederlegen, durch Kratzen nicht zu tilgen (*Ng.*). [CK 485]

Stechen hie und da auf der Haut, zuweilen mit Brennen (auf dem rechten Schulterblatte) (*Ng.*). [CK 486]

Viel schmerzhafte Haut-Geschwüre, die ihn am Sitzen und Liegen hindern (*Schackel.*). [CK 487] Eine Menge sehr schmerzhafter Hautgeschwüre, die ihn am Sitzen und Liegen hindern. [RAL (188)]

Die Arbeiter in den Salinen bekommen faule Geschwüre an den Schenkeln, werden wassersüchtig und kachektisch[11] (*Rammazzini.*). [CK 488] Die Arbeiter in den Salinen werden kachektisch und wassersüchtig und bekommen faule Geschwüre an den Schenkeln. [RAL (187)]

Brennen, mehr um das Geschwür, als in demselben; nach Gehen gluckst es darin, wie Puls. [CK 489] Mehr Brennen um das Fußgeschwür, als in demselben; es gluckst nach dem Gehen, wie Puls, darin. [RAL 39]

Die Geschwüre stinken sehr, obgleich sie mit Schorfe bedeckt sind. [CK 490]

Oxygenirte Salzsäure stellt die durch Weingeist und Mohnsaft verlorne Reizbarkeit der Muskel-Faser wieder her (*Humboldt*, über die Reizbarkeit der Faser.). [CK 491; RAL (189)]

Zucken in allen Gliedern. [CK 492]

Anfall von Angst, Abends 8 Uhr, mit Vollheit im Bauche, als sollte er zerspringen; der Schweiss lief ihr am Kopfe herab, die Arme fielen ihr nieder und sie ward matt, wie gelähmt. [CK 493] Anfall: Abends (8 Uhr) ward ihr der Bauch so voll, als sollte er zerspringen; es ward ihr so angst, daß ihr der Schweiß am Kopfe herablief, und sie ward so matt, wie verlähmt; die Arme fielen ihr nieder. [RAL 37]

Unruhe (*Hufel.* Journ.). [CK 494; RAL (203)]

Zerschlagenheits-Schmerz aller Gelenke. [CK 495; RAL 36]

Schmerz der Beinhaut aller Knochen, wie in Wechsel-Fiebern. [CK 496; RAL 35]

Trägheit, mit Dehnen und Recken, Vormittags (*Ng.*). [CK 497]

Er will oder kann sich nicht bewegen; es verdriesst ihn, es zu thun, er will immer nur sitzen. [CK 498] Er will oder kann sich nicht bewegen; es verdrießt ihn, sich zu bewegen, und will immer sitzen. [RAL 38]

Schlaff und träge, obgleich von Spazieren nicht ermüdet. [CK 499]

Wankender Gang, aus Schwäche der Oberschenkel (*Hl.*). [CK 500] **Wankend im Gehen, aus Schwäche der Oberschenkel** (*Gutmann.*). [RAL (170)]

Grosse Schwäche der Unterglieder, dass sie sich kaum halten kann und oft fällt (*Ng.*). [CK 501]

Müdigkeit vorzüglich in den Beinen, früh. [CK 502]

Grosse Mattigkeit, gleich nach dem Essen, die gegen Abend wieder vergeht (*Ng.*). [CK 503]

Mattigkeits-Gefühl im ganzen Körper (*Stf.*). [CK 504; RAL (190)]

So matt in den Gliedern, dass er im Gehen oft still stehen muss (*Ng.*). [CK 505]

Grosse Hinfälligkeit und Mattigkeit, Abends, nach Gehen (*Ng.*). [CK 506]

Grosse Hinfälligkeit, Mattigkeit und Schläfrigkeit, mit Trübsichtigkeit; sie schlief am Tische ein (*Ng.*). [CK 507]

Mattigkeit im Gehen und Stehen, dass er sitzend einschlief (*Lgh.*). [CK 508] Beim Stehen oder Gehen, Mattigkeit im ganzen Körper, so daß er sitzend einschlief (n. 9½ St.). [RAL (194)]

Im Sitzen fielen ihr vor Mattigkeit die Augen zu, beim Aufstehen und Bewegen aber war sie gleich munter (*Lgh.*). [CK 509] **Im Sitzen fielen ihr vor Mattigkeit die Augen zu; stand sie aber auf und bewegte sich, so war sie gleich munter** (n. 2¾ St.). [RAL (191)]

---

[11] Von dem, beim Kochen der Sohle, aus der sich zersetzenden salzsauren Magnesie aufsteigenden und eingeathmeten, salzsauren Dünste.

■ Schlaf, Träume und nächtliche Beschwerden

Sehr schläfrig, Nachmittags (d. 4. T.) (*Ng.*). [CK 510]

Schläfrigkeit mit Gähnen, früh (d. 2. T.) (*Ng.*). [CK 511]

Grosser Hang zum Schlafen, den ganzen Tag (*Htm.*). [CK 512] Den ganzen Tag über, großer Hang zum Schlafen. [RAL (193)]

Der Schlaf drückt ihm beim Arbeiten, fast die Augen zu (*Htm.*). [CK 513; RAL (192)]

Schlaflosigkeit vor Mitternacht. [CK 514; RAL 41]

Schlaflosigkeit nach Mitternacht. [CK 515; RAL 42]

Er kann nicht gut einschlafen, schläft dann nur leicht und kann sich doch nicht gut aus dem Schlafe finden und völlig erwachen (n. 3 St.). [CK 516] Er kann nicht gut einschlafen, schläft dann nur leicht und kann sich doch nicht wohl aus dem Schlafe finden und völlig erwachen (n. 3 St.). [RAL 43]

Schlaflosigkeit, Nachts, wegen grosser Blutwallung und Hitze, mit Schweiss. [CK 517]

Unruhige Nacht; sie kann ohne besondere Ursache, nicht einschlafen und ist früh noch schläfrig (n. 2 T.) (*Ng.*). [CK 518]

Unruhige Nacht; sie kann vor Kopfschmerzen im Scheitel und in der linken Schläfe nicht einschlafen (*Ng.*). [CK 519]

Nachts 3 Uhr arger Husten, mit Uebelkeit und Gall-Erbrechen. [CK 520]

Nachts, leeres Aufstossen und Leibweh. [CK 521]

Zwei Nächte, beim Erwachen, Uebelkeit, mit viel Aufstossen. [CK 522]

Vor Mitternacht schnarcht er heftig und wirft sich herum, lässt sich aber dann leicht erwecken. [CK 523; RAL 44]

Nachts, beim Erwachen, findet er sich immer auf dem Rücken liegend. [CK 524]

Vor Mitternacht wirft sie sich herum, spricht oft laut im Schlafe, doch mit heiterm Tone, stöhnt aber oft dabei. [CK 525] Vor Mitternacht wirft sie sich herum und redet oft laut im Schlafe, doch mit heiterm Tone, stöhnt aber oft dabei. [RAL 45]

Er rutscht im Bette herunter und ächzt und stöhnt im Schlafe. [CK 526; RAL 46]

Nachts, im Bette, Schwäche-Gefühl und mühsame Ideen Verbindung. [CK 527]

Sie redet laut im Schlafe, (vor Mitternacht), ist aber nicht zu verstehen, (und weiss am Morgen Nichts davon) (*Ng.*). [CK 528]

Unruhige Nacht; sie erwacht alle Viertelstunden, weil bald dieser, bald jener Theil schmerzt (d. 4. T.) (*Ng.*). [CK 529]

Oefteres Erwachen, Nachts. [CK 530]

Oefteres Erwachen, mit hin und her Werfen im Bette (*Lgh.*). [CK 531] **Oefteres Erwachen aus dem Schlafe**, mit Hin- und Herwerfen im Bette (n. 22 St.). [RAL (196)]

Er wacht immer früh 4 Uhr auf und kann nicht wieder einschlafen. [CK 532]

Er erwacht vor Mitternacht sehr heiter und kann nachher nicht wieder einschlafen (d. 4. T.) (*Hl.*). [CK 533; RAL (195)]

Früh, im Bette, nach dem Erwachen, Weichlichkeit und Bauch-Aufgetriebenheit, nach dem Aufstehn durch Winde-Abgang gebessert. [CK 534]

Unruhiger, oft unterbrochner Schlaf, mit lebhaften, ängstlichen Träumen, und heftigem Schweiss im Schlafe über und über. doch nicht am Kopfe (*Htm.*). [CK 535; RAL (197)]

Zusammenfahren nach dem Einschlafen, wegen Unruhe im Körper und am meisten in den Beinen. [CK 536]

Träume, welche Aengstlichkeit, Verdruss oder Freude erregen (*Lgh.*). [CK 537] Aengstlichkeit, Verdruß und Freude erregende Träume. [RAL (199)]

Aengstliche Träume, Nachts. [CK 538]

Aengstliche, lebhafte Träume (*Lgh.*). [CK 539] Lebhafter, ängstlicher Traum. [RAL (200)]

Aengstliche, fürchterliche, lebhafte Träume (*Gtm.*). [CK 540] Lebhafte, ängstliche fürchterliche Träume. [RAL (202)]

Unruhige, lebhafte Träume, voll Sorge und Furcht, mit Ruthesteifigkeit, ohne Samen-Erguss (*Gtm.*). [CK 541] Lebhafte, unruhige Träume voll Sorge und Furcht, mit Ruthesteifigkeit, ohne Samenergießung. [RAL (201)]

Sie schwärmt im Schlafe, so bald sie ein Weilchen geschlafen hat. [CK 542]

Unerinnerliche Träume (*Lgh.*). [CK 543; RAL (198)]

Wohllüstige Träume (d. ersten 3 Tage.) (*Ng.*). [CK 544]

Traum vom Tode ihrer Mutter (d. 4. N.). [CK 545]

Träume von Läusen und voll Beschämung (d. 7. T.) (*Ng.*). [CK 546]

Freundliche Träume von der Heimath. [CK 547; RAL 47: in Klammern]

■   Fieber, Frost, Schweiß und Puls

Kälte, Nachts, dass er sich nicht erwärmen kann;
   er wirft sich im Bette umher (*Wsl.*). [CK 548] Er
   kann sich Nachts nicht erwärmen und wirft sich
   im Bette herum (n. 16 St.). [RAL (204)]
Vor Frost wachte er noch vor Mitternacht auf und
   konnte sich durchaus nicht erwärmen; weniger
   fror ihn an den Theilen, auf denen er lag, später
   ward ihm sehr warm und er duftete (d. 3. N.)
   (*Hl.*). [CK 549] Er wachte vor Frost noch vor Mitternacht auf und konnte sich durchaus nicht
   erwärmen; weniger fror ihn an den Theilen, auf
   denen er lag; später ward ihm sehr warm und er
   duftete (dritte Nacht). [RAL (205)]
Frost, früh, im Bette und nach dem Aufstehen, dass
   er den ganzen Vormittag am Ofen bleiben
   musste (*Ng.*). [CK 550]
Kälte. [CK 551; RAL 49]
Kälte, auch äusserlich fühlbar, dass er sich den
   ganzen Tag, auch beim Spazieren nicht erwärmen kann. [CK 552] Er kann sich den ganzen Tag
   nicht erwärmen (auch beim Spazieren nicht)
   und ist kalt anzufühlen. [RAL 48]
Frostigkeit mit Durst (d. 4. T.) (*Ng.*). [CK 553]
Frost mit Durst, ohne Hitze darauf. [CK 554]
   Frost mit Durst, ohne nachfolgende Hitze. [RAL
   52]
Frost mit Gänsehaut, ohne Schütteln und ohne
   Durst. [CK 555; RAL 50]
Frostigkeit, Abends, mit Durst; nach dem Niederle-
   gen Schweiss; auch Nachts muss sie zum Trin-
   ken aufstehen (d. 8. T.) (*Ng.*). [CK 556]
Frost, Abends von 6 bis 7 Uhr, mit Eiskälte im
   Rücken, dass sie sich nur schwer erwärmen
   kann (d. 7. T.) (*Ng.*). [CK 557]
Frost, Abends, 8 Uhr, im ganzen Körper, bei äusse-
   rer Wärme, 3/4 Stunden lang, ohne Hitze darauf
   (*Ng.*). [CK 558]
Frost, Abends, mit Brennen im Gesichte **und Tro-
   ckenheit im Munde**. [CK 559]
Es schaudert ihn, wenn es in der Stube nicht sehr
   warm ist. [CK 560; RAL 51]
Fieber-Schauder über den ganzen Körper, bei heis-
   sen Wangen und kalten Händen, ohne Durst
   (*Lgh.*). [CK 561] Bei heißen Wangen und kalten
   Händen, Fieberschauder über den ganzen Kör-
   per, ohne Durst (n. 1 St.). [RAL (206)]
Fieber-Schauder über den ganzen Körper, mit
   Schüttelfrost, Gähnen und Dehnen der Glieder,
   doch ohne Durst und ohne Hitze darauf (*Lgh.*).
   [CK 562] **Fieberschauder über den ganzen Kör-**

per, Schüttelfrost, mit Gähnen und Dehnen der
   Glieder, aber ohne Durst und ohne Hitze darauf (n. 3 1/4 St.). [RAL (207)]
Fieber-Schauder über den ganzen Körper, (bei
   geringem Fliess-Schnupfen), mit Gähnen, kalten, abgestorbenen Fingerspitzen, blauen Nägeln und schwachem, langsamem Pulse, ohne
   Durst und ohne Hitze darauf (*Lgh.*). [CK 563] Bei
   Gähnen (und geringem Fließschnupfen), Fieber-
   schauder über den ganzen Körper, mit schwachem, langsamem Pulse und kalten, gleichsam
   abgestorbenen Fingerspitzen und blaulichten
   Nägeln, ohne Durst und ohne Hitze darauf (n.
   2 St.). [RAL (208)]
Brennende Hitze am ganzen Kopfe und an den
   Händen, bei kalten Füssen, ohne Durst, nachdem er sich (wegen grosser Tages-Schläfrigkeit)
   kaum zum Schlafen hingesetzt (*Htm.*). [CK 564]
   Kaum hat er sich hingesetzt, um etwas zu schlafen (wegen widernatürlicher Tagesschläfrigkeit), so empfindet er brennende Hitze am ganzen Kopfe und an den Händen, bei kalten Füßen,
   ohne Durst (n. 4 St.). [RAL (209)]
Hitz-Gefühl und Hitze des Körpers, vorzüglich der
   Handflächen und Fusssohlen, ohne Gesichts-
   Röthe, ohne Schweiss, ohne Durst, und ohne
   Trockenheit des Mundes, mit einiger Neigung,
   sich zu entblössen. [CK 565] Hitze und Hitzempfindung des Körpers, vorzüglich der hohlen
   Hände und Fußsohlen, ohne Gesichtsröthe,
   ohne Schweiß, ohne Durst und ohne Trockenheit des Mundes, mit einiger Neigung, sich zu
   entblößen. [RAL 54]
Beängstigung und Unruhe in den obern Gliedern,
   wie in den Adern, Abends, bei heiterm Gemüthe; es kam wie von einer Schwere in den
   Armen; sie musste diese stets bewegen; dabei
   Unruhe im ganzen Körper ausser in den Füssen;
   Hitze, dass er sich entblössen musste, aber kein
   Durst dabei. [CK 566] Abends, bei heiterm Gemüthe, eine Beängstigung und Unruhe in den
   obern Gliedern (wie in den Adern), als käme sie
   von einer Schwere in den Armen; er mußte die
   Arme stets bewegen; dabei eine Unruhe im ganzen Körper, nur nicht in den Füßen; es ward ihm
   heiß, er mußte sich entblößen, und doch kein
   Durst dabei. [RAL 55]
Jeder dritte Pulsschlag setzt aus. [CK 567] Jeder
   dritte Puls ist aussetzend. [RAL 53]
Arger Schweiss am Kopfe und auf dem Rücken,
   jeden zweiten oder vierten Abend 3/4 Stunden
   lang. [CK 568]

Schweiss, Abends, beim Einschlafen, und nicht weiter. [CK 569]

Schweiss, vor Mitternacht, mit trocknem Husten. [CK 570]

Schweiss, vor Mitternacht, in Träumen voll Verhinderung; dann guter Schlaf bis früh, ohne Schweiss. [CK 571]

Nach ein bis zweistündigem Liegen im Bette, Abends, schwitzten die Füsse erst kalten Schweiss, ehe sie warm wurden. [CK 572]

Nacht-Schweiss. [CK 573; RAL 56]

Gelinder Früh-Schweiss über den ganzen Körper (*Lgh.*). [CK 574; RAL (210)]

Natrum carbonicum

Natrum carbonicum. **Mineralisches Laugen-salz, Natron [CK IV (1838), S. 297–346]**

Man löset käufliches Natron (den basischen Theil des Kochsalzes oder des Glaubersalzes) in zwei Theilen seines Gewichtes destillirtem, kochend-heissem Wasser auf, filtrirt die Lauge durch Druck-papier und lässt sie im Keller zu Krystallen anschiessen, welche aus Rhomben-Oktaedern und rhomboidalen Prysmen bestehen. Ein Gran von diesen, auf Fliesspapier getrockneten Krystallen, wird, ehe sie in Pulver zerfallen, zur Bereitung der verschiedenen homöopathischen Dynamisation genommen und bearbeitet wie die andern trock-nen Arznei-Substanzen.

Vorzüglich wird man diese Arznei angezeigt fin-den, wo folgende Beschwerden mit zugegen sind.

Traurigkeit, Niedergeschlagenheit; Hypochondri-sche Laune; Scheu vor Menschen und Gesellschaft; Aengstlichkeit; Aengstliches Herzklopfen; Angst, Zittern und Schweiss bei den Schmerzen; Schreck-haftigkeit; Muthlosigkeit; Unwilligkeit; Uebelwol-len; Schweres Auffassen und Combiniren der Gedanken beim Lesen und Hören; Angegriffenheit von Kopf-Arbeiten; Düsterheit des Kopfes; Schwindel; Kopfschmerz in der Sonne; Kopfweh, Stechen zu den Augen heraus; Reissen äusserlich am Kopfe zu gewissen Stunden des Tages; Entzün-dung der Augenlider, mit Licht-Scheu; Federig vor den Augen; Kann keine kleine Schrift lesen; Schwerhörigkeit; Empfindlichkeit gegen Ge-räusch; Gesichts-Hitze; Gelbe Flecke auf Stirn und Oberlippe; Sommersprossen im Gesichte; Ge-schwulst der Oberlippe; Zahnschmerz, vorzüglich beim Essen; Bitter Geschmack im Munde, Ueber-nächtiger Mund-Geschmack; Durst; Wilder Hun-ger von übeligem Leerheits-Gefühle; Beschwerden von kalt Trinken, z.B. Stechen im linken Hypo-chonder; Anhaltende Schwäche der Verdauungs-Organe, mit Missmuth und Unbehagen schon von kleinen Diät-Fehlern; Uebelkeit; Stete wabblichte Uebelkeit; **Magen-Drücken** nach dem Essen; Drü-ckend ziehender und fein schneidender Magen-schmerz; Zusammenziehender Magen-Krampf; Schmerzhaftigkeit der Herzgrube beim Befühlen; Blähungs-Anhäufung im Bauche; Dicker Bauch; **Schmerzhaftes Herumgehen der Blähungen** im Bauche; **Blähungs-Verhaltung**; Aufgetriebner Bauch; Stechen und Wühlen im Unterleibe; Unge-nüglicher Stuhl; Pressen auf den Urin; Brennen in der Harnröhre nach Harnen; Pressen nach den Geburtstheilen, als wenn Alles heraus wollte; Un-förmlicher Muttermund; Schmerzen beim Monat-lichen; Mutter-Blutfluss; Scheint die Empfängniss zu befördern; Nach Beischlaf, Schleim-Abgang aus der Scheide; Faulichter **Scheidefluss**.

Nasen-Verstopfung; Schnupfen, einen Tag um den andern; Steter Schnupfen von geringem Luft-Zuge, nur nach Schweisse vergehend; Steter Schnupfen und Husten; Husten; Kurzäthmigkeit; **Engbrüstig-keit und kurzer Athem**: Schweräthmigkeit; Salzig eiteriger Husten Auswurf; Drückendes Stechen in der Brust: Steter Frost in der linken Seite; Wundar-tiger Kreuzschmerz; Steifigkeit im Genicke; Druck-Schmerz auf den Achseln; Schneidender Schmerz in Händen und Füssen; Knollflecke auf den Schenkeln (*Hg.*); Klamm in den Waden; Leich-tes Vertreten und Verrenken des Fuss-Gelenkes; Druckschmerz auf den Fussrücken; Stechen in den Fusssohlen beim Auftreten; Fuss-Geschwulst; Fuss-Kälte; Langwierige Fersen-Geschwüre aus Fressblasen entstanden (*Hg.*); Krätze am Unter-leibe (*Hg.*); **Rosen-Knollen** (*Hg.*); Gelbe Ringe von Flechten-Flecken (*Hg.*); Kriebelndes Stechen in den Muskeln der Oberschenkel, unter der Herz-grube u.s.w.; **Leichtes Verheben und Verrenken**; Scheu vor der freien Luft; **Verkältlichkeit**; Tro-ckenheit der Haut; Warzen; Flechten; Stechen, Schneiden und Brennen in verwundeten Theilen; Unfestigkeit des Körpers und Geistes; Schlaffheit des ganzen Körpers; Nach etwas Gehen, matt zum Umfallen; Langwierige Schwäche; **Tages-Schläf-rigkeit**; Nachts, spätes Einschlafen; Allzu zeitiges Erwachen; Träume die Nacht; Kälte der Füsse und Hände; **Starker Schweiss bei der geringsten Arbeit**; Beständiger kalter Angst-Schweiss; **Nacht-Schweiss**, mit Haut-Trockenheit wechselnd.

Kampfer mindert eine allzu heftige Wirkung des Natrums sehr gut.

Die Mit-Beobachter sind: *Lgh., Dr. Langhammer; Ng.,* der Ungenannte in *Hartlaub* und *Trinks* reiner Arzneimittellehre; *Sr., Dr. Schréter; Hg., Dr. Hering; Gr., Dr. Gross.*

Natrum carbonicum

- Gemüt

Traurig, niedergeschlagen (d. 29. T.). [CK 1]

Leidendes Gemüth (n. 6 T.). [CK 2]

Menschenscheu und furchtsam (d. 29. T.). [CK 3]

Er flieht die Menschen (*Lgh.*). [CK 4]

Grosse Schwermuth und Bangigkeit; bloss mit traurigen Gedanken beschäftigt (d. 2. T.) (*Ng.*). [CK 5]

Schwermüthig, traurig, zittrig und zum Weinen geneigt, mit stetem Seufzen und Abgeschlagenheit des Körpers (*Ng.*). [CK 6]

Weinerlichkeit, einige Tage lang. [CK 7]

Bangigkeit und Langeweile, dass sie sich nicht zu lassen weiss; sie kommt sich ganz einsam und verlassen vor (*Ng.*). [CK 8]

Grosse Bangigkeit, von Nachmittag bis Abend (d. 21. T.) (*Ng.*). [CK 9]

Seine Phantasie ist meist mit der Zukunft bang beschäftigt; er macht sich Vorstellungen, wie übel es ihm gehen könne; und sucht die Einsamkeit, mehrere Tage (*Sr.*). [CK 10]

Aengstlichkeit beim Gewitter minder als sonst (Heilwirkung.) (*Sr.*). [CK 11]

Beängstigung mit zitterndem Beben durch den ganzen Körper. [CK 12]

Aengstlich und unruhig glaubt er Nichts recht machen zu können (*Lgh.*). [CK 13]

Aengstlich um sich besorgt (*Lgh.*). [CK 14]

Aengstlichkeit, Abends, nach einem Fussbade von 3, 4 Minuten, dass sie unter anderthalb Stunden nicht einschlafen konnte. [CK 15]

Angst-Anfälle, täglich, mit Gesichts-Schweiss, mehrmals des Tages, Viertelstunden lang, ohne Schmerzen. [CK 16]

Aengstlichkeit und hastige Unruhe den ganzen Tag, er konnte die Glieder nicht still halten, besonders die Arme, musste sie dehnen; es war, als würden sie auseinander gezogen. [CK 17]

Unruhe (n. 3 T.). [CK 18]

Grosse Unruhe, Abends, bei geistigen Beschäftigungen, z.B. Lesen. [CK 19]

Unruhig den ganzen Tag, bald mit diesem, bald mit Jenem beschäftigt, ohne das Mindeste zu vollenden (*Lgh.*). [CK 20]

Innere Unruhe. [CK 21]

Unruhe im ganzen Körper und verdriesslich (n. 3 T.). [CK 22]

Unruhe und Unstetigkeit; er wusste nicht recht, was er wollte, nicht was er thun oder lassen solle. [CK 23]

Gefühl von Willenlosigkeit, früh, beim Erwachen. [CK 24]

Schlaffe, phlegmatische Stimmung (d. 5. T.). [CK 25]

Lange Weile, er ist in sich vertieft und weiss selbst nicht wie es ihm ist, früh (*Ng.*). [CK 26]

Unlust zu Geschäften; er geht müssig herum; doch geht die Arbeit wenn er dabei ist (*Sr.*). [CK 27]

Unlust zum Sprechen (n. 6 T.) (*Sr.*). [CK 28]

Er hatte nicht Lust, Etwas zu thun und konnte nicht lange bei Etwas verweilen. [CK 29]

Theilnamslos (n. 10 T.). [CK 30]

Lebens-Ueberdruss, früh, beim Erwachen (d. 18. T.). [CK 31]

Angegriffenheit von kurzem Klavierspielen, mit schmerzhafter Beängstigung auf der Brust, Zittern am ganzen Körper und Mattigkeit, dass sie lange liegen musste, ehe sie sich erholen konnte (n. 12 T.). [CK 32]

Jedes Ereigniss macht einen heftigen Eindruck auf sie, ein wallendes Zittern in den Nerven, mit Ohnmachts-Gefühlen. [CK 33]

Grosse Schreckhaftigkeit. [CK 34]

Sehr schreckhaft; er fährt über das geringste Geräusch zusammen (*Sr.*). [CK 35]

Unheiterkeit. [CK 36]

Gedrücktes, höchst niedergeschlagenes Gemüth. [CK 37]

Missmüthig, unzufrieden und fast untröstlich (*Lgh.*). [CK 38]

Verdriesslich, doch Lust zur Arbeit (*Lgh.*). [CK 39]

Verdriessliche Stimmung, fast beständig, bis zum 30sten Tage (*Sr.*). [CK 40]

Misslaunig und besorgt. [CK 41]

Verdriesslich und ärgerlich, man kann ihr Nichts recht machen (d. 5. T.) (*Ng.*). [CK 42]

Aergerlich (n. 24 St.). [CK 43]

Aergerlichkeit, ohne Ursache. [CK 44]

Aergerlichkeit, Abends (n. 10 St.). [CK 45]

Aergerliches, reizbares Gemüth. [CK 46]

Sie ärgert sich und wird hitzig über Kleinigkeiten (*Sr.*). [CK 47]

Aergerlich, verdriesslich, mit der ganzen Welt unzufrieden; er hätte sich prügeln mögen, und es wäre ihm lieber gewesen, gar nicht zu seyn; dabei besorgt wegen der Zukunft, dass er verzweifeln möchte (*Sr.*). [CK 48]

Zum Zorne geneigte Stimmung. [CK 49]

Höchst reizbar zum Zorn, bei heiterer Stimmung. [CK 50]

Sehr empfindlich, Vormittags, wie nach Aergerniss (n. 2 T.). [CK 51]

Zornig, zum Raufen und Schlagen aufgelegt, und kann keinen Widerspruch vertragen (d. 11. T.) (*Ng.*). [CK 52]

So aufgebracht durch mässige Veranlassung, dass er mit der leidenschaftlichsten Heftigkeit so lange spricht, bis er erschöpft ist. [CK 53]

Abwechselnd, bald traurige, bald fröhliche Stimmung (*Ng.*). [CK 54]

Froher Laune und gesellig. [CK 55]

Grosse Neigung zum Trällern und halblauten Singen vor sich hin, mehrere Tage (n. 24 St.). [CK 56]

Ungeheure Lebhaftigkeit den ganzen Tag, mit grosser, frohsinniger Redseligkeit (*Lgh.*). [CK 57]

Entschlossen, ausdauernd, gefasst, muthig (*Lgh.*). [CK 58]

■ **Schwindel, Verstand und Gedächtnis**

Gänzliche Unaufmerksamkeit. [CK 59]

Zerstreutheit, früh (n. 15 T.) (*Sr.*). [CK 60]

Er verschreibt sich leicht (n. 14 T.) (*Sr.*). [CK 61]

Sehr vergesslich, er muss lange über eine Sache nachdenken, ehe sie ihm einfällt (*Sr.*). [CK 62]

Er benimmt sich ungeschickt und kann die leichtesten Sachen nicht zu Stande bringen (*Sr.*). [CK 63]

Schwäche der Gedanken. [CK 64]

Er konnte nicht gut denken, es fehlte ihm an Fassungs-Kraft. [CK 65]

Unfähigkeit, scharf und anhaltend zu denken, mit Schwindel. [CK 66]

Stumpfsinnig, er sieht gedankenlos vor sich hin, wie vor den Kopf geschlagen. [CK 67]

Oeftere Unbesinnlichkeit. [CK 68]

Eingenommen, taumlich und schwer im Kopfe, bei angestrengter Arbeit, besonders in der Sonne (*Sr.*). [CK 69]

Dumm im Kopfe, wie nach zu langem Schlafe (*Sr., Ng.*). [CK 70]

Düsterheit und Schmerz im Kopfe, die keine Geistes-Arbeit erlaubt. [CK 71]

Eingenommenheit im Hinterhaupte, wie ein stumpfer Druck, Vormittags (n. 18 T.). [CK 72]

Betäubung, früh, beim Erwachen, die nur allmälig verging. [CK 73]

Fast bewusstlos der äussern Umgebungen, schwankt er im Gehen. [CK 74]

Schwindel, nach geistigen Beschäftigungen, mit dumpfen Eindrücken in den Schläfen. [CK 75]

Schwindel, sehr oft am Tage, wie ein Drehen im Kopfe; auch im Liegen. [CK 76]

Schwindel beim Drehen des Kopfes. [CK 77]

Schwindel im Gehen, fast stets; sie schwankt beim Gehen. [CK 78]

Heftiger Schwindel, wie eine Ohnmacht, nach Trinken eines Löffels voll Wein. [CK 79]

Schwindel, beim Gehen im Zimmer, zum Zusammensinken, darnach grosse Mattigkeit in Händen und Füssen (*Ng.*). [CK 80]

Schwindel, sie will auf die linke Seite fallen (*Ng.*). [CK 81]

■ **Kopf**

Kopfschmerzen beständig, wie ein Taumel im Kopfe und wie schmerzhaft verdüstert, mit nachfolgender Hitze im Kopfe; durch Bewegung im Freien gebessert; in der Ruhe und beim Sitzen verschlimmert; zwei Tage nach einander (n. 10 T.). [CK 82]

Dumpfer Kopfschmerz, wie Wüstheit und Ziehen, nach dem Mittag-Essen (*Sr.*). [CK 83]

Dumpfer Kopfschmerz, wie ein betäubendes Drücken in der Stirn, in allen Lagen (*Lgh.*). [CK 84]

Kopfweh in der Stirne, beim schnell Drehen des Kopfes. [CK 85]

Kopfweh, Mittags, am meisten unten am Hinterhaupte. [CK 86]

Dumpfer Schmerz im Hinterhaupte (*Sr.*). [CK 87]

Schmerz vom Hinterhaupte bis zum Scheitel (*Ng.*). [CK 88]

Schwere im Kopfe, mit Brennen der Augen, fast täglich nach dem Mittag-Essen (*Ng.*). [CK 89]

Schwere des Kopfes, Nachts, beim Erwachen, mit dumpf drückendem Schmerze und fadem Mund-Geschmacke (*Sr.*). [CK 90]

Bänglichkeit im Kopfe (n. 3 T.). [CK 91]

Gefühl schmerzhafter Leere im Hinterkopfe bei Schwäche und Heiserkeit der Stimme. [CK 92]

Druck-Schmerz in der linken Stirn-Seite, früh, beim Aufstehen (*Ng.*). [CK 93]

Druck und Hitz-Gefühl im Scheitel und in der Stirn (*Ng.*). [CK 94]

Druck-Schmerz in der rechten Schläfe, nach aussen (*Ng.*). [CK 95]

Dumpfer Druck vom Hinterhaupte bis in den Nacken, mit Zieh-Schmerz, bis in die Stirn, mit Aufstossen, Schwindel, Uebelkeit und Trübheit vor den Augen (*Sr.*). [CK 96]

Anhaltendes Drücken in der rechten Hinterhaupt-Seite (*Ng.*). [CK 97]

Spann-Schmerz in der rechten Stirnhöhle (*Sr.*). [CK 98]

Spannen und Ziehen in der rechten Hinterhaupt-Seite, als wolle es den Kopf rückwärts ziehen (*Ng.*). [CK 99]

Zusammenzieh-Schmerz im Kopfe. [CK 100]

Schmerz, als wollte die Stirn aufplatzen, vorzüglich nach Bewegung, mit Verstopftheits-Gefühl im Kopfe, viele Tage von früh 7, bis Nachmittags 5 Uhr. [CK 101]

Reissen im ganzen Kopfe, den ganzen Nachmittag (d. 13. T.) (*Ng.*). [CK 102]

Heftiges Reissen in der rechten Schläfe und Stirn-Seite, durch darauf Drücken kurz vergehend; (bei der Regel) (*Ng.*). [CK 103]

Heftiges, krampfiges Reissen in der Stirn, bis in die Augen und Nasenspitze. [CK 104]

Reissen und Stechen vom linken Stirnhügel bis hinter das Ohr (*Ng.*). [CK 105]

Stechen im Kopfe, hier und dort, zu verschiednen Zeiten, zuweilen mit Brennen, auch Abends, zuweilen mit Hitz-Gefühl an der Stirne (*Ng.*). [CK 106]

Feine Stiche in der linken Kopf-Seite (d. 6. T.). [CK 107]

Ein drückendes Stechen durch den Kopf, bei Körper-Anstrengung (*Sr.*). [CK 108]

Einzelne, sehr empfindliche Zucke im Kopfe. [CK 109]

Klopfender Kopfschmerz im Oberhaupte, täglich, vorzüglich früh. [CK 110]

Klopfen und Reissen in der linken Kopf-Seite bei der Regel (*Ng.*). [CK 111]

Schmerzhaftes Klopfen im Oberkopfe, wie im Knochen (*Ng.*). [CK 112]

Klopfen, in Absätzen, durch die Stirn heraus, gleich über dem Augenhöhlrande (*Ng.*). [CK 113]

Klopfen im Scheitel, der beim Aufdrücken sehr empfindlich ist, nach dem Mittag-Essen (*Ng.*). [CK 114]

Blutdrang nach dem Kopfe. [CK 115]

Heftiger Blutdrang nach dem Kopfe, beim Bücken, als wenn Alles zur Stirn herauswollte, mit Klopfen im Kopfe, wenn er dabei Etwas hebt oder trägt; beim Aufrichten vergehend (d. 13. u. 14. T.) (*Ng.*). [CK 116]

Heftiger Blut-Andrang mit Hitze im Kopfe, wenn er im Zimmer sitzt, besonders Abends; mehrere Tage, selbst noch am 20. Tage; in freier Luft und im Bette fühlt er nichts davon (*Ng.*). [CK 117]

Wärme-Gefühl in der Stirn, mit Spannen (*Ng.*). [CK 118]

Gefühl innerer Wärme im Kopfe, und in den Augen, ohne äussere Gesichts-Hitze doch mit Durst; auch Nachts. [CK 119]

Viel Hitze im Kopfe zu verschiedenen Zeiten und Tagen (*Ng.*). [CK 120]

Hitze im Kopfe, mit Schwere-Gefühl und Gesichts-Röthe, nach Mittag am ärgsten (*Ng.*). [CK 121]

Brausen des Blutes im Kopfe (d. 3. T.). [CK 122]

Aeusserlicher Schmerz unten am Hinterkopfe. [CK 123]

Flüchtiger äusserer Kopfschmerz, bald hier, bald da, auf den Seiten des Kopfes, im Ohre u.s.w. (n. 48 St.). [CK 124]

Schmerz der beiden Hinterhaupts-Höker beim Befühlen. [CK 125]

Zerschlagenheits-Kopfschmerz äusserlich und innerlich. [CK 126]

Spannung am Hinterhaupte. [CK 127]

Bewegung der Kopfhaut von hinten nach vorn und wieder zurück. [CK 128]

Ein rothes Ausschlags-Knöthchen an der Stirn, wund brennenden Schmerzes, mit Eiter in der Spitze (*Lgh.*). [CK 129]

Eine Beule am Hinterhaupte, mehr nach dem Nacken zu, von langer Dauer. [CK 130]

Eine fast schmerzlose Beule am Hinterhaupte, wie eine Haselnuss gross. [CK 131]

Die Haare fallen stark aus, viele Tage lang (*Sr.*). [CK 132]

■ **Augen**

Augenschmerz, früh (n. 17 T.). [CK 133]

Schmerz in den Knochen der Augenhöhle. [CK 134]

Empfindlichkeit der Augäpfel bei Berührung, mit Gefühl, als würden sie ausgedehnt. [CK 135]

Schwere der obern Augenlider (d. 1. u. 2. T.). [CK 136]

Reissen am rechten untern Augenlide, vom innern Winkel gegen dem äussern (*Ng.*). [CK 137]

Stechen in den Augen, wie von Nadeln, nach dem Mittag-Essen (*Ng.*). [CK 138]

Dumpfes Stechen im rechten Auge, im Sitzen (*Sr.*). [CK 139]

Ein feiner Stich im innern Augenwinkel, der ihm Thränen auspresste (*Ng.*). [CK 140]

Brennen in den Augen und Winkeln, mit Stechen gegen den äussern Winkel zu, und Gefühl, als wenn ein Haar im Auge wäre (*Ng.*). [CK 141]

Brennen in den Augen, auch Abends, bis nach dem Niederlegen (*Ng.*). [CK 142]

Brennen der Augen bei der Arbeit, besonders beim Schreiben und Lesen, mit Trockenheits-Gefühl darin, wie nach vielem Weinen (*Sr.*). [CK 143]

Jücken in den Augen und Lidern, auch früh, zuweilen mit Thränen nach Reiben (*Ng.*). [CK 144]

Jücken und Beissen im rechten Auge, zum Reiben nöthigend, aber nur durch Benetzen mit Speichel getilgt (*Sr.*). [CK 145]

Entzündung der Augen mit Stich-Schmerz. [CK 146]

Starke Entzündung im innern Augenwinkel und Eiter-Geschwulst des Thränensackes, die sich nach 4 Tagen öffnete. [CK 147]

Entzündungs-Geschwulst des obern rechten Augenlides, ohne Röthe der Bindehaut, mit Drücken darin, blödem Gesichte und etwas Augenbutter in den Winkeln (n. 10 T.). [CK 148]

Geschwulst der obern Augenlider (n. 15 T.). [CK 149]

Kleine Geschwüre um die Hornhaut, mit stechenden Schmerzen im Auge, das sie vor jedem Lichtstrahle hüten musste. [CK 150]

Klebrigkeit im rechten Auge, als wäre es voll Augenbutter, den ganzen Tag (*Lgh.*). [CK 151]

Die Augen wollen immer zukleben, Nachmittags (d. 11. T.) (*Ng.*). [CK 152]

Verklebte Augen, früh, mit Thränen darauf, den ganzen Vormittag (*Ng.*). [CK 153]

Thränen der Augen. [CK 154]

Trockenheit, Hitz-Gefühl und wie ein Zusammenziehen in den Augen (n. 2 T.). [CK 155]

Er kann die Augenlider schwierig öffnen, sie fallen ihm unwillkührlich zu. [CK 156]

Oefteres Zufallen der Augenlider, wie unwillkührliches Blinken, mit Brenn-Gefühl in den Augen, besonders Nachmittags. [CK 157]

Stetes Zufallen der Augenlider, und darauf Schläfrigkeit, selbst im Gehen. [CK 158]

Pupillen verengert (n. 3 St.) (*Lgh.*). [CK 159]

Trübe Augen (n. 48 St.). [CK 160]

Trübe Augen, er muss sie immer wischen. [CK 161]

Blöde Augen; bei feinen Arbeiten fliesst ihr Alles in einander, doch kann sie gut lesen. [CK 162]

Es ist, als hätte sich Etwas vor den Sehpunkt gezogen. [CK 163]

Trübsichtigkeit; die Augen vergehen ihr gleich beim Lesen (*Ng.*). [CK 164]

Einem sonst Langsichtigen erscheint auch das Entfernte trübe. [CK 165]

Er sieht Personen auf 20 Schritte, und ein Bild schon auf einige Schritte sehr undeutlich, und kann sie nicht deutlich erkennen (*Sr.*). [CK 166]

Schwarze, fliegende Punkte vor dem Gesichte, beim Schreiben. [CK 167]

Flimmernd vor den Augen, wie Regen. [CK 168]

Licht-Funken vor den Augen (d. 11. T.). [CK 169]

Blendende Blitze vor den Augen, im Wachen (n. 12 T.). [CK 170]

■ Ohren

Ohrenschmerz im linken Ohre (n. 14 T.). [CK 171]

Ohrzwang mit Zieh-Schmerz im rechten Kiefer-Gelenke, bis in den Mund und die rechte Seite der Zunge, welche beim Anstossen an die Zähne schmerzte; Abends, bei Spatzieren in kühlem Winde (*Sr.*). [CK 172]

Kneipen und Knallen im rechten Ohre, früh (*Ng.*). [CK 173]

Feines, absetzendes Reissen im rechten Ohre (*Ng.*). [CK 174]

Drücken und Reissen im Ohre. [CK 175]

Stechen in den Ohren und aus den Ohren heraus, öfters scharf und durchdringend (*Ng.*). [CK 176]

Stiche in den Ohren, von Zeit zu Zeit, die beim Oeffnen, des Mundes aufhören, beim Schliessen desselben wiederkehren (d. 10. T.) (*Sr.*). [CK 177]

Stechen in die linke Ohrmuschel hinein (d. 6. T.) (*Sr.*). [CK 178]

Jückendes Stechen im linken Ohrläppchen, das durch Reiben und Drücken vergeht (*Ng.*). [CK 179]

Kitzeln im linken äussern Gehörgange, früh (*Ng.*). [CK 180]

In der Ohr-Drüse, die auch beim Befühlen schmerzt, Stich-Schmerz. [CK 181]

Verstopftheits-Gefühl im rechten Ohre, mit Gehör-Verminderung (*Lgh.*). [CK 182]

Klingen der Ohren beim Wenden des Kopfes. [CK 183]

Musik in den Ohren, wie fernes Brummen eines Dudelsackes, beim Liegen im Bette, auf dem Rücken; beim Aufrichten lässt es nach, doch kommt es, wenn er eine Weile gesessen, wieder und vergeht beim Niederlegen, worauf es dann im Liegen bald wieder erscheint; dabei etwas Ohrzwang (d. 23. T.) (*Sr.*). [CK 184]

Sausen um den Kopf und Pochen im linken Ohre. [CK 185]

Starkes Ohrbrausen (n. 22 T.). [CK 186]

Stärkeres Rauschen im Ohre (n. 4 T.). [CK 187]

■ Nase

In der Nasenhöhle linker Seite, Gefühl, als ob oben ein harter Körper stäke, durch Schnauben nicht vergehend (*Ng.*). [CK 188]

Zieh-Schmerz in der rechten äussern Nasen-Seite, der durch Reiben vergeht (*Ng.*). [CK 189]

Die Nase schält sich auf dem Rücken und an der Spitze ab und ist empfindlich beim Befühlen (d. 9. T.) (Ng.). [CK 190]

Rothe Nase mit weissen Blüthchen darauf. [CK 191]

Blüthe an der linken Nasen-Seite (Ng.). [CK 192]

Ein Bläschen neben dem rechten Nasenfügel, mit Brenn-Schmerz bei Berührung (Sr.). [CK 193]

Eiter-Blüthe mit rothem Hofe am linken Nasenflügel (Lgh.). [CK 194]

Ein schmerzloser Knoten an der rechten Nasen-Seite, der täglich grösser wird. [CK 195]

Geschwürige innere Nasenlöcher, hoch oben. [CK 196]

Blut-Schnauben, früh. [CK 197]

Bluten der Nase (n. 12 T.). [CK 198]

Geruch erhöht (In der Nachwirkung?). [CK 199]

■ **Gesicht**

In den Gesichts-Knochen, Druck-Schmerz, durch Gehen im Freien verschlimmert. [CK 200]

Druck-Schmerz in beiden Backen-Knochen. [CK 201]

Heftiges Ziehen im linken Backen-Knochen. [CK 202]

Reissen in den Jochbogen, zuweilen sehr heftig im rechten, oder im linken am Kopfe hinauf mit stechendem Schmerze bis in die Stirn, zuweilen durch Reiben vergehend (Ng.). [CK 203]

Reissen und Stechen hinter dem rechten Ohre (Ng.). [CK 204]

Ein schmerzhafter Nadel-Stich oben in der linken Wange (Ng.). [CK 205]

Ein Stich hinter dem rechten Ohrläppchen, der bei jedesmaligem Aufdrücken vergeht, sogleich aber wiederkommt (Ng.). [CK 206]

Brennende Hitze und Röthe des Gesichtes, zu verschiedenen Zeiten und Tagen (Ng.). [CK 207]

Abwechselnde Röthe und Blässe des Gesichtes (d. 7. T.) (Ng.). [CK 208]

Sehr blasses Aussehen, wie nach einer schweren Krankheit (Ng.). [CK 209]

Blässe des Gesichtes, blaurandige Augen, geschwollne Augenlider (n. 24 St.). [CK 210]

Gelbheit des Gesichtes. [CK 211]

Aufgedunsenheit des Gesichtes. [CK 212]

Geschwulst beider Backen, mit glühender Röthe. [CK 213]

Geschwulst des Gesichtes unter dem linken Auge, dass er kaum aus demselben sehen kann, mit Brennen der Augen, früh, beim Aufstehn (d. 4. 5. 6. T.) (Ng.). [CK 214]

Jücken am Backenbarte (Sr.). [CK 215]

Jücken im Gesichte, durch Kratzen vergehend (Ng.). [CK 216]

Brennendes Jücken am Unterkiefer, das nur durch viel Kratzen vergeht (Ng.). [CK 217]

Weisse Flecken an der rechten Wange und Hals-Seite, ohne Empfindung, früh (d. 6. T.) (Ng.). [CK 218]

Ausschlags-Blüthen im Gesichte, beim Ohre, mit Stich-Schmerz bei Berührung, wie Blutschwäre. [CK 219]

Viel Ausschlag an Nase und Mund. [CK 220]

Jückender, nässender Ausschlag an Nase und Munde (n. 10 T.). [CK 221]

Ein Blutschwär hinter dem Ohre. [CK 222]

Ein Blutschwär über dem Kinne (Ng.). [CK 223]

Brennendes Blüthchen am Kinne (Sr.). [CK 224]

An den Lippen, Blüthen-Ausschlag (Ng.). [CK 225]

Ausschlags-Blüthen auf dem Rothen der Unterlippe, mit schründend schmerzender Wundheit der Mundwinkel. [CK 226]

Eine Blüthe an der Unterlippe. [CK 227]

Ausschlag am rechten Mundwinkel (n. 20 T.). [CK 228]

Weissliche, linsengrosse Blase am Rothen der Oberlippe, wund brennenden Schmerzes, und später mit einer Kruste darauf (Sr.). [CK 229]

Blasen an den Mundwinkeln, auch eiternde (Ng.). [CK 230]

Eiter-Blüthen um den Mund. [CK 231]

Zwei kleine Flechten am Munde. [CK 232]

Kleine Geschwüre um den Mund. [CK 233]

Ein Blutschwär auf der Oberlippe. [CK 234]

Brennende Schrunden in der Unterlippe (Ng.). [CK 235]

Zucken in der Oberlippe (n. 18 T.). [CK 236]

Fippern, öfters, in der Oberlippe (d. 6. T.) (Ng.). [CK 237]

Brennen an der Oberlippe und am rechten Mundwinkel, auf einer kleinen Stelle, als wenn dort ein Bläschen wäre (Ng.). [CK 238]

Fein kitzelndes Jücken auf der Oberlippe, und bei Berührung ein feiner Stich, Abends (Ng.). [CK 239]

Kleine, rothe, jückende Ausschlags-Bläschen, mit Wasser gefüllt, am Kinne (d. 6. T.). [CK 240]

Im Unterkiefer linker Seite öfteres Reissen (d. 4. T.) (Ng.). [CK 241]

Rheumatischer Schmerz in den Kinnladen. [CK 242]

Klopfen im rechten Unterkiefer, von dessen Mitte bis vor, gegen das Kinn, nach dem Frühstücke (d. 1. T.) (Ng.). [CK 243]

Zerschlagenheits-Schmerz im Winkel des linken Unterkiefers, nach dem Mittag-Essen; durch Aufdrücken vergehend (*Ng.*). [CK 244]

Geschwürschmerz mit Klopfen im linken Kiefer-Gelenke, wie im Knochen, durch Aufdrücken vergehend (*Ng.*). [CK 245]

Fippern im linken Unterkiefer (d. 1. T.) (*Ng.*). [CK 246]

Geschwulst der Unterkiefer-Drüsen. [CK 247]

■ **Mund und innerer Hals**

Zahnschmerz mit Zahnfleisch-Geschwulst und starkem Fieber, drei Tage lang (n. 2 T.). [CK 248]

Aeusserste Empfindlichkeit der untern Zähne, zwei Tage lang (*Ng.*). [CK 249]

Empfindlichkeit der Zähne, wie skorbutisch und wie von Moorwasser (n. 3 T.). [CK 250]

Zahnschmerz (Reissen?) die ganze Nacht durch, drauf Geschwulst der Unterlippe und Aufhören des Schmerzes (n. 14 St.). [CK 251]

Dumpf ziehende Druck-Schmerzen in einem hohlen Zahne, nach Erkältung (*Sr.*). [CK 252]

Dumpfes Drücken und Bohren in einem hohlen Zahne (*Sr.*). [CK 253]

Ein ziehendes Bohren in den hohlen Zähnen. [CK 254]

Rucke in den Zähnen, beim Essen. [CK 255]

Zucken, öfters, in den rechten untern Zähnen, und grosse Empfindlichkeit an ihren Spitzen (*Ng.*). [CK 256]

Zuckendes Reissen in den Zähnen, auch Abends, und nach dem Mittag-Essen (*Ng.*). [CK 257]

Reissen und Risse in den Zähnen, zu verschiedenen Zeiten und Tagen (*Ng.*). [CK 258]

Reissender Zahnschmerz, bloss die Nacht, Abends von 9 Uhr an; nicht am Tage. [CK 259]

Zahnweh, als sollten die Zähne herausgehoben werden, Tag und Nacht; durch Wärme gelindert; dabei Bluten des Zahnfleisches, Kälte des Körpers den ganzen Tag und Durst; zwei Wochen lang (*Sr.*). [CK 260]

Dumpfes Stechen in einem hohlen Zahne, nach dem Mittag-Essen, durch Tabackrauchen vergehend, auf Birnen-Genuss wiederkehrend (*Sr.*). [CK 261]

Ein plötzlicher Stich in einem gesunden Zahne (n. 23 T.) (*Sr.*). [CK 262]

Wühlendes Zahnweh, Abends, beim Spazieren, das nach dem Abend-Essen pulsirend wurde und erst mit dem Einschlafen aufhörte (*Sr.*). [CK 263]

Feines, kurzes Bohren in den vordern Backzähnen der linken untern Reihe (*Ng.*). [CK 264]

Heftiges Wühlen und Bohren in einem hohlen Zahne, durch Berührung mit der Zunge vermehrt, weckt ihn früh, und kehrt auch am Tage, nach dem Frühstücke von Honig und Genuss von Süssem beim Mittag-Essen wieder, den Nachmittag in nasskalter, regnerischer Witterung bis Abend andauernd (d. 26. T.) (*Sr.*). [CK 265]

Wühlender Zahnschmerz, gleich nach dem Frühstücke, mit Geschwulst der rechten Backe, durch deren Berührung die Schmerzen sich sehr verschlimmerten (d. 28. T.). [CK 266]

Wühlen und Bohren in einem hohlen Zahne, Abends, bis zum Einschlafen (d. 12. T.) (*Sr.*). [CK 267]

Kaltes Kriebeln durchläuft die obern Backzähne (*Ng.*). [CK 268]

Gefühl in hohlen Zähnen, als dränge kalte Luft heraus, nach dem Mittags-Essen (*Ng.*). [CK 269]

Lockerheit der Zähne. [CK 270]

Lockerheit eines linken Backzahns (*Ng.*). [CK 271]

Das Zahnfleisch an der Inseite der Zähne dünkt ihm rauh beim Befühlen mit der Zunge (*Ng.*). [CK 272]

Geschwürschmerz des unteren Zahnfleisches linker Seite (*Ng.*). [CK 273]

Loses Zahnfleisch (n. 23 T.). [CK 274]

Bluten des Zahnfleisches (n. etl. St.). [CK 275]

Im Munde, eine grosse Blase an der linken Wange, die nach Aufdrücken Wasser von sich giebt (*Ng.*). [CK 276]

Mehrere flache Geschwür-Stellen im Munde, brennenden Schmerzes bei Berührung. [CK 277]

Eine Eiter-Geschwulst neben dem Zungen Bändchen. [CK 278]

Ein Ausschlags-Blüthchen unter der Zunge, schmerzhaft bei Berührung. [CK 279]

Schmerzhaftes Wundheits-Gefühl an der Inseite der Backen, beim Kauen. [CK 280]

Trockenheit des Mundes und der Zunge, was zum Trinken reizt. [CK 281]

Immer trocken im Munde und an den Lippen, die sie beständig belecken muss; als wenn es von der Hitze des Athems käme (n. 7 T.). [CK 282]

Zusammenlaufen vielen wässrichten Speichels im Munde, zuweilen sauern Geschmackes (*Ng.*). [CK 283]

Salziger Speichel, mit Beissen auf der Zungen-Spitze (n. 5 T.). [CK 284]

Leimiger Speichel, viele Tage hindurch. [CK 285]

Auf der Zungen-Spitze, Beissen, wie von Salz-Wasser. [CK 286]

Kleine Blüthchen an der linken Seite der Zunge mit Stich-Schmerz. [CK 287]

Wundheits-Schmerz der Zungen-Spitze, bei Berührung der Zähne damit (*Sr.*). [CK 288]

Brennen um die Zungen-Spitze, als wäre sie rissig (*Ng.*). [CK 289]

Ein spannendes Bläschen am rechten Zungen-Rande (*Ng.*). [CK 290]

Blüthen an der Zungen-Spitze (n. etl. St.). [CK 291]

Blasse Zunge. [CK 292]

Ungeläufige Zunge, schwere Sprache. [CK 293]

Anstossen mit der Zunge, beim Reden, mehrere Tage. [CK 294]

Das Reden wird ihr sauer. [CK 295]

Beim Sprechen thut ihr die Herzgrube sehr weh, und sie bekommt Schaum-Speichel, wie gequirlt. [CK 296]

Beim Gähnen schmerzt es in der linken Hals-Seite (d. 2. T.). [CK 297]

Halsweh pressender Art, nach Bücken; sie kann vor Wundheits-Schmerz nur schwer schlucken; einige Tage darauf, Gefühl, als wenn Etwas im Halse stäke. [CK 298]

Drücken in der Speiseröhre. [CK 299]

Bei schnellem Laufen, Gefühl, als wenn Etwas in den Hals heran träte. [CK 300]

Der Bissen geht beim Schlucken nur mit Klemmen den Mund hinunter. [CK 301]

Stechen im Halse, mit vielem Speichel-Spucken. [CK 302]

Stechen im Halse, bei und ausser dem Schlingen, auch Abends, beim Gähnen (*Ng.*). [CK 303]

Kitzeln im Halse, mit Stechen, Nachmittags bis Abends (*Ng.*). [CK 304]

Rauh, trocken, kratzig und ranzig im Halse, zu verschiedenen Zeiten, auch Abends (*Ng.*). [CK 305]

Rauher, kratziger Hals, besonders Abends; durch Essen zuweilen erleichtert (*Sr.*). [CK 306]

Kratzen und Rohheit im Schlunde, ausser und bei dem Schlingen, bis ins Gehirn fühlbar. [CK 307]

Scharriges Trockenheits-Gefühl im Rachen, bei den hintern Nasen-Oeffnungen, besonders im Freien. [CK 308]

Trockner Hals mit viel Räuspern, ohne dass Schleim herauf kommt (*Sr.*). [CK 309]

Röthe im Halse, mit heftigem stumpfem Stechen, nur beim Schlingen; früh, nach dem Erwachen (*Ng.*). [CK 310]

Entzündung des Halses, mit Geschwulst der rechten Mandel, und Stechen und Würgen auf der linken Hals-Seite wie von Geschwulst, beim Schlingen, früh und Nachts (d. 11. T.) (*Ng.*). [CK 311]

Schleim scheint im Halse zu stecken, den sie durch Räuspern zu entfernen sucht (*Ng.*). [CK 312]

Ein Stück Schleim sitzt fest im Halse, macht Kratzen und löst sich durch Räuspern nicht los (*Sr.*). [CK 313]

Oefteres Ausrachsen dicken Schleimes, der sich immer wieder erzeugt (*Ng.*). [CK 314]

Nachts Schleim im Halse, früh durch Kitzel ihn weckend und leicht auszurachsen; darauf noch einmal ebenso wiederholt, und darnach Rohheit auf der Brust, die erst nach dem Aufstehen verging (*Sr.*). [CK 315]

Leichtes Schleim-Rachsen, früh (*Sr.*). [CK 316]

Es geht viel Nasen-Schleim durch den Mund ab (d. 5. T.). [CK 317]

Lätschiger Schleim im Munde. [CK 318]

Dumpfiger Geruch aus dem Munde. [CK 319]

Geschmacks-Sinn erhöht (In der Nachwirkung?). [CK 320]

Ekelhafter Mund-Geschmack, früh, 4 Uhr, beim Erwachen, unter starken Erektionen (d. 30. T.) (*Sr.*). [CK 321]

Verdorbener Geschmack und wie verbrannt im Munde, früh, beim Erwachen, nach dem Frühstücke vergehend (*Ng.*). [CK 322]

Scharfer, beissiger Geschmack im Munde, wie von Tabaks-Saft (*Ng.*). [CK 323]

Fader, schleimiger Geschmack beim Erwachen, mit Bitterkeit im Munde, und weiss belegter Zunge (*Sr.*). [CK 324]

Eiter-Geschmack im Halse (*Ng.*). [CK 325]

Blut-Geschmack Munde, beim Aushauchen. [CK 326]

Süsser Mund-Geschmack (d. 8. T.). [CK 327]

Metall-Geschmack im Munde, Nachmittags (n. 14 T.). [CK 328]

Bitter-Geschmack im Munde, Nachmittags (n. 13 T.). [CK 329]

Bitter-Geschmack kommt oft tief in den Hals, wie ein Dunst. [CK 330]

Kratzig bittrer Geschmack aller Speisen, nach dem Essen vergehend (*Lgh.*). [CK 331]

Bittrer, fader Geschmack, früh (*Sr.*). [CK 332]

Bitter-Geschmack, plötzlich, dann Aufschwulken bittren Wassers, das er beständig ausspuckte (*Ng.*). [CK 333]

Bitter schleimiger Geschmack, früh, nach Aufstehen und Essen vergehend (*Ng.*). [CK 334]

Bitter-Geschmack des Mittag-Essens, bei ziemlichem Appetite (*Ng.*). [CK 335]

Saurer Geschmack im Munde (n. 3 T.). [CK 336]

Säuerlicher Mund-Geschmack, früh, nach dem Erwachen (*Ng.*). [CK 337]

Saurer Mund-Geschmack und stark belegte Zunge. [CK 338]

■ Magen

Viel Durst. [CK 339]

Starker Durst, bloss beim Essen. [CK 340]

Durst, zu verschiedenen Zeiten, auch schon früh und Abends, nach Schlafengehen (*Ng.*). [CK 341]

Viel Durst, Vormittags (*Sr.*). [CK 342]

Heftiger Durst von früh bis Abend (*Htb.*). [CK 343]

Grosser Durst, alle Morgen nach dem Aufstehen, mit Hitze und Trockenheit im Munde, etliche Stunden lang (*Htb.*). [CK 344]

Weder Hunger noch Appetit, zu Mittag und Abend (*Sr.*). [CK 345]

Wenig Appetit und doch der Magen wie leer (*Ng.*). [CK 346]

Appetit gering, Mittags, Fleisch will nicht schmecken; eher noch Brod (*Ng.*). [CK 347]

Zwar Appetit und Hunger, aber baldige Sättigung (*Ng.*). [CK 348]

Mehr Hunger, als gewöhnlich, auch Nachmittags (*Ng.*). [CK 349]

Viel mehr Hunger und Appetit zum Frühstücke, als gewöhnlich (*Sr.*). [CK 350]

Starker Appetit, früh, Mittags und Abends (*Sr.*). [CK 351]

Hunger, Vormittags, nach gutem Frühstücke; er musste essen, um das Mattigkeits-Gefühl zu vertreiben (*Sr.*). [CK 352]

Starker Hunger, Vormittags, Mittags wenig. [CK 353]

Beständiger Hunger (d. 15. T.) (*Ng.*). [CK 354]

Heisshunger, Nachmittags (*Ng.*). [CK 355]

Naschhaft; sobald er Etwas essbares sieht, möchte er davon kosten (*Sr.*). [CK 356]

Nach Tische starkes Verlangen auf Tabakrauchen, das ihm besonders gut schmeckt (*Sr.*). [CK 357]

Es schmeckt ihr keine Speise und sie isst daher Nichts. [CK 358]

Abneigung vor Milch (*Ng.*). [CK 359]

Widerwille gegen Fleisch und fette Speisen (d. 2. T.). [CK 360]

Nach Milchtrinken, Durchfall. [CK 361]

Nach dem Mittag-Essen, verdriesslich, ärgerlich, missmuthig, weder im Zimmer, noch im Freien war es ihm recht; gegen Abend nahm es ab (*Sr.*). [CK 362]

Nach dem Essen Mittags und Abends, sehr verdriesslich, mehrere Tage lang (*Sr.*). [CK 363]

Nach dem Abend-Essen, besonders nach reichlichem Trinken, sehr missmuthig, mit Druck in der Herzgrube, Leber und Milz-Gegend (*Sr.*). [CK 364]

Nach dem Frühstücke, da er sich kaum satt gegessen, Drücken im Magen und Verstimmtheit (d. 26. T.) (*Sr.*). [CK 365]

Nach dem Mittag-Essen, und Frühstücke, starkes Magen-Drücken, mehrere Tage (n. 18 T.). [CK 366]

Nach dem Mittag-Essen liegt es wie ein schwerer Klump im Magen. [CK 367]

Nach dem Mittag-Essen, in einigen Stunden, starker Durst auf kaltes Wasser (*Lgh.*). [CK 368]

Nach dem Essen, Drücken auf der Brust (n. 21 T.). [CK 369]

Nach dem Essen, ein Dämmen nach oben, als wenn die Verdauung nicht nach unten vor sich gehen könne, 3, 4 Stunden lang; dann wie erschlafft an Händen und Füssen. [CK 370]

Ihr Magen ist schwächlich und leicht zu verderben. [CK 371]

Nach jeder Mahlzeit, Aufstossen nach dem Genossenen. [CK 372]

Unter dem Essen viel Aufstossen mit starkem Schwindel. [CK 373]

Unterm Essen viel Aufstossen (n. 16 T.). [CK 374]

Gleich nach dem Essen, Kneipen im Bauche, wie Leibschneiden (*Lgh.*). [CK 375]

Nach dem Früh-Tranke, Kneipen im Magen. [CK 376]

Nach dem Mittag-Essen, schläfrig, faul, mit Gähnen; doch kaum setzt er sich zur Arbeit, so geht diese munter von Statten und Gähnen und Schlaf vergeht (*Sr.*). [CK 377]

Nach Tische Frost, mit innerer Hitze, so dass ihr Wärme zuwider war; doch aber fror sie, wenn sie ins Kalte ging. [CK 378]

Aufstossen, öfters (n. etl. Tagen). [CK 379]

Beständiges Aufstossen und viel Winde-Abgang von unten. [CK 380]

Leeres Aufstossen (d. 3. T.) (*Sr.*). [CK 381]

Häufiges, auch leeres Aufstossen, mit Hitze zuweilen im Schlunde darnach (*Ng.*). [CK 382]

Saures Aufstossen. [CK 383]

Säuerliches Aufstossen, öfters (d. 11. T.) (*Ng.*). [CK 384]

Bitteres Aufstossen mit langem Nach-Geschmacke, auch zuweilen bis in die Nase dringend (*Ng.*). [CK 385]

Aufschwulken süsslichen Wassers, doch nur bis in den Hals, das er herunterschlucken muss (*Ng.*). [CK 386]

Kratziger Sood nach fetten Speisen (n. 3 T.). [CK 387]

Schlucksen, jeden Nachmittag, nach dem Essen. [CK 388]

Heftiges, oft lang dauerndes, schmerzhaftes Schlucksen, meist Abends, oder beim Mittag-Essen, zuweilen mit bitterem Aufschwulken aus dem Magen (*Ng.*). [CK 389]

Oefteres Schlucksen (*Lgh.*). [CK 390]

Würmerbeseigen (n. 15 T.). [CK 391]

Uebelkeit im Magen, früh, oder Vormittags, meist nach Essen vergehend, auch zuweilen mit Wasser-Aufsteigen in den Mund (*Ng.*). [CK 392]

Uebelkeit mit Schütteln vor Ekel, mit Vollheit im Magen, oder mit Gähnen (*Ng.*). [CK 393]

Brech-Uebelkeit und Ekel, früh, mit Kriebeln und Umdrehen im Magen, Wasser-Zusammenlaufen im Munde und Aufstossen, bis Mittag anhaltend (*Ng.*). [CK 394]

Vergebliches leeres Brech-Würgen, früh (*Sr.*). [CK 395]

Heftige Brech-Uebelkeit, mit Hitze im Gesichte, starkem Schleim-Rachsen und Brech-Würgen, bis wirkliches Erbrechen schaumigen, geschmacklosen Schleimes erfolgte; Abends, nach etwas Essen, besser (d. 6. u. 7. T.) (*Sr.*). [CK 396]

Erbrechen einer stinkenden, sauern Feuchtigkeit, wie Lehm-Wasser; (beim Husten). [CK 397]

Nach dem Erbrechen, dumpfer Kopfschmerz, kein Appetit, weiss belegte Zunge, und fader, ekelhafter Geschmack (*Sr.*). [CK 398]

Der Magen schmerzt, beim Befühlen (auch n. 48 St.). [CK 399]

Weichlichkeit im Magen, nach Obst-Genuss, mit Spannen in den Hypochondern (d. 10. T.) (*Sr.*). [CK 400]

Weichlichkeit und Wabblichkeit im Magen, wie nach Verkältung, mit Wärme darnach in der Herzgrube (sogleich.) (*Sr.*). [CK 401]

Unangenehmes Nüchternheits-Gefühl im Magen (*Ng.*). [CK 402]

Weh im Magen, mit Empfindlichkeit bei äusserem Drucke und Wasser-Ansammlung im Munde, nach Brod-Essen vergehend (*Ng.*). [CK 403]

Gefühl im Magen, wie verdorben, durch Essen warmer Suppe vergehend, doch wiederkommend (*Ng.*). [CK 404]

Schmerz im Magen, nach dem Frühstücke (d. 4. T.) (*Ng.*). [CK 405]

Empfindlichkeit der Magen-Gegend, beim Befühlen (*Ng.*). [CK 406]

Drücken im Magen, (wie von einem Steine), zuweilen mit Kollern und nach Aufstossen vergehend (*Ng.*). [CK 407]

Drücken um die Magen-Gegend und Würgen, früh, nach zwei Stunden durch Bewegung vergehend (*Ng.*). [CK 408]

Drücken und Greifen im Magen, beim Spazieren, mit Zittrigkeit. [CK 409]

Vollheit im Magen, Abends, und kein Verlangen nach Speisen (*Sr.*). [CK 410]

Vollheit im Magen und Gefühl von Aufsteigen, früh, 4 Uhr, im Bette (*Ng.*). [CK 411]

Der Magen ist wie geschwollen und empfindlich (*Ng.*). [CK 412]

Schmerzhaftes Zusammenziehen um den Magen, nach beiden Hypochondern hin, zum Zusammenkrümmen, Abends; durch Ausstrecken und Gehen erleichtert, durch Bücken und Sitzen verschlimmert; bis zum nächsten Morgen auch im Bette noch anhaltend, mit Bewegung unter dem Magen, als drehe sich da ein Wurm (d. 10. T.) (*Ng.*). [CK 413]

Greifen und Nagen in der Magen-Gegend, wie von einem Wurme, früh (d. 10. T.) (*Ng.*). [CK 414]

Ziehen und Schneiden um den Magen, aussen und innen, von früh bis Abend (d. 22. T.) (*Ng.*). [CK 415]

Kneipen und Schneiden im Magen, gegen das Kreuz und die linke Seite hin (*Ng.*). [CK 416]

Stiche in der Magen-Gegend, zuweilen mit Einziehen derselben, oder mit Brennen darnach (*Ng.*). [CK 417]

Unangenehmes Spannen gleich über der Herzgrube (d. 17. T.) (*Ng.*). [CK 418]

Brennen rechts oder links neben der Herzgrube (*Ng.*). [CK 419]

■ Abdomen

Im Hypochonder rechter Seite, Zucken von Zeit zu Zeit, Abends (*Ng.*). [CK 420]

Zusammenschrauben und Stechen gegen einander, wie mit Messern, im rechten Hypochonder, mit Athem-Beklemmung (*Ng.*). [CK 421]

Heftige Stiche im rechten Hypochonder, mit Kneipen im Unterbauche darnach (d. 10. T.) (*Ng.*). [CK 422]

Im linken Hypochonder, Schmerz beim Aufdrücken mit der Hand (n. 7 T.). [CK 423]

Stechen zu verschiedenen Zeiten, auch nach den Magen-Schmerzen, in der linken Hypochonder und auch im Gehen (*Ng.*). [CK 424]

Einzelne Stiche vom linken Hypochonder bis in die Herzgrube, öfters des Tages, im Sitzen; auch beim Befühlen schmerzt es daselbst. [CK 425]

Bauchweh, das nur nach Erbrechen nachlässt, was täglich zweimal erfolgt. [CK 426]

Heftiges Bauchweh, das nach Suppe-Essen vergeht, Vormittags (*Ng.*). [CK 427]

Bauchweh, früh, beim Erwachen, das nach Stuhlgang aufhörte (*Sr.*). [CK 428]

Schmerz im Unterbauche, über dem linken Schoosse, bei Gähnen und tief Athmen, ohne Schmerz beim Befühlen. [CK 429]

Druck-Schmerz im Unterbauche und den Bauch-Seiten, mit Schmerz auch beim Befühlen und noch mehr beim Gehen. [CK 430]

Aufgetriebenheits-Gefühl im Oberbauche (*Ng.*). [CK 431]

Aufgetriebenheit des Bauches, besonders nach dem Essen. [CK 432]

Starke Auftreibung des Bauches, auch Abends, früh und Nachts, zuweilen mit vergeblichem Stuhldrange, zuweilen durch Winde-Abgang oder erfolgendes Abführen erleichtert (*Ng.*). [CK 433]

Schwere im Unterleibe. [CK 434]

Spannendes Leibweh im Oberbauche, Nachts, mit Schneiden im Bauche und Durchfall, mehrere Nächte (n. 12 T.). [CK 435]

Spannen im Unterbauche, unter dem Nabel, vorzüglich im Gehen und beim Bücken. [CK 436]

Kolikartiges Bauchweh, gegen Morgen, mit Einziehen des Nabels und Härte der Bauch-Decken; doch schlief er darüber ein (*Sr.*). [CK 437]

Beulen am Bauche, als wären die Därme hie und da von Winden aufgetrieben (n. 20 T.). [CK 438]

Zuckende Zusammenziehung des Bauches, mit Angegriffenheit im Kreuze. [CK 439]

Kneipen im Bauche, auch nach dem Stuhle noch (*Sr.*). [CK 440]

Kneipen im Bauche, zu verschiedenen Zeiten, auch um den Nabel und im Unterbauche, zuweilen mit Schneiden und Stuhldrang (*Ng.*). [CK 441]

Kneipendes Leibweh, früh, mit Brecherlichkeit, als sollte Durchfall kommen. [CK 442]

Schneidendes Kneipen im Unterbauche, in jeder Lage (*Lgh.*). [CK 443]

Schneidendes Leibweh, früh (d. 3. T.). [CK 444]

Schneiden, von der Magen-Gegend nach dem Nabel zu ziehend, im Gehen, mit Gefühl, als sollte Stuhl kommen (*Ng.*). [CK 445]

Schneiden im Oberbauche, früh, und Vormittags im Sitzen von beiden Seiten des Unterbauches

nach dem Nabel zu, wie nach Erkältung im Sitzen (*Ng.*). [CK 446]

Zerschlagenheits-Schmerz der Bauch-Eingeweide im Reiten, mit Stechen in die rechte Brust-Seite (*Sr.*). [CK 447]

Wundheits-Schmerz im Bauche, mit Pressen nach unten zu, wie zur Regel, durch äussere Wärme erleichtert, sonst durch Nichts zu stillen. [CK 448]

Reissen im Unterbauche, durch die Geschlechtstheile bis zur Harnröhre vor (d. 5. T.). [CK 449]

Stechen in der rechten Lenden-Gegend, während Biegen des Rumpfes nach links, im Sitzen, mit Kneipen darnach im Oberbauche (d. 8. T.) (*Ng.*). [CK 450]

Stechen und Ziehen in der rechten Bauch-Seite, über der Hüfte (n. 20 T.). [CK 451]

Stechen und Ziehen in der linken Bauch-Seite, wie von Blähungs-Versetzung (n. 18 T.). [CK 452]

Ein spannendes Brennen an einer kleinen Stelle, links vom Nabel (*Ng.*). [CK 453]

Beissen im Unterbauche, wie von Würmern (d. 12. T.) (*Ng.*). [CK 454]

Der Unterleib ist schmerzhaft beim Betasten und Gehen. [CK 455]

Starkes Jücken und Fressen am Unterleibe, selbst am Tage (n. 12 T.). [CK 456]

In der Weiche rechter Seite, feines, absetzendes Kneipen, mehr äusserlich, nach dem Mittag-Essen (*Ng.*). [CK 457]

Heftiger stumpf drückender Stich-Schmerz in der rechten Leisten-Gegend, bei Räuspern nach Aufstehn vom Sitze (*Ng.*). [CK 458]

Stechen in der rechten Weiche, in eine rechte Ribbe und beim tief Athmen ins Brustbein ziehend, beim Einathmen gemildert, beim Ausathmen aber wiederkehrend (*Ng.*). [CK 459]

Fippern in der rechten Weiche, wie Klopfen, öfters aussetzend (d. 4. T.) (*Ng.*). [CK 460]

Geschwollne Drüsen im Schoosse. [CK 461]

Blähungs-Versetzung, wovon es ihm in den Kopf stieg und er Zuckungen im Gesichte bekam (n. 20 T.). [CK 462]

Viel Blähungs-Versetzung im Mastdarme (d. 7. T.). [CK 463]

Umgehen im Bauche, schon früh, im Bette, drauf zweimaliges Abführen, ohne Beschwerde (d. 8. T.) (*Ng.*). [CK 464]

Hörbares Knurren im Bauche, ohne Schmerz, Abends (*Ng.*). [CK 465]

Kollern und Kneipen im Oberbauche, drauf Winde-Abgang mit Erleichterung (d. 4. T.) (*Ng.*). [CK 466]

Kollern, öfters, mit Kneipen, im ganzen Bauche, im Freien erleichtert (d. 6. T.) (*Ng.*). [CK 467]

Knurren und Kollern im Bauche, mit Auftreibung einiger Stellen. [CK 468]

Kollerndes Geräusch im Bauche (d. 5. T.). [CK 469]

■ Rektum

Winde mit Gestank wie faule Eier. [CK 470]

Sauer riechende Winde. [CK 471]

Häufiger Abgang stinkender Winde (d. 3. T.) (*Ng.*). [CK 472]

Uebles Gefühl, wie von unvollkommenem Stuhle, mit Stichen im Mastdarme. [CK 473]

Aussetzender Stuhl (d. 6. u. 11. T.) (*Ng.*). [CK 474]

Kann den nicht harten Stuhl, die ersten Tage, nicht ohne viel Pressen los werden. [CK 475]

Harter Stuhl, mit Anstrengung, auch mit Brennen im After zuweilen (*Ng.*). [CK 476]

Schwieriger Abgang auch des nicht harten Stuhles, er muss sehr pressen, ehe er ihn los wird. [CK 477]

Oefteres vergebliches Noththun und leerer Stuhldrang. [CK 478]

Oefters des Tages, Pressen auf den Stuhl und Noththun, theils leer, theils mit geringem Abgange guten Stuhles, bei steter Vollheit im Bauche (n. 14 T.). [CK 479]

Steter Stuhldrang mit windendem Schneiden im Bauche. [CK 480]

Starkes Nöthigen zum Stuhle mit Abgang nur ein Paar kleiner Stücke, wie Schaafkoth, mit Brennen (*Ng.*). [CK 481]

Harter, bröcklicher Stuhl, mit Pressen und nach Umgehn und Kneipen im Bauche (*Ng.*). [CK 482]

Stuhl, mit kugeligem Schleime, wie Erbsen (d. 4. T.) (*Ng.*). [CK 483]

Stuhl erst hart, dann weich, mit Brennen im After darnach und zuweilen mit blutigem Schleime (*Ng.*). [CK 484]

Harter Früh-Stuhl, besonders zu Anfange, und er musste stark drücken, zuletzt war er zäh und schwer vom After sich lösend; nach Tische nochmalige unbedeutende Ausleerung, mit Zwängen darnach im Mastdarme (d. 2. T.) (*Sr.*). [CK 485]

Stuhl mit Zwang, nach Tische, darnach Brennen in den Augen und der Harnröhre mit grossem Wohllust-Reize; später Brennen um die Augen mit Hitze des Kopfes und Stirn-Schweiss (während Anzuges eines Gewitters) (*Sr.*). [CK 486]

Zwei-, dreimaliger Stuhl, täglich; der letzte gewöhnlich mit Drang im Mastdarme und Zwang in der Harnröhre, und Entleerung nur wenig bröckligen, schleimigen Stuhles, zuweilen bloss einiger Winde, einige Wochen lang (*Sr.*). [CK 487]

Sehr weicher Stuhl, immerwährend (n. 8 T.) (*Ng.*). [CK 488]

Starkes Zwängen auf den Stuhl, doch nur wenig Abgang, mit Gefühl, als bleibe noch viel zurück; nach demselben Aufhören des anwesenden Leibschneidens (*Sr.*). [CK 489]

Stuhl mit Drängen, und darauf Schmerz im Mastdarme. [CK 490]

Kleine, weiche, dünngeformte Stühle, nach Stuhldrang. [CK 491]

Vergeblicher Stuhldrang, mit Stechen im After (d. 4. T.) (*Ng.*). [CK 492]

Eiliger Stuhldrang, drauf weicher Stuhl in gewöhnlicher Menge; darnach Kollern im Bauche, Schneiden unter dem Nabel, und fortwährendes Drängen, wobei aber nur einmal wenig abgeht (d. 2. T.) (*Ng.*). [CK 493]

Heftiger, eiliger Stuhldrang, drauf flüssiger Stuhl, der mit Gewalt von ihm spritzt (d. 15. T.) (*Ng.*). [CK 494]

Erst weicher, dann Durchfall-Stuhl, mit Wundheits-Schmerz im After, vorher Kneipen im Bauche (*Ng.*). [CK 495]

Vier flüssige Stühle in einer halben Stunde, nach Schneiden und Umgehen im Bauche (*Ng.*). [CK 496]

Flüssiger, gelber Stuhl, mit und nach heftigem Drange, mit Bauchschmerz um den Nabel und Brennen und Zwang im After (*Ng.*). [CK 497]

Stuhldrang, Nachts 3 Uhr, der Stuhl erst weich, dann flüssig, mit Zwang und Brennen im After (*Ng.*). [CK 498]

Dreimal flüssiger Stuhl, mit argem Brennen im After (d. 15. T.) (*Ng.*). [CK 499]

Breiartiger Stuhl, nach Abgang stiller Winde, ohne Pressen, bei brennend heissen Wangen (*Lgh.*). [CK 500]

Starker Durchfall, erst dicken Schleimes, vier Tage lang, der sich zuletzt immermehr mit Blut färbt, ohne Schmerz, nur vorher kurzes Magenweh (*Gr.*). [CK 501]

Blutfleckiger Stuhl (n. 21, 36 T.). [CK 502]

Blut beim Stuhle (n. 14 T.). [CK 503]

Mit Blut überzogener, harter Stuhl, mit Stechen im Mastdarme dabei und Brennen im After darnach (*Ng.*). [CK 504]

Bandwurm-Abgang beim Stuhle (*Ng.*). [CK 505]

Vor dem Stuhle, Kneipen im Bauche (um den Nabel), bei demselben Krallen im After (*Ng.*). [CK 506]

Vor dem Stuhle, Frost (n. 4 T.). [CK 507]

Vor Abgang des weichen Stuhles, Leibschneiden. [CK 508]

Vor dem (etwas harten) Stuhle, Schneiden im Bauche und Kreuze (n. 10 T.). [CK 509]

Beim Stuhle, Pressen nach den Geschlechtstheilen zu. [CK 510]

Bei Stuhl- und Winde-Abgang, Schmerz im Mastdarme, als wären harte Knoten darin. [CK 511]

Bei nicht hartem Stuhle, Schneiden im After und Mastdarme (d. 19. 20. T.) (*Ng.*). [CK 512]

Nach dem Stuhle, Brennen im Mastdarme (n. 3 T.). [CK 513]

Nach dem Stuhle, Brennen und Beissen im After (d. 11. T.). [CK 514]

Im Mastdarme, Drücken und Jücken, als wollten sich Aderknoten bilden (*Sr.*). [CK 515]

Jücken am After (n. 24 St.). [CK 516]

Jücken im Mastdarme. [CK 517]

Beissend brennendes Jücken am After. [CK 518]

Kriebeln im After (d. 11. T.) (*Sr.*). [CK 519]

Heftiges Kriebeln im After, wie von Würmern (d. 2. T.) (*Ng.*). [CK 520]

Krampf-Schmerz im Mastdarme und unter dem Nabel (n. 31 T.). [CK 521]

Drückendes Zwängen um den After herum. [CK 522]

Stiche am After (d. 1. T.). [CK 523]

Jück- und starke Stiche an der Nath des Mittelfleisches. [CK 524]

- Harnwege

Harn- und Stuhl-Zwang mit Leibweh; nach längerem Drängen ging etwas Urin unter Steifheit der Ruthe, die auch nachher noch mit dem Zwängen fortdauerte (*Sr.*). [CK 525]

Oefterer Drang zum Harnen, mit geringem Abgange (*Lgh., Sr.*). [CK 526]

Oefteres Harnen, doch wenig auf einmal (d. 2. u. 3. T.) (*Ng.*). [CK 527]

Oefters gleich nach dem Harnen wieder Drang, wobei nur sehr wenig abgeht (d. 11. T.) (*Ng.*). [CK 528]

Plötzlicher Drang zum Harnen, mit Stechen in der Harnröhre hervor (n. 3 St.) (*Ng.*). [CK 529]

Steter Harndrang, und bei den letzten Tropfen, Schneiden in der Blase und Schleim-Abgang aus der Harnröhre. [CK 530]

Häufiges Drängen zum Harnen, mit viel Urin-Abgang (*Lgh.*). [CK 531]

Oefteres Lassen wässrichten Harns, ohne besondern Durst (n. 11 T.). [CK 532]

Häufiger Harn-Abgang, als hätte sie seit vielen Tage keinen gelassen (d. 1. T.) (*Ng.*). [CK 533]

Oefteres, reichliches Harnen, mit Abgang gelblichem Weissflusses dabei (*Ng.*). [CK 534]

Harn-Abgang, sehr vermehrt (d. 12. T.) (*Ng.*). [CK 535]

Täglich, früh, 2 Pfund zitrongelben Harnes, 10 Tage hindurch (*Sr.*). [CK 536]

Sehr vermehrter Harn, sie muss auch Nachts dazu aufstehen, zuweilen mit Brennen in der Harnröhre (*Ng.*). [CK 537]

Nächtliches Harnen. [CK 538]

Er muss Nachts dreimal zum Harnen aufstehen, ohne viel getrunken zu haben (n. 6 T.). [CK 539]

Sie muss Nachts ungeheuer viel uriniren, wohl alle halbe Stunden (n. 3 T.). [CK 540]

Das Kind pisst Nachts ins Bette (*Htb.*). [CK 541]

Der Harn wird trübe und setzt gelben Schleim ab. [CK 542]

Der Harn wird bald nach dem Lassen trübe (*Ng.*). [CK 543]

Sauer riechender, hochgelber Harn. [CK 544]

Stinkender Harn. [CK 545]

Brennen in der Harnröhre vor und beim Harnen (*Ng.*). [CK 546]

Beim Harnen, Brennen und Stechen in der Harnröhre (*Ng.*). [CK 547]

Bei und nach dem Harnen, Brennen in der Harnröhre. [CK 548]

Beim Harnen, Reissen in der Harnröhre (d. 2. T.). [CK 549]

Beim Harnen, Schründen in der Harnröhre (d. 22. 23. T.) (*Sr.*). [CK 550]

Gleich nach dem Harnen, noch viel Nachtröpfeln von Urin. [CK 551]

In der Blasen- und Leisten-Gegend, heftiges Drängen. [CK 552]

In der Harnröhre, Zucken. [CK 553]

Reissen in der Harnröhre, mit Rissen in den Hoden, periodisch, eine Stunde lang. [CK 554]

Brennen in der Harnröhre, ausser dem Harnen (*Sr.*). [CK 555]

Brennen und Schründen in der Harnröhre, Abends (*Sr.*). [CK 556]

- Geschlechtsorgane

An und neben den Schamtheilen, Jücken. [CK 557]

Stichlichtes Jücken an und um die Schamtheile, wie von Ungeziefer. [CK 558]

Beissend brennendes Jücken in der Scham-Gegend. [CK 559]

Wundheit zwischen Hodensack und Oberschenkel. [CK 560]

An der Eichel, Jücken, zum Kratzen reizend (*Lgh.*). [CK 561]

Starkes Jücken an der Eichel, das zum Reiben nöthigte (n. 3 St. u. 3 T.) (*Sr.*). [CK 562]

Entzündung der Eichel und Vorhaut. [CK 563]

Geschwulst der Eichel. [CK 564]

Leicht wund Werden der Eichel. [CK 565]

Viel Schmiere-Ansammlung hinter der Eichel-Krone (*Sr.*). [CK 566]

Die Vorhaut war früh zurück gezogen und die Eichel entblösst. [CK 567]

Jücken an der Vorhaut. [CK 568]

Entzündung der Vorhaut. [CK 569]

Im Hodensacke, Jücken, durch Kratzen nicht zu tilgen (*Ng.*). [CK 570]

Stechendes Klopfen im Hodensacke (*Ng.*). [CK 571]

Der Hode linker Seite schmerzt (n. 28 T.). [CK 572]

Schmerz, wie von Quetschung im Hoden. [CK 573]

Schmerzhaftes Dehnen in den Hoden und dem Bauche (n. 24 St.). [CK 574]

Schwere und drückendes Ziehen im Hoden und Samenstrange, mehr früh, als Abends (n. 42 T.). [CK 575]

Taubheits-Gefühl in den Hoden. [CK 576]

Grosser Wohllust-Reiz im Bade von gewärmten Fluss-Wasser, und, beim heraus Gehen, Brennen in den Handflächen (d. 17. T.) (*Sr.*). [CK 577]

Reger Geschlechtstrieb, beim Berühren eines Mädchens (d. 10. T.) (*Sr.*). [CK 578]

Wohllüstig, früh, nach Biertrinken, mit fadem, süsslichem Mund-Geschmacke drauf (d. 25. T.) (*Sr.*). [CK 579]

Grosser Trieb zur Samen-Entleerung, Abends und nach dem Mittag-Essen, ohne eigentlichen Wohllust-Reiz; auch nach Tische, beim über einander Legen der Füsse, beim herum Gehen vergehend; Abends im Liegen (d. 9. bis 14. T.) (*Sr.*). [CK 580]

Starke anhaltende Erektion, früh, beim Erwachen (n. 8 T.). [CK 581]

Anwandlungen von Erektionen am Tage (n. 2, 3 T.). [CK 582]

Erektionen, beinahe alle Morgen, zuweilen ohne allen Wohllust-Reiz oder Geschlechtstrieb, drei Wochen lang (*Sr.*). [CK 583]

Häufige Erektionen, am Tage (d. 7. T.) (*Ng.*). [CK 584]

Schmerzhafte, anhaltende Erektionen, früh, im Bette (*Ng.*). [CK 585]

Schwache Erektionen (d. 5. T.). [CK 586]

Die Erektionen hören in der Nachwirkung auf (*Ng.*). [CK 587]

Pollution, früh, ohne alles Wohllust-Gefühl, mit schneidend und spannend schmerzender Ruthe-Steifheit über eine Stunde, selbst noch ausser dem Bette schmerzend (d. 7. T.) (*Sr.*). [CK 588]

Schmerzhafte Pollution, Nachts, in festem Schlafe, aus dem er sich nicht ermuntern konnte (n. 18 T.) (*Sr.*). [CK 589]

Oeftere Pollutionen, bei einem alten Manne (d. 19. 22. 29. 37. T.). [CK 590]

Pollution, ohne Ruthe-Steifheit. [CK 591]

Pollution, ohne geilen Traum (*Lgh.*). [CK 592]

Vorsteher-Drüsen-Saft entgeht beim Harnen (n. 5 T.). [CK 593]

Vorsteher-Drüsen-Saft geht bei schwerem Stuhle ab. [CK 594]

Unvollkommner Beischlaf, kurze Ruthe-Steifheit, schnelle Samen-Entleerung (d. 2. T.). [CK 595]

Nach Beischlaf, Pulsiren in den Zeugungstheilen. [CK 596]

Nach Beischlaf, Schmerz hinter der Eichel bei Erektionen. [CK 597]

Nach Beischlaf, grosse Neigung zu Schweiss. [CK 598]

Nach (schmerzhafter) Pollution, am folgenden Tage, verdriesslich, missmuthig, unzufrieden, zu Nichts aufgelegt und ohne Ausdauer (*Sr.*). [CK 599]

An der weiblichen Scham, Reissen, an der Seite (n. 6 T.). [CK 600]

Bewegung in der Gebärmutter, als rege sich eine Leibesfrucht darin. [CK 601]

Pressen im Unterbauche, nach den Geburtstheilen zu, als wenn Alles zum Leibe heraus und die Regel kommen wollte. [CK 602]

Wundheit an der weiblichen Scham, zwischen den Oberschenkeln. [CK 603]

Regel zwei Tage zu spät, gegen Abend, wie Fleischwasser und sehr gering (*Ng.*). [CK 604]

Regel um 3 Tage zu spät (d. erst. Tage). [CK 605]

Regel um einen Tag zu früh (*Ng.*). [CK 606]

Regel um 3 Tage zu früh (n. 48 St.). [CK 607]

Regel um 7 Tage zu früh (n. 7 T.). [CK 608]

Regel stärker und länger, als sonst (*Ng.*). [CK 609]

Vor Eintritt der Regel, Kopfweh und Strammen im Genicke. [CK 610]

Vor der Regel, Schneiden tief im Unterbauche, in kleinen Absätzen (*Ng.*). [CK 611]

Bei der Regel, schmerzhaftes Reissen und Klopfen im Kopfe (*Ng.*). [CK 612]

Bei der Regel, früh, nach dem Erwachen, schmerzhafte Auftreibung des Bauches; nach dem Aufstehen durch gelindes Abführen erleichtert (d. 12. T.) (*Ng.*). [CK 613]

Bei der Regel heftige Kreuzschmerzen, doch bloss am Tage (*Ng.*). [CK 614]

Bei der Regel, Zerschlagenheits-Schmerz und Reissen in der rechten Hüfte (d. 12. T.) (*Ng.*). [CK 615]

Bei der Regel, Abgeschlagenheit des Körpers, mit Uebelkeit und Ekel im Magen (*Ng.*). [CK 616]

Bei der Regel, bald ein Riss, bald ein Stich hie und da am Körper (*Ng.*). [CK 617]

Bei der Regel, Frost, mit Schütteln, ohne Hitze darauf, von Nachmittag 5 Uhr, bis Abends, eine Stunde nach dem Niederlegen (*Ng.*). [CK 618]

Weissfluss. [CK 619]

Viel Weissfluss-Abgang, jedesmal nach öfteren Anfällen von Leibschneiden und Winden um den Nabel, Tag und Nacht, in jeder Lage, fünf Tage lang. [CK 620]

Dicker Weissfluss, nach dem Harnen, vier Tage lang (n. 2 T.) (*Ng.*). [CK 621]

Gelblicher Weissfluss, bei dem (öfteren reichlichen) Harnen abgehend (d. 11. T.) (*Ng.*). [CK 622]

■ **Atemwege und Brust**

Stetes Kitzeln in der Nase, das durch Kratzen nicht vergeht (d. 12. T.) (*Ng.*). [CK 623]

Oefteres Niesen, ohne Schnupfen (n. 13 St.) (*Lgh.*). [CK 624]

Gewaltsames Niesen mit Blutdrang nach dem Kopfe und weissen Sternen vor den Augen (*Ng.*). [CK 625]

Oefteres anhaltendes Niesen den ganzen Tag (d. 11. T.) (*Ng.*). [CK 626]

Nasen-Verstopfung beim Sprechen. [CK 627]

Verstopfungs-Gefühl in der Nase (d. 1. T.) (*Ng.*). [CK 628]

Nasen-Verstopfung, mit harten übelriechenden Stücken, die aus dem einen Nasenloche kommen (n. 14 T.). [CK 629]

Dicker grüner Schleim kommt beim Schnauben aus der Nase (*Sr.*). [CK 630]

Gelber, stinkender Nasen-Auswurf (d. 6. 7. T.) (*Ng.*). [CK 631]

Schnupfen, mit Nasen-Verstopfung, dass sie Nachts vor Luft-Mangel ersticken möchte und den Mund beständig offen halten muss (d. 10. 11. T.) (*Ng.*). [CK 632]

Stock-Schnupfen (n. 6 T.). [CK 633]

Starker Stock-Schnupfen, besonders nach dem Mittag-Essen, mit oftem Niesen. [CK 634]

Schnupfen, öfters aussetzend, mit Brennen der Augen von früh bis Abend (d. 12. T.) (*Ng.*). [CK 635]

Sehr starker Schnupfen (d. 10. T.). [CK 636]

Schnupfen, bald fliessend, bald verstopft (d. 5. T.) (*Ng.*). [CK 637]

Fliess-Schnupfen mit vielem Niesen (d. 2. T.) (*Ng.*). [CK 638]

Fliess-Schnupfen Vormittags; Nachmittags vergehend (*Ng.*). [CK 639]

Aeusserst starker Fliess-Schnupfen (n. 11 T.). [CK 640]

Starker Fliess-Schnupfen, mit Frost über den ganzen Körper; kalten Händen und Wangen, und Heiserkeit, ohne Durst (*Lgh.*). [CK 641]

Trockenheit der Nase. [CK 642]

In der Luftröhre Schärfe (n. 13 T.). [CK 643]

Wund in der Luftröhre und im Halse (n. 8 T.). [CK 644]

Trockenheit des Kehlkopfes. [CK 645]

Trockenheit der Kehle, beim Sprechen und Athmen fühlbar, wenn sie in freier Luft geht (d. 2. T.). [CK 646]

Steckend und rauh im Halse, mit trocknem Husten (d. 5. T.) (*Ng.*). [CK 647]

Es steckt ihn in der Brust, mit kurzem Athem, (nach Schweinefleisch-Genusse) (*Ng.*). [CK 648]

Arges Rauhheits-Gefühl auf der Brust, nach dem Mittag-Essen, mit verdriesslich machendem Drücken in der Herzgrube; nach Schlafe war er wohler und im Liegen das Kratzen auf der Brust minder; nach Aufstehen aber kam es wieder, und er musste mit Anstrengung einige Stücke grünen zähen Schleim auswerfen (*Sr.*). [CK 649]

Rauhheit und Rohheit auf der Brust, den ganzen Tag, am stärksten Abends, mit Drücken unter dem Brustblatte, Beklommenheit und Herzklopfen; während des Essens liess die Rauhheit nach, kehrte aber bald mit trocknem Husten wieder, der das Kratzen noch vermehrte, das durch Schleim-Ablösen nur kurz erleichtert wurde; dabei Durst, Frösteln, Fliess-Schnupfen, und harter, gespannter, schneller Puls (d. 21. T.) (*Sr.*). [CK 650]

Heissere Stimme, zwei Tage lang (n. 10 T.). [CK 651]

Völlige Heiserkeit, dass er kein lautes Wort sprechen konnte. [CK 652]

Heiserkeit und viel Husten. [CK 653]

Husten und Schnupfen, Tag und Nacht; es lag ihr sehr auf der Brust, sieben Tage lang (n. 8 T.). [CK 654]

Oefterer Husten, mit einem schnurrenden Tone aus der Luftröhre. [CK 655]

Kratziger Husten, zuweilen mit Heiserkeit und mit unter Hitze in den Händen (n. 4 T.). [CK 656]

Scharriger Husten, mit Wundheits-Schmerz in der ganzen Brust und abwechselnder Heiserkeit, Hitze und Brennen in Händen und Fusssohlen, Zerschlagenheit der Beine, Appetitlosigkeit, Uebelkeit, Hitze und starker Schweiss die Nacht, ohne Durst, und Leib-Verstopfung (n. 2 T.). [CK 657]

Husten-Reiz von Kitzel im Halse (*Ng.*). [CK 658]

Kitzel-Husten (d. 3. T.). [CK 659]

Trockner Husten, mit Kitzel auf der Brust, früh (d. 8. T.) (*Ng.*). [CK 660]

Trockner Husten mit Stock-Schnupfen, nach Verkältung. [CK 661]

Heftiger trockner Husten, mehr Nachmittags und Abends, besonders wenn er aus der Kälte in die warme Stube kommt. [CK 662]

Hüsteln mit Schnärcheln auf der Brust (d. 4. T.). [CK 663]

Kurzer Auswurf, mit Röcheln auf der Brust. [CK 664]

Husten, am meisten früh, mit theils salzigem, theils stinkigem, eitrigem Auswurfe. [CK 665]

Husten mit Auswurf grünlich eitrigen Schleimes und Rauhheits-Gefühl auf der Brust (d. 25. T.) (*Sr.*). [CK 666]

Blut-Auswurf beim Husten, Abends (d. 7. T.) (*Ng.*). [CK 667]

Beängstigtes Athmen, früh, im Bette. [CK 668]

Engbrüstigkeit, Vormittags (auch nach 8 T.). [CK 669]

Engbrüstigkeit, bei grosser Aufregung des Geschlechtstriebes. [CK 670]

Erst dämpfige Engbrüstigkeit, mit heiserem, tiefem Tone der Sprache, und Scharren im Schlunde und Kehlkopfe, drauf Husten, am Tage kurz, Nachts angreifend, rauh und hohl, mit Wundheits-Schmerz Anfangs in der Brust und Luftröhre, und klopfendem Blutandrang nach dem Scheitel, bei Gähren und Schnärcheln beim Athmen, durch aufrecht Sitzen erleichtert; später mit eitrigem, blutigem Auswurfe. [CK 671]

Beim Spaziren kömmt sie leicht ausser Athem. [CK 672]

Beim tief Athmen, Spannung auf der Brust. [CK 673]

Heftige Brust-Beklemmung, bald nach dem Essen, eine Stunde lang. [CK 674]

Der Brust-Kasten ist im unteren Theile sehr empfindlich, Abends (*Ng.*). [CK 675]

Drücken unter dem Brustblatte, früh, beim tief Athmen (d. 22. T.) (*Sr.*). [CK 676]

Drückendes Gefühl, als läge von der Herz-Gegend nach der Herzgrube zu ein harter Körper, mit Zusammenziehen im Magen, nach dem Mittag-Essen (d. 3. T.) (*Ng.*). [CK 677]

Druck-Schmerz auf der linken Brust-Seite, ausser dem Athmen. [CK 678]

Druck am Herzen. [CK 679]

Schneiden und Zerschlagenheits-Schmerz am Brustbeine, zuweilen durch Bewegung und Einathmen vergehend (*Ng.*). [CK 680]

Stechen in der Brust- (und Bauch-) Seite (n. 20 T.). [CK 681]

Stich-Schmerz zwischen den letzten falschen Ribben linker Seite, bloss beim Athmen (*Lgh.*). [CK 682]

Stechen in der Brust und den Brust-Seiten, zu verschiedenen Zeiten und Tagen, zuweilen beim Athmen vermehrt, und mit unter so arg, dass sie nicht auf der schmerzhaften Seite (Nachts) liegen konnte (*Ng.*). [CK 683]

Stiche in der Brust hin und her, nach Aufrichten vom Bücken, wie mit Messern drei Tage lang (n. 17 T.) (*Ng.*). [CK 684]

Stechen in der Herz-Gegend, auch Abends, zuweilen durch Einathmen vermehrt (*Ng.*). [CK 685]

Stechen unter der linken Brust, dass sie kaum athmen konnte, mit Husten (d. 15. T.) (*Ng.*). [CK 686]

Zieh-Schmerz in den Brust-Muskeln, (mit Beengung der Brust,) am meisten früh und Abends. [CK 687]

Zucken, öfters, an einer linken Ribbe, mit Gefühl, als wolle es den Athem versetzen, durch tief Athmen vergehend (d. 3. T.) (*Ng.*). [CK 688]

Brennendes Zucken, wie elektrische Schläge, in der rechten Brust (d. 19. T.) (*Ng.*). [CK 689]

Klopfen, mit Brennen in der linken Brust-Seite (*Ng.*). [CK 690]

Schmerzhaft stechendes Klopfen im Brustbeine gleich über dem Schwerdknorpel und darauf Stechen in der rechten und linken Brust, Abends im Bette (d. 3. T.) (*Ng.*). [CK 691]

Mehrmal des Tags, sehr schmerzhaftes Knacken am Herzen (d. 7. T.). [CK 692]

Herzklopfen beim Treppensteigen (d. 1. T.). [CK 693]

Herzklopfen weckt sie Nachts, beim Liegen auf der linken Seite. [CK 694]

Herzklopfen ohne Aengstlichkeit, sehr leicht zu erregen. [CK 695]

Herzklopfen, Abends beim Niederlegen und am Tage im Sitzen, bei Anstrengung der Aufmerksamkeit (d. 4. T.) (*Sr.*). [CK 696]

Aengstliches Herzklopfen, beim Bücken (d. 21. T.) (*Sr.*). [CK 697]

Aengstliches Herzklopfen, beim Schreiben, mit dumpfem Drucke in der Stirn und Wüstheit des Kopfes (d. 8. T.) (*Sr.*). [CK 698]

Aeusserliche Stiche auf der Brust (*Ng.*). [CK 699]

Kurzes Brennen äusserlich auf der rechten Brust (*Ng.*). [CK 700]

Schmerzhaftes Zucken an der linken Schlüsselbein-Gegend (*Ng.*). [CK 701]

■ **Rücken und äußerer Hals**

Kreuzweh, augenblicklich, das auf einige Zeit das Bücken und gerade Richten unmöglich macht (d. 5. T.) (*Sr.*). [CK 702]

Die heftigsten Kreuzschmerzen, nach Spazieren. [CK 703]

Schmerz im Kreuze, wie grosse Schwere, plötzlich im Sitzen entstehend und durch Bewegung vergehend (*Ng.*). [CK 704]

Stechen und Schmerz im Kreuze, nur im Sitzen, nicht beim Gehen. [CK 705]

Ein schneller Stich im Kreuze, dass er sich einige Minuten nicht rühren konnte, Abends (d. 3. T.) (*Sr.*). [CK 706]

Schneiden, Brennen und Kratzen im Kreuze. [CK 707]

Zerschlagenheits-Schmerz im Kreuze, gleich heftig in Ruhe und Bewegung (d. 9. T.) (*Ng.*). [CK 708]

Schmerz, wie gestossen, an einer kleinen Stelle am rechten Darmbeine, beim Aufdrücken (d. 3. T.) (*Ng.*). [CK 709]

Wundheits-Schmerz im Kreuze, selbst in der Ruhe, auch ohne Berührung. [CK 710]

Wundheits-Schmerz innerlich im Kreuze, nach dem Bauche zu gehend, in Ruhe und Bewegung, gleich (d. 2. T.). [CK 711]

Eiter-Pusteln am Kreuze, sehr empfindlich bei Berührung (*Ng.*). [CK 712]

Rückenschmerz (n. 20 T.). [CK 713]

Heftige Rückenschmerzen am Tage, und Nachts am ärgsten, dass sie nur auf der Seite liegen kann, vermehrt beim Sprechen und tief Athmen (d. 7. T.) (*Ng.*). [CK 714]

Spann-Schmerz im Rücken, nach dem Mittag-Essen und Nachts, zuweilen nur beim gebückt Sitzen und dann beim Ausstrecken vergehend (d. 1. 18. T.) (*Ng.*). [CK 715]

Spannen und Ziehen zwischen den Schulterblättern, im Freien, bei ausgezogenem Rocke, wo ihm der anwehende Wind empfindlich war (*Sr.*). [CK 716]

Strammen und Ziehen im Rücken, bis in den After, in einzelnen Rucken, und mit einem Stich endigend, im Sitzen und Liegen. [CK 717]

Ziehen unten im Rücken, wie von Blähungs-Versetzung (n. 18 T.). [CK 718]

Reissen zwischen den Schultern und in der linken Schulter (*Ng.*). [CK 719]

Stechen und Stiche im Rücken, zuweilen bis zur rechten Brust-Seite heraus, Abends, auch Nachts, den Schlaf störend (*Ng.*). [CK 720]

Heftiges Stechen zwischen den Schultern und im ganzen Rücken, beim Einathmen ärger, mit Spannen am Rückgrate bei Bewegung des Rumpfes, auch Abends, beim Gehen erleichtert (*Ng.*). [CK 721]

Nagender Schmerz zwischen den Schultern (*Ng.*). [CK 722]

Zerschlagenheits-Schmerz im Rücken, mehrere Tage, zuweilen auch Abends, nach dem Niederlegen, bis ins Genick, oder Nachts, aus dem Schlafe weckend und so heftig, dass sie sich nicht umzuwenden getraut (*Ng.*). [CK 723]

Brennen und Stechen im Rücken, früh, das nach Aufstehen vergeht; der Rücken bleibt aber empfindlich und wie zerschlagen (d. 9. T.) (*Ng.*). [CK 724]

Kriebeln und jückendes Ameisenlaufen auf dem ganzen Rücken (n. 2 T.). [CK 725]

Bläschen auf dem Rücken, mit starkem, zum Kratzen reizendem Jücken, besonders Abends, beim Auskleiden (*Sr.*). [CK 726]

Drücken und Stechen unter dem linken Schulterblatte, mit Empfindlichkeit beim darauf Drücken (*Ng.*). [CK 727]

Brennen und Drücken am untern Ende des rechten Schulterblattes, öfters; durch Bewegung vergehend (*Ng.*). [CK 728]

Stechen am rechten Schulterblatte, nach dem Mittag-Essen (d. 7. T.) (*Ng.*). [CK 729]

Bohren in der Mitte des rechten Schulterblattes, wie bis an den Schwertknorpel (*Ng.*). [CK 730]

Der Nacken ist steif, wie verkältet. [CK 731]

Steifheit und Lähmung im Nacken. [CK 732]

Spannen im Nacken, im Sitzen und Gehen, ärger beim Bewegen des Kopfes (*Ng.*). [CK 733]

Krampfhaftes Ziehen im Nacken, mit erschwerter Bewegung des Kopfes (d. 21. T.) (*Sr.*). [CK 734]

Zieh-Schmerz im Nacken, beim Lesen, mit Miss-muth und Ungeduld (d. 22. T.) (*Sr.*). [CK 735]

Reissen in den Nacken-Muskeln (d. 1. T.) (*Ng.*). [CK 736]

Ein plötzlich ziehendes Reissen im Nacken, was diesen wie steif machte, bei Bewegung des Kop-fes vermehrt (*Sr.*). [CK 737]

Stiche im Nacken, öfters wiederholt, Abends (*Ng.*). [CK 738]

Sie fühlt die Bewegung des Schlundes zum Schlin-gen hinten im Genicke. [CK 739]

Flüchtig stechende Schmerzen im Nacken. [CK 740]

Lähmiger anhaltender Schmerz im Nacken und zwischen den Schultern, früh (*Ng.*). [CK 741]

Knacken der Halswirbel bei Bewegung des Kopfes (*Sr.*). [CK 742]

Eiternde Blatter im Genicke, nur bei Berührung wund schmerzend (*Sr.*). [CK 743]

An der rechten Hals-Seite, anhaltendes stechendes Reissen (d. 16. 17. T.) (*Ng.*). [CK 744]

Eine Erbsen grosse Geschwulst an der rechten Hals-Seite, immer grösser werdend und bei Berüh-rung schmerzend; dabei Heiserkeit, Versagen der Stimme, Rohheit und Kratzen im Halse, bis in die Brust, durch Husten vermehrt, und Drücken auf dem Scheitel, dass sie nicht daran fühlen darf, fünf Tage lang (n. 11 T.) (*Sr.*). [CK 745]

Drüsen-Geschwulste am Halse. [CK 746]

Die Kropf-Geschwulst am Halse nimmt zu. [CK 747]

Starker Druck in der Kropf-Geschwulst. [CK 748]

■ Extremitäten

Im Schulter-Gelenke, arger Schmerz, dass sie den Arm nicht heben konnte, zwei Tage lang. [CK 749]

Druck-Gefühl auf der linken Achsel, durch darauf Drücken vergehend, aber wieder kommend (d. 4. T.) (*Ng.*). [CK 750]

Zieh-Schmerz im rechten Achsel-Gelenke. [CK 751]

Reissen und Risse **in den Achseln**, zuweilen in der linken so, dass sie daran sterben zu müssen glaubt (*Ng.*). [CK 752]

Reissen im linken Achsel-Gelenke, und von da den Arm herab bis in den kleinen Finger, von Bewe-gung erst schlimmer, dann dadurch vergehend (*Ng.*). [CK 753]

Stechen in den Achseln, zuweilen mit Jücken (*Ng.*). [CK 754]

Zerschlagenheits-Schmerz in den Schulter-Gelen-ken. [CK 755]

Der Arm ist wie steif, sie kann ihn nicht aufheben. [CK 756]

Grosse Schwere im rechten Arme, dass sie ihn nicht aufheben kann. [CK 757]

Reissen im rechten Arme, besonders in der Schul-ter. [CK 758]

Reissen im rechten Arme, bis ins Hand-Gelenk, das in der Ruhe sehr schmerzt. [CK 759]

Reissen im rechten Arme, bis in die Finger, mit Schwäche, besonders Nachts, bei Schweisse, nach dem Aufstehen vergehend (*Ng.*). [CK 760]

Zucken in den Armen, öfters unwillkürlich, am Tage, dass er zusammenfährt. [CK 761]

Greifen und Wühlen im linken Armknochen, bis an die Haut, wie es mit Brennen endet; Mittags, beim Ausziehen des Rockes (d. 10. T.) (*Sr.*). [CK 762]

Der Oberarm rechter Seite schmerzt, dass er ihn nicht aufheben kann. [CK 763]

Kneipen in den Oberarm-Muskeln, das durch Rei-ben vergeht (*Ng.*). [CK 764]

Reissen im rechten Oberarme und den zwei letz-ten Fingern, die dabei einschlafen, früh, 3 Uhr, durch Reiben nur auf eine Zeit, erst nach dem Aufstehen ganz vergehend (*Ng.*). [CK 765]

Ein Riss an der hintern Seite des linken Oberarms, wie im Knochen (*Ng.*). [CK 766]

Reissen in der Mitte des Oberarms, im Stehen (*Ng.*). [CK 767]

Zerschlagenheits-Schmerz oben in den Muskeln des linken Oberarms und oben in den Brust-Muskeln, doch bloss beim Befühlen und Bewe-gen des Arms. [CK 768]

Im Ellbogen, Zieh-Schmerz, zwei Abende nach einander beim Niederlegen. [CK 769]

Reissen im Ellbogen von der Spitze bis in die Beuge desselben (d. 1. T.) (*Ng.*). [CK 770]

Im Vorderarme, unter der linken Ellbogen-Beuge, Fippern (d. 2. T.) (*Ng.*). [CK 771]

Klamm-Schmerz an der äussern Seite des rechten Unterarmes, durch Bewegen nicht vergehend (n. 4 St.) (*Lgh.*). [CK 772]

Ziehendes Spannen an der innern Seite des linken Unterarmes, wie in einer Flechse (*Ng.*). [CK 773]

Ziehen an der obern Fläche des rechten Unter-armes als würde an einer Stelle die Haut durch ein Pflaster in die Höhe gezogen, in Absätzen (*Ng.*). [CK 774]

Reissen in den Unterarmen, bis in die Finger (*Ng.*). [CK 775]

Ein Stich im rechten Vorderarme (n. ½ St.) (*Sr.*). [CK 776]

Verrenkungs-Schmerz im rechten Unterarme, als habe er ihn beim Arbeiten verdreht (d. 5. T.) (*Ng.*). [CK 777]

In den Händen Zucken, besonders wenn sie Etwas anfasst. [CK 778]

Zucken oder zuckende Empfindung im rechten Hand-Gelenke. [CK 779]

Schmerzhaftes Zucken auf dem rechten Handrücken, früh (*Ng.*). [CK 780]

Strammendes Ziehen in den Flechsen des rechten Handrückens, durch darauf Drücken erleichtert (d. 12. T.) (*Ng.*). [CK 781]

Schmerzhaftes Ziehen im rechten Handballen, beim Schreiben, mit Spannen bis in den Unterarm, bei Bewegung der Hand, und Empfindlichkeit dann bei und ausser Bewegung; beim Ausstrecken des Armes und der Hand vergehend (*Ng.*). [CK 782]

Ziehendes Reissen im Mittelhand-Knochen des rechten Ringfingers, im Freien, schnell vorübergehend (*Sr.*). [CK 783]

Heftiges Reissen im Mittelhand-Knochen des rechten Zeigefingers, Abends (d. 11. T.) (*Ng.*). [CK 784]

Bohren in den Mittelhand-Knochen, Abends im Bette (*Sr.*). [CK 785]

Bohren im Mittelhand-Knochen des rechten Daumens und darauf im Knochen der Vorderarme (d. 25. T.) (*Sr.*). [CK 786]

Bohren im Erbsenbeine der rechten Hand, früh, im Bette, am empfindlichsten beim Aufdrücken oder darauf Liegen (d. 8. T.) (*Sr.*). [CK 787]

Steifheit im linken Hand-Gelenke, beim Halten eines Dinges, dass er es weglegen und die Hand bewegen musste, die ihn zugleich schmerzte; dabei auch Steifheit des Genickes (d. 22. T.) (*Sr.*). [CK 788]

Hitze und schmerzhafte Empfindlichkeit der Handteller und besonders der Fingerspitzen, beim Streichen und Reiben an irgend einen Gegenstand (n. 12 T.). [CK 789]

Brennen in den Handtellern. [CK 790]

Geschwollne Hände, Nachmittags (d. 10. T.) (*Ng.*). [CK 791]

Einschlafen der linken Hand, früh im Bette (d. 8. T.) (*Ng.*). [CK 792]

Fippern, bald in den Händen, bald in den Füssen, vor und nach Mitternacht, im Bette, worüber sie stets erwachte (*Ng.*). [CK 793]

Zittern der Hände, am stärksten früh (d. 10. T.) (*Ng.*). [CK 794]

Schweissige Hände. [CK 795]

Starker Schweiss der Hände. [CK 796]

Die Haut der Hände ist trocken und spröde (d. 22. T.) (*Sr.*). [CK 797]

Trockne, kalte Hände (n. 9 T.). [CK 798]

Aufgesprungene, rissige Hände (n. 13 T.). [CK 799]

Zwei rothe Flecke auf dem Handrücken hinter den Fingerknöcheln (*Ng.*). [CK 800]

Flechten auf der linken Hand (n. 14 T.). [CK 801]

In den Finger-Gelenken eine zuckende Empfindung. [CK 802]

Zucken im linken Daumen (*Ng.*). [CK 803]

Schmerz, als habe sich zwischen dem Ring- und Mittelfinger der Hand eine Flechse abgerissen, beim Aufheben eines Geschirres mit der Hand (*Sr.*). [CK 804]

Spannendes Ziehen im Daumen, bis über das Hand-Gelenk, oft von selbst, oft durch Bewegung vergehend (*Ng.*). [CK 805]

Klammartiges Reissen und Einbiegen des linken Zeigefingers (*Lgh.*). [CK 806]

Reissen in verschiedenen Fingern und auf den Rücken derselben, wo es durch Reiben vergeht (*Ng.*). [CK 807]

Stechen in der Spitze des Zeigefingers und, zuweilen mit Fippern auch im Ringfinger (*Ng.*). [CK 808]

Ein Stich gerade über dem Nagel des rechten Daumens (*Ng.*). [CK 809]

Kriebeln im rechten Daumen, wie zum Einschlafen, zuweilen mit Fippern (*Ng.*). [CK 810]

Brennen, als habe sie sich mit Brennesseln verbrannt, auf dem Rücken des linken Mittelfingers, früh (d. 18. T.) (*Sr.*). [CK 811]

Brennen und Jücken, wie von Nesseln im Gelenke des rechten Zeigefingers, mit einem Knötchen unter der Haut, früh, nach dem Aufstehen (d. 10. T.) (*Sr.*). [CK 812]

Aufgelaufenheit der Finger, früh, mehrere Morgen (n. 25 T.). [CK 813]

Entzündung des linken Daumens und später eine Geschwür-Blase daran. [CK 814]

Weisse Bläschen am Zeigefinger, mit rothem Hofe und Brennen, wie von Nesseln (*Sr.*). [CK 815]

Bläschen auf dem Zeigefinger, mit Brennen, wie von Nesseln, nach Waschen vergehend (*Ng.*). [CK 816]

Die Gesäss-Muskeln der linken Seite zucken, im Sitzen (*Sr.*). [CK 817]

Reissen im linken Hinterbacken, im Stehen, das im Sitzen vergeht, Abends (*Ng.*). [CK 818]

Brenn-Schmerz in der Beuge zwischen Hinterbacken und Schenkeln, wie von einem reibenden Drucke (*Sr.*). [CK 819]

Trockner Ausschlag an den Hinterbacken und am Steissbeine, mit starkem Jücken, früh, beim Aufstehen. [CK 820]

In der Hüft-Gegend rechter Seite, Ziehen und Drücken (*Ng.*). [CK 821]

Reissen, in der linken oder rechten Hüfte, Abends, nach dem Niederlegen (*Ng.*). [CK 822]

Reissen und Stechen in der linken Hüfte, mit Aufhören der Rückenschmerzen, durch Bewegung vergehend (*Ng.*). [CK 823]

Zerschlagenheits-Schmerz der linken Hüfte, beim Aufstehen vom Sitze, im Gehen verschwindend (d. 5. T.) (*Ng.*). [CK 824]

Heftiges Stechen durch die rechte Hüfte, anfallsweise im Gehen; sie musste stehen bleiben und sich krümmen, um es zu erleichtern (d. 10. T.) (*Ng.*). [CK 825]

Die Beine sind schwer, im Sitzen (n. 21 T.). [CK 826]

Grosse Schwere in den Beinen (d. 4. T.). [CK 827]

Strammen in den ganzen Beinen, beim Sitzen und Gehen (n. 5 T.). [CK 828]

Zerschlagenheit der Beine (n. 2 T.). [CK 829]

Einknicken der Beine (n. 11 T.). [CK 830]

Kälte-Gefühl an den Beinen, selbst am Tage. [CK 831]

Reissen im Beine, von der Mitte des Oberschenkels, bis in die Mitte des Unterschenkels, an der äussern Fläche, Abends, im Stehen (d. 1. T.) (*Ng.*). [CK 832]

Im Oberschenkel rechter Seite, eine zuckende Empfindung bis hinunter. [CK 833]

Zucken in den Oberschenkel-Muskeln, schnell, als liefe ein Wurm darüber hin. [CK 834]

Klammartiges, absetzendes Reissen in der Aussenseite des rechten Oberschenkels, dicht am Knie (*Lgh.*). [CK 835]

Reissen im linken Oberschenkel, bis ans Knie (d. 18. T.) (*Ng.*). [CK 836]

Ein heftiger Stich mitten durch den Oberschenkel, wie mit einem Messer im Gehen (d. 4. T.) (*Ng.*). [CK 837]

Ermüdungs-Schmerz in beiden Oberschenkeln, wie nach starker Anstrengung (n. 48 St.). [CK 838]

Zerschlagenheits-Schmerz in den vordern Muskeln der Oberschenkel, als wenn das Fleisch los wäre, doch nur beim Gehen und Betasten. [CK 839]

Die Kniekehle schmerzt bei Bewegung. [CK 840]

Empfindlicher Schmerz im rechten Knie-Gelenke, beim Auftreten (d. 6. T.). [CK 841]

Ein stechendes Ziehen im rechten Knie, Abends (*Sr.*). [CK 842]

Reissen im rechten Knie, Nachts, im Bette, durch warme Tücher erleichtert (*Ng.*). [CK 843]

Bohren in der rechten Kniescheibe (d. 1. T.) (*Ng.*). [CK 844]

Verrenkungs-Schmerz im rechten Knie, im Gehen (d. 11. T.) (*Ng.*). [CK 845]

Zerschlagenheits-Schmerz in den Knie-Gelenken. [CK 846]

Jücken am Knie, mit Brennen nach Kratzen (*Ng.*). [CK 847]

Früh, vom Aufstehn an bis Nachmittag, stumpfer Stich-Schmerz im linken Knie, Schienbein und Oberschenkel, beim Sitzen und Gehen (d. 5. T.). [CK 848]

Im Unterschenkel Ziehen, vom rechten Knie bis in die Füsse, mit Unruhe darin. [CK 849]

Zieh-Schmerz rings um die Unterschenkel, über den Fussknöcheln. [CK 850]

Ziehen im rechten Unterschenkel, Abends. [CK 851]

Ein drückendes, klammartiges Ziehen, die Schienbeine herab. [CK 852]

Ein drückendes Ziehen in der linken Wade, besonders beim Gehen. [CK 853]

Ein brennendes Ziehen an der äussern Fläche des Schienbeines, wie in der Haut (*Ng.*). [CK 854]

Reissen im rechten Schienbeine, bis in die grosse Zehe, in der es kriebelte, als wollte sie einschlafen (d. 1. T.) (*Ng.*). [CK 855]

Heftiges Reissen in den Waden und dann auch in den Oberschenkeln, Nachmittags (d. 18. T.) (*Ng.*). [CK 856]

Reissen am untern Ende beider Unterschenkel und an dem vordern Theile der Unterfüsse (*Ng.*). [CK 857]

Kneipen und Strammen in der Wade, wie zu kurz, bei Bewegung des Fusses, nach Gehen. [CK 858]

Bohrender Schmerz im Schienbeine, Abends, im Sitzen; im Gehen fühlte er Nichts (n. 17 T.). [CK 859]

Fippern in den Waden, im Sitzen (d. 8. T.) (*Ng.*). [CK 860]

Röthe, Entzündung und Geschwulst des linken Unterschenkels, unter argem Jücken und Fressen, und mit vielen jückenden und stechend schmerzenden Geschwüren. [CK 861]

Die Füsse sind schwer (d. 3. T.). [CK 862]

Klamm-Schmerz im rechten Fusse und den Zehen (nach etl. St.). [CK 863]

Klamm an der innern Kante der Sohle, beim einwärts Biegen des Fusses. [CK 864]

Klamm im rechten Fusse, Nachts (n. 14 T.). [CK 865]

Klemmen und Zucken in beiden Fersen (d. 4. T.) (*Ng.*). [CK 866]

Spannendes Ziehen im rechten Fussrücken, durch Reiben vergehend; Abends im Stehen (*Ng.*). [CK 867]

Klammartiges Reissen im rechten Fussrücken, nahe bei den Zehen, in jeder Lage (n. 14 St.) (*Lgh.*). [CK 868]

Klammartiges Drücken, fast wie Reissen in der linken Fussohle (*Lgh.*). [CK 869]

Reissen im äussern Knöchel des linken Fusses (d. 2. T.) (*Ng.*). [CK 870]

Reissen und Hitz-Gefühl in der rechten Fussohle (*Ng.*). [CK 871]

Reissen im vordern Fusse, am ärgsten bei Bewegung der Zehen (d. 7. T.) (*Ng.*). [CK 872]

Schmerzhaftes Reissen in der Streck-Flechse der rechten grossen Zehe, durch Reiben vergehend (d. 1. T.) (*Ng.*). [CK 873]

Stechen unter dem linken äussern Fussknöchel, im Gehen, mehrere Tage lang (*Ng.*). [CK 874]

Stechen in der rechten Fussohle, wie mit Nadeln (d. 6. T.) (*Ng.*). [CK 875]

Ein dumpfer Stich im rechten Fuss-Gelenke (n. ½ St.) (*Sr.*). [CK 876]

Heftiges Fippern, hinten in der linken Ferse, im Gehen (*Ng.*). [CK 877]

Klopfen und Kriebeln in den Fersen, wie von einem Geschwüre, Abends im Bette (*Ng.*). [CK 878]

Wundheits-Schmerz am Fussballen, an dem sich Hühneraugen befinden, beim Auftreten (n. 4 T.). [CK 879]

Eingeschlafenheits-Kriebeln im rechten Fusse, im Sitzen, auch früh, im Bette (*Ng.*). [CK 880]

Einschlafen des linken Fusses, im Sitzen (*Ng.*). [CK 881]

Unruhe in den Füssen. [CK 882]

Brickeln in den Fussohlen. [CK 883]

Brennen der Füsse, vorzüglich in den Sohlen, beim Gehn. [CK 884]

Brennen in den Fussohlen, Abends; im Bette vergehts (*Ng.*). [CK 885]

Brennen in den Fussohlen. [CK 886]

Geschwulst der Fussohlen (n. 7 T.). [CK 887]

Ganz kalte Füsse (n. 17 T.). [CK 888]

Empfindlich eiskalte Füsse. [CK 889]

Schweiss der Füsse, beim Gehen (n. etl. St.). [CK 890]

Jücken in den Fussohlen, vorzüglich den Ballen. [CK 891]

Jücken und Stechen an den Sohlen und Fersen. [CK 892]

Schwarze, geschwürige Eiterblase an der Ferse (*Hg.*). [CK 893]

Zwischen den Zehen, Schründen und Wundseyn. [CK 894]

Schmerz, wie unterschworen, im linken grossen Zeh. [CK 895]

Reissen in der rechten grossen Zehe (*Ng.*). [CK 896]

Reissende Schmerzen im rechten grossen Zeh (d. 10. T.). [CK 897]

Kriebeln in der rechten Mittel-Zehe, durch Berührung vergehend (*Ng.*). [CK 898]

Brennen in der rechten kleinen Zehe, im Gehen (*Ng.*). [CK 899]

Fippern und Zucken in der linken grossen Zehe (*Ng.*). [CK 900]

Geschwulst beider grosser Zehen, mit einer Art heftigem Reissen, wie Wundheits-Schmerz darin, der ihn nicht schlafen liess (*Lgh.*). [CK 901]

Schmerzhaft brennendes Jücken an beiden grossen Zehen (*Lgh.*). [CK 902]

Ein rother Fleck (wie von Quetschung) am grossen Zeh, und von da Reissen von Zeit zu Zeit rückwärts, an der Seite der Fussohle hin. [CK 903]

Im Hühnerauge starke Stiche. [CK 904]

Zieh-Schmerz in den Hühneraugen. [CK 905]

Bohrender Schmerz in den Hühneraugen. [CK 906]

■ Allgemeines und Haut

Jücken, wie von Flöhen, über den ganzen Körper (*Rl.*). [CK 907]

Jücken und Beissen, wie von Flöhen am Barte, am Kinne, auf dem Rücken, der Brust, den Handrücken und der Ellbogen-Beuge, zum Kratzen reizend (*Sr.*). [CK 908]

Starkes Jücken am Körper, Abends, beim Niederlegen, bis er einschlief (d. 7. T.) (*Sr.*). [CK 909]

Stichlichtes Jücken am Unterbauche und den Oberschenkeln, besonders Nachmittags. [CK 910]

Jücken an den Armen und Beinen (n. 15 T.). [CK 911]

Jücken, das durch Kratzen vergeht, an verschiedenen Stellen zu verschiedenen Zeiten (*Ng.*). [CK 912]

Jücken, das nach Kratzen wiederkommt, am Rücken und im Daumenballen (*Ng.*). [CK 913]

Jücken, durch Kratzen nicht zu tilgen, an der rechten Bauch-Seite, Hüfte und in der linken Kniekehle (*Ng.*). [CK 914]

Jücken, mit Blüthen nach Kratzen, die zuweilen brennen, im Nacken, an der Aussenseite des linken Unterschenkels und in der linken Ellbogen-Beuge (*Ng.*). [CK 915]

Arges Jücken, mit Quaddeln nach Kratzen, am Bauche, an den Geschlechtstheilen und Beinen. [CK 916]

Jückende Blüthen und Buckel auf dem Haarkopfe, der Brust und dem Bauche (n. 18 T.). [CK 917]

Rothe, mit Feuchtigkeit gefüllte Bläschen, die bei Berührung wie wund schmerzen, in der Ellbogen- und Scham-Beuge (*Sr.*). [CK 918]

Blasige Stellen an allen Zeh- und Finger-Spitzen, wie verbrüht, rund umsiepernd, als wolle es die Nägel abschwären (*Hg.*). [CK 919]

Stechen in der kranken Stelle. [CK 920]

Die Flechte schwitzt eitrige Feuchtigkeit aus, wird grösser und schlimmer. [CK 921]

Die Warzen fangen an zu schmerzen bei geringem Aufdrücken. [CK 922]

Die Warze fängt an zu bluten, wird grösser und vergeht nach 3 Wochen. [CK 923]

Anfänge von Warzen. [CK 924]

Die Haut des ganzen Körpers wird trocken, rauh und springt hie und da auf. [CK 925]

Trockenheit der Haut (n. 3 T.). [CK 926]

Lästige Trockenheit der Haut, Nachts, besonders nach Mitternacht. [CK 927]

Sehr leicht Verkälten und davon Schnupfen. [CK 928]

Leicht Verkälten und davon Leibschneiden und Durchfall oder Schnupfen (n. 10 T.). [CK 929]

Scheu vor der freien Luft, sie ist ihr zuwider. [CK 930]

Furcht vor Verkältung (d. 2. T.). [CK 931]

Beim Gehen im Freien bekömmt er Kopfweh und Schnupfen. [CK 932]

Nach Spazieren, Durst (d. 2. T.). [CK 933]

Vermehrte Empfindlichkeit des Körpers, jede Bewegung thut ihr weh (*Ng.*). [CK 934]

Beim Aufstehen vom Sitze thut ihr Alles weh, was sich beim herum Gehen wieder giebt (*Ng.*). [CK 935]

Klammartiges Reissen, vorzüglich in den Armen oder Beinen, auch im ganzen Körper, durch Bewegung und Ruhe unverändert (n. 6 St.) (*Lgh.*). [CK 936]

Reissen in den Beinen herauf und herunter, am meisten in den Knie- und Fuss-Gelenken. [CK 937]

Reissen in den Schulter-, Ellbogen- und Hand-Gelenken. [CK 938]

Mehr Reissen, als Stechen, in den Arm- und Bein-Gelenken, am meisten Abends, beim Niederlegen, und Nachts oft aus dem Schlafe weckend. [CK 939]

Reissen und Zerschlagenheits-Gefühl in den Gliedern (d. 7. T.) (*Ng.*). [CK 940]

Ziehen in den Gelenken, und nach dem Erwachen aus dem Schlafe, Lähmigkeit derselben (n. 4 T.). [CK 941]

Ziehen und Dehnen in den Beinen und Kinnladen und Ziehen in den Zähnen, Nachts (n. 21 T.). [CK 942]

Zucken in den Gliedern (n. 48 St.). [CK 943]

Zucken oder zuckende Empfindung in allen Gelenken. [CK 944]

Zucken und Mucken im ganzen Körper, mit empfindlicher Stimmung des Gemüthes. [CK 945]

Muskel-Zucken und Fippern an dieser oder jener Stelle des Körpers, an den Schulterblättern, Waden, Augenlidern und Armen. [CK 946]

Rucke in den Beinen und am übrigen Unterkörper. [CK 947]

Leichtes Verheben; nach Heben von Schwerem gleich zuckender Schmerz vom Kreuze aus, in der Gegend umher und grosse Mattigkeit darauf (n. 12 T.). [CK 948]

Die meisten Beschwerden entstehen im Sitzen und vergehen durch Bewegung, Drücken oder Reiben (*Ng.*). [CK 949]

Unsicherheit im Gehen, Stolpern, Ausgleiten. [CK 950]

Abmagerung, mit blassem Aussehn, erweiterten Pupillen und dunkelfarbigem Urine. [CK 951]

Gedunsen am ganzen Leibe, früh; Nachmittags besser. [CK 952]

Schmerzhafte Spannung aller Nerven, besonders am Kopfe, mit Uebelkeit. [CK 953]

Unruhe, Abends, in Armen und Beinen, mit Dehnen und Strecken (d. 2. T.). [CK 954]

Unangenehmes Krankheits-Gefühl im ganzen Körper (*Ng.*). [CK 955]

Anfall, Abends; es wird ihm schwarz vor den Augen, bei lähmig reissendem Drücken im Kopfe, den Augen, den Kiefern, mit schwacher Besinnung und verwirrten zerrissnen Gedanken, 1$\frac{1}{2}$ Stunde lang; drauf kriebelnder Schmerz in den Lippen, dem rechten Arme und besonders der rechten Hand und den Fingerspitzen, vorzüglich des Daumens, mit Schreckhaftigkeit (d. 13. T.). [CK 956]

Das Kind klagt über Leibweh, und Uebelkeit, sieht sehr blass aus und muss sich legen; nach einer Stunde Schlaf ist es vorüber. [CK 957]

Grosse Schwere und Abgeschlagenheit im ganzen Körper, früh (d. 7. T.) (*Ng.*). [CK 958]

Schwer und wie zerschlagen in den Beinen (*Ng.*). [CK 959]

Schwer und träge, früh, beim Aufstehen, während sie im Bette, beim Erwachen, munter war. [CK 960]

Sehr träge, früh. [CK 961]

Sehr träge, mit Gefühl, als wäre Alles an ihr gespannt, und Gesicht und Hände geschwollen; in der Ruhe; durch Bewegung erleichtert (d. 8. T.) (*Ng.*). [CK 962]

Scheu vor Bewegung, welche auch die Beschwerden mehrt. [CK 963]

Kein Bedürfniss sich zu bewegen. [CK 964]

Neigung zum Liegen (n. 5 T.). [CK 965]

Das Gehen wird ihr sehr sauer; sie ist matt und blass (n. 24 St.). [CK 966]

Grosse Mattigkeit in den Beinen und Schwere in den Armen (auch nach 20 Tagen). [CK 967]

Mattigkeit in allen Gliedern (n. 3 T.). [CK 968]

Grosse Mattigkeit, eine Woche lang, nach dreitägigem Zahnweh mit Fieber (n. 5 T.). [CK 969]

Mattigkeit, früh (n. 9 T.). [CK 970]

Mattigkeit im ganzen Körper, früh, die Oberschenkel sind in der Mitte wie abgeschlagen (*Ng.*). [CK 971]

Grosse Müdigkeit, besonders in den Unterschenkeln, von Nachmittag bis Abend (d. 5. T.) (*Ng.*). [CK 972]

Lähmigkeit der Glieder, früh, beim Erwachen. [CK 973]

Schwäche und Kraftlosigkeit in Armen und Beinen. [CK 974]

Grosse Schwäche, am Tage, bis zum Sterben; der Kopf ist dabei sehr angegriffen (n. 36 T.). [CK 975]

Grosse Mattigkeit und Tages-Schläfrigkeit (n. 2 T.). [CK 976]

Müde und matt schlief sie am Tage bei der Arbeit im Sitzen ein. [CK 977]

■ **Schlaf, Träume und nächtliche Beschwerden**

Tages-Schläfrigkeit, mit Gähnen. [CK 978]

Tages-Schläfrigkeit mit Gähnen, beim Sitzen und Lesen (*Lgh.*). [CK 979]

Stetes beschwerliches Gähnen, den ganzen Vormittag (*Ng.*). [CK 980]

Gähnen, Thränen der Augen und Schläfrigkeit; er musste sich legen, wo er über eine Viertelstunde, jedoch nur schlummernd schlief (d. 10. 11. 12. T.) (*Sr.*). [CK 981]

Häufiges Gähnen, Abends (d. ersten Tage.) (*Sr.*). [CK 982]

Grosse Vormittags-Schläfrigkeit; statt des gewöhnlichen Mittags-Schlafes dann nur kurzer, leiser Schlummer (d. 2. T.) (*Sr.*). [CK 983]

Sehr schläfrig, früh, er steht mit Mühe um 7 Uhr auf (d. erst. T.) (*Sr.*). [CK 984]

Früh kaum zu erwecken aus halbem Schlummer. [CK 985]

Sehr schläfrig, Nachmittags, mit Gähnen; sie möchte gleich einschlafen (d. 2. T.) (*Ng.*). [CK 986]

Unüberwindlicher Schlaf, Nachmittags (n. 11 T.). [CK 987]

Er schläft Abends schwer und spät ein (d. ersten Tage). [CK 988]

Abends schlief er spät ein, wie wohl er schläfrig war (d. 1. T.) (*Sr.*). [CK 989]

Sie kann Abends im Bette unter mehreren Stunden nicht einschlafen. [CK 990]

Wenn er sich Abends ins Bette legte, verging ihm der Schlaf, doch schlief er dann bald ein (d. ersten 6 Tage.) (*Sr.*). [CK 991]

Schwerer, tiefer, dumpfer Schlaf. [CK 992]

Sehr fester Schlaf, die ersten Tage, dann mehrere Nächte unruhig (*Sr.*). [CK 993]

Unruhige Nacht, sie erwacht öfters und kann nur schwer wieder einschlafen (n. 7 T.) (*Ng.*). [CK 994]

Schlaflosigkeit die ganze Nacht, sie konnte nur auf der linken Seite liegen (*Ng.*). [CK 995]

Schlaflosigkeit, Nachts, auch ohne Aengstlichkeit, doch auch ohne die Augen öffnen zu können (n. 10 T.). [CK 996]

Aeusserst unbehagliche, unruhige Nacht, er wälzte sich wohl 20 bis 30 Mal rum und num (n. 13 T.). [CK 997]

Plötzliches Erwachen um Mitternacht, als wenn ihn Jemand bei der Nase risse (*Ng.*). [CK 998]

Oefteres Erwachen aus dem Schlafe, wie von Lärm oder Schreck (*Lgh.*). [CK 999]

Erwachen, Nachts, 2, 3 Uhr, ohne Ursache, und baldiges wieder Einschlafen (d. ersten 8 T.) (*Sr.*). [CK 1000]

Sie wachte Nachts um 1 Uhr auf und konnte nicht wieder einschlafen, da sie kein bequemes Lager finden konnte. [CK 1001]

Abends, im Halbschlafe, Phantasie-Täuschung, als marschirten Soldaten vor ihr in der Luft herum; sie ermunterte sich öfters, aber die Gestalten erschienen sogleich wieder und vergingen erst, als sie aufstand und herumging (d. 1. T.) (*Ng.*). [CK 1002]

Traumvoller Schlaf, Nachts. [CK 1003]

Viel Träume und Frösteln im Schlafe. [CK 1004]

Viele, sehr lebhafte Träume im Schlafe (n. 10 T.). [CK 1005]

Unruhige Träume Nachts und öfteres Erwachen. [CK 1006]

Viel bunte Träume, jede Nacht, meist von Vergangenem oder Abends vorher Besprochenem; die ersten 20 Tage gleich beim Erwachen erinnerlich, die folgenden, erst durch Nachdenken ins Gedächtniss zurückzurufen (*Sr.*). [CK 1007]

Sie liegt die Nächte in Schwärmerei. [CK 1008]

Verwirrte, wohllüstige Träume in unruhigem Schlafe, mit heftigen Erektionen und Pollutionen. [CK 1009]

Wohllüstiger Traum (d. 13. N.) (*Ng.*). [CK 1010]

Wohllüstige Träume Nachts, mit einer Pollution und grossem Wohllust-Reize nach halber Erweckung durch ein Gewitter, dass er ihn bald zur Onanie verleitet hätte (*Sr.*). [CK 1011]

Angenehme, verliebte Träume, die ersten 20 Tage, von Heirathen, Vergnügungen, u.s.w. (*Sr.*). [CK 1012]

Aengstliche Träume, die letzte Zeit, von Irregehn, Umbringen eines Menschen u.s.w. (*Sr.*). [CK 1013]

Aergerliche Träume; er soll verreisen und kommt nicht vom Flecke (*Sr.*). [CK 1014]

Träume von Reisen, doch konnte sie nicht; es hielt sie Etwas zurück, wie eine Art Alp (n. 7 T.) (*Ng.*). [CK 1015]

Viel beunruhigende Träume die Nacht. [CK 1016]

Trauriger, lebhafter Traum, von einem Leichenzuge (*Lgh.*). [CK 1017]

Sehr ängstliche Träume, im ersten Schlafe. [CK 1018]

Aengstliche, schreckhafte Träume, von Wasser-Gefahr, Schlägerei, Räubern, Teufeln u.s.w. (*Ng.*). [CK 1019]

Aengstliche, verwirrte **Träume**, gleich nach dem Einschlafen, von denen er nach einer Stunde aufwacht mit aufgeblähtem Bauche und trockner Zunge. [CK 1020]

Aengstlicher Traum von einem Verstorbenen, den sie dann auch wachend vor sich zu sehen glaubte, worüber sie laut aufschrie (d. 3. N.) (*Ng.*). [CK 1021]

Aengstlich schreckhafter, lebhafter Traum von Dieben, aus dem er mit lautem Geschrei aufschrickt, kaum im Stande, sich nach dem Erwachen von der Nichtigkeit seiner Furcht zu überzeugen (n. 6 St.). [CK 1022]

Unruhige Nächte mit schreckhaften Träumen. [CK 1023]

Oft Aufschrecken aus dem Schlafe. [CK 1024]

Zusammenfahren und zuckendes Aufschrecken im Mittags-Schlafe. [CK 1025]

Sie redet nach Mitternacht laut im Schlafe, ohne sich dessen am Morgen bewusst zu seyn (*Ng.*). [CK 1026]

Abends, beim Einschlafen, druckartige Stösse im Oberkopfe. [CK 1027]

Abends, beim Einschlafen, Blitze vor den Augen. [CK 1028]

Abends, nach Niederlegen, drückender Zahnschmerz, mehrere Abende. [CK 1029]

Nachts, im Halbschlafe, und beim Erwachen, Druckschmerz in den Zähnen. [CK 1030]

Nachts, Trockenheit des Halses und der Zunge, ohne Durst. [CK 1031]

Nachts weckt Leibweh sie aus dem Schlafe. [CK 1032]

Nachts, starke Kolik (d. erste Nacht.). [CK 1033]

Nach einer Stunde erwacht er mit Stockung in der Milz-Gegend und Beklommenheit über Brust und Magen, wie von Blähungen. [CK 1034]

Nachts, vor dem Einschlafen, ängstliches Gefühl, als sey sein ganzer Körper ungeheuer dick und schwer geworden, lange Zeit (*Lgh.*). [CK 1035]

Nachts hustet sie sehr viel, klagt über Kratzen im Halse, und schläft sehr unruhig. [CK 1036]

Mehrere Morgen, beim Ausstrecken des Beines im Bette, Wadenklamm. [CK 1037]

Nachts, zum Vollmonde, eine Art Alpdrücken; er konnte beim Erwachen sich nicht bewegen (n. 18 T.). [CK 1038]

Nächtlicher Anfall von Schwindel, mit langsamen, starken Herzschlägen, Sausen vor den Ohren, Hitze, Angst, wie zum Sterben; durch die kleinste Bewegung oder Sprechen einiger Worte, vermehrte Blutwallung; zu Ende des Anfalls, Frost und Zittern. [CK 1039]

Nachts Wallungen im ganzen Körper, die ihn so Angst machten vor nahem Schlagflusse, dass er mehrmals aus dem Bette aufstehen musste. [CK 1040]

Sie kann vor Herzklopfen nie auf den Seiten liegen. [CK 1041]

Sie kann Nachts nur auf der rechten Seite liegen, weil es sie auf der linken schmerzt (n. 7 T.) (*Ng.*). [CK 1042]

Nachts, Unruhe im linken Beine und Fusse (n. etl. St.). [CK 1043]

Nachts, Unruhe in den Beinen, sie konnte sie still nicht liegen lassen. [CK 1044]

Die ganze Nacht Unruhe im Körper; sie konnte erst gegen Morgen einschlafen, wobei sie ungemein viel uriniren musste. [CK 1045]

Nachts, unruhiger Schlaf, mit Dehnen und Zucken in den Gliedern (n. 18 T.). [CK 1046]

Abends, beim Einschlafen, heftiges Zusammenfahren, vorzüglich des linken Beines, wie durch Schreck (*Lgh.*). [CK 1047]

Nachts, im Schlafe, zuckt er bald mit einem Finger, bald mit einem Arme, bald in den Gesichts-Muskeln, bald am ganzen Körper. [CK 1048]

Nachts, Schlagen und Umherwerfen mit den Händen; erweckt, wusste sie Nichts davon (*Ng.*). [CK 1049]

■ **Fieber, Frost, Schweiß und Puls**

Frostig, den ganzen Tag und kein Stuhl (d. 15. T.). [CK 1050]

Kalte Hände und Füsse (n. 5 T.). [CK 1051]

Anhaltende Eiskälte der Füsse, besonders früh und Abends, bei Schlafengehn meist mit Gesichts-Hitze, starkem Herzschlage und Bangigkeit. [CK 1052]

Kalte Hände und Füsse, bei heissem Kopfe. [CK 1053]

Stetes Frösteln, früh, nach dem Aufstehen, er konnte sich nicht erwärmen (n. 20 T.). [CK 1054]

Früh und Abends konnte er sich nicht erwärmen. [CK 1055]

Frost und Schauder über den ganzen Körper, Vormittags, eine Viertelstunde lang (d. 13. T.) (*Ng.*). [CK 1056]

Frost-Schütteln, oft plötzlich, ohne nachfolgende Hitze, Vormittags (d. 7. T.) (*Ng.*). [CK 1057]

Frösteln, Abends (d. 12. 13. 14. T.). [CK 1058]

Frösteln mit Durst, den Tag über (d. 9. u. 10. T.) (*Sr.*). [CK 1059]

Beständige Frostigkeit, mehrere Tage (*Ng.*). [CK 1060]

Fieber-Anfall, mit Druck-Schmerz, erst, in den Schläfen, Eingenommenheit des Kopfes und Drücken in den Augen; drauf Reiz zum Erbrechen, mit Frieren am ganzen Körper, vorzüglich an der Brust und den Armen; im Bette, durch warmes Zudecken, etwas besser, doch dauerten Dehnen des Körpers, Gähnen, Nacken-Steifheit mit Frösteln bald, bald Hitz-Ueberlaufen, ohne anhaltende Hitze oder Durst darauf, noch fort einige Zeit (n. ½ St.) (*Sr.*). [CK 1061]

Schauder, früh, nach dem Erwachen, der nach dem Aufstehn vergeht (d. 2. T.) (*Ng.*). [CK 1062]

Schauder, früh nach dem Aufstehen und auch öfters Nachmittags (d. 7. T.) (*Ng.*) [CK 1063]

Schauder, von früh bis Abend (d. 1. T.) (*Ng.*). [CK 1064]

Frost-Schauder, am ganzen Körper, den ganzen Tag, bei kalten Händen und warmen Backen; Abends aber mit eiskalten Händen, rothen, glühenden Wangen und heisser Stirn, ohne Durst (*Lgh.*). [CK 1065]

Fieber-Schauder am ganzen Körper, von früh bis Abend, mit heissen Händen, kalten Wangen und lauer Stirn, ohne Durst (*Lgh.*). [CK 1066]

Schauder im Rücken, Abends, nach dem Niederlegen, ohne Hitze darauf (*Ng.*). [CK 1067]

Frost, Abends nach dem Niederlegen, ohne Durst, mit Brennen im Bauche, ¼ Stunde lang; dann Hitze und Schlaf; drauf um 3 Uhr Erwachen in grossem Schweisse, mit Durst, bis früh, und Unerträglichkeit des Aufdeckens (d. 1. T.) (*Ng.*). [CK 1068]

Schauder, Abends, 5 Uhr; nach dem Niederlegen, Hitze mit Durst (d. 7. T.) (*Ng.*). [CK 1069]

Schauder, Abends vor dem Niederlegen, im Bette, bald Hitze mit Unerträglichkeit des Aufdeckens (d. 3. T.) (*Ng.*). [CK 1070]

Hitz-Ueberlaufen mit Zieh-Schmerz, vom Nacken über den Rücken (d. 22. T.) (*Sr.*). [CK 1071]

Hitz-Ueberlaufen, oft, und dabei ganz verstimmt, traurig, ängstlich; darnach sehr angegriffen und matt, ½ Stunde lang. [CK 1072]

Kurz dauernde Hitze mit Mattigkeit, in öfteren Anfällen. [CK 1073]

Hitze und Schweiss über den ganzen Körper, ohne Durst, unter allgemeiner Erschöpfung, in allen Lagen. [CK 1074]

Er schwitzt ungeheuer bei Bewegung, selbst bei kühlem Wetter. [CK 1075]

Er schwitzt gleich sehr stark, wenn er geht, oder sich sonst anstrengt, besonders am Rücken (d. 25. T.) (*Sr.*). [CK 1076]

Matter Schweiss am Körper, besonders an den Händen (n. 37 T.). [CK 1077]

Der Schweiss brennt, besonders an der Stirn, wo der Hut aufsitzt (*Sr.*). [CK 1078]

Nacht-Schweiss, mehrere Nächte. [CK 1079]

Starker Schweiss, die erste Nacht. [CK 1080]

Früh-Schweiss (auch nach 9 T.). [CK 1081]

Gegen Morgen Schweiss mit Durst, mehrere Tage (*Ng.*). [CK 1082]

Natrum muriaticum

Natrum muriaticum, Natrium chloratum, Sal culinare. Kochsalz [CK IV (1838), S. 347–405]

(Ein Quentchen gewöhnliches Küchensalz wird, um es von den Neben-Salzen zu befreien, in drei Quentchen siedendem, destillirtem Wasser aufgelöst, durch Druckpapier geseiht, und in einer Wärme von 40° R. dem Krystallisiren durch Abdünstung überlassen. Von den dann auf Druckpapier klingend trocken gewordenen Krystallen (mit Pyramidal-Vertiefungen an den sechs Würfel-Seiten) wird Ein Gran zur Million Verdünnung gerieben und hievon Ein Gran aufgelöst und bis zur potenzirten Decillion-Verdünnung gebracht, Alles nach der Anleitung im ersten Theile dieses Buchs.)

Man hat fast gar keine reine Erfahrung von wirklicher Heilkräftigkeit des Kochsalzes in Krankheiten der Menschen, und, wo man es ja zuweilen, z.B. im Blutspeien und andern Blutstürzen, mit schnellem Erfolge eingab, wirkte die ungeheure Gabe davon (ein voller Esslöffel auf einmal verschluckt) offenbar nur als ein ableitender, heftiger Gegenreiz auf den Magen und die Gedärme, wie etwa der, stärkern Schmerz erregende Senf-Brei, auf die Waden oder die Arme gelegt, zuweilen Zahnschmerzen zum schnellen, temporären Nachlassen zwingt.

Wenn ferner, wie die Erfahrung zeigt, Alles, was Krankheiten zu heilen Kraft haben soll, auf der andern Seite auch das Befinden gesunder Menschen zu beeinträchtigen fähig seyn muss, so wäre schwer einzusehen, wie sich des Kochsalzes, seit vielen Jahrtausenden, alle, selbst nur halb kultivirte Nationen der Erde zum täglichen Gebrauche, um ihre Speisen schmackhafter zu machen, in nicht ganz geringer Menge hätten bedienen können, ohne in dieser langen Zeit nachtheilige Wirkungen auf das Menschen-Befinden (als Winke auf dessen Heilkraft hin) wahrzunehmen, wenn es dergleichen offenbar und deutlich zu äussern vermöchte – denn nur unwahrscheinlich leitet **Lind** den Scharbock auf langen Seereisen von dem Genusse des Salzfleisches her, indem da noch viele andre, krankmachende Ursachen zusammenkommen, diese Kachexie auszubilden.

Wenn man also annimmt, dass das Kochsalz in seiner natürlichen Beschaffenheit, beim gewöhnlichen, mässigen,[1] täglichen Gebrauche keine schädlichen Einwirkungen auf die menschliche Gesundheit äussert, wird man auch keine Heilkräftigkeit in Krankheiten von ihm erwarten können. Und gleichwohl liegen die grössten Heilkräfte in demselben **verborgen**.

Giebt es demnach irgend einen, auch dem Schwachsichtigsten einleuchtenden Beweis, dass die der Homöopathik eigne Zubereitung der Arzneisubstanzen gleichsam eine neue Welt von Kräften, die in den rohen Substanzen, von der Natur bisher verschlossen, lagen, an den Tag bringt, so ist es gewiss die Umschaffung des in rohem Zustande indifferenten Kochsalzes zu einer heroischen und gewaltigen Arznei, die man nach dieser Zubereitung Kranken nur mit grosser Behutsamkeit reichen darf. Welche unglaubliche und doch thatsächliche Umwandlung! – eine anscheinend neue Schöpfung!

Das reine Kochsalz (wie andre homöopathische Körper-Kraft dynamisirt), ist eine der kräftigsten antipsorischen Arzneien, wie die hier folgenden, eigenthümlichen Wirkungen desselben auf den gesunden menschlichen Körper zu erkennen geben.

Vorzüglich heilkräftig hat sich dieses Mittel erwiesen, wo unter andern folgende Zustände zugegen waren:

Traurigkeit; Kummer und Besorgniss wegen der Zukunft; Aengstlichkeiten; Schreckhaftigkeit; **Aergerliche Reizbarkeit**; Heftigkeit; Schwindel, wo sich alle Gegenstände vor den Augen drehen, zum vorwärts Fallen; Schwindel mit Rucken im Kopfe und Unbesinnlichkeit; **Gedächtniss-Schwäche**; Denk-Unvermögen; Eingenommenheit des Kopfes; **Düseligkeits-Kopfschmerz**; Tägliche **Kopf-Schwere**, besonders im Hinterhaupte, die Augenlider zuziehend; Früh-Kopfweh; Pressen im ganzen Kopfe und in den Schläfen; **Kopfweh, früh, bei**

---

[1] Dass sehr salzige Dinge, im **Uebermasse** genossen, Hitze und Durst erregen, hingegen eine Messerspitze voll Salz den wegen Mangel an Getränken sehr durstigen Gesunden den Durst stillt – diese einzige Erfahrung scheint eine leise Andeutung einiger Schädlichkeit des rohen Kochsalzes zu geben, so wie einige, derselben entsprechende homöopathische Heilkraft desselben zu verrathen. Doch muss man bedenken, dass auch andre, indifferent scheinende Genüsse durch Uebermass schaden.

Erwachen; Kopfweh, als sollte der Kopf zerspringen; Reissend stechender Kopfschmerz, zum Liegen zwingend; Stiche über den Augen; Druck-Schmerz über den Augen; Stiche im Seitenbeine; Klopfen und Ziehen in der Stirn; Schlagen im Kopfe; Hämmernder Kopfschmerz; Schlagen und Klopfen im Kopfe bei Körper-Bewegung; Schorfe auf dem Haarkopfe; Ausschlags-Blüthen an der Stirn; Schründen in den Augen; Entzündung der Augen; Klebrige Materie in den äussern Augenwinkeln; Nächtliches Zuschwären der Augen; Thränen der Augen; Scharfe Thränen; Abendliche Verschliessung der Augenlider; Schwarzwerden vor den Augen, beim Gehen und Bücken; Jählinge Verdunkelung der Augen, beim Antritte reissend stechenden Kopfwehes; Trübsichtigkeit, wie Federn vor den Augen; Florig vor den Augen, dass er gar nicht sehen kann; Langsichtigkeit; Doppelt-Sehen; **Zusammenlaufen der Buchstaben beim Lesen**; Schwarze Punkte und Lichtstreifen vor den Augen; Angehende Amaurose; Stechen in den Ohren; Klopfen und Schlagen in den Ohren; Eiter-Ausfluss aus den Ohren; Klingen im Ohre; Läuten in den Ohren; Brummen und **Sausen in den Ohren; Schwerhörigkeit**; Geruchs-Mangel; Unterschworenheits-Schmerz in den Backen-Knochen, beim Kauen; Jücken im Gesichte; Gesichts-Blüthen; Flechte um den Mund; Geschwulst der Oberlippe; **Schrundige, aufgeborstne Oberlippe**; Blut-Blasen an der Inseite der Oberlippe, bei Berührung schmerzhaft; Oefteres Anschwellen der Unterkiefer-Drüsen; Zahnfistel; Blasen auf der Zunge; Langwieriges Halsweh, als müsse sie über einen Knoll weg schlucken; Schleim-Rachsen; Schleim-Auswurf, früh; Nüchterner, fauler Mund-Geschmack; Saurer Mund-Geschmack; Bitterkeit im Munde; Aufstossen; **Saures Aufstossen**; Widriges Aufstossen nach Fett- und Milch-Genuss; Soodbrennen; Brennen aus dem Magen herauf: Appetitlosigkeit; **Verlorner Appetit zu Brod; Uebermässiger Appetit**, Mittags und Abends; **Heisshunger**, mit Vollheit und Sattheit nach wenigem Essen; Heftige Begierde zu bittern Dingen und bitterm Biere; Ekel vor fetten Speisen; Steter Durst; Beim Essen, Schweiss im Gesichte; **nach dem Essen, leeres Aufstossen**; nach dem Essen, Soodbrennen; nach dem Essen, **Uebelkeit; Würmerbeseigen**, mit windendem Gefühle um den Magen; **Würmerbeseigen** und darauf saures Erbrechen der Speisen; **Erbrechen der Speisen; Magendrücken**; Drücken im Magen, früh; Magen-Drücken mit Uebelkeit und jählingem Sinken der

Kräfte; Drücken in der Herzgrube; Magen-Krampf; Schmerz der Herzgrube beim Aufdrücken; Geschwollne, beim Anfühlen wie unterschworen, schmerzende Herzgrube; **Greifen in der Herzgrube**; Rucke in der Herzgrube; Klamm im Zwergfelle beim Bücken; Stiche in der Leber-Gegend; Stechen unter den linken Ribben; Schmerz in der Milz-Gegend; Druck-Schmerz im linken Unterbauche; **Aufgetriebenheit des Bauches;** Bauch-Geschwulst; Storren in der linken Bauch-Seite; **Tägliches Leibschneiden; Blähungs-Versetzung**; Kollern im Bauche; Lautes **Knurren im Unterleibe**; Leibverstopfung, einen Tag um den andern; Langwierige Leibverstopfung; **Schwieriger** Stuhl-Abgang, mit reissend stechenden Schmerzen im After und Mastdarm; Allzuofter Stuhlgang; langwierig weicher Stuhl; Brennen im Mastdarme beim Stuhlgange; Brennen im After; Stechen im Mastdarme; Schründen und Klopfen im Mastdarme; After-Blutknoten; Schmerz der Afteraderknoten; Unwillkührlicher Abgang des Harns, beim Gehen, Husten, Niesen; **Nacht-Harnen**; Schleimfluss aus der männlichen Harnröhre; Nachtripper; Uebermässige Erregtheit der Geschlechtstheile; Uebermässige Erregtheit der Phantasie zur Begattung; Impotenz; **Allzu lange Regel; Allzu starke Regel; Allzu frühe Regel**; zögernde Regel; **Allzu späte und geringe Regel**; Vor, bei und nach der Regel, Kopfschmerz; Vor der Regel, Aergerlichkeit; **Vor der Regel, Schwermuth**; Bei Eintritt der Regel, Traurigkeit; Bei der Regel, Krampf-Schmerz im Unterbauche; **Jücken in der Scham**; Weibliche Abneigung vor Beischlaf; **Weissfluss**; Schärfe des Weissflusses.

Nasen-Verstopfung; Stock-Schnupfen; Trockenheit der Nase; Schnupfen und Niesen; Versagendes Niesen; **Heiserkeit; Räuspern; Belegte Brust mit Husten; Schnärcheln** auf der Brust; Früh-Husten; Kitzel-Husten, beim Gehen und tief Athmen; Langwieriger kurzer Husten; Krampfhafter Stick-Husten, Abends im Bette; Beim Husten, Kopfschmerz, der die Stirn zersprengen will; Kurzäthmigkeit beim schnell Gehen; **Engbrüstigkeit** bei Hände-Arbeit; Giemen beim Athemholen, Abends im Bette; Brustbeengung; Spann-Schmerz in der Brust; Stechen in der Brust beim tief Athmen; Brust-Stechen beim Husten; **Herzklopfen** mit Aengstlichkeit; Herzklopfen bei jeder Körper-Bewegung; Stechen in einer der Brüste; Scharfes Durchziehen in den Hüften und dem Kreuze; Schneiden im Kreuze; Lähmiger Zerschlagenheits-

Schmerz im Kreuze; Ziehendes Drücken im Rücken; Spann-Schmerz im Rücken; Müdigkeit im Rücken; Drücken im Nacken; Kropf; Schorfe in der Achselgrube; Lähmige Schwere des Armes; Mattigkeit der Arme; Wühlender Schmerz im Oberarme; Stiche im Hand-Gelenke; **Eingeschlafenheit und Kriebeln der Finger**; Hüft-Schmerz, wie verrenkt; Zieh-Schmerz in den Beinen; **Schmerzhafte Verkürzung der Kniekehl-Flechsen**; Flechten in den Kniekehlen; Mattigkeit in den Knieen und Waden; Geschwür-Schmerz am Fussknöchel, beim Befühlen und Auftreten; Schwere in den Füssen; Brennen der Füsse; Fuss-Geschwulst; Drückendes Ziehen in den Gliedmassen; Beschwerden von vielem Sprechen; Böse Folgen von Aerger; Nachtheile von sauren Speisen; Nachtheile von Brod-Essen; Leicht Verheben und Verrenken; Krampf-Adern; Hühneraugen; **Magerkeit**; Verkältlichkeit; Schwerfälligkeit des Körpers; Trägheit nach dem Aufstehen, früh; **Mattigkeit**; Hysterische Mattigkeit; Tages-Schläfrigkeit; **Schwärmerischer Schlaf; Aengstliche Träume**, mit Weinen; Schwere Träume, Nachts, und stundenlanges Wachen oder schweres wieder Einschlafen, Nachts, nach Erwachen; Nacht-Durst; Nächtliche Rückenschmerzen; Nächtliches Zittern in den Nerven; Nächtliches allstündiges Harnen; Oefterer innerer Frost; Unruhe mit Frösteln; **Stete Frostigkeit und Mangel an Lebens-Wärme**; Kälte der Hände und Füsse; Schweiss beim Gehen; Allzu leichter und heftiger Schweiss bei Bewegung; Früh-Schweiss; Wechselfieber durch China-Missbrauch verdorben.

Das so zubereitete *Natrum muriaticum* lässt sich nach einem Zwischenmittel auch mit Vortheil wiederholen, wenn es noch homöopathisch angezeigt ist.

Kampfer hat wenig antidotische Kraft gegen allzu stürmische Wirkungen dieses Antipsoricums, öfteres **Riechen an versüssten Salpeter-Geist** aber bei weitem mehr.

Einige Beiträge sind vom Herrn *Dr. Rummel* (*Rl.*); mehrere von dem verstorbenen *Dr. Röhl* (*Rhl.*), die meisten aber von Herrn *Dr. Schréter* in Ungarn, (*Sr.*), *Dr. Foissac* in Paris (*Fc.*).

Natrum muriaticum

- Gemüt

Traurig und niedergeschlagen, (auf Nessel-Ausschlag folgend). [CK 1]

Sehr melancholisch. [CK 2]

Gebeugtes Gemüth. [CK 3]

Melancholische Gemüths-Stimmung; Beleidigungen, die er Jemandem und die man ihm zugefügt, konnte er nicht aus den Gedanken los werden; was ihn so verstimmte, dass er zu Nichts Lust hatte (d. 2. T.) (*Sr.*). [CK 4]

Melancholische Niedergeschlagenheit und traurig bängliche Zaghaftigkeit den ganzen Tag, ohne bewusste Ursache, mit ununterbrochnem Herzklopfen, ohne körperliches Uebelbefinden (d. 9. T.). [CK 5]

Schnelle, doch kurze Anfälle von Melancholie. [CK 6]

Wehmüthig und kummervoll. [CK 7]

Kummervoll quält er sich selbst, indem er lauter unangenehme Ideen aufsucht, was ihn sehr schwächt. [CK 8]

Stundenlang in Gedanken versunken, was aus ihm werden solle. [CK 9]

Er sucht in Gedanken immer die ehemaligen Unannehmlichkeiten auf, um darüber, sich kränkend, nachzudenken. [CK 10]

Sie nimmt Alles von einer bösen Seite und weint und heult. [CK 11]

Wenn sie allein ist, macht sie sich Gedanken und muss weinen. [CK 12]

Wenn sie an die längst vergangene Noth nur denkt, treten ihr die Thränen in die Augen. [CK 13]

Aus jedes Menschen Blicken schloss er, dass man ihn seines Unglücks wegen bedaure und er weinte. [CK 14]

Wenn ihn Jemand nur ansah, musste er weinen. [CK 15]

Sie muss unwillkührlich weinen. [CK 16]

Aengstlicher Drang zum Weinen. [CK 17]

Sehr zum Weinen geneigt und aufgeregt. [CK 18]

Sehr zum Weinen gestimmt, mit Arbeits-Unlust. [CK 19]

Es griff ihn nur noch mehr an, wenn man ihn tröstete. [CK 20]

Anfälle gänzlicher Hoffnungslosigkeit und innerer Verzweiflung, die ihr alle Kräfte raubt. [CK 21]

Hypochondrisch bis zum Lebens-Ueberdrusse (d. 2. T.). [CK 22]

Aengstlich um die Zukunft besorgt. [CK 23]

Angst vor Wahnsinn. [CK 24]

Angst, sterben zu müssen. [CK 25]

Sie sieht sich oft im Spiegel und wähnt, elend auszusehen. [CK 26]

Plötzliche Aengstlichkeit und Herzklopfen, drei Vormittage. [CK 27]

Beängstigung, als hätte sie Böses begangen, mit Hitze und Nacht-Schweiss. [CK 28]

Aengstlich und unruhig, mit Gleichgültigkeit wechselnd. [CK 29]

Er freut sich nur sehr überhingehend. [CK 30]

Freudelos. [CK 31]

Er ist gar nicht munter und doch leicht zum Lachen zu bringen. [CK 32]

Theilnahmlos und traurig. [CK 33]

Theilnahmlos und ängstlich. [CK 34]

Unnatürliche Theilnahmlosigkeit. [CK 35]

Trockenheit im Benehmen. [CK 36]

Maulfaul. [CK 37]

Wortkarg; es verdross ihn zu antworten (*Sr.*). [CK 38]

Sehr träge und keine Lust zur Arbeit. [CK 39]

Arbeitsscheu. [CK 40]

Mitten in der Arbeit vergeht ihm plötzlich alle Lust dazu (*Sr.*). [CK 41]

Er tändelt nur, und ist zu keiner ernsten Beschäftigung zu bringen (*Sr.*). [CK 42]

Zu Nichts aufgelegt; er möchte nur die Hände in den Schooss legen, oder schlafen, Nachmittags (d. 2. T.) (*Sr.*). [CK 43]

Unlust zur Arbeit, obwohl aufgelegt zu scharfem Denken. [CK 44]

Ungeduldiges Kopf-Kratzen. [CK 45]

Hastigkeit. [CK 46]

Aengstliche Hastigkeit. [CK 47]

Grosse Aufgeregtheit und darauf Einschlafen und Absterben der Gliedmassen. [CK 48]

Grosse Gereiztheit (sogleich). [CK 49]

Mangel an Besonnenheit. [CK 50]

Mangel an Selbständigkeit. [CK 51]

Von einer Unterredung wird sein Gemüth sehr angegriffen. [CK 52]

Sehr schreckhaft. [CK 53]

Abends ward er von einem Schrecke wie gelähmt; dann ward es ihm grausig und Unglück ahnend. [CK 54]

Höchst ärgerlich, verdriesslich, maulfaul. [CK 55]

Aergerlich, reizbar, zänkisch, missmuthig. [CK 56]

Scherz übelnehmend. [CK 57]

Leicht ärgerlich, kurz angebunden; er lässt sich nicht viel einwenden (mehrere Abende). [CK 58]

Er fühlt sich ärgerlich und vermeidet Gesellschaft, weil er voraussieht, dass er Andern leicht Verdruss machen könne (*Sr.*). [CK 59]

Hitziges Auffahren, ohne besondere Veranlassung. [CK 60]

Hitziges Auffahren über jede Kleinigkeit, gegen Abend; Vormittags maulfaul und träge (*Sr.*). [CK 61]

Er wird sehr leicht zornig. [CK 62]

Jede Kleinigkeit reizt ihn zum Zorne. [CK 63]

Beleidigungen, die er ehedem Jemanden und die man ihm zugefügt hatte, lagen ihm immer im Gedanken; er konnte sich nicht von ihnen losmachen und diess verstimmte ihn so dass er zu nichts Lust hatte (*Sr.*). [CK 64]

Bei kleinen Vorfällen kann sie sich durch und durch ärgern und ereifern. [CK 65]

Zornige Leidenschaftlichkeit (d. 1. T.) (*Sr.*). [CK 66]

Zornig, böse, auffahrend. [CK 67]

Hass gegen Personen, die ihn früher beleidigt hatten (*Sr.*). [CK 68]

Sehr zornmüthig (d. 2. T.). [CK 69]

Gemüth ruhiger und sorgloser, als sonst (Heilwirkung). [CK 70]

Innere Zufriedenheit, Hoffnung, Sanftheit (Heilwirkung.) (d. 5. T.) (*Fc.*). [CK 71]

Heiter, lustig und gut aufgelegt (d. 2. T.). [CK 72]

Sehr heiter, gegen Abend; sie hätte tanzen und singen mögen. [CK 73]

Sie lacht über gar nicht lächerliche Dinge so heftig, dass sie sich gar nicht stillen kann; dabei kommen ihr die Thränen in die Augen, so dass sie nachher wie verweint aussieht (d. 18. T.). [CK 74]

Auffallende Neigung zum Lachen, Abends. [CK 75]

Auffallender Wechsel von Verdriesslichkeit, Aergerlichkeit, und höchster Ermattung, mit wiederum bald Munterkeit und Leichtigkeit der Glieder. [CK 76]

■   **Schwindel, Verstand und Gedächtnis**

Gedanken-Schwäche, Stumpfsinn, Muthlosigkeit. [CK 77]

Dummheit und Gedankenlosigkeit, mit Schläfrigkeit; am schlimmsten Nachmittags, von 3 bis 7 Uhr. [CK 78]

Ein gedankenloses für sich Seyn. [CK 79]

Gedankenlosigkeit; sie sagt Etwas Falsches. [CK 80]

Er kann mit aller Mühe die Gedanken nicht beisammen halten um über Etwas nachzudenken, so sehr schweifen sie umher, immer auf andere Dinge (*Sr.*). [CK 81]

Schwieriges Denken, sie musste lange nachsinnen, ehe sie das Richtige traf. [CK 82]

Er hat Abends die Gedanken nicht in seiner Gewalt (d. 14. T.). [CK 83]

Zerstreutheit; er weiss nicht, was er vorzüglich sagen soll. [CK 84]

Zerstreutheit; er geht zweimal nach dem Orte, wo er Etwas suchen wollte. [CK 85]

Er verspricht sich leicht. [CK 86]

Leichtes Verschreiben. [CK 87]

Unbesinnlichkeit; er ging zur Thüre hinaus, ohne es zu wollen und auf Befragen wohin? kam er erst zur Besinnung. [CK 88]

Trödelig, von langsamer Besinnung und Entschliessung. [CK 89]

Unentschlossenheit bei geistigen Arbeiten; er kann sich nicht gut zurecht finden (*Sr.*). [CK 90]

Ungeschickt; Etwas Kleines, das er in der Hand hält, fällt ihm heraus und er stösst überall an (*Sr.*). [CK 91]

Gedächtniss sehr schwach; es bleibt ihm Alles nur wie ein Traum im Sinne. [CK 92]

Gedächtniss-Verlust; er wusste Nichts von gestern und glaubte den Verstand verloren zu haben (d. 5. T.). [CK 93]

Vergesslich; es fällt ihm schwer ein, wenn er über Etwas nachdenken will (*Sr.*). [CK 94]

Was er eben schreiben wollte, fällt ihm nicht wieder ein (d. 2. T.) (*Sr.*). [CK 95]

Verfolgt er einen Gedanken, so entfällt ihm plötzlich das Gedachte und die Ideen bleiben nur Fragmente. [CK 96]

Gedächtniss-Mangel, dass er glaubte, seine (stündlich anwesende) Mutter sey gestorben, weil er sich nicht erinnern konnte, sie gesehen zu haben. [CK 97]

Eingenommenheit des Kopfes, nach starkem Gehen. [CK 98]

Eingenommenheit des Kopfes, auf Nachdenken. [CK 99]

Eingenommenheit des Kopfes, wie dumm und als wäre er nicht sein eigener. [CK 100]

Eingenommenheit des Kopfes, die bald zu Druck-Schmerz in einer Schläfe wird, bei trockner Hitze des Körpers. [CK 101]

Eingenommenheit des Kopfes, mit dumpfem Drücken in den Schläfen, am meisten beim darauf Drücken (d. 7. T.). [CK 102]

Leerheit des Kopfes, mit Bangigkeit. [CK 103]

Schwäche des Kopfes, wie nach vielem herum Drehen im Kreise. [CK 104]

Verdüsterung des Kopfes, nach Gehen im Freien. [CK 105]

Düseligkeit im Kopfe, früh, erst nach dem Aufstehn, was vergeht, nachdem sie wieder etwas gelegen hat. [CK 106]

Trübe im Kopfe, Nachmittags; Vormittags heiter. [CK 107]

Taumel, der die Augen verfinstert, beim Bücken und wieder Aufrichten. [CK 108]

Taumel, wie von Schwindel, ansatzweise, besonders bei Kopf-Bewegung, wie ein Stoss vom Wirbel bis zur Stirn, der auf Augenblicke die Besinnung raubt. [CK 109]

Schwindelartiges Gefühl, als würde sie umgeworfen (d. 3. T.). [CK 110]

Schwindel, früh, beim Aufrichten im Bette, wie Ohnmacht; es verging ihr die Besinnung und sie musste sich oft wieder niederlegen. [CK 111]

Schwindel beim Aufstehn aus dem Bette und beim Gehen. [CK 112]

Schwindel beim Umdrehen (d. 4. T.) (*Rl.*). [CK 113]

Schwindel beim Gehen (d. 1. T.). [CK 114]

Schwindel beim Gehen; es drehte sich Alles vor ihr im Kreise herum. [CK 115]

Schwindel, der den Kopf niederdrückt, im Sitzen. [CK 116]

■ Kopf

Kopfschmerzen beim Drehen und Wenden des Körpers. [CK 117]

Kopfschmerz in der Stirne, bei und nach Niesen. [CK 118]

Kopfschmerz von Niesen und Husten, der durch äusseres zusammen Drücken des Kopfes sogleich verschwindet. [CK 119]

Kopfschmerz beim Laufen und starker Körper-Bewegung. [CK 120]

Schmerz in der Stirn bei schnellen Bewegungen. [CK 121]

Kopfschmerz von kalter Luft. [CK 122]

Kopfschmerz, der beim Spazieren vergeht. [CK 123]

Kopfweh, früh, im Bette, das beim Aufstehen vergeht, mehrere Morgen. [CK 124]

Schwere des Kopfes, gleich früh, beim Erwachen, mit taumeliger Eingenommenheit. [CK 125]

Grosse Schwere des Kopfes, vorzüglich beim Sprechen oder Nachdenken. [CK 126]

Schwere und drückender Schmerz in der Stirn, über beiden Augen (d. 13. T.). [CK 127]

Dumpfes, betäubendes, drückendes Kopfweh, früh, gleich nach dem Erwachen, bis Mittag. [CK 128]

Der Kopf deuchtet wie mürbe, doch ohne besondern Schmerz. [CK 129]

Dumpfer Kopfschmerz, fast stets. [CK 130]

Dumpfes Pressen in der Stirne mit Düsterheit (*Sr.*). [CK 131]

Lästige Empfindung, als sey Etwas im Gehirn verdreht, Vormittags, vorzüglich beim Drehen des Kopfes (d. 22. T.). [CK 132]

Uebelkeits-Kopfschmerz, von früh bis Abend. [CK 133]

Uebelkeits-Kopfschmerz, mit Drücken in der Stirn, von Nachmittag bis Schlafengehn steigend. [CK 134]

Arger Uebelkeits-Kopfschmerz; sie musste liegen und beim Aufrichten drohte Erbrechen und Ohnmacht; der geringste Tritt fuhr ihr in den Kopf; Abends 8 Uhr war der Schmerz schnell weg, aber es blieb Schwäche im Kopfe zurück. [CK 135]

Drückender Kopfschmerz. [CK 136]

Drücken über dem Auge und in der Schläfe, mit Eingenommenheit des Kopfes (d. 2. T.). [CK 137]

Druck-Schmerz über dem linken Auge. [CK 138]

Drücken im Hinterkopfe (d. 6. T.). [CK 139]

Druck-Schmerz in der Stirn (n. etl. St.). [CK 140]

Drückender Schmerz, ununterbrochen, in der Stirn und auf dem Scheitel. [CK 141]

Ein wundes Drücken in und oberhalb der Stirne. [CK 142]

Ein harter Druck in der Stirn und den Schläfebeinen, beim Gehen im Freien. [CK 143]

Dumpfer Druck in Stirn und Augen, als wenn der Kopf eingeschlafen wäre, beim Aufstützen desselben auf einen Arm. [CK 144]

Drücken im Gehirn zu den Augen heraus, durch Aufdrücken erleichtert (*Sr.*). [CK 145]

Drücken und drängendes Kopfweh in der Stirn. [CK 146]

Drücken und Drängen des Gehirns zum Schädel heraus, in der Schläfe, der Stirn und den Ohren (d. 3. T.). [CK 147]

Drängender Schmerz, als sollte der Kopf platzen. [CK 148]

Zusammendrücken von beiden Schläfen, als wäre der Kopf eingespannt (d. 3. T.) (*Sr.*). [CK 149]

Zusammendrücken des Gehirns von allen Seiten, bei Schwere des Kopfes. [CK 150]

Zusammenpressen in den Schläfen, vorzüglich beim Lesen und Schreiben, mit Druck auf dem Scheitel (*Sr.*). [CK 151]

Zusammenpressen des Schädels und Drücken mitten im Kopfe. [CK 152]

Zusammenzieh-Schmerz im ganzen Gehirne, früh. [CK 153]

Zusammenziehn, zweimal, im Hinterhaupte, hinter den Ohren, mit Stichen im Kopfe. [CK 154]

Spannungs-Gefühl im Gehirne, das sich immer mehr erhöht, nach einem rührenden Abschiede. [CK 155]

Spannen in der linken Schläfe, wie voll, mehr Abends, als früh. [CK 156]

Vollheit im Kopfe, welche die Augen gleichsam herausdrückt. [CK 157]

Zieh-Schmerz, äusserlich am Kopfe, von der einen Seite über den Backen, nach dem Spitzzahne zu. [CK 158]

Feiner Zieh-Schmerz von der Nasenwurzel in die Höhe, bei Schwere des Kopfes. [CK 159]

Feines Ziehen und Pucken in der Stirne hin und her, früh, beim Aufstehen. [CK 160]

Stiche im Kopfe. [CK 161]

Stiche im Hinterkopfe, wie mit Messern. [CK 162]

Stich-Schmerz über der Stirn. [CK 163]

Stechen von der Stirn bis zum Hinterhaupte, das ihr allen Appetit benimmt. [CK 164]

Stechen auf dem Scheitel, was beim Aufstützen des Kopfes vergeht. [CK 165]

Ein Stich von hinten nach vorn durch den Kopf, wie mit einem Messer, beim Eintritt aus dem Freien ins Zimmer. [CK 166]

Feines Stechen auf dem Wirbel, mit Brennen. [CK 167]

Fein stechender Schmerz am Seitenbeine und an der Stirn. [CK 168]

Feine Stiche über der Stirn, wie mit Nadeln (*Sr.*). [CK 169]

Ein dumpfer Stich vom Oberkopfe durchs Gehirn, bis in den Gaumen. [CK 170]

Stumpfer Stich-Schmerz in der linken Kopfseite, wie von einem Nagel, Nachts. [CK 171]

Stumpfstechender und wie am Knochen nagender Schmerz an verschiedenen Stellen des Kopfes. [CK 172]

Stiche am Kopfe zwischen dem rechten Hinterhaupts-Höcker und dem Zitzfortsatze (*Fc.*). [CK 173]

Bohrender Schmerz an der Seite des Kopfes und Hinterhauptes. [CK 175]

Fein klopfender Kopfschmerz in der Stirn (d. 15. T.). [CK 176]

Arg pochender Kopfschmerz, mit Hitze im Kopfe und Gesichte, und Uebelkeit und Erbrechen (d. 17. T.). [CK 177]

Lockerheits-Gefühl in der linken Stirn-Seite mit stumpfem Stich-Schmerze. [CK 178]

Das Gehirn ist wie lose; beim Schütteln des Kopfes sticht's in den Schläfen. [CK 179]

Erschütterung im Gehirne, beim schnell Laufen, wie ein augenblicklicher Ruck oder Druck. [CK 180]

Der Kopfschmerz im Vorderkopfe, wird durch Runzeln der Stirn auf Augenblicke sehr verschlimmert, und dann schmerzt der Stirnknochen, wie wund, beim Befühlen. [CK 181]

Blutwallung nach dem Kopfe, mit Schweiss der Stirn, Mittags (*Sr.*). [CK 182]

Viel Hitze im Kopfe und Gesichte, Nachmittags. [CK 183]

Hitze im Kopfe mit Neigung, durch Eintauchen in kaltes Wasser ihn zu erfrischen. [CK 184]

Hitze der Stirn bei den drückenden Kopfschmerzen. [CK 185]

Gefühl, als sey der Kopf dick und innerlich geschwollen. [CK 186]

Das Seitenbein schmerzt beim Befühlen, wie zerschlagen. [CK 187]

Schmerz oben auf dem Kopfe, wie Wundheit der Haut. [CK 188]

Beim Befühlen des Kopfes, Wundheits-Schmerz, als thäten die Haare weh. [CK 189]

Auf einer früher beschädigten Stelle des Kopfes, Schmerz, beim Befühlen (n. 7 T.). [CK 190]

Zusammenziehen der Haut auf dem Scheitel. [CK 191]

Bewegung der Kopfhaut vom Nacken gegen die Stirn und wieder zurück. [CK 192]

Gefühl, als sey der Kopf umstrickt (d. 16. T.) (*Rhl.*). [CK 193]

Der Kopf nickt unwillkührlich vorwärts. [CK 194]

Ein kurzes Brennen oben auf dem Kopfe. [CK 195]

Kälte-Gefühl auf dem Scheitel, mit schmerzhafter Empfindlichkeit der Kopfhaut und Zudrücken der Augenlider. [CK 196]

Leichte Verkältlichkeit des Kopfes, er muss ihn stets einhüllen. [CK 197]

Wenn er den Kopf am Tage unbedeckt lässt, bekommt er nächtliche Nasen-Verstopfung. [CK 198]

Schweiss am Kopfe, nur früh, beim Aufstehen aus dem Bette. [CK 199]

Schweiss am Kopfe, Nachts, beim Erwachen. [CK 200]

Jücken auf dem Haarkopfe, er muss öfters kratzen (d. 2. T.) (*Sr.*). [CK 201]

Arges Jücken auf dem Kopfe und im Nacken. [CK 202]

Jücken auf dem Kopfe und im Backenbarte; er muss kratzen (*Sr.*). [CK 203]

Jückender Ausschlag an der Haar-Grenze des Nackens und er Schläfe, so wie in den Augenbrauen. [CK 204]

Schorfe auf dem Kopfe (*Rhl.*). [CK 205]

Ein kleiner harter Knoten in der Mitte der Stirn und am Nacken, brennenden Schmerzes bei Berührung. [CK 206]

Friesel-Ausschlag in der Stirnhaut, bloss beim Anfühlen bemerkbar (*Sr.*). [CK 207]

Rauhe Haut an den Schläfen. [CK 208]

Der Haarkopf riecht übel, dumpfig; die Haare kleben zusammen (*Sr.*). [CK 209]

Ausfallen der Haare. [CK 210]

Die Haare gehen ihm aus, wie er sie nur anfasst, **selbst am Backenbarte** (d. 2. T.) (*Sr.*). [CK 211]

■ Augen

Der Augenhöhlrand linker Seite schmerzt, doch bloss beim Berühren, wie gestossen (*Sr.*). [CK 212]

Empfindung im Auge, wie von Sand darin, früh. [CK 213]

Schmerz der Augen, als sey Etwas fremdes hineingefallen. [CK 214]

Spannen in den Augen. [CK 215]

Drücken über dem rechten Auge, wie von Geschwulst, durch Aufziehen der Augenbrauen erhöht, anderthalb Tage. [CK 216]

Drücken im Auge, bei der Abenddämmerung. [CK 217]

Drücken im Auge. [CK 218]

Druck im rechten Auge. [CK 219]

Drücken im Auge, wenn er scharf auf Etwas sieht. [CK 220]

Druck-Schmerz in den Augenlidern. [CK 221]

Jücken der Augen im innern Winkel und Thränen. [CK 222]

Jücken der Augen, er muss reiben (*Sr.*). [CK 223]

Jücken im Auge. [CK 224]

Jücken im äussern Winkel des linken Auges (n. ½ St.). [CK 225]

Arges Jücken im linken **innern Augenwinkel**. [CK 226]

Ein jückender Stich-Schmerz unter dem linken Auge (n. 10 St.). [CK 227]

Stechen im rechten Auge (d. 7. 14. T.) (*Rl.*). [CK 228]

Stechen in den Augenwinkeln (n. 4 St.). [CK 229]

Bohrender Schmerz im Auge. [CK 230]

Schründender Schmerz in den Augen. [CK 231]

Brennschmerz im Auge, auf einem kleinen Punkte. [CK 232]

Arges **Brennen der Augen, Abends** (d. 17. T.). [CK 233]

Trocknes Brennen der Augen, Abends, beim Schreiben (*Sr.*). [CK 234]

Brennen im innern Augenwinkel, er muss reiben (*Sr.*). [CK 235]

Röthe der Augen im Weissen, mit Thränen (d. 3. 4. T.). [CK 236]

Röthe und Entzündung des Weissen im Auge, mit Gefühl, als seyen die Augäpfel zu gross und gedrückt. [CK 237]

Entzündung der Augen und Thränen bei jedem kleinen Winde. [CK 238]

Wundheit am rechten untern Augenlide. [CK 239]

Anhaltende Geschwürigkeit und starke Röthe der untern Augenlider. [CK 240]

Ein grosses Gerstenkorn im innern Winkel des rechten Auges. [CK 241]

Ein Blüthchen am Rande des untern Augenlides, nicht in den Meibomschen Drüsen. [CK 242]

Thränen der Augen in freier Luft. [CK 243]

Beissende Thränen in den Augen, früh. [CK 244]

Scharfe Thränen, die den Augenwinkel roth und wund machen. [CK 245]

Das Auge ist früh zugeklebt. [CK 246]

Trockenheits-Gefühl in den Augen, wie nach langem Weinen, (beim Fahren) (*Sr.*). [CK 247]

Trockenheits-Gefühl, Abends, in den innern Augenwinkeln, mit Drücken. [CK 248]

Zucken in den Augen, öfters des Tages, und darauf starkes Jücken derselben, zum Reiben nöthigend. [CK 249]

Zucken im äussern Winkel des linken Auges, besonders Abends (d. 4. T.). [CK 250]

Zittern des obern und untern Augenlides, einige Wochen lang. [CK 251]

Starkes Fippern der Augen. [CK 252]

Das rechte Augenlid zieht sich, wenn sie einschlafen will, unter Druck-Schmerz krampfhaft wieder auf, dann zittert das obere Lid. [CK 253]

Krampfhaftes Zuziehn der Augenlider, früh, beim Aufstehen, in der Abend-Dämmerung und Nachts; auch wenn sie die Augen zu lässt, fühlt sie die Zusammenziehung. [CK 254]

Trübheit der Augen. [CK 255]

Trübsichtigkeit, früh. [CK 256]

Trüber Blick, als müsste er die Augen auswischen (n. 6 St.). [CK 257]

Trüber Blick, als wären die Augen mit Schleim bezogen. [CK 258]

Trüb und Dunkel vor den Augen. [CK 259]

Trübheit der Augen, beim Gehen, im Freien, als sähe er durch ein trübes Glas. [CK 260]

Florig vor den Augen. [CK 261]

Alle Gegenstände deuchten ihm wie mit einem dünnen Schleier überzogen. [CK 262]

Unsicherheit des Blickes, die Dinge verwirren sich im Sehen. [CK 263]

Die Buchstaben und Näh-Stiche fliessen beim Sehen ineinander, so dass sie Nichts erkennen kann, fünf Minuten lang. [CK 264]

Früh werden die Augen nicht sobald klar. [CK 265]

Auf weisse Gegenstände schauend, sieht sie Alles undeutlich, wie durch Federn. [CK 266]

Es vergehen ihm die Augen (*Sr.*). [CK 267]

Die Augen vergehen ihm beim Lesen und Schreiben, und im rechten fühlt er einen Druck, bis in den Kopf, was aber nach etwas herum Gehen verschwindet (*Sr.*). [CK 268]

Die Gegenstände sind nur auf der einen Hälfte sichtbar, auf der andern dunkel. [CK 269]

Kurzsichtigkeit (d. 4. 9. T.). [CK 270]

Sie kann nicht deutlich in die Ferne sehen; es ist wie ein Regen vor ihren Augen. [CK 271]

Sie wird langsichtig. [CK 272]

Ein kleiner feuriger Punkt vor dem Auge, welcher mitgeht wohin sie sieht. [CK 273]

Feurige Punkte vor den Augen, beim Gehen im Freien. [CK 274]

Um alle Dinge sieht sie einen feurigen Zickzack. [CK 275]

Viel Licht- und Schatten-Punkte vor den Augen. [CK 276]

■ Ohren

Ohren-Zwängen, in Absätzen. [CK 277]

Zwängen hinter und in dem linken Ohre. [CK 278]

Drücken hinter dem Ohre, beim schnell Trinken (d. 3. T.) (*Sr.*). [CK 279]

Stiche in den Ohren, Vormittags bei ruhigem Sitzen (d. 2. T.). [CK 280]

Ziehende Stiche im rechten Ohre. [CK 281]

Dumpfer Zieh- und Stich-Schmerz im Ohre und von da den Hals herab, bis ins Achsel-Gelenk. [CK 282]

Wühlender, stumpfer Stich-Schmerz im rechten Ohre, bei und ausser dem Schlingen. [CK 283]

Ins Ohr zieht Zahnschmerz mit vielen Stichen. [CK 284]

Ein steter jückender Stich im rechten Ohrläppchen. [CK 285]

Jücken im Innern des rechten Ohres. [CK 286]

Jücken am Ohrläppchen. [CK 287]

Jücken hinter dem rechten Ohre und darauf langes Brennen (*Rhl.*). [CK 288]

Heisses Ohr oder Ohrläppchen, mehrere Tage (*Rl.*). [CK 289]

Hitze des linken, schwachen Ohres, mehrere Abende. [CK 290]

Röthe, Hitze und Geschwulst der linken Ohrmuschel, mit Brenn-Schmerz. [CK 291]

Geschwulst des Ohrganges und Auslaufen des Ohres. [CK 292]

Auslaufen des Ohres, viele Tage lang. [CK 293]

Jückender, grieseliger Ausschlag hinter dem Ohre, einige Tage lang (d. 21. T.). [CK 294]

Kleine Blüthchen hinter dem linken Ohre (d. 16. T.). [CK 295]

Taubhörigkeit (d. 7. T.). [CK 296]

Schwerhörigkeit (d. 6. 7. 17. T.). [CK 297]

Ein Stoss im linken Ohre, und darauf langes Klingen darin. [CK 298]

Singen im linken Ohre (sogleich). [CK 299]

Sumsen vor den Ohren, früh, beim Erwachen. [CK 300]

Sausen vor den Ohren, früh, im Bette, und beim Sitzen. [CK 301]

Ein plötzliches Rauschen durch die Ohren. [CK 302]

Unschmerzhaftes Knacken im Ohre, beim Kauen. [CK 303]

Flattern im linken Ohre, wie von einem Schmetterlinge, beim Mittag-Essen. [CK 304]

■ Nase

An der Nasenwurzel, am Augenwinkel bläst sich beim Schnauben jedes Mal eine Stelle (der Thränensack?) mit Luft auf und schmerzt darnach, vorzüglich beim Berühren, wie wund (d. 2. T.) (*Sr.*). [CK 305]

Fippern und Muskel-Zucken an der linken Seite der Nasenwurzel. [CK 306]

Bohrender Schmerz in den Nasen-Knochen, besonders in der Nasenwurzel und gegen das Wangenbein zu (*Sr.*). [CK 307]

Brennen in der Nase (und den Augen). [CK 308]

Röthe, Hitze, Entzündung und Geschwulst des linken Nasenflügels; mit Wundheits-Schmerz, vorzüglich beim Schnauben (d. 2. T.) (*Sr.*). [CK 309]

Entzündung und Geschwulst der linken Nasen-Hälfte, mit Jücken, Wundheits-Schmerz bei Berührung, und Gefühl, als wenn das linke Nasenloch verengert wäre (d. 24. T.). [CK 310]

Innere Wundheit der Nase. [CK 311]

Wundheit und Geschwulst des Innern der Nasenflügel, und viele Blüthen darauf. [CK 312]

Gefühllosigkeit und Abgestorbenheit der innern Nasen-Hälfte. [CK 313]

Jücken im rechten Nasenloche, als wollte sie ein Wurm durchbohren. [CK 314]

Jücken am linken Nasenflügel. [CK 315]

Weisse Blüthchen um die Nase. [CK 316]

Viele schründende Bläschen auf der Nasenwurzel, die zu Schorfen werden. [CK 317]

Unter der Scheidewand der Nase, kleine, brennende Blüthen, mit Gefühl, als fliesse aus der Nase eine scharfe Feuchtigkeit (d. 4. T.). [CK 318]

Sie schnaubt viel geronnenes **Blut aus.** [CK 319]

Bluten der Nase, sehr oft. [CK 320]

Bluten der Nase, beim Bücken. [CK 321]

Arges Bluten der Nase, beim Husten, Nachts, mit Zerschlagenheits-Schmerz aller Glieder. [CK 322]

■ **Gesicht**

In den Gesichts- (Backen-) Knochen und am Ohre, drückender Schmerz. [CK 323]

Zieh-Schmerz im rechten Backen-Knochen. [CK 324]

Zerschlagenheits-Schmerz im Jochbeine, besonders beim Berühren. [CK 325]

Sichtbares Zucken der Gesichts-Muskeln. [CK 326]

Fettglänzendes Gesicht. [CK 327]

Erdfahles Gesicht. [CK 328]

Gelbliche Gesichts-Farbe, mit viel Schmerz im Unterbauche. [CK 329]

Röthe der linken Backe, täglich, vorzüglich Nachmittags. [CK 330]

Viel Hitze im Gesichte. [CK 331]

Geschwulst der linken Gesichts-Seite und der Lippen. [CK 332]

Jücken im Backenbarte, er muss kratzen (*Sr.*). [CK 333]

Ausschlags-Blüthen im Gesichte. [CK 334]

Blüthen Ausschlag auf Stirn und Nase (d. 7. T.). [CK 335]

Ein Schwär auf der linken Wange. [CK 336]

Ein Blutschwär über dem Auge, aus welchem viel Eiter kam. [CK 337]

Am Backenbarte fallen die Haare aus (*Sr.*). [CK 338]

Die Lippen sind taub und kriebeln, besonders Abends. [CK 339]

Reissend stechender Schmerz von der Oberlippe über den Backen, bis ins Ohr. [CK 340]

Brennen am Rothen der Oberlippe. [CK 341]

Wundheits-Gefühl der Mundwinkel beim Oeffnen des Mundes. [CK 342]

Geschwulst der Unterlippe und Zungenspitze, mit argem Brennen daran, was Nachts aus dem Schlafe weckte. [CK 343]

Geschwulst rings um die Lippen, mit grossen Blasen darauf, das Rothe wund und geschwürig und die Zunge mit schründenden Bläschen besetzt. [CK 344]

Ausschlag auf dem Rothen der Lippen, schründenden Schmerzes. [CK 345]

Viele Blasen am Rothen der Unterlippe, die, beim nass Werden der Lippe, brennen und schründen. [CK 346]

Blasen, die zu Schorfen werden, auf dem Rothen der Unterlippe. [CK 347]

Ein kleines, schmerzhaftes Blüthchen an der Oberlippe, unter der Nasen-Scheidewand (d. 2. T.). [CK 348]

Kleine Bläschen um den Mund bilden eine Art Flechte, die sich mit Grinde bedeckt, der sich nach einigen Tage ablöst, aber zwei Wochen lang einen rothen Fleck hinterlässt (n. 6 T.). [CK 349]

Ausschlag an beiden Mundwinkeln (d. 25. T.). [CK 350]

Ein kleines, geschwüriges Blüthchen am rechten Mundwinkel, welches am meisten bei Berührung schmerzt (d. 3. T.). [CK 351]

Ein geschwüriger Mundwinkel. [CK 352]

Abschuppung der Haut vom rothen Rande der Oberlippe. [CK 353]

Trockne, aufgesprungne Lippen. [CK 354]

Spröde Werden und Abschälen der Unterlippe, Abends; sie wird schmerzhaft empfindlich und springt beim Niesen in der Mitte auf. [CK 355]

Tiefe, schmerzhafte Spalte in der Mitte der Oberlippe. [CK 356]

Am Kinne ein rother, jückender Fleck, der nach Reiben geschwürig ward. [CK 357]

Jückender, grieseliger Ausschlag am Kinn, einige Tage. [CK 358]

Der Unterkiefer ist bei Berührung schmerzhaft. [CK 359]

Zusammen drückender Schmerz im Kiefer-Gelenke, vor dem Ohre, am stärksten bei aufgesperrtem Munde (*Sr.*). [CK 360]

Zieh-Schmerz im Unterkiefer (d. 10. T.). [CK 361]

Reissen im linken Unterkiefer, bis in die Schläfe, so wie in den Ohr- und Unterkiefer-Drüsen, mit Bohren und Kneipen zuweilen in Drüsen-Knochen, Nachts schlimmer; sie musste zur Linderung sich den Backen verbinden. [CK 362]

Dumpfe Stiche im Kiefer-Gelenke (*Sr.*). [CK 363]

Die Drüsen des Unterkiefers schmerzen beim Vorbücken. [CK 364]

Schmerz der Unterkiefer-Drüsen, als wären sie geschwollen, gedrückt oder gequetscht (n. 30 St.). [CK 365]

■ **Mund und innerer Hals**

Zahnschmerz mit Backen-Geschwulst, viele Tage lang. [CK 366]

Grosse Empfindlichkeit der Zähne für Kälte. [CK 367]

Empfindlicher Zahnschmerz beim Einziehen der Luft. [CK 368]

Schmerz der Zähne beim Anstossen mit der Zunge und Kauen. [CK 369]

Schmerz der Zähne, als stecke Etwas darin, das heraus wolle. [CK 370]

Zahnschmerz in einer Zahnlücke und den Nebenzähnen, der durch Berühren und festes Andrücken gemildert wird. [CK 371]

Drücken und Pressen in den obern Zähnen, einige Stunden lang (*Sr.*). [CK 372]

Dumpfes Drücken in einem hohlen Zahne. [CK 373]

Ein Drücken und Brechen in den Zähnen aus dem linken Wangenbeine herüber kommend, mit Gefühl, als könne er die ganzen Zähne nicht mehr zusammenbringen (*Sr.*). [CK 374]

Brechen, Dehnen und Ziehen in einem hohlen Backzahne und von da in den Hals und Schlund gehend, so dass sie weder den Mund öffnen, noch schlingen, noch ein lautes Wort sprechen kann; auch bis ins Ohr geht der Schmerz, wo es jückt und sticht; Abends und Vormitternacht am schlimmsten. [CK 375]

Dumpfes Ziehen in den Zähnen (*Sr.*). [CK 376]

Ziehendes Zahnweh nach dem Essen und Nachts, drauf Backen-Geschwulst. [CK 377]

Heftiges Ziehen in der rechten Zahnreihe. [CK 378]

Ziehender Zahnschmerz, mit Stichen, selbst bis ins Auge, einen Tag um den andern. [CK 379]

Stechen, bloss in den hohlen oder angefressenen Zähnen. [CK 380]

Stechender Schmerz bald in diesem, bald in jenem Zahne, alle Vormittage eine Stunde lang. [CK 381]

Stechen in den Zähnen und an der Kopf-Seite, mit Stechen zu den Ohren heraus, von früh bis Abend (d. 10. T.). [CK 382]

Stechender und klopfender Schmerz in einem Vorderzahne. [CK 383]

Pochender Zahnschmerz erst, dann Ziehen bis ins Ohr; als wollte es da heraus, mit vieler Hitze im Gesichte und Zahnfleisch-Geschwulst, dabei sind die Zähne höher und länger, Nachmitternacht. [CK 384]

Klopfender Schmerz und brennendes Bohren in einem Vorderzahne. [CK 385]

Pochen und Bohren in den Zähnen. [CK 386]

Bohren in einem Zahne. [CK 387]

Wundheits-Schmerz in den Zähnen. [CK 388]

Taubheits-Gefühl der Zähne beim Drücken; es ist als wären sie länger und passten nicht auf einander (*Sr.*). [CK 389]

Die Zähne sind wie höher und länger. [CK 390]

Lockere Zähne. [CK 391]

Lockerheit und Schmerzhaftigkeit der Vorderzähne. [CK 392]

Stumpfheit der Zähne. [CK 393]

Die Fäulniss der Zähne nimmt schnell zu. [CK 394]

Zahn-Geschwür an der Innseite des rechten Kiefers, mehr ausser, als bei dem Essen schmerzend (d. 7. T.). [CK 395]

Das Zahnfleisch ist für Kaltes und Warmes höchst empfindlich. [CK 396]

Höchst empfindliches Zahnfleisch; es sticht darin, wenn sie mit der Zunge daran stösst. [CK 397]

Zieh-Schmerz im Zahnfleische, bald oben, bald unten; es geschwillt dabei und schmerzt sehr bei Berührung. [CK 398]

Entzündung und Geschwulst des Zahnfleisches, mit geschwollnen Backen. [CK 399]

Geschwulst des Zahnfleisches über einem hohlen Zahne. [CK 400]

Geschwulst des Zahnfleisches, alle Morgen ein paar Stunden lang; sie konnte auf der Seite nicht kauen. [CK 401]

Geschwulst und Wundheits-Schmerz des Zahnfleisches. [CK 402]

Geschwulst und Wundheits-Schmerz auf der Hinterseite des Zahnfleisches der obern Vorderzähne. [CK 403]

Schmerzhafte Geschwulst des Zahnfleisches. [CK 404]

Geschwulst des Zahnfleisches, schmerzhaft bei Berührung und leicht blutend (*Sr.*). [CK 405]

Bluten des Zahnfleisches, viele Wochen lang (*Sr.*). [CK 406]

Bluten des Zahnfleisches. [CK 407]

Geschwür am Zahnfleische, Tag und Nacht schmerzend, drei Wochen lang. [CK 408]

Im Munde Blasen und Wundheit, welche sehr schmerzen. [CK 409]

Geschwürige Stellen im Munde, am Zahnfleische, an der Zunge, worin die Speisen und Getränke, Beissen verursachen. [CK 410]

Blasen an der Zunge, die beim Essen **brennend schmerzen**. [CK 411]

Geschwulst unter der Zunge, stechenden Schmerzes. [CK 412]

Wundheits-Gefühl der Zunge, auch ausser dem Essen. [CK 413]

Zunge wie taub und wie steif in der einen Hälfte. [CK 414]

Kriebeln in der Zunge, sie ist wie eingeschlafen. [CK 415]

Gefühl in der Zungenspitze, als wenn sie zitterte. [CK 416]

Schwere Zunge. [CK 417]

Sprechen fällt ihm schwer, er kann es nur mit Anstrengung; wie Schwäche in den Sprachorganen, von den Hypochondern aus. [CK 418]

Halsweh, wie von Geschwulst der Unterkiefer-Drüsen, ohne Geschwulst derselben. [CK 419]

Halsweh, früh und Abends am schlimmsten. [CK 420]

Halsweh, wie ein Pflock im Halse, beim Schlingen. [CK 421]

Pflock-Gefühl im Halse, auch ausser dem Schlingen, und wie roh, mit brennendem Schmerze und mit ängstlicher Empfindung, als wolle Alles zuschwellen. [CK 422]

Pflock-Gefühl und Wundheits-Schmerz im Halse, vorzüglich Nachts aus dem Schlafe weckend, mit ängstlicher Empfindung, als wolle der Hals zuschwellen. [CK 423]

Krampf im Schlunde; beim Schlingen konnte sie den Bissen nicht hinter und nicht wieder vorbringen, so dass sie bald daran erstickt wäre. [CK 424]

Wie verengt im Schlunde, das Schlingen geht schwer. [CK 425]

Zusammenschnürung der rechten Hals-Seite bei häufigem Gähnen, bis in den Nacken schmerzend, der davon steif ward (d. 3. T.) (*Sr.*). [CK 426]

Ein Ruck beim Trinken (nicht beim Essen), in der Gegend des Schildknorpels, die auch beim Befühlen schmerzt, als wenn ein Pflock da stäke. [CK 427]

Stechende, bisweilen kneipende Schmerzen im Halse vom Kehlkopfe bis ins Ohr. [CK 428]

Leicht Verschlückern. [CK 429]

Sie verschlückert sich im Lachen beim Trinken, dass das Getränk wieder zur Nase hervor sprudelte und sie bald erstickt wäre. [CK 430]

Stechen in der linken Hals-Seite, beim leer und Speise-Schlingen. [CK 431]

Ein Stich hinter der rechten Mandel, nach dem Ohre zu, beim Gähnen. [CK 432]

Stechen und Brennen im Halse, wie Entzündung, mit Verlängerung des Zäpfchens und verhindertem Schlingen. [CK 433]

Beissen im Schlunde, wie von Entzündung und Verengerung, beim Schlucken (*Gff.*). [CK 434]

Schründend ritzender Schmerz im Umfange der grossen Drüse unter dem Ohre, bloss beim Trinken. [CK 435]

Wie von Hitze des Schlundes deuchtet ihm laues Getränk beim Schlingen kalt darin. [CK 436]

Geschwürige Stellen im Schlunde, beim Halsweh, mit fauliger Entzündung und dunkelrother Geschwulst des Zahnfleisches. [CK 437]

Trockenheit im Schlunde (d. 3. T.) (*Sr.*). [CK 438]

Ganz trockne Zunge, ohne Durst. [CK 439]

Speichel-Zusammenlaufen im Munde, Abends im Bette, wovon er sich verschlückert, was einen heftigen Husten-Stoss zuwege bringt (d. 1. Abend). [CK 440]

Stetes Wasser-Zusammenlaufen im Munde, er muss immer spucken. [CK 441]

Wässrichter, geschmackloser Speichel im Munde (sogleich). [CK 442]

Blutiger Speichel. [CK 443]

Viel Schleim im innern Munde. [CK 444]

Viel Schleim im Halse. [CK 445]

Stetes Schleim-Rachsen, bei gewohntem Tabakrauchen (*Sr.*). [CK 446]

Grüner Rachen-Schleim wird zwei Morgen über ausgerachst (*Rhl.*). [CK 447]

Geschmacks-Verlust, lange Zeit hindurch. [CK 448]

Wässrichter Geschmack im Munde, Abends, bei Durstlosigkeit und Mangel an Harn-Absonderung. [CK 449]

Fader, wässrichter Mund-Geschmack, bei Appetitlosigkeit; doch schmeckt die Speise ziemlich gut. [CK 450]

Fader Mund-Geschmack, früh, bei gelblich belegter Zunge (d. 3. T.) (*Sr.*). [CK 451]

Pappichter, klebriger Geschmack, doch bei gutem
Appetite und gutem Geschmacke der Speisen
(n. 4, 5 T.). [CK 452]

Bitterkeit im Munde (*Sr.*). [CK 453]

Bitter-Geschmack im Munde, früh (*Sr.*). [CK 454]

Bittergeschmack der Speisen (sogleich). [CK 455]

Bitter-Geschmack des Tabacks, beim Rauchen. [CK
456]

Fauler Geschmack im Munde, früh. [CK 457]

Fauler Geschmack und Geruch im Munde. [CK
458]

Saurer Mund-Geschmack, früh. [CK 459]

■ **Magen**

Durst, und doch fast kein Appetit zum Trinken. [CK
460]

Viel Durst, Abends (d. 3. T.) (*Sr.*). [CK 461]

Das Bier schmeckt Abends fade und wässricht. [CK
462]

Fauliger Geschmack des Wassers. [CK 463]

Appetitlosigkeit und Widerwille gegen das Essen.
[CK 464]

Widerwille gegen Kaffee. [CK 465]

Kein Appetit zu Fleisch. [CK 466]

Widerwille gegen Schwarzbrod. [CK 467]

Aller Appetit zum Tabackrauchen, woran er sehr
gewöhnt war, **ist weg, er kann durchaus nicht
rauchen.** [CK 468]

Tabackrauchen macht ihm Schweiss und Zittern.
[CK 469]

Kein Appetit Abends. [CK 470]

Mangel an Esslust, Abends, mit Ekel und Uebelkeit
nach Essen. [CK 471]

Appetit im Munde auf Essen, aber ohne Hunger.
[CK 472]

Kein Appetit und kein Hunger, ohne übeln Geschmack. [CK 473]

Sehr wenig Appetit, er kömmt aber beim Essen.
[CK 474]

Viel Appetit und doch wenig Geschmack an Speisen (d. erst. Tage.). [CK 475]

Kein Appetit, es ist ihr zu voll, doch schmeckt's,
wenn sie isst. [CK 476]

Reiz zum Essen, ohne sonderlichen Appetit, und
darnach Vollheit. [CK 477]

Hunger-Gefühl, öfters (*Sr.*). [CK 478]

Hunger-Gefühl im Magen, Nachmittags, nach
Wasser-Trinken, doch ohne Appetit (*Rhl.*). [CK
479]

**Grosses Hunger-Gefühl, wie von Leerheit im Ma-
gen, und doch kein Appetit** (d. 1. T.) (*Sr.*). [CK 480]

Arges Hunger-Gefühl, wie Leerheit, weckt ihn früh
mit Unruhe. [CK 481]

Starker Hunger, sie musste viel essen, den Tag über
(d. 3. T.). [CK 482]

Er muss oft essen, denn nach einer Stunde ist er
schon wieder hungrig (*Sr.*). [CK 483]

Zu viel Appetit zum Essen, Abends. [CK 484]

Schmerzhaftes Hunger-Gefühl im Magen und
doch gleich Sattheit beim Essen (*Rhl.*). [CK 485]

Wie übersättigt, Nachmittags. [CK 486]

Nach Tische, Uebelkeit, eine halbe Stunde lang.
[CK 487]

Nach Essen, ohne Appetit, Uebelkeit und Anfall
von Brust-Krampf. [CK 488]

Nach dem Essen, Säure im Munde, eine halbe
Stunde lang. [CK 489]

Nach jedem Genusse, Säure im Munde und Trockenheit im Halse. [CK 490]

Nach dem Abendbrode, Soodbrennen. [CK 491]

Nach dem Mittag-Essen, Brennen aus dem Magen
herauf und saures Aufstossen, zwei Nachmittage. [CK 492]

Nach Brod-Essen, Aufstossen, 24 Stunden lang. [CK
493]

Nach Essen, langer Nach-Geschmack der Speisen,
besonders säuerlicher. [CK 494]

Nach dem Essen behält er den Geschmack der
Speisen noch lange im Munde, oder riecht sie in
der Nase. [CK 495]

Nach dem Essen, Schlucksen. [CK 496]

Nach dem Mittag-Essen, Druck und Vollheit im
Magen. [CK 497]

Nach Essen und Trinken, Vollheit und Auftreibung
der Magen-Gegend. [CK 498]

Nach Essen, und noch mehr nach Trinken, Aufgetriebenheit des Bauches und Schlaffheits-
Gefühl, als wäre Alles los darin. [CK 499]

Gleich nach Tische, aufgetriebner Bauch, Gesichts-
Hitze, Schlummer, und darnach Kräuter-
Geschmack im Munde, mit Betäubung und
Trunkenheit im Kopfe. [CK 500]

Nach dem Essen, Zusammengreifen in der Herzgrube. [CK 501]

Nach dem Essen, wund drückende Empfindung im
Magen. [CK 502]

Nach dem Essen, Kollern im Bauche. [CK 503]

Nach Essen und Trinken, kneipendes Schneiden im
Bauche. [CK 504]

Nach dem Essen, Kopf-Eingenommenheit. [CK
505]

Nach dem Essen, Druck-Schmerz in der Stirne. [CK 506]

Nach Nach dem Abend-Essen, Zusammenpressen in der Stirne (*Rhl.*). [CK 507]

Nach Durst und Trinken von etwas warmer Milch, früh, gleich heiss im ganzen Körper und zittrig. [CK 508]

Nach dem Mittag-Essen, Neigung zum Liegen, Schläfrigkeit und Unfähigkeit zum Denken (n. 6 St.) (*Rhl.*). [CK 509]

dem Mittag-Essen, schläfrig, doch ist der Schlaf nur leiser Schlummer (*Sr.*). [CK 510]

Nach wenig mehr als gewöhnlichem Abend-Essen, viel verworrene Träume von Verbrechen, wobei er mit zur Verantwortung gezogen wurde. [CK 511]

Nach Tische, schneller Puls und Herzklopfen. [CK 512]

Nach Tische, schneller Puls, mit Angst und Athem-Beklemmung. [CK 513]

Nach dem Mittag-Essen, Aussetzen des Pulses. [CK 514]

Vor dem Essen, grosse Schläfrigkeit. [CK 515]

Nach dem Essen fühlt er sich ein Paar Stunden lang ganz erschöpft und muss sich legen. [CK 516]

Unvollkommnes Aufstossen. [CK 517]

Leeres Aufstossen von Zeit zu Zeit (*Sr.*). [CK 518]

Leeres Aufstossen nach jedem Genusse, oder im Freien. [CK 519]

Aufstossen nach dem Genossenen, noch nach mehreren Stunden. [CK 520]

Gallichtes Aufschwulken. [CK 521]

Saures Aufschwulken von Speisen (*Fc.*). [CK 522]

Aufschwulken saurer Flüssigkeit, spät Abends. [CK 523]

Saures, kratziges Aufschwulken der Speisen. [CK 524]

Aufstossen mit kratzigem Sood. [CK 525]

Säuerliches Kratzen im Rachen. [CK 526]

Wie kratziger Sood im Halse. [CK 527]

Sood, den ganzen Tag, Abends stärker. [CK 528]

Schlucksen (d. 1. T.) (*Sr.*). [CK 529]

Starkes Schlucksen. [CK 530]

Mehrtägiges Schlucksen (n. 25 T.). [CK 531]

Uebelkeit und Wabblichkeit in der Herzgrube, alle Morgen von 7 Uhr bis Mittag. [CK 532]

Uebelkeit mit Wühlen in der Herzgrube, alle Morgen 8 Uhr, zwei Stunden lang. [CK 533]

Uebelkeit gegen Mittag, wie von Heisshunger. [CK 534]

Uebelkeit, öfters, zu verschiedenen Zeiten, nicht am Essen hindernd. [CK 535]

Uebelkeit, sobald sie auf die schmerzende Stelle drückt. [CK 536]

Uebelkeit, ungeheure, nach Trinken eines ihr angenehmen Getränkes, dass sie sich legen musste, auf die rechte Seite, worauf sich dieselbe minderte. [CK 537]

Uebelkeit, gleich nach dem Essen, in mehreren Anfällen, mit Schwere des Kopfes und öfterem bitterem Aufstossen, 2 Stunden lang. [CK 538]

Brech-Uebelkeit, früh, einige Minuten lang. [CK 539]

Brech-Uebelkeit, bei vielem Schleim-Rachsen während des (gewohnten) Tabakrauchens (*Sr.*). [CK 540]

Brech-Uebelkeit, mit Winden und Drehen im Magen (*Rhl.*). [CK 541]

Reiz zum Erbrechen, nach dem Frühstücke (d. 3. T.) (*Sr.*). [CK 542]

Brech-Würgen mit Uebelkeit und gänzlichem Schwinden der Lebenskraft, nach dem warmen, ihr angenehmen Früh-Tranke; ohne Erbrechen. [CK 543]

Würmerbeseigen, fast alle Tage nach dem Essen, zuweilen wiederholt. [CK 544]

Würmerbeseigen, nach Magen-Drücken auf's Essen, dann Uebelkeit, dann Erbrechen zuerst von Speisen und zuletzt von Galle, unter Leibschneiden. [CK 545]

Im Magen dumpfe, unangenehme Empfindung, durch Bücken gelindert. [CK 546]

Empfindung im obern Magen, Munde und hinter dem Brust-Beine, als stäke da ein fremder Körper. [CK 547]

Es liegt ihm schwer und fest querüber, unter der Herzgrube. [CK 548]

Wie hart geschwollen in der Herzgrube, Nachmittags, wobei es fest quer über die Hypochondern liegt. [CK 549]

Drücken in der Magen-Gegend. [CK 550]

Drücken im Magen, früh, wie Verkältung. [CK 551]

Drücken im Magen, bis in die Brust hinein, 4 und 6 Stunden nach dem Mittag-Essen, eine Viertelstunde lang (*Rhl.*). [CK 552]

Druck in der Herzgrube, als läge Etwas festes im Magen, zum tief Athmen nöthigend (sogleich.) (*Sr.*). [CK 553]

Drückender und stumpfstechender Schmerz in der Herzgrube abwärts. [CK 554]

Druck-Schmerz unter der Herzgrube, über dem Nabel, durch Aufdrücken gemindert (*Rhl.*). [CK 555]

Beklemmung in der Herzgrube, beim Stehen. [CK 556]

Angst-Gefühl in der Herzgrube. [CK 557]

Krampf im Magen, gegen Abend, die Nacht durch, bis zum andern Morgen. [CK 558]

Zusammenziehender Magen-Krampf, Nachmittags, 5 Uhr, mit Kälte-Gefühl im Magen und Rücken bis Abend (d. 4. T.). [CK 559]

Zusammenzieh-Schmerz am obern Magenmunde, in Anfällen. [CK 560]

Kolikartige Schmerzen im Magen, mit Uebelkeit, früh, beim Erwachen (*Rhl.*). [CK 561]

Klopfen in der Herzgrube, wie Herzschläge. [CK 562]

Schmerz, wie nach Stoss, links neben der Herzgrube, auch bei Berührung fühlbar. [CK 563]

Stechen in der Herzgrube (d. 10. T.). [CK 564]

Kleine Stiche rechts am Magen, alle Nachmittage, 2, 3 Uhr. [CK 565]

Sehr empfindliches Brickeln im Magen. [CK 566]

Brennen in der Herzgrube, in Anfällen (*Rhl.*). [CK 567]

Theils Hitze, theils Kälte in der Herzgrube. [CK 568]

Kleine, rothe Haut-Flecke in der Herzgruben-Gegend, bei Berührung fein stechend und zum Reiben nöthigend, später sich zu jückenden Pusteln erhebend (*Rhl.*). [CK 569]

■ Abdomen

In der Leber-Gegend, starker Druck-Schmerz. [CK 570]

Steifheits-Gefühl in der Leber-Gegend, beim Biegen des Rumpfes auf die linke Seite. [CK 571]

Schmerzhaftes Spannen in der rechten Bauch-Seite. [CK 572]

Kneipender Schmerz im rechten Hypochonder (d. 19. T.) (*Rhl.*). [CK 573]

Kneipender Schmerz in der rechten Bauch-Seite, was die Lage auf der linken Seite unerträglich macht (d. 15. T.). [CK 574]

Zieh-Schmerz in der Leber-Gegend. [CK 575]

Zieh-Schmerz in der Leber-Gegend abwärts; drauf Kneipen unter dem Nabel. [CK 576]

Stechen in der Leber-Gegend, beim Sitzen, alle Nachmittage 2, 3 Uhr. [CK 577]

Kratziges Gefühl in der Leber-Gegend. [CK 578]

Im linken Hypochonder, Strammen, wie von Blähungs-Versetzung, Nachmittags (*Sr.*). [CK 579]

Drückendes Bohren im linken Hypochonder, und darauf düsterer, drückender Kopfschmerz. [CK 580]

Stechendes Drücken im linken Hypochonder, am meisten beim stark Gehen. [CK 581]

Stiche im linken Hypochonder, beim Athmen. [CK 582]

Brenn-Schmerz im Hypochonder, gegen Abend. [CK 583]

Der Bauch tritt ihm öfters auf und ist wie voll. [CK 584]

Auftreibung des Bauches von Getränke, mit Schwappern darin (*Sr.*). [CK 585]

Spannung um den Bauch, wie von Blähungen, durch Aufstossen erleichtert. [CK 586]

Spannung um die Hüften, als sey da Alles zu eng; sie musste die Kleidung aufmachen. [CK 587]

Schmerz, wie von einer Last, im Unterbauche, beim Gehen fühlbar. [CK 588]

Drücken im Unterbauche, alle Morgen, eine Viertelstunde lang. [CK 589]

Drücken im Oberbauche. [CK 590]

Anhaltende Unbehaglichkeit und dumpfer Schmerz im Unterbauche, wie eine Unverdaulichkeit in den Därmen, die oft durch kurzes Drücken oder Kneipen bemerkbarer wird, unter Gefühl von sich erzeugenden Blähungen, die als faul riechende Winde abgehen (n. 2 T.). [CK 591]

Kolik, früh, beim Erwachen, wie von krampfhaft eingesperrten Blähungen, spannend drückenden Schmerzes, mit argem Jücken neben den Genitalien, nach kurzem Schlafe verging Alles, ohne Winde-Abgang (n. 36 St.). [CK 592]

Zusammenklemmen in der linken Bauch-Seite, beim Gehen und Liegen. [CK 593]

Zusammenziehender Schmerz im Bauche, gegen Abend; sie musste sich zusammenkrümmen; durch Gehen erleichtert. [CK 594]

Zuckende Zusammenziehungen des Bauches, früh, im Bette. [CK 595]

Zusammenziehende, wehenartige Unter-Bauch-schmerzen, mit Mattigkeit. [CK 596]

Wehenartiges Leibweh, beim Fahren. [CK 597]

Wehenartiges Ziehen im Unter-Bauche bis in die Oberschenkel. [CK 598]

Zieh-Schmerz in der Nabel-Gegend, nach den Oberschenkeln zu. [CK 599]

Ziehender kneipender Schmerz in der linken Nabel-Gegend, bis in den Mastdarm und After. [CK 600]

Kneipen im Bauche, wie von Würmern, Abends (d. 17. T.). [CK 601]

Kneipendes Leibweh, alle Nachmittage. [CK 602]

Kneipen im Fleische, erst unter den kurzen Ribben, dann unter dem Nabel. [CK 603]

Kneipen im Oberbauche, mit Magenschmerz. [CK 604]

Oefteres Kneipen täglich, im ganzen Bauche, den Bauch-Seiten und nach dem Kreuze zu. [CK 605]

Kneipendes Leibweh und wie wund, früh, im Bette, dann im Rücken und den Schulterblättern pressend und wie wund, nach dem Aufstehen vergehend. [CK 606]

Ein stechendes Kneipen über dem Nabel (*Rhl.*). [CK 607]

Ein drückendes Kneipen im Oberbauche (*Rhl.*). [CK 608]

Schneidendes Leibweh, früh, im Bette, einige Morgen. [CK 609]

Schneidendes Leibweh, früh, beim Aufstehen aus dem Bette. [CK 610]

Schneidendes Leibweh, von früh an, doch Nachmittags schlimmer. [CK 611]

Schneiden im Bauche, mit Kollern [CK 612]

Stiche im linken Unterbauche, anhaltend. [CK 613]

Schmerz im Bauche, als wollte Alles zerreissen. [CK 614]

Beim Gehen schmerzen die Eingeweide des Unterbauches, als wären sie los und schwer und wollten herausfallen. [CK 615]

Die Leisten-Gegend schmerzt beim Aufstehen vom Sitze und bei starkem Gehen (n. 11 T.). [CK 616]

Verrenkungs-Schmerz im linken Schoosse. [CK 617]

Der Leisten-Bruch tritt hervor. [CK 618]

Geschwulst einer Schooss-Drüse. [CK 619]

Blähungen plagen ihn arg und treiben den Bauch auf. [CK 620]

Blähungs-Versetzung. [CK 621]

Blähungs-Kolik, vorzüglich bei Bewegung (**fast sogleich**). [CK 622]

Viel Blähungs-Erzeugung und davon Spannen und Stiche im Bauche. [CK 623]

Die Blähungen gehen im Bauche und den Bauch-Seiten herum, ohne Abgang; dabei Schwere des Kopfes, Sausen im Oberhaupte, Sumsen vor den Ohren, und Verstopfung beider Nasenlöcher. [CK 624]

Gähren im Bauche. [CK 625]

Gurlen im Bauche, wie bei Laxiren. [CK 626]

Quarren und Murren im Bauche, viele Wochen über. [CK 627]

■ Rektum

Allzu häufiger Winde-Abgang. [CK 628]

Säuerlich riechende Winde. [CK 629]

Fauleier-Geruch der Winde. [CK 630]

Auf Winde-Abgang folgt Durchfall (d. 12. T.) (*Rl.*). [CK 631]

Stuhl nur nach leerem Drängen. [CK 632]

Vergeblicher Stuhldrang. [CK 633]

Hält den Stuhl die ersten Tage zurück. [CK 634]

Harter Stuhl nur einen Tag um den andern: sie muss sehr pressen (n. 15 T.). [CK 635]

Harter Stuhl, alle 2, 3 Tage, mit Anstrengung und oft nach vergeblichem Drange. [CK 636]

Harter, trockner Stuhl. [CK 637]

Oeftere kleine Stühle des Tages. [CK 638]

Unordentlicher, ungenüglicher Stuhl. [CK 639]

Heftiger Stuhldrang, ohne Entleerung (n. 36 St.) (*Sr.*). [CK 640]

Oefteres Nöthigen zum Stuhle, dessen wenig erfolgt (d. 6. T.). [CK 641]

Heftiger Drang zum Stuhle; er konnte ihn kaum Augenblicke zurückhalten, der Stuhl ist breiartig (*Sr.*). [CK 642]

Stuhl zu rechter Zeit doch mit viel Anstrengung beim Abgange (d. ersten Tage). [CK 643]

Die ersten Tage harter Stuhl, die folgenden, weicher (*Rhl.*). [CK 644]

Durchfall, wie Wasser. [CK 645]

Mit Blut vermischter Stuhl. [CK 646]

Etwas Blut im Stuhle. [CK 647]

Geronnenes Blut geht mit dem guten Stuhle ab. [CK 648]

Vor dem Stuhle, Druck im Unterbauche, in der Blasen-Gegend. [CK 649]

Vor dem Stuhle, Pressen im Bauche, nach dem Mastdarme zu, als wenn Blähungen sich verstopften. [CK 650]

Vor jedem Stuhle und Winde-Abgange, Wundheits-Schmerz im Unterbauche. [CK 651]

Vor dem Stuhle, Leibschneiden (*Sr.*). [CK 652]

Beim Abgange des (nicht harten) Stuhles, oder eines Windes, wehenartiges Pressen im Bauche nach unten; sie muss sich mit den Händen anstämmen; nach Abgang des Stuhles aber ist der Schmerz gleich weg. [CK 653]

Bei hartem Stuhle, Kratzen im Mastdarme. [CK 654]

Nach dem Stuhle noch starkes, vergebliches Nothtun. [CK 655]

Nach dem Stuhle, Drängen im Mastdarme. [CK 656]

Nach hartem Stuhle, Brennen im After. [CK 657]

Nach weichem Stuhle, Brennen im After. [CK 658]

Nach dem Stuhle, Ritzen am After. [CK 659]

Nach dem (etwas blutigen) Stuhle, Jücken am After. [CK 660]

Nach dem Stuhle, Leibkneipen wie zu Durchfall, ohne Erfolg, früh. [CK 661]

Im Mastdarme Drängen und Zwängen, ohne Stuhl, nach Tische (d. 3. T.) (*Sr.*). [CK 662]

Press-Schmerz im Mastdarme. [CK 663]

Krampfhaftes Zusammenschnüren des Afters. [CK 664]

Wie Verengerung des Mastdarmes, beim Stuhlgange, es erfolgt mit der grössten Anstrengung zuerst harter Koth, der den After aufreisst, dass er blutet und wund schmerzt, wornach jedesmal flüssiger Stuhl kommt; einen Tag um den andern ist sie verstopft. [CK 665]

Kneipen öfters im Mastdarme, mit Noththun, und doch nur Abgang von Winden mit Schleim. [CK 666]

Stiche öfters im Mastdarme, besonders Nachmittags (*Sr.*). [CK 667]

Stiche am After, den Mastdarm herauf, ausser dem Stuhle. [CK 668]

Stiche und Jücken am After. [CK 669]

Jückende Stiche im Mastdarme, Abends im Bette. [CK 670]

Jücken am After, mehrere Tage. [CK 671]

Brenn-Schmerz am After. [CK 672]

Brennen am After, vorzüglich nach Aerger, anhaltend. [CK 673]

Beissende Wundheit am After, nach dünnem Stuhle. [CK 674]

Wunder, heisser After. [CK 675]

Wundheit um den After und zwischen den Hinterbacken. [CK 676]

Flechte am After. [CK 677]

Aderknoten am After, mit Feuchten und Stich-Schmerz. [CK 678]

Austreten des Mastdarms und Brennen des Afters, mit Abgang vieler, blutiger Jauche, so dass er die Nacht vor Schmerz nicht schlafen konnte (n. etl. St.). [CK 679]

■ **Harnwege**

Drang zum Harnen, ohne Abgang (n. 17 T.). [CK 680]

Drängen auf die Blase, ausser dem Harnen (*Sr.*). [CK 681]

Oefteres Drängen zum Harnen mit vielem Lassen gehörig gefärbten Harnes (*Sr.*). [CK 682]

Oefteres Harnen, alle halbe Stunden. [CK 683]

Oftes, reichliches Lassen heissen Harnes. [CK 684]

Reichliches Harnen mit starkem Drange, wohl alle halbe Stunden, so wenig er auch trinkt; Nachts weckt's ihm aus dem Schlafe. [CK 685]

Nachts, öfteres Uriniren und auch leerer Harndrang. [CK 686]

Er muss Nachts viermal Urin lassen. [CK 687]

Arges Drängen zum Harnen und Unaufhaltbarkeit des Urins, der reichlich abfliesst (n. 10 St.). [CK 688]

Es treibt ihn einige Male so stark zum Harne, dass er ihm fast unwillkührlich abgegangen wäre. [CK 689]

Unwillkührlicher Abgang des Harnes im Gehen. [CK 690]

Sehr hellfarbiger Harn (*Sr.*). [CK 691]

Weisstrüber Harn, nach Kneipen in der Harnröhre. [CK 692]

Ziegelmehlartiger Satz bald im Harne. [CK 693]

Rother Satz im lehmfarbigen Harne. [CK 694]

Rother Sand im Harne. [CK 695]

Beim Harnen, Drücken auf die Blase und im Unterbauche. [CK 696]

Beim Harnen, Beissen in der Harnröhre. [CK 697]

Beim Harnen, Beissen in der weiblichen Scham. [CK 698]

Beim Harnen, Brennen in der Harnröhre. [CK 699]

Nach dem Harnen, Zusammenziehen im Unterbauche, wie Krampf, fünf Minuten lang. [CK 700]

Die Harnröhre schmerzt beim Drücken, wie wund (*Sr.*). [CK 701]

Ziehen in der Harnröhre, nach dem Harnen (*Sr.*). [CK 702]

Schneiden in der Harnröhre, etwas nach dem Harnen (*Sr.*). [CK 703]

Heftige Stiche in der Harnröhre, ausser dem Harnen. [CK 704]

Stechendes Jücken in der Harnröhr-Mündung, die wie mit Gummi (Prostata-Saft?) verklebt ist (*Sr.*). [CK 705]

Jückende Stiche in der Harnröhre, ausser dem Harnen, einige Tage nacheinander. [CK 706]

Jücken an der Harnröhr-Mündung und darnach Harndrang (d. 2. T.) (*Sr.*). [CK 707]

Jücken und Brennen in der Harnröhr-Mündung, Abends, bei Schlafengehn (d. 1. T.) (*Sr.*). [CK 708]

Brennen und Schneiden in der Harnröhre, nach Harnen, mit Ausfluss dünnen Schleimes, der durchsichtige, steife Flecke im Hemde macht (*Sr.*). [CK 709]

Flüssigkeit kommt nach dem Harnen aus der Harnröhre, die erst Jücken, dann Brennen macht (d. 3. T.) (*Sr.*). [CK 710]

Milchartiger Ausfluss nach dem Harnen (Prostata-Saft?). [CK 711]

Gelber Eiter-Ausfluss aus der Harnröhre, welcher Flecke in der Wäsche macht, wie wirklicher Tripper, doch ohne Schmerz beim Harnen, nur mit einiger Spannung in den Schooss-Drüsen, die nicht sichtbar geschwollen sind (n. 29 T.). [CK 712]

■ **Geschlechtsorgane**

Die Geschlechtstheile riechen sehr stark und übel. [CK 713]

Unerträgliches, beissendes Jücken neben den Geschlechtstheilen, mit Schründe-Schmerz nach Reiben, viele Wochen lang (n. 24 St.). [CK 714]

In der Ruthe, Zucken. [CK 715]

Ein Ruck in der Ruthe, ausser dem Harnen (*Sr.*). [CK 716]

Stechen in der Ruthe, bei und ausser dem Harnen (d. 26. T.). [CK 717]

An der Eichelkrone, Jücken und Kriebeln; er muss kratzen (*Sr.*). [CK 718]

Jücken an der Eichelspitze, mit Reiz zum Kratzen (*Sr.*). [CK 719]

Röthe der Spitze der Eichel. [CK 720]

Starkes Jücken und Nässen an der Eichelkrone. [CK 721]

Einige rothe Flecken an der Eichel (*Sr.*). [CK 722]

Die Vorhaut zieht sich hinter die Eichel zurück; davon ein reibendes Trockenheits-Gefühl, wenn die Eichel die Kleider berührt. [CK 723]

In den Hoden, Kneipen. [CK 724]

Ziehendes Weh in den Hoden, vom Bauchringe aus. [CK 725]

Schlaffer Hodensack, mehrere Tage (n. 20 T.). [CK 726]

Starkes Jücken an und unter **dem Hodensacke**, und am linken Oberschenkel, auf einer rothen entzündeten Stelle. [CK 727]

Wundheit neben dem Hodensacke, am Oberschenkel. [CK 728]

Jückende, scharf umgränzte, feuchtende Flechte am Hodensacke und daneben am Oberschenkel. [CK 729]

Schwäche-Gefühl in den Geschlechtstheilen. [CK 730]

Schlafender, sehr unregsamer Geschlechtstrieb. [CK 731]

Wenig Geschlechtstrieb und beim Beischlafe später Samen-Abgang (d. 13. T.) (*Rl.*). [CK 732]

Erregte die 12 ersten Tage den Begattungs-Trieb, die Erektionen und die Wohllust-Empfindung beim Beischlafe ungemein, liess aber Alles dies späterhin desto tiefer sinken. [CK 733]

Geilheit, Abends im Bette (*Sr.*). [CK 734]

Wohllust-Reiz, plötzlich im Sitzen, der beim herum Gehen verschwand (*Ng.*). [CK 735]

Mehr physischer Geschlechtstrieb (n. 8 T.). [CK 736]

Keine Erketion und keine Pollution, fünf Wochen lang. [CK 737]

Starke Erektion (d. 5. 10. T.). [CK 738]

Erektionen, früh, ohne Geschlechtstrieb (*Sr.*). [CK 739]

Nach der Früh-Erektion, Brennen in der Harnröhre (*Sr.*). [CK 740]

Mangel an Erektionen (d. erst. T.). [CK 741]

Starke Erektion, Nachts und früh (n. 6 St.); später gar keine, oder nur selten. [CK 742]

Mangel an Pollutionen, bei Enthaltung vom Beischlafe, 5 Wochen lang. [CK 743]

Pollution (bei einem Ehemanne) (d. 1. 10. N.). [CK 744]

Neben gehöriger Ausübung des Beischlafs, dennoch öftere Pollutionen. [CK 745]

Ein ihm höchst ungewohnter nächtlicher Samen-Erguss (d. 1. N.). [CK 746]

Pollution mit Beissen an der Eichel. [CK 747]

Starke Pollution bei einem Impotenten, mit viel Wohllust-Gefühl, und darauf die ganze Nacht heftige Ruthen-Steifheit, die fast schmerzhaft war (n. 6 T.). [CK 748]

Begattung schwach, ziemlich kalt und schneller Samen-Erguss (d. 7. T.). [CK 749]

Unkräftige Begattung, und doch gegen Morgen etwas Pollution (d. 1. N.). [CK 750]

Feuriger Beischlaf, doch schneller Samen-Erguss (d. 26. T.). [CK 751]

Von einem lange nicht geübten Beischlafe wird er sehr angegriffen, und die Nacht drauf, in tiefem Schlafe, eine sehr ermattende Pollution (n. 56 T.). [CK 752]

Auf Beischlaf, nach 5 Stunden, Pollution (d. 18. T.). [CK 753]

Kurz nach Beischlaf, Pollution, und die dritte Nacht drauf wieder (*Rhl.*). [CK 754]

Auf Beischlaf, scharfes Stechen in der Harnröhre, nach dem Harnen (d. 9. T.). [CK 755]

Nach Pollutionen, Kälte in den Gelenken und Mattigkeit. [CK 756]

Nach einer Pollution, Schneiden in der Harnröhre (*Sr.*). [CK 757]

Ausfluss vielen Vorsteher-Drüsen-Saftes, beim Denken über geile Dinge, ohne Aufregung der Phantasie oder der Geschlechtstheile, und ohne Erektion. [CK 758]

Nach den Geburtstheilen zu ein Pressen und Drängen aus der Seite des Bauches, früh, dass sie sich ruhig hinsetzen musste, um einen Mutter-Vorfall zu verhüten. [CK 759]

Trockenheit der Scheide und schmerzhafter Beischlaf, (in der Nachwirkung?). [CK 760]

Auf Beischlaf ist's ihr gleich sehr leicht und angenehm zu Muthe, bald darauf aber wird sie sehr reizbar und ärgerlich. [CK 761]

Jücken im weiblichen Schamhügel. [CK 762]

Ausschlags-Blüthe am Schamberge. [CK 763]

Ausgehn der Haare am Schamhügel (*Sr.*). [CK 764]

Regel um 4 Tage zu spät (n. 22, 27 u. 33 T.). [CK 765]

Regel nur 3 Tage und darauf Kopf-Eingenommenheit und viel Blutdrang nach dem Kopfe. [CK 766]

Regel nur ein Drittel so stark, als gewöhnlich, doch zur rechten Zeit (d. 5. T.). [CK 767]

Regel den ersten und 2ten Tag gering, den dritten aber, unter Leibweh, wie Wundheit, sehr reichlich. [CK 768]

Unterdrückt die sonst pünktliche Periode sehr hartnäckig, acht Wochen lang (n. 14 T.). [CK 769]

Kürzt zuerst den Regel-Termin ab und verlängert ihn hinterdrein. [CK 770]

Regel nach 18 Tagen; dann nach 7 Wochen, dann nicht wieder. [CK 771]

Regel 7 Tage zu früh (n. 8 T.). [CK 772]

Bringt die Regel, wenn sie nächstens zu erwarten ist, fast augenblicklich hervor und stärker, als gewöhnlich; in der Nachwirkung dagegen scheint sie sich zu verspätigen, und des Blutes weniger zu kommen. [CK 773]

Regel um 3 Tage zu früh. [CK 774]

Regel um 7 Tage zu früh, gering, dabei Kopfschmerz beim Husten, Bücken und Niesen, als wollte der Kopf zerspringen. [CK 775]

Die 85 Tage zurückgebliebene Regel kommt wieder, mit grosser Schwere der Beine gleich darauf (d. 15. T.). [CK 776]

Das bei einer 50jährigen Frau ein halbes Jahr unterbliebene Monatliche erscheint wieder (d. 3. T.). [CK 777]

Vermehrt die schon fliessende Regel. [CK 778]

Regel stärker, als sonst, zur gehörigen Zeit und mit weniger Leibweh; doch Frost dabei, den ganzen ersten Tag, mit vielem Gähnen, besonders Nachmittags (d. 3. T.). [CK 779]

Regel sehr stark, auch Nachts, schwärzlichen Blutes (n. 45 T.). [CK 780]

Verlängert das schon fliessende Monatliche bis zu 8 Tagen. [CK 781]

Vor der Regel, Beängstigung. [CK 782]

Vor Eintritt der (verspäteten) Regel wird es ihr früh, einige Stunden zuvor ängstlich und weichlich; es kommt süsslich im Schlunde heran, worauf sie etwas Blut mit dem Speichel ausspuckt. [CK 783]

Bei der Regel, grosse Traurigkeit. [CK 784]

Bei der Regel, ängstlich und ohnmächtig, bei kalten Becken und innerer Hitze. [CK 785]

Bei der Regel, Abends, Hitze im Gesichte. [CK 786]

Bei der Regel, reissender Zahnschmerz, mit Stichen, wenn freie Luft in den Mund kommt. [CK 787]

Bei der Regel, Schwere im Unterleibe. [CK 788]

Bei der Regel, öfteres Brennen und Schneiden im Schoosse, während des Harnens, so wie beim Mittag-Essen im Sitzen. [CK 789]

Bei der Regel, nach ihrem Ausbruche, Nachts, starkes Fieber, mit argem Durste und gänzlichem Schlaf-Mangel. [CK 790]

Bei der Regel, sehr harter Stuhl. [CK 791]

Nach der Regel, Eingenommenheit und Schwere des Kopfes, wie von Blut-Andrang. [CK 792]

Nach der Regel, weibliche Impotenz, Abneigung vor Beischlaf, und trockene, bei der Begattung schmerzhafte Scheide (n. 12. T.). [CK 793]

Scheide-Fluss, Nachts. [CK 794]

Scheidefluss nach vorgängigem Leibweh, früh, wie zur Regel, zusammenziehend und nach unten zu pressend. [CK 795]

Sehr starker Scheide-Fluss (n. 4 St. u. 2 T.). [CK 796]

Scheide-Fluss, mit Jücken an der Scham beim Abgange. [CK 797]

Scheide-Fluss, mehr beim Gehen, grünlichen Ansehens. [CK 798]

Beim Scheide-Fluss, schründender Schmerz. [CK 799]

■ Atemwege und Brust

Häufiges Niesen, mehrere Tage. [CK 800]

Kriebeln in der rechten Nasen-Seite, mit Druck im rechten Auge, wie zum Niesen, durch Schneuzen nicht vergehend (*Sr.*). [CK 801]

Oft versagendes Niesen. [CK 802]

Schnupfen-Gefühl, alle Morgen. [CK 803]

Stock-Schnupfen, mit Verstopfung beider Nasenlöcher. [CK 804]

Ungeheurer Stock-Schnupfen, dass er fast keinen Athem bekommen kann. [CK 805]

Trockenheits-Gefühl in der Nase. [CK 806]

Wasser tröpfelt unvermerkt aus der Nase. [CK 807]

Sehr dicker Schleim geht aus der Nase (*Sr.*). [CK 808]

Fliess-Schnupfen mit Niesen, nur einen Tag lang. [CK 809]

Arger Fliess-Schnupfen, drei Tage lang, dann Stock-Schnupfen. [CK 810]

Mässiger Schnupfen, mit gänzlichem Verluste des Geruches und Geschmackes. [CK 811]

Ungeheurer Fliess-Schnupfen, mit Verlust alles Geruches und Geschmackes. [CK 812]

Trockenheits-Gefühl an den hintern Nasen-Oeffnungen. [CK 813]

Trockenheit des Kehlkopfes, früh, beim Erwachen. [CK 814]

Kratziges, scharriges Wesen im Kehlkopfe, wie nach ranzigem Soodbrennen (n. 6 St.). [CK 815]

Scharrig und kratzig am Kehlkopfe, die Stimme wird rauh (n. 20 St.). [CK 816]

Anhaltendes Kratzen mitten in der Brust. [CK 817]

Rauhe Stimme mit stockschnupfiger Nasen-Verstopfung und einigem Niesen. [CK 818]

Arge Heiserkeit (d. erst. T.). [CK 819]

Heiserkeit, früh, nach gutem Schlafe, **mit vielem Schleim im Halse** und Husten. [CK 820]

Starke Früh-Heiserkeit. [CK 821]

Katarrh und Kitzel-Husten, als hätte er sich verkältet. [CK 822]

Husten von Kitzel im Halse. [CK 823]

Husten von Kitzel in der Herzgrube, bei grosser Engbrüstigkeit. [CK 824]

Rauhes, heiseres Hüsteln. [CK 825]

Husten-Reiz von leer Schlingen. [CK 826]

Husten-Reiz und Brust Beklemmung von Sprechen. [CK 827]

Husten, der den Knaben **ganz athemlos macht, Tag und Nacht.** [CK 828]

Früh-Husten. [CK 829]

Abend-Husten, nach dem Niederlegen, im Bette. [CK 830]

Husten, am schlimmsten Abends, von 8 bis 11 Uhr. [CK 831]

Nachts stärkerer Husten, als am Tage. [CK 832]

Nachts, Kotzen und trockner Kitzel-Husten, nicht am Tage. [CK 833]

Heftiger Husten, fast bis zum Erbrechen, doch nicht abmattend, 4 Wochen lang. [CK 834]

Husten mit Erbrechen des Genossenen. [CK 835]

Brech- und Würge-Husten, mit Auswurf blutigen Schleimes, welcher von einem trocknen Fleck-chen im Kehlkopfe herzukommen schien. [CK 836]

Hüsteln, mit Schnärcheln auf der Brust und etwas Schleim-Auswurf. [CK 837]

Husten mit Auswurf, Tag und Nacht. [CK 838]

Schleim auf der Brust, der dieselbe beengt und beim Gehen im Freien sich ablöst. [CK 839]

Uebelschmeckender Auswurf, früh, nach einigem Aufhusten, mit Schmerz auf der Brust, als würde sie aufgerissen. [CK 840]

Eiterartiger Auswurf mit Husten, der fast stets nur aus einem Stosse besteht. [CK 841]

Blut-Husten. [CK 842]

Beim Husten, Schmerz im Halse und in der Brust. [CK 843]

Beim Husten, Schmerz in den Hals-Drüsen und tief in der Brust. [CK 844]

Beim Husten, schneidender Schmerz in der linken Brust. [CK 845]

Beim Husten, oft Wundheits-Gefühl im Kehlkopfe und der Luftröhre. [CK 846]

Beim Husten, Schmerz im Bauchringe, bis in die Hoden, als wolle der Samenstrang zerreissen. [CK 847]

Beim Husten will es die Stirn zersprengen. [CK 848]

Oefteres tief Athmen, mit Schmerz im Bauche. [CK 849]

Beim Ausathmen, heiserer, pfeifender Ton in der Bruströhre. [CK 850]

Heiss scheinender Athem. [CK 851]

Riechender Athem. [CK 852]

Engbrüstigkeit. [CK 853]

Beklemmung der Brust, Abends. [CK 854]

Beklemmung beim Athemholen, mit Brust-Schmerz. [CK 855]

Beklemmung der Brust im Zimmer; er musste, so schwach er auch war, in die freie Luft gehen, was ihn erleichterte. [CK 856]

Schmerzhafte Beklemmung der Brust, alle Tage, wie Druck, beim gerade Richten nach krumm Sitzen. [CK 857]

Beklemmung der Brust, mit Druck mitten im Brustbeine, bei Bewegung (*Rhl.*). [CK 858]

Beklemmung der Brust, wie zusammengeschnürt, bei Brennen in den Händen (d. 8. T.). [CK 859]

Beengung der Brust, wenn er sich ins Bette legt und auch Nachmittags. [CK 860]

Engbrüstigkeit und kurzer Athem beim schnell Gehen. [CK 861]

Bangigkeits-Gefühl in der Brust (*Sr.*). [CK 862]

Bänglichkeit und Aengstlichkeit in der Brust, mit Druck in der Herzgrube, am stärksten nach tief Athmen (*Sr.*). [CK 863]

Die Brust schmerzt ihr unter dem linken Arme, sowohl bei Bewegung des Armes, als beim Athmen. [CK 864]

Schmerz in der Mitte des Brustbeins, durch tief Athmen vermehrt. [CK 865]

Einfacher Schmerz im Brustbeine, in kurzen Anfällen. [CK 866]

Drücken vorn auf der Brust (*Sr.*). [CK 867]

Drückender Brust-Schmerz nach Stehen oder vielem Sprechen. [CK 868]

Drücken in der linken Brust (d. 15. T.). [CK 869]

Druckschmerz in der Herzgegend, früh. [CK 870]

Spannung auf der Brust, früh. [CK 871]

Spann-Schmerz in den rechten Brust-Muskeln, Vormittags, dass er sich vor Schmerz nicht gerade richten kann, sondern vorgebückt gehen muss; auch bei andern Wendungen des Rumpfes grosser Schmerz. [CK 872]

Spannung in der Brust, beim Dehnen und Strecken, am ärgsten beim tief Athmen (*Sr.*). [CK 873]

Spann-Schmerz am Schlüsselbeine, und die Hals-Muskeln herauf, selbst beim Befühlen schmerzhaft. [CK 874]

Stechen in der rechten Brust, mit Heiserkeit. [CK 875]

Stich-Schmerz, quer durch die Lunge, in öftern Anfällen, nach stundenlangen Pausen. [CK 876]

Einzelne Stiche längs dem Brustbeine. [CK 877]

Stich-Schmerz in der Mitte des Brustbeins, wie von Nadeln. [CK 878]

Stechen mit Athem-Beengung erst im Brustbeine, dann in der Leber-Gegend. [CK 879]

Oefteres Seiten-Stechen. [CK 880]

Stechen in der rechten Seite mit Beklemmung (d. 12. T.). [CK 881]

Stichschmerz in der rechten Brust-Seite, bloss beim Gehen, so stark, dass er die Hand aufdrücken muss, sich zu erleichtern. [CK 882]

Stechen in der linken Seite, mit Spann-Schmerz unter dem Arme (d. 5. T.). [CK 883]

Stumpfes Stechen in der linken Brust-Seite (*Sr.*). [CK 884]

Anhaltender Stich-Schmerz in der linken Brust, Abends, der ihm den Athem benahm, im Freien aber verging. [CK 885]

Reissender Stich-Schmerz von der linken oberen Brust-Gegend, bis ins Achsel-Gelenk. [CK 886]

Wundheits-Schmerz in der Brust. [CK 887]

Zerschlagenheits-Schmerz an den untersten linken Ribben, durch Berührung der Kleidung und jeden Druck vermehrt (*Sr.*). [CK 888]

Zerschlagenheits-Schmerz der äussern Brust. [CK 889]

Zerschlagenheits-Schmerz im Brustbeine. [CK 890]

Zerschlagenheits-Schmerz an der linken Brust, beim Vorbiegen und Athemholen, nicht beim Anfühlen. [CK 891]

Schmerz, wie zerstossen, an einer Stelle der linken Brust-Seite. [CK 892]

Schmerz, wie geschlagen, an einer Stelle des Brustbeins. [CK 893]

Unangenehme Wärme in der Brust, früh, beim Erwachen. [CK 894]

Mattigkeits-Gefühl in der Brust, von Gehen im Freien (in der Sonne), welches leise zu reden nöthigt (*Rhl.*). [CK 895]

Im Herzen anhaltende Schmerzen, besonders Nachts. [CK 896]

Heftige Stiche im Herzen. [CK 897]

Zuckender Schmerz in der Herz-Gegend. [CK 898]

Quetschungs-Schmerz am Herzen, früh, beim Liegen im Bette (*Sr.*). [CK 899]

Heftiges Drücken unter dem Herzen, wie vom Bauche nach der Brust zu, Abends, im Bette, mit Herzklopfen, mehr schnell, als stark, vermehrt durch Liegen auf der linken, vermindert durch Liegen auf der rechten Seite, bis zum Einschlafen anhaltend (*Sr.*). [CK 900]

Herzklopfen öfters, zu 6, 8, 10 Schlägen. [CK 901]

Herzklopfen von der geringsten Bewegung. [CK 902]

Herzklopfen beim Stehen. [CK 903]

Herzklopfen mit Beängstigung. [CK 904]

Herzklopfen mit Aengstlichkeit, alle Tage. [CK 905]

Aengstliches Herzklopfen, ohne ängstliche Gedanken, die meisten Tage, zu 5 Minuten, auch wohl zu ganzen Stunden, ohne ängstliche Gedanken (n. 7 T.). [CK 906]

Herzklopfen mit Druck am Herzen, wie Herz-Abdrücken, beim Aufdrücken mit der Hand etwas nachlassend (sogleich.) (*Sr.*). [CK 907]

Flatternde Bewegung des Herzens. [CK 908]

Kälte-Gefühl um das Herz, bei Anstrengung des Geistes. [CK 909]

Aeusserlich auf der Brust, starkes Jücken. [CK 910]

Jücken auf der Brust, vorzüglich im Freien. [CK 911]

Die Knochen der rechten Brust stehen weiter hervor. [CK 912]

Knarren im Brustbeine, bei Bewegung. [CK 913]

Zuckungen unter dem rechten Arme, die Seite herab. [CK 914]

■ **Rücken und äußerer Hals**

Kreuzschmerz beim Aufrichten nach langem Bücken. [CK 915]

Schmerz des Kreuzes nach Bücken. [CK 916]

Ein Stich im Kreuze zuweilen (n. 26 T.). [CK 917]

Scharfe Stiche quer durch das Kreuz, dicht über den Hüften. [CK 918]

Starkes Pulsiren im Kreuze (d. 1. T.). [CK 919]

Schmerzhaftes Pochen im Kreuze, auch Abends, nach dem Niederlegen ins Bette. [CK 920]

Schmerz, wie zerbrochen im Kreuze. [CK 921]

Zerschlagenheits-Schmerz im Kreuze, beim Bücken und wieder Aufrichten (Sr.). [CK 922]

Lähmiges Kreuzweh, am stärksten beim gerade Aufrichten (Sr.). [CK 923]

Lähmung im Kreuze, früh, beim Aufstehen. [CK 924]

Schwach im Kreuze, wie lendenlahm, er konnte weder recht stehen, noch recht gehen, im Liegen ist's ihm am besten, den ganzen Tag, am schlimmsten nach dem Mittag-Essen (Sr.). [CK 925]

Lähmigkeit im Kreuze und Rücken, früh, beim Aufstehen. [CK 926]

Starkes Jücken am Kreuze, Abends im Bette (Sr.). [CK 927]

Des Rückens linke Seite schmerzt, wie von Druck auf eine entzündete Stelle. [CK 928]

Druck-Schmerz unter dem rechten Schulterblatte, anhaltend. [CK 929]

Drücken über die Lenden, mit Gefühl in den Unterschenkeln, als wären sie steif und umwunden. [CK 930]

Strammen in der linken Rücken-Seite. [CK 931]

Spannen im Rücken, was zum Dehnen und Strecken nöthigt. [CK 932]

Spannung und Hitze in der Nieren-Gegend, selbst im Sitzen; dann macht Spazieren bald müde. [CK 933]

Zieh-Schmerz im Rücken aufwärts (d. 14. T.). [CK 934]

Zieh-Schmerz oben im Rücken. [CK 935]

Ziehen und Reissen im rechten Schulterblatte; es nöthigt zum tief Athmen (Sr.). [CK 936]

Reissen und Brech-Schmerz in den Schulterblättern, mit Steifheit des Rückens und Nackens (Sr.). [CK 937]

Ein Stich unter dem linken Schulterblatte, beim Einziehen der Schulterblätter, nicht beim Athmen (Sr.). [CK 938]

Starke Stiche in der Lenden-Gegend, beim tief Athmen. [CK 939]

Brennen im linken Schulterblatte, wie mit heissem Wasser begossen (Sr.). [CK 940]

Brennendes Schründen am obersten Rückgrat-Wirbel. [CK 941]

Schmerz des Rückens, wie zerbrochen. [CK 942]

Zerschlagenheits-Schmerz in den Schulterblättern und Hüften. [CK 943]

Arger Zerschlagenheits-Schmerz im Rücken und zwischen den Schulterblättern, im Sitzen und am schlimmsten beim Liegen; nicht beim Gehen oder bei Handarbeit. [CK 944]

Blüthen-Ausschlag auf dem Rücken, mit Jücken, Abends, im Bette (Sr.). [CK 945]

Das Genick schmerzt bei einigem Umdrehen des Kopfes. [CK 946]

Arger Schmerz im Genicke, dass sie sich nicht umdrehen kann. [CK 947]

Spannung im Nacken mit Geschwulst der Hals-Drüsen. [CK 948]

Steifheit im Nacken und am Hinterkopfe. [CK 949]

Steifheit des Genickes und Halses. [CK 950]

Steifheit und Storren im Nacken und oben über den Rücken (Sr.). [CK 951]

Arger Zieh-Schmerz im Genicke, dass er sich nicht drehen kann, mehrere Tage. [CK 952]

Schmerz wie verstaucht, zerschlagen, oder ermüdet, im Nacken. [CK 953]

Die Hals-Muskeln schmerzen beim Befühlen und Wenden des Kopfes (Gff.). [CK 954]

Steifheits-Schmerz an der rechten Hals-Seite; sie konnte den Kopf nicht wenden (d. 2. T.). [CK 955]

Zieh-Schmerz am Halse, in der Gegend des Kehlkopfs. [CK 956]

Stechen äusserlich am Halse herab, selbst die Nacht durch. [CK 957]

Die Drüsen am Halse schmerzen bei Berührung. [CK 958]

Schmerz der Halsdrüsen beim Husten. [CK 959]

Blutschwäre am Halse. [CK 960]

■ **Extremitäten**

In der Achselgrube dumpfes Stechen und Reissen (Sr.). [CK 961]

Beissendes Brennen in den Achselhöhlen, mit Anschwellung nach Kratzen. [CK 962]

Geschwulst der rechten Achsel-Drüse. [CK 963]

Das Achsel-Gelenk schmerzt, dass sie den Arm nicht bewegen kann (d. 6. T.). [CK 964]

Spannen und Ziehen im Achselgelenke, früh, im Bette, wie Verkältungs-Schmerz, bei Entblössung (*Rhl.*). [CK 965]

Ziehen und Reissen in der rechten Achsel, dann im Oberarme. [CK 966]

Reissen an der Hinterseite des Achsel-Gelenkes und der Achselgrube, Tags und im Bette, Nachts. [CK 967]

Wühlender Schmerz um das rechte Achsel-Gelenk, früh, beim Erwachen, wovon der Arm wie gelähmt war. [CK 968]

Lähmungs-Schmerz und Reissen in der Achsel (d. 3. 4. T.). [CK 969]

Zerschlagenheits-Schmerz im Achsel-Gelenke, wovor er die Schulter nicht aufheben kann. [CK 970]

Verstauchtheits- oder Ermüdungs-Schmerz im Achsel-Gelenke. [CK 971]

Der Arm linker Seite schmerzt ziehend, dass sie ihn beständig ausstrecken muss. [CK 972]

Abgestorbenheit (Eingeschlafenheit), Fühllosigkeit und Kriebeln im linken Arme, mit Kriebeln in den Finger-Spitzen (n. 8 St.). [CK 973]

Mattigkeit, Schwere und Niedersinken der Arme. [CK 974]

Schmerz, wie von Zerbrechen, in den Arm-Knochen (*Sr.*). [CK 975]

Kleine, rothe, jückende Bläschen an den Armen, hie und da. [CK 976]

Jückende weissliche Quaddeln an Armen und Händen, nach Reiben roth werdend, mit ärgerem Jücken. [CK 977]

Viele runde, jückende Flechten Flecke auf den Armen. [CK 978]

Die Oberarme schmerzen Nachts, beim darauf Liegen. [CK 979]

Schmerz im Delta-Muskel des Oberarms, wenn sie Etwas aufhebt. [CK 980]

Zerschlagenheits-Schmerz im Oberarme, am empfindlichsten im Achsel-Gelenke, beim Heben und vor und hinter Bewegungen; nicht aber in der Ruhe. [CK 981]

Brennen im rechten Oberarme; die Hitze ist auch äusserlich fühlbar. [CK 982]

Grosse Empfindlichkeit der Oberarme für Kälte. [CK 983]

Das Ellbogen-Gelenk knarrt schmerzhaft bei Bewegung. [CK 984]

Stiche in der Ellbogen-Spitze. [CK 985]

Ein Ruck im linken Ellbogen, dass ihm die Hand vor Schmerze gelähmt ward, der aber durch Ausstrecken des Armes aufhörte (*Sr.*). [CK 986]

Oefteres Rucken im linken Ellbogen, wobei ihm fast Alles aus der Hand fiel (*Sr.*). [CK 987]

In den Vorderarm-Knochen, dumpfer Schmerz, erhöht durch herunter Hängen der Hände, gemindert durch Bewegen der Arme (d. 3. T.) (*Sr.*). [CK 988]

Ziehen in den Vorder-Armen, wie im Ellbogenröhr-Knochen. [CK 989]

Lähmiges Reissen an der Inseite des Unterarmes (*Rhl.*). [CK 990]

Eingeschlafenheit des Vorderarmes von der Hand bis zum Ellbogen, wie Lähmung; das Hand-Gelenk knickt um, wenn sie die Hand gebrauchen will. [CK 991]

Ermüdungs-Schmerz in den Unterarmen (d. 2. T.). [CK 992]

Zerschlagenheits-Schmerz im linken Vorder-Arm-Knochen, beim Aufdrücken unleidlich stark (*Sr.*). [CK 993]

Muskel-Zucken im Unterarme, fühlbar dem Finger. [CK 994]

Rothe, linsengrosse Erhabenheiten an der Inseite des rechten Vorderarmes, mit starkem Jücken, 24 Stunden lang (*Sr.*). [CK 995]

In der Hand, Klamm, beim Anfassen eines kalten Steines (*Rhl.*). [CK 996]

Reissender, ungeheurer und schnell kommender Schmerz an der äussern Kante der linken Hand, wie im Mittelhand-Knochen des kleinen Fingers. [CK 997]

Fein stichlichte Empfindung in der Hand, wie beim Einschlafen derselben. [CK 998]

Ein jückender Stich-Schmerz auf der Hand und dem Finger-Rücken. [CK 999]

Zerschlagenheits-Schmerz im Hand-Gelenke. [CK 1000]

Einschlafen der Hand, beim Liegen auf dem Arme. [CK 1001]

Schwäche in den Händen, vorzüglich beim Zusammenballen derselben. [CK 1002]

Zittern der Hände beim Schreiben (d. 2. T.). [CK 1003]

Geschwulst der rechten Hand, von früh bis Abend (d. 8. T.). [CK 1004]

Jücken und Beissen im linken Handteller; er muss lange kratzen (*Sr.*). [CK 1005]

Jückendes Brennen an der linken Hand, wie von Nesseln. [CK 1006]

Jücken am innern Rande des Hand-Gelenkes; nach Kratzen, Blasen. [CK 1007]

Jückende Blasen auf der linken Handwurzel und beiden Händen, als bilde sich da eine Flechte. [CK 1008]

Viele kleine Bläschen auf den Händen, die nach und nach vertrocknen, wo sich dann die Haut abschält. [CK 1009]

Braune, schmerzlose Flecken auf den Handrücken, als hätte sie sich da verletzt (d. 18. T.). [CK 1010]

Die Haut der Hände wird trocken und aufgerissen. [CK 1011]

Eine etwas aufgeriebene Stelle auf der Hand entzündet sich und wird zu einer Eiter-Blase. [CK 1012]

Trockne, spröde Haut der Hände, besonders um die Finger und bei den Nägeln. [CK 1013]

Schweissige Hände, viele Tage lang (n. 8, 10 T.). [CK 1014]

Die Finger-Gelenke lassen sich nur schwer biegen. [CK 1015]

Eine Spannung im rechten Zeigefinger. [CK 1016]

Reissen in der Streck-Flechse des rechten Zeigefingers, in den Vorderarm hinan. [CK 1017]

Arges Reissen im hintersten Gelenke des linken Daumens, als würde es zerrissen. [CK 1018]

Ritzender Schmerz, in Anfällen, im Daumen zurück und im Zeigefinger vor, die ganze Hand lähmend. [CK 1019]

Stechen in den Fingern. [CK 1020]

Stechen im linken Daumen (*Rhl.*). [CK 1021]

Ein Stich im Finger-Gelenke des rechten Zeigefingers, wie mit einer Nadel oder einem feurigen Funken (*Sr.*). [CK 1022]

Stechen in beiden kleinen Fingern (d. 8. T.). [CK 1023]

Ein jückend reissendes Stechen im Mittel-Gelenke des Zeigefingers. [CK 1024]

Verrenkungs-Schmerz in den hintersten Gelenken des Daumens (sogleich). [CK 1025]

Verrenkungs-Schmerz in den hintersten Finger-Gelenken, beim Schreiben. [CK 1026]

Zerschlagenheits-Schmerz in den Knochen der vordersten Finger-Glieder, beim Aufdrücken unerträglich (*Sr.*). [CK 1027]

Brickeln in den Fingern, besonders in ihren Spitzen. [CK 1028]

Arges Jücken der Finger, Abends, im Bette, Einschlafen hindernd. [CK 1029]

Ein jückendes Bläschen auf dem kleinen Finger. [CK 1030]

Ein dunkelroth marmorirter Fleck beim Nagel des dritten linken Fingers. [CK 1031]

Entzündung und Schmerz an der Seite des Nagels des dritten und vierten Fingers (*Sr.*). [CK 1032]

Neidnägel entstehen häufig am Finger, so oft er sie auch abschneidet (*Sr.*). [CK 1033]

Nach Abschneiden der Neidnägel wird die Stelle roth, geschwollen und schmerzhaft beim Aufdrücken wie wund (*Sr.*). [CK 1034]

Im Hinterbacken, Zieh-Schmerz. [CK 1035]

Reissendes Stechen über den Hinterbacken, nach dem Schoosse und den Hüften zu. [CK 1036]

Er geht sich wund zwischen beiden Hinterbacken. [CK 1037]

Das Hüft-Gelenk schmerzt spannend und thut auch beim Befühlen weh. [CK 1038]

Spannung in beiden Hüft-Gelenken, fast wie verrenkt, auch im Sitzen fühlbar. [CK 1039]

Schmerzhafter Klamm in der Hüfte. [CK 1040]

Rheumatismus der linken Hüfte; er konnte 8, 9 Tage nicht gehen. [CK 1041]

Stiche im rechten Hüft-Gelenke, mehr im Gehen, als im Sitzen. [CK 1042]

Schmerz, wie zerstossen, auf der linken Hüfte. [CK 1043]

Verrenkungs-Schmerz in der linken Hüfte. [CK 1044]

Verrenkungs-Schmerz im Schoosse, oben am Oberschenkel. [CK 1045]

Verrenkungs-Schmerz in der rechten Hüfte, der bald in das Kreuz geht, so dass er ohne Schmerz nicht vom Sitze aufstehn, noch sich gerade strecken oder gehen konnte, vorzüglich schlimm beim tief Athmen. [CK 1046]

Lähmigkeits-Gefühl in den Hüften (*Sr.*). [CK 1047]

Unfestigkeit der Hüften; die Oberschenkel wanken. [CK 1048]

Jücken innerlich in den Hüften. [CK 1049]

Im Beine und Fusse linker Seite, krampfhafter Zieh-Schmerz. [CK 1050]

Zieh-Schmerz das ganze Bein herab. [CK 1051]

Unruhe in den Beinen, Abends, spät, als wären die Gelenke, z.B. der Knie, allzu fest gebunden; er muss sie oft ausstrecken. [CK 1052]

Starke Zuckungen in den Beinen, wachend und im Mittags-Schlafe. [CK 1053]

Schwere der Beine, selbst beim Ruhen. [CK 1054]

Schmerz im linken Beine, als wäre eine Senne übergesprungen. [CK 1055]

Einschlafen des linken Beins, bei der Mittags-Ruhe. [CK 1056]

Schwäche im rechten Beine. [CK 1057]

Lähmigkeit der Beine, früh. [CK 1058]

Lähmigkeit, plötzlich (nach Schreiben) in beiden Beinen; durch angestrengtes Gehen sich verlierend. [CK 1059]

Viel Jücken an den Beinen. [CK 1060]

Die Oberschenkel schmerzen und spannen beim Gehen. [CK 1061]

Zieh-Schmerz im Oberschenkel, vorzüglich beim Gehen, bis ans Knie (d. 6. T.). [CK 1062]

Zieh-Schmerz im rechten Oberschenkel, bis ans Knie, Absatzweise in Ruhe und Bewegung, selbst Nachts (d. 14. T.). [CK 1063]

Reissen im rechten Oberschenkel, nach Fahren im Wagen (d. 4. T.). [CK 1064]

Muskel-Zucken in den Oberschenkeln. [CK 1065]

Grosse, jückende Blüthe mit rothem Hofe, am Oberschenkel, beim Kratzen wund schmerzend (*Sr.*). [CK 1066]

Die Knie knacken Abends beim Gehen. [CK 1067]

Steifheits-Gefühl bald in dem, bald im andern Knie, nach Aufstehn vom Sitze. [CK 1068]

Spannung in beiden Kniekehlen, beim Aufstehn vom Sitze und beim Gehen, von früh an und den Tag über sich mehrend (n. 3 T.). [CK 1069]

Zusammendrückender Schmerz, wie von grosser Ermüdung, in den Knieen und Fuss-Gelenken, und darauf ein dumpfes Ziehen in den ganzen Beinen. [CK 1070]

Zieh-Schmerz in den Knieen, im Sitzen (*Rhl.*). [CK 1071]

Ein lähmiges Ziehen im linken Knie, Abends (*Rhl.*). [CK 1072]

Ein reissendes Ziehen in den Kniekehlen, am meisten im Gehen. [CK 1073]

Ein stechender Zieh-Schmerz über und unter dem Knie, im Sitzen. [CK 1074]

Stechen im linken Knie. [CK 1075]

Verrenkungs-Schmerz im linken Knie, beim Gehen. [CK 1076]

Verrenkungs-Schmerz des Gelenkes des Kniees, beim Gehen. [CK 1077]

Mattigkeit in den Knieen, als sollten sie einknicken (d. 2. T.) (*Sr.*). [CK 1078]

Gluckern unter der Haut des linken Kniees, wie von Wasser. [CK 1079]

Eine rothe Flechte in der Kniekehle. [CK 1080]

Blutschwär am Knie. [CK 1081]

Die Unterschenkel strammen in den Waden bis zum Knie, bloss beim Gehen, nicht im Sitzen. [CK 1082]

Spannen der Waden im Gehen, als wären die Muskeln zu kurz. [CK 1083]

Klammartiger Zusammenzieh-Schmerz der Waden beim Gehen. [CK 1084]

Klamm der Waden beim Wenden des Fusses im Sitzen. [CK 1085]

Krampfhaft lähmiges Ziehen im rechten Unterschenkel, das zuletzt bis in den Oberschenkel geht, mit Kraftlosigkeit des Beines im Stehen (*Sr.*). [CK 1086]

Leises Klopfen in der linken Wade. [CK 1087]

Schmerz, wie nach Stoss auf einer Stelle des Schienbeins, doch nicht beim Befühlen. [CK 1088]

Grosse Schwere der Unterschenkel; beim Treppen-Steigen sind die Beine wie zerschlagen. [CK 1089]

Zittrige Unsicherheit in den Waden, im Gehen und Stehen, selbst im Sitzen. [CK 1090]

Friesel-Ausschlag an den Unterschenkeln, in einzelnen Gruppen, vorzüglich bei Berührung fressend jückend (*Rhl.*). [CK 1091]

Kleinkörniger Friesel-Ausschlag an der Aussenseite der Waden, bis über die Oberschenkel hin. [CK 1092]

Die Füsse schmerzen beim Gehen von den Zehen bis ins Gelenk. [CK 1093]

Klamm-Schmerz im linken Fusse (d. 5. T.). [CK 1094]

Klammartiger, stechender Schmerz im linken Fusse, wie vertreten, beim Gehen und Auftreten auf die ganze Sohle. [CK 1095]

Klamm in der Fusssohle, Abends. [CK 1096]

Reissen im Knöchel des rechten Fusses, von früh bis Abends so zunehmend, dass er die Nacht vor Schmerz keinen Augenblick schlafen kann; dabei auch Schmerz im Rücken. [CK 1097]

Flüchtiges Reissen im linken Fusse. [CK 1098]

Feines Klopfen im ganzen Fusse. [CK 1099]

Geschwür-Schmerz am Fussknöchel, beim Auftreten und bei Berührung, bis in die Wade heran; beim Sitzen schmerzt es nur spannend. [CK 1100]

Unangenehmes Brennen der Füsse, beim Gehen. [CK 1101]

Stichlichtes Kriebeln in der rechten Sohle. [CK 1102]

Sehr kalte Füsse (n. 1 St.). [CK 1103]

Verstauchungs-Schmerz im Fuss-Gelenke, mehrere Tage (*Rhl.*). [CK 1104]

Knicken in den Gelenken zwischen dem Mittel-Fusse und den Zehen. [CK 1105]

Lähmigkeit des Fuss-Gelenkes, oder wie innere Eingeschlafenheit, im Sitzen und Gehen; sie konnte den Fuss nur wenig bewegen. [CK 1106]

Lang dauernde Eingeschlafenheit des Fusses. [CK 1107]

Grosse Schwere der Füsse. [CK 1108]

Schwere der Füsse, den zweiten Tag, den dritten sind sie sehr leicht. [CK 1109]

Schweiss der Fuss-Sohle verstärkt. [CK 1110]

Bringt den verlornen Fuss-Schweiss wieder hervor. [CK 1111]

Jücken auf dem Fussrücken. [CK 1112]

Die Zehen schmerzen schründend stechend. [CK 1113]

Zieh-Schmerz im grossen Zeh. [CK 1114]

Jücken auf den Zehen. [CK 1115]

Röthe und Kälte des hintern Gelenkes der grossen Zehe, mit Schmerz, wie Blutschwär, beim Berühren; beim Stehen und Gehen reisst und sticht es darin, im Sitzen nicht. [CK 1116]

Die Hühneraugen schmerzen stechend (*Sr.*). [CK 1117]

Stiche im Hühnerauge, den ganzen Nachmittag. [CK 1118]

Stechen im Hühnerauge, früh nach dem Erwachen. [CK 1119]

Stiche in den Hühneraugen, ohne äussern Druck. [CK 1120]

Bohrender Schmerz im Hühnerauge. [CK 1121]

■ **Allgemeines und Haut**

Jücken über den ganzen Körper (d. ersten 3 Wochen). [CK 1122]

Jücken auf dem Rücken und den Oberschenkeln; er muss kratzen. [CK 1123]

Feine, jückende Haut-Stiche, Abends im Bette. [CK 1124]

Jückendes Stechen hie und da in der Haut, unter innerer, sie durchlaufender Hitze, ohne Gesichts-Röthe. [CK 1125]

Rothe Flecke, wie ein Nadelkopf, über den ganzen Körper, nach vorgängiger Hitz-Empfindung im Gesichte, am Bauche, an den Armen und Beinen; die Flecke jücken und nach Reiben war der ganze Körper roth, eine halbe Stunde lang. [CK 1126]

Kleine Blüthen am Bauche und an den Beinen. [CK 1127]

Friesel-Ausschlag am ganzen Körper, mit Stichen in der Haut. [CK 1128]

Hirsekörniger Ausschlag am ganzen Körper, am Halse und an den Armen; aber am Unterleibe, den Hinterbacken und Oberschenkeln, anfangs bloss als kleine Knötchen fühlbar, später als kleine Linsen sichtbar, durch Kratzen röther und härter; das Jücken hindert am Einschlafen (d. 4. T.). [CK 1129]

Quaddeln, grosse und rothe, **mit argem Jücken** am ganzen Körper und am Halse. [CK 1130]

Nessel-Ausschlag, nach starker Bewegung, eine Stunde lang jückend (d. 2. T.). [CK 1131]

Bückelchen und kleine Schwäre am Körper hie und da. [CK 1132]

Viel Blutschwäre am Körper (n. 14 T.). [CK 1133]

Warzen entstehen im Handteller, mit Schmerz beim Aufdrücken. [CK 1134]

Schründender Schmerz in den alten Warzen. [CK 1135]

Die Haut des Körpers ist schmerzhaft empfindlich, auch ein geringer Stoss oder Quetschung schmerzt sehr. [CK 1136]

Schmerz und Röthe an einer längst vernarbten Stelle. [CK 1137]

Eine Wunde wird weit schmerzhafter, entzündet sich, fängt an, unter erhöhter Geschwulst stark zu eitern, bei sehr wehmüthigem und reizbarem Gemüthe, wobei sie die Wunde nicht berühren lässt, ohne zu weinen. [CK 1138]

Ein kleiner Stich im Finger fängt mehre Tage nach einander wieder zu bluten an. [CK 1139]

Leichte Verkältlichkeit (n. 24 St.). [CK 1140]

Ungemein leichtes Verkälten und davon Husten und Heiserkeit. [CK 1141]

Scheu vor der freien Luft (n. 12 St.). [CK 1142]

Die Beschwerden entstehen, erneuern oder erhöhen sich am meisten im Liegen, selbst am Tage; Nachts muss sie aufrecht im Bette sitzen, um sich zu erleichtern. [CK 1143]

Bei Bewegung schmerzen alle Muskeln, besonders der Oberschenkel und Oberarme, als wenn das Fleisch los wäre. [CK 1144]

Krampfhafte Empfindung in den Gliedern, besonders in den Händen, als wenn die Theile eingeschlafen wären. [CK 1145]

Die heftigen Nacht-Schmerzen (z.B. von einem Blutschwäre im Rücken) benehmen den Athem bis zum Ersticken und verursachen eine Art halbseitiger Lähmung, so dass ihm Arm und Bein den Dienst versagen. [CK 1146]

Nagendes Drücken, bald in der Herzgrube, bald um den Nabel, bald in der Brust, in Anfällen, Abends (*Rhl.*). [CK 1147]

Arge Zusammenschnürung des Magens und der Brust. [CK 1148]

Stiche hie und da. [CK 1149]

Zerschlagenheits-Schmerz aller Glieder (d. 2. T.). [CK 1150]

Steifheit in den Schulterblättern, den Hüft-Gelenke und Kreuze. [CK 1151]

Arge Steifheit aller Gelenke des Körpers. [CK 1152]

Zuckende Empfindung im Rücken und Nacken gegen den Kopf. [CK 1153]

Zucken in den Gliedern; beide Arme werden vorwärts geruckt. [CK 1154]

Zucken mit dem oder jenem Gliede, wenn er schreiben wollte. [CK 1155]

Aufzucken des Oberkörpers, Nachmittags, beim Hinlegen, im Wachen. [CK 1156]

Muskel-Zucken hie und da. [CK 1157]

Häufiges und sichtbares Muskel-Zucken im Oberarme und den Beinen. [CK 1158]

Bewegungen der Glieder und des Kopfes, weiter, als er will. [CK 1159]

Knacken in den (Achsel- und Hüft-) Gelenken, bei Bewegung derselben. [CK 1160]

Abmagerung. [CK 1161]

Nach Genuss wenigen Weins, starke, lange Hitze im Blute. [CK 1162]

Er schnaubt und spuckt Blut aus. [CK 1163]

Blut-Andrang nach oben, nach Brust, Magen und Kopf, mit Kälte der Beine. [CK 1164]

Gehemmter Blutlauf im Arme, beim Auflegen auf den Tisch, und so, oft in allen Theilen des Körpers. [CK 1165]

Jede Bewegung erregt den Blutumlauf. [CK 1166]

Wogen des Pulses im ganzen Körper, auch in der Ruhe. [CK 1167]

Pulsiren im ganzen Körper, dass sich oft alle Theile an ihm bewegen. [CK 1168]

Pulsiren in Armen und Beinen. [CK 1169]

Voller, schneller Puls, beim aufrecht Stehen. [CK 1170]

Schnellerer Puls und schnelleres Athmen vorzüglich nach Trinken. [CK 1171]

Aussetzen einige Pulse. [CK 1172]

Aussetzen der Herzschläge, bei der Mittags-Ruhe. [CK 1173]

Abspannung der Geistes- und Körper-Kräfte. [CK 1174]

Abspannung des Geistes und Körpers, bei vieler Esslust. [CK 1175]

Nach körperlicher Anstrengung, sogleich Unfähigkeit zu denken, und Theilnahmlosigkeit. [CK 1176]

Von Aergerniss, Stechen oben in der linken Brust, Appetitlosigkeit und Kopfschmerz; sie fühlt jeden Tritt im Kopfe, wird sehr matt und die Füsse werden schwer. [CK 1177]

Nach einem kleinen Verdrusse weint sie die ganze Nacht, und hustet sehr, mit vergeblichem Brech-Würgen. [CK 1178]

Anfälle von Schwere im Kopfe, dass er sich legen muss, täglich zwei, dreimal, zehn Tage lang; nach dem Niederlegen sogleich Schweiss am ganzen Körper, von dem die Kopfschwere nach $^1/_2$ Stunde vergeht. [CK 1179]

Anfall von Uebelkeit, früh, mit Schwäche und Leichen-Blässe des Gesichtes; er musste sich legen (d. 4. T.). [CK 1180]

Anfall, es lief ihr vom steifen Genicke in den Kopf, die Augen thaten ihr weh, es ward ihr übel, unter Frost und Besinnungslosigkeit (d. 8. T.). [CK 1181]

Anfälle, wie Mutterstaupe; es zog ihr aus der linken Achsel nach dem Kopfe; presste dann in den Schläfen, als wollte der Kopf platzen; das Gehirn schmerzte wie wund und zerschlagen, unter stetem Zieh-Schmerze aus der Achsel nach dem Kopfe, und steter Brech-Uebelkeit, wie vom Magen aus; sie musste sich legen, unter Frost bei Gesichts-Hitze (d. 8. T.). [CK 1182]

Anfälle von Uebelkeit, zur Zeit des Abend-Essens (ohne dass sie vorher gegessen) mit argem Froste bei jedem Anfalle; nach dem Niederlegen ins Bette, wird sie bald warm, ohne Hitze darauf, und Nachts zweimaliges Erwachen mit empfindlichem Ziehen in der Stirne hin und her und leisem Pochen dazwischen. [CK 1183]

Anfall von Drücken und Wühlen unter den rechten Ribben, mit Ziehen im Rücken nach dem Kopfe, den Nacht-Schlaf hindernd, und mit Stichen im Kopfe; Alles nach anhaltendem Sprechen und bei Körper-Anstrengung, so wie durch Kollern im Bauche und Winde-Abgang, oder nach Essen gemindert. [CK 1184]

Anfall grosser Aufregung, worauf es unter grosser Angst, in den Fingerspitzen, der Hand und den Armen zu kriebeln anfängt; der Arm schläft ein, wie abgestorben, und das Kriebeln steigt herauf bis an den Hals, in die Lippen und die Zunge, welche wie steif wird, unter Bohren in einem Zahne; drauf Kopf-Schwäche mit fehlerhaftem Sehen; auch das Bein schläft ein und ist im Gelenke wie abgestorben; Alles meist gegen Abend. [CK 1185]

Anfall von Uebelkeit, früh, (nach Milch-Trinken), mit Zittern in den Gliedern, eine Stunde lang; es ward ihr schwindlig und vor den Augen schwarz, und sie musste sich anhalten, um nicht zu fallen. [CK 1186]

Anfall von Brecherlichkeit, Vormittags, mit Schwindel und Wühlen in der Herzgrube, bei Frost, wie mit kaltem Wasser übergossen; wo sie hinsah, ging Alles mit ihr im Kreise herum, als wolle sie vorwärts fallen; der Kopf war so schwer, dass sie kaum gehen konnte und deuchtete ihr schwerer, als der übrige Körper. [CK 1187]

Empfindung, einige Zeit, wie von einem Epilepsie-Anfalle. [CK 1188]

Scheu vor Gehen. [CK 1189]

Beim Spazierengehen wankt er nur so hin. [CK 1190]

Beim Gehen sehr ängstlich, er möchte fallen. [CK 1191]

Grosse Abspannung des Körpers; die Kräfte reichen nicht zur gewohnten Arbeit hin, mehrere Wochen lang. [CK 1192]

Schwäche, früh, beim Aufstehen, wie eine Lähmung im Rücken und Kreuze, zuweilen über den Unterleib herüber. [CK 1193]

Sehr matt am Tag nach einer unruhigen Nacht, mit elendem Aussehen und Traurigkeit (n. 12 St.). [CK 1194]

Ohnmacht, eine halbe Stunde lang. [CK 1195]

Mattigkeits-Gefühl im Sitzen. [CK 1196]

Mattigkeit im ganzen Körper, die Füsse schwer, beim Stehen gleich müde, unter grosser, schmerzhafter Empfindlichkeit der Haut, gegen die leiseste Berührung, am meisten um die Lenden; besser beim Gehen, Fahren, Sitzen und Liegen. [CK 1197]

Das Stehen fiel ihr so schwer, dass sie sich gleich setzen musste. [CK 1198]

Reiten greift ihn von Zeit zu Zeit immer mehr an (d. 3. T.). [CK 1199]

Nach wenigem Spazieren sehr abgemattet (d. 2. T.). [CK 1200]

Sie darf die Beine durchaus nicht mit Gehen anstrengen, sonst wird's ihr vor Mattigkeit ganz schwach und übel. [CK 1201]

Beim Aufstehen nach Sitzen zittern ihr die Beine, vor Mattigkeit, was sich beim weiter Gehen bessert. [CK 1202]

Am mattesten ist sie früh im Bette und beim Sitzen; im Gehen fühlt sie keine Mattigkeit. [CK 1203]

Mattigkeit im ganzen Körper z.B. bei Bewegung der Arme. [CK 1204]

Müdigkeits-Schmerz in den Beinen, früh, beim Erwachen. [CK 1205]

Kitzelnder Müdigkeits-Schmerz. [CK 1206]

Nach dem Schlafe, unerquickt. [CK 1207]

Müde und zittrig hinfällig, gleich nach dem Mittags-Schlafe. [CK 1208]

Grosse Mattigkeit (d. 6. T.). [CK 1209]

Grosse Müdigkeit täglich und stetes Gähnen. [CK 1210]

■ Schlaf, Träume und nächtliche Beschwerden

Sehr häufiges Gähnen (*Sr.*). [CK 1211]

Gähnen und Strecken (n. $^1/_4$ St.) (*Sr.*). [CK 1212]

Ungeheures, krampfhaftes Gähnen, nach gutem Schlafe. [CK 1213]

Sehr häufiges Gähnen; das erste Mal schnürte es ihm die rechte Hals-Seite zusammen, mit Schmerz bis in den Nacken, der davon steif ward. [CK 1214]

Gähnen und Schläfrigkeit. [CK 1215]

Grosser Hang zum Schlafen, am Tage, und sehr müde. [CK 1216]

Sehr schläfrig am Tage; es kostet ihr grosse Ueberwindung, sich früh vom Bette zu trennen, etliche Wochen lang (n. 10 T.). [CK 1217]

Tages-Schläfrigkeit mit Gähnen; ehe man sich's versieht, ist sie eingeschlafen. [CK 1218]

Er schläft beim Lesen ein (n. 4 St.). [CK 1219]

Unbeschäftigt, schläft er gleich im Sitzen ein, und wacht doch alle Augenblicke wieder auf. [CK 1220]

Abends sehr zeitig schläfrig und am Morgen spätes munter Werden (*Sr.*). [CK 1221]

Abends zeitiges Einschlafen und am Morgen spätes Erwachen (*Sr.*). [CK 1222]

Er legt sich Abends ohne Schläfrigkeit zu Bette und schläft doch bald ein (*Sr.*). [CK 1223]

Schweres Einschlafen, ob er gleich später als gewöhnlich schlafen geht (*Sr.*). [CK 1224]

Er wollte gern schlafen und konnte doch nicht dazu kommen, ein Kampf zwischen Schlaf und Wachen. [CK 1225]

Gänzliche Schlaflosigkeit Nachts, aus reiner Munterkeit, ohne Unwohlseyn. [CK 1226]

Schlaflosigkeit wegen innerer Unruhe. [CK 1227]

Schlaflose Nacht. [CK 1228]

Er bringt zwei Nächte ganz schlaflos zu, doch ohne Beschwerde (d. 11. 12. T.). [CK 1229]

Sie wacht alle Nächte 2, 3 Stunden in Aengstlichkeit. [CK 1230]

Er erwacht Nachts mehrmals mit Unruhe. [CK 1231]

Er erwacht Nachts alle halbe Stunden. [CK 1232]

Unruhiger Schlaf; er wirft sich herum unter lebhaften Träumen. [CK 1233]

Viele Träume beim Nachmittags-Schlafe, auch ängstliche. [CK 1234]

Bunte Träume, Nachts, bei festem Schlafe (d. 1. 3. T.). [CK 1235]

Allzu lebhafte Träume, Schwärmen im Schlafe. [CK 1236]

Schwärmerischer Schlaf. [CK 1237]

Er träumt die ersten zehn Nächte oft schwermerisch, wacht oft auf, wirft sich im Bette herum, und ist dann am Tage so müde, dass er nicht arbeiten kann. [CK 1238]

Beim Einschlafen kamen ihr, nach Schliessen der Augen, lauter Bilder vor, und Drang, Verse im Geiste zu schmieden, was ihr beim Erwachen lächerlich ward. [CK 1239]

Verliebte Träume (*Sr.*). [CK 1240]

Geile Träume (d. 22. N.). [CK 1241]

Von wohllüstigen Träumen, Pollutionen und langdauernden Erektionen gestörter Nacht-Schlaf. [CK 1242]

Viel unerinnerliche Träume im Morgen-Schlafe (d. 20. N.) (*Sr.*). [CK 1243]

Träume, deren Inhalt sie noch lange nach dem Wachen beschäftigt. [CK 1244]

Im Traume macht er sich selbst Vorwürfe über begangene Fehler, voll Unruhe und Angst. [CK 1245]

Aergerliche Träume. [CK 1246]

Aergerliche und zugleich ängstliche Träume. [CK 1247]

Viele ängstliche Träume, Nachts. [CK 1248]

Aengstlicher Traum, als würde sie geschlagen, was sie so ängstigte, dass sie schwitzte, über und über, und auch den ganzen Tag ängstlich blieb. [CK 1249]

Sehr ängstliche Träume. [CK 1250]

Aengstliche Träume von Mord und Schlägerei; als sie erwachte, war sie in Hitze und Angst-Schweiss. [CK 1251]

Er träumt Nachts, er sey vergiftet worden (d. 4. T.) (*Fc.*). [CK 1252]

Schreckliche Träume von Mord, Feuer u. dgl. [CK 1253]

Träume von Feuersbrunst. [CK 1254]

Grausige, ekelhafte Träume. [CK 1255]

Grausamer Traum, den sie nach dem Erwachen für wahr hielt. [CK 1256]

Traurige Träume; denselben Traum träumt er nach Erwachen und wieder Einschlafen noch einmal auf gleiche Art. [CK 1257]

Sehr ängstliche **Träume mit Weinen** im Schlafe. [CK 1258]

Traurige, ängstliche Träume, meist mit Weinen darin und Schlaf nur nach Mitternacht. [CK 1259]

Weinen im Traume. [CK 1260]

Wimmern im Schlafe. [CK 1261]

Sprechen im Schlafe und unruhige Nacht. [CK 1262]

Schlafwandlerisch steht er Nachts aus ängstlichen Träumen auf und geht im Zimmer umher. [CK 1263]

Im Anfange des Schlafes geht er aus dem Bette, erwacht mitten im Zimmer, legt sich wieder ins Bett und schläft wieder ein (*Fc.*). [CK 1264]

Erschrecken im Schlafe. [CK 1265]

Oefteres Aufschrecken aus dem Schlafe, Nachts (d. 5. N.). [CK 1266]

Beim Einschlafen, als Jemand ins Zimmer trat, erschrickt er so, dass er heftiges Herzklopfen bekommt (*Sr.*). [CK 1267]

Er erwacht Mitternachts von Furcht, glaubt es seyen Diebe im Zimmer und getraut sich nicht wieder ins Bett zu gehen bei Brustbeklemmung und Herzklopfen eine Viertelstunde lang (*Fc.*). [CK 1268]

Zucken im Schlafe. [CK 1269]

Ein zuckender Schlag im Mittags-Schlafe, wie vom Herzen aus. [CK 1270]

Nachts, äusserer Kopfschmerz, beim Liegen auf dem Hinterhaupte. [CK 1271]

Nachts im Bette. Hitze im Kopfe. [CK 1272]

Abends, nach dem Niederlegen, ängstliches Gefühl im Kopfe, als sey es aus mit ihm und werde er den Verstand verlieren. [CK 1273]

Nachts, drückend stechender Schmerz im Vorderkopfe. [CK 1274]

Nachts, arges Pulsiren im Kopfe, bei Hitze des Körpers. [CK 1275]

Nachts muss er unaufhörlich spucken. [CK 1276]

Nachts, Nasenbluten. [CK 1277]

Er wacht vor Mitternacht auf über Schmerz in den linken Backzähnen und dem Zahnfleische derselben, zwei Nächte nach einander um dieselbe Zeit (*Fc.*). [CK 1278]

Nachts, Stichschmerz im Halse, beim Schlingen. [CK 1279]

Nachts, Kratzen im Halse, viel Speichel-Zufluss, Blut-Räuspern und Schlaflosigkeit. [CK 1280]

Abends im Bette, ein Zusammenziehn im Magen. [CK 1281]

Vor Mitternacht, Leibschneiden mit Unruhe und beängstigendem Zusammenzieh-Gefühle in der Magen-Gegend (n. 10. T.). [CK 1282]

Alle Nächte Leibschneiden, ohne Durchfall. [CK 1283]

Alle Morgen, um 5 Uhr, im Bette, Leibschneiden ohne Durchfall. [CK 1284]

Nachts, Blähungs-Versetzung, mit Schwere und Vollheit im Bauche. [CK 1285]

Nachts, Leibweh von Blähungen, die im Bauche umher gehen, mit Drücken und Kneipen und keinen Ausgang nehmen, mit oberflächlichem, oft unterbrochnem Schlafe. [CK 1286]

Nachts, Aengstlichkeit im Unterbauche von stetem, vergeblichem Harndrange. [CK 1287]

Nachts, zweimal Harndrang, ohne Abgang. [CK 1288]

Nacht-Harnen, alle Nächte. [CK 1289]

Er muss die Nacht zum Harnen aufstehen. [CK 1290]

Nachts, Brennen im Mastdarme. [CK 1291]

Nachts, im Bette, beim tief Athmen, ein Stich im rechten Schulterblatte. [CK 1292]

Abends, beim Niederlegen, Athem-Mangel. [CK 1293]

Nachts, Anfall von Kurzäthmigkeit und Herzklopfen, doch ohne Aengstlichkeit. [CK 1294]

Nachts trockner Kitzel-Husten und Kratzen. [CK 1295]

Nachts, Zieh-Schmerz im Rücken, sie musste sich oft wenden, sich zu erleichtern. [CK 1296]

Nachts, Stechen im Genicke. [CK 1297]

Nachts heftiges Stechen im linken Oberschenkel. [CK 1298]

Nachts, Klamm im Unterschenkel. [CK 1299]

Nachts, Brennen im Hühnerauge. [CK 1300]

Die ganze Nacht, empfindliches Stechen im Hühnerauge. [CK 1301]

Nachts kann sie nicht auf der rechten Seite liegen, wegen Zerschlagenheits-Schmerz in den Hüft- Knie- und Fuss-Gelenken. [CK 1302]

Nachts eine Art Alp-Drücken als hätte es ihr den Leib zugeschnürt, mit Angst, sie wollte rufen, konnte aber nicht, auch die Augen nicht aufthun, kein Glied rühren; wie sie rufen konnte, war Alles weg (d. 7. N.). [CK 1303]

Nachts erwacht er mit Blut-Wallung. [CK 1304]

Nachts, beim Erwachen, heftiges Schlagen der Adern, ohne Hitz-Empfindung. [CK 1305]

Nachts viel Unruhe in den Beinen. [CK 1306]

Nachts, grosse Unruhe, viel Hitze und viel Trinken (n. 18 T.). [CK 1307]

Nachts Hitze, wovor sie nicht schlafen kann, ohne Durst, bei wehenartigen Schmerzen im Unterbauche (d. 7. N.). [CK 1308]

Nachts, Aengstlichkeit mit Hitze; sie musste sich aufdecken; beim Einschlafen bunte Träume; (dabei starker Fluss der Regel) (d. 5. T.). [CK 1309]

Nachts, ängstlicher Schlaf mit Schweiss. [CK 1310]

Nachts grosse Angst beim Gewitter; der Angst-Schweiss treibt sie aus dem Bette (d. 2. T.). [CK 1311]

■ Fieber, Frost, Schweiß und Puls

Frostig, den ganzen Tag. [CK 1312]

Frost und kalte Hände (sogleich). [CK 1313]

Kalte, nicht zu erwärmende Hände und Füsse (n. 6 St.). [CK 1314]

Kaltes Ueberlaufen des Rückens zuweilen, mit kaltem Stirn-Schweisse, Aengstlichkeit und Schauder. [CK 1315]

Kälte im Rücken, Nachts, mit Unruhe. [CK 1316]

Frösteln auf der Haut, Abends im Bette. [CK 1317]

Frösteln, Abends, mit Durst, zwei Abende nach einander (*Sr.*). [CK 1318]

Frösteln, selbst Vormittags, mit sehr kalten Händen, woran ihn im warmen Zimmer so friert, dass er Handschuhe anziehen muss. [CK 1319]

Frost-Schauder, Abends im Bette, der ihn so schüttelte, dass er an Händen und Füssen zitterte und mit den Zähnen klappte, ohne Durst oder Hitze darnach; er schlief noch vor Ende des Frostes ein; zwei Abende nach einander (*Sr.*). [CK 1320]

Starker Frost mit kurzem, scharfem Schmerze in den untern Schneidezähnen (d. 2. T.) (*Fc.*). [CK 1321]

Frost, früh im Schlafe, und darauf Schweiss, kurz vor dem Erwachen. [CK 1322]

Schauder und Gefühl, wie von Gänsehaut. [CK 1323]

Schauder ohne Frost, im Sitzen. [CK 1324]

Schauder und Frösteln im Rücken, ohne Durst (*Sr.*). [CK 1325]

Schauder im Rücken, besonders beim Sitzen (d. ersten Tage). [CK 1326]

Frost-Schauder, Abends, unter Zunahme der Schmerzen, mit Hitze darauf, besonders am Kopfe, und Gesichts-Röthe (*Gff.*). [CK 1327]

Frost-Schauder, mit grossem Hange zum Schlafen, auch am Tage; er schläft viel, wird dann, selbst im Sitzen, warm und schwitzt etwas. [CK 1328]

Fieber kurz vor dem Mittag-Essen, erst ungeheure Mattigkeit, dass er sich nicht auf den Beinen erhalten konnte, und sich legen musste, dann im Bette arger Frost, dann mässige Hitze, dann Schweiss einige Stunden. [CK 1329]

Fieber mit Kopfschmerz, beim Erwachen nach kurzem Abend-Schlafe, erst Frost, dann Hitze, in mehreren Anfällen, doch mehr Hitze. [CK 1330]

Frost und Dröhnen im Kopfe, im Bette, mit grosser Mattigkeit; nach starker Erhitzung. [CK 1331]

Arger Frost, Abends; die Nacht drauf, starker Schweiss über und über, wobei heftiges Jücken ausbrach. [CK 1332]

Fieber, Nachmittags, Frost und Kälte mit vielem Durste, ohne Hitze darauf (n. 6 St.). [CK 1333]

Fieber, früh, 8 Uhr, erst starker Frost bis Mittag, dann Hitze bis Abend, ohne Schweiss und ohne Durst in Frost und Hitze; sie lag ohne Besinnung, mit argen Kopfschmerzen (n. 10 T.). [CK 1334]

Hitze nach dem Mittags-Schlafe, und darauf wieder Schauder, bis Abend. [CK 1335]

Hitze, Abends, mit Ueberlaufen von Kälte und Schauder über den Rücken, ohne Durst (d. 2. Ab.) (*Sr.*). [CK 1336]

Hitz-Ueberlaufen auf Augenblicke. [CK 1337]

Fliegende Hitze und leichteres Schwitzen. [CK 1338]

Hitze, mit Schweiss unter den Armen und auf den Sohlen. [CK 1339]

Viel Schweiss am Tage. [CK 1340]

Leicht starker Schweiss bei Bewegung, obgleich er sehr frostig ist. [CK 1341]

Steter Schweiss, auch im Mittags-Schlafe, doch nicht im Nacht-Schlafe. [CK 1342]

Allgemeiner Schweiss (n. 24 St.) (*Rhl.*). [CK 1343]

Starker Nacht-Schweiss, mehrere Nächte. [CK 1344]

Nacht-Schweiss vor Mitternacht. [CK 1345]

Sie erwacht die Nacht in starkem Schweisse. [CK 1346]

Früh-Schweiss, sehr starker, mehrere Morgen. [CK 1347]

Früh-Schweiss am ganzen Körper, einige Tage. [CK 1348]

Säuerlicher Früh-Schweiss. [CK 1349]

Nitricum acidum

Nitri acidum. **Salpetersäure [CK IV (1838), S. 406–461]**

Man pülvert ein Loth vollkommen reinen Salpeter (trockner Salpeter in grossen Krystallen, in 6 Theilen heissem Wasser aufgelöst und in grosser Frostkälte daraus wieder angeschossen), füllt zuerst diess Pulver mittels eines krummschnabeligen gläsernen Trichters in eine kleine, mit Lehm beschlagene Retorte, giesst dann durch eben diesen Trichter ein Loth (nach der Anweisung im fünften Theile der reinen Arzneimittellehre bereitete, glühend geschmolzene und an der Luft zerflossene) Phosphorsäure von ölichter Konsistens, hinzu, schwenkt beides ein wenig um und destillirt über Lampen-Feuer in eine locker angesteckte, kleine Vorlage die reine Salpetersäure über, welche nicht raucht, etwa von 1.200 spezifischer Schwere.

Ein Tropfen dieser Säure wird mit 100 Tropfen destillirtem Wasser fünfmal geschüttelt und ein Tropfen hievon mit 100 Tropfen gewässertem Weingeiste, wieder mit fünf Armschlägen, geschüttelt, wodurch die Salpetersäure zu zehntausendfacher Verdünnung ($\overline{10\,000}$) potenzirt wird. Von dieser Verdünnung wird dann ein Tropfen – da nun keine innige Vereinigung des Weingeistes (wie in versüsster Salpetersäure) mit einer so weit gewäserten Säure mehr möglich ist – mit 100 Tropfen gutem Weingeiste fort verdünnt und jedesmal mit fünf Armschlägen potenzirt bis zu $\overline{VI}$, $\overline{VIII}$ und $\overline{X}$.

Nur dieser drei potenzirten Verdünnungen bedient sich der homöopathische Arzt zu antipsorischen Zwecken, zu 1, 2 damit befeuchteter, kleinster Streukügelchen auf die Gabe – für die schwächsten Kranken nur der Decillion-Verdünnung.

Man wird finden, dass diese Arznei mehr für Kranke von straffer Faser (Brünette), aber weniger für die von schlaffer Faser (Blondine) wohlthätig wirkt. Auch eignet sie sich mehr für solche chronisch Kranke, welche sehr zu weichen Stühlen geneigt sind, während sie bei, zu Leib-Verstopfung aufgelegten Kranken selten anwendbar ist.

Am dienlichsten erweist sie sich wo folgende Krankheits-Zustände vorherrschend oder doch mit zugegen sind:

Traurigkeit; **Unheiterkeit**; Aengstlichkeit über seine Krankheit, mit Furcht vor dem Tode; Ueberreiztheit; **Aergerlichkeit** und Eigensinn; Arbeits-Unlust; Schwindel beim Gehen und Sitzen; Schwindel, der zum Liegen nöthigt; Uebelkeits-Kopfweh; Reissen in der Stirn, dem Scheitel und Hinterhaupte; Klopfendes Kopfweh; Blutdrang nach dem Kopfe; Jücken auf dem Haarkopfe; Haar-Ausfallen; Lähmung des obern Augenlides; **Drücken in den Augen; Stechen in den Augen**; Schwären der Augen; Schwierige Verengerung der Pupille; Fliegende, **schwarze Punkte vor den Augen**; Stiche im Ohre; Balg-Geschwulst am linken Ohrläppchen; Ohr-Ausfluss; Treten vors Ohr; Ohr-Verstopfung; **Schwerhörigkeit; Brausen in den Ohren; Pochen im Ohre**; Knickern im Ohre; Schorfe im rechten Nasenloche; Nasenbluten; Hässlicher Geruch beim Luft-Einziehen durch die Nase; Gestank aus der Nase; Blüthen im Gesichte; **Gesichts-Blässe**; Aufgesprungne Lippen; Geschwür im Rothen der Lippe; Lockerheit der Zähne; Bluten des Zahnfleisches; Brennen im Halse; **Wundheits-Schmerz im Halse; Bitterer Geschmack**, auch nach Speisen; Süsslicher Mund-Geschmack; Durst, bei Lungen-Eiterung; Ekel vor Fleisch-Speisen; Unverdaulichkeit der Milch; Von Fett-Essen, Uebelkeit; Bei und nach dem Essen, Schweiss; Nach dem Essen, Vollheits-Gefühl im Magen; Nach dem Mittag-Essen, Mattigkeit; Saures Aufstossen; Brech-Reiz; Würmerbeseigen nach schnell Trinken; Stiche in der Herzgrube; Spannendes Drücken unter den linken Ribben; Oefteres Bauchkneipen; Leibschneiden; Stechen im Bauche, beim Befühlen; Geschwür-Schmerz im Unterbauche; Geschwulst der Leisten-Drüsen; Leistenbruch bei Kindern; **Blähungs-Anhäufung im Bauche, Blähungs-Versetzung** früh und Abends; Kollern im Bauche; Knurren im Bauche; Erkältlichkeit des Bauches; Hartleibigkeit; Pressen auf den Stuhl; Ungeregelte und schwierige Stuhl-Ausleerung; **Allzu ofter Stuhl**; Trockner Stuhl; After-Jücken; **Alte After-Aderknoten**; Schmerzhaftes Harnen; **Unaufhaltsamkeit des Urins; Gestank des Urins; Wundheit der Eichel; Feigwarzen**; Herabhangen des Hodens; Mangel des Geschlechtstriebes und der Funktionen desselben; Mangel an Erektionen; Allzu viel Pollutionen; Weissfluss.

Versagendes Niesen; **Verstopfung der Nasenlöcher**; Trockenheit der Nase; Schnupfen; Stock-

Schnupfen; Heiserkeit; Rauhheit auf der Brust; Hals-Schwindsucht; Husten am Tage; Husten, Abends, beim Niederlegen; Brech-Husten; Kurzäthmigkeit; **Engbrüstigkeit**; Keuchen bei der Arbeit; Knotige Verhärtung der weiblichen Brust; Schwinden der Brüste; Kreuzschmerz; Rückenschmerz; **Genick-Steifigkeit**; Geschwulst der Hals-Drüsen; Stechen in der Schulter; Druck-Schmerz am Achsel-Gelenke; Rauhe Haut der Hände; Flechten zwischen den Fingern; Einschlafen der Finger; Weisse Flecke auf den Finger-Nägeln; Jücken an den Oberschenkeln; Abendliche **Unruhe in den Beinen; Kälte der Beine**; Schmerz der Oberschenkel, beim Aufstehen vom Sitze; Knie-Schwäche; **Klamm und Strammen in den Waden, beim Gehen**, nach Sitzen; Zucken in den Waden; Stechen in der Ferse beim Auftreten; Stinkender Fuss-Schweiss; **Reissende Schmerzen in den Ober- und Untergliedern; Leicht Verkälten**, und davon Kneipen und Schneiden im Bauche;

Schmerzen in alten Narben und Wunden beim Wetter-Wechsel (Kalender in den Gliedern); Schwarze Schweisslöcher; Bei geringer Kälte erfrorne, entzündete, jückende Glieder; Jückender Nessel-Ausschlag an freier Luft, selbst im Gesichte; Jückende Flechten; **Braunröthliche Flecke auf der Haut; Warzen**; Schmerz der Hühneraugen und Frostbeulen; **Schwäche**; Früh-Mattigkeit; Zittrige Mattigkeit; Langwierige Mattigkeit und Schwere der Füsse; Schweres Erwachen, früh; Oefteres Erwachen; Nacht-Unruhe; Aufschrecken aus dem Schlafe; Traumvoller Schlaf; Aengstliche Träume; Geile Träume; Schmerzen im Schlafe; **Stete Frostigkeit**; Nachmittags-Fieber, Frost und Hitze; Trockenheit der Haut; **Nacht-Schweiss**; Stinkende Nacht-Schweisse.

Die Symptome mit (*Bth.*) bezeichnet sind vom Herrn *Dr. Bethmann*, die mit (*Rl.*) vom Herrn *Dr. Rummel*.

Nitri acidum

■ Gemüt

Trübes Gemüth, ohne eigentlichen Schmerz. [CK 1]

Niedergeschlagen, wie verzagt und wie in tiefen Gedanken. [CK 2]

Traurig und wie gedrückt. [CK 3]

Er kann die traurigen Gedanken nicht los werden. [CK 4]

Heimweh. [CK 5]

Gedrücktes, niedergeschlagenes Gemüth, nicht weinerlich. [CK 6]

Sehr weinerlich, ohne Ursache. [CK 7]

Sehr leicht gerührt und zum Weinen geneigt. [CK 8]

Bei der kleinsten Ermahnung fängt das Kind an, sehr zu weinen. [CK 9]

Heftigste Schwermuth und Beängstigungen. [CK 10]

Wehmüthig und sehr ängstlich, Abends (den Tag vor Eintritt der Regel). [CK 11]

Sie fällt in Gedanken über eine längst vergangene ängstliche Begebenheit, von der sie sich nicht wieder los machen kann, fast wie in einem wachenden Traume; von Zeit zu Zeit erwacht sie gleichsam daraus mit einem Schrecke, fällt aber immer wieder in jene Vorstellungen tief hinein, ohne bei grösster Mühe, Etwas anderes denken zu können. [CK 12]

Aengstlichkeiten, den ganzen Tag. [CK 13]

Aengstlichkeiten mit Herzklopfen, das den Athem versetzt. [CK 14]

Beängstigung mit Stichen über dem Herzen, und einer Phantasie, als ob er irre spräche, unter Kälte des Körpers und Neigung, hinzustürzen. [CK 15]

Aengstlichkeit, als lebe er in einem beunruhigenden Processe oder Streite. [CK 16]

Anwandlung ängstlicher Gedanken, ohne Ursache. [CK 17]

Abends wird es ihm ganz ängstlich; er kann nicht sitzen, muss herum gehen. [CK 18]

Aengstlicher beim Gewitter, als sonst (n. 15 T.). [CK 19]

Schreckhaftigkeit. [CK 20]

Leicht sehr schreckhaft und furchtsam. [CK 21]

Zaghaft und leicht von Etwas unangenehm ergriffen (*Rl.*). [CK 22]

Hoffnungslosigkeit, Verzweiflung. [CK 23]

Gränzenlose Verzweiflung. [CK 24]

Sie bildet sich ein, bald zu sterben, ist aber dabei nicht körperlich krank. [CK 25]

Lebenssatt. [CK 26]

Sie wünscht sich den Tod und fürchtet sich doch vor demselben. [CK 27]

Unzufrieden, Leben verachtend. [CK 28]

Freudenlos, gleichgültig. [CK 29]

Gleichgültig, ohne Theilnahme. [CK 30]

Wortkarg. [CK 31]

Verschlossen, schweigsam, bei der Traurigkeit. [CK 32]

Unzufriedenheit mit sich selbst, in starkes Weinen sich auflösend und darauf leichter. [CK 33]

Sehr verdriesslich und niedergeschlagen. [CK 34]

Sehr verdrossen und unbehaglich, früh, nach dem Aufstehen. [CK 35]

Missmuth, früh, beim Erwachen. [CK 36]

Missmüthig und ärgerlich. [CK 37]

Sehr missmüthig und ärgerlich über sich selbst. [CK 38]

Sehr ungeduldig, Nachmittags. [CK 39]

Ungeduld (n. 6 St.) (*Foissac.*). [CK 40]

Aergerliche, reizbare Stimmung. [CK 41]

Aergerlichkeit, mit Traurigkeit und störrischer Laune, bei Unruhe, dass sie nicht weiss, wohin sie sich wenden soll. [CK 42]

Aergerlich im Gemüthe, wie nach einer Aergerniss. [CK 43]

Aergerlich über die geringste Kleinigkeit, auch über sich selbst, wenn er Etwas nicht recht macht. [CK 44]

Leicht erregte, angreifende Aergerlichkeit. [CK 45]

Bei Streitigkeiten, Zittern an allen Gliedern. [CK 46]

Er ist zu Heftigkeit und zum Zanken geneigt (n. 5 St.) (*Foissac.*). [CK 47]

Zornigkeit, in Schimpfworte sich auslassend. [CK 48]

Er geräth über Kleinigkeiten in Heftigkeit den ganzen Tag, und muss dann über sich selbst lachen. [CK 49]

Anfälle von Wuth und Verzweiflung, mit Flüchen und Verwünschungen. [CK 50]

Langer Groll; gegen Abbitte und Entschuldigungen unempfindlich (n. 4 T.). [CK 51]

Keine Lust zur Arbeit (d. 2. T.). [CK 52]

Zur ernsten Arbeit unaufgelegt (*Rl.*). [CK 53]

Veränderliche Laune, bald heiter, bald traurig (n. 16 St.). [CK 54]

■ Schwindel, Verstand und Gedächtnis

Grosse Gedächtniss-Schwäche. [CK 55]

Bei Zunahme der Körper-Schwäche nimmt zugleich das Gedächtniss auffallend ab. [CK 56]

Vermindertes Denk-Vermögen, zu keiner wissenschaftlichen Arbeit aufgelegt (*Bth.*). [CK 57]

Wenn sie, ihr wichtige Dinge durchzudenken, sich bestrebt, so vergehen ihr die Gedanken. [CK 58]

Oft vergehen ihm die Gedanken und seine Ideen-Reihe verschwindet (*Bth.*). [CK 59]

Sie hat gar keine Gedanken und kann gar Nichts begreifen, auch nicht verstehen, was man zu ihr sagt, gleich, als höre sie nicht wohl, was doch nicht der Fall ist (n. 5 T.). [CK 60]

Gedankenlos, fast ohne Bewusstseyn. [CK 61]

Eingenommenheit des Kopfes, dass sie gar nicht lange merken und denken kann. [CK 62]

Benommenheit des Kopfes, wie Bewusstlosigkeit, zuweilen, am stärksten im Freien. [CK 63]

Befangener, unfreier Kopf, besonders nach Tische (d. 2. T.) (*Rl.*). [CK 64]

Benebelung und Düseligkeit im Kopfe. [CK 65]

Düsterheit und Schwäche im Kopfe (n. 4 T.). [CK 66]

Es steigt ihm sehr nach dem Kopfe und es wird ihm schwindlicht. [CK 67]

Schwindel, beim Aufrichten vom Bücken (d. 4. T.) (*Rl.*). [CK 68]

Schwindel, beim Bücken. [CK 69]

Schwindel, Abends, gleich nach dem Niederlegen ins Bette. [CK 70]

Starker Schwindel, Abends; beim Aufstehen vom Sitze konnte sie sich kaum erhalten. [CK 71]

Schwindel, früh, beim Aufstehen, mit Gesichts-Verdunkelung, **er musste sich setzen**. [CK 72]

Schwindel, als wolle er die Besinnung verlieren. [CK 73]

Schwindel und Mattigkeit, früh, gleich nach dem Aufstehen, dass sie sich anhalten musste. [CK 74]

Schwindel, Nachts, beim Aufstehen, dass sie nicht wusste, wo sie war. [CK 75]

Schwindel mit Uebelkeit, früh, nach einigen Minuten, Aufstossen. [CK 76]

Schwindel mit Pulsiren im Kopfe und Drücken in der Mitte des Gehirns, Abends. [CK 77]

■   Kopf

Kopfschmerz im Hinterhaupte, vorübergehend nach einer kleinen Anstrengung, besonders im Denken. [CK 78]

Kopfschmerz, früh, beim Erwachen, der nach dem Aufstehen vergeht. [CK 79]

Empfindlichkeit des Kopfes gegen Wagen-Gerassel und hartes Auftreten (n. 13 T.). [CK 80]

Kopfschmerz, wie von einem gestrigen Rausche, durch Bücken sehr verschlimmert, mit Schmerz in den Augen, wie von Rauch. [CK 81]

Dumpfer Kopfschmerz und Schwere im Kopfe. [CK 82]

Schwere und Eingenommenheit des Kopfes, mit Uebelkeit. [CK 83]

Schwere des Kopfes in den Schläfen, mit öfterem Froste. [CK 84]

Schmerzhafte Schwere im Kopfe, wie von Kohlen-Dunst, weckt ihn früh. [CK 85]

Gefühl, als drücke ihr Jemand den Kopf mit Gewalt vor. [CK 86]

Vollheits-Gefühl im Kopfe. [CK 87]

Schmerzhaftes Vollheits-Gefühl im Kopfe, als wolle er platzen, mehrmals des Tages, zu halben Stunden. [CK 88]

Schmerz wie von Blut-Fülle in dem Kopfe, den Augen und oben in der Nase, beim Kopf-Schütteln und Schneuzen. [CK 89]

Empfindung im Kopfe, wie von starkem Schnupfen, doch ohne besonders Schleim-Ausfluss. [CK 90]

Kopfschmerz mit Spannung in den Augen, beim Bewegen derselben. [CK 91]

Schmerzhafte Spannung im Innern des Kopfes und in den Augenlidern. [CK 92]

Kopfschmerz, als wäre der Kopf fest zusammen-gebunden. [CK 93]

Kopfweh-Anfall, erst früh, im Bette, dumpfer Schmerz, nach dem Aufstehen heftiges Drücken in der rechten Schläfe, mit Frostigkeit, Weichlichkeit in der Nabel-Gegend, zuletzt sehr lästigem Bauchweh, wie von versetzten Blähungen und öfterem Aufstossen (d. 8. T.) (*Rl.*). [CK 94]

Drückender Zerschlagenheits-Schmerz im Hinterkopfe. [CK 95]

Drücken im Oberkopfe, in den Schläfen und den Augen, wie ein Aufdrücken mit dem Daumen (n. 9 T.). [CK 96]

Drücken in der Stirn, täglich früh, eine halbe Stunde lang. [CK 97]

Drücken im Vorderkopfe und auf den Augen, die dann unbeweglicher sind. [CK 98]

Ungeheures herab Drücken im Kopfe, mit sehr heftigem Schnupfen. [CK 99]

Druck im Kopfe und Schwere in den Beinen (d. erst. T.). [CK 100]

Sehr empfindliches ziehendes Drücken von der Stirn an aufwärts. [CK 101]

Scharfer Druck-Schmerz in beiden Stirnhügeln, mit untermischten Stichen. [CK 102]

Zusammendrückender Kopfschmerz vorn in der Stirn, den ganzen Nachmittag (n. 2 St.). [CK 103]

Ziehender Kopfschmerz (n. 2 St.). [CK 104]

Zieh-Schmerz in der rechten Schläfe (n. etl. St.). [CK 105]

Ziehen in den Schläfe-Muskeln (*Bth.*). [CK 106]

Ziehen, bald in der rechten Kopf-Seite über der Augenhöhle, bald in der linken, in der Ohr-Gegend. [CK 107]

Krampfhaft klemmendes Ziehen im Kopfe, der düster und befangen ist (*Rl.*). [CK 108]

Ziehen und Stechen in den Kopf-Bedeckungen (*Bth.*). [CK 109]

Zucken im untern Theile des linken Gehirnes, von vorn bis hinten. [CK 110]

Zucken in der linken Gehirn-Hälfte, nach der Schläfe zu. [CK 111]

Schneidender Kopfschmerz. [CK 112]

Stechen in der linken Schläfe, Abends, nicht Nachts. [CK 113]

Stechen in fast allen Theilen des Kopfes. [CK 114]

Stiche in beiden Hinterhaupts-Hügeln bis in den Unterkiefer. [CK 115]

Stechender Schmerz im Oberkopfe, alle Tage, mehr Nachmittags, als wollte es ihr den Kopf von einander reissen; sie musste sich legen und konnte Nachts davor nicht schlafen. [CK 116]

Arger Stich-Schmerz an der rechten Kopf-Seite und **am Hinterhaupte**, auch beim Berühren thut es weh (n. 3 T.). [CK 117]

Stechen in den Schläfen (n. 3 T.). [CK 118]

Heftige Stiche in der rechten Schläfe (n. 16 T.). [CK 119]

Heftige Stiche im linken Hinterhaupte, beim Früh-stücke, dass der Kopf rückwärts gezogen und der Athem gehemmt ward. [CK 120]

Heftige Stiche, plötzlich, Abends, rechts im Hinter-kopfe, und dann anderer starker Kopfschmerz im Hinterhaupte, beides beim Schlafengehn ver-schwunden. [CK 121]

Stechen über den Augen, täglich, früh, eine halbe Stunde lang. [CK 122]

Stechen über dem linken Auge (*Bth.*). [CK 123]

Bohrende Stiche im Scheitel, Abends. [CK 124]

Stechender, puckender Kopfschmerz in der linken Schläfe, den ganzen Nachmittag (n. 16 T.). [CK 125]

Stechender, zuweilen pochender, Kopfschmerz im linken Stirnhügel, mit Gefühl, als zöge es die Augen zu, von Nachmittags 4 Uhr an, Abends schlimmer, bis in die Nacht hinein, wo es ihn auch aufweckt. [CK 126]

Ruckweise Schläge im Kopfe, beim Bücken und beim Niederlegen. [CK 127]

Rucke im Kopfe, Abends. [CK 128]

Klopfender Kopfschmerz in der linken Kopf-Seite, den ganzen Nachmittag (n. 8 T.). [CK 129]

Pochender Kopfschmerz in den Schläfen. [CK 130]

Klopfen im Hinterkopfe. [CK 131]

Klopfendes Kopfweh in der rechten Schläfe, mit Uebelkeit, früh, beim Erwachen, mehrere Tage lang (n. 29 T.). [CK 132]

Unerträglich schmerzhaftes Hämmern im Kopfe, am meisten. [CK 133]

Blut-Andrang nach dem Kopfe. [CK 134]

Auf Bücken schiesst es ihm plötzlich in den Kopf, als würde er zentnerschwer (n. 16 T.). [CK 135]

Schmerz im Kopfe. wie von Blut-Andrange, so dass sie sich gar nicht besinnen konnte; dabei wie Flor vor den Augen. [CK 136]

Blutdrang nach dem Kopfe, mit Hitze darin. [CK 137]

Hitze im Kopfe, den ganzen Tag. [CK 138]

Viel Hitze und Schmerz im Kopfe, mit Schwindel beim Gehen (n. 6 T.). [CK 139]

Sausen im Kopfe. [CK 140]

Stetes Dröhnen im Kopfe. [CK 141]

Der äussere Kopf schmerzt bei Berührung wie unterköthig (n. 24 St.). [CK 142]

Schmerzhafte Empfindlichkeit der Kopfhaut, selbst die Mütze drückte ihn; Abends, mit Aengstlichkeit (n. 3 T.). [CK 143]

Knochen-Schmerz der ganzen linken Kopf-Seite, auch in den Zähnen und dem Ohrgange, drü-ckend und ziehend. [CK 144]

Zerschlagenheits-Schmerz der ganzen rechten Kopf-Seite. [CK 145]

Spannung der Haut am Kopfe. [CK 146]

Sehr schmerzhafte Stellen auf dem Haarkopfe, bei Berührung. [CK 147]

Grosse, schmerzhafte Empfindlichkeit der Kopf-Haare. [CK 148]

Schmerz der Haarwurzeln bei Berührung, auf einer Handgrossen Stelle des Scheitels (*Bth.*). [CK 149]

Kriebeln auf der rechten Kopf-Seite, um das Ohr (*Bth.*). [CK 150]

Kriebelnde Eingeschlafenheits- und Taubheits-Empfindung am Kopfe. [CK 151]

Empfindung am Kopfe, wie von brennenden Punk-ten oder Funken. [CK 152]

Es wird ihm oft heiss um den Kopf. [CK 153]

Der Kopf schwitzt sehr leicht. [CK 154]

Oefterer Stirn-Schweiss. [CK 155]

Schorfiger, nässender, jückender Ausschlag auf dem Haarkopfe. [CK 156]

Der grindige Haarkopf stinkt sehr. [CK 157]

Haar-Ausfallen. [CK 158]

Starkes Ausfallen der Kopf-Haare (*Bth.*). [CK 159]

Um den Kopf, am Kinne, im Nacken u.s.w. viele Blutschwäre. [CK 160]

■ **Augen**

Die Augen sind matt und thun weh, wie müde. [CK 161]

Drücken in den Augen, wie Druck auf ein Geschwür. [CK 162]

Drücken, wie Sand, in den äussern Augenwinkeln. [CK 163]

Drücken im Auge, wie von einem Sandkorne. [CK 164]

Drücken in den Augen, wie bei Sehen in die Sonne; es setzt sich Augenbutter an und das Auge wird roth und **jückt**. [CK 165]

Drücken in den Augenlidern, Abends (*Rl.*). [CK 166]

Drücken und Schründen im linken Auge (d. 6. T.) (*Rl.*). [CK 167]

Periodisches Drücken auf der innern Fläche der Augenlider, vorzüglich der untern, wodurch grössere Empfindlichkeit der Augen gegen das Licht und Blinzeln entsteht. [CK 168]

Kneipender Schmerz in den Augen. [CK 169]

Zusammenziehender Schmerz im linken Auge (*Bth.*). [CK 170]

Gefühl als werde das rechte Auge zusammenge-drückt (d. 1. T.) (*Fc.*). [CK 171]

Zusammenzieh-Schmerz über dem linken Auge, äusserlich. [CK 172]

Zieh-Schmerz über dem linken Auge. [CK 173]

Starker Zieh-Schmerz in den Augen. [CK 174]

Stiche in den Augen (auch d. 6. T.). [CK 175]

Stechen in das rechte Auge und linke Ohr, aus dem Kopfe her; davon Augen-Entzündung; das Augenweiss wird sehr roth; im Freien konnte er nicht sehen. [CK 176]

Ein Stich neben dem linken Augapfel, nach dem innern Winkel zu, äusserlich (n. 11 St.). [CK 177]

Jücken im innern Winkel der Augen. [CK 178]

Jücken und Drücken in den Augen. [CK 179]

Beissen in den Augen. [CK 180]

Brennen in den Augen und der linken Schläfe. [CK 181]

Brennen in den Augenlidern, früh. [CK 182]

Röthe des Weissen im Auge. [CK 183]

Ganz rothe Augen, ohne Zuschwären. [CK 184]

Entzündung der Bindehaut im rechten Auge. [CK 185]

Geschwulst der Augenlider. [CK 186]

Geschwulst des oberen Augenlides und ein jückendes Blüthchen darauf. [CK 187]

Dunkle Flecke in der Hornhaut. [CK 188]

Eine kleine Warze neben dem Blüthchen am obern Augenlide. [CK 189]

Trockenheit unter den obern Augenlidern. [CK 190]

Gefühl, als wären die Augen voll Thränen. [CK 191]

Thränen der Augen, öfters (*Rl.*). [CK 192]

Thränen und Jücken der Augen. [CK 193]

Thränen des rechten Auges, in freier, milder Luft (*Rl.*). [CK 194]

Thränen der Augen, durch Lesen sehr vermehrt und Schmerzen darin. [CK 195]

Scharfe Feuchtigkeit in den Augen. [CK 196]

Klebrigkeit in den Augen, wie von Augenbutter. [CK 197]

Trockne Augenbutter in den Winkeln. [CK 198]

Zuschwären des rechten Auges über Nacht. [CK 199]

Zittern des rechten Augenlides. [CK 200]

Anhaltendes Zucken unter dem rechten Auge, nach dem Mittag-Essen. [CK 201]

Schwieriges Oeffnen der Augen, früh. [CK 202]

Schwieriges Oeffnen und Erheben der obern Augenlider, früh. [CK 203]

Pupillen erweitert (*Th. M.*). [CK 204]

Verdunkelung der Augen, beim Lesen. [CK 205]

Wenn er Etwas genau sieht, ist er wie verblendet, es deuchtet ihm zu dunkel. [CK 206]

Das Gesicht trübt sich, die Gegenstände werden dunkel; er sieht nichts mehr und glaubt, es sey eine Sonnen-Finsterniss oder er selbst sey blind (n. 2 St.) (*Fc.*). [CK 207]

Sein Gesicht trübt sich und die Augen werden dunkel, eine Stunde lang. [CK 208]

In freier Luft ward er jähling wie blind und wie irr im Kopfe; die Gedanken gingen hin und her, und es war ihm wie ohnmächtig, ein paar Minuten lang (n. 39 T.). [CK 209]

Er muss in der Dämmerung eher zu lesen aufhö-ren, als sonst. [CK 210]

Der Nebelschein um das Kerzenlicht verstärkt sich. [CK 211]

Nebel vor den Augen, beim Sehen. [CK 212]

Beim Lesen sieht er neben jedem Buchstaben einen grünen Fleck. [CK 213]

Kurzsichtig, er sah die Gegenstände mittlerer Ent-fernung undeutlich. [CK 214]

Kurzsichtigkeit; schon bei geringer Entfernung kann er die Gegenstände nicht deutlich unter-scheiden. [CK 215]

Doppel-Sehen der wagerechten Gegenstände in einiger Entfernung. [CK 216]

Sie konnte Nichts deutlich erkennen und sah Alles wie doppelt. [CK 217]

Vorübergehender Schleier vor dem rechten Auge. [CK 218]

Graue Flecke in einiger Entfernung vor den Augen, die ihn am deutlich Sehen hindern (*Th. M.*). [CK 219]

Einzelne schwarze Flecke vor den Augen. [CK 220]

Wie Spinnweben schwebt es ihm bei Kerzen-Lichte vor den Augen, was beim Zudrücken der Augen oder bei Bewegung derselben wieder verschwindet. [CK 221]

Feuerfunken vor den Augen; es ward ihm schwarz vor dem Gesichte; er konnte, den Tag über in 4 Anfällen, eine Stunde lang, Nichts erkennen. [CK 222]

Empfindlichkeit der Augen gegen das Licht. [CK 223]

Die Augen werden vom Tages-Lichte geblendet, wie sonst Abends vom Kerzen-Lichte. [CK 224]

■ Ohren

Ohr-Schmerz, als wenn Etwas darin platzen sollte. [CK 225]

Schmerz im linken Ohre, als würde es ausgedehnt. [CK 226]

Schmerz, als würde das Trommelfell nach innen gedrückt (n. 12 St.) (*Bth.*). [CK 227]

Zwängen in den Ohren. [CK 228]

Klamm-Schmerz in den Ohren (n. 24 St.) (*Bth.*). [CK 229]

Zucken im innern Gehörgange (n. 6 T.). [CK 230]

Ziehen im äussern Gehörgange (n. 4 St.). [CK 231]

Ziehen im rechten Ohre und rechten Backen (*Rl.*). [CK 232]

Reissen, bald am rechten, bald am linken Ohrbocke (*Bth.*). [CK 233]

Stechen im rechten Ohre, bei Drücken in der Stirne. [CK 234]

Stiche im rechten Ohre und Sausen darin, drei Tage lang (n. 12 T.). [CK 235]

Stichartiger Ohrzwang. [CK 236]

Klopfen am Trommelfelle (*Bth.*). [CK 237]

Jückende Hitze der Ohren (n. 5 T.). [CK 238]

Jücken in den Ohren. [CK 239]

Trockenheits-Gefühl in den Ohren, die geschwollen sind (n. 6 T.). [CK 240]

Röthe, Eiterung und arges Jücken hinter dem linken Ohre. [CK 241]

Wundheit hinter dem linken Ohre (d. 11. T.) (*Rl.*). [CK 242]

Linsengrosse Knöthchen an der hintern Fläche der Ohrläppchen, mit Schmerz beim Befühlen. [CK 243]

Drüsen-Geschwulst unter und hinter dem linken Ohre, mit Stechen und Reissen darin durch das Ohr hindurch, Abends, (6 Uhr) bis sie im Bette warm wird. [CK 244]

Jücken in der geschwollnen Ohr-Drüse (n. 3 T.). [CK 245]

Verstopftheits-Gefühl im Ohre, nach vorgängigem Wehthun darin. [CK 246]

Es fällt ihm plötzlich vor's rechte Ohr, als wäre er stocktaub, auf kurze Zeit (*Rl.*). [CK 247]

Sie hört schwerer (n. 5 T.). [CK 248]

Gehör wie abgestumpft; sie konnte nicht gut verstehen, was gesprochen ward. [CK 249]

Nachhall in den Ohren vom eigenen Sprechen. [CK 250]

Brummen in den Ohren, als wäre Wasser darin. [CK 251]

Sumsen in den Ohren und Schwerhörigkeit, 14 Tage lang (n. 14 T.). [CK 252]

Sausen im linken Ohre (n. 16 T.). [CK 253]

Brausen vor den Ohren. [CK 254]

Plötzliches Fauchen vor dem linken Ohre, Nachmittags, einige Minuten lang. [CK 255]

Einige starke Knalle im Ohre (nach einig. T.). [CK 256]

Knacken im Ohre beim Kauen (Frühstücke). [CK 257]

■ Nase

In der Nase, heftiges Jücken. [CK 258]

Schründender Schmerz in der Nase. [CK 259]

Stiche in der Nase, wie Splitter, beim Berühren derselben (*Rl.*). [CK 260]

Stechen in der aufgetriebenen Nasenwurzel, besonders bei Niesen und Husten (*Hg.*). [CK 261]

Brennen in der Nase. [CK 262]

Wie Wundheit im Innern der Nase (*Rl.*). [CK 263]

Wie Wundheit an den Nasenflügeln (n. 4 St.) (*Rl.*). [CK 264]

Wundheit und Bluten der innern Nase, bei starkem Schnupfen. [CK 265]

Wundheit und Schorfe im Innern der Nase (*Rl.*). [CK 266]

Geschwüriges Nasenloch, böse Nase (*Rl.*). [CK 267]

Jückende Flechten an den Nasenflügeln. [CK 268]

Röthe der Nasenspitze und schorfige Bläschen darauf. [CK 269]

Blut-Schnauben, früh. [CK 270]

Bluten der Nase, von Weinen. [CK 271]

Heftiges Bluten der Nase (n. 24 St.). [CK 272]

Starkes Bluten der Nase, früh. [CK 273]

Abgang schwarzen Blutes aus der Nase. [CK 274]

Unangenehmer Geruch in der Nase, Abends, nach
dem Niederlegen, drei Abende. [CK 275]

Beim Essen drängen sich kleine Stückchen Speise
in die Choanen, mit übler Empfindung; sie werden erst später mit dem Schleime herabgezogen. [CK 276]

■ Gesicht

Die Gesichts-Knochen schmerzen für sich und bei
Berührung. [CK 277]

Spannen der Gesichts-Haut, früh. [CK 278]

Spannen der Stirnhaut. [CK 279]

Heftiger Klamm-Schmerz in den Gesichts-Knochen, besonders in den Wangenbeinen (*Bth.*).
[CK 280]

Wie ein Zusammenziehen an der Nase, den Jochbeinen und um die Augen. [CK 281]

Ziehen im rechten Backen, nach der Nase zu (*Rl.*).
[CK 282]

Reissen in den Backen-Knochen vom Winkel des
Unterkiefers her. [CK 283]

Heftiges Reissen in der Tiefe der Gesichts-Muskeln, oder in der Beinhaut des Jochbeins weckt
ihn nach Mitternacht (*Bth.*). [CK 284]

Heftiger Schmerz in den Jochbeinen, als würden sie
aus einander gerissen (n. 10 T.) (*Bth.*). [CK 285]

Zerschlagenheits-Schmerz des Jochbeins. [CK 286]

Stiche im Gesichte, wie mit Nadeln. [CK 287]

Zucken, bald in diesem bald in jenem Gesichts-
Muskel, besonders in den Kau-Muskeln (*Bth.*).
[CK 288]

Heftiges, schmerzhaftes Pulsiren auf der linken
Gesichts-Seite. [CK 289]

Hitze des Gesichtes, Nachmittags (*Rl.*). [CK 290]

Gesichts-Hitze, Abends. [CK 291]

Grosse Hitze des Gesichtes, Abends, mit Zittrigkeit
(*Rl.*). [CK 292]

Starkes Gefühl innerer Gesichts-Hitze, besonders
in den Augen, dass er sie schwer offen halten
konnte, bei Blässe des Gesichtes. [CK 293]

Hitz-Gefühl in den Backen, ohne äusserliche fühlbare Hitze. [CK 294]

Entzündete Geschwulst (Rose) des linken Backens,
stechenden Schmerzes, mit Uebelkeit und Frost;

drauf Hitze; beim Aufrichten im Bette kehrte
stets der Schauder wieder (n. 10 T.). [CK 295]

Geschwulst des Backens, mit einem rothen, rau-
hen Fleck in der Mitte und Zahn-Reissen. [CK
296]

Geschwulst des Backens und der Oberlippe. [CK
297]

Aufgedunsen um die Augen, früh, beim Erwachen
(d. 3. T.). [CK 298]

Tiefliegende Augen (n. 11 T.). [CK 299]

Gelbes, krankes Aussehen unter den Augen, früh,
nach dem Aufstehen, und Erschlaffheits-Gefühl
(n. 9 T.). [CK 300]

Gelbheit um die Augen, bei rothen Backen. [CK 301]

Gelbheit des Gesichtes. [CK 302]

Schuppige Haut des ganzen Gesichtes. [CK 303]

Schwarze Schweisslöcher in der Gesichts-Haut.
[CK 304]

Kleine Ausschlags-Blüthen im Gesichte, besonders
auf der Stirn. [CK 305]

Ausschlags-Blüthen an der Stirne. [CK 306]

Viel kleine Blüthchen an der Stirn, dicht unter den
Haaren. [CK 307]

Blüthen-Knoten am Haar-Rande der Schläfe (d.
5. T.) (*Rl.*). [CK 308]

Ausschlags-Blüthen an den Schläfen. [CK 309]

Jückend brennende, rothe Ausschlags-Knoten, mit
Eiter in der Spitze, hie und da im Gesichte, an
der Stirn, den Schläfen, den Lippen, dem Kinne
u.s.w. [CK 310]

Feiner, sehr jückender Ausschlag am Barte. [CK
311]

Jückende Flechten im Backenbarte. [CK 312]

Dicht am Munde im Schwinden-Fleck, der sich
nach dem Kinne hinzieht. [CK 313]

Die Lippen sind geschwollen und jücken. [CK 314]

Geschwulst der Oberlippe und des obern Zahnfleisches (n. 10 T.). [CK 315]

Geschwulst der Unterlippe (d. 2. 9. T.). [CK 316]

Schneidender Schmerz in der Oberlippe. [CK 317]

Stiche, wie von Splittern, in der Oberlippe, beim
Berühren. [CK 318]

Viel Jücken an der Oberlippe. [CK 319]

Einige Blüthen an der Lippe, mit fressendem
Jücken. [CK 320]

Jückender Ausschlag an der Oberlippe. [CK 321]

Geschwürige Ausschlags-Blüthen an der Unterlippe (n. 9 T.). [CK 322]

Geschwürige, schorfige Mundwinkel. [CK 323]

Am Kinne, Eiter-Bläschen (n. 48 St.). [CK 324]

Mehrere Blüthen am Kinne, mit rothem, hartem
Umfange, Anfangs bei Berührung schmerzhaft;

was vergeht, sobald Eiter in ihrer Spitze erscheint; sie lassen dann eine Verhärtung mit rothem Umkreise mehrere Tage zurück (n. 33 T.) (*Bth.*). [CK 325]

Ein grosser Blutschwär an der Seite des Kinnes. [CK 326]

Schmerz in den Kinnladen, wie von Quecksilber (*Scott* in Hufel. Journ. IV. S. 353.). [CK 327]

Klammartiger Schmerz im rechten Kiefer (*Rl.*). [CK 328]

Zucken im rechten Unterkiefer, von den Ohr-Gegenden nach vorn. [CK 329]

Ein anhaltender Stich in der Gegend des Kiefer-Gelenkes. [CK 330]

Grosser Schmerz, Schwäche und Kraftlosigkeit in den Unterkiefern, Abends (*Bth.*). [CK 331]

Knacken im Kiefer-Gelenke beim Kauen und Essen. [CK 332]

Die Drüsen des Unterkiefers schmerzen (*Rl.*). [CK 333]

Eine Unterkiefer-Drüse rechter Seite schmerzt lange. [CK 334]

Gefühl von Geschwulst der Unterkiefer-Drüsen. [CK 335]

Geschwulst der Unterkiefer-Drüsen (*Bth.*). [CK 336]

Die geschwollnen Unterkiefer-Drüsen sind bei Bewegung und Berührung des Halses schmerzhaft (*Bth.*). [CK 337]

Dumpfes Drücken in den Unterkiefer-Drüsen und am Halse (*Bth.*). [CK 338]

■ Mund und innerer Hals

Zahnschmerz der obern Reihe, der jedoch nicht am Kauen hindert; dabei Backen-Geschwulst mit Strammen darin. [CK 339]

Die Schmerzen in den Zähnen werden gleich ärger, wenn sie sich mit dem Kopfe an das Kissen anlehnt. [CK 340]

Zusammenziehendes Zucken und Glucksen in einem hohlen Zahne. [CK 341]

Zuckende Zahnschmerzen, am meisten in hohlen Zähnen und Abends (d. 1. T.) (*Bth.*). [CK 342]

Ziehen in den Zähnen. [CK 343]

Zieh-Schmerz in den Zähnen, bis zum Kehlkopfe. [CK 344]

Ziehen und Mucken in den Zähnen und Kiefern, Nachts. [CK 345]

Scharfes Ziehen in der rechten Zahnreihe und im Kopfe (*Rl.*). [CK 346]

Reissen in den Zähnen (d. 15. T.). [CK 347]

Stechendes Zahnweh mit Backen-Geschwulst, zwei Tage lang (n. 3 T.). [CK 348]

Starke Stiche in den obern Backzähnen nach der Krone herab (n. 3 St.). [CK 349]

Anhaltender Stich-Schmerz in den Zähnen (n. 24 St.). [CK 350]

Ein Stich fährt in den Zahn, wenn Kaltes oder Warmes in den Mund kommt. [CK 351]

Stechen und Brennen in den Zähnen, Nachts. [CK 352]

Bohrende Schmerzen in den Zähnen, bei Berührung von Kaltem oder Warmem. [CK 353]

Peinigendes, pochendes Zahnweh, am ärgsten Abends im Bette, mehrere Stunden am Schlafe hindernd, bald in einem, bald in allen Zähnen (n. 12 T.) (*Bth.*). [CK 354]

Kälte-Gefühl in den Zähnen. [CK 355]

Lockerheit und Schmerz der Zähne beim Kauen. [CK 356]

Ein unterer Backzahn schmerzt beim Kauen. [CK 357]

Die vordern obern Zähne und ein unterer hohler Backzahn schmerzen wie locker und stumpf, als hätten sie sich vorgebogen und wackelten, Abends, nach warmem Essen vergehend. [CK 358]

Das Gefühl von Weichheit der Zähne vergeht bei der Mahlzeit (*Fc.*). [CK 359]

Gefühl, als wären die Zähne weich und schwammig; er getraut sich nicht sie zusammen zu beissen, aus Furcht, sie möchten herausfallen; beim mindesten Saugen fliesst Blut aus dem Zahnfleische und er fühlt Wohlbehagen im ganzen Munde (d. 11. T.). [CK 360]

Die Zähne sind aufgetreten und wie länger. [CK 361]

Gelb Werden der vorher ganz weissen Zähne (*Bth.*). [CK 362]

Im Zahnfleische der obern Zähne, schneidender Schmerz. [CK 363]

Drückender Schmerz im Zahnfleische und wie wund. [CK 364]

Jücken am Zahnfleische (*Rl.*). [CK 365]

Weisses, **geschwollenes Zahnfleisch**. [CK 366]

Geschwulst des oberen Zahnfleisches, selbst in den Zahnlücken (n. 8 T.). [CK 367]

Geschwulst des Zahnfleisches und solche Lockerheit der Zähne, dass sie sie hätte herausnehmen können (n. 5 T.). [CK 368]

Des Mundes innere Theile sind früh, beim Erwachen, wie steif und geschwollen (*Rl.*). [CK 369]

Empfindung im Munde, als wäre Alles darin eingeschlafen (d. 29. T.). [CK 370]

Zusammenziehendes Gefühl im Munde (*Bth.*). [CK 371]

Die innere Backenhaut kommt leicht zwischen die Zähne, dass er sich im Kauen darein beisst (d. 10. T.) (*Rl.*). [CK 372]

Geschwürige Stelle am innern Backen, stichlichten Schmerzes, wie von einem Splitter. [CK 373]

Geschwüre im Munde und Rachen (*Blair*, neuste Erfahr. Glog. 1801. – *Scott*.). [CK 374]

Ein um sich fressendes Geschwür an der Seite des Zäpfchens (*J. Ferriar*, Samml. f. prakt. Aerzte. XIX., 11.). [CK 375]

Bläschen auf der Zunge und ihrer Kante, brennenden Schmerzes bei Berührung. [CK 376]

Kleine Bläschen an den unter der Zunge befindlichen Drüsen, welche schmerzen. [CK 377]

Kleine schmerzhafte Blüthen auf der Zungen-Seite. [CK 378]

Die Zunge ist sehr empfindlich, auch milde Speisen verursachen ein scharfes Beissen (*Rl.*). [CK 379]

Beim Kauen beisst er sich in die Zunge. [CK 380]

Wundheits-Schmerz des rothen Theiles der Zunge. [CK 381]

Wundheit der Zunge, des Gaumens, des inseitigen Zahnfleisches, stechenden Schmerzes, mit Geschwürigkeit des Mundwinkels (5 Tage lang.) (n. 28 T.). [CK 382]

Anstossen mit der Zunge, im Sprechen. [CK 383]

Belegte Zunge. [CK 384]

Stark belegte Zunge, (mit Fieber-Bewegungen). [CK 385]

Stark belegte, trockne Zunge, früh. [CK 386]

Weisse, trockne Zunge, (n. 24 St.). [CK 387]

Sehr trockne, am Gaumen klebende Zunge, früh, beim Erwachen. [CK 388]

Mund-Trockenheit (*Stapf.*). [CK 389]

Trockenheit im Munde, ohne Durst, mit geschwollnen, heissen Lippen. [CK 390]

Grosse Trockenheit im Munde, mit grossem Durste. [CK 391]

Trockenheit im Munde, früh (*Rl.*). [CK 392]

Trocken und kratzig im Munde, früh, wie nach vielem Tabakrauchen. [CK 393]

Trockenheit oben am Gaumen. [CK 394]

Sie hat den Mund immer voll Wasser und muss viel Spucken (n. etl. St.). [CK 395]

Er spuckt viel zähen Speichel aus. [CK 396]

Viel Speichel-Fluss (d. 13. T.) (*Rl.*). [CK 397]

Speichel-Fluss, ohne Zahnfleisch-Beschwerde (*Kellie*, Samml. f. pr. Aerzte. – *Dürr*, Hufel. Journ. – *Scott*.). [CK 398]

Speichel-Fluss und Rachen-Geschwüre (*Bth.*). [CK 399]

Blutiger Speichel wird früh ausgespuckt (n. 48 St.). [CK 400]

Mit Blut gefärbter Speichel, vorzüglich nach Geistes-Arbeit. [CK 401]

Fauler Geruch aus dem Munde. [CK 402]

Aashaft stinkender Mund-Geruch (*Blair*.). [CK 403]

Sehr zäher Schleim im Munde. [CK 404]

Viel Schleim hinten im Halse (*Rl.*). [CK 405]

Schleim-Rachsen. [CK 406]

Halsweh drückenden Schmerzes. [CK 407]

Drücken im Halse, beim Schlingen der Speisen, als könnten diese nicht hinunter. [CK 408]

Ein Druck im Halse hinten, beim Schlingen der Speisen, der sich wie innerhalb des Rückens hinab zieht. [CK 409]

Drücken im Halse, wie Geschwulst und wie dick, am Tage und Abends, mit Wundheits-Schmerz. [CK 410]

Wie ein Knoll im Halse, beim leer Schlingen. [CK 411]

Gefühl wie von einem in der Speiseröhre aufsteigenden Knoten. [CK 412]

Klemmen des Bissens im Schlunde, beim Essen, als wäre dieser verengert. [CK 413]

Beim Essen drängen sich kleine Stückchen Speise nach den Choanen und kommen hinten nach der Nase heraus, als habe der Schlundkopf sie nicht gehörig umfasst und sie entschlüpfen lassen, dass sie nach den Choanen hingepresst würden. [CK 414]

Halsweh beim Schlingen, wie Geschwulst im Halse, und wie roh und geschwürig. [CK 415]

Stechen im Halse, nach langem Sprechen. [CK 416]

Stechend schmerzendes Halsweh. [CK 417]

Stiche im Halse, Abends im Bette, wie in der Zungenwurzel, ausser dem Schlingen. [CK 418]

Stechen in den Mandeln und Brennen im Rachen, hinter dem Zäpfchen. [CK 419]

Brennen im Halse, nach dem Abend-Essen, $1/2$ Stunde lang. [CK 420]

Schmerz in den Mandeln, mit Wundheit des Zäpfchens. [CK 421]

Wie Wundheit im Halse. [CK 422]

Wundheits-Schmerz des Schlund-Kopfes (n. 10 T.) (*Bth.*). [CK 423]

Innere Hals-Geschwulst mit stechenden Schmerzen. [CK 424]

Geschwulst der Mandeln (*Aloye in Mem. d. l. Soc. démul.*). [CK 425]

Hitze und **Trockenheit im Halse**. [CK 426]

Trockenheit tief hinten im Halse, mit Hitze, die Nacht, ohne Schweiss. [CK 427]

Sehr scharrig, kratzig und trocken im Halse (*Rl.*). [CK 428]

Scharrig im Halse, als hinderte da Etwas die Sprache und das Schlingen. [CK 429]

Kratzen im Halse. [CK 430]

Kitzel im Halse. [CK 431]

Säure im Halse. [CK 432]

Heftige Säure im Halse, nach Fett-Genuss. [CK 433]

Säure im Munde, die heftig im Halse brennt. [CK 434]

Säure im Munde, nach dem Essen. [CK 435]

Saurer Geschmack im Munde (n. etl. St.). [CK 436]

Saurer Mund-Geschmack, Abends. [CK 437]

Saurer Mund-Geschmack, früh. [CK 438]

Bitterkeit im Halse. [CK 439]

Bitterkeit im Munde. [CK 440]

Bittrer Geschmack im Munde, Nachmittags. [CK 441]

Sehr bittrer Geschmack im Munde, den ganzen Vormittag. [CK 442]

Bittrer Geschmack und weissgelb belegte Zunge (n. 24 St.). [CK 443]

Süsslicher Geschmack im Munde, früh (n. 13 T.). [CK 444]

Süsslicher Speichel im Munde. [CK 445]

Salziger Geschmack des reinen Wassers beim Mund-Ausspülen. [CK 446]

■ Magen

Steter, grosser Durst. [CK 447]

Viel Sehnsucht nach Trinken. [CK 448]

Wasser-Durst, früh, beim Erwachen. [CK 449]

Er muss beim Essen trinken. [CK 450]

Appetitlosigkeit, das Essen wollte nicht schmecken, am schlimmsten früh. [CK 451]

Appetit sehr gering, ohne übeln Geschmack. [CK 452]

Gar kein Hunger, und isst sie dennoch, so wirds ihr bald wabblicht und es entsteht entfernte Uebelkeit nach dem Halse zu. [CK 453]

Das Essen schmeckt nicht, er ist gleich satt und es stösst ihm nach dem wenigen Genossenen auf. [CK 454]

Er hat keinen Appetit, es ist ihm Alles zum Ekel. [CK 455]

Abneigung gegen gekochtes Fleisch (*Rl.*). [CK 456]

Abneigung vor Fleisch-Speisen. [CK 457]

Abneigung vor Süssigkeiten. [CK 458]

Sie kann kein Brod zu sich nehmen, bloss Gekochtes kann sie geniessen. [CK 459]

Von schwarzem Brode bekommt sie sauern Geschmack und muss sich erbrechen. [CK 460]

Appetit zu Fettem und Hering. [CK 461]

Appetit wohl, doch zu Anfang des Essens gleich weg. [CK 462]

Immer Appetit, doch beim Essen gleich satt. [CK 463]

Sattheits-Gefühl mit Kopf-Eingenommenheit. [CK 464]

Starker Hunger, mit Lebens-Ueberdruss (n. 2 T.). [CK 465]

Heisshunger (*Ritter*, in Hufel. Journ.). [CK 466]

Nach dem Essen, langer Nach-Geschmack der genossenen Speisen. [CK 467]

Nach dem Mittag-Essen, starkes Aufstossen und Blähungen. [CK 468]

Nach dem Essen, Uebelkeit. [CK 469]

Gleich nach dem Essen, Uebelkeit im Halse, die nach kurzer Bewegung vergeht. [CK 470]

Einige Stunden nach Tische, Wabblichkeit im Bauche, mehrere Tage nach einander (*Rl.*). [CK 471]

Gleich nach dem Mittag-Essen, Erbrechen und Kopfschmerz über den Augen und in den Seitenbeinen, als wolle der Kopf springen. [CK 472]

Nach dem Essen, viel Aufstossen, mit bitterm und saurem Erbrechen. [CK 473]

Nach dem Essen, Aufstossen, und dann (Sood-) Brennen von der Herzgrube bis in den Hals. [CK 474]

Gleich nach sehr mässigem Mittag-Essen, gespannter Magen und Bauch und die Kleider wie zu enge. [CK 475]

Nach dem Essen, lautes Knurren im Bauche. [CK 476]

Während des Essens, beim Wasser Trinken, oft Leibkneipen. [CK 477]

Nach Trinken zu Anfange der Mahlzeit, reissender Wundheits-Schmerz im Schlunde, der Brust und im Magen. [CK 478]

Nach dem Essen, Kälte-Gefühl und Drücken im Magen. [CK 479]

Nach jedem Essen, Kopfschmerz über den Augen, mehr Stechen, als Drücken (n. 16 T.). [CK 480]

Nach dem Essen, Hitze und Röthe des Gesichtes. [CK 481]

Nach dem Essen, öfters Kotz-Husten, mit Reiz und Kribeln in der Kehle. [CK 482]

Beim Essen, Wundheits-Schmerz im Innern der Brust. [CK 483]

Nach dem Mittag-Essen, ungeheure Mattigkeit, es lag ihm in allen Gliedern, vorzüglich in den Knieen und Ellbogen; sie waren wie erschlafft. [CK 484]

Nach Tische, viel Gähnen (*Rl.*). [CK 485]

Nach Tische wird sie schlafmüde und muss schlafen. [CK 486]

Nach dem Abend-Essen, unüberwindliche Neigung zu schlafen, mit Dehnen und Ungeduld. [CK 487]

Nach dem Mittag-Essen, Frost, mit blassem Aussehen und belegter Zunge. [CK 488]

Beim Essen, Schweiss an der Stirn. [CK 489]

Nach dem Essen (früh und Mittags), **Schweiss über und über** (n. 5 T.). [CK 490]

Nach dem Essen, eine Art Aengstlichkeit. [CK 491]

Gleich nach dem Mittag-Essen, sehr unwohl; es wird ihr warm, alle Glieder sind wie abgeschlagen und zittern; sie muss sich legen. [CK 492]

Nach und vor dem Essen, viel Aufstossen. [CK 493]

Aufstossen nach den 4 Stunden zuvor genossnen Mittags-Speisen. [CK 494]

Leeres Aufstossen (fast sogleich.) (*Rl.*). [CK 495]

Leeres Aufstossen, auch früh, nüchtern. [CK 496]

Saures Aufstossen. [CK 497]

Gallichtes Aufstossen, beim Essen, besonders Abends. [CK 498]

Aufschwulken halb verdauter Speisen, mit Lätschigkeit im Munde. [CK 499]

Gar leicht, Aufstossen und Soodbrennen dabei. [CK 500]

Brennen im Schlunde herab, bis zur Herzgrube, wie Sood. [CK 501]

Schlucksen (d. 3. T.) (*Rl.*). [CK 502]

Schlucksen, von früh bis Abend (d. 4. T.) (*Rl.*). [CK 503]

Uebelkeit, wie von Hitze, nicht zum Erbrechen, viele Stunden. [CK 504]

Uebelkeit mit Aengstlichkeit und Zittern (n. 41 St.). [CK 505]

Uebelkeit mit Aengstlichkeit, ohne Brech-Neigung, unter den kurzen Ribben, öfters des Tages. [CK 506]

Uebelkeit, Unwohlseyn und Bewegung im ganzen Körper, wie nach Einnahme eines Brechmittels. [CK 507]

Uebelkeit um den Magen, den ganzen Tag. [CK 508]

Wabblicht, unwohl, frostig, nach (gewohntem) Kaffee; sie musste sich legen. [CK 509]

Uebel und weh oft, wie ohnmächtig und ängstlich, als wollte es ihr (besonders bei Bewegung) aufstossen, mit Heisshunger wechselnd und Leerheits-Schmerz im Magen, als sollte sie essen, unter Wasser-Zusammenlaufen im Munde, wie

Würmerbeseigen; täglich in öftern Anfällen zu 5 bis 10 Minuten lang. [CK 510]

Stete Uebelkeit und Brecherlichkeit, den ganzen Tag, viele Tage nach einander, mit Hitze von der Herzgrube bis zum Halsgrübchen; die Uebelkeit kommt nicht bis zum Würgen, unterbleibt während des Essens und Trinkens, zu welchen beiden sie Appetit hat. [CK 511]

Unausstehliche Uebelkeit, die in Erbrechen überging (*Walters*, im phys. med. Journ. 1810.). [CK 512]

Bittres und saures Erbrechen mit viel Aufstossen, nach dem Essen. [CK 513]

Schmerz in der Gegend des obern Magenmundes beim Schlingen der Speisen. [CK 514]

Schmerz über dem Magen, vor dem er sich nicht gerade strecken darf, durch Aufstossen erleichtert. [CK 515]

Drücken im Magen, durch Aufdrücken mit der Hand vermehrt. [CK 516]

Drücken im Magen, vorzüglich vor dem Essen, auch wenn er nur seit einer Stunde nichts gegessen; es wird durch Essen beseitigt; dabei leeres Aufstossen. [CK 517]

Starker Druck über dem Magen und der Herzgrube, beim Gehen im Freien. [CK 518]

Drücken im Magen, sehr schmerzhaft, nüchtern. [CK 519]

Drücken in der Herzgrube und plötzliches Brennen, als sollte er Blut brechen (d. 2. T.). [CK 520]

Pressen im Magen, als wenn er wund wäre, früh und am Tage. [CK 521]

Krampf im Magen, wie von Verkältung. [CK 522]

Krampfhafter Schmerz in der Herzgrube (n. 6 T.). [CK 523]

Krampfhaft zusammenziehender Magenschmerz. [CK 524]

Zusammenziehender Magen-Krampf; es griff und knipp sehr widerlich, in Anfällen (n. 24, 48 St.). [CK 525]

Heftiges krampfhaftes Kneipen im Magen. [CK 526]

Krampfhaft ziehender Schmerz in der Herzgrube, mit Anspannung bis zum Nabel, die den Athem verkürzt. [CK 527]

Raffen im Magen, früh, nach dem Aufstehen, bis in die Brust heran, drauf kleine Anfälle von Bauch-Kneipen. [CK 528]

Anhaltender Stich vorn unter der Herzgrube. [CK 529]

Nagen am Magen, früh, nüchtern. [CK 530]

Pulsiren in der Herzgrube. [CK 531]

Wallung in der Herzgruben-Gegend (d. 4. T.). [CK 532]

Hitz-Empfindung im Magen (*Scott.*). [CK 533]

Brenn-Gefühl im Magen. [CK 534]

Kälte im Magen (*Blair.*). [CK 535]

Eine schmerzlose Bewegung links neben der Herzgrube (d. 11. T.). [CK 536]

■ Abdomen

In der Leber-Gegend, Drücken und Spannen. [CK 537]

Stiche in der Leber-Gegend, bei der mindesten Bewegung zum laut Schreien. [CK 538]

Gelbsucht; Gilbe der Haut mit Hartleibigkeit. [CK 539]

Im linken Hypochonder, Drücken, mehr nach vorn (d. 4. T.). [CK 540]

Drücken in der linken Bauch-Seite. [CK 541]

Gefühl von Geschwulst der Milz. [CK 542]

Stechen in der Milz-Gegend, bei jeder Bewegung (d. 4. T.). [CK 543]

In der Nieren-Gegend, Drücken. [CK 544]

Bauchweh drückenden Schmerzes. [CK 545]

Drücken mitten im Bauche, als wäre ein Kloss darin. [CK 546]

Druck-Schmerz und zuweilen ein Stich im Unterbauche, bei Berührung desselben. [CK 547]

Drücken in der Nabel-Gegend, mit Gefühl, als würde es nach Stuhle vergehen. [CK 548]

Schmerz an einer kleinen Stelle des Bauches, als wollte da Etwas heraus. [CK 549]

Aufgetriebenheit des Bauches, früh, beim Erwachen. [CK 550]

Auftreibung des Bauches von Blähungen, mit Knurren darin, von früh bis Abend, viele Tage lang. [CK 551]

Wie aufgeblasen in der Nabel-Gegend. [CK 552]

Anhaltend gespannter Bauch. [CK 553]

Starke Spannung im Unterleibe (n. 24 St.). [CK 554]

Zusammenziehung im Unterleibe mit Jücken. [CK 555]

Zusammenziehender Schmerz in der Nabel-Gegend. [CK 556]

Krampfhafte Zusammenziehung des Unterleibes. [CK 557]

Krämpfe im Unterleibe. [CK 558]

Ziehender Leibschmerz im Unterbauche, mit Schauder. [CK 559]

Zieh-Schmerz im Bauche, bis in die Oberschenkel. [CK 560]

Ziehen und Greifen in der Nabel-Gegend, besonders beim Bewegen und Biegen des Leibes. [CK 561]

Oefteres Kneipen im Bauche, ohne Durchfall. [CK 562]

Kneipen öfters im Bauche, früh, nach gutem Stuhle. [CK 563]

Schneidendes Leibweh, früh, im Bette, und nach dem Aufstehen; drauf weiche Stühle (d. 3. T.) (*Rl.*). [CK 564]

Schneidendes Bauchweh mit Durchfall-Stühlen und nicht zu erwärmenden kalten Füssen. [CK 565]

Schneiden und Spannen in der rechten Unterbauch-Seite. [CK 566]

Stechendes Bauchweh, besonders beim Drücken auf den Unterleib. [CK 567]

Wühlendes Leibweh unter dem Nabel. [CK 568]

Wühlen und Kneipen im Unterbauche, ohne Durchfall. [CK 569]

Verkältungs-Leibweh. [CK 570]

Der Unterleib ist äusserst empfindlich (n. 3 T.). [CK 571]

Ein angeborner, warzenähnlicher Auswuchs am Unterleibe wird empfindlich, wund und schorfig (*Rl.*). [CK 572]

Die Bruch-Stelle ist sehr aufgetrieben. [CK 573]

Stechen in der linken Bruch-Stelle. [CK 574]

Zerbrochenheits- und Bruch-Schmerz in der linken Leisten-Gegend, durch Gehen gemindert. [CK 575]

Die Drüsen in den Leisten schwellen an (*Lescher*, in *Römers* und *Kühns* Annal. d. Arzneim. I. II., 1.). [CK 576]

Geschwulst der Leisten-Drüse, ohne Schmerz. [CK 577]

Zusammenzieh-Schmerz in der Schooss-Drüse. [CK 578]

Ein leiser Stich in der Schooss-Beule, beim Anfühlen, und für sich, stechendes Jücken an der harten Stelle derselben. [CK 579]

Eiter-Geschwulst der Schooss-Drüsen sehr schmerzhaft beim Gehen; das ganze Bein wie gelähmt und die Muskeln wie angespannt. [CK 580]

Blähungs-Erzeugung in grosser Menge; sie gehen mit übler Empfindung im Bauche herum, ohne Ausgang zu finden. [CK 581]

Viel Noth von Blähungen, mit Leibschmerz; es gehen wenige oder keine fort, selbst wenn (auf Wasser-Klystier) Stuhl erfolgt. [CK 582]

Unruhe im Bauche, mit vielem Kollern und Durchfall-Stuhle, über eine Woche lang (n. 20 St.). [CK 583]

Kolikartige Unruhe, früh und Auftreibung im Bauche, die Blähungen gehen schmerzhaft und knurrend im Unterleibe umher, und auch der weiche Stuhl erleichtert nicht (n. 16 T.). [CK 584]

Arge Blähungs-Kolik, früh, nach dem Aufstehen. [CK 585]

Poltern im Unterleibe. [CK 586]

Gurksen im Bauche, ohne Hunger, sondern oft nach dem Essen. [CK 587]

■ Rektum

Viel Winde-Abgang, früh, nach Bauch-Kneipen (*Rl.*). [CK 588]

Abgang vieler stinkender Winde. [CK 589]

Es bringt sogleich viele Blähungen fort (auch d. 2. T.). [CK 590]

Uebermässiger Winde-Abgang (n. etl. St.). [CK 591]

Vor Winde-Abgang, Leibweh (*Rl.*). [CK 592]

Vor Winde-Abgang, ziehend windender Schmerz im Bauche (*Rl.*). [CK 593]

Stuhl-Verstopfung (d. 1. T.). [CK 594]

Unschmerzhafte Leib-Verstopfung, mehrere Tage (Samml. f. prakt. Aerzte. XV., 1.). [CK 595]

Nur einen Tag um den andern harter, in Schleim gewickelter Stuhl, die ersten Tage, dann wieder täglich. [CK 596]

Hartleibigkeit; es trieb ihr den Bauch auf und die Blähungen gingen nicht fort (n. 3, 4, 5 T.). [CK 597]

Harter, geringer Stuhl. [CK 598]

Der Stuhl geht in harten Knoten ab. [CK 599]

Stuhl, wie Schaf-Lorbeeren, unter vielem Pressen und mit Schleim dabei (2, 3 T.). [CK 600]

Drängen auf den Mastdarm zum Stuhl, doch geringer Abgang. [CK 601]

Langes Drücken und Pressen auf den Stuhl; er konnte ihn nicht los werden, und doch war er nicht hart. [CK 602]

Steter Drang zu Stuhle, ohne Erfolg. [CK 603]

Stuhl abwechselnd fest und flüssig (*Stapf.*). [CK 604]

Weicher Stuhl, nach Kneipen im Bauche. [CK 605]

Zweimal weicher Stuhl, täglich, mehrere Wochen lang. [CK 606]

Drei, vier Stühle täglich, mit Schauder und Weichlichkeit unter den kurzen Ribben (d. erst. 13 T.). [CK 607]

Brei-Stuhl. [CK 608]

Empfindung, als sollte Durchfall kommen, was nicht geschah (n. 2 bis 8 St.). [CK 609]

Durchfall-Stuhl, 2, 3 Mal täglich (d. ersten 10 T.). [CK 610]

Durchfall mit Uebelkeit nach dem Essen (n. 20 T.). [CK 611]

Durchfall einen Tag um den andern. [CK 612]

Oeftere Stühle blossen Schleimes, zuweilen mit Leibschneiden und heftigem Drange (d. ersten 4 T.). [CK 613]

Mit Schleim bewickelter Stuhl. [CK 614]

Unverdaute Speisen gehen mit dem Stuhle ab. [CK 615]

Dünner, gilblich weisser Stuhl. [CK 616]

Faul riechender Stuhl und faul riechende Winde. [CK 617]

Beissende Schärfe beim Stuhle. [CK 618]

Blutige, ruhrartige Stühle, mit Stuhlzwang, bei Fieber und Kopfschmerz (*Walters.*). [CK 619]

Vor dem Stuhle, Bauchweh, auch ziehendes (*Rl.*). [CK 620]

Vor dem guten Stuhle, Leib-Kneipen (n. 14 T.). [CK 621]

Beim Stuhle, Schmerz, als wenn im Mastdarme Etwas zerrissen würde. [CK 622]

Beim Stuhle, Stechen, Schneiden und Drängeln im Mastdarme und After. [CK 623]

Beim Stuhle, starker **Blut-Abgang.** [CK 624]

Beim harten Stuhle, Brennen im After. [CK 625]

Beim Stuhle, Stechen im Mastdarme und krampfhaftes Zusammenziehen des Afters, viele Stunden lang (n. 2 T.). [CK 626]

Nach dem Stuhle, wieder vergeblicher Drang. [CK 627]

Nach dem Stuhle, Gefühl, als ob noch mehr kommen müsste (d. 6. T.). [CK 628]

Nach dem Stuhle, Brennen im After. [CK 629]

Nach dem Stuhle, Stechen und Kratzen im Mastdarme und After. [CK 630]

Nach weichem Stuhlgange, Uebelkeit. [CK 631]

Nach dem Stuhlgange, völlige Abspannung (n. 9 T.). [CK 632]

Nach dem Stuhle, Ueberreiztheit, Aengstlichkeit und allgemeines Unwohlseyn. [CK 633]

Nach öfterem, zum Theil vergeblichem Stuhldrange, Leibweh. [CK 634]

Der Mastdarm scheint unthätig und zu Austreibung des Kothes unfähig. [CK 635]

Drücken im Mastdarme (n. 7, 17 T.). [CK 636]

Druck-Schmerz am After, als wollte eben ein Aderknoten entstehen. [CK 637]

Drängen nach dem Mastdarme und darauf schmerzhafte Aderknoten am After entstehend. [CK 638]

Aderknoten am After, nach starkem Drücken im Rücken herab, im Stehen. [CK 639]

Aderknoten und Brickeln im Mastdarme. [CK 640]

Schmerz der Aderknoten am After. [CK 641]

Brennen der After-Aderknoten. [CK 642]

Anschwellung der After-Aderknoten. [CK 643]

Stetes heraus Pressen der Mastdarm-Aderknoten. [CK 644]

Hervortretende, unschmerzhafte Aderknoten am After und bei jedem Stuhle etwas Blut-Abgang. [CK 645]

Bluten der After-Aderknoten beim Stuhle. [CK 646]

Starkes Kneipen im Mastdarme. [CK 647]

Zusammenziehen des Afters, fast täglich. [CK 648]

Schmerzhafter Vorfall des Mastdarms. [CK 649]

Jücken im Mastdarme. [CK 650]

Jücken im After, beim Gehen im Freien und nach dem Stuhle. [CK 651]

Jücken im Mastdarme von Bewegung der Maden-Würmer. [CK 652]

Jücken und Brennen im Mastdarme mit Abgang von Maden-Würmern. [CK 653]

Stiche im Mastdarme, Abends. [CK 654]

Stiche im Mastdarme, beim Husten. [CK 655]

Schründen am After, Abends. [CK 656]

Schründen, mehr im Mastdarme, als im After, gleich nach dem Stuhle, zwei Stunden lang. [CK 657]

Hitze im Mastdarme. [CK 658]

Brenn-Gefühl im Mastdarme. [CK 659]

Brennen und Kneipen im Mastdarme. [CK 660]

Brennen am After (d. 2. T.). [CK 661]

Brennen im Mastdarme, nach dem Mittelfleische zu, mit vergeblichem Stuhldrange. [CK 662]

Empfindliches Brennen im After (Mastdarme), den ganzen Tag, besonders nach Harnen. [CK 663]

Wundheit am After (n. 4 T.). [CK 664]

Feuchtende Wundheit am After und zwischen den Hinterbacken, beim Gehen. [CK 665]

Nässen und Jücken am After (*Rl.*). [CK 666]

Schmerzhafte Blüthe im Mittelfleische. [CK 667]

Scharf ziehendes Stechen im Mittelfleische, nach dem After zu. [CK 668]

■ Harnwege

Harn-Unterdrückung, ohne Schmerz, mehrere Tage (*Samml. f. pr. Aerzte*). [CK 669]

Viel Drang zum Harnen. [CK 670]

Drücken auf den Urin. [CK 671]

Oefterer Harn-Drang, mit wenig Abgang. [CK 672]

Nachts, starker Harndrang und wenig Urin (n. 4 T.). [CK 673]

Nachts, Harndrang mit Leibschneiden. [CK 674]

Er muss die Nacht oft zum Harnen aufstehen. [CK 675]

Sehr wenig Urin. [CK 676]

Dünner Harnstrahl, wie von Verengerung der Harnröhre. [CK 677]

Sehr weniger, trüber, übelriechender Harn. [CK 678]

Sehr häufiger, leichter Harn-Abgang. [CK 679]

Sehr vieler, blassfarbiger Harn. [CK 680]

Harn-Fluss (*Scott.*). [CK 681]

Das Kind lässt den Harn unwillkürlich laufen. [CK 682]

Der Urin geht kalt von ihm. [CK 683]

Ganz dunkler Harn. [CK 684]

Sehr dunkler Urin, der sich bald weiss trübt; nach dem Harnen vermehrte Trockenheit im Halse. [CK 685]

Ganz brauner Urin, der braune Flecke in der Wäsche macht, wie Kaffee-Flecke. [CK 686]

Heller Urin, wird beim Stehen Anfangs molkig und faserig, und macht einen hellrothen, fest am Geschirre anhängenden Satz (n. 33 T.) (*Bth.*). [CK 687]

Rother Satz im Urine. [CK 688]

Viel braunrother Gries im Urine (n. 7 T.). [CK 689]

Der Urin setzt einen Sand ab. [CK 690]

Weisslicher Satz und sehr ammoniakalischer Geruch des Harns. [CK 691]

Unerträglich stark riechender, beissender, bräunlicher Urin. [CK 692]

Beissender Geruch des Urins, wie Tabak. [CK 693]

Uebelriechender, säuerlicher Urin, wie Pferde-Harn. [CK 694]

Beim Harnen, Brennen in der Harnröhre (n. 17 T.). [CK 695]

Beim Harnen, heftiges Brennen in der Harnröhre (*Hartmann.*). [CK 696]

Beim Harnen, Stiche im Unterbauche, gleich über der Scham. [CK 697]

Beim Harnen, Schründen in der Harnröhre. [CK 698]

Beim Harnen, Wundheits-Schmerz in der Eichel-Spitze. [CK 699]

Beim Harnen, Wundheits-Schmerz in der ganzen Harnröhre. [CK 700]

Schneiden in der Harnröhre. [CK 701]

Nach dem Harnen, heftiges Brennen (n. 7 T.). [CK 702]

Nach der Blase zu ein krampfhafter Zusammen-zieh-Schmerz von den Nieren aus. [CK 703]

Die Harnröhre schmerzt bei Berührung. [CK 704]

Nadelstiche vorn in der Harnröhr-Mündung. [CK 705]

Brenn-Gefühl vorn in der Harnröhre, das zum Harnen treibt, als würde es dadurch beseitigt werden, doch wird es darnach nur ärger. [CK 706]

Stark geschwollne, wulstige, dunkelrothe Harnröhr-Mündung (*Hartmann.*). [CK 707]

Ein Geschwür in der Harnröhre (*Blair.*). [CK 708]

Gelbliche Materie läuft aus der Harnröhre. [CK 709]

Schleim tröpfelt ausser dem Harnen aus der Harnröhre. [CK 710]

Einige Tropfen dünnen Schleimes, der sich nicht, wie Prostata-Saft in Faden dehnt, kommen nach dem Harnen aus der Harnröhre. [CK 711]

Abgang zähen Schleimes aus der Harnröhre, nach Harnen. [CK 712]

Blutiger Schleim-Ausfluss aus der Harnröhre. [CK 713]

■ **Geschlechtsorgane**

An den Schamtheilen gehen die Haare stark aus (*Bth.*). [CK 714]

Jücken an den Geschlechtstheilen (*Stapf.*). [CK 715]

Viel Jücken an den Zeugungstheilen. [CK 716]

Jückender Kitzel, wie von Mückenstich an dem ganzen Zeugungs-Gliede. [CK 717]

Jücken an der ganzen Ruthe. vorzüglich an der Eichel, unter der Vorhaut. [CK 718]

Eine wundgeriebene Stelle an der Ruthe wird geschwürig und will nicht heilen (*Rl.*). [CK 719]

Oefteres Jücken an der Eichel. [CK 720]

Jückende Blüthen an der Eichel. [CK 721]

Rothe Flecke auf der Eichel, die sich mit Grind überziehen. [CK 722]

Mehrere braune, Linsen grosse, schmerzhafte Flecke auf der Eichelkrone (*Bth.*). [CK 723]

Zehn, bis zwölf kleine, fleischfarbne Auswüchse an der Eichelkrone, die nach einigen Tagen sich verkleinern, stinkende Feuchtigkeit von sich geben und bei Berührung bluten (*Bth.*). [CK 724]

Ein vertieftes Geschwür auf der Eichel, mit erhabenen, bleifarbenen, höchst empfindlichen Rändern (*Bth.*). [CK 725]

Flache Geschwüre auf der Eichelkrone, rein aussehend, aber übelriechenden Eiter von sich gebend (*Bth.*). [CK 726]

Nässen der Eichel (Eicheltripper). [CK 727]

Schleim unter der Vorhaut, hinter der Eichelkrone (*Rl.*). [CK 728]

Klopfen und Drücken an der Eichel (n. 2 T.). [CK 729]

In der Vorhaut scharfe Stiche (*Bth.*). [CK 730]

Jücken an der Vorhaut und nässende Stellen an ihrer innern Fläche (n. 28 T.). [CK 731]

Entzündung und Geschwulst der Vorhaut, mit Brenn-Schmerz; an ihrer innern Fläche, Wundheit, und kleine, sehr stinkende Jauche absondernde Geschwüre, welche Flecke in der Wäsche machen, wie blutiger Eiter (*Bth.*). [CK 732]

Starke Geschwulst und Phimose der Vorhaut, ohne viel Röthe, und an ihrer innern Fläche und ihrem Rande, so wie in der Harnröhr-Mündung, schankerähnliche, eiternde Geschwüre mit flachen Rändern, ohne Entzündung, und heftig stechendem Reissen, das vorzüglich gegen Abend stärker wird, die Nacht fortdauert, und den Schlaf hindert, und gegen Morgen durch die heftigsten Erektionen sich noch weit mehr verschlimmert (*Hartmann.*). [CK 733]

Kleine, jückende Bläschen an der Vorhaut, die nach einigen Tagen aufspringen und sich mit kleinen trocknen Schorfen bedecken. [CK 734]

Ein Blüthchen brennenden Jückens am Innern der Vorhaut; nach Reiben ein flaches Geschwür, eben mit der Haut und gelb von Farbe, wie mit dickem Eiter belegt und schmerzlos, bloss mit einiger Röthe umher. [CK 735]

Flache, gelbe, geschwürige Stellen, wie flache Schanker, feuchtend, doch schmerzlos, am Innern der Vorhaut, zu beiden Seiten des Bändchens. [CK 736]

Am Hodensacke heftiges Jücken. [CK 737]

Kriebeln im Hodensacke, bis durch den Schooss. [CK 738]

Jücken am Hodensacke, mit wunden Stellen (d. 2. T.) (*Rl.*). [CK 739]

Im Hoden, Zieh-Schmerz. [CK 740]

Drehender Schmerz im linken Hoden. [CK 741]

Quetschungs-Schmerz im linken Hoden. [CK 742]

Brenn-Schmerz im linken Hoden. [CK 743]

Geschwulst des Hodens (*Leschen.*). [CK 744]

Geschwulst des rechten Hodens, mit Schmerz beim Anfühlen. [CK 745]

Reissen in den Samensträngen, bei schmerzhafter Empfindlichkeit der Hoden beim Befühlen. [CK 746]

Geschlechtstrieb mangelnd. [CK 747]

Vermindertes, zuweilen sehr mangelhaftes Geschlechts-Vermögen, die ersten 18 Tage, und langsame ungenügliche auch wohl nur durch weibliche Betastung zu erregende Ruthe-Steifheit, welche die folgende Zeit nur desto wünschenswerter und untadelhafter ward; (bei einem 51 jährigen Manne). [CK 748]

Mangel an Ruthe-Steifheit. [CK 749]

Geschlechts-Trieb und Erektion, ohne Phantasie-Bilder (d. ersten 2 T.). [CK 750]

Oefterer Trieb zur Begattung, nach mehreren Wochen (Nach-Wirkung). [CK 751]

Viel Neigung zum Beischlafe (d. 15. T.). [CK 752]

Anhaltende Regsamkeit des Geschlechts-Triebes (n. 10 T.). [CK 753]

Geilheit, wobei viel Vorsteher-Drüsen-Saft abgeht. [CK 754]

Vorsteher-Drüsen-Saft geht trübweiss **nach schwerem Stuhle ab** (n. 3 T.). [CK 755]

Grosse Neigung zu Erektionen (n. 5 T.). [CK 756]

Erektionen, früh im Bette, mit Schmerz in der Harnröhre (n. 24 St.). [CK 757]

Erektionen mit Brennen und Stechen in der Harnröhre (n 4 T.). [CK 758]

Erektionen, Abends, nach dem Niederlegen. [CK 759]

Heftige Erektionen, Nachts, beim Erwachen. [CK 760]

Arge Erektion, Nachts, selbst nach einer Pollution (n. 16 T.). [CK 761]

Mehrstündige, krampfhafte unangenehme Erektionen, nach Mitternacht; er muss sich mehrere Stunden unruhig umherwerfen (n. 15 T.) (*Bth.*). [CK 762]

Heftige Erektionen, Nachts, und Samen-Erguss (n. 9 T.). [CK 763]

Oeftere Pollutionen. [CK 764]

Beim Beischlafe wenig Wohllust-Gefühl. [CK 765]

Beim Samen-Ergusse im Beischlafe, geringe Wohllust-Empfindung. [CK 766]

Der Beischlaf, auch bei hinreichendem Triebe, in zu kurzer Zeit wiederholt, erregt allgemeine Schwäche und erneuert alte vergangene, Beschwerden. [CK 767]

Nach dem Beischlafe, Zieh-Schmerz im Kreuze, Rückgrat und Oberschenkel. [CK 768]

An der weiblichen Scham, arges Jücken, gegen Abend. [CK 769]

Jücken an der Scham; das Kind reibt sie sich Nachts fast wund. [CK 770]

Jücken an der Scham, **beim Gehen; sie wird wund**. [CK 771]

Reiz und Entzündung an den grossen Scham-Lippen und der Mutter- Scheide (d. 2. T.). [CK 772]

Stiche in der Mutter-Scheide herauf beim Gehen im Freien. [CK 773]

Heftiges Stechen in der Scheide. [CK 774]

Trocknes Brennen an den Geburtstheilen. [CK 775]

Geschwulst der einen Seite der Mutterscheide und der Wasser-Lefzen, mit brennendem Jücken. [CK 776]

Ein wie mit gelbem Eiter belegtes, mit der Haut ebenes Geschwür in der Mutterscheide, brennend jückenden Schmerzes. [CK 777]

Regel um 3 Tage zu spät (n. 11 T.). [CK 778]

Regel um 7 Tage zu spät, (bis zum Vollmonde), bei einer jungen Person, und etwas zu stark, unter Leib und Kopfschmerzen (n. 29 T.). [CK 779]

Regel um 2 Tage zu früh (n. 10 T.). [CK 780]

Regel um 3 Tage zu früh (n. 19 T.). [CK 781]

Regel-Wiederkunft um 3 Tage beschleunigt (n. 4 T.). [CK 782]

Regel um 7 Tage zu früh (n. 11 T.). [CK 783]

Regel um 8 Tage zu früh (n. 19 T.). [CK 784]

Regel um 11 Tage zu früh (n. 11 T.). [CK 785]

Regel schon den 14. Tag wieder, doch nicht stark. [CK 786]

Die Regel erscheint einige Tage nach Verfluss der Periode wieder, blass röthlich. [CK 787]

Zu starke Regel (n. 21 T.). [CK 788]

Einen Tag vor Eintritt der Regel, und bei derselben, Zerschlagenheit der Glieder. [CK 789]

Bei Eintritt der Regel, heftiger Krampf-Schmerz im Unterbauche. [CK 790]

Bei Eintritt der Regel, arge Kreuzschmerzen, eine Stunde lang (n. 48 St.). [CK 791]

Bei der Regel, alle Tage, Brennen in den Augen. [CK 792]

Bei der Regel, Zahnweh. [CK 793]

Bei der Regel, Zahnfleisch-Geschwulst. [CK 794]

Bei der Regel, starkes Pressen in der Leber-Gegend. [CK 795]

Bei der Regel, Drücken im Bauche und Kreuzschmerzen. [CK 796]

Bei der Regel, Auftreibung des Bauches. [CK 797]

Bei der Regel, heftige Krampfschmerzen im Unterbauche, als sollte der Leib zerspringen, mit stetem Aufstossen; sie konnte an keiner Stelle ruhig bleiben. [CK 798]

Bei der Regel, arge Schmerzen, erst wehenartig, dann mehr Drängen im Unterbauche, bis in die Scheide. [CK 799]

Bei der Regel, arges Pressen im Unterbauche, als sollte Alles zu den Geburtstheilen heraus, mit Kreuzschmerz; es zog in den Hüften die Beine herab. [CK 800]

Bei der Regel, ein Zusammenziehen nach den Schamtheilen zu. [CK 801]

Bei der Regel, bald nach ihrem Eintritte, Anfall von Herzklopfen, Hitze und Angst, eine halbe Stunde lang; alle Glieder zittern (n. 11 T.). [CK 802]

Bei der Regel so grosse Schwäche, dass es ihr die Sprache und die Luft benahm und sie liegen musste (n. 17 T.). [CK 803]

Weissfluss, dehnig-schleimig, fleischfarben (n. 24 St. u. 15 T.). [CK 804]

Starker Weissfluss (d. 2. T.). [CK 805]

Grünlich schleimiger Scheide-Fluss, gleich nach der Regel. [CK 806]

Scheide-Fluss von übelm Geruche. [CK 807]

Ausfluss aus der Scheide von kirschbrauner Farbe und faulichtem Geruche. [CK 808]

■ **Atemwege und Brust**

Viel Niesen, alle Tage, ohne Schnupfen. [CK 809]

Oefteres Niesen mit Nasen-Verstopfung. [CK 810]

Oefteres heftiges Niesen, (n. etl. St.). [CK 811]

Heftiges Niesen, früh und Abends, ohne Schnupfen. [CK 812]

Viel Niesen, Kriebeln in der Nase und Empfindung, als wolle Nasenbluten entstehen. [CK 813]

Viel Niesen des Tags, und Abgang vielen Nasen-Schleimes. [CK 814]

Verstopfung der Nase. [CK 815]

Verstopfung der linken Nasen-Hälfte. [CK 816]

Gänzliche Verstopfung der Nase, früh, beim Erwachen; es träufelt Wässrichtes heraus; nach einigen Tagen sind sie wieder offen und frei. [CK 817]

Vieltägige Neigung zu Schnupfen. [CK 818]

Stock-Schnupfen (n. einigen Tagen). [CK 819]

Stock-Schnupfen mit Nasen-Verstopfung; der Nasen-Schleim geht bloss durch die Choanen aus dem Munde ab. [CK 820]

Stock-Schnupfen, mit Trockenheit im Halse und in der Nase, bei entzündeten, geschwollnen Nasenflügeln (n. 5 T.). [CK 821]

Arger Stock-Schnupfen, ohne Ausfluss. [CK 822]

Arger Stock-Schnupfen, Nachts bis früh (n. 16 St.). [CK 823]

Es läuft Nachts scharfes Wasser aus der Nase. [CK 824]

Er schnaubt Gelbliches aus der Nase von üblem Geruche. [CK 825]

Abfluss dicken, die Nasenlöcher anfressenden Nasen-Schleimes (*Dürc*, in Hufel. Journ.). [CK 826]

Heftiger Schnupfen mit Kopfschmerz (n. 4 T.). [CK 827]

Heftiger Schnupfen mit etwas Husten (n. 48 St.). [CK 828]

Schnupfen und Husten (n. 9 T.). [CK 829]

Schnupfen mit Wundheits-Gefühl der Nasenlöcher. [CK 830]

Schnupfen mit Kopfschmerz und trocknem Husten. [CK 831]

Schnupfen mit Würmerbeseigen. [CK 832]

Arger Schnupfen mit Geschwulst der Nase und Oberlippe und vorzüglich nächtlichem Husten. [CK 833]

Fliess-Schnupfen mit etwas Nasen-Verstopfung (d. 2. T.). [CK 834]

Arger Fliess- und zugleich Stock-Schnupfen, mit erschwertem Athmen selbst durch den Mund, und mit Stechen im Halse beim leeren Speise-Schlucken. [CK 835]

Starker Fliess-Schnupfen (n. 2 T.). [CK 836]

Starker Fliess-Schnupfen, mit Reissen in allen Gliedern, nur einen Tag lang (d. 4. T.). [CK 837]

Aeusserst starker Fliess-Schnupfen mit grosser Heiserkeit und Husten mit Stichen im Halse bei jedem Stosse (n. 12 T.). [CK 838]

Heftiger Fliess-Schnupfen, nach Niesen und Frostigkeit (d. 31. T.) (*Rl.*). [CK 839]

In der Kehlkopf-Gegend stechende Schmerzen. [CK 840]

Stechen im (Kehlkopfe?) Halse, bei langem Sprechen. [CK 841]

Scharfe, kratzende Empfindung in der Luftröhre (n. 9 T.). [CK 842]

Kratzen im Halse und Hustenreiz beim laut Lesen. [CK 843]

Kratzen im Halse und Husten. [CK 844]

Rauhheit des Halses, wie ein Reibeisen, nicht beim Schlingen, sondern beim Athmen fühlbar, mit Beklommenheit der Brust und Fliess-Schnupfen. [CK 845]

Unreine Sprache zuweilen. [CK 846]

Heiserkeit (n. etl. St. u. 2 T.). [CK 847]

Heiserkeit, dass sie nicht sprechen konnte. [CK 848]

Festsitzender Schleim auf der Brust. [CK 849]

Viel Husten (n. 3, 4 T.). [CK 850]

Kitzel-Husten, mit Wundheit im Halse. [CK 851]

Husten von einer zusammenziehenden Empfindung im Halse, vorzüglich Nachts im Schlafe. [CK 852]

Husten beim tief Athmen. [CK 853]

Früh-Hüsteln (d. 3. T.) (*Rl.*). [CK 854]

Abends im Bette, Kotz-Husten. [CK 855]

Abends vorzüglich, trockner, bellender Husten. [CK 856]

Nachts arger Husten, gleich nach Mitternacht, 1 Stunde lang. [CK 857]

Vor Mitternacht, rauher, trockner Husten. [CK 858]

Nachts vorzüglich, Husten, der keine 5 Minuten Ruhe liess, mit Erschütterung des ganzen Körpers, wobei oft der Athem ausblieb, wie bei Keuchhusten; dabei Brust-Stechen, Halsweh und Fieber. [CK 859]

Nachts weit mehr Husten, als am Tage, er kann nur gegen Morgen schlafen; auch am Tage, weit mehr Husten beim Liegen und Einschlummern. [CK 860]

Krächziger Husten von der Herzgrube aus, in Anfällen, nur Nachts nicht. [CK 861]

Trockner Husten, wie nach Erkältung. [CK 862]

Schleim-Auswurf durch Husten. [CK 863]

Gelber, bitterlich schmeckender Auswurf. [CK 864]

Blutiger Auswurf durch Kotz-Husten, früh, im Bette, nach Schnärcheln in der Luftröhre; drauf Krankheits-Gefühl, Frost, u.s.w. [CK 865]

Auswurf schwarzen, geronnenen Blutes, durch Kotz-Husten. [CK 866]

Er hustet und kotzt schwarzes Blut aus und schnaubt auch solches aus der Nase. [CK 867]

Bei und vom Husten, Schmerz unterm Magen. [CK 868]

Beim Husten, jedes Mal ein Drücken im Kopfe. [CK 869]

Beim Husten, Schmerz in den Hypochondern. [CK 870]

Beim Husten, Niesen. [CK 871]

Beim Husten, Stiche im Halse. [CK 872]

Von Husten, Schmerz in der Brust. [CK 873]

Beim Husten und Athmen, manche Abende, Stechen in der Mitte der linken Brust, fast bei jedem Athemzuge, besonders bei Liegen im Bette. [CK 874]

Beim Husten, Wundheits-Schmerz in der Brust, wie von Etwas bösem darin. [CK 875]

Beim Husten ein Stich im Kreuze. [CK 876]

Beim Husten fährt's ins Knie, dass es knickt und es schmerzt dann beim Gehen in der Kniescheibe. [CK 877]

Athemlosigkeit beim Gehen im Freien, und Schwere der Füsse. [CK 878]

Athemlosigkeit, Herzklopfen und Beängstigung, beim Treppen-Steigen. [CK 879]

Plötzlicher Athem-Mangel und Herzklopfen beim sachte Gehen. [CK 880]

Kurzäthmigkeit (d. 1. T.). [CK 881]

Beengung des Athems, früh, so arg, dass sie kaum noch einige Luft holen konnte (n. 30 T.). [CK 882]

Engbrüstigkeit beim Gehen im Freien. [CK 883]

Engbrüstigkeit, wie von Blutdrang nach der Brust. [CK 884]

Beklemmung der Brust, dass sie keinen Athem holen konnte (n. 22 T.). [CK 885]

Beklemmung und Aengstlichkeit, wenn sie etwas schnell geht, mit Schweiss auf Rücken und Brust. [CK 886]

Beengung der Brust. [CK 887]

Beklemmung auf der Brust; kurzer, ängstlicher, beschwerlicher Athem. [CK 888]

Engheit auf der Brust, beim Sitzen und Gehen, vorzüglich aber beim zurück Biegen (n. 3 T.). [CK 889]

Keichender Athem. [CK 890]

Beim Athemholen, Giemen und Schnärcheln auf der Brust. [CK 891]

Athem matt und langsam, dass er wohl eine Minute aushalten konnte, ohne zu athmen. [CK 892]

Bei jedem Athmen, Schmerz in der Brust, wie wund. [CK 893]

Auf der Brust so voll. [CK 894]

Gepresstheit auf der Brust. [CK 895]

Pressen auf der linken Brust, als wollte das Blut nicht durch's Herz. [CK 896]

Druck-Schmerz in der rechten Brust, früh, nach vielem leeren Aufstossen, eine halbe Stunde lang (n. 16 T.). [CK 897]

Druck-Schmerz vorn an den Ribben und wie zerschlagen, auch beim Athmen fühlbar. [CK 898]

Arges Drücken auf der Brust, vom Halsgrübchen an, bis in die Herzgrube, ganz in der Frühe (d. 4. T.). [CK 899]

Krampfhaftes Ziehen in der Brust. [CK 900]

Krampfhafter Schmerz in der Vorderbrust und im Rücken wecken ihn aus dem Schlafe. [CK 901]

Brust-Krampf auf Augenblicke (d. 19. T.). [CK 902]

Krampfhafter Zusammenzieh-Schmerz in den rechten obern Brust-Muskeln; er musste vor Schmerz sich ganz zusammenkrümmen, einige Minuten lang (n. 26 St.). [CK 903]

Zusammenziehender Schmerz in der rechten Brust, am meisten im Sitzen. [CK 904]

Zusammenziehender Schmerz in der linken Brust, über dem Herzen, welcher den Athem beengt (n. 27 T.). [CK 905]

Stechen und Ziehen am Brustbeine (*Bth.*). [CK 906]

Ein heftiger Stich durch die Lungen, Vormittags. [CK 907]

Stechen in der rechten Brust-Seite und dem Schulterblatte (n. 15 T.). [CK 908]

Stechen in (an) der rechten Brust, beim Athmen, nicht beim Husten. [CK 909]

Ein heftiger Stich, oben innerhalb der rechten Ribben zum Unterleibe und zum Rücken heraus. [CK 910]

Stiche in und unter der linken Brust, wie von versetzten Blähungen. [CK 911]

Heftige Stiche in der linken Brust, früh, den Athem erschwerend. [CK 912]

Stechen in der Brust-Seite mit Uebelkeit. [CK 913]

Stiche und Schmerz, wie unterschworen, in beiden Brust-Seiten, beim Bücken, tief Athmen und hoch Langen. [CK 914]

Stiche, wie äusserlich an der Brust. [CK 915]

Drehender Schmerz in der rechten Brust-Seite. [CK 916]

Hitze in der obern Brust, früh, am Tage zuweilen wiederkehrend. [CK 917]

Hitz-Gefühl in der Brust (*Scott.*). [CK 918]

Brennen auf der Brust, wenn sie nur das Mindeste salzige geniesst. [CK 919]

Blutdrang nach dem obern Theile der Brust. [CK 920]

Viel Blutdrang nach dem Herzen und Angst dabei. [CK 921]

Blutwallen nach dem Herzen und Herzklopfen (d. l. T.). [CK 922]

Wallung des Blutes im Herzen. [CK 923]

Klopfen in der Brust, über dem Magen, wie Herzklopfen, besonders nach stark Gehen; durch Weintrinken einige Stunden beseitigt, dann aber wiederkehrend. [CK 924]

Herzklopfen, bald schwächer, bald stärker, vorzüglich nach einiger Bewegung, mit Mattigkeit und Beängstigung, als solle er ohnmächtig werden. [CK 925]

Herzklopfen, in Anfällen, mit Aengstlichkeit und davon Athem-Beklemmung, eine Stunde lang. [CK 926]

Heftiges Herzklopfen, auf Augenblicke; bei Durchfall. [CK 927]

Herzklopfen, Abends im Bette (n. 3 T.). [CK 928]

Eine kleine Gemüths-Erregung macht Herzklopfen. [CK 929]

Beben am Herzen, in Anfällen. [CK 930]

Zusammenziehende Empfindung in der Herz-Gegend, wobei es ihr ängstlich wird, was aufhört, sobald das Herz einen starken Schlag thut. [CK 931]

Aeusserer Schmerz der Brust, vorzüglich beim Bücken. [CK 932]

Wundheit in der Falte unter den Brüsten. [CK 933]

Jückende Fleckchen, wie Sommersprossen, äusserlich auf der Brust. [CK 934]

Zwei kleine Warzen mitten auf dem Brustbeine. [CK 935]

■ **Rücken und äußerer Hals**

Kreuzschmerz, wie steif (d. 12. T.) (*Rl.*). [CK 936]

Schmerz im Kreuze, dass er nicht auf dem Rücken liegen kann, sondern Nachts auf dem Bauche liegen muss. [CK 937]

Arger Schmerz im Kreuze, fast nur bei Bewegung, so dass er fast nicht gehen konnte, wie im Knochen. [CK 938]

Drückender Schmerz im Kreuze. [CK 939]

Zieh-Schmerz im Kreuze, gegen Abend. [CK 940]

Schmerzhaftes Spannen im Kreuze, dass er nicht tief athmen kann. [CK 941]

Stechen im Kreuze, wenn er hustet. [CK 942]

Pulsiren im Kreuze. [CK 943]

Rückenschmerz nach der geringsten Verkältung. [CK 944]

Schmerz zwischen den Schulterblättern (n. 2, 3 T.). [CK 945]

Steifheit im Rückgrate. [CK 946]

Zusammenkneipen im Fleische des Rückens, bei Ruhe und Bewegung. [CK 947]

Kneipen zwischen den Schulterblättern, wie mit einer Zange. [CK 948]

Zieh-Schmerz im Rücken, Abends. [CK 949]

Reissen und Stechen im Rücken und in der Brust, bei Bewegung, vorzüglich Nachts. [CK 950]

Heftiger, anhaltender Stich in den Rücken-Wirbeln, beim Stehen. [CK 951]

Ein Stich zwischen den Schulterblättern von Zeit zu Zeit, worauf es ihr allemal aufstösst. [CK 952]

Stiche zwischen den Schulterblättern und vorn in der Brust, die den Athem hemmen, mehr beim Bücken, als beim ruhig Sitzen. [CK 953]

Starker Brenn-Schmerz im Rücken. [CK 954]

Brenn-Schmerz in der rechten Lenden-Gegend (Leber-Gegend?) auf einer Hand grossen Stelle, der ihn äusserst missmüthig, traurig und zum Denken und Arbeiten unfähig macht. [CK 955]

Krampfhafte Rucke in den Rücken-Muskeln, bei der Hand-Arbeit (n. 12 T.). [CK 956]

Starkes Jücken im Rücken und nach dem Kratzen, Schmerz. [CK 957]

Nacken-Steifheit (n. 24 St.). [CK 958]

Spann-Schmerz in den Nacken-Muskeln. [CK 959]

Haltlosigkeit im Nacken. [CK 960]

Knacken der Halswirbel. [CK 961]

Jücken im Nacken. [CK 962]

Schweiss im Nacken. [CK 963]

In den Hals-Muskeln, Ziehen, als hinge Etwas schweres daran. [CK 964]

Drüsen-Geschwulst an der rechten Hals-Seite; der Hals und die Zunge sind etwas steif (n. 20 T.) (*Bth.*). [CK 965]

Kropfähnliche Geschwulst der rechten Hals-Seite. [CK 966]

Jücken am Halse, beim Gehen im Freien (n. 24 St.). [CK 967]

■ Extremitäten

Starkes Jücken unter den Armen. [CK 968]

Die Achsel-Drüse der rechten Seite ist schmerzhaft empfindlich, den ganzen Vormittag (n. 3 St.). [CK 969]

Ein Drüsen-Knoten in der Achsel-Grube. [CK 970]

Schmerzhafte Geschwulst und Entzündung der Achsel-Drüsen (n. 14 T.) (*Stapf.*). [CK 971]

Stinkender, streng riechender Achselgruben-Schweiss (n. 4 T.). [CK 972]

Die Achsel linker Seite schmerzt wie von einem Schlage (*Rl.*). [CK 973]

Drücken auf der Achsel (d. 2. T.). [CK 974]

Druck-Schmerz auf der Achsel, als habe sie Schweres darauf getragen. [CK 975]

Stiche in der linken Achsel, beim Befühlen, Athemholen, oder wenn sie friert; bei Bewegung des Armes sticht's nicht. [CK 976]

Die Arm-Gelenke linker Seite schmerzen. [CK 977]

Drücken im rechten Arme (n. 37 T.). [CK 978]

Arges Spannen und Zusammenziehen in den Schultern und Armen; es zog die Arme an den Leib heran. [CK 979]

Ziehen in Arm und Hand, als hätte er sich verrenkt. [CK 980]

Zieh-Schmerz in beiden Armen. [CK 981]

Ziehen in der Armröhre. [CK 982]

Reissen im Arme, besonders bei Bewegung, was auch den Schlaf stört. [CK 983]

Hämmernder Schmerz in den Arm-Knochen, als sollten sie zermalmt werden. [CK 984]

Zerschlagenheits-Schmerz des rechten Armes (n. 4 T.). [CK 985]

Verrenk-Schmerz des linken Armes; sie kann ihn nicht vor noch hinter bringen (n. 18 T.). [CK 986]

Dumpfer Müdigkeits-Schmerz und Dröhnen in den Muskeln des ganzen Armes. [CK 987]

Einschlafen des rechten Armes, Nachts. [CK 988]

Lähmigkeit im rechten Arme (*Rl.*). [CK 989]

Nach dem Schütteln ist der Arm wie gelähmt (*Rl.*). [CK 990]

Mattigkeit, der Arme, wie nach Fieber. [CK 991]

Rucken und Ziehen in den Armen und Fingern (n. 3 T.). [CK 992]

Der Oberarm schmerzt wie zerschlagen; er kann ihn vor Schmerz nicht aufheben, und die Hand wird dabei kalt. [CK 993]

Zucken in den Muskeln des Oberarms, vorzüglich im dreieckigen, ohne Schmerz, den ganzen Tag. [CK 994]

Zittern in den Muskeln des rechten Oberarmes? [CK 995]

Das Ellbogen-Gelenk schmerzt beim Ausstrecken der Arme. [CK 996]

Reissen im Ellbogen-Gelenke und strahlendes Zucken von da zum Hand-Gelenke (n. 4 St.). [CK 997]

Dumpfer Schmerz und Stiche im Vorderarme bis zum Rücken der Hand und der Finger (d. 1. T.) (*Foissac.*). [CK 998]

Zerschlagenheits-Schmerz aussen am Vorderarme bei Bewegung und Befühlen. [CK 999]

Dumpfer Schmerz und Stechen im Vorderarme bis zu dem Handrücken und den Fingern. [CK 1000]

Im Vorderarme, lähmiger Zieh-Schmerz, fast den ganzen Tag (*Rl.*). [CK 1001]

Ziehen in der Tiefe der Vorderarm-Muskeln, an den Knochen hin (n. 28 T.) (*Bth.*). [CK 1002]

Reissen im linken Vorderarme und der Hand, mit Schmerz beim Befühlen. [CK 1003]

Hitz-Gefühl in beiden Vorderarmen. [CK 1004]

In der linken Handwurzel und dem Handteller Hitze. [CK 1005]

Anhaltendes, stetes Zittern des Vorderarmes und der Hand (*Andry,* vom Magnete. S. 164.). [CK 1006]

Im Hand-Gelenke rechter Seite, Druck-Schmerz. [CK 1007]

Kneipender Druck-Schmerz im rechten Hand-Gelenke, im Nachmittags-Schlummer. [CK 1008]

Klamm-Schmerz der Hand, beim Zugreifen (*Rl.*). [CK 1009]

Steifheits-Schmerz in der linken Handfläche, beim Zugreifen (*Rl.*). [CK 1010]

Einzelne, sichtbare Zucke in den Händen. [CK 1011]

Zieh-Schmerz in den Händen, gegen Abend (*Rl.*). [CK 1012]

Ziehen in der rechten Handwurzel, Secunden lang (n. etl. St.) (*Rl.*). [CK 1013]

Ziehen in den Händen (d. 2. T.). [CK 1014]

Reissen im linken Hand-Gelenke. [CK 1015]

Reissen um die Handwurzel. [CK 1016]

Stiche in der rechten Hand (d. 12. T.) (*Rl.*). [CK 1017]

Starke Stiche im linken Handteller. [CK 1018]

Zerschlagenheits-Schmerz im Hand-Gelenke. [CK 1019]

Sehr kalte Hände. [CK 1020]

Ganz kalte Hände bei höchster Verdriesslichkeit. [CK 1021]

Eingeschlafenheit der Hand, früh, im Bette. [CK 1022]

Einschlafen und Taubheit der Hand, sogleich beim Auflegen (*Rl.*). [CK 1023]

Zittern der Hände. [CK 1024]

Schweissige Hände. [CK 1025]

Heisser Schweiss in den Handtellern, bei Hitze und Röthe des Gesichtes. [CK 1026]

Starkes Jücken an der linken Hand. [CK 1027]

Jücken an den Händen, mit Frostbeulen und Geschwulst der Hände (zu Ende April). [CK 1028]

Grosse blaue Buckel und Flecke an beiden Händen, Nachts am meisten jückend. [CK 1029]

Ausschlag an den Händen und zwischen den Fingern, jückenden Brennens, das durch Reiben verging. [CK 1030]

Die Finger schmerzen bei ihrer Bewegung, in den Mittel-Gelenken spannend. [CK 1031]

Oefterer Zieh-Schmerz in der Streck-Flechse des Zeigefingers, nach vorn zu. [CK 1032]

Lähmiger Zieh-Schmerz im hintern Daumen-Gelenke und der Hand, beim Einschlafen und Erwachen (n. 2 T.). [CK 1033]

Stiche in den mittleren Finger-Gelenken; er konnte sie nicht ohne Schmerz zubiegen. [CK 1034]

Brenn-Schmerz in den Fingern der linken Hand. [CK 1035]

Zerschlagenheits-Schmerz im linken kleinen Finger. [CK 1036]

Arges Reissen im linken kleinen Finger (n. 1 St.). [CK 1037]

Absterben der Finger bei kalter Luft. [CK 1038]

Eingeschlafenheit aller Finger, mit Kriebeln darin. [CK 1039]

Geschwulst der Finger, früh, beim Erwachen. [CK 1040]

Schmerzhafte Geschwulst des einen Finger-Gelenkes. [CK 1041]

Kleine, jückende Bläschen am vierten Finger, wie der Anfang einer Flechte. [CK 1042]

Eine Eiter- (Fress-) Blase, an der Spitze des Daumens. [CK 1043]

Die Hinterbacken schmerzen beim Befühlen, wie wund. [CK 1044]

Die Hinterbacken schmerzen (Nachts) beim Fahren. [CK 1045]

Schmerz in der Gegend der rechten Gesäss-Muskeln (*Bth.*). [CK 1046]

Das Hüft-Gelenk rechter Seite schmerzt drückend spannend, beim Aufstehen vom Sitze und Anfange des Gehens als wollte sich der Kopf des Schenkelknochens ausrenken. [CK 1047]

Zieh-Schmerz um die Hüften. [CK 1048]

Das Kind hinkt und kann nur mit den Zehen auftreten. [CK 1049]

Wundheit oben, zwischen den Beinen, beim Gehen. [CK 1050]

Ein Schwär unter dem rechten Hüft-Gelenke, spannenden Schmerzes. [CK 1051]

Wundheit oben am Oberschenkel, neben dem Hodensacke. [CK 1052]

Jücken, oben zwischen den Beinen. [CK 1053]

Die Beine sind schwer, vorzüglich beim Sitzen schmerzhaft. [CK 1054]

Drückendes Ziehen in beiden Beinen, von oben bis unten, Abends. [CK 1055]

Zieh-Schmerz im rechten Beine. [CK 1056]

Ziehen von den Hinterbacken bis in den Fuss. [CK 1057]

Reissen in den Knochen der Beine, dass sie laut wimmern musste. [CK 1058]

Zerschlagenheit der Beine, wie von allzugrosser Ermüdung. [CK 1059]

Zerschlagenheit und Schwere der Beine. [CK 1060]

Grosse Schwere der Beine, dass er sich nur mühsam fortschleppen konnte. [CK 1061]

Lähmiger Schmerz im linken Ober- und Unterschenkel, in Zwischenräumen von ein Paar Stunden (*Rl.*). [CK 1062]

Mattigkeit in den Beinen, bloss im Liegen, nicht beim Gehen. [CK 1063]

Kriebeln in den Beinen, von den Hüften bis zu den Zehen, öfters bei Tag und Nacht. [CK 1064]

Hitz-Gefühl mit Lassheit in den Bein-Gelenken. [CK 1065]

Heftig brennendes Jücken am rechten Beine, ohne Ausschlag. [CK 1066]

Kälte und Kälte-Gefühl im ganzen rechten Beine (n. 2 St.). [CK 1067]

Nach Spazieren, Schwäche im linken Oberschenkel, mit Gefühl, als stocke das Blut darin. [CK 1068]

Am Oberschenkelkopfe, Stich-Schmerz. [CK 1069]

Am Oberschenkel ein drückender Schmerz, über dem Knie, unten und innen, der das Bein schwächer und steifer macht (n. 3 T.). [CK 1070]

Krampfhaftes Zusammenziehen in der Mitte des Oberschenkels und unter beiden Waden, öfters des Tages, ein Spannen, als wären die Theile mit einem Bande zusammengezogen. [CK 1071]

Ziehen in den Oberschenkel-Muskeln, als hinge Schweres daran. [CK 1072]

Ziehen in den Oberschenkeln, Abends, und Jücken in ihrer Haut. [CK 1073]

Ziehen und Reissen im Oberschenkel, vom Knie heran, beim Niedersetzen; im Sitzen nachlassend. [CK 1074]

Reissen im Oberschenkel, vom Knie heran, beim Gehen. [CK 1075]

Klopfen und Pucken in den Oberschenkeln; als wären sie innerlich geschwürig, nicht die leiseste Berührung vertragen sie und sind bald heiss, bald kalt. [CK 1076]

Zerschlagenheit im linken Oberschenkel. [CK 1077]

Zerschlagenheits-Schmerz unten am Oberschenkel, beim Vorschreiten. [CK 1078]

Zerschlagenheits-Schmerz, wie zerbrochen in beiden Oberschenkeln (n. 6 St.). [CK 1079]

Brickeln in den Oberschenkeln. [CK 1080]

Jücken an den Oberschenkeln; sie musste sich blutig kratzen. [CK 1081]

Starkes Jücken an der Aussenseite des Oberschenkels, Nachts im Bette, das nach Kratzen bald wieder kam. [CK 1082]

Eine trockne Flechte an der Aussenseite des Oberschenkels, die bei Berührung schmerzt (*Rl.*). [CK 1083]

Ein Blutschwär am Oberschenkel (*Rl.*). [CK 1084]

Die Kniekehle ist sehr gespannt und wie zusammengeschnürt, den ganzen Nachmittag (n. 72 St.). [CK 1085]

Schmerz in der linken Kniescheibe, dass er kaum auftreten und gar nicht gehen kann (n. 11 T.). [CK 1086]

Steifheits-Schmerz in der Kniekehle, dass er beim Gehen Anfangs hinken muss (*Rl.*). [CK 1087]

Steifheit des rechten Kniees (*Rl.*). [CK 1088]

Spann-Schmerz im Knie, bei Bewegung. [CK 1089]

Strammen in der Kniekehle, als wären die Sennen zu kurz (*Rl.*). [CK 1090]

Schmerzhaftes Zusammenziehen im Knie. [CK 1091]

Heftiges Ziehen in den Knieen, das mit einem Zuck endet. [CK 1092]

Reissen im Knie, bis in die Hüfte, Nachts, im Bette, nach vielem Gehen. [CK 1093]

Stechen im Knie, beim Stehen. [CK 1094]

Stiche in der Kniekehle, Nachts. [CK 1095]

Stich-Schmerz an der Aussenseite des Kniees, beim Gehen. [CK 1096]

Verrenkungs-Schmerz der Knie, besonders beim Treppen-Absteigen. [CK 1097]

Verrenkungs-Schmerz und wie zerschlagen, in der Kniescheibe, beim Gehen, vorzüglich beim Absteigen der Treppe; bei Gehen auf Ebenem mindert sich der Schmerz allmählig, hört auch wohl einige Zeit auf; auch beim stark Biegen schmerzt es, und das Knie knackt. [CK 1098]

Knicken der Knie, beim Gehen, dass er manchmal nicht von der Stelle konnte. [CK 1099]

Geschwulst-Gefühl in den Kniekehlen, beim Gehen im Freien. [CK 1100]

Kalte Knie (d. 14. T.). [CK 1101]

Im Unterschenkel, auf Augenblicke, scharfer Schmerz vom Knie bis zu den Zeh-Spitzen herablaufend, bei Tag und Nacht. [CK 1102]

Klamm-Schmerz des ganzen untern Theiles des Unterschenkels, in den Muskeln und Flechsen, anhaltend, und auch beim Betasten schmerzhaft. [CK 1103]

Klamm in der Wade, gegen Morgen. [CK 1104]

Heftiger Waden-Klamm, Nachts. [CK 1105]

Arger Klamm in der Wade, beim Anziehen des Unterschenkels. [CK 1106]

Arger Klamm in der Wade beim Ausstrecken des Fusses, z.B. beim Stiefel-Anziehen. [CK 1107]

Ziehen in der Mitte der Wade, in Ruhe und Bewegung, zuweilen in krampfhaftes, schnelles Zucken übergehend, in öftern Anfällen, zwei Stunden lang (sogleich). [CK 1108]

Ziehen in den Unterschenkeln bis ins Knie. [CK 1109]

Lähmiges Ziehen auf den Knochen des Unterschenkels (*Rl.*). [CK 1110]

Lähmigkeits-Schmerz im ganzen Unterschenkel, mit solcher Schwere und Lassheit, dass er nicht wusste, wohin er ihn legen solle; bloss in der Ruhe, nicht beim Gehen. [CK 1111]

Grosse Mattigkeit und Müdigkeit am untern Theile der Unterschenkel, nach wenigem Gehen. [CK 1112]

Hitz-Gefühl in den Unterschenkeln, die doch kalt anzufühlen sind. [CK 1113]

Die Füsse schmerzen; er kann keine Schuhe daran vertragen. [CK 1114]

Schmerz in der Beinhaut des Ferse-Knochens (d. 6. T.). [CK 1115]

Ziehen in den Füssen, bis ans Knie. [CK 1116]

Zieh-Schmerz in den Füssen, beim Gehen. [CK 1117]

Ziehen im obern Theile des rechten Mittelfusses (n. 9 St.). [CK 1118]

Zieh-Schmerz vom Fussballen bis zur Ferse, mit Schwäche-Gefühl. [CK 1119]

Reissen im rechten Fusse, früh. [CK 1120]

Reissen im linken Fusse. [CK 1121]

Reissen im rechten Mittelfusse (n. 11 St.) (*Th. Mo.*). [CK 1122]

Reissen und Stechen im rechten Fusse. [CK 1123]

Stiche in den Fussknöcheln. [CK 1124]

Einige Stiche im rechten Fusse (d. 10. T.) (*Rl.*). [CK 1125]

Verrenkungs-Schmerz des Fuss-Gelenkes, früh, beim Aufstehen. [CK 1126]

Schwere in den Fussknöcheln bis durch den Fuss, beim Gehen und Auftreten, als wären sie sehr zusammengedrückt worden. [CK 1127]

Knicken des Fuss-Gelenkes, beim Gehen. [CK 1128]

Starke Geschwulst der Füsse, nach Gehen im Freien. [CK 1129]

Brennen über den Fussknöcheln. [CK 1130]

Brennen der Füsse. [CK 1131]

Jücken an den Füssen. [CK 1132]

Eiskalte Füsse und Beine, gegen Mittag. [CK 1133]

Beständige Kälte der Füsse, bis an die Waden, am Tage. [CK 1134]

Schweiss des linken Fusses (d. 6. T.). [CK 1135]

Heftiger Schweiss der Sohlen und davon Wundheit der Zehen und Ballen mit stichlichtem Schmerze, als ginge er auf Stecknadeln. [CK 1136]

Schweiss der Füsse, auch kalter Schweiss. [CK 1137]

Stellt den unterdrückten Fuss-Schweiss wieder her, (in der Nachwirkung). [CK 1138]

Die Zehen, Sohlen und Hühneraugen sind schmerzhaft empfindlich, wie entzündet. [CK 1139]

Schmerz im Ballen der kleinen Zehe, beim Gehen. [CK 1140]

Heftige Stiche in der rechten grossen Zehe, und in der Fusssohle, die sie lange vom Schlaf abhalten. [CK 1141]

Schmerz unter dem Nagel der grossen Zehe (*Rl.*). [CK 1142]

Heftiges Brennen unter dem Nagel des linken grossen Zehes, Abends, im Bette. [CK 1143]

Arges Kriebeln und Jücken im grossen Zeh, Abends. [CK 1144]

Röthe, Entzündung und Geschwulst des einen Zehes, mit Brennschmerz; nach Nasswerden des Fusses. [CK 1145]

Röthe und Hitze des grossen Zehes und dessen Ballen, mit Stechen darin, als wäre er erfroren gewesen. [CK 1146]

Frost-Beulen an den grossen Zehen. [CK 1147]

Fress-Blasen an den Zehen. [CK 1148]

Ein Hühnerauge brennenden Schmerzes entsteht am mittlern linken Zeh. [CK 1149]

Die Hühneraugen fangen an zu schmerzen. [CK 1150]

Schründender Schmerz in den Hühneraugen. [CK 1151]

■ **Allgemeines und Haut**

Weh in allen Gliedern, wie in den Knochen. [CK 1152]

Schmerzen in den bisher schmerzlosen Gichtknoten. [CK 1153]

Krampfhafte Steifheit des Rückens und ganzen Körpers. [CK 1154]

Steifheit in den Untergliedern. [CK 1155]

Spannen in Armen und Beinen. [CK 1156]

Wie gespannt im Kopfe und ganzen Körper. [CK 1157]

Erstarrungs-Schmerz im linken Arme und Beine. [CK 1158]

Allgemeine Spannung der Nerven, mit viel Durst. [CK 1159]

Ziehen in allen Gliedern, wobei Renken und Dehnen sehr behaglich ist. [CK 1160]

Zieh-Schmerz in der Beinhaut aller Knochen, wie vor Wechsel-Fieber. [CK 1161]

Ziehen und Reissen im ganzen Körper. [CK 1162]

Ziehen vom Fusse herauf, bis in den Rücken, bei Bewegung. [CK 1163]

Ziehen und Brennen in den Gliedern. [CK 1164]

Häufige Zieh-Schmerzen in fast allen Theilen, schnell kommend und schnell vergehend. [CK 1165]

Drückender Zieh-Schmerz um die Gelenke der Kniekehle, Fussknöchel u.s.w (*Rl.*). [CK 1166]

Zucken an allen Theilen des Körpers. [CK 1167]

Zucken und Recken der Glieder weckt im Mittags-Schlafe zweimal auf. [CK 1168]

Zucken und Reissen in den Gelenken. [CK 1169]

Viel Muskel-Zucken; auch Fippern der Augenlider. [CK 1170]

Brennen in den Gelenken. [CK 1171]

Nach Gehen schmerzen die Gelenke wie ausgerenkt. [CK 1172]

Grosse Empfindlichkeit, früh, in den Gelenken, ohne deutlichen Schmerz. [CK 1173]

Knacken in allen Gelenken bei Bewegung. [CK 1174]

Wie durch Laufen ermüdet, in allen Gelenken. [CK 1175]

Stiche in allen Theilen des Körpers, bald hie bald da. [CK 1176]

Stiche durch den ganzen Körper. [CK 1177]

Wallungen im Blute und Mattigkeit in den Gliedern. [CK 1178]

Fühlbares Ader-Klopfen im Oberkörper. [CK 1179]

Leicht erhitzt bei warmer Witterung und nach kleinen Bewegungen. [CK 1180]

Eine geringe Bewegung macht Herzklopfen und Schweiss. [CK 1181]

Bald nach dem Mittag-Essen erhitzt jede kleine Bewegung und macht Herzklopfen. [CK 1182]

Er ist sehr verkältlich. [CK 1183]

Er wird sehr verkältlich, was er sonst nie war. [CK 1184]

Neigung zum Schweisse und zur Verkältung. [CK 1185]

Er kann sich Abends, in kaltem Winde, sehr leicht am schwachen Theile verkälten, und davon ziehende Schmerzen darin bekommen. [CK 1186]

Empfindlichkeit des ganzen Körpers gegen freie Luft. [CK 1187]

Sehr empfindlich gegen kalten Wind und sehr frostig, lange Zeit. [CK 1188]

Leichtes Verkälten und davon Rückenschmerzen. [CK 1189]

Beim Gehen im Freien, Schweiss, drauf Kopfweh und Uebelkeit. [CK 1190]

Beim Gehen im Freien, kurzer, doch heftiger Kopfschmerz. [CK 1191]

Beim Gehen im Freien, reissendes Stechen im Schulterblatte, auf dem er auch Nachts nicht liegen konnte. [CK 1192]

Beim Gehen im Freien, starker Druck über Magen und Herzgrube. [CK 1193]

Beim Gehen im Freien, Schmerz im linken Schulterblatte und der Nieren-Gegend. [CK 1194]

Nach Spazierengehn bleiben die Füsse kalt, bei Hitze im Kopfe. [CK 1195]

Durch Fahren im Wagen vergehen die meisten Beschwerden. [CK 1196]

Die Beschwerden vermehren sich gegen Abend, besonders der Zieh-Schmerz hie und da (*Rl.*). [CK 1197]

Die Schmerzen, auch mindere, greifen ihn übermässig an, dass er ganz ausser sich ist. [CK 1198]

Jücken über den ganzen Rücken (n. 7 T.). [CK 1199]

Jücken über den ganzen Körper. [CK 1200]

Starkes Jücken am ganzen Körper, ohne Ausschlag. [CK 1201]

Arges Jücken in den Kniekehlen und Ellbogen-Beugen. [CK 1202]

Arges Jücken in der Ellbogen-Spitze, auf der Kniescheibe und auf dem Fussrücken. [CK 1203]

Beim Kratzen der jückenden Stellen bluten sie. [CK 1204]

Jückende Stiche über den ganzen Körper, und nach Kratzen grosse Quaddeln. [CK 1205]

Blüthen-Ausschlag (*Blair.*). [CK 1206]

Häufige Blutschwäre, besonders grosse, im Schulterblatte, Nacken, an den Hinterbacken, Ober- und Unterschenkeln. [CK 1207]

Eine wundgeriebene Stelle will nicht heilen, sondern wird zum Geschwüre (*Rl.*). [CK 1208]

Im Geschwüre, stechender Schmerz, am meisten die ersten Tage. [CK 1209]

In dem Geschwüre und um dasselbe, flüchtige Stiche, doch noch mehr Brennen, wie von Nesseln. [CK 1210]

Starkes Bluten des Geschwüres beim Verbinden (n. 6 T.). [CK 1211]

Die blutige Jauche des Geschwüres frisst, wo sie hin fliesst, die Haut an, mit beissendem Schmerze. [CK 1212]

Dunkle Sommersprossen. [CK 1213]

Kleine Warzen entstehen am Halse. [CK 1214]

Eine 8 Jahre alte grosse Warze (auf der Oberlippe) fängt an, schründend zu schmerzen; sie blutet beim Waschen und schmerzt beim Berühren. [CK 1215]

Jücken in den Warzen. [CK 1216]

Stechen und Picken **in der Warze**. [CK 1217]

Geschwulst der Hände und Füsse (*Hg.*). [CK 1218]

Ausnehmende Magerkeit (*Ritter.*). [CK 1219]

Abmagerung am ganzen Körper, besonders an den Oberarmen und Oberschenkeln. [CK 1220]

Sie wird mager (nach etl. Tagen). [CK 1221]

Im ganzen Körper, wie krank. [CK 1222]

Wüstheit im Körper, nicht im Kopfe, wie nach einer grossen Krankheit. [CK 1223]

Krank im ganzen Körper, mit Schwäche in den Gelenken und Hitze im Kopfe. [CK 1224]

Den ganzen Tag über ein recht ohnmächtiges Gefühl. [CK 1225]

Oft so ein leises Beben durch den ganzen Körper. [CK 1226]

Zittriges Wesen, Abends und grosse Müdigkeit, wie nach starken Strapazen (n. 36 St.) (*Rl.*). [CK 1227]

Zittrig, empfindlich und schwächlich im ganzen Körper. [CK 1228]

Zittern über und über (*Blair.*). [CK 1229]

Grosse Müdigkeit und Trägheit, wie ganz entkräftet, und zerschlagen, im Sitzen und Gehen. [CK 1230]

Gefühl in allen Muskeln, wie bei Erholung nach starker Ermüdung (*Stapf.*). [CK 1231]

Schwerfällig (n. 24 St.). [CK 1232]

Schwere des Kopfes und der Beine. [CK 1233]

Schwere-Gefühl der Glieder in den Gelenken, wie von Müdigkeit, früh im Bette, bei grösster Ruhe. [CK 1234]

Schwere des Körpers, beim Gehen im Freien, dass er sich kaum fortschleppen kann. [CK 1235]

Unlust zu gehen. [CK 1236]

Schwäche und Zerschlagenheit in allen Gelenken, wie nach starker Strapaze. [CK 1237]

Wie zerschlagen in allen Gliedern, sie konnte kaum Arme und Beine rühren. [CK 1238]

Sehr erschöpft, früh, nach dem Aufstehen, bis 10 Uhr. [CK 1239]

Wie gelähmt in den Gliedern. [CK 1240]

Schwäche in allen Gelenken. [CK 1241]

Zittern und Schwäche in allen Gelenken. [CK 1242]

Hände und Glieder werden beim Drücken oder in falscher Lage, wie matt und lahm, als wäre der Blutlauf durch eine Binde gehemmt (d. 12. T.) (*Rl.*). [CK 1243]

Sehr matt in den Füssen und niedergeschlagen. [CK 1244]

Sehr matt, gegen Mittag. [CK 1245]

Grosse Mattigkeit, Nachmittags, welche Abends vergeht. [CK 1246]

Mattigkeit, dass Alles an ihr zittert. [CK 1247]

Schlaffheit des Geistes und Körpers. [CK 1248]

So schwach, dass er fast immer liegen musste (auch *Hg.*). [CK 1249]

Abends ist die Mattigkeit am grössten, besonders in den Beinen. [CK 1250]

Anwandlungen von Schwäche bei geringer Bewegung. [CK 1251]

Ohnmachtartige Schwäche, einen Morgen um den andern, mit Beängstigung. [CK 1252]

Anfall von Kopfschmerz, Nachmittags, mehrere Tage nach einander, dann Uebelkeit und Aengstlichkeit; die Nächte, Erbrechen mit Ohnmacht und Durchfall. [CK 1253]

Anfälle, täglich zweimal, erst Ziehen im Rücken, wie ein Greifen in den Seiten unter den Ribben herum in die Herzgrube gehend, wo es dreht und unter Aufstossen vergeht. [CK 1254]

Epileptischer Anfall, erst zog's in der linken Brust-Seite, dann zog's convulsivisch die Arme hin und her, eine Minute lang im Sitzen, bei ziemlicher Besinnung (n. 12 T.). [CK 1255]

Epileptischer Anfall, Nachmitternacht; es kam ihm in die linke Seite wie eine Maus, die sich auf und nieder bewegte, dann verlor er die Besinnung, die Arme zuckten, es zog den Kopf und den Mund hin und her, dass er sich in die Zunge biss; dann ward er ganz steif und schnarchte. [CK 1256]

Anfall von Kopfschmerz, früh, beim Erwachen, mit Uebelkeit und Empfindung, als wären alle Theile im Munde taub und eingeschlafen. [CK 1257]

Starke Müdigkeit, Abends und Uebelkeit; drauf starkes Gähnen (d. 10. T.). [CK 1258]

Früh, nach dem Aufstehen, einige Stunden lang noch sehr zum wieder Einschlafen geneigt. [CK 1259]

■ **Schlaf, Träume und nächtliche Beschwerden**

Oftes Gähnen. [CK 1260]

Tages-Schläfrigkeit (n. 4, 22 St.). [CK 1261]

Schläfrig und matt den ganzen Tag (n. 32 T.) (*Bth.*). [CK 1262]

Viel Schläfrigkeit, Nachmittags (d. 8. T.). [CK 1263]

Schlummersucht am Tage. [CK 1264]

Schwindelige Schläfrigkeit, dass er fast im Gehen und Stehen eingeschlafen wäre, unter Zieh-Schmerz in der Haut der Oberschenkel an der Inseite. [CK 1265]

Abends schläfrig und frostig (*Rl.*). [CK 1266]

Er konnte mehrere Nächte nicht einschlafen und das Einschlafen war nur Schlummer. [CK 1267]

Sein Nacht-Schlaf ist nur ein Halbschlaf; früh war's ihm, als hätte er gar nicht geschlafen. [CK 1268]

Sie konnte 8 Nächte hindurch gar nicht in Schlaf kommen. [CK 1269]

Er kann Nachts vor 1 Uhr nicht einschlafen. [CK 1270]

Sie konnte vor Munterkeit drei Nächte nicht schlafen (d. 1. N.). [CK 1271]

Er wacht früh, 4 Uhr auf und bleibt ganz munter. [CK 1272]

Er erwacht die Nacht allzu zeitig und kann nicht wieder einschlafen. [CK 1273]

Er wacht alle Nächte um 2 Uhr auf und kann dann nicht wieder einschlafen, ohne eine Beschwerde zu haben. [CK 1274]

Sie wacht Nachts 1 Uhr auf und kann nicht wieder einschlafen, ohne Beschwerde, als etwas Schweiss an der linken Kopf- und Hals-Seite. [CK 1275]

Sie erwacht Nachts fast alle halbe Stunden (d. 2. N.). [CK 1276]

Er wacht Nachts wohl acht bis zehn Mal auf. [CK 1277]

Schlaflosigkeit, Nachts und Unruhe, bis früh, 4 Uhr; dann Schlaf mit ängstlichen Träumen. [CK 1278]

Er wacht Nachts oft auf und kann dann lange nicht wieder einschlafen. [CK 1279]

Oefters Erwachen die Nacht, und Umwenden von einer Seite zur andern. [CK 1280]

Unerquicklicher, unruhiger Schlaf. [CK 1281]

Unruhiger Schlaf, er schläft spät ein, erwacht öfters und träumt viel und schreckhaft. [CK 1282]

Sie springt Nachts mehrmals im tiefsten Schlafe aus dem Bette auf, ganz wach über ein eingebildetes schreckhaftes Ereigniss, geht umher und besinnt sich dann erst, dass es nur Täuschung sey. [CK 1283]

Nachts schwatzt sie im Schlafe mit über dem Kopfe liegenden Händen, und schnarcht. [CK 1284]

Nachts, unruhiges Erwachen mit Angst. [CK 1285]

Nachts wacht er zwei, drei Mal auf mit Kopfschmerz und kann dann unter 1, 2 Stunden nicht wieder einschlafen. [CK 1286]

Nachts, Nasenbluten. [CK 1287]

Nachts, im Schlafe und Halbschlafe, schwerer, gepresster Kopf. [CK 1288]

Um Mitternacht, ziehendes und stechendes Zahnweh mit etwas Zahnfleisch-Geschwulst. [CK 1289]

Nachts, Erwachen zum Trinken und Harnen. [CK 1290]

Nachts; Durst (n. 13 T.). [CK 1291]

Nachts, viel Durst, zuweilen. [CK 1292]

Nachts, die erste Hälfte, heftiges Aufstossen und Magenkrampf. [CK 1293]

Nachts, starkes Magen-Drücken. [CK 1294]

Nachts erwacht sie mit Magenweh (n. 50 St.). [CK 1295]

Früh, beim Erwachen, Drücken im Magen und Rücken. [CK 1296]

Nachts, Unruhe im Bauche und öfteres Erwachen. [CK 1297]

Nachts, im Schlafe, Magenweh, was beim Erwachen vergeht. [CK 1298]

Nachts, Unruhe und Angst im Unterleibe, bei Hitze im Kopfe und den Händen. [CK 1299]

Nachts, Leib-Kneipen und unruhiger Schlaf. [CK 1300]

Nachts, Krämpfe im Bauche. [CK 1301]

Nachts, beim Erwachen, und früh, viel Brennen im Mastdarme. [CK 1302]

Nachts, Schlaflosigkeit, wegen kalter Füsse. [CK 1303]

Nachts, Eiskälte der Fusssohlen, die ihn nicht schlafen lässt. [CK 1304]

Abends, nach Niederlegen, ein starker Stich in der rechten Brust. [CK 1305]

Im halben Schlafe, Schmerzen, deren er sich beim Erwachen nicht deutlich erinnert (*Rl.*). [CK 1306]

Nachts unterbrochner Schlaf, wegen Athem-Beengung. [CK 1307]

Nachts, nach 3 Uhr, erwacht er mit lebhaftem Herzschlage, und Pulsiren unter dem Schlüsselbeine, ohne Angst. [CK 1308]

Nachts erwacht er mit Angst, muss husten, und wenn er Nichts zu trinken hat, sich erbrechen. [CK 1309]

Vor Mitternacht, im Schlafe, trockner Husten. [CK 1310]

Nachts, Stechen und Zwicken, bald unter der Brust, bald im Rücken. [CK 1311]

Nachts, Stiche am Herzen, Hitze und Durst. [CK 1312]

Nach Mitternacht, krampfhafte Schmerzen in der Brust und gegenüber dem Rückgrate, durch Einathmen erhöht. [CK 1313]

Nachts, im Bette, Zucken im linken Beine. [CK 1314]

Abends, im Bette, die Unterschenkel wie taub und todt, drauf Klamm darin, am meisten in den Waden, endlich Stechen und Brickeln in den Fersen. [CK 1315]

Nachts vorzüglich, Reissen in den Beinen. [CK 1316]

Nachts, heftiges Stechen im rechten Oberschenkel. [CK 1317]

Nachts bloss, Müdigkeit in den Füssen; am Tage keine, selbst nicht vom grössten Spaziergange. [CK 1318]

Nachts, Blutdrang nach Brust und Herz. [CK 1319]

Nachts, kurz nach dem Einschlafen, Alpdrücken. [CK 1320]

Gleich nach dem Einschlafen, ängstliche, alpartige Beklemmung, als läge Jemand unter ihm und fasste ihn mit den Armen um den Bauch, dass er sich nicht losmachen könne. [CK 1321]

In wunderlichen, geilen Träumen, eine Art Alpdrücken mit Schweiss. [CK 1322]

Nachts, beim Erwachen, und früh, beklemmender Athem und Aengstlichkeit. [CK 1323]

Nachts erwacht er mit Beängstigung (n. 5 T.). [CK 1324]

Einen Augenblick nach dem Erwachen ist er voll Furcht. [CK 1325]

Nachts, schwerer, unerquicklicher Schlaf, aus dem er früh schwer und nur mit ängstigender Mühe erwachen kann. [CK 1326]

Früh, beim Erwachen, Beben durch den ganzen Körper. [CK 1327]

Früh, beim Erwachen, innere Unruhe, besonders in den Armen. [CK 1328]

Nachts im Bette, Angst, wie Herzklopfen mit Uebelkeit, ohne Brecherlichkeit, als hätte sie Böses begangen; sie konnte nicht im Bette bleiben; mit der Hand fühlte sie kein Herzklopfen; es dauerte zwei Stunden. [CK 1329]

Nachts, viel Phantasiren. [CK 1330]

Alle Nächte, Schwärmerei statt Schlafes. [CK 1331]

Nachts, schwärmerische Träume von Schmauserei und Trink-Gelagen. [CK 1332]

Abends, im Bette kamen ihm allerlei Gestalten vor, welche gingen, liefen, verschwanden, entstanden, grösser und kleiner wurden; dabei Frost. [CK 1333]

Sehr lebhafte, schwärmerische Träume von Tages-Geschäften, früh, dann sehr müde. [CK 1334]

Beim Einschlafen, Zusammenfahren, wie durch Schreck. [CK 1335]

Aufschrecken im Schlafe und Zucken der Glieder (n. 20 T.). [CK 1336]

Während des Mittags-Schlummers im Sitzen, Aufschrecken, wie von einem elektrischen Schlage. [CK 1337]

Nachts, beim Liegen auf dem Rücken, schreckt er auf und bekömmt einen Stich in die rechte Brust. [CK 1338]

Oefteres ängstliches Erwachen aus unruhigem Schlafe. [CK 1339]

Beängstigende Träume und heftiges Aufschrecken. [CK 1340]

Sehr ängstliche Träume, Nachts, viele Nächte. [CK 1341]

Aengstlicher Traum, Nachts, als müsse er sterben. [CK 1342]

Aengstliches Träumen Nachts, dass ihr beim Erwachen alle Pulse schlugen. [CK 1343]

Aengstlichkeit, Nachts. [CK 1344]

Aengstlicher Schlaf, mit Wimmern. [CK 1345]

Aengstliche, lebhafte, traurige Träume. [CK 1346]

Aengstliche Träume und Schreien im Schlafe. [CK 1347]

Wüste Träume und halbes Schlaf-Wachen, Nachts (*Rl.*). [CK 1348]

Träume von Verbrechen, die er begeht. [CK 1349]

Träume von Leichen. [CK 1350]

Schreckhafte Träume. [CK 1351]

Fürchterliche Träume. [CK 1352]

Grausiger Traum, erst heiterer Traum. [CK 1353]

Aergerliche Träume im unruhigen Früh-Schlafe (*Rl.*). [CK 1354]

Aergerlicher Traum die ganze Nacht, der sich auch nach Erwachen im zweiten Schlafe fortsetzte. [CK 1355]

Nachts wenig Schlaf, unter vielem Gähnen; sie konnte sich vor Mitternacht nicht erwärmen. [CK 1356]

■   **Fieber, Frost, Schweiß und Puls**

Kälte der Haut am ganzen Körper, Nachts. [CK 1357]

Frost, Abends vor Schlafengehn und beim Niederlegen, am ganzen Körper, $1/4$ Stunde lang. [CK 1358]

Frostigkeit des ganzen Körpers, bei warmen Füssen (n. 2 T.). [CK 1359]

Kälte der Hände und Füsse (n. 2 T.). [CK 1360]

Kälte der Haut am ganzen Körper. [CK 1361]

Kühle-Empfindung am Leibe und Kopfe, ohne Ursache, 2 Stunden lang. [CK 1362]

Frösteln, vorzüglich Abends. [CK 1363]

Frost, Nachmittags, ohne Hitze darauf; den ganzen Tag war ihm so dämlich. [CK 1364]

Frösteln, Abends, bei Bewegung im Bette. [CK 1365]

Frostigkeit. [CK 1366]

Frost-Schauder, selbst im warmen Zimmer. [CK 1367]

Frost und Schauder, wie von Gänsehaut, mit Haar-Sträuben. [CK 1368]

Oefterer Schauder, vorzüglich Vormittags. [CK 1369]

Anhaltender innerer Frost, Abends, bei äusserer Wärme des Körpers, die er nicht fühlt, (er drängt sich zum Ofen), und Kopfschmerz, als wäre der Kopf fest zusammengebunden. [CK 1370]

Heftiges Fieber mit Frost, vorzüglich im Rücken; er ist nicht zu erwärmen und hat doch innere Hitze (*Bth.*). [CK 1371]

Frostigkeit, selbst früh, im Bette, und den ganzen Tag; Nachmittags erst, Gesichts-Hitze. [CK 1372]

Frost und Schütteln, Abends, dann fliegende Hitze mit Trockenheit im Halse. [CK 1373]

Frostigkeit, Abends, im Bette, von Schlafengehn bis Mitternacht (im August); dann trockne Hitze an Beinen, Kopf und Körper. [CK 1374]

Fieberhaft abwechselnd, kalte Hände und Hitze am Kopfe. [CK 1375]

Fieber-Frost, Nachmittags, eine Stunde lang; dann Hitze über und über, eine Viertelstunde; drauf zweistündiger allgemeiner Schweiss; Durst weder im Froste noch in der Hitze (n. 4 T.). [CK 1376]

Eintags-Fieber, nach (Erkältung von) langem Fahren in heftigem Winde, Frost, drei Stunden lang, drauf sechsstündige Hitze mit ungeheurem Schweisse (n. 36 T.). [CK 1377]

Fieber-Frost, Nachmittags, im Freien, anderthalb Stunden; dann, im Bette, trockne Hitze, mit halbwachem Phantasiren, ohne Schlaf; erst gegen Morgen Schweiss und Schlaf. [CK 1378]

Erst trockne Hitze, dann starker Frost, früh, im Bette. [CK 1379]

Fieber-Hitze mit schnellem Pulse. [CK 1380]

Grosse Hitze im Gesichte, Abends, mit eiskalten Händen, ohne Durst (n. 3 T.). [CK 1381]

Fliegende Hitze in den Backen, mit Durst, und Abends drauf sehr schläfrig. [CK 1382]

Hitze im Gesichte und Kälte am übrigen Körper. [CK 1383]

Hitze im Gesichte, früh, beim Erwachen, und Neigung zum Schweisse. [CK 1384]

Fliegende Hitze, gegen Abend, über und über, und schnell überhingehender Schweiss. [CK 1385]

Hitze und Durst, bei wenigem und trübem Urin. [CK 1386]

Innere, trockne Hitze, mit Durst und fiebriger Mattigkeit. [CK 1387]

Hitze in den Augen, Kreuzschmerz und grosse Aengstlichkeit. [CK 1388]

Fliegende Hitze von Zeit zu Zeit (*Stapf.*). [CK 1389]

Anfälle fliegender Hitze, mit Feuchten der Hände, öfters des Tages. [CK 1390]

Fliegende Hitze und Uebelkeit, Abends, vor Schlafengehn. [CK 1391]

Vielmal fliegende Hitze, am Tage. [CK 1392]

Fliegende Hitze in den Backen, ohne Durst (n. 30 St.). [CK 1393]

Trockne Hitze am ganzen Körper (n. 5 T.). [CK 1394]

Vermehrte, beständige Wärme im Körper, bei Tag und Nacht, wie nach geistigen Getränken, mit vermehrter Neigung, auszudünsten. [CK 1395]

Stete Hitz-Empfindung im ganzen Körper, ohne Durst; sie kann Tag und Nacht fast keine Bedeckung und nur kühle Zimmer leiden. [CK 1396]

Kann die warme Stube weniger vertragen, als sonst. [CK 1397]

Das nicht warme Zimmer deuchtet ihr zu heiss (*Rl.*). [CK 1398]

Hitze, Abends, besonders an den Füssen. [CK 1399]

Gesichts-Hitze, Abends (*Rl.*). [CK 1400]

Hitze in der Haut (*Rl.*). [CK 1401]

Hitze oft im Gesichte und den Händen, bei vieler Mattigkeit in den Gliedern. [CK 1402]

Trockne Hitze, Nachts (n. 8 T.). [CK 1403]

Grosse Hitze, Nachts, und Schlaflosigkeit. [CK 1404]

Nachts, viel Hitze, besonders in den Oberschenkeln. [CK 1405]

Nachts, wie heiss im Blute vorzüglich in den Händen; sie konnte davor wenig schlafen. [CK 1406]

Hitze über den ganzen Körper weckt sie **Nachts** öfters, ohne Schweiss, **mit argem Durste**, von Trockenheit im Halse, tief unten; sie muss sich öfters im Bette umwenden; der Durst währte 20 Stunden. [CK 1407]

Ungleicher Puls; nach einem regelmässigen Schlage folgen zwei kleine schnell hinter einander; der vierte blieb ganz aus. [CK 1408]

Schweiss bei kalten Händen und blauen Nägeln. [CK 1409]

Früh-Schweiss. [CK 1410]

Nächtliches Duften. [CK 1411]

Nacht-Schweiss, eine Nacht um die andere stark. [CK 1412]

Nacht-Schweiss, alle Nächte. [CK 1413]

Nacht-Schweiss, zwanzig Tage nach einander (n. 10 T.). [CK 1414]

Nacht-Schweiss, worin er unter angenehmen Ideen erwacht. [CK 1415]

Nacht-Schweiss, am meisten an den Füssen. [CK 1416]

Nachts, Schweiss auf der Brust. [CK 1417]

Nacht-Schweiss bloss an den Theilen, auf denen sie liegt. [CK 1418]

Nacht-Schweiss, sogleich, wenn er sich mit dem Bette zudeckt. [CK 1419]

Nacht-Schweiss im Schlafe. [CK 1420]

Uebelriechender Schweiss, mehrere Nächte. [CK 1421]

Mehr und übelriechender Schweiss, bei Körper-Arbeit. [CK 1422]

Saurer, sehr übelriechender Schweiss, wie Pferde-Harn. [CK 1423]

Säuerlicher Nacht-Schweiss, mehrere Nächte. [CK 1424]

Nux vomica

***Krähenaugen.* Samen von Strychnos, Nux vomica [RAL I (1830), S. 192–263]**

Zehn Gran im warmen Mörsel fein gepülverten Krähenaug-Samens werden mit 1000 Tropfen Weingeist, ohne Wärme, binnen einer Woche zur Tinktur ausgezogen, wovon dann ein Tropfen durch noch 29 Verdünnungs-Gläser, bis zu ³/₄ jedes mit Weingeist angefüllt, zur decillionfachen Kraft-Entwickelung erhoben wird mittels zweier Schüttel-Schläge jedem Gläschen nach erfolgter Verdünnung ertheilt.

Einfacher und fast noch wirksamer und gleichförmiger wird dieselbe Arznei, wenn man einen Gran gepülverten Krähenaug-Samen, wie die andern trocknen Arznei-Substanzen, mit dreimal 100 Granen Milchzucker (nach der Anleitung zur homöopathischen Arznei-Bereitung im zweiten Theile des Buchs von den chronischen Krankheiten) bis zur millionfachen Pulver-Verdünnung reibt, einen Gran von dieser in 100 Tropfen gewässertem Weingeiste auflöst und die Verdünnung und Potenzirung ferner (wie dort gelehrt wird) mittels noch andrer 26, mit gutem Weingeiste bis zu drei Vierteln angefüllter Gläschen zur decillionfachen Kraft-Entwickelung bringt.

Zur Gabe dient ein mit letzterer befeuchtetes, feinstes Streukügelchen, deren 300 einen Gran wiegen.

Es giebt einige wenige Arzneien, deren meiste Symptome mit den Symptomen der gewöhnlichsten und häufigsten Krankheiten des Menschen, wenigstens in Europa, an Aehnlichkeit übereinstimmen und daher sehr oft hülfreiche homöopathische Anwendung finden. Man könnte sie *Polychreste* nennen.

Zu diesen gehören vorzüglich die Krähenaug-Samen, deren Gebrauch man ehedem fürchtete, weil man sie in ungeheuer großen Gaben (zu ganzen und mehren Granen) und in unpassenden Krankheitsfällen, natürlich mit Schaden, bisher angewendet hatte. Sie werden aber zu dem mildesten und dem segenreichsten Heilmittel in allen den Krankheitsfällen, deren Symptome den Beschwerden in Aehnlichkeit entsprechen, welche Krähenaugen für sich in gesunden Menschen zu erregen fähig sind, und in oben angezeigter, kleiner Gabe gereicht.

Man kann dabei einige praktische Kautelen zu Hülfe nehmen, die aus einer sorgfältigen, vieljährigen Praxis hervorgegangen sind.

Hierher gehört, daß diejenigen Personen sie öfter bedürfen, welche sehr sorgfältigen, eifrigen, feurigen, hitzigen Temperamentes sind, oder tückischen, boshaften, zornigen Gemüths.

Pflegt die Monatsreinigung einige Tage zu früh sich einzustellen und auch wohl zu häufig zu fließen, so sind die nach ihrem Verfluß zurück bleibenden oder entstehenden Uebel ganz für Krähenaugen geeignet.

Man findet, daß diese Arznei, einige Stunden vor Schlafengehen eingegeben, gelinder wirkt, als zu andern Tageszeiten gereicht; doch macht das dringende Bedürfniß Ausnahme. Am beschwerlichsten ist bei sehr empfindlichen Personen ihre Anwendung früh nüchtern, weil sie ihre häufigsten und stärksten Symptome früh, gleich nach dem Erwachen entwickelt.

Nächstdem erfolgen ihre Zufälle noch am häufigsten bald oder gleich nach dem Essen und bei Kopfanstrengung, daher man sie mit Unrecht gleich nach der Mahlzeit eingeben würde, wenn man es vermeiden kann, und eben deßhalb dürfen auch gleich nach ihrer Einnahme (wie auch nach Einnehmen aller andern Arzneien nöthig ist) keine Geistesarbeiten, keine Meditationen oder Deklamationen, kein Lesen oder Schreiben vorgenommen werden; man muß damit wenigstens ein Paar Stunden warten, wenn man nicht ihrer Wirkung eine schiefe, nachtheilige Richtung geben will.

Unter andern finden viele chronische Leiden, auch die von vielem Kaffee- und Weintrinken, besonders bei gewöhnlichem Aufenthalte in Stubenluft, auch die von anhaltenden Geistesarbeiten entstandnen Uebel durch diesen Samen Hülfe; so auch mehrere epidemische Seuchen und andre akute Fieber, besonders die, welche Hitze vor dem Froste oder mit demselben untermischt enthalten.

Wichtige Erkältungs-Beschwerden werden oft durch sie gehoben.

So passet diese Arznei auch dann am vorzüglichsten, wenn das Befinden des Kranken früh am schlimmsten ist und wenn er schon früh um 3 Uhr aufwacht, dann mehrere Stunden mit Zudrang unabweislicher Ideen wachen muß und erst am hellen Morgen unwillkürlich in einen Schlaf voll schwerer Träume geräth, von welchen er ermüdeter, als er sich Abends niederlegte, ungern aufsteht, so wie auch bei denen, welche Abends mehrere Stunden vor Schlafzeit sich des Einschlafens, selbst sitzend, nicht erwehren können.

Man trifft bei dieser, so wie noch bei einigen andern Arzneien Symptome an, welche einander ganz oder zum Theil entgegengesetzt zu seyn scheinen, die **Wechselwirkungen**, welche gleichwohl Erstwirkungen sind, und die Krähenaugsamen für eine Menge Krankheitszustände sehr anwendbar und hülfreich machen.

Wenn sie wegen allzu großer Gabe, oder wegen unhomöopathischer Anwendung beträchtliche Nachtheile zuwege bringt, so kann ihre Kraft doch schnell durch etwas weniges Wein, Branntwein und Kampher gänzlich aufgehoben werden; sonst ist auch gegen das davon erregte Kopfweh und die Appetitlosigkeit, Kaffee, gegen die entstandnen Lähmungszufälle, Kockel, gegen die davon herrührende Ueberempfindlichkeit und Engbrüstigkeit, Sturmhut und gegen die große Verdrießlichkeit und Aergerlichkeit, Chamille als Gegenmittel hülfreich.

Die Aerzte, welche die Kräfte der Arzneien und ihre Gegenmittel bisher bloß auf der Studirstube zu erdenken und zu fingiren pflegten, gaben den Essig und andre Gewächssäuren gegen die Krähenaugen und andre heftig vegetabilische Substanzen als die sichersten Gegenmittel an. In Absicht der Krähenaugen ist dieß ganz wider alle Erfahrung, die ich bei Menschen und Thieren zu machen Gelegenheit hatte.

Die nachfolgenden Symptome sind ziemlich vollständig und geben fast den ganzen Inbegriff der Wirkungen der Krähenaugen auf den menschlichen Körper, seinen Geist und sein Gemüth.

Die Namen und Abkürzungs-Zeichen der Mit-Beobachter sind: *Flaeming* [*Fg.*], *Friedr. Hahnemann* [*F. H-n.*], *Wahle* [*We.*].

Krähenaugen

■ **Gemüt**

Während und nach großer Angst, reichlicher Schweiß. [RAL 1226]

Aengstlichkeit, welche Schweiß, wenigstens an der Stirne hervorbringt. [RAL 1227]

Bloß innere Hitze, von Aengstlichkeit erzeugt, darauf Schweiß an der Stirne (n. einigen St.). [RAL 1228]

Nach der Aengstlichkeit, Uebelkeit und schneller Odem, dann von der Uebelkeit erregter, trockner Husten, Brecherlichkeit und Erbrechen. [RAL 1229]

Unruhe mit sehr der Erweiterung fähigen Pupillen (n. 56 St.). [RAL 1230]

Abends nach dem Niederlegen, Aengstlichkeit, dann nach Mitternacht, Schweiß [*F. H-n.*]. [RAL 1231]

Aengstlichkeit; er konnte an keinem Orte ruhig bleiben [*F. H-n.*]. [RAL 1232]

Abends, beim Gehen, Bangigkeit, Beklommenheit und als wäre er trunken. [RAL 1233]

Früh, beim Erwachen, und Nachmittags (in der fünften Stunde), Angst und ängstliche Sorge, als ob etwas Wichtiges zu befürchten sei. [RAL 1234]

Aengstlich und bänglich, als wenn er etwas Böses begangen hätte. [RAL 1235]

Große Angst; er hat auf keiner Stelle Ruhe und wünscht lieber zu sterben. [RAL 1236]

Nach Mitternacht sehr heftiges Herzklopfen mit äußerster Angst, welche ihn zur Selbst-Entleibung treibt (n. 5 St.). [RAL 1237]

Sie hält den gegenwärtigen Schmerz für unausstehlich und will sich lieber das Leben nehmen. [RAL 1238]

Angst, mit Trieb, sich selbst zu entleiben. [RAL 1239]

(Selbst-Entleibung; sie stürzt sich von oben herab). [RAL 1240]

Ausserordentliche Angst. [RAL 1241]

Große Angst [*Strandberg*, in *Kiernanders* Med. lac. S. 269]. [RAL 1242]

Höchste Angst [*Frid. Hoffmann*, Med. rat. Lyst. II. S. 175]. [RAL 1243]

Unerträgliche Angst, eine Stunde lang [*Consbruch*, in *Hufel*. Journ. IV. S. 443. 444.]. [RAL 1244]

Er befürchtet den Tod. [RAL 1245]

Sie glaubt sich dem Tode nahe. [RAL 1246]

In sich gekehrter Gram und Kummer. [RAL 1247]

Traurigkeit. [RAL 1248]

(Bei Traurigkeit kann sie nicht weinen). [RAL 1249]

Er ist befürchtend und schreckhaft und fährt leicht zusammen, wobei ihm der Kopf wie trunken und düselig ist. [RAL 1250]

Bei Erblickung eines ärgerlichen Gegenstandes, schlägt's ihr gleich in die Beine, geht's ihr durch den ganzen Körper und sie ist fast weg, eine Stunde lang. [RAL 1251]

Schmerzen werden nicht ohne lautes Winseln und Jammern, mit Vorwürfen und Zanken untermischt, ertragen. [RAL 1252]

Sie kann sich selbst über die kleinsten Uebel nicht hinwegsetzen. [RAL 1253]

Aengstliche Bedenklichkeit und Untröstlichkeit, welche in laut weinende Klagen und Vorwürfe ausbricht und mit unter in anhaltendes Stöhnen übergeht, bei sehr rothen, heißen Wangen, ohne Durst. [RAL 1254]

Aengstliche Besorgtheit und Unentschlossenheit. [RAL 1255]

Angst aus verdachtsamer und befürchtender Bedenklichkeit, besonders in den Nachmitternachtstunden. [RAL 1256]

Sie stöhnt und ächzet jämmerlich, ohne eine Ursache anzugeben. [RAL 1257]

Er weint, wenn man ihm nur im Mindesten zuwider handelt. [RAL 1258]

Sie ist ärgerlich weinerlich. [RAL 1259]

Sie weint laut und schluchzend (n. 3 St.). [RAL 1260]

Sie kann die mindeste Widerrede und auch die vernünftigsten Vorstellungen, sie zu etwas Anderm zu bewegen, nicht ertragen; sie wird ausser sich darüber. [RAL 1261]

Er ist ärgerlich bedenklich, nimmt alles übel und bricht leicht in Zank und Schimpfreden aus (n. 2, 3 St.). [RAL 1262]

Sie ist sehr aufgelegt zur zänkischen Aergerlichkeit. [RAL 1263]

Zornige Aergerlichkeit, Zornmüthigkeit (n. 1 St.). [RAL 1264]

Sehr geneigt, Andern ihre Fehler heftig vorzuwerfen. [RAL 1265]

Zanken, Vorwürfe, Schimpfreden, eifersüchtige Schmähungen, mit unzüchtigen Ausdrücken gemischt – dann bald Heulen und Lautweinen. [RAL 1266]

Zanksucht bis zu Thätlichkeiten. [RAL 1267]

Mit Hartnäckigkeit widerstrebt er dem, was Andre wünschen (n. 1 St.). [RAL 1268]

Er ist hastig, sieht jeden boshaft an, der ihn etwas fragt, ohne zu antworten, gleich als ob er sich zähmen müßte, um nicht grob auszufallen; es scheint, als möchte er jeden, der ein Wort auf ihn redet, in's Gesicht schlagen, so gereitzten und ungehaltenen Gemüths ist er. [RAL 1269]

Er fühlt alles zu stark. [RAL 1270]

Ueberempfindlichkeit gegen sinnliche Eindrücke; starke Gerüche und helles Licht kann er nicht vertragen. [RAL 1271]

Er kann kein Geräusch, kein Gerede leiden; Musik und Gesang greifen ihn an. [RAL 1272]

Ueberzartes, weiches Gemüth; Musik rührt ihn bis zu Thränen. [RAL 1273]

Selbst der leiseste Fußtritt und die mindeste Erschütterung des Fußbodens ist ihr empfindlich, schmerzhaft, unerträglich. [RAL 1274]

Hypochondrische Stimmung nach dem Mittagessen und noch mehr nach dem Abendessen. [RAL 1275]

Hypochondrische Grämlichkeit. [RAL 1276]

Niedergeschlagene Verdrießlichkeit. [RAL 1277]

Er zieht die Stirne in Runzeln und schlägt die Arme in einander. [RAL 1278]

Stillheit, als ob ihm alles zuwider wäre. [RAL 1279]

In sich gekehrte Stille, langsamer Ideengang. [RAL 1280]

Sie sucht Ruhe und Stille [RAL 1281]

Langeweile; die Zeit wird ihm unerträglich lang (in den ersten St.). [RAL 1282]

Keine Lust zu irgend einer Arbeit. [RAL 1283]

Zu allen Unternehmungen und Geschäften träge; sie ermüdet gleich. [RAL 1284]

Er ist völlig arbeitscheu und scheuet doch die Bewegung nicht (n. 2 St.). [RAL 1285]

Er ist trödelig und unentschlossen. [RAL 1286]

Unentschlüssigkeit, beständiges Schwanken in seinem Vorhaben. [RAL 1287]

Sie wollte gern viel thun, meint aber, es gerathe nicht. [RAL 1288]

Er glaubt, es misrathe ihm alles. [RAL 1289]

Es misräth ihm alles (geht ihm alles konträr) (n. 6 St.). [RAL 1290]

Er hat zur Arbeit keine Geduld [*Fg.*]. [RAL 1291]

Er benimmt sich ungeschickt und tölpisch; er stößt sich leicht, oder stößt Sachen um (n. 10 St.). [RAL 1292]

Es hindert ihn, er weiß selbst nicht, was, vorzüglich an wissenschaftlichen Beschäftigungen. [RAL 1293]

Unaufgelegtheit zu Kopfarbeiten; das Blut steigt ihm zu Kopfe – bis gegen Abend. [RAL 1294]

Des Morgens, Scheue vor solcher literarischen Beschäftigung, bei welcher man selbst denken und selbst die Ideen aus sich entwickeln muß, um sie entweder schriftlich aufzuzeichnen, oder mündlich vorzutragen; Lesen aber und Auswendiglernen ist ihm nicht zuwider (n. 16 St.). [RAL 1295]

Er kann die Gedanken schwerlich zusammennehmen. [RAL 1296]

Unfähig, gehörig zu denken, verspricht er sich oft im Reden, sucht die Worte mit Anstrengung und bedient sich unpassender Ausdrücke; er irrt bei Angabe von Maaß und Gewicht. [RAL 1297]

Er verredet und verschreibt sich leicht, läßt auch Sylben und ganze Worte aus (n. 6, 12 St.). [RAL 1298]

Wegen eines übermäßigen Ideenschwalles seiner kaum bewußt, früh nach dem Aufstehen (n. 10 St.). [RAL 1299]

Helles Bewußtseyn seiner Existenz; feines, starkes, richtiges Gefühl für Recht und Unrecht. [RAL 1300]

■ Schwindel, Verstand und Gedächtnis

Betäubung des Gehirns [*Hufel.* Journ. d. p. Arz. I. S. 165]. [RAL 1]

Trunkenheit (n. $^1/_2$ St.) [*Veckoskrift för Läkase*, II. S. 169]. [RAL 2]

Schwindel [*J. P. Wiel*, obs. de usu interno nucis vom. et vitr. alb. Viteb. 1771. – *Hufel.* Journ. a. a. O. – *Bergius*, Mat. med. S. 149]. [RAL 3]

Schwankende Empfindung im Gehirne. [RAL 4]

Anfälle von Schwindel, als wenn es sich im Gehirne im Kreise drehete, mit augenblicklicher Bewustlosigkeit. [RAL 5]

Schwindel, als wenn er von der Seite fallen sollte (n. 68 St.). [RAL 6]

Schwindel mit Gesichts-Verdunkelung. [RAL 7]

Eine im Gehirne hie und dahin ziehende Schwindel-Empfindung (n. 6 St.). [RAL 8]

Schwindel (anderthalb Stunden) nach dem Mittagmahle. [RAL 9]

Schwindel, nach dem Essen beim Gehen, der im Stehen nachließ (n. 1 St.). [RAL 10]

Drehender Schwindel unter dem Essen. [RAL 11]

Schwindel mit Gesichts-Verdunkelung unter dem Essen, etwa wie wenn man plötzlich aus der Kälte in eine warme Stube kömmt. [RAL 12]

Kopf wunderlich eingenommen; bei Bewegung desselben drängt sich das Blut in den Kopf, bei Trägheit des übrigen Körpers. [RAL 13]

Schwindel, wie drehend, wenn es ihm aus dem Magen aufstößt. [RAL 14]

Schwindel, als wenn man weder hörte, noch sähe und fallen wollte, unter dem Niesen und Husten, oder wenn man sich nach Tiefbücken wieder aufrichtete. [RAL 15]

Schwindlichtes Schwanken beim Gehen, als wenn man auf die Seite oder rückwärts fallen wollte. [RAL 16]

Beim Liegen auf dem Rücken, den Kopf vor Schwindel und Gesichts-Verdunkelung nicht vermögend aufzurichten (n. 24 St.). [RAL 17]

Zwei Abende nach einander, nach dem Niederlegen, Schwindel, als wenn das Bett mit ihr um den Ring ginge. [RAL 18]

Ohnmacht-Schwindel (sogleich). [RAL 19]

Kopfweh wie von Leerheit. [RAL 20]

Trunkenheit. [RAL 21]

Trunkene Benebelung des Kopfs. [RAL 22]

Nach dem Kopfe steigende Trunkenheit. [RAL 23]

Wüstheit im Kopfe wie von Nacht-Schwärmerei. [RAL 24]

Früh Kopfschmerz, als wenn man die Nacht nicht geschlafen hätte. [RAL 25]

Düsterheit des Kopfs nach dem Mittagmahle, die nach 24 Stunden wiederkehrt (n. 24, 72 St.). [RAL 26]

Es zieht wie etwas Düstriges vor den Kopf (in die Stirn), Abends, in freier Luft, als wenn ihm auf einen Augenblick das Bewußtseyn entgehen wollte (n. 24 St.). [RAL 27]

Es kommt ihm so etwas Dustriges hinten in den Kopf. [RAL 28]

Ein Saußen und Wirbeln im Gehirne und im Ohre. [RAL 29]

Ein Sumsen in der Stirne, Nachmittags und Abends. [RAL 30]

Im Freien und im Sonnenscheine dumm im Kopfe. [RAL 31]

Dumm machender Kopfschmerz früh im Bette, beim Erwachen, der nach dem Aufstehen verschwindet (n. 16 St.). [RAL 32]

Dumm im Kopfe, wenn er ihn aufrecht hält; wenn er ihn aber niederdrückt, Empfindung in der Stirne, als wenn etwas Schweres darin herabsänke. [RAL 33]

Beim Bücken fühlt er eine ungeheure Schwere im Kopfe [*We.*]. [RAL 34]

Früh, trunkene, schwindlichte Schwere des Kopfs. [RAL 35]

Früh, schwer im Kopfe (n. 4 Tagen). [RAL 36]

■ **Kopf**

Kopfweh beim Bücken, als wenn darin etwas Schweres vorfiele. [RAL 37]

Kopfweh, wie eine Schwerheit im Gehirne, früh. [RAL 38]

Kopfweh nach dem Mittagmahle, aus Schwere und Druck zusammengesetzt, besonders bei Bewegung der Augen (n. 16 St.). [RAL 39]

Drückender Kopfschmerz (n. 5 Minuten) [*We.*]. [RAL 40]

Bei Schließung der Augenlider (drückender?) Kopfschmerz in der Mitte des Gehirns, wie nach Erbrechen entsteht. [RAL 41]

Drückendes Kopfweh in der Stirne, durch Auflegen des Kopfs auf den Tisch erleichtert, durch freie Luft verschlimmert, nebst Müdigkeit der Füße beim Steigen (n. 3 St.). [RAL 42]

Drückender Schmerz in der Stirne, als wenn er nicht recht ausgeschlafen hätte [*We.*]. [RAL 43]

Drückender Kopfschmerz über'm linken Auge und in den Knochen schmerzte es, als wenn er sich gestoßen hätte; er konnte das Auge nicht aufmachen [*We.*]. [RAL 44]

Drückendes Kopfweh über der rechten Augenhöhle, früh im Bette, wenn er auf der rechten Seite liegt und vergehend, wenn er auf die entgegengesetzte Seite oder auf den Rücken sich legt. [RAL 45]

Drückendes Kopfweh im Hinterkopfe früh gleich nach dem Aufstehen aus dem Bette. [RAL 46]

Er wacht früh auf und fühlt bei noch verschlossenen Augen, Kopfweh in der Mitte des Gehirns (n. 12 St.). [RAL 47]

Tief im Kopfe, in der Gegend des Wirbels, ein herabdrückend ziehender Kopfschmerz. [RAL 48]

Schmerz im Hinterhaupte, als wenn das Gehirn vorwärts gedrückt oder gestoßen würde. [RAL 49]

Spannender Kopfschmerz, Nachts. [RAL 50]

Spannender Kopfschmerz in der Stirne. [RAL 51]

Klemmender Kopfschmerz. [RAL 52]

Kopfweh beim mindesten Nachdenken im Liegen, als wenn das Gehirn auseinander gepreßt würde. [RAL 53]

Kopfweh, ein Pressen im Hinterhaupte von beiden Seiten auswärts, als wenn hinten der Schädel aus einander getrieben würde, mit Hitze im Gehirne; durch Zusammendrücken mit den Händen wird es auf Augenblicke gemindert, zwanzig Stunden lang (n. 11 St.) [*Fg.*]. [RAL 54]

Er wacht die Nacht über den Kopfschmerz auf [*Fg.*]. [RAL 55]

Vom Kopf-Anstrengen thut's ihm in beiden Schläfen weh. [RAL 56]

Bei angestrengter Aufmerksamkeit, ein drückender und pochender Kopfschmerz im Wirbel. [RAL 57]

Kopfweh früh im Bette, wie auf der Oberfläche des ganzen Gehirns, als wenn die Hirnschale zerplatzen sollte (n. 10 St.). [RAL 58]

Kopfweh; Gehirn wie gedrückt und zerschlagen. [RAL 59]

Kopfweh früh im Bette, als wenn ihn jemand mit der Axt vor den Kopf geschlagen hätte, nach dem Aufstehen vergehend. [RAL 60]

Kopfweh, als wenn das Gehirn gespalten wäre (n. 8 St.). [RAL 61]

Kopfschmerz; während sie früh im Bette auf der linken Seite liegt, ein Schmerz in der rechten Gehirn-Hälfte, wie zerrissen, welcher aber verschwindet, wenn sie sich auf die rechte, schmerzhafte Seite legt (n. 52 St.). [RAL 62]

Zerreißender Kopfschmerz im Kopfe bis zur Nasenwurzel und dem Oberkiefer, durch Gehen sich verstärkend. [RAL 63]

Reißen in dem Wirbel, der Stirne, den Augen, mit Wabblichkeit, Weichlichkeit und Uebelkeit in der Gegend der Brust und Schwäche der Sprach-Organe (n. 2, 12 St.). [RAL 64]

Ziehend reißendes Kopfweh. [RAL 65]

Kopf-Reißen am Ohre herunter (n. 40 St.). [RAL 66]

Reißendes Kopfweh nach dem Essen, mit Gefühl von Hitze in den Backen und Frost-Gefühle über den Körper, wenigstens an den Händen. [RAL 67]

Ziehend reißender und brennender Schmerz im Kopfe, früh (n. 60 St.). [RAL 68]

Brennen im Gehirne unter dem Stirnbeine. [RAL 69]

Ziehende Schmerzen im Kopfe (n. 6 St.). [RAL 70]

Ziehender Schmerz erst in den Schläfen, dann in der Stirne, dann im Hinterkopfe. [RAL 71]

Kopfweh ziehend aufwärts in der rechten Gehirn-Hälfte neben dem Ohre (n. 1 St.). [RAL 72]

Ziehen hinten im Kopfe, als wenn sie dahin fröre (n. 120 St.). [RAL 73]

Ziehende Bewegung hie und da hin in der Stirne nach der Nasenwurzel zu. [RAL 74]

Unschmerzhaftes Ziehen hie und da im Gehirne. [RAL 75]

Dröhnen und Schüttern im Gehirne beim Gehen und Laufen. [RAL 76]

Schwappern und Glucksen im Kopfe beim Gehen. [RAL 77]

Einzelnes Zucken im Kopfe (n. 8 Tagen). [RAL 78]

Ziehend zuckender Kopfschmerz, früh. [RAL 79]

Einzelne Schläge oder Stöße im Kopfe. [RAL 80]

(Kopfweh früh, ein immerwährendes Picken (stumpf stechendes Klopfen), beim Vorbücken schlimmer und so, als wenn ein Stück Stirne herausfallen wollte). [RAL 81]

Heftige Rucke oder stumpfe Stiche in der linken Gehirn-Hälfte, in der Richtung von der Augenhöhle nach dem Seitenbeine und dem Hinterhaupte zu, bald nach dem Essen (n. 10 St.). [RAL 82]

Einzelne heftige Stiche im Kopfe (n. 6 St.). [RAL 83]

Kopfweh, etliche Stunden vor dem Mittagmahle beginnend, nach dem Essen sich mehrend; dann heftige Stiche in der linken Schläfe, mit Uebelkeit und sehr sauerm Erbrechen, Beschwerden, die Abends nach dem Niederlegen verschwinden. [RAL 84]

Stechen und Drücken über den Augenlidern. [RAL 85]

Von Zeit zu Zeit Schmerz in der einen Hälfte des Kopfs, als wie von einem oben herab im Seitenbeine immer tiefer und tiefer eingeschlagenen Nagel (n. 1 St.). [RAL 86]

Unerträgliches (wühlendes?) Kopfweh früh beim Liegen im Bette beginnend, nach dem Aufstehen vergehend (n. einigen St.). [RAL 87]

Kurz vor dem Mittagessen, Kopfweh. [RAL 88]

Halbseitiges Kopfweh Nachmittags (von 4 Uhr bis Nacht) mit Mattigkeit und Müdigkeit. [RAL 89]

Aeußeres Kopfweh, als wenn die Haare am Hinterhaupte schmerzten. [RAL 90]

Aeußeres Kopfweh; Schmerz der Hauptbedeckungen, wie zerschlagen; die Haare stehen an dieser Stelle empor und schmerzen bei der Berührung (n. 8 St.). [RAL 91]

Ein ziehender Schmerz in den äußern Theilen des Kopfs. [RAL 92]

Aeußeres Kopfweh; Schmerz der Kopfbedeckungen auf dem Wirbel, bei Berührung, wie Zerschlagenheit. [RAL 93]

Aeußeres Kopfweh; Schmerz der Hauptbedeckungen, durch Berührung verschlimmert. [RAL 94]

Aeußeres Kopfweh; bei rauhem Winde Schmerz, als wenn der Kopf äußerlich wund wäre; gleichwohl ist die Stelle bei äußerer Berührung unschmerzhaft (n. 6 St.). [RAL 95]

Auf dem Haarkopfe und im Gesichte rothe, schmerzhafte Knötchen oder Blüthen, deren Spitze sich zuletzt mit Eiter füllt. [RAL 96]

(Jücken und Fressen auf dem Haarkopfe und im Nacken, als wenn ein Geschwür im Abheilen ist, vorzüglich Vormittags). [RAL 97]

Schmerzhafte, kleine Geschwülste an der Stirne. [RAL 98]

Krabbeln äußerlich an der Stirne. [RAL 99]

Kriebeln an der Stirne auf dem Wirbel. [RAL 100]

■ Gesicht und Sinnesorgane

Jücken und Krabbeln im Gesichte, als wenn Flöhe darin herumkröchen, was durch Kratzen vergeht, aber bald wieder kömmt [*We.*]. [RAL 101]

Empfindung im Gesichte, als wenn unzählige Ameisen darauf kröchen [*Rademacher, Hufel. Journ.* IV. S. 573]. [RAL 102]

Gefühl von Spannung im Gesichte um Mund, Augen und Nase, mit sichtbarer Aufgetriebenheit dieser Stellen [*Stf.*]. [RAL 103]

Unschmerzhaftes Ziehen im Gesichte, beim Bücken. [RAL 104]

Ein Zucken, als wenn man an einem Faden zöge in der rechten Gesichts-Seite, Abends. [RAL 105]

Zucken in den Gesichtsmuskeln, Abends nach dem Niederlegen. [RAL 106]

Kriebeln hie und da in den Backen, welche roth und heiß sind (n. 1–12 St.). [RAL 107]

Kleine Eiter-Blüthchen auf den Wangen. [RAL 108]

Gesichtsfarbe elend, blaß, erdfarben, gilblich; doch ist das Weiße im Auge unverändert. [RAL 109]

Sehr rothes, geschwollenes Gesicht [*Consbruch, Hufel.* Journ. IV. S. 443, 444]. [RAL 110]

Schmerz über'm linken Auge an der Haut, als wenn er sich verbrannt hätte [*We.*]. [RAL 111]

Die rechte Augenbraue ist bei Berührung schmerzhaft. [RAL 112]

Ziehend reißender Schmerz in den Augenlidern. [RAL 113]

Fippern der Augenlider. [RAL 114]

Zusammenziehen der Augenlider, wie von einer Schwere des obern Augenlides, dabei Thränen-Erguß. [RAL 115]

Drücken an den obern Augenlidern, vorzüglich früh. [RAL 116]

Jücken im vordern Theile der Augenlider (n. 1½ St.). [RAL 117]

Abends, Jücken der Augenlider nach dem innern Winkel zu (n. 12 St.). [RAL 118]

Am Augenlide ein brennend jückender Schmerz. [RAL 119]

Der Rand der Augenlider schmerzt wie wund gerieben, besonders bei Berührung und früh. [RAL 120]

Augenwinkel schmerzen wie wund. [RAL 121]

Der innere Augenwinkel ist schmerzhaft wie wund und aufgerieben (n. 2 St.). [RAL 122]

Eiterige Augenwinkel. [RAL 123]

Der äußere Augenwinkel ist früh wie mit Eiter zugeklebt. [RAL 124]

Eine schründende Trockenheits-Empfindung in den innern Augenwinkeln früh im Bette. [RAL 125]

Beißen in den innern Augenwinkeln, wie von scharfen Thränen, Abends im Bette. [RAL 126]

Beißen in den Augen, vorzüglich im äußern Winkel, wie vom Salze; sie thränen. [RAL 127]

Trockenheit des rechten Auges (n. 1 St.). [RAL 128]

Brennen in den Augen ohne Entzündung. [RAL 129]

Kriebelndes Brennen in den Augen. [RAL 130]

Schmerz im linken Auge, wie zerschlagen, mit eiterigem Schleime im äußern Augenwinkel (n. 5 Tagen). [RAL 131]

(Schmerz wie Nadelstiche in den Augen). [RAL 132]

Jücken am Augapfel (n. 2 St.). [RAL 133]

Jücken der Augen, wogegen Reiben wohl thut. [RAL 134]

Die Augen laufen voll Wasser, wie in einer feuchten Augenentzündung (lippitudo) oder wie beim Stockschnupfen. [RAL 135]

Unschmerzhafte Blutunterlaufung im Weißen des Augapfels (n. 14 St.). [RAL 136]

Unschmerzhafte Röthe im linken, äußern Augenwinkel, früh. [RAL 137]

Blut schwitzt aus dem Auge. [RAL 138]

Glänzende, stiere Augen [*Consbruch*, a.a.O.]. [RAL 139]

Geschwulst der Augen, mit rothen Streifen im Weißen und drückend spannendem Schmerze. [RAL 140]

Augenentzündung. [RAL 141]

Lichtscheue. [RAL 142]

Unerträglichkeit des Tageslichts, in der Frühe, mit Gesichts-Verdunkelung. [RAL 143]

(Gänzliche Gesichts-Verdunkelung, wie schwarzer Staar, auf einige Stunden) (n. 24 St.). [RAL 144]

Flimmern; ein glänzendes Fippern außerhalb des Gesichtskreises, besonders linker Seite, Vormittags [*Herz's* falscher Schwindel.) (n. 24 St.]. [RAL 145]

Die Gegenstände deuchten dem Gesichte heller, als gewöhnlich [*Rademacher,* in *Hufel.* Journ. IV. S. 573]. [RAL 146]

(Schweben schwarzer und grauer Punkte vor den Augen, mit Betäubung im Kopfe). [RAL 147]

Weitsichtigkeit, Presbyopie. [RAL 148]

Verengerung der Pupillen (die ersten St.). [RAL 149]

Erweiterung der Pupillen mit sehr langsamem Odem. [RAL 150]

Aeußerlich beim Eingange in's Ohr, stechende Drucke. [RAL 151]

Jücken im innern Ohre durch *Eustach's* Röhre, welches zum öftern Schlingen nöthigt und die Nachtruhe stört. [RAL 152]

Kriechendes Kriebeln und Jücken im innern Ohre. [RAL 153]

Einzelne scharfe Stöße im innern Ohre, wie Ohrenzwang (n. 6 St.). [RAL 154]

Stiche im Ohre, früh im Bette, welche zum Schreien zwingen (n. 9 Tagen). [RAL 155]

Reißende Stiche in das innere Ohr hinein, gegen Abend (n. 6 St.). [RAL 156]

Scharfe Stöße im innern Ohre (n. 8 St.). [RAL 157]

Schmerz im innern Ohre wie aus Stoß und Klemmen zusammengesetzt, wie Ohrenzwang (n. 12 St.). [RAL 158]

Klingendes Zischen in den Ohren. [RAL 159]

In der Nacht ein Zwitschern in den Ohren, wie von einer Cicade. [RAL 160]

Ohrenklingen (n. 2, 4 St.). [RAL 161]

(Sumsen und Brummen in den Ohren, wie von Bienen). [RAL 162]

Früh, nach dem Aufstehen, ein Brausen vor den Ohren (n. 12 St.). [RAL 163]

Geräusch in den Ohren, wie in einer Walkmühle, Nachts. [RAL 164]

(Früh, Hohlheit in den Ohren, so daß die eignen Worte in die Ohren schallen, nach dem Mittagessen vergehend) (n. 5 Tagen). [RAL 165]

Beim Kauen und Zusammendrücken der Kinnladen, ein stechend ziehender Schmerz nach dem innern Ohre hin, fast wie Klamm (n. 4 St.). [RAL 166]

Unerträgliches Jücken der Nase [*Rademacher,* a. a. O.]. [RAL 167]

Es zog den Mund auf die Seite [*Rademacher,* a. a. O.]. [RAL 168]

Verschließung der Kinnbacken, bei voller Besinnung [*Rademacher,* a. a. O.]. [RAL 169]

In den Kaumuskeln und den Kinnbacken ein Gefühl, als wenn Kinnbackenzwang entstehen

wollte, oder als ob die Kinnbacken zusammengezogen würden, obgleich ihre Bewegung frei bleibt. [RAL 170]

Ziehender Schmerz in den Kinnbackenmuskeln. [RAL 171]

Schwärende Lippenwinkel. [RAL 172]

Schmerzhaftes Abschälen der Lippen (n. 3 St.). [RAL 173]

Ueber dem Rande der Oberlippe, jückende Blüthchen. [RAL 174]

Wundheits-Empfindung an der innern Fläche der Unterlippe. [RAL 175]

Ein Geschwürchen auf der innern Fläche der Unterlippe, bei Berührung schmerzhaft. [RAL 176]

Ein Geschwür mit Schorf von brennendem Schmerze am Rothen der Lippe. [RAL 177]

Geschwürige Grinder am Lippenrande, ein Ausschlag, der im Entstehen stechenden Schmerz verursacht. [RAL 178]

Früh, Stechen in der Ober- und Unterlippe. [RAL 179]

In der Mitte ist die Unterlippe aufgesprungen (eine Schrunde) (n. 12 St.). [RAL 180]

Eiter enthaltende, hirseförmige Blüthchen um die Lippen. [RAL 181]

Ein einzelnes Haar des Bartes an der Lippe schmerzt bei Berührung als wenn ein Splitter da eingestoßen wäre (n. 5 St.). [RAL 182]

Ein bloß bei Berührung schmerzender Knoten in der Haut am Unterkiefer. [RAL 183]

Am Kinne, Ausschlag jückender Blüthchen, deren größere mit Röthe umgeben sind. [RAL 184]

Am Untertheile des Kinnes, flechtenartiger Ausschlag. [RAL 185]

■ **Mund und innerer Hals**

Zahnfleisch-Geschwulst. [RAL 186]

Schmerzhafte Zahnfleisch-Geschwulst mit schmerzenden Blüthchen am Innern der Lippe und an der Zunge, wie beim Quecksilber-Speichelflusse. [RAL 187]

Zahnfleisch-Geschwulst mit Schmerz, wie Glucksen darin, als wenn da ein Geschwür aufbrechen wollte. [RAL 188]

Fingerdicke Zahnfleisch-Geschwulst, mit glucksendem Schmerze, wie in einem Eitergeschwüre, wovor sie nicht essen kann, 5 Tage lang. [RAL 189]

Zahnfleisch-Geschwulst mit ziehendem Schmerze. [RAL 190]

Zahnfleisch-Geschwür am Spitzzahne, mit ziehendem und brennendem Schmerze. [RAL 191]

Zahnfleisch-Geschwulst mit Zahnschmerz vor dem Mittagmahle. [RAL 192]

Zahnfleisch-Geschwulst mit Zahnweh, welches mit Drücken anfängt (n. 1 St.). [RAL 193]

Wie von Wundheit des Zahnfleisches, Zahnweh, früh. [RAL 194]

Anhaltender Wundheits-Schmerz in den Zähnen, von Anstrengung des Kopfs und durch Nachdenken verstärkt. [RAL 195]

Beim Gehen in freier Luft stetes Zahnweh, wie stilles Wundheits-Gefühl, vorzüglich bei Oeffnung des Mundes. [RAL 196]

Zuckendes und wie von Zahnfleisch-Geschwulst herrührendes Zahnweh. [RAL 197]

Zuckender Zahnschmerz nach dem Takte des Pulses mit Zahnfleisch-Geschwulst. [RAL 198]

Zuckender Zahnschmerz mit Rucken im Ohre, auch Drehen und Schrauben im Ohre, früh gleich beim Aufwachen und Abends. [RAL 199]

Nach dem Mittagessen, Zahnweh, zuerst wie ein Schlag oder Stich hinein, dann sumset es darin wie ein schmerzhaftes Brausen, was bis in die Augen zieht und sich beim Gehen in freier Luft verschlimmert, auch von Zeit zu Zeit bis in die Nacht fortdauert, wo es sich lindert, wenn sie den Backen recht warm einhüllt; wenn's wieder kömmt, fängt es jederzeit mit Nadelstichen an. [RAL 200]

Einzelnes, jedesmal in einen Stich endendes Zucken in verschiedenen Zähnen, in freier Luft. [RAL 201]

Ziehendes Zahnweh, zugleich mit Stichen in einer Zahnreihe, besonders bei Einziehung freier Luft mit offenem Munde (n. 1/4 St.). [RAL 202]

Ziehender Zahnschmerz mit Stichen in einem unbestimmlichen Zahne. [RAL 203]

Ziehender Schmerz im hohlen Zahne, wenn man mit der Zunge daran nutscht. [RAL 204]

Im hohlen Zahne Schmerz ziehend nach dem Kopfe herauf, wenn die Luft in den Mund kömmt. [RAL 205]

Beim Tiefathmen (in freier Luft) Schmerz, wie wenn Luft in den hohlen Zahn kömmt. [RAL 206]

Ziehender Zahnschmerz bald in einem obern, bald in einem untern Backzahne und dann Ziehen in den übrigen nach vorne zu, vorzüglich gleich nach dem Essen Mittags und Abends, wobei rothe, heiße Flecke auf den Wangen und am Halse entstehen und das Gemüth klagend, voll Vorwürfe und verzweifelt ist. [RAL 207]

Ziehender Zahnschmerz von warmen Getränken und Suppen. [RAL 208]

Reißender Zahnschmerz, der zuerst einen hohlen Zahn befällt, dann durchaus bald den obern, bald den untern Kiefer, dann durch die Gesichtsknochen in den Kopf dringt und in der Schläfe derselben Seite reißt, anfallsweise wiederkehrt, durch Schlaf einige Zeit besänftigt wird, von kaltem Wasser aber oder einem in den hohlen Zahn gerathenen Speisekrümchen erneuert wird (n. 2 St.). [RAL 209]

Bohrend nagender Zahnschmerz, welcher durch Berührung und Kauen weder zu verschlimmern, noch zu erleichtern ist, durch Einziehen kalter Luft aber vermindert, durch die warme Stube hingegen vermehrt wird. [RAL 210]

Wühlender Zahnschmerz bei Anstrengung des Kopfs und Nachdenken; nachgehends eine schmerzhafte Drüse unter dem Winkel des Unterkiefers, gegen Abend (n. 9 St.). [RAL 211]

Stechender Zahnschmerz in mehreren Zähnen beider Kinnladen [*We.*]. [RAL 212]

Dumpf stechender Zahnschmerz in einem obern Schneidezahne [*We.*]. [RAL 213]

Zahnschmerz, als wenn der Zahn verrenkt oder ausgebissen wäre und wackelte, mit, bloß beim Einathmen freier Luft mit offenem Munde bemerklichen einzelnen großen Stichen. [RAL 214]

Wackelnder Zahn mit stumpfem, beim Kauen vermehrtem Schmerze, spät Abends und früh vor Aufstehen aus dem Bette (n. 12 St.). [RAL 215]

Wackeln der Zähne. [RAL 216]

Wackeln eines guten Zahns, welcher nur, wenn man daran stößt, schmerzt. [RAL 217]

Ausfallen vorher fast nie wackelnder, guter Zähne. [RAL 218]

Ziehend reißender Schmerz in den Kinnladen. [RAL 219]

Ziehender Schmerz in den Halsmuskeln. [RAL 220]

Weiße Zunge (n. 20 St.). [RAL 221]

Die Sprache fällt ihm schwer. [RAL 222]

Sie ist unvermögend, laut zu sprechen. [RAL 223]

Trockenheit vorne im Munde, vorzüglich auf der Zungenspitze. [RAL 224]

Trockenheit früh im Munde, ohne Durst, als wenn man den Abend vorher geistige Getränke zu sich genommen hätte. [RAL 225]

Dürre im Munde Nachmitternacht, als wenn die Zunge am Gaumen klebte, ohne Durst, und dennoch viel Speichel-Versammlung im Rachen (n. 5 St.). [RAL 226]

Jücken auf der linken Seite der Zungenwurzel [We.]. [RAL 227]

Schmerzhafte Blüthchen am vordern Gaumen, hinter den obern Schneidezähnen (n. 40 St.). [RAL 228]

Schmerzhafte Bläschen an der Zunge (n. 6 St.). [RAL 229]

Stechen in der Zungenspitze, nach dem Niederlegen, beim Einschlafen zum Mittags-Schlafe (n. 2 St.). [RAL 230]

Mund und Rachen sind früh mit Schleim umzogen und in den Augenwinkeln ist gelber Schleim, Augenbutter (n. 16 St.). [RAL 231]

Schmerz, wie rauh und wund im Halse, am Gaumen. [RAL 232]

Schleimig und wie roh und wund ist der innere Mund, das Zahnfleisch, die Zunge und der Gaumen, wie von einer Schärfe. [RAL 233]

Geschwulst der Gaumendecke mit einem drückenden Schmerze, auch außer dem Schlingen und einer beißenden Empfindung hinter der Gaumendecke (n. 32 St.). [RAL 234]

Geschwulst der Gaumendecke und des Zäpfchens, wie von anhängendem Schleime, vorzüglich beim Schlingen bemerkbar (n. 8 St.). [RAL 235]

Halsweh wie von einer Geschwulst am Gaumen, während des Trinkens jedoch nicht fühlbar. [RAL 236]

Halsweh: ein Drücken im Halse bloß beim Niederschlingen des Speichels, nicht der Speisen bemerkbar. [RAL 237]

Halsweh; früh schon im Bette, Empfindung einer Geschwulst im Schlunde, mehr während, als außer dem Schlingen. [RAL 238]

Einzelne Stiche auf der Seite im Halse, außer dem Schlingen, vorzüglich beim Bücken und Treppen-Steigen bemerkbar (n. 1, 24 St.). [RAL 239]

Jückendes Stechen im Schlunde nach den Ohren hin beim Schlingen und beim Bewegen der Kinnbacken. [RAL 240]

Stechen im obern Theile des Halses, Nachmittags (n. 7 St.). [RAL 241]

Stechen im Zäpfchen und in den Unterkieferdrüsen beim Schlingen, mit Schauder am Tage, Schweiße in der Nacht und Kopfweh. [RAL 242]

Drückend stechendes Halsweh, als wenn ein Pflock darin stäcke, mehr außer dem Schlingen, als beim Schlingen selbst bemerkbar. [RAL 243]

Halsweh; wunde Rauheit im Rachen bloß beim Einziehen kalter Luft und beim Schlingen bemerkbar. [RAL 244]

Halsschmerz wie roh beim Schlingen (ohne Stechen). [RAL 245]

Brennen im Rachen, wie vom Soode. [RAL 246]

Es (kocht) wallt herauf und brennt bis zum Halse heraus. [RAL 247]

Brennen im Halse die Nacht; sie muß sich setzen; wenn sie sich legt, ist's schlimmer. [RAL 248]

Brennen in der Speiseröhre bis zum Munde. [RAL 249]

Soodbrennen. [RAL 250]

Kratzig im Halse und an der Mündung des Kehlkopfs, wie nach ranzigem Soodbrennen (n. 8 St.). [RAL 251]

Ranziges Soodbrennen, wie nach Ueberladung mit ranzigem Fette (n. 6 St.). [RAL 252]

Scharriges, kratziges Wesen in der Kehle, wie nach dem Soodbrennen zurückbleibt. [RAL 253]

Scharrig und kratzig im Rachen, als wenn die Haut mit einem scharfen Werkzeuge abgekratzt wäre, beim Schlingen unbemerkbar. [RAL 254]

Häufiger Zusammenfluß des Speichels im Munde (die ersten 12 St.). [RAL 255]

Häufiger Ausfluß wässerigen Speichels aus dem Munde (Würmerbeseigen). [RAL 256]

Beim Bücken, Ausfluß häufigen Wassers aus dem Munde, ohne Uebelkeit. [RAL 257]

Ausfluß des Speichels aus dem Munde, während des Schlafs (n. 20 St.). [RAL 258]

Blutiger Speichel. [RAL 259]

Ausspucken schwärzlichten, fast geronnenen Blutes zuerst früh um 2 Uhr, dann Nachmittags um 2 Uhr mit einem besondern Geschmacke im Munde und einem Blut-Geruche in der Nase, zugleich beim Schneuzen immer etwas weniges Blut. [RAL 260]

Es schmeckt ihr sauer im Munde und riecht ihr sauer aus demselben. [RAL 261]

Saurer Geschmack im Munde. [RAL 262]

Früh vorzüglich, saurer Geschmack im Munde. [RAL 263]

Speisen und Getränke hinterlassen einen sauern Geschmack im Munde. [RAL 264]

Gleich nach Hinterschlingen der Speisen, die ihm gehörig schmecken, tritt saurer Geschmack in den Mund. [RAL 265]

Brod und Semmel haben ihr einen sauern Geschmack, die übrigen Speisen aber nicht. [RAL 266]

Nach Milch-Trinken, säuerlicher Geschmack im Munde. [RAL 267]

Milch-Trinken scheint ihm Säure zu machen (n. 15 St.). [RAL 268]

(Früh schmeckt es ihm salzig im Munde). [RAL 269]

Räuspern (Raksen) eines salzigen Schleims aus dem Rachen. [RAL 270]

Garstiger Geschmack im Munde. [RAL 271]

Unangenehmer Geschmack und Geruch im Munde und in der Nase, fast schwefelartig. [RAL 272]

(Er bemerkt einen süßlich widrigen Geschmack und um sich herum einen süßlich widrigen Geruch). [RAL 273]

Schlechter, aus kräuterartigem und metallischem zusammengesetzter, schleimiger Geschmack im Munde, bei Mißvergnügtheit und Schlaffheit, früh. [RAL 274]

Ekeliger, kräuteriger Geschmack im Halse, fast wie von Möhrenkraut (n. 1 St.). [RAL 275]

Bier hat ihr einen krautartigen Geschmack. [RAL 276]

Geschmack im Munde, wie von verdorbenem Magen. [RAL 277]

Geschmack der Milch früh widrig, wie verdorben. [RAL 278]

Er wacht früh mit ganz trockenem Rachen auf und fühlt sich nach dem Aufstehen, wie übel es ihm aus dem Halse riecht. [RAL 279]

Nach dem Aufstehen scheint ihm ein übler Dunst aus dem Munde anzuriechen. [RAL 280]

Beim Kotzen ein fauliger Geschmack tief im Halse (n. 2 St.). [RAL 281]

Fauliger Geschmack im Munde. [RAL 282]

Früh, vor dem Essen, fauler Geschmack im Munde, welcher nach dem Essen vergeht. [RAL 283]

Fauliger Geschmack früh im Munde, wie von hohlen Zähnen. [RAL 284]

Früh, faulig im Munde, doch schmecken Speisen und Getränke richtig. [RAL 285]

Beim Auswerfen des Brust-Schleims empfindet er einen bittern Geschmack tief im Halse. [RAL 286]

Früh, bittrer Geschmack im Munde; doch schmecken die Speisen und Getränke richtig. [RAL 287]

Bittrer Geschmack im Munde, nicht der Speise. [RAL 288]

Beim Ausspucken des Speichels fühlt er einen bittern Geschmack. [RAL 289]

Brod hat ihm einen räuchrigen Geschmack. [RAL 290]

Vom Essen schmeckt er wenig oder nichts; die Speisen deuchten ihm gar keinen Geschmack zu haben. [RAL 291]

Milch hat ihr keinen Geschmack, früh. [RAL 292]

Fleisch hat ihm keinen Geschmack. [RAL 293]

Anhaltende Appetitlosigkeit [*Hartmann*, Diß. Spicileg. ad nucis vom. usum. Traj. ad Viadr. 1785. S. 20]. [RAL 294]

Kaffee hat ihm keinen Geschmack (n. 3 St.). [RAL 295]

■ Magen

Verringerter Appetit. [RAL 296]

Widerwillen gegen Nahrungsmittel (sogleich). [RAL 297]

Gesäuertes (schwarzes) Brod ist ihm zuwider. [RAL 298]

Widerwillen vorzüglich gegen Brod. [RAL 299]

Widerwillen gegen Roggenbrod; davon läuft ihm Wasser im Munde zusammen. [RAL 300]

Es ißt ohne Appetit. [RAL 301]

Speisen stinken ihm an. [RAL 302]

Speisen und Getränke riechen ihm ekel an. [RAL 303]

Durch (halbstündiges) Gehen verliert sich die Eßlust. [RAL 304]

Widerwillen vor gewöhnlichen Speisen und Getränken, und **vor dem gewohnten Tabakrauchen und Kaffee.** [RAL 305]

Nachmittägiger und abendlicher Durst. [RAL 306]

(Durst nach Milch). [RAL 307]

Er hat Durst, und doch widerstehen ihm Wasser und Bier. [RAL 308]

Vom Tabakrauchen wird ihm übel und brecherlich (n. 3, 8 St.). [RAL 309]

Verlangen auf Tabak (in den ersten St.). [RAL 310]

Großer Hunger, auch früh (n. 15 St.). [RAL 311]

Hunger und dennoch Abneigung gegen Speisen. [RAL 312]

Eine Stunde vor dem Mittagsmahle, unangenehmes Gefühl im Magen und Unterleibe, wie von Leerheit mit Hunger verbunden. [RAL 313]

Periodischer Heißhunger Nachmittags, vorzüglich nach Weißbier-Trinken; auf einen kleinen Schluck davon wird er hungrig und übergeht er den Hunger, ohne zu essen, so ist's ihm, als wenn er ganz satt und voll wäre. [RAL 314]

Hunger; aber wenn er auch noch so wenig ißt, gleich Uebersättigung und satt bis oben heran (n. 3 St.). [RAL 315]

Nach dem Essen, ein Uebelbefinden, als wenn er krank wäre und der Krankheit ungeachtet sich mit Speisen überladen hätte. [RAL 316]

Nach dem Essen, Magendrücken und der metallische und kräuterartige Geschmack kömmt wieder. [RAL 317]

Nach dem Essen, misvergnügt und ganz traurig. [RAL 318]

Nach dem Essen, ganz hypochondrisch und das Geringste griff ihn an. [RAL 319]

Nach dem Mittagmahle, Frost und Kälte. [RAL 320]

Nach dem Mittag- und nach dem Abendessen, Frost. [RAL 321]

Nach dem Mittagessen, viel Hitze, vorzüglich im Gesichte, die aus dem Unterleibe herauf zu steigen schien; er schwitzte am meisten über den ganzen Rücken. [RAL 322]

Nach dem Essen Backen-Hitze und Röthe, mit eingenommenem Kopfe. [RAL 323]

Nach Tische, äußere Hitze in den Backen, mit stärkerm Hitz-Gefühle, wie Brennen im Innern der Backen, bei sehr erweiterungsfähigen Pupillen, Lichtscheue und Frost an den Armen mit Gänsehaut (n. 3 St.). [RAL 324]

Nach dem Mittagessen, große Trockenheit hinten im Halse. [RAL 325]

Während des Mittagessens, Hitze im Kopfe. [RAL 326]

Beim Mittagessen eine Art Ohnmacht, dabei Uebelkeit und fliegende Hitze, welches alles im Liegen verging. [RAL 327]

Beim Essen schwitzt er an der Stirne und auf dem Haarkopfe (n. 2 St.). [RAL 328]

Nach dem Mittagessen ward es ihm plötzlich weichlich und ekelhaft; darauf Schwindel und Anwandlungen zur Ohnmacht; später viel Aufstoßen ohne Geschmack und Geruch (n. 13 Tagen). [RAL 329]

Nach Essen und Trinken erfolgendes Aufstoßen. [RAL 330]

Häufiges Aufstoßen. [RAL 331]

Schmerzhaftes Aufstoßen. [RAL 332]

Es ist ihr oft, als wenn es ihr aufstoßen wollte und doch geht es nicht; es ist ihr dann, als wenn die Speiseröhre wie durch Krampf zusammengezogen wäre. [RAL 333]

Nach dem Essen schwulkt eine wässerige Feuchtigkeit herauf in den Mund. [RAL 334]

Nüchtern, bittres Aufstoßen. [RAL 335]

Aufstoßen (Aufschwulken) **einer bittern und sauern Feuchtigkeit** (n. 6 St.). [RAL 336]

Aufstoßen einer bittersauern Feuchtigkeit, Nachts (n. 12 St.). [RAL 337]

Nach dem Früh-Spaziergange, saures Aufstoßen, bis auf die Zunge vor. [RAL 338]

Nach dem Essen (drei Stunden darauf), Aufstoßen sauern Geschmacks und Geruchs, mit Gähnen (n. 8 St.). [RAL 339]

Oefterer Schlucksen, ohne Veranlassung. [RAL 340]

Schlucksen vor dem Mittagmahle (n. 24 St.). [RAL 341]

Durst ohne Körper-Hitze und dennoch beschweren die Getränke den Magen (n. 6 St.). [RAL 342]

Durst und die Getränke schmecken gut, aber bald auf ihren Genuß erfolgt brecherliche Uebelkeit, Abends (n. 12 St.). [RAL 343]

Uebelkeit [*Matthiolus*, Comment. in Diosc. libr. IV. Cp. 23]. [RAL 344]

Uebelkeit bekömmt sie, wenn sie essen will. [RAL 345]

Uebelkeit eine Stunde vor dem Mittagmahle (n. 16 St.). [RAL 346]

Schon früh Uebelkeit. [RAL 347]

Früh, Weichlichkeit um's Herz, mit Uebelkeit und Speichelflusse; Nachmittag, Schauder. [RAL 348]

Früh Uebelkeit, welche hie und da durch den Körper zog, als wenn alles aufrührig wäre (n. 12 St.). [RAL 349]

Nach Tische, weichlich, ängstlich, übel und weh und so krank, wie nach starken Purganzen; es stieg ihr in die Höhe von der Herzgrube auf. [RAL 350]

Nach dem Essen, Ekel gegen das eben Genossene, vorzüglich wenn man aufbleibt und sich nicht niederlegt. [RAL 351]

Uebelkeit nach dem Mittagmahle (n. 40 St.). [RAL 352]

Uebelkeit Nachmittags (um 5 Uhr) (n. 20 St.). [RAL 353]

Nachmittag, Uebelkeit in der Herzgrube, doch nicht zum Erbrechen (n. 3 Tag.). [RAL 354]

Nach dem Essen brecherliche Weichlichkeit (Wabblichkeit). [RAL 355]

Brecherlichkeit [*F. Hoffmann*, a.a.O.]. [RAL 356]

Nach Herzklopfen, Brecherlichkeit bei reiner Zunge [*Thomas a Thuessink*, Waarnemingen XXXIII.]. [RAL 357]

Gleich nach dem Essen, Brecherlichkeit. [RAL 358]

Nach dem Mittagessen und Trinken, Uebelkeit, dann Durst und nach Trinken, aufgetriebner Unterleib, wie Geschwulst. [RAL 359]

Nach dem Mittagmahle, Brecherlichkeit, eine
  Stunde lang (n. 3 St.). [RAL 360]
Beim Rachsen (Ausräuspern des Rachenschleims)
  hebt's wie zum Erbrechen (n. 4 St.). [RAL 361]
Erbrechen [*Strandberg*, a.a.O.]. [RAL 362]
Erbrechen mehrmals (n. 1 St.) [*F. H-n.*]. [RAL 363]
Starkes Erbrechen [*Matthiolus*, a.a.O.]. [RAL 364]
Erbrechen sauern Schleims, Vormittag (n. 20 St.).
  [RAL 365]
Erbrechen sauer riechenden und sauer schme-
  ckenden Schleims gegen Abend, mit Kopfweh
  wie Reißen (?) rings um den untern Theil des
  Hirnschädels herum (n. 9 St.). [RAL 366]
Blut-Erbrechen. [RAL 367]
Blut-Erbrechen, oder Blut-Aufschwulken aus dem
  Magen (n. 1 St.). [RAL 368]
Drückend krampfhafter Schmerz vom Schlunde
  nach der Herzgrube hin, früh. [RAL 369]
Scharrige Empfindung in der Herzgrube. [RAL 370]
Es drückt anhaltend auf dem Herzen (in der
  Gegend der Herzgrube). [RAL 371]
Magen-Gegend beim äußern Drucke sehr emp-
  findlich; er durfte die Hand nicht auf dem
  Magen liegen lassen, sonst entstand Uebelkeit.
  [RAL 372]
Gegen Abend übles Gefühl in der Herzgrube, wie
  Uebelkeit. [RAL 373]
Anhaltender Magenschmerz [*Veckoskrift*, a.a.O.].
  [RAL 374]
Heftige Magen-Beschwerden [*Strandberg*, a.a.O.].
  [RAL 375]
Druck im Magen, wie von einem Steine. [RAL 376]
Nach wenigem Essen, Drücken im Magen (früh).
  [RAL 377]
Gleich aufs Essen, drückender Schmerz in der
  Magen-Gegend, wie vom allzu satt Essen (n. 5
  St.). [RAL 378]
Nach dem Essen, Drücken in der Herzgrube und
  dem Unterleibe, mit Auftreibung. [RAL 379]
Herz-(Grube) Drücken. [RAL 380]
Nach dem Trinken, sogleich ein, Engbrüstigkeit
  erzeugendes Drücken in der Herzgrube, mit
  Auftreibung des Unterleibes (n. 2 St.). [RAL
  381]
Druck einige Zoll unter der Herzgrube, welches
  Aufstoßen erzeugt. [RAL 382]
Ein Drücken unter der Herzgrube, vorzüglich nach
  Gehen in freier Luft, welches im Sitzen unter
  einer Viertelstunde nicht nachläßt. [RAL 383]
Langwieriges Magenweh und Schmerz in der
  Oberbauch-Gegend [*Bergius*, a.a.O.]. [RAL
  384]

Früh Pressen in der Herzgrube, dann Schneiden im
  Unterleibe mit anhaltender Uebelkeit (n. 24 St.).
  [RAL 385]
Früh, Drücken wie von einem Steine im Oberbau-
  che (epigastrium), was durch Gehen sich ver-
  mehrt, im Sitzen sich mindert (n. 14 St.). [RAL
  386]
Spannung im Magen. [RAL 387]
Spannen über dem Magen. [RAL 388]
→ Sodbrennen, Appetit: *Mund und innerer Hals*
→ Magenbeschwerden: *Abdomen*
→ Durst: *Fieber, Frost, Schweiß und Puls*

■ Abdomen

Ziehend spannender Schmerz im Unterleibe. [RAL
  389]
Spannen über den Magen herüber (epigastrium)
  Nachmittags (in der dritten Stunde), dann
  Schmerz im Unterleibe, als wenn alles roh und
  wund darin wäre. [RAL 390]
Krämpfe des Unterleibes [*Strandberg*, a.a.O.]. [RAL
  391]
Im Gehen, bei jedem Tritte, Schmerz im Unterleibe, als wenn alles wund darin wäre. [RAL
  392]
Schmerz im Oberbauche, als wenn die Kleider zu
  fest anlägen und beengten. [RAL 393]
**Zusammenziehender, klemmender Magen-
  schmerz.** [RAL 394]
In der Seite des Unterleibes ein klemmend drü-
  ckender Schmerz. [RAL 395]
Nach klemmend drückendem Leibweh und
  gährendem Quarren im Unterbauche, wässeriger Durchfall, ganz früh (n. 24 St.). [RAL
  396]
**Zusammenziehender Schmerz in den Hypochon-
  dern** (n. 6, 12 St.). [RAL 397]
Zusammenziehender Schmerz im Unterleibe.
  [RAL 398]
Nach wenigem Essen und schon beim Anfange des
  Essens, Vollheit im Oberbauche. [RAL 399]
In der Seite des Unterleibes, unter den kurzen Rib-
  ben, Gefühl von einer innern Geschwulst. [RAL
  400]
**Auftreibung der Herzgrube, die bei Berührung
  schmerzhaft ist.** [RAL 401]
Gefühl, als wenn sich in der Magen-Gegend etwas
  umwendete. [RAL 402]
Glucksen in der Seite des Bauchs mit Aengstlich-
  keit. [RAL 403]
Klopfen in der Magen-Gegend. [RAL 404]

Nach dem Abendessen Gefühl wie von Klopfen in der Magen-Gegend, durch Anfühlen am meisten bemerkbar (n. 24 St.). [RAL 405]

Klopfender **Schmerz** in und unter der **Leber-Gegend**, als wenn da ein Geschwür entstehen wollte. [RAL 406]

Gelbsucht, mit Abscheu vor dem Essen und kurzen Ohnmacht-Anfällen; darauf schwach und krank. [RAL 407]

Feinstechender Schmerz in der Leber-Gegend (n. einigen Stund.). [RAL 408]

Die Leber-Gegend überlaufender Frost, eine kriechende Empfindung. [RAL 409]

Krampfhafter Schmerz in der linken Seite des Unterleibes, mit einer Weichlichkeit verbunden, die vorzüglich in der Herzgrube fühlbar ist. [RAL 410]

Wechselweises Greifen und Raffen (bald Einkrallen, bald Nachlassen) in der Oberbauchs-Gegend. [RAL 411]

Greifen, Butteln, Graben im Unterleibe. [RAL 412]

Wenn er etwas ißt, so greift's und kneipt's im Unterleibe um den Nabel. [RAL 413]

Gefühl, als wenn etwas, von den Gliedmaßen herabgezogen, sich in der Nabel-Gegend zusammenwickelte, wie ein Walken und Kneten. [RAL 414]

Magenkrampf, Magenraffen nach Mitternacht, gegen Morgen zu, wie von einer Purganz, in ein Brennen in der Herzgrube übergehend. [RAL 415]

Brennen am Magenmunde. [RAL 416]

Gefühl von Brennen in der Herzgrube, von unten herauf kommend. [RAL 417]

Vorzüglich Nachts, eine Art kältendes Brennen (wie von Salpeter auf der Zunge) von der Herzgrube bis in den Schlund herauf. [RAL 418]

Bald nach dem Abendessen, ein brennender Schmerz in der Herzgrube und weiter abwärts, mit Aengstlichkeit. [RAL 419]

Gefühl, von erhöheter Wärme im Unterleibe, früh. [RAL 420]

Empfindung einer, nicht unangenehmen Wärme im Unterleibe und als wenn sich etwas darin loswickelte und in Bewegung wäre. [RAL 421]

Wallung im Unterleibe von unten herauf, ohne bemerkbare Hitze. [RAL 422]

(Große Stiche in der Herzgrube Abends und selbst nach dem Niederlegen einige Zeit lang). [RAL 423]

Kurz vor dem Mittagmahle, Schmerz in der Herzgrube, wie zerschlagen, welcher durch Essen vergeht. [RAL 424]

Früh, im Bette, Schmerz als wenn die Gedärme zerschlagen wären, auch in den Lenden, mit einer Art von Uebelkeit. [RAL 425]

Reißender Schmerz im Magen. [RAL 426]

Blähungs-Kolik im Oberbauche, Abends nach dem Niederlegen (n. 5, 10, 13 St.). [RAL 427]

Blähungen steigen im Unterleibe in die Höhe und stemmen sich unter den kurzen Ribben (n. 20 St.). [RAL 428]

Schmerz im Unterleibe, wie von eingeengten, versperrten Blähungen (verschlagene Winde). [RAL 429]

Tief im Unterbauche, Schmerz wie von eingesperrten Blähungen, mit Kreutzschmerzen, früh. [RAL 430]

Blähungs-Kolik nach dem Stuhlgange, als wenn die Gedärme hie und da von Steinen hart gedrückt würden (n. 4 St.). [RAL 431]

Im Unterleibe, drückende Aufblähung. [RAL 432]

Im Unterbauche, ein Drücken, wie Aufspannung, wenn er Athem holt, beim Reden und beim äußern Befühlen. [RAL 433]

Nach dem Essen, Blähungs-Auftreibung im Unterleibe (n. 12 St.). [RAL 434]

Nach dem Trinken, sogleich Blähungs-Auftreibung. [RAL 435]

Alles, was er genießt, scheint zu Blähungen zu werden, welche in die Höhe steigen und Aengstlichkeit verursachen. [RAL 436]

Hie und da im Unterleibe, ängstlich drückende Blähungen [*Fg.*]. [RAL 437]

Die Blähungen scheinen in die Brust heraufzusteigen, sie zu beengen und hie und da ein stechendes Drücken zu verursachen (sogleich). [RAL 438]

Ganz in der Frühe geht es im Leibe herum (n. 18 St.). [RAL 439]

Im Unterleibe, ein Quaken, wie Frösche. [RAL 440]

Früh im Bette, unter Knurren (Mauen) und Kollern im Unterleibe, krampfhafte und kneipende Blähungs-Kolik, mit Hitze in den Handtellern und Fußsohlen (n. 20 St.). [RAL 441]

Lautes Kollern und Knurren im Unterleibe, früh. [RAL 442]

Knurren im Bauche, Nachmittags. [RAL 443]

Lautes Kollern im Unterleibe, mit innern Bewegungen, als wenn Stuhlgang erfolgen sollte; dabei wird sie matt und muß sich niederlegen. [RAL 444]

Gefühl wie von einer Last im Unterleibe. [RAL 445]

Gefühl, als wenn alles im Unterleibe herabfallen sollte, welches ihn nöthigt, sachte zu gehen. [RAL 446]

Gefühl im Unterleibe, beim Gehen, als wenn die Eingeweide schwapperten. [RAL 447]

Bauchweh mit Empfindung von Trockenheit auf den Lippen und Gesicht-Hitze. [RAL 448]

Schmerz wie Nadelstiche im Unterleibe (n. 4, 6 St.). [RAL 449]

Stechen in der linken Unterleib-Seite beim Tiefathmen. [RAL 450]

Stiche in der Seite des Unterleibes bei Bewegung. [RAL 451]

Starke Stiche in der Nabel-Gegend (n. ¹/₄ St.). [RAL 452]

Stechen in der rechten Bauch-Seite, was den Odem benimmt und durch Hineindrücken mit der Hand nachläßt, Vormittags. [RAL 453]

Tief im Unterbauche, eine Art Blähungs-Kolik; scharfe Drucke, wie mit einem schneidenden oder stechenden Werkzeuge auf die Blase, den Blasenhals, den Anfang der Harnröhre, das Mittelfleisch, den Mastdarm und After, als wenn an allen diesen Theilen schneidende Blähungen herausdringen wollten; unerträglich bei jedem Tritte (er muß ganz krumm gehen, so zieht's ihn zusammen) und schnell vergehend in der Ruhe, beim Sitzen und Liegen. [RAL 454]

Schneidendes Bauchweh mit Brecherlichkeit. [RAL 455]

Anhaltendes, schneidendes Leibweh im Unterbauche, nach dem Oberbauche aufsteigend, wo es zu einem Greifen wird. [RAL 456]

Schneidendes Leibweh im Unterbauche, mit Brecherlichkeit, süßlich widrigem Geschmacke im Munde, Mattigkeit und großer Schläfrigkeit des Morgens, nach 24 Stunden wiederkehrend (n. ¹/₂, 24 St.). [RAL 457]

Brennendes Schneiden, mehr im Oberbauche und öfterer bei Bewegung. [RAL 458]

Mehr schneidendes als kneipendes Bauchweh, was Uebelkeit erregt. [RAL 459]

Leibweh, in freier Luft, wie von Verkältung. [RAL 460]

Leibweh, als wenn ein Verkältungs-Durchfall entstehen sollte (n. 5 St.). [RAL 461]

Kneipen im Unterleibe (n. 1 St.). [RAL 462]

Unerträgliche Leibschmerzen (n. 1 St.) [*Consbruch, a.a.O.*]. [RAL 463]

Nach Kaffee-Trinken, Bauchkneipen, wie von Würmern, welches durch Rückwärtsbiegen des Rumpfs vergeht, durch Bücken aber sich erneuert (n. 1 St.). [RAL 464]

Kneipendes Ziehen, etliche Male, in der Seite des Unterleibes, vom Bauchringe an, aufwärts (n. ¹/₄ St.). [RAL 465]

Kneipend reißender Schmerz im Unterleibe, nach der Brust zu (n. 1 St.). [RAL 466]

Ziehender Leibschmerz aus der linken Seite über den Nabel. [RAL 467]

Ziehend reißender Leibschmerz. [RAL 468]

Ziehend reißender Leibschmerz, welcher aus beiden Seiten her über dem Schooßbeine zusammenkömmt. [RAL 469]

Reißender Leibschmerz, Nachmittag (nach 4 Uhr) (n. 1 St.). [RAL 470]

Ein Drängen nach den Geburtstheilen zu, im Unterbauche. [RAL 471]

Beim Gehen in freier Luft, ein Zusammenziehen im Unterbauche und ein Drängen nach den Geburtstheilen zu. [RAL 472]

Zusammenziehender Krampf im Unterleibe und der Bärmutter, wie ein Greifen und Grabsen (mit stärkerm Mutterblutflusse in geronnenen Stücken). [RAL 473]

Schwäche-Empfindung im Bauchringe, als wenn ein Bruch entstehen wollte (n. 20 St.). [RAL 474]

Schmerz im Bauchringe, früh im Bette, als wenn ein Bruch sich einklemmte. [RAL 475]

Anwandlung und Ansatz zu einem Leistenbruche (n. 5, 7, 8 St.). [RAL 476]

In der Gegend des Schooßbeines, ein drückender Schmerz. [RAL 477]

Zucken und Fippern in den Bauchmuskeln, unter der Haut. [RAL 478]

Wie ein Laufen in den rechten Bauchmuskeln; beim Anfühlen ist die Stelle taub, boll und deuchtet wie geschwollen. [RAL 479]

Schmerz wie von Zerschlagenheit an der Seite des Unterleibes und der Lenden bei Berührung. [RAL 480]

Die Bauchmuskeln schmerzen wie zerschlagen, nur bei Berührung und Bewegung des Körpers. [RAL 481]

Schmerz der Bauchmuskeln wie von Zerschlagenheit, besonders bei Bewegung schmerzhaft. [RAL 482]

Der Unterleib ist bei Berührung schmerzhaft. [RAL 483]

Nach starkem Gehen entsteht auf einer kleinen Stelle am Unterleibe ein Schmerz bei Berührung oder beim Anliegen der Kleider; daselbst wird auch ein feiner Nadelstich-Schmerz empfunden. [RAL 484]

■ **Rektum**

Durchfall, besonders früh und gleich nach dem (Mittag-) Essen, von dunkler Farbe. [RAL 485]

Durchfall [*Strandberg*, a.a.O.]. [RAL 486]

Stuhlgang in weißem Schleime eingehüllt [RAL 487]

Kleine, durchlaufartige Stuhlgänge des Morgens, welche den After anfressen. [RAL 488]

Bauchfluß stinkenden Unraths [*Wiel*, a.a.O.]. [RAL 489]

Grünschleimige dünne Stuhlgänge (n. 24 St.)[1] [RAL 490]

Nach Stuhlgange, beißender und Wundheits-Schmerz im After, Abends (n. 10 St.). [RAL 491]

Einige Stunden nach dem Stuhlgange, ein brennend schründender Schmerz und als wenn in eine Wunde geschnitten würde, am After, wie von Hämorrhoiden. [RAL 492]

Schwierig und mit Brennen abgehender Stuhlgang. [RAL 493]

Brennender Schmerz äußerlich am After, gleich nach dem Stuhlgange (n. 20 St.). [RAL 494]

Nach Leibweh, Ausleerung dunkelfarbigen Schleims, welcher ein beißendes Brennen im After verursacht (n. 8 St.) [RAL 495]

Kleine, öftere Stuhlgänge. [RAL 496]

Stuhlgang aus erst weichem und dünnem, dann hartem Kothe bestehend (n. 20 St.). [RAL 497]

Vormittags, unter Blähungsabgang, unwillkürlicher Abgang dünnflüssigen Stuhls, worauf harter Koth erfolgt. [RAL 498]

Aus hartem und weichem Kothe bestehende Stuhlgänge, mit abgehenden Blähungen untermischt, des Morgens und nach dem Essen (und Trinken). [RAL 499]

Abgang harten, dickgeformten Kothes (n. 24 St.). [RAL 500]

Leibverstopfung. [RAL 501]

Leibverstopfung und zugleich Andrang des Blutes nach dem Kopfe. [RAL 502]

Leibverstopfung wie von Verschnürung und Zusammenziehung der Gedärme. [RAL 503]

Leibverstopfung wie von Unthätigkeit der Gedärme. [RAL 504]

Aengstlicher Trieb zu Stuhle (n. 6 St.). [RAL 505]

Vergebliches Drängen zum Stuhle. [RAL 506]

Nach gehöriger Leibesöffnung, öfteres vergebliches Drängen zum Stuhle. [RAL 507]

Drückender Schmerz im Unterbauche, vorzüglich nach dem After zu. [RAL 508]

Sie wird täglich drei, viermal zum Stuhle genöthigt, mit einigem Kneipen; oft geht sie vergeblich und wenn etwas abgeht, so ist es weich. [RAL 509]

Wenn er Stuhlgang hat, ist es ihm, als wenn noch Koth zurückbliebe und er nicht genug davon loswerden könnte, mit einer Empfindung von Zusammenschnürung des Mastdarms, nicht des Afters. [RAL 510]

Täglich Stuhl, doch immer mit einer kolikartigen Empfindung im Bauche und wenn der Stuhl erfolgt ist, deuchtet es ihr immer, als sei dessen nicht genug abgegangen und als sei die Ausleerung nur unvollständig. [RAL 511]

Pressen im Mastdarme vor dem Stuhlgange. [RAL 512]

Wenn sie zu Stuhle geht, so geht das Pressen mehr auf die Bärmutter, (gleich als wenn das Kind abgehen sollte), weniger auf den Mastdarm. [RAL 513]

Wenn sie zu Stuhle gehen will, ein Greifen in der Oberbauch-Gegend. [RAL 514]

Sehr harter, trockner Stuhl und einige Zeit hernach ein stechender Schmerz im Mastdarme, wie von Hämorrhoiden (n. 14 St.). [RAL 515]

Blinde Goldader (Hämorrhoiden) (n. 6 St.). [RAL 516]

Stechen im Mastdarme beim Abgange des Stuhls. [RAL 517]

Kurz dauernde Anregungen zur Goldader (n. 8 St.). [RAL 518]

Mit Kothausleerung abgehendes Blut. [RAL 519]

Mit zähem Schleime und Blutstriemen vermischter, weißlicher Koth (n. 1, 2 St.). [RAL 520]

Stuhlgang mit Blut überzogen und etwas Schleimiges dabei. [RAL 521]

Unter Gefühl von Verengerung und Zusammengezogenheit des Mastdarms, während des Stuhlganges, Abgang von hellem Blute mit dem Kothe (n. 48 St.). [RAL 522]

---

[1] **Anmerk.** Anhaltend reichliche, durchfällige Stuhlgänge – was man eigentlich Durchfall zu nennen pflegt – zu erregen, ist, soviel ich beobachtet habe, nie von den Krähenaugen in der Erstwirkung zu erwarten, und was hier als Durchfall unter ihren Symptomen vorkömmt, sind theils mit Stuhlgang und Drängen begleitete, sehr kleine, meist aus Schleim bestehende Abgänge, theils, wenn es eine reichliche, dünne Koth-Ausleerung war, so war es Nachwirkung oder Erfolg bei einem Kranken, der vorher an Hartleibigkeit und Leibverstopfung mit vergeblichem Drängen zum Stuhle litt.

Blutfluß aus dem After. [RAL 523]

Nach der Mahlzeit und nach Kopf-Anstrengung und Nachdenken, reißend stechender und zusammenschnürender Schmerz wie von schlimmen, blinden Hämorrhoiden, im Mastdarme und After (n. 38 St.). [RAL 524]

Brennen und Stechen im Mastdarme, mit Blutknoten am After (n. 2 St.). [RAL 525]

Scharfdrückender Schmerz im Mastdarme nach dem Stuhlgange und nach der Mahlzeit, vorzüglich bei Kopf-Anstrengung und Studiren. [RAL 526]

Scharfdrückender Schmerz im Mastdarme, vor dem Stuhlgange, früh (n. 16 St.). [RAL 527]

Schmerz im Mastdarme, wie von Hartleibigkeit, Abends nach dem Essen, welcher durch abgehende Blähungen von Zeit zu Zeit gemildert wird (n. 4 St.). [RAL 528]

Drückender Schmerz im Innern des Afters und im Mastdarme, Abends (n. 11 St.). [RAL 529]

Heftiger, drückender, Odem versetzender Schmerz tief im Mastdarme, um Mitternacht (n. 16 St.). [RAL 530]

Früh, nach dem Aufstehen, schmerzhafte Zusammenziehung im Mastdarme und After (n. 10 St.). [RAL 531]

Zusammenziehende Empfindung im Mastdarme, zuweilen so, als wenn es zum Stuhle nöthigte. [RAL 532]

Zusammengezogenheit und Verengerung des Mastdarms, die den Abgang des Stuhles hindert. [RAL 533]

Ein Zucken im After außer dem Stuhlgange. [RAL 534]

Im After Jücken und heißer Stuhlgang. [RAL 535]

Ein wollüstiges, unerträgliches Jücken im Mastdarme bis zum After (n. 3 St.). [RAL 536]

Kriebeln und kitzelndes Jücken im Mastdarme und After wie von Madenwürmern. [RAL 537]

Jücken im Mastdarme, wie von Madenwürmern [*We.*]. [RAL 538]

Kriebeln im After des Nachts, wie von Madenwürmern. [RAL 539]

Es gehen durch den After Madenwürmer ab. [RAL 540]

Am Rande des Afters, Jücken, welches in Schründen und Wundheits-Schmerz übergeht, wie von blinder Goldader (n. ½ St.). [RAL 541]

Jücken des Afters mit Wundheits-Schmerz verbunden, wie bei Hämorrhoiden, im Gehen des Abends (n. 30 St.). [RAL 542]

Im Mittelfleische, Jücken, nach dem Mittag-Schlafe (n. 16 St.). [RAL 543]

Im Mittelfleische, drückender Schmerz, nach dem Mittagessen (n. 2 St.). [RAL 544]

■ Harnwege

(Nach dem Mittagmahle, stechender Schmerz in der Harnblase, außer dem Harnen, welcher durch abgehende Blähungen sich mindert) (n. 80 St.). [RAL 545]

Drängen zum Harnlassen. [RAL 546]

Harndrang Nachmittags. [RAL 547]

Schmerzhaftes, vergebliches Harndrängen. [RAL 548]

Schmerzhafter Abgang eines dicken Harns [*Wiel,* a.a.O.]. [RAL 549]

(Mehr Harnabgang, als er Getränk zu sich genommen.)[2] [RAL 550]

Wässeriger Harn (n. 3 St.). [RAL 551]

Es geht blasser Urin ab, worauf zuletzt Abgang einer dicken, weißlichen Materie, wie Eiter, erfolgt, mit stark brennendem Schmerze (n. 16 St.). [RAL 552]

Beim Uriniren geht mit dem Harne sehr zäher Schleim aus der Blase ab, ohne Schmerz (n. 9, 12 Tag.). [RAL 553]

Vor dem Harnen, Schmerz im Blasenhalse. [RAL 554]

Nach dem Harnen, Pressen im Blasenhalse. [RAL 555]

Während des Harnens, ein brennender und reißender **Schmerz im Blasenhalse.** [RAL 556]

Während des Harnens, ein Brennen in der Harnröhre. (n. 10 St.). [RAL 557]

Während des Harnens, ein brennender Schmerz im vordern Theile der Harnröhre. [RAL 558]

Während des Harnens, ein brennender, außer demselben aber ein reißender Schmerz in der Harnröhre. [RAL 559]

Während des Harnens, ein Jücken in der Harnröhre. [RAL 560]

Außer dem Harnen, ein drückender Schmerz in der Mündung der Harnröhre, mit Schauder (n. 4 St.). [RAL 561]

Außer dem Harnen, früh und beim Nachdenken, ein zusammenziehender Schmerz im Vordertheile der Harnröhre, rückwärts. [RAL 562]

Vor dem Harnen, ein brennender und fein stechender Schmerz in der Harnröhre, nach dem Mittagessen. [RAL 563]

---

[2] Reichlicher Harnabgang ist bei dieser Arznei nur Heil-Nachwirkung nach einem beim Kranken vorher gegenwärtigen, entgegengesetzten Zustande.

Jückender Stich vorne in der Harnröhre, welcher nach hinten ging [*We.*]. [RAL 564]

Gleich vorher, wenn er den Urin lassen will, ein feines Stechen oder Zucken in der Harnröhre. [RAL 565]

Vor oder nach dem Harnen schmerzt die Mündung der Harnröhre, als wenn sie wund wäre. [RAL 566]

Nach dem Harnen Schmerz an der Spitze der Eichel, wie Wundheit. [RAL 567]

■ Geschlechtsorgane

Jücken der Eichel (n. 2 St.). [RAL 568]

Jücken an der Eichel früh. [RAL 569]

An der Eichel, ein Beißen. [RAL 570]

An der Eichel, ein beißendes Jücken (n. 2 St.). [RAL 571]

Fressendes Jücken an der Eichel, Abends und früh. [RAL 572]

Am hintern Theile der Eichel, brennendes Jücken (n. 6 St.). [RAL 573]

Stärkere Absonderung der Schmiere hinter der Eichelkrone. [RAL 574]

Die Vorhaut zieht sich hinter die Eichel zurück (n. 4 St.). [RAL 575]

Beißendes Jücken an der innern Fläche der Vorhaut, vorzüglich gegen Abend (n. 1½ St.). [RAL 576]

Wundheit am Rande der Vorhaut, vorzüglich gegen Abend (n. 1½ St.). [RAL 577]

Wundheit in der Schaambuge. [RAL 578]

(Drüsengeschwülste in der Schaambuge). [RAL 579]

Fressend jückender Ausschlag an der weiblichen Schaam. [RAL 580]

Kneipender Schmerz wie mit einer Zange auf der rechten Seite des Hodensacks [*We.*]. [RAL 581]

Jücken am Hodensacke (n. 2 St.). [RAL 582]

Hitze in den Hoden (n. 4 St.). [RAL 583]

Stiche in den Hoden. [RAL 584]

Zusammenschnürender Schmerz der Hoden (n. 2 St.). [RAL 585]

Nächtlicher Samenerguß mit geilen Träumen (n. 48 St.). [RAL 586]

Nächtliche Samenergüsse, worauf anhaltende Kälte der Füße folgt, die durch Bewegung nicht vergeht (n. 6 St.). [RAL 587]

Nächtlicher Samenerguß, ohne Steifigkeit der Ruthe; hintennach Erschlaffung der untern Theile (n. 36 St.). [RAL 588]

Anhaltende Steifigkeit der Ruthe. [RAL 589]

Steifigkeit der Ruthe nach dem (Mittag-) Schlafe. [RAL 590]

Viele Morgen nach einander, Steifigkeit der Ruthe. [RAL 591]

Begattungstrieb, aber unter der Begattung entsteht Impotenz und das Glied wird schlaff. [RAL 592]

Auf geringe Anreitzung, verliebte Entzückung (n. 5 St.). [RAL 593]

Auf geringe Anreitzung oder nur leichte Berührung des Frauenzimmers, entsteht Begattungs-Entzückung, vorzüglich früh im Bette (n. 8 St.). [RAL 594]

Ein jückendes Brennen in der Gegend des Blasenhalses, früh im Bette, deuchtet wie Begattungstrieb (n. 19 St.). [RAL 595]

Brennen in den weiblichen Schaamtheilen, mit heftigem Begattungstriebe (n. 15 St.). [RAL 596]

Unwillkürlicher Reitz in den Geschlechtstheilen, und Drang zur Samenergießung, früh nach dem Aufstehen aus dem Bette. [RAL 597]

Nach dem Beischlafe, gleich trockne Hitze des ganzen Körpers, welche das Aufdecken nicht leidet, und Trockenheit des Mundes ohne Durst (n. 5 St.). [RAL 598]

Schleimabgang aus der Harnröhre. [RAL 599]

Uebelriechender Schleimabgang aus den Geburtstheilen. [RAL 600]

Unschmerzhafter Abgang gelben Schleims aus der Mutterscheide. [RAL 601]

Innere Geschwulst der Mutterscheide, einem Vorfalle ähnlich. mit brennendem Schmerze, welcher die äußere Berührung unleidlich macht. [RAL 602]

Früh, im Bette, ein Drängen, wie zu den Geburtstheilen heraus. [RAL 603]

Monatliches drei Tage vor dem Zeitpunkte (n. 48 St.). [RAL 604]

Monatliches drei Tage zu früh, mit Unterleibskrämpfen (n. 72 St.). [RAL 605]

Monatliches drei Tage zu früh, hielt weniger lange an und war weniger an Menge, als sonst. [RAL 606]

Monatliches vier Tage vor der richtigen Zeit (n. 3 St.). [RAL 607]

Monatliches vier Tage zu früh, und in geringerer Menge. [RAL 608]

Das schon einen Tag lang vergangene Monatliche kömmt auf einige Stunden wieder (n. 3 St.). [RAL 609]

Monatliches schon am vierzehnten Tage wieder. [RAL 610]

Monatliches zum Vollmonde (n. 26 St.). [RAL 611]

Bringt das Monatliche zum Vollmonde wieder. [RAL 612]

Monatliches setzt sechs Wochen aus, um zum Vollmonde wieder zu erscheinen. [RAL 613]

Beim Monatlichen, früh, Uebelkeit, mit Frost und Ohnmachtsanfällen. [RAL 614]

Nach eingetretener Monatzeit, Ohnmachten früh nach dem Aufstehen, mit vorgängigen krampfhaften Bewegungen im Unterleibe und nachgängiger Mattigkeit und Frost beim Aufstehen vom Lager (n. 10 Tagen). [RAL 615]

Während des Monatlichen, wird sie nach jedem Stuhlgange ganz schwach. [RAL 616]

Beim Monatlichen, Hinfälligkeit (um 2 Uhr Nachmittags) und Kopfweh, als wenn die Augen aus dem Kopfe fallen sollten; sie konnte den Kopf nicht halten, fing an zu frieren bis zum Schütteln und eine Stunde darauf bekam sie eine innere, brennende Hitze mit trocknen Lippen. [RAL 617]

Zur Zeit des Monatlichen, Kopfweh im Hinterhaupte, wie ein Geschwür im Gehirne und wie unterköthig und wenn sie sich legte, that es weit weher, als wenn sie aufstand. [RAL 618]

Während des Monatlichen, ein auswärts drückender Schmerz in der Seite des Unterleibes (n. 10 St.). [RAL 619]

Während des Monatlichen, nach dem Mittagschlafe, ein Reißen im linken Arme und dem rechten Oberschenkel. [RAL 620]

Während des Monatlichen, ein Kriebeln aufwärts im Schlunde, Abends nach dem Niederlegen. [RAL 621]

- ■ **Atemwege und Brust**

Das Innere der Nasenlöcher ist schmerzhaft empfindlich. [RAL 622]

Die Ränder der Nasenlöcher schmerzen ringsum wie wund und wie geschwürig, bei Bewegung der Nase, vorzüglich Abends. [RAL 623]

Die vordern Winkel der Nasenlöcher schmerzen wie geschwürig und als wenn man in eine Wunde schneidet (n. 1, 10 St.). [RAL 624]

Verstärkter Geruch (n. 132 St.)[3] [RAL 625]

Geruchs-Täuschung; es deuchtet ihr, als röche es wie fauler Käse um sie herum. [RAL 626]

Geruchs-Täuschung; es riecht ihm schwefelartig in der Nase. [RAL 627]

Geruchs-Täuschung; es riecht ihm Abends wie glimmende Lichtschnuppe in der Nase. [RAL 628]

Blutiger Nasenschleim (n. 1 St.). [RAL 629]

Anhaltendes Nasenbluten. [RAL 629a]

Abgang geronnenen Blutes aus der Nase, früh. [RAL 630]

Abgang einer scharfen Feuchtigkeit aus der Nase. [RAL 631]

Abfluß von Nasenschleim, ohne Schnupfen. [RAL 632]

(Die innere Nase hat Luft, ist aber trocken). [RAL 633]

Häufiger Abfluß von Schleim aus dem einen, wie von Stockschnupfen verstopften Nasenloche (n. 1 St.). [RAL 634]

Häufiger Schleimabfluß aus beiden, wie von Stockschnupfen verstopften Nasenlöchern (n. 20 St.). [RAL 635]

Am Tage Fließ-Schnupfen und die Nacht Stockschnupfen. [RAL 636]

Früh Stock-Schnupfen, mit äußerster Trockenheit des Mundes. [RAL 637]

Früh, Fließ-Schnupfen. [RAL 638]

Heiß im Kopfe wie von Schnupfen, mit einer rothen Backe und Schleimlaufen der Nase (n. 2, 3 St.). [RAL 639]

Fortwährende Hitze in der Nase und oft Ansatz zum Schnupfen. [RAL 640]

Wahrer Schnupfen, mit Scharren im Halse, Kriebeln und Kratzen in der Nase und Nießen (n. 1 St.). [RAL 641]

Oefteres Nießen. [RAL 642]

Nießen früh im Bette, nach dem Aufstehen aber plötzlicher Schnupfenfluß. [RAL 643]

Schnupfen früh und nach dem Mittagessen. [RAL 644]

Jücken in der verstopften Nase, wie im Stockschnupfen. [RAL 645]

Stinkender Odem durch die Nase. [RAL 646]

Beim Bücken übelriechender Dunst aus dem Munde und Schwindel. [RAL 647]

Früh, nach dem Aufstehen, riecht's ihm übel aus dem Munde, ohne daß er es selbst merkt. [RAL 648]

Uebelriechender Odem und Hauch aus dem Munde, ohne daß er es selbst gewahr wird, früh, während die Zunge rein und der Geschmack unverdorben ist (n. einigen St.). [RAL 649]

Uebelriechender Odem nach dem Mittagessen (n. 36 St.). [RAL 650]

Sauer riechender Odem. [RAL 651]

---

[3] Bloß Heil-Nachwirkung auf einen vorherigen, entgegengesetzten Zustand.

Schleim-Räuspern aus der Luftröhre ohne Husten. [RAL 652]

Katarrh mit Kopfschmerz, Hitze im Gesichte, Frösteln und vielem Schleime im Halse. [RAL 653]

Abends, vor Schlafengehen, trockner, schmerzhafter Katarrh im Luftröhrkopfe (n. 36 St.). [RAL 654]

Es liegt ihm früh katarrhalisch auf der Brust, daß er ohne Schmerz in der Luftröhre nichts loshusten kann (n. 14 St.). [RAL 655]

Rauher Hals von Schnupfen. [RAL 656]

Es liegt ihm auf der Brust; er kann nichts loshusten (n. 16 St.). [RAL 657]

Ganz in der Frühe, trockner, schmerzhafter Katarrh im Kehlkopfe, mit erhöheter Wärme der Hände und Füße, welche Anfangs das Entblößen, nach einer Stunde aber das Zudecken verlangen; hierauf allgemeine Ausdünstung (und Befreiung vom Katarrh) (n. 20 St.). [RAL 658]

Früh, im Bette, liegt ihm Katarrh auf der Brust (wie ein Pelz); er ist heisch und rauh auf der Brust und an der Stelle der Luftröhre, wo der Husten den Schleim losreißt, thut es weh; durchs Aufstehen aus dem Bette wird's besser (n. 10 St.). [RAL 659]

Früh, beim Aufstehen, fühlt er zähen Schleim festsitzen oben in der Luftröhre; es liegt ihm auf der Brust. [RAL 660]

Scharrig auf der Brust, daß er kotzen muß. [RAL 661]

Es ist, als wenn ihn Schleim oben in der Kehle beengte und klemmte, den er durch freiwilliges Husten kurz ausstoßen (auskotzen) muß. [RAL 662]

Ganz oben in der Luftröhre hängt Schleim, der ihm Husten erregt. [RAL 663]

Kitzel in der Gegend der Gaumdecke, der zum trocknen Husten reitzt (n. 48 St.). [RAL 664]

Rauheit und scharriges Wesen in der Kehle, welches zum Husten reitzt. [RAL 665]

Rauhigkeit im Halse, die zum Husten nöthigt. [RAL 666]

Scharriger Husten. [RAL 667]

Jücken im Kehlkopfe, welches zum Husten reitzt. [RAL 668]

Ein jückender Kitzel in der Luftröhre, in der Mitte des Brustbeins, bringt Husten hervor (n. 3/4 St.). [RAL 669]

Husten bei Körperbewegung (n. 48 St.). [RAL 670]

Unterm Ausathmen entsteht ein Kitzel in der Luftröhre, welcher Husten hervorbringt. [RAL 671]

Unter Lesen und Nachdenken entsteht Husten. [RAL 672]

Husten, welcher einen Tag um den andern mit Heftigkeit wiederkehrt. [RAL 673]

Nach dem Essen, Husten. [RAL 674]

Trockner Husten von Mitternacht an bis zu Tagesanbruch. [RAL 675]

Heftige Anfälle trocknen Hustens, Abends nach dem Niederlegen und ganz in der Frühe (n. 12 St.). [RAL 676]

Heftiger Husten, früh vor dem Aufstehen, mit Aushusten geronnenen Blutes und Wehthun der Brust (n. 18 St.). [RAL 677]

Husten die Nacht; es liegt ihm dabei auf der Brust. [RAL 678]

Nacht-Husten. [RAL 679]

Husten kömmt die Nacht und hindert am Schlafe. [RAL 680]

Sie schlief wegen Husten nicht gut ein und wenn sie einzuschlafen glaubte, kam der Husten und störte sie bis Mitternacht; dann schlief sie ruhig fort. [RAL 681]

Trockner, anhaltender, angreifender Husten um die Mitternacht, wenn sie auf dem Rücken liegt, welcher vergeht, wenn sie sich auf die Seite legt (n. 5 St.). [RAL 682]

Husten, der sich in der freien Luft löset.[4] [RAL 683]

Husten und Auswurf vermehren sich beim Spazieren in freier Luft und es folgt Mattigkeit darauf. [RAL 684]

Husten mit süßlichtem Auswurfe. [RAL 685]

Bloß während dem Husten so scharf im Halse, daß es im Halsgrübchen schmerzt (n. 2 St.). [RAL 686]

Ein wundartiges Stechen beim Husten. [RAL 687]

Husten, welcher Kopfweh erregt, als wenn der Schädel zerspringen sollte. [RAL 688]

Husten, welcher in der Oberbauchs-Gegend Zerschlagenheits-Schmerz erregt. [RAL 689]

Husten, welcher Hitze erregt. [RAL 690]

(Husten, welcher Knacken im Ohre zuwege bringt). [RAL 691]

Beengung des Odems und davon Kotzen (kurzer Husten). [RAL 692]

Kurzäthmigkeit; sie kann nicht genug Luft einziehen, selbst im Liegen nicht; dabei schneller Puls. [RAL 693]

Eine asthmatische, zusammenschnürende Verengerung quer durch die Brust beim Gehen und Emporsteigen. [RAL 694]

---

[4] Lösender Husten ist bei dieser Arznei bloß Heilwirkung.

Beim Treppen-Steigen, eng auf der Brust, gleich als hätte er allzu enge Kleidung an, nach dem Sitzen gab es sich wieder. [RAL 695]

Wenn die Kleider dicht unter den Ribben anliegen, so kann er beim Gehen keinen Athem bekommen; werden sie etwas lockerer gemacht, so athmet er freier; legt er aber die Kleider ganz ab, so wird der Athem wieder schwerer. [RAL 696]

Der Bund der Kleider über die Hüften beengt immer und scheint stets allzu fest anzuliegen. [RAL 697]

Engbrüstigkeit Abends und früh. [RAL 698]

Brust-Beklemmung [*Matthiolus,* a.a.O.]. [RAL 699]

Aengstlichkeit in der Brust [*We.*]. [RAL 700]

Brust-Beklemmung Abends. [RAL 701]

Engbrüstigkeit und Angst steigen allmälig einige Stunden lang, so daß der Odem immer kürzer wird und von Zeit zu Zeit Schweiße über den ganzen Körper ausbrechen. [RAL 702]

Nachts, beim Erwachen aus fürchterlichen Träumen, Engbrüstigkeit, sie kann kaum Luft schöpfen, unter Ohrenbrausen, geschwindem Pulse und Schweiße. [RAL 703]

Früh, im Bette, beim Liegen auf dem Rücken, Engbrüstigkeit, nach dem Wenden auf die rechte Seite aber, Kopfweh. [RAL 704]

Eine etwas schmerzhafte Müdigkeit in der Brust, welche bei Berührung nicht weh thut, durch Zurückbiegen des Rumpfes erleichtert (n. 48 St.). [RAL 705]

Nach dem Mittagsmahle, Engbrüstigkeit; er muß den Odem langsam tief holen; einige Stunden darauf, Kurzäthmigkeit (schneller Odem) (n. 26, 30 St.). [RAL 706]

Bei sehr langsamem Odem, erweiterte Pupillen. [RAL 707]

In der Nacht, im Bette, klemmt es auf der Brust; sie ist wie zusammengezogen. [RAL 708]

Gleich nach dem Mittagessen, Schmerz dicht unter dem Nabel, als wenn ein Stein da läge, was ihm fast den Athem versetzt, so daß er nur schwierig athmen kann (n. 70, 90 St.). [RAL 709]

Ein unangenehmes Gefühl in der Herzgrube zieht heran bis an die Kehle und würgt und verschließt den Odem. [RAL 710]

Der Athem ist, so lange sie aufbleibt, schwierig und beengt, beim Liegen im Bette aber ist er natürlich. [RAL 711]

In freier Luft, ein Schmerz auf der Brust, als wenn sie von einer Last zusammengedrückt würde. [RAL 712]

Ein quer über die Brust drückender Schmerz, welcher die Luft benimmt. [RAL 713]

Ein quer über die Brust sich erstreckender Schmerz, mit kurzem Athem. [RAL 714]

Nachts, ein Spannen und Drücken in den äußern Theilen der Brust, wie von einer Last und als wenn die Seite gelähmt wäre. [RAL 715]

Schmerz, als wenn ihm das Brustbein eingedrückt würde. [RAL 716]

Ein Schmerz in der Gegend des Brustbeins, bloß am Tage, beim Athmen, als wenn die Brust zu kurz wäre. [RAL 717]

Gleich nach dem Essen, ein drückender (und schneidender) Schmerz in der Brust. [RAL 718]

Drückender Schmerz in der linken Brust, wenn sie ein Weilchen sitzt, gleich vergehend aber, wenn es ihr aufstößt. [RAL 719]

Ein zusammenschnürender Schmerz in der Brust. [RAL 720]

Eine asthmatische Zusammenschnürung quer durch die Brust, beim Gehen und Steigen. [RAL 721]

Ein kneipend ziehender Schmerz neben dem Brustbeine (n. $^1/_2$ St.). [RAL 722]

Ein Ziehen unter der linken Brust mit Aengstlichkeit, eine Art Herzbeklemmung, die den Odem schwierig macht (n. 3 St.). [RAL 723]

Ziehender Schmerz in der Brust. [RAL 724]

Ziehender Schmerz in den Ribben. [RAL 725]

Wie ein ziehendes und brennendes Reißen in der linken Brust-Seite, früh (n. 36 St.). [RAL 726]

Brennen auf der Brust, mit Aengstlichkeit (n. 20 St.). [RAL 727]

Es ist ihm heiß in der Brust. [RAL 728]

Eine warme Aufwallung in der Brust, welche Aengstlichkeit erzeugt. [RAL 729]

Hitze in der Brust, welche bis in den Mund herauf steigt und Unruhe, Aengstlichkeit und Schlaflosigkeit zuwege bringt (n. 6 St.). [RAL 730]

Eine warme Spannung auf der Brust. [RAL 731]

Wärme in der Brust innerlich und äußerlich, mit feinen Stichen in den Brustmuskeln (n. 4 Tagen). [RAL 732]

Nachmittägiger Schmerz im Brustbeine, wie Nadelstiche. [RAL 733]

(Zuckendes Stechen in der Brust). [RAL 734]

Stiche in den Brustmuskeln, die nicht durch's Athmen erregt werden (n. 3 St.). [RAL 735]

Früh, eine Stunde nach dem Aufstehen, einige heftige Stiche in der Herzgegend (n. 7 Tagen). [RAL 736]

Etliche Stiche in der Gegend des Herzens. [RAL 737]

Schmerzhafte Stöße nach dem Herzen, nach der Reihe der Pulse. [RAL 738]

Klopfen in der Brust. [RAL 739]

Herzklopfen. [RAL 740]

Beim Niederliegen nach dem Mittagessen, Herzklopfen. [RAL 741]

Blutaufwallung mit Herzklopfen, ganz in der Frühe (n. 20 St.). [RAL 742]

Oeftere, kleine Anfälle von Herzklopfen. [RAL 743]

Früh, Klopfen in der Seite der Brust (n. 16, 80 St.). [RAL 744]

Gefühl in der Brust, als wenn etwas herabfallen wollte (n. 6 St.). [RAL 745]

Stechender Brustschmerz, welcher bei der Bewegung heftiger wird, mitten in der Brust [We.]. [RAL 746]

Bloß am Tage, ein Schmerz wie Zerschlagenheit vom Brustbeine bis zu den Schulterblättern, mit Stichen und Kurzäthmigkeit in Ruhe und Bewegung. [RAL 747]

Das ganze Brustbein schmerzt beim Befühlen, wie zerschlagen. [RAL 748]

In der Seite der Brust unter der Achsel ein Schmerz, wie zerstoßen und zerschlagen, bei Berührung und Bewegung schlimmer als in der Ruhe. [RAL 749]

An der Brust, unter der Achselhöhle, Schmerz bei Berührung; er darf den Arm nicht an die Brust drücken. [RAL 750]

Einfacher Schmerz der rechten Brustwarze bei der Berührung. [RAL 751]

Schmerzhafte Empfindlichkeit in den Brustwarzen (n. 1 St.). [RAL 752]

Schmerz in beiden Brustwarzen, als wenn nach der Niederkunft die Milch in die Brüste einschießen will. [RAL 753]

Frost überläuft die Brust, unter spannendem Schmerze. [RAL 754]

Frostschauder über die Brüste (n. 1/8 St.). [RAL 755]

Jückenartiges Stechen unter der Brustwarze. [RAL 756]

■ Rücken und äußerer Hals

(Unter nachmittägigem Froste, heftiges Stechen im Kreutze, welches dann in die Seiten geht und den Odem beengt). [RAL 757]

Beim seitwärts Drehen mit dem Oberkörper, ein großer Stich im Kreutze, welcher den Athem versetzt [We.]. [RAL 758]

Im Kreutze und den Sitzknochen, ein ruckähnliches, stumpfes Stechen; sie konnte sich im Bette nicht davor wenden; auch in der Ruhe, dumpfer Schmerz im Kreutze; sie konnte nicht still liegen bleiben und vor diesen schmerzhaften Rucken weder husten noch nießen. [RAL 759]

Nächtlicher Schmerz im Kreutze, der das Umwenden im Bette hindert. [RAL 760]

Unter Frostschaudern, klopfender Schmerz im Kreutze mit Aufstoßen (n. 36 St.). [RAL 761]

Zusammenziehender Schmerz im Kreutze, welcher dann in die Seite zieht. [RAL 762]

Die Gegend des Kreutzes und der Lenden ist wie gespannt und thut bei Berührung weh. [RAL 763]

Von Zugluft Schmerz im Kreutze, als wollte es brechen; sie mußte krumm gehen. [RAL 764]

Schmerz bloß am Tage im Kreutze, als wenn es zerschlagen oder allzu schwach wäre, wie nach einer Niederkunft. [RAL 765]

Kreutz wie zerschlagen schmerzhaft, schlimmer bei Bewegung als in der Ruhe. [RAL 766]

Früh, im Bette, Schmerz im Kreutze und in den Knieen, wie zerstoßen und zerschlagen, mit einem ziehenden Schmerze gemischt und weder durch Veränderung der Lage, noch auch durch Ruhe oder Bewegung zu vermindern oder zu erhöhen. [RAL 767]

Schmerz wie zerschlagen im Kreutze bei starkem Vorbücken und starkem Zurückbiegen, doch mehr bei ersterm (n. 4 St.). [RAL 768]

Schmerz in der Gegend des Beckens, wie verrenkt, bei der geringsten Bewegung. [RAL 769]

Reißen in den Lenden. [RAL 770]

Von den Lenden im Rücken herauf gehender, ziehender Schmerz, mit einer lähmigen Steifigkeit verbunden. [RAL 771]

Gleich nach dem (Abend-) Essen, drückender Schmerz in den Lenden nach dem Rückgrate hin, welcher Aengstlichkeit erregt (n. 1 St.). [RAL 772]

(Früh), gleich nach dem Trinken, ein etwas drückender Schmerz in den Lenden, nach dem Rückgrate hin, worauf sich der Schmerz gegen die Hypochondern stemmt, als wenn sich da Blähungen versetzten (n. 36 St.). [RAL 773]

Zerren und Reißen unten im Rücken im Gehen und Sitzen, aber nicht im Liegen. [RAL 774]

Zerrend reißender Rückenschmerz. [RAL 775]

Ziehender Schmerz im Rücken. [RAL 776]

Nachmittags, ein Ziehen im Rücken vom Nacken herab (beim Sitzen) und zugleich ein heftiger

Schmerz in der Herzgrube, wie Raffen, so daß sie krumm sitzen mußte. [RAL 777]

Ziehend reißender Schmerz im Rücken (n. 1 St.). [RAL 778]

Brennend reißender Rückenschmerz. [RAL 779]

Zusammenziehender, gleichsam zusammenschnürender Rückenschmerz. [RAL 780]

Steifigkeit des Rückens (n. einigen St.). [RAL 781]

Drückender Schmerz in den Rückgratwirbeln (n. 1 St.). [RAL 782]

Zerschlagenheits-Schmerz im Rücken; beim Befühlen und darauf Drücken noch schmerzhafter, wie mit Blut unterlaufen. [RAL 783]

Schmerz wie zerschlagen in den Rücken- und Bauchmuskeln, selbst bei Berührung (n. 30 St.). [RAL 784]

Schmerz in dem einen Schulterblatte, wie verhoben. [RAL 785]

Schmerzhaftes Gefühl in den Schulterblättern, wie von allzu großer Anstrengung und Verheben. [RAL 786]

Zwischen den Schulterblättern, Stechen beim Bewegen und Athmen. [RAL 787]

Einzelne Stiche zwischen den Schulterblättern, erst vor sich, dann durch's Athmen verstärkt. [RAL 788]

Anhaltender, brennend stechender Schmerz zwischen den Schulterblättern. [RAL 789]

Ziehender Schmerz und wie von Zerschlagenheit zwischen den Schulterblättern, vorzüglich beim Vorbücken. [RAL 790]

Zusammenschnürender Schmerz zwischen den Schulterblättern. [RAL 791]

Schmerz, bei Bewegung des Kopfs, zwischen den Schulterblättern und im Nacken (n. 1 St.). [RAL 792]

Vorzüglich beim Vorbücken, ein Schmerz zwischen den Schulterblättern wie Zerschlagenheit und Ziehen. [RAL 793]

Auf dem letzten Halswirbel ein Schmerz, als wenn das Fleisch losgeschlagen wäre, er konnte sogar das Hemde nicht darauf leiden [*We.*]. [RAL 794]

Knacken der Halswirbel bei Bewegung des Kopfs (n. 3 St.). [RAL 795]

Die Gelenke der Halswirbelbeine sind schmerzhaft. [RAL 796]

Ziehender Schmerz im Nacken. [RAL 797]

Ein ziehender Schmerz und wie von einer Last im Nacken, früh. [RAL 798]

Steifigkeit auf der rechten Seite des Nackens, als wenn er die Nacht mit dem Kopfe nicht gut gelegen hätte [*We.*]. [RAL 799]

(Abends), reißender Schmerz im Nacken, anfallweise (n. 2 St.). [RAL 800]

Schmerz wie Zerschlagenheit im Nacken bei Bewegung (Bücken) und bei Berührung (n. 6 St.). [RAL 801]

Die linke Seite der Halsmuskeln ist geschwollen und schmerzt bei Bewegung des Kopfs, als wenn die Flechsen zu kurz wären und nicht zulangen wollten. [RAL 802]

■ **Extremitäten**

Im Schulter-Gelenke und im Schulterblatte, Schmerz wie Zerschlagenheit beim Seitwärtsbiegen des Kopfs auf die entgegengesetzte Seite. [RAL 803]

Im Schulter-Gelenke, Schmerz wie zerschlagen, wovor er den Arm nicht aufheben konnte. [RAL 804]

Abends, im Bette, Schmerz im linken Schulter-Gelenke, wenn er auf der entgegengesetzten Seite liegt, als wenn die Bänder zerrissen wären, welcher verschwindet, wenn er sich auf die schmerzhafte Seite legt (n. 48 St.). [RAL 805]

Früh, um 3 Uhr, ein unnennbarer Schmerz im Gelenke der Schulter, auf welcher er liegt, der sich nach dem Umwenden allmälig verliert, bei allgemeiner Ausdünstung (n. 16 St.). [RAL 806]

Schmerz im Schulter-Gelenke, wie gelähmt und der ganze Arm wie so schwer und müde, sowohl im Sitzen, als im Gehen; nach einiger Bewegung kann er den Arm nicht mehr aufrecht erhalten. [RAL 807]

Schmerz, wie durch Arbeit ermüdet oder zerschlagen im Schulter-Gelenke, wenn beim Gehen in freier Luft die Arme herabhängen (n. 4 Tagen). [RAL 808]

Ziehender Schmerz im Schulterkopfe. [RAL 809]

Rheumatischer Schmerz in der rechten Schulter und dem dreieckigen Muskel [*We.*]. [RAL 810]

Im Schulterkopfe und Arme hie und da Empfindung von Wärme. [RAL 811]

An beiden Deltamuskeln, eine brennend schmerzende Stelle, die auch heiß anzufühlen ist. [RAL 812]

Jückender Friesel auf den Armen; nach dem Reiben schründet's. [RAL 813]

Gefühl von Eingeschlafenheit des Arms, doch ohne Prickeln, mit Empfindung von Zusammenziehen hintennach. [RAL 814]

Bewegung verhindernder Schmerz im Arme (n. 24 St.). [RAL 815]

Trägheit der Arme. [RAL 816]

Nach gutem Schlafe, ist sie früh beim Aufstehen sehr ermüdet; Arme (und Beine) thun ihr weh, als wenn sie auf einem harten Lager geschlafen hätte (nach halbstündigem, ruhigen Sitzen ist sie wieder gestärkt). [RAL 817]

Beim Ausstrecken der Arme fährts in die Finger wie Krampf und sticht wie Nadeln [*We.*]. [RAL 818]

Schwere und Müdigkeit der Arme (und Füße), Nachmittags. [RAL 819]

Gefühl einer plötzlichen Kraftlosigkeit der Arme (und Beine) **früh** (n. 12 St.). [RAL 820]

Ziehender Schmerz im Arme. [RAL 821]

Ziehender Schmerz aufwärts im Arme, mit lähmiger Steifigkeit. [RAL 822]

Eingeschlafenheit der Arme, Nachts (n. 4 St.). [RAL 823]

Zusammenziehend drückender Schmerz im Ellbogen. [RAL 824]

Nach Mitternacht (um 2 Uhr) ein bohrender Schmerz im Ellbogen-Gelenke, wenn er auf der entgegengesetzten Seite liegt (n. 60 St.). [RAL 825]

Müdigkeit der Vorderarme. [RAL 826]

Lähmig drückender Schmerz in der Mitte des rechten Vorderarms, nach außen [*We.*]. [RAL 827]

Auf der innern Seite des linken Vorderarms sind die Muskeln geschwollen und schmerzen wie verbrannt [*We.*]. [RAL 828]

Auf der innern Seite des rechten Vorderarms eine Schwinde jedoch ohne Jücken, 14 Tage anhaltend [*We.*]. [RAL 829]

Ziehender Schmerz im Vorderarme mit Stich in den Fingern (n. ½ St.). [RAL 830]

Nach dem Mittagsschlafe, eine Schwäche der Vorderarme und Hände, als wären sie fast gelähmt (n. 2 St.). [RAL 831]

Alle Morgen, oder einen Morgen um den andern, nach dem Aufstehen aus dem Bette, ist der Vorderarm bis zur Hand eingeschlafen, wie leblos (abgestorben) mit Kälte und dennoch mit aufgetriebnen Adern (n. 4 Tagen). [RAL 832]

Im rechten Hand-Gelenke, Schmerz wie verrenkt, bei Bewegung und Anstrengung der Hand. [RAL 833]

(Aufwärts) ziehender Schmerz erst in der Hand, dann im Ellbogen-Gelenke (n. 3 St.). [RAL 834]

Eingeschlafenheit (Absterben) **der Hände.** [RAL 835]

Ein ziehendes Stechen im äußern Knöchel der rechten Hand, Abends vor Schlafengehen. [RAL 836]

Klammartige Zusammenziehung der flachen Hand, die ohne Schmerz nicht auseinander gebreitet werden kann (n. 12 St.). [RAL 837]

Beim Gehen im Freien, erst ein Schmerz im Nacken, der sich dann ins Hand-Gelenk zog, ein lähmiger Schmerz, wie von Schwäche; er hatte die Macht nicht, recht zuzugreifen; Abends beim Liegen im Bette verging's. [RAL 838]

Er hatte in der Hand keine Kräfte zu schreiben. [RAL 839]

Er friert leicht an die Hände und muß sie einwickeln. [RAL 840]

Kalte Hände [*Consbruch*, a. a. O.]. [RAL 841]

Ganz früh, Hitze in den Händen, die er zuzudecken sucht, weil Kühlung daran unleidlichen Schmerz zuwege bringt (n. 12, 64 St.). [RAL 842]

Kühlfeuchte Hände, mit kalter Nasenspitze. [RAL 843]

Kühler Schweiß der innern Fläche der Hände. [RAL 844]

Schweiß der innern Handfläche. [RAL 845]

Beim Gehen im Freien, starker Schweiß der innern Handflächen. [RAL 846]

(Hände oft dunkelroth, voll strotzender Adern). [RAL 847]

Blasse Geschwulst der Hände und Finger (n. 20 St.). [RAL 848]

Auf dem Handrücken, ein Brennen. [RAL 849]

Zuckend stechender Schmerz in der Richtung der Daumenknochen, rückwärts. [RAL 850]

Brennen im Daumenballen beim Niederliegen nach dem Mittagmahle (n. 1 St.). [RAL 851]

Heiße, bei Berührung schmerzhafte Geschwulst des Daumens, die am Gelenke in Absceß übergeht. [RAL 852]

Leichtes Verknicken des Daumens bei Bewegung. [RAL 853]

Ziehender Schmerz in den Fingern auf und nieder. [RAL 854]

Jücken an den Finger-Gelenken. [RAL 855]

In milder Jahreszeit, Finger stellenweise roth und erfroren, und brennendes Jücken darin, vorzüglich wenn er in Stubenwärme oder in's Bett kömmt. [RAL 856]

Schmerz der Finger-Gelenke, wie nach heftiger Arbeit und als wenn die Flechsen zu kurz wären. [RAL 857]

Eingeschlafenheit der Finger, beim Nacht-Schweiße. [RAL 858]

Krampfhafte Zusammenziehung der Finger, beim Gähnen. [RAL 859]

Nachmitternacht im Bette, Klamm in den Fingern. [RAL 860]

Im rechten Hinterbacken Schmerz, als wenn das Fleisch losgeschlagen wäre [*F. H-n.*]. [RAL 861]

An der Hinterbacke, jückend fressende Blüthen. [RAL 862]

Im rechten Hüft-Gelenke, Brennen. [RAL 863]

Im Hüft-Gelenke, Stechen wie von Verrenkung. [RAL 864]

Zucken im Hüft-Gelenke, vor dem Mittagessen. [RAL 865]

Ganz in der Frühe, ein öfteres, stechendes Zucken von den Füßen aufwärts nach den Hüften, beim Liegen auf dem Rücken, welches vergeht, wenn er sich auf die unschmerzhafte Seite legt (n. 5 St.). [RAL 866]

Schwere im rechten Oberschenkel, daß er das Bein nicht gut heben kann [*F. H-n.*]. [RAL 867]

Zucken in den Oberschenkelmuskeln. [RAL 868]

Wie ein Zucken, als wenn man an einem Faden zöge, an der rechten Oberschenkel-Seite. [RAL 869]

Oefteres Zucken und Fippern in dem Fleische des Oberschenkels. [RAL 870]

Ein ziehender Schmerz aus dem Unterleibe durch die Oberschenkel (n. 48 St.). [RAL 871]

Eine herabziehende Empfindung in den Oberschenkeln. [RAL 872]

Ein lähmiges Ziehen in den Oberschenkelmuskeln und der Wade, schmerzhaft beim Gehen. [RAL 873]

Bei Ermüdung, im Oberschenkel bis ins Knie ziehend reißender Schmerz. [RAL 874]

Im Oberschenkelkopfe bis unter's Knie, ein lähmiger Schmerz im Gehen (n. 2 St.). [RAL 875]

Im Oberschenkel spannt es schmerzhaft: er ist wie zu kurz. [RAL 876]

In den hintern Muskeln der Oberschenkel, ein Zerschlagenheits-Schmerz, am schlimmsten beim Aufstehen vom Sitze. [RAL 877]

In dem Fleische des Oberschenkels, Schmerz wie nach großer Anstrengung; auch beim Anfühlen, Schmerz wie zerschlagen. [RAL 878]

In der Mitte des Oberschenkels, in den Muskeln, Schmerz wie zerschlagen, beim Gehen (n. 1 St.). [RAL 879]

Die Muskeln des Oberschenkels und die Kniee schmerzen wie zerschlagen, mehr bei Bewegung als in der Ruhe; auch beim Befühlen erhöhet sich der Schmerz. [RAL 880]

Am Oberschenkel, Blutschwäre von heftig stechendem Schmerze (n. 24 St.). [RAL 881]

Am Hintertheile der Oberschenkel, Blutschwäre (n. 12, 30 St.). [RAL 882]

Am Vordertheile des Oberschenkels, ein Blutschwär (n. 6 St.). [RAL 883]

Beim Auftreten und Gehen, ein brennendes Stechen vom Kreutze bis durch den Oberschenkel. [RAL 884]

Beim Gehen, ein Jücken an den Oberschenkeln. [RAL 885]

Jücken am linken Oberschenkel und Fuße, besonders Abends, wenn er ins Bett kommt [*We.*]. [RAL 886]

Ein brennend jückendes Friesel auf beiden Oberschenkeln während der Monatsreinigung. [RAL 887]

Fressen; ein beißend jückender Schmerz am Oberschenkel und über dem Knie, Abends nach dem Niederlegen, im Bette, welches durch Kratzen nicht vergeht. [RAL 888]

Nachts, Kälte der Oberschenkel; sie lassen sich auch im Bette nicht erwärmen. [RAL 889]

Nach Mitternacht, Schweiß der Oberschenkel und Waden. [RAL 890]

Reißen und stechender Schmerz etwas über und unter dem Knie, Abends (n. 36 St.). [RAL 891]

Schwäche im rechten Beine, beim Gehen im Freien. [RAL 892]

Wanken und Unstätigkeit der Beine (n. 2 St.). [RAL 893]

Das Kind fällt oft im Gehen. [RAL 894]

Nach gutem Schlafe, früh beim Aufstehen ist sie sehr ermüdet; (Arme und) Beine thun ihr weh, als wenn sie auf einem harten Lager geschlafen hätte (nach halbstündigem, ruhigem Sitzen ist sie wieder gestärkt). [RAL 895]

Schwere und Müdigkeit der Beine (und Arme), Nachmittags, besonders beim Steigen. [RAL 896]

Die Beine sind nicht vermögend, den Körper zu tragen; er muß sich niederlegen. [RAL 897]

Gefühl einer plötzlichen Kraftlosigkeit der (Arme und) **Beine, früh** (n. 12 St.). [RAL 898]

Von früh an, Schwere und Müdigkeit der Beine, so daß sie weh thun beim Gehen. [RAL 899]

Schwere der Beine nöthigt zum Sitzen. [RAL 900]

Es war ihr in die Beine geschlagen. [RAL 901]

Im Sitzen, beim Mittagmahle, Eingeschlafenheit der Beine. [RAL 902]

Wanken und Knicken der Kniee. [RAL 903]

Leichtes Verknicken des Knie-Gelenkes, bei Bewegung (n. 1 St.). [RAL 904]

Kniee zuweilen so schwach, daß sie den Körper nicht tragen wollen. [RAL 905]

Zittern der Kniee und des einen Fußes. [RAL 906]

Zittern eines Kniees und Fußes bei einer eifrigen, selbst angenehmen Spannung des Geistes, mehrentheils Abends, im Stehen. [RAL 907]

Nach dem Gehen in freier Luft, ein Zucken in den Kniekehlen, beim Stehen. [RAL 908]

Beim Aufstehen vom Sitze, Empfindung in den Kniekehlen, als wenn sie zu kurz wären. [RAL 909]

Steifigkeit und Spannen in der Kniekehle, besonders nach Stehen (n. 2 St.). [RAL 910]

In beiden Kniescheiben, ein Spann-Schmerz wie von Reiseermüdung, bei Treppensteigen, schlimmer früh. [RAL 911]

Widrige Empfindung im Knie-Gelenke, beim Gehen, als wenn die Gelenkschmiere fehlte und es knacken wollte. [RAL 912]

Bloß am Tage, Schmerz in den Knieen, als wenn sie zerschlagen wären, bei Bewegung und in Ruhe. [RAL 913]

Schmerzhafte Geschwülste am Knie. [RAL 914]

Am Knie, ein frieselartiger, brennend jückender Ausschlag. [RAL 915]

Jücken in den Kniekehlen, früh; er mußte kratzen. [RAL 916]

Eine Art kleinen Blutschwärs am Knie, der den ganzen Fuß steif macht. [RAL 917]

Krampfhaftes Ziehen in den Unterschenkeln. [RAL 918]

Eingeschlafenheit des Unterschenkels im Sitzen und Stehen und, wenn sie ihn mit dem andern berührte, Stechen darin. [RAL 919]

Gefühl von Eingeschlafenheit des Unterschenkels, doch ohne Brickeln, mit darauf folgender Empfindung von Zusammenziehen. [RAL 920]

Eingeschlafenheit der Unterschenkel nach dem Sitzen, beim Gehen und Stehen (n. 18 St.). [RAL 921]

Reißender Schmerz im linken Unterschenkel bis in die Zehen, Nachmittags (n. 7 St.). [RAL 922]

Reißender Schmerz im Schenkelgeschwüre, wenn es die freie Luft berührt; wenn es aber vor der freien Luft verwahrt und verdeckt wird, so vergehet er (n. 4, 20 St.). [RAL 923]

Entzündliche Röthe um das vorhandene Geschwür am Unterschenkel beim Gehen und bei andrer Bewegung. [RAL 924]

Jücken des Unterschenkels in einiger Entfernung vom Geschwüre. [RAL 925]

Eingeschlafenheit der Waden und Füße, früh. [RAL 926]

Beim Anwehen kalter Luft, Stechen in der Wade, als wenn der Unterschenkel eingeschlafen gewesen wäre (n. 2 St.). [RAL 927]

Ein Drücken an der Seite der Wade. [RAL 928]

Früh beim Aufstehen aus dem Bette, ein Drücken auf der Außenseite der Wade, als wollte Klamm entstehen, zwei Morgen (n. 7 Tagen). [RAL 929]

Klammartiger Schmerz in den Waden. [RAL 930]

Wadenklamm, Abends im Bette, beim Ausstrecken des Schenkels (n. 24 St.). [RAL 931]

Wadenklamm früh im Bette, beim Biegen des Schenkels (n. 32 St.). [RAL 932]

Wadenklamm nach Mitternacht, im Bette, wenn er den Schenkel an sich zieht und biegt (n. 4 St.). [RAL 933]

Spannender Schmerz in den Waden. [RAL 934]

Ein Kriebeln in den Waden, nach dem Spazieren in freier Luft. [RAL 935]

Ein fixer, fein stechend brennender Schmerz auf einer kleinen Stelle am Schienbeine (n. $1/4$ St.). [RAL 936]

Ein Kriebeln von den Füßen an aufwärts. [RAL 937]

Schmerz in den Fuß-Gelenken, bloß beim Bewegen und Gehen, als wenn sie eine angestrengte Fußreise gethan hätte; die Flechsen daran schmerzen wie geprellt und als wenn sie zu kurz wären. [RAL 938]

Leichtes Verrenken des Fuß-Gelenkes und Verknicken, im Gehen (n. 4 St.). [RAL 939]

Früh, nach dem Aufstehen, beim Gehen, Schmerz im Fuß-Gelenke, wie verrenkt und vertreten; er kann ohne großen Schmerz nicht auftreten, der bis heran in den Schenkel fährt (n. 16 St.). [RAL 940]

Im Fußknöchel, Reißen (nach dem Mittagschlafe) (n. 2 St.). [RAL 941]

Ein Ziehen und Stechen im äußern Knöchel des rechten Fußes, Abends vor Schlafengehen. [RAL 942]

Krampfhafte Zusammenziehung des rechten Unterfußes. [RAL 943]

Eingeschlafenheit (Absterben) der Unterfüße. [RAL 944]

Ganz früh, Hitze in den Unterfüßen, die er zuzudecken sucht, weil Kühlung daran unleidlichen Schmerz verursacht (n. 12, 64 St.). [RAL 945]

Früh, Geschwulst des Unterfußes (dessen Schenkel mit einem Geschwüre behaftet ist). [RAL 946]

Geschwulst der Fußrücken. [RAL 947]

Oefters, am Tage, wenn sie gesessen hat und aufstehen will, bekömmt sie Klamm in den Fußsohlen, muß den Fuß ausstrecken, um sich zu erleichtern und laufen, damit es sich durch die Bewegung verliere; die Nacht kann sie vor schmerzhaften Klamm in den Fußsohlen nicht schlafen, der entsteht, sobald sie die Füße an sich zieht und die Schenkel biegt. [RAL 948]

Schmerzliche, klammartige Zusammenziehung der Fußsohlen bei gebogenem Schenkel, die beim Ausstrecken des Schenkels vergeht. [RAL 949]

In den Fußsohlen, brennender Schmerz. [RAL 950]

Beim Liegen, nach dem Mittagmahle, Reißen in den Fußsohlen (vorher ein Brennen im Daumenballen) (n. 1 St.). [RAL 951]

In den Fußsohlen, Stiche. [RAL 952]

Einzelne Stiche in der Ferse (n. 2 St.). [RAL 953]

Ein dumpfer, tauber Schmerz (Bollheit) in der Ferse, wie nach einem hohen Sprunge. [RAL 954]

(Schmerz an der Ferse, beim Auftreten, als hätte er sich wund gegangen, am schlimmsten, wenn er auf einen Stein tritt). [RAL 955]

Schmerz, als wenn der Schuh zu enge wäre und drückte und die Fußsohle müde und wund von Gehen wäre. [RAL 956]

An den Seiten des Unterfußes und der Zehen, so wie oben auf den Zehen, Schmerz wie Brennen und als wenn der Schuh drückte, Abends (n. 36 St.). [RAL 957]

Schmerz der Hühneraugen an den Zehen, wie Wunde oder Blutschwär (n. 4, 16 St.). [RAL 958]

Heftiger Schmerz an der Frostbeule, im Sommer, wie von der größten Kälte, eine Art Pochen darin (sogleich). [RAL 959]

Schmerz an der Wurzel der Nägel der Zehen, wenn man daran stößt oder auch nur an sie rührt – als wenn sie abschwären wollten. [RAL 960]

Ein jückendes Brennen an den Zehen, wie vom Erfrieren, bei milder Jahreszeit, vorzüglich wenn er in Stubenwärme oder ins Bett kömmt. [RAL 961]

An den Fußzehen, Jücken, wie bei erfrornen Gliedern (n. 1 St.). [RAL 962]

Einschlafen der beiden größern Zehen (sogleich). [RAL 963]

Krampfartiger Schmerz in der rechten großen Fußzehe (in der Ruhe), welcher aber bald verging [We.]. [RAL 964]

Krampfhafte Zusammenziehung der Zehen, beim Gähnen. [RAL 965]

Nachmitternacht, im Bette, Klamm der Zehen. [RAL 966]

■ **Allgemeines und Haut**

(Schmerzen erhöhen sich Abends von 8 bis 9 Uhr bis zur Unerträglichkeit). [RAL 967]

(Empfindlichkeit der Haut des ganzen Körpers, als wäre sie wund; beim Befühlen war's, als wenn die Hautstelle eingeschlafen wäre). [RAL 968]

Geheilte, ehemalige Wunden schmerzen auf's Neue, wundartig (sogleich). [RAL 969]

Ausschläge machen jückendes Brennen. [RAL 970]

Jückende Ausschläge [*Wiel*, a. a. O.]. [RAL 971]

(Beißendes) Jücken hie und da, besonders an den äußersten Theilen des Körpers, der Gliedmaßen und der Gelenke, Abends nach dem Niederlegen (n. 4 St.). [RAL 972]

Brennendes Jücken über den ganzen Körper. [RAL 973]

Abends, im Bette ein brennendes Jücken überall am Körper. [RAL 974]

Brennendes Jücken an den Oberarmen, den Oberschenkeln, am Unterleibe und auf dem Rücken, früh beim Anziehen, Abends beim Auskleiden, ja selbst des Nachts. [RAL 975]

Ein brennendes Feinstechen hie und da am Körper. [RAL 976]

Hie und da, brennendes Stechen oder Stiche, die sich in ein Brennen endigen. [RAL 977]

Ein brennend jückendes Feinstechen (wie Nadelstiche) hie und da in der Haut, wie von Flöhen, Abends nach dem Niederlegen (n. $5\frac{1}{2}$ Tagen). [RAL 978]

Brennend jückende Stiche an verschiedenen Theilen des Körpers [*We.*]. [RAL 979]

Einzelne Stiche im leidenden Theile von Zeit zu Zeit. [RAL 980]

Hie und da im Körper, einzelne große Stiche mit einem wundartigen Schmerze vereinigt. [RAL 981]

Stiche, wie Zucken, in verschiedenen Theilen, so daß der ganze Körper davon erschüttert wird; sie fahren gleichsam durch den ganzen Körper (n. 4 St.). [RAL 982]

Abends im Bette zuckt's in den Gliedern. [RAL 983]

Zittern (n. 2 St.). [RAL 984]

Zittern der Glieder und Herzzucken (n. 1 St.). [RAL 985]

Früh, zitterige Empfindung durch den ganzen Körper. [RAL 986]

Steifigkeit der Glieder mit Zucken. [RAL 987]

Spannen und Steifigkeit in den Gliedern (n. 8, 16 St.). [RAL 988]

Steifigkeit fast aller Körpertheile [*Seutter.*]. [RAL 989]

Besondere Steifigkeit aller Glieder, vorzüglich der Kniee, mit Spannung [*Veckoskrift*, a.a.O.]. [RAL 990]

Oft wiederkehrender, minutenlanger, rückwärts ziehender Starrkrampf [*Consbruch*, a.a.O.]. [RAL 991]

Krampfhafte Bewegungen [*Veckoskrift*, a.a.O.]. [RAL 992]

Konvulsionen [*Matthiolus*, a.a.O.]. [RAL 993]

Spannender Schmerz in den Gliedern, ganz früh, mit Verstopfung der Nase (n. 10 St.). [RAL 994]

Verminderte Beweglichkeit aller Gelenke. [RAL 995]

Heftige, zusammenziehende, schmerzhafte Empfindung durch den ganzen Körper. [RAL 996]

Unter einer schmerzhaften, zusammenziehenden Empfindung durch den ganzen Körper, eine Müdigkeit in den Beinen, daß er sie kaum erschleppen kann. [RAL 997]

Plötzlicher Anfall; der Körper wird krampfhaft seitwärts zusammengezogen, unter vergeblicher Anstrengung der Hände sich aufrecht zu erhalten; dann Erbrechen und unwillkürlicher, schneller Abgang des Stuhls und Harns, bei voller Besinnung. [RAL 998]

Ein Gefühl in den Muskeln der Gliedmaßen, des Rückens, der Schulterblätter u.s.w., als wenn etwas darin hin und herzöge, mehr krampfhaft als schmerzlich. [RAL 999]

Zucken und Fippern an den Gliedmaßen unter der Haut. [RAL 1000]

Alle Gelenke schmerzen bei der Bewegung mehr, als beim Stillliegen, nach Mitternacht (n. 6 St.). [RAL 1001]

Schmerz aller Gelenke, wie zerschlagen, bei Bewegung (n. 4 St.). [RAL 1002]

Es liegt ihr in allen Gliedern. [RAL 1003]

Eingeschlafenheit und Unempfindlichkeit (Taubheit) fast aller Körpertheile [*Seutter*, Diß. de nuce vomica. L. B. 1691]. [RAL 1004]

Schmerz aller Glieder, wie über und über zerschlagen und zerprügelt. [RAL 1005]

Früh, im Bette (bei Versetzung der Blähungen, tief im Unterbauche unter dem Schooßbeine) ein Schmerz der Gelenke und mittlern Knochenröhren wie von Zerschlagenheit, welches beides nach dem Aufstehen vergeht (n. 20 St.). [RAL 1006]

Früh, im Bette, je länger er liegt, desto mehr schmerzen alle Glieder, vorzüglich die Gelenke,

wie zerschlagen und zerprügelt, welches aber nach Aufstehen aus dem Bette nachläßt (n. 18 St.). [RAL 1007]

Ganz in der Frühe, im Bette ein Schmerz wie von Zerschlagenheit in den Gelenken der Seite, auf welcher sie liegt, welcher nach dem Umwenden des Körpers vergeht, im Stillliegen aber sich allmälig auf der Seite, auf welcher sie nunmehr liegt, wieder erneuert, durch Aufstehen aus dem Bette hingegen gänzlich verschwindet (n. 30 St.). [RAL 1008]

Einfacher Schmerz, wie von Zerschlagenheit, mit einer gleichsam reißenden Empfindung verbunden in allen den Gelenken, auf welchen er nicht liegt, der nur durch Umwenden und dadurch, daß er sich auf die schmerzhafte Seite legt, sich mildert und vergeht, worauf dann aber bald der Schmerz auf der verlassenen, guten Seite beginnt; daher öfteres Umwenden im Bette nöthig wird. [RAL 1009]

Anfall, Nachmitternacht; es kriebelt ihr in den Händen und Füßen, steigt ihr, unter Hitze des Gesichts an's Herz (in die Herzgrube), als wenn's da brennte und drückte, steigt dann in den Hals, es wird ihr übel und bange, kömmt von da in den Kopf; es wird ihr dumm im Kopfe und klingt vor den Ohren. [RAL 1010]

Anfall, Abends; es kömmt herauf an's Herz; es wird ihm übel und bange; er zittert und muß sich mit dem Kopfe vorgebückt, auf den Tisch legen (n. 4 Tagen). [RAL 1011]

Plötzlicher Anfall bald nach dem Mittagmahle: Blässe des Gesichts; es steigt eine Uebelkeit von der Herzgrube auf; es wird ihm ängstlich über und über, mit Zittern und feinem Beben durch den ganzen Körper, mit zunehmender Mattigkeit, so daß er sich legen muß (n. 8 Tagen). [RAL 1012]

Beim Schnellgehen in freier Luft stieg's ihr nach dem Kopfe; sie war wie von Gedanken, mußte stehen bleiben, das Blut wallte nach dem Herzen, es zog ihr oben die Luftröhre zusammen, es spielte ihr wie Feuerfunken vor den Augen; sie sah nicht, wo sie war. [RAL 1013]

Früh, in freier Luft, wurden ihr auf einmal die Augen stier; sie war ohne Besinnung und ohne Gefühl, wie in einer Anwandlung von Ohnmacht, aber nur auf einen Augenblick. [RAL 1014]

Große Ermattung nach dem Genusse der freien Luft und Empfindung im linken Fuße, als wenn er steif wäre (n. 6 St.). [RAL 1015]

Früh-Spaziergang in freier Luft erzeugt außerordentliche Müdigkeit. [RAL 1016]

Große Müdigkeit des ganzen Körpers, während dem Spazieren in freier Luft (n. 28 St.). [RAL 1017]

Nach dem Spazieren in freier Luft, sehr traurig und ungewöhnlich müde. [RAL 1018]

Ermattung nach dem Spazierengehen in freier Luft, Abends. [RAL 1019]

Große Ermattung und Erschlaffung aller Glieder nach dem Genusse der freien Luft (n. 8 St.). [RAL 1020]

Große Müdigkeit. [RAL 1021]

Bei der kleinsten Bewegung, gleich Müdigkeit. [RAL 1022]

Schwankender Gang, mit Furcht zu fallen [*Veckoskrift*, a.a.O.]. [RAL 1023]

Schwäche und Schwanken der Füße, er muß sich setzen [*Rademacher*, a.a.O.]. [RAL 1024]

Große Schwäche der Glieder, daß er auf den Füßen nicht stehen kann [*Hufeland*.]. [RAL 1025]

Mattigkeit in allen Gliedern, besonders nach Treppen-Steigen [*Fg*.]. [RAL 1026]

Jählinges Sinken der Kräfte [*Matthiolus*, a.a.O.]. [RAL 1027]

Sie wird magerer. [RAL 1028]

Schwere in den Armen und Beinen, daß sie beide nicht erheben konnte. [RAL 1029]

Gefühl plötzlicher, gleichsam lähmender Kraftlosigkeit in allen Gliedern, selbst im Sitzen, doch am meisten bei Bewegung (n. 1 St.). [RAL 1030]

Weichlichkeit um's Herz. [RAL 1031]

Ohnmacht. [RAL 1032]

Ohnmachtanfälle Abends (um 8, 9 Uhr) im Sitzen. [RAL 1033]

Nachmittag, große Schwäche mit Appetitlosigkeit. [RAL 1034]

Große Neigung zum Sitzen (n. 6 St.). [RAL 1035]

Durch Niederlegen mindern sich die Schmerzen. [RAL 1036]

Neigung sich niederzulegen; er kann nicht aufdauern. [RAL 1037]

Vormittags, Neigung sich niederzulegen [*Fg*.]. [RAL 1038]

Früh, Neigung, sich wieder niederzulegen. [RAL 1039]

Großer Widerwille, früh aus dem Bette aufzustehen, ohne selbst zu wissen, warum (n. 12 St.). [RAL 1040]

Größere Müdigkeit früh nach dem Aufstehen, als Abends beim Schlafengehen. [RAL 1041]

■ Schlaf, Träume und nächtliche Beschwerden

Schläfrigkeit erst Morgens, nach Anbruch des Tages. [RAL 1042]

Schläfrigkeit (n. 1 St.). [RAL 1043]

Es ist ihr immer wie Gähnen und Schlafen am Tage, so daß sie nicht im Stande war, sich munter zu erhalten. [RAL 1044]

Ungemeine Tages-Schläfrigkeit, wie von Kopfbetäubung. [RAL 1045]

Beim Spazierengehen in freier Luft, erst Schläfrigkeit, dann Herzklopfen und große Aengstlichkeit mit Anschwellung der Adern auf den Händen, ohne Hitze (n. 36 St.). [RAL 1046]

Vor dem Mittagessen (um 11 Uhr), Neigung zu schlafen. [RAL 1047]

Nach dem Essen, mehrstündige, kaum bezwingliche Schläfrigkeit (n. 5 St.). [RAL 1048]

Er träumt und spricht laut in der Mittagsruhe [*We*.]. [RAL 1049]

Spätes Einschlafen Abends (n. 2 St.). [RAL 1050]

Er schläft Abends spät ein, gehindert durch viele sich durchkreuzende Ideen. [RAL 1051]

Schlaflosigkeit bis zur Mitternacht, mit Hitz-Empfindung ohne Durst (n. 12 St.). [RAL 1052]

Nachts, sehr große Unruhe, ohne Schmerz (n. 12 St.). [RAL 1053]

Nachts, Unruhe in den Armen, die bald zugedeckt, bald entblößt seyn wollen. [RAL 1054]

Abends, nach dem Niederlegen, im Bette, eine Unruhe und Aengstlichkeit, daß er die Glieder immer an sich ziehen und wieder ausstrecken muß (n. 8 St.). [RAL 1055]

Vormitternacht, Unruhe in den Untergliedmaßen, eine fast wollüstige, angenehme, aber unerträgliche Empfindung darin, welche ihn am Einschlafen hindert, ihn jedesmal weckt, wenn er einschlafen will und ihn nöthigt, die Schenkel entweder heraufzuziehen oder abwechselnd auszustrecken. [RAL 1056]

Sehr süßer, fast unbezwinglicher, später Früh-Schlummer (n. 20 St.). [RAL 1057]

Früh, schweres Erwachen. [RAL 1058]

Er kann nur Vormitternacht, von 11 bis 1 Uhr, schlafen, wacht dann auf und muß schon um 3 Uhr aufstehen. [RAL 1059]

Große Schläfrigkeit mit Gähnen, Abends, zwei Stunden vor der Schlafzeit; im Bette schläft er gleich ein, wacht nach Mitternacht lange und schläft dann bis an den späten Morgen, mit starken Träumen voll Gegenstände des vorigen

Tages, und will früh nicht aus dem Bette aufstehen. [RAL 1060]

Beim Einschlafen fährt er schreckhaft zusammen. [RAL 1061]

Zusammenfahren des Nachts im Schlafe und am Tage im Wachen. [RAL 1062]

Schreckhaftes Zusammenfahren im Schlafe, so daß er nicht bis zur völligen Besinnung erwacht. [RAL 1063]

Beim geringsten Geräusch erwacht er schreckhaft. [RAL 1064]

Im Nachmittag-Schlummer ein Schreck und Ruck durch den ganzen Körper, wie ein elektrischer Schlag; als wenn er zu Boden fallen sollte. [RAL 1065]

(Er springt im Abend-Schlummer delirirend aus dem Bette). [RAL 1066]

(Aengstliche, delirirende Phantasieen, Abends im Bette (in der neunten Stunde), als würde jemand zu ihm ins Bett kommen, es würde dann kein Platz darin seyn, – man habe ihm das Bett verkauft u.s.w.). [RAL 1067]

Er wacht die Nacht oft auf und kann nicht gut wieder einschlafen, und schläft er, so träumt er sehr lebhafte Träume. [RAL 1068]

Schreckliche, Furcht erregende Bilder im Traume. [RAL 1069]

Nachts, halbwachende, traurige Phantasieen; z.B. von körperlosen Köpfen verstorbener Bekannten. [RAL 1070]

Sie kann die Nacht nicht schlafen und wenn sie ja etwas einschlummert, so träumt sie fürchterliches Wesen, wacht darüber auf, bleibt Stunden lang wach und wenn sie wieder einschläft, so träumt sie etwas anderes Fürchterliches und weiß nach dem Erwachen, was sie geträumt hat. [RAL 1071]

Delirirende, schreckliche Schwärmereien des Nachts. [RAL 1072]

Grausen erregende Träume (z.B. von wilden Thieren). [RAL 1073]

Träume von kranken oder verstümmelten Menschen. [RAL 1074]

Erwachen die Nacht über grausamen Träumen (n. 10 St.). [RAL 1075]

Träume von Läusen und Ungeziefer. [RAL 1076]

Träumt, es fielen ihm alle Zähne aus dem Munde. [RAL 1077]

Träume von emsig zu besorgenden Geschäften. [RAL 1078]

Träumt unangenehm von Dingen, die Tags vorher geschehen oder in Unterredungen vorgekommen waren. [RAL 1079]

Ganz in der Frühe (in der vierten Stunde), ein ängstliches, wimmerndes Schwatzen im Schlafe; nachgehends Abgang von Blähungen (n. 10 St.). [RAL 1080]

Sehr ängstliches Träumen und Weinen im Schlafe. [RAL 1081]

Zeitiges Aufwachen die Nacht mit Bänglichkeit. [RAL 1082]

Früh, beim Aufwachen, Aengstlichkeit wie Wallung im Blute und Mismuth, welches beides nach dem Aufstehen vergeht. [RAL 1083]

Stöhnendes Wimmern im Schlafe. [RAL 1084]

Im Vormitternacht-Schlafe, Schwatzen unverständlicher Worte, zuweilen in mürrischem oder kläglichem Tone. [RAL 1085]

Nachts, mit angestrengtem Nachdenken begleitete, halbwachende Träume (n. wenigen St.). [RAL 1086]

Er schläft unruhig und sorgenvoll. [RAL 1087]

Gleichgültigkeit im Traume bei grausamen Zerfleischungen und Verstümmelungen (n. 6 St.). [RAL 1088]

Die Nacht scheint ihm lange zu dauern und langweilig zu seyn bei einer Art Schlummer-Betäubung (Coma), mit Träumen voll Drängens und Treibens. [RAL 1089]

Liegen im Schlafe meistens auf dem Rücken, mit einem oder dem andern, aufwärts gerichteten und unter den Kopf gelegten Arme. [RAL 1090]

Liegen Nachts auf dem Rücken, einen oder beide Arme über den Kopf gestreckt; er redet im Schlafe und wacht nach Mitternacht zwischen der zweiten und dritten Stunde auf. [RAL 1091]

Im Schlafe liegt er auf dem Rücken mit zurückgebogenem Kopfe, die Arme über dem Kopfe, so daß die Hände im Nacken zu liegen kommen. [RAL 1092]

Er sucht im Schlafe immer auf dem Rücken, vorzüglich aber möglichst niedrig mit dem Kopfe zu liegen (n. 36 St.). [RAL 1093]

Vor Mitternacht im Schlafe, schnarchendes Einathmen, als wenn die hintern Oeffnungen der Nase oder die Gaumdecke zusammengezogen und verengert wären. [RAL 1094]

Laut schnaubender Athem im Schlafe vor Mitternacht. [RAL 1095]

Laut schniebendes und pfeifendes Ausathmen durch die Nase im Schlafe (n. 4 St.). [RAL 1096]

Früh im Bette fühlt er sich nicht recht wohl; er fürchtet sich aufzustehen, wie übermüde nach einer weiten Fußreise, was nach dem Aufstehen verging [*We.*]. [RAL 1097]

Höchst konvulsives Dehnen und Renken [*Bergius*, a.a.O.]. [RAL 1098]

Viel Gähnen und Dehnen, Nachmittags [*Fg.*]. [RAL 1099]

Sehr oftes Dehnen und Recken, was ihr gut deuchtete [*We.*]. [RAL 1100]

Früh, ungemeines Dehnen der Glieder (ein Recken, Renken, Strecken) und Gähnen und nach dem Dehnen ein krampfiger Schmerz in den Gliedern, besonders im Knie. [RAL 1101]

Früh im Bette, ein Dehnen mit aufwärts gestreckten Armen, welches im Unterleibe seinen Ursprung zu haben scheint. [RAL 1102]

Langer Anfall beständigen Gähnens, welcher große Mattigkeit hinterläßt (n. 1 St.). [RAL 1103]

Während des Gähnens, früh, stehen die Augen voll Wasser und thränen. [RAL 1104]

Früh, gleich nach dem Aufstehen aus dem Bette, Gähnen (n. 16 St.). [RAL 1105]

Früh, gleich nach dem Gähnen, Kopfweh. [RAL 1106]

Gähnen, welches Husten erregt. [RAL 1107]

■ Fieber, Frost, Schweiß und Puls

Früh, nach dem Aufstehen (und Trinken), durchfälliger Stuhl, dann Mattigkeit, Gähnen, Schläfrigkeit, Frost, Eingenommenheit des Kopfs – dann erquickender Schlaf (n. 18 St.). [RAL 1108]

Nach dem Dehnen und Gähnen, krampfhafte Schmerzen in den Gliedern, mit Frostigkeit und innerm Beben. [RAL 1109]

Unter dem Gähnen, Schauder. [RAL 1110]

Nach dem Schauder, Schlaf, dann wieder Schauder mit Kälte der Zehen (n. 16 St.). [RAL 1111]

Nach dem Niederlegen, Abends, Frost im Rücken und über die Arme (doch nicht an den Händen) (n. 3 St.). [RAL 1112]

Abends im Bette ist sie frostig, ehe sie einschläft und auch wenn sie erwacht, ist's als wenn sie sich im Bette nicht erwärmen könnte; am Tage nicht. [RAL 1113]

Nachts, Herumwerfen und Kälte, die sich durch die Bettwärme nicht vertreiben läßt. [RAL 1114]

Er kann des Nachts sich im Bette nicht erwärmen. [RAL 1115]

Heftiger Frost im Bette, die Nacht, aber gegen Morgen Schweiß mit vorgängigem Kriebeln in der Haut. [RAL 1116]

Früh, im Bette, ungeheurer Schüttelfrost, ohne äußerlich fühlbare Kälte, eine halbe Stunde lang; darauf klammartiges Zusammenziehen der Zehen und Fußsohlen. [RAL 1117]

Früh, Frost-Gefühl im Rücken und an den Gliedmaßen, mit Schmerzhaftigkeit der Haut, wie von erlittenem Froste und einiger Eingeschlafenheit (Verglommenheit) in den Gliedmaßen, wie sie kalte Witterung erzeugt. [RAL 1118]

Früh, Fußkälte. [RAL 1119]

Früh, Schauder und Grausen. [RAL 1120]

Früh, nach dem Aufstehen, Frost, mehrere Tage nach einander. [RAL 1121]

Nachmittags, jählinge Kälte entweder der Arme und Hände oder der Schenkel und Füße, die sich durch keine Bewegung vertreiben läßt. [RAL 1122]

Nach dem Trinken, gleich Schauder und Frost. [RAL 1123]

Nach Aergerniß, Frösteln im Rücken und Schwere der Beine. [RAL 1124]

Frost von der mindesten Bewegung (n. 1 St.). [RAL 1125]

Von der mindesten Bewegung, Schauder am ganzen Körper, aber keiner beim stillen Niederliegen. [RAL 1126]

Beim mindesten Genusse freier Luft, Schauder und einstündiger Frost (mit Rückenschmerz) (n. 1 St.). [RAL 1127]

Beim geringsten Aufenthalte in freier Luft, Verkältung und Zahnschmerz, wie feine, oder feine brennende Stiche. [RAL 1128]

Es grauet ihn, in die freie Luft zu gehen (n. $\frac{1}{2}$ St.). [RAL 1129]

Bei dem geringsten Luftzuge, Verkältung (widrige Empfindung in der Haut, Bauchweh u.s.w.) (n. einigen St.). [RAL 1130]

Frostigkeit. [RAL 1131]

Er kann sich nicht erwärmen. [RAL 1132]

Große Kälte, weder durch Ofenwärme, noch durch Betten zu tilgen. [RAL 1133]

Kälte des ganzen Körpers, mit Bläue der Haut (n. 1 St.). [RAL 1134]

Kälte des ganzen Körpers, mit blauen Händen, ohne Gänsehaut. [RAL 1135]

Körperwärme vermindert sich über und über, am ganzen Körper (das Feuer geht ihm aus). [RAL 1136]

Starker Frost mit Zähneklappen. [RAL 1137]

Das Gesicht überlaufende Frost-Empfindung. [RAL 1138]

Frost-Empfindung um den Kopf, von Zeit zu Zeit. [RAL 1139]

(Kälte) Frost-Gefühl im Gesichte und um den Kopf. [RAL 1140]

Frost an den Füßen, wie mit kaltem Wasser überschüttet, mit Zittern. [RAL 1141]

Große Kälte, wenigstens der Gliedmaßen, ohne
Durst. [RAL 1142]

Frost, ohne Durst. [RAL 1143]

Durst auf dünnes Bier unter dem Schauder (n. 2
St.). [RAL 1144]

Unter dem Froste, Durst nach Bier (n. 24 St.). [RAL
1145]

Wie Fieberanfall: Schauder und Ziehen in den
Gliedern, wie von Schmerz im Kreutze herrüh-
rend, liegend im Schlummer, bei der Mittags-
ruhe – ohne darauf folgende Hitze und ohne
Durst. [RAL 1146]

Wie Fieberanfall: Nachts (in der zweiten Stunde),
unerträglich ziehender Schmerz durch Ober-
und Unterschenkel, daß er sich nicht zu lassen
weiß, mit Durst. [RAL 1147]

Nächtlicher Fieberanfall (in der dritten Stunde);
vor dem Froste, unerträglich ziehender Schmerz
durch Ober- und Unterschenkel, der ihn nöthigt,
sie abwechselnd an sich zu ziehen und auszustrecken. [RAL 1148]

Ohne Durst und ohne Empfindung von Hitze, ja
selbst unter wiederkehrendem Frost-Gefühle,
heftige Hitze des Körpers und Backen-Röthe,
ausgenommen Hände, Unterfüße und Haarkopf,
welche kalt sind. [RAL 1149]

Nachmittägiges oder abendliches Fieber: nach der
Hitze, Frost und Kälte. [RAL 1150]

Bei äußerer oder innerer Hitze, zugleich Frostigkeit und große Mattigkeit, welche, vorzüglich
Nachmittags, das Niederlegen und das Bette,
oder doch warme Kleider verlangen. [RAL 1151]

Früh (gegen sechs Uhr), Frost, mit von Zeit zu Zeit
untermischter, allgemeiner Hitze und Perl-
Schweiße an der Stirne; – dann gegen Abend
(sechs Uhr) wieder Frost. [RAL 1152]

Abends Backen-Röthe und Hitze der Hände mit
kalten Füßen und wiederkehrenden Schaudern.
[RAL 1153]

Empfindung von Gesichts-Hitze, mit Schauder am
übrigen Körper. [RAL 1154]

Gesichts-Hitze mit Kälte der untern Körpertheile.
[RAL 1155]

Kleiner, aussetzender Puls [*Hufeland.*]. [RAL 1156]

Verschwindender Puls, bei voller Besinnung [*Consbruch*, a.a.O.]. [RAL 1157]

Nach Kälte der Füße, trockne Gesichts-Hitze. [RAL
1158]

Bei innerer Kopf-Hitze, äußerlich am Kopfe, Frost.
[RAL 1159]

Heiße Backen mit innerem Froste. [RAL 1160]

Backen-Röthe, bei Hitze im Kopfe und Froste am
übrigen Körper (n. 6 St.). [RAL 1161]

Abends, Gesichts-Röthe unter Schauder und Kälte
der Gliedmaßen und Bier-Durste. [RAL 1162]

Erst Schauder, denn Aengstlichkeit erzeugende
Hitze; nachgehends Bier-Durst. [RAL 1163]

Fieber, gegen Abend (sechs Uhr); Frost mit Zwi-
schenanfällen von Hitze, des andern Tages um
dieselbe Stunde wiederkehrend. [RAL 1164]

Nachts; zugleich mit äußerer Frostigkeit, Gefühl
von innerer Hitze, mit Trockenheit des Mundes,
unter Abscheu vor Getränken. [RAL 1165]

Nachmittägiges Fieber; vierstündiger Frost und
Kälte, mit blauen Nägeln; dann allgemeine Hitze
und Brennen in den Händen, mit Durst zuerst
auf Wasser, nachgehends auf Bier, ohne nachfolgenden Schweiß. [RAL 1166]

Abends, vor dem Niederlegen, Frost, im Bette aber,
Hitze am Kopfe und im Gesichte. [RAL 1167]

Nach dem Niederlegen, Abends, starker Frost und
einstündiger Schlaf, dann Hitze mit Kopfweh,
Ohrensausen und Uebelkeit (n. 12 St.). [RAL
1168]

Nach dem Niederlegen, Abends, Zittern und Frost,
– dann etwas Hitze im Gesichte (n. 2 St.). [RAL
1169]

Früh, eine ungewöhnliche Wärme, mit Wasserdurste (n. 12 St.). [RAL 1170]

Anfälle von Hitze des ganzen Körpers, ohne
Backen-Röthe, mit Perl-Schweiß an der Stirne
und Aengstlichkeit. [RAL 1171]

Fieberhitze mehr innerlich; es war, als wenn es ihr
aus dem Halse dampfte und rauchte; dabei
trank sie viel. [RAL 1172]

Ganz früh, im Bette, ein unleidliches Gefühl von
Hitze entweder der ganzen Körpers, oder vorzüglich in den Backen, Händen und Unterfüßen,
besonders in den Handtellern und Fußsohlen,
für die er begierig Kühlung (Entblößung und
kalte Lagerstellen) sucht, aber sie nicht vertragen kann, wegen eines während der Abkühlung
entstehenden Uebelbefindens theils im ganzen
Körper, theils wegen eines augenblicklich entstehenden Leibkneipens oder Leibschneidens.
[RAL 1173]

Nach dem Niederlegen, Abends, Hitze im Gesichte,
Hitze in den innern Handflächen und heiße
Unterfüße. [RAL 1174]

Aeußere Hitze mit rothen Backen und Gefühl von
ängstlicher, unerträglicher, innerer Hitze
(demungeachtet deckt er sich sorgfältig zu); der

Mund ist voll Speichel und gleichwohl, bei trocknen Lippen, kein Durst, oder doch nur ein Scheindurst; er begehrt zu trinken und stößt dennoch das Getränke von sich; das Getränk schmeckt ihm nicht; – Schlaflosigkeit bei der Hitze; er legt die Arme unter den Kopf; nach der Hitze, Bier-Durst. [RAL 1175]

Die Nacht, Hitze ohne Durst und fast ohne Schweiß [*Fg.*]. [RAL 1176]

Die Nacht Aengstlichkeit; er hatte im Schlafe das Bett von sich geworfen [*Fg.*]. [RAL 1177]

Heftiger Durst [*Matthiolus*, a.a.O.]. [RAL 1178]

Um Mitternacht, im Bette, trockne Hitze, ohne Durst. [RAL 1179]

Bei Hitze und vollem, häufigem Pulse, Verlangen nach dem Bette und Durst. [RAL 1180]

Innere, von Stunde zu Stunde steigende Hitze mit vollem Pulse, ohne Durst; – dann Schlaflosigkeit (n. 8, 16 St.). [RAL 1181]

Früh, beim Spazieren im Freien, steigende Hitze mit vollem Pulse, ohne Durst; – dann Schlaflosigkeit (n. 8, 16 St.). [RAL 1182]

Früh, beim Spazieren in freier Luft, Hitze des Gesichts und des ganzen Körpers (n. 48 St.). [RAL 1183]

Beim Spazieren, fliegende Gesichts-Hitze häufiger als sonst. [RAL 1184]

Fliegende Hitze bei Bewegung. [RAL 1185]

Fliegende Röthe und Hitze der Backen bei der mindesten Bewegung und Anstrengung. [RAL 1186]

Empfindung von Gesichts-Hitze, ohne äußerlich bemerkbare Wärme-Erhöhung. [RAL 1187]

Backen-Röthe früh nach dem Erwachen. [RAL 1188]

Hitze am Kopfe, Abends. [RAL 1189]

Fliegende Gesichts-Hitze, gegen Abend (n. 48 St.). [RAL 1190]

Gesichts-Hitze früh, nach dem Aufstehen aus dem Bette, mit Hartleibigkeit und Blähungs-Gewühle im Unterleibe (n. 24 St.). [RAL 1191]

Rothe, heiße Backen, ohne Durst. [RAL 1192]

Gesichts-Hitze, Abends im Bette, und unruhiger Vormitternacht-Schlaf (n. 8 Tagen). [RAL 1193]

Empfindung von brennender, innerer Hitze durch den ganzen Körper (n. 6, 12 St.). [RAL 1194]

Zweitägiger Schweiß (n. 16 St.). [RAL 1195]

(Beim Liegen im Bette und beim Schnellgehen, leicht Schweiß). [RAL 1196]

Schweiß bei Bewegung in der Stube. [RAL 1197]

(Schweiß in der Stube, vergehend in freier Luft) (n. 72 St.). [RAL 1198]

Klebriger Stirn-Schweiß, beim Gehen in freier Luft. [RAL 1199]

Schweiß der kranken Gesichts-Seite, beim halbseitigen Kopfweh. [RAL 1200]

Starke Schweiße [*Junghanß*, diss. de nuce vomica, Hal. 1770]. [RAL 1201]

Uebelriechender Schweiß die ganze Nacht hindurch [*F. H-n.*]. [RAL 1202]

Stinkende Schweiße [*Wiel*, a.a.O.]. [RAL 1203]

Kalter Schweiß [*Matthiolus*, a.a.O.]. [RAL 1204]

Unter kaltem Schweiße lassen alle Schmerzen nach [*Consbruch*, a.a.O.]. [RAL 1205]

Schweiß der einen Seite des Kopfs, des Haarschädels und Gesichts (n. 10 St.). [RAL 1206]

Stinkender Schweiß in der Seite. [RAL 1207]

Uebelriechender Schweiß in der einen Seite. [RAL 1208]

Früh, wachend und schlafend, Schweiß vorzüglich der obern Theile, dann ziehender Schmerz in der linken Seite (n. 16 St.). [RAL 1209]

Ganz in der Frühe (in der dritten Stunde), Schweiß besonders unter der Nase, an der Stirne (am Haarkopfe), im Nacken, am Halse, in der Herzgrube und zwischen den Dickbeinen, mit ängstlichem Hitz-Gefühle und Trockenheit der Zungenspitze, des vordern Gaumens und der Lippen, ohne Verlangen nach Getränke. [RAL 1210]

Nach Mitternacht, Schweiß. [RAL 1211]

Früh von 2 Uhr an, Schweiß im Schlafe: beim Wachen aber (von Zeit zu Zeit) nur gelindes Dünsten über und über. [RAL 1212]

Früh-Schweiß. [RAL 1213]

Früh, starker, allgemeiner Schweiß (doch nicht am Kopfe und nicht im Gesichte), Morgens, nach dem Aufwachen im Bette (n. 3 Tagen). [RAL 1214]

Gelinder, allgemeiner Schweiß (doch nicht im Gesichte) des Nachts und Morgens, vom Geruche des dumpfigen (schimmlichten) Strohes. [RAL 1215]

Nächtlicher Schweiß von sauerm Geruche. [RAL 1216]

Früh, um 5 Uhr, nach dem Aufwachen, fängt sie an zu schwitzen, mehre Morgen. [RAL 1217]

Unter dem Früh-Schweiße, einfacher Schmerz aller Theile, auf denen er liegt. [RAL 1218]

Unter dem Früh-Schweiße, Brecherlichkeit. [RAL 1219]

Unter dem Früh-Schweiße, bei der mindesten Entblößung, Bauchweh, wie von Verkältung. [RAL
1220]

Unter dem Bette, große Hitze und Schweiß, aber
bei geringer Entblößung und Lüftung der Decke,
Schauder. [RAL 1221]

Nach dem Schweiße, Frost und dann wiederum
Schweiß. [RAL 1222]

Früh, im Wachen, allgemeiner Schweiß, mit innerer Gesichts- und Hände-Hitze, ohne Durst. [RAL
1223]

Nach dem Früh-Schweiße, heftiger Durst nach ver-
dünntem Biere (Kofent). [RAL 1224]

Oeftere Anfälle von Schweiß, mit trockner Hizze
darauf. [RAL 1225]